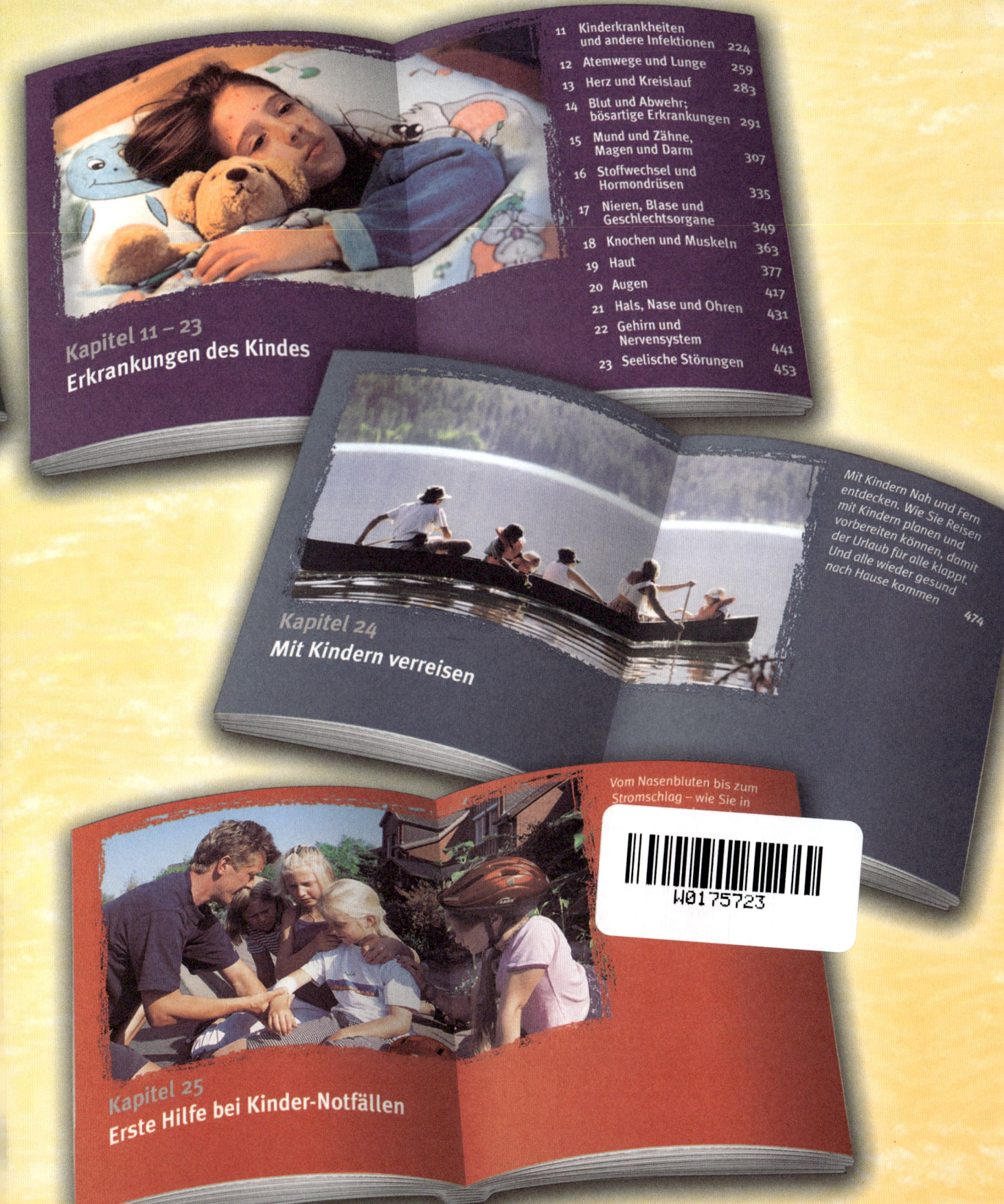

Kapitel 11 – 23
Erkrankungen des Kindes

11 Kinderkrankheiten und andere Infektionen — 224
12 Atemwege und Lunge — 259
13 Herz und Kreislauf — 283
14 Blut und Abwehr; bösartige Erkrankungen — 291
15 Mund und Zähne, Magen und Darm — 307
16 Stoffwechsel und Hormondrüsen — 335
17 Nieren, Blase und Geschlechtsorgane — 349
18 Knochen und Muskeln — 363
19 Haut — 377
20 Augen — 417
21 Hals, Nase und Ohren — 431
22 Gehirn und Nervensystem — 441
23 Seelische Störungen — 453

Kapitel 24
Mit Kindern verreisen

Mit Kindern Nah und Fern entdecken. Wie Sie Reisen mit Kindern planen und vorbereiten können, damit der Urlaub für alle klappt. Und alle wieder gesund nach Hause kommen — 474

Kapitel 25
Erste Hilfe bei Kinder-Notfällen

Vom Nasenbluten bis zum Stromschlag – wie Sie in

Dr. med. Herbert Renz-Polster
Dr. med. Nicole Menche
Dr. med. Arne Schäffler

Gesundheit für Kinder

Kinderkrankheiten
➤ verhüten ➤ erkennen ➤ behandeln

➤ Moderne Medizin

➤ Naturheilverfahren

➤ Selbsthilfe

Mit 575 farbigen Abbildungen und Tabellen

Kösel

Fotografien und Grafiken von:

Anja Messerschmidt, Lübeck; Gerda Raichle, Ulm; Dr. med. Thomas Eppinger, Pfaffenweiler; Dr. med. Reinhold Klein, Pfaffenhofen/Glonn; Susanne Adler, Lübeck; Michael Amarotico, München, und vielen anderen mehr

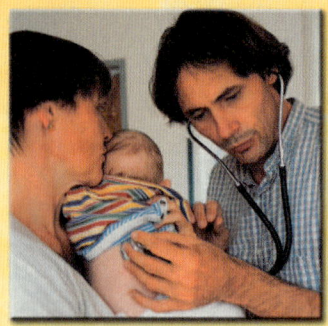 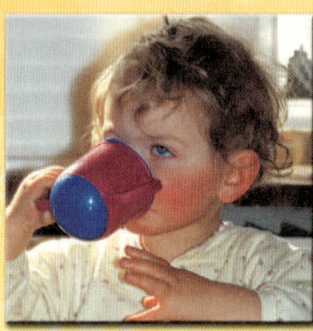 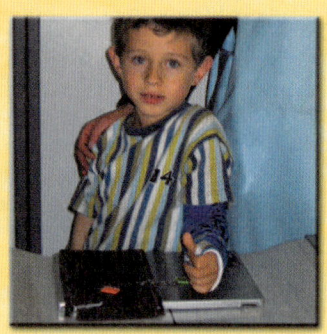 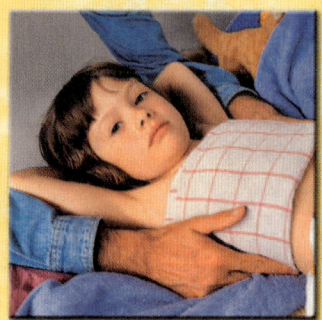

© 2004 by Kösel-Verlag GmbH & Co., München
Für Copyright in Bezug auf das verwendete Bildmaterial siehe Bildnachweis S. 528
Printed in Italy. Alle Rechte vorbehalten
Druck und Bindung: Stige, Turin
Layout: Dr. Arne Schäffler, Dr. Herbert Renz-Polster
Redaktion: Heike Mayer
DTP-Satz: schriftbild – Büro für Gestaltung, München
Umschlag: fuchs_design, Dr. Herbert Renz-Polster, Dr. Arne Schäffler
Umschlagfoto: Mauritius/Esplanade
ISBN 3-466-30672-8

Nachdruck, auch auszugsweise, sowie Verbreitung durch Film, Funk, Fernsehen, durch fotomechanische Wiedergabe, Tonträger und Datenverarbeitungssysteme jeder Art nur mit schriftlicher Genehmigung des Verlages.

Inhaltsübersicht

Bedienungsanleitung 7

Kapitel 1–7 Gesund sein – Gesund bleiben
1. Gesund sein 10
2. Born to be wild – so stärken Sie Ihr Kind 27
3. Schritte ins Leben – die Entwicklung des Kindes 43
4. Gesunde Ernährung für gesunde Kinder 73
5. Das große Selbsthilfepraktikum 89
6. Alternative Heilverfahren 107
7. Beim Kinderarzt: Impfungen und pädiatrische Vorsorge 121

Kapitel 8 Was fehlt meinem Kind?
Beschwerden und erste Maßnahmen 136

Kapitel 9–10 Erkrankungen des Säuglings und Kinder mit Handicaps
9. Der kranke Säugling 190
10. Kinder mit Handicaps 209

Kapitel 11–23 Erkrankungen des Kindes
11. Kinderkrankheiten und andere Infektionen 224
12. Erkrankungen von Atemwegen und Lunge 259
13. Erkrankungen von Herz und Kreislauf 283
14. Erkrankungen des Blutes und der Abwehr; bösartige Erkrankungen 291
15. Erkrankungen von Mund und Zähnen, Magen und Darm 307
16. Erkrankungen von Stoffwechsel und Hormondrüsen 335
17. Erkrankungen von Nieren, Blase und Geschlechtsorganen 349
18. Erkrankungen von Knochen und Muskeln 363
19. Erkrankungen der Haut 377
20. Erkrankungen der Augen 417
21. Erkrankungen von Hals, Nase und Ohren 431
22. Erkrankungen von Gehirn und Nervensystem 441
23. Seelische Störungen 453

Kapitel 24 Mit Kindern reisen 474

Kapitel 25 Erste Hilfe bei Kinder-Notfällen 486

Register 3500 Stichwörter zum schnellen Auffinden von Sachverhalten 513
Quellen Bild- und sonstige verwendete Quellen 528
Übersicht der wichtigen Beschwerden und Notfälle   hinterer Buchdeckel

Die Autoren

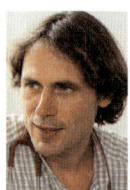

Dr. med. Herbert Renz-Polster ist Facharzt für Kinder- und Jugendmedizin mit langer Praxiserfahrung in Deutschland und in den USA. Mehrjährige Weiterbildung zum Lungenfacharzt für Kinder sowie Forschungstätigkeit an der Health and Sciences University in Portland, Oregon, USA. Arbeitsschwerpunkte liegen besonders auf Allergien und kindlichen Luftwegserkrankungen. Er ist Vater von vier Kindern im Alter zwischen 6 und 16 Jahren und lebt mit seiner Familie in Vogt.

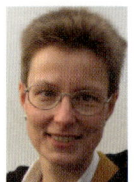

Dr. med. Nicole Menche war nach Studium und Promotion als Ärztin in Krankenhaus und allgemeinärztlicher Praxis tätig. Die medizinische Fachredakteurin, Autorin und Herausgeberin vieler erfolgreicher medizinischer Lehrbücher hat ihre Arbeitsschwerpunkte heute in den Bereichen Anatomie, Physiologie und Innerer Medizin. Sie lebt in Langen, ihre Kinder sind 9, 12 und 13 Jahre alt.

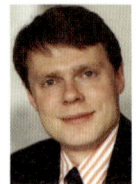

Dr. med. Arne Schäffler ist Arzt und arbeitet als Berater und Autor für medizinische Fachverlage in Deutschland. Als Autor hat er die führende Kitteltaschenbuchreihe Klinikleitfaden für Ärzte und medizinische Fachberufe mitbegründet und herausgegeben. Er lebt in München und hat fünf Kinder im Alter zwischen 1 und 12 Jahren.

Zuschriften und Kritiken an

info@gesundheitfuerkinder.de

oder an:

Dr. med. Arne Schäffler
Sollner Str. 53
D-81479 München

Wichtiger Hinweis: Die Erkenntnisse in der Medizin unterliegen laufendem Wandel durch Forschung und klinische Erfahrungen. Die Herausgeber dieses Werkes haben große Sorgfalt darauf verwendet, dass die gemachten Angaben dem derzeitigen Wissensstand entsprechen. Aufgrund des Charakters des Werkes sind die gemachten Angaben grundsätzlich nicht auf Vollständigkeit oder auf umfassende Aufklärung über Nebenwirkungen und Dosierungen angelegt. Jeder Nutzer dieses Buches ist deswegen verpflichtet, die Behandlung seiner Kinder in Absprache mit dem Kinderarzt und in eigener Verantwortung zu bestimmen. Beipackzettel von Medikamenten oder Produktinformationen von medizinischen Hilfsmitteln können dazu Hilfestellung bieten.

Liebe Mütter, liebe Väter, liebe Erzieherinnen und Erzieher,

Gesundheit für Kinder – das ist der große Wunsch von uns allen, die wir Verantwortung für Kinder tragen.

Und es ist auch der Wunsch, den wir Autoren mit diesem Buch verbinden: dass dieses Werk Ihnen hilft, Ihren Kindern so viel Gesundheit zu ermöglichen wie nur irgend erreichbar.

Ein Buch auf vier Säulen

Dabei ist uns klar: Gesundheit für Kinder ist kein Rezept, das man ausstellen kann. Keine Leistung, die das Gesundheitswesen allein vollbringen kann. Gesundheit für Kinder ist vielmehr der Weg, den wir jeden Tag mit unseren Kindern gehen. Die Informationen auf den nächsten 520 Seiten sollen Ihnen auf diesem Weg bei der Orientierung helfen.

Dabei stehen vier »Säulen« oder Grundthemen im Vordergrund:

- **Krankheiten:** Wie Sie Ihrem Kind am besten helfen, wenn es krank ist.
- **Vorbeugung:** Wie Sie ihm helfen, Krankheiten aus dem Weg zu gehen.
- **Entwicklung:** Wie Kinder ihre Fähigkeiten entfalten und sich ihre Chancen und Möglichkeiten erschließen.
- **Erziehung:** Wie Sie Ihrem Kind helfen können, eine starke, gesunde Persönlichkeit zu werden.

Warum dieses Buch?

Das Thema »Gesundheit für Kinder« ist seit langem Teil dessen, was wir beruflich machen. Den Anstoß für dieses Buch aber gaben **unsere Erfahrungen als Eltern:** Da war das anscheinende Schielen des neugeborenen Sohnes, die fragliche Entwicklungsstörung der Einjährigen, der immer wiederkehrende Ärger mit »Polypen« bei einem unserer Fünfjährigen, die jahrelangen Neurodermitis-Probleme der Siebenjährigen – von immer neu auftretenden Läuse-Attacken im Kindergarten gar nicht zu reden.

Und immer wieder machten wir die gleiche Erfahrung, egal ob im Internet, in bunten oder weniger bunten Ratgebern: Es gab viele Tipps – aber wenig echte Hilfe. Viele Allerweltsweisheiten vom Typ »Jetzt braucht Ihr krankes Rotznäschen vor allem Liebe«. Und viel Schwammiges der Sorte »Zur Abhärtung soll Ihr Kind viel draußen spielen – aber nicht bei schlechtem Wetter.« Zu viel Fastfood-Information, die nicht satt macht. Und zu viele hochprozentige Heilsversprechen, die vielleicht in irgendeine Weltanschauung oder Schule passen, aber nicht zu dem Leben mit Kindern, wie wir es kennen. Und schließlich sind sich auch die professionellen Helfer nicht immer einig darüber, welcher Weg denn der erfolgversprechendste ist.

Eltern den Rücken stärken

Unser Ziel war deshalb: ein Buch zu machen, das Ihnen als Eltern durch **begründete, umfassende Information** einen eigenen Standpunkt ermöglicht. Das Ihnen verstehen hilft, wie Kinder von ihrer Biologie, ihrer Psyche und ihrer Entwicklung her »funktionieren« und welche Wirkungen Krankheiten an ihrem Körper und in ihrer Seele entfalten.

Unser Ziel war ein Buch, das Ihnen mit soliden Fakten hilft, auf dem oft widersprüchlichen Gesundheitsmarkt Schein und Sein zu trennen. Und das Sie mit praktisch umsetzbaren Informationen dabei unterstützt, die unvermeidlichen Krankheiten gut zu bewältigen.

Blick unter die Oberfläche

Mit diesem Buch wollen wir aber auch einen Blick »in die Tiefe« anregen. Denn das gesunde und erfolgreiche Heranwachsen unserer Kinder ist trotz allen materiellen Wohlstandes heute nicht leichter geworden. Nicht nur sind Kinder rein mengenmäßig eine bedrohte Art – wir sind uns auch immer weniger sicher, was unsere Kinder eigentlich brauchen. Was sind nur Wünsche und was echte Bedürfnisse?

Wir alle wissen: Behandeln ist gut, vorbeugen ist besser. Und was es bei Kindern braucht, damit sie gesund bleiben – dazu hat die Wissenschaft in den letzten Jahren viele neue Kapitel geschrieben. Viele alte Theorien, etwa wie Allergien zu verhindern sind, sind dabei auf dem Müllplatz der Geschichte gelandet.

Und was dabei auch klar geworden ist: Was wir Eltern zu Hause für unsere Kinder tun ist wichtig, aber genauso zählt, was ihnen »dort draußen« begegnet.

Und deshalb durchzieht der kritische Blick auf die Lebens- und Umwelt unserer Kinder dieses Buch wie ein roter Faden. Denn nur, wenn wir Strategien entwickeln gegen die »ganz normale« Bewegungsarmut, den »ganz normalen« Sog hin zu den elektronischen Medien und die kindliche Vorliebe für »total leckeres«, aber minderwertiges Essen, gelingt es, die vermeidbaren Probleme in der Entwicklung unserer Kinder auch wirklich zu vermeiden.

Wir glauben, dass Eltern hier mehr bewegen können, als sie sich manchmal zutrauen. Wo immer möglich, geben wir deshalb im Alltag erprobte Tipps – etwa was Sie machen können, damit bei Ihrem Dreijährigen gesundes Essen besser klappt, was Ihr Kleinkind besser ein- und durchschlafen lässt und was Ihrem Schulkind aktiv und beweglich zu bleiben hilft.

Und so hoffen wir für dieses Buch:

- dass es seinen Wert in der Ausnahmesituation unter Beweis stellt, die eine akute Erkrankung für Kind und Eltern gleichermaßen bedeutet,
- und dass es Ihnen hilft, die Normalsituation des scheinbar gewöhnlichen Alltags so zu gestalten, dass Phasen von akuter Krankheit und erst recht von chronischer Erkrankung auf ein Minimum beschränkt bleiben.

Vogt, Langen und München,
im Sommer 2004

Die Autoren

Was ist neu an *Gesundheit für Kinder*?

Das Wissen über Kinder hat sich in den letzten Jahren stark erweitert. Die Forschung hat dabei einige beunruhigende Ergebnisse zu Tage gefördert – etwa:

- wie früh – meist schon im Säuglings- und Kleinkindalter – sich entscheidet, mit welchen Krankheitsrisiken ein Kind durchs Leben geht,
- dass auch die seelische Gesundheit ihre Wurzeln in der Kinderzeit hat – so zeigt die Glücksforschung, dass sich die meisten Menschen ihr ganzes Leben lang in etwa so zufrieden fühlen, wie sie es als Sechsjährige waren,
- dass es eben nicht ausreicht, wenn Kinder zu allen Vorsorgeuntersuchungen gehen. Zu viele Kinder fallen durch die Maschen, und zu wenig kann man noch tun, wenn dann etwas Auffälliges entdeckt wird.

Auf der anderen Seite gibt es auch neue Erkenntnisse, die Hoffnung machen: Vieles von dem, was Pädagogen, Hirnforscher, Pädiater und Entwicklungspsychologen zusammengetragen haben, hilft uns, die Wurzeln von Gesundheit und Krankheit immer besser zu verstehen.

Wir lassen Sie »mitlesen«

Wir haben versucht, Sie an diesen aktuellen Entwicklungen teilhaben zu lassen, und haben deshalb in dieses Buch viele neue, spannende Forschungsergebnisse aufgenommen. Etwa wie groß die Spannbreite der normalen kindlichen Entwicklung ist (siehe Seite 48), wie wichtig frühe Kontakte mit Mikroben für unser Immunsystem sind (siehe Seite 33), wie Allergien entstehen (siehe Seite 34), wie die Weichen für einen gesunden Stoffwechsel gestellt werden (siehe Seite 30) und warum es Jungs heute in der Schule und im Verhalten so viel schwerer haben als Mädchen (siehe Seite 461).

Und wir haben versucht, die Erkenntnisse der Forschung umzusetzen: Was bedeuten diese Ergebnisse für den Alltag? Für die Erziehung? Für die Rahmenbedingungen zu Hause und »draußen«?

Kein Streit der Schulen

Gesundheit für Kinder ist für uns kein Privileg einer bestimmten Therapierichtung oder Weltanschauung. Aus eigener Erfahrung wissen wir, dass sowohl die Schulmedizin als auch die Naturheilverfahren wertvolle Möglichkeiten zur Behandlung und Vorbeugung von Krankheiten bei Kindern beisteuern. Unsere Empfehlungen beziehen deshalb drei Bereiche ein:

- den Wissensstand der Schulmedizin,
- die Möglichkeiten der Naturheilverfahren
- und wie Sie selbst mit bewährten Hausmitteln für Linderung und Heilung sorgen können.

In der Darstellung der verschiedenen Ansätze und Schulen haben wir uns bemüht, fair zu sein, aber nicht »wischiwaschi«. Wo wir meinen, dass ein Verfahren besser wirkt als ein anderes, da sagen wir Ihnen das.

Wer wir sind

Dieses umfassende Buch beruht auf unseren Kenntnissen als Ärzte. Hier bringen wir Erfahrungen aus verschiedenen Bereichen mit: der Kinderheilkunde (darunter auch viele Berufsjahre in den USA), der Wissenschaft (Forschungen vor allem im Bereich der kindlichen Allergien sowie der Mikrobiologie) und pädiatrischer Spezialgebiete (Dr. Renz-Polster ist Spezialist für Lungenerkrankungen bei Kindern).

Zum Zweiten war dieses Buch nur durch professionelle Teamarbeit zu bewältigen. Und die hat sich über Jahre eingespielt, in denen wir gemeinsam Lehrbücher für Medizinstudenten, Ärzte und Krankenpflegende herausgegeben und mitverfasst haben.

Und zum Dritten, wir haben es schon erwähnt, haben wir dieses Buch auch unter dem Blick unserer drei, vier bzw. fünf Kinder geschrieben, die uns nicht nur viele der glücklichsten Momente unseres Lebens geschenkt haben, sondern auch so manche schlaflose Nacht und Stunden der Verzweiflung. Und auch diese Erfahrungen wollen wir mit diesem Buch an Sie weitergeben.

Wir sagen Danke!

Zum Schluss wollen wir auch bei einem Buch, bei dem vieles unkonventionell ist, etwas ganz Konventionelles tun, nämlich Dank sagen.

Gedankt sei unseren Partnern und Kindern, die gute Miene machten, wenn die Mama oder der Papa mal wieder im Büro verloren ging oder ein Schild an der Bürotür hing: »Bitte nicht stören, aber lebe noch«.

Gedankt sei den vielen Kindern – und ihren Eltern – die der neugierigen Linse des Fotoapparates ihre Aufmerksamkeit schenkten.

Gedankt sei den medizinischen Experten, die uns bei Spezialfragen mit ihrer Erfahrung zur Seite standen, und auch denen, die jedes Kapitel wie Spürhunde durchsuchten, ob sich das Ganze nicht klarer, knapper oder weniger trocken sagen ließe – allen voran Ulrich Renz.

Ein großes Dankeschön geht an den Kösel-Verlag, insbesondere an Dagmar Olzog und Heike Mayer vom Lektorat sowie an Armin Köhler von der Herstellung, die uns in jeder Hinsicht unterstützt haben und mit einer guten Portion Optimismus und Humor dafür sorgten, dass wir den Mut nicht verloren.

Und gedankt sei allen Kollegen und Eltern, die bei der Entwicklung unseres Konzepts mitwirkten, an Kritik nicht sparten und uns wertvolle Anregungen gaben.

Diese großartige Unterstützung zu bekommen, das war auch für uns drei eine tolle Erfahrung.

Dr. med. Herbert Renz-Polster

Dr. med. Nicole Menche

D. med. Arne Schäffler

Gesundheit für Kinder erfolgreich nutzen: Bedienungsanleitung

Damit Sie diesen großen Ratgeber optimal nutzen können, werden im Folgenden seine Besonderheiten kurz erklärt.

Wo ist das Inhaltsverzeichnis?

Gesundheit für Kinder enthält kein detailliertes Inhaltsverzeichnis. Suchen Sie etwas Bestimmtes, bitten wir das – sehr ausführliche – Register am Ende des Werkes zu nutzen.

Die Abschnitte des Buches

Kapitel 1–7: Gesund sein – Gesund bleiben

Unter diesem Motto stehen die einführenden »grünen« Kapitel. Hier erfahren Sie alles, damit Ihr krankes Kind rasch wieder gesund wird. Aber auch, was es braucht, damit Ihr Kind sich gesund entwickelt und gesund bleibt: Ernährung, Entwicklungsförderung und die medizinische Vorbeugung durch Vorsorgeuntersuchungen und Impfungen.

Kapitel 8: Häufige Beschwerden und erste Maßnahmen

Dieser lilafarbige Abschnitt hilft Ihnen mit vielen tabellarischen Übersichten herauszufinden, was Ihrem Kind fehlt, z.B. wenn es Fieber oder Husten hat. In dem Kapitel erfahren Sie aber nicht nur, wie Sie die Warnsignale des Körpers richtig deuten, sondern auch, wie Sie Ihrem Kind jetzt am besten helfen.

Kapitel 9–10: Erkrankungen des Säuglings und Kinder mit Handicap

Die »dunkelroten« Kapitel behandeln die akuten Erkrankungen in den ersten Lebensmonaten und geben eine (knapp gefasste) Übersicht über angeborene Gesundheitsstörungen und Behinderungen.

Kapitel 11–23: Erkrankungen des Kindes

Den Hauptteil des Buches bilden die 13 »blauen« Kapitel zu den Erkrankungen des Kindes. Diese Kapitel sind nach Organsystemen gegliedert.

Die Häufigkeit der dargestellten Erkrankungen können Sie ganz leicht mithilfe des bei jeder Erkrankung sichtbaren »Bärchen-Logos« erkennen, wie es die Übersicht rechts zeigt.

Kapitel 24: Mit Kindern reisen

Mit Kindern auf große Fahrt zu gehen kann unvergessliche Erlebnisse und Erinnerungen schaffen. Aber Reisen mit Kindern wollen gut geplant sein, um den besonderen Risiken für die »Kleinen« erfolgreich zu begegnen.

Vom Sonnenschutz am heimatlichen Badesee bis zur Planung einer Fernreise – alles Wichtige finden Sie in diesem Kapitel.

Kapitel 25: Kinder-Notfälle und Erste Hilfe

Kinder verunglücken leicht, sie sind unternehmungslustig und unterschätzen oft die Gefahren. Auch wenn die meisten Unfälle glücklicherweise harmlos verlaufen – dieses Kapitel hilft Ihnen mit kompetentem Rat und vielen Schritt-für-Schritt-Bildanleitungen, auch ernste Situationen rasch in den Griff zu bekommen.

Register: So finden Sie immer, was Sie suchen

Das Register am Ende des Buches hilft Ihnen am schnellsten das zu finden, was Sie brauchen.

So erkennen Sie, wie häufig eine Erkrankung ist

Für die Einschätzung von Beschwerden Ihrer Kinder ist es wichtig zu wissen, was an im Raum stehenden Erkrankungen häufig ist und was eher selten. Deshalb sind die Häufigkeiten der Erkrankungen des Kindes durchgehend grafisch angezeigt:

 Weit verbreitet

Fünf kleine Bären bedeuten: **weit verbreitete und sehr häufige Erkrankung**. Sie tritt, zumindest wenn Sie zwei oder mehr Kinder haben, wahrscheinlich in der Familie auf.

 Häufig

Vier kleine Bären bedeuten: **häufige Erkrankung**. Ihr werden Sie in der Kindergartengruppe oder Schulklasse vermutlich ein oder mehrere Male begegnen.

 Mittelhäufig

Drei kleine Bären bedeuten: **mittelhäufige Erkrankung**. Sie tritt in einem großen Kindergarten oder einer Schule ein oder einige Male im Jahr auf.

 Eher selten

Zwei kleine Bären bedeuten: **eher seltene Erkrankung**, die in der Kinderarztpraxis ein oder mehrere Male pro Monat erkannt oder behandelt wird.

 Rarität

Ein einzelner Bär bedeutet: **rare Erkrankung**. In einer Kinderarztpraxis – wenn sie nicht auf die entsprechenden Krankheiten besonders spezialisiert ist – wird sie im Mittel einmal im Jahr oder seltener auftreten.

Gesundheit für Kinder erfolgreich nutzen: Bedienungsanleitung

So sind die Krankheiten dargestellt

Um Ihnen einen raschen Überblick über alles Wesentliche zu ermöglichen, sind alle Erkrankungen nach einem einheitlichen Schema aufgebaut:

Zuerst beschreiben wir in einer kurzen Erklärung, worum es bei der Krankheit geht. Dabei werden auch die in der Medizin leider sehr häufigen Synonyme – d. h. andere Namen für die gleiche Krankheit – mit erläutert.

Dann folgen – jeweils mit einem eigenen grafischen Symbol hervorgehoben – diese Abschnitte:

Leitbeschwerden

In kurzen Absätzen erfahren Sie, welche Beschwerden typischerweise bei der jeweiligen Erkrankung zu erwarten sind.

Wann zum Arzt*

Die schwerste Frage ist oft die: Muss ich zum Kinderarzt? Und wenn ja: sofort oder kann ich mein Kind erst einmal schlafen lassen? Muss ich ins Krankenhaus? Diese Fragen stehen hier im Mittelpunkt.

* Der Einfachheit halber ist im Buch vom Arzt die Rede, natürlich ist immer »Arzt/Ärztin« gemeint.

Das Wichtigste aus der Medizin

Für den ersten Überblick können Sie diesen Abschnitt auch überspringen. Wenn Sie jedoch das Wieso und Warum einer Erkrankung verstehen möchten: Hier finden Sie es.

Das macht der Arzt

Die notwendigen Untersuchungen werden hier genauso erklärt wie die Behandlungsstrategien, die innerhalb der Schulmedizin zur Verfügung stehen.

Besondere Information zu Arzneimitteln

Welche Medikamente der Kinderarzt besonders häufig verordnet, steht in diesen Kästen. Hier werden auch die Probleme angesprochen, die die Arzneitherapie manchmal mit sich bringt, wie etwa häufige Nebenwirkungen.

Die in den einzelnen Kapiteln angesprochenen Medikamente sind jeweils auch im Register am Ende des Buches aufgeführt, so dass Sie die entsprechenden Arzneiinformationen rasch finden.

So helfen Sie Ihrem Kind

Bei vielen Erkrankungen können Sie selbst erfolgreich Hand anlegen. Hier erfahren Sie, welche Möglichkeiten Ihnen die häusliche Selbsthilfe bietet – und wo ihre Grenzen sind.

Tees, die wirken und die problemlos zubereitet werden können

Besonders ausführlich finden Sie die Zubereitung von Tees geschildert. Die entsprechenden Rezepte finden Sie in den wie hier mit grünen Blättern unterlegten Kästen.

Möglichkeiten der Naturheilkunde

Bei vielen akuten wie chronischen Erkrankungen bietet der Schatz traditioneller und auch moderner alternativmedizinischer Verfahren oft die bessere Wahl: *Gesundheit für Kinder* stellt sie dabei nicht nur kurz vor, sondern versucht auch zu differenzieren, was sich bei einer Erkrankung bewährt hat und was nicht.

Wegen der Vielzahl der alternativmedizinischen Heilverfahren ist die Auswahl der Empfehlungen auf jeweils einige besonders wichtige und bewährte Heilmethoden beschränkt geblieben. Eine ausführliche Darstellung fast aller gängigen naturheilkundlichen Verfahren bei Kindern findet sich in Kapitel 6 »Naturheilverfahren«.

Ein Wort zur Homöopathie

Zumindest die **klassische Homöopathie** (Näheres siehe S. 115) berücksichtigt bei jeder Verschreibung die bei jedem Kind ganz unterschiedlichen Begleitumstände und die persönliche Konstitution des Patienten. Wenn zehn Kleinkinder an der »gleichen« Erkrankung leiden (etwa einer bestimmten Allergie), werden sie deshalb nicht alle das gleiche Mittel erhalten.

Im Extremfall bekommt jedes Kind etwas anderes verschrieben, und mehr noch: Jedes Kind kann Wochen oder Monate später für dieselbe Erkrankung ein zweites und nochmals später möglicherweise ein drittes homöopathisches Mittel erhalten.

Die im Buch aufgeführten Mittel können deshalb lediglich Musterbeispiele darstellen, die in »typischen« Konstellationen häufig verordnet werden.

Zu einer individuell stimmigen Therapie ist in der klassischen Homöopathie aber immer eine Einzelfallberatung notwendig, die wir in diesem Buch keinesfalls ersetzen können.

Vorsorge

Unter dem Zeichen des Regenschirms erfahren Sie alles, damit eine Erkrankung erst gar nicht oder zumindest nicht noch einmal auftritt.

Aus Elternsicht

Bei den lang dauernden Erkrankungen, wie chronischer Mittelohrentzündung, Neurodermitis oder obstruktiver Bronchitis kommen unter dieser Rubrik betroffene Eltern zu Wort. Wie sich eine Krankheit zu Hause »anfühlt« und was sich am Zusammenleben der Familie ändert, wird also aus der Sicht der Eltern thematisiert.

Gesundheit für Kinder erfolgreich nutzen: Bedienungsanleitung

Tipps zum Weiterlesen

Wenn eine Krankheit nicht nur acht Tage dauert, möchte man als Eltern noch mehr wissen. *Gesundheit für Kinder* zeigt hierfür mehrere Wege auf:

 Selbsthilfegruppen, Buchtipps und Internetlinks

▶ Geprüfte **Buchtipps** für viele chronische Erkrankungen, aber auch allgemeine Erziehungsfragen.

▶ Empfehlungen zu interessanten **Webseiten** zu speziellen Themen. Egal, ob es um Konservierungsstoffe oder um die neuesten Impfempfehlungen geht – hier bietet oft das Internet die aktuelleste Information.

▶ Adressen und Internetlinks zu den **Selbsthilfegruppen.** Diese existieren inzwischen für fast alle chronischen Kinderkrankheiten.

Ein Wort zu den Selbsthilfegruppen

Selbsthilfegruppen leisten oft großartige Arbeit, die in den meisten Fällen auf der ehrenamtlichen Tätigkeit von Mitgliedern und Eltern beruht. Dennoch muss darauf hingewiesen werden, dass nicht alle Selbsthilfegruppen unabhängig sind:

Nicht wenige Selbsthilfegruppen erhalten Zuwendungen von Arzneimittel- oder Geräteherstellern, um ihre aufwändige Arbeit zu finanzieren; und manche sind dafür auch zu Gegenleistungen z. B. in Form von Empfehlungen bestimmter Medikamente oder sonstiger *product placements* bereit. Diese sind von außen – auch für uns – nicht immer erkennbar, wenn sie z. B. in Berichte von betroffenen Eltern eingebettet werden.

Die Mehrzahl der Pharmaunternehmen mischt heute in der Selbsthilfeszene mit, entweder indirekt über die Zusammenarbeit mit Selbsthilfegruppen oder ihren Dachorganisationen oder selbst über Tochterfirmen oder -stiftungen mit oft wohlklingenden Namen wie z. B. *OncoCare* (Hexal) oder *Betainstitut* (Betapharm).

Wer zu diesem heiklen Thema mehr wissen will, dem sei das Buch *Von Abhängigkeiten und Überlebenschancen. Patienteninitiativen und Sponsoring* (Springmann Stiftung, Berlin, 2004) empfohlen.

Vernetzungen und Querverweise

Der kindliche Organismus ist ein hochgradig vernetztes System, und auch ein großer Ratgeber über Kinder lässt sich nicht wie eine Perlenkette Kapitel für Kapitel und Satz für Satz aneinander reihen.

Wir haben deshalb in dem Buch über **1000 Querverweise** angebracht, die es Ihnen ermöglichen, den wechselseitigen Abhängigkeiten, etwa von Ernährung und Krankheit oder von psychischen und somatischen (»körperlichen«) Erkrankungen, nachzugehen.

Die medizinischen Befundfotos

Besonders natürlich bei Hauterkrankungen, aber auch bei vielen Infektionen, die mit Ausschlägen einhergehen, genügt dem erfahrenen Arzt oft ein Blick, um zu sagen: Das ist es. *Gesundheit für Kinder* versucht, diesen Blick auf die Erkrankung, die gerade in der traditionellen Medizin eine große Rolle spielt, auch den Eltern zu ermöglichen.

Dabei wurden nicht nur die »glasklaren« Befunde als Foto aufgenommen, sondern auch die frühen und eher zarten Anfänge einer Erkrankung. So sind die Hautausschläge der typischen »Kinderkrankheiten« zusätzlich in Computerrekonstruktionen dargestellt, wodurch insbesondere der zeitliche Verlauf eines Ausschlags gezeigt werden kann. Es soll jedoch nicht verschwiegen werden, dass beispielsweise die korrekte Interpretation von Hautausschlägen selbst dem versierten Kinderarzt oft nicht sicher möglich ist. Zu vielfältig sind die Variationen im Einzelfall, und erst der weitere Verlauf sowie die Zusammenschau mit anderen Symptomen und gelegentlich Laboruntersuchungen ermöglichen dann die sichere Diagnose.

Unser Wunsch: Ihre Kritik

Wir brauchen Ihre Kritik und Ihre Rückmeldung, um *Gesundheit für Kinder* noch besser zu machen. Kein Buch ist perfekt, manchmal sind Formulierungen nicht eindeutig und klar genug, und in anderen Fällen mögen Sie aus Ihrer eigenen Elternpraxis anderslautende Erfahrungen gemacht haben.

Wenn Ihnen deshalb etwas einfällt, was Sie in dem Ratgeber vermissen oder gerne aufgenommen hätten, schreiben Sie uns eine E-Mail:

info@gesundheitfuerkinder.de

oder besuchen Sie die Website des Buches

www.gesundheitfuerkinder.de

Und wenn Sie den Postweg bevorzugen, dann schreiben Sie an:

Dr. med. Arne Schäffler
Sollner Straße 53
81479 München

Oder an den Verlag:

Kösel-Verlag
Lektorat Pädagogik
Flüggenstraße 2
80636 München

Im Voraus vielen Dank. Wir werden Ihre Vorschläge bei der Planung der nächsten Auflage von *Gesundheit für Kinder* sorgfältig berücksichtigen.

Die Autoren

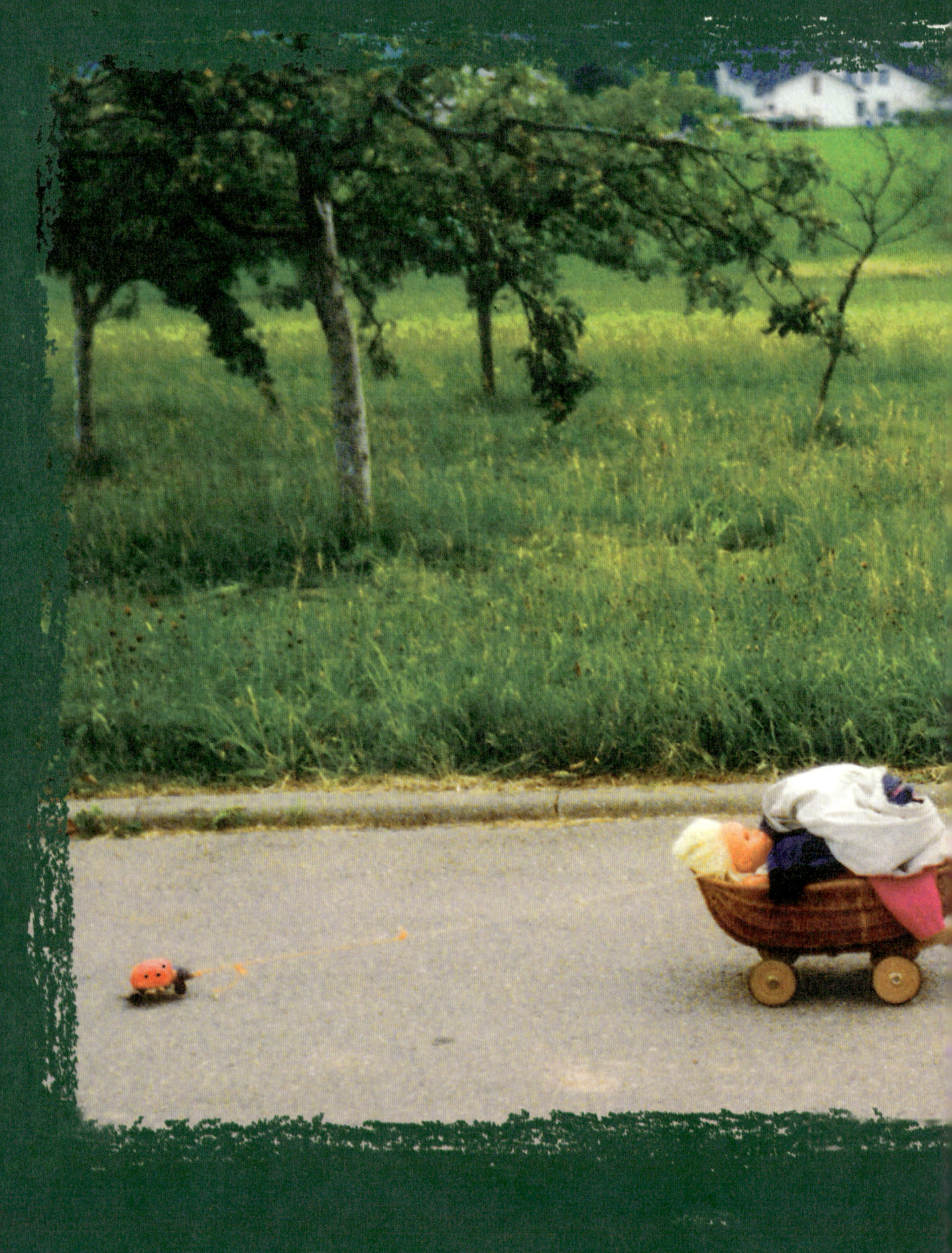

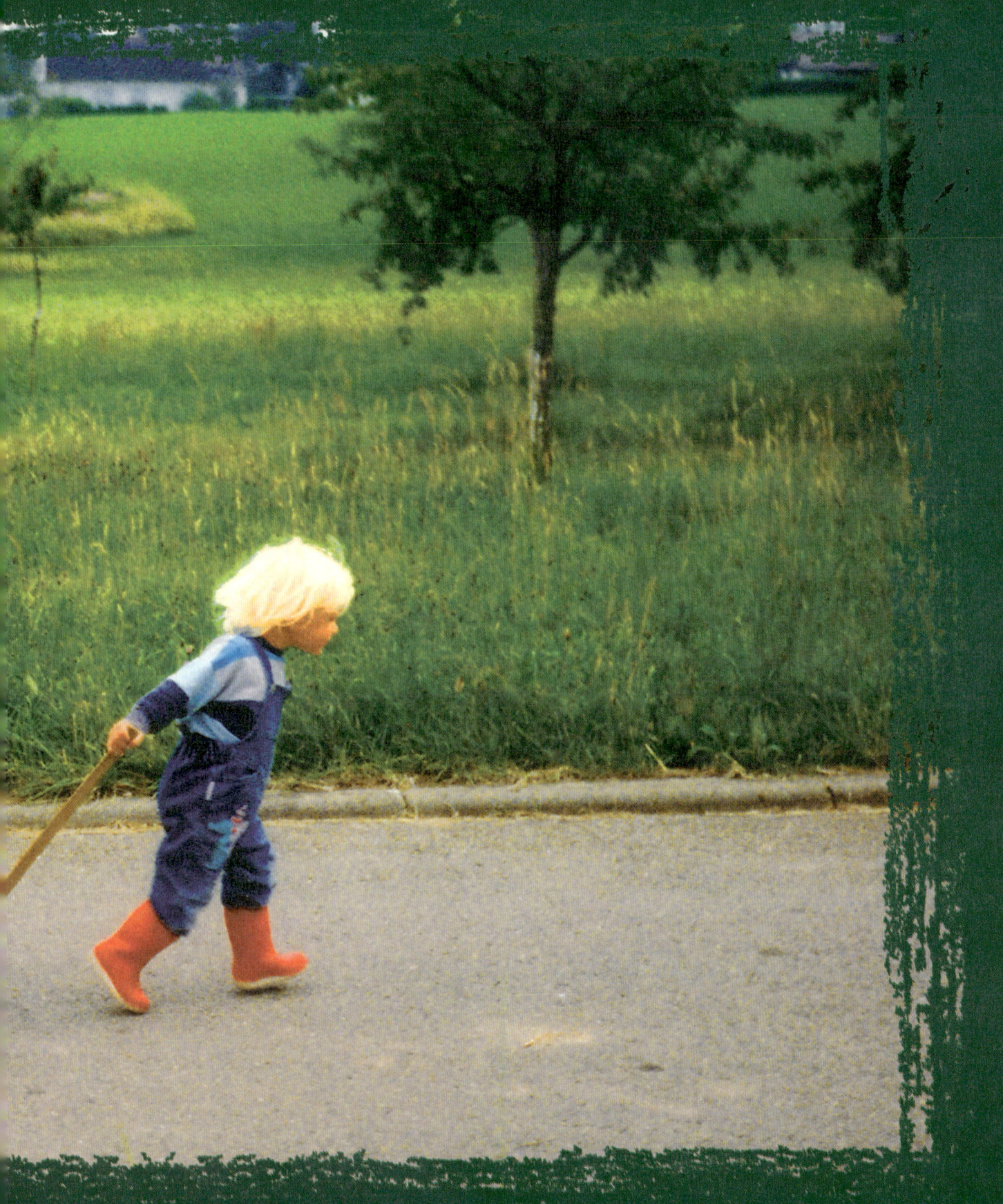

Gesund werden

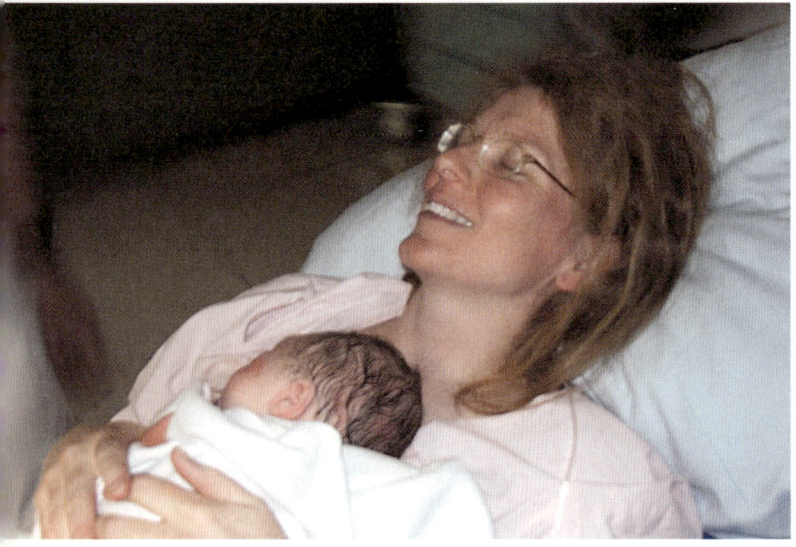

Gesundheit ist mehr als die Abwesenheit von Krankheit – zur Gesundheit gehören auch seelisches Wohlbefinden und der sichere Bezug zur Umwelt, und zwar vom ersten Atemzug an. Die Beziehung zur Mutter bildet das Fundament hierfür. [AS]

Wir wollen Sie ermutigen: Kinder brauchen auch *ihre* Eltern als Experten – gerade in Sachen Gesundheit. Wer Ihr Kind ist, welche Persönlichkeit sich da entwickelt, das wissen Sie als Eltern am besten.

Ob Ihr Kind sich gesund ernährt oder seinen Appetit mit Junkfood stillt – darauf haben Sie mehr Einfluss als der Kinderarzt und der Schularzt zusammen. Ob Ihr Kind Spaß an körperlichem Auslauf hat oder lieber die Couch belegt – Sie sind der entscheidende Impulsgeber.

Gesundsein und Kranksein

Wenn wir unseren Kindern *Gesundheit* wünschen, an was denken wir dann? Dass sie von Krankheit verschont bleiben? Das ganz bestimmt. Aber schwingen da nicht noch größere Wünsche mit, als dass Viren und Bakterien, Unfälle und Verletzungen einen Bogen um sie machen mögen?
Wenn wir uns ein gesundes Kind vorstellen, dann denken wir auch an seine bestmögliche Entfaltung, Vitalität und Selbstständigkeit. Ein *gesundes Kind* ist ein Kind, das am Leben teilnimmt und seine menschlichen Möglichkeiten entfaltet.

Ankommen

Wenn wir Gesundheit in diesem Sinne betrachten, dann verstehen wir auch, warum ein gesundes Leben nicht durch ein paar Pillen oder Rezepte herzustellen ist – und auch nicht durch noch so sanfte Medizin. Kein Wunder auch, dass Gesundheit sich nicht automatisch einstellt, indem wir das Richtige essen oder ganz penibel alle Gesundheitsrisiken vermeiden.
Denn ob wir gesund sind oder nicht, das hat nur zum Teil mit Techniken oder Lebensregeln zu tun, sondern auch damit, ob wir mit unseren menschlichen Bedürfnissen »ankommen«. Ob wir uns auf unsere Eltern, Freunde, Lehrer, ja, selbst die Gesellschaft als Ganzes verlassen können. Kurz: Zur Gesundheit gehört auch eine Mit- und Umwelt, die uns ermutigt, fördert und fordert.

Eine Sache für Experten?

Die Schwangerschaft der Mutter, die ersten Atemzüge des Kindes – überall sind Gesundheitsexperten mit von der Partie: Ärzte, Hebammen, Krankenschwestern und andere Gesundheitsprofis. Leute, die wissen, was zu tun ist und wohin die Reise gehen soll. Die professionelle Fürsorge tut uns gut und ist (meist) zum Besten des Kindes. Doch schnell entsteht für uns Eltern das Gefühl, dass Gesundheit etwas ist, das uns und unseren Kindern durch andere, durch Sachkundigere »widerfährt«. Dass da überall Gefahren lauern, die man ohne Expertenhilfe gar nicht erkennen, geschweige denn umschiffen kann. Dass wir Eltern in Sachen Gesundheit besser ins zweite Glied treten.

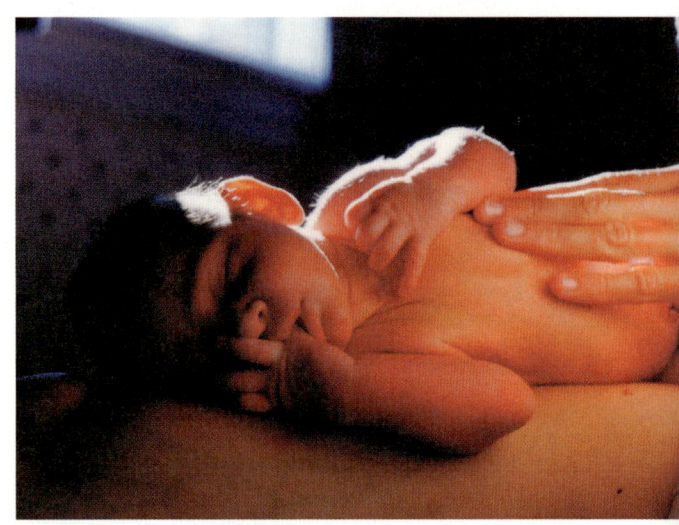

Der Körper der Kinder mag klein und zart sein – schutzlos ist er nicht. Er ist ausgestattet mit Sicherheitsnetzen, die sich über Hunderttausende von Jahren bewährt haben. Deshalb bedarf es auch bei Krankheiten meist nicht mehr als der sanften Unterstützung der Körperfunktionen. [RP]

Persönliche Entscheidungen

Wenn sich Experten zu Wort melden, klingt manches nach hoher Wissenschaft, was medizinisch auf schwankenden Füßen steht und allenfalls als persönliche Meinung gelten kann.
Wenn Ihnen ein derzeit viel gekaufter »Expertenratgeber« empfiehlt, »bei schlechtem Wetter sollte Ihr Kind nicht länger als eine Stunde draußen spielen«, dann dürfen Sie über diesen meisterlichen Rat genauso herzlich lachen wie über die Empfehlung eines anderen Ratgebers, man solle einem Baby beim täglichen Waschen die Augen »mit zwei Mulltupfern jeweils vom äußeren zum inneren Augenwinkel auswischen«.
Auch andere Entscheidungen, die wir für

unser Kind treffen, werden immer wieder mit angeblich medizinischen Argumenten kommentiert oder kritisiert, sind aber im Grunde persönliche Entscheidungen, wie wir mit unserem Kind leben wollen: Ob ein gesundes Neugeborenes einen Tag in der Geburtsklinik verbringt oder fünf, macht es nach den heutigen Forschungsergebnissen weder kränker noch gesünder. Ob wir es mit uns herumtragen oder eher in den Wagen legen, lässt sich nicht medizinisch entscheiden (siehe S. 55). Dasselbe gilt für die Frage, ob wir es zu uns ins Bett nehmen oder es allein schlafen lassen (siehe S. 61). Auch ob wir unserem Baby Vitamin-D-Tabletten geben oder es stattdessen ab und zu unter freiem Himmel schlafen lassen, ist medizinisch kaum zu klären – vom gesundheitlichen Effekt her sind dies gleichwertige Lösungen (siehe S. 124).

Die Beispiele zeigen, dass wir als Eltern gut daran tun, auch in Gesundheitsentscheidungen unsere eigene Sicht der Dinge einzubringen – die Konsequenzen tragen wir (bzw. unsere Kinder) ja auch zu 100% selbst.

Geheimwissenschaften

Auf der Suche nach der »richtigen« Behandlungsmethode finden sich Eltern oft in einer Welt mit sieben Siegeln wieder. Was der eine Arzt empfiehlt, lehnt der andere stirnrunzelnd ab. Auch die Verfahren der Alternativmedizin folgen oft recht eigenwilligen Schulen – zusätzlich zu einem Diplom, so scheint es, bedarf es ausgefallener menschenbildlicher Ansätze, um die normalen Erkrankungen des Kindesalters zu meistern. Wo wir nach klaren Ratschlägen suchen, sehen wir Eltern uns also nicht selten einem exklusiven Club von Wissenden gegenüber, die dem ignoranten Fußvolk ihre Erkenntnisse und ihre in (vorzugsweise Schweizer) Speziallabors hergestellten medizinischen Präparationen herunterreichen.

Unsere Meinung: Keine Behandlung ist so kompliziert, dass sie nicht in klaren Worten erklärt werden könnte – und sei es durch einen weiteren hinzugezogenen Arzt. Heilung sollte Sie als Eltern einschließen, nicht ausschließen. Und was die Alternativmedizin angeht: Natürlich kann ein bestimmtes Menschenbild auch gesundheitlich wichtige Anregungen geben. Effektive Hilfe für Ihr Kind ist jedoch kein Monopol bestimmter Philosophien oder Lebensweisheiten.

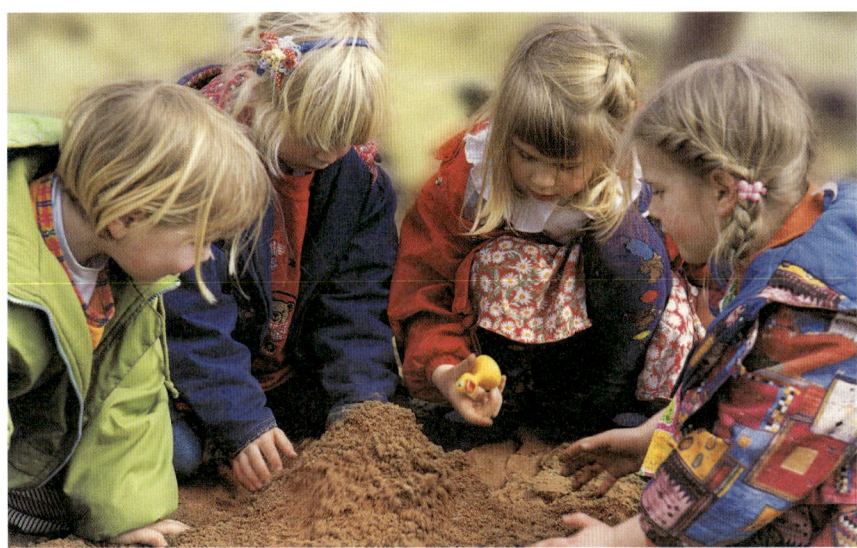

Kinder besitzen ein angeborenes »Programm«, das ihnen erlaubt, ihren Körper fit und gesund zu halten. Kinder wollen ihren Spieltrieb ausleben, sie wollen ihrem Bewegungsdrang nachgeben, sie wollen einen Platz in der Gruppe einnehmen. Was wir Eltern tun können: dafür sorgen, dass diese eingebauten Programme auch ablaufen können. [AM]

Aber die Krankheiten?

Wir wollen nicht missverstanden werden: Experten haben eine wichtige Rolle und können für Ihr Kind entscheidende Lebensbegleiter und -helfer sein, insbesondere wenn es chronisch krank, behindert oder schwer erkrankt ist. Ärzte und andere medizinische Experten ermöglichen solchen Kindern Schritte ins Leben, die sie sonst nicht machen könnten.

Das Ziel ist Kooperation

Und doch gibt es ein weites Feld auch in der Behandlung von Krankheiten, welches wir Eltern mit Experten teilen können. So sind die meisten »Routineerkrankungen« im Kindesalter – vom Schnupfen bis zum Insektenstich – auch zu Hause sicher und einfach zu behandeln. Es bedarf keines Medizinstudiums, um einem Kind mit verstopfter Nase oder einem wunden Po die Erleichterung zu verschaffen, die es braucht.

Denn Gott sei Dank ist es bei den meisten Erkrankungen des Kindes weder erforderlich noch sinnvoll, dem Körper mit einer ganzen Maschinerie von Medikamenten und komplizierten Maßnahmen ins Räderwerk zu greifen – eine sanfte Unterstützung der Körperfunktionen ist da zweckmäßiger und sinnvoller, und diese Strategie hat sich auch über Generationen bewährt.

Einfacher als Sie denken

Diese unterstützenden Behandlungs- und Pflegemaßnahmen sind auch von Laien erlernbar. Sie werden überrascht sein, wie rasch Sie sich ein paar leicht einsetzbare Techniken für die häufigsten Beschwerden des Kindesalters aneignen können. Ihnen steht schließlich für die häusliche Behandlung ein oft unterschätzter Schatz an Hausmitteln und Erfahrungen zur Verfügung, der teilweise über Jahrtausende angesammelt wurde (siehe Kapitel 5).

Selbstversorgung?

Dennoch kann Selbsthilfe kein Selbstzweck sein. Kinder können rasch *richtig* krank werden und brauchen dann mehr als eine sanfte Unterstützung der Eigenkräfte.

Selbsthilfe, wie wir sie verstehen, heißt deshalb keineswegs medizinische *Selbstversorgung*. Verstehen Sie sich als Teil des Gesundheitsteams – behandeln Sie Ihr Kind dann zu Hause, wenn Sie sich kompetent dazu fühlen, und versichern Sie sich fachlicher Hilfe, wenn Sie Ihre Grenzen erreichen oder Ihnen irgendetwas nicht geheuer ist – oder Sie sich einfach mit einem Arzt abstimmen wollen. Tipps, wann fachliche Hilfe angezeigt ist, finden Sie auf S. 16.

Kranksein hat eine Bedeutung

So lästig Krankheiten sind und so sehr unsere Kinder auch darunter leiden – im »größeren Schema der Dinge« sind Krankheiten wichtige Entwicklungsstationen.

Eine biologische Notwendigkeit

Die Mutter streckt ihrem neugeborenen Kind lebenswichtiges Kapital vor: Die Abwehrstoffe, die das Baby aus dem Körper seiner Mutter übernimmt (siehe S. 227), sorgen dafür, dass der Säugling die ersten 6-9 Monate weitgehend ohne Infektionskrankheiten übersteht. Danach aber muss das Abwehrsystem auf eigenen Füßen stehen und sich gegen natürliche Feinde wehren, die nun einmal Teil der Natur sind. Dieser Schritt in die biologische Selbstständigkeit ist ein mühsamer Lernprozess: Das Kind macht dabei Bekanntschaft mit Hunderten von Krankheitserregern! Auch wenn es sich mit vielen davon unbemerkt auseinander setzt, macht es im Kindergartenalter im Schnitt 12 infektionsbedingte Krankheiten pro Jahr durch, 6-8 im Schulalter und immerhin noch 5 pro Jahr als Jugendlicher (im Vergleich zu 2-3 beim Erwachsenen)!

Symptome unterdrücken?

Krankheiten haben verständlicherweise einen schlechten Ruf: Das hustende Kind hält die Familie ganze Nächte lang wach, Fieber kann in manchen Fällen Fieberkrämpfe auslösen, und Durchfall und Erbrechen lassen manche Kinder austrocknen.
Wer jetzt denkt, die Natur sei falsch konzipiert, sollte aber bedenken: Viele der Krankheitszeichen, unter denen Kinder leiden, sind eigentlich äußerst sinnvolle *Abwehrmechanismen*. Durchfall oder Erbrechen etwa sorgen dafür, dass in Magen oder Darm aufgenommene Giftstoffe oder Erreger sich nicht im Körper festsetzen können. Übelkeit verhindert die weitere Aufnahme verdorbener Nahrung, Husten befreit die Bronchien vor dem ansteckenden Schleim aus den oberen Luftwegen. Die Müdigkeit, die kranke Kinder befällt, bewahrt sie vor der übermäßigen Plünderung von Energiereserven. So gesehen sind Krankheitszeichen also »gesunde Signale eines kranken Körpers« und ein erster Schritt zu seiner Besserung.

Krankheit und seelische Reifungsschritte

Darüber, wie Krankheiten mit der seelischen Entwicklung von Kindern zusammenhängen, wird viel diskutiert. Dass Krankheiten sowohl seelische Ursachen als auch seelische Auswirkungen haben können, erfahren wir Eltern manchmal auch. Da sind z. B. Krankheiten, die sich ganz pünktlich dann einstellen, wenn wir uns verrannt haben in unserem Leben, uns überlastet haben, und dann liegen wir da mit unseren ungelösten Problemen und einer Bronchitis noch dazu, bis wir mit der einsetzenden körperlichen Heilung auch wieder seelische Klarheit gewinnen.

Auch bei unseren Kindern haben wir oft den Eindruck, dass sie gerade vor wichtigen Entwicklungsschritten krank werden, wie etwa vor dem Laufenlernen, beim »Zahnen« oder bevor sich ihr Wortschatz auf einmal schlagartig erweitert. Vielleicht raubt ihnen die Tatsache, dass sie so viel wollen, aber noch nicht können, das innere Gleichgewicht und macht sie für Krankheiten anfälliger?

Oder vielleicht ist es genau anders herum: Kinder werden krank, aus welchem Grund auch immer, und es ist dann die Erfahrung der Krankheit, die damit verbundene seelische »Neuordnung«, die das Kind reifer macht und zu neuen Entwicklungsschritten anspornt?

Wie dem auch sei: Man sollte die Theorien nicht überstrapazieren. Nicht jede Krankheit ist ein Sprungbrett zur seelischen Entwicklung, und nicht jede Krankheit ist Ausdruck einer »Entwicklungskrise«, wie oft behauptet wird. Die meisten Kinderkrankheiten betreffen ganze Schulklassen oder Kindergartengruppen und stellen damit eher einen Raubzug eines ansteckenden Virus dar als ein auf individuelle Entwicklungsbedürfnisse abgestimmtes Schicksalsereignis.

Verplancke, K.: **Vom Kranksein und Gesundwerden.** Sauerländer, 1996.
In diesem Kinderbuch (ab acht Jahre) wird erzählt, wie die Menschen in den verschiedenen Ländern der Erde zu verschiedenen Zeiten mit Krankheiten umgegangen sind

Bendele, U.: **Tränen im Regenbogen.** Attempto, 1998. Ein von kranken, zum Teil lebensgefährlich kranken Kindern geschriebenes, gedichtetes und gemaltes Buch, in dem Kinder ihre eigene Sicht auf Kranksein und Sterben entwickeln

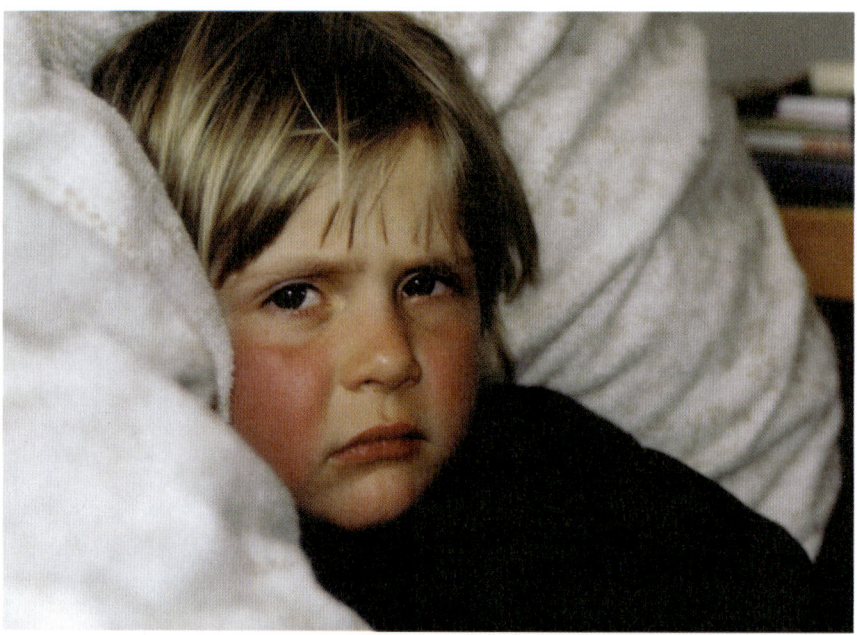

Krankheiten, wie der Scharlach dieses fünfjährigen Jungen, bringen ganz schön Stress in die Familie – andererseits ermöglichen sie oft auch einen intensiven Austausch zwischen Eltern und Kind. [RP]

Kinderkrankenpflegetage

Jedem berufstätigen Elternteil stehen zur Pflege eines kranken Kindes pro Jahr zehn Kinderkrankenpflegetage zu, allein Erziehenden pro Kind 20 Tage. Auf Attest des Arztes können Sie auch Angebote von Familienpflegestellen in Anspruch nehmen, die von den Krankenkassen bezahlt werden. Zur Pflege Ihres kranken Kindes kommen dann Fachkräfte der Sozialstationen ins Haus. Dies ist z. B. eine wichtige Hilfe, wenn Sie selbst erkrankt sind oder die Pflege aus anderen Gründen nicht »packen«. Sprechen Sie Ihren Arzt darauf an und erkundigen Sie sich bei der Krankenkasse oder beim Jugendamt.

Krankheiten können in der Entwicklung des Kindes – in jedem Alter – eine wichtige Rolle spielen, weil sich Kinder im Spiegel der Krankheit neu erfahren, in neue Räume und Rollen vorstoßen und durch die Auseinandersetzung mit einem »veränderten Ich« manchmal rasche Entwicklungen durchlaufen. Eltern fällt dann auf, dass ihre Kinder nach einer durchlittenen Krankheit innerlich gewachsen sind. [KP]

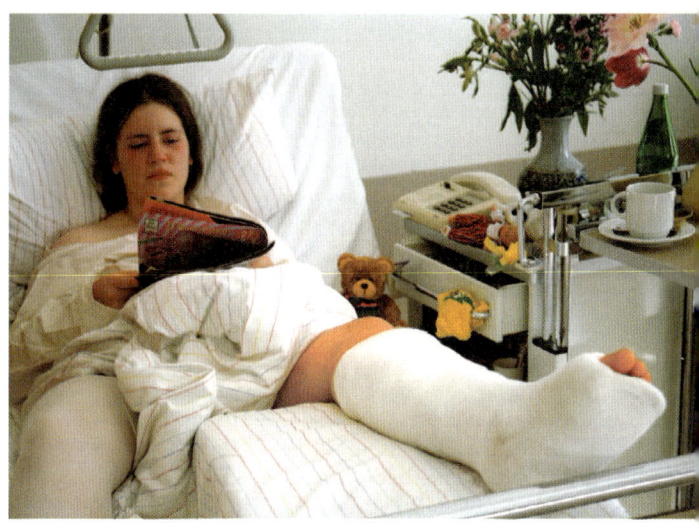

Das braucht das kranke Kind

Viele von uns Eltern haben ganz intensive Erinnerungen an die Zeiten, in denen wir als Kind *krank* waren. An die Tage, in denen die Zeit stillstand und wir irgendwie bloßlagen. In denen ein dicker Vorhang vorgezogen schien vor der Welt, die ganz in der Ferne weiterlief, wie in Watte gepackt.

Jetzt ist Ihr Kind dran. Sie merken, dass es mehr an Ihnen hängt, weinerlich wird, zu unmöglichen Zeiten ins Bett will. Bald schon läuft die Nase oder andere Krankheitszeichen treten auf, wie etwa Durchfall oder Fieber.

Umschalten

Haben Sie die medizinischen Dinge abgeklärt (muss ich mit meinem Kind zum Arzt?, siehe S. 16), so richten Sie sich auf die Pflege des kleinen Patienten ein. Das kann für Sie ganz schön stressig sein, schließlich haben Sie die Krankenpflege wohl kaum eingeplant! Besonders wenn beide Eltern berufstätig oder Sie allein erziehend sind, kann das Familienleben mit Wucht aus der Bahn fliegen.

Aber es hilft nichts: Schalten Sie innerlich einen Gang zurück, geben Sie der Krankheit Ihres Kindes Raum, so gut es geht. Der Alltag lässt sich vielleicht nicht unterbrechen, aber bestimmt ein Stück weit verändern. Vielleicht helfen Ihnen ja die Nachbarn oder Verwandten dabei? Und auch die (älteren) Geschwister können eine aktive Rolle in der Versorgung der Familie oder des kranken Geschwisterkindes übernehmen (und dabei vielleicht erfahren, wie gut es tut, bei dem gemeinsamen »Projekt Familie« mit anzupacken).

Rückzug

Kranke Kinder brauchen Kraft. Sie schalten alle »überflüssigen« Körperfunktionen für eine Weile auf Sparflamme und konzentrieren ihre Energie auf das für die Abwehr Erforderliche. Das Immunsystem macht Überstunden, die Betriebstemperatur wird hochgefahren – das Kind ist müde und fiebert.

Kinder richten ihre Energie jetzt aber auch nach innen, sie haben lebendigere Träume und hängen ihren Gedanken nach. Sie sind irgendwie verletzlicher, beeindruckbarer, oft auch schreckhafter und ängstlicher. Man merkt ihnen an: Die Krankheit *beschäftigt* sie – innerlich und äußerlich.

Das kranke Kind braucht jetzt den Raum, um sich zurückziehen zu können und dabei trotzdem behütet zu sein.

Ein krankes Kind muss keineswegs immer beschäftigt oder »bespielt« werden. Was es vor allem braucht, ist Ruhe und eine ausgeglichene Umgebung. Schlagen Sie das Krankenlager ruhig in Ihrer Nähe auf, etwa auf der Wohnzimmercouch – die meisten Kinder wollen jetzt auf Tuchfühlung bleiben.

Krankheit schafft besondere Bedürfnisse

Das kranke Kind braucht das, was es sonst auch braucht, nur in konzentrierterer Form, also: Zuwendung, Verständnis, Liebe.

▶ Trösten Sie Ihr Kind, ohne es zu bemitleiden – Mitgefühl unterstützt, Mitleiden lähmt.

▶ Lassen Sie Rückschritte und Regression ruhig zu. Auch wenn das häufigere Stillen des Babys nicht unbedingt zum »Programm« gehört – Ihrem Säugling hilft es über die schwersten Tage.

▶ Fördern Sie krankengemäße Beschäftigungen. Das kranke Kind ist innerlich gestresst, hat kurze Aufmerksamkeitsspannen und ist verletzlicher als sonst – Fernsehen ist für das kranke Kind nicht das richtige Medium. Besser sind »langsamere« Beschäftigungen wie Malen oder Fantasiespiele (etwa »Das Bett ist ein Schiff und wir fahren darin zusammen um die Welt«). In der Erholungsphase ist das gemeinsame Kuchenbacken oft genau richtig.

▶ Ein bisschen Verwöhnen schadet nicht.

▶ Ermöglichen Sie Nähe, indem Sie Ihrem Patienten etwa Bücher vorlesen, Geschichten erzählen, gemeinsam singen, zusammen einfache Sachen basteln oder einfach nur da sind und immer wieder nach dem Kind schauen.

▶ Gewährleisten Sie ausreichenden Schlaf. Es ist völlig normal, wenn ein Zweijähriger statt einer Stunde während einer Erkrankung auf einmal drei oder sogar vier Stunden Mittagsschlaf macht – und dann haben Sie auch ein paar Stunden, um selbst wieder aufzutanken.

Emotionaler Austausch

Durch die Krankheit rückt Ihnen Ihr Kind nicht nur ein Stück näher, es macht zunächst vielleicht sogar einen Rückschritt in seiner Entwicklung durch (sog. *Regression*). Kleinkinder, die vorher trocken waren, brauchen wieder ihre Windeln, und fast schon von der Brust entwöhnte Kinder zieht es wieder mit Macht an den mütterlichen Busen.

Wenn die Krankheit abklingt, sehen Sie manchmal das Spiegelbild davon: Das Kind wirkt reifer, innerlich aufgekratzt, aber auch oft weicher, aufnahmefähiger – eben ein Stückchen erwachsener.

Gerade die Tage der Rekonvaleszenz, während der die Lebenskräfte wieder langsam in das Kind zurückkriechen, ermöglichen oft einen ganz intensiven emotionalen Austausch und fördern die tiefere Verankerung des Kindes in der Familie.

Die Frage, ob man mit einem kranken Kind besser zum Kinderarzt geht oder zuerst einmal zu Hause abwartet, lässt sich leider nur selten durch »Messungen« beantworten. Oft sind die Beobachtung des Kindes und das »Gespür« für seinen Zustand mindestens genauso wichtig. [MU]

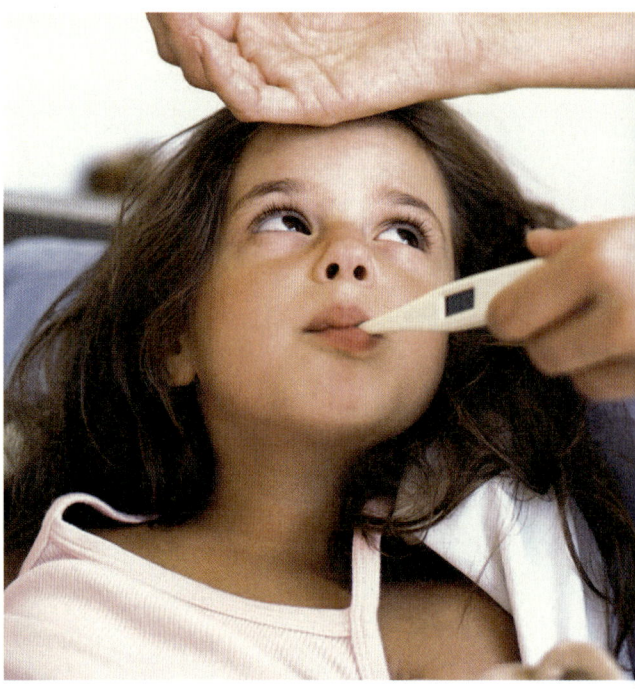

»Bloß krank« oder »echt krank«?

Wir empfehlen Ihnen, zur Beantwortung dieser Frage nicht nur die einzelnen Krankheitszeichen Ihres Kindes zu beachten (also z. B. den Schnupfen, Husten oder den Hautausschlag), sondern vor allem zu beobachten, ob sich Ihr Kind altersgerecht verhält:

▶ **Säuglinge** müssen rasch wachsen und haben deshalb einen hohen Energiebedarf – ihre Lieblingsbeschäftigung ist also das Trinken. Ein Säugling, der mehr als 1–2 Mahlzeiten verstreichen lässt und der, auch wenn er dann aufgeweckt wird, nicht »auftanken« will, sollte dem Arzt vorgestellt werden.

▶ **Kleinkinder** sind zwanghafte Erforscher. Sie interessieren sich für ihre Umgebung, wollen zumindest ab und zu (z. B. wenn das Fieberzäpfchen »anschlägt«) ihr Spielzeug benutzen, und sie verfolgen die Tätigkeiten ihrer Umwelt mit Interesse (oder Sorge). Ein apathisches, d.h. an seiner Umwelt nicht mehr interessiertes Kleinkind ist »echt krank« und muss zum Arzt.

▶ **Ältere Kinder** können meist sagen, was ihnen fehlt – hier können Sie also zunehmend die Maßstäbe anlegen, die Sie auch bei sich selbst anwenden. Außerdem sind ältere Kinder dann als »echt krank« einzuschätzen, wenn sie sich nicht mehr mitteilen oder bewegen wollen.

Das Einmaleins der häuslichen Pflege

Die meisten Eltern erkennen rasch, wenn ihre Kinder krank sind:

▶ Sie verhalten sich anders, sind weinerlicher, anhänglicher und müder als sonst.
▶ Sie sehen anders aus, haben z. B. glasige Augen oder dunkle Ringe unter den Augen, sie sind blasser als sonst oder es zeigt sich ein Hautausschlag.
▶ Sie beklagen sich über etwas, das sie stört, z. B. Bauchweh, Schluckbeschwerden oder Ohrenschmerzen.
▶ Sie fallen durch bestimmte Krankheitszeichen auf wie Fieber, Erbrechen, Durchfall, Husten, Heiserkeit oder Schnupfen.

An Säuglingen sind Krankheiten manchmal schwerer »abzulesen«: Sie sind einfach unleidlich, weinen viel, kommen schlecht zur Ruhe und trinken entweder weniger, oder auch hektischer und spucken mehr.

Auch Kleinkinder sind manchmal nicht ganz einfach zu verstehen, da sie den Schmerz oft nicht richtig lokalisieren können. Haben sie z. B. Ohrenschmerzen, so deuten sie auf den Bauch, wenn man sie fragt, wo es wehtut. Der gestreckte, auf den Nabel zeigende Finger kann aber auch Kopfweh, einen wunden Po und Schluckbeschwerden bedeuten – oder eben doch Bauchweh.

Muss ich mit meinem Kind zum Kinderarzt?

Egal ob Sie zur Gruppe der Eltern gehören, die lieber vorsorglich zum Kinderarzt gehen, oder zu der Gruppe, die nur dann den Kinderarzt aufsucht, »wenn es wirklich nicht anders geht« – Sie sollten wissen, wann Sie *in jedem Fall* mit Ihrem Kind zum Arzt gehen sollten.

Regel 1: Säuglinge, die Ihnen irgendwie nicht geheuer sind, sollen Sie lieber gleich zum Kinderarzt bringen – Säuglinge können viele Krankheiten wegen des sich noch entwickelnden Immunsystems nicht so gut begrenzen und deshalb rasch richtig krank werden. Zudem zeigen sie aus demselben Grund oft nur vieldeutige und schwer fassbare Krankheitszeichen wie etwa Trinkschwäche oder Apathie, so dass Krankheiten schwerer zu erkennen sind. Bei Säuglingen unter sechs Monaten sollte jedes Fieber (Temperatur über 38,0 °C im Po gemessen) Anlass zur Rücksprache mit dem Kinderarzt geben.

Regel 2: Alle »echt kranken« Kinder gehören zum Kinderarzt. Betrachten Sie Ihr Kind immer dann als »echt krank«, wenn Ihnen der Zustand Ihres Kindes Sorgen macht. Weitere Zeichen, dass Ihr Kind »echt krank« ist, sind im Kasten links zusammengefasst.

Gesund werden

Regel 3: Sprechen Sie immer dann mit dem Kinderarzt, wenn Sie sich auf eine Krankheit keinen Reim machen können. Hat ein Kleinkind z. B. Fieber ohne den sonst üblichen Schnupfen, so ist ein Besuch beim Kinderarzt die richtige Entscheidung.

Regel 4: Wenn eine ernste Erkrankung im Kindergarten oder in der Schule herumgeht, die mit bestimmten Medikamenten behandelt werden muss (z. B. Scharlach), so sollten Sie Ihr krankes Kind besser vom Kinderarzt untersuchen lassen, ob es nicht denselben Keim erwischt hat wie seine Spielkameraden.

Regel 5: Immer wenn eine Krankheit einfach nicht besser werden will oder sich trotz Behandlung zu Hause verschlechtert, ist es an der Zeit, sich weiterer fachlicher Hilfe zu versichern.

Auch tagsüber ins Bett?

Bei leichten Erkrankungen muss nicht gleich die ganze Pflegemaschinerie angeworfen werden. Alles, was der Körper braucht, ist etwas Schonung: Lassen Sie Ihr Kind früh ins Bett gehen und versorgen Sie es mit der richtigen Temperatur – innerlich und äußerlich. Ihr Kind soll sich tagsüber warm anziehen, nachts aber ruhig – warm zugedeckt – bei aufgekipptem Fenster schlafen. Kühle Luft beruhigt die Schleimhäute und erleichtert die Atmung bei einer verstopften Nase. Ein heißer Tee kann abends für Entspannung sorgen und auch morgens ein Wärmepolster für den Tag schaffen.

Das Krankenzimmer

Ist Ihr Kind stärker beeinträchtigt, wird es meist ohne Widerrede auch tagsüber das Bett hüten. Errichten Sie dort ein Krankenlager, wo Ihr Kind sich wohl fühlt und gleichzeitig zur Ruhe kommen kann – das kann im einen Fall das Kinderzimmer sein, im anderen Fall die Couch oder eine improvisierte Lagerstatt.

Sorgen Sie für frische Luft und wechseln Sie die Bettwäsche, wenn sie durchgeschwitzt ist. Besonders kleine Kinder mit ihrer empfindlichen Haut schätzen es, wenn das Bett auch tagsüber immer mal wieder gemacht wird und die Krümel und Falten aus dem Betttuch ausgestrichen werden.

Ins Bett »zwingen«?

Kinder haben eine bessere Überlastungssperre als Erwachsene, die sich bekanntlich selbst bei Grippe und Fieber oft noch Heldentaten abverlangen. Kinder folgen in der Regel den Signalen ihres Körpers und schalten bei Erkrankungen von selbst einen Gang zurück.

Ihr Kind wird Ihnen deshalb auch signalisieren, wenn es sich hinlegen will und wo es sich am wohlsten fühlt. Will es gelegentlich spielen, ist vielleicht die Couch der richtige Ort, um ihm immer wieder etwas Ruhe zu verschaffen und es trotzdem an der Welt teilhaben zu lassen.

Ermüdet Ihr Kind aber auch beim Spielen rasch, so ist es Zeit, ihm eine »dauerhafte« Lagerstatt einzurichten.

Keinesfalls sollte das Krankenzimmer überhitzt sein – 18 °C tagsüber und 15 °C nachts reichen aus.

Morgens und abends tut auch dem kränkeren Kind eine Katzenwäsche gut. Kann das Kind aufstehen, schadet ihm eine Wäsche am Waschbecken nicht, hierdurch wird auch der Kreislauf etwas angekurbelt. Nur wenn das Kind wirklich zu schlapp zum Aufstehen ist, waschen Sie es im Bett mit einem lauwarmen Waschlappen und trocknen es rasch wieder ab.

Die Zähne zu putzen wird Ihrem kranken Kind den Mund erfrischen, ausnahmsweise reinigen aber auch einmal ein paar Apfelschnitze den Mund und bringen außerdem den Darm auf Trab.

Essen und Trinken

Flüssigkeit sollte das kranke Kind immer ausreichend zu sich nehmen. Das ältere Kind trinkt Tee oder gerne auch einen Fruchtsaft, den Säugling zieht es bei Unwohlsein wieder mächtig an den Busen. Auch wenn Sie ihn eigentlich gerade entwöhnen wollten – lassen Sie ihn ruhig wieder öfter an der Brust trinken, das ist oft die einfachste Art, ein kleines Kind über die »Durststrecke« der Krankheit zu bringen.

Das kranke Kind ist meist kein guter Esser, und das sollte Sie auch nicht weiter belasten. Denn in Sachen »Treibstoff« funktionieren Kinder (allerdings mit Ausnahme der Säuglinge) ähnlich wie Erwachsene: Sie sind so konstruiert, dass sie ein paar Tage von den Vorräten leben können. Solange sie es von Wasserloch zu Wasserloch schaffen, d.h. genügend Flüssigkeit zu sich nehmen, ist ihr Körper nicht beeinträchtigt.

Wenn ein krankes Kind etwas essen *will*, so soll es ruhig wählen können, wobei Sie aber Unvernünftiges (etwa größere Mengen an Süßigkeiten) gleich gar nicht auf die Wahlliste setzen. Immer wieder gefragt ist z. B. etwas Fruchtiges (Apfelschnitze, mit Bananenscheiben belegtes Brot), Breiiges (Obstquark, Pudding, Kartoffelbrei), bei älteren Kindern auch schon mal eine klare Brühe, und natürlich das Lieblingsgericht.

Wenn Letzteres vehement angefordert wird, können Sie sich sicher sein, dass Ihr Kind wieder auf dem Weg der Besserung ist.

Wann zurück in den Alltag?

Auch wann Ihr Kind wieder aufstehen soll, ist Ermessenssache. Wächst das Interesse an seiner Umwelt, darf es ruhig wieder zu seinen Spielsachen, wenn es dabei allerdings rasch ermüdet, sollte es auch zurück ins Bett schlupfen können. Meist ist das Fieber eine gute Richtschnur: In aller Regel wollen und sollen fiebernde Kinder ins Bett, um den Kreislauf nicht noch zusätzlich zu belasten.

In den Kindergarten oder die Schule sollte ein Kind allerdings erst, wenn das Fieber ganz abgeklungen ist. Am besten sollte das Kind zuvor einen fieberfreien Tag zu Hause verbringen, um langsam wieder »in die Gänge« zu kommen und sich physisch und psychisch aufzubauen.

Langreuter, J., Sobat, V.: **Der kleine Bär wird wieder gesund.** Ars Edition, 2000. Bilderbuch, ab drei Jahren

Jöcker, D. et al.: **Wenn das Bärchen Bauchweh hat.** Menschenkinder, 1995. Lustige, aber auch nachdenkliche Geschichten und Lieder, die kranke Kinder beschäftigen, trösten und aufmuntern

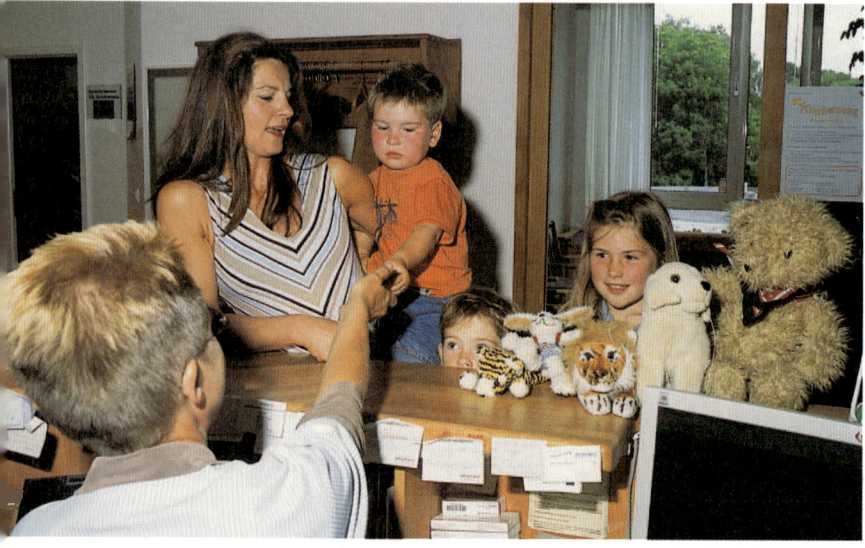

Jedes Kind reagiert anders auf die fremde Umgebung beim Kinderarzt – besonders wenn auch noch Fieber oder Ohrenweh an den Nerven zerren. Aber selbst wenn es am Anfang noch etwas skeptisch ist – wie hier der kleine Junge bei der Anmeldung –, lassen Sie Ihr Kind beim Kinderarzt von Anfang an möglichst viel »selber machen«. [AM]

Fachliche Hilfe: Der Kinderarzt

Im Grunde sind Ärzte ja nichts anderes als Dienstleister – Profis in Sachen Krankheit, deren Dienste wir als Eltern in Anspruch nehmen und die wir dafür (über unsere Krankenversicherungsbeiträge) auch nicht schlecht bezahlen. Und doch kommen viele Eltern mit Ärzten nicht so einfach klar – da vergisst man seine Fragen, sieht der Begegnung mit Beklemmung entgegen, fühlt sich untergeordnet, dumm und klein. Aus dem Experten, dessen Rat man einholt, ist die Autoritätsperson geworden, die einem ein Stückchen seiner wertvollen Zeit schenkt. Wie tief verwurzelt solche Gefühle sind, können Sie daran sehen, dass dies selbst Ärzten so geht, wenn sie selbst krank sind und als Patient in die Sprechstunde eines Kollegen müssen!

Vertrauen aufbauen

Wahrscheinlich haben Sie als Eltern schon durch die regelmäßigen Vorsorgeuntersuchungen so oft Kontakt mit dem Kinderarzt, dass sich eine vertrauensvolle Beziehung aufgebaut hat. Machen Sie sich ruhig Notizen bei den Beratungsgesprächen oder schreiben Sie die Fragen, die Sie nicht vergessen wollen, vor dem Arztbesuch auf. Scheuen Sie sich auch nicht, Ihre eigene Meinung zu sagen – dies hilft auch dem Kinderarzt, der Sie und Ihr Kind dadurch besser kennen lernt. Wenn Sie Bedenken gegen einen Behandlungsvorschlag haben (etwa Antibiotika), so ist es für den Arzt besser, wenn Sie ihm Ihre Gedanken mitteilen, als dass Sie den verordneten Saft einfach im Kühlschrank alt werden lassen oder in den Abfluss kippen. Kinderärzte sind aufgeschlossener und flexibler als Sie denken und finden es spannender, mit Ihnen über Ansichten oder Konzepte zu reden, als einfach Rezepte auszustellen!

Konflikte

Finden Sie keinen »gemeinsamen Grund« oder fühlen Sie sich in Ihrer Rolle als »Laienexperte« (siehe S. 12) und entscheidungsbefugter Fürsprecher Ihres Kindes missverstanden, so sollten Sie sich den Wechsel zu einem anderen Kinderarzt überlegen. Denn so verschieden Eltern in ihren Ansprüchen an den Arzt sind, so unterschiedlich sind Kinderärzte: Manche Kinderärzte kennen Ihr Kind gut, manche nur die Erkrankung, die Ihr Kind hat, manche beides. Die einen sind hervorragende Diagnostiker, aber lausige Zuhörer, sie hören mit ihrem Stethoskop jedes Knistern im entferntesten Winkel der Lunge, aber nicht Ihre Fragen und Ängste.

Scheuen Sie sich also nicht, den »richtigen« Arzt zu suchen – im Gegensatz zum Arzt, der sich seine Patienten nur selten wählen kann, haben Sie immerhin das Recht der freien Arztwahl.

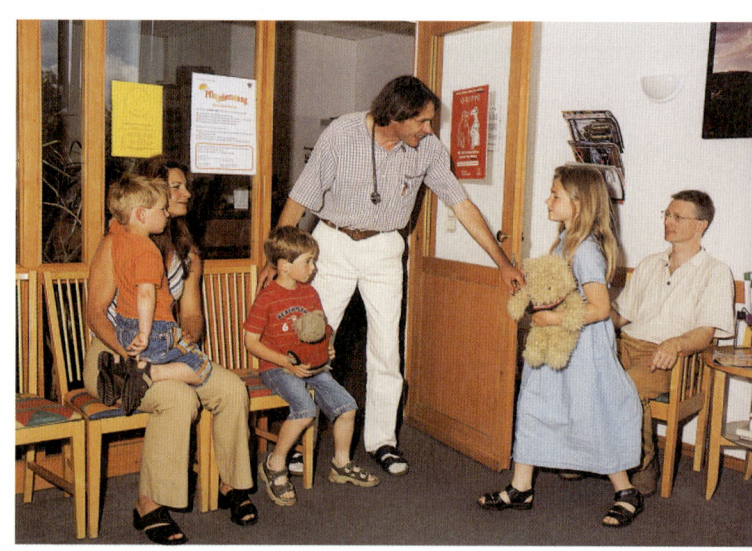

Wenn Sie Ihrem Kind schon zu Hause erklärt haben, was auf es zukommt, kann es sich auf die ungewohnte Situation beim Kinderarzt oft problemlos einlassen. [AM]

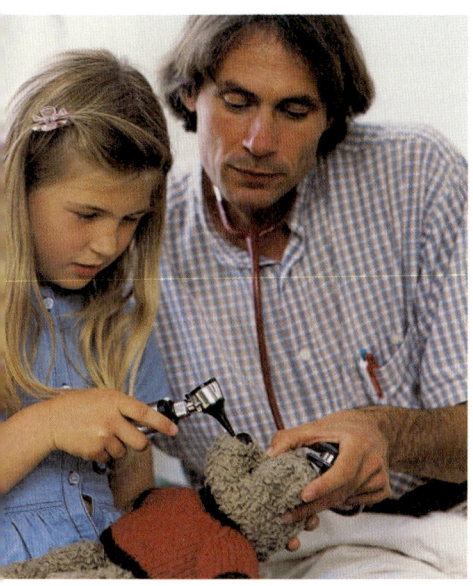

Natürlich darf das kleine Bärle oder ein anderes Stofftier mit in die Praxis, und es kann dort sogar auch untersucht werden. Denn, wer weiß, vielleicht hat es sich ja angesteckt? [AM]

Den Arztbesuch vorbereiten

Dass Ihr Kind wenig Begeisterung für den Arztbesuch aufbringt, ist nur verständlich, schließlich gibt's beim netten Onkel Doktor manchmal auch Spritzen und unangenehme Untersuchungen. Sagen Sie Ihrem Kind ganz offen, warum Sie mit ihm zum Arzt gehen und was der Arzt mit ihm machen wird – selbst wenn es etwas Unangenehmes ist, wie z. B. eine Impfung. Erklären Sie ihm, dass der Arzt ihm helfen wird, wieder gesund zu werden, und dass er deshalb an verschiedenen Stellen genau hinhorchen und auch in Mund und Ohren schauen muss. Spielen Sie die einzelnen Untersuchungsschritte zu Hause durch, am besten mit einem Doktorkoffer. Machen Sie kein großes Aufheben um den Arztbesuch. Rufen Sie möglichst im Beisein Ihres Kindes in der Praxis an, um einen Termin zu vereinbaren. Dies verkürzt nicht nur die Wartezeit, die bei einem unangemeldeten Besuch erheblich sein kann, sondern stimmt Ihr Kind auch auf das Unvermeidliche ein (»Die Frau Doktor sagt, wir sollen um drei vorbeikommen, dann schaut sie nach dir, damit es dir bald besser geht«). Beantworten Sie jetzt lieber die Fragen des Kindes (»Was macht die dann mit mir?«), als dass Sie das Kind waschen oder besonders in Schale werfen.

Einfühlsame Begleitung

Noch wichtiger als Worte ist, wie Sie Ihr Kind beim Kinderarzt *begleiten*. Bemitleiden Sie es nicht, sondern helfen Sie ihm, rasch über die unangenehmen Hürden zu kommen. Praktisch jeder Kinderarzt lässt Sie Ihr Kind bei der Untersuchung halten und erklärt Ihnen die besten Techniken. Auch wird er ängstliche Kinder gerne auf Ihrem Schoß untersuchen.

Darüber hinaus (»Du darfst auf Mamas Schoß bleiben«) bedarf es eigentlich keiner weiteren langwierigen Verhandlungen mit Ihrem Kind mehr. Helfen Sie dem Arzt, rasch die wichtigen Informationen zu sammeln, und kommentieren Sie für das Kind die einzelnen Untersuchungsschritte, falls der Kinderarzt dies nicht tut (»Jetzt schaut die Frau Doktor in das linke Hasenohr ...«).

Und trösten Sie Ihr Kind *nach* der Untersuchung, falls dies nötig ist.

Normale Reaktionen

Haben Sie auch Verständnis mit Ihrem Kind, wenn es sich »unmöglich« verhält oder die ganze Zeit wie am Spieß schreit – manchmal ist ein Kind einfach von Angst überwältigt und kann selbst durch Beharrlichkeit, Sachlichkeit und elterliche Nähe nicht zur Kooperation gebracht werden. Der Arzt wird dann entscheiden, wie wichtig einzelne Untersuchungen sind, und sich vielleicht auf wenige Handgriffe beschränken, bei denen das Kind dann trotzdem gut festhalten werden muss.

Ständiges Trösten während der Untersuchung oder beim »Pieks« bringt dem Kind nichts und zieht die notwendigen Maßnahmen nur in die Länge. Das Kind kann dann noch weniger mit seinen Ängsten umgehen. Sobald Ihr Kind Sie nämlich in einer Beschützer-Rolle erlebt, bekommt es automatisch das Gefühl: »Die wollen mir etwas Böses tun.« [MU]

Ob Sie einem Kind eine Belohnung versprechen, z. B. für nach einer Spritze, ist Ihre Entscheidung. Die Belohnung sollte jedoch nicht an ein bestimmtes Verhalten gekoppelt sein (»Wenn du tapfer bist, gibt es ein Eis«). Wenn ein Kind dann nämlich das gewünschte Verhalten nicht schafft, wird es doppelt bestraft – dadurch, dass es die Erwartungen nicht erfüllen konnte, und dadurch, dass ihm eine Belohnung entgeht.

Das Kind soll mit der Zeit beim Arztbesuch auch verstehen lernen, dass es um seine eigene Gesundheit geht. Lassen Sie es zumindest am Anfang die Fragen des Arztes beantworten und lassen Sie es auch selbst die Kleider ausziehen, wenn es das schon kann.

Hausbesuch?

Viele Kinderärzte sind bereit, Ihr Kind in Notfällen einmal zu Hause zu behandeln, z. B. wenn es einen Pseudokrupp-Anfall hat. Beachten Sie allerdings, dass der Kinderarzt Hausbesuche nicht bei vollem Wartezimmer machen kann, so dass Sie meist bis nach dem Ende der Sprechstunde warten müssen. Klären Sie deshalb am besten telefonisch mit dem Arzt ab, ob er im Einzelfall einen Hausbesuch für richtig hält oder ob er Ihr Kind vielleicht doch in der Praxis sehen will oder gar direkt in die Klinik einweist.

Rübel, D.: **Wieso? Weshalb? Warum? Zu Besuch beim Kinderarzt.** Ravensburger Buchverlag, 1999. Einfühlsame Vorbereitung auf den Arztbesuch für kleinere Kinder

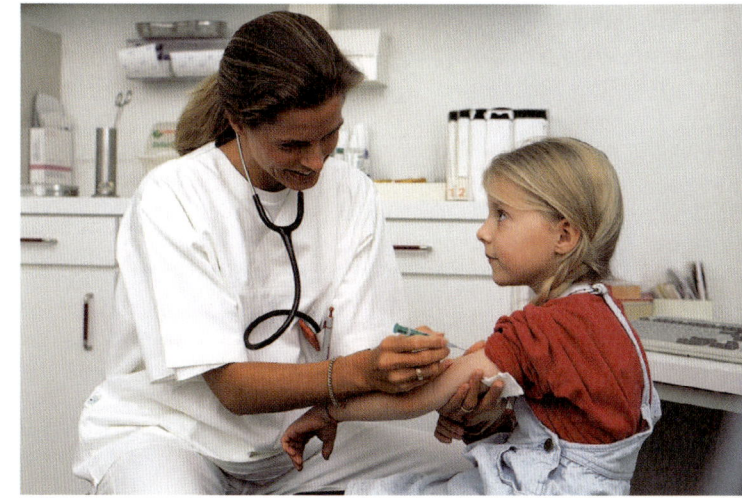

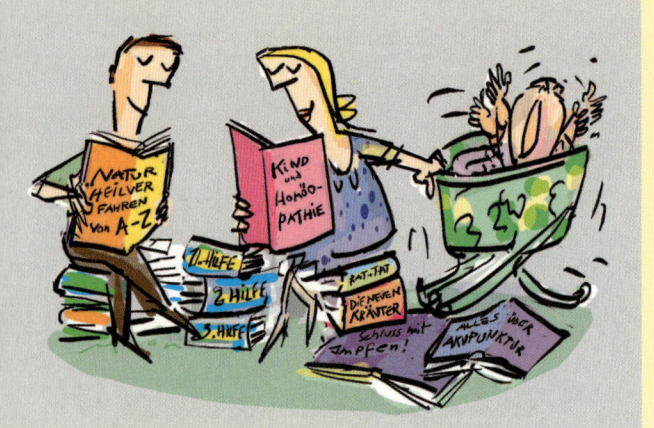

Nichts ist unmöglich

In keinem Bereich werden mehr Versprechen gegeben (und geglaubt) als in der Medizin. Immer neue Wellen von Heilsversprechungen rollen auf Eltern zu, schwemmen stets neue Präparate in die Apotheken und Reformhäuser und neue Bücher in die Drehständer der Buchhandlungen. Im einen Monat verspricht der Urin uns Hilfe (»Gesund und fit durch Eigenurin«), im nächsten sollen wir ans Auspendeln glauben, dann soll uns »gerührtes« Wasser oder Salz aus Nepal an Leib und Seele heilen. Warum Menschen so empfänglich für Gesundheitsversprechen sind, ist eine Geschichte so alt wie die Menschheit. Krankheiten sind schwer zu verstehen, sie machen uns Angst – und Angst ist nun einmal ein schlechter Ratgeber. Dazu kommt, dass Versprechungen nur schwer zu überprüfen sind: Wenn sich ein Architekt verrechnet, so bricht das Haus zusammen. Wenn der Kinderarzt oder Heilpraktiker dagegen die falsche Medizin wählt, so wird der kleine Patient meist trotzdem gesund – die Natur heilt nun einmal viele Wunden.

Die Grenzen kennen: Schulmedizin, Selbsthilfe und Naturheilmethoden

Eltern kranker Kinder können heute auf eine ganze Palette von **Therapieverfahren** (= *Behandlungsverfahren, Heilverfahren*) zurückgreifen, die sich grob in drei Gruppen einteilen lassen:

Schulmedizinische Verfahren werden an Universitäten unterrichtet und nur von Ärzten ausgeübt. Die Schulmedizin gründet sich auf durch *wissenschaftliche Methoden* erworbene Kenntnisse und strebt *wissenschaftliche Beweisbarkeit* an. Bei **Diagnose** (= *Erkennen und Benennen einer Krankheit*) und **Therapie** (= *Behandlung*) stützt sie sich häufig, jedoch nicht immer, auf technische Verfahren sowie synthetische (künstlich erzeugte) Produkte.

Naturheilverfahren verwenden Mittel aus der Natur, wie etwa Luft, Licht, Pflanzenextrakte oder Wasser. Die verschiedenen Naturheilverfahren werden an speziellen Schulen oder Instituten unterrichtet und in der Regel auch von speziell ausgebildeten Fachkräften (etwa Heilpraktikern oder naturheilkundlich ausgebildeten Ärzten) angewendet. Die Naturheilverfahren werden, in Abgrenzung von der Schulmedizin, oft auch als »alternative« Medizin bezeichnet (Genaueres siehe Kapitel 6).

Selbsthilfe (*Laienmedizin*) – auch Laien haben zu allen Zeiten medizinischen Sachverstand erworben und verschiedene Heilverfahren angewendet. Im Gegensatz zur Schulmedizin und zu den Naturheilverfahren wird die medizinische Selbsthilfe nicht an speziellen Schulen gelehrt (kann aber sehr wohl in Kursen, etwa an der Volkshochschule, vertieft werden). Die Laienmedizin wurde von Generation zu Generation über persönliche Berichte oder über für das allgemeine Publikum verfasste Bücher (wie etwa *Gesundheit für Kinder*) überliefert. Sie stützt sich vor allem auf pflanzliche Mittel, auf »physikalische« Anwendungen (z.B. Wickel) sowie auf Ratschläge zur gesunden Lebensweise, etwa zur Ernährung (Genaueres siehe Kapitel 2, 4 und 5).

Unscharfe Grenzen

Die Grenzen der drei medizinischen Säulen sind fließend. So sind viele früher als »alternativ« angesehene (und teilweise entsprechend verpönte) Ansätze heute Teil der Schulmedizin, so etwa die »Vollwerternährung« oder die Behandlung mit *Probiotika* bei Durchfallerkrankungen (siehe S. 320). Auch streben viele Naturheilverfahren inzwischen ebenfalls nach wissenschaftlicher Begründbarkeit und haben hier einige Erfolge erzielt (z.B. einzelne Bereiche der Akupunktur und der Pflanzenheilkunde).

Umgekehrt halten sich in der Schulmedizin eine ganze Reihe von Verfahren, die einer wissenschaftlichen Überprüfung nicht standhalten, z.B. die Therapie mit Schleimlösern oder die Behandlung der Mittelohrentzündung mit Nasentropfen (siehe S. 436). Außerdem ist die Verwendung komplizierter Apparate (»Apparatemedizin«, »Technomedizin«) keineswegs ein Privileg der Schulmedizin, wie etwa die »alternative« Bioresonanztherapie oder die oft aufwändige technische und industrielle Bearbeitung von pflanzlichen Medikamenten zeigen.

Welches Heilverfahren hat Recht?

Natürlich fragen sich Patienten, in welchem »Medizingebäude« sie am besten aufgehoben sind. Dabei wird leider oft vergessen, dass jede Krankheit und jeder Mensch verschieden sind und eine pauschale Antwort deshalb gar nicht stimmen kann. Keines der drei Gebäude hat genug Zimmer, um jeden Gast zu beherbergen, und keiner der drei Ansätze vertritt »die ganze Medizin«.

Und geirrt haben sie alle schon ausgiebig: Aus angeblich wissenschaftlichen Gründen sollten noch vor nicht allzu langer Zeit gesunde Frauen ihre gesunden Kinder vor und nach dem Stillen wiegen, die Brüste nach dem Stillen leer pumpen (angeblich um die Milchbildung anzuregen, eine wohl aus der Viehzucht entlehnte Vorstellung), überhaupt war es angeblich zum Besten des Kindes, wenn man es mit der Uhr in der Hand fütterte, zu Bett legte, wickelte und säuberte. Vielleicht mit ein Grund, warum der Gesellschaft dann allmählich die Lust auf Kinder vergangen ist.

Aber auch »sanft« behandelte Patienten sind nachweislich zu Schaden gekommen, wenn die gewählten Verfahren einseitig oder für die falsche Indikation angewendet wurden oder wenn aus dogmatischen Gründen zu lange auf ärztliche Hilfe verzichtet wurde. Und wir erleben in der Praxis immer wieder Eltern, die ihre Kindern im Namen »sanfter« Therapien doch ganz schön unsanft leiden lassen.

Dazu kommt, dass sich alle drei »Ströme« aus vielen Quellen speisen: Die Naturheilkunde etwa kennt mehrere Hundert Verfahren, manche so alt wie die menschliche Kultur, andere kaum so alt (und haltbar) wie das Horoskop in der letzten Ausgabe einer Illustrierten. Manches Verfahren innerhalb der Naturheilkunde steht von der Denkart her der Schulmedizin sogar näher als anderen naturheilkundlichen Methoden. So basiert die Phytotherapie (Pflanzenmedizin) weitgehend auf dem schulmedizinischen Diagnosesystem, während sich die Homöopathie und die chinesische Medizin auf ganz andere Kategorien wie z. B. die Konstitutionstypen oder innere Kräftegleichgewichte berufen.

Selbst die Schulmedizin bietet Raum für die unterschiedlichsten Denkansätze – nirgendwo wird mehr gestritten als auf wissenschaftlichen Kongressen.

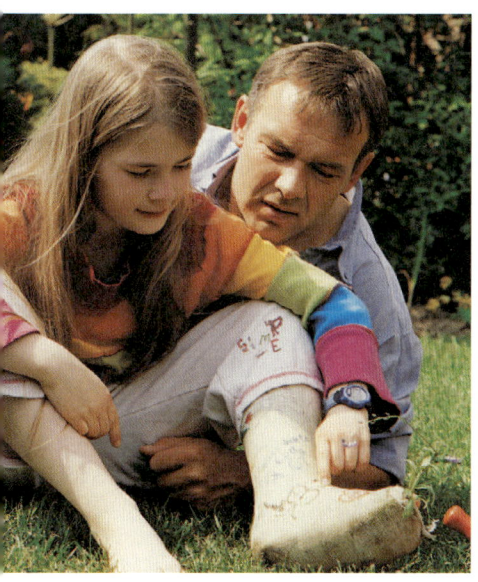

Hier sind sich die meisten Eltern einig: Bei der Behandlung von Verletzungen und Knochenbrüchen hat die Schulmedizin Vorrang. Und doch gibt es auch hier Kontroversen, und zwar unter den Medizinern. Bei den häufigen Außenbandverletzungen am Sprunggelenk z.B. sind sich auch die Schulmediziner keineswegs einig, nach welchem Verfahren am besten vorzugehen ist. [AM]

Kritik an der Schulmedizin

Als Eltern sind wir gewohnt, unsere Kinder als eigene Persönlichkeit zu sehen. Wenn wir sie zum Arzt bringen, erleben wir eine andere Welt: Das Handeln des Arztes ist auf Effizienz ausgerichtet. Das den ganzen Menschen betreffende Leiden wird reduziert auf Organe und ihre gestörte Funktion. Die Therapie ist die gleiche für Gabi und für Jonathan. Vieler Worte bedarf es meist nicht. Die Medizin wirkt oft auch dann, wenn man den Arzt nicht kennt, ja sogar, wenn man ihn nicht leiden kann.

Neben der mangelnden Individualität missfällt manchen Eltern auch der hohe Einsatz: Die verordneten Medikamente sind zwar oft wirksam, falls aber Nebenwirkungen auftreten, können diese im ungünstigsten Fall schlimmer sein als die Krankheit selbst.

Auch ist die Schulmedizin nicht immer so interessensfrei, wie sie es gerne für sich in Anspruch nimmt. Die pharmazeutische Industrie ist in Instituten und Krankenhäusern ein gern gesehener Gast, und sie teilt nicht nur Geschenke aus, sondern fördert auch den Absatz ihrer Pillen. Was in der »wissenschaftlichen« Schulmedizin beim Patienten ankommt ist somit – leider – nicht immer die reine, durch interessensfreie Forschung untermauerte Medizin.

Kritik an der Alternativmedizin

Wer nun denkt, die Alternativmedizin sei pauschal weniger von Fremdinteressen bestimmt und trete nur zum reinen Dienst an der Menschheit an, der möge sich nur die enge Verflechtung vieler Alternativverfahren mit bestimmten Herstellern und Anbietern vor Augen halten. Auch die alternativen Arzneimittelhersteller leben, und das meist nicht schlecht. Was manchen Eltern zudem missfällt, sind der Absolutheitsanspruch und die oft esoterische Ausrichtung des Therapieangebots, das manchmal nur über ein bestimmtes Menschen- oder Weltbild verstanden werden kann (siehe S. 13). Auch können sich nicht alle Eltern vorstellen, *wie* bestimmte Verfahren wirken sollen. Kein Wunder, viele Naturheilverfahren sind selbst unter Naturheilkundlern umstritten. Da zudem wissenschaftliche Beweise für die Wirksamkeit vieler Naturheilmethoden fehlen, ist oft ein erheblicher Vertrauensvorschuss von Seiten der Eltern gefragt.

Eine Frage des Weltbilds

Die unterschiedlichen »Schulen« in der Medizin spiegeln oft auch verschiedene Auffassungen von der Stellung des Menschen in der Natur wider:

▶ Die moderne Schulmedizin ist noch immer geprägt von ihren Anfangstagen, in denen sie gegen schwere Infektionskrankheiten wie die Diphtherie oder die Lungenentzündung mit dem Rücken zur Wand stand. Damals entstand das bis heute nachwirkende Bild einer im Grunde feindlichen Natur, von der der Mensch umstellt ist und die es zu beherrschen gilt, indem sie bis in ihren kleinsten Baustein hinein untersucht und verstanden wird.

▶ Dem gegenüber steht heute, wo wir eher mit Zivilisationskrankheiten als mit Infektionskrankheiten konfrontiert sind, bei vielen Menschen das Bild einer von Grund auf »guten« Natur, einer Welt, die dem Menschen Unversehrtheit und Glück sichert, solange er ihr nur ihren Lauf lässt.

▶ Auf einen (vielleicht realistischeren) Mittelweg weisen die Erkenntnisse der **Evolutionsmedizin** – die selbst ein neuerer Zweig der Schulmedizin ist. Betrachtet man nämlich die Entwicklung der Arten und des Menschen, so zeigt sich die Natur weder als gut noch als böse – weder steht sie dem Menschen feindlich gegenüber noch interessiert sie sein Glück oder Unglück. In der Natur überlebt langfristig nicht der Stärkere (und auch nicht der Sanftere), sondern der, der am besten an seine Umwelt angepasst ist – das gilt für Schmetterlinge genauso wie für Raubtiere.

Übertragen auf uns Menschen und unsere Kinder: Unsere Gesundheit hängt auch davon ab, ob es uns gelingt, im Einklang mit unserer »biologischen Rolle«, den in uns angelegten Möglichkeiten und Begrenzungen zu leben (mehr zu diesem Thema in Kapitel 2).

Stärken und Schwächen

Den einzelnen Verfahren liegen unterschiedliche Konzepte zugrunde: Während ein Teil der Schulmedizin nach dem Motto »Angreifen und Unschädlichmachen« funktioniert, sind viele Naturheilverfahren auf die Unterstützung von Eigenkräften angelegt und damit in der Tat zumeist »sanfter«.

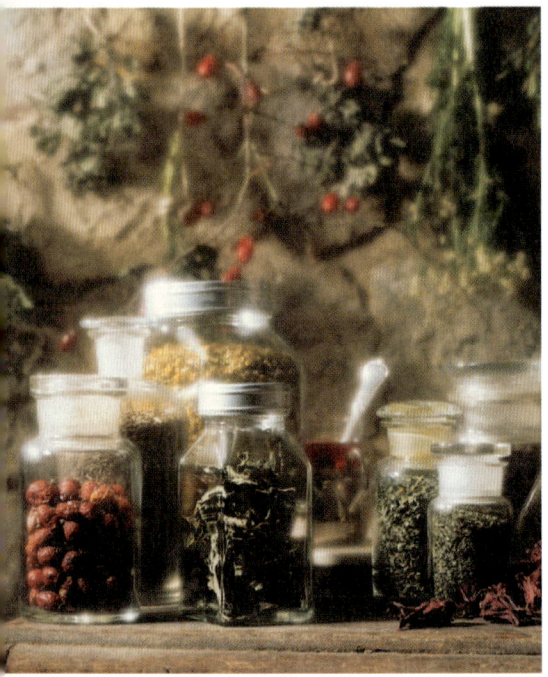

Alternative Heilmittel gelten als sanft und natürlich. Aber dennoch sind sie kein Allheilmittel. Jedes Mittel und jedes Verfahren hat seine Stärken und Schwächen, die sich weder zum Dogma noch als Grund zur Verteufelung eignen. [WKF]

Je nach Ursache

Umgekehrt: Der Aufbau von Eigenkräften braucht Zeit und kommt gerade bei schweren, akuten Erkrankungen in vielen Fällen zu spät. Hier ist »Angreifen und Unschädlichmachen« für den Patienten in der Regel die sichere und damit bessere Alternative. Bei Verletzungen, Unfällen, schweren Infektionen, ja überhaupt bei schweren, akuten Erkrankungen hat die Schulmedizin sozusagen Heimvorteil.

Andererseits können viele chronischen Erkrankungen, die ja oft Zivilisations- oder Lebensstilerkrankungen sind, nur über eine Stärkung der Eigenkräfte oder ein besseres Verständnis von uns selbst und unserer Umwelt überwunden werden. Hier hat die Schulmedizin noch immer starke Defizite – so wie wir es sehen, ist das Hauptproblem der modernen Medizin nicht, dass sie nichts Gutes tun könnte oder dass sie gar auf falschen Grundlagen beruht, sondern dass wir uns auch dort auf sie verlassen, wo eigentlich unser eigener Einsatz gefragt wäre.

Manche Eltern lehnen die Schulmedizin, andere die Alternativmedizin in Bausch und Bogen ab. Wir meinen: Sowohl mit Alternativmethoden als auch mit Schulmedizin kann »gute Medizin« – aber auch viel Unfug – gemacht werden. »Gute Medizin« ist auch eine Frage der »Passung«. Nicht jedes Gesundheitsproblem kann bei jedem Menschen auf jede Art gelöst werden. Wir haben uns deshalb in diesem Buch bemüht, beide Richtungen fair darzustellen und jeder ihren Platz zuzuweisen. Natürlich ist auch dies nicht immer die einzig gültige Wahl: Wo beim einen das eine Verfahren wirkt, hilft beim anderen das andere – oder die heilende Kraft der Zeit.

Fünf Wege durch den Therapiedschungel

Wir stellen Ihnen im Folgenden fünf Überlegungen vor, die Ihnen als Eltern vielleicht helfen, wenn Sie auf dem Weg durch den Therapiedschungel nicht weiter wissen.

Erwarten Sie Heilung, aber kein Heil

Viele naturheilkundliche Verfahren bieten Ihnen Heilung an, und dazu noch die Erlösung. Je mehr Ihnen ein Verfahren Wunder verspricht, desto mehr Misstrauen ist angezeigt. Wenn die »Medizin«, die Ihnen tagtäglich in den Reformhäusern, den Illustrierten und an den Drehständern der Buchhandlungen angepriesen wird, wirklich so umwerfend erfolgreich wäre – sie wäre schon längst ein Selbstläufer! Wirkliche Wunder brauchen keinen Hochglanzeinband.

Das Maß nicht verlieren

Nicht jede Abweichung vom Normalzustand muss gleich »therapiert« werden. Der Körper unserer Kinder ist keine stets vom Zerfall bedrohte Maschine, die ohne regelmäßige Wartung nicht weiterläuft. Vertrauen Sie bei den normalen Problemen des Alltags auch auf die Selbstheilungskräfte Ihres Kindes. Es ist auch für das Kind kein geeignetes Signal, wenn wir ihm für jedes kleine Wehwehchen gleich eine »Therapie« verpassen, als könne der Körper ohne äußere Hilfe nicht funktionieren. Die Natur hat gelernt, die normalen Klippen des Lebens auch ohne Hurrazef® oder Jubilate D 28 zu umschiffen.

Wo die Autoren stehen

Wir sind alle drei ausgebildete Schulmediziner und arbeiten teilweise seit Jahren in der naturwissenschaftlichen Forschung. Für uns gibt es keine Alternative zur wissenschaftlichen Erforschung von Krankheiten – Mütter wurden so lange etwa für den Autismus ihrer Kinder verantwortlich gemacht (denen sie angeblich gefühlskalt entgegentraten), bis Wissenschaftler durch Zwillingsstudien die genetische Bedingtheit dieser Erkrankung ins Blickfeld rückten. Die Wissenschaft kann Scheiterhaufen auslöschen.

So gibt es für uns Situationen, in denen *nur* die Schulmedizin hilft, etwa bei schweren Asthmaanfällen, Lungenentzündungen und Hodenhochstand, um nur ein paar zu nennen. Insofern stehen wir auf dem Boden des wissenschaftlichen Weltbildes.

Gerade deshalb sind wir aber auch kritisch gegenüber der Schulmedizin – denn sie hat bewiesen, dass sie es mit ihren eigenen Regeln nicht immer genau nimmt und vieles ohne ausreichende wissenschaftliche Absicherung anwendet. So sind wir beispielsweise darüber besorgt, dass Antibiotika noch immer viel zu häufig eingesetzt werden, dass Kaiserschnitte heute mehr als doppelt so oft durchgeführt werden als noch vor 20 Jahren, dass vorbeugende Maßnahmen viel zu kurz kommen und dass finanzielle Interessen in der Arzneimittelforschung eine beherrschende Stellung eingenommen haben. Eine Medizin, die nicht kritisch und fachlich hervorragend ist, kann neue Scheiterhaufen anzünden.

Ebenso wissen wir aus Erfahrung, dass auch Methoden wirken können, die die Schulmedizin ablehnt, wie etwa viele Bereiche der Phytotherapie.

Allerdings gilt auch für Naturheilverfahren, was für die Schulmedizin gilt: Nur eine kritische Hinterfragung kann die Spreu vom Weizen trennen. Gerade hier haben viele Verfahren eindeutige Defizite – oft begegnen uns anstelle von Selbstkritik Selbstherrlichkeit, Heilsversprechungen und Eigennutz. Darüber hinaus sind wir der festen Überzeugung, dass Gesundheit zu einem guten Teil nicht durch Medizin (welcher Richtung auch immer), sondern durch ein vernünftiges Leben im Alltag erreicht wird (siehe dazu Kapitel 2).

Der Wald und die Bäume oder: Suttons Gesetz

Die Schulmedizin, aber auch die Naturheilverfahren, sind riesige Sammlungen von Einzelwissen. In all dem »Briefmarkenwissen« geht uns das Gespür verloren, was nun eigentlich für unsere Gesundheit wichtig ist. Jeder Kinderarzt kennt Eltern, die bei jedem Schnupfen eine Batterie von Tröpfchen und Kügelchen auf ihr Kind herunterregnen lassen, aber wenn man sie auf das Problem des Rauchens in der Wohnung anspricht, so bekommt man zu hören: Das gehe niemanden etwas an und habe mit den häufigen Erkältungen der kleinen Alina nichts zu tun.

Wir wollen deshalb hier das Gesetz des Herrn Sutton zitieren (siehe Kasten unten). Überlegen Sie sich, wenn Sie nicht weiterkommen, »wo das Geld ist«: Sind andere Dinge für die Gesundheit meines Kindes vielleicht viel wichtiger? Halte ich mich vielleicht zu oft auf Nebenschauplätzen auf? Sind die häufigen Kopfschmerzen meines Kindes vielleicht ein Zeichen, dass es in der Schule »gegen die Wand läuft« und das einzig wirksame Schmerzmittel vielleicht ein Schulwechsel ist?

Von Schwarz und Weiß

Auch wenn Sie sich von manchen alternativen Heilverfahren mehr angesprochen fühlen als von der Schulmedizin – bewahren Sie sich Ihre Freiheit und Kritikfähigkeit. Nicht jedes Heilverfahren wirkt, und nicht jeder schulmedizinische Vorschlag ist »vom Wesen her schlecht«. Betrachten Sie sich als Eltern nicht als Versager, wenn Sie einmal die reguläre Schulmedizin in Anspruch nehmen müssen. Alternativ heilen kann kein Dogma sein.

Suttons Gesetz

Als der berühmte amerikanische Bankräuber Sutton nach Aushebung einer Bank gefasst wurde, fragte ihn der Richter, weshalb er die Bank überfallen habe. Seine Antwort war so kurz wie simpel: »Weil dort das Geld ist.« Auch in Gesundheitsdingen sollten wir uns immer wieder überlegen, »wo der Kern des Problems« und wo die größten Heilungschancen liegen – wo wir also wirklich entscheidende Schritte vorankommen und wo wir nur viel Aufwand um Nebensächliches machen.

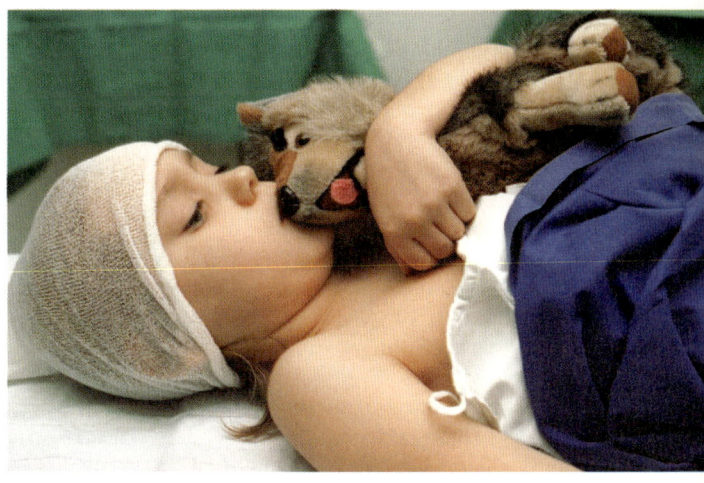

Das Krankenhaus ist eine beängstigende Welt, da brauchen Kinder viele Brücken zu ihrem gewohnten Leben – wie hier das vertraute Stofftier, das dem kleinen Mädchen bei der Narkosevorbereitung beisteht. [GW]

Die Grenzen der Medizin

»Behandlung« ist mehr als Medizin. Behandlung beruht, wie der Name sagt, auch auf Handlung – auf dem, was wir mit unseren Kindern (und uns selbst) »machen«.

Dies gilt auch für die Vorbeugung: Der Löwenanteil von Gesundheit entsteht nicht durch medizinische Verfahren (egal ob schulmedizinisch oder ob »alternativ«), sondern durch das, was sich sonst im Leben eines Kindes tut. Ob Ihr Kind sich viel bewegt oder den Tag vor dem Fernseher verbringt, ist für seine Gesundheit entscheidender, als ob Sie zur Schulmedizin oder zur Naturheilkunde tendieren. Mehr zu den Gesundheitseffekten des alltäglichen Lebens in Kapitel 2.

Das Kind im Krankenhaus

Wenn Ihr Kind ins Krankenhaus muss, sei es wegen eines Notfalls, wegen eines komplizierten diagnostischen Verfahrens oder wegen einer Operation, so ist das stets mit Ängsten verbunden – sowohl bei den Eltern als auch beim Kind.

Bei geplanten Aufnahmen ist es deshalb gut, mit dem Kind schon zu Hause über das Krankenhaus zu sprechen. Erklären Sie ihm, was es dort erwartet, wer dort arbeitet und warum es dort hinmuss. Vieles, was uns Erwachsenen selbstverständlich ist, versetzt Kinder in Panik. Woher weiß der kleine Lars denn, ob ihn seine Eltern in dem riesigen Haus, das er bisher nur vom Vorbeifahren kennt, überhaupt wiederfinden werden?

Mit den Ängsten umgehen

Eltern sind gewohnt, ihre Kinder schützen zu können. Im Krankenhaus können sie das nur eingeschränkt, da sich unangenehme Untersuchungen wie z. B. Blutentnahmen nun einmal nicht vermeiden lassen. Und natürlich erwarten Kinder auch im Krankenhaus von ihren Eltern Schutz, und sie reagieren deshalb oft zornig und verletzend gegenüber dem begleitenden Elternteil, der außer Trost nicht viel zu bieten hat – oder?

Keineswegs! Denn auch wenn Ihr Kind Sie seinen Zorn spüren lässt, sind Sie für Ihr Kind der Hüter seiner Welt: Solange Sie ihm beistehen (und wenn Sie im wörtlichen Sinn nur bei ihm stehen), ihm erklären, was hier vorgeht oder auch nur durch Ihre Reaktion zeigen, dass das nun einmal sein muss – so lange spürt Ihr Kind, dass seine Welt noch ein paar solide Eckpfeiler hat. Wenn Mutter oder Vater mit dabei sind und zudem nicht einmal ausrasten, kann es eigentlich nichts *Böses* sein, was die da mit mir machen!

Kooperation

Versuchen Sie deshalb, das Ihre zu einem kooperativen Umgang mit dem Personal beizusteuern. Denn ein Kind hat ein gutes Gespür dafür, wo »die Fronten« verlaufen – wer sich mit Mama oder Papa gut versteht, muss ja ganz o.k. sein. Das heißt nicht, dass Sie immer strahlen müssen wie ein Azorenhoch, aber versuchen Sie, eventuelle Konflikte mit dem Personal sachlich und nicht im Beisein Ihres Kindes zu lösen. Nebenbei: Eine Schachtel Pralinen oder das Wegräumen des Essenstabletts kann dem Personal oft helfen, mit dem erheblichen Stress im Krankenhaus besser zurechtzukommen.

Zur sachlichen Problemlösung gehört auch, dass Sie Ihre Rechte als Eltern kennen – wer sich in die Rolle des Bittstellers gedrängt fühlt, reagiert leicht mit Frustration und Aggression. Zu Ihren Rechten gehört z. B., dass Sie bei Ihrem Kind bleiben können, solange dies die medizinischen Abläufe nicht stört. Der bloße Hinweis, es sei kein Bett für die Nacht vorhanden, reicht heute glücklicherweise nicht mehr aus, um Ihnen die Heimreise nahezulegen – eine Liege wird sich dann schon auftreiben lassen, wenn Sie auf Ihrem Recht beharren.

Erklären, erklären, erklären

Selbst wenn Ihr Kind »eigentlich« noch zu klein ist, um solche Sachen zu verstehen: Erklären Sie Ihrem Kind immer wieder, was die Ärzte und Schwestern da machen und warum sie das machen, und dass die Schwestern und Ärzte wollen, dass es wieder gesund wird und bald wieder spielen kann. Zeigen Sie ihm auch, was es selbst tun kann, damit alles schneller vorbeigeht, und wenn es nur das Drücken Ihrer Hand während der Blutentnahme ist.

Erklären Sie ihm auch schmerzhafte Eingriffe, und zwar ehrlich. Wenn es wehtun wird, so sagen Sie ihm dies und besprechen Sie, was Sie gemeinsam dagegen tun können. Kinder verzeihen keine Lügen. Wenn Sie ihm Dinge versprechen, die nicht zu halten sind (»Das tut gar nicht weh!«), dann nehmen Sie Ihrem Kind auch den noch verbliebenen Schutz, den es bei Ihnen findet, nämlich die Verlässlichkeit. Wenn es sich auf seine Eltern nicht mehr verlassen kann, wer garantiert dann, dass das nicht von Grund auf faul ist, was da gespielt wird?

Unausgesprochene Fragen

Es sind immer zwei Fragen, die Kinder im Krankenhaus ganz unmittelbar beschäftigen: »Tut das weh?« und »Bin ich da allein?«. Auch wenn Ihr Kind Sie nicht direkt danach fragt, versuchen Sie immer wieder auf diese Ängste einzugehen und ihm einen verlässlichen Rahmen zu geben – selbst wenn Sie es zum Beispiel mal eine Nacht allein lassen müssen. Es ist besser, Ihr Kind weiß, wann Sie es besuchen kommen, und es kann sich darauf freuen, als dass Sie ihm etwas versprechen, was Sie nicht halten können.

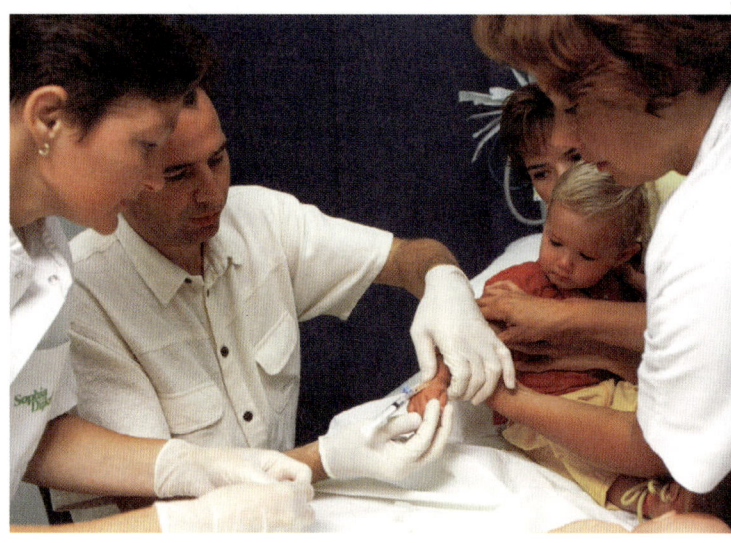

Gerade das Legen eines »Zugangs« ist für das Kind (und seine Eltern) oft eine schwere Geduldsprobe. Aber auch hier gilt: Sie als Eltern haben eine wichtige Rolle im Team und können Ihrem Kind vermitteln, dass ihm wirklich nichts Böses passiert.
[MU]

Die unausgesprochenen Fragen der Eltern sind dagegen oft »Bin ich schuld?« und »Habe ich zu spät reagiert?«. Auch wenn Schuldgefühle noch so weit hergeholt sind (»Hätte ich nur besser aufgepasst«) – stellen Sie sich auf diese nagenden Vorwürfe ein, sie treten etwa nach Unfällen von Kindern fast immer auf. Kommen Sie innerlich im Umgang mit dieser Frage nicht weiter, so wenden Sie sich bitte auch an Ihre Vertrauenspersonen oder den Krankenhauspsychologen bzw. -sozialarbeiter.

Rechte der Eltern

Während das Krankenhauspersonal früher Eltern als bloße Besucher ansah, hat sich das Verhältnis heute auch dank einer eindeutigen Rechtssprechung gebessert: Eltern sind auch im Krankenhaus die einzig Sorgeberechtigten für ihr Kind. Die Experten im Krankenhaus handeln – außer in extremen Notfällen – immer nur im Auftrag der Sorgeberechtigten. Dieser Auftrag kann jederzeit widerrufen werden.

Das heißt konkret: Das Krankenhauspersonal übernimmt – auf Ihren Wunsch – die medizinische Versorgung Ihres Kindes und führt diese nach dem aktuellen Stand der ärztlichen Kunst und den geltenden Bestimmungen aus. Zu diesen Bestimmungen gehört auch die angemessene Aufklärung der Sorgeberechtigten über die geplanten diagnostischen und therapeutischen Eingriffe, ihre medizinische Begründung und die Information über damit verbundene Risiken oder zu erwartende Nebenwirkungen. Größere Eingriffe wie Operationen, aber auch technische Untersuchungen wie etwa Röntgen oder Computertomographie, bedürfen der gesonderten Zustimmung der Sorgeberechtigten.

Selbstverständlich sind Sie auch weiterhin für alle nicht-medizinischen Aspekte im Leben Ihres Kindes zuständig – in diesen Bereichen sind die medizinischen Profis nur Gäste im Leben Ihres Kindes. Scheuen Sie sich also nicht, Ihren Familienroutinen auch im Krankenhaus Raum zu geben – Rituale wie das abendliche Kuscheln oder Vorlesen geben gerade in einer fremden Umgebung Halt und Sicherheit.

Besuchszeiten stellen sicher, dass der Krankenhausbetrieb reibungslos ablaufen kann. Die Sorgeberechtigten können jedoch auch außerhalb dieser Zeiten bei ihrem Kind sein, sie brauchen dazu keine »Erlaubnis« – sie müssen sich allerdings auf die gegebenen Unterkunftsmöglichkeiten einstellen. Noch immer bieten nicht alle Kinderkliniken die Mitaufnahme für Eltern an. Zur Not müssen Sie dann eine Campingliege mitbringen.

Wenn es doch einmal zu Konflikten kommt – und das kann auch deshalb vorkommen, weil Sie durch die Sorge um Ihr Kind, die fremde Umgebung und oft auch durch Schlaflosigkeit nicht immer die Ruhe in Person sind – versuchen Sie Konflikte frühzeitig und offen anzusprechen. Besprechen Sie sich auch mit Vertrauenspersonen über Ihre Kritikpunkte und wenden Sie sich an die Person, die den Konflikt am ehesten lösen kann (z. B. Stationsschwester oder leitender Arzt).

Gesund werden

Häufige Eingriffe

Blutentnahme und venöser Zugang

Viele Kinder bekommen im Krankenhaus gleich am Anfang einen »venösen Zugang« oder müssen zur Blutentnahme gepiekst werden – beide Eingriffe treffen beim Kind auf verständlichen Widerstand. Im Kasten unten finden Sie Informationen zum Umgang mit der Situation.

Sondenernährung

Manche Kinder müssen im Krankenhaus eine Zeit lang über eine Magen- oder Darmsonde ernährt werden – ein dünner, meist durch die Nase in den Magen-Darm-Trakt vorgeschobener, spaghettiähnlicher Plastikschlauch. Das Legen ist nicht unbedingt schmerzhaft, aber ziemlich unangenehm, da nicht selten ein Würgereiz auftritt und das Legen nun einmal Angst macht. Ältere Kinder werden deshalb vorher manchmal mit einem Schlafmittel sediert (ruhig gestellt). Bei manchen Sonden muss die korrekte Lage durch ein Röntgenbild überprüft werden. Auch bei der Sonde ist das gute Festkleben an Nase und Backen die halbe Miete, auch hier sollten Sie also evtl. gelöste Pflasterstreifen der Schwester melden.

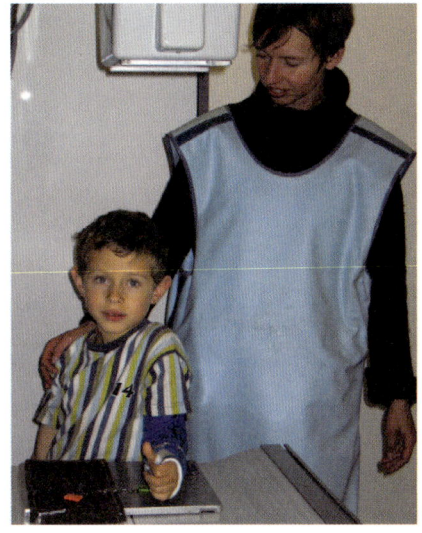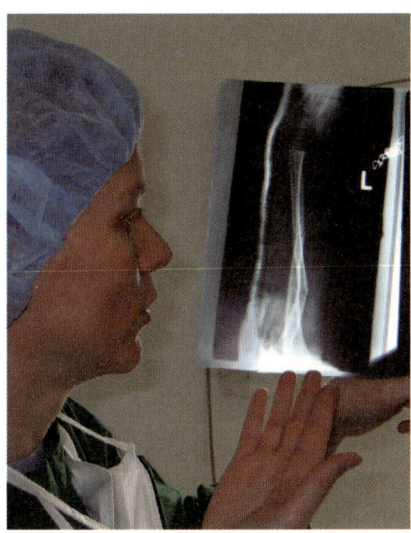

Röntgenuntersuchungen: Bei der Aufnahme kann die Mutter helfend zur Seite stehen – eine Bleischürze schützt vor Strahlenbelastung. Und die kritische Betrachtung vor dem Leuchtschirm ergibt dann rasch Klarheit – im gezeigten Fall ist bei dem fünfjährigen Jungen die Speiche gebrochen, und der Unterarm muss für drei Wochen in einen Gipsverband. [AS]

Pulsoximetrie

Durch einen kleinen, auf einen Finger oder Zeh aufgeklebten, knopfartigen Infrarotsensor (= **Pulsoximeter**) kann der Sauerstoffgehalt des Blutes bestimmt und über einen Monitor kontinuierlich angezeigt werden. Diese eigentlich für die Intensivmedizin entwickelten Apparate können Eltern erheblich verunsichern und tragen nicht selten zu unbegründeten Sorgen bei.

Studien zeigen auch, dass die Pulsoximetrie zu häufig eingesetzt wird und z. B. den Krankenhausaufenthalt oft grundlos in die Länge zieht (»Dem Kind geht's gut, aber die Zahlen sind schlecht«).

Beachten Sie Folgendes:
▶ Fehlalarme sind häufig, etwa durch lose gewordene Sensoren.
▶ Die Zahlen müssen mit viel Sachverstand interpretiert werden – die gemessenen Werte schwanken je nach Alter, körperlicher Aktivität und Schlafphase. Auch erreichen sie selbst bei gesunden Kindern praktisch nie die 100%, die sich besorgte Eltern nun einmal für ihre Kinder erhoffen. Normalwerte liegen z. B. oft kaum über der 90%-Marke.
▶ Das Gerät wird von Ärzten auf der normalen Kinderstation meist nicht eingesetzt, um einen bedrohlichen Zustand zu erkennen, sondern um die richtige Therapie zu finden – denken Sie also nicht immer gleich an Bedrohliches, wenn die Zahlen schwanken.
▶ Wichtiger als die Zahlen ist, wie es Ihrem Kind geht – solange es ihm insgesamt einigermaßen gut geht oder es gar quiekt oder lächelt, sollten Sie das Gepiepse der Maschine und die Interpretation der Zahlen den Ärzten und Schwestern überlassen.

Tipps zu Blutentnahme und venösem Zugang

▶ Der Zugang wird vor allem bei Säuglingen oft nicht an den bei Erwachsenen gewohnten Stellen gelegt, sondern an Handrücken, Handgelenk, Unterschenkel, Fuß und oft auch an Kopf oder Stirn. Die Punktion ist an diesen Stellen häufig einfacher, weil hier kein Babyspeck über den Venen liegt. Die Punktion tut dem Kind auch am Kopf (wahrscheinlich) nicht mehr weh als woanders.
▶ Sollen Eltern dabei sein? Dies müssen Sie selbst entscheiden, es ist auf jeden Fall (außer in extremen Notsituationen) Ihr gutes Recht und kann Ihrem Kind den Eingriff erleichtern (allerdings nur, wenn Sie beim Anblick von Blut nicht umkippen). Ob Sie »nur so« dabei sind oder auch beim Festhalten mithelfen, ist ebenfalls Ihnen überlassen, für das Kind macht es kaum einen Unterschied.
▶ Eine lokal betäubende Creme kann den Schmerz bei der Punktion lindern, muss aber eine halbe Stunde vorher aufgetragen werden. Eine solche Vorbereitung kann vor allem älteren Kindern den Pieks erleichtern; kleinere Kinder sind oft weniger durch den Punktionsschmerz beeinträchtigt als durch die Angst vor der Nadel und das nun einmal nötige Festhalten.
▶ Nicht immer wird gleich die erste Punktion erfolgreich sein. Nach drei Versuchen sollte eventuell ein anderer Arzt den Eingriff übernehmen. Wichtig ist das gute Absichern des gelegten Zugangs durch Klebestreifen, evtl. auch Verband und Schiene – der Zugang hält so etwa 1–4 Tage. Gerade bei Kleinkindern sollten Sie deshalb die Schwester darauf aufmerksam machen, wenn sich Pflaster lösen oder Schiene bzw. Verband verrutscht. Es gibt nicht Ärgerlicheres, als wenn ein mühsam gelegter Zugang einfach über Nacht »herausrutscht«.
▶ Leider kann Blut nur in Ausnahmefällen aus dem liegenden Zugang entnommen werden, so dass hierzu oft gesondert gepiekst werden muss. Für die Punktion zur Blutentnahme gelten dieselben Regeln wie für den venösen Zugang.

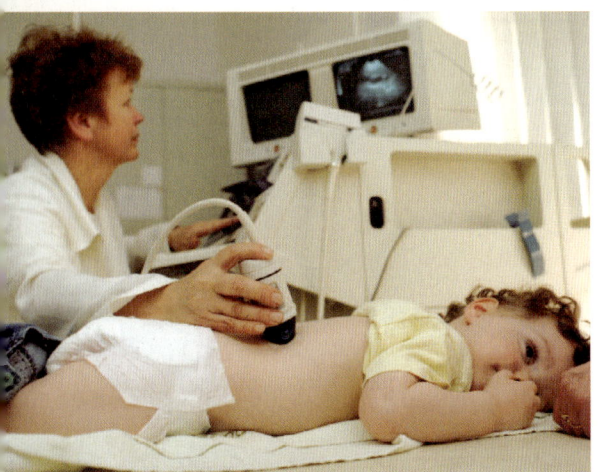

Nicht schmerzhaft, aber für Kinder trotzdem beängstigend, zumal sie über längere Zeit stillhalten müssen: die Ultraschall-Untersuchung. Das gemeinsame Liedersummen oder Geschichtenerzählen kann da helfen. [GW]

Bildgebende Verfahren

Heute werden v. a. fünf Verfahren angewendet, um sich im wahrsten Sinne des Wortes ein Bild vom Körperinneren zu machen.

Ultraschall (= *Sonographie*). Hier werden Schallwellen in den Körper gesendet. Das von den Geweben zurückgeworfene »Schallecho« wird auf dem Bildschirm abgebildet und zeigt an, wie die Gewebe beschaffen sind. Ultraschallwellen hinterlassen im Körper keine Spuren und schädigen das Gewebe nicht. Ultraschalluntersuchungen sind für Kinder manchmal belastend, weil sie immer wieder stillhalten müssen, werden insgesamt aber selbst von Kleinkindern gut toleriert. Leider können nicht alle Gewebe des Körpers (so zum Beispiel die Lunge) durch Ultraschall dargestellt werden.

(Konventionelles) Röntgen. Je nach Gewebe werden Röntgenstrahlen unterschiedlich stark abgeschwächt. Auf dem Röntgenfilm entsteht so ein typisches »Dichtemuster« (Knochen weiß, Luft schwarz). Röntgenstrahlen sind sehr energiereich und können deshalb die Gewebe verändern. Das Risiko, dadurch etwa an Krebs zu erkranken, ist extrem gering, steigt aber mit zunehmender Häufigkeit von Röntgenaufnahmen an (siehe rechts). Bei **Durchleuchtungen** bleiben die Strahlen längere Zeit »an«, so dass z. B. Bewegungsabläufe (etwa eine sich entleerende Blase) beobachtet werden können.

Computertomographie (kurz *CT*). Ein fächerförmiges Bündel von Röntgenstrahlen wird durch den Körper geschickt und trifft auf der Gegenseite auf röntgenempfindliche Zellen (Detektoren), wobei sich die Röntgenröhre und die Detektorzellen um den Körper drehen. Das Kind wird deshalb auf einem Untersuchungstisch durch den ringartigen Röntgenapparat gefahren. Aus den auf die Detektoren auftreffenden Röntgenstrahlen errechnet ein Computer Schnittbilder (sog. *Tomographien*), die auf einem Computerbildschirm gezeigt werden. So kann ein Organ Schicht für Schicht untersucht werden. Eine typische Untersuchung dauert wenige Minuten. Da die Kinder absolut stillhalten müssen, werden vor allem kleine Kinder vor der Untersuchung mit Schlafmitteln behandelt (sediert) und brauchen hierfür oft auch einen venösen Zugang. Die Strahlenbelastung ist deutlich höher als beim einmaligen (konventionellen) Röntgen.

Strahlenbelastung

▶ Wenn man bedenkt, dass das Risiko des Durchschnittsdeutschen, in seinem Leben eine Krebserkrankung zu entwickeln, bei 30% liegt – selbst wenn er sein Leben lang nie geröntgt wird –, stellen medizinische Untersuchungen verglichen mit ihrem Nutzen nur ein geringes zusätzliches Risiko dar. Das mit einer konventionellen Röntgenaufnahme etwa der Lunge verbundene Krebsrisiko wird – auf die Lebenszeit bezogen – auf eins zu einer Million geschätzt.

▶ Computertomographie-Aufnahmen, Durchleuchtungen und Szintigraphien sind jedoch mit einer deutlich höheren (bei manchen Computertomographien über 100fach höheren) Strahlenbelastung verbunden.

▶ Zur besseren Einschätzung der Strahlenbelastung empfiehlt es sich, vor allem für chronisch kranke Kinder einen Röntgenpass ausstellen zu lassen.

▶ Kinder sollten möglichst in solchen Instituten geröntgt werden, die auf Kinder eingestellt sind (z. B. an Kinderkliniken), da die auf Erwachsene eingestellten Röntgengeräte mit oft deutlich höheren Strahlendosen arbeiten.

▶ Neuere digitale Röntgengeräte verringern die Strahlenbelastung um bis zu 90%, sind jedoch noch nicht in allen Röntgenpraxen oder Kliniken verfügbar.

Kernspintomographie (= *Magnetresonanztomographie*, kurz *MRT*). Die im Körper vorherrschenden Wassermoleküle lassen sich durch starke Magnetpulse in Schwingung versetzen. Diese Schwingung kann gemessen und dadurch verschiedene Gewebe wegen der jeweils unterschiedlichen Wasserdichte bildlich dargestellt werden. Standarduntersuchungen dauern ca. 15–30 Minuten. Während der MRT-Messungen treten laute Klopfgeräusche auf – das Kind muss deshalb während der Untersuchung einen Gehörschutz tragen (»wie beim Traktorfahren«). Größeren Kindern kann man schon zu Hause erklären, dass sie für einige Minuten ruhig in dem großen Gerät, welches wie eine Röhre gestaltet ist, liegen müssen. Es hat sich bewährt, dass sich ein Elternteil gleichzeitig mit dem Kind in die Magnetröhre legt und dem Kind so Sicherheit vermittelt. Manchmal muss ein Kind trotzdem durch Schlafmittelgaben etwas sediert werden. MRT-Untersuchungen in Vollnarkose sind Ausnahmefällen vorbehalten. Eine Strahlenbelastung tritt beim MRT nicht auf.

Szintigraphie (= *Isotopenuntersuchung*). Die Funktion mancher Organe lässt sich am besten untersuchen, indem bestimmte radioaktive Substanzen wie etwa Jod in den Stoffwechsel eingebracht werden (z. B. über eine Infusion in eine Vene), deren Verbleib dann über eine besondere, für Radioaktivität empfindliche Kamera (Gamma-Kamera) von außerhalb des Körpers verfolgt werden kann. Bei Kindern werden z. B. Knochen- oder Nierenentzündungen häufiger szintigraphisch untersucht. Die Strahlenbelastung wird durch die Auswahl sehr kurzlebiger radioaktiver Stoffe vermindert, sie entspricht etwa der Strahlenbelastung durch eine Computertomographie.

Hämmerle, S., Trapp, K.: **Heut gehen wir ins Krankenhaus.** Betz, 2001. Vorbereitung aufs Krankenhaus, für Kleinkinder

Scheffler, U., Ginsbach, J.: **Lea muss ins Krankenhaus.** Ravensburger Buchverlag, 2001. Eine Vorlesegeschichte über Mut und Freundschaft (ab vier Jahren)

▶ Mehr zum Thema »Kind im Krankenhaus«: **Aktionskomitee Kind im Krankenhaus (AKIK)** Kirchstr. 34, 61440 Oberursel
www.akik-bundesverband.de

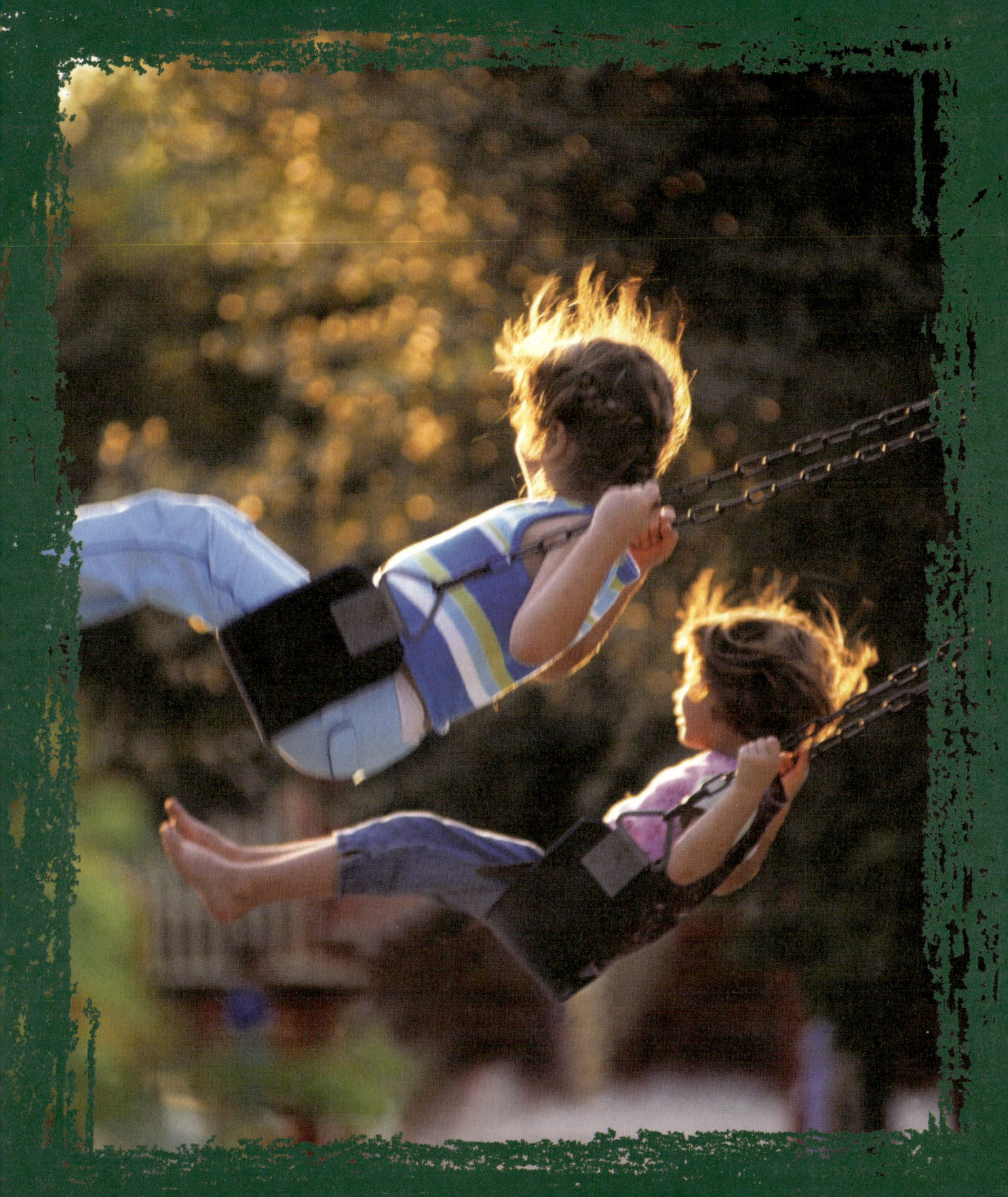

Born to be wild

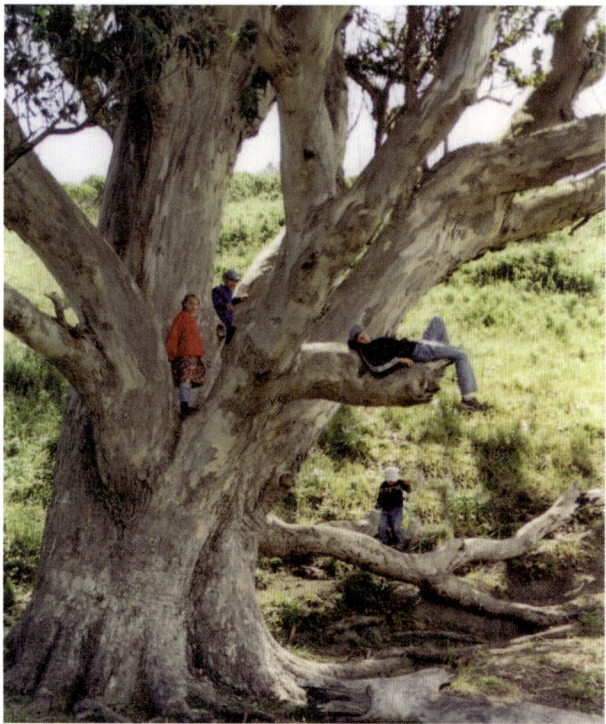

So wie ein Baum seine Kräfte aus der Tiefe erhält, so wurzelt auch unsere Gesundheit tief in der Kindheit. [RP]

Gesünder als je zuvor?

In immer rasanterem Tempo deckt die Medizin die noch verbliebenen Geheimnisse des Lebens auf. Mit immer wirksameren Medikamenten kämpft sie gegen Weh und Wehweh. Man sollte meinen, unsere Kinder seien heute gesünder als je zuvor.

Dem ist jedoch nicht so. Da sind die »neuen« Verhaltensstörungen wie das ADHS (siehe S. 462), Depressionen (siehe S. 473) und die Magersucht (siehe S. 470), da sind aber auch altbekannte Krankheiten, die sich weiter ausbreiten: War z. B. der Heuschnupfen noch vor wenigen Generationen so selten, dass Ärzte betroffene Patienten auf wissenschaftlichen Kongressen vorstellten, so leidet heute jedes sechste Kind unter einer allergischen Atemwegserkrankung.

Genauso auffällig ist die ungebremste Zunahme der ernährungsbedingten Erkrankungen: Heute sind fast dreißig Prozent der mitteleuropäischen Kinder übergewichtig, mit so schwer wiegenden Folgen wie dem ehemals nur im Erwachsenenalter vorkommenden *Diabetes mellitus Typ 2* (auch als *Erwachsenen-* oder *Altersdiabetes* bezeichnet, siehe S. 346), dem Bluthochdruck und der Arterienverkalkung – Letztere kann heute bei immerhin 7 % der Jugendlichen nachgewiesen werden!

Erwachsenenkrankheiten beginnen im Kindesalter

»Altersdiabetes« und Arterienverkalkung im Kindesalter? Auch die Medizin hat eine Weile gebraucht, bis sie erkannte, dass die Wurzeln der meisten Zivilisationskrankheiten ganz an den Anfang des Lebens zurückreichen.

Die meisten Volkskrankheiten entwickeln sich nicht von heute auf morgen, sondern haben ein langes Vorspiel, und dieses findet auf der Bühne des alltäglichen Lebens statt. Dort, im grauen Alltag, entscheidet sich, welchen **Risikofaktoren** wir uns durch unsere Lebensweise aussetzen, etwa Rauchen, ungesundes Essen, Mangel an Bewegung, Zuviel an Stress und Unzufriedenheit.

Und wann »erlernen« wir diesen Lebensstil, unsere Vorlieben und Abneigungen, wann begegnen wir dem, was uns in unserem Leben wertvoll ist und wichtig? Jawohl, in der Kindheit.

Aber damit nicht genug. Die Wurzeln unserer »modernen« Krankheiten liegen noch tiefer, noch weiter weg als der Beginn unserer Kindheit, noch länger zurück als selbst das vorgeburtliche Leben im Mutterleib. So unwahrscheinlich es klingen mag: Kinder kommen mit einer Geschichte zur Welt, die bis in die graue Vorzeit reicht.

Die Spuren der Wildnis

Wie jedes Lebewesen hat sich auch der Mensch, der *homo sapiens,* im Laufe seiner nun 150 000 Jahre langen Geschichte (und der noch viel längeren Geschichte seiner menschenähnlichen Vorfahren) so gut wie möglich an seine Umwelt angepasst. Und diese Umwelt war bis vor kurzer Zeit die Wildnis, die unsere Vorfahren als Jäger und Sammler durchstreiften (dass Jägerinnen und Sammlerinnen mit von der Partie waren, ist anzunehmen, und wahrscheinlich trugen sie wie auch heute noch den Löwenanteil der Arbeit).

Der jagende Mensch führte ein Leben, das Bewegung war, das körperliche Arbeit »belohnte«, ein Leben, das zumeist vielseitige (aber auch oft knappe) Nahrung bot, ein Leben, das in Rhythmen verlief, in dem Anspannung und Entspannung abwechselten genauso wie Tag und Nacht.

Mit der Sesshaftwerdung vor etwa 10 000 Jahren verließ der Mensch zwar die Wildnis und veränderte damit vor allem seinen Speisezettel (mehr dazu S. 87). Er blieb in anderer Hinsicht jedoch den Lebensformen seiner jagenden Vorfahren relativ treu – insbesondere war Bewegung weiterhin ein Gebot des Überlebens.

Ein gutes Leben?

Auch wenn es ein »natürliches« und im evolutionsbiologischen Sinne erfolgreiches Leben war – ob das Leben unserer wilden Vorfahren ein »gutes« Leben war, sei dahingestellt: Die Säuglingssterblichkeit lag bei über 50 %, und Infektionen, immer wieder auftretende Hungerzeiten, Unfälle und auch Kriege setzten dem Leben oft qualvolle Grenzen.

Genetische Fingerabdrücke

Das jahrtausendelange Leben in der Wildnis ist Teil unserer Erbsubstanz. Dort ist das Überlebensprogramm der Jäger und Sammler eingeprägt, das unseren Vorfahren über 100 000 Jahre lang treue Dienste geleistet hat, das ihnen die Ausbreitung über die Erde ermöglichte, die Besiedelung selbst karger Randregionen, vom Polarkreis bis zur Wüste Arizonas.

Und diese »genetischen Fingerabdrücke« tragen auch im 21. Jahrhundert unsere Kinder in sich. Aber während sich dieser Bauplan nur in Etappen von vielen hundert Jahren in Nuancen ändert, hat sich das reale Leben in

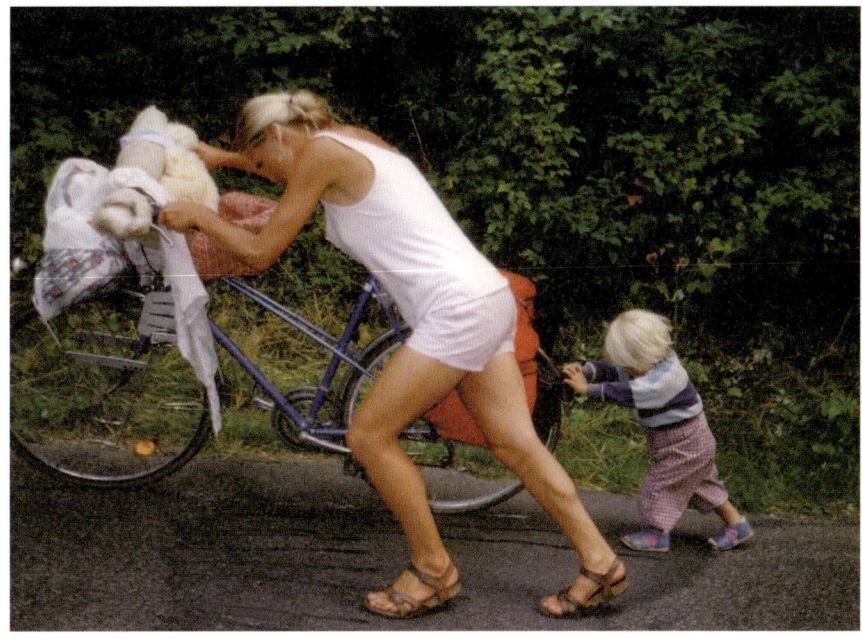

Die Freude an Bewegung, das Geschick im Umgang mit dem eigenen Körper – auch das ist letzten Endes ein »Lernprogramm«, und zwar eines, das man (von Ausnahmen abgesehen) entweder in der Kindheit erlernt oder nie. [RP]

den letzten Generationen in Riesenschritten gewandelt:

➤ Während der *Homo sapiens* früher oft längere Zeiten von Nahrungsmangel überbrücken musste (und einen entsprechend raffgierigen Mechanismus zur Speicherung von Nahrungsenergie entwickelt hat), lebt er heute zumindest in unseren Breitengraden immer nur wenige Schritte vom nächsten Kühlschrank entfernt.

➤ Während er früher von frühmorgens bis Sonnenuntergang körperlich arbeiten musste (und einen entsprechend sparsamen Stoffwechsel ausgebildet hat), kann er heute vom Polarkreis bis zur Wüste Arizonas fliegen, ohne mehr als ein paar Handgriffe zu tun.

➤ Während er sich früher auf Schritt und Tritt mit Parasiten und Mikroben auseinander zu setzen hatte (und sein Immunsystem entsprechend aktiv sein musste), ist er heute bei uns von spiegelnd blanken Wohnflächen und einer insgesamt weitaus hygienischeren Umwelt umgeben.

➤ Während sein Körper und seine Seele früher auf ein beständiges Auf und Ab von Aktivität und Entspannung, von Licht und Dunkel, Wärme und Kälte eingestellt waren, hat er sich heute von den natürlichen Rhythmen weitgehend abgekoppelt und sein Leben dafür einem immer weiter um sich greifenden *Dauerstress* unterworfen.

Na und?

Was das mit unseren Kindern zu tun hat? Eine ganze Menge. Denn sie sitzen, wie wir Eltern auch, in der **Genfalle.** Von ihrer genetischen Ausstattung her sind sie »Wildlinge«, von ihrer Lebensweise aber das genaue Gegenteil. Und diese schlechte »Passung« schafft immer mehr Probleme:

➤ Die Fähigkeit der Fettzelle zur Speicherung von Energie sicherte das Überleben des Menschen in der Wildnis. Heute beschert sie denen, für die tagtäglich Milch und Honig fließen, die also Tag für Tag ein Quentchen mehr zu sich nehmen, als sie brauchen, ein Leben mit Diabetes und Übergewicht (siehe S. 30).

➤ Anstrengung und Bewegung hielten unseren Stoffwechsel auf Trab. Heute, wo schon Kinder in einer »bewegungsgestörten« Umwelt leben, nehmen aggressives Verhalten, Haltungsschäden und Stoffwechselerkrankungen zu (siehe S. 38).

➤ Unsere Entwicklung inmitten einer wimmelnden Welt von Mikroben bescherte uns ein Immunsystem, das Freund und Feind zuverlässig unterscheiden konnte. Heute, wo Kinder in einer vergleichsweise »sterilen« Umgebung aufwachsen, verliert das Immunsystem leicht das Augenmaß und reagiert mit Allergien und anderen entzündlichen Erkrankungen. Wie das zusammenhängt, wird im Kasten auf S. 34 erklärt.

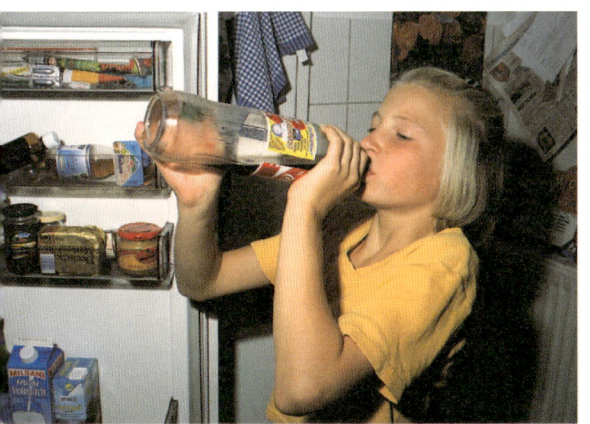

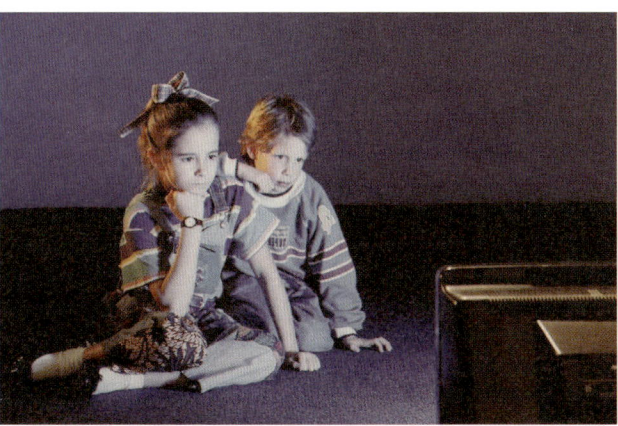

Vieles spricht dafür, dass wir das Sicherheitsnetz verlassen haben, das durch die Evolution über Hunderttausende von Jahren entstand – dies gilt für die Seele wie für den Körper.
[li: AM, re: AOK]

➤ Körper und Geist waren früher so aufeinander eingespielt, dass sie sich gegenseitig »belohnten« und damit die *Selbstregulation* des Körpers förderten. Körperliche Bewegung und Sonnenlicht spielten dabei eine wichtige Rolle. Heute sind diese »natürlichen Stabilisatoren« für viele Kinder Mangelware. Dies wird heute auch mit der Zunahme von psychischen Problemen und Depressionen in Verbindung gebracht (siehe S. 38).

Wilde Kinder, zahme Welt

Gibt es einen Weg aus der Genfalle? Können die »uralte« Veranlagung und die moderne Umwelt wieder in Einklang gebracht werden? So viel ist gewiss: Ein einfaches Unterfangen ist das nicht. Und: Es wird kein Weg daran vorbeiführen, dass wir Erwachsenen uns ernsthaft mit dieser uralten Bedienungsanleitung beschäftigen, die dem »Wunder Kind« beiliegt. Wir, als Eltern, aber auch als Gesellschaft, werden nicht umhin können, die »wild Geborenen« mit einem Mehr an Wildnis zu versorgen.

Ein Rückzug in die Welt unserer Vorfahren scheint kein Ausweg zu sein. Unsere Kinder sind ins 21. Jahrhundert hineingeboren, und auch wenn uns unser Bauplan noch so sehr zur Wildnis »verdammt«, das »Leben wie früher« würde unter heutigen Bedingungen nicht gelingen – und wäre für die wenigsten von uns erstrebenswert.

Der Weg beginnt vor der Haustür

Aber auch unter den Vorzeichen des 21. Jahrhunderts gibt es Möglichkeiten, unseren Kindern ein – in dem angesprochenen Sinn – »wilderes« und gesünderes Leben zu ermöglichen. Wir haben in den folgenden Abschnitten hierzu einiges an Vorschlägen und Anregungen zusammengetragen und die aktuelle Forschung aus der **Evolutionsmedizin** – dem neuen Zweig der Medizin, der sich mit unserer vorzeitlichen Mitgift befasst – für Sie kommentiert. Dabei behandeln wir vor allem die drei medizinischen Brennpunkte *Stoffwechsel, Allergien* und *Psyche*.

Was dabei hoffentlich deutlich wird, ist, dass der Blick in die Vergangenheit keine Bürde sein muss, sondern eine Chance sein kann: Wenn wir uns wieder mehr bewegen, wieder gesünder essen, wenn wir den Rhythmen der Natur wieder mehr Raum geben – vielleicht eröffnet sich uns dann ein neuer Zugang zu der natürlichen Lebenswelt um uns herum. Vielleicht werden wir mit einem neuen Verständnis der Natur, ja, von uns selbst belohnt, mit neuen und vielleicht tieferen Verbindungen zu der Welt, in der wir leben?

Stoffwechsel stärken

Es gibt Lebewesen, die kein Fett speichern können, beispielsweise manche tropische Muschelarten. Sie können essen, ohne Fettpolster anzusetzen. Im Gegensatz zu den Säugetieren baden diese Lebewesen rund um die Uhr in einer regelrechten Nährlösung: Sie brauchen nur den Mund aufzumachen, und Nahrung strömt in sie ein. Ihr Stoffwechsel hat immer genug »Brennstoff«, er braucht keinen Reservetank.

Anders der Mensch: Wie wir oben gesehen haben, hat er über 90 % seiner Geschichte unter kargen Lebensbedingungen verbracht, er ist dadurch an ein stark schwankendes Nahrungsangebot angepasst. Da waren gute Tage und schlechte Tage, kalte Winter und verregnete Sommer – Knappheit war eine Tatsache des Lebens.

Was bedeutet das für unseren Stoffwechsel? Er funktioniert nach dem schottischen Geizprinzip: möglichst wenig verbrauchen und den Rest auf die hohe Kante legen – als Fettpolster. Der Mediziner nennt das einen *asymmetrischen* (ungleichgewichtigen) Stoffwechsel: Zu Zeiten eines Nahrungsüberschusses wird Energie abgelagert und zu Zeiten des Mangels dann ausgepackt.

Lob der Fettzelle?

Das Problem ist nur: Heute leben wir (zumindest in den Industrieländern) fast so wie die oben beschriebene Meermuschel; der Kühlschrank ist voll, der Tisch beständig gedeckt. Die Fettzelle hat ihre Schuldigkeit getan, sie sollte schleunigst abgeschafft werden.

Was aber nicht geht – unsere genetische Mitgift lässt sich (bisher) nun einmal nicht entrümpeln, und wenn sie noch so angestaubt ist. Die Folgen sind bekannt. Jedes Jahr werden unsere Kinder dicker. In den letzten 25 Jahren hat sich unter den Schulanfängern die Zahl der »Dicken« verdoppelt, bei den Zehnjährigen sogar vervierfacht. Zwischen 1978 und 1998 hat bei den deutschen Schulanfängern die Fettmasse um durchschnittlich 66 % zugenommen.

Auch wenn heute oft vermutet wird, dass an dem Übergewicht eine Stoffwechselkrankheit oder eine Drüsenstörung schuld sei, so ist in Wirklichkeit das Gegenteil der Fall: Der Stoffwechsel macht das, was sich über Tausende von Jahren bewährt hat, alles läuft nach Plan.

Gene oder Umwelt?

Darüber wird viel gestritten: ob Übergewicht genetisch bedingt ist oder durch ungünstige Umweltfaktoren entsteht. Die Antwort kann nur lauten: Beides stimmt. Genetisch sind wir alle auf Fettspeicherung programmiert, und manche von uns sogar stärker als andere. Es ist deshalb kein Wunder, dass Übergewicht oft ganze Familien betrifft. Dass aber auch die Umwelt eine entscheidende Rolle spielt, zeigt die rasche Veränderung des Körpergewichts in den letzten Jahrzehnten, in denen sich unsere Gene nicht verändert haben, sehr wohl aber unsere Ernährungs- und Bewegungsgewohnheiten.

Lob der Bewegung!

Aus der Erwachsenenmedizin wissen wir, dass die Menschen in den Industrieländern im Vergleich zu den 70er Jahren heute durch eine insgesamt fettärmere und gesündere Ernährung pro Tag etwa 750 kcal (»Kalorien«) weniger essen. Gleichzeitig sparen sie jedoch durch die gleichzeitig angestiegene Bewegungsarmut 800 kcal pro Tag ein – unter dem Strich muss Otto Normalverbraucher damit einen Energieüberschuss von 50 kcal pro Tag wegstecken, und der wird vor allem in Fett umgemünzt. Auf ein

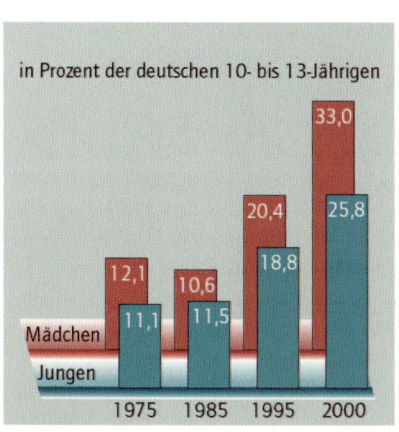

Immer mehr Kinder schleppen zu viel Gewicht mit sich herum. Die Grafik zeigt den Anteil übergewichtiger Schulkinder über die letzten 25 Jahre – mit einer immer schnelleren Zunahme in jüngster Zeit. [GR]

Jahr hochgerechnet sind dies zwei Kilo zusätzliches Gewicht!

Viele Forschungsergebnisse sprechen dafür, dass auch die Übergewichtsepidemie bei Kindern entscheidend durch *zu wenig Bewegung* bedingt ist (was aber keineswegs heißt, dass wir die Ernährung freisprechen können, siehe unten). Kinder sehen heute mehr fern, sitzen mehr vor dem Computer, werden mehr von den Eltern im Auto herumkutschiert und fahren wie ihre vorbildlichen Eltern lieber Rolltreppe, als dass sie Treppe steigen. Nach einer Studie der Universität Frankfurt bewegt sich der deutsche Nachwuchs pro Tag heute nur noch 15 Minuten so stark, dass er aus der Puste kommt!

Ist dick sein eine Krankheit?

Nun könnte man ja sagen: Kinder sind heute halt »stabiler« als früher, sie haben ein »dickeres Fell«, sind aber ansonsten gesund. Das stimmt in den meisten Fällen leider nicht. Übergewicht wirkt auch »in die Tiefe«: Wenn, für alle sichtbar, Fettpolster entstehen, spielen sich – in unterschiedlichem Maß zwar, aber deutlich messbar – auch unsichtbare Veränderungen im Körper ab, und sie betreffen vor allem den Stoffwechsel. Bei den meisten Kindern ist das Übergewicht nämlich verbunden mit einer tief greifenden Umstellung des Stoffwechsels, die heute als **metabolisches Syndrom** bezeichnet wird (siehe Kasten).

Im Zuge dieser Umstellung geht der Stoffwechsel vor allem anders mit den Fetten um. So überschwemmt etwa die Leber – die von Natur aus überschüssiges Fett aufnimmt und »recycelt« – den Blutstrom mit einer besonders gefäßschädigenden Form von Fettmolekülen, den VLDL.

Aber nicht nur das. Selbst die Steuerung des Stoffwechsels bekommt im Zuge der Stoffwechselumstellung Schlagseite: Das Stoffwechselhormon *Insulin* tut seine Wirkung nur noch mit Einschränkungen, die Bauchspeicheldrüse des Körpers muss immer größere Mengen dieses Hormons nachschieben, damit sich überhaupt noch eine Wirkung einstellt. In der Sprache des Arztes – die Zellen des Körpers sind *insulinunempfänglich* (= **insulinresistent**) geworden.

Und dies ist keine gute Nachricht! Denn Insulinresistenz ist der erste Schritt zur Entwicklung der Zuckerkrankheit (»Altersdiabetes«), und sie ist auch beim Zustandekommen des Bluthochdrucks beteiligt. Zudem schädigt das im Blut nun hoch konzentrierte Insulin auf die Dauer die Gefäßwände – langfristig droht die Arterienverkalkung.

Sind alle »dicken« Kinder betroffen?

Keineswegs. Es gibt auch »gesunde Dicke«. Denn was den Amoklauf des Stoffwechsels auslöst, sind *Bewegungsmangel* und *Fehlernährung*. »Dicke«, die sich gut ernähren und viel bewegen, sind gesünder als normalgewichtige Couchbewohner. Die Details: Die erste Triebfeder hinter dem metabolischen Syndrom ist Bewegungsmangel. Bewegungsmangel macht die Zellen des Körpers regelrecht faul – er sorgt dafür, dass die Zellen des Körpers weniger stark auf Insulin ansprechen, also insulinresistent werden. Und dies ist, wie wir gesehen haben, der Einstieg ins metabolische Syndrom.

Die zweite Triebfeder ist, *was wir essen*. Die Vermutung der Forscher lautet: *Zu viel zu essen macht dick*. Aber »hässlich«, d.h. gesundheitsschädigend, wird das Übergewicht erst, wenn wir auch »falsch« essen. Das »falsche Essen« nämlich ist es, was nicht nur die Fettzellen füllt, sondern auch den Stoffwechsel schädigt. Angeschuldigt werden z. B.:

Bestimmte Fette – wohlgemerkt *bestimmte* Fette. Fett nämlich kommt in den unterschiedlichsten Variationen vor, und jede Art wirkt anders auf den Stoffwechsel (Genaueres siehe S. 74). Fettarten, die den Stoffwechsel schädigen können, sind vor allem die *gesättigten Fette* und die **Trans-Fette** (= *gehärtete Fette*, siehe S. 76), die in Fastfood und vielen industriell hergestellten, auf lange Haltbarkeit getrimmten Nahrungsmitteln verwendet werden, etwa in Schokoriegeln, Keksen oder gerösteten Nüssen.

Fruktose (= *Fruchtzucker*). Auch wenn diese Zuckerart so richtig gut nach Früchten und Natur klingt, kommt sie in der Natur, z. B. in Früchten und Gemüse, nur in niedrigen Konzentrationen vor und ist dann völlig unbedenklich. Die Nahrungsmittelindustrie setzt dagegen auf hoch konzentrierte Fruktose. So besteht die Hälfte des **Haushaltszuckers** (= *Rohrzucker, Saccharose*) aus Fruktose, und die in Fertignahrung so beliebten billigen Zuckerkonzentrate wie **Isoglukose** (= *Maissirup*) enthalten fast ausschließlich Fruktose. Eine Dose Cola etwa enthält 15 Gramm Fruktose!

Das metabolische Syndrom

Eines der Schlüsselhormone im Stoffwechsel ist das **Insulin**. Dieses Hormon wird von der Bauchspeicheldrüse vor allem nach dem Essen ins Blut ausgeschüttet und hat zwei Hauptwirkungen:

➤ Zum einen sorgt es dafür, dass die aus der Nahrung aufgenommene **Glukose** (= *Traubenzucker, Dextrose*) in die Zellen des Körpers gelangt, um dort »verbrannt«, also in lebensnotwendige Energie umgewandelt zu werden.

➤ Zum anderen verhindert es, dass die Leber das dort natürlicherweise eingelagerte Fett in die Blutbahn abgibt – nach einer Mahlzeit befindet sich ja bereits genug Fett aus der Nahrung im Blut.

Durch falsche Ernährung (vor allem zu viel gesättigtes Fett und zu viel Fruktose, siehe unten), aber auch durch Bewegungsmangel sprechen die Zellen nicht mehr so gut auf Insulin an. Die Bauchspeicheldrüse muss immer mehr Insulin produzieren, um die Energieversorgung der Zellen sicherzustellen und den Blutzuckerspiegel zu senken – die Zellen sind **insulinresistent** (= *insulinunempfänglich*) geworden.

Dies schädigt den kindlichen Körper gleich mehrfach:

➤ Die Leber setzt die dort gespeicherten Fette in die Blutbahn frei, und zwar in einer schädlichen Form, den so genannten **VLDL** (dies ist die englische Abkürzung für diese Moleküle). Diese VLDL werden im Blutstrom weiter verändert (etwa zu den in größeren Mengen ebenfalls ungünstigen LDL) und führen langfristig zu Ablagerungen in den Gefäßen und damit zur **Arteriosklerose** (»Arterienverkalkung«). Dies erhöht das Risiko für Schlaganfall und Herzinfarkt drastisch.

➤ Dadurch, dass sie immer mehr Insulin produzieren muss, um überhaupt noch eine Wirkung zu erzielen, droht der Bauchspeicheldrüse irgendwann die totale Erschöpfung. Sie kann dann den Insulinbedarf des Körpers nicht mehr decken – die Folge ist ein Diabetes mellitus (Zuckerkrankheit, siehe S. 346).

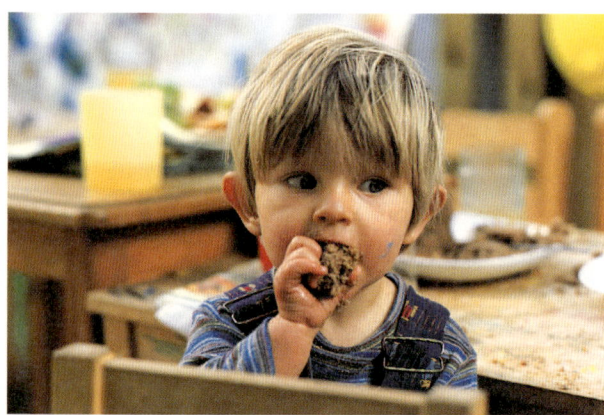

Lange Haltbarkeit wird durch gehärtete Fette und hohe Zuckerkonzentrationen erreicht – ein Segen für die Lebensmittelindustrie, fragwürdig für den Körper. [AM]

»Sondermüll«?

Solche konzentrierten Zutaten sind für die Nahrungsmittelindustrie ein Segen – sie erhöhen die Haltbarkeit und sie sind billig (Fruktose kostet nicht nur weniger als Haushaltszucker, sondern ist zudem 20 % süßer). Für den Körper aber sind diese Zutaten Sondermüll.

Fruktose etwa wird zunächst von der Leber verarbeitet, und wenn sie konzentriert genug anflutet, kann sie dort die fein eingestellten biochemischen Schleusen und Schalter verstellen, so dass die Leber am Ende das bereits im Körper befindliche Neutralfett in gefäßschädigende Fettvarianten verwandelt – etwa in die bereits weiter oben angesprochenen VLDL.

Und schon sind wir mitten in der Entstehung des metabolischen Syndroms (siehe Kasten auf Seite 31), und damit bei der hässlichen Seite des Übergewichts.

Was aber sind die Auswege aus der Stoffwechselfalle?

Was essen?

Die gute Nachricht ist, dass wir unseren Kindern auch unter den heutigen Bedingungen den Weg aus der Stoffwechselfalle weisen können: Angesagt ist, was inzwischen sogar die nicht gerade für Experimente bekannte *Deutsche Gesellschaft für Ernährung* fordert: vollwertige Nahrung, viel Obst, viel Gemüse, Verzicht auf Einseitigkeit. Wie eine solche gesunde Ernährung im Alltag aussieht und mit Spaß beim Essen umgesetzt werden kann, ist Thema von Kapitel 4.

Wie oft essen?

Der Mensch ist im Gegensatz zu den Wiederkäuern nicht auf »beständiges Grasen« angelegt (eine Ausnahme ist der Säugling, der Nahrung so rasch verwertet, dass er nicht lange ohne Nahrungszufuhr auskommt). »Reinigungszeiten« tun dem Stoffwechsel gut, sie wirken der Entwicklung einer Insulinresistenz (siehe S. 31) entgegen. Insbesondere die regelmäßige Zufuhr süßer Nahrungsmittel (hier ein Saft, dort ein Snack) ist schädlich.

Grundsätzlich gilt deshalb: Zwei Stunden vor den Hauptmahlzeiten sollte nichts nennenswert Kalorienhaltiges, allenfalls etwa ein Apfel, gegessen werden. Schüler sollten mit drei Hauptmahlzeiten auskommen, plus Pausenbrot oder kleinen Snack am Nachmittag (mehr dazu siehe S. 83).

Und vor allem: Bewegung

Wie wir gesehen haben: Der Appetit unserer Kinder ist unschlagbar – die Natur hat nun einmal die mageren Tage der Zukunft schon in unser Essverhalten einkalkuliert, das heißt, wir essen immer mehr, als wir eigentlich brauchen. Nur Bewegung kann dafür sorgen, dass wir und unsere Kinder auf den – natürlicherweise – im Überschuss verspeisten Kalorien nicht »sitzen« bleiben. Und für Bewegung spricht auch ein zweiter Grund: Sie geht uns im wahrsten Sinne des Wortes unter die Haut – sie sorgt für einen gesunden Stoffwechsel und ist auf diese Weise ein wichtiges Schutzschild gegen die Entstehung eines metabolischen Syndroms, selbst wenn sich einmal ein paar Extra-Pfunde ansammeln.

Die Quintessenz des Ganzen

Die Stärkung des Stoffwechsels beruht also nicht auf ausgeklügelten Regeln und Diäten, sondern heißt »rein ins Leben«: Lassen Sie die Kinder ihren Bewegungsdrang ausleben und entfalten (mehr hierzu auch auf S. 38), und bieten Sie ihnen vollwertige Nahrung zu essen (mehr dazu im Kapitel 4). Dass es dabei einige Widerstände zu überwinden gilt, ist uns bewusst. Wir bleiben aber dabei: Ihren Kindern kann nichts Besseres passieren, als dass Sie sie raus in den Garten, in den Wald oder auf den Spielplatz jagen und den gewohnten gemüsefreien Kinderteller Geschichte werden lassen.

»Rein ins Leben« ist auch ein Familienprogramm, denn Kinder sind keine Selbstläufer. Vor allem das junge Kind will seinen Bewegungsdrang mit seinen Geschwistern und »seinen Erwachsenen« entfalten – wodurch, ganz nebenbei, auch ein gesunder »Familienstoffwechsel« entsteht, von besserem Schlaf und höherer Konzentration in der Schule ganz zu schweigen. Praktische Tipps zur Bewegung in der Familie siehe S. 38.

»Rein ins Leben« ist aber zugleich ein Gemeinschaftsprogramm, bei dem wir unsere bewegungsgestörten Schulwege, Verkehrsverbindungen, unsere essgestörten Kindergärten, Schulen und öffentlichen Einrichtungen unter die Lupe nehmen müssen: Wo entsteht der Dauerstress oder die Unzufriedenheit, die Essen zum »Trostpflaster« werden lassen? Wo fehlen Fahrradwege? Wo wird unseren Kindern Fastfood geradezu reingelöffelt? Wo werden sie zur Faulheit erzogen oder gezwungen?

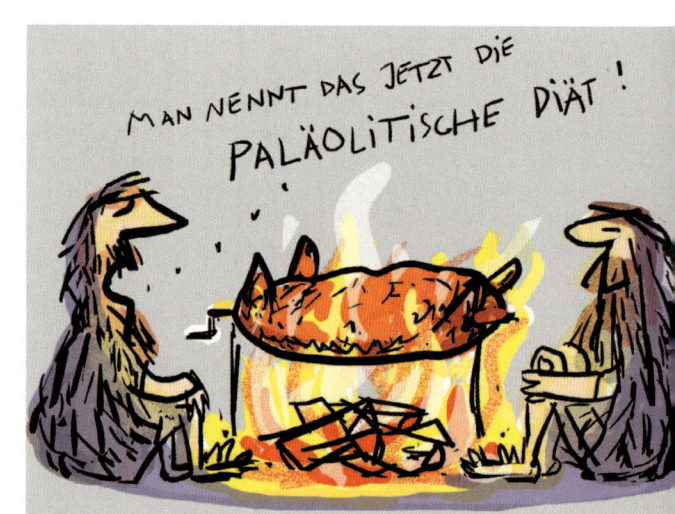

Immunsystem stärken

In den letzten Jahrzehnten ist nicht nur der Stoffwechsel unserer Kinder unter Druck geraten. Auch ihr Immunsystem kann mit den Lebensbedingungen, die wir uns geschaffen haben, nur noch schwer Schritt halten. Der Schuldige in diesem Fall: unsere allzu »hygienische« Umwelt.

Bei dem Begriff »hygienisch« gilt es zunächst einmal ein Missverständnis auszuräumen: Wenn Mediziner von »hygienisch« reden, dann hat das nichts mit Sauberkeit zu tun oder damit, dass wir unseren Kindern samstags gerne die Haare waschen. Wenn wir heute laut Medizinerbefund hygienischer leben, so bedeutet das vielmehr, dass wir seltener mit Kleinstlebewesen in Berührung kommen, den *Mikroben* – also Bakterien, Würmern, Pilzen und Viren. Diese relative »Kontaktarmut« gegenüber Kleinstlebewesen hat mit unserem Verhalten im Alltag nur wenig zu tun – sie ergibt sich praktisch automatisch aus unseren heutigen Lebensbedingungen, ob wir es wollen oder nicht. Wir leben keimärmer, selbst wenn wir die Keime um uns herum gar nicht bekämpfen.

Sehen wir es aus dem Blickwinkel der Vergangenheit: Bis vor wenigen Jahrzehnten war reichlicher Mikrobenkontakt grundsätzlich garantiert: Bauernhöfe waren ein regelrechtes Gewächshaus für Bakterien, auch wenn sie noch so »sauber« geführt wurden – da waren Tiere mit ihrer Aura von Bakterien (siehe S. 35), da waren Heu, Stroh und Mist. Und vor allem – und das galt schon in der Steinzeit und selbst noch in den Städten bis vor wenigen Jahrzehnten – da waren mehr Geschwister um die Kinder herum, weniger Raum zwischen den Menschen, Rotznasen überall, da waren mehr Fliegen, mehr Dreck, mehr Staub, mehr Laub, mehr Erde und damit Kleinstlebewesen en masse. Ja, da waren auch mehr Parasiten, mehr Darmwürmer, mehr faulige Äpfel und halb vergorene, hefehaltige Getränke, die nicht das Qualitätssiegel einer Brauerei trugen.

»Hygienischer« Start

Heute ist nicht nur das tägliche Leben hygienisch, selbst der fulminante Start ins Leben findet (aus guten Gründen) unter weitgehendem Ausschluss der Kleinstlebewesen statt:

Die meisten Kinder werden im Krankenhaus geboren, diesem Tempel der Hygiene, sie verbringen ihre ersten Tage in einer Umwelt, wo alles abgekocht ist, die Kissen täglich neu bezogen werden und die Schwestern sie nur mit desinfizierten Händen oder gleich mit Kunststoffhandschuhen anfassen.

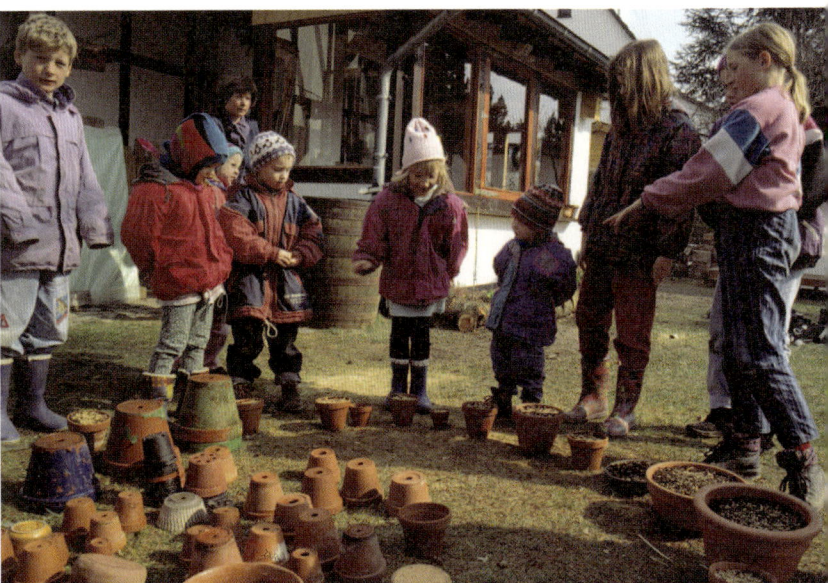

Als Ende der 90er Jahre entdeckt wurde, dass »zu viel Hygiene« das Immunsystem entgleisen lassen kann, fragte eine renommierte Wissenschaftszeitung: »Sollen wir Dreck essen?« Ganz so drastisch muss es nicht sein, denn inzwischen ist bekannt, dass auch in Sachen Immunsystem viele Wege nach Rom führen. Auf der Haut, im Sand, in der Nase – überall, wo Kinder gerne herumstöbern, sind Bakterien, da müssen wir Eltern uns gar nicht besonders bemühen. [MU]

Und als sei das nicht genug der Hygiene, werden sie nun auch noch immer häufiger durch Kaiserschnitt geboren, tauchen also nicht einmal mehr durch den von Bakterien wimmelnden Geburtskanal, aus dem sie sich, ginge es nach der Natur, die Bakterien ihrer Mutter auflesen, um sie ein Leben lang als *Darmflora* in ihrem Dickdarm zu beherbergen (mehr dazu auf S. 37).

Igitt, Bakterien?

Jahrzehntelang wurde propagiert: Bakterien sind igitt, und ihnen muss, wo immer möglich, der Garaus gemacht werden. Doch dies ist, wie man heute weiß, ein Missverständnis. Denn auch wenn Bakterien in manchen Fällen tatsächlich Krankheiten auslösen können: Die überwältigende Mehrheit der Bakterien sind keine Übeltäter, sondern, in der Sprache der Mediziner, *Kommensalen*, d.h. gutartige, bei uns »mitessende« Bakterien.

Lassen Sie uns das mit einer Zahl unterlegen: 95 % der Zellen des Menschen sind gar keine menschlichen Zellen, sondern – Bakterienzellen. Die meisten von ihnen leben in unserem Darm (pro Gramm Stuhl immerhin 1 000 000 000 000 Bakterien), viele auch auf unserer Haut und auf manchen Schleimhäuten wie Mund, Nase, After oder Scheide.

Der Mensch, wenn man es so betrachtet, ist also eigentlich gar kein abgeschlossenes Wesen, er ist ein ganzes Ökosystem, ein wuselnder Haufen von Leben.

Lob der Mikroben

Bakterien werden gebraucht. Denn ohne sie:

▶ Könnten wir bestimmte Faserstoffe in Obst und Gemüse nicht aufschlüsseln und damit auch nicht verwerten.

▶ Gäbe es keine gesunde Haut (die darauf lebenden Bakterien halten diese Schutzzone des Körpers intakt und wehren gefährliche Erreger und Umweltgifte ab).

▶ Könnten wir manche Vitamine (etwa das Vitamin K) gar nicht ausreichend aufnehmen. Hierzu bedürfen wir der Hilfe bestimmter Darmbakterien.

Je mehr wir über die Mikroben lernen, desto faszinierender wird die Welt unseres Körpers, und inzwischen erhärtet sich der Verdacht immer mehr, dass Kinder den Kontakt zu Bakterien auch zur *Reifung des Immunsystems* brauchen.

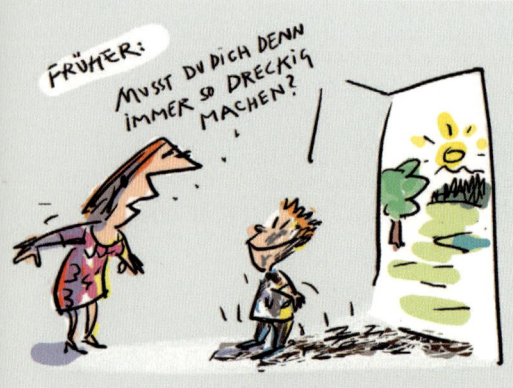

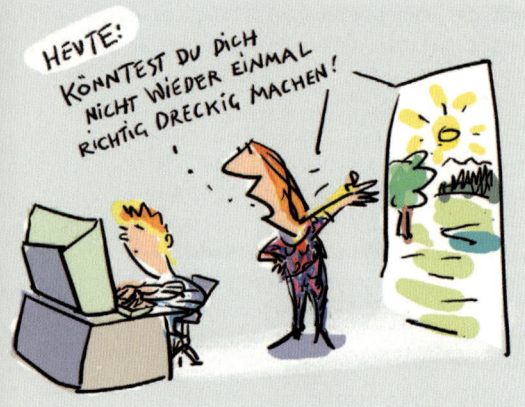

Patient Immunsystem

Während wir bei den Infektionskrankheiten, dem »klassischen« Feind unseres Körpers, zumindest hierzulande ein Stück weit Ruhe bekommen haben, sind wir heute an zwei anderen Fronten schwer unter Beschuss: Sowohl Allergien als auch Autoimmunerkrankungen (siehe ab S. 296) nehmen rasch zu. Noch vor drei Generationen kam auf vier Schulklassen ein Schüler mit einer Allergie, mittlerweile sind mehrere Kinder pro Klasse betroffen: Etwa 13 % haben eine **Neurodermitis** (siehe S. 382), 16 % leiden an **Heuschnupfen** (siehe S. 277), und 10 % haben **Asthma** (siehe S. 278).

Unter den Autoimmunerkrankungen macht vor allem die Jugendform der Zuckerkrankheit Sorge (**Diabetes mellitus Typ 1**, nicht zu verwechseln mit dem »Altersdiabetes«, der nicht durch eine Entgleisung des Immunsystems bedingt ist, siehe S. 346). Am Diabetes mellitus Typ 1 erkranken in Deutschland pro Jahr inzwischen etwa 3 000 Kinder, und jedes Jahr nimmt die Zahl der Neuerkrankungen um 3 % zu.

Wie ist es zu erklären, dass Allergien und Autoimmunerkrankungen gemeinsam ansteigen? Sind sie etwa »verwandt«?

In einem gewissen Sinne – ja. Beide Erkrankungsformen lösen im Körper nämlich **Entzündungen** aus: Bei den Allergien entzünden sich vor allem die Schleimhäute der Luftwege oder die Haut. Bei den Autoimmunerkrankungen entzünden sich Gewebe oder Organe (z. B. bestimmte Teile der Bauchspeicheldrüse beim Diabetes mellitus Typ 1). Insofern kann man Allergien und Autoimmunerkrankungen als **entzündliche Krankheiten** zusammenfassen.

Geht man noch weiter in die Tiefe, so zeigt sich, dass beide Erkrankungsformen auf einer *ungenügenden Dämpfung* von Entzündungsreaktionen beruhen. Dieses neue Konzept vom »Dämpfungsdefizit« erklärt z. B., weshalb albanische Kinder (die sehr selten Allergien haben) bei Allergietests genauso »schlecht« abschneiden wie britische Kinder (bei denen allergische Erkrankungen sehr häufig sind). Die ähnlich verlaufenden Hauttests zeigen an, dass das Immunsystem albanischer und britischer Kinder die Umwelt ähnlich kritisch betrachtet (d. h. genauso stark **sensibilisiert** ist), dass aber das Immunsystem britischer Kinder zu weitaus drastischeren, nämlich *entzündlichen* Schlussfolgerungen neigt – eben weil es weniger *gedämpft* ist.

Risikofaktoren

Was interessant ist an dieser »Epidemie«: Sie ist in manchen Bevölkerungsgruppen viel ausgeprägter als in anderen. Forscher konnten folgende *Risikofaktoren* herausfiltern:

▶ Kinder aus *kleinen Familien* haben ein höheres Risiko, an Allergien zu erkranken, als solche aus großen Familien.

▶ Innerhalb von großen Familien nimmt das Risiko mit der *Geburtenfolge* ab. Jedes in eine Familie »hinzugeborene« Kind hat ein um 20 % geringeres Risiko, eine allergische Erkrankung zu entwickeln, als das zuvor geborene.

▶ Kinder, die auf einem *Bauernhof* aufwachsen, sind weniger anfällig gegenüber Allergien, und zwar vor allem dann, wenn auf dem Hof Tiere gehalten werden.

▶ Auch Kinder, die *von Geburt an* mit Haustieren (besonders Katzen) aufwachsen, haben ein geringeres Allergierisiko.

Die »Hygiene-Hypothese«

Die geschilderten Beobachtungen lassen sich am besten nach der **Hygiene-Hypothese** interpretieren: Kinder benötigen die Auseinandersetzung mit Mikroben, um ein *zielsicheres* Immunsystem zu entwickeln. Fehlt ihnen der Kontakt mit den kleinen Helfern, so resultiert ein ungezügeltes und unsauber arbeitendes Abwehrsystem.

Dies passt zu dem, was die Mediziner über das Abwehrsystem des ganz jungen Kindes wissen. Es ist nämlich schon lange bekannt, dass beim Neugeborenen das Immunsystem (im Gegensatz etwa zu den festen Organen des Körpers) zunächst nur als eine Art *Bausatz* vorliegt, dessen Teile dann nach und nach zusammengesetzt werden müssen. Die Anleitung hierzu ist dem »Paket Baby« aber leider nicht beigelegt, nur grobe Skizzen sind vorhanden. Die einzelnen Schritte müssen dem Körper großteils aus der Umwelt eingeflüstert werden. Mit jedem Schritt lernt das Immunsystem, was es für den Rest des Lebens als »gefährlich« betrachten soll, und setzt entsprechende Marken.

Leider verhaspelt es sich beim Aufbau eines solchen Navigationssystems nur allzu leicht. Versieht das Abwehrsystem etwa Katzenhaare mit einer Gefahrenmarke, so feuert es den Rest des Lebens gegen Katzenhaare los, auch wenn es wenig Sinn macht, solche ungefährlichen Bestandteile der Umwelt abzuwehren. Das falsch gesetzte Gefahrensignal, es wird nämlich mit triefenden Nasen, Atemnot und Hautausschlägen bezahlt.

Welche Mikroben helfen?

Überlegt man, wodurch die in größere Familien hineingeborenen Kinder vor Allergien geschützt sein könnten, so kommt einem sofort ein Bild in den Sinn: viele Rotznasen. Forscher denken zwar in etwas »wissenschaftlicheren« Kategorien, aber sie kamen zu dem gleichen Schluss: Infektionskrankheiten, allen voran die »banalen« Luftwegsinfekte, schützen die Kinder vor Allergien.

Dann kam die Maus. Ein findiger japanischer Forscher namens Nobuyuki Sudo experimentierte mit seinen Labormäusen und pumpte ihnen gleich nach der Geburt Antibiotika in den Darm, um die bei allen Säugetieren mit der Geburt anlaufende Besiedelung des Darms durch Bakterien zu unterbinden. Und siehe da – die Mäuse entwickelten schwere Allergien, die erst dann wieder weggingen, als die Antibiotika gestoppt wurden

Wie arbeitet das Immunsystem?

Der Mensch – von fremden Bakterien besiedelt bis in sein Inneres hinein. Mit der landläufigen Vorstellung vom »Abwehr«system, das uns angeblich konsequent vor allen Fremdorganismen schützt, ist das nur schwer zu vereinbaren.

Dabei war die alte Auffassung vom Immunsystem so einfach. Nach dieser Version nämlich unterscheidet das Immunsystem zwischen »Selbst« und »Nicht-Selbst«. Was als Nicht-Selbst erkannt wird, wird angegriffen, das Selbst dagegen toleriert. Entsprechend war häufig von einem »Schutzwall« die Rede, der uns mit mehreren Verteidigungslinien gegen das böse Fremde verteidigt, die guten Freunde aber unversehrt lässt.

Heute ist die Theorie vom starren Schutzwall dem so genannten **Gefahrenmodell** gewichen. Demnach wehrt das Immunsystem solche Strukturen ab, die **Gefahrensignale** mit sich tragen; toleriert wird dagegen, was keine solche »Unterschrift« trägt – egal ob es sich um Selbst oder Nicht-Selbst handelt. Nach diesem Modell ist es also vorstellbar, dass ein und derselbe Stoff – sagen wir einmal ein Pollenkorn – das eine Mal toleriert wird, unter anderen Umständen jedoch angegriffen wird – nämlich dann, wenn es mit einem Gefahrensignal versehen ist.

Krankheiten können nun folgendermaßen entstehen:

➤ Unser Immunsystem kann die Gefahrenmarken von schädlichen Mikroorganismen nicht erkennen oder wird einfach von ihnen überwältigt. Dann erkranken wir an einer **Infektion**.

➤ Körpereigenes Gewebe (z.B. ein bestimmtes Organ) kann durch äußere oder innere Einflüsse so verändert werden, dass es für das Immunsystem jetzt so aussieht, als trüge es eine Gefahrenmarke. Daraus resultiert ein innerer Abwehrkampf gegen Bestandteile des eigenen Körpers, die sog. **Autoimmunerkrankungen**.

➤ Ähnliches passiert, wenn das Abwehrsystem gegen gar nicht feindlich gesonnene Stoffe der Außenwelt vorgeht (z. B. gegen Pollen oder gegen Nahrungsbestandteile), weil es fälschlicherweise einen Teil des Stoffes als Gefahrensignal missdeutet. Man spricht dann von einer **Allergie**.

---

und der Darm seine reguläre Flora aufbauen konnte! Also, folgerte Herr Sudo, spielen bei der Entstehung von Allergien nicht nur die Erreger in der Nase, sondern auch die Mikroben des Darms eine Rolle!

Endotoxin

Inzwischen hat der noble Club der kleinen Helfer noch weitere Mitglieder bekommen. Deutsche Forscher fanden heraus, dass auch das im Staub, Tierfell und in Ställen in hoher Konzentration vorkommende **Endotoxin** (ein Bestandteil vieler Bakterien) vor der Entwicklung von Allergien schützt.

Der rote Faden, der sich da zeigt, läuft in ein vielfältiges, lebendiges Gewebe hinein, und wenn Ihnen jetzt die Beschreibung des Menschen als »Ökosystem« (siehe S. 33) in den Sinn kommt, dann ist das kein Zufall. Denn wenn wir die Befunde der Allergieforschung betrachten, so zeigen sie einen Menschen, der eingespannt ist in ein wuselndes Netz von Leben, ein Netz, das dem Immunsystem seine Entwicklung erst ermöglicht, und wenn er dieses Netz verlässt, so funktioniert er in vielen Bereichen nur noch mit Einschränkungen.

Kann man Allergien vorbeugen?

Wenn Sie sich die Gründe für den Anstieg von Allergien vor Augen halten, ist verständlich, dass viele der Faktoren vom Einzelnen kaum zu beeinflussen sind. Trotzdem gibt es Maßnahmen, um die Entgleisung des Immunsystems zu verhindern. Und alle beruhen darauf, den Kontakt zu den Kleinstlebewesen zu intensivieren – die Devise heißt »rein ins wilde, wuselige Leben«.

Und zwar von Anfang an. Denn, so zeigt die Forschung, das »Schicksal« eines Kindes in Sachen Allergien entscheidet sich meist schon im ersten Lebensjahr. In dieser Zeit reift das Immunsystem des Kindes besonders schnell und erhält seine »Instruktionen« für das ganze Leben.

Haustiere halten?

Wie wir gesehen haben, haben Kinder, die in tierhaltende Haushalte hineingeboren werden, insgesamt weniger Allergien. Ein Haustier zu kaufen dürfte also für die eine oder andere Familie eine Überlegung wert sein. Allerdings: Hat ein Familienmitglied bereits eine Allergie gegen die gewählte Tierart, so scheidet dies aus. Die Forschung hat zudem gezeigt, dass ein vorbeugender Effekt viel stärker ist, wenn die Kinder *von Anfang an,* also ab der Geburt, mit dem Vierbeiner in Kontakt kommen.

Ob mit Katze oder ohne: Sinnvoll ist auf jeden Fall, die Kinder draußen spielen zu lassen, so oft es geht, denn draußen sein heißt, im Netz des Lebens turnen, Kleinstlebewesen begegnen – die Viren des Computers schützen nun einmal nicht vor Allergien.

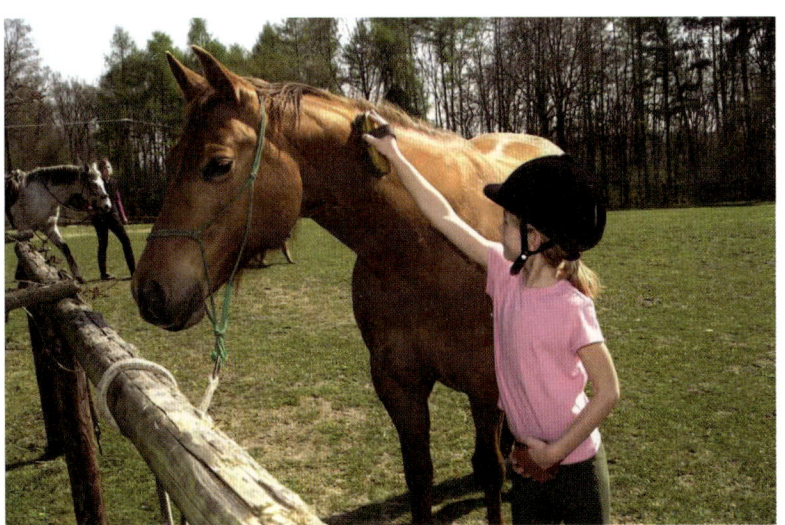

Tiere sind nicht nur gute Freunde. Das im Fell von Tieren vorkommende Endotoxin – ein Bestandteil vieler Bakterien – kann die Entwicklung eines ausgewogenen Immunsystems fördern. [KIS]

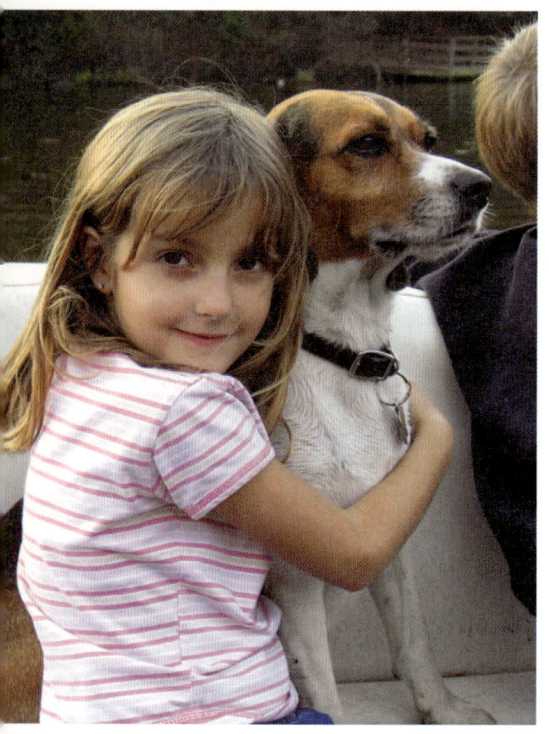

Das »Haustier-Paradox«: Haben Kinder einmal Allergien gegen Haustiere entwickelt, so sind diese in jedem Fall zu meiden. Andererseits: Kinder, die von Geburt an mit Haustieren aufwachsen, entwickeln insgesamt seltener Allergien. [ISP]

Krabbelgruppen?

Können Krabbelgruppen die früheren Großfamilien imitieren und dadurch Allergien vorbeugen? Wahrscheinlich. Nach einer Studie aus Deutschland haben Kinder aus Kleinfamilien, die im ersten Lebensjahr eine Kindergruppe besuchen, ein geringeres Allergierisiko. Die erst im zweiten Lebensjahr in die Kindergruppe aufgenommenen Kinder entwickelten zwar auch insgesamt weniger Allergien, die Schutzwirkung war jedoch eindeutig geringer. Ob das verminderte Allergierisiko in Krabbelgruppen damit zu tun hat, dass Krabbelgruppenkinder, wie andere Studien zeigen, häufiger Erkältungskrankheiten haben, ist nicht bekannt – unter dem Strich bleiben für Eltern, medizinisch betrachtet, aber immer nur »zweitbeste Lösungen«: Auf der einen Seite stehen die öfter nach Hause mitgebrachten Erkältungskrankheiten, auf der anderen Seite das möglicherweise geringere Allergierisiko.

Und Impfungen?

Sollten Impfungen ausgelassen werden, um dem Immunsystem einen weiteren Tritt in den Hintern zu geben? Keinesfalls. In Studien konnte nämlich nicht erhärtet werden, dass ungeimpfte Kinder besser vor Allergien geschützt sind als geimpfte. Schließlich enthalten ja auch Impfungen wesentliche Bausteine von Mikroben, nur eben in abgeschwächter Form. Aber vor allem sind die »weggeimpften« Erreger im Vergleich zu den tausendfach häufigeren, gutartigen Mikroben, denen Kinder in ihrem Leben begegnen, nur der berühmte Tropfen auf den heißen Stein. Für die Vermeidung von Allergien sind sie nach allem, was wir wissen, irrelevant, die Gesundheit und das Leben unserer Kinder jedoch können sie nachhaltig beeinflussen (mehr dazu siehe S. 128).

Kaiserschnitt und Antibiotika

Sinnvoll ist dagegen, sich von anderen »Wohltaten« des modernen Medizinbetriebs fern zu halten, so gut es geht – insbesondere von *Kaiserschnitten* (siehe auch Kasten S. 37). Dies ist allerdings für die Einzelne nur in engen Grenzen möglich.

Auch *Antibiotika* sollten vermieden werden, wann immer es geht (auch dies ist natürlich nicht immer möglich), denn diese schädigen die Darmflora und können dadurch Allergien fördern, insbesondere wenn sie im ersten Lebensjahr genommen werden. Dazu geben wir im Buch möglichst konkrete Ratschläge.

Fokus Darmbakterien

Dass eine gesunde Darmflora Allergien in Schach halten kann, darf heute als gesichert gelten. Die Geschichte ist nämlich nicht bei den Mäusen des Herrn Sudo (siehe S. 34) stehen geblieben. Finnische Wissenschaftler griffen Dr. Sudos Experiment auf, und zwar mit echten Menschen. Sie gaben schwangeren finnischen Müttern so genannte »probiotische« Darmkeime als Zusatz zur regulären Ernährung, d.h. Darmkeime, denen ein förderlicher Einfluss auf die Gesundheit nachgesagt wird – wie etwa die in vielen Joghurtarten enthaltenen Laktobazillen. Vier Jahre später zeigte sich, dass die über ihre Mütter mit Laktobazillen »behandelten« Babys um etwa 50 % seltener unter Neurodermitis litten als die Kinder der mit einem gleich aussehenden Plazebo-Pulver behandelten Mütter (Genaueres siehe S. 392).

Sollen unsere Kinder jetzt mit jeder Mahlzeit auch ein Pülverchen mit Laktobazillen essen, um Allergien vorzubeugen? Das ist nicht nötig. Zum einen sind »gute« Bakterien Teil einer gesunden, auf Gemüse, Obst und Milchprodukten aufbauenden Kost. Jede natürliche Zersetzung zieht Laktobazillen an, und schon ein angebissener, nur eine Weile abgelegter Apfel ist von Laktobazillen besiedelt. Zum Zweiten werden probiotische Bakterien im Darm durch alle pflanzlichen Faserstoffe in unserer Nahrung gefördert, also durch Obst und Gemüse – die unverdaulichen Faserstoffe werden in die tieferen Darmabschnitte getragen und mästen dort die »guten« Keime (mehr dazu siehe S. 75).

==Eine hoch dosierte Laktobazillen-Therapie durch Joghurt oder über aus der Apotheke erhältliche Präparate ist aber z. B. nach einer Antibiotikabehandlung sinnvoll, welche die Darmflora meist schwer in Mitleidenschaft zieht (siehe S. 227).==

Und natürlich das Stillen

Es ist unumstritten, dass Stillen gut ist für das wachsende Immunsystem: Gestillte Kinder sind weniger empfänglich für schwer verlaufende Infektionskrankheiten, von der Lungenentzündung bis zur Hirnhautentzündung. Die Frage, ob Stillen auch das Allergierisiko vermindert, ist schwieriger zu beantworten, da sich in den entsprechenden Studien die erbliche Komponente von Allergien oft schwer »herausrechnen« lässt.

Die aktuellen Studien zeigen, dass Stillen zwar *für die meisten Kinder* auch das Allergierisiko vermindern kann – allerdings nur dann, wenn nicht nur »angestillt«, sondern mindestens vier Monate voll gestillt wird. Auch zeichnet sich in vielen Studien ab, dass manche erblich belasteten Säuglinge (»Risikokinder«) vom Stillen wenig oder möglicherweise sogar nicht profitieren (Näheres siehe S. 391).

Wir empfehlen jedoch, diese etwas verwirrenden und schwer zu interpretierenden Befunde mit Vorsicht zu genießen. Denn unabhängig vom Thema Allergie sind die Vorteile des Stillens so groß, dass auch »Risikokinder« (also Babys mit mindestens einem allergiekranken Elternteil oder Geschwister) unter dem Strich mehr Vor- als Nachteile haben. Risikokinder sollen also mindestens sechs Monate lang voll und ausschließlich gestillt werden.

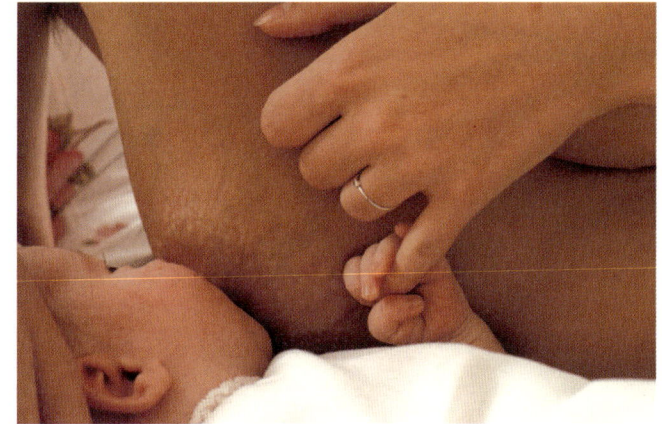

Stillen stärkt das sich entwickelnde Immunsystem – auch wenn es nicht bei jedem Kind Allergien verhindern kann. [MU]

Wird nicht oder nicht so lange gestillt, dann sind die »hypoallergenen« HA-Milchen den anderen auf Kuhmilch basierenden Kunstnahrungen im ganzen ersten Lebensjahr vorzuziehen, da unter Ernährung mit HA-Milchen seltener Kuhmilchallergien auftreten. Soja-Milchen sind dagegen kaum weniger allergen als Kuhmilch und zur Allergievorbeugung nicht geeignet. Dasselbe gilt für »alternative« Tiermilchen wie Esel-, Stuten- oder Schafsmilch (mehr dazu siehe S. 81).

Vermeidung von Allergenen?

In vielen Ratgebern wird davon geredet, dass sich Allergien durch das Meiden potentiell allergieauslösender Stoffe (sog. *Allergene*, also z. B. Hausstaubmilben, Katzenhaare, Sporen von Schimmelpilzen, Pollen oder bestimmte Nahrungsmittel) verhindern ließen. Leider ist dies als generelle Empfehlung inzwischen widerlegt. Wie wir oben gesehen haben, kommt das Immunsystem nicht durch Bestandteile der Umwelt in Schieflage, sondern durch das mangelnde Immuntraining durch Mikroben.

Dies erklärt auch, warum die Häufigkeit von Allergien praktisch nicht vom Klima abhängt, obwohl das Vorkommen vieler Allergene mit dem Klima stark schwankt (so kommen ab 1500 Metern über dem Meeresspiegel z. B. keine Hausstaubmilben mehr vor, die Menschen in diesen Höhenlagen haben dennoch nicht weniger Allergien). Die Glasglocken-Strategie ist also zur Vorbeugung von Allergien ungeeignet.

Dass dies allerdings nicht für die *Behandlung bereits bestehender* Allergien gilt, sollte nicht unerwähnt bleiben. Dass allergische Kinder, wenn der Stein einmal ins Rollen gekommen ist, »ihr« Allergen vermeiden müssen, versteht sich von selbst.

Doch weiter mit dem Thema Vorbeugung. Könnte die Vermeidung von Allergenen für »Risikokinder« sinnvoll sein, also für solche Kinder, bei denen mindestens ein Elternteil oder Geschwister an einer allergischen Erkrankung leidet? Es ist bekannt, dass solche Kinder ein etwa 50%iges Risiko haben, selbst an einer Allergie zu erkranken (bei zwei »allergischen« Elternteilen steigt das Risiko gar auf 75%). Für diese Kinder werden teilweise drastische Maßnahmen zur Allergenvermeidung empfohlen, beginnend in der Schwangerschaft, während der die Mutter Kuhmilch und evtl. auch Hühnerei oder Nüsse vermeiden soll. Nach der Geburt soll entweder voll gestillt werden oder eine hypoallergene Säuglingsmilch (HA-Milch) verwendet werden. Die häusliche Umgebung soll möglichst staubfrei gehalten werden (z. B. die Matratze mit einer Plastikhülle überzogen werden).

Leider gibt die Forschung in dieser Frage keine definitive Antwort, weil vergleichende Langzeitstudien fehlen. Nach der beschränkten Datenlage kann aber Folgendes gesagt werden: Wird die häusliche Umgebung allergenarm gehalten, so zeigen die Risikokinder bei Allergietests möglicherweise seltener eine Hautreaktion gegen das vermiedene Allergen (etwa Hausstaubmilben). Ob sie dann allerdings auch seltener eine allergische *Erkrankung* (wie etwa Heuschnupfen oder Asthma) entwickeln, ist ungewiss, nach vielen Studien aber eher unwahrscheinlich. Wir meinen, dass sich der Aufwand einer breiten Vermeidungsstrategie hier *nicht lohnt*.

Auch Spezialdiäten in der Schwangerschaft zeigen keinen klaren Schutzeffekt für das werdende Kind, sie sollten nur in Ausnahmefällen (etwa wenn ein Geschwisterkind an einer Allergie gegen bestimmte Nahrungsmittel erkrankt ist) angewendet werden.

Darmflora

Der Fötus lebt im Mutterleib in einer keimfreien (sterilen) Umgebung. Erst auf dem Weg durch den Geburtskanal kommt er mit den dort natürlicherweise vorkommenden Keimen in Berührung, die er teilweise verschluckt und die sich in seinem Darm ansiedeln. Schon nach wenigen Tagen beherbergt das Neugeborene Trillionen von verschiedenen Bakterien in seinem Darm. Diese Keime bilden ein relativ stabiles Ökosystem, das unter anderem Vitamin K sowie die Bestandteile der »flüchtigen Winde« herstellt, beispielsweise Methan, Wasserstoff und Ammoniak.

Während diese Bakterien bei »normalen« (vaginalen) Geburten in etwa der mütterlichen Darmflora entsprechen (dies rührt daher, dass die Flora des Geburtskanals ein Spiegelbild der Darmflora ist), erwerben durch Kaiserschnitt geborene Kinder auch andere Arten von Keimen, z. B. solche, die normalerweise auf der Haut vorkommen, wie etwa Staphylokokken.

Die Zusammensetzung der Darmflora im späteren Leben spiegelt aber nicht nur die »frühkindlichen Erfahrungen« wider, sondern hängt auch von den mit der Nahrung aufgenommenen Keimen ab. Denn auch Nahrung ist nicht steril. Insbesondere fermentierte Nahrungsmittel, wie etwa Joghurt oder Sauerkraut, enthalten **probiotische Keime**, also solche Keime, die sich im Dickdarm des Menschen ansiedeln können und dort gesundheitsfördernde Wirkungen entfalten.

Zudem wird die Darmflora entscheidend durch **präbiotische Nahrungsbestandteile** beeinflusst – das sind für den Menschen unverdauliche Nahrungsbestandteile, die im Dickdarm von der Darmflora verwertet werden und sie dadurch erhalten. Präbiotisch wirken vor allem Faserstoffe aus Gemüse und Obst (oft nicht ganz korrekt auch als »Ballaststoffe« bezeichnet, siehe Kap. 4). Dass sie die Darmflora verbessern, ist ein weiteres Argument für Obst und Gemüse als Nahrungsmittel für Kinder.

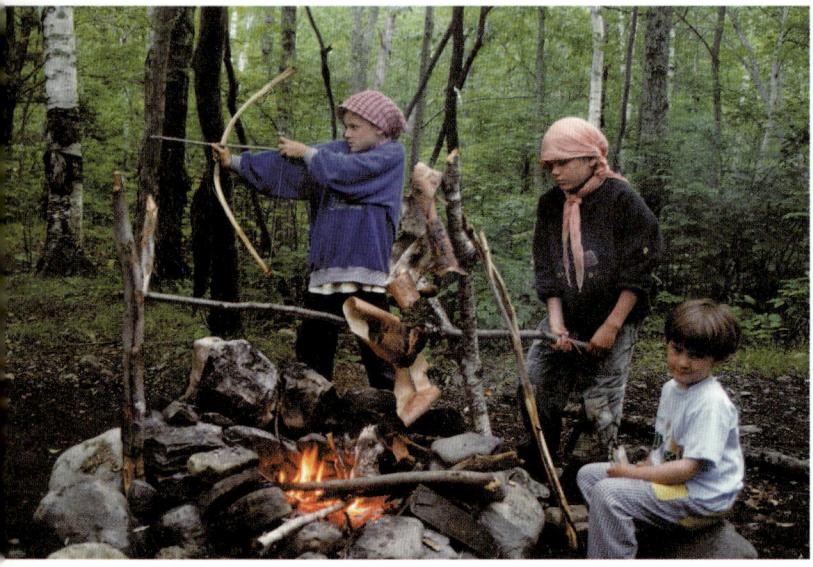

Das ist es, was kleine Helden wollen. Da kommen nicht nur die Muskeln auf ihre Kosten, sondern auch das wilde Innenleben. [RZ]

Die Seele stärken

Zukunftspessimismus liegt uns Autoren nicht, wir sehen Kinder in erster Linie von ihren Möglichkeiten her, von dem Lebensfunken, den sie in sich tragen und oft so hell zum Lodern bringen. Auch sehen wir durchaus die Chancen, die sich Kindern heute bieten: Die Welt steht ihnen heute offener und bietet ihnen Möglichkeiten, um die sie frühere Generationen beneidet hätten.

Und doch sind wir besorgt über die seelische Verfassung, in der viele Kinder sich heute befinden: Depressionen, aggressives Problemverhalten und Anpassungsstörungen bei Schülern haben zugenommen, und auch Verhaltensauffälligkeiten wie etwa die Aufmerksamkeitsstörung mit Hyperaktivität (siehe S. 462) sind auf dem Vormarsch (und das nicht nur, weil Ärzte sie heute bereitwilliger diagnostizieren). Einer besseren Aufklärung zum Trotz nehmen auch Suchtprobleme unter Kindern und Jugendlichen weiter zu – inzwischen beginnen zum Beispiel fast 50 % der Kinder eine oft lebenslange Karriere als Raucher und laden sich damit für den Rest ihres Lebens eine noch immer unterschätzte gesundheitliche Last auf (mehr zur Drogenproblematik siehe S. 133).

Uralte Motive?

Manche Ursachen dieser Probleme kennen wir. Viele Kinder kommen mit ihren emotionalen Bedürfnissen in einer von materiellen Werten bestimmten Umwelt immer schlechter an. Andere sind durch soziale Konflikte oder Familienkrisen belastet: Die Jugendarbeitslosigkeit ist heute so hoch wie seit 40 Jahren nicht, vor allem Hauptschulen haben ihre Integrationskraft eingebüßt und vermitteln immer weniger Zukunftsperspektiven. 30 % der Kinder sind Scheidungskinder, die Zahl der materiell armen Kinder nimmt weiter zu.

Dass viele psychische Probleme ihre Wurzeln in den Widersprüchen unserer heutigen Gesellschaft haben, ist unbestreitbar. Und dass seelische Gesundheit und Widerstandskraft auch eine Frage der Erziehung sind, liegt ebenso auf der Hand (siehe Kap. 3).

Dennoch stoßen wir auch in Sachen psychischer Gesundheit auf »uralte« Motive. Trägt vielleicht auch die Seele unserer Kinder noch die Spuren unserer wilden Tage?

Vieles spricht dafür: Der Mensch verfügt nämlich über erstaunliche Fähigkeiten, nicht nur seinen Körper, sondern auch seine Seele inmitten einer sich ständig wandelnden Umwelt fit zu halten. Er kann seine physiologischen und auch seelischen Bedürfnisse ein Stück weit *selbst regulieren*. Und zu dieser psychischen Selbstregulierung gehören uralte Zutaten.

Bewegung

»Bewegung – schon wieder?«, werden Sie fragen. Zu Recht – wir haben auf S. 32 auf Bewegung als körperlichen Fitnessfaktor abgehoben.

Doch Bewegung kann mehr. Das Leben in der Wildnis verlieh nämlich nicht nur dem Körper Fitness und Beweglichkeit, sondern auch der Seele. Heute wird immer deutlicher, welche stabilisierende Rolle regelmäßige Bewegung auf unsere Psyche hat.

Sportler können dies aus eigener Erfahrung nachvollziehen. Nicht umsonst sprechen sie vom *runner's high* und erzählen uns von dieser wohligen Zufriedenheit nach dem Ende eines Laufs. Dasselbe gilt aber auch für weniger spektakuläre Formen der Bewegung. Wie wir aus eigener Erfahrung wissen, kann selbst ein Spaziergang wie eine Seelenmassage wirken und uns innerlich zu Kräften bringen. Dies gilt auch und vielleicht noch stärker für Kinder. Wenn man beobachtet, wie es sie beim Spiel *treibt*, von einer Höchstleistung zur nächsten, dann sieht es ganz so aus, als ob sie dabei uralte Belohnungen einheimsen.

Dass Bewegung nicht nur unser Gehirn und Nervensystem, sondern auch unser Hormonsystem beeinflusst, ist heute wissenschaftlich gut belegt (siehe Kasten). Die durch Bewegung erreichten Wohlfühleffekte werden mittlerweile sogar therapeutisch genutzt, etwa bei depressiven Verstimmungen. Womit sich ein Sprichwort bestätigt, das ironischerweise aus dem bewegungsgehemmten Amerika kommt: *Move your butt and your mind will follow.* Oder, frei übersetzt: Beweg deinen Hintern – deine Seele wird schon folgen.

Psychische Belohnungen

Körperliche Leistung tritt in unserem Körper eine ganze Lawine von Botenstoffen los, die uns im wahrsten Sinne des Wortes in den Kopf steigen. **Endorphine** zum Beispiel, die der Körper bei Hochleistungen – und auch beim Sex – produziert, docken im Gehirn an bestimmten Schaltzentren an und lösen dort ähnliche Gefühle aus wie ihre chemischen Verwandten Morphium und Heroin: Gefühle der inneren Erfüllung, Wärme und Glück. Aber auch **Serotonin**, das im Gehirn wie ein Schmiermittel für positive Gefühle wirkt (»körpereigenes Antidepressivum«), steigt bei körperlicher Tätigkeit um das Drei- bis Vierfache an. Bewegung ist deshalb nicht nur ein körperlicher Prozess, sondern eine »ganzheitliche Flow-Erfahrung« wie es der amerikanische Psychologe Mihaly Csikszentmihaly ausdrückt. Indem Kinder an ihre körperlichen Grenzen gehen, erfahren sie ihre Eigenkräfte auf lustbetonte Art. Bewegung und körperliche Leistung werden also *psychisch belohnt.*

Und heute? Außer Puste gekommen

»Kinder ohne Körper« überschreibt Petra Thorbrietz einen Abschnitt in ihrem äußerst lesenswerten *Kursbuch gesunde Kinderernährung* und weist darauf hin, dass heute weniger als ein Drittel der deutschen Kinder öfter als einmal die Woche im Freien spielen. Konnten 1995 Berliner Schülerinnen mit elf Jahren durchschnittlich noch 3,10 Meter weit springen, so waren es vier Jahre später nur noch 2,78 Meter. Die Jungs stehen nicht nach: Zehnjährige Jungs, die 1970 im Schnitt bei einem Sechs-Minuten-Sprint noch 1150 Meter weit kamen, schaffen es heute nicht einmal mehr zur 900-Meter-Marke.

Auch der Pädagoge Jan-Uwe Rogge beklagt die »Domestizierung der Bewegung«, die ihm als Schulberater allenorten auffällt, und weist darauf hin, dass äußere und innere Bewegung zusammengehören: Kinder, die sich wenig bewegen, verlieren nicht nur an körperlichem, sondern auch an seelischem Gleichgewicht.

Wie wichtig Bewegung als ganzheitliche Lernerfahrung ist, zeigen auch Studien, nach denen Kinder, die sich wenig bewegen, nicht nur eine schlechtere Feinmotorik und einen unterentwickelten Tastsinn haben, sondern sich auch selbst nicht mehr richtig wahrnehmen können – es ist nicht nur der Körper, der durch mangelnde Belastung unbeweglich wird, sondern auch das Gehirn. Kein Wunder auch, wenn Lehrer berichten, dass die Entwicklung von Lern- und Konzentrationsfähigkeit, aber auch der Aggressionskontrolle von einem ausreichenden körperlichen Auslauf und regelmäßiger körperlicher »Entladung« abhängt. Wer Kindern Belastung und Bewegung vorenthält, nimmt ihrer Seele den Schwung.

Kinder sind nun einmal geborene »Nervenkitzel-Junkies«. Sie müssen die Welt durch Bewegung erforschen, in jede Falte des Lebens hineinschauen.

Binder, F.: **Heißa, hopsa, Kinderspiel.** Christophorus-Verlag, 2003. »Klassische« Kinderspiele für Kinder im Vorschulalter

Geißler, U.: **Das große Ravensburger Natur-Spielebuch. Über 190 Spiele für Kinder.** Ravensburger, 2003. Kindgerechte Spiele ab zwei Jahre

Kinder, die sich bewegen, werden auch seelisch beweglicher. Denn die emotionale Entwicklung des Kindes vollzieht sich zumindest teilweise im Auf und Ab von körperlicher Spannung und Entspannung – wer auf körperlichem Gebiet nur Entspannung kennt, verliert auch seine emotionale Spannkraft. [VB]

Wie den Körpereinsatz der Kleinen fördern?

Auch wenn jede Familie unter dem Straßenpflaster ihr eigenes Stückchen Sand finden muss, an die folgenden Tipps lässt sich vielleicht anknüpfen:

➤ Könnten Sie Ihr Kind nicht an manchen Tagen mit dem Fahrrad zur Schule oder zum Kindergarten bringen? Einen »autofreien Mittwoch« einführen? Oder auch mal einen Urlaub mit dem Fahrrad machen? Der Aktionsradius lässt sich heute durch Kindersitze, Fahrradanhänger oder Fahrradtrailer wunderbar erweitern, und Kinder stellen sich bei solchen Unternehmungen meist als überraschend belastbar heraus. Gerade Fahrradtrailer zum Anstecken an das Erwachsenenrad sind für 3- bis 6-jährige Kinder ideal – da kann das Kind selbst radeln, ohne die Verkehrsregeln beherrschen zu müssen. Und wenn Sie dann noch abends ein Feuer machen, sind Sie auf Wochen der Held wilder, im Kindergarten kursierender Abenteuergeschichten ...

➤ Ein auf ältere Kinder zugeschnittenes »Bewegungsprogramm« ist auf S. 340 zusammengestellt.

➤ Das Bewegungsabenteuer finden Sie aber auch gleich um die Ecke. Viele der alten Kinderspiele, ob »Gummi-Twist« oder »Himmel und Hölle«, sind Bewegungsspiele, und sie werden inzwischen von vielen Ratgebern »wiederentdeckt« (siehe Buchtipps links).

➤ Erfahrungsgemäß taucht beim Thema »Bewegung« immer wieder die Frage auf: »Welche Risiken kann ich meinem Kind zumuten?« Gedanken hierzu siehe Kasten auf Seite 40.

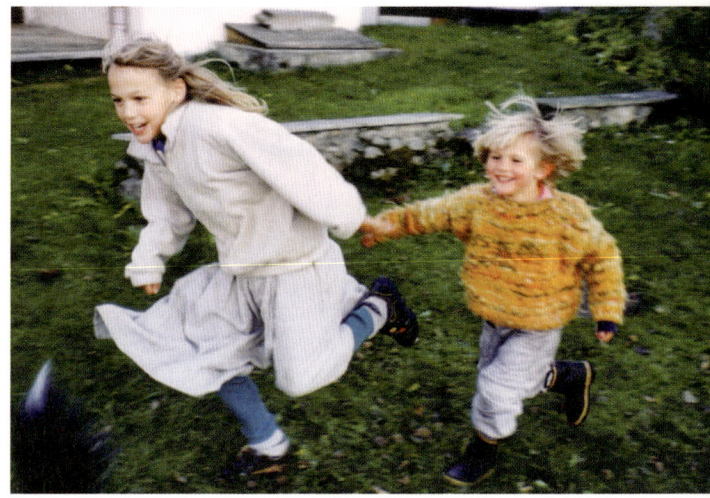

Biorhythmen

Auch ein weiterer seelischer »Stabilisator«, der heute mehr und mehr wiederentdeckt wird, hat uralte Wurzeln: **Biorhythmen.**

Das Leben unserer Vorfahren folgte den durch den Lauf der Erde vorgegebenen Zwängen: Da waren Tag und Nacht, Sommer und Winter, Vollmond und Neumond. Der Tag forderte den Körper anders als die Nacht, und der Winter verlangte nach einem anderen Stoffwechsel als der Sommer.

Auf diese wechselnden Anforderungen waren unsere Vorfahren bestens vorbereitet. Schon die ersten Tierarten auf der Erde hatten nämlich als Antwort auf den endlosen Wechsel von Licht und Dunkel sowie Wärme und Kälte physiologische Rhythmen ausgebildet, um sich in diesem verwirrenden Auf und Ab fit zu halten.

Diese Binnenrhythmen spannen nicht nur die Federn unserer inneren Uhr, sondern sie bedienen gleichzeitig eine komplizierte Schaltzentrale. Durch ein ausgeklügeltes System von Botenstoffen und Hormonen sorgen sie dafür, dass sich der Organismus *schon im Voraus* an die zu erwartenden, durch die Drehung der Erde ausgelösten Umweltänderungen anpassen kann – so wird etwa der Stoffwechsel des Menschen schon in den frühen Morgenstunden automatisch »hochgefahren«, damit er den Tag in guter Form beginnen kann. Kommt die Nacht, so wälzt sich umgekehrt eine Welle von dämpfenden Hormonen durch den Körper und bahnt dem Schlaf den Weg. Wie stark dieses Regulationssystem wirkt, weiß jeder, der es schon einmal bei einem Transatlantikflug durcheinander gebracht hat!

Und heute?
Aus dem Takt gekommen

Wie wir gesehen haben: Die inneren Rhythmen verhelfen dem Menschen zu einer besseren Anpassung an seine Umwelt – als Teil der Selbstregulation des Körpers und der Psyche fördern sie letzten Endes die Gesundheit.

Viele Kinder nehmen heute die Änderungen des Tages- und Jahresrhythmus nur noch am Rande wahr. Wer nicht im Freien spielt, ist von der Lichteinstrahlung abgekoppelt und damit nicht nur von einem wichtigen Zeitgeber unserer Biorhythmen, sondern, wie sich bei der Erforschung der **Frühjahrsdepressionen** gezeigt hat, auch von einem potentiellen seelischen Aufputschmittel. Frühjahrsdepressionen werden nämlich heute durch eine *Lichttherapie* behandelt – und das heilende (und nicht gerade billige) Licht, dem sich die Patienten dabei unter funkelnden Leuchtröhren aussetzen, ist nichts anderes als künstlich erzeugtes Sonnenlicht.

Offensichtlich hängen also unsere Leistungsfähigkeit und unser Wohlbefinden zumindest teilweise an der Sonneneinstrahlung.

Die biologischen Rhythmen sind heute aber nicht nur durch Lichtmangel abgedämpft, sondern werden zudem ständig verschoben –

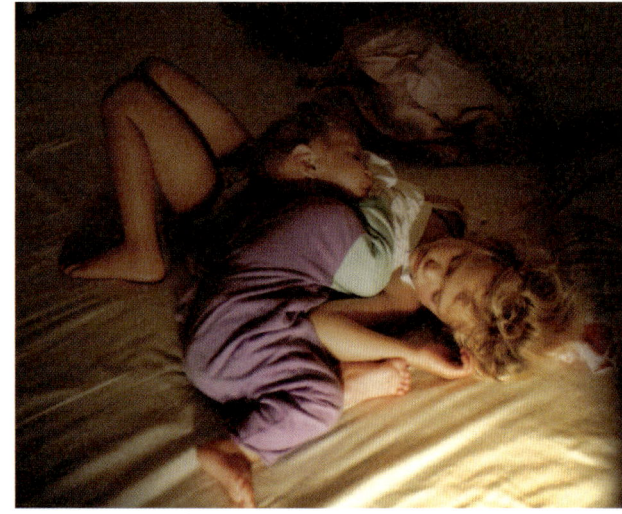

Grundbedürfnis: der inneren Uhr zu folgen. [RP]

Umgang mit Risiken erlernen

Erziehern und Erzieherinnen fällt auf, dass viele kleine Kinder ihr körperliches Entwicklungspotential nicht ausschöpfen – sie bleiben schlichtweg *ungeschickt*. Da können Dreijährige nicht auf einen Wickeltisch hochklettern, geschweige denn mal unterm Bett durchkrabbeln.

Der Grund liegt keineswegs an einer unzureichenden Förderung – allerorten boomen Baby-Schwimmkurse, und die Sporthallen sind von Kleinkind-Turnern ausgebucht. Ein wichtiger Grund der Ungeschicklichkeit ist vielmehr, dass vor allem Kleinkinder ihre körperlichen Grenzen *im regulären Alltag* nicht mehr erfahren können – zum einen, weil ihr Nahbereich oft eher erwachsenenfreundlich als kindgerecht ausgestaltet ist (»Nein, du darfst nicht auf das CD-Regal klettern«), zum anderen aber, weil viele Eltern ihre Kinder keine *Risiken* eingehen lassen.

Kinder entwickeln ihre Kräfte durch Versuch und Irrtum, und Irrtum bedeutet nun eben das eine oder andere »Aua«, im ungünstigen Falle auch Verletzung. Kein Wunder also, dass die improvisierten Kunststücke der Kleinkinder Eltern (und vor allem Großeltern) den Schweiß auf die Stirn treiben und ein Kind nur allzu rasch von der Treppe oder einem Klettergerüst gepflückt wird. Das Muster setzt sich dann im Schulalter fort: Viele Kinder werden bis zur Schultür gefahren, weil Eltern die mit einer Fahrradfahrt verbundenen Risiken fürchten.

Nicht aus Liebe behindern

Wir meinen: Damit Kinder nicht »aus Liebe behindert« werden, müssen nicht nur Kinder, sondern auch Eltern den Umgang mit Risiken erlernen. Die Befürchtung, das Kind könne sich verletzen, sollte nicht die einzige Richtschnur für elterliche Eingriffe sein. Risiken lassen sich abfedern.

Als Regel kann dabei gelten: *Kleine* Risiken sollten zugelassen (z. B. Sturz vom Stuhl) oder abmildert werden (z. B. durch einen unter den Tisch gelegten Teppich) – ein »Aua« ist rasch vergessen, das Erfolgserlebnis jedoch spornt noch lange an.

Auf Gefahren aufmerksam machen ist besser, als jede Gefahr aus dem Weg räumen. Gutes Schuhwerk oder eine Lederhose können beim Draußenspielen mancher kleinen Verletzung vorbeugen. Die eigene Präsenz, etwa auf dem Spielplatz, federt ebenfalls Risiken ab, etwa durch die vielerorts unvermeidlichen Rowdy-Jungs.

Große Risiken sollten natürlich gemieden werden (z. B. wenn ein Kleinkind partout auf einer vereisten Mauer laufen will) oder entsprechende Techniken zur Verminderung des Risikos vermittelt werden, z. B. durch altersgerechte Verkehrserziehung, sichere Fahrradausrüstung, gemeinsames Einüben von Sicherheitsverhalten. Auch der Schulweg sollte eingeübt und z. B. mit anderen Eltern besprochen werden, wie Kinder in Wohnortgruppen den Schulweg zu Fuß oder mit dem Fahrrad sicher meistern können.

und das nicht nur von Teenagern, die die Nacht zum Tag machen und dann tagsüber entsprechend »durchhängen« (oft mit ernsten Konsequenzen wie Schulversagen oder auch Unfällen). »Montags kann man sie vergessen« hört man von vielen Pädagogen, die registrieren, dass Eltern mit ihren Kindern das Wochenende »voll ausnutzen« und dabei das Schlafbedürfnis ihrer Kinder vernachlässigen.

Wie stark Schlafmangel das Verhalten tagsüber beeinflusst, zeigt sich bei Kindern mit krankhaften Formen von Schlafstörungen, wie etwa der Schlafapnoe (siehe S. 439). Auch gibt es ernst zu nehmende Forschungsergebnisse, nach denen Aufmerksamkeitsstörungen (etwa das ADHS, siehe S. 462) durch Schlafmangel verstärkt oder sogar ausgelöst werden können.

Fazit: Rhythmen wiederfinden

Der Weg zu einem mit unseren biologischen Rhythmen abgestimmten Leben kommt – je nach Alter Ihres Kindes – an verschiedenen Stationen vorbei, aber *eine* Station darf nicht ausgelassen werden: ausreichender Schlaf. Pochen Sie immer aufs Neue auf das richtige Maß und lassen Sie dabei im Kampf gegen das TV-Abendprogramm und die sich rasch über Mitternacht ausdehnenden Treffen der Clique nicht locker. Eine Richtschnur für das Schlafbedürfnis Ihres Kindes gibt die Tabelle auf S. 61.

So standhaft sie sich manchmal dem Schlafrhythmus verweigern – auf die Rhythmen der Jahreszeiten lassen sich *alle* kleinen Kinder liebend gerne ein, wir müssen ihnen nur ein bisschen Anreiz geben, vom Sonnwendfeuer im Juni bis zum Laternenlaufen im Winter. Buchtipps, mit denen sich der Jahreslauf spielerisch oder rituell erleben lässt, finden Sie unten.

Umgang mit Stress

So wie regelmäßige Bewegung und »frei fließende« Biorhythmen seelisch stabilisierend wirken können, so kann unser Umgang mit Stress unsere Seele im Gleichgewicht halten – oder aber sie aus der Balance bringen. Außergewöhnliche körperliche oder psychische Belastungen sind seit Urzeiten Teil des menschlichen Lebens. Da war der plötzliche Angriff eines wilden Tiers, der nur durch den sofortigen Einsatz aller Sinnes- und Kraftreserven abzuwehren war. Oder ein Buschfeuer. Oder die Angst vor dem strafenden Donnerkeil der Götter. Kein Wunder, dass dem Menschen, wie allen anderen Säugetieren auch, der kompetente Umgang mit solchen Situationen, die wir heute als **Stress** bezeichnen, im wahrsten Sinne des Wortes »im Blut liegt«: Stresssituationen setzen innerhalb von Millisekunden im Körper **Transmitter** (= *Überträgerstoffe, Signalmoleküle*) wie etwa Acetylcholin frei und setzen die Nerven unter Strom. Der Blutfluss wird jetzt in die wichtigsten Organe und Muskeln umgelenkt, und Hormone wie Adrenalin und Kortisol (das körpereigene Kortison, siehe S. 281) werden ausgeschüttet, um rasch ein Maximum an Energie verfügbar zu machen.

Diese sog. **Stressantwort** ist eine natürliche und notwendige Reaktion des Körpers, und sie hat den Menschen seit Jahrtausenden begleitet und sein Überleben ermöglicht. Und nicht nur das: Heute wissen wir, dass solche *punktuellen* Stressreaktionen die Gesundheit auch langfristig fördern. Wer sich ihnen aussetzt, schläft besser, ist emotional ausgeglichener und bleibt – das wissen wir aus der Altersforschung – vitaler. Man spricht deshalb auch von *positivem Stress* oder **Eustress**.

Voraussetzung von positivem Stress ist allerdings, dass es sich wirklich um *vorübergehende* Belastungsspitzen handelt, nach denen das Hormonsystem wieder heruntergefahren wird und zur Ruhe kommen kann. Auf den Energieaufbau muss eine Entladung folgen.

Und heute?
Aus dem Eustress wird Dauerstress

Heute jedoch haben wir Erwachsenen und immer mehr Kinder es mit *ständig präsenten* Stresssituationen zu tun. *Dauerstress* (auch *negativer Stress* oder **Dysstress** genannt) ist also das Phänomen unserer Tage.

Minte-König, B.: **Komm mit, wir entdecken die Jahreszeiten.** Thienemann, 2003. Bilderbuch mit Anregungen zum Erleben des Jahreslaufs. Ab vier Jahren

König, H.: **Das große Jahresbuch für Kinder. Feste feiern und Bräuche neu entdecken.** Kösel, 2001

Die Haut ist ein unterschätztes Organ. Sonnenlicht lässt die Haut nicht nur das knochenstärkende Vitamin D produzieren, sondern auch Botenstoffe, die unsere Biorhythmen und unser Wohlbefinden beeinflussen. [RP]

Hier wird die durch die Stresssituation losgetretene Hormonkaskade nicht durch eine Energieentladung abgebaut. Unser inneres System ist beständig in Alarmbereitschaft, was wir etwa daran merken, dass wir reizbar sind und unsere »Explosionsschwelle« absinkt. Der Körper schüttet nun laufend große Mengen von Hormonen aus, die eigentlich für den Notfall gedacht sind, wie etwa das Kortisol. Die Folge: Unsere Energiereserven werden aufgezehrt, und das nun beständig in Alarmbereitschaft stehende Immunsystem arbeitet ziellos und fehlerhaft, so dass z. B. Infektionen häufiger vorkommen. Und das »Wohlfühlzentrum« in unserem Gehirn mag das Kortisol schon gar nicht: Wir werden lustlos, emotional flach, nach längerer Zeit sogar depressiv.

Dauerstress ist bei Kindern nicht ganz einfach zu erkennen:
▶ Manche Kinder ziehen sich eher zurück, werden passiv und teilnahmslos. Der innere Antrieb zu spielen, die Welt zu entdecken und auf andere Kinder zuzugehen, erlahmt. Stattdessen wird nach äußeren Stimulatoren verlangt, nach Computerspiel und Fernsehen, nach Süßem, nach ständiger Beschäftigung durch uns Erwachsene.
▶ Andere Kinder dagegen fallen durch »ungeordnete Energie«, durch Nervosität und Aggressionen auf.

Wo haben Kinder Dauerstress?

Angststress: Immerhin 160 000 minderjährige Kinder sind in Deutschland pro Jahr von der Scheidung ihrer Eltern (mitsamt ihrer konflikthaften Vorbeben) betroffen. Solche Trennungssituationen bleiben vor allem dann angstbesetzt, wenn Beziehungsarrangements unklar und damit unvorhersehbar bleiben. Auch die Arbeitslosigkeit eines Elternteils und die damit verbundene familiäre Unsicherheit kann selbst kleine Kinder erheblich beeinträchtigen. Bei größeren Kindern führen Schikanen von Mitschülern, z. B. in der Pause oder auf dem Schulweg (Mobbing), zu oft nachhaltigem Angststress.

Leistungsstress: Während manche Kinder die Schule »mit links« packen, leiden viele Kinder unter den häufig nicht kind- und altersgerechten Leistungsanforderungen der Schule, einer stressigen Lernatmosphäre mit hohen Lärmpegeln und großen Klassen sowie einem nicht unerheblichen Förderungs-

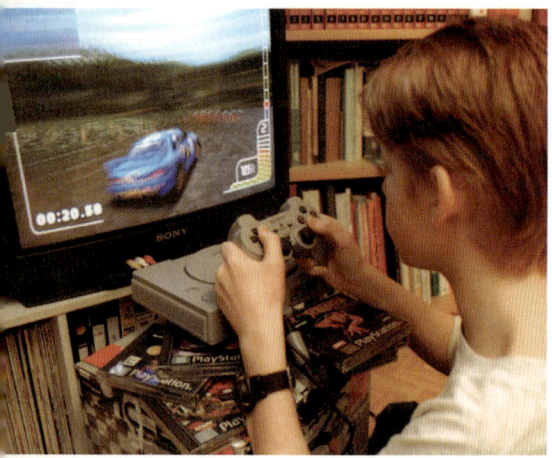

Was der ehemalige Bundespräsident Johannes Rau Eltern fürs Fernsehen empfiehlt, nämlich frühzeitig die Technik zu beherrschen, mit der ein Fernsehgerät auch ausgeschaltet werden kann, gilt auch für andere Medien. Denn sonst wird die Kinderwelt rasch einseitig von Action ohne Ende, Crash und Gewalt dominiert. [KP]

und Prüfungsstress, der oft von maßlosen elterlichen Erwartungen weiter gesteigert wird (»Mein Kind muss ins Gymnasium«). Und auch beim Freizeitstress spielt elterlicher Ehrgeiz eine nicht zu unterschätzende Rolle.

Medienstress: 3- bis 13-jährige deutsche Kinder sitzen im Durchschnitt 100 Minuten pro Tag vor dem Fernseher und spätestens mit zehn Jahren etwa noch einmal so viel Zeit vor dem Computer. Besonders beunruhigt dabei die große Fraktion der Vielkonsumierer: So verbringen 42 % der 13-Jährigen über vier Stunden am Tag mit Computer- und Videospielen. Dass hierunter die körperliche Bewegung, soziale Kompetenz und Kreativität leiden, steht außer Frage. Zudem setzt unbedachter und unkontrollierter Medienkonsum Kinder einer Erfahrung aus, die sie oft überfordert – Gewalt. Es besteht heute wissenschaftlich kein Zweifel daran, dass die Erfahrung von Gewalt im Fernsehen und Videospielen bei vielen Kindern zu aggressivem Verhalten, Ängsten und Verhaltensauffälligkeiten beiträgt – auch wenn ein stabiles soziales Umfeld diese Folgen abmildern kann.

»Sinnstress«: Auch wenn Eltern ihre Kinder heute sicher nicht weniger lieben als früher, hat die für den unbelasteten emotionalen Austausch zur Verfügung stehende Zeit abgenommen – nach einer neueren Statistik etwa beschränken sich Gespräche zwischen Müttern und ihren 12- bis 16-jährigen Kindern auf durchschnittlich 16 Minuten am Tag (bei Vätern sind es satte vier Minuten!). Häufig kommen dann Ersatzstrategien zum Einsatz, Kinder werden von Grenzen, Regeln und Aufgaben scheinbar »entlastet« und dadurch einer oft erheblichen Beliebigkeitserfahrung und emotionalen Fehlversorgung ausgesetzt. Dazu kommt eine äußerst belastende Rollenunsicherheit. Waren Kinder früherer Generationen automatisch in bestimmte Rollen, Aufgaben und Kleingruppen eingebunden, finden es heute immer mehr Kinder schwierig »dazuzugehören« – und der Kampf ums »Dazugehören« ist für viele zu *dem* Stress im Leben geworden.

Stressfolgen

Dauerstress ist wie saurer Regen, der alles anfrisst und das Leben porös und anfällig macht. Untersuchung zeigen, dass Stress selbst vertraute Beziehungen unter einen erheblichen Druck setzt und vor allem auch die Eltern-Kind- bzw. Kind-Eltern-Beziehung belasten kann. Kinder und Jugendliche, die das Elternhaus als Stress erleben, rauchen häufiger, trinken mehr Alkohol und nehmen eher Drogen – ein vermindertes Selbstvertrauen und abnehmende Fähigkeiten zur Stressbewältigung finden in einem Teufelskreis zusammen (mehr dazu siehe S. 133).

Wie Sie vermeiden können, dass sich Dauerstress im Leben Ihres Kindes festfrisst – dies ist eng verwoben mit der täglichen Erziehung und Förderung unserer Kinder und damit ein zentrales Thema in Kapitel 3. Dort geben wir auch ausführliche Tipps zum Abbau von Medienstress (siehe S. 69).

Zum Schluss

Wir haben dieses Kapitel geschrieben, weil uns ein Paradox der modernen Medizin Unbehagen bereitet: Trotz immer besserer Möglichkeiten, Erkrankungen zu bekämpfen, sind unsere Kinder schutzlos gegenüber den immer weiter um sich greifenden »Zivilisationskrankheiten«. Die Standardantworten der Medizin, Pillen und Technik, greifen zu kurz. Wir sind der Meinung: Der Blick auf das »natürliche Design« unserer Kinder, den wir mit diesem Kapitel anregen, kann die Gesundheit für Kinder auf nachhaltigere Beine stellen.

Sie werden vielleicht einwenden: Haben die drei Autoren es nicht ein bisschen weit getrieben mit ihrem Aufruf zur Wiederentdeckung der Wildheit?

Kein Trendthema

Nein, denn zum einen ist die Sicht der Evolutionsmedizin auf die Entwicklung und die Gesundheit von Kindern verblüffend plausibel. Eine Menge an wissenschaftlichen Daten stützt dieses Konzept – gerade bei Kindern. Die **Evolutionsmedizin** ist eben kein Trendthema wie Trennkost, Eigenurin oder Apfelessig, deren Verfechter sich auch auf vorindustrielle Lebensbedingungen berufen, aber wissenschaftlich auf dünnem Eis stehen. Deswegen glauben wir, dass das Thema »Born to be wild« noch von vielen entdeckt werden wird und uns alle auf Jahre hinaus beschäftigen wird.

Krankheiten verstehen

Was uns aber zudem begeistert, ist, dass die Evolutionsmedizin auch das Verständnis von Krankheiten wie der Allergien oder des Übergewichts revolutioniert hat: Diese Krankheiten sind eben keine »Störung« oder »Entgleisung« unseres Körpers, sondern die Folge einer mangelnden »Passung« von Umwelt und Organismus. Wer diese Krankheiten beeinflussen will, muss seinen Blick über das Kind hinaus auch auf sein Lebensumfeld und unsere Lebensweise als Erwachsene richten.

Und hier sehen wir die große Chance, die wir in Händen halten: Wenn wir aufhören, unseren Kindern die Natur nur als Event, Ferienumgebung oder Badesee-Kulisse zu vermitteln, sondern als etwas Elementares, das unsere »wild geborenen« Kinder so dringend wie die Familie brauchen, dann tun wir uns mit vielem leichter: Wir werden sie mit Auslauf versorgen wollen, wir werden uns leichter tun, fragwürdige Ersatzbefriedigungen wie Fernsehen und Computer einzugrenzen, und auch nicht vor jedem 500-Gramm-Schokoladenpaket der Großmutter kapitulieren. Stattdessen rücken die »alten« Freunde der Kinder, die Sandkiste, das Dreckeln mit den Gleichaltrigen, die Bewegung, die Tiere, der Lauf der Jahreszeiten (auch der kalten) in Spitzenposition.

==Jedes Kind ist einzigartig, und jedes Kind ist anders, aber *jedes* trägt im Film seines Lebens den Untertitel »Born to be wild«. Und sich darauf zu besinnen, halten wir für einen tragfähigen und topaktuellen Rat.==

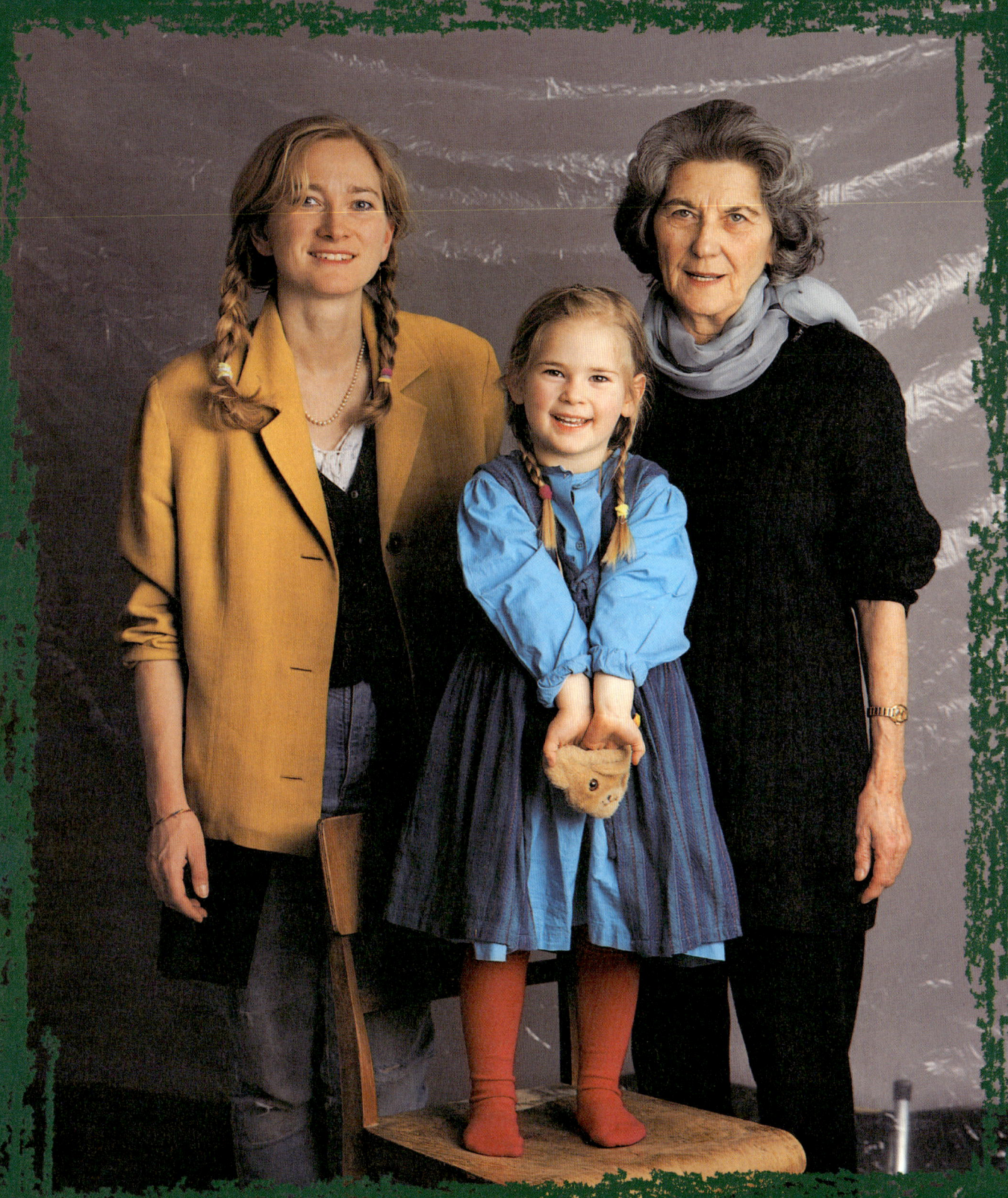

3 Schritte ins Leben – die Entwicklung des Kindes

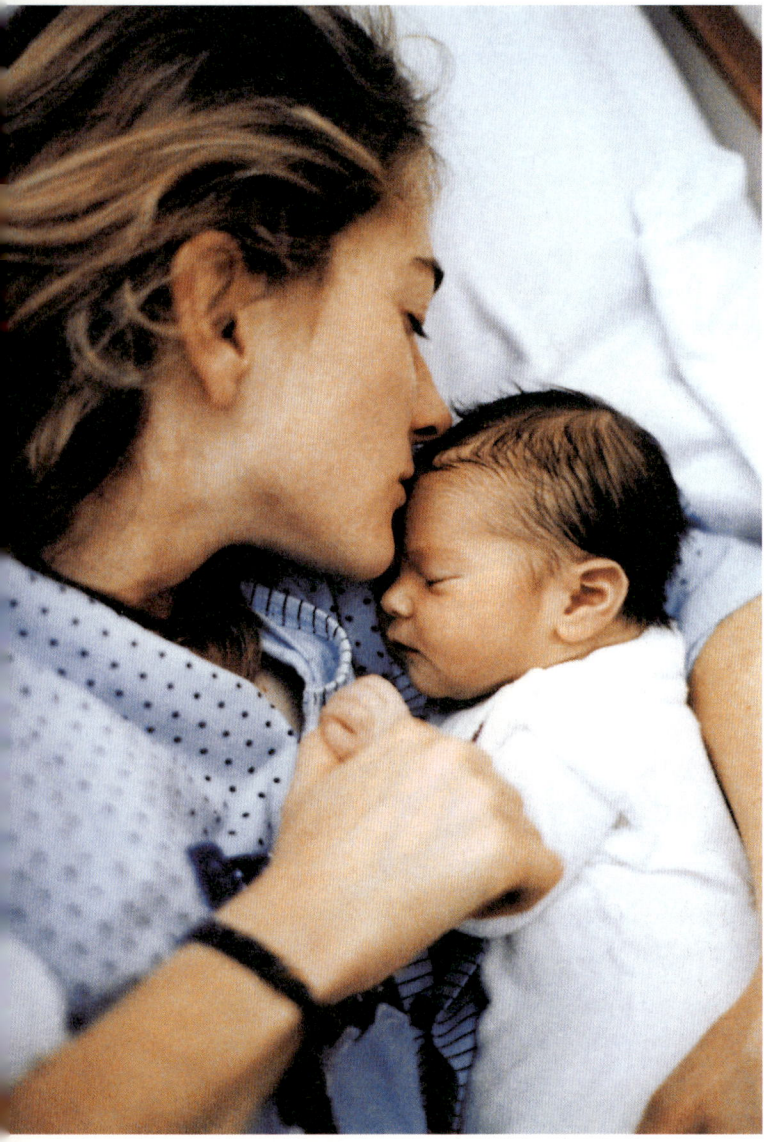

Die Beziehung zu den Eltern: Für das Kind die erste Liebesbeziehung, und aus diesen Fäden vom Anfang des Lebens strickt es ein Gewebe für die Zukunft, das es entweder warm umfasst oder aber nur notdürftig kleidet.
Und doch sind Eltern nicht alles: Was da in ihrem Arm liegt, ist nur scheinbar ein unbeschriebenes Blatt, sein ganz eigenes Entwicklungsprogramm liegt schon seit Monaten fest. Dies erklärt, warum Geschwisterkinder von ihrer Persönlichkeit her fast so unterschiedlich sind wie Kinder, die in völlig verschiedenen Haushalten aufwachsen!
[AM]

Was ist Entwicklung?

Entwicklung spielt sich auf vielen Ebenen ab, die alle ineinander greifen. Am leichtesten zu sehen ist das **Körperwachstum**. Mehr im Verborgenen läuft die **Entwicklung der einzelnen Organe** ab (von den Zähnchen über die Knochen bis zur Leber).
Im Zuge der körperlichen Reifung erlangt das Kind neue Fertigkeiten: Da ändern sich in raschen Schritten die Bewegungsmuster des Kindes **(motorische Entwicklung)**. Was Eltern aber ganz besonders elektrisiert, ist die Reifung seines Denkens **(kognitive Entwicklung)**, seiner Seele **(psychische Entwicklung)** und seiner Beziehungen zu anderen Menschen **(soziale Entwicklung)**.

Entwicklung ist also ein ungeheuer vielschichtiger Vorgang – kein Wunder, dass sie alles andere als geradlinig verläuft. Da werden Entwicklungsschritte nicht einfach abgehakt, sondern Wege sondiert, eingeschlagen und dann auch wieder verlassen. Ja, manchmal scheint es so, als laufe ein Kind wochenlang in einem Zimmer gegen die Wände, nur um dann plötzlich doch eine Tür zu finden.
Und mit einem fast hörbaren Aufatmen tritt es in einen neuen Raum ein, lässt sich von den darin gefundenen Schätzen inspirieren, und nach diesem intuitiven Muster geht es durch das Haus seiner Möglichkeiten, Schritt für Schritt, Zimmer für Zimmer.

Die Zutaten zur Entwicklung

Woher nimmt so ein kleines Kind die Zutaten zu dieser *Persönlichkeit*, zu der es da vor unseren Augen wird?
Nachdem sich die Wissenschaft lange in dem Streit verzettelt hat, welche Rolle die Umwelt und welche die Gene spielen, entdeckt sie heute das »kompetente Kind«, das seine Fähigkeiten in einem spannenden Wechselspiel von Anlage und Umwelteinflüssen herausbildet. Zu diesen Fähigkeiten gehören:

Selbstkompetenz. Schon das auf den Bauch der Mutter gelegte Neugeborene findet in neun von zehn Fällen ohne jede äußere Hilfe innerhalb von 60 Minuten nach der Geburt die mütterliche Brustwarze, um sich dort zu bedienen. In den folgenden Wochen erweitert es aktiv sein Wissen über die Welt und lernt rasch, diese zu seinem Vorteil zu verändern. So gelingt es schon drei Monate alten Babys, ein an die Wand projiziertes Dia über einen in ihren Schnuller eingebauten Druckwandler scharf zu stellen. Der Säugling, den wir so lange als blinden Passagier angesehen haben, ist also durchaus immer einmal wieder auf der Kommandobrücke zu sehen!

Anpassungsfähigkeit. Gleichzeitig sind Kinder enorm *anpassungsfähig* – chinesische Kinder lernen gebackene Schlangengerichte schätzen, deutsche Kinder lieben Fruchtzwerge (würden aber auch Schlangengerichte gut finden, wenn sie frühzeitig von chinesischen Eltern adoptiert worden wären). Anpassungsfähigkeit ist ein Gebot des Überlebens für eine Art, die »physiologisch frühgeboren« in eine alles andere als einfache Welt eintritt – kein Tier bleibt so lange von der Hilfe seiner Umwelt und der mit ihm lebenden Gemeinschaft abhängig wie der Mensch. Kein Wunder, dass das Kind deshalb über ein enorm flexibles (und oft unterschätztes) Verhaltensrepertoire verfügt!

Sozialkompetenz. Dass ein Säugling mit seinem Geschrei die ganze Nachbarschaft aufmischen kann, ist bekannt. Die »Sozialwirkung« von Kindern geht aber über das Einfordern von Zuwendung hinaus – Kinder verändern ihre Eltern! Psychologen beschreiben, wie sich die Persönlichkeit der Mutter (auch des Vaters!) mit der Schwangerschaft, ganz verstärkt aber nach der Geburt »neu organisiert« (hierbei spielen auch hormonelle Veränderungen eine Rolle, siehe S. 54).

Festgelegt und flexibel zugleich

Die immense Anpassungsfähigkeit von kleinen Kindern zeigt sich im Wachstum ihres Gehirns. Bei der Geburt sind zwar fast alle Gehirnzellen für das spätere Leben bereits vorhanden – nicht umsonst hat das Kind im Mutterleib bis zu 250 000 Nervenzellen pro Minute gebildet! Viele der Nervenzellen sind bereits »fest verkabelt« und folgen dabei einem universellen, d.h. von Mensch zu Mensch identischen Schaltplan. Ein Teil der Verbindungen zwischen den Gehirnzellen ist jedoch nur *provisorisch* angelegt. Nur wenn die Verbindungen *benutzt* werden, werden die Gehirnzellen *dauerhaft* verkabelt. Die Gehirnentwicklung spiegelt also auch die Erfahrungswelt des Kindes wider.

Dass das Gehirn teils formbar, teils »fest eingerichtet« ist, zeigt auch das Beispiel der Sprachentwicklung: Neugeborene können jede der vielen tausend menschlichen Sprachen erlernen – ein Umzug in die entsprechende Sprachumwelt genügt. Dass sie dabei aber keineswegs wie »leere Blätter« beschrieben werden, sondern auf universelle, jedem Kind *angeborene Lernprogramme* zurückgreifen, zeigt die Tatsache, dass sie künstliche Sprachen (wie etwa das Morsealphabet) nicht intuitiv erlernen können.

Kinder haben also bereits viele Programme auf ihrer »Festplatte« – um sie zu starten bedarf es allerdings der adäquaten und zeitgerechten Förderung durch die Umwelt. Und das erklärt auch, weshalb nicht jede Art von Erziehung erfolgreich ist – Erziehung muss immer auch zu den kindlichen »Programmen« passen.

Das Geheimnis glücklicher Kinder

Selbstkompetenz, Anpassungsfähigkeit, Sozialwirkung, angeborene Programme – kann bei einer solch phänomenalen Ausstattung überhaupt noch etwas schiefgehen? Offensichtlich: Ja! Ein Blick in Kindergarten, Schule oder Familien zeigt, dass Kinder nicht in einem »broken home« aufwachsen müssen, um *unglücklich* zu sein. Das Gespräch mit Eltern zeigt auch, dass selbst die besten Absichten keine glücklichen Kinder garantieren – auch wer keine extremen Erziehungsansichten hat und sich redlich bemüht, kann extrem unglückliche Kinder haben!
Wir Autoren sind Ärzte, und wir wollen uns nicht zu Experten in Erziehungsfragen aufschwingen. Zudem werden Erziehungsratschläge von Eltern leicht als Einmischung verstanden. Dennoch beziehen wir in diesem Buch auch Stellung zu *Erziehungsfragen* – und das hat seinen Grund: Zufriedenheit und Gesundheit unserer Kinder haben immens viel mit Erziehung zu tun. Nur zufriedene, starke Kinder können »gesunde« Entscheidungen treffen. Nicht nur unsere Erfahrungen in der medizinischen Praxis, sondern auch die mit unseren zusammengenommen zwölf Kindern bestätigen uns darin: Entwicklung, Gesundheit und Erziehung greifen ineinander.

Unsere Empfehlungen basieren dabei auf der Annahme, dass Erziehung, will sie erfolgreich sein, auf einem Verständnis der biologischen und seelischen Entwicklung des Kindes aufbauen muss. Mit einfacheren Worten gesagt, sie muss das Kind dort abholen, wo es in seiner Entwicklung steht. Wir nennen das **entwicklungsgerechte Erziehung.**

Die Richtung weisen

Ein gängiges Urteil ist, Kinder bräuchten nur genug Liebe, um den besten Start zu haben. Aus dem Verständnis der kindlichen Entwicklung heraus ist aber noch Weiteres zu betonen: Auch Liebe braucht einen *entwicklungsgerechten Rahmen*. Denn das Problem vieler Kinder ist nicht die mangelnde Liebe, sondern dass ihnen die Liebe, die sie erfahren, keine Orientierung vermittelt, keine Anknüpfungspunkte für ihre Entwicklung. Liebe muss immer auch die Steigbügel halten für Entwicklung. Sie muss Nahrung liefern für die nächste Etappe. Sie muss unseren Kindern einen Weg zeigen auf der unübersichtlichen Landkarte ihrer Möglichkeiten. »Wenn die Kinder klein sind, gib ihnen Wurzeln, wenn sie groß sind, gib ihnen Flügel.« Wurzeln und Flügel – so unterschiedlich wie in diesem chinesischen Sprichwort kann Liebe sein.

Was ist entwicklungsgerechte Erziehung?

Unter entwicklungsgerechter Erziehung verstehen wir einen Erziehungsstil, der sich an den kindlichen Bedürfnissen orientiert und dabei gleichzeitig das *individuelle Entwicklungsstadium* des Kindes berücksichtigt.
Dass sich die Erziehung an den Bedürfnissen des Kindes orientieren soll, ist nichts Neues. Diese Grundbedürfnisse des Kindes werden oft sogar in langen Listen aufgeführt (etwa »Die sieben Grundbedürfnisse von Kindern«) oder gar der Bedeutung nach geordnet. Obwohl diese Listen alles enthalten, was man sich für ein Kind wünschen kann, können sie doch nicht befriedigen.

Keine starren Bedürfnisse

Denn *die* Bedürfnisse des Kindes gibt es nicht! Die kindlichen Bedürfnisse sind nicht starr, sie ändern sich vielmehr auf jeder Entwicklungsstufe. Was für einen Zweijährigen genau passt, ist für ein Kindergartenkind möglicherweise schon ein alter Hut oder sogar ein Hemmschuh.
So hat das Kind zwar schon von Geburt an ein **Bedürfnis nach Selbstständigkeit**. Richtig mächtig wird dieses Bedürfnis aber erst, wenn sein bis zum Laufenlernen überwiegendes **Bedürfnis nach Geborgenheit und sicherer Bindung** befriedigt ist.
Für das Kleinkind wandeln sich dann – entwicklungsbedingt – abermals die Prioritäten: Auch wenn es weiterhin emotional umsorgt sein will, will es jetzt verstärkt sein Bedürfnis nach Selbstständigkeit und vor allem sein **Bedürfnis nach sozialer Beziehung** befriedigt bekommen. Es will jetzt nicht nur als »Liebesobjekt«, sondern als »geselliges Subjekt« eine Rolle spielen. Damit dieser Entwicklungsschritt gelingen kann, braucht das Kleinkind mehr als »nur« emotionale Zuwendung – es braucht jetzt auch die verlässliche *Erfahrung von Grenzen* und die Zuteilung einer *befriedigenden Rolle* in der Familie.

Wandlungsfähigkeit ist gefragt

Was wir häufig beobachten, ist, dass Eltern die Wandlung der kindlichen Bedürfnisse – bei bester Absicht! – nicht wahrnehmen. Die Kinder bekommen dann *frühere* Bedürfnisse befriedigt, aber nicht ihre *aktuell entwicklungsbestimmenden* Bedürfnisse. Dadurch können sie aber ihr Ich nur schwer entfalten und versteifen sich immer stärker auf Ersatzbedürfnisse – eine für das Kind und seine Umwelt höchst unbefriedigende Lösung (siehe dazu das Beispiel auf S. 46).
Wir wollen Ihnen deshalb Mut machen zu einer Erziehung, die sich immer neu auf den Entwicklungsstand – und die sich wandelnde Persönlichkeit – des Kindes einstellt. Dazu haben wir auf den folgenden Seiten einige Anregungen zusammengetragen.

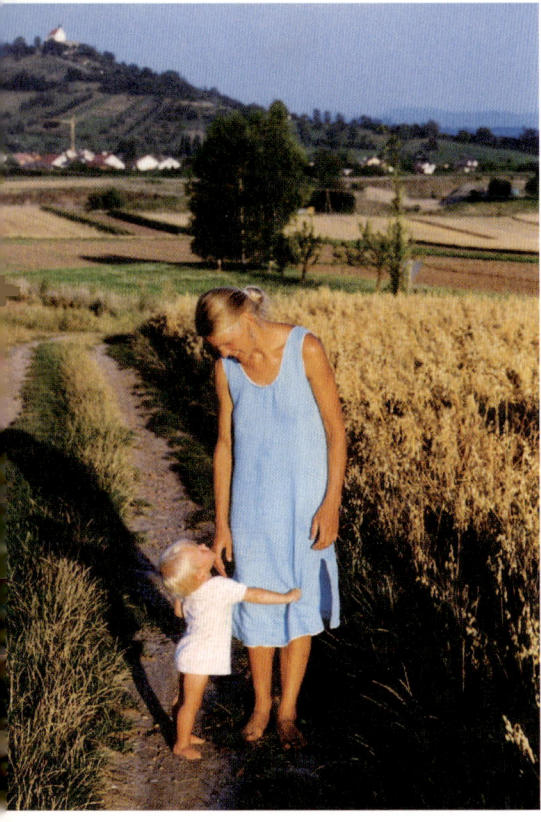

Was tun, damit unsere Kinder glücklich werden? Liebe ist sicherlich die Basis, aber sie muss auch Halt geben und das Kind »weitertragen«. Und das kann sie nur, wenn wir als Eltern selber unser Glück in die Hand nehmen. Kinder fordern auch uns Erwachsene zur Entwicklung heraus! [RP]

Ein Beispiel: der »kleine Tyrann«

Vielleicht kennen Sie solche Kinder aus eigener Erfahrung: Kinder, die noch im Vorschulalter nur sich selber sehen und ihre Umwelt mit ihrer Herrschsucht drangsalieren. Kinder, die ihren Kopf ohne Rücksicht auf Verluste durchsetzen, sich nichts sagen lassen, nicht verlieren können und von ihren Eltern nichts annehmen als das täglich zubereitete Lieblingsessen, einen beständigen Nachschub von Spielgerät und die Freistellung von allen Pflichten des Alltags.

Frustration ertragen will gelernt sein

Was vor allem auffällt, ist, dass die »kleinen Tyrannen« nicht wie viele anderen »auffälligen« Kinder vernachlässigt, abgeschoben, zu streng erzogen oder sonst irgendwie zu kurz gekommen wären. Im Gegenteil. Wie Dr. Jirina Prekop feststellt, die den Begriff in ihrem sehr lesenswerten Buch geprägt hat, haben die »kleinen Tyrannen« eigentlich alles an Liebe und Zuwendung erhalten, was Kinder sich wünschen können.
Was fehlt, so Prekops Befund, ist die *Orientierung in der Gemeinschaft*. Weil diesen Kindern als Kleinkindern keine Schranken gesetzt wurden, blieb ihnen auch der Abgleich mit der Realität verwehrt. Und damit können sie sich nicht aus ihren – für die kleinkindliche Phase normalen und wichtigen – Allmachtsfantasien (siehe S. 63) lösen, sondern erstarren in der Pose des Egoisten.

Und stehen sich damit selbst im Weg. Wie Dr. Prekop betont, sind »kleine Tyrannen« im Grunde gestresste, verunsicherte, »letztlich von einem befriedigenden Zusammenleben ausgeschlossene« Kinder. Mit der ihnen zugewiesenen Rolle des Allmächtigen, Lenkenden sind Kinder nun einmal überfordert.

Ausweg: Anpassung ermöglichen

»Wer nicht lernt, sich anzupassen, verliert sich in seiner Macht. Die Beherrschung der Umwelt wird dann zu einer Ersatzbefriedigung«, konstatiert Frau Prekop und wagt einen Sprung über Zeiten und Kontinente: In eingeborenen Kulturen bekommt das Baby auch »seine Bedürfnisse nach Bindung gesättigt«. Nur: Die Eltern können sich aus offensichtlichen Gründen nicht dem Baby anpassen, sondern weisen dem Kind einen Weg in die Gemeinschaft. Das Kind muss nach und nach lernen, Rollen in der Gruppe zu übernehmen, und sich somit in die Lebenssituation seiner Mutter und der Gemeinschaft einfügen.
Und damit macht das Kind einen entscheidenden Entwicklungsschritt. Indem es sinnvoll gesetzte Schranken akzeptieren lernt, erfährt es sich selbst als Bestandteil der Gemeinschaft, es wird zu einer Persönlichkeit, die »mit der Welt umgehen kann, so wie sie ist« – nicht wie sie sich ein Kleinkind erträumt. Zu den Wurzeln kommen Flügel.

Das »Nein« – gerade beim Essen gerne mit großer Geste vorgebracht – sollten wir Eltern unseren Kindern zugestehen. Und gleichzeitig liebevoll und hartnäckig dafür sorgen, dass sie trotzdem einen »positiven« Platz in der Gemeinschaft finden. [AS]

Die Grenzen von Erziehung

»Es braucht ein ganzes Dorf, um ein Kind zu erziehen«, sagt ein afrikanisches Sprichwort. Dies gilt auch für die europäische Kleinfamilie: Formell sind zwar die Eltern die einzigen Erziehungsberechtigten, Kinder sind jedoch für viele weitere Erziehungseinflüsse offen (egal ob wir das bedauern oder begrüßen). Da sind z.B. die »heimlichen Erzieher«, die Medien (siehe auch S. 69), vor allem aber die gleichaltrigen Kinder, die *peers*. Kinder erziehen sich ab der Grundschule auch gegenseitig, und Eltern haben darauf nur einen begrenzten Einfluss. Sie können mit ihrer Erziehung die tollsten Feuerwerke zünden – gegen den Druck der Clique richtet das oft wenig aus. In den Teenagerjahren kann deshalb die Zusammensetzung der Klasse (und damit Wohnort, Wahl der Schule oder des schulischen »Zuges«) entscheidender für die Entwicklung des Kindes sein als alle elterlichen Interventionen (die damit noch lange nicht überflüssig werden)! In diesem Alter heißt Erziehung also oft auch »strategische Umweltplanung« und verstärkte Kommunikation in der Nachbarschaft, mit Eltern von Freunden und mit der Schule.

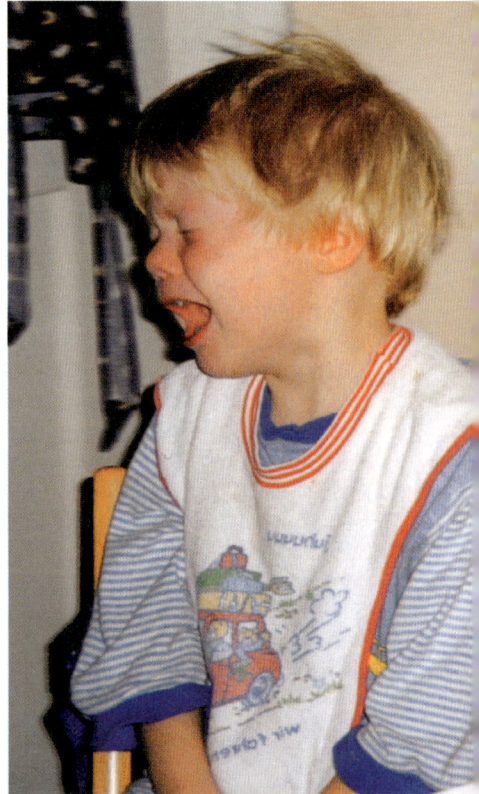

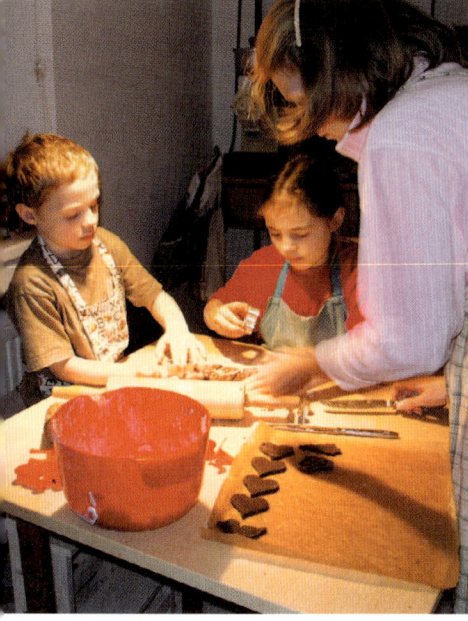

Gemeinsame Projekte – hier die Weihnachtsbäckerei in der Familie – bedeuten auch, die eigenen Interessen mit denen der anderen abstimmen zu lernen. [AS]

Von den Bedürfnissen

Wir haben es bereits angesprochen: *Die* kindlichen Bedürfnisse gibt es nicht (siehe S. 45). Statt langer Listen wollen wir Ihnen deshalb unsere Kurzversion der kindlichen Bedürfnisse vorstellen: Der Kraftstoff, mit dem Kinder durch das Leben kommen, heißt *Liebe Plus,* also: Liebe und noch ein bisschen mehr.

Liebe – eine ganz schön große Nummer. Vielleicht können wir ihr über Wörter beikommen. Die hebräische Sprache etwa benutzt für den Begriff »lieben« ein anderes Wort und zwar »erkennen«. Und das macht Sinn. Wir lieben unser Kind, indem wir es *erkennen* – es erkennen in dem, was es ist, was es uns zu sagen hat und was es von uns erhofft. Liebevoll mit einem Kind umgehen heißt also auch, dass wir ihm nicht nur zuhören, sondern auch versuchen, es zu *verstehen.* Aus diesem Verständnis erwächst das, was Psychologen »sicheres Gebundensein« nennen – Kinder, die ihren Erwachsenen vertrauen und sich selbst etwas zutrauen.

Das ist die Basis. Und dazu kommt dann das »bisschen mehr« – das Plus im Kraftstoff. Denn unsere Kinder wollen nicht nur »sicher gebunden« sein, sondern sich aus dieser Vertrautheit heraus anderen Menschen zuwenden und schwingungsfähige, emotional ausgeglichene – eben glückliche – Erwachsene werden.

Zur Liebeserfahrung müssen deshalb *entwicklungsgerechte,* auf die individuelle Persönlichkeit des Kindes zugeschnittene Erfahrungen kommen:

➤ Ab dem Laufenlernen ganz verstärkt die selbstständige Erfahrung der Umwelt (die auch die Konfrontation mit Risiken beinhaltet, siehe dazu auch den Kasten auf S. 40)
➤ Ab dem zweiten Lebenshalbjahr das Hineinwachsen in die Gemeinschaft (was auch die Erfahrung von Grenzen bedeutet, siehe dazu S. 65)
➤ Im Kindes- und Schulalter die Erfahrung der weiten Welt des Geistes (was auch einen Balanceakt zwischen Über- und Unterforderung mit sich bringt, siehe S. 68)

Wenn wir von Bedürfnissen reden, ist uns auch Folgendes wichtig: Kindliche *Bedürfnisse* und kindliche *Wünsche* sind zwei Paar Stiefel. Sie mögen manchmal Hand in Hand gehen, oft tun sie das jedoch nicht (und das gilt nicht nur für Kinder). Das Problem dabei: Wünsche werden häufig lautstark geäußert, Bedürfnisse dagegen sind oft still. Und: Indem wir die lauthals geäußerten Wünsche erfüllen, missachten wir manchmal die (unausgesprochenen) Bedürfnisse. Ja, manchmal können wir kindliche Bedürfnisse am besten dadurch befriedigen, dass wir uns Kinderwünschen verweigern. Dies erfordert von Seiten der Eltern mehr als »nur Liebe«, nämlich ein tieferes Verstehen des Kindes, Selbstsicherheit und Vertrauen.

Elementare körperliche Bedürfnisse

Bei der Betrachtung der Bedürfnisse des Kindes wird gerne vergessen, dass das Kind auch ganz banale, aber deshalb nicht minder wichtige, *körperliche* Bedürfnisse hat. Sie prägen die Entwicklung des Kindes nicht weniger als seine seelischen Bedürfnisse, ja ihre Erfüllung ist Voraussetzung für die gesamte seelische Entwicklung. Dies sind insbesondere:

➤ Ausreichender Schlaf (siehe S. 58)
➤ Ausreichende Bewegung (siehe S. 38)
➤ Gesunde Ernährung (siehe Kapitel 4)

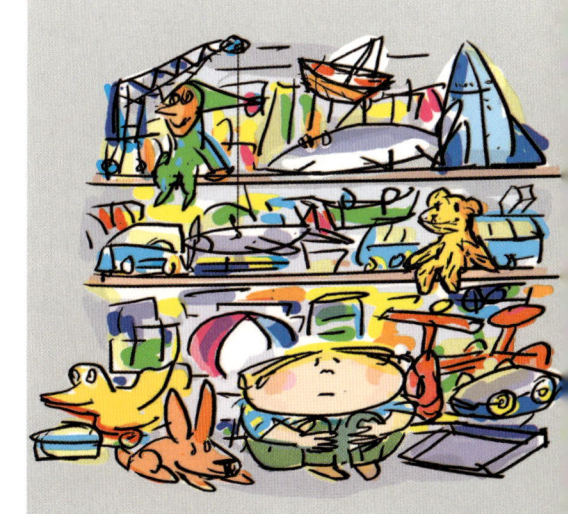

Ein Wort zur »Methode«

Zugegeben: Wir Eltern haben Ziele für unsere Kinder. Wir haben ein Bild, wie sie einmal werden sollen. Und wir nehmen zudem (nicht ganz korrekt) an, dass wir Eltern unsere Kinder nach unseren eigenen Vorstellungen, Zielen und Idealen formen könnten. Und damit finden wir uns wieder auf dem Basar der Erziehungsmethoden, die marktschreierisch angeboten werden – da wird von Experten gegen die »Spaßpädagogik« gewettert, von Heilpraktikern Ernährungszusätze für verbesserte Aufmerksamkeit, bessere Schlafqualität oder weniger Schulangst angeboten, und die Schwiegereltern haben auch noch ihre Rezepte, die schon Ihr Partner damals ausbaden musste.

Lassen Sie den Mut nicht sinken. Was uns die Experten raten, entspringt auch einem bestimmten Zeit- und Menschenbild. Welche Erwachsenen sollen unsere Kinder werden? Fleißige Arbeiter? Robuste Leistungserbringer? Fröhliche Konsumenten? Unsere Meinung: Man muss nicht Pädagogikexperte sein, um ein Kind zu erziehen. Die meiste Erziehung »passiert«. Kinder erspüren Ihre Anliegen, sie orientieren sich an dem von den Eltern gelebten Beispiel und nicht an den theoretischen Zielen, die wir uns für ihre Erziehung setzen.
Erziehung ist Leben. Erziehung hat damit zu tun, wo wir als Eltern in der Welt stehen.

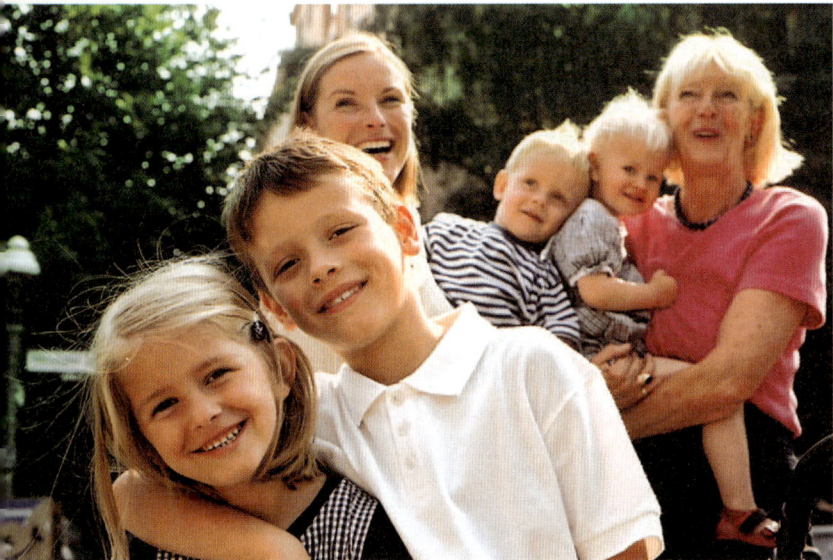

Entwicklung ist keine Einbahnstraße und kein Solospiel der Kinder. Es ist die ganze Familie, die sich entwickelt und wächst. [DGK]

Bedürfnisse der Eltern

Reden Eltern über ihre Wunschliste fürs Leben, so kommen darin ziemlich regelmäßig vor: Liebe, Wertschätzung, Bezogensein auf die Gemeinschaft, in der wir leben, Selbstständigkeit. Die derzeit boomende »Glücksforschung« bezeichnet die Zutaten zum Glück auch als die »drei Nährstoffe der Seele«: **Autonomie** (also dass wir möglichst viele Aspekte unseres Lebens selbst steuern können), **Kompetenz** (also dass wir Ziele erreichen und damit Einfluss auf unsere Umgebung ausüben können) und **Bezogenheit** (also dass wir Anerkennung und Geborgenheit bei anderen finden).

Die Erwachsenenbedürfnisse sind damit gar nicht so viel anders als bei Kindern. Auch Erwachsene tanken am liebsten Liebe Plus. Nur der Weg zum Ziel – der ist anders!

Kinder erfahren sich im Spiel, in einem geschützten Aktionsradius. Wir Erwachsene dagegen sind auf »äußere Ziele« gepolt. Der Laden muss laufen. Und den Bezug zur Welt schaffen wir auch dadurch, dass wir ab und zu unsere vier Wände hinter uns lassen.

Kleine Kinder verlangen eher nach Rhythmen, danach, den Dingen ihren Lauf zu lassen. Wenn unser Erwachsenenleben Yin ist, dann sind sie Yang. Wenn wir vorwärtsstreben, wollen sie verweilen. Effizienz ist Lichtjahre entfernt. Windeln füllen sich immer im falschen Moment, und immer dann, wenn die Kleinen eigentlich müde werden sollten, erfüllt ein tatendurstiges Grinsen ihr Gesicht. Kurz, als Eltern arbeitet man den ganzen Tag und kommt doch zu nichts.

Gemeinsam wachsen

Das klingt nach den rechten Zutaten zu handfesten **Konflikten.** Allerdings! Wer glaubt, dass die Familiennummer »einfach so« abläuft, aus purer hormoneller Eintracht oder einem »gemeinsamen Interesse« heraus, der irrt.

Vielleicht können Ihnen folgende Tipps helfen, den Stress in Grenzen zu halten:

Auch Erwachsene brauchen Liebe – bringen Sie Ihre Partnerschaft ganz oben auf die Liste, sie ist der Motor für alles Weitere: Glückliche Eltern = glückliches Kind, so einfach ist die Gleichung. Betrachten Sie Ihre Beziehung als Naturschutzgebiet, und verteidigen Sie diesen Schutzraum mit großen Tafeln und Hinweisschildern. Auch gegen die eigenen Kinder.

Stellen Sie Ihre Welt nicht auf den Kopf – auch das Kind profitiert von einer funktionierenden Erwachsenenwelt. Wer nur die Entwicklungsschritte des Kindes feiert und sein eigenes Leben vernachlässigt, dem wird irgendwann die Kraft für das Leben mit einem Kind ausgehen. Und er oder sie wird garantiert wichtige Freunde verlieren (und schlimmstenfalls seinen Partner obendrein).

Wenn Sie Ihr Kind als »schwierig« empfinden – gehen Sie auf schonungslose Entdeckungsreise. Überforderung oder Unterforderung (siehe S. 68)? Zu wenig Struktur und Vorhersehbarkeit (siehe S. 65)? Zu viel Stress (siehe S. 41)? Oder kommen die körperlichen Bedürfnisse zu kurz (insbesondere Schlaf und Bewegung, eventuell auch die Ernährung? Seien Sie dabei auch offen für Fragen an sich selbst. Viele Probleme von Kindern sind eigentlich Probleme ihrer Erwachsenen. Wenn ein Kind »nur Nudeln mit Ketchup« isst oder das Aufräumen partout nicht lernt, so ist das in erster Linie ein Schrei nach Emanzipation – seiner Eltern (Mehr zum »schwierigen Kind« siehe S. 53).

Weniger ist mehr – wir sagen Ihnen das aufgrund unserer Erfahrung als »Vielfacheltern«. Es ist erstaunlich, was auf einen Ausflug mit einem Baby alles *nicht* mitgenommen werden muss und wie viele Dinge sich aufschieben lassen, wenn Ihr Kind Sie einmal besonders braucht. Und welche Ansprüche eben *nicht* zu Ihren Herzensangelegenheiten gehören: Wie perfekt Ihr Haushalt sein soll, wie sauber die Kleider der Kinder sind, wie oft die Schwiegereltern eingeladen werden – setzen Sie auch hier auf »entwicklungsgerechte« Lösungen.

Vor allem – geben Sie Raum. Die Zeit mit einem Kind vergeht rasch, und auch wenn die Weiden woanders immer grüner erscheinen – sie sehen nur so aus: Konzentrieren Sie sich auf die Möglichkeiten, die ein Leben mit einem Kind eröffnet. Mit einem Kind leben kann auch heißen, die Welt durch ein zusätzliches Augenpaar sehen lernen, ihr aus einer neuen Perspektive begegnen. Es kann heißen, Wundern zu begegnen, die nie wiederkommen.

Ist mein Kind normal?

Es ist eine der bedrückendsten Sorgen der Eltern, ihr Kind sei »nicht normal«. Die Schwierigkeiten fangen schon bei der Frage an: *Was ist normal?*

Kinderärzte haben deshalb schon früh begonnen, die Entwicklung des Kindes genau zu beobachten, zu vermessen und zu beschreiben. Dabei stießen sie auf eine ungeheure Vielfalt: Manche Kinder sind motorisch begabt, lernen früh laufen, aber spät sprechen, andere umgekehrt. Manche haben ihr Talent im stillen Betrachten, andere müssen an allem rütteln und zupfen, was ihnen in den Weg kommt. Vergleicht man Kinder miteinander, so zeigt sich vor allem, wie unterschiedlich schnell sie sich auf den verschiedenen Ebenen der Entwicklung (siehe S. 44) entfalten.

Neben der Persönlichkeit wird das Entwicklungstempo auch vom Geschlecht bestimmt. Mädchen lernen früher laufen, entwickeln sich sprachlich schneller und sind früher sauber als Jungs.

Am ehesten sind Kinder noch vergleichbar im Wachstum und in der motorischen Entwicklung, also im Erlernen der Bewegungsabläufe. Dies erklärt sich dadurch, dass dieser Teil der Entwicklung stärker genetisch bedingt (anlagebedingt) ist als etwa die soziale Entwicklung, die mehr von der Umwelt des Kindes abhängt. Aber selbst beim Wachstum und der motorischen Entfaltung zeigt sich eine große Bandbreite: 15 % der normal entwickelten Kinder etwa lernen gehen, ohne zuvor auf allen vieren zu krabbeln.

Auch wenn man das *individuelle Entwicklungstempo* betrachtet, verläuft die Entwicklung nicht wie eine Schweizer Markenuhr. Da scheint die Zeit mal schneller zu laufen, mal langsamer, einmal tun die Kinder einen Entwicklungssprung und legen dann wieder eine kreative Pause ein, in der es den Eltern scheint, dass sich »gar nichts tut«.

Was heißt: normal?

Die Mediziner betrachten ein Kind als »normal«, wenn es einen bestimmten Entwicklungsschritt mindestens zur gleichen Zeit macht wie die überwältigende Mehrheit, nämlich 90 %, der Kinder. Dass gerade 90 % gewählt wurden, ist übrigens reine Willkür. Aus diesen 90%-Werten wurden dann die sog. **Meilensteine der Entwicklung** abgeleitet: »Normale« Kinder können spätestens mit drei Monaten in Bauchlage den Kopf von der Unterlage abheben (das wäre also für ein Kind ein solcher »Meilenstein«), mit neun Monaten ohne Unterstützung sitzen, mit 18 Monaten selbstständig laufen. Ein Kind, das erst mit 19 Monaten laufen lernt, ist nach diesen Kriterien also »nicht normal«. Seine Entwicklung fällt aus dem statistischen Rahmen – das Kind wird deshalb auch als (im motorischen Bereich) **entwicklungsverzögert** bezeichnet.

Das heißt aber nicht, dass es deshalb als Erwachsener *krank* oder *behindert* sein wird! Ein entwicklungsverzögertes Kind holt in der Mehrzahl der Fälle wieder auf und wächst damit von selbst »in die Normalität hinein«. Weil aber ein entwicklungsverzögertes Kind eine *Ausnahme* ist, sollte es dem Kinderarzt vorgestellt werden, um sicher zu gehen, dass hinter der relativ langsamen Entwicklung nicht eine Krankheit oder bleibende Behinderung steckt (mehr zum Thema Entwicklungsverzögerung siehe S. 51).

Meilenstein-Terror

Wie oft hören Sie von anderen Eltern: Mein Kind kann schon das, und meines jenes – »Meine Claudia spricht mit ihren 18 Monaten doch glatt schon die ersten Drei-Wort-Sätze«. Und damit beginnt der Meilenstein-Terror. Denn im Vergleich zu der kleinen Quasselstrippe der Nachbarin steht Ihr Max auf einmal da wie ein vernachlässigtes Findelkind.

Was hier vielleicht amüsant klingt, deutet auf eine beklagenswerte Tatsache hin: Die »Meilensteine« der Entwicklung werden von den Eltern oft wie die ersten Schulzeugnisse betrachtet. Sind sie gut, erzählt man das natürlich gerne anderen Eltern, die ja auch damals so erstaunt waren, dass die kleine Claudia schon so früh durchgeschlafen hat ...

Vom Verwöhnen

Verwöhnen ist ein Dauerbrenner. Generationen von Eltern, Schwiegereltern, Onkel, Tanten und Diplom-Pädagogen graben dieses Thema aus, wenn Kinder nicht so sind, wie sie angeblich sein sollen – wenn sie nicht schlafen, nicht richtig essen oder in der Schule die falschen Antworten ankreuzen.

Tatsächlich fragen sich die meisten Eltern irgendwann einmal: Wickelt mein Kind mich nicht ein? Kriegt es nicht mehr, als es haben sollte – bin ich dabei, mein Kind zu *verwöhnen?*

Wir sind davon überzeugt: Man kann Kinder verwöhnen. Allerdings nicht dadurch, dass man ihnen ihre Bedürfnisse entwicklungsgerecht erfüllt. Wer meint, er »verwöhne« ein Baby, indem er es tröstet, wenn es schreit, oder ihm generell die Zuwendung gibt, die Säuglinge nun einmal von ihren Erwachsenen brauchen, der sitzt einem Missverständnis auf. Entwicklungsgerecht erfüllte Bedürfnisse machen ein Kind nicht gierig nach immer mehr, sondern sie machen es zufrieden und zuversichtlich. Sie geben ihm Kraft. Sie sind das Sprungbrett für Selbstständigkeit.

Was wir häufig beobachten, ist dagegen Folgendes: Da werden die Bedürfnisse nicht in ihrem Entwicklungszusammenhang gesehen, da wird einem Säugling sein Wunsch nach inniger, sicherer Bindung versagt und er stattdessen über Gebühr mit süßem Tee ruhig gestellt. Oder das Kleinkind wird von allen Grenzen und Pflichten entlastet und so eigentlich sein Bedürfnis nach Selbstständigkeit ignoriert. Und das derart *enttäuschte* Kind fordert nun immer stärker, immer ungezielter, immer Ausgefalleneres, es fordert die Erfüllung von Ersatzbedürfnissen.

Dies ist das gierige, »verwöhnte«, nach rückwärts gewandte Kind, das keine Grenzen kennt, denn es ist innerlich nicht gefestigt und nicht zu seiner Zeit »satt« geworden. Es hat Wurzeln ohne Flügel oder Flügel ohne Wurzeln – und darüber ist es zu Recht frustriert, zornig und verzweifelt.

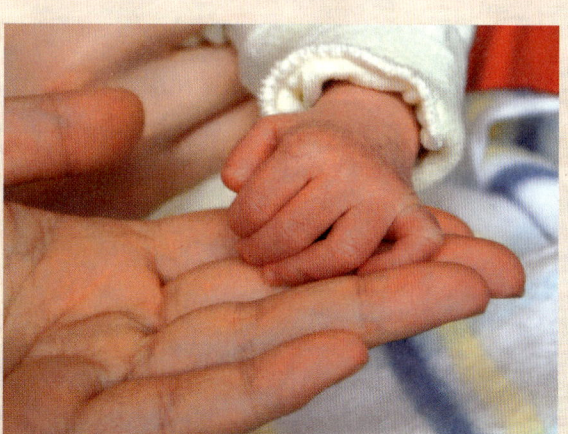

Wir reichen ihm den kleinen Finger, nimmt es vielleicht die ganze Hand? Keine Sorge – ein Kind, das bekommt, was es im ganzheitlichen Sinn braucht, wird nicht verwöhnt.
[ISP]

Je schneller, desto besser?

Aber stimmt das denn bei der kindlichen Entwicklung – je schneller, desto besser? Keinesfalls! Ein Kind, das zu einem Zeitpunkt laufen lernt, zu dem 80% seiner Altersgenossen noch krabbeln, ist nicht »besser« oder intelligenter als ein Kind, das erst laufen lernt, wenn 80% seiner Altersgenossen das schon können. Der bekannte britische Forscher und Kinderarzt Ronald Illingworth etwa gibt in einem seiner Lehrbücher folgendes Beispiel: »Eines der Kinder in meiner Praxis konnte schon mit 22 Wochen krabbeln und mit 8 1/2 Monaten ohne Hilfe laufen. Mit fünf Jahren testete ich seinen Intelligenzquotienten – das Ergebnis war 88« (also deutlich unterdurchschnittlich).

Das Normale hat eine große Bandbreite. Die Meilensteine sind nicht zur Bespitzelung oder besonderen Auszeichnung von Kindern gedacht, sondern sie sind ein Beobachtungsinstrument, das dem Arzt hilft, die eventuell Kranken unter den Nachzüglern zu finden. Bewerten Sie die Meilensteine also bitte nicht zu hoch. Seien Sie beruhigt, wenn Ihr Kind sie zeitgerecht passiert, und verfallen Sie nicht in Angst und Schrecken, wenn die Statistik Ihr Kind nicht in den 90%-Korridor aufnimmt. In der überwiegenden Zahl der Fälle wird Ihr Kind trotzdem gesund sein.

Beispiel Sprachentwicklung

Mädchen lernen im Schnitt früher sprechen als Jungs. Entgegen landläufiger Meinung lernen erstgeborene Kinder schneller sprechen als die folgenden Geschwister. Dies könnte mit der bei »Erstlingen« oft intensiveren Eltern-Kind-Kommunikation zusammenhängen. Und für die Theorie, dass manche Kinder aus »Faulheit« spät zu sprechen begännen – etwa weil Eltern (oder Geschwister) sie »auch ohne Worte verstehen« – gibt es übrigens keine Beweise.

Fakt ist aber, die sprachliche Entwicklung zeigt eine ungeheuere Bandbreite: Das erste (sinnvolle) Wort wird normalerweise mit 9 bis 18 Monaten gesprochen. Ein normales zweijähriges Kind kann über einen Wortschatz von wenigen Worten, aber auch schon über einen von 2 000 Worten verfügen!
Die Diagnose einer »Sprachentwicklungsverzögerung« ist entsprechend häufig – so waren etwa Einsteins Eltern sehr besorgt über ihren Filius, der mit vier Jahren noch nicht sprechen konnte.

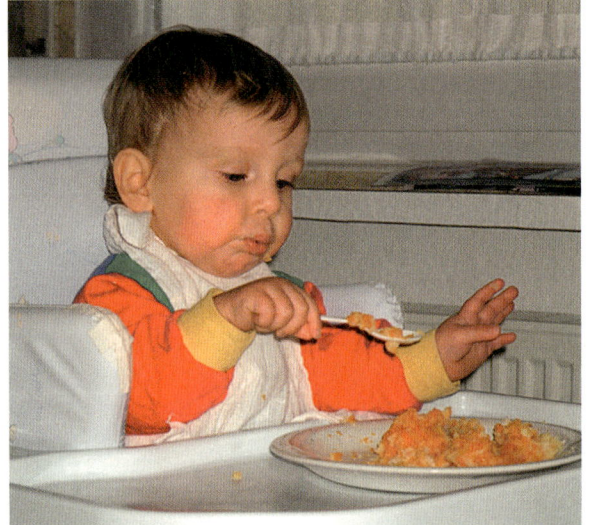

Eine wichtige Triebfeder, schon für ganz kleine Kinder: das Bedürfnis nach Selbstständigkeit. Kinder wachsen nicht nur durch Behütetsein, sondern auch dadurch, dass wir ihnen eigene Schritte zutrauen und sie selber tun dürfen, was sie selber tun können. [NM]

Hierzu muss allerdings gesagt werden, dass sich die Sorgen von Einsteins Eltern auf einen bestimmten Aspekt der Sprache bezogen: das so genannte **expressive** (= *aktive*) **Sprachvermögen**, d.h. das Vermögen, sinnvolle Worte zu sagen. Es kann gut sein, dass Einstein zu diesem Zeitpunkt schon viele tausend Gegenstände, deren Namen ihm genannt wurden, in einem Bilderbuch hätte zeigen können, d.h. dass er über ein normales **rezeptives** (= erkennendes, *passives*) **Sprachvermögen** verfügte.

In der Regel lässt sich, wie in Einsteins Fall auch, keine Ursache für einen verzögerten Spracherwerb feststellen – falls das rezeptive Sprachvermögen normal entwickelt ist. Ist es das nicht oder sind auch andere Entwicklungsbereiche verzögert, so weist der verlangsamte Spracherwerb dagegen oft auf tiefer liegende Probleme hin, etwa eine geistige Behinderung, Autismus (siehe S. 455) oder eine Zerebralparese (siehe S. 219). In jedem Fall einer verzögerten Sprachentwicklung sollte eine Schwerhörigkeit (siehe S. 440) ausgeschlossen werden.

> **Ein Besuch beim Kinderarzt ist anzuraten:**
>
> ▶ Wenn ein Kind mit 18 Monaten Einzelwörter noch nicht sinnvoll gebrauchen kann
>
> ▶ Wenn ein Kind im Alter von zwei Jahren noch keine Zwei-Wort-Sätze gebraucht (z. B. »Mama müde«, »Ball haben«)
>
> ▶ Wenn die Sprache auch nach dem 4. Lebensjahr zum Großteil unverständlich ist

Ob eine **logopädische Therapie** (= *Sprach- und Sprechtherapie*) sinnvoll ist, hängt vom Einzelfall ab. Sie beeinflusst das passive Sprachvermögen nicht, und die mit einigem Aufwand zu erzielende Beschleunigung der aktiven Sprachentwicklung steht nicht in jedem Fall im Verhältnis zum Einsatz. Gute Logopäden können im Einzelfall erkennen, wo sich eine gezielte Förderung »lohnt« und wo nicht.

Sprechstörungen

Vom Sprachvermögen ist das *Sprechvermögen* abzugrenzen, also die Fähigkeit, Worte richtig auszusprechen. Auch beim Sprechvermögen werden Frühstarts, Spätstarts und Hochstarts beobachtet – am häufigsten ist der entwicklungsbedingte **Sigmatismus** (»Lispeln«), der für Drei- und Vierjährige fast schon normal ist, aber dann eben meist von selbst vorübergeht. Generell sollten Sprechstörungen nicht zu einem großen »Thema« gemacht werden, ab dem vierten Geburtstag (bei großem Leidensdruck des Kindes auch früher) aber mit einem Logopäden besprochen werden, der meist zu einer Behandlung noch vor der Einschulung rät.

Der Rat »einfach zuzuwarten« gilt zumindest anfänglich auch für das **Stottern**, das bei 10% der zwei- bis vierjährigen Kindern, vor allem Jungs, vorübergehend auftritt. Wird das Stottern aber mit vier Jahren nicht besser oder leidet das Kind darunter, so sollten Sie einen erfahrenen Logopäden zu Rate ziehen, der Ihrem Kind mit modernen Übungsprogrammen helfen kann. Stottern ist übrigens weder eine »falsche Angewohnheit«, noch entsteht es durch »psychische Belastungen« oder Familienkonflikte, wie früher vermutet wurde, sondern ist stark anlagebedingt. Die Forschung hat sich in diesem Gebiet rasch weiterentwickelt, so dass viele ältere Bücher mit Vorsicht zu genießen sind.

Klingt die Sprache insgesamt »verwaschen« oder ist sie immer laut und monoton, so muss durch einen Hörtest eine Schwerhörigkeit (siehe S. 440) ausgeschlossen werden. Bei ausgeprägten Sprechstörungen sollte immer auch ein Pädaudiologe (ein auf kindliche Stimm-, Sprech- und Sprachstörungen spezialisierter Arzt) konsultiert werden.

Kann Entwicklung trainiert werden?

Baby-Schwimmkurse bringen Kindern und Eltern Spaß, manchmal werden sie aber auch aus einem Missverständnis heraus gebucht: dass die Entwicklung des Kindes beschleunigt werden könne.

Obwohl es stimmt, dass übende Kinder schneller schwimmen lernen als solche, die nicht üben – die motorische Entwicklung *insgesamt* erreicht dadurch keine höhere Drehzahl. Der Entwicklungshorizont ist durch die Reifung des Gehirns vorgegeben (siehe S. 45), und diese lässt sich nicht durch Tauchen oder Kraulen antreiben. Kein noch so ehrgeiziges Übungsprogramm kann einem Kind Fertigkeiten antrainieren, für das sein Gehirn noch nicht »eingerichtet« ist.

Bei der Auswertung des Bewegungsverhaltens von Säuglingen hat sich gezeigt, dass Kinder einen Entwicklungsschritt durch wochenlanges Üben »von morgens bis abends« einleiten. Sie halten dieses selbst auferlegte Trainingsprogramm nur deshalb durch, weil es mit *Lust* verbunden ist oder weil unerhörte Belohnungen locken – und sei es, die Finger endlich einmal an diese leuchtende Kugel zu bekommen, die dort so verlockend über dem Tisch schwebt. Wer dieses »urwüchsige« Lernen mit den zwei halben Stunden Training pro Woche vergleicht, die wir dem Baby in irgendwelchen Kursen angedeihen lassen, sieht rasch den Unterschied. Der beste Entwicklungsstimulus ist nun einmal, wie beim Erwachsenen auch, das eigene Interesse.

Beobachten Sie deshalb die Entwicklungsinteressen Ihres Kindes und setzen Sie mit Ihrer Unterstützung *dort* an. Wenn sich Ihr Zweijähriger auf einmal danach verzehrt, malen zu dürfen, organisieren Sie Fingerfarben, alte Pinsel und auswaschbare Kleidung. Wenn klettern dran ist, planen Sie für den Rückweg vom Einkaufen zehn Minuten mehr ein (Sie ahnen gar nicht, wie viele kleine Mäuerchen es auf einmal gibt).

Entwicklungsstörungen

Ganz grob gehen Kinderärzte davon aus, dass von den 10 % der Kinder, die ihre »Meilensteine« nicht altersgerecht passieren (und deshalb als entwicklungsverzögert bezeichnet werden), etwa ein Drittel:

➤ Entweder von einer feststellbaren Krankheit betroffen ist, die mit Entwicklungsproblemen einhergeht, oder

➤ Im weiteren Verlauf, auch ohne greifbare Erkrankung, mit seiner Entwicklung weiter in Rückstand gerät und damit bleibend **behindert** sein wird.

Bei solchen Kindern wird dann nicht mehr von einer Entwicklungsverzögerung, sondern von einer **Entwicklungsstörung** gesprochen (wobei die genaue Zuordnung oft erst im Nachhinein zu treffen ist). Oft werden bei diesen Kindern *mehrere* Zeichen einer verlangsamten Entwicklung beobachtet (siehe Kasten rechts).

➤ BVSS (Bundesvereinigung Stotterer-Selbsthilfe e.V.): www.bvss.de

➤ Hervorragende Website zum Thema Stottern (leider nur auf Englisch): www.mankato.msus.edu/dept/comdis/kuster/stutter.html

Die frühe Förderung von Kindern bis zum Kindergartenalter sollte vor allem darin bestehen, sie zu emotional ausgeglichenen und sozial kompetenten Persönlichkeiten zu erziehen – ob dazu jeder Babyschwimm- oder gar Computerkurs mitgenommen werden muss, ist fraglich. [ISP]

Warnzeichen einer gestörten Entwicklung

Für eine gestörte Entwicklung sprechen generell ein verlangsamtes Entwicklungstempo (»verpasste Meilensteine«) sowie die folgenden **Warnzeichen**:

Im Bereich der Motorik

➤ Veränderungen der *Muskelspannung* (des **Muskeltonus**): herabgesetzt (zu »schlaffes« Kind) oder erhöht (zu »steifes« Kind). Die Veränderungen betreffen manchmal nur eine Körperregion, z. B. den Rumpf

➤ Erhebliche Seitenunterschiede in der Körperhaltung und Bewegung (dass ein Baby eine Seite zum Schlafen bevorzugt, ist aber in der Regel normal)

➤ Beibehalten von Bewegungsmustern, die sich normalerweise mit der Reifung des Gehirns verlieren. So schließt das Baby in den ersten zwei Monaten die Hand ganz fest, wenn die Handinnenfläche berührt wird, legt diesen »Primitivreflex« danach aber zu den Akten, um sich auf das zielgerichtete Greifen vorzubereiten

In den übrigen Bereichen

➤ Mangelnde Kontaktaufnahme: fehlendes »soziales« Lächeln (normalerweise mit drei Monaten gut entwickelt)

➤ Abnorme Erregbarkeit des Nervensystems: zu schläfrig bzw. zu »überdreht« (schrille Schreie, Zittrigkeit bis hin zu Krampfanfällen)

➤ Verlangsamte (rezeptive) Sprachentwicklung (siehe S. 50)

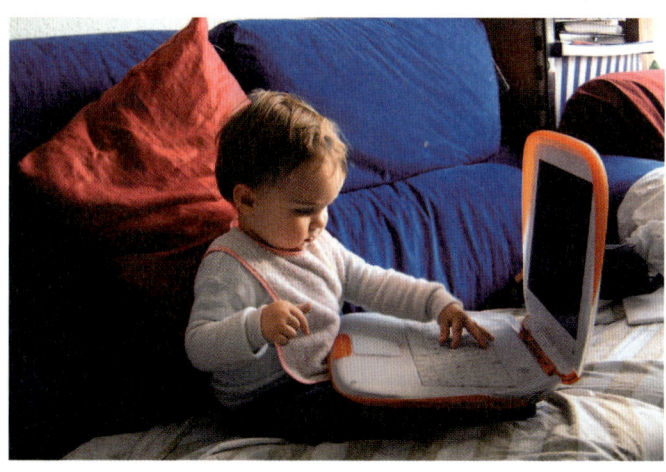

Wer braucht einen Spezialisten?

Um solche Fälle zu erkennen und »abzuklären«, sollte jedes Kind mit Entwicklungsproblemen einem auf Entwicklungsneurologie oder Sozialpädiatrie spezialisierten Arzt vorgestellt werden – entsprechende Zentren finden sich in allen größeren Städten.

Es ist völlig in Ordnung, dazu nicht nur *einen* Arzt zu Rate zu ziehen, bedenken Sie aber, dass der Rat eines noch so guten Spezialisten bei einem einzelnen Besuch oft wenig bringt, da eine verlässliche Einschätzung häufig erst durch die *Verlaufsbeobachtung*, z. B. alle drei Monate, möglich wird.

Prognose ist oft schwierig

Oft ist es aber selbst Spezialisten an Universitätskliniken unmöglich, bei einem entwicklungsverzögerten 12- oder selbst 18-monatigen Kind zu entscheiden, ob es »etwas hat« oder ob es sich in Zukunft normal entwickeln wird. Sie können lediglich feststellen, dass das Kind in so und so vielen Entwicklungsbereichen »zurück« ist und deshalb – möglicherweise unnötige – Fördermaßnahmen einleiten. Klarheit bringt vielfach erst die weitere Beobachtung über viele Monate. Erst mit zwei Jahren ist eine gewisse Prognose im Regelfall möglich.

Dass der Blick in die Zukunft selbst für Fachleute so schwierig ist, liegt auch daran, dass die am einfachsten zu beobachtenden Entwicklungsschritte des Kindes am wenigsten Aussagekraft für die zukünftige Entwicklung haben. Das gilt z. B. für die motorische Entwicklung und auch für das Sauberwerden. Körperliche Reifungsmerkmale wie der Zahndurchbruch oder der Verschluss der Fontanellen (siehe S. 193) haben schon gar nichts mit dem allgemeinen Entwicklungstempo zu tun.

Die Ungewissheit über die Entwicklungsprognose ihres Kindes kann für Eltern sehr zermürbend sein. Auch bleiben Frustrationen mit dem »Medizinsystem« wegen möglicherweise unnötiger oder zu spät einsetzende Therapien nicht aus. Da helfen nur zwei Dinge: erstens Gelassenheit bewahren gegenüber den Therapeuten (sie sind in aller Regel nicht schuld) und zweitens das Sorgenkind konsequent beobachten und alles aufgreifen, was sich dem Kind an Entwicklungsmöglichkeiten im täglichen Leben »anbietet«, und sei es »nur« ein sicheres Klettergerüst in der Küche (siehe Abb. rechts oben).

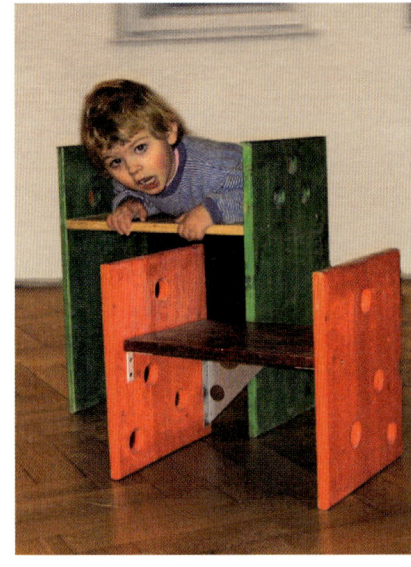

Kinder mit Entwicklungsverzögerungen haben oft Schwierigkeiten mit dem sicheren Stehen, mit dem Sichhochziehen und mit dem Klettern – und gleichzeitig profitieren sie sehr davon, genau dieses zu tun. Eine Hilfe können hier Spezialmöbel sein. Diese Hockerkombination wurde in einer Krankengymnastikpraxis entdeckt und, weil das Kind in der Therapie gern damit spielte, aus ein paar Baumarktbrettern und -winkeln nachgebaut. Im Gegensatz zu den üblichen Tritthockern bietet sie verschiedene Höhenniveaus und seitliche Stützen an, so dass auch entwicklungsverzögerte Kinder sich ohne große Sturzgefahr hochziehen, klettern und das Ganze vor sich herschiebend auf Entdeckungsreise in der Küche gehen können. [AS]

Isoliert oder global?

Der Kinderarzt oder die Spezialisten können jedoch durch ihre Untersuchungen oft erkennen, ob es sich um eine **isolierte**, d. h. nur einen bestimmten Bereich betreffende, oder eine **globale** Entwicklungsverzögerung handelt. Bei letzterer Form sind *alle* Bereiche der Entwicklung verlangsamt – also etwa motorische Entwicklung *und* Sprachentwicklung *und* soziale Entwicklung.

Es hat sich gezeigt, dass sich isolierte Entwicklungsverzögerungen eher »auswachsen« als globale Störungen, die oft auch mit einer verminderten Intelligenz einhergehen. Aber auch hier bestätigen Ausnahmen die Regel.

Hilft Frühförderung?

Aus dem Gesagten wird verständlich, weshalb wir diese Frage nicht pauschal beantworten können. »Entwicklungsverzögerungen« sind so vielfältig wie die betroffenen Kinder. Als grobe Richtschnur kann gelten:

➤ An viele »bewährte« Methoden der Krankengymnastik, etwa die hierzulande weit verbreiteten Ansätze nach *Bobath* und *Vojta*, aber auch viele Methoden der Ergotherapie und der Heilpädagogik, werden oft überzogene Erwartungen gerichtet. Auch wenn sie das Kind im Einzelfall unterstützen können, so kann ihnen keine generelle Wirksamkeit bescheinigt werden. Wenn Sie sich also einigermaßen sicher sind, dass eine Behandlung Ihrem Kind nichts bringt: Brechen Sie sie ab – aber halten Sie weiter Kontakt mit Ihrem (oder anderen) Therapeuten.

➤ Das gilt vor allem für isolierte Entwicklungsverzögerungen, etwa im Bereich der Motorik – hier können selbst ehrgeizige Förderprogramme oft wenig ausrichten (die Therapien können aber sehr wohl erheblichen Stress in die Familie bringen).

➤ Kinder mit schwereren und globalen Entwicklungsproblemen dagegen brauchen in jedem Fall frühzeitig umfassende Beratung und Förderung durch Krankengymnasten, Logopäden, Ergotherapeuten, Ärzte und andere Fachleute.

➤ Viele Studien bestätigen das: Ein positives und anregendes Familienumfeld ist für die Entwicklung behinderter Kinder mindestens genau so entscheidend wie ausgefeilte Förderprogramme!

➤ Hilfreich ist in jedem Fall der Rat anderer Betroffener in Selbsthilfegruppen, die die oft auf vielen Ebenen liegenden Probleme aus erster Hand kennen.

==Bei Entwicklungsverzögerungen gilt: Es gibt die Igel und Schnecken, die aber trotzdem zum Ziel kommen (was in der Praxis heißt, dass das Kind normal eingeschult werden kann) – und es gibt die, wo der Abstand zur Norm auf Dauer bleibt. Aber auch dann erleben die meisten Eltern, dass solche Kinder nicht unglücklicher sind als die in »normalen« Bildungseinrichtungen. Zu sehen, wie sie wachsen und – in Grenzen dann – ihre Unabhängigkeit entwickeln, ist genauso spannend wie mit »normalen« Kindern.==

Das »schwierige« Kind

»Schwierige« Kinder, Problemkinder, Kinder mit Verhaltensauffälligkeiten – mit diesen Begriffen werden Kinder belegt, die an und für sich gesund sind, sich aber anders benehmen als von ihren Eltern erwartet. Manche dieser Kinder werden einer bestimmten »Problemkategorie« zugeordnet (etwa »Aufmerksamkeitsstörung mit Hyperaktivität«, siehe S. 462).

Andere Kinder haben zwar Probleme, sind für ihre Mitmenschen aber keineswegs »schwierig« – das zurückgezogene, deprimierte Kind beispielsweise fällt oft erst im Jugendalter auf, wenn sich seine Probleme etwa durch Essstörungen oder Drogenkonsum äußern.

Problematisches Verhalten kann aus den vielfältigsten Ursachen entstehen: vom »Mit-Rauchen« in der Schwangerschaft über mangelnde Bindung nach der Geburt (etwa durch eine schwere Erkrankung oder einen längeren Krankenhausaufenthalt), unglückliche Eltern, zu viel Stress in der Familie, falsche Erwartungen, bis hin zu genetischen Ursachen und einem nicht entwicklungsgerechten Erziehungsstil.

Nur selten lässt sich »die« Ursache genau festmachen. Denn die meisten Verhaltensprobleme stellen eigentlich Konflikte zwischen der Persönlichkeit des sich entwickelnden Kindes und der Persönlichkeit seiner Erwachsenen dar. Das erklärt auch, weshalb das »Großwerden« beim einen Geschwisterkind ein Familiendrama sein kann und beim anderen problemlos funktioniert. Entsprechend müßig (und für die Lösung des Problems wenig effektiv) ist es deshalb oft, die »Schuldfrage« klären zu wollen.

➤ Alle Kinder sind in bestimmten Phasen ihres Lebens »schwierig« – Zwei- und Dreijährige sind nun einmal Nein-Sager und Trödler (dieser »Negativismus« ist auf S. 64 besprochen).

➤ Es gibt genauso viele schwierige Eltern wie schwierige Kinder. Oder noch ein wenig zugespitzt: Schwierige Kinder sind oft normale Kinder, die schwierige Eltern haben.

➤ Obwohl es heißt, schwierige Kinder *sind* Problemkinder, gilt eher: Schwierige Kinder sind Kinder, die Probleme *haben*. Auch schwierige Kinder haben ihre positiven und lobenswerten Seiten!

Wie dem »schwierigen« Kind helfen?

Jedes schwierige Kind hat einen anderen Grund für seine Schwierigkeiten, Universalrezepte kann es deshalb nicht geben. Ein offenes Gespräch mit vertrauten Menschen, Freunden oder dem Kinderarzt kann oft zur Klärung beitragen. Die folgende Aufzählung kann nur einen roten Faden andeuten:

➤ Stimmt die Basis? Bekommt das Kind genug Anerkennung, Liebe und entwicklungsgerechte Förderung (siehe Kasten S. 45)?

➤ Stimmt der »Stresspegel«? Sind die Bezugspersonen unglücklich? Zum Umgang mit Stress siehe S. 41.

➤ Stimmen die Erwartungen? Manche Eltern haben sehr eng gefasste Vorstellungen, wie ihr Kind »sein soll«, Enttäuschungen sind da vorprogrammiert.

➤ Nach den *Ursachen* des Problems zu suchen ist o.k., dies sollte jedoch nicht zur Suche nach der *Schuld* werden. Leider werden mit Problemen von Kindern immer wieder alte Rechnungen bedient.

➤ Wenn Sie das Gefühl haben, es könnte besser laufen, oder Sie sich immer öfter überfordert fühlen, versinken Sie nicht in Selbstzweifeln. Vorwärts kommt, wer aus (unvermeidbaren!) Fehlern lernt. Nehmen Sie professionelle Unterstützung in Anspruch. In fast allen Städten gibt es kostenlose Erziehungsberatungsstellen von Kirchen, Jugendämtern oder freien Trägern.

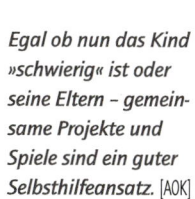

Egal ob nun das Kind »schwierig« ist oder seine Eltern – gemeinsame Projekte und Spiele sind ein guter Selbsthilfeansatz. [AOK]

Die Entwicklung des Kindes Schritt für Schritt: Die ersten vier Wochen

Da liegt Ihr Neugeborenes – noch verschrumpelt, als ob es zu lange im Meer geschwommen wäre. Seine Umgebung hatte immer in etwa dieselbe körperwarme Temperatur, da war kein Wind, keine lauten Geräusche, kein Grund zu erschrecken. Licht gab es schon, als rötlicher Schimmer durch die Bauchdecke, auch Empfindungen und Körpererfahrungen.

Da ist ein beständiger sanfter Druck auf der Haut, gleitende Berührungen rundum, wenn es sich wendet, das Schwanken und Schaukeln, wenn die Mutter sich bewegt, da ist der warme, schwerelose Halt des Fruchtwassers. Schon in dieser murmelnden Wasserhöhle entdeckt das Kind seinen Mund, benutzt ihn viel, wir wissen das auch von den Saugbläschen, die manche Neugeborenen am Daumen haben und die uns zeigen, dass der Fötus schon im Mutterleib die gierige, nuckelnde Person ist, als die er uns nach der Geburt begegnet.

Nach durchschnittlich 282 Tagen wird es in die weite Welt geworfen, alles ist nun viel krasser, schärfer, da ist auf einmal Lärm, die Schwerkraft zieht jetzt an allen Gliedern, alles ist so offen und weit, so grenzenlos und »haltlos« – da ist es eigentlich kein Wunder, dass das Kind in den ersten Tagen so leicht erschrickt.

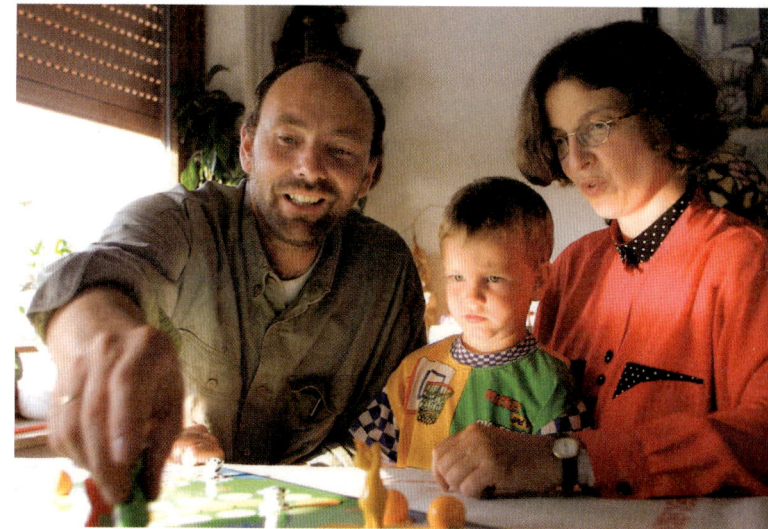

Suche nach dem »Wohlfühl-Bereich«

Das Kind sucht in den ersten Tagen in allem den »Wohlfühl-Bereich«: Es will es nicht zu kalt haben, aber auch nicht zu warm. Es mag kein grelles Licht und erschrickt bei raschen Bewegungen leicht. Überhaupt scheint es, als ob es noch eine Weile eher »hinter den Kulissen« leben wollte.

Was Sie dem Neuankömmling jetzt geben können: das Gefühl, dass die neue Welt mit all den überdimensionierten Eindrücken eigentlich doch in Ordnung ist. Geben Sie ihm eine Hülle, nehmen Sie es an Ihren Körper, lassen Sie es langsam »ankommen«. Stillen Sie, wann immer Ihr Kind Sie dazu drängt, vergessen Sie die Uhr. Beschränken Sie Pflege und Verrichtungen auf ein Minimum, reißen Sie ihm auch nicht gleich jede nasse Windel vom Leib – solange das Kind nicht gleichzeitig kalt ist, ist Nässe dem Kind nicht unangenehm – es war schließlich neun Monate lang nass.

Rhythmen finden

Wenn das Baby auf die Welt kommt, kennt es schon ein bisschen den Rhythmus der großen Welt, schließlich merkt es im Mutterleib deutlich, wenn die Mutter schläft, und nimmt auch Licht durch die Bauchdecke wahr. Aber viel stärker geprägt ist es von den »Binnenrhythmen« – dem Herzschlag der Mutter, ihren Bewegungen, dem Blubbern und Gurgeln, wenn nach den Mahlzeiten die Verdauung der Mutter anspringt.

Die Verankerung biologischer Rhythmen ist ein kompliziertes körperliches Ereignis, das mit der Reifung des kindlichen Gehirns und den dabei mitwirkenden hormonellen Einflüssen Hand in Hand geht. Diese Anpassungsvorgänge lassen sich von außen nur bedingt beschleunigen. Kein Wunder, dass nach der Geburt der Rhythmus von Tag und Nacht erst einmal eingeübt werden muss und das Kind eine Zeit lang die Nacht zum Tage macht.

Zumindest in den ersten Wochen können Sie also nur gähnend hoffen, dass Ihr Kind die Drehung der Erde rasch verstehen lernt und für gut befindet.

Eine richtige Materialschlacht

Mit ein paar Deckchen und einem von der Großtante gestrickten Häubchen ist es heute nicht mehr getan – die (so genannte) Grundausstattung des Babys füllt ganze Kataloge, und schon für den Fuhrpark gehen locker 250 Euro über den Ladentisch. Eine ganze Babyausstattungsindustrie lebt von nur einer Frage: Was kann noch alles an den kleinen Mensch gebracht werden?

Wir wollen Sie ermutigen, das Thema Babyausstattung mit einer gewissen Leichtigkeit anzugehen. Es ist nämlich erstaunlich, was ein Kind für eine gesunde Entwicklung alles *nicht* braucht. Die ganzen Puder, Badezusätze, Shampoos (auf welche Haare soll das drauf?) und Lotionen, die laut Katalog auf den Wickeltisch gehören, passen

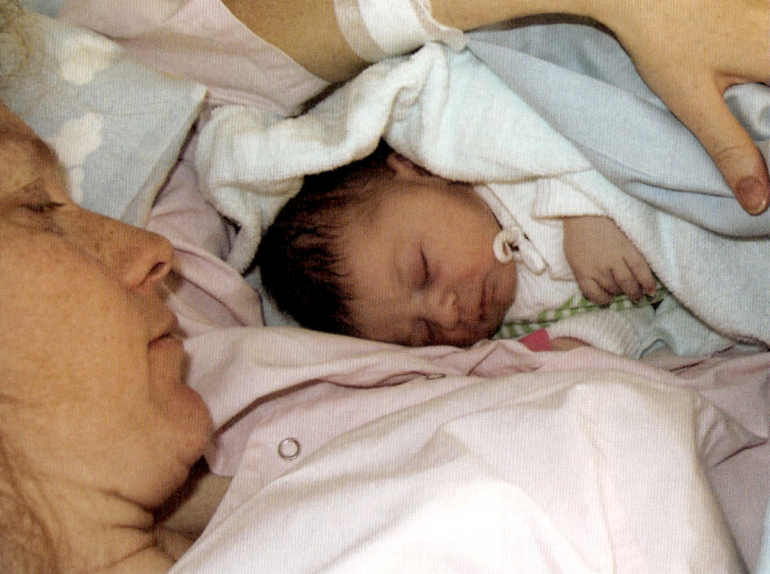

Das Neugeborene begegnet der Welt mit offenen Sinnen. Es nimmt das meiste über die Haut und über den Geruch wahr, es sieht aber auch schon Farben und erkennt die groben Züge eines Gesichts. Durch die Art, wie Sie es behandeln und berühren, lernt es auch sich selbst kennen. [AS]

Sich aneinander binden

Dass Körperkontakt und Stillen einen wichtigen Anker werfen in dem stürmischen Meer des Anfangs, wissen auch die Physiologen. Durch Berührung der Haut werden nämlich die Wachstumshormone des Körpers stimuliert. Damit fördert inniger Hautkontakt das Hineinwachsen in die Welt – im wahrsten Sinne des Wortes: Frühgeborene etwa, die häufig berührt oder gestreichelt werden, legen schneller an Gewicht zu als die allein dem Brutkasten Überlassenen.

Wenn das Kind an der Brust saugt, wird das Gehirn der Mutter mit Hormonen überschwemmt, vor allem *Oxytozin*, ein Hormon, das fast einer Wunderdroge gleichkommt. Es macht die Mutter leicht schläfrig, löst aber auch Wohlbefinden aus, zudem vermindert es das Schmerzempfinden. Es liegt nahe, dass dieses vielseitige Nerventonikum auch das »Liebesempfinden« zu dem frisch geborenen Kind fördert.

Aber auch die Mütter, die nicht stillen, profitieren von diesem Hormon. Oxytozin wird nämlich in der *ersten Stunde* nach der Geburt vom mütterlichen Körper in extrem hohen Konzentrationen ausgeschüttet, danach sinkt es rasch wieder auf die vorgeburtlichen Spiegel ab. Insbesondere die erste Stunde nach der Geburt sollte deshalb die Stunde von Eltern und Kind sein. Nicht die Stunde des Krankenhauspersonals, das oft meint, das Kind gerade jetzt bis in den letzten Winkel vermessen oder »säubern« (war es in Ihrem Körper etwa dreckig?) oder unter irgendwelchen Heizstrahlern aufwärmen zu müssen. Als ob Sie nach all dem Stress nicht warm genug wären, um Ihr Kind an Ihrem Körper vor Kälte zu schützen! Medizinische Notfälle ausgenommen – diese Empfangsstunde sollten Sie sich nicht wegnehmen lassen. Sie ist der uralte Auftakt zu einer lebenslangen Liebesbeziehung, und er kommt nie wieder.

eher in einen Schönheitssalon als in ein Kinderzimmer, und auch die vielen Möbelstücke, mit denen man seine Wohnung in eine niedliche, abwischbare Babywelt verwandeln soll, sind meist verzichtbar oder durch bereits vorhandenes Mobiliar ersetzbar. Manche Babyartikel sind sogar schäd-

Klippen

Das klingt, als ob sich das Leben mit dem neuen Kind ganz von selbst einspielen würde. Dem ist jedoch oft nicht so. Denn das Kind tritt nicht nur eine Hormonlawine los, sondern auch eine Stresslawine. Da ist die schiere körperliche Höchstleistung, die einer Mutter abverlangt wird. Sie sind stehend k.o. und werden von keinem gnädigen Schiedsrichter ausgezählt. Da ist auch Angst, wir könnten irgendetwas falsch machen in diesem neuen Job, für den wir weder Führerschein noch Diplom haben. Und da sind natürlich auch die hoch gesteckten Erwartungen auf das »reine Elternglück«, die von den Elternzeitschriften mit ihren immer munter strahlenden Hochglanz-Müttern kräftig geschürt werden. Das alles bedeutet *Stress*, und er belastet die Beziehung zum Kind genauso wie eine »erwachsene« Liebesbeziehung. Jetzt ist es Zeit, um die »DAG-Strategie« einzuüben:

➤ **Deligieren:** Ob Partner, ältere Geschwisterkinder, Haushaltshilfe oder frisch gebackene Großeltern – verlassen Sie sich jetzt auf die Hilfe anderer. Sie werden überrascht sein, wie gut dies auch Ihren Helfern tut!

➤ **Abschied von der alten Welt:** Die Welt, in der Sie mit Ihrem Kind gelandet sind, ist voll von neuen Aufgaben und Erlebnissen. Trennen auch Sie die Nabelschnur durch und lösen Sie sich von den »alten« Ansprüchen, Zielen und Prioritäten, die jetzt vielleicht gar nicht mehr »passen«, wie etwa perfekter Haushalt, Effizienz und reibungslose Organisation.

➤ **Grundbedürfnisse wahrnehmen:** Nur eine starke Mutter kann ein starkes Kind großziehen: Schlafen Sie, wo immer es geht, richten Sie eine Standleitung zum Pizza-Service ein, machen Sie, sobald es geht, wieder Dinge, die Ihnen Spaß machen, und seien diese noch so »verrückt«!

Wenn man Mütter befragt, wann sie zum ersten Mal »Liebe« für ihr Kind empfunden haben, dann geben 41 % an »in der Schwangerschaft«, 24 % »bei der Geburt« und 27 % »während der ersten Woche« bzw. 8 % »nach der ersten Woche«. Liebe zum Kind entsteht also nicht immer auf den ersten Blick. Es ist eine sich entwickelnde Liebesbeziehung. Wie oft Sie säubern, ölen, baden, ist zweitrangig, und wie Sie es mit der Frühförderung halten (»Von den Figuren über seinem Bett kann so ein kleiner Mensch vieles lernen ...«), ist Ihrem Baby wahrscheinlich ziemlich egal. [ISP]

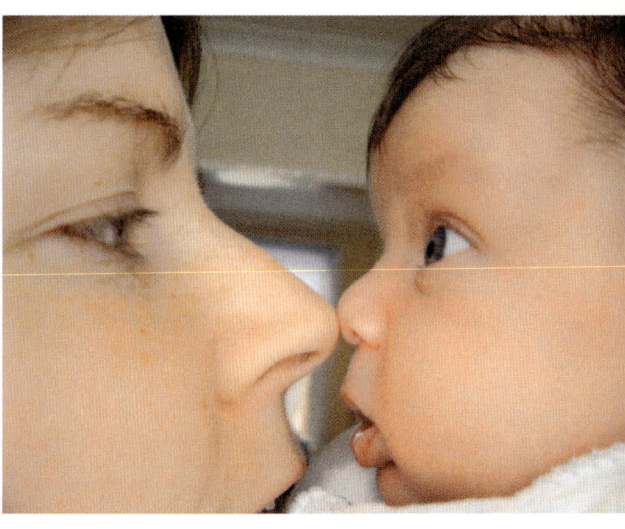

Praktische Fragen

Wie oft soll ich mein Baby baden? Ein Baby braucht in den ersten Monaten weder aus medizinischen noch aus hygienischen Gründen zu baden. Das Abwischen des Windelbereichs mit Wasser genügt. Die Haut des Säuglings reinigt sich von selbst.

Ab wann darf ein Baby nach draußen? Hierzu gibt es keine generelle Regel. Eine zu frühe und unphysiologische Reizüberflutung – etwa durch ständig wechselnde Rhythmen und Betreuungspersonen – gilt es zu vermeiden. Das heißt unserer Meinung nach aber keinesfalls, dass Neugeborene nicht »raus« dürfen. Eine gute Möglichkeit, dem Baby auch außer Haus eine reizabschirmende Hülle zu geben, ist beispielsweise das Tragetuch, in dem selbst ein weltenbummelndes Baby in seiner »Nische« mit der Mutter bleiben kann.

Tragetuch – ab wann? Tragetücher sind medizinisch unbedenklich. Selbst Neugeborene atmen nach Untersuchungen von Kinderärzten der Universität Köln im Tragetuch genauso gut wie im Kinderwagen. Die von Skeptikern ins Feld geführten »Haltungsschäden« ließen sich ebenfalls nicht erhärten. Im Winter muss allerdings Sorge getragen werden, dass die Kinder nicht auskühlen (am besten extragroßen Mantel um Mutter *und* Kind herum anziehen). Tödliche Unterkühlungen, etwa beim Skilanglauf, sind vorgekommen. Lassen Sie sich von Ihrer Hebamme Bindetechniken zeigen, mit denen Sie auch Säuglinge, die ihren Kopf noch nicht halten können, ins Tragetuch nehmen können.

Muss Sonnenlicht vermieden werden? Direktes Sonnenlicht sollte in den ersten Monaten wegen der empfindlichen Haut weitgehend vermieden werden. Das heißt nicht, dass das Neugeborene nicht im Freien schlafen darf. Es sollte dann allerdings gut im Schatten geschützt sein.

Ob die Sonne scheint oder nicht: Generell tut frische Luft auch dem Neugeborenen gut. Wenn es sich einrichten lässt, lassen Sie Ihren Säugling ruhig ein Mittagsschläfchen im unter einen Baum gestellten Kinderwagen machen!

Was Ihr Baby jetzt kann!

Die Körperhaltung entspricht noch der räumlichen Enge im Mutterleib: Arme und Beine sind angewinkelt, die Hände gefaustet. Der Rumpf kann in den ersten zwei Wochen nur wenig bewegt werden – Arme und Beine »rudern« dagegen schon kraftvoll. Der Kopf kann zwar von der einen Seite zur anderen gedreht, jedoch noch nicht gegen die Schwerkraft »gehalten« werden.

Hören und Sehen sind schon weit entwickelt: Bereits in der ersten Woche erkennt das Baby die einfachsten Gesichtszüge (horizontaler Mund, punktförmige Augen) und reagiert auf Glockenläuten oder ähnliche Geräusche.

Ab den ersten Lebenstagen können Sie vielleicht schon ein erstes Lächeln beobachten, das sog. »Engelslächeln« – es ist noch keine Antwort auf Zuwendung, sondern entsteht »von innen heraus«, oft im Schlaf. Vielleicht kitzelt da ja tatsächlich ein Engel das Baby an den Füßchen!

lich (etwa Lauf-Lern-Hilfen oder Hüpfschaukeln, welche die Gelenke unnatürlich belasten). Wenn Sie nach einer gewissen Zeit merken, dass ein bestimmter Artikel praktisch für Ihr Kind wäre, ist er meist schnell gekauft oder findet sich bei Ebay oder bei Freunden auf dem Dachboden.

1–6 Monate

Viele Eltern haben erst am Ende der Neugeborenenzeit das Gefühl, ihr Kind sei wirklich »angekommen«. Der Vorhang hat sich langsam geöffnet, das Kind schwimmt nicht mehr in seiner Urwelt, hat diese langsamen Bewegungen verloren, es ist jetzt ganz bei Ihnen, und reagiert klar und unmittelbar. Und selbst wenn die Äußerungen des Kindes noch zaghaft sind: Sie merken, da ist schon jemand, eine Person mit einem eigenen Charakter, es ist kein unbeschriebenes Blatt, das zu Ihnen hergeflattert gekommen ist.

Während sich die ersten drei Monate für die meisten Eltern wie ein Belastungstest anfühlen, sickert danach auf einmal Licht durch den Tunnel. Ihr Kind kann sich nun besser ausdrücken, es schreit weniger, nein, es ist nicht das Paradies, aber Sie haben vielleicht schon mal wieder acht Stunden durchgeschlafen, und was ist *dagegen* schon das Paradies?

Vom Schreien

Wenn Babys vor allem bei Nachbarn einen schlechten Ruf haben, dann deshalb, weil sie oft schreien. Und dann kommen auch schon die Erklärungen, warum dies gut sei (für das Baby): Das stärke die Lungen und entwickle einen starken Charakter. Und wenn man das Schreien ignoriere, hörten die Kinder irgendwann schon von selber damit auf.

All das ist widerlegt. In einem Experiment verglichen Forscher solche Kinder, die in den ersten drei Monaten »zuverlässig getröstet« wurden, mit solchen, deren Eltern sie »schreien ließen«. Als die Kinder ein Jahr alt waren, schrien die »zuverlässig getrösteten« Kinder weitaus seltener als die, die man schreien ließ! Auch waren die »getrösteten« Kinder emotional stabiler, entdeckungsfreudiger und selbstständiger als die andere Gruppe.

Warum ist das so? Zum einen: Säuglinge weinen nicht aus Trotz oder um »zu nerven«, denn dies setzt ein entwickeltes Ich voraus, das sie noch gar nicht haben. Wenn Säuglinge schreien, haben sie einen ganz unmittelbaren Grund: Unwohlsein, Schmerzen, Hunger, kurz, Unbehagen an sich oder der Welt (siehe Kasten rechts). Sie wollen, dass die Dinge wieder ins Lot kommen und sind darin ihren Erwachsenen ziemlich ähnlich.

Das erste Lächeln zeigt sich im Schlaf (»Engelslächeln«) und ist schon in den ersten Lebenswochen zu beobachten. Erst mit zwei oder drei Monaten lächelt das Baby zurück, wenn es angelächelt wird (»soziales Lächeln«) – ein Beispiel zeigt das Foto auf S. 57. [RP]

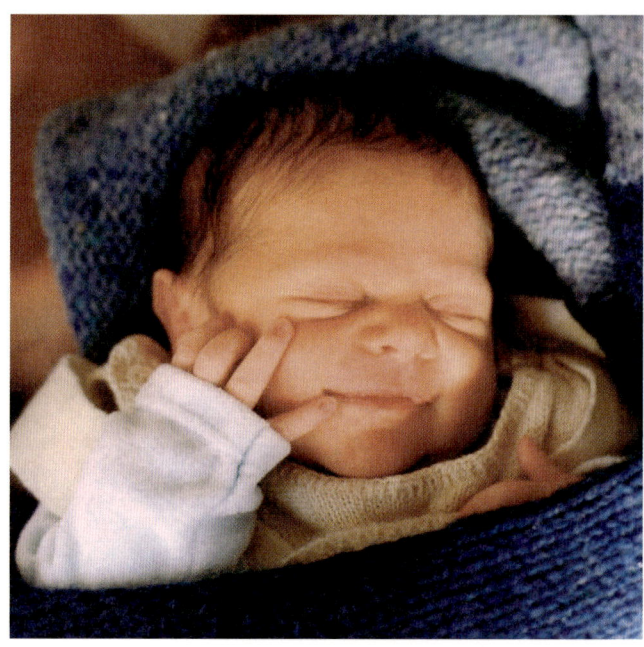

Zum Zweiten: Säuglinge, darauf hat Barbara Sichtermann in ihrem Buch *Leben mit einem Neugeborenen* hingewiesen, »lernen« nicht wie Erwachsene. Sie leben im Hier und Jetzt, sie verbinden das Erlebte noch nicht mit dem Vorher oder Nachher – wenn ein Säugling also schreit, dann fasst er nicht in eine Truhe voller Lebenserfahrungen und vergleicht »Aha, beim letzten Schreien habe ich nur Enttäuschung geerntet, ich lasse das also lieber bleiben«, sondern er empfindet sein Unbehagen, hier und jetzt und damit basta. Und er wartet darauf, getröstet zu werden. Und was dann kommt, das nimmt er auf und »kleidet seine Seele damit aus« (Barbara Sichtermann). Ist es Trost, so nimmt er ein Stück Trost in sich auf, ist es Enttäuschung, so nimmt er diese auf.

Schaden macht einen Säugling nicht klug, sondern nimmt ihm das Vertrauen in die Welt!

Umgang mit dem weinenden Baby

Meist lässt sich schnell feststellen, an was es dem Säugling fehlt, und er beruhigt sich, wenn Sie mit ihm sprechen, ihn hochnehmen, stillen oder füttern. Manchmal will er vielleicht auch seine volle Windel loswerden oder, vor allem im Sommer, aus einer überflüssigen Lage Kleider geschält werden. Oder er will einfach herumgetragen werden, entweder auf dem Arm oder im Tragegestell bzw. Tragetuch. Manche Babys beruhigen sich eher im »Fliegergriff« (Kind liegt in

Sieben Gründe fürs Schreien

Durch das Weinen will das Kind in der Regel seinen Eltern etwas sagen. Es betätigt seine Stimmbänder aus:

▶ **Hunger.** Meist drängend und rhythmisch, manchmal zornig, stets langgezogen. Hört das Baby beim Hochnehmen für mehr als nur einen »Überraschungmoment« auf zu schreien, so ist es (noch) nicht hungrig

▶ **Schmerz**, z. B. bei Blähungen, Dreimonatskoliken, Wundsein oder Zahnen. Kurzatmiger, laut, schrill, oft panisch, mit wechselndem Rhythmus und Tonlage

▶ **Langeweile.** Eher »knarzelnd«, fragend

▶ **Müdigkeit.** Rhythmisch, nicht drängend, sondern klagend, oft reibt sich das Kind dabei die Augen

▶ **Plötzlichem Erschrecken**, z. B. durch einen Knall oder ungewohnte Geräusche. Aufziehend und »stotternd«, »ganz außer sich«, meist leicht zu »übertrösten«

▶ **Überreizheit oder Krankheit.** »Gereizt«, schwer tröstbar

▶ **Ungemütlicher Körperlage oder Umgebung.** Kleine Babys, die sich noch nicht drehen können, weinen manchmal, weil sie mit ihrer Körperlage nicht einverstanden sind und Abwechslung brauchen. Auch gegen Kälte oder Überwärmung wird protestiert.

Bauchlage auf dem Unterarm, den Kopf in die Ellenbeuge gekuschelt), andere wollen fest am Körper gehalten werden.

Die Umgebung sollte möglichst reizarm sein, d.h. das Licht abgedunkelt und auch Lärm und »ständiges Bespielen« vermieden werden. Das gilt insbesondere für sehr »wache«, neugierige Kinder, die sich in ihrem Erkundungsdrang oft übernehmen und dann abends nicht mehr abschalten können.

Einige Beobachtungen sprechen dafür, dass schreiende Babys vor allem dann ruhig werden, wenn sie den »Urmotiven« des vorgeburtlichen Lebens ausgesetzt werden:

▶ **Rhythmen.** Viele Babys beruhigen sich, wenn man ihnen mit der Hand leicht auf das Rückgrat klopft. So hat eine Studie ergeben, dass insbesondere Frequenzen von etwa 80–140 pro Minute beruhigend wirken – was in etwa dem Frequenzbereich des mütterlichen Herzschlags während des letzten Drittels der Schwangerschaft entspricht. Interessanterweise schwingen auch traditionelle Wiegen etwa in einer Frequenz von 80 pro Minute.

▶ **Halt.** Schreiende Kinder mögen es oft, »eng umschlossen« zu sein. Viele Naturvölker, etwa manche Indianerstämme Nordamerikas, wickeln (oder schnüren) ihre Babys eng in Tücher, um sie ruhig und zufrieden zu halten. Eine bis heute bei unruhigen oder schreienden Babys mit Erfolg angewendete Methode ist das stramme Einpacken des Babys in eine Babydecke (Kind »quer« auf die Decke legen, unteren Zipfel zwischen die Beine schlagen und Oberkörper einwickeln).

▶ **Massage.** Viele Babys beruhigen sich durch eine sanfte, »körperumfassende« Massage, bei der gerade bei Kindern mit Dreimonatskoliken (siehe S. 198) auch etwas Fenchelöl oder Ringelblumenöl verwendet werden kann.

Vorsicht! Es gibt Kinder, bei denen »nichts hilft« oder die sehr häufig schreien (sog. Schreibabys, siehe S. 199). In solchen Fällen können die in größeren Städten bestehenden Schreiambulanzen (siehe S. 199) weiterhelfen. Und bedenken Sie auch: Die besten Eltern können stundenlanges Schreien kaum ertragen. Wut auf das schreiende Kind ist dann die unvermeidliche Reaktion. Überlassen Sie Ihr Kind dann Ihrem Partner oder einem anderen Erwachsenen!

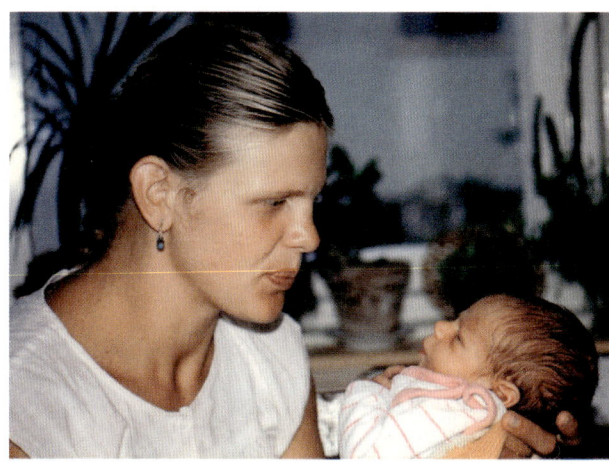

Kaum ist der erste Lebensmonat vorbei, beginnt die Charme-Offensive. Der Säugling nimmt jetzt nicht nur die Eindrücke aus seinem Nahbereich immer bewusster wahr, sondern greift nun auch viel zielstrebiger in sie ein. Mit seinem Lächeln, das jetzt auf Zuwendung in sein Gesicht tritt (»soziales Lächeln«) kann er Herzen schmelzen und Berge versetzen. [RP]

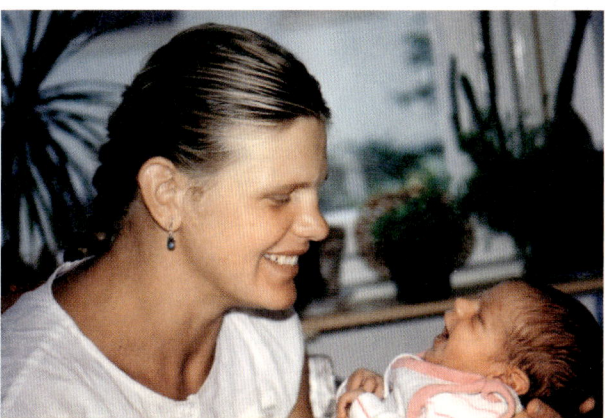

Sind Sie alleine und am Ende Ihrer Kräfte, ist es besser, Ihr Kind schreiend ins Bett zu legen und sich erst einmal selbst zu beruhigen, spazieren zu gehen oder eben das zu tun, was Sie jetzt am allermeisten brauchen. Solange es an einer sicheren Stelle liegt, kommt Ihr Baby mit dieser Ausnahmesituation zurecht.

Denn sonst droht Ihnen ein Teufelskreis, in dem auch liebevolle Eltern dazu getrieben werden, ihr Kind zu schütteln oder zu schlagen. Schon kurzes Schütteln kann bei Säuglingen wegen des empfindlichen Gehirns Hirnblutungen auslösen!

Mehr zum Thema »Schreien« in Kapitel 9.

Kirkilionis, E.: **Ein Baby will getragen sein.** Kösel Verlag, 2003. Alles zum Thema *warum* und vor allem *wie* man ein Baby im Tragetuch trägt

Was Ihr Baby jetzt kann!

Wer jeden Tag übt, bringt es weit. Lesen Sie in der Tabelle auf der nächsten Seite, was Ihr Baby jetzt schon alles erreicht hat.

Die Entfernung, in der ein Baby in den ersten Monaten am besten seine Mitmenschen wahrnimmt, ist ca. 40–60 cm und entspricht damit in etwa dem Abstand, aus dem es beim Stillen in das Gesicht seiner Mutter blickt. Die Händchen sind jetzt zwar im Schlaf noch geballt, während der Wach-Phasen sind sie aber immer öfter offen – das Baby macht sich bereit, um in die Welt »einzugreifen«!

Und das mit einem ziemlichen Tempo. Mit etwa drei Monaten haben viele Eltern das Gefühl, dass irgendjemand einen Zeitraffer eingeschaltet hat: Wenn Sie jetzt nur mal kurz zur Seite schauen, hat sich Ihr Baby schon verändert! Innerhalb von nur wenigen Monaten wird aus dem oft ernsten, liegenden Kind ein strahlender Säugling, der Ihnen sitzend seine ersten Zähnchen entgegenblitzen lässt.

Mit ...	Über die Hälfte der Kinder	Einige Kinder
... 1 Monat	Heben den Kopf in Bauchlage für 1–2 Sekunden an Können den Kopf schon gerade halten, wenn sie aufrecht gegen die Schulter gelehnt werden Folgen einem vertrauten Gesicht mit den Augen	Antworten mit Lauten auf eine vertraute Stimme (z. B. »uuu«) Folgen einem Spielzeug mit den Augen, wenn es im Bogen in 15 cm Abstand vor den Augen bewegt wird Schlafen 3–4 Stunden am Stück
... 2 Monate	Lächeln auf Zuwendung (»soziales Lächeln«) Kombinieren Vokale zu einem »Baby-Gurren«, z. B. »uuu-aaah« Antworten mit Lauten auf eine vertraute Stimme Zeigen ihre Freude und Interesse an Geräuschen und bestimmten Anblicken Heben den Kopf in Bauchlage um 45 Grad an Folgen einem Spielzeug mit den Augen, wenn dieses etwa 15 cm vor den Augen bewegt wird	Betrachten eigene Hände Lachen oder quieken vor Freude Halten den Kopf gerade, wenn man sie (mit Festhalten) hinsetzt
... 3 Monate	Lachen oder quieken vor Freude Halten den Kopf gerade, wenn man sie (mit Festhalten) hinsetzt Führen in Rückenlage die Hände über sich zusammen Betrachten eigene Hände oder Füße Heben den Kopf in Bauchlage um 90 Grad an	Greifen nach einer Rassel Wenden den Kopf einem Rasselgeräusch zu Halten den Kopf aufrecht, wenn man sie aus der Rückenlage zum Sitzen hochzieht Drehen sich vom Bauch auf den Rücken Sacken nicht mehr mit den Beinen zusammen, wenn man sie (mit Festhalten) hinstellt
... 4 Monate	Heben den Kopf in Bauchlage sicher an Stützen sich in Bauchlage mit den Händen ab Drehen sich vom Bauch auf den Rücken Halten eigene Hand fest Greifen nach einer Rassel oder Spielzeug Imitieren Gesichtsausdruck der Eltern Sacken nicht mehr mit den Beinen zusammen, wenn man sie (mit Festhalten) hinstellt	Schlafen sechs Stunden am Stück Imitieren Worte Wenden sich einer Stimme zu Fassen ihre Füße mit den Händen an Schauen, wohin ein runtergefallener Löffel gefallen ist Sitzen allein (mit Aufstützen der Hände)
... 5 Monate	Greifen nach einem Spielzeug Schauen sich kleine Gegenstände genau an (z. B. Rosine) Drehen Kopf in Richtung eines Geräusches Halten den Kopf aufrecht, wenn man sie aus der Rückenlage zum Sitzen hochzieht	Führen Essen mit den Händen zum Mund Machen Geräusche nach
... 6 Monate	Führen Essen mit den Händen zum Mund Machen Geräusche nach (etwa lautes Auto) Geben ein Klötzchen von einer Hand in die andere Sitzen allein (mit Aufstützen der Hände) Bekommen ersten Zahn	Schlagen Klötzchen gegeneinander Nehmen kleine Gegenstände mit rechenartigen Fingerbewegungen auf Sagen »Mama« oder »Papa« (ohne dabei die Eltern zu meinen) Sitzen, ohne sich abzustützen

[CHG]

Vom Schlafen

Jetzt, wo Sie sich nachts mindestens ein- oder zweimal um ein hungriges Mäulchen kümmern müssen, hören Sie die Berichte von der Schlaffront mit aufgestellten Ohren. Berichte von Freundinnen, Großmüttern, Schwiegermüttern, in denen die Kinder schon mit vier Wochen, spätestens aber mit zwei Monaten durchschlafen, und zwar von der Tagesschau bis zum Frühstück. Nur ein Kind wacht noch immer alle zwei Stunden auf, und das ist Ihres – was machen Sie nur falsch?

Gar nichts. Auch wenn es Kinder gibt, die schon mit einem oder zwei Monaten durchschlafen – die meisten Kinder lernen das *regelmäßige Durchschlafen* erst mit fünf oder sechs Monaten.

Warum so spät?

Dies hat mehrere Gründe. Die Anpassung des kindlichen Biorhythmus an den Aufgang und Untergang der Sonne (siehe S. 54) dauert mehrere Wochen. Zudem verwertet der typische Säugling seine Nahrung in den ersten drei Lebensmonaten so schnell, dass er nach 2–4 Stunden wieder hungrig ist und dann mit seinem gefürchteten Gebrüll aus dem Schlaf aufwacht. Junge Säuglinge nutzen aber nicht nur die Nahrung gut aus, sondern auch den Schlaf. Nach 2–4 Stunden sind sie oft erfrischt genug, um wieder eine Runde unter den Wachen zu drehen, selbst wenn sie nicht hungrig sind.

Frühgeborene Kinder tun sich übrigens mit dem Durchschlafen oft schwerer. Zum einen sind sie natürlich biologisch noch jünger, als es ihrem Geburtsalter entspricht. Aber auch wenn man das einberechnet, müssen viele Eltern hier besonders viel Geduld aufbringen (und einige Monate länger warten), bis das Kleine sein Schlafverhalten an den Rhythmus der Erwachsenen anpasst.

Schlaf stehlen

Erwachsene können den Rhythmus des Babys nur schwer ändern. Da hilft manchmal nur, sich dem Rhythmus des Babys anzupassen: Neugeborene schlafen im Schnitt pro Tag 16 Stunden, drei Monate alte Kinder immer noch 15 Stunden. Natürlich sind es immer die »falschen« Stunden, aber manchmal wird es Ihnen vielleicht doch gelingen, sich auch mal tagsüber für ein oder zwei Stunden hinzulegen.

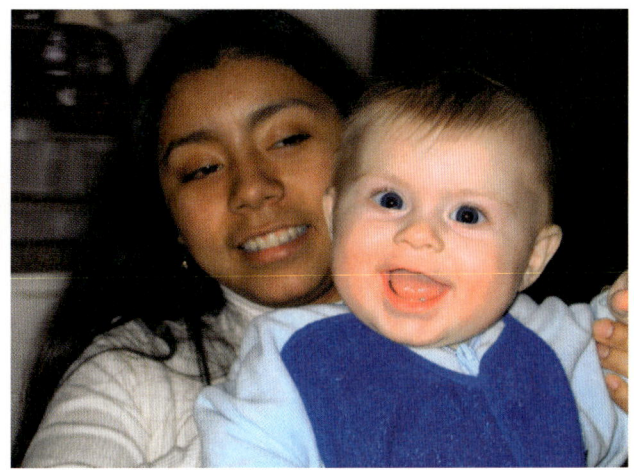

Von wegen »bloß Baby«! Jetzt sendet Ihr Kind immer stärkere Signale aus, die es schon zu einer richtigen Persönlichkeit machen. [AS]

Durchschlafen trainieren?

Ein Kind also jetzt schon zum Durchschlafen »trainieren« zu wollen, würde seinen biologischen Bedürfnissen nicht gerecht.

Allerdings können Sie der Natur auch jetzt schon ein wenig nachhelfen – Sie werden merken, dass Ihr Säugling Ihnen dann zumindest ein oder zwei Stunden mehr Ruhe gönnt als sonst:

➤ Bauen Sie eine ausgedehnte Spielphase in die späten Abendstunden ein. Dadurch lässt sich die letzte Mahlzeit oft weit hinausschieben. Und dann, bevor Sie sich selbst ins Bett legen, geben Sie ihm in Ruhe beide Brüste bzw. eine möglichst große Portion aus der Flasche.

➤ Säuglinge haben einen leichteren Schlaf als Erwachsene. Bis zu einmal pro Stunde kommen sie in eine Leichtschlafphase und damit an die Grenze zum Aufwachen! Wenn Ihr Säugling nachts also unruhig wird oder »knörzelt«, nehmen Sie ihn nicht gleich hoch, sondern geben Sie ihm zunächst die Möglichkeit, sich selbst zu beruhigen, z. B. indem Sie leise mit ihm reden (oder auch gar nichts tun und ihn nur beobachten). In der Regel findet er dann von alleine wieder den Weg zurück ins Traumland.

➤ Lassen Sie die Nacht so unspektakulär wie möglich verlaufen: Windeln müssen nachts nur dann gewechselt werden, wenn das Baby deswegen schreit oder wund ist. Und wenn Ihnen danach ist, lassen Sie Ihr Baby ruhig so nahe bei sich liegen, dass Sie es »halb im Schlaf« stillen können. Die Schlafunterbrechungen sind dann für beide Seiten weniger einschneidend.

Selbstständiges Einschlafen?

Erst ab *fünf Monaten* können Sie erwarten, dass Ihr Kind das *selbstständige* Einschlafen (also das Einschlafen ohne Ihre tatkräftige Mithilfe durch Stillen, Herumtragen oder Schaukeln) nach und nach »erlernen« kann.

Und damit stehen Sie als Eltern vor einer der wichtigeren Frage Ihrer Elternlaufbahn: Welche »Schlafstrategie« wollen Sie mit Ihrem Kind verfolgen? In aller Regel sind Säuglinge nämlich keine selbstständigen Schläfer, sondern sind natürlicherweise darauf gepolt, dann einzuschlafen, wenn sie so richtig entspannt sind: beim Trinken, Herumgetragenwerden, Autofahren, Schaukeln usw. Der Haken an diesen schlafbahnenden Gewohnheiten: Sie setzen die Anwesenheit der Eltern voraus. Und: einmal eingeschliffen, sind sie nur schwer wieder zu ändern …

Dazu kommt, dass Kinder, die ihre Eltern zum abendlichen Einschlafen brauchen, diese Gewohnheit dann auch nachts nicht missen wollen. Wenn sie aus dem Schlaf aufwachen, stehen Ihnen also zusätzliche, meist unerwünschte Schmusestunden bevor.

Für manche Eltern fühlt sich das »gemeinsame Einschlafen« so natürlich an, dass sie es auch auf sich nehmen, sich etwa zu ihrem Kind ins Bett zu legen. Manche Mütter schwören sogar darauf, dass dies die einzige Zeit am Tag ist, in der sie einmal zum ruhigen Nachdenken oder Lesen kommen! Dies ist eindeutig eine Temperamentfrage und sollte von jeder Familie auf ihre Art entschieden werden. Entlastung vom Paarzwang beim Einschlafen versprechen mehrere Methoden, die wir im Kasten rechts und auf der nächsten Seite vorstellen.

Selbstständiges Einschlafen – die Ferber-Methode

Selbstständiges Einschlafen muss im Gegensatz zum »Gewohnheitsschlafen« (also Einschlafen beim Trinken, Getragen- oder Gehaltenwerden) *aktiv trainiert* werden. Denn das selbstständige Einsteigen in den Traumzug ist für einen Säugling zunächst mit einer Trennungssituation verbunden, und diese will eingeübt sein (siehe mittlere Spalte) – und für diesen Zug gibt es das Ticket nicht umsonst. Beim »selbstständigen« Einschlafen werden Babys nicht schlafend von der Brust gepflückt oder erschlafft aus dem Tragetuch geschält, sondern sie sollen in ihrem Bett *selbst* den Schlaf finden.

Die verschiedenen Methoden, nach denen Säuglinge dies lernen können, betonen *Regelmäßigkeit* (gleich bleibende Schlafzeiten), *Routine* (immer gleich bleibende Einschlafrituale) und *Konsequenz* (kein Hochnehmen oder Spielen nach dem Gute-Nacht-Sagen). Die Methoden unterscheiden sich vor allem in einem Punkt: wie viele Tränen dem Kind bei diesem Lernprozess zugemutet werden.

Eine relativ rigide – aber nachgewiesenermaßen erfolgreiche – Methode ist das *kontrollierte Schreienlassen*. Diese Methode wurde von dem Bostoner Schlafforscher Dr. Richard Ferber erarbeitet und in Deutschland vor allem durch seinen Schüler Dr. Hartmut Morgenroth (Autor des Buches *Jedes Kind kann schlafen lernen*) populär. Ferbers Methode ist in Amerika so beliebt, dass die Anwendung seines Einschlafprogramms sogar einen Namen im Volksmund hat: »to ferberize« – ferberisieren.

Die Methode beruht darauf, das Kind nach der Uhr zu konditionieren. Das Kind wird ins Bett gelegt. Wenn es weint, warten die Eltern aber fünf Minuten, bevor sie wieder ins Zimmer gehen, um das Kind kurz zu trösten. Weint das Kind abermals, wenn seine Eltern das Zimmer verlassen, so warten diese diesmal ein paar Minuten länger, bevor sie wieder zu ihm gehen. Die Abstände werden so immer weiter »ausgestreckt«. Nach ein paar Tagen haben die meisten Babys gelernt, sich selbst über die Trennung hinwegzutrösten (oder haben die Nutzlosigkeit ihres Protests erkannt) und schlafen ohne Geschrei ein.

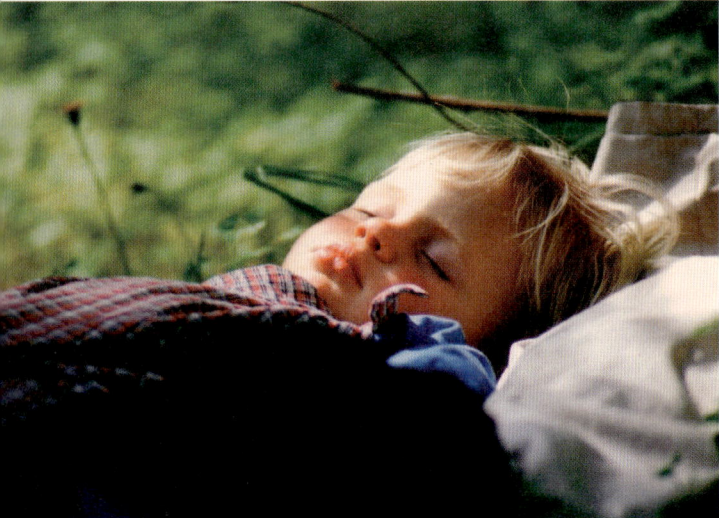

Ob mit Ferber, Ferber light oder »ungeferbert« – dieser kleine Junge war offensichtlich auch draußen von einem Nickerchen zu überzeugen. [RP]

Ferber light

Viele Eltern gehen nicht ganz so rigoros vor wie im Kasten auf der vorherigen Seite beschrieben und versuchen etwa so lange bei ihrem Baby zu sitzen, bis es ohne Tränen einschlafen kann. Sie setzen sich dann jeden Abend ein Stückchen weiter vom Bettchen weg, bis sie schließlich gar nicht mehr im Zimmer sein müssen. Leider funktioniert dies weitaus seltener als die »Rausgeh«-Methode. Andere Eltern haben gute Erfahrungen mit der »Brusttuch«-Methode gemacht: Wickelt eine Mutter eine Stoffwindel um ihre Brust, so nimmt diese den Geruch ihrer Brust an. Zum Baby ins Bett gelegt soll diese Geruchsverbindung die abendliche Trennung erleichtern. Denselben Zweck erfüllt ein von der Mutter getragenes T-Shirt, das dem Baby übergezogen wird.

Jedes Kind hat ein anderes Temperament, was beim einen Kind funktioniert, kann beim anderen eine Tortur sein. Und jeder Erwachsene hat eine andere Toleranzgrenze, was seinen eigenen Schlaf angeht. Manche Eltern haben schlichtweg nicht die Zeit oder Kraft für ein ausgedehntes Einschlafritual, da ist auch im Interesse des Kindes ein radikales Schlafprogramm die beste Lösung. Anderen Eltern widerstrebt alles, was nach »Programm« riecht. Wieder andere Eltern und auch Entwicklungspsychologen machen geltend, dass Säuglinge noch nicht verstehen können, weshalb ihnen beim Einschlafen die Tröstung vorenthalten wird, auf die sie sonst vertrauen können. Den Weg zum Schlaf muss also jede Familie selber finden.

Gesunde Schlafumgebung

Wenn vom Schlaf des Säuglings die Rede ist, schwingt darin immer auch das Thema des *plötzlichen Kindstods* (SIDS, siehe S. 205) mit. Die Forschung hat nämlich eine ganze Liste von Dingen zusammengestellt, die mit dem Krippentod in Verbindung stehen könnten, und rasch entsteht da der Eindruck, der Schlaf selber sei gefährlich, ein Wagnis, das Sie Ihrem Kind ohne spezielle Überwachung kaum zumuten können.

Sehen Sie unser heutiges Wissen über den plötzlichen Kindstod nicht als Angstfaktor, sondern als Beruhigungsfaktor. Denn durch wenige Maßnahmen lässt sich der Säuglingsschlaf sicher machen.

So schläft Ihr Baby sicher

▶ Rücken- oder Seitenlage (Rückenlage ist vor allem in den ersten sechs Monaten sicherer)
▶ Feste Matratze, kein Schlafen auf der Couch oder im Wasserbett der Eltern
▶ Keine Schaffellunterlage
▶ Kein Kopfkissen, kein Federbett, sondern feste Decke oder Schlafsack
▶ Frische, nicht zu warme Luft (nicht über 16–18 Grad aufheizen)
▶ Rauchfreie Umgebung: Wer das Rauchen im Schlafzimmer nicht unterlassen kann, *darf seinen Säugling nicht bei sich im Bett schlafen lassen,* das Risiko des plötzlichen Kindstods ist für diese Kinder um das Zehnfache erhöht!

Weniger ist mehr

»Weniger ist mehr« heißt die Devise, was den Schlaf des Säuglings angeht. Säuglinge kühlen zwar schnell aus, wenn sie nackt sind, das heißt aber noch lange nicht, dass Ihr Säugling wie ein Eskimo verpackt schlafen soll.

Zum Schlafen im Zimmer genügt ein Baumwollhäubchen. Heizen Sie das Zimmer nicht über 16–18 Grad auf, lassen Sie es also so kühl wie Ihr eigenes Schlafzimmer.

Federbetten, weiche Kissen und auch Schaffelle sollten im ersten Lebensjahr vermieden werden, da sie das Kind nicht nur »weich betten«, sondern unter Umständen auch um den Kopf des Säuglings herum »stehende Luft« erzeugen, die die noch unreife Atmung belastet. Der Kopf sollte also freien Luftraum über sich haben. Aus demselben Grund ist Zigarettenrauchen im Schlafzimmer ein durch nichts zu entschuldigender Unfug!

Betten Sie Ihr Kind in Rückenlage – auch wenn diese Position für viele Eltern am wenigsten »Sinn« macht, zumal manche Säuglinge in Bauchlage ruhiger schlafen. Dennoch ist die Rückenlage für Säuglinge eindeutig sicherer als die Bauchlage. Dies könnte damit zusammenhängen, dass sich in »hochnäsiger« Lage weniger Rückstau verbrauchter Luft bildet – ob dies die richtige Erklärung ist, bleibt jedoch Spekulation.

Was jedoch wissenschaftlich gesichert ist: Spucken oder Erbrechen führt beim Baby in Rückenlage genauso selten zur Aspiration (Einatmung des Erbrochenen in die Lunge) wie in Bauchlage.

Mehr zum Thema »Plötzlicher Kindstod« und was Sie vorbeugend tun können im Kapitel 9 (ab Seite 205).

Kast-Zahn, A., Morgenroth, H.: **Jedes Kind kann schlafen lernen.** Oberstebrink-Verlag, 2002. Vielgekaufter, bei Entwicklungspsychologen aber umstrittener Erziehungsratgeber. Kern des Buches ist ein auf kontrolliertem Schreienlassen beruhendes Programm zum Erlernen des Durchschlafens

Intuitive Kommunikation im Schlaf

Dass das Kindstod-Risiko beim Schlaf mit der Mutter nicht erhöht ist, beim Schlaf mit Geschwistern jedoch ansteigt, könnte mit der intuitiven Kommunikation zwischen Mutter und Baby während des Schlafes zu tun haben. Mütter verfügen nämlich über einen besonderen, nur auf die Signale ihres Kindes eingestellten »Draht«. Wird ihnen etwa das Weinen von vielen verschiedenen Babys über Lautsprecher im Schlaf vorgespielt, reagieren 22 von 23 Mütter prompt – aber nur auf ihr eigenes Baby!

Und nächtliche Videoaufzeichnungen haben gezeigt, dass Mutter und Baby auch in ihren *Schlafbewegungen* auf derselben Wellenlänge liegen: Zeigt das Baby etwa Unruhe, so bewegt sich die schlafende Mutter automatisch zu ihrem Kind hin. Selbst kurzes nächtliches Stillen, an das sich die Mutter morgens gar nicht erinnert, wurde häufig beobachtet.

Ein pauschaler Rat gegen die Aufnahme von Kindern ins Elternbett ist daher *nicht gerechtfertigt*. Wenn Sie Ihr Kind nachts gerne bei sich haben, so sollten Sie sehr wohl bestimmte Vorsichtsmaßnahmen beachten (Sie finden diese in der mittleren Spalte und auf Seite 206). Lassen Sie sich nicht durch Statistiken entmutigen, die Ihre persönliche Situation vielleicht gar nicht oder nur unzureichend berücksichtigen.

Dazu kommt, dass Statistiken nur zu einem gewissen Grad hilfreich sind, wenn es um Fragen unseres persönlichen Lebensstils geht: Das statistische Risiko, dass einem ein Kind vom Arm fällt, wenn man es hochnimmt, ist auch höher als das, wenn man es liegen lässt, trotzdem würde Ihnen niemand davon abraten, Ihr Kind auf den Arm zu nehmen.

Zudem muss auf Folgendes hingewiesen werden: Stillen vermindert nach den meisten Studien das Risiko eines plötzlichen Kindstods und hat darüber hinaus unbestreitbare gesundheitliche Vorteile für Ihr Kind (siehe S. 77). Sind Sie eine der Frauen, die das Stillen wegen der häufigen Aufsteherei lieber heute als morgen aufgeben wollen, so nehmen Sie Ihr Kind besser mit zu sich ins Bett!

Ins Elternbett?

Viele Eltern nehmen ihr Baby oder Kleinkind mit ins Elternbett, weil sie davon ausgehen, dass sie sich dort am wohlsten fühlen und am einfachsten versorgt – etwa gestillt – werden können. Verschiedene Veröffentlichungen sprechen sich allerdings dagegen aus, Säuglinge im Elternbett schlafen zu lassen, und führen dafür ein gewichtiges Argument ins Feld: Statistisch sei das Risiko des plötzlichen Kindstods (siehe S. 205) bei solchen Kindern erhöht.

Unserer Meinung nach wird hier versucht, mehr Saft aus der Statistik zu pressen, als sie enthält. Schaut man sich die derzeit verfügbaren Studien an, so ist festzuhalten:

➤ Kinder, die mit *ihren Eltern* im Eltern*bett* schlafen, haben kein erhöhtes Kindstod-Risiko, solange die Eltern *nicht im Schlafzimmer rauchen*.

➤ Das Risiko ist dann erhöht, wenn Säuglinge nicht mit ihren Eltern im Bett schlafen (sondern etwa mit Geschwistern oder Freunden) oder wenn Säuglinge mit Erwachsenen (auch mit den Eltern) auf einer Couch oder einem Wasserbett schlafen.

7–12 Monate

Es ist kein Wunder, dass die meisten Fotos in den Elternzeitschriften in der zweiten Hälfte des ersten Jahres geschossen werden. Ihr Baby ist jetzt ein richtiger Wonneproppen, und es ist nicht nur körperlich stabiler geworden, sondern auch seelisch. Die mit dem Krabbeln eingeleitete Erweiterung des Aktionsradius bringt nun schon den einen oder anderen Konflikt mit sich (Darf ich diesen Schrank nun ausräumen oder nicht?), doch mit ein bisschen Ablenkung lassen sich die meisten Klippen (noch) umschiffen.

Dennoch kann Ihr Kind nun schon ganz schön *zornig* sein. Das ist völlig normal: Jetzt, wo es der Schwerkraft das Sitzen abgetrotzt hat und mit den Händen richtig in seine Umwelt eingreifen kann, ist sein Horizont auf einmal viel größer. Alles Mögliche kommt in sein Blickfeld, alles Mögliche, das es zu erforschen gilt. Nur – wie da hinkommen? Und wenn man mal da ist, sind die Hände so ungeschickt, so steif manchmal, als wären sie gefroren. Wenn man so viel will und noch so wenig kann, kann man schon mal aus der Haut fahren!

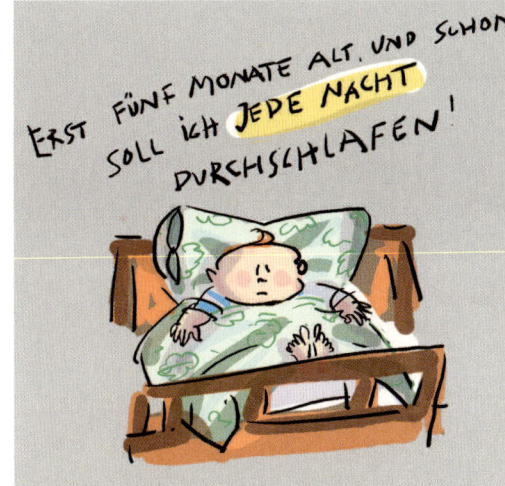

Wie viel Schlaf braucht ein Kind im Schnitt?

Alter	Schlafstunden insgesamt	Nickerchen tagsüber
0–1 Monate	15–16	4–5
2–3 Monate	14,5–15,5	3–4
4–6 Monate	12–14	3
7–12 Monate	11,5–12,5	2–3
1–3 Jahre	11–12	1
4–6 Jahre	10–11,5	0
7–9 Jahre	9,5–10,5	0
10–13 Jahre	9–10,5	0
14–18 Jahre	8,5–9,5	0

Diese Werte sind Durchschnittsangaben. Sie können sich je nach Tagesform, zu verarbeitenden Erlebnissen oder auch »Familienrhythmus« ändern. [CHG]

Vom Durchschlafen

Selbst wenn Ihr Baby schon längere Zeit durchgeschlafen hat, wacht es nun oft wieder nachts auf – zu aufwühlend ist jetzt der Tag, an dem einem so viele Wunder begegnen. Besonders auf Reisen oder beim Besuch der Großeltern wird das passieren. Gott sei Dank ist Ihr Kind in diesem Alter aber auch bereit, das einigermaßen selbstständige »Wiedereinschlafen« Schritt für Schritt zu lernen. Dabei ist wichtig:

➤ Wenn Ihr Baby sich nicht von selbst beruhigt, so lassen Sie es Ihre Nähe spüren, etwa indem Sie sich an sein Bettchen setzen oder es streicheln. Es braucht dazu nicht herumgetragen zu werden. Party-Stimmung sollte erst gar nicht aufkommen. Ihre Ruhe, Entschiedenheit und Zuversicht sind jetzt die wichtigsten Schlafmittel.

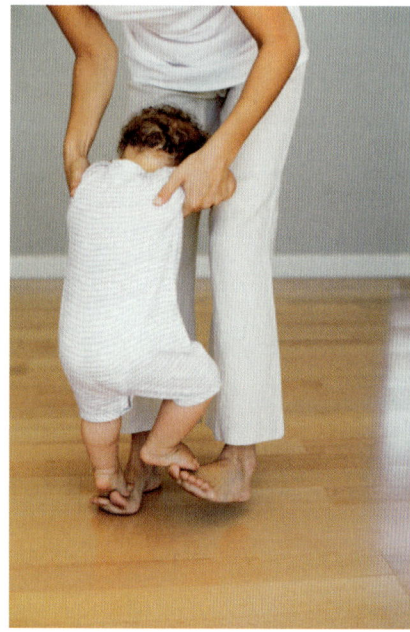

Wer bald laufen kann, will zumindest schon mal erste Erkundigungen einziehen: Lässt sich auf Mamas Zehen vielleicht klettern? [IS]

Mit ...	Über die Hälfte der Kinder	Einige Kinder
... 7 Monaten	Stehen, wenn sie festgehalten werden Nehmen kleine Gegenstände mit rechenartigen Fingerbewegungen auf Sagen »Mama« oder »Papa« (ohne dabei die Eltern zu meinen, sorry ...) Suchen nach einem aus ihrem Blickfeld hinausgefallenen Spielzeug	Stehen, indem sie sich an etwas festhalten Benutzen Daumen und Finger, um kleine Gegenstände aufzunehmen (»Pinzettengriff«) Spielen »Kuchenbacken« mit Förmchen Winken zum Abschied Beginnen zu fremdeln
... 8 Monaten	Stehen, wobei sie sich an etwas festhalten Schlagen Klötzchen gegeneinander Benutzen Daumen und Finger, um kleine Gegenstände aufzunehmen (»Pinzettengriff«) Winken zum Abschied Sitzen, ohne sich abzustützen	Sagen »Mama« oder »Papa« (und meinen dabei den jeweiligen Elternteil) Ziehen sich zum Stehen hoch
... 9 Monaten	Reagieren auf den eigenen Namen Verstehen ein paar Worte (wie »Nein« oder »Tschüss«) Krabbeln, kriechen, robben oder rutschen auf dem Po vorwärts Spielen »Kuckuck« Essen selbst mit den Fingern	Trinken aus einer Tasse Können die Sitzposition selbst einnehmen
... 10 Monaten	Können die Sitzposition selbst einnehmen Können durch Laute oder durch Gesten ausdrücken, was sie wollen Sagen »Mama« oder »Papa« (und meinen dabei den jeweiligen Elternteil)	Sagen ein weiteres Wort außer Mama und Papa Stehen, ohne festgehalten zu werden Können im Sitzen einen Ball zurückrollen
... 11 Monaten	Stehen, ohne festgehalten zu werden	Sagen zwei weitere Worte außer Mama und Papa
... 12 Monaten	Gehen, ohne festgehalten zu werden Sprechen Worte nach Trinken aus einer Tasse Winken zum Abschied Können vieles selber essen Werfen einen Ball beim Spielen	Kritzeln mit einem Stift Sagen drei weitere Worte außer Mama und Papa Deuten auf eine Figur im Bilderbuch, die man ihnen benennt (»Wo ist der Hund?«) [CHG]

➤ Versuchen Sie ruhig einmal die »Brusttuch«-Methode (siehe S. 60), wenn Ihr Kind nicht schlafen kann. Vielleicht hat es dadurch – nach einer Eingewöhnungszeit – ja schon »genug Mama«.

➤ Ab sechs Monaten braucht der Stoffwechsel des Kindes keine »Nachtmahlzeit« mehr. Aufstehen, um ein Fläschchen zu richten, ist jetzt also im Prinzip überflüssig. Ob Sie Ihrem Kind das Fläschchen, den Schnuller oder den Busen als »psychische« Einschlafhilfe geben, ist Ihre persönliche Entscheidung und hängt auch davon ab, wie Sie es beim abendlichen Einschlafen halten (siehe S. 60).

Vom Fremdeln

Praktisch alle Kinder reagieren etwa zwischen dem 7. und 10. Lebensmonat auf fremde Erwachsene mit Angst – und zwar unabhängig davon, ob ihr bisheriges Leben von guten oder von schlechten Erfahrungen geprägt war.
Kinder, die regelmäßig mit vielen Erwachsenen Umgang haben, fremdeln weniger als solche mit wenigen Erwachsenen im unmittelbaren Umfeld. Gegenüber fremden Altersgenossen und Kleinkindern bleiben auch starke »Fremdler« dagegen weiterhin aufgeschlossen.

Dass es sich beim Fremdeln um ein universelles und entwicklungsbedingtes Verhalten handelt, zeigt auch die Tatsache, dass Säuglinge in allen, auch in eingeborenen Kulturen fremdeln. Evolutionsbiologen vermuten, dass es sich um eine natürliche Reaktion handelt, die das nun in die Welt eindringende Kind vor eventuell feindlich gesonnenen Erwachsenen warnt.

Geben Sie dem fremdelnden Säugling den Schutzraum, den er sucht, und nehmen Sie ihn auf den Arm. Ein in Panik schreiendes Kind »gewöhnt« sich nicht an einen ihm bedrohlich erscheinenden Erwachsenen, und wenn es sich dabei um noch so blutsverwandte Schwiegereltern handelt. »Der rebelliert sogar gegen seine eigene Oma« oder »So ein Mamakind« – solche Reaktionen sind hier fehl am Platz.

Fremdelt ein Säugling auch gegenüber früher vertrauten Menschen wie etwa dem Babysitter, so müssen Sie nicht gleich auf alle Unternehmungen verzichten – in aller Regel beruhigt sich das Kind nach der Trennung rasch wieder. Geben Sie Ihrem Kind aber mehr Zeit beim Abschied.

Laufstall: ja oder nein?

Laufställchen oder -gitter können einen geschützten Entdeckungsraum schaffen und lassen sich mit wenigen Handgriffen zu einer Höhle oder einem kleinen Häuschen verwandeln. Manchmal erlaubt die Aufstellung eines Laufgitters, dass Ihr Kind selbst in einem nicht »krabbelsicheren« Büro nahe bei Ihnen bleiben kann, etwa wenn Sie am Computer arbeiten. In einem solchen Fall kann es sinnvoll sein, ein oder zwei für das Kind attraktive Spielzeuge nur für den Laufstall zu reservieren. Solange das Kind nur so lange darin bleiben muss, wie es sich darin wohl fühlt, ist gegen Laufställe nichts einzuwenden. Sie sollten allerdings nie benutzt werden, um ein Kind einzusperren!

Was Ihr Baby jetzt kann!

Mit »Unvernünftige auf Entdeckungsreise« könnte man diese Entwicklungsphase überschreiben. Aber die Reise wird belohnt: Unter meist erheblichem Applaus beginnt das Kind am Ende des ersten Lebensjahres seine Karriere als Fußgänger! Auf was Sie sich sonst noch gefasst machen müssen siehe Tabelle links.

Das Kleinkind: das zweite und dritte Lebensjahr

Im zweiten und dritten Lebensjahr beginnt das Kind, seine Position in der Welt klar zu bestimmen:

➤ Zum einen entwickelt es sein Ich, d. h. es lernt zu verstehen, wo es selbst aufhört und wo der andere (zunächst die Mutter bzw. die Eltern) beginnen. Zu dieser Positionsfindung gehört natürlicherweise auch das vehement gesprochene »Nein«. Trotz dieses »Negativismus« braucht das Kleinkind weiterhin seine Eltern als positiven Halt, ohne ihn wäre der Aufbruch in die sich öffnende Welt viel zu angsterregend!

➤ Andererseits wendet sich das Kind jetzt schon anderen Menschen zu, es lernt *mitzufühlen*. Schon mit dem ersten Geburtstag können manche Kinder erkennen, dass ein anderer Mensch traurig ist, und weinen dann oder schauen ihre Eltern an. Mit 18 Monaten versuchen viele Kinder schon eine weinende Person zu *trösten,* zum Beispiel indem sie sie streicheln. Etwa mit zwei Jahren greifen sie dann auch aktiv ein und bieten etwa ihre Hilfe an.

Mit dem Aufbau seines Ichs vollzieht das Kleinkind einen weiteren Schritt der Ablösung (siehe Kasten unten), der auch uns Eltern einiges abverlangt: Wir müssen lernen, unser Kind immer wieder loszulassen, es in eine neue Rolle ziehen zu lassen, durch die auch wir unsere bisherige Stellung ein Stück weit verlieren. Waren wir im Babyalter noch »das Haus« des Kindes, so braucht es uns jetzt auch als *Brücke zur Welt.*

Ablösephasen

»Die« Ablösephase des Kindes gibt es nicht. Vielmehr lösen sich unsere Kinder in immer neuen Anläufen von uns:

➤ Im zweiten Lebenshalbjahr löst sich der Säugling immer mehr vom Rockzipfel seiner Mutter, wendet sich der Welt zu, die es nun zu erforschen gilt. Wie angstbesetzt diese Vorstufe des Loslösens noch ist, zeigt das Fremdeln – eine Phase, in der sich das Kind seiner Zugehörigkeit zu seiner Bezugsperson oft ziemlich plötzlich bewusst wird.

➤ Mit dem Laufenlernen und dem Aufbau seines Ichs im Kleinkindalter strebt es mit neuem Elan (aber auch mit neuen Ängsten) in die Welt hinaus – und gleichzeitig wieder zu den Eltern zurück. Diese Ambivalenz kann für alle Beteiligten sehr anstrengend sein.

➤ Erst in der Pubertät sind die Schritte ganz real und zielgerichtet – auch wenn sie nicht immer wohl überlegt sind.

Das größte Kind der Welt

Auch wenn Kinder schon im zweiten Lebensjahr Mitgefühl zeigen können und damit bereits eine wichtige Voraussetzung für das Leben in der Gemeinschaft mitbringen – »sozial« oder »gemeinschaftsfähig« sind sie damit noch nicht. Und dies ist auch gar nicht zu erwarten. Denn die Abstimmung von Eigeninteressen mit denen der Gruppe erfordert komplexe Lernschritte und bedarf der monatelangen, ja jahrelangen Unterstützung durch Eltern und Gemeinschaft. Menschen entwickeln sich nicht »automatisch« zu sozialen Wesen, ein Blick in die Wirklichkeit bestätigt dies.

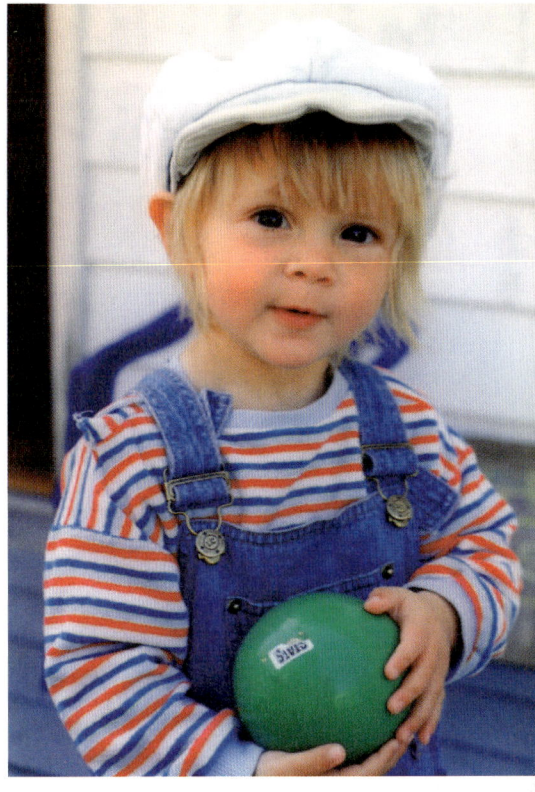

In der Regel strahlen sie wie ein Azorenhoch, wenig später kann schon eine Gewitterfront aufziehen. Denn bei den Zwei- und Dreijährigen kommt das »Ich« ins Spiel, und das hat seine Launen. [RP]

Natürlich: Allmachtsfantasien

Der kleine Mensch, der da in das Kleinkindalter eintritt, hat längst gelernt, dass er seine Umwelt zu seinen Gunsten verändern kann, und sei es nur, indem er einen Lichtschalter anknipst.

Und der sich so entwickelnde *Willen* hat es in sich. Das Kleinkind lernt jetzt nämlich ebenso schnell, dass es sich dem Gang der Dinge erfolgreich *widersetzen* kann. Das sind tolle Erfahrungen, und die tragen das Kleinkind zunächst einmal weit über das Ziel hinaus. Es schwelgt in **Allmachtsfantasien,** man könnte auch sagen, in einem »natürlichen Größenwahn«: Das Kleinkind kann alles, weiß alles, ist der Schnellste, die Beste und glaubt fest daran, mit einer kleinen Papierrakete »zum Mond« fliegen zu können.

Und zudem ist das Kleinkind vor allem eines: das Einzige. Es sieht nur sich, redet nur von sich und nimmt die anderen nur als Mitspieler in seinem Spiel wahr. Ich lebe in meiner Welt und ihr dürft zuschauen!

Den Willen brechen?

Die Aufgabe der Eltern in diesen Jahren besteht nicht darin, diese Welt zu »zerbrechen«. Sie ist ein Kokon, der das Kleinkind schützt und ihm auch Halt gibt vor den vielen frustrierenden Erfahrungen des Großwerdens. Denn dass es eigentlich noch nicht viel kann, das erfährt das Kind tagaus, tagein. Wie gut, wenn man sich da das magische Zauberkostüm überziehen und die Welt wie Pippi Langstrumpf für sich tanzen lassen kann, an der man sich in Wirklichkeit die Zähne ausbeißt!

Andererseits: So wichtig die Allmachtsansprüche für das Kleinkind als Gegengewicht zu den vielen frustrierenden Erfahrungen des Großwerdens sind, so wichtig ist es, dass das Kind sich *nicht dauerhaft darin einspinnt*. Lernt das Kleinkind nämlich nicht, seinen natürlichen Egoismus entwicklungsgerecht zu überwinden, so kann es die nächsten Entwicklungsschritte nicht einleiten – ihm fehlt dann die innere Balance, um sich jetzt auch zunehmend in die *Gemeinschaft* einzubringen und eine – zunehmend verlässliche – Rolle in der Gruppe zu übernehmen. Das »Tanzenlassen« der Umwelt ist dann kein entwicklungsgebundenes Durchgangsstadium mehr, sondern eine Ersatzbefriedigung, die das Kind anfällig für Verhaltensstörungen und soziale Probleme im Vorschul- und Schulalter und darüber hinaus macht.

▶ Die wirkliche Herausforderung *für die Eltern* eines Kleinkinds besteht darin, den kleinen Menschen behutsam aus dieser Zauberwelt zu führen und ihm die Welt zu zeigen, wie sie ist: Es spielt eine wichtige Rolle darin, aber ist nicht ihr Mittelpunkt. Es kann sie beeinflussen, aber nicht den Willen anderer beherrschen. Es *ist* einem Kleinkind zuzumuten, dass es im Spiel gegen Erwachsene auch einmal verliert. Und es ist auch o.k., dass sich Eltern auch in der Gegenwart von Kleinkindern ungestört unterhalten wollen. Die Zauberwelt ist immer eine Durchgangswelt. Auf die Dauer wird es dem Kind darin zu einsam, und den »bezauberten« Mitmenschen wird die Nebenrolle zu einfältig.

▶ Die Herausforderung *für das Kleinkind* besteht darin, die Welt als Realität zu begreifen, in der es nun einmal andere Menschen gibt – nicht wichtigere oder »bessere«, aber eben schnellere, stärkere, geschicktere.

Negativismus

Alle Eltern von Kleinkindern wissen ein Lied davon zu singen: Ab dem 15. Lebensmonat gefällt es Kleinkindern, das Gegenteil von dem zu tun, was ihre Erwachsenen von ihnen wollen. Auch gut gemeinte Avancen werden abgelehnt – und nicht unbedingt dankend. Dies ist ein normales Entwicklungsstadium, es gehört zum Großwerden. Auch wenn diese Zeit manchmal als *Trotzphase* bezeichnet wird, benutzen wir lieber das neutralere Wort **Negativismus** – das Wort »Trotzphase« suggeriert doch, das Kind setze sein Verhalten immer aus Trotz gegenüber den Erwachsenen in Gang, was so nicht stimmt.

Aus dem vorübergehenden Negativismus des Kindes wird leider nur allzu oft ein – bleibender! – Negativismus der Eltern. Nicht selten ist zu beobachten, dass Eltern ab dem Eintritt ihres Kindes ins Kleinkindalter nur noch negative Kommentare über die Lippen kommen und die Kinder nur noch hören, was sie *nicht* machen dürfen oder was sie *schlecht* machen. Da Kinder selbstverständlich »gegenhalten«, entsteht so rasch ein ganz und gar lähmendes, auch für die weitere Umwelt wenig ersprießliches Phänomen, das man vielleicht am besten **Familiennegativismus** nennt.

Wutanfälle

Das »größte Kind der Welt« stößt jetzt immer wieder an Grenzen: Man strengt sich sooo sehr an, und trotzdem bricht der Sandkuchen immer wieder auseinander. Man will einen Lolli und darf ihn nicht haben! Man soll mit dem Spielen aufhören und zum Essen kommen! Oder gar – die größte Zumutung überhaupt – schlafen gehen! Oder man muss zwischen zwei Dingen wählen, die beide sooo verlockend sind! Kein Wunder, dass es jetzt Zoff gibt, und zwar nicht zu knapp.

Die beste Erziehung kann solche Zornausbrüche nicht verhindern, denn sie sind der

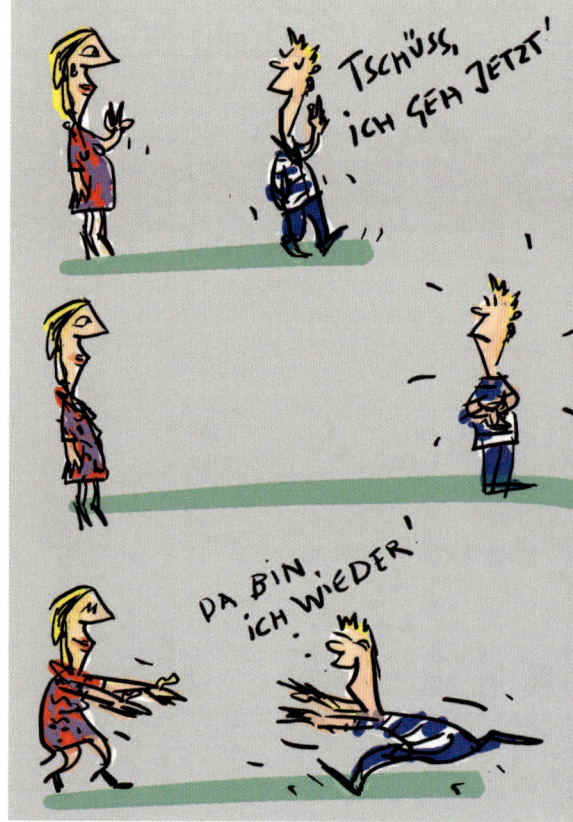

Das Ablösen von den Eltern ist ein ständiges »Thema« – vom zweiten Lebenshalbjahr bis lange nach dem Auszug aus dem Elternhaus. Für Eltern wie Kinder ist die zunehmende Selbstständigkeit dabei mit gemischten Gefühlen verbunden.

Ausdruck einer gesunden Entwicklung. Mit dem Ich entwickelt sich der Wille, und der muss nun einmal ausprobiert werden.

Wutanfälle sind kein Angriff auf die Eltern, und sie sind auch nicht Teil eines Machtkampfes (können es aber werden, wenn Sie sich darauf einlassen ...). Wenn ein Kleinkind »explodiert«, will es Sie nicht ärgern, sondern fühlt sich *wirklich* frustriert und gekränkt. Und wenn man sieht, wie erleichtert die Kleinen sind, wenn sie dann wieder auf dem Teppich landen, dann erkennt man als Eltern auch, dass sie sich mit ihren Anfällen selbst in Angst und Schrecken versetzen.

Bleiben Sie ruhig und vor allem fest, stehen Sie zu den Grenzen, die Sie gezogen haben (mehr dazu Kasten S. 65). Was vorher ein »Nein« war, sollte sich unter dem Gebrüll nicht in ein »Ja« verwandeln. Ausrasten ist sinnlos, Gewalt nicht nur sinnlos, sondern kontraproduktiv (und gesetzeswidrig) – Sie wollen Ihrem Kind ja eigentlich beibringen, dass man es mit Hauen und Beißen nicht weit bringt.

Allerdings: Wenn ein Kind gegenüber anderen Kindern Gewalt ausübt, sollten Sie starke Signale geben. »Ich finde das aber nicht gut, wie du den Jan an den Ohren ziehst«, reicht bei den wenigsten Kindern aus. Nehmen Sie den »Angreifer« aus dem Ring und bringen Sie ihn in ein separates Zimmer – ruhig auch für mehr als drei Minuten. Das kühlt den erhitzten Kampfgeist ab und führt dem Kleinen vor Augen, was auch für die Großen gilt: Wer sich nicht an die Regel hält, grenzt sich aus – und steht allein da.

Und als kleiner Trost: Mit dem dritten (manchmal allerdings auch erst dem vierten) Geburtstag hat das Kind meist gelernt, seinen Zorn besser zu begrenzen.

Mehr erwarten

Jetzt, wo Ihr Kind ganz offensichtlich (und demonstrativ) sein Ich entwickelt, dürfen Sie auch in Sachen Kommunikation mehr von ihm erwarten. Kleinkinder müssen nicht mehr wie Säuglinge »einfach zugreifen« und sie müssen auch nicht mehr »in weiser Voraussicht« bedient werden, sondern können sich verbal in die Gemeinschaft einklinken, etwa durch ein »Darf ich?«.

Anstatt also die stumme Kommunikation über Erwartungshaltungen zu fördern, können Sie jetzt in Ruhe auf ein erklärendes Wort warten. Dies wird Ihrem Kind das Leben in der Gruppe immens erleichtern!

Vielleicht ist es jetzt auch an der Zeit, den Großeltern zu vermitteln, dass sie dem Kind keine Wünsche mehr aus der Nase ziehen müssen, sondern dass das Kind sich schon zu seinen Wünschen äußern (und dabei auch schon »Bitte« und »Danke« sagen) kann?

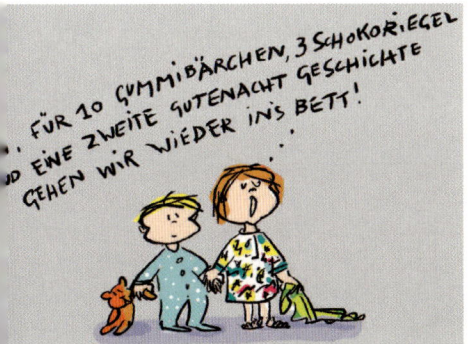

Tipps zum Thema »Grenzen setzen«

Wenn Sie Ihrem Kind Grenzen setzen, ist es weniger entscheidend, was Sie Ihrem Kind *sagen,* als vielmehr, was Sie *von ihm erwarten*. Auch Kinder, die den genauen Inhalt des Gesagten noch nicht begreifen können, spüren die *Gesinnung* dahinter. Wenn Sie Ihr Kind auffordern, seine Spielsachen aufzuräumen, und eigentlich selbst nicht so richtig glauben, dass es sich daran hält, dann wird es auch intelligente Mittel und herzzerreißende Wege finden, um das Zimmer unaufgeräumt zu verlassen.

➤ Grenzen durchzusetzen kostet Energie. Wer Regeln aufstellt, muss auch bereit sein, in die Figur des Schiedsrichters zu schlüpfen und seinem Kind gegenüber auf die Einhaltung der Regeln pochen. Dies schließt Flexibilität nicht aus (»Papa hilft heute mit«), wohl aber Beliebigkeit: Regeln verlieren ihren Sinn, wenn ihre Einhaltung Ermessenssache ist.

➤ Grenzen setzen kann heißen, das Kind gegen sich aufzubringen. Dies kollidiert oft mit dem Anspruch der Eltern, »immer nur gut« zu ihren Kindern zu sein. Die Realität ist aber, dass Kinder ohne Grenzen unglücklich sind – und das ist sicher nicht »gut« für sie.

➤ Noch mal: Ihre *Überzeugung* macht's. Auch wenn Wein wie Saft schmecken würde, wir würden unsere Kinder doch davon fernhalten – einfach weil wir davon *überzeugt* sind, dass Alkohol nicht gut für Kinder ist.

➤ Regeln und Grenzen sind für ein Kind nicht nur eine negative Erfahrung. Ein Kind, das z. B. lernt, seine Kleider nach einem Spaziergang selbst »zu versorgen«, erfährt sich auch selbst als kompetent und genießt diese Rolle – ebenso wie Ihr Lob.

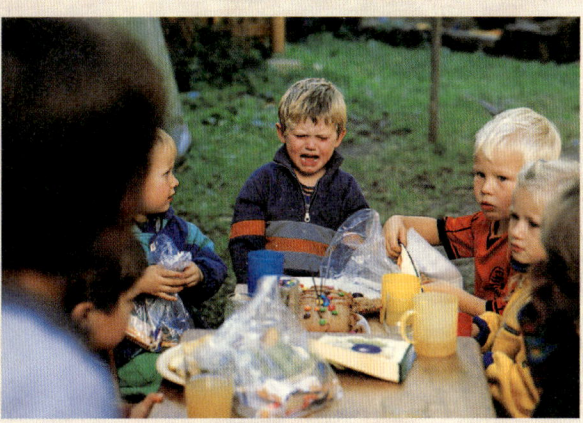

Die kleinen Helden werden noch leicht von ihren eigenen Gefühlen übermannt. Helfen können Sie vor allem, indem Sie selbst bei Laune und vor allem bei Ihrer Linie bleiben. [AM]

Grenzen setzen

So sehr wir Erwachsenen die Entfaltung des Kindes fördern sollten, so wichtig ist es, ihm liebevoll, aber konsequent, *Grenzen* zu zeigen. Die Erfahrung von Grenzen ist ein Grundbedürfnis des Kindes, es gibt seiner Welt Struktur und »Beherrschbarkeit« – eine als zu groß erlebte Welt verunsichert, übersteigt die sich bildenden Möglichkeiten und fördert damit Enttäuschung und Frustration.

Auch ein Kind *will* sich als soziales Wesen erleben, als Teil einer Gemeinschaft. Wenn es entwicklungsbedingt immer wieder in fremdes Territorium hineinpresht, dann will es zumindest merken, wo es irgendwelche Zäune niederreißt. Wir Eltern sollten dem über seine Grenzen hinausschießenden Kind deshalb immer wieder verständnisvoll und vorhersehbar aufzeigen: Hier beginne ich, hier sind meine (oder die Geschwister-) Bedürfnisse, und sie sind mir wichtig.

Natürlich ändern sich die Grenzen im Laufe der Entwicklung, so wie sich die Möglichkeiten des Kindes weiten. Allerdings sollten die Grenzen auf jeder Entwicklungsstufe *klar definiert* sein, alles andere ist dem Kind gegenüber unfair: Stellen Sie sich vor, Sie spielen mit Ihren Freunden Volleyball, und während des Spiels verschiebt ein imaginärer Schiedsrichter ständig die Grenzen des Spielfelds, es ist einmal größer, einmal kleiner. Wo der Ball einmal im »Aus« ist, hätten Sie ihm ein andermal besser hinterherhechten sollen – Spaß wird Ihnen das Spiel nicht machen, und Ihrem Kind geht es genauso.

Und wieder die Schlafprobleme

Auch im zweiten Jahr werden Sie immer mal wieder von einem schreienden Kind geweckt werden, das einfach nicht wieder einschlafen kann. Das ist normal. Nicht normal ist aber, wenn sich daraus eine Routine entwickelt, bei der Sie um Ihren Schlaf kommen. Manche Kinder ziehen lautlos ins Elternbett ein. Wenn Ihnen diese »Krötenwanderung« nichts ausmacht, kann das eine Zeit lang die beste Lösung sein. Andernfalls kann eine neben das Bett gelegte Matratze als Auffanglager für müde Wanderer dienen. Andere Eltern begrenzen das gemeinsame Nachtlager auf zehn Minuten Schmusen (ohne viel Worte) und tragen den Lieben dann wieder ins eigene Bett (wenn er den Rückwärtsgang nicht von allein findet).

Entwickelt sich das nächtliche Aufwachen jedoch zu einem Schlafentzugs-Programm oder führt es zu »Szenen«, bei denen Licht, Brot und Spiele erwartet werden, sollten Sie beharrlich Ihr Recht auf Schlaf verteidigen – und dabei keinen Millimeter zurückweichen. Kleinkinder brauchen nachts weder Getränke noch Unterhaltung und können ab dem 18. Monat auch gut verstehen, dass ihre Eltern nachts schlafen *müssen* (und die vereinbarten Regeln dann einhalten).

Mit ...	Über die Hälfte der Kinder	Einige Kinder
...18 Monaten	Laufen sowohl vorwärts als auch rückwärts Sagen zehn Wörter Stellen zwei Klötzchen übereinander Zeichnen eine vertikale Linie nach, wenn es die Eltern vormachen	Stellen vier Klötzchen übereinander Putzen die Zähne (unter Mithilfe) Ziehen einige Kleidungsstücke selbst an Kombinieren zwei Wörter (»mehr haben«) Werfen den Ball »über die Schulter«
...2 Jahren	Steigen Treppen hoch, eine Stufe nach der anderen Kicken einen Ball weg Können den Ball »über die Schulter« werfen Kombinieren zwei Wörter (»mehr haben«) Sagen 20 Wörter Sortieren gleichfarbige Gegenstände	Hüpfen Stellen Fragen Zählen bis drei Geben Kommentare zu Bildern im Bilderbuch ab
...3 Jahren	Hüpfen mit beiden Beinen Stehen kurz auf einem Bein Fahren Dreirad Spielen Fantasie- oder Rollenspiele Sagen ihren Namen, Alter, Geschlecht und den Namen eines Freundes	Spielen einfache Brettspiele Putzen Zähne ohne Hilfe Ziehen sich ohne Hilfe an Können erklären, wofür häufige Gegenstände benutzt werden

[CHG]

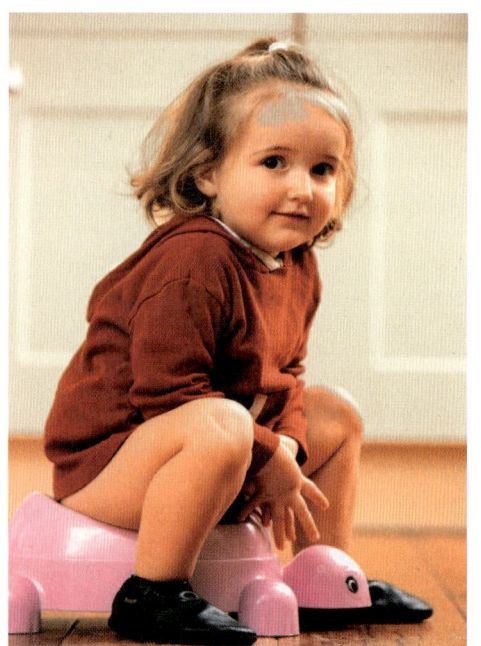

Übung macht hier nicht den Meister – die Ausscheidungsfunktionen reifen mit einem Eigentempo, und dieser Prozess lässt sich durch hartnäckiges Training weit weniger beeinflussen als landläufig geglaubt. [MU]

Daumen- und Schnullerlutschen

Lutschen an Daumen oder Schnuller ist ein Ersatz für die mütterliche Brust und vermittelt dem Kind Wohlbefinden. Ein Kind, das gelernt hat, sich mit seinem Daumen selbst zu trösten, hat einen Schritt in die Selbstständigkeit getan. Daumen- oder Schnullerlutschen sollten deshalb nicht verwehrt oder lächerlich gemacht werden. Sorgen, dass sich hierdurch der Kiefer dauerhaft verforme, haben sich als unbegründet erwiesen, solange das Kind vor dem vierten Geburtstag mit der Gewohnheit aufhört.

Ist das Kind auch im vierten Lebensjahr noch ein kräftiger Lutscher, so sollte das Daumen- oder Schnullerlutschen allmählich gebremst werden.

Ein »Bremsritual« ist etwa die mit großem Ernst vollführte Untersuchung des Daumens, der wegen der dann oft zu sehenden (oder auch zu erahnenden ...) Schrunde mit einer Salbe und einem festsitzenden Verband versorgt werden »muss«, der selbstverständlich die ganze Hand umschließt. Damit das »Wehweh« gut heilt, kommt dann zusätzlich noch ein Säckchen über die Hand.

Alle ein bis zwei Tage wird die Wunde mit Ernst untersucht, erneut Salbe aufgetragen und der Verband erneuert. Erst nach einer Woche kommt der Daumen wieder ans Tageslicht und wird nun oft gar nicht mehr »braucht«.

Ob Schnuller oder Daumen ist letzten Endes eine persönliche Frage. Der Daumen hat gegenüber dem Schnuller einige Vorteile – er geht nicht im falschen Moment (nachts oder vor dem Besuch der Schwiegermutter) verloren, und er wird automatisch aus dem Mund genommen, wenn das Kind spielt, was beim Schnuller nicht der Fall ist. Auch neigt der Daumen nicht zur Abnutzung oder Pilzbefall. Andererseits: Der »Entzug« des Schnullers ist in jedem Fall einfacher als der des Daumens.

Wann aufs Töpfchen?

»Selbst pinkeln können« setzt eine gewisse Reife des Nervensystems voraus: Das Kind muss seine Blase »spüren« und das Wasserlassen selbst in Gang setzen können. Ähnliches gilt für den Stuhlgang. Entgegen landläufiger Ansicht ist dieser Reifungsprozess durch »Training« kaum zu beeinflussen. Kinder spüren etwa mit 18 Monaten, wenn ihre Blase voll ist oder wenn sie Stuhlgang machen müssen und sagen es dann oft schon ihren Eltern, die nun »das Ereignis« froh gestimmt und mit einem unter den Po geschobenen Töpfchen abpassen können.

Dies mag für das Kind eine interessante Erfahrung sein, und dabei mag auch der eine oder andere »Erfolg« zu feiern sein – bis zur selbstständigen Sauberkeit dauert es bei den meisten Kindern aber noch fast ein Jahr. Wann sich diese dann endgültig einstellt, ist nicht unbedingt davon abhängig, wann mit der »Sauberkeitserziehung« begonnen wird. Studien zeigen, dass Kinder, die vor dem 27. Monat »selbst aufs Töpfchen« gingen, noch etwa ein Jahr lang mit Ausrutschern zu tun hatten. Kinder, bei denen bis nach dem 27. Monat gewartet wurde, hatten nur ein halbes Jahr mit »Unfällen« zu kämpfen. Die zu frühe Emanzipation von den Windeln kann also einiges an Zeit und Nerven kosten.

Gehen Sie also auch in Sachen Blase nach dem »Eigentempo« Ihres Kindes vor. Gerade bei der Blasenkontrolle gibt es große, oft auch familienbedingte Unterschiede zwischen den Kindern. Zum Problem des nächtlichen Einnässens siehe S. 360.

Und was Ihr Kind jetzt schon kann

Kleinkinder sind Erforscher. Das Spielen ist jetzt ein Grundbedürfnis und *viel* wichtiger als das Essen oder das langweilige Schlafen! Was sich jetzt sonst noch tut, ist in der Tabelle links zusammengefasst.

Das Kindergartenkind: das vierte bis sechste Lebensjahr

Wenn Eltern älterer Kinder zurückblicken, dann erkennen sie zumeist, dass ihre Kinder schon in der Kindergartenzeit die Persönlichkeit waren, die sie auch aus deren späterem Leben kennen. Ob ängstlich oder mutig, locker oder pedantisch, labil oder durch nichts umzuwerfen – noch bevor wir eine Schule oder einen Kindergarten von innen gesehen haben, sind wir charakterlich schon ein ganzes Stück weit gebildet.

Ihr Kind überrascht Sie jetzt mit Reaktionen, die zeigen, wie »einsichtig« es geworden ist, wie sehr es in sich hineinschaut (»Ich bin doch ein liebes Kind, oder?«). Nach außen hat es mehr Distanz zu den Dingen entwickelt, der Hund im Bilderbuch lockt jetzt seine Fantasie, er ist aber nicht mehr so real, dass er gestreichelt wird – er regt das Kind vielmehr an, Hund zu spielen oder gar eine eigene Hund-Geschichte zum Besten zu geben. Da ist jetzt so viel gemeinsam zu entdecken, und das macht einen Riesenspaß!

Bei solchen Entdeckungen ist sich das Kind jetzt auch immer deutlicher seiner Rolle und Position in der Gruppe bewusst – sei es in der Familie, der Nachbarschaft oder im Kindergarten. Es gestaltet seine sozialen Beziehungen liebevoll und oft fast zeremoniell aus, gibt gerne Geschenke, hat einen »besten Freund« oder Freundin, kurz – aus dem »egoistischen« Kleinkind ist ein sozial engagiertes Kindergartenkind geworden!

Ins Reine kommen

Jetzt, wo Ihr Kind sich immer mehr zur eigenen Person entwickelt und dabei auch so manchen Konflikt eingeht, will es trotz allem mit Ihnen »im Reinen« sein. Bauen Sie nach einem Streit Brücken, lernen Sie (beide) das Wort »Entschuldigung« und auch, was eine akzeptierte Entschuldigung bedeutet: Du hast bei mir keine Schuld mehr!

Besonders das abendliche »Zwiegespräch« gewinnt jetzt an Bedeutung und ist nun mehr als nur ein Einschlafritual: Ein Lied, eine Geschichte oder auch ein Gebet schließen den Tag ab. Reden Sie ruhig auch noch über die Erlebnisse des Tages (Was war schön heute? Was hat dich heute traurig gemacht?), insbesondere wenn Sie spüren, dass noch etwas auf Ihrem Kind lastet. »Bereinigen« Sie den Tag, damit Ihr Kind – und Sie – beruhigt schlafen.

Alpträume

Ein »echtes« Schlafproblem kann jetzt durch Alpträume entstehen: Ihr Kind wacht weinend auf, oft in der zweiten Hälfte der Nacht, weiß meist aber nicht warum – es hat einfach Angst. Manchmal schildert es auch seine Furcht vor einem bestimmten Tier oder vor Monstern, die in seinem Zimmer sein könnten und von denen es vielleicht geträumt hat.

Erklären Sie Ihrem Kind, dass es schlecht geträumt hat und dass der Traum jetzt vorbei ist. Wenn es sich aus Furcht nicht beruhigen lässt, jagen Sie die Monster (oder wilden Tiere) zusammen weg, z. B. indem Sie mit einem Pflanzenbestäuber »Zauberwasser« unter das Bett sprühen. Bauen Sie vielleicht mit ihm am Tag einen »Traumfänger«, wie ihn etwa die Indianer benutzen, und hängen Sie ihn über das Bett, um die »bösen Träume fernzuhalten«.

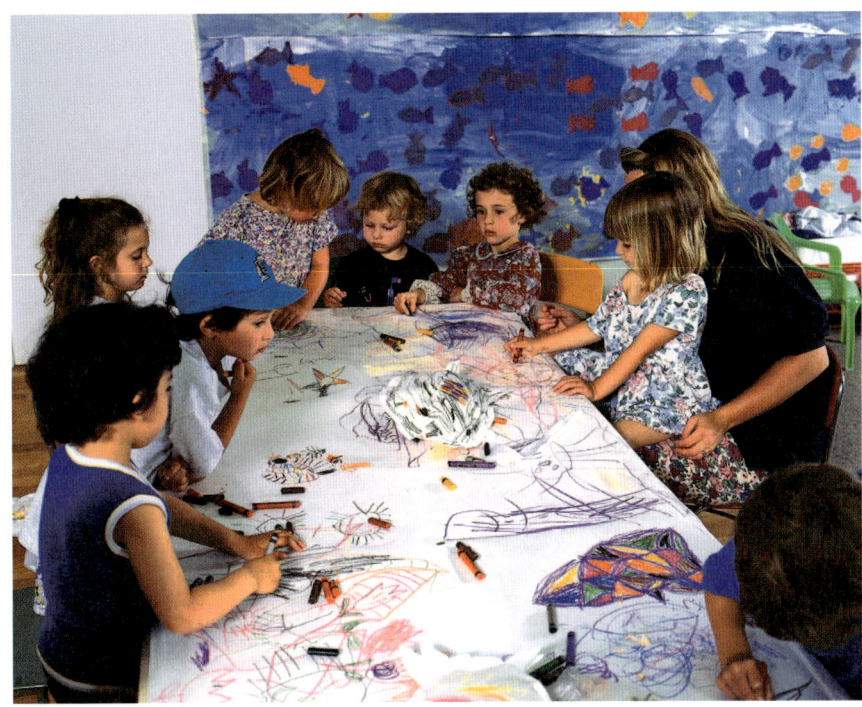

Das Kindergartenalter: Aus dem ausschließlichen Leben in der Familie ist ein Gemeinschaftsleben geworden, in dem sich das Kind mit seinen Bedürfnissen und Talenten seinen eigenen Platz schafft. [MU]

Mit ...	Über die Hälfte der Kinder	Einige Kinder
... 4 Jahren	Hüpfen auf einem Bein Malen einen Menschen aus vier Teilen (Kopf, Körper und Beine) Putzen die Zähne selbstständig Ziehen sich selber an Sagen ihren Vor- und Nachnamen Erzählen von ihren Erlebnissen Können vier Farben korrekt benennen	Können 4–5 Sekunden auf einem Bein balancieren Benennen zwei Gegensatzpaare (z. B. »warm – kalt«) Zeichnen einen Mensch aus sechs Teilen (Kopf, Körper, Beine und Arme) Schreiben ihren Vornamen
... 5 Jahren	Kennen ihre Adresse und Telefonnummer Zählen fünf Gegenstände ab Malen ein Dreieck oder Quadrat ab Benennen zwei Gegensatzpaare (z. B. »warm – kalt«) Verkleiden sich	Sprechen grammatikalisch richtig Erzählen in Dialogen Sind sich der eigenen Existenz und seiner Endlichkeit bewusst (»Mama, was ist, wenn du stirbst?«)
... 6 Jahren	Sprechen grammatikalisch korrekt Können warten, bis sie an der Reihe sind Können auch weniger attraktive Aufgaben zu Ende bringen	Benutzen einen Wortschatz bis ca. 20 000 Wörter, davon 4 000 aktiv [CHG]

»Schlafterror«

Dieses letztlich ungeklärte, aber weder krankhafte noch seltene Phänomen verläuft manchmal richtig dramatisch. Das Kind brüllt wie am Spieß, wacht aber nicht zu vollem Bewusstsein auf, ja, vielleicht stößt es Sie sogar fort, wenn Sie es trösten wollen. Im Gegensatz zu den Alpträumen kommen diese Attacken vor allem im Tiefschlaf in den ersten vier Stunden nach dem Einschlafen vor. Bleiben Sie bei Ihrem Kind, auch wenn Sie es nicht aufwecken können, nach 5–45 Minuten schläft es von selbst wieder ein.

Was Ihr Kind jetzt kann!

Der vierte Geburtstag ist der erste Geburtstag, auf den sich das Kind »im Voraus« freuen kann. Überhaupt wird diese Entwicklungsphase mit viel Humor durchlaufen – vor allem, was auf dem Klo passiert, ist jetzt *das* Thema. Was außer Klo-Witzen abläuft, fasst die Tabelle oben zusammen.
Kindergartenkinder überraschen ihre Umwelt oft durch einen ganz ausgeprägten Sinn für Fairness: Beim Teilen wird jetzt geistig »Buch geführt«, und Kinder, die sich unfair verhalten, werden ausgegrenzt. Die Entwicklungsforschung geht davon aus, dass dieser Sinn für Fairness zum angeborenen Grundrepertoire des Menschen (und vielleicht auch der Menschenaffen) gehört.

Das Schulkind

Ihr Kind ist nun nicht mehr ohne weiteres mit der Welt zufrieden. Es will sie auch *verstehen* – mit Elan bricht Ihr Schulkind jetzt in die Welt des Geistes auf. Das Vorpreschen des Intellekts steht dabei oft so sehr im Vordergrund, dass wir Eltern die »tieferen Schichten« des Kindes manchmal kaum mehr wahrnehmen. Nun geht es los mit Förderung und Nachhilfe, Hausaufgaben und Sportverein, Musikunterricht, und das ist einerseits gut so. Der Geist will vorwärts kommen, das Kind will seine wachsenden Fähigkeiten erproben. Andererseits wird das manchmal übertrieben, da ist es, als würden Kinder in ein Gewächshaus geschoben, des höheren Ertrags wegen.

Erfolg im Leben

Immer öfter hört das Schulkind jetzt vom »Erfolg im Leben«. Dem Schulkind wird Leistung abverlangt, und das Familienleben richtet sich vor allem nach den Erfordernissen des Schulalltags, den Hausaufgaben, den Klassenarbeiten.
Bei den Elternabenden geht es jetzt um Notenfindung und Versetzung und nicht mehr um die noch vor 1–2 Jahren heiß diskutierten pädagogischen Ziele »Umwelterkennen«, »emotionale Kompetenz« und »ganzheitliche Entwicklung«.

Wir sollten als Eltern von Schulkindern nicht vergessen, dass Erfolg im Leben nicht nur von Schulnoten abhängt. Erfolg im Leben ist immer auch ein Erfolg der Persönlichkeit, und ein Kind mit mäßigen Noten und der richtigen Persönlichkeit wird es im Leben weiter bringen als ein »Einser-Kind« mit einer problematischen Persönlichkeit. Es gibt nicht nur eine »Intelligenz des Geistes«, sondern auch eine »Intelligenz der Gefühle«, und sie beruht auf Neugier, Selbstbeherrschung und Beziehungsfähigkeit.

Überforderung – Unterforderung

Haben Sie schon einmal die Erfahrung gemacht, wie unangenehm es ist, wenn bei einer Wanderung der Mensch an Ihrer Seite immer ein bisschen zu schnell geht oder ein bisschen hinterherzockelt?

Dasselbe gilt für Kinder – sie verfolgen bei ihrer Entwicklung ein »Eigentempo«, das sie als »gerade richtig« empfinden. Wenn wir sie mit unseren Ansprüchen oder unserer Förderung zu sehr antreiben, so beschleunigen wir sie nicht, sondern nerven sie. Dasselbe gilt umgekehrt: Wenn wir sie unterfordern, so machen wir es ihnen nicht leichter, sondern bremsen sie aus. So fallen zum Beispiel hochbegabte Kinder oft wegen Unterforderung in ihrer Entwicklung zurück und entwickeln paradoxerweise Schulprobleme.

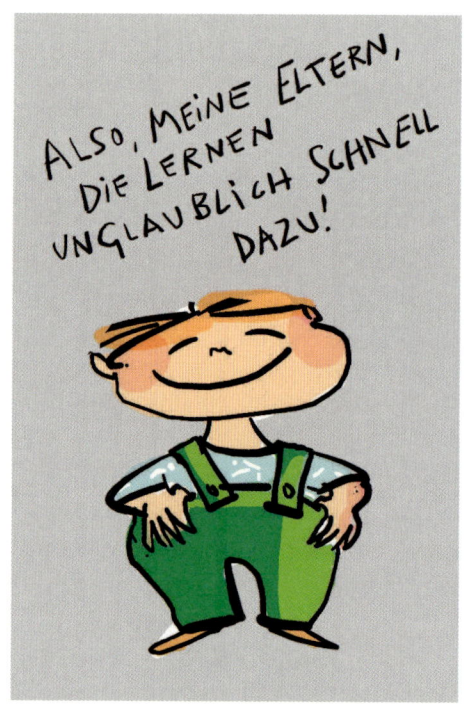

Also, meine Eltern, die lernen unglaublich schnell dazu!

Logisch: Für das Schulkind steht die Schule, das Lernen der vielen 1000 Regeln des Lebens, im Mittelpunkt. Umso wichtiger: Entdecken Sie mit Ihrem Kind auch die ausgleichenden Seiten des Lebens, Musik und Sport, Basteln und handwerkliche Dinge. Jedes Kind hat dabei seine eigenen Vorlieben und Stärken – und braucht dafür Begleitung und Lob. Und egal, was Ihr Kind am liebsten tut – die selbst erlebten Abenteuer sind die beste Alternative zu Fernsehen und Freizeitparks. [AS]

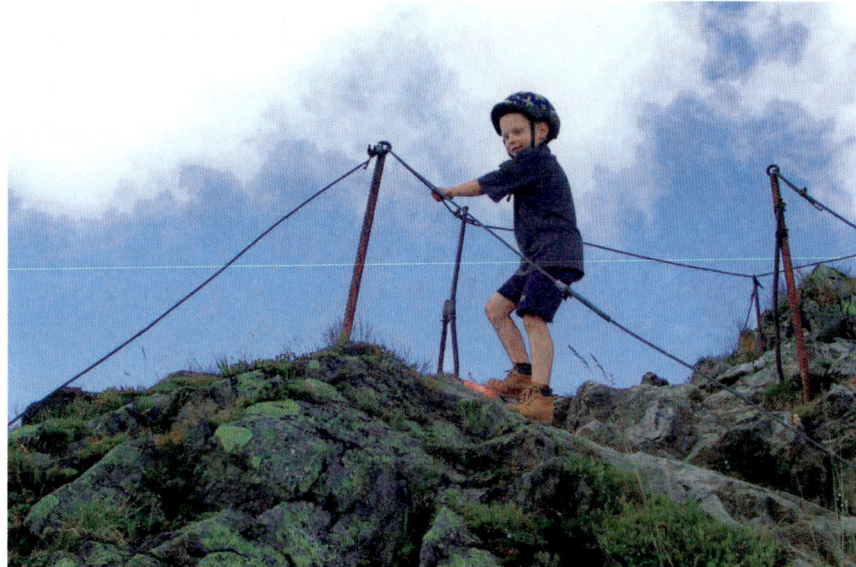

Kinder reagieren auf Überforderung und auf Unterforderung mit denselben Symptomen: Rückzug, allgemeine Lustlosigkeit, Aggressionen, Schulangst bis hin zum Schulversagen. Fragen Sie sich also bei solchen Auffälligkeiten auch, ob das Eigentempo des Kindes berücksichtigt worden ist. Reden Sie rechtzeitig mit Lehrern und anderen Menschen, die Ihr Kind gut kennen. Lassen Sie sich zudem von den Schulbehörden beraten, ob das Leistungsvermögen Ihres Kindes vielleicht durch spezielle Tests weiter abgeklärt werden sollte. Oft lässt sich nur so eine am individuellen Leistungsvermögen orientierte Strategie entwickeln.

Die Anforderungen des Alltags

Auch wenn Ihr Kind jetzt viel für die Schule zu tun hat und in seinen vielfältigen Interessen aufgeht: Fördern Sie (und fordern Sie) eine Teilnahme am Alltagsleben der Familie. Trauen Sie Ihrem Schulkind ruhig etwas zu, auch indem Sie es konkret an Aufgaben im Haushalt teilhaben lassen: Selbstbewusstsein setzt auch die Erfahrung voraus, gebraucht zu werden, eine Rolle zu haben, anderen etwas zu bedeuten. Eine Welt, in der es nichts zu tragen gibt, wird auch von Kindern als zu leicht empfunden.

Zum Thema Aggressionen siehe S. 459

Zum Thema Schulprobleme und Lernschwierigkeiten siehe S. 467

Zur speziellen Situation des hochbegabten Kindes siehe Buchempfehlung und Link in der rechten Spalte

Medienstress vermeiden

Wir wollen hier eigentlich gar nicht darüber reden, ob Fernsehen »gut« oder »schlecht« ist. Es ist beides, es kommt nun einmal auf die Auswahl an.
Und vor diesem Hintergrund finden wir die Kritiklosigkeit vieler Eltern gegenüber dem Fernsehen erstaunlich: Da wird jeder Lehrer in der Schule genau beäugt, ob er vielleicht einen negativen Einfluss auf das Kind haben könnte, aber dann werden die Kleinen einer Welt ausgesetzt, gegen die sich der verhaltensgestörte Mathematiklehrer ausnimmt wie ein Schutzengel.

▶ Wir können hier nur anregen, die Programme einmal durch die Augen der Kinder zu sehen: Viele Inhalte gehen am kindlichen Empfinden vorbei oder begegnen ihm zu einer Zeit, zu der es noch gar nicht emotional bereit ist für die dargebotenen Inhalte. Unsere Empfehlung wird Sie deshalb nicht überraschen: Setzen Sie dem Medienkonsum Grenzen. Für kleinere Kinder (etwa bis zur Einschulung) empfehlen wir maximal eine Sendung pro Tag (und zwar eine Kindersendung!). Diese Regel versteht jedes Kleinkind. Manche Familien haben zusätzlich noch eine Sonnenscheinregel: Sie sagt, dass der Fernseher Pause macht, wenn die Sonne scheint.

▶ Für größere Kinder ist es wichtig, dass Sie beobachten, wie sie auf das Fernsehen reagieren: Jeder reagiert anders. Für den einen kann das Limit eine Stunde sein, für den anderen eine Sendung pro Woche. Wir haben Eltern in der Sprechstunde sagen hören, sie merkten sofort, wenn das Kind auch nur 15 Minuten ohne Aufsicht vor der Glotze sitzt.

▶ Diskutieren Sie mit Ihrem Kind, welche Sendungen es sehen darf. Einen Zeitwert festzulegen ist dabei weniger wichtig als die *Inhalte* mitzubestimmen. Bei Comics geht es in rasendem Tempo zur Sache, was ein 5-Jähriges rasch überfordern kann, während ein Tierkinderfilm auch schon einmal länger laufen darf. Auch das berühmte Sandmännchen bewährt sich in vielen Familien als Vor-Einschlafritual.

▶ Wichtig ist weiter, dass Erwachsene oder wesentlich ältere Kinder mitschauen, zumindest bei neuen Sendungen oder Serien, damit sie merken, wenn das Kind Fragen hat und diese anschließend diskutieren können.

▶ Kinder werden durch eine Beschränkung des Medienkonsums nicht zu Außenseitern, lassen Sie sich diesen Bären nicht aufbin-

Webb, J. T.: **Hochbegabte Kinder, ihre Eltern, ihre Lehrer.** Hans Huber Verlag, 2002. Hochbegabung auf den Punkt gebracht

▶ **Deutsche Gesellschaft für das hochbegabte Kind:** www.dghk.de

▶ **www.karg-stiftung.de**
Umfassende Informationshilfen zum Thema Hochbegabung

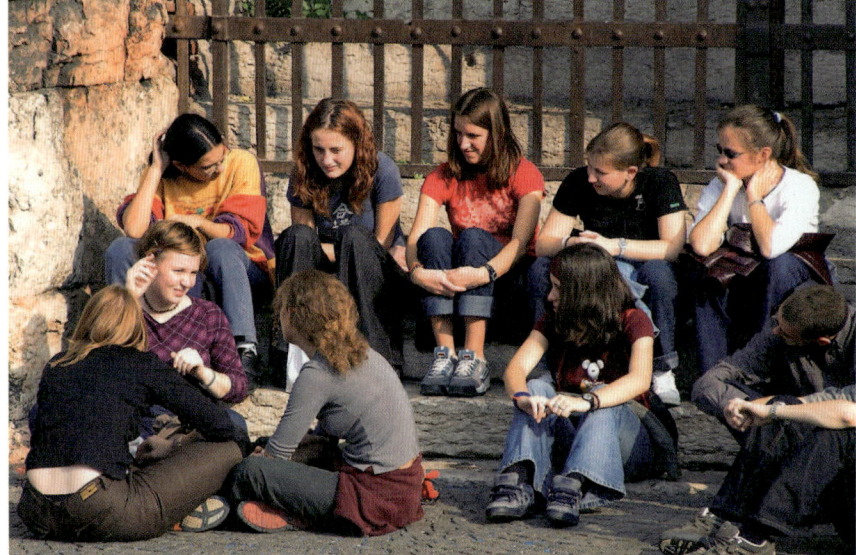

Geschlossene Gesellschaft, so scheint es, und doch: Vergessen wird leicht, dass wir Erwachsene jetzt nicht nur als Chauffeur gefragt sind, sondern auch als Gefährten.
[BB]

den, bei den Dutzenden von Programmen, die es inzwischen gibt, redet nicht die ganze Schule von einem einzigen Fernsehfilm.

➤ Und dass Videospiele nicht begrenzt werden sollten, nur weil die Kinder dann »bei Freunden sowieso spielen«, ist eigentlich auch kein sauberes Argument. Sie tun, was in Ihrer Verantwortung steht, warum nicht mit den Eltern der Freunde reden?

➤ Videospiele und Computerspiele sind mit größter Sorgfalt auszuwählen. Die Beachtung der Altersgrenze ist ein Muss, bedenken Sie dabei aber auch, dass das jüngere Geschwisterkind oft mit von der Partie ist. Leitfragen können sein: Ist das Hirn beteiligt – oder werden nur die Handmuskulatur und die Reaktionszeit trainiert? Wird Gewalt verherrlicht? Auch wenn Ausnahmen mal sein müssen: Strategiespiele sind eher zu empfehlen als die Aktionsspiele, die aber den Spielkonsolenmarkt beherrschen. Legen Sie ein wöchentliches Zeitbudget fest – das hat den Vorteil, dass die Kinder auch mal ein längeres Strategiespiel spielen können. Damit das Budget auch in Ihrer Abwesenheit funktioniert, gibt es spezielle Programme (wie etwa TimeRestrict, zum Download unter www.timerestrict.de). Aber vor allem: Wenn Sie mit den Kindern eine Position festgelegt haben, setzen Sie diese durch, auch wenn es Nerven kostet. Dazu kann auch gehören, dass Sie immer mal wieder gucken, was auf der Kiste installiert ist. Aktuelle Bewertungen und Empfehlungen von PC-Spielen finden Sie bei www.mediengewalt.de.

Pubertät

Viele Eltern sehen der Pubertät ihrer Kinder mit ihren überschäumenden Emotionen und sexuellen Über- und Untertönen mit Furcht entgegen. Kein Wunder, dass sie dann oft auch schwierig verläuft.

Vergessen wird teilweise, dass die Pubertät auch eine positive, bewegende Zeit aufregender Entwürfe sein kann, die oft ein halbes Leben überdauern, in der Mitte des Erwachsenenlebens wieder ausgegraben werden und dann teilweise eine beachtliche Vitalität beweisen.

Vergessen wird auch, dass die Pubertät eine Zeit großartiger Gefühle sein kann, die in dieser Intensität nie wiederkommen werden.

Natürlich bietet der neue Erfahrungsraum des fast erwachsenen Menschen auch Raum für eine Menge von Problemen, etwa:
➤ Drogenprobleme (ob legal aus dem Supermarkt oder illegal aus der dunklen Schulhofecke), siehe S. 133
➤ Essstörungen, siehe S. 470
➤ Missbrauch der Medien, siehe S. 42 u. 69
➤ Probleme mit einem Übermaß an Stress, die viele Formen annehmen können, siehe S. 41

Auch wenn Eltern meist annehmen, ihre Erziehung sei daran schuld, so kommen diese Probleme bei so vielen unterschiedlichen Kindern aus unterschiedlichen Familien vor, dass Sie nicht alles gleich auf Ihre Kappe nehmen sollten. Überhaupt merken Sie jetzt vielleicht, dass Ihre Kinder wirklich nicht nach Ihrem Bild entstanden sind, sondern anders komponierte Veranlagungen und Einstellungen haben und vielleicht andere, als Sie sich wünschen. Probleme entstehen, wenn wir auf *unserem* Bild beharren und dadurch im Grunde den »Kern« des jungen Menschen ignorieren. Sie oder er will »etwas wert« sein, auch in Ihren Augen! Nur wenn er oder sie Wertschätzung spürt, kann Ihr Kind auch unabhängig werden von der beständigen Bestätigung durch die Umwelt. Wenn Sie kein Vertrauen haben in Ihr Kind, traut es auch sich selbst nichts zu.

Ihr Teenager lebt jetzt vor allem in der Gruppe seiner Gleichaltrigen. Und dort sind nun einmal nicht die vernünftigen Ziele der gefestigten Erwachsenen angesagt (welcher Erwachsene würde im Morgengrauen aufstehen und Betonwände besprühen?), sondern da wird gesucht (angstvoll, tollkühn oder zuversichtlich, je nach Persönlichkeit), experimentiert und improvisiert. Und doch ist dieses Verhalten *nicht ziellos,* wie es Erwachsenen manchmal erscheint.

Denn im Grunde folgen Teenager jetzt denselben Leitmotiven, nach denen auch wir Erwachsene – mit mehr oder weniger Erfolg – streben: Autonomie, Kompetenz und Bezogenheit (siehe S. 48). Und da sie ihre Grenzen noch nicht erfahren haben, verfolgen sie diese Ziele oft auf eine selbstverliebte, rührend überzeugte (d.h. unrealistische) und extreme Art.

Sichtermann, B.: **Frühlingserwachen. Pubertät – wie Sex und Erotik alles verändern.** Rowohlt Taschenbuch, 2002. Schwungvoll geschrieben, nachdenklich und ermutigend

➤ www.mediengewalt.de
Internetportal zum Thema Medien und Gewalt, mit vielen empfehlenswerten Links und Tipps für Eltern

➤ www.starke-eltern.de
Tipps zu Computerspielen unter der Rubrik »Ratgeber«

Das Wachstum in Zahlen und Kurven

Ob das *körperliche* Wachstum normal verläuft, lässt sich vor allem an Größe, Gewicht, Kopfumfang und *Body-Mass-Index* (= **BMI**, Näheres siehe S. 337) ablesen. Dabei gilt es natürlich Alter und Geschlecht des Kindes zu berücksichtigen.

Die folgenden Kurven tragen dem Rechnung: Suchen Sie (jeweils in der Jungen- oder Mädchenkurve) zunächst im unteren, horizontalen Blaubereich das Alter Ihres Kindes. Legen Sie bei der entsprechenden Altersmarke ein Lineal vertikal an (also nach oben). Tragen Sie jetzt auf dieser vom Lineal vorgegebenen Linie den jeweiligen Messwert (also z. B. das Körpergewicht) Ihres Kindes ein. Die entsprechende Skala finden Sie in dem Blaubereich am linken Rand. An den quer durch das Diagramm laufenden, unregelmäßigen »Kurven« können Sie jetzt ablesen, wo Ihr Kind im Vergleich zu seinen Altersgenossen steht.

Und zwar so: Liegt ein Kind mit seinem Körpergewicht auf der mit 90 % gekennzeichneten Kurve (man sagt auch: dem 90. **Perzentil** oder *Hundertstelwert*), so heißt dies, dass 90 % aller gleichaltrigen Kinder leichter oder gleich schwer und nur 10 % schwerer sind. Liegt es zwischen der mit 25 % und der dicken, mit 50 % bezeichneten Kurve, so sind etwa 35 % leichter und etwa 65 % der Altersgenossen schwerer.

Zwischen welchen Perzentilen ein Kind als normal zu betrachten ist, ist letztlich eine Definitionsfrage – wir sind auf S. 337 darauf eingegangen.

Bei der Körpergröße gilt es zudem die Größe der Eltern zu berücksichtigen, da die Größe sehr stark von Anlagefaktoren abhängt (siehe S. 341).

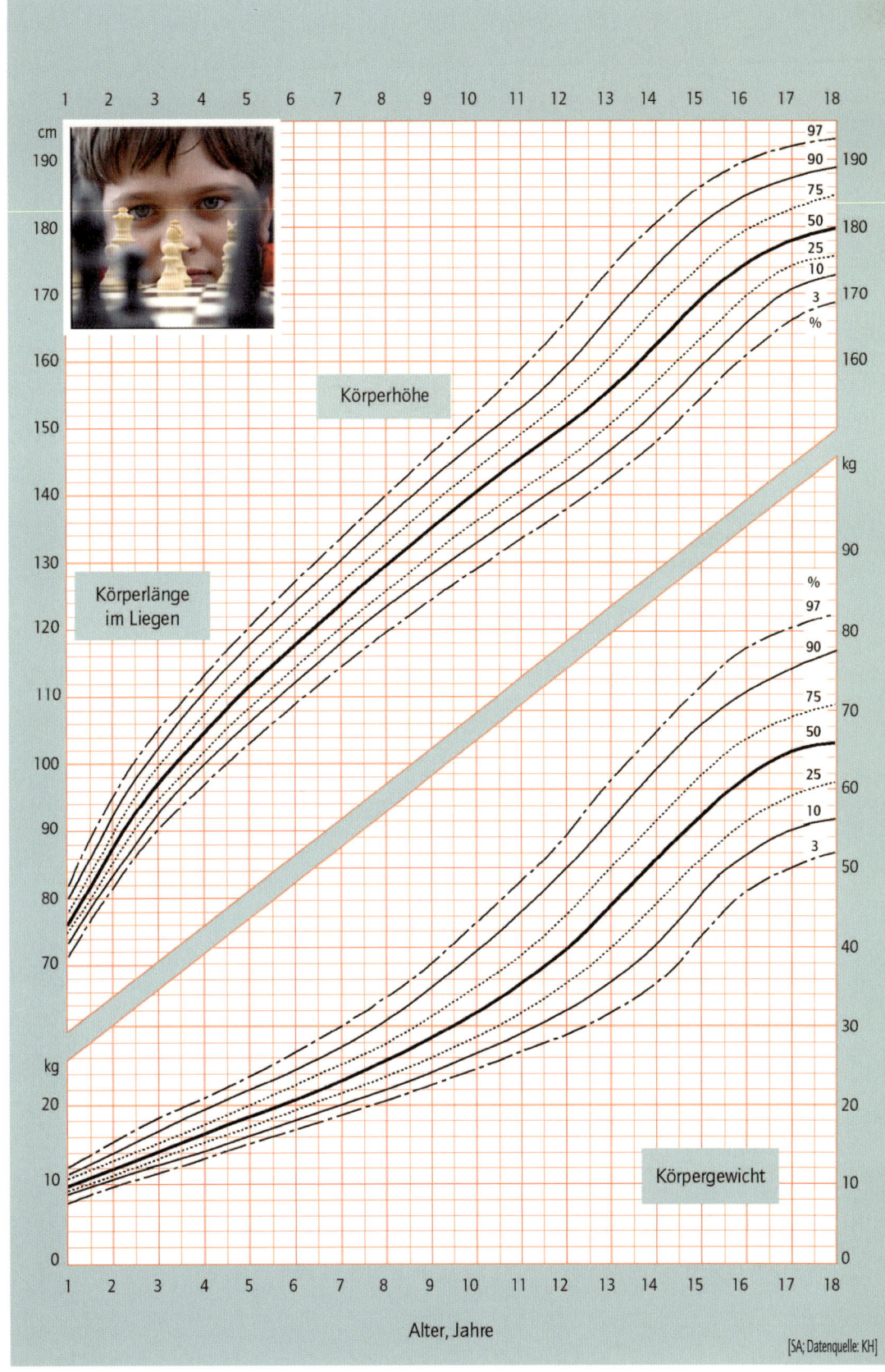

[SA; Datenquelle: KH]

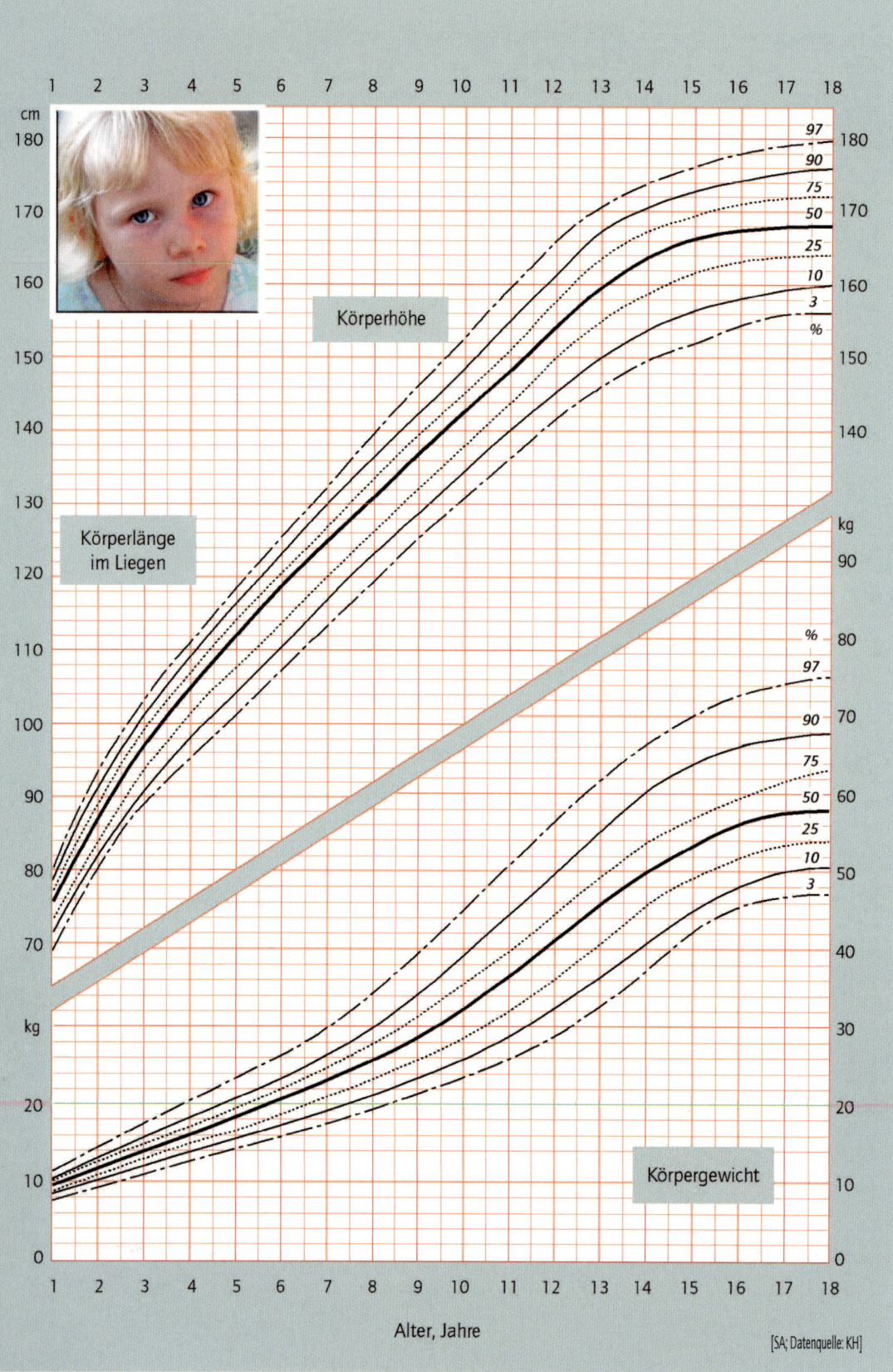

Zum Weiterlesen

Bücher zum Thema Entwicklung gibt es wie Sand am Meer. Neben den bereits im Kapitel erwähnten themen- oder altersbezogenen Titeln empfehlen wir Folgendes:

➤ **Elternbriefe** – diese vom Arbeitskreis Neue Erziehung herausgegebene Sammlung gibt tolle Anregungen rund um das Thema Entwicklung des jüngeren Kindes (bis sechs Jahre). In manchen Bundesländern erhalten die Eltern die Elternbriefe kostenlos zugesandt. Ansonsten gibt es sie auch per Post (kostenpflichtig) sowie zu großen Teilen auch kostenfrei unter: www.ane.de

➤ In der Schweiz sind ebenfalls hervorragende Elternbriefe zu beziehen über pro juventute, Seehofstr. 15, 8032 Zürich, oder unter: www.projuventute.ch

Biddulph, S.: **Das Geheimnis glücklicher Kinder.** Heyne, 2001. Amüsanter (und trotzdem praxistauglicher) Crash-Kurs in Sachen Erziehung. Sollten alle Eltern einmal lesen!

Largo, R.H.: **Babyjahre.** Die frühkindliche Entwicklung aus biologischer Sicht. Piper, 2001. Einfühlsame Erklärung der kindlichen Entwicklung

Largo, R.H.: **Kinderjahre.** Piper, 2000. »Babyjahre« für ältere Kinder ...

Green, C.: **Unser Kleinkind.** Mosaik bei Goldmann, 2001. Das beste Buch zum Thema Kleinkind

Biddulph, S.: **Jungen. Wie sie glücklich heranwachsen.** Heyne, 2002. Witzig, (selbst)ironisch und doch informativ

Stöcklin-Meier, S.: **Was im Leben wirklich zählt.** Kösel, 2003. Wie Eltern ihre Kinder durch Vermittlung zeitloser Werte stark machen

Wißkirchen, H.: **Die heimlichen Erzieher. Von der Macht der Gleichaltrigen.** Kösel, 2002. Realitäts-Check für Eltern, die meinen, nur sie hätten das Sagen in der Erziehung

Schritte ins Leben – die Entwicklung des Kindes

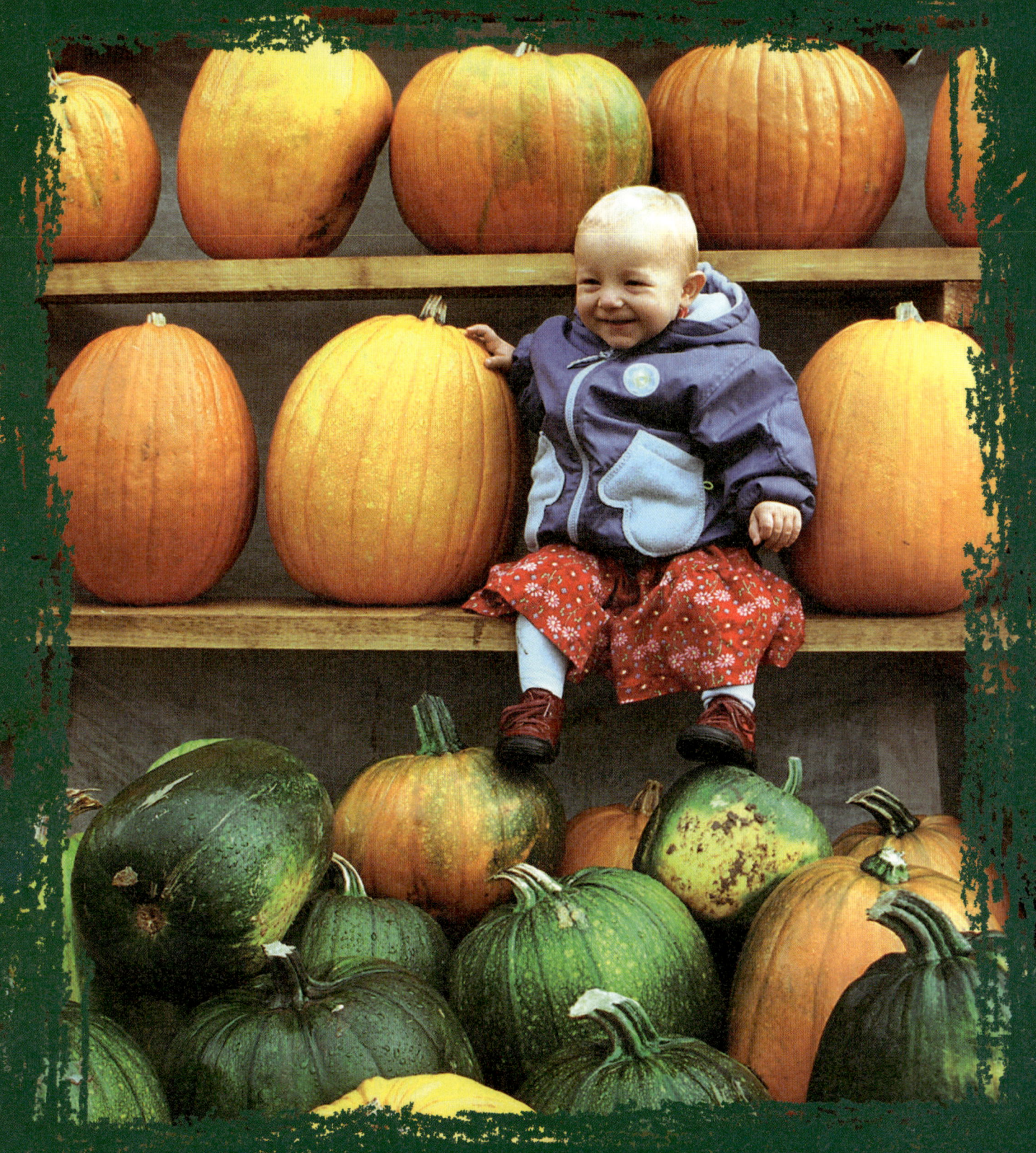

4 Gesunde Ernährung für gesunde Kinder

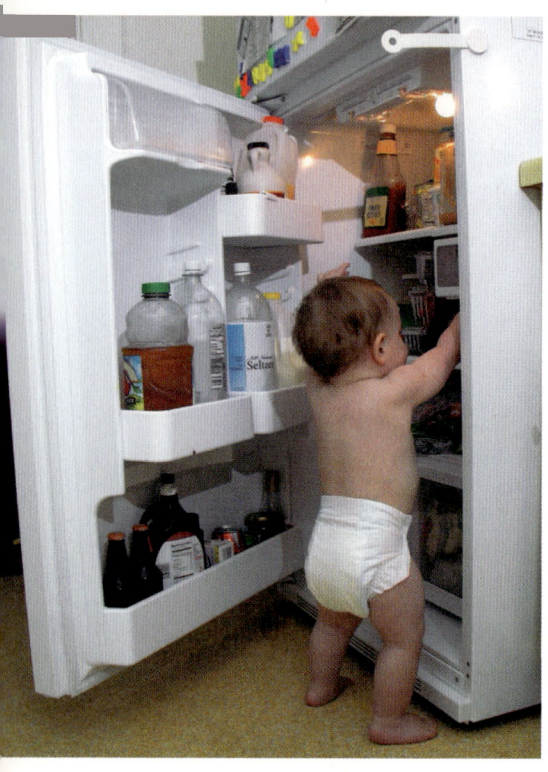

Kinder haben ihren eigenen Geschmack, und er berücksichtigt nicht immer, was gut für sie ist. Davon – und wie man es trotzdem schafft, Gesundes in den Kinderbauch zu bekommen – handelt dieses Kapitel. [ISP]

Montag, Dienstag, Mittwoch, Donnerstag ...

Das Problem ist immer das gleiche: Nicht, dass uns Rezepte fehlen würden, um gesunde Sachen selbst zu kochen – das Problem ist eher, dass die Zeit dazu fehlt. Und dass Etliches von dem, was wir dann doch unter dem Motto »Gesundes Essen macht starke Kinder« auf den Tisch zaubern, nicht in unsere lieben Kinder hineinzukriegen ist.

Die Macht der Werbung

Zudem stehen wir mit dem Rücken zur Wand gegen eine Nahrungsmittelindustrie, die täglich neue niedliche und *wirklich* süße Fertigprodukte erfindet und anpreist, in jeder Schulpause und auf allen TV-Kanälen. Wenn Sie sich die Werbung zur besten Kinder-Sendezeit einmal bewusst anschauen, merken Sie, wie Kinder darin regelrecht als trojanische Pferde der Nahrungsmittelindustrie aufgebaut werden: Wer hier umworben wird, sind weniger die, die nachher den Geldbeutel zücken, als vielmehr die, die quengelnd an ihren Hosenbeinen hängen und darauf bestehen, dass der supercoole Schokoriegel aus der Werbung zur Kasse geschleppt wird.

==Das Leben, so wie es heute ist, zielt eindeutig **gegen** eine gesunde Ernährung für unsere Kinder.==

Aber auch auf dem »Gesundheitsmarkt« sind unsere Kinder heiß umkämpft. Es gibt kaum eine Krankheit im Schlagwortregister dieses Buches, die nicht angeblich durch eine bestimmte Ernährung zu heilen wäre, vom Asthma bis zur Zöliakie. Kein Wunder also, dass es immer mehr Familien zu **Diäten** zieht, zur möglichst reinen Auswahl angeblich heilkräftiger Lebensmittel (siehe dazu S. 84). Und in diesem bunten Gemenge von Trennkost, Rohkost und paläolithischer Diät mischt längst auch die Nahrungsmittelindustrie kräftig mit: Mit *Functional Food* suggeriert sie, dass sich Gesundheit einfach vom Regal ziehen lasse (mehr dazu siehe S. 84).

Trotz alledem: Es gibt Strategien, die erfolgreich sind

Man muss die Armada von Nutella, Milchschnitte, Fruchtzwerg & Co. also überlisten. Wir werden Sie hier aber nicht mit Rezepten beglücken (dazu gibt es tolle Bücher, wie beispielsweise das *Kursbuch gesunde Kinderernährung*), sondern Ihnen die wissenschaftlich begründeten Informationen an die Hand geben, den ganzen Wald von Empfehlungen, Werbung und Inhaltsdeklarationen zu durchschauen.

Dazu gilt es zunächst einmal, mit ein paar Mythen aufzuräumen, die sich in den letzten Jahrzehnten festgesetzt haben:

Mythos 1: Fette sind böse

Fett hat einen schlechten Ruf. Da es pro Gramm die doppelte Menge an Energie enthält wie die beiden anderen Energielieferanten des Körpers (Eiweiß und Kohlenhydrate), ist es ein potenzieller Spielverderber in Sachen schlanke Linie. Außerdem ist unstrittig, dass die meisten dicken Menschen zu viel Fett essen.

Erst in den letzten beiden Jahrzehnten ist die »gesunde« Seite der Fette ins Rampenlicht getreten: Je nach Sättigungsgrad und Aufbau unterstützen nämlich manche Fette die Gehirnreifung und sorgen für einen gesunden Stoffwechsel (siehe Kasten auf S. 76). Außerdem haben viele Studien bewiesen, dass die Einschränkung des Fettverbrauchs zu Gunsten der Kohlenhydrate (also z.B. Cornflakes statt Butterbrot zum Frühstück), für die seit fast 40 Jahren getrommelt wurde, nichts gebracht hat.

Die »Fettfrage« muss bei Kindern deshalb differenziert betrachtet werden:

▶ **Fettkonsum einschränken?** Wegen der wichtigen Funktion der Fette bei der Gehirnreifung und im Stoffwechsel sollte das Augenmerk der Eltern viel mehr auf der *Qualität* des Fetts liegen als auf der *Quantität*. Bei einer auch nur einigermaßen ausgewogenen Ernährung soll Fett nicht eingeschränkt werden. Ausnahmen sind lediglich übergewichtige Klein- und Schulkinder (siehe S. 336).

▶ **Wie die Qualität des Fetts erhöhen?** Drei Viertel der von Kindern verspeisten Fette sind in Fast Food, Süßigkeiten, Gebäck und Wurstwaren »versteckt«. Leider sind gerade die in diesen »Rennern« verwendeten Fette wegen des hohen Anteils gesättigter und oft auch gehärteter Fette minderwertig (siehe Kasten S. 76). Diese Produkte gilt es also, so gut es geht, zu vermeiden.

▶ **Vollmilch, fettarme oder entrahmte Milch?** Kinder trinken am besten Vollmilch. Die meisten Vitamine in Milchprodukten sind fettlöslich und sind deshalb in vollfetten Produkten natürlicherweise angereichert. Zudem enthält Milchfett auch gesundheitsfördernde Bestandteile wie konjugierte Linolsäure (siehe Kasten S. 76).

▶ **Fett im Fleisch – immer schlecht?** Die Qualität des Fettes im Fleisch schwankt je nach Tierart, Futter und Mastbedingungen erheblich. Die günstigsten Fettmischungen sind bei möglichst wenig gemästeten, frei grasenden Tieren zu erwarten, bei denen sowohl der Anteil an Omega-3-Fettsäuren als auch der an konjugierter Linolsäure höher liegt. Zu den derzeitigen »Fleischempfehlungen« siehe S. 87.

▶ **Margarine oder Butter?** In Maßen genossen ist Butter ein hervorragendes Nahrungsmittel, auch wenn viele Fette darin gesättigt sind (siehe Kasten auf S. 76). Butter ist im Gegensatz zur Margarine ein reines Nahrungsmittel – Letztere ist ein Gemisch aus Ölen, Wasser, Magermilch, Säuerungsmitteln und Emulgatoren. Zudem sind 3–8 % der Margarinefette (im Ausland bis zu 40 %!) gehärtet, d.h. chemisch umgewandelt. Für uns gibt es keinen Grund, bei Kindern auf Butter zu verzichten.

Mythos 2: Ballaststoffe sind nur für Leute mit Verstopfung wichtig

Vor 100 Jahren hatten die damaligen »jungen Wilden« der Wissenschaft, die Chemiker, ein Problem: Es gab da eine Reihe von Nahrungsbestandteilen, die offenbar nutzlos waren, weil sie praktisch unverändert wieder aus dem Körper ausgeschieden werden. Was lag näher, als sie »Ballaststoffe« zu nennen? Diese *Ballaststoffe* haben inzwischen eine erstaunliche Karriere hinter sich, in deren Verlauf sie sogar einen neuen Namen bekommen haben: **Unlösliche Faserstoffe** heißen sie heute – unlöslich deshalb, weil sie im Körper nicht aufgelöst werden können (d.h. *unverdaulich* sind), und Faserstoffe deshalb, weil es sich tatsächlich um pflanzliche *Fasern* handelt, und zwar vor allem aus Gemüse und Getreideschalen. Dass diese Fasern ausgesprochen gesund sind, ist inzwischen unbestritten: Sie halten bei Jung und Alt den Darm in Schwung und regulieren zudem den Cholesterinspiegel im Blut. Entsprechend wird heute auch für Kinder Vollkorn als die ideale Quelle von Kohlenhydraten empfohlen. Die immer wieder vorgebrachten Bedenken, die in den Randschichtes des Vollkorns vorkommenden Phytine und Lektine könnten die Verwertung von Eisen und Zink beeinträchtigen, sind bei einer insgesamt ausgewogenen Ernährung nicht stichhaltig.

Die sanfte Schwester

Der eigentliche Leckerbissen ist aber für Mediziner eine andere Art von Faserstoffen, die sog. **löslichen Faserstoffe.** Hierbei handelt es sich um kompliziert aufgebaute, »große« Zuckermoleküle (= **Oligofruktosaccharide**) wie etwa **Inulin** und **Oligofruktose**, die als Baumaterial in den Schalen und Zellwänden von Obst und Gemüse, aber auch in Hafer und Molke vorkommen. Im Gegensatz zu ihrem unverdaulichen Namensbruder können die löslichen Faserstoffe energetisch verwertet werden, und zwar von bestimmten probiotischen *Milchsäurebakterien* (= **Laktobazillen**) der Darmflora, die dadurch gefördert und gepflegt wird. Dieser auch als *präbiotisch* bezeichnete Fördereffekt hat erstaunliche Fernwirkungen: Zum einen wird das Immunsystem positiv beeinflusst (siehe auch S. 37), zum anderen profitiert aber auch der Stoffwechsel. Die von einer gesunden Darmflora in großen Mengen ins Blut abgegebenen *kurzkettigen Fettsäuren* beeinflussen nämlich die Blutgerinnung und nehmen wahrscheinlich auch Einfluss darauf, wie empfindlich die Körperzellen auf Insulin reagieren (siehe S. 31). Kein Wunder, dass sich in vielen Studien gezeigt hat, dass die Gesundheit des Herz-Kreislauf-Systems stärker mit der Menge der mit der Nahrung zugeführten (löslichen) Faserstoffe zusammenhängt als zum Beispiel mit der Fettmenge!

Obst und Gemüse: »volles Rohr«

Was Faserstoffe angeht, ist die Empfehlung also klar: Geben Sie Ihrem Kind möglichst viel Obst und Gemüse zu essen. Kochen schadet zumindest löslichen Faserstoffen wenig. Für Erwachsene wurde die offiziell empfohlene Menge für Gemüse und Obst in den letzten Jahren von drei auf fünf »Portionen« täglich erhöht. Für Kinder sind solche Richtwerte schwer anzugeben, sie sind am ehesten zu übersetzen mit: »volles Rohr« – also Beeren und Früchte ins Müsli, Äpfel zum Pausenbrot und knackiges Gemüse als Snack.

Mythos 3: Vitamine machen Obst wertvoll

Vitamine hatten lange Zeit das Image einer Wunderdroge. Generationen von Müttern machten sich vor allem Sorgen um die »Vitamine« im Essen ihrer Kinder, die nicht selten auch in Form von Säften oder Pillen ins Gedärme der Kleinen geschmuggelt wurden. Von wenigen Ausnahmen abgesehen (etwa Vitamin K, das Neugeborenen nach der Geburt verabreicht wird, siehe S. 125) hat sich der Rummel um die Vitamine bei Kindern heute gelegt. Es gibt keine wissenschaftlichen Belege, dass Vitaminzusätze gesunden Kindern etwas bringen.

Bei einer auch nur halbwegs vernünftigen Ernährung ist ein Vitaminmangel praktisch ausgeschlossen.

Zudem hat sich gezeigt, dass isoliert zugeführte Vitamine anders wirken, als wenn sie mit ihrer natürlichen Quelle gegessen werden. So zeigt die Forschung an erwachsenen Rauchern, dass eine an Obst und Gemüse reiche Ernährung das Risiko senkt, an einem Lungenkrebs zu erkranken. An 18 000 Rauchern wurde erprobt, ob Vitaminzusätze ähnlich wirken. Da die Lungenkrebsrate nicht fiel, wurde der Versuch abgebrochen. Warum Obst anders »wirkt« als die isoliert zugeführten Vitamine, dürfte an weiteren im Obst enthaltenen Stoffen liegen: Denn neben den löslichen Faserstoffen (siehe links) enthält Gemüse und Obst eine Vielzahl von Bestandteilen, die *entzündungshemmend* und *antioxidativ* (d.h. schützend vor schädigender Oxidation und vorzeitiger Alterung) wirken, etwa *Salizylate*, *Karotinoide* wie *Beta-Karotin*, *Lutein*, *Lykopin*, *Flavonoide* und *Phenole*. Die Wissenschaft nennt diese nicht wegen des Nährwerts, sondern wegen ihrer gesundheitsfördernden Wirkung so geschätzten Stoffe auch **funktionelle Nahrungsbestandteile.** Wen wundert's, dass diese Bestandteile heute von der Industrie der Nahrung zugesetzt und als neue Trendnahrung verkauft werden? (siehe S. 84).

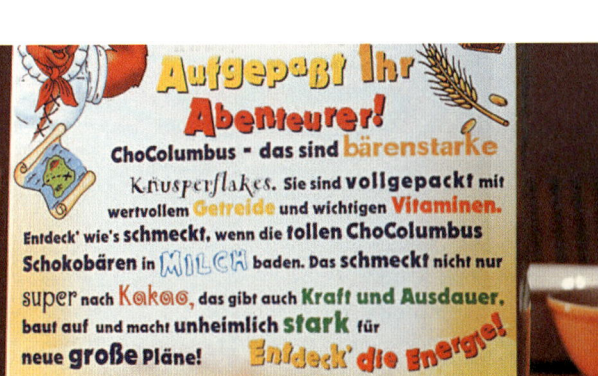

Das erste Problem ist, inmitten der auf jeder Packung ausgetragenen Werbeschlacht noch zu durchschauen, was gesund ist und was nur so tut. Und dann beginnt das zweite Problem: Wie die Kinder für die gesunden Sachen gewinnen? [AM]

Das Einmaleins der Fette

Chemisch gesehen sind Fette Verbindungen des Baustoffes **Glyzerin** mit ein bis drei Molekülen **Fettsäuren**.

Gesättigte Fette zeichnen sich dadurch aus, dass das Kohlenstoffgerüst der in ihnen enthaltenen Fettsäuren nur *Einfachbindungen* enthält. Diese simple Version der Fette kommt meist in Nahrungsmitteln tierischer Herkunft vor und wird vor allem als Baustoff im Körper verwendet. Aus letzterem Grund sind gesättigte Fette keineswegs »überflüssig« – in normalen Mengen unterstützen sie das Wachstum des Körpers.

Die **ungesättigten Fettsäuren** dagegen halten ihr Kohlenstoffgerüst auch durch *Doppelbindungen* zusammen. Dadurch sind sie reaktionsfreudiger und im Stoffwechsel vielfältiger einsetzbar. Ungesättigte Fette sind meist pflanzlicher Herkunft. **Einfach ungesättigte Fettsäuren** (auch *MUFA* genannt) enthalten eine einzige Doppelbindung, **mehrfach ungesättigte Fettsäuren** (= *PUFA*) mehrere Doppelbindungen. Manche Fettsäuren mit Mehrfach-Doppelbindung, besonders die so genannten »langkettigen« Vertreter **Docosahexaensäure** (kurz *DHA*) und **Arachidonsäure** (kurz *AA*), unterstützen schon im Mutterleib die Nerven- und Gehirnentwicklung.

Der Körper kann die meisten Fettsäuren in andere Fettsäuren umwandeln. Zwei Fettsäuren – **Linol-** und **Alpha-Linolensäure** – müssen jedoch immer mit der Nahrung zugeführt werden, sie werden **essentielle Fettsäuren** genannt.

Omega-Fettsäuren

Welche Rolle Fettsäuren genau spielen, hängt nicht nur von der Anzahl der Doppelbindungen ab, sondern vor allem davon, *wo* in ihrem Kohlenstoffgerüst die erste Doppelbindung sitzt. Sitzt diese am dritten Kohlenstoffatom, so handelt es sich um eine so genannte **Omega-3-Fettsäure**. Diese kommen beispielsweise in Kaltwasserfischen (etwa Makrele, Lachs und Hering), Soja-, Raps- und Flachs- bzw. Leinölen vor. Sitzt die Doppelbindung am sechsten Kohlenstoffatom, spricht man von einer **Omega-6-Fettsäure**. Diese kommen in anderen Pflanzenölen, aber auch in Fleisch- und Milchprodukten vor.

Wichtige Omega-6-Fettsäuren sind z.B. die *Linolsäure* und die *Linolensäure*. Die wichtigste Omega-3-Fettsäure ist die *Alpha-Linolensäure*.

Je nach Verhältnis von Omega-6- und Omega-3-Fettsäuren wird der Stoffwechsel unterschiedlich »eingestellt«. Ein hoher Anteil an Omega-3-Fettsäuren wirkt Entzündungen entgegen. So kann etwa die Arterienverkalkung (die letzten Endes auf schleichenden Entzündungen beruht) weniger Fuß fassen. Omega-3-Fette erhöhen zudem den »gesunden« Anteil des Cholesterins im Blut (HDL) und sind an vielen Wachstumsprozessen des Kindes beteiligt.

Es wird geschätzt, dass der Mensch über den überwiegenden Teil seiner Geschichte Fettsäuren in einem Verhältnis von 2 (Omega-6) zu 1 (Omega-3) zu sich nahm, heute ist das Verhältnis etwas 15:1, wodurch entzündliche Erkrankungen begünstigt werden könnten. Dies liegt teilweise auch daran, dass der Gehalt an Omega-3-Fettsäuren im Fleisch

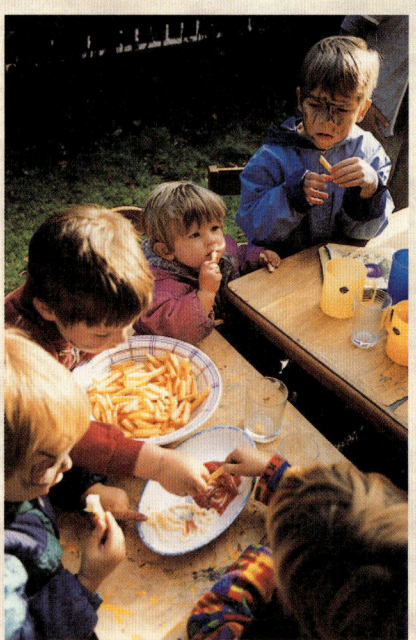

Für Kinder hat die »Fettfrage« eine eindeutige Antwort: mmh, schmeckt gut. Aber auch Erwachsene können (manchem) Fett inzwischen Einiges abgewinnen – auch wenn die für Pommes verwendeten Öle sicher nicht zu den neuen Favoriten gehören. [AM]

unter modernen Mastbedingungen weit unter dem der natürlich aufwachsenden Tiere liegt.

Trans-Fette

Gesättigte Fette sind für die Nahrungsmittelindustrie vorteilhaft: Wegen ihres höheren Schmelzpunkts »schwitzen sie weniger aus« als ungesättigte Fettsäuren. Es gibt jedoch auch eine Möglichkeit, ungesättigte Fette fest und vor allem haltbar zu machen, nämlich die *Hydrogenierung* oder **Härtung**. Die so entstehenden **Trans-Fette** haben eine andere räumliche Struktur als die natürlicherweise vorkommenden Ausgangsfette und sind so haltbar, dass der Schokoriegel auch nach mehreren Jahren noch nicht ranzig schmeckt. Während sie für die Lebensmittelhersteller eine Goldgrube darstellen, sind sie für den Konsumenten ein ernst zu nehmendes Gesundheitsrisko: Obschon ungesättigt, erhöhen Trans-Fette nämlich die Blutfette – vor allem das »schlechte« LDL-Cholesterin – und feuern so langfristig die Arterienverkalkung an (siehe auch S. 31).

Konjugierte Fettsäuren

Linolsäure aus Weidegräsern wird im Pansen von Wiederkäuern durch ein Enzym chemisch so verändert, dass so genannte **konjugierte Linolsäuren** (kurz *CLA*) mit ganz neuen Wirkungen entstehen. Forscher haben eine ganze Reihe positiver Wirkungen von CLA festgestellt. In Tierversuchen reduzieren sie den Fettanteil des Körpers und steigern die Muskelmasse. Zugleich wirken CLA krebshemmend und schützen vor arteriosklerotischen Veränderungen am Herzen. Auch Forschungsergebnisse am Menschen weisen auf eine positive Beeinflussung des Stoffwechsels hin, mit einer deutlichen Steigerung der Insulinempfindlichkeit (siehe S. 31). Dies könnte erklären, weshalb Menschen, die mehr Milchprodukte verzehren, in Langzeitstudien insgesamt gesünder dastehen.

Auch Muttermilch und andere Tiermilchen enthalten CLA. Artgerecht gehaltene (Weide-)Kühe liefern dreimal mehr CLA mit ihrer Milch als Stalltiere, die mit Silage und Kraftfutter Vorlieb nehmen müssen. Fettarme und entrahmte Milchprodukte enthalten weniger oder gar kein CLA.

Mythos 4: Nahrungsmittelzusätze sind überflüssig

Die Bilder sprechen eine eindeutige Sprache: Lebensmittelfabriken sind heute riesige Chemielabors. Zusatzstoffe und Ergänzungsmittel tragen zu Erscheinungsbild, Geschmack, Konsistenz und Haltbarkeit der Nahrung bei. Emulgatoren binden das Fett ein, Aromastoffe geben dem »Erdbeer«joghurt seinen Geschmack, Farbstoffe seine Farbe; Stabilisatoren, Enzyme, Antioxidantien und andere Konservierungsmittel, Säuerungsmittel, Geschmacksverstärker, Feuchthaltemittel, Backtriebmittel und Verdickungsmittel sorgen dafür, dass die Marke XY jahraus, jahrein so schmeckt, wie es der Kunde von der Marke XY erwartet, und dass der Joghurt zur Not auch eine Weile auf dem Kopf transportiert werden kann, ohne verschüttet auszusehen. Was wir dabei gerne vergessen: Das Problem Haltbarmachung fertig zubereiteter Lebensmittel ist ohne Zusatzstoffe praktisch nicht zu lösen. Und auch die von unseren Großmüttern zur Konservierung angewendeten Mittel, nämlich große Mengen Essig, Zucker oder Salz, sind aus ernährungsphysiologischer Sicht keinesfalls Ideallösungen – man denke nur an den mit gepökelter Nahrung in Zusammenhang gebrachten Magenkrebs.

Auch wenn die Nahrungsmittelindustrie oft weit über das Notwendige hinausgeht: Die meisten Zusatz- und Fremdstoffe sind der Preis, den wir für unsere Bequemlichkeit in Sachen Ernährung zahlen müssen. Nicht die Industrie ist böse, die auf E126, E250 und E181 nicht verzichten mag, sondern wir haben die Wahl: Auf **Convenience Food** – d.h. fertig verarbeitete Nahrungsmittel – zu verzichten oder uns eben darauf einzulassen (und dann möglichst die noch am schonendsten konservierten Produkte zu wählen).

Mit Abstand die geringsten Probleme in Sachen Zusatzstoffe bieten Tiefkühlprodukte. Dennoch bleibt auch hier das Problem, dass Herkunft und Qualität der Zutaten kaum beurteilt werden können.

➤ Die Zeitschrift Öko-Test unterhält im Internet eine Datenbank der E-Nummern. Jeder Inhaltsstoff wird dort kurz erklärt und die Risiken erläutert:
www.oekotest.de/oeko/enr/enr.html

Manche Kleinkinder schieben mit großen, dankbaren Augen voll bepackte Löffel optimal schonend zubereiteten Gemüses in den weit aufgesperrten Mund, so, als habe man sie gerade vom Hungertod errettet. Leider sind diese Kinder eher die Ausnahme. [MU]

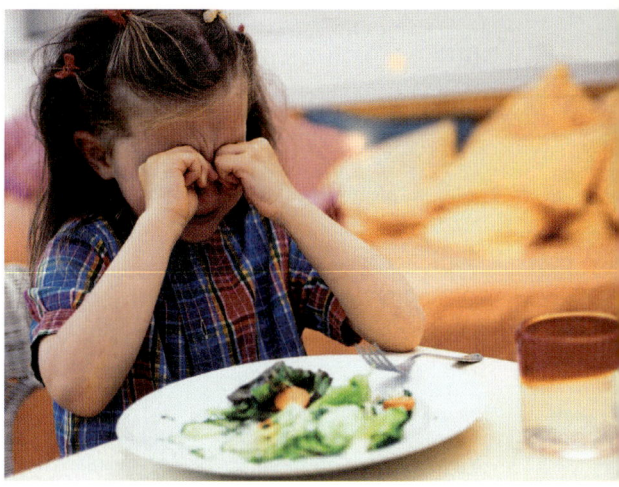

Doch weg von den Mythen der heutigen Ernährungsdiskussion, hin zu den Problemen des Elternalltags: Wie sieht gesunde Ernährung für unsere Kleinen aus?

Ganz am Anfang wollen wir dabei, natürlich, die natürlichste (und deshalb lange noch nicht einfachste?) Art der Ernährung betrachten, das *Stillen*.

Das Stillen

Die Begeisterung fürs **Stillen** ist in den deutschsprachigen Ländern allenfalls lauwarm. Nach aktuellen Erhebungen stillen in Deutschland nur 60 % der Mütter länger als zwei Wochen und nur 45 % länger als vier Monate. Nur 13 % der Mütter geben auch noch nach dem sechsten Monat die Brust.
Der relativ bescheidene Andrang an der Brust ist umso erstaunlicher, als die Forschung ganz klar zeigt, wie viele Vorteile gestillte Kinder gegenüber nicht gestillten Kindern haben – von der geringeren Häufigkeit schwer wiegender Infektionen bis zur besseren Gehirnentwicklung (siehe Kasten S. 78). So haben international schon viele Berufsverbände von Kinderärzten, etwa die *American Academy of Pediatrics,* ihre bisherigen Empfehlungen, »4-6 Monate lang ausschließlich zu stillen«, revidiert. Heute soll »etwa sechs Monate ausschließlich gestillt werden und das Stillen auch nach Einführen der Beikost bis mindestens zwölf Monate beibehalten werden«.
Diese inzwischen auch von der Weltgesundheitsorganisation und dem Bund Deutscher Hebammen übernommene Empfehlung wird in Deutschland derzeit nur von etwa 5 % der Mütter umgesetzt.

Stillprobleme

Dass so viele Mütter trotz der offensichtlichen Vorteile für das Kind allenfalls ein paar Wochen stillen, deutet darauf hin, dass die Ernährung an der Brust auch mit *Nachteilen* und *Problemen* verbunden sein kann. Und während die Vorteile des Stillens oft auf die Zukunft bezogen sind, sind die Nachteile meist schon im Hier und Jetzt zu spüren – Stillen kann ganz schön anstrengend sein:

➤ Nicht nur, weil die Milchproduktion die Mutter belastet, sondern auch deshalb, weil gestillte Kinder im Schnitt drei »Mahlzeiten« mehr trinken als Flaschenkinder. Gerade die nächtlichen Unterbrechungen können Müttern manchmal den letzten Nerv rauben.

➤ Das Fläschchenzubereiten und -geben ist zwar mit mehr Aufwand verbunden, aber immerhin kann es im Gegensatz zum Stillen delegiert werden.

➤ Stillen scheint im Job fast undurchführbar zu sein. Aber bevor Sie die Flinte ins Korn werfen: Das Gesetz steht zumindest in Deutschland eindeutig auf Seiten der Mütter (mehr dazu bei www.lalecheliga.de).

➤ Nicht unterschätzt werden dürfen auch die Sorgen um die »Figur«. Zwar ist Stillen das beste Mittel, um nach der Geburt den Bauch wieder flach zu kriegen, nachteilige Auswirkungen auf das Dekolletee sind jedoch nun einmal nicht auszuschließen.

Wir wollen uns im Folgenden aus Platzgründen auf einige wenige Probleme beschränken, die das Stillen belasten können. Zu anderen Themen gibt es gute Bücher und Internet-Portale (siehe S. 79).

Besser als alle Erfindungen: Muttermilch ...

... unterstützt das Immunsystem: Gestillte Kinder haben weniger Mittelohrentzündungen, Durchfallerkrankungen und auch seltener schwerwiegende Infektionen, etwa Hirnhautentzündungen.

Zudem entwickeln gestillte Kinder seltener allergische Erkrankungen wie Asthma und Heuschnupfen. Auch der Diabetes mellitus Typ 1 und entzündliche Darmerkrankungen kommen seltener vor.

... unterstützt die Gehirnentwicklung: In vielen Studien haben ehemals gestillte Kinder eine messbar höhere Intelligenz als »Flaschenkinder«. Dies könnte damit zusammenhängen, dass die Milch von Wiederkäuern keine langkettigen, mehrfach ungesättigten Fettsäuren enthält, die die Gehirnentwicklung unterstützen. Inzwischen werden deshalb manchen Kunstmilchen ausgewählte mehrfach ungesättigte Fettsäuren wie etwa DHA (siehe Kasten S. 81) zugesetzt.

... stärkt den Stoffwechsel: Gestillte Kinder haben später weniger Probleme mit Übergewicht. Viele Studien deuten zudem ein geringeres Risiko für Herz-Kreislauf-Erkrankungen an, was auch auf die Omega-3-Fettsäuren in der Muttermilch zurückzuführen sein könnte.

... Muttermilch »wächst mit« und ist damit optimal an die Bedürfnisse des Kindes angepasst: In den ersten Wochen ist sie reich an Immunstoffen, im Sommer ist sie wässriger und im Winter energiereicher.

Muttermilch kann durch nichts nachgeahmt werden – trotzdem dürfen die Hersteller ihre Flaschenkost immer noch »voll adaptiert«, d.h. voll an die Muttermilch angepasst, nennen. [MU]

(1.–3. Monat) also auch die Körperäußerungen Ihres Babys. Schreit es vor allem abends, und das nicht nur zornig, sondern »gequält«, zieht es dabei die Beine an und lässt sich durch Herumtragen beruhigen, so steckt Schmerz und nicht Hunger hinter dem Schreien (mehr dazu S. 197).

Sorgen um Blähungen

Die Dreimonatskoliken bringen das Stillen auch aus einem anderen Grund unter Druck: Immer wieder wird »blähende Nahrung« für die Koliken verantwortlich gemacht – meist zu Unrecht (siehe S. 198). Allerdings: Wenn man als stillende Mutter seine Ernährung schon zum x-ten Mal umgestellt hat und noch immer hört, »es könnte vielleicht das Weißbrot sein« (oder das Vollkornbrot), da sind radikale Entschlüsse schon verständlich.

Bedenken Sie aber: Tatsache ist, dass Sie als Mutter – von ein paar einfachen, aber oft nur begrenzt wirksamen Schritten abgesehen – nur wenig an den Koliken ändern können. Was Sie aber tun können: Ihrem Kind weiterhin die anerkanntermaßen beste und gesündeste Nahrung anbieten: Ihre Milch. Wenn die Industrie mit Produkten wie »Beba Sensitive«, »Comformil« oder »Enfamil comfort« so tut, als ließen sich Verdauungsprobleme durch spezielle Milchen »wegfüttern«, so ist dies ein irreführendes Versprechen.

Das Korsett der Regeln

Dass Tipps von erfahrenen Hebammen und Stillberaterinnen das Stillen immens erleichtern können, steht außer Frage. Andererseits strömen auch viele »Stillinformationen« auf die Mutter ein, mit denen (oft persönlich nicht stillerfahrene) »Experten« über das Ziel hinausschießen oder längst überholte Glaubenssätze weitergereicht werden.

Einige der nach wie vor verfochtenen »Stillmythen« wollen wir kurz kommentieren:

▶ Natürlich kann es sein, dass eine Kuh mehr Milch gibt, wenn man ihr das Euter komplett ausmelkt, aber muss deshalb auch die Frau bei jeder Mahlzeit die »Brust komplett entleeren«? Es geht ja nicht darum, möglichst viel Milch in der Milchfabrik abzuliefern.

▶ Auch dass stillende Frauen viel Flüssigkeit trinken sollen, um die Milchbildung am Laufen zu halten, ist ein Ammenmärchen: Studien zeigen, dass die »Milchleistung«

Sorgen um die Milchmenge

Nichts verunsichert Mütter mehr als die Sorge, ihre Milch reiche nicht aus. Von den Frauen, die vor dem vierten Monat das Stillen aufgeben, gibt die Mehrheit an, sie hätten »zu wenig Milch«.

Seien Sie aber unbesorgt: Ein medizinisch nachweisbarer Milchmangel ist sehr selten. Solange Ihr Baby normal an Gewicht zunimmt, ist alles »im grünen Bereich«. Dass die Milch nach dem ersten Monat »bläulich« und dünn aussieht, ist normal. Auch dass Ihre Brüste jetzt nicht mehr so »voll« sind, ist kein Zeichen von Milchmangel – Angebot und Nachfrage haben sich jetzt lediglich besser eingependelt.

(Miss)deuten Sie auch die Dreimonatskoliken nicht als Hungergeschrei. Das ist nicht einfach – denn bei Koliken schreien die Kinder nun einmal vorzugsweise *nach dem Trinken* oder suchen ganz aufgebracht Trost an der Brust. Da wünscht sich manche Mutter verständlicherweise ein Fläschchen, an dem man wenigstens ablesen kann, wie viel bereits durch die Zapfsäule geflossen ist. Beobachten Sie in den »Kolikmonaten«

einer Frau bei 1,8 Litern Wasserverbrauch genauso hoch ist wie bei 3,2 Litern. Eher schon beeinflusst die »Stressmenge« die Milchmenge negativ – diese Erfahrung haben jedenfalls viele Mütter gemacht.

➤ Auch zum immer noch empfohlenen Blick auf die Uhr (»15 Minuten an jeder Brust«) kann man nur sagen: Warum? Wie schon vor 30 Jahren von Barbara Sichtermann erwähnt, entfaltet sich das Stillen »wie ein Zwiegespräch« – es geht dann zu Ende, wenn alles gesagt ist oder einem der beiden die Lust ausgeht. Das kann mal nach fünf Minuten sein, mal nach 40.

Auch wenn viele Regeln natürlich gut gemeint sind und bestimmte »Stillpositionen« gerade am Anfang das Stillen tatsächlich erleichtern können: Richtig ist nicht, was im Lehrbuch steht, sondern was für Sie und Ihr Baby funktioniert. Es gibt kein »korrektes« Stillen.

Schadstoffbelastung

Um das Thema »Schadstoffbelastung« ist es still geworden, obwohl Muttermilch weiterhin zu den am meisten belasteten Lebensmitteln gehört und bis zu zehnmal mehr chlorierte Kohlenwasserstoffe enthält als Kuhmilch. Auch Dioxine und Nitromoschusverbindungen aus der Kosmetikindustrie werden vom gestillten Baby mit verzehrt. Viele dieser Stoffe können theoretisch schon in geringen Mengen Schäden auslösen.

Die gute Nachricht ist allerdings, dass der Anteil an DDT, Dioxinen und chlorierten Kohlenwasserstoffen in der Muttermilch in den letzten 20 Jahren stark rückläufig ist. Wägt man Für und Wider ab, so erscheint das Schadstoffrisiko der Muttermilch heute vertretbar und sollte auch von längerem Stillen, etwa über das erste Lebensjahr hinaus, nicht abhalten.

Zum Stillen sind viele Ratgeber im Umlauf, einer davon ragt weit heraus: Lothrop, H.: **Das Stillbuch**. Kösel, 2001

➤ www.afs-stillen.de Website der **Arbeitsgemeinschaft Freier Stillgruppen**

➤ www.lalecheliga.de Website der **LaLecheLiga** mit vielen Infos, E-Mail-Beratung und Vermittlung von Stillberaterinnen in Ihrer Nähe

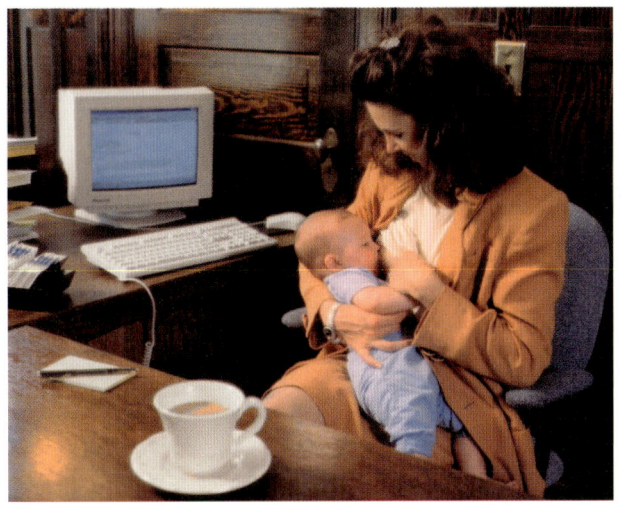

Dass weniger als die Hälfte der Mütter in Deutschland länger als vier Monate stillen, liegt auch daran: Trotz einer fortschrittlichen Rechtssprechung sind beim Stillen (oder Abpumpen) am Arbeitsplatz unzählige Hindernisse zu überwinden. [MU]

Zufüttern

In den ersten sechs Monaten liefert Muttermilch alles, was das Baby für sein Wachstum braucht. Zusatznahrung ist überflüssig.
Dann aber, glaubt man den meisten Ratgebern, wird es *richtig* kompliziert. Da werden Gemüse und Obst, Fleisch und Getreide nach einem genauen Stufenschema eingeführt, und als Eltern fragt man sich bange: Was passiert nur, wenn ich mal das Gläschen verwechsele?

Keine Sorge: Aus eigener Anschauung wissen wir zum Beispiel, dass amerikanische Säuglinge offensichtlich gut gedeihen, auch wenn sie den dortigen Gepflogenheiten entsprechend als ersten Brei keinen Gemüsebrei (wie in Deutschland empfohlen), sondern einen Getreidebrei erhalten.
Wir wollen hier weder Partei ergreifen noch für ein weiteres mathematisch ausgeklügeltes »Zufütterungsschema« werben, sondern ein paar einfache Tipps geben:

➤ Ersetzen Sie Mahlzeit für Mahlzeit durch Beikost. Wie rasch Sie das tun, hängt davon ab, wie viel Sie weiterhin stillen wollen. Wollen Sie rasch abstillen, so ersetzen Sie etwa alle zwei Wochen eine Milch-Mahlzeit durch einen Brei. Ob Gemüsebrei, Kartoffelbrei (jeweils mit oder ohne Zusatz von Fleisch), Gemüse-Kartoffelbrei, Getreidebrei, Obstbrei und Mischungen daraus (Getreide-Obstbrei) – das ist dabei einerlei. Haben Sie es mit dem Abstillen weniger eilig, so ersetzen Sie die Milchmahlzeiten nur alle sechs Wochen. Es braucht aber für die meisten Mütter etwa zwei Stillmahlzeiten, um die Brust einigermaßen »am Laufen« zu halten. Nur wenige Mütter schaffen es, die gemütliche Morgenstillung als einzige Stillmahlzeit über Monate zu erhalten.

➤ Führen Sie grundsätzlich nur eine der oben genannten Breisorten auf einmal ein – die Geschmacksnerven brauchen Zeit, um sich auszubilden, auch will sich der Darm zuerst an die neue Beladung gewöhnen. Zudem zeigen sich Allergieprobleme häufig das erste Mal beim Zufüttern, und da ist es für alle Seiten gut, wenn die Liste der auslösenden »Übeltäter« möglichst kurz ist.

➤ Egal was Ihr Baby zwischen die Zähne bekommt – Zuckerzusätze sind tabu. Und vor allem keine gesüßten Baby-Tees – auch nicht solche, die Glukosesirup, Milchzucker, Fruchtzucker, Malzzucker, Traubenzucker oder Maltodextrin enthalten – das ist alles Zucker, selbst wenn das Produkt mit »kristallzuckerfrei« wirbt!

➤ Zusätzlich zur Beikost und den verbleibenden Milchmahlzeiten benötigt der Säugling im Sommer jetzt etwa eine Tasse Wasser. Am besten sind Leitungswasser oder (stilles) Mineralwasser, ungezuckerte Kräutertees sind möglich, aber nicht nötig.

Übrigens: Die Schadstoffanforderungen an Leitungswasser sind strenger als die an Mineralwasser; eine Ausnahme bilden lediglich einige ländliche Gegenden oder Hausbrunnen, wo der Nitrat- und Nitriteintrag ins Wasser ein Problem darstellt. In diesem Fall wird Sie das örtliche Wasserwerk – oder das Analysenergebnis aus dem Hausbrunnen – darauf hinweisen, dass das betroffene Wasser nicht für die Zubereitung von Säuglingsnahrung empfohlen wird.

▶ Frucht- oder Gemüsesäfte anbieten? Ernährungsphysiologisch notwendig ist das nicht. Auch haben Kleinkinder unter zwei Jahren meist kein Bedürfnis nach »Abwechslung« wie wir Erwachsenen. Trotzdem halten viele Eltern Saft für eine wichtige Zugabe. Richtlinie sollte auf jeden Fall sein: Kein Saft in die Flasche – die Kleinen bekommen rasch Spaß an dem in den Säften enthaltenen Zucker, es wird dann ausgiebig genuckelt, und der Zucker hat entsprechend Zeit, die Zähne zu attackieren. Trinkt das Kind schon aus dem Becher, sollte der Saft sparsam gegeben werden und zu mindestens 50 % mit Wasser verdünnt sein.

▶ Baby-Gläschen sind bequem, perfekt sind sie nicht. Häufig enthalten sie Zuckerzusätze. Wegen einer unsinnigen EU-Richtlinie sind sie auch dann mit Vitaminen angereichert, wenn sie an sich genug Vitamine enthalten. So ist z.B. den an Vitamin A reichen Karotten Vitamin C zugesetzt, obwohl die deutschen Säuglinge bereits mehr Vitamin C zu sich nehmen, als sie brauchen.

▶ Babynahrung selbst zubereiten ist einfacher, als Sie denken: Etwas von dem für die Familie gekochten Essen vor dem Würzen und Salzen abzweigen, pürieren, fertig. Einfache und gesunde Rezepte (die sich auch in größeren Mengen kochen und portionsweise einfrieren lassen) siehe Kasten rechts.

▶ Mit 10–12 Monaten können Sie Ihren Säugling allmählich an leicht kaubare Kost gewöhnen. Und nach dem ersten Geburtstag bieten spezielle Säuglings- oder Kleinkindernahrungsmittel keine Vorteile mehr für das Kind. Kleinschneiden reicht – und das Kind will meist auch von sich aus das essen, was die Großen kriegen.

Das Essen kleiner Kinder

Egal ob gestillt oder mit der Flasche ernährt – was das Essen angeht, sind Säuglinge vorbildlich: Immer hungrig erfüllen sie ihr Pensum zur vollsten Zufriedenheit der Eltern. Dann passiert, meistens um den ersten Geburtstag herum, etwas ganz Unerwartetes – das Essen »rutscht« nicht mehr und ist allenfalls als Spielzeug interessant. Selbst die Kochkünste eines Wolfram Siebeck würden jetzt nicht ausreichen, um den wählerischen Appetit der Kleinen zu befriedigen.

Aber es kommt noch dicker: Die stärkeren Charaktere wollen jetzt den Löffel partout selbst halten, und das Essen wird damit mehr zur Body-Art als zu einer Mahlzeit. So mit 18 Monaten ist dann der »Negativismus des Kleinkindes« (siehe S. 64) voll entwickelt; das Spiel lautet jetzt, möglichst viele »Neins« beim Essen auszustoßen. Karotte – nein. Der vorher so begehrte Bananenquark – nein. Allenfalls vielleicht ein Eis, aber das als Vorspeise.

Das sind schwere Zeiten, und ironischerweise hat es die Natur auch noch so angelegt, dass Kinder in dieser Zeit ihren Oberkörper mächtig in die Höhe strecken und sichtbar schlanker werden (siehe S. 140). Die Fettröllchen verschwinden, zuerst am Hals, dann an den Armen und am Bauch, zuletzt treten gar die Rippen zutage, und schließlich steht für so manche Mutter fest: Mein Kind magert ab. Jetzt geht in vielen Familien der Vorhang auf, das Esszimmer verwandelt sich in eine Manege. Mit tollen Showeinlagen werden die Bissen in den Mund des zumindest anfänglich amüsierten Kleinkinds bugsiert oder aber Drohungen ausgestoßen, dass der Julius weder groß noch erwachsen werde und so stark wie der Papa schon gar nicht. Wirkt das alles nicht mehr (was in der Regel nach zwei Wochen der Fall ist), dann werden einzelne »gesunde« Haferflocken oder Spuren von Gemüsepüree unter das Lieblingsessen gemischt – so lange, bis das liebe Kleine den Trick durchschaut und von nun an auch sein Lieblingsessen verweigert.

Die Fakten

Was hier amüsant klingt, ist ein echtes Problem. Denn:

▶ Kleinkinder brauchen – auf ihr Gewicht bezogen – weniger Nahrung als Säuglinge. Denn die Zeit des raschesten Wachstums liegt hinter ihnen. Braucht ein Kind für die ersten zehn Kilogramm Körpergewicht (also etwa in den ersten 10–12 Monaten) noch 100 Kilokalorien pro Kilo Gewichtszuwachs, so sind es für die zweiten zehn Kilogramm (also im Kleinkindalter) nur noch 50 Kilokalorien. Dazu kommt, dass viele Kinder das Kleinkindalter mit einer stattlichen Reserve betreten – dem Babyspeck. Und wenn sie diese Reserven (wie von der Natur vorgesehen) auflösen, brauchen sie natürlich entsprechend weniger zu essen.

▶ Kleinkinder sind *schwierige Esser* – bei ihnen stehen jetzt entwicklungsbedingt alle Sinneskanäle offen, sie sind leichter ablenkbar, reizbarer, entwickeln Vorlieben, und das oft – wie alles in diesem Lebensabschnitt – in ziemlich extremer Ausprägung.

▶ Wenn sie auch keine Säuglinge mehr sind, Kleinkinder leben noch immer nahe an ihren *Trieben*. Sie wollen essen, wenn sie hungrig sind – wenn sie nicht hungrig sind, wollen sie lieber spielen.

▶ Auch wenn Kleinkinder jetzt das Erwachsenenessen in Blick- und Greifweite haben, sie haben keinen Erwachsenengeschmack, sondern einen *Kleinkindgeschmack*. Und der ist oft (aber nicht immer) eher monoton (siehe unten).

▶ Last but not least, und das ist die wirklich gute Nachricht: *Kinder verhungern nicht.* Solange sie mit Freude ihre Kreise ziehen, fehlt ihnen nichts.

Warum so monoton?

Auch wenn sie sich vorübergehend einmal für ganz ungewohnte Nahrungsmittel begeistern können, etwa Oliven: Kleinkinder

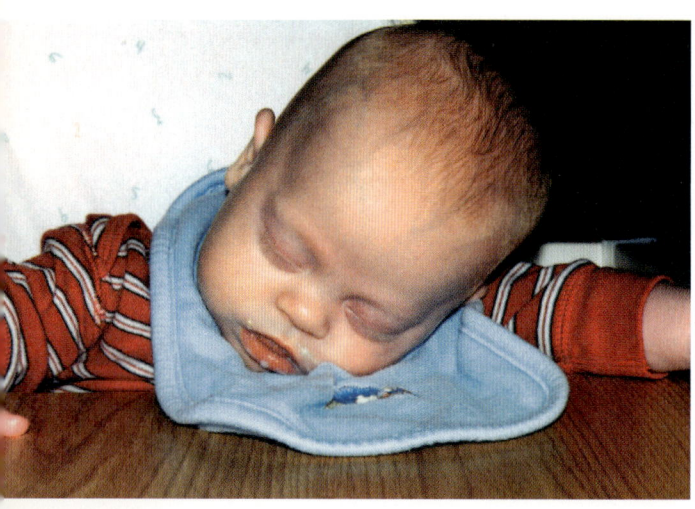

Voll verausgabt: So ein Gläschen leer zu löffeln (und dabei noch mit den Fingern in dem Brei rumzumanschen) kann ganz schön anstrengend sein. [ISP]

Welche Milch?

Kuhmilch? Säuglinge sollen im ersten Lebenshalbjahr keine Kuhmilch trinken – wegen ihres hohen Eiweiß- und Mineralstoffgehalts beansprucht sie die Nieren zu stark. Ab sechs Monaten können Sie Kuhmilch jedoch für die Zubereitung von Brei bedenkenlos verwenden. Ausnahme sind Kinder mit einem besonderen Risiko für Allergien (Tipps hierzu siehe S. 36). Für die reinen »Milchmahlzeiten« sollte allerdings bis zum ersten Geburtstag nur Muttermilch oder Kunstmilch verwendet werden.

Vollfett, fettarm oder entrahmt? Vollfett ist am besten. Nicht nur hat fettreduzierte Milch weniger Vitamine, der Fettanteil der Milch enthält auch einige funktionelle Bestandteile wie etwa konjugierte Linolsäure (siehe Kasten S. 76). Nur Kinder mit Übergewicht sollten, aus nahe liegenden Gründen, fettreduzierte Milch trinken.

H-Milch für Kinder? H-Milch wird bei der Herstellung bis zu 135 Grad erhitzt, dabei werden viele Nährstoffe und Vitamine zerstört. H-Milch ist deshalb Unsinn.

Ist Rohmilch erlaubt? Rohmilch (direkt vom Bauernhof) hat zwar den höchsten Nährstoffgehalt. Dennoch sollten Kinder keine Rohmilch trinken, da diese manchmal EHEC-Bakterien (siehe S. 317) überträgt. Dadurch kann es zu teilweise gefährlichen Durchfällen kommen. Für gesunde Erwachsene ist Rohmilch hingegen kein Problem (der regelmäßige Genuss von Rohmilch scheint gegen EHEC-Erkrankungen immun zu machen).

Welche Kunstmilch? Wenn Sie Kunstmilch verwenden, reichen auch im zweiten Lebenshalbjahr die **Pre-Milchen** (füher *volladaptierte Milchen*) völlig aus. In ihnen ist wie in der Muttermilch Laktose als einziger Zucker enthalten. Ob die in **1-Milchen** (füher *teiladaptierte Milchen*) zugesetzte Stärke (manchmal ist auch noch Maltodextrin oder sogar Haushaltszucker zugesetzt) zu einer besseren Sättigung des Kindes beiträgt, ist umstritten. Kinder erhalten jetzt ja auch aus anderen Quellen (wie Getreide und Kartoffeln) bereits ausreichende Mengen an Stärke. Die beliebten *Folgemilchen* (= **2-Milchen**) bringen ebenfalls keinen Vorteil. Wie bei den 1-Milchen könnte die hier verwendete Stärke zusammen mit den zusätzlich verwendeten Zuckerarten (oft Haushaltszucker) sogar die Appetitkontrolle des Säuglings unterlaufen – schließlich ist ihm in diesem Alter »von Natur aus« nur die in der Muttermilch vorkommende Laktose bekannt.

Bevorzugen Sie in jedem Fall Produkte mit Zusatz von langkettigen, mehrfach ungesättigten Fettsäuren (siehe Kasten S. 76) – auf dem Etikett durch die Zusätze *LCP, LC-PUFA, DHA* oder *AA* zu erkennen.

»Alternative« Tier- oder Pflanzenmilchen? So verständlich Vorbehalte gegen industrielle Produkte sind, so kompliziert ist deren Ersatz. Stuten- und Schafsmilch sind der Muttermilch noch weitaus unähnlicher als Kuhmilch (Stutenmilch ist sehr fettarm, Schafsmilch dagegen hat über 6 % Fett), Ziegenmilch ist arm an dem Vitamin Folsäure. Die Ernährung mit solchen Tiermilchen muss also gut geplant sein, am ehesten kommt Stutenmilch mit Zusatz von Keimöl in Frage. Pflanzenmilchen (z.B. Mandelmilch, Reismilch oder andere Getreidemilchen) dagegen lehnen wir grundsätzlich ab, da sie dem Säugling wichtige Nährstoffe (von Kalzium über Eisen bis Vitamin B_{12}) vorenthalten. Die einzige vertretbare Pflanzenmilch ist Sojamilch – diese muss allerdings vielfach bearbeitet und mit Nährstoffen ergänzt werden, so dass sie letztlich ein echtes »Industrieprodukt« darstellt. Außerdem kann auch Sojamilch zu Allergien führen.

Selbst zubereitete Babybreie

Gemüse-Kartoffel-(Fleisch-)brei:
90–100 g Gemüse, 40–60 g Kartoffeln, 20–45 g Obstsaft, wahlweise zusätzlich 20–30 g Fleisch, 8–10 g Öl (= 2 Teelöffel)

Vollmilch-Getreidebrei:
200 g Vollmilch, 20 g Getreideflocken, 20 g Obstsaft oder -püree

Getreide-Obstbrei
20 g Getreideflocken, 90 g Wasser, 100 g Obst, 5 g Butter (= 1 Teelöffel)

Zur Zubereitung werden die Zutaten einfach zusammenpüriert (Gemüse und Fleisch vorher kochen). Leitungswasser reicht aus. Als Öl ist z.B. Rapsöl empfehlenswert.

(Rezepte nach: Dortmunder Forschungsinstitut für Kinderernährung)

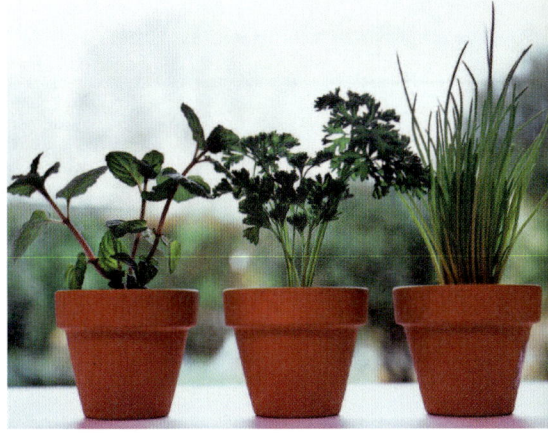

Für manche Kinder absolut inakzeptabel: Kräuter vom Schlage Petersilie, Schnittlauch und Co. Aber auch hier zahlt sich Geduld oft aus, Kinder in kleinen Dosen an ungewohnte Geschmäcker heranzuführen. Meist werden die »Kräuters« dann immerhin versteckt im Salatdressing ohne Murren konsumiert. [DAK K]

sind keine Feinschmecker. Brei essen sie gern, trinken tun sie auch das meiste, aber alles, was vielleicht »im Hals kratzt« oder gar nach Gemüse aussieht, ist unbeliebt. Dies mag damit zu tun haben, dass sie von der Evolution schlecht vorbereitet wurden: Kinder in den Jäger- und Sammlerzeiten ernährten sich bis zur Ankunft des nächsten Geschwisterkindes vorwiegend an der Brust. Viele Geschmackseskapaden waren da nicht vorgesehen. Dazu kommt, dass Kleinkinder oft aktiv an der Entwicklung geschmacklicher Vielfalt gehindert werden. Auch wenn sie sich längst für das Essen am Tisch interessieren, bekommen sie nicht selten noch dieselben Baby-Breie, auf denen jetzt vielleicht »für Kleinkinder« steht, aber die denselben Ravioli-Einheitsgeschmack haben wie vor einem halben Jahr (und dazuhin noch so durchpüriert sind, als seien die Zähnchen bloß zur Dekoration gewachsen).

Einfach essen lassen?

Soll man Kleinkinder also einfach essen lassen, was sie wollen?
Keineswegs. Denn wer da die Herrschaft über den Schluckvorgang hat, ist *unvernünftig*. Wenn es nach dem Willen des Kleinkinds ginge, wäre Süßes sein einziger Menüpunkt. Vielleicht mit ein paar Chips zum Nachtisch. Und Sie haben wirklich Recht: Auch Kleinkinder brauchen ihre Vitamine.

Warum wollen Kinder Süßes?

Unter den Bedingungen unserer wilden Vergangenheit (siehe Kapitel 2) waren Nahrungsmittel mit möglichst dicht zusammengepackter Energie die wichtigste Zutat zum Überleben. Kein Wunder, dass der Körper nach solchen Nahrungsmitteln ein starkes Verlangen entwickelt hat – wegen der mit dem Genuss dieser Lebensmittel verbundenen »inneren Belohnung« zieht es ihn seit Jahrtausenden zu *süßen* und zu *fetten* Nahrungsquellen. Süße stand in früheren Zeiten für Honig und andere konzentrierte Kohlenhydrate, wie etwa reife Früchte. Fett war in Fleisch enthalten.

Wie diese innere Belohnung funktioniert, konnte zum Beispiel für hoch konzentrierten Zucker gezeigt werden: Zucker sorgt im Gehirn dafür, dass die Aminosäure Tryptophan in die Zellen eingeschleust wird. Daraus bauen bestimmte Hirnzellen den Botenstoff Serotonin, der auch Zufriedenheit und Glücksgefühle auslösen kann. Schokolade gar soll die Ausschüttung von Endorphinen (den körpereigenen Glückshormonen) stimulieren – und selbst von uns Erwachsenen geben manche ja zu, dass sie danach süchtig sind.

Selbst als Schmerzmittel hat sich Süßes bewährt. Träufelt man etwa Neugeborenen im Krankenhaus vor einer Injektion einige Tropfen Zuckerwasser (oder auch Muttermilch) auf die Zunge, so schreien sie weitaus weniger.

Kein Wunder also, dass es uns – und unsere Kinder – auch heute noch, wo wir eigentlich im Schlaraffenland leben, zu solchen »Überlebensnahrungsmitteln« zieht.

Unwiderstehliche Kombinationen

Noch schlimmer wird es, wenn Fettes und Süßes zusammengepackt wird, wie es heute die Nahrungsmittelindustrie nicht ohne Grund macht. Die dadurch entstehenden Mischungen vom Nutella-Typ sind regelrecht »nicht von dieser Welt«. In keinem natürlichen Nahrungsmittel nämlich ist hoch konzentrierter Zucker mit Fett kombiniert.

Auf diese Weise locken die Angebote aus dem Regal des Supermarktes nicht nur mit ungeheuren inneren Belohnungen, sondern unterlaufen zudem unsere natürliche Appetit- und Esskontrolle.

Die Lage ist also eindeutig – das Kleinkind will essen, was es will (das ist vor allem Süßes), wann es will (also wenn es Hunger oder Lust verspürt) und wo es will (also während es spielt). Langfristig ist für das Kind aber besser: am Tisch zu essen, ausgewogene Nahrung zu essen, in gemeinschaftsstiftenden Rhythmen zu essen. Aus der Nahrungsaufnahme soll also irgendwann mehr als ein Boxenstopp zwischen den Spielrunden werden.

Auch wenn das nach der Quadratur des Kreises klingt – die Erziehung des Kleinkindes zu einem gesunden und sozialverträglichen Essverhalten ist möglich!

Die Geschichte ist voller geglückter Beispiele: Chinesen essen Rattenschwänze und frittierte Heuschrecken, ihre Kinder ebenso. Bayern essen Knödel, und ihre Kinder lieben diese auch. Warum? Kinder haben rasch einen Bärenhunger – eine gute Voraussetzung, um auch einmal Knödel zu probieren, wenn es sonst nichts gibt. Ihr Geschmackssinn wächst dann mit – die geschmacksverarbeitenden Zellen im Gehirn sind nämlich flexibel, sie differenzieren sich je nach Nahrungsangebot. Der monotone Kleinkindappetit muss also kein Programm für das ganze Leben sein.

Praktisch bedeutet das ...

Für das Essen gilt dasselbe wie für das Schlafen: Es funktioniert am besten mit Entspannung und Spaß. Streit und Stress am Essenstisch sowie appetitanregende Trunke sind aus der Verzweiflung geborene Ersatzhandlungen, sie bringen nichts.

Setzen Sie lieber einen positiven Rahmen:

Vernünftiger Umgang mit Süßem

Kinder essen in Deutschland im Schnitt 134 Gramm Zucker pro Tag, das entspricht 45 Würfeln Zucker. Und ihr Zahn wird immer süßer: »Heute sind Frühstücksprodukte beliebt, die wir früher wegen ihrer Süße gar nicht hätten verkaufen können«, sagt etwa eine Mitarbeiterin der Bio-Müsli-Firma Barnhouse. Kuchen und Schokolade enthalten heute 30 % mehr Zucker als vor 20 Jahren. Wir sind im wahrsten Sinne des Wortes von der Zuckerlawine überrollt worden.

➤ Schleckerei grundsätzlich zu verbieten ist sinnlos. Gesundheitsargumente ziehen bei Kindern nicht. Besser ist es, wenn Kinder lernen, Süßigkeiten zum Nachtisch zu teilen.

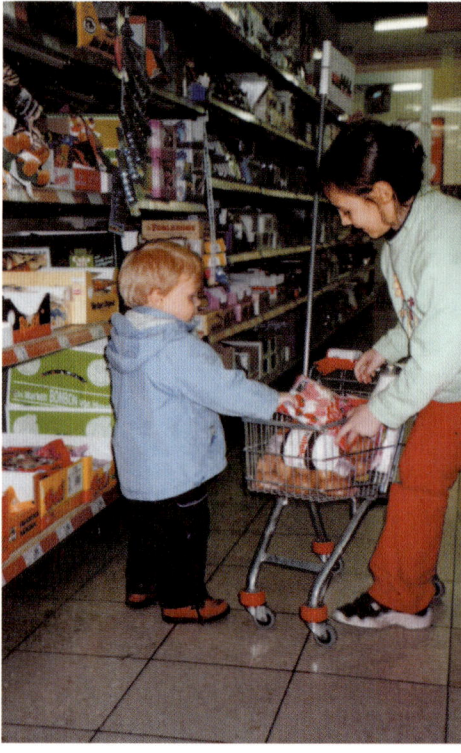

Nutella und Gummibärchen, das kaufen Kinder am liebsten ein – und die Regalbestückung im Supermarkt ist optimal daran angepasst. [AS]

➤ Alle Süßigkeiten, die Sie einkaufen, werden auch gegessen, und zwar meist schneller, als Sie denken.

➤ Süßigkeiten sollten als »Familienschatz« betrachtet werden, d.h. nicht frei zugänglich herumliegen und nur mit Erlaubnis der Eltern hervorgeholt werden. Hohe Schränke sind ein guter Lagerplatz. Ausnahmen – wie z. B. in der Weihnachtszeit – bestätigen die Regel.

➤ Ständiges Belohnen durch Süßigkeiten setzt falsche Signale (»Nach den Hausaufgaben bekommst du dein Eis«). Selbst die Großeltern lassen sich bestimmt für weniger einfältige Alternativen gewinnen. Das heißt nicht, dass Kinder nicht auch einmal ein Eis als Überraschung oder zur besonderen Motivation erhalten sollten, im Gegenteil – das gewöhnt Kinder daran, dass Süßigkeiten eben nichts Alltägliches sind.

➤ Gesündere süße Alternativen sind zwar meist teurer, verbreiten dafür aber auch die Geschmacksbasis. Wie wäre es mit Bananenchips, um das Müsli zu süßen, oder mit ein paar Feigen als Beilage zum Vesperbrot?

▶ Kinder, die ihr Taschengeld frei verwenden können, kaufen sich davon in aller Regel Schleckereien – und sonst nichts. Besser ist, sich auf eine Tages- oder Wochenration zu einigen, damit Ihr Kind lernt, selbstständig mit seinem Verlangen umzugehen. In manchen Familien haben sich auch festgelegte »Naschtage« bewährt.

▶ Und last but not least: Wie viel Süßes Kinder essen, steht und fällt mit unserem eigenen Beispiel und unserer Bereitschaft, Grenzen zu setzen (siehe S. 65). Zu süße Ernährung ist nicht einfach eine niedliche Angewohnheit von Kindern, sondern ein Schritt zu Gesundheitsproblemen, die Sie Ihren Kindern ersparen können.

Hunger macht Appetit

Haben Sie schon einmal eingekauft, als Sie richtig hungrig waren? Es ist erstaunlich, was man da so alles in den Wagen schmeißt – alles in den Regalen scheint auf einmal Flügel zu bekommen und im Einkaufswagen zu landen. Eindeutig – wer Geld sparen will, kauft mit vollem Magen ein!

Dasselbe gilt für Kinder. Wer sich hungrig an den Tisch setzt, trifft eine breitere Auswahl, da lacht einen vielleicht sogar der Gurkensalat an, und siehe da, er schmeckt sogar! Wer dagegen satt an den Tisch kommt, wird gerade noch seine Lieblingsspeise herunterzwingen.

Und um Kinder schon vor der Mahlzeit »satt« zu machen, bedarf es wenig. Die Forschung hat gezeigt, dass es ausreicht, wenn Kinder 20 % der normalerweise zu einer Mahlzeit verzehrten Kalorien zu sich nehmen, um ihr Hungergefühl zu stillen. Also: Das Glas Milch, das Sie Ihrem quengelnden Julius eine halbe Stunde vor dem Essen in die Hand drücken, oder das Glas Saft, das sich die Claudia am Tisch als Erstes in den Rachen kippt, sorgen dafür, dass das Essen nur noch träge »rutscht«.

Unsere Empfehlung deshalb:

▶ Vor den Mahlzeiten braucht der Magen Ruhe. Zwischenmahlzeiten sollten bei älteren Kindern höchstens noch zwei Stunden vor dem Essen gegeben werden. Halten es Kleinkinder partout nicht aus, so sollten sie kurz vor dem Essen allenfalls einen Apfelschnitz oder ein Stück Karotte zum Knabbern bekommen. Das Brötchen auf die Hand auf dem Rückweg vom Einkauf oder gar die Tasse Kakao sind Appetitkiller mit 100 % Wirkungsgrad.

Problem 1:
Was als Trostpflaster gedacht ist, ist gleichzeitig ein wirkungsvoller Appetitkiller. Besser ist die alte Regel: zwei Stunden vor einer Mahlzeit keine Kalorien mehr. Für einjährige Kinder vielleicht manchmal ein wenig hart, aber ab zwei Jahren in aller Regel kein Problem. [AM]

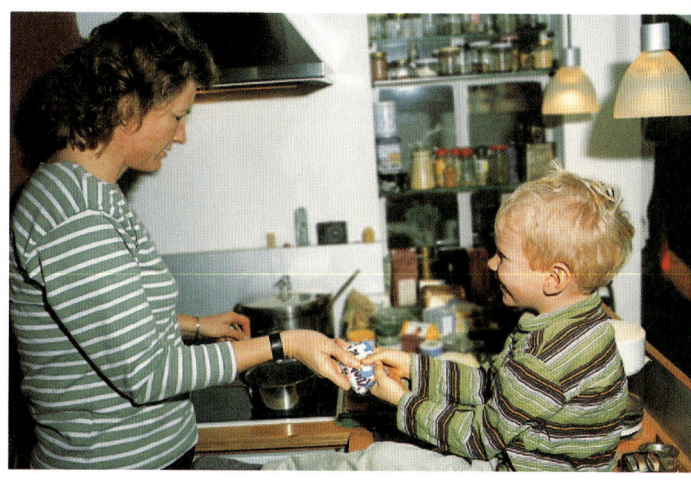

Problem 2:
Rangeleien am Tisch – da kann dem geduldigsten Koch wirklich die Luft ausgehen. Vorbeugung ist hier leicht: Sorgen Sie dafür, dass Ihre Lieben wirklich hungrig an den Tisch kommen. Dann findet die Auseinandersetzung mit dem Essen statt mit dem Geschwisterkind statt. [AM]

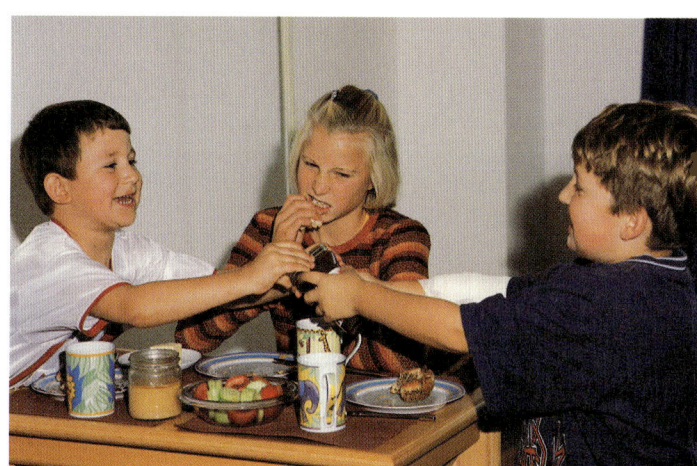

▶ Kleinkinder schleppen oft noch lange eine Vorliebe aus der Säuglingszeit mit sich herum: die Liebe zu flüssiger Nahrung. Wenn ein Kleinkind am Tag einen ganzen Liter Milch und einen halben Liter Saft trinkt, ist nicht zu erwarten, dass es sich auch noch für Ihren Auflauf interessiert. Im zweiten Lebensjahr sollte das Kind deshalb das »Trinken gegen den Durst« erlernen: 350 ml Milchprodukte (also z.B. eine Tasse Milch und ein Joghurt) reichen bei einer normalen Mischkost aus, um den Kalziumbedarf zu decken. Vom Saft sollte, wenn überhaupt, weniger als eine Tasse getrunken werden.

▶ Viele Familien praktizieren es mit Erfolg: Es gibt nur ein Getränk gegen den Durst – Leitungswasser. Gegebenenfalls können Sie das Wasser mit einem Soda-Club-Gerät oder Ähnlichem karbonisieren – das ist zwar ernährungsphysiologisch nicht unbedingt günstig, weil es das Wasser sauer macht, aber die Kinder finden es nun mal spannender als reines Leitungswasser. Mineralwasser ist ebenfalls in Ordnung, wird von vielen Kindern aber wegen des »mineralischen« Geschmacks abgelehnt.

Was wir einkaufen, wird gegessen

Wir haben zwar nicht die Kontrolle über den Schluckvorgang unserer Kinder, aber zumindest am Anfang die Kontrolle darüber, was in den Einkaufskorb wandert. Nutzen Sie diese Freiheit aus.

Weg vom Boxenstopp

Kinder lieben Rhythmen. Machen Sie die Mahlzeiten, so weit es geht, auch zu einer Zeit der Begegnung und Entspannung.

▶ Auch Kleinkinder sollten sich zum Essen an den gemeinsamen Tisch setzen. Beim Herumlaufen oder Spielen sollte nicht gegessen und umgekehrt beim Essen nicht gespielt werden.

▶ Auch Fernsehen, Zeitung, Radio, Handy oder Gameboy gehören nicht an den Tisch.

▶ Beständiges Kommen und Gehen bringt Unruhe. Der gemeinsame Essensbeginn ist für alle Beteiligten befriedigender. Ein Tischspruch oder -gebet kann dazu helfen (siehe Kasten). Stecken Sie auch den »gemeinsamen Rahmen« ab: Dürfen Kinder einfach zum Spielen »verdampfen«? Sollen sie um Erlaubnis fragen, bevor sie aufstehen? Oder gar bis zum Schluss sitzen bleiben? Wer trägt ab und hilft in der Küche?

▶ Ein Tipp für die ganz Kleinen: Beim ersten Mal nur eine kleinste Portion durchsetzen. Egal ob es sich um Knödel, Paprikastreifen oder Spinat handelt: Ein oder zwei Bissen reichen schon. Beim nächsten Mal, acht oder 14 Tage später, greift der Kleine dann oft schon richtig zu.

▶ Wie Sie mit dem wählerischen Geschmack Ihres Kindes umgehen, hängt auch davon ab, ob Sie sich eher zu den Nahrungsfundamentalisten oder zu den Nahrungspragmatikern rechnen. Wir finden, auch Kleinkinder sollten ein Recht auf ihren eigenen Geschmack und damit Wahlmöglichkeiten haben. »Alles abwählen« lassen würden wir sie dennoch nicht, denn Kleinkinder sind nun einmal für unkluge Entscheidungen bekannt. Wenn es am Tisch Spaghetti mit Soße gibt, dann würden wir durchaus auf die Vorlieben des Kindes Rücksicht nehmen (etwa »keine Zwiebel drin«), aber danach schon erwarten, dass die Spaghetti nicht »mit Garnichts« gegessen werden.

▶ Beim älteren Kind kann man dann schon Regeln einführen, etwa: Es wird zumindest probiert, was auf den Tisch kommt (dies fördert die Erweiterung des Geschmackshorizonts), jeder darf aber einen Bestandteil oder eine Beilage auslassen, die ihm absolut nicht schmeckt. Das, was dann auf den Teller kommt, sollte anschließend aber nicht zerpickt werden: Nur das Beste abgreifen und den Rest liegen lassen gilt nicht. Wenn Sie selbst überzeugt sind, dass dies das Richtige für Ihr Kind ist, wird es klappen.

▶ Kochen Sie nichts separat für Ihr Kind (außer wenn es krank ist). Das Kind darf sich sein Lieblingsgericht durchaus häufiger wünschen, das essen dann alle – und im Gegenzug isst es auch das, was sich die Erwachsenen wünschen.

▶ Wenn ein Kleinkind nicht essen will, ist das kein Drama. Stellen Sie den Teller in den Kühlschrank. Wenn das Kind dann allerdings wenig später nach Keksen oder Milch verlangt, sollten Sie auf das wartende Essen bzw. die nächste Mahlzeit verweisen.

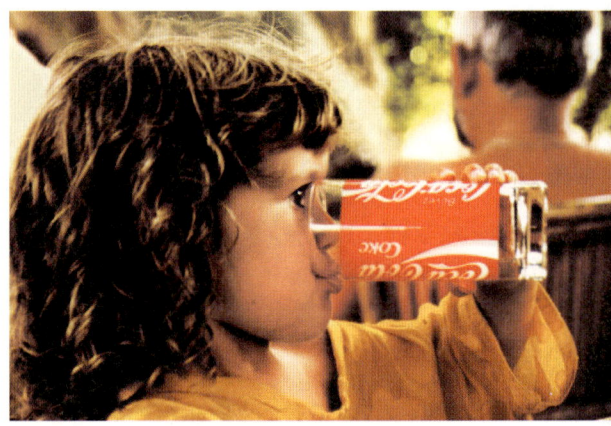

Der große Favorit unter Kindern: Cola – wegen des Koffeingehaltes allerdings wirklich kein Kindergetränk. Auf der anderen Seite sind keine »Cola-Schäden« bei Kindern bekannt, so dass gegen ein gelegentliches Glas nicht wirklich etwas spricht. [RZ]

Tischspruch für Kleinkinder:
Piep, piep, piep, guten Appetit!

Tischspruch für ältere Kinder:
Guten Appetit, alle essen mit,
jeder esse, was er kann,
nur nicht seinen Nebenmann
(manche nehmen's ganz genau:
auch nicht seine Nebenfrau!).

Gesunde Zwischenmahlzeiten

Viele Kinder setzen Zwischenmahlzeiten mit Keksen oder einer Tüte Chips gleich. Das muss nicht sein. Es ist jedoch auch nicht realistisch zu erwarten, dass Kinder es mit einer in die Hand gedrückten Karotte bis zur nächsten Mahlzeit aushalten – ein paar Kalorien müssen schon sein. Glücklicherweise können Sie aus vielen einfachen Nahrungsmitteln tolle Zwischenmahlzeiten zusammenstellen: Haferflocken, Müslimischungen (ungezuckert), Obst (auch Trockenobst), knackiges Gemüse (von der Karotte bis zum Zuckermais), Joghurt, Milch oder auch Vollkornbrot mit einem Aufstrich.

Ausnahmen bestätigen die Regel

Auch wenn jede Familie das für sich entscheiden muss: Kinder sollen ausnahmsweise auch mal was Ungesundes essen dürfen. Seien Sie bei der in uns allen verankerten Jagd nach dem Süßen kein Spielverderber.
Und ab und zu kann Fastfood sogar, das sagt jedenfalls der australische Kinderarzt Dr. Green, therapeutisch wirken: Vielen Eltern wird erst bei McDonalds bewusst, dass sie im Vergleich mit den plärrenden Exemplaren im Fastfood-Paradies eigentlich ganz normale, wohlerzogene Kinder haben…

Functional Food

Der Name ist neu, eine deutsche Übersetzung nicht in Sicht, die Idee allerdings gibt's schon lange – spätestens seit unsere Urgroßmütter ihre Kinder mit Lebertran bearbeiteten, um deren Widerstandskräfte zu steigern.

Heute heißen die Namen RedBull oder ACE-Multi-Vitamin-Saft, und das Neue ist, dass eine von Billigdiscountern bedrängte Nahrungsmittelindustrie jedes Jahr Milliarden investiert, um ständig teure und vorgeblich »innovative« Lebensmittel zu erfinden, die Wellness, Leistungsfähigkeit und Gesundheit versprechen. Dazu setzt sie vor allem auf die heutigen Lieblingskinder der Ernährungsforschung, die bereits an anderer Stelle erwähnten *funktionellen Nahrungsbestandteile*.

Die Verheißung, dass sich Gesundheit essen lässt, ist nun einmal verlockend. Und da bleiben die Kinder nicht außen vor:

▶ Vitamin- und mineralstoffangereicherte Süßigkeiten, Müslis, Brot und Brötchen sollen (gar nicht vorhandene) Bedarfslücken decken.

▶ ACE-Drinks (mit Vitamin A, C und E angereicherte, zuckerhaltige Saftmischungen) stärken angeblich das Immunsystem.

▶ Mit löslichen Faserstoffen versetzte (präbiotische) Produkte werden zur Stabilisierung der Darmflora empfohlen.

▶ Probiotische (d.h. mit lebenden Milchsäurebakterien angereicherte) Produkte, von der Müslimischung bis zur Säuglingsmilch, sollen die Darmflora und damit die Immunabwehr unterstützen.

▶ Mit unlöslichen Fasern angereicherte Nahrung wird als »cholesterinsenkend« beworben.

▶ Auch mit Omega-3-Fettsäuren angereicherte Nahrung (von Keksen übers Frühstücksei bis zur Margarine) überschwemmt inzwischen den Markt. Sie soll der Arterienverkalkung und allergischen Erkrankungen vorbeugen.

Die Gegenstrategie

Wir meinen: Was Ihnen findige Hersteller teuer verkaufen, ließe sich auch durch eine vernünftige (und dabei erheblich billigere) Ernährung erreichen:

▶ Anstatt Omega-3-angereicherte Eier zu kaufen, wäre es nicht nahe liegender und einfacher, den Kartoffelsalat mit einem Omega-3-haltigen Pflanzenöl, etwa Rapsöl oder Nussöl, zuzubereiten?

▶ Oder regelmäßig Fisch zu essen, und seien es am Anfang nur Fischstäbchen?

▶ Und was ACE-Kost angeht – jede an (ungekochtem) Gemüse und Obst reiche Ernährung ist eine ACE-Kost.

▶ Auch jeder Apfel könnte als »präbiotisch« verkauft werden, jede Scheibe Vollkornbrot als »cholesterinsenkend«.

Lassen Sie sich keinen Bären aufbinden: Auch wenn Sie noch so viel Geld für »Functional Food« ausgeben – eine gesunde Ernährung kann es nicht ersetzen.

Nahrung ist mehr

Lassen Sie Ihr Kind an der Ernährung »teilnehmen«, an der Planung des Essens, dem Einkaufen, der Zubereitung, dem Tischdecken. Bringen Sie ihm nahe, was Sie sich dabei denken, erklären Sie ihm, wie Nahrung entsteht und welche Arbeit in einer Pizza steckt.

Und erklären Sie ihm ruhig auch, warum Sie nicht die Fruchtzwerge einkaufen, sondern einen Naturjoghurt, in das sich dann alles Mögliche einrühren lässt, vom Zuckerrübensirup bis zur Schlagsahne.

Fördern Sie auch beim Essen die Selbstständigkeit Ihres Kindes: Ermöglichen Sie ihm, dass es Essen nicht nur als Dienstleistung kennen lernt, bei der es bloß den Schnabel aufzusperren gilt, sondern als »etwas, für das man sorgen muss«, und wenn es nur das Decken des Tisches, das Abtragen oder Spülen ist.

Und bauen Sie auch auf den Stolz Ihres Kindes. Je mehr Ihr Kind an der Zubereitung des Essens beteiligt ist, desto weniger Nörgelei über das Essen wird es geben!

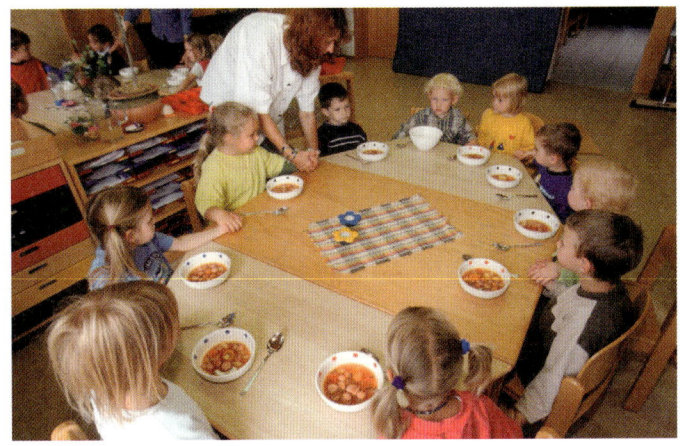

Nahrung befriedigt nicht nur körperliche Bedürfnisse, sondern kann auch eine tolle Erfahrung von Gemeinschaft sein. Die soziale Seite des Essens kann durch kurze Rituale vor dem Essen – wie hier im Kindergarten – regelrecht erlernt werden. [KP]

Gesunde Ernährung im Zeitalter der Hektik?

Das echte Leben ist nun einmal kompliziert: »Gesundheitskost« heißt noch lange nicht gesunde Ernährung – auch mit »gesunden« Sachen können sich Kinder die Zähne ruinieren und fett werden. Umgekehrt ist nicht gleich jede industriell hergestellte Nahrung gesundheitsschädlich. Auch sollten wir nicht vergessen, dass wir der Lebensmittelindustrie Herstellungs- und Konservierungsverfahren verdanken, die nicht nur die Beständigkeit der Lebensmittel, sondern auch deren Sicherheit erheblich gesteigert haben – man denke nur an die Babynahrung.

Dennoch gilt generell: Je »industrieller« hergestellt, je mehr am breiten Geschmack orientiert, desto kritischer sollten Sie das Nahrungsangebot betrachten – und wenn da noch so viele Gütesiegel, Gesundheitsversprechen und Professorentitel auf der Packung stehen. Denn Industrieprodukte sind nun einmal auf Haltbarkeit getrimmt, und hierzu werden einige ziemlich rücksichtslose Tricks eingesetzt, wie die Härtung von Fetten (siehe Kasten S. 76). Zudem wird der für Massenprodukte wichtige »kleinste geschmackliche Nenner« oft durch Zumischungen von minderwertigen Nahrungsmitteln erreicht – so enthalten 500 ml Tomatenketchup etwa 17 Stückchen Würfelzucker, und selbst der Prototyp des »salzigen« Nahrungsmittels, die Suppe, enthält noch Zucker. Da die Zutaten möglichst billig sein müssen, halten zunehmend auf Fruchtzuckerbasis hergestellte Süßmittel Einzug, mit bedenklichen Folgen für den Stoffwechsel (siehe S. 31).

Es führt kein Weg daran vorbei: Je mehr Sie von der Stange kaufen, desto weniger haben

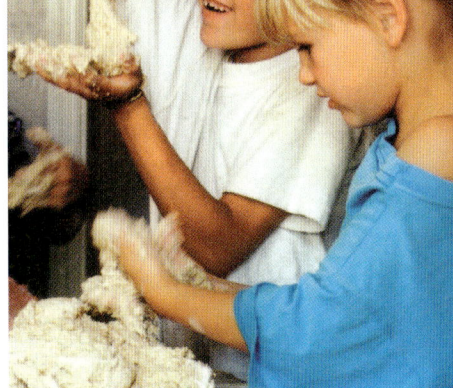

Was mit »backe backe Kuchen« im Sandkasten beginnt – lassen Sie es auch bei Ihren älteren Kindern weiterleben! [RP]

Sie die Kontrolle über das, was Sie und Ihre Kinder essen. Darf es etwas Zwieback für Ihr Kind zum Frühstück sein? Enthalten sind Trockeneigelb, Hefe und andere Backtriebmittel, Weizenstärke, Glukosesirup, Malzextrakt, Traubenzucker. Oder einer dieser bunten Fruchtjoghurts? Das kleine Töpfchen enthält sechs Stück Würfelzucker, ein ganzes Arsenal an Geschmacks- und Konservierungsstoffen, aber dafür nicht einmal die Fruchtmenge einer halben Erdbeere.

Wie der industriellen Verfremdung entgehen?

Ein erster Schritt erscheint paradox: Verzichten Sie auf spezielle »Kinderlebensmittel«, also speziell für Kinder beworbene und vermarktete Produkte. Diese sind nämlich noch süßer und fetter als vergleichbare »Erwachsenenprodukte« und sind zudem häufig gefärbt und mit mehr Zusätzen versehen als andere Lebensmittel. Obendrein sind die beworbenen Ausgangsmaterialien (»Mit Bananen – affenstark!«) so stark verarbeitet, dass sie im Grunde wertlose Kalorien sind. Auch andere Sprüche auf der Verpackung sind oft teuer bezahlte Märchen – Zucker ist nun einmal keine »Nervennahrung«, und der Zusatz von ein paar Gramm Magermilchpulver sorgt noch lange nicht für »gesunde Knochen«.

Ein Ausweg wäre, wie gesagt, das Selbstzubereiten. Sie entscheiden dadurch, welche Zutaten Sie verwenden, welches Fett Sie nehmen, wie stark Sie süßen oder salzen. Dass diese Strategie nur schwer mit unserer hektischen Lebenswelt vereinbar ist, zeigen schon die Zahlen: Nur noch 4 % der deutschen Lebensmittelproduktion werden frisch an den Endverbraucher verkauft, der Rest wird industriell verarbeitet.

Versprechungen der Lebensmittelindustrie

Irreführende Werbung ist bei Nahrungsmitteln eher die Regel als die Ausnahme. So wirbt etwa die Milchschnitte, immerhin das Pausenbrot von etwa 15 % der deutschen Schulkinder, mit ihrer »Extraportion Milch«. In Wirklichkeit lassen sich die umgerechnet zehn Gramm Milch, die sie enthält, auf einem Esslöffel unterbringen – oder anders ausgedrückt: Damit ein Kind seinen täglichen Kalziumbedarf deckt, müsste es 17 Milchschnitten essen und damit gleichzeitig 40 Stückchen Würfelzucker zu sich nehmen!

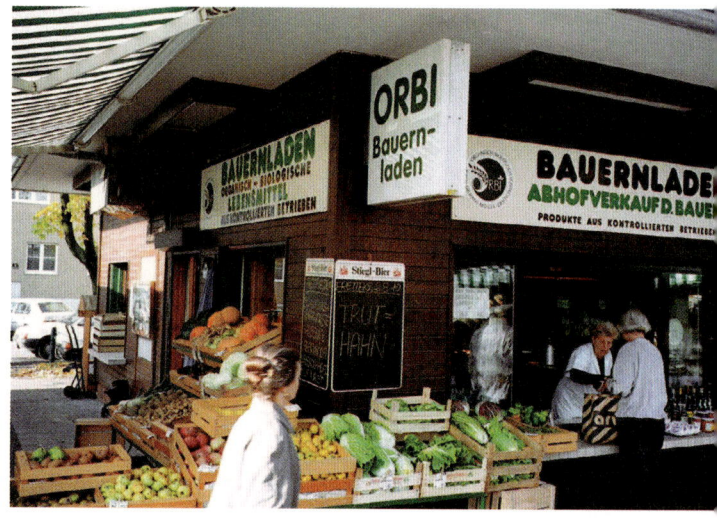

Biologisch produzierte Waren können wichtige Vorteile für sich verbuchen – dennoch kann den »Bio-Vorteil« nur nutzen, wer bestimmte Regeln beachtet. [BB]

Machen wir uns nichts vor: Die Ernährungsindustrie kümmert es wenig, ob Ihr Kind gesund ist oder nicht – sie hat keine Probleme damit, speziell für Kinder vermarktete Produkte mit minderwertigem, ja gesundheitsgefährdendem Inhalt anzubieten. Wer mit dem Etikett »gesund« wirbt, hat zunächst einmal nur einen neuen Trick gefunden, um Ihnen das Geld aus der Tasche zu ziehen.

Ist Bio besser?

Manche Ernährungsfragen sind echte »Tortenfragen« – sie haben viele Schichten. »Ist Bio besser?« gehört dazu.

Unbestreitbar ist, dass »Bio« *für die Umwelt* die bessere Lösung ist: Die biologische Herstellung setzt weniger nicht abbaubare Giftstoffe frei, verbraucht weniger Energie und hält den Boden langfristig gesünder. Ein über 20 Jahre ausgewerteter Großversuch in der Schweiz bescheinigt der organischen Bewirtschaftung einen pro Ernteeinheit um 50 % niedrigeren Energieverbrauch und eine deutlich bessere Bodenqualität mit größerer Artenvielfalt von Kleinlebewesen.

Fährt auch der Konsument mit »Bio« besser? Kritiker weisen zu Recht darauf hin, dass die Schadstoffmengen in der konventionellen Landwirtschaft durch strengere Gesetze ebenfalls gesenkt wurden und dass manche Produkte, wie etwa Karotten, vom Schadstoffgehalt her nicht mehr unterscheidbar sind. Das stimmt. Aber eben nur für manche, wenig empfindliche Gemüsearten. In aller Regel – das zeigt eine Studie der Karlsruher Bundesforschungsanstalt für Ernährung – sind konventionell gezogenes Obst und Gemüse sowohl mit Agrargiften als auch mit Nitraten deutlich stärker belastet.

Und nicht nur das – sie enthalten im Schnitt auch weniger Mineralstoffe, Vitamine und vor allem geringere Mengen »funktioneller« Nahrungsbestandteile (siehe S. 75). So enthält »konventionelle« Kuhmilch durchschnittlich weniger als die Hälfte an konjugierter Linolsäure (siehe Kasten S. 76) als organisch produzierte Kuhmilch.

Ohne Zweifel: »Bio« ist die nachhaltigere Erzeugungsart, und sie produziert hochwertigere Nahrung.

Dennoch geht die Gleichung »Bio = besser« nicht immer auf

▶ Der Vorteil, weniger Energie zu verbrauchen, entfällt, wenn die Nahrungsmittel nicht lokal produziert werden, sondern etwa aus Holland oder gar Australien eingeführt werden – ein zunehmender Trend.

▶ Und der Nitrofen-Futtermittelskandal im Jahr 2002 zeigte, dass in dem Moment, in dem Biolandwirte genauso arbeitsteilig und intensiv produzieren wie konventionelle Bauern, auch dort die gleichen Probleme mit undurchschaubaren Zulieferbetrieben und »schwarzen Schafen« auftreten. Der Trend zur Industrialisierung hat aber auch die Bio-Landwirtschaft erfasst.

▶ Auch heißt »Bio-Ernährung« noch lange nicht, dass unsere Kinder dadurch gesünder sind. Auch naturbelassenes Getreide und Öko-Milch lassen sich zu minderwertigen Lebensmitteln verarbeiten, und dahin geht leider der Trend: Mit der Aufschrift »Bio« überschwemmt die Lebensmittelindustrie den Markt mit ernährungsphysiologisch unsinnigen – und doppelt so teueren – »Kinderprodukten«. So sind auch »Bio«-Cornflakes technologisch sehr stark bearbeitete Maisprodukte, deren Nährstoffe durch die industrielle Herstellung größtenteils verloren gehen. Und die »Bio Tiger Creme« mit ihrem Rohrzuckeranteil von 43% und Fettanteil von 46% ist genauso bedenklich wie das konventionelle Pendant, auch wenn der Rohrzucker biologisch produziert wird.

Unser Fazit: Der »Bio-Vorteil« kann nur durch eine insgesamt sinnvolle Ernährung genutzt werden. Der Mehrpreis lohnt sich insbesondere für industriell weiterverarbeitete »Kindernahrung« oft nicht, er ist aber vor allem für wenig verarbeitete, lokal produzierte Produkte gerechtfertigt.

Diäten für Kinder?

Diäten haben dort einen Sinn, wo sie entweder zur Linderung von Krankheiten beitragen (etwa bei der Zöliakie, siehe S. 334) oder Krankheiten vorbeugen (etwa die HA-Nahrungen bei Allergien, siehe S. 389).
Aber auch aus anderen Gründen »verpassen« Eltern ihren Kindern eine besondere Kost: aus weltanschaulichen Gründen oder auch, weil sie von der gesundheitlichen Überlegenheit einer bestimmten Ernährung überzeugt sind.

Immer häufiger werden solche Kostformen auch mit evolutionsbiologischen Argumenten begründet. Solche »paläolithischen«, wahlweise fleisch-, milch- oder getreidelosen Diäten wollen wir im Folgenden kurz kommentieren.

Zuvor aber sei uns noch eine generelle Anmerkung zum Thema Diäten erlaubt: Wie Ihr Kind sich ernährt, beeinflusst nicht nur seine körperliche Entwicklung in vielen Bereichen, sondern sie hat auch Anteil daran, wie es sich selbst wahrnimmt und von anderen wahrgenommen wird. Je strikter die Diät, desto mehr sollten Sie sich über diese »Fernwirkungen« im Klaren sein. Wer immer dann seine Tupperschüssel mit einem besonders gesunden Rohkostsalat auspacken muss, wenn die anderen Kinder ihr »ungesundes Zeugs« essen, hat eine Last zu tragen, für die Kinder vielleicht zu schmale Schultern haben.

Fleisch oder keins?

Es gibt gute Argumente, auf Fleisch zu verzichten, die Menschheitsgeschichte sollte dabei jedoch lieber nicht bemüht werden. Denn auch wenn einige Vorgänger des Menschen Pflanzenfresser gewesen sein mögen, der Homo sapiens war es mit Sicherheit nicht. Über lange Phasen seiner Ausbreitung über die Erde war er gar auf Fleisch als hauptsächliche Nahrungsquelle angewiesen. Auch sein Körperbau, vom Gebiss bis zum Darm, weist ihn als Mischköstler aus.

Die heiße Frage, ob eine fleischfreie Ernährung gesünder ist als eine (in einem vernünftigen Rahmen) fleischhaltige, wartet noch immer auf eine kühle, d.h. rational untermauerte, Antwort. Studien belegen zwar eine längere Lebenserwartung von Vegetariern. Solche statistischen Erhebungen vergleichen jedoch Vegetarier mit dem »Standard-Fleischkonsumenten« – kein Wunder, dass da Vegetarier (die sich zudem auch in anderen Bereichen oft gesundheitsbewusster verhalten) gut abschneiden. Denn dass der durchschnittliche Fleischkonsum eines Erwachsenen mit 88 kg pro Jahr das gesundheitlich zuträgliche Maß weit übersteigt, wird von niemandem bezweifelt – dieser Fleischberg drängt nämlich andere wertvolle Eiweißträger wie Fisch, Bohnen und Milchprodukte regelrecht vom Tisch. Die heutigen Empfehlungen gehen deshalb zu Recht von einem »sparsamen« Verbrauch von Fleisch aus, etwa ein- bis zweimal die Woche.

Das »Fleischthema« wird auch dadurch kompliziert, dass Fleisch nun einmal nicht gleich Fleisch ist. Geflügelfleisch etwa enthält natürlicherweise weniger Fett, Fisch – vor allem die Kaltwassersorten wie Kabeljau, Hering oder Lachs – zeichnet sich durch seinen hohen Gehalt an Omega-3-Fettsäuren aus. Zudem beeinflussen auch die Mastbedingungen die Qualität des enthaltenen Fetts. So ist das Fleisch frei grasender Rinder dem ihrer mit Silofutter gemästeten Artgenossen überlegen (siehe Kasten S. 76).

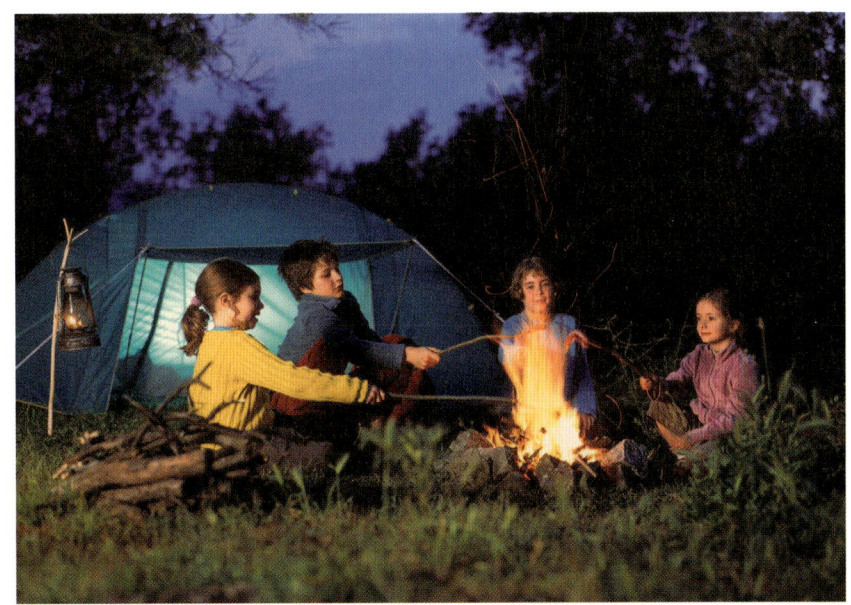

Fleisch oder keins? Für manche eine Gewissensfrage, andere wägen ab: Wo weidet das Vieh? Was frisst es? Wie wird es gehalten? Und: Kein Kind kommt als Vegetarier auf die Welt. Wenn ein Kind darauf besteht, kein Fleisch (mehr) zu essen, dann stecken immer elterliche, geschwisterliche oder andere Vorbilder dahinter. Eltern können dies respektieren, aber sie sollten gut überlegen, ob sie deshalb anfangen, »Extra-Essen« zu kochen. Die vegetarische Ernährung kann ernährungsphysiologisch sehr gut sein für das Kind – aber wie bei jeder Diät gilt auch hier: Es grenzt sich damit nicht nur vom Würstchengrillen, sondern aus vielen anderen wichtigen Anlässen aus, wo es Gemeinschaft erleben kann. [MU]

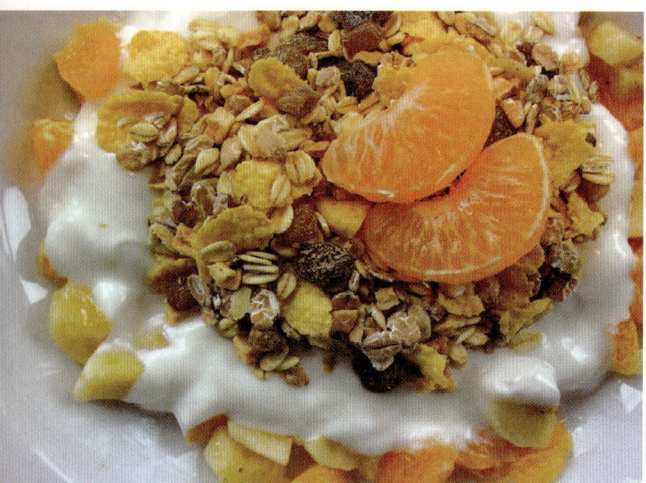

Ist nicht milchfrei, ist nicht getreidefrei und trotzdem das beste Frühstück für Kinder: Müsli. [ISP]

Für Kinder wird häufig Geflügelfleisch empfohlen: Dafür spricht etwa der durchschnittlich geringere Fettgehalt. Auch wird Geflügelfleisch, weil es weicher ist, von Kindern meist ganz gerne gegessen. Dass »weiße« Fleischsorten den »roten« deshalb überlegen seien, weil Letztere das Darmkrebsrisiko erhöhen, ist wissenschaftlich umstritten.

Allerdings: Hühner- bzw. Putenfleisch ist das einzige Fleisch, das völlig industriell geschlachtet und weiterverarbeitet werden kann, und während bei den Eiern die Verbraucher inzwischen die Wahl zwischen verschiedenen Legehaltungen haben, gilt das für Geflügelfleisch nur mit Einschränkungen – der Großteil kommt sowieso gefroren aus dem Ausland. Das Thema Fleisch wird also wohl noch lange heiß debattiert werden.

Vegetarische Ernährung – was beachten?

Solange man sich **vegetarisch**, aber nicht **vegan** ernährt (Veganer meiden *alle* Tierprodukte, einschließlich Milch und Eier), sind gesundheitliche Nachteile nicht zu befürchten. Der einzige Engpass kann für Vegetarier dadurch entstehen, dass das Eisen in pflanzlichen Nahrungsmitteln nur zu 2–5 % ausgenutzt wird (in Fleisch 20 %). Dies lässt sich jedoch dadurch ausgleichen, dass das natürlicherweise eisenhaltige Getreide mit Vitamin-C-reichen Nahrungsmitteln kombiniert wird. Vitamin C sorgt nämlich dafür, dass das Eisen im Verdauungstrakt dann besser aufgeschlossen werden kann.

So wird z.B. Müsli am besten zusammen mit Früchten gegessen oder mit Fruchtsäften zubereitet. Brot und Reis werden möglichst mit Vitamin-C-reichem Gemüse wie rohem Paprika, Brokkoli oder Rosenkohl kombiniert.

Milchfrei ernähren?

Der Mensch ist das einzige Säugetier, das nach dem Abstillen weiterhin Milch verzehrt. Dies, so machen Kritiker geltend, bedeute, dass das ältere Kind von seiner »biologischen Ausstattung« her nicht auf den Genuss von Kuhmilch vorbereitet sei.

Dieses Argument verkennt die Tatsache, dass der heutige mitteleuropäische Mensch nicht nur das evolutionäre Produkt seiner Jäger- und Sammler-Vergangenheit ist, sondern dass er ebenso die Spuren seiner jüngeren Vergangenheit als Acker- und Viehbauer in sich trägt.

Untersuchungen des menschlichen Erbguts belegen, dass immerhin 28 % der genetischen Unterschiede des Mitteleuropäers auf so genannte *Bauerngene* zurückzuführen sind, also Gene, die sich erst mit der Sesshaftigkeit während der letzten 7000 Jahre ausbreiteten. Die wichtigste Auswirkung unserer Bauerngene ist, dass wir heute das Milch verarbeitende Enzym *Laktase* auch noch nach der Säuglingszeit bilden können, wodurch wir die Kuhmilch optimal aufschließen und verwerten können. Deshalb wird Milch von fast allen Nord- und Mitteleuropäern heute gut vertragen – im Gegensatz zu den Nachkommen von nicht Milchvieh haltenden Volksstämmen (etwa die meisten Asiaten), die in der Regel Milchzucker bis heute nicht aufschließen können, d.h. *laktoseintolerant* sind (Genaueres siehe S. 330).

Getreidefreie Ernährung

Auch an eine kohlenhydratreiche Kost sind die schon frühzeitig sesshaft gewordenen Europäer besser angepasst als etwa Afrikaner oder Indianer. Dies zeigt sich zum Beispiel daran, dass Europäer insgesamt seltener an Diabetes erkranken und auch weniger zur Entwicklung eines metabolischen Syndroms (siehe Kasten S. 31) neigen als Afrikaner oder Indianer, falls diese sich wie wir, also »westlich«, ernähren. Das Argument, der »heutige Mensch« sei nicht an eine getreidehaltige Nahrung angepasst, ist deshalb in dieser Pauschalität zumindest für den mitteleuropäischen Menschen nicht richtig.

Zum Schluss

Kinder werden in eine Welt hineingeboren, in der es mehr Unsinn im Angebot der Supermärkte gibt als empfehlenswerte Nahrungsmittel. Wir können sie nicht davor schützen, sehr wohl aber können wir sie sinnvoll darauf vorbereiten. Denn Essen muss gelernt werden, und wie bei vielen anderen Lernschritten brauchen unsere Kinder dazu die beharrliche Hilfe der Eltern.

Wenn es stimmt, dass Liebe durch den Magen geht, dann können wir unseren Kindern als besten Liebesbeweis das schenken: dass sie den Verlockungen einer überernährten Gesellschaft eine eigene Esskultur, sinnvolle Familientraditionen und einen einigermaßen ausgewogenen Geschmack entgegenstellen können.

Thorbrietz, P.: **Kursbuch gesunde Kinderernährung.** Zabert Sandmann, 2002. Alles rund ums Essen, Kochen und Einkaufen mit Kindern. Sehr empfehlenswert!

Schürmann-Mock, I.: **Mahlzeit, Kinder! Ernährungstipps für eilige Eltern.** Beltz, 2003. Tricks und Tipps, wie Kinder trotz knapper Zeit mit leckerem und gesundem Essen versorgt werden können

Szesny, S., Volmert, J.: **Bert, der Gemüsekobold oder Warum man gesunde Sachen essen soll.** Albarello, 2003. Bilderbuch zum Thema »gesundes Essen« (ab 3 J.)

Rübel, D.: **Wieso? Weshalb? Warum? Unser Essen.** Ravensburger Buchverlag, 2002. Für Ernährungswissenschaftler im Kindergartenalter (ab 4 J.)

➤ Eine fundierte, industrieunabhängige Quelle im Internet zum Thema Kinderernährung ist das **Dortmunder Forschungsinstitut für Kinderernährung (FKE):** www.fke-do.de

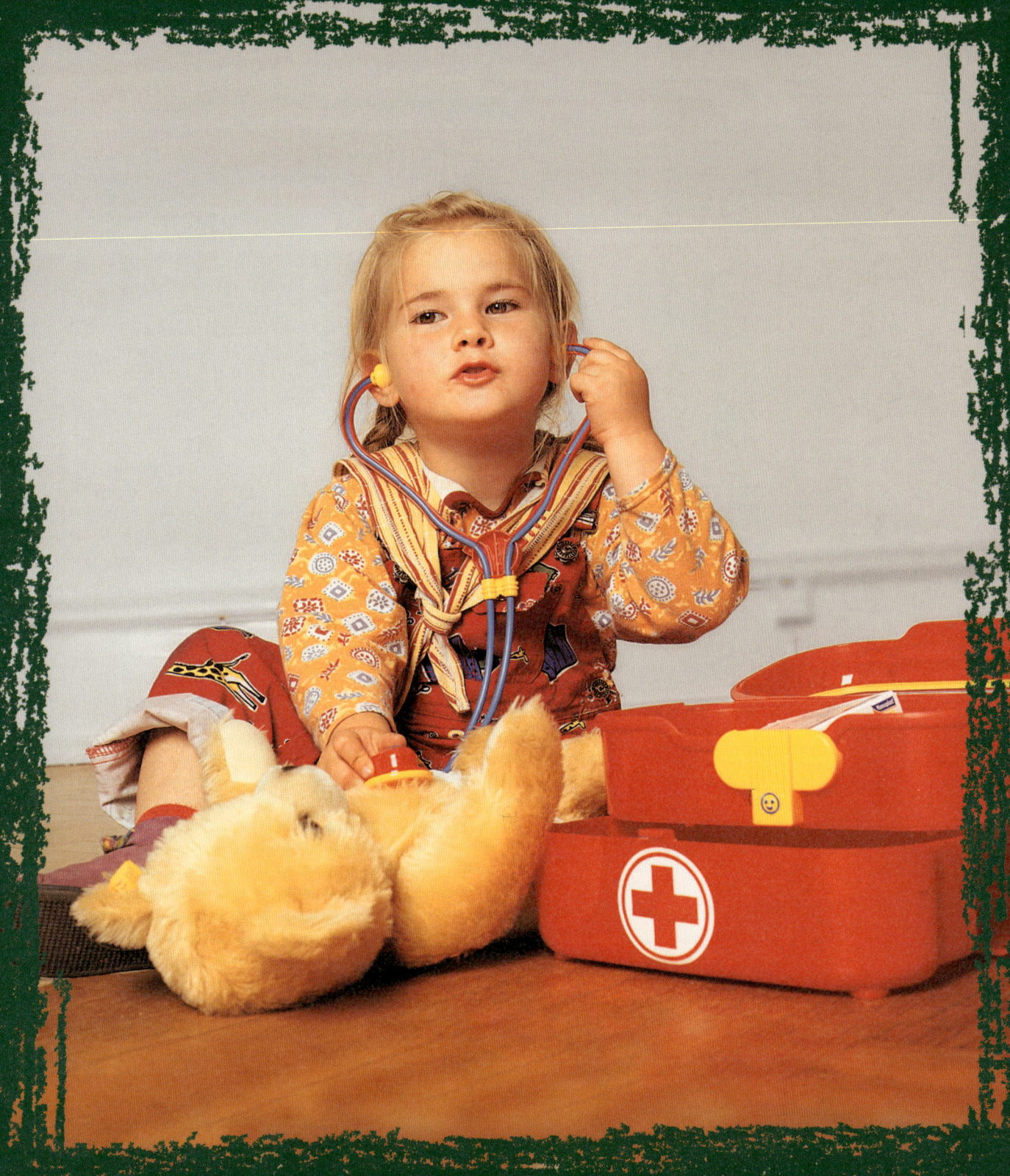

Das große Selbsthilfepraktikum

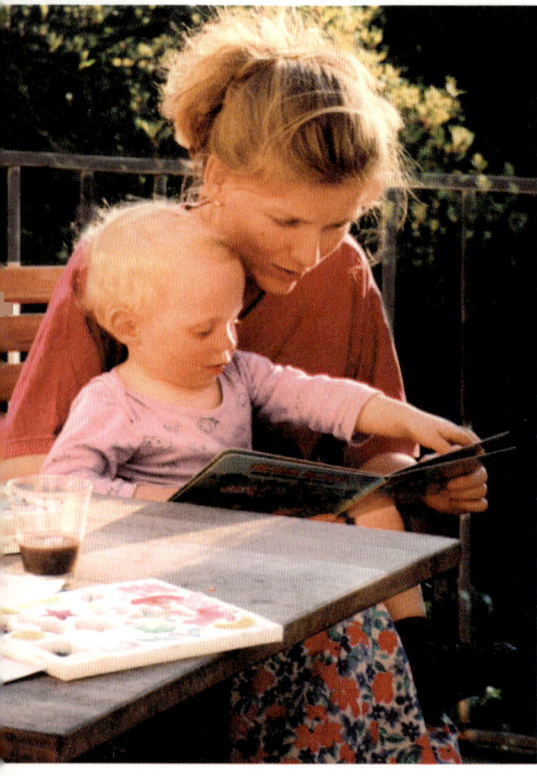

Das Durchleben und gemeinsame Überwinden einer Krankheit lässt die Welten von Erwachsenen und Kindern, die durch Berufstätigkeit und Ganztagskindergarten auch im Kleinkindalter oft schon deutlich getrennt sind, eng zusammenrücken. Und in der »Ausnahmesituation Krankheit« kann auch das Vorlesen aus einem Bilderbuch einen intensiven emotionalen Austausch bedeuten. [AS]

Selbsthilfe – der Schatz von Jahrhunderten

Wenn Kinder krank sind, muss sich das nicht anfühlen, als hätte man eine Panne und warte am Straßenrand auf Hilfe. Die meisten Krankheiten von Kindern sind ein natürlicher Teil ihres Lebens und keine schwer wiegenden »Betriebsunfälle«, die nur von Experten behoben werden können.

Unsere Vorfahren haben über die Jahrhunderte einen Schatz von Heilmethoden zusammengetragen, mit dem auch medizinische Laien die vielen Alltagserkrankungen und Wehwehchen ihrer Kinder heilen oder zumindest lindern können.

Diese **Hausmittel** machen uns nicht nur ein Stück weit von Ärzten und anderen Gesundheitsexperten unabhängig, sie sind für Eltern und Kinder auch befriedigend: Eltern, die ihren Kindern durch einfache Mittel zu Hause helfen können, berichten, dass sie dadurch Selbstvertrauen gewonnen hätten. Und Kinder finden die Extraportion Zuwendung sowieso toll: Mama und Papa haben gute Ideen, wenn ich krank bin, und sie geben mir dann Sachen, die mir helfen!

Grenzen der Selbsthilfe

Wer in der Lage ist, am Straßenrand einen Reifen zu wechseln, denkt auch nicht gleich, dass er als Nächstes den Motor auseinander nehmen kann und keine Werkstatt mehr braucht.

Auch bei Hausmitteln gilt es, *Grenzen* zu berücksichtigen: Alles selbst machen zu wollen, ist auch nicht viel intelligenter, als für jedes Zipperlein die Schublade aufzumachen und eine Pille einzuwerfen. Beachten Sie deshalb Folgendes:

▶ Machen Sie sich vor Beginn der häuslichen Behandlung ein Bild: Wie krank ist mein Kind? Muss ich es vielleicht gleich zum Arzt bringen? Wie Sie den gesundheitlichen Zustand Ihres Kindes am besten einschätzen können, dazu geben wir ab S. 16 Hilfestellung.

▶ Bei schweren Erkrankungen sollten Hausmittel nur unterstützend und nach Absprache mit dem Arzt eingesetzt werden.

▶ Wenn es Ihrem Kind nach einer Eigenbehandlung schlechter anstatt besser geht, sollten Sie lieber den Kinderarzt aufsuchen – das gilt vor allem für Kleinkinder und für Säuglinge.

Vom Fieber messen und Puls fühlen

»Muss« man bei jedem kranken Kind die Temperatur messen? Nicht unbedingt. Dass ein Kind Fieber hat, erkennen viele erfahrene Eltern auch ohne es zu messen, weil ihr Kind »glüht« oder »fiebrig aussieht«. Auch ist die Höhe des Fiebers kein gutes Maß dafür, wie schwer eine Krankheit ist, die genaue Kenntnis der Temperatur bringt also in vielen Fällen wenig (siehe S. 154).

Das heißt aber nicht, dass Sie Ihr Thermometer gleich verschenken sollen. Die Fiebermessung kann Ihnen nämlich bei der Beurteilung des Krankheitsverlaufs helfen – sinkt das Fieber, so ist Besserung in Sicht. Die Temperaturmessung ist zudem hilfreich:

▶ Bei Säuglingen. Bei ihnen sind Krankheiten manchmal schwer zu erkennen. Wenn Ihnen Ihr Säugling also »irgendwie komisch« erscheint, sollten Sie seine Temperatur kontrollieren.

▶ Bei Kindern unter drei Jahren. Hier gilt es, hohe Temperaturen (über 39 °C) zu erkennen. Kinder mit hohem Fieber ohne erkennbare Ursache (etwa einem Schnupfen oder Halsweh) sollten nämlich zur Sicherheit zum Kinderarzt, um seltene, aber gefährliche Krankheiten wie etwa eine Blutvergiftung (Sepsis, siehe S. 227) auszuschließen.

▶ Bevor Sie zum Kinderarzt gehen oder ihn telefonisch konsultieren. Oft hilft es dem Arzt, wenn er weiß, ob ein bestimmtes Krankheitsbild mit Fieber verläuft oder nicht.

▶ Wenn der Arzt eine bestimmte Behandlung, z. B. ein Antibiotikum, verordnet hat. Der Fieberverlauf kann zeigen, ob das Medikament »anschlägt«.

▶ Bei Kindern, die bereits einen Fieberkrampf hatten. Bei ihnen dient die Temperaturmessung dem frühestmöglichen Erkennen von Fieber, da Fieber hier früher als bei anderen Kindern gesenkt werden sollte (siehe S. 448).

Wie messen?

Wenn Sie sich entscheiden, die Temperatur Ihres Kindes zu prüfen, so reicht »Fühlen« nicht aus: Denn während des Fieberanstiegs verengen sich die Blutgefäße in der Haut und lassen deshalb weniger Wärme in die Haut dringen.

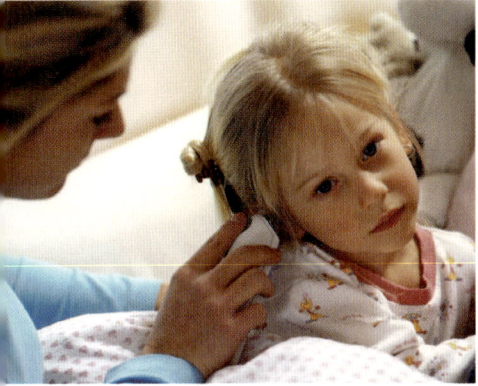

Die Fiebermessung mittels Ohrthermometer ist zwar das Neueste auf dem Markt, aber deshalb dem konventionellen Digitalthermometer noch lange nicht überlegen. [MU]

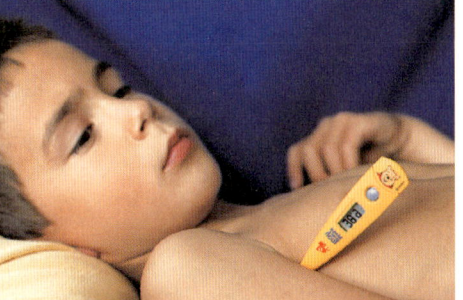

Wenn unter dem Arm gemessen wird, ist darauf zu achten, dass die Achsel wirklich zusammengeklemmt bleibt – und dass lange genug gemessen wird. [AM]

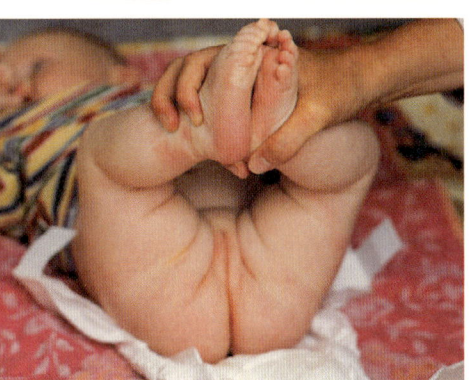
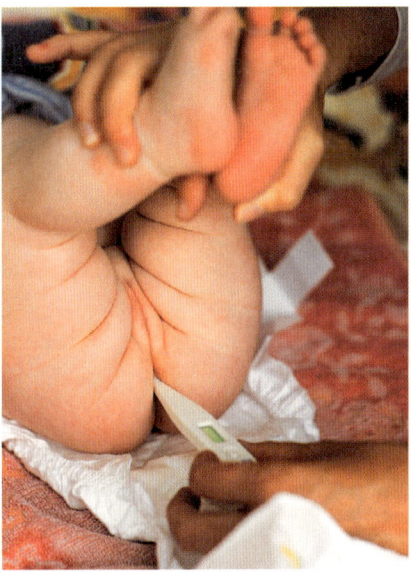

Lassen selbst kranke Säuglinge ohne Murren über sich ergehen: Fieber messen im Po. [AM]

Unschlagbar: die Messung im Po

Die ideale Messmethode ist in jedem Alter die **rektale Messung** (Messung im Po), da hierdurch die innere Temperatur des Körpers *(Körperkerntemperatur)* gemessen wird, an der sich auch der Kinderarzt orientiert. Bei Kindern ab sechs Jahren, oder wenn ein Kleinkind partout nicht kooperieren will, können Sie aber auch in der Achselhöhle die Temperatur messen. Sie müssen dann allerdings zu der gemessenen Temperatur ein Grad dazuzählen, um einen der rektalen Temperatur vergleichbaren Wert zu erhalten (das unter die Achsel geklebte Temperaturpflaster zählt dieses Grad schon automatisch hinzu). Auch im Mund kann die Temperatur gemessen werden, das Kind sollte allerdings dazu mindestens sechs Jahre alt sein, damit es nicht versehentlich auf das Thermometer beißt.

Vor dem Fiebermessen sollte Ihr Kind etwa eine halbe Stunde nicht toben, da dies die Körpertemperatur ansteigen lässt. Säuglinge sollten nicht übermäßig »eingepackt« sein, auch hierdurch kann sich die Temperatur um etwa ein halbes Grad erhöhen (siehe auch S. 154).

Reinigen Sie die Thermometerspitze nach Gebrauch mit fließendem Wasser und Seife.

So wird's gemacht: Messung im Po

Schmieren Sie ein bisschen Vaseline oder Babycreme auf die Kuppe des Thermometers oder benetzen Sie dieselbe mit Wasser, um das Einführen zu erleichtern. Schütteln Sie das Glasthermometer vor dem Einführen auf unter 36 °C. Das Digitalthermometer wird durch Knopfdruck eingeschaltet.

Beim Säugling messen Sie am besten in Rückenlage und halten die Beinchen nach oben – eine Hand hält die Beinchen fest, die andere führt das Thermometer ein (siehe Fotos auf dieser Seite). Beim Kleinkind ist es oft einfacher, das Kind mit dem Bauch nach unten über den Schoß zu legen. Ältere Kinder bevorzugen oft die Seitenlage.

Das Thermometer sollte mindestens einen Zentimeter weit im After verschwinden – die Kuppe am Ende ist dann nicht mehr zu sehen. Halten Sie das Thermometer am besten wie einen Bleistift. Ein Glasthermometer sollte drei Minuten im Po bleiben, das Digitalthermometer so lange, bis es piepst (etwa eine Minute).

Beim Fieberabfall passiert das Umgekehrte – mit dem Handauflegen liegen Sie also oft daneben. Zur genaueren Messung steht heute gleich ein ganzer Gerätepark zur Verfügung:

Digitalthermometer. Die Temperatur wird digital angezeigt, es ist zur Messung im After, im Mund oder unter den Achseln geeignet.

Ohrthermometer. Durch ein Infrarotsignal wird die Temperatur des Trommelfells rasch (innerhalb einer Sekunde) und berührungslos gemessen.

Temperaturpflaster. Das Pflaster wird unter die Achsel geklebt und zeigt dann die Temperatur über zwei Tage an (leider nicht sehr zuverlässig).

Glasthermometer. Mit Quecksilber oder gefärbtem Alkohol (umweltfreundlicher) gefüllt, kann es zur Messung im After, im Mund oder unter den Achseln verwendet werden. Glasthermometer werden kaum noch benutzt, weil sie nicht bruchfest sind.

Alle Thermometerarten haben Vor- und Nachteile und sind vor allem unterschiedlich teuer (siehe Tabelle auf S. 92).

Art des Thermometers	Vorteile	Nachteile
Glasthermometer	Sehr genau, geräuschlos, kostengünstig	Zahlen oft schwer zu lesen, zerbrechlich (und bei Quecksilberfüllung dann gesundheits- und umweltgefährlich), zeitaufwändig (Messzeit ca. 3 Minuten)
Digitalthermometer	Piepston oder Leuchtsignal zeigt Ende der Messung an	Braucht Batterien, Messzeit eine Minute, teurer als Glasthermometer, Piepston weckt ein schlafendes Kind evtl. auf
Ohrthermometer	Rasch (ca. 3 Sekunden)	Braucht Batterien, teuer, Fehlmessungen bei ungenauer Platzierung, bei Säuglingen ungenau
Temperaturpflaster	Benutzerfreundlich, Ablesen über zwei Tage möglich	Wegwerfprodukt, teuer, ungenau

So wird's gemacht: Fiebermessung unter dem Arm und im Mund

Zur Messung unter dem Arm heben Sie ein Ärmchen des Kindes an und stecken das Thermometer in die Achselhöhle. Halten Sie den Arm dann an den Körper, damit das Thermometer nicht herausrutscht. Die Messung mit dem Glasthermometer dauert etwa fünf Minuten, mit dem Digitalthermometer so lange, bis das Fertig-Signal ertönt.

Zur Messung im Mund schieben Sie die Thermometerspitze unter die Zunge des Kindes und lassen Sie Ihr Kind dann die Lippen fest schließen. Die Messung mit dem Glasthermometer dauert etwa drei Minuten, die mit dem Digitalthermometer so lange, bis das Fertig-Signal ertönt.

Bei Kindern mit Schnupfen kann die Messung im Mund manchmal schwierig sein, da sie wegen der verstopften Nase bei geschlossenem Mund keine Luft bekommen.

Den Puls fühlen?

Manchmal wird empfohlen, mit dem Fiebermessen auch gleich den Puls zu fühlen. Wir empfehlen dies nicht, da die gemessene Zahl keinen Einfluss auf das weitere Vorgehen hat. Der Puls ist bei einem fiebernden Kind praktisch immer beschleunigt. Da Kinder aber einen anpassungsfähigen Kreislauf haben, ist dies kein Grund zur Sorge, sie kommen damit gut zurecht.

Auch der Kinderarzt misst bei einem Kind den Puls nur in Ausnahmefällen – wenn er eine Erkrankung bei Ihrem Kind vermutet, die eine regelmäßige Pulskontrolle erfordert, wird er Sie entsprechend informieren und anleiten.

Medikamente geben

Jeder, der schon selbst einmal über mehrere Tage ein Medikament einnehmen musste, weiß, dass es gar nicht so einfach ist, dreimal am Tag eine Pille aus der Schachtel dahin zu befördern, wo sie wirken soll: in die Tiefe des Körpers. Da muss der Zeitpunkt stimmen, die Menge, die Abstände, die Abstimmung mit den Mahlzeiten, und dann muss das Ganze noch für eine ganz bestimmte Dauer durchgehalten werden.
Und spätestens nach der dritten Dosis liest man dann doch den ganzen Beipackzettel durch und schlägt die Hände über dem Kopf zusammen wegen der vielen Nebenwirkungen. Aber da ist man dann meist wieder so weit hergestellt, dass man das Medikament eigentlich beruhigt ganz weglassen kann – oder wenigstens die Dosis halbieren könnte?

Wenn, dann richtig

Halt – dem ist leider nicht so: Ein Medikament kann nur wirken, wenn es in der richtigen Wirkkonzentration vorliegt. Ist es zu gering dosiert, so wirkt es häufig nicht etwa »einfach ein bisschen weniger«, sondern gar nicht – was aber nicht heißt, dass es dann keine Nebenwirkungen hat! So können zu niedrig dosierte Antibiotika z.B. der Entwicklung einer *Antibiotikaresistenz* (= Unempfindlichkeit des Keimes gegen das Antibiotikum) Vorschub leisten, da ein schwach dosiertes Antibiotikum zwar die empfindlicheren Bakterien abtötet, die widerstandsfähigsten aber überleben lässt. Entsprechend ist die Krankheit dann mit dem nächsten Antibiotikum umso schwerer zu behandeln.

Tipps zur Einnahme

Wenn Medikamente sein müssen, dann sollten sie also konsequent und richtig angewandt werden:

In der richtigen Dosierung. Wenn Sie sich nicht sicher sind, fragen Sie lieber den Apotheker oder rufen Sie den Arzt noch einmal an. Und aus guten Gründen richtet sich der Arzt mit seiner Verordnung nicht immer nach den Angaben des Beipackzettels (siehe Kasten rechts)!

Im richtigen Abstand. Der Abstand zwischen den Dosen sollte möglichst gleichmäßig sein, am wichtigsten ist also, keine Einnahme zu vergessen. Hier kann manchmal eine einfache, auf die Packung oder das Flaschenetikett gekritzelte Strichliste helfen, z.B. bei drei Tagesdosen: erste Dosis Strich, zweite Dosis Strich daneben, dritte Dosis Strich quer durch und am nächsten Tag wieder von vorne.

Abgestimmt mit den Mahlzeiten. Ob ein Medikament vor, zu oder nach einer Mahlzeit genommen wird, ist zwar nur in Ausnahmefällen für die Wirksamkeit entscheidend, sehr wohl aber für die Verträglichkeit. Die entsprechenden Hinweise bekommen Sie vom Apotheker, dem Arzt oder dem Beipackzettel.

Ausreichend lange. Es ist nur schwer einzusehen, dass ein Kind auch dann noch seine Medizin nehmen muss, wenn es eigentlich schon wieder gesund aussieht. Dennoch müssen gerade Antibiotika auch dann noch genommen werden, wenn sich die Entzündung schon beruhigt hat, um auch die letzten Herde noch zu »erwischen« – erklären Sie Ihrem Kindergarten- oder Schulkind, dass auch Feuerwehrleute bei einem Brand auch dann noch das Wasser für eine gewisse Zeit laufen lassen, wenn keine Flammen mehr zu sehen sind.

Leider sind manche Eltern davon überzeugt, die Medizin müsse so lange gegeben werden, »bis das Fläschchen aus ist«. Dies stimmt nicht. Besonders bei Antibiotika haben sich heute für viele Krankheiten kürzere Behandlungszeiten durchgesetzt, und leider ist dies dem Beipackzettel oft nicht zu entnehmen. Im Zweifelsfall also die Praxis anrufen und mit dem Arzt reden (die Sprechstundenhelferinnen können Ihnen in dieser Frage nur bedingt Auskunft geben).

Medikamentengabe bei Kindern

➤ Tropfen oder Säfte träufeln Sie bei Säuglingen und Kleinkindern am besten mit der Pipette oder Spritze in den Mund. In der Apotheke sind auch besondere Saug- oder Schnabellöffel erhältlich. Halten Sie das Kind dabei so wie beim Füttern. Wenn Sie das Kinn etwas nach unten ziehen, öffnen Säuglinge den Mund oft von selbst.

➤ Bei Säuglingen, die den Saft wieder ausspucken, geben Sie den Saft am besten weiter nach hinten in den Mund und halten danach den Mund kurz zu, bis der Saft geschluckt ist.

➤ Globuli (oft in der Homöopathie verwendet) können selbst Säuglingen gegeben werden, da sie auf Milchzuckerbasis hergestellt sind und bei Kontakt mit Speichel rasch »zergehen«.

➤ Bei kleineren, oft »zappeligen« Kindern die Dosis lieber auf zwei Löffel verteilen als einen randvollen Löffel nehmen, so dass die Medizin nicht verschüttet wird.

➤ Etwas »Gutes« (Saft, Milch, Apfelmus) zum Nachspülen bereithalten.

➤ Um den Geschmack zu verbergen, können Medikamente in der Nahrung »versteckt« werden (zerquetschte Banane, Apfelbrei, durch Milchbeimischung verflüssigtes Nutella). Dabei aber nicht mehr »Versteckmaterial« verwenden, als in einem, maximal zwei »Schüben« geschluckt werden kann. Sie laufen sonst Gefahr, dass ein Teil der Dosis nicht mehr genommen wird.

➤ Aus demselben Grund den Saft auch nicht ins Fläschchen mischen: Sie wissen sonst nicht, wie viel das Kind von dem Medikament tatsächlich bekommen hat, wenn es einen Rest in der Flasche lässt. Die Mischung mit Getränken ist auch deshalb ungünstig, weil die Medizin oft zu Boden sinkt und dann als »Satz« im Fläschchen oder in der Tasse bleibt.

➤ Tabletten können zerstoßen oder zerdrückt werden und dann einem Nahrungsmittel zugemischt werden. Zum Zerdrücken verwenden Sie z.B. zwei Löffel – mit dem oberen Löffel zerquetschen Sie die auf den unteren Löffel gelegte Tablette. Auch ganze Tabletten, Kapseln oder Dragees »rutschen« leichter, wenn sie in einem Löffel Bananenhack oder Apfelmus versteckt werden. Viele Kinder können ab etwa sechs Jahren ganze Tabletten nehmen.

➤ Kapseln oder Dragees dürfen nicht zerkleinert werden. Die Umhüllung des Arzneistoffes ist für seine Wirkung wichtig – sie schützt den Wirkstoff z.B. vor Verdauung im Magen und damit zu früher Freisetzung des Wirkstoffes.

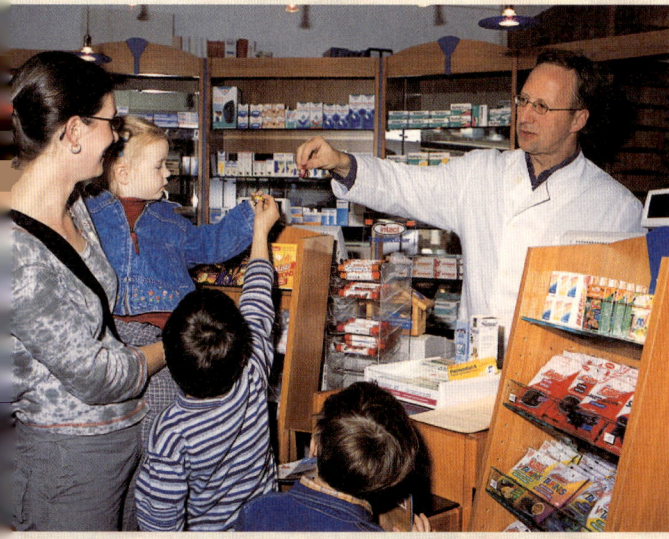

»Bittere Pillen« gibt es heute kaum noch – die Arzneimittelindustrie bietet fast alle Kinderarzneien in geschmacklich attraktiver Zubereitung an. Dass die Medizin dann zu Hause auch »rutscht« – dafür sorgt zusätzlich der Traubenzucker aus der Apotheke. [beide Fotos: AM]

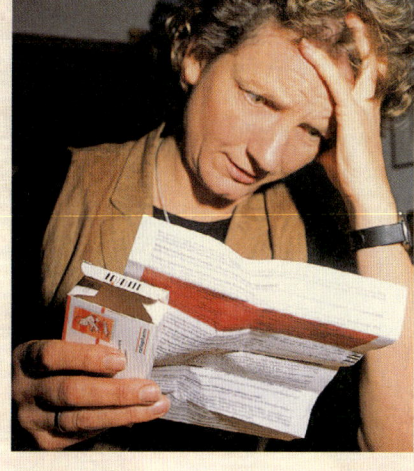

Alptraum? – Nein, Beipackzettel

Das Kleingedruckte hat es oft in sich: Nicht nur stellt sich heraus, dass in dem rosa Saft ein ganzes Chemiebuch von Zusatzstoffen steckt, sondern auch dass mit Einnahme des angeblich »gut verträglichen« Medikaments Leib und Leben in Gefahr sind. Die Liste der Nebenwirkungen reicht oft von Allergien über Übelkeit bis hin zur Darmentzündungen (»teils mit Darmdurchbruch«). Medikamente sind nun einmal hoch potente Wirkstoffe, die nicht immer garantiert zielgenau wirken können – dies ist der Grund, weshalb sie nur dann eingesetzt werden, wenn es einen schweren Schaden abzuwenden gilt.

Die Liste der Nebenwirkungen ist oft auch deshalb so drastisch, weil die Hersteller auch extrem seltene Nebenwirkungen angeben müssen. Lassen Sie sich vom Arzt helfen, die Nebenwirkungen »in eine Perspektive« zu setzen – er kann Ihnen sagen, welche der angegeben Gefahren exotischer Art sind.

Auch stimmt die im Beipackzettel angegebene Dosierung nicht immer mit der Verordnung des Arztes überein, vor allem bei Antibiotika. Warum? Die Hersteller sind daran interessiert, möglichst preisgünstige Tagesdosen zu melden, so stehen sie im Vergleich mit anderen Herstellern günstig da – deshalb orientieren sich die Dosierungsangaben oft an der unteren Grenze der Empfehlungen von Experten. Dies ist auch der Grund, weshalb der Arzt oft zwei anstatt einer Flasche des Medikaments verordnen muss – was wiederum im Sinne der Pharmaunternehmen ist, für die auch der weggekippte Rest die Kasse klingeln lässt.

Alkohol für Kinder?

Für die Herstellung gerade pflanzlicher und homöopathischer Tropfen ist Alkohol oft unverzichtbar; zugleich ist er ein natürliches Konservierungsmittel. Aber ist Alkohol für Kinder nicht bedenklich?

In hohen Dosen ist dies sicherlich zu bejahen. Der Alkoholgehalt in medizinischen Tropfen wird jedoch leicht überschätzt: Mit einer Einzeldosis von fünf Tropfen eines homöopathischen Arzneimittels mit 53 Vol.-% Alkohol werden nur 0,09 g Alkohol aufgenommen – dies ist genauso viel Alkohol, wie er etwa natürlicherweise in einer Scheibe Graubrot vorkommt. Denn Alkohol ist in allen Lebensmitteln enthalten, die zur Gärung fähig sind, also auch in Fruchtsäften, Kefir, Brot und Sauerkraut: So enthält ein Glas Apfelsaft (0,2 l) 1 g Alkohol, ein Becher Kefir (0,5 l) 5 g Alkohol und ein Glas Bier (0,3 l) 15 g Alkohol.

Wie kriegt man die Medizin von der Packung ins Kind?

Das Verabreichen von Medikamenten erfordert nicht nur Geduld, sondern auch Ehrlichkeit. Wer ein Kind zum Schlucken der bitteren Pille überreden will, indem er versichert, das Medikament sei ein neu auf den Markt gekommenes Smartie, kriegt spätestens bei der nächsten Runde Schwierigkeiten.

Selbst kleinen Kindern sollte der Sinn und Zweck eines Medikaments altersgerecht er-

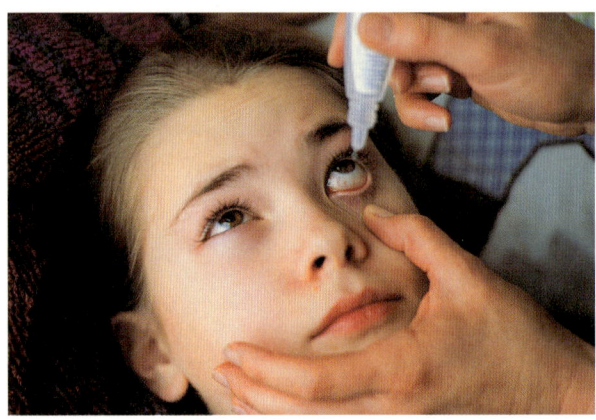

Da geht leicht mal was daneben – nur die Tropfen zählen, die wirklich ins Auge gelangen. Bei den Nasentropfen fällt dies leichter, trotzdem streiten sich die Nasentropfen mit den Augentropfen um Platz 1 auf der »Unbeliebtheitsskala« von Kindern. [AM]

klärt werden. Schreiben Sie ruhig den Namen des Kindes auf das Fläschchen oder die Schachtel, damit es auch sieht, dass dies »seine Medizin« ist.

Auch wenn das eine oder andere Kind sich auf spielerische Art zur Einnahme des Medikaments überreden lässt (oder durch Tricks und Ablenkung überlistet werden kann), hat es sich bei den meisten Kindern bewährt, ein Medikament ohne große Vorreden zügig zu geben – verbreiten Sie eine Stimmung der Unausweichlichkeit, wie in einem Western, wenn der Held den Saloon betritt: Die Szene mit dem Löffelchen gehört zum Drehbuch; sie kann nicht ausgelassen werden.

Aufbewahrung von Medikamenten

Auch gerade im Gebrauch befindliche Medikamente sollten kühl und vor dem Zugriff kleiner Entdeckerhände gut geschützt aufbewahrt werden, z.B. im elterlichen Schlafzimmer (zur Aufbewahrung der Hausapotheke siehe S. 95). Manche angerührten Säfte und Zäpfchen gehören in den Kühlschrank (Beipackzettel beachten).

Beachten Sie auch das Verfallsdatum angebrochener Packungen. Entsorgt werden Medikamente über die Apotheke.

Gabe von Zäpfchen

Bei der Gabe von Zäpfchen halten Sie Ihr Kind am besten wie bei der Fiebermessung (also Beine nach oben, siehe Abb. S. 91). Bestreichen Sie das Zäpfchen mit etwas Vaseline oder Babycreme und schieben Sie es zügig ein, bis es verschwindet. Dann den Finger noch mit etwas Druck ein paar Sekunden am After lassen, manchmal drücken Kinder nämlich das Zäpfchen unwillkürlich gleich wieder hinaus.

Am besten kneifen Sie aus demselben Grund die Pobacken auch danach noch etwa eine halbe Minute zusammen.

Flutscht ein Zäpfchen trotzdem wieder aus dem Po, versuchen Sie einmal, das Zäpfchen »andersherum« einzuführen, es hält dann eventuell besser.

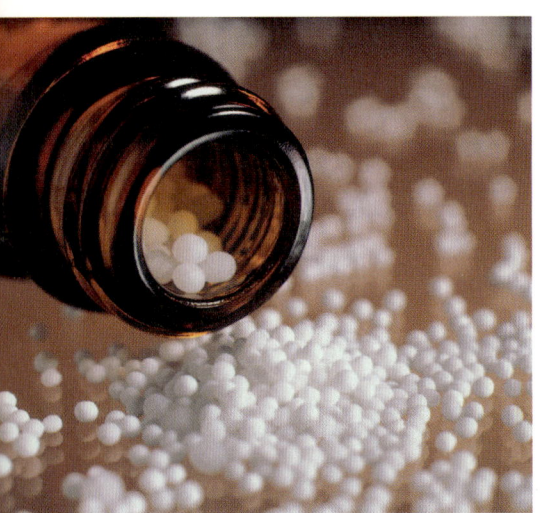

Globuli können schon Säuglingen in den Mund gesteckt werden, da sie sich von selbst auflösen und deshalb nicht in den »falschen Hals« geraten können. [MU]

Grundausstattung für die Hausapotheke

- ▶ Pflaster in verschiedenen Größen
- ▶ Heftpflaster (Rolle)
- ▶ Schere
- ▶ Sterile Kompressen
- ▶ Verbandpäckchen und -klammern
- ▶ Elastische Binden, Mullbinden
- ▶ Dreiecktuch, Sicherheitsnadeln
- ▶ Gut schließende Pinzette zur Splitter- und Zeckenentfernung, evtl. Zeckenzange
- ▶ Wunddesinfektionsmittel (z.B. PVP-Jod)
- ▶ Eingeschweißte Alkoholtupfer oder Fläschchen mit medizinischem Alkohol
- ▶ Gel gegen Insektenstiche
- ▶ Evtl. Kaltkompresse zur Kühlung bei Prellungen oder Verstauchungen
- ▶ Sportsalbe für Prellungen und Verstauchungen (z.B. Arnika-Salbe oder Kytta-Salbe)
- ▶ Wund- und Heilsalbe (z.B. Calendula-Salbe oder Dexpanthenolsalbe)
- ▶ Calendula-Essenz (siehe S. 97)
- ▶ Arnika-Essenz
- ▶ Brechwurzsirup (Ipekakuanha-Saft, Verwendung siehe S. 493)
- ▶ Fieberthermometer
- ▶ Vaseline oder andere Pflegecreme, um Thermometer zu »schmieren«
- ▶ Schmerz- und Fiebermittel, z.B. Paracetamol oder Ibuprofen als Saft oder Zäpfchen (siehe S. 157)

Ohrentropfen, Augentropfen, Nasentropfen

Mit diesen Tropfen werden Sie bei Ihrem Kind nur wenig Beifall ernten. Legen Sie das Kind am besten flach auf den Rücken und lassen Sie, wenn möglich, eine zweite Person das Köpfchen halten. Einen Säugling können Sie auch in ein Handtuch einwickeln, damit er Ihnen nicht mit den Händen in den Weg kommt. Beugen Sie sich über das Kind und träufeln die Tropfen ein.

Ohrentropfen sollten vorgewärmt sein; dazu nehmen Sie die Flasche ein paar Minuten in die Hand oder stellen sie in warmes Wasser. Augentropfen hingegen werden auch bei Zimmertemperatur gut toleriert. Sie werden unter das mit dem Zeigefinger nach unten gezogene Unterlid geträufelt (siehe Foto links, Details siehe S. 425).

Hilfe für viele Fälle: die Hausapotheke

Es lohnt sich, einige wichtige Medikamente und Hilfsmittel im Haus vorrätig zu halten, damit Sie kleinere Notfälle selbst behandeln oder zumindest »anbehandeln« können. Unsere Empfehlung hierfür steht im Kasten auf der linken Seite.

Am besten richten Sie die Hausapotheke in einem kindersicheren Schränkchen oder Schrankfach ein – möglichst nicht im Badezimmer, dort ist es für Lagerzwecke meist zu feucht. Kontrollieren Sie die Hausapotheke regelmäßig, ob die Medikamente noch haltbar sind und füllen Sie die Hausapotheke rechtzeitig nach, bevor Ihr Vorrat ganz zur Neige geht.

Nicht übertreiben

Bei der Hausapotheke sollte die Betonung auf »Haus« und nicht auf »Apotheke« liegen – Sie können nun einmal nicht jeden Fall des Falles abdecken.

Das gilt insbesondere für die »Erkältungsmittel« wie Hustensäfte, Nasentropfen, Schleimlöser und so weiter. Besonders Hustensäfte sind nicht lange lagerfähig – und zudem wird Husten nicht immer mit dem gleichen Medikament behandelt (wenn er überhaupt behandelt wird). Bis sich ein Husten so weit festsetzt, dass er behandelt werden muss, haben Sie genug Zeit, um sich in der Apotheke oder beim Arzt Rat zu holen.

Die Heilkraft von Kräutern

Wenn wir an Kräuter denken, kommt uns meist als Erstes der Kräutertee in den Sinn. In der Tat lässt sich mit einem guten Kräutertee zur rechten Zeit oft Schlimmeres verhüten. Heilkräuter können aber auch zum Gurgeln, zur Mundspülung, als Wundauflage, für Umschläge, Wickel, Augenspülungen, als Badezusätze, Inhalationen, Öle, Salben, Tinkturen und vieles mehr verwendet werden!

Apotheken, Naturkostläden und Reformhäuser halten die wichtigsten Heilkräuter vorrätig. Trotzdem ist es eine tolle Erfahrung, einmal mit seinem Kind loszuziehen und Heilkräuter selbst zu sammeln, zu trocknen oder anderweitig zu einer »Droge« zu verarbeiten! Eine solche »Zauberküche« weckt in Kindern die tollsten Fantasien. Im Kasten auf S. 96 stellen wir Ihnen ein paar Heilkräuter vor, die sich leicht selbst ernten, anbauen oder weiterverarbeiten lassen.

In der Tabelle ab S. 97 haben wir die wichtigsten Heilkräuter und ihre Einsatzgebiete zusammengestellt. Weitere Anwendungen von Heilkräutern und die dazugehörigen Rezepte finden Sie bei den jeweiligen Krankheiten.

Bocksch, M.: **Das praktische Buch der Heilpflanzen**. BLV, 2003. Wie Sie die 200 wichtigsten Heilpflanzen erkennen, sammeln und als Arzneien selbst zubereiten können

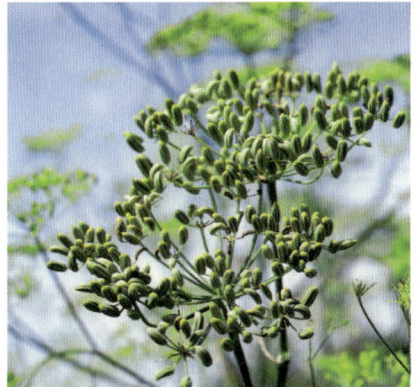
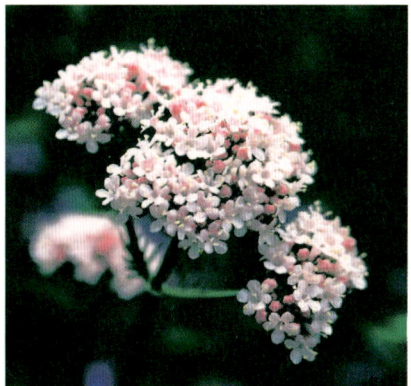
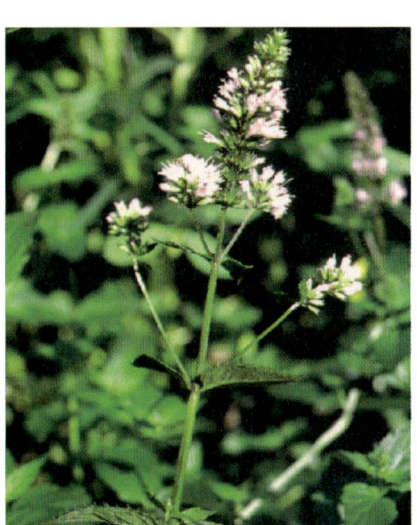
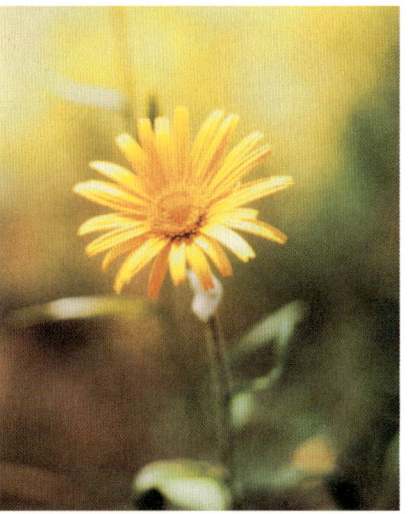

Wichtige Heilkräuter für Kinder. Die obere Reihe zeigt Fenchel und Echten Baldrian (von ihm wird die Wurzel verwendet), die untere Reihe Pfefferminze und Arnika. [1: RM; 2-4: RIO]

Die Hexenküche – Kräuter selber sammeln und verarbeiten

Kinder sind von Heilkräutern fasziniert, und sie lassen sich leicht für eine Exkursion in dieses Zauberreich gewinnen. Nicht jedes Heilkraut eignet sich jedoch zum Selbersammeln. So hat etwa die Schafgarbe viele schwer zu unterscheidende Unterarten mit verschiedenen – und zudem standortbedingten – Wirkungen. Gut sammeln lassen sich zum Beispiel Brennnessel, Salbei, Johanniskraut, Lindenblüten und Holunderblüten. Zum Trocknen werden diese Kräuter dann an einen warmen, aber schattigen Platz gebracht und dort auf einem mit einem Baumwolltuch belegten Gitter oder in einem luftdurchlässigen Korb ausgebreitet.

Stets ist darauf zu achten, dass Sie nur an Stellen weitab von Straßen und nicht auf gedüngten Feldern sammeln. Im Wald gesammelte Heilkräuter könnten Eier des Fuchsbandwurms enthalten, deshalb wird vom Wald in Höhen unter 50 cm als Fundort generell abgeraten (Holunderblüten sind hoch genug über dem Boden, sie können bedenkenlos gesammelt werden).
Wir haben einige besonders wirksame Heilpflanzen für Sie ausgewählt, mit denen Sie mit Ihrem Kind erste Schritte zum Aufbau einer Naturapotheke unternehmen können.

Apfel

Äpfeln werden seit alters her heilende Wirkungen nachgesagt, was z.B. das in England gebräuchliche Sprichwort »An apple a day keeps the doctor away« andeutet.

Herstellung eines Apfeltees: Schälen Sie einen ungespritzten Apfel und lassen die Schalen an einem warmen, trockenen Platz trocknen. Eine Handvoll davon mit 1/2 Liter kochendem Wasser übergießen, fertig! Apfeltee eignet sich gegen Nervosität und bei Bronchialbeschwerden.

Johanniskraut

Dieser seit Jahrhunderten populären Heilpflanze wird eine besondere Beziehung zur Sonne nachgesagt, und Ihre Kinder werden das an den »sonnenstrahlenden« Blüten sicher nachvollziehen können. Sie sind an Wald- und Wegrändern leicht zu erkennen. Lassen Sie die Kinder ein paar der gelben Blüten zwischen den Fingern zerreiben: Ein roter Saft tritt aus und färbt die Finger.
Sie können Johanniskraut entweder frisch oder getrocknet als Tee verwenden (Rezept siehe Tabelle auf S. 98, alle Teile über dem Boden können dazu verwendet werden).

Herstellung des Öls (siehe Fotos): Helle, weithalsige Flasche locker mit Johanniskrautblüten füllen, kaltgepresstes Olivenöl darüber gießen und luftdicht verschließen, damit das Öl nicht ranzig wird. Vier Woche an einem sonnenbeschienenen (nicht sonnendurchglühten!) Ort lagern, dabei täglich einmal schütteln. Absieben und in eine dunkle Glasflasche abfüllen. Das Öl hilft bei Zerrungen, Prellungen, Muskelkater, Sonnenbrand und leichten Brandwunden oder als Hautöl für Babys. Es ist etwa ein Jahr lang haltbar.

Ringelblume (Calendula)

Wild kommt diese Heilpflanze nur im Mittelmeerraum vor, sie lässt sich aber selbst auf dem Balkon leicht anpflanzen. Ringelblumentee wird bei Erkältungen, Halsweh und Kinderkrankheiten gegeben (Rezept siehe Tabelle auf S. 97). Als Öl pflegt die Ringelblume die Haut des Säuglings, die Salbe tut dem wunden Po gut. Ein Umschlag mit Calendulatinktur heilt Hautinfektionen. Die Tinktur wird dazu 1:10 mit Wasser verdünnt, auf ein sauberes Baumwolltaschentuch aufgespritzt und auf die Wunde gelegt. Nach 10–15 Minuten wird das Tuch entfernt. Die Anwendung mehrmals täglich wiederholen.

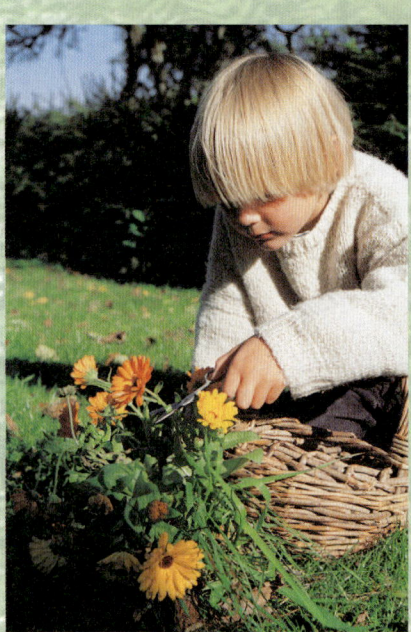
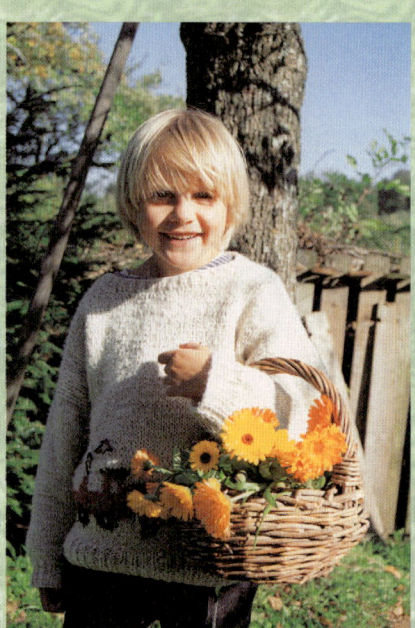
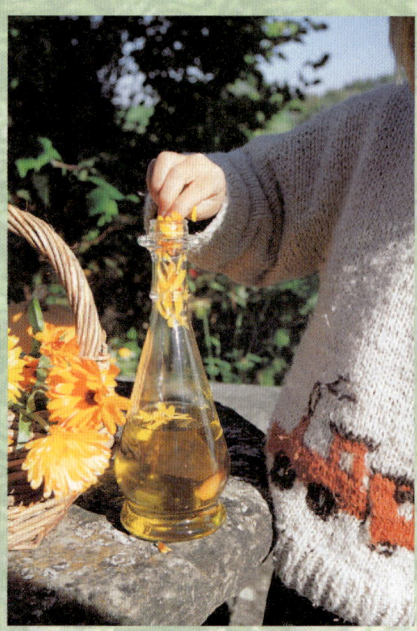

Herstellung des Öls: Zur Herstellung des Öls werden nur die Blütenblätter verwendet. Gehen Sie ansonsten genauso vor wie beim Johanniskrautöl beschrieben.

Herstellung der Salbe: Schweineschmalz schmelzen, das obere Drittel der Pflanze zerzupfen (mit Blättern und Stengeln) und im Schmalz etwa eine Stunde lang köcheln – ohne dass das Fett prasselt! Mit einem Holzlöffel beständig umrühren. So viele Blumen zugeben, wie das Schmalz aufnimmt. Heiß durch eine Baumwollwindel abseihen und in Marmeladengläser oder Salbendöschen füllen. Kühl und dunkel aufbewahren. Statt Schweineschmalz kann auch das in Apotheken erhältliche Eucerinum anhydricum als Salbengrundlage verwendet werden.

Herstellung der Essenz: Dunkle, weithalsige Flasche locker mit frisch gepflückten Ringelblumenblüten (ganze Köpfe) füllen. Sehr hochprozentigen (ab 50%) Schnaps, Branntwein oder Wodka dazugeben und gut verschließen. Zwei Wochen bei Zimmertemperatur an einem dunklen Ort stehen lassen, täglich einmal schwenken. In ein dunkles Fläschchen abfiltern (die Blüten dabei mit einem Taschentuch gut »auswringen«). Kühl und dunkel lagern. Mindestens zwei Jahre haltbar.

Wildgemüse

Die Jagd nach wildem Salat ist selbst für Salatmuffel ein großer Spaß. Wildgemüse ist reich an Vitaminen und Spurenelementen, denn im Gegensatz zum Gartenanbau wächst dieses Gemüse nicht dort, wo wir es »hinstecken«, sondern nur dort, wo es vom Boden her optimale Lebensbedingungen findet. Die frischen Blätter können auf ungedüngten Wiesen im Frühling gesammelt werden.

Für einen Salat geeignet sind Löwenzahnblätter, Ehrenpreis, Gundelrebe, Giersch sowie die feinen Spitzen der jungen Brennnessel. Eine Frühlingssuppe lässt sich mit Gundelrebe, Schafgarbenblättern, Gänseblümchen, Spitzwegerich, Ehrenpreis und Giersch zubereiten. Lassen Sie sich die entsprechenden Pflanzen von jemandem zeigen, der sich damit auskennt.

Pflanze	Indikation	Wirkungsweise	Zubereitung und Anwendung
Anissamen	Blähungen, krampfartige Beschwerden des Magen-Darm-Traktes	Fördert das Abhusten von Schleim. In Magen und Darm krampflösend	Für Tee 1 TL etwas zerdrückte Früchte mit 1/2 l Wasser aufbrühen, 10 Minuten ziehen lassen und abgießen (alternativ ungequetschte Früchte 20 Minuten ziehen lassen). Mehrmals täglich kleine Mengen Tee geben, möglichst vor den Mahlzeiten. Evtl. mit Honig süßen. Kann zur Wirkungsverstärkung mit Fencheltee abgewechselt werden
Baldrianwurzel	Erregungszustände, Einschlafstörungen, nervös bedingte Magen-Darm-Schmerzen	Beruhigend, das Nervensystem ausgleichend	Für Tee 1 TL Baldrianwurzel mit 1/2 l heißem Wasser übergießen, 10 Minuten ziehen lassen und abseihen. 2-mal täglich und vor dem Schlafengehen 1/2–1 Tasse trinken
Bärentraubenblätter	als Nieren- oder Blasentee bei Harnwegsinfekten	Mild desinfizierend	Für Tee 2 TL in 1/2 l kaltem Wasser 12 Stunden ziehen lassen, dann abseihen, evtl. mit Honig süßen. 2- bis 3-mal täglich eine Tasse angewärmten Tee trinken lassen. Kann anstatt mit Wasser zur Wirkungsverstärkung in kaltem Kamillentee angesetzt werden
Brennnessel	Menstruationsbeschwerden, Blutungsneigung, generelle »Stärkung«	Blutbildend und harntreibend	Für Tee 2 TL getrocknete Brennnesselblätter (oder einige frische Blätter) mit 1/2 l kochendem Wasser übergießen, 5 Minuten ziehen lassen. Geschmacksverbesserung mit 1/2 TL Fenchelsamen
Brombeerblätter	Durchfall	Wirkt durch die enthaltenen Gerbstoffe abdichtend	Für Tee 2 TL Blätter mit 1/2 l kochendem Wasser übergießen, 10 Minuten ziehen lassen, abgießen. Schluckweise trinken lassen
Calendula (Ringelblume)	Erkältungen, Halsweh, äußere Verletzungen	Entzündungshemmend, desinfizierend, schweißtreibend	Für Tee 1 TL getrocknete Blüten (oder eine Handvoll frische Blüten) mit 1/2 l Wasser übergießen, 10–15 Minuten ziehen lassen. Öl, Salbe und Essenz → Kasten links
Efeublätter	Infektionen der oberen Atemwege, Husten	Fördert das Abhusten von Schleim, krampflösend	Nicht zur Teezubereitung geeignet, als Auszug in der Apotheke erhältlich
Eibisch	Infektionen im Mund-Rachen-Raum, in den oberen Luftwegen und dem Magen-Darm-Trakt	Reizlindernd, stimuliert das Immunsystem	Aus einem TL Blättern und einer Tasse Wasser einen Kaltansatz (→ S. 99) bereiten, mehrmals täglich eine Tasse davon trinken
Eukalyptusblätter	Bronchitis, Husten	Fördert den Sekrettransport und das Abhusten von Schleim	Für Tee 1/2 TL (ca. 2–3 g) Eukalyptusblätter mit einer Tasse heißen Wassers übergießen, 10 Minuten ziehen lassen und abseihen. Über den Tag 2- bis 3-mal 1/2–1 Tasse Tee trinken
Fenchel	Blähungen, krampfartige Magen-Darm-Schmerzen	Fördert den Schleimtransport, entblähend	Für Tee 1 TL zerdrückte Früchte mit 1/2 l Wasser aufbrühen, 10 Minuten ziehen lassen, abgießen. Evtl. mit Honig süßen. Evtl. auch mit Anistee abwechseln. Mehrmals täglich kleine Mengen, möglichst vor der Mahlzeit, zu trinken geben
Holunderblüten	Fieberhafte Erkältungskrankheiten	Schweißtreibend, fördert Schleimproduktion in den Luftwegen	Für Tee 2 TL Blüten mit 1/2 l kochendem Wasser übergießen, 10 Minuten ziehen lassen, dann abseihen. Mehrmals 1/2–1 Tasse Tee so heiß wie möglich trinken. Kann mit Lindenblütentee gemischt werden
Hopfen	Schlafstörungen, Unruhe, Angstzustände	Beruhigend, schlaffördernd	Für Tee 2 TL mit 1/2 l kochendem Wasser übergießen, 5 Minuten ziehen lassen, evtl. mit Honig süßen. Eine Stunde vor dem Schlafengehen warm trinken

Pflanze	Indikation	Wirkungsweise	Zubereitung und Anwendung
Johanniskraut	Äußerlich bei geschlossenen Verletzungen, innerlich bei Nervosität und Depressionen, unterstützend bei Bettnässen	Wirkt ausgleichend auf das Nervensystem	Für Tee 1 TL mit ½ l kochendem Wasser überbrühen, 10 Minuten ziehen lassen. Herstellung von Öl → Kasten S. 96
Kamillenblüten	Entzündungen und Krämpfe im Magen-Darm-Bereich. Zahnfleisch- und Schleimhautentzündungen in der Mundhöhle (z.B. Aphthen). Nebenhöhlenentzündungen	Entzündungshemmend, krampflösend. Wundheilungsfördernd, mild desinfizierend	Für Tee ½ EL mit ½ l kochendem Wasser übergießen, 10 Minuten ziehen lassen, abseihen. Bei Erkrankungen im Magen-Darm-Bereich mehrmals täglich kleine Mengen warm vor und auch zwischen den Mahlzeiten trinken. Bei Entzündungen im Mund- und Rachen-Raum mit dem Tee mehrmals täglich spülen oder gurgeln. Bei Nebenhöhlenentzündungen mehrmals täglich inhalieren (→ S. 270)
Koriander	Völlegefühl, Blähungen, leichte krampfartige Magen-Darm-Störungen	Krampflösend, entblähend. Mild desinfizierend	Für Tee 2 TL gequetschte Früchte mit ½ l heißem Wasser übergießen, 10 Minuten stehen lassen, abseihen. Mehrmals täglich ½–1 Tasse warm zwischen den Mahlzeiten trinken
Kümmel	Völlegefühl, Blähungen, leichte, krampfartige Magen-Darm-Störungen. Verdauungsbeschwerden bei Säuglingen	Krampflösend. Mild desinfizierend	Für Tee je nach Alter des Kindes ¼ (Säuglinge) oder ½ (ältere Kinder) TL mit ½ l Wasser aufbrühen, 10 Minuten ziehen lassen und abgießen. Mehrmals täglich kleine Mengen (z.B. 1 EL) zu trinken geben, möglichst vor der Mahlzeit
Lindenblüten	Fieberhafte Erkrankungen, Grippe	Lindert Hustenreiz. Schweißtreibend	Für Tee 2 TL Blüten mit ½ l kochendem Wasser übergießen, 5 Minuten ziehen lassen, abseihen, evtl. mit Honig süßen und mit Zitronensaft ansäuern. Mehrmals täglich ½–1 Tasse Tee so heiß wie möglich trinken lassen. Bei Husten auch mit Huflattich oder Thymian mischen
Melissenblätter	Schlafstörungen, Übelkeit	Beruhigend, ausgleichend	Für Tee 1 TL Blätter mit ⅛ l kochendem Wasser übergießen, 10 Minuten ziehen lassen, abseihen. Abends eine Tasse trinken lassen
Pfefferminzblätter	Krampfartige Beschwerden im Magen-Darm-Bereich	Krampflösend, entblähend	Für Tee 2 TL Blätter mit ⅛ l kochendem Wasser übergießen, 10 Minuten ziehen lassen, abseihen. Mehrmals täglich ½–1 Tasse trinken
Rooibos (Rotbusch)	Nervosität, Schlafstörungen	Beruhigend	Für Tee 2 TL mit ½ l kochendem Wasser übergießen, nach 3–5 Minuten abgießen. Eine Stunde vor dem Schlafengehen ½–1 Tasse (warm) trinken
Salbeiblätter	Halsweh, Rachenentzündungen	Reizlindernd, entzündungshemmend	Für Tee einige frische Blätter oder 1 TL getrockneter Blätter mit ½ l kochendem Wasser übergießen, 10 Minuten ziehen lassen, abgießen. Lauwarm trinken lassen. Der Tee ist auch zum Gurgeln geeignet. Tee sollte nicht zu stark sein, da Kinder ihn sonst nicht mögen. Zur Geschmacksverbesserung evtl. mit Kamillentee oder Pfefferminze mischen und mit Honig süßen
Schachtelhalmkraut (Ackerschachtelhalm)	Nieren- oder Blaseninfektionen	Harntreibend	Für Tee 2 TL in ½ l kaltem Wasser 12 Stunden ziehen lassen, dann abseihen, evtl. mit Honig süßen. 2- bis 3-mal täglich 1 Tasse angewärmten Tee trinken lassen. Kann anstatt mit Wasser zur Wirkungsverstärkung in kaltem Kamillentee angesetzt werden
Spitzwegerichblätter	Infekte der oberen Atemwege, Entzündungen der Mund- und Rachenschleimhaut	Reizlindernd. Mild desinfizierend. Wundheilend, schmerzlindernd	Für Tee 2 TL Blätter mit ½ l kochendem Wasser übergießen, 5 Minuten ziehen lassen, abseihen, evtl. mit Honig süßen. Mehrmals täglich ½–1 Tasse Tee langsam trinken
Stiefmütterchenkraut	Hautentzündungen, nässendes Ekzem	Entzündungshemmend	Für eine Auflage 2 TL mit ½ l kochendem Wasser übergießen. Nicht abseihen. Mit dem warmen Aufguss ein Baumwoll- oder Leinentuch tränken, auf die erkrankten Hautstellen legen, mit Wolltuch bedecken. Häufig wechseln
Thymiankraut	Husten, Bronchitis	Krampflösend, sekretionsfördernd	Für Tee 1 gehäuften EL Kraut mit ½ l kochendem Wasser übergießen, 10 Minuten ziehen lassen, abseihen. Mehrmals täglich ½–1 Tasse Tee langsam trinken

(TL = Teelöffel, EL = Esslöffel, l = Liter)

Fortsetzung: Bei Kindern häufig eingesetzte Heilpflanzen und ihre Wirkungen. [Verändert nach: PKI]

Kräutertees

Allein schon der Duft kann die Lebensgeister wieder anlocken: Tee ist nicht nur eine Mischung von heißem Wasser und ein paar Kräutern, sondern auch ein Zelebrieren des Gesundwerdens. Und gerade Kinder finden an dieser »magischen« Seite Gefallen.

Nun ist Tee nicht gleich Tee. Tee kann aus Kräutern oder Gewürzen bereitet werden (etwa der Fencheltee), aber auch Früchte sind geeignet (etwa Tee aus Apfelschalen). Die Zutaten können dabei frisch oder getrocknet sein.

Die Zutaten können dann durch folgende Zubereitungen verwertet werden:

Aufguss. Die Zutaten werden mit kochend heißem Wasser übergossen – der »Tee« schlechthin.

Abkochung. Die Zutaten werden mit kochend heißem Wasser übergossen, dann aber noch eine Zeit lang weitergeköchelt, um weitere Heilstoffe daraus zu lösen.

Kaltansatz. Die Kräuter werden viele Stunden in kaltes Wasser gelegt und erst zur Anwendung erwärmt.

Schmeckt nicht – was tun?

Nicht jeder Tee wird mit Begeisterung gelöffelt oder getrunken. Nach dem Griff in die Kräutertruhe greifen Sie deshalb noch kurz in die daneben stehende Trickkiste und ziehen heraus:

➤ Hokuspokus – die dampfende Flüssigkeit, die Sie da servieren, ist natürlich kein Tee, sondern ein Rittertrunk. Oder ein Hexengebräu. Oder ein magischer Zaubertrank. Das sieht man schon an den Edelsteinen, die auf der Untertasse liegen.

➤ Setzen Sie dem Tee bei kleinen Kindern ruhig etwas Apfelsaft zu oder süßen Sie den Tee z.B. mit Kandiszucker (beliebt) oder Honig (ab dem zweiten Lebensjahr).

➤ Ältere Kinder mögen oft einen Spritzer Zitronensaft im Tee, er schmeckt dadurch frischer. Auch eine Prise Zimt kann den Tee verfeinern. Dasselbe gilt für etwas Ingwer (einfach von der Wurzel etwas abreiben).

➤ Tees können auch gemischt werden. Der Zusatz von Fencheltee zum Beispiel lässt einen Tee süßer erscheinen, der Zusatz von Pfefferminz macht ihn frischer.

Anwendung	Hauptwirkung	Wirkt bei
Wickel, Umschläge und Auflagen	Halten Wärme oder Kälte auf der eingewickelten Hautpartie. Lassen die Wickelzusätze gut einwirken	Blähungen, Bauchkrämpfen, Husten, Fieber, aber auch örtlich bei Ohrenweh, Halsweh, Prellungen oder Hautausschlägen (z.B. bei Insektenstichen)
Bäder	Führen großflächig Wärme zu und wirken dadurch entspannend. Kräuterzusätze werden beim Vollbad gleichzeitig über die Haut aufgenommen und inhaliert	Erkältungen, Bauchweh, Schlafstörungen, seelischer Anspannung und Nervosität
Abwaschungen, Güsse, Wassertreten und Wechselduschen	Fördern die Durchblutung, indem die Blutgefäße trainiert werden	Zur Vorbeugung bzw. zur Abhärtung eingesetzt, Abwaschungen helfen auch bei Einschlafstörungen
Inhalationen	Wirken abschwellend und entzündungshemmend, Wirkstoffe werden direkt an die Schleimhäute gebracht	Atemwegserkrankungen, insbesondere Bronchitis und Nebenhöhlenentzündungen

Wasser, Wärme, Wickel – so wirken sie.

Wasser, Wärme, Wickel

Wärme und **Kälte** wirken je nach Anwendung stimulierend oder ausgleichend, treiben Schweiß oder fördern die Durchblutung. Über Reflexe fördern sie die Funktion der inneren Organe und wirken ausgleichend auf das Nervensystem. Kein Wunder, dass sie seit Jahrtausenden angewendet werden, um kranke Kinder zu stärken! Kälte und Wärme werden vor allem durch **Wasser** an das Kind gebracht. Insbesondere der Pastor Sebastian Kneipp war darin ein wahrer Erfinder. Über 100 Methoden der Wassertherapie (»Anwendungen«) verdanken wir dem Pastor, der nicht nur Bäder beschrieb, sondern auch Abwaschungen, Auflagen, Wickel, Umschläge und Inhalationen.

Neben Wärme und Kälte kann das Wasser auch *Wirkstoffe* transportieren. Viele Wickel werden deshalb mit Heilzusätzen – von Kräutern, Ölen, Quark bis hin zum Essig – angereichert. Dies wird auch bei den Inhalationen ausgenutzt: Sie versorgen die entzündeten Schleimhäute nicht nur mit Dampf, sondern auch mit den darin gelösten ätherischen Ölen.

Anwendungen machen jedoch nicht nur der Durchblutung oder dem Nervensystem Dampf – sie vermitteln auch seelische Wärme, schaffen zuerst Ruhepausen und wirken später belebend. Sie bahnen somit den Weg zur Selbstheilung.

Grundregeln

Viele Anwendungen sind für Kinder zunächst ungewohnt oder machen ihnen Angst. Gewinnen Sie den kleinen Patienten spielerisch für die Prozedur:
Machen Sie zunächst dem Stofftier einen Wickel und lassen Sie das Kind bei der Vorbereitung helfen. Erklären Sie, wie ein Wickel wirkt (»Weißt du noch, wie gut der warme Sand im Urlaub tat, wenn du dich darin eingegraben hast? Das können wir mit diesen Tüchern auch versuchen«).
Zudem gilt:

➤ Alle Anwendungen in Ruhe, aber rasch durchführen – alles gut vorbereiten, damit das entkleidete oder nasse Kind nicht friert!

➤ Das Zimmer soll frisch gelüftet, dabei aber warm sein.

➤ Das Kind soll entspannt und gleichzeitig bequem liegen können.

➤ Da manche Anwendungen Ihr Kind für einige Zeit ans Bett fesseln: Lassen Sie Ihren Patienten vorher auf die Toilette gehen.

➤ Nach den Anwendungen wird am besten eine Weile Ruhe eingehalten. Die Wirkung entfaltet sich oft erst während dieser Entspannungsphase. Wenn Ihr Kind jetzt einschläft, so lassen Sie es einfach ruhen.

➤ Die meisten Anwendungen belasten den Kreislauf. Deshalb nicht beim hoch fiebernden oder schwer kranken Kind anwenden.

Bad	So wird's gemacht
Eichenrindenbad	Zwei gehäufte Esslöffel der Rindenmischung mit 1 l kaltem Wasser ansetzen, 12 Stunden ziehen lassen, dann 30 Minuten aufkochen. Den Sud direkt ins Badewasser absieben. Vorsicht: färbt Haut (vorübergehend) und Badewanne (kann abgescheuert werden). Der abgesiebte Sud kann mehrere Wochen lang (an einem dunklen Ort) aufbewahrt werden
Kamillenbad	→ Ringelblumenbad
Kleiebad	500 g Weizenkleie in 5 l kaltes Wasser geben und 1/2 Stunde kochen lassen. Den Sud direkt ins Badewasser absieben oder auch ungesiebt zugeben. Der Sud kann zwei Wochen (kühl und dunkel) aufbewahrt werden
Lavendelbad	Eine Handvoll Lavendelblüten (oder Melissenblätter) in 2 l kochendes Wasser streuen, zehn Minuten ziehen lassen und dem Badewasser zugeben. Nach dem Bad die Haut nicht abtupfen, sondern das Kind im vorgewärmten Bademantel oder Frotteetuch eingeschlagen ins Bett stecken
Melissenbad	→ Lavendelbad
Ringelblumenbad	Blüten in 1 l kochendes Wasser streuen, 10 Minuten ziehen lassen und zum Badewasser geben
Thymianbad	Eine Handvoll des getrockneten Krauts über Nacht in 1 l Wasser kalt ansetzen, erwärmen und dem Badewasser zugeben. Ist Thymian frisch verfügbar, so wird dasselbe mit einem Topf voll frischen Krauts gemacht

Badezusätze für Vollbäder.

Warm oder kalt?

Jede Anwendung wirkt etwas anders. Grundsätzlich ist davon auszugehen, dass:

➤ *Wärme* seelische Anspannungen oder Muskelverkrampfungen löst sowie Blähungen und Erkältungen bekämpft.

➤ *Kälte* dagegen der Abhärtung dient sowie Entzündungen, Prellungen und Verstauchungen entgegenwirkt.

Die Wirkungen der einzelnen Verfahren sind in der Tabelle auf S. 99 beschrieben.

Abwaschungen

Auch wenn manche Eltern damit etwas Martialisches verbinden – **Abwaschungen** tun vor allem Babys und Kleinkindern gut.

Sie senken zum einen das Fieber, wirken aber auch wohltuend und – paradoxerweise – beruhigend. So schlafen etwa nervöse Kinder, die abends nur schwer zur Ruhe kommen, nach einer Ganzkörperabwaschung oft wunderbar ein. Kein Wunder also, dass Abwaschungen sowohl bei kranken als auch bei gesunden Kindern angewendet werden.

Was Sie brauchen

Waschlappen und Schüssel mit kühlem Wasser (ca. 25 °C für Kinder unter drei Jahren, ca. 20 °C für ältere Kinder). Dem Wasser kann etwas Kamillentee oder der Saft einer halben, frisch gepressten (ungespritzten) Zitrone zugesetzt werden, ersatzweise auch ein Spritzer Essig. Essig hat etwa denselben pH-Wert wie die gesunde Haut, wirkt also nicht reizend, sondern stabilisiert die Haut. Unverdünnt kann Essig deshalb auch z.B. bei Schweißfüßen helfen (nach dem Baden die Fußsohlen mit Essig abreiben).

So wird's gemacht

Waschlappen oder grobes Frottiertuch in das Wasser tauchen, gut auswringen. Den Körper nun rasch abreiben, und zwar von »außen nach innen«, also erst Hände und Arme, dann Füße und Beine, schließlich Brust, Bauch und Rücken, wobei jeweils zum Herzen hin gewaschen wird. Alles mit Tempo (aber ohne Hektik), das Ganze dauert nur Sekunden! Den Schlafanzug ohne Abtrocknen anziehen (die Haut wird ja gar nicht richtig nass) und das Kind rasch ins warme Bett legen, wo die wohlige Wärme das Kind oft in den Schlaf mitnimmt.

Die Abwaschung kann beim kranken Kind auch nur am Oberkörper oder nur am Unterkörper vorgenommen werden, was sich vor allem im Bett leichter durchführen lässt.

Bäder

In Frage kommen Vollbäder, Fußbäder und Sitzbäder.

Vollbäder führen Sie genauso durch, wie Sie es von sich selbst gewohnt sind. Kinder sind temperaturempfindlicher als Erwachsene. Die meisten Kinder empfinden körperwarmes Wasser als angenehm warm (37 °C), manche wollen es auch ein oder zwei Grad wärmer haben. 10–20 Minuten sind ein guter zeitlicher Rahmen.

Kleine Kinder, die noch nicht selbst aufstehen können, sollten grundsätzlich unter Beaufsichtigung durch ältere Geschwister oder Erwachsene baden. Badezusätze werden je nach Bedarf gewählt, sie sind in der Drogerie oder der Apotheke erhältlich (immer unparfümierte Produkte wählen) oder können selbst aus Kräutern zubereitet werden (siehe dazu die Tabelle auf Seite 97).

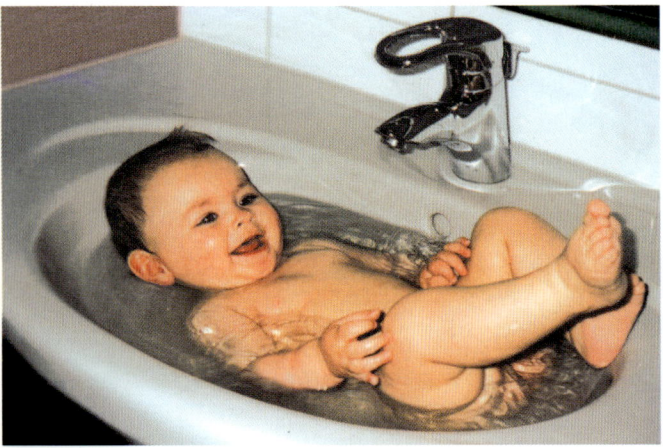

So kann man bei einem Säugling in der häuslichen »Bäderabteilung« ein Vollbad improvisieren. [AS]

Wickel: Grundregeln und Tipps

Wickel können mit einfachen Mitteln schnell und effektiv zu Hause angewendet werden. Dennoch sind Wickel keine Anwendung, die »schnell mal« oder »so nebenbei« durchgeführt wird. Die wichtigste Zutat ist Ruhe und Zeit.

Denn ein Teil der Wirkung von Wickeln rührt daher, dass sie den Organismus entspannen und ihn leichter zur Ruhe kommen lassen. Ein Wickel macht Kinder wohlig müde und entspannt ihre Muskulatur, und sie sollten dann auch die Zeit und die Stimmung finden, um sich so richtig ausruhen zu können.

Die wichtigste Regel deshalb: Vermeiden Sie Hektik. Machen Sie den Wickel zu einer Tageszeit, in der nicht mit Störungen zu rechnen ist. Sagen Sie Ihrem Kind, wie der Wickel aufgelegt wird, und richten Sie alles in Ruhe hin.

➤ Warme Wickel sollten so heiß wie möglich sein, aber natürlich noch ertragen werden. Kleinere Kinder sind gegenüber heißem Wasser sehr empfindlich. Legen Sie deshalb das Innentuch vor dem Aufbringen so lange auf die Innenseite Ihres Unterarms, bis die Wärme richtig zu spüren ist. Wenn es Ihnen dort nicht zu heiß ist, wird es auch von Ihrem Kind in aller Regel vertragen.

➤ Damit der Wickel die Wärme länger hält, können die Zwischen- und Außentücher z.B. zwischen zwei Wärmflaschen vorgewärmt werden.

➤ Bei unangenehmen Reaktionen (Kälte und Frösteln, Hautjucken oder -reizung) den Wickel abnehmen, den gewickelten Bereich rasch mit einem lauwarmen Waschlappen abwaschen, gut abrubbeln und das Kind einmummeln.

➤ Wird ein Wickel mit Kartoffeln, Quark oder Ähnlichem gemacht, kann eine unter das Innentuch gelegte Lage Küchenpapier die Entsorgung erleichtern.

➤ Die Nachruhe ist die wichtigste Wirkzeit! Sie sorgt für den Wärmeausgleich, das Kind sollte deshalb immer noch mindestens eine halbe Stunde ohne große Ablenkung ruhen, und zwar gut zugedeckt und geschützt vor Zugluft.

➤ Kühle Wickel (z.B. Wadenwickel oder Halswickel) werden gewechselt, wenn sie körperwarm geworden sind, bei Kindern oft schon nach 10-15 Minuten. Ein trocken gewordener kalter Wickel muss immer entfernt werden, weil er dann das Gegenteil dessen bewirkt, wofür er gedacht ist (trockene Wickel wärmen). Der gewickelte Bereich wird jetzt mit warmen Tüchern umhüllt und das Kind gut zugedeckt, dann besteht auch keinerlei Erkältungsgefahr.

➤ Warme Wickel dagegen bleiben länger liegen, von 30 Minuten bis zu mehreren Stunden – oder eben so lange, bis sie dem kleinen Patienten zu kühl oder unangenehm werden.

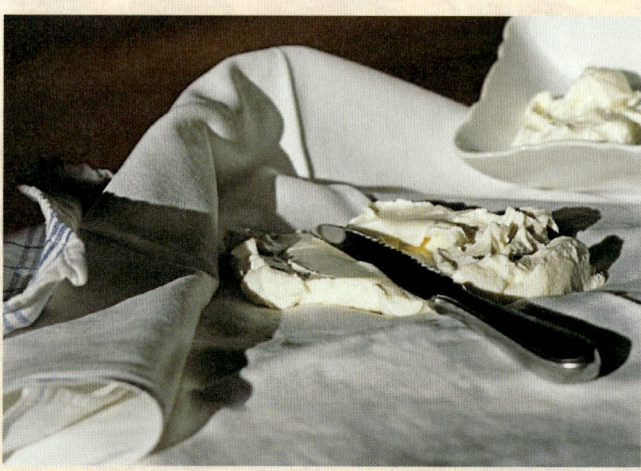

Lindert Entzündungen, etwa bei der Bronchitis: der Quarkwickel. [AM]

Zusätze für Bäder

Die folgenden Kräuter haben sich als Badezusätze bewährt:

➤ Bei Hautausschlägen, insbesondere bei nässenden Ekzemen und Neurodermitis: Eichenrindensud, Weizenkleie, Kamille, Ringelblume

➤ Bei Erkältungskrankheiten: Heublumenmischung, Fichtennadelbad, Thymianbad (v.a. bei Husten)

➤ Zur Beruhigung: Baldrian, Lavendel, Hopfen, Melisse

➤ Zur Anregung (auch bei Muskelkater, Verspannungen, Prellungen oder Zerrungen): Rosmarin, Essig (einen kräftigen Schuss zusetzen)

➤ Bei Niedergeschlagenheit oder Verstimmung: Thymian

Fußbäder

Fußbäder erwärmen reflektorisch den ganzen Körper und fördern die Durchblutung der Schleimhäute. Sie bewähren sich deshalb vor allem bei beginnenden Erkältungen (auch schon dann, wenn Ihr Kind einmal kalt durchnässt oder verfroren nach Hause kommt) oder bei kalten Füßen.

Die einfachste Form des Fußbades besteht darin, einen Eimer mit warmem Wasser zu füllen und die Füße hineinzustellen. Sobald sich die Füße warm anfühlen, werden sie abgetrocknet und warme Socken angezogen.

Eine Variation davon ist das so genannte **aufsteigende Fußbad.** Hier wird nach und nach Wärme zugegeben und die Füße danach noch kurz abgekühlt. Dadurch verstärkt sich der durchblutungsfördernde Effekt.

So wird das aufsteigende Fußbad gemacht: Wanne, großen Eimer oder hochrandigen Zuber mit 35 °C warmem Wasser füllen. Lassen Sie Ihr Kind die Beine ins Wasser stellen. Nun gießen Sie langsam an der Seite (nicht auf die Füße) heißes Wasser nach, bis das Badethermometer 39 °C anzeigt (bei größeren Kindern auch mehr). Nach etwa 10 Minuten die Füße wenige Sekunden lang in eine Schüssel mit kaltem Wasser (15–18 °C) stecken. Füße abtrocknen, warme Socken anziehen und ab ins Bett zu einer kleinen Ruhepause.

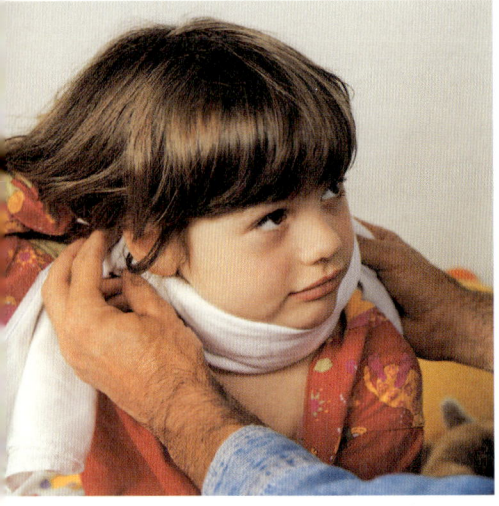
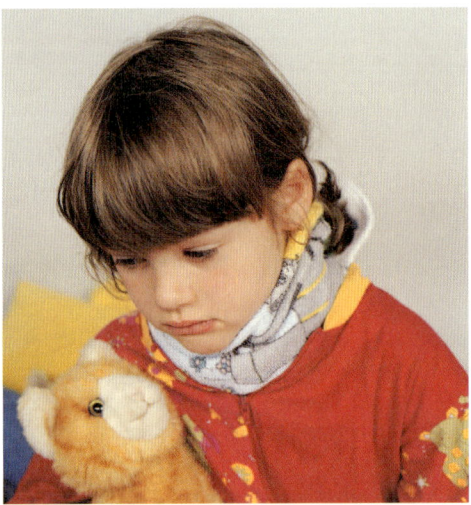

Als »Füllung« des Halswickels kommt in erster Linie die Zwiebel in Betracht (die Zwiebel wirkt keimabtötend und hält die Schleimhäute feucht). Bei warmen Wickeln, etwa mit Kartoffeln, ist darauf zu achten, dass die Haut nicht verbrannt wird (an der Innenseite des eigenen Handgelenks vortesten). [AM]

Sitzbäder

Sitzbäder kommen bei wundem Po, Harnwegsinfekten (siehe S. 350), Scheidenentzündungen (siehe S. 358) oder Vorhautentzündungen (siehe S. 357) zum Einsatz.

Und so geht's: Kind setzt sich 10 Minuten lang entweder in die mit körperwarmem Wasser (37 °C) halb gefüllte Badewanne, eine andere Wanne (z. B. Babywanne) oder auch in eine große Schüssel. Bei Bedarf warmes Wasser nachkippen. Als Badezusätze eignen sich Kamillenblüten (z. B. bei Vorhautentzündung, Scheidenentzündung oder Harnwegsinfekt) sowie Eichenrindensud oder Ringelblumen (bei wundem Po). Da die Kräuter beim Sitzbad ruhig etwas konzentrierter sein dürfen, können Sie die Rezepte aus der Tabelle auf S. 100 übernehmen.

Armbäder

Armbäder wirken wohltuend und schlaffördernd. Am besten wirkt das *kalte Armbad*. So wird's gemacht: 10–20 Sekunden lang die Arme ins mit kaltem (20–25 °C) Wasser gefüllte Waschbecken tauchen. Danach mit rauem Tuch trocken rubbeln.

Wickel und Auflagen

Durch **Wickel** kann dem Körper, z.B. bei Fieber, Wärme entzogen werden. Sie wirken aber auch schmerzlindernd, etwa bei Halsweh, und wirken reflektorisch auf die darunter liegende Körperpartie, die dadurch z.B. besser durchblutet wird. Entzündungen werden dadurch abgemildert. Die wichtigsten Grundregeln und Tipps zum Thema Wickel haben wir in dem Kasten auf Seite 101 zusammengestellt.

Auflagen (= *Kompressen*) werden im Gegensatz zum Wickel nicht rundum gewickelt, sondern nur aufgelegt und mit einer Binde fixiert. Sie wirken genauso wie Wickel.

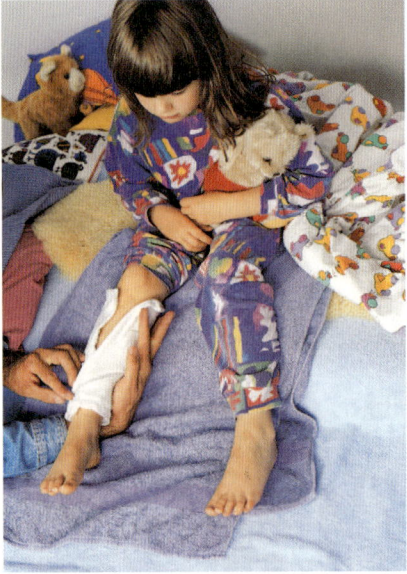
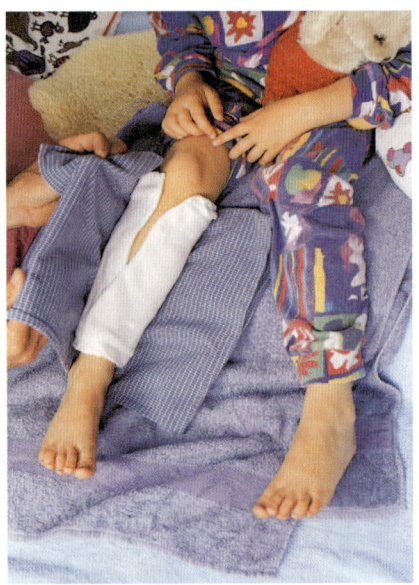

Da kann man kaum etwas falsch machen: Wadenwickel. Sie sind schnell angelegt und bringen dem fiebernden Kind rasch Erleichterung. [AM]

Für Wickel benötigen Sie

Ein **Innentuch** aus Baumwolle oder Leinen (gut geeignet ist ein Geschirrtuch oder ein Taschentuch, synthetische Materialien hingegen begünstigen den Wärmestau). Auf Größe des zu umwickelnden Körperteils zusammenlegen, die Heilsubstanz auftragen bzw. das Tuch in Wasser tunken und auswringen.

Für heiße Wickel muss das Innentuch ganz stark ausgewrungen werden, sie werden dann heißer ertragen und halten die Wärme entsprechend länger. Legen Sie das Innentuch so straff und faltenfrei wie möglich auf – »Luftlöcher« werden nämlich als unangenehm kalt empfunden.

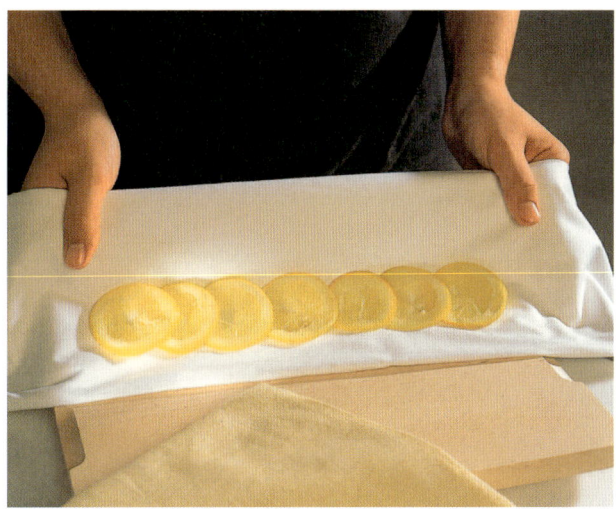

Zitronenwickel – am besten verwenden Sie hierzu ungespritzte Zitronen aus dem Bioladen oder Reformhaus. [VH]

Ein **Zwischentuch** aus Baumwolle. Nur bei sehr feuchten Wickeln (etwa bei Quarkwickeln) notwendig.

Ein **Außentuch** (z.B. Bade- oder Wolltuch): Dieses soll die Temperatur halten und das Bett vor Nässe schützen. Es sollte etwa so groß sein, dass es 1 1/2 mal um den zu umwickelnden Körperteil reicht. Wird ein Badetuch verwendet, so lassen Sie es oben und unten den »Innenwickel« etwas überragen, um das Eindringen von Kälte zu verhindern. Wolltücher dagegen sollten etwas kleiner gefaltet werden als die darunter liegende Schicht, da sie leicht kratzen (eine Alternative ist die Verwendung eines hautfreundlichen Zwischentuches). Das Außentuch fest um das Innen- bzw. Zwischentuch wickeln und mit Pflaster-Klebeband, Verbandsklammern oder Sicherheitsnadeln fixieren.

Eine Unterlage, z.B. dickes Handtuch oder Plastikunterlage.

Wadenwickel

Wadenwickel sind die bei Kindern wohl am häufigsten und schon seit vielen Jahrhunderten angewendeten Wickel, und das nicht ohne Grund: Durch einen Wadenwickel kann das Fieber um etwa 1/2–1 °C gesenkt und dem Kind dadurch auch ohne Medikamente oft eine deutliche Erleichterung verschafft werden.

Und so wird's gemacht

Falten Sie ein Baumwoll- oder Leinentuch mehrfach in Längsrichtung, tauchen Sie es dann in kaltes Wasser und wringen Sie es so aus, dass es nicht mehr tropft. Das Tuch wird jetzt straff um den Unterschenkel gewickelt. Lose Wickel enthalten zu viele »Lufttaschen« und sind deshalb wirkungslos! Danach wird ein Außentuch um den Unterschenkel gewickelt. Es soll stramm sitzen, aber nicht einschnüren.

Tipps zum Wadenwickel

➤ Das Wasser darf nicht zu kalt sein, da sich sonst die Hautgefäße reflektorisch verengen und somit nur noch wenig Wärme abtransportiert wird. Als Faustregel gilt: nicht kälter als 5 °C unter der Körpertemperatur!

➤ Wickel nach 15 Minuten abnehmen, spätestens aber dann, wenn er trocken ist.

➤ Wadenwickel werden immer an beiden Beinen angelegt, sie können bis zu stündlich wiederholt werden.

➤ Wadenwickel nur anwenden, wenn das Kind »glüht« oder schwitzt. Nur dann sind die Hautgefäße weit gestellt und können Wärme vom Körperinneren an die Körperoberfläche transportieren! Im Fieberanstieg (Kind friert, Hände und Füße sind kalt) auf Wickel verzichten.

➤ Bei Säuglingen unter sechs Monaten werden nur »Pulswickel« angelegt, d.h. nur die Fußgelenke (oder Fuß- und Handgelenke) umwickeln.

Halswickel

Diese kommen bei Halsweh, Mumps und bei Lymphknotenschwellungen zur Anwendung, je nach Zustand des Kindes kühl oder warm. Eine kühle Anwendung, auch als Quark- oder Zitronenwickel, empfiehlt sich bei akuten Halsschmerzen, einem »feurigen« Gefühl im Hals, bei akuten Schluckbeschwerden oder geschwollenen Lymphknoten. Warme Wickel, z.B. als Kartoffelwickel, werden zur Schleimlösung bei länger anhaltenden Halsschmerzen mit einem »Kratzen« im Hals angewendet.

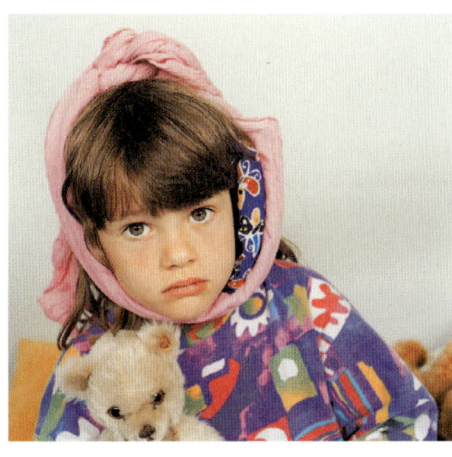

Effektive Hilfe bei Ohrenweh: das Zwiebelpäckchen. Am besten wird es vor dem Mittag- oder Nachtschlaf angelegt, dann wirkt es im Schlaf. [AM]

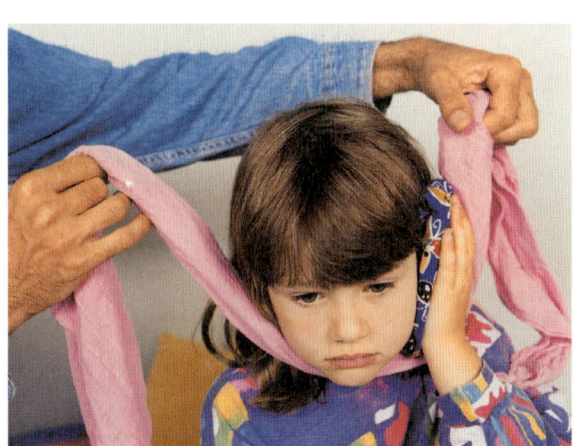

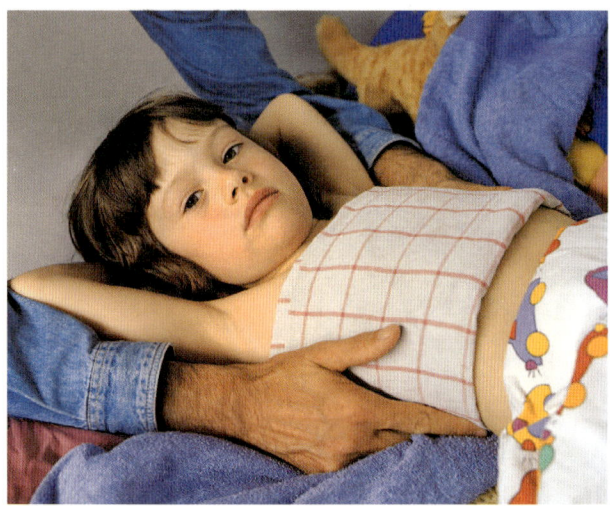

Brustwickel – hier kommt es vor allem darauf an, dass keine Falten »zwicken«, denn der Wickel muss stramm sitzen! [AM]

Brustwickel

Die Durchblutung und damit auch Schleimlösung im Brustraum kann durch Brustwickel gefördert werden. Durch den Zusatz von Zwiebeln oder Thymian kann zudem das entzündungshemmende Potential dieser Pflanzen genutzt werden. Brustwickel kommen bei Husten, Erkältungen und Bronchitis zum Einsatz.

So wird's gemacht

Ein in Längsrichtung zusammengefaltetes Frottierhandtuch quer unter den Brustkorb des rücklings mit erhobenen Armen im Bett liegenden Kindes legen. Von oben legen Sie nun auf die Brust des Kindes die eigentliche Auflage: das mit Quark oder Zwiebeln gefüllte Innentuch oder einfach eine feuchtwarme, faltenfrei aufgelegte Kompresse. Über die Auflage evtl. noch ein Zwischentuch legen, z.B. ein Abtrockentuch. Das Frottierhandtuch jetzt fest und so straff wie möglich um die Brust schlagen und fixieren (siehe Foto links).

Feucht-warmer Brustwickel: Innentuch mit kochendem Wasser übergießen, in einem Handtuch auswringen. Das Innentuch dann möglichst warm und faltenfrei auf den Brustkorb legen. Damit es nicht zu Verbrennungen kommt, prüfen Sie die Temperatur wie im Kasten auf S. 101 beschrieben zuerst an der Innenseite Ihres Unterarms. Wickel für 1–3 Stunden wirken lassen oder so lange, bis sich der Wickel kühl anfühlt.

Thymian-Brustwickel: Einen Esslöffel getrockneten Thymian (oder ein kleines Bündel frischen Thymian) mit kochendem Wasser übergießen, zehn Minuten ziehen lassen und dann absieben. Das Innentuch mit dem Thymiantee tränken und so auswringen, dass es gerade nicht mehr tropft. Wickel für 1–3 Stunden wirken lassen.

Quarkwickel: Magerquark 1 cm dick auf ein dünnes Tuch auftragen, z.B. auf einem Backblech. Wie ein Päckchen einschlagen und zwischen zwei Wärmflaschen mindestens auf Zimmertemperatur erwärmen. Die (einlagige) Unterseite des Päckchens kommt auf die Brust des Kindes.

Zwiebelwickel: Anstelle des Quarks werden fein gehackte Zwiebeln verwendet.

So wird's gemacht

Kühle Anwendung: Mehrfach in Längsrichtung zusammengefaltetes Leinentuch in kaltes (ca. 18 °C) Wasser tauchen, auswringen und glatt gestrichen um den Hals legen, der vom Unterkiefer bis zu den Ohren bedeckt sein soll. Mit einem Handtuch umwickeln. Nach zehn Minuten wird der Wickel abgenommen und durch ein trockenes Seiden- oder Baumwollhalstuch ersetzt.

Quarkwickel: 250 g zimmerwarmen Quark auf die Mitte eines Küchenhandtuchs streichen, die Tuchseiten darüber falten und möglichst faltenfrei um den Hals legen. Mit einem Außentuch abdecken. Der Quarkwickel bleibt länger feucht als der Wasserwickel, er kann 2–3 Stunden liegen bleiben.

Kartoffelwickel: Ungeschälte heiße Pellkartoffeln in ein längs gefaltetes Küchentuch legen und zerdrücken. So warm wie möglich um den Hals legen (vorher Verträglichkeit an der Innenseite des eigenen Unterarms prüfen) und mit einem Handtuch umwickeln. 2–3 Stunden liegen lassen.

Zitronen- oder Zwiebelwickel: Ungespritzte Zitrone in Scheiben schneiden, in ein Leinen- oder Baumwolltuch einschlagen und die Scheiben leicht »andrücken«. Den Wickel um den Hals legen und mit einem Tuch straff befestigen. 1/2 bis 1 Stunde belassen. Falls der Zitronensaft die Haut reizt, auf einen Quarkwickel übergehen. Anstelle der Zitrone können Sie auch fein geschnittene Zwiebeln verwenden.

Ohrenwickel und -auflagen

Bei Ohrenschmerzen haben sich Zwiebelwickel und Kamillensäckchen bewährt. Sowohl die Zwiebel als auch die Kamille enthalten entzündungs- und schmerzstillende Substanzen, die das Trommelfell beruhigen können.

Zwiebelwickel

Eine rohe, mittelgroße Zwiebel in feine Würfel oder Scheiben schneiden, auf der Heizung etwas erwärmen und in ein Taschentuch oder ähnliches Tuch packen. Das »Päckchen« auf das Ohr legen (daher auch *Zwiebelsäckchen* oder *Zwiebelauflage* genannt) und mit einem Tuch um den Kopf festbinden.

Die Wirkung wird verstärkt, wenn das Kind sich mit dem Säckchen zusätzlich auf eine Wärmflasche legt. 1–2 Stunden liegen lassen. Das Kind kann aber auch darauf schlafen, bis es aufwacht.

Kamillensäckchen

Eine Handvoll trockene Kamillenblüten in ein dünnes Tuch geben, so dass ein 2–3 cm dickes »Päckchen« entsteht. Kurz durchkneten, bis der Inhalt geschmeidig ist. Zwischen zwei Wärmflaschen aufwärmen und vorsichtig auflegen. Sobald es sich nicht mehr warm anfühlt, durch ein anderes Säckchen ersetzen.

Die Säckchen können mehrmals verwendet werden – so lange sie duften, enthalten sie noch genug Wirkstoffe.

Bauchwickel

Eine Wärmflasche tut bei Bauchweh meist gute Dienste. Bringt sie jedoch bei Bauchkrämpfen keine Linderung, so können Sie entweder feucht-warme **Bauchwickel** versuchen (gleiche Methode wie Brustwickel) oder eine Auflage mit einem **Heublumensack** anwenden.

So wird's gemacht

So wird's gemacht: Leinen- oder Baumwollsäckchen 5–8 cm mit Heublumen (aus dem Reformhaus oder der Apotheke) füllen und zunähen. Der Sack kann auch fertig in der Apotheke gekauft werden. Den Sack in einen Topf legen und mit kochendem Wasser übergießen. Bei geschlossenem Deckel 15 Minuten in dem heißen Wasser liegen lassen. Den Heublumensack dann gut auspressen (z.B. zwischen zwei Küchenbrettern) und in ein Baumwoll- oder Leinentuch einschlagen. Mit einem Handtuch so auf den Bauch binden, dass das Säckchen dicht auf dem Bauch liegt, ohne allerdings wehzutun. Den Sack etwa eine Stunde liegen lassen.

Übrigens: Heublumen sind gar keine Blumen, sondern die Samen der vielen verschiedenen Gräser und Kräuter, die auf einer Spätsommerwiese zusammen wachsen. Diese Samen lösen sich aus dem getrockneten Heu und sammeln sich auf dem Boden. Ein Heublumensack wurde früher also schnell und einfach aus dem natürlichen Vorrat vom Heuschober gefüllt!

Dampfbäder

Dampfbäder – auch *Inhalationen* genannt – helfen vor allem zur Schleimlösung bei Erkältungen, Nebenhöhlenentzündungen und bei der Bronchitis. Die Durchführung ist denkbar einfach: Heißes (bis Schulalter) oder kochendes (ab Schulalter) Wasser in eine große, standfeste Schüssel kippen, einen gestrichenen Esslöffel Salz pro zwei Liter Wasser dazugeben und umrühren. Den Kopf jetzt so über die Schüssel beugen, dass der aufsteigende Dampf eingeatmet werden kann. Ein zeltartig über den Kopf gelegtes Tuch (»Indianerzelt«, »Zirkuszelt«, je nach Laune) sorgt dafür, dass der Dampf nicht entweicht.

Das Kind sollte so oft wie möglich durch die Nase einatmen, damit der Dampf auch im Bereich der Nebenhöhlen und des oberen Rachenraumes wirken kann. Dauer der Inhalation: so lange, bis der Dampf von selbst nachlässt – etwa fünf Minuten.

Vorsicht: Der Wasserdampf sollte möglichst heiß sein, aber noch vertragen werden. Der aus der Schüssel aufsteigende Wasserdampf ist so heiß, dass es selbst uns Erwachsene Überwindung kostet, uns ausreichend tief über die Schüssel zu beugen. Besonders kleinere Kinder inhalieren deshalb zunächst am besten ohne »Zelt«, der Dampf ist dann nicht ganz so »konzentriert«.

Grundsätzlich sollte das Kind zunächst in größerem Abstand von dem Wasserspiegel inhalieren, um dann, mit Abnahme der Temperatur, immer weiter »in die Schüssel« zu rücken.

Sorgen Sie dafür, dass Ihr Kind den Topf nicht umkippen kann – schreckliche Verbrühungen wären die Folge! Am besten nehmen Sie das kleinere Kind zu sich auf den Schoß.

Eine gute (aber eben auch teurere) Alternative sind spezielle, über die Apotheke zu beziehende Inhalatoren. Sie sind standfest und verlieren, selbst wenn sie mal umkippen, die heiße Lösung nicht so leicht. Inhaliert wird bei diesen Geräten durch eine Mund-Nasen-Maske, die auch nichts von den Duftstoffen in die Augen gelangen lässt. Allerdings lassen sich mit diesen Inhalatoren nur ätherische Öle inhalieren, andere Zusätze oder Salz schädigen das Gerät. Auch ist für viele Kinder die »Indianerzelt-Methode« weniger Angst einflößend als die Inhaliermaske.

Anstelle des Salzes können Sie auch pflanzliche Zusätze »verdampfen«. Hierzu verwenden Sie z.B. getrocknete Heilpflanzen, vor allem Kamille (einen Esslöffel oder zwei Teebeutel getrocknete Blüten auf einen Liter Wasser – nach 2–3 Minuten ist die Mischung inhalierfertig) oder Thymian ($1/2$ Esslöffel auf einen Liter Wasser). Eine Alternative sind die entsprechenden Pflanzenauszüge aus der Apotheke (etwa Kamillosan®).

Auch ätherische Öle können mit dem Wasser »verdampft« werden – auch in den käuflichen Inhalationshilfen: Für kleinere Kinder

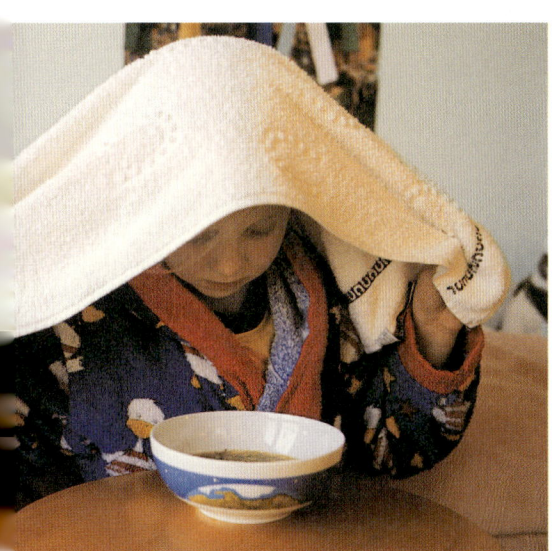
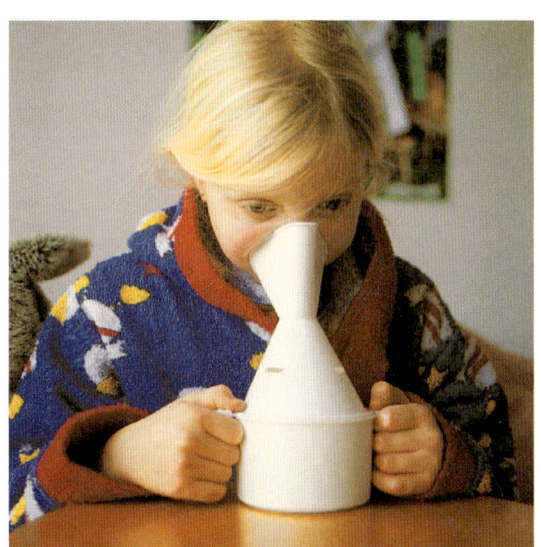

Noch immer eine gute Methode: das Inhalieren aus der Schüssel. Kleine Kinder sollten dabei allerdings auf Ihrem Schoß sitzen, damit die Schüssel keinesfalls umkippt. Für die, die ein wenig Komfort schätzen, gibt es in Apotheke oder Sanitätshaus Inhalatoren preiswert zu kaufen. Entscheidend ist in beiden Fällen, dass die Inhalierflüssigkeit wirklich Dampf bildet, und dazu muss sie ausreichend heiß sein. [AM]

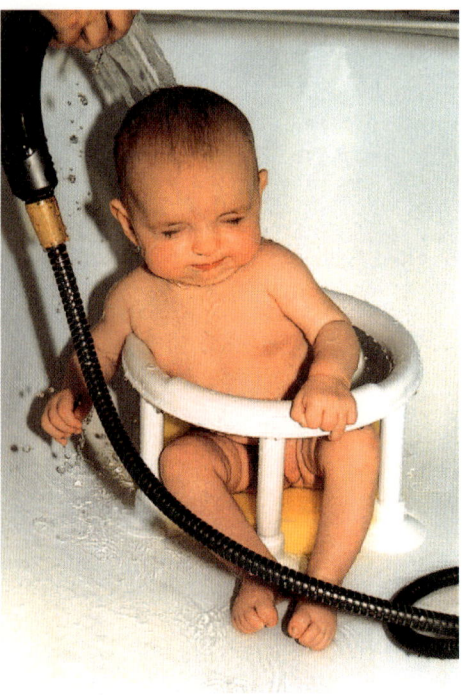

Abhärtung ist Ansichtssache – diesem kleinen Freund scheint sie vielleicht sogar Spaß zu machen. [EB]

am besten geeignet sind Thymian-, Salbei- und Lavendelöl, da sie die Schleimhäute praktisch nicht reizen. Bei älteren Kindern kommen auch Latschenkiefernöl, Fichtennadelöl, Kiefernnadelnöl, Edeltannennadelöl, Eukalyptusöl oder Thymianöl in Frage.
Geben Sie 2–4 Tropfen auf 1–2 Liter kochendes bzw. heißes Wasser (beginnen Sie beim ersten Mal mit der niedrigeren Tropfenmenge).

Menthol (auch Pfefferminz- und Minzöl), Eukalyptusöl und Kampfer dürfen bei Säuglingen und Kleinkindern bis zum zweiten Lebensjahr nicht verwendet werden, da sie Atemwegskrämpfe oder Atempausen auslösen können.

Neigen Kinder zu Atemproblemen (Asthma, obstruktive Bronchitis oder Pseudokrupp), so verzichten Sie lieber auch bei Ihrem älteren Kind auf die stärker reizenden Eukalyptus-, Fichtennadel-, Kiefern- und Terpentinöle sowie Menthol (auch in Pfefferminzöl und Minzöl).

»Abhärtung«?

Es ist immer wieder zu lesen, man solle Kinder abhärten, um sie weniger anfällig gegen Erkältungen und andere Erkrankungen zu machen. Empfohlen werden z. B. Wechselduschen, Wassertreten, »Luftbäder«, Kuren im »Reizklima« und verschiedene andere Methoden aus der Kneipp'schen Trickkiste.

Wir sind da etwas weniger euphorisch: Zum einen sind nur wenige Kinder für regelmäßig anzuwendende kalte Wasserduschen zu begeistern – es ist schon schwer genug, das tägliche Zähneputzen auf der Tagesordnung zu halten.

Zudem glauben wir, dass das »echte Leben« genug Möglichkeiten zur – spielerischen – »Abhärtung« bietet: draußen spielen, schwimmen gehen, barfuß laufen, den Wind in den Haaren spüren (siehe Kapitel 2). Sonne, Luft und Bewegung, ob auf dem Hinterhof in Kreuzberg oder auf der Kuhweide im Allgäu – das ist der kältesten Dusche überlegen.

Zum Schluss

Unseren Kindern zu Hause selbst helfen – mit diesem Konzept können wir dazu beitragen, dass sie die vielen Krankheiten des normalen Kinderlebens leichter überstehen.

Aber Selbsthilfe ist mehr als nur Wickel und Kräutertees. Selbsthilfe ist ein Konzept, in dem wir als Betroffene bzw. Eltern aktiv die Gesundheitsbelange unserer Kinder ins Visier nehmen und mit bestimmen. Dazu braucht es einiges an Verständnis und oft auch Courage. Wenn ein Kind etwa in der Schule gehänselt oder gemobbt wird, dann tun wir gut daran, selbst alle Register zu ziehen, damit der Konflikt bereinigt wird – und wenn es sein muss, darauf zu pochen, dass Kommunikationstraining oder Konfliktlösung in den Lehrplan aufgenommen wird.

Selbsthilfe ist aber auch dort angesagt, wo Gefährdungen für unsere Kinder im alltäglichen Leben entstehen – und da gibt es leider viele Beispiele: Übergewicht, ausufernder Medienkonsum, Bewegungsarmut, psychische Belastungen. Wenn wir uns hier nicht selber helfen, kann uns von außen nur schwer geholfen werden.

Uhlemayr, U.: **Wickel und Co. Bärenstarke Hausmittel für Kinder**. Urs-Verlag, 2001. Toll gestaltetes Praxisbuch zur häuslichen Selbsthilfe

Laue, B.; Salomon, A.: **Kinder natürlich heilen**. Rowohlt Taschenbuch, 2003. Preiswerter und hübscher Band zum Thema Selbsthilfe bei den wichtigsten Kindererkrankungen

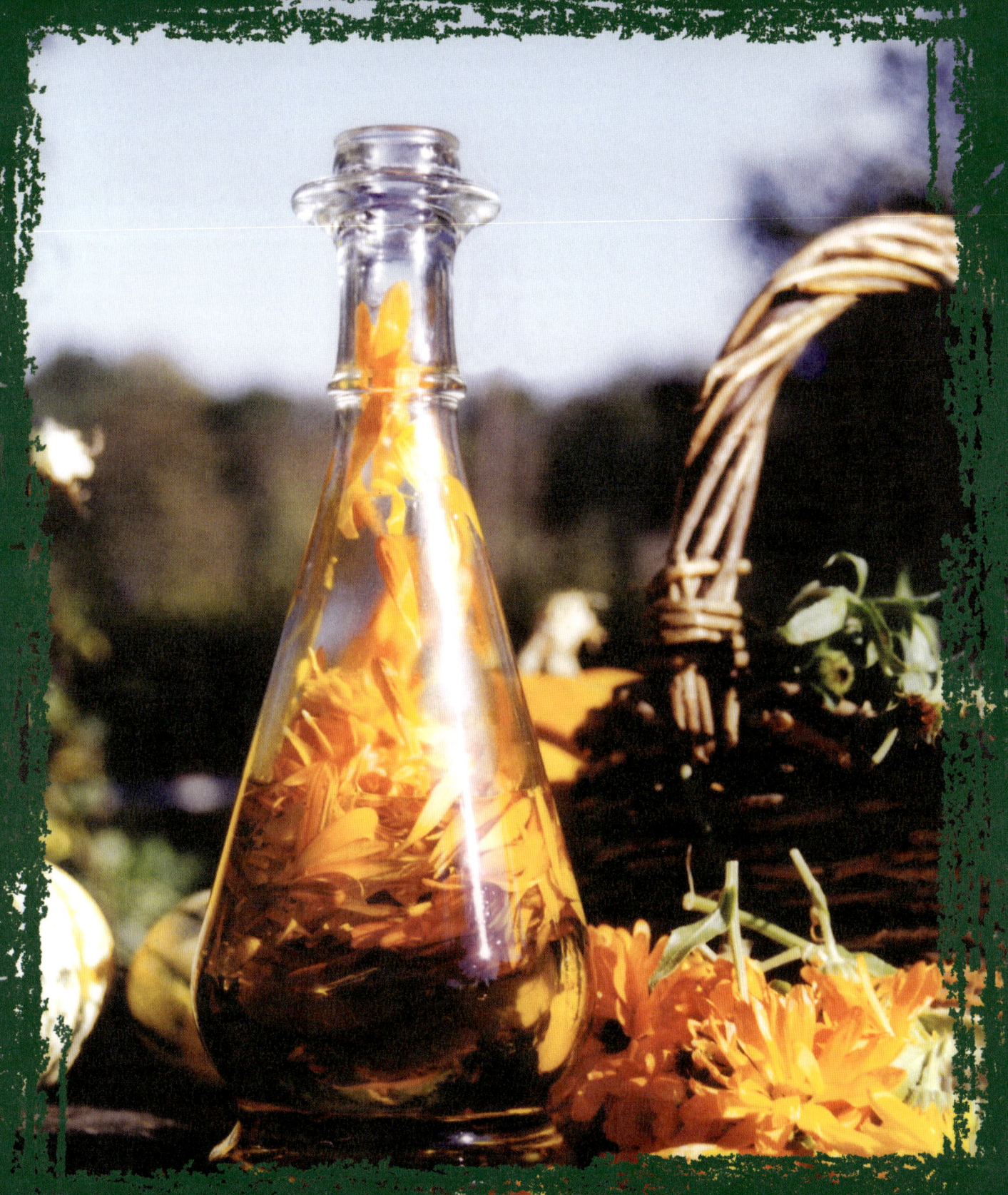

6 Alternative Heilverfahren

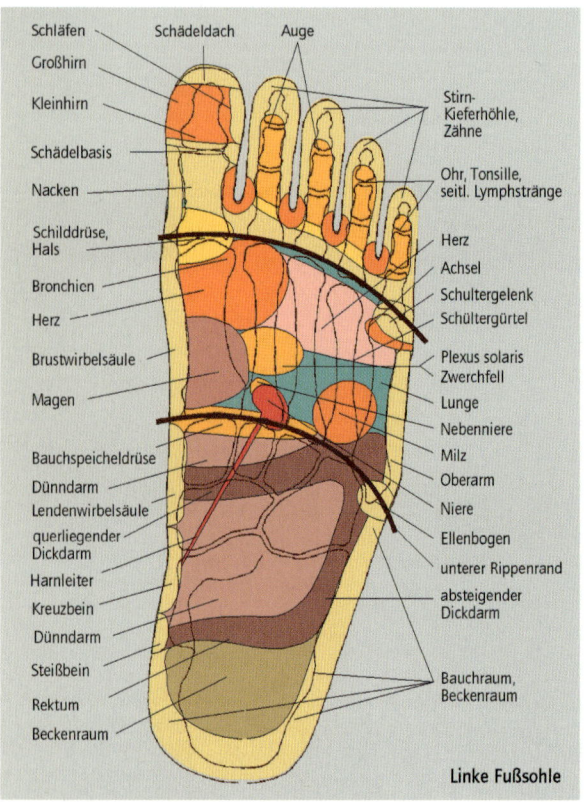

Linke Fußsohle

Naturheilverfahren bauen auf die selbstregulierenden Kräfte des Kranken. Ein gutes Beispiel ist die Reflexzonentherapie am Fuß, die davon ausgeht, dass alle Organe des Menschen ihre Entsprechungen an den Füßen haben. Über diese Stellen, so die Verfechter dieser Technik, können dann die entsprechenden Organe ausgleichend beeinflusst werden. Kritiker halten dagegen, dass solche Verschaltungen wissenschaftlich nicht nachweisbar sind und die vom Patienten empfundene Wirkung eher die Folge des »therapeutischen Zwiegesprächs« und damit des für viele Heilverfahren nachgewiesenen Placebo-Effektes sei. Und die Pragmatiker unter den Patienten fragen dann womöglich: Und wenn schon? [GR]

Natürlich heilen, ja – aber wie?

Mehr als hundert verschiedene **Naturheilverfahren** werden im deutschen Sprachraum praktiziert, also Methoden, die in der Natur vorhandene Stoffe (z.B. Pflanzen, Nahrungsmittel, Mineralien) oder Kräfte (z.B. Wärme, Licht, Wind, Körperkraft, Berührung) zu Heilzwecken benutzen.

Weil sich viele dieser Methoden als Alternative zur Schulmedizin verstehen, werden sie oft zusammenfassend als **Alternativmedizin** bezeichnet. Gerade in der Kinderheilkunde werden die Naturheilverfahren jedoch häufig parallel zu schulmedizinischen Behandlungsformen angewendet, so dass sich die Grenzen in der Praxis verwischen.

Naturheilkundlich orientierte Ärzte bezeichnen sich auch als **Ganzheitsmediziner,** da sie für sich in Anspruch nehmen, nicht nur das erkrankte Organ zu betrachten, sondern den *ganzen* Patienten mitsamt seines sozialen Umfelds in den Mittelpunkt zu stellen.

Viele Naturheilverfahren begründen ihre Wirksamkeit über eigene Theorien oder Philosophien, die oft im Widerspruch zum naturwissenschaftlichen Denkmodell stehen.

Doch von einem gehen alle Naturheilverfahren aus: Dass sie die *selbstregulierenden* Kräfte im Patienten anregen, d.h. seine Abwehr- und Selbstheilungskräfte stärken.

Einsatzgebiete

Naturheilverfahren werden heute praktisch gegen jede Krankheit eingesetzt, von der Akne bis zur Zöliakie. Die meisten Ärzte und Heilpraktiker sind jedoch sehr zurückhaltend, wenn es um die Behandlung von akut gefährdeten, verunglückten oder überhaupt schwer kranken Kindern geht. Diese Zurückhaltung ergibt sich auch aus dem oben beschriebenen Selbstverständnis der Naturheilmethoden: Wo Wirkungen über eine Steigerung der Selbstheilungskräfte erzielt werden sollen, können die entsprechenden Verfahren nur wirken, wenn solche selbstregulierenden Kräfte überhaupt noch greifen können. Ist ein Kind von einer schweren Erkrankung überwältigt, so kann es die Kraft zur Selbsthilfe zumindest in der akuten Phase nicht mehr aufbringen.

Naturheilverfahren sehen ihre Stärke deshalb bei Erkrankungen, die noch im Anflug sind oder – und das macht in der Praxis das Gros aus – bei chronischen Krankheiten.

Sanft, low-tech, volkstümlich und Jahrhunderte alt?

Auch wenn viele Menschen vermuten, dass Naturheilverfahren generell auf einem alten Erfahrungsschatz beruhen, so sind die meisten der heute angebotenen Verfahren moderne Erfindungen (z.B. die Bach-Blütentherapie oder die anthroposophische Medizin). Im Gegensatz zur landläufigen Meinung setzen selbst Naturheilverfahren manchmal auf komplizierte technische Methoden (z.B. Bioresonanztherapie) oder verändern die eingesetzten Naturheilmittel durch physikalisch-chemische Prozesse (z.B. Eigenblutbehandlung).

Auch ist es pauschal nicht zutreffend, Naturheilkunde mit »sanft und ohne Nebenwirkungen« gleichzusetzen: Manche Verfahren verwenden etwa Giftpflanzen, einige homöopathische Globuli enthalten durchaus noch nennenswerte Mengen giftiger Metalle, und jedes Jahr gibt es weltweit immerhin etwa zehn Todesfälle nach chiropraktischen Manipulationen, vor allem der Halswirbelsäule. Bei manchen Therapien können also durchaus Nebenwirkungen auftreten.

Und volkstümlich? Viele weit verbreitete Naturheilverfahren wie etwa die anthroposophische Medizin oder die traditionelle chinesische Medizin beruhen auf einem speziellen Welt- und Menschenbild und sind ohne erhebliche philosophische Anstrengungen nicht zu verstehen.

Erwartungen der Eltern

Viele Eltern versprechen sich von Naturheilverfahren, dass diese nicht nur Beschwerden und Krankheitszeichen behandeln, sondern das *ganze Kind* und dass sie dadurch über die Behandlung der Krankheit hinaus ein Stück Gesundheit und Gleichgewicht in das Leben des Kindes bringen.

Die meisten Eltern schätzen zudem die *persönlichere Note* der Naturheilverfahren. Oft ist hier mehr Raum für menschliche Anteilnahme, Sympathie und die heilende Kraft von Ritualen, Symbolen und Worten – jeder weiß, wie sehr Worte kränken können, und es ist deshalb keineswegs irrational, die heilende Kraft eines aus Anteilnahme gesprochenen Wortes zu suchen.

Auch gehört eine *aktivere Beteiligung* an der eigenen Gesundheit zu den Wünschen, die Eltern mit Naturheilverfahren verbinden: Sie wollen nicht nur Rezepte abholen, sondern auch ein Verständnis entwickeln von dem, »was dem Kind fehlt« – und dies ist nun einmal oft kein bestimmtes Medikament, sondern etwa auch eine tiefere Verankerung in der Familie, der Umwelt und der Natur.

Anbieter

Naturheilverfahren wurden bis vor 20 Jahren fast nur von *Heilpraktikern* angeboten. Inzwischen behandelt aber die Mehrzahl der *Allgemeinmediziner* und *Kinderärzte* ebenfalls naturheilkundlich. Jährlich erwerben in Deutschland über 2 500 Ärzte die Zusatzbezeichnungen für »Naturheilverfahren«, »Akupunktur« oder »Homöopathie«. Wenn diese sich auf dem Praxisschild finden, bürgt das für eine entsprechende, von den Ärztekammern zertifizierte Ausbildung. Ärzte dürfen aber auch ohne diese Zusatzbezeichnungen Naturheilverfahren anwenden.

Bei den Heilpraktikern gibt es solche geschützten Bezeichnungen für einzelne Naturheilverfahren bisher nicht. Heilpraktiker erlernen ihren Beruf an privaten Schulen, die Dauer der Ausbildung ist – da gesetzlich nicht geregelt – unterschiedlich. Lediglich eine vom Gesundheitsamt ausgerichtete Prüfung ist gesetzlich vorgeschrieben.

Neben Heilpraktikern und Ärzten sind in Deutschland nur noch die *Psychotherapeuten* für die selbstständige diagnostische und therapeutische Betätigung an Kindern zugelassen. Einen Grenzfall bilden die *Physiotherapeuten*. Sie sind einerseits berechtigt, sich auch in schwierigen Methoden wie der Osteopathie weiterzubilden und prüfen zu lassen, andererseits dürfen sie diese aber (nach aktueller Rechtslage) nicht selbstständig ausüben.

Selbstverständlich können viele naturheilkundliche Verfahren auch in Eigenregie im Rahmen der elterlichen Selbsthilfe angewendet werden (siehe Kapitel 5).

Kostenübernahme

Die Frage der Kostenübernahme ist ein kompliziertes Thema, das oft von Kasse zu Kasse unterschiedlich gehandhabt wird und heute im Rahmen des Umbaus des Gesundheitswesens zusätzlich im Fluss ist.

Daher ist es immer sinnvoll, vor der Aufnahme einer teuren Therapie mit der Kasse zu sprechen und dort evtl. einen Antrag auf Kostenerstattung einzureichen. Dies gilt auch für Privatkassen. Eine vom bisher behandelnden Arzt unterschriebene Befürwortung kann in Einzelfällen den Antrag erleichtern.

Als Regel können Sie davon ausgehen, dass:
➤ Der Besuch beim Heilpraktiker nicht erstattet wird.
➤ Viele pflanzliche oder homöopathische Heilmittel von der Kasse übernommen werden – sofern sie von einem Vertragsarzt (Kassenarzt) verordnet werden. Dasselbe gilt für die Heilmittel der anthroposophischen Medizin.
➤ Die meisten privaten Krankenkassen und manche gesetzliche Kassen Akupunkturbehandlungen übernehmen, allerdings nur für bestimmte Einsatzgebiete (die natürlich auch Ermessenssache sind).

Wirkt die Medizin?

Von der Schulmedizin kennen wir den rigorosen (aber keineswegs immer eingelösten) Anspruch, dass jeder auf den Markt gebrachte Arzneistoff *wirksam* sein soll: Ein Antibiotikum etwa soll auch dann wirken, wenn wir eigentlich nicht viel von dem verordnenden Kinderarzt halten, und auch dann, wenn die kleine Natalie den Saft »ekelhaft« findet.

Um die Wirksamkeit ihrer Produkte nachzuweisen, gibt die Arzneimittelindustrie jedes Jahr Milliardenbeträge für Arzneimittelprüfungen aus. Entscheidend sind dabei die sog. **Doppelblindstudien.** Bei diesen Vergleichsstudien wissen weder der Arzt noch der Versuchspatient, ob sie den zu testenden Wirkstoff oder ein – wirkstofffreies – Placebo einnehmen.

Nur die wenigsten Naturheilverfahren sind bisher durch solche Arzneimittelprüfungen untermauert: Lediglich die Phytotherapie kann die Wirksamkeit einzelner Heilstoffe durch wissenschaftliche Untersuchungen belegen, und die Akupunktur kann sich für einige wenige Einsatzgebiete auf Studienergebnisse stützen.

Die Homöopathie dagegen hat sich bisher kaum um einen wissenschaftlichen Wirknachweis bemüht, und die Ergebnisse der wenigen vorliegenden Studien sind widersprüchlich. Für die meisten anderen Richtungen liegen bisher keine systematischen Studien vor.

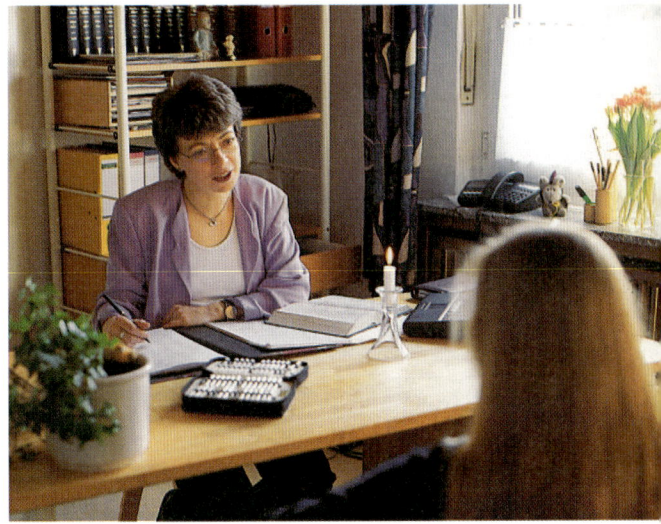

Das nehmen die meisten Naturheilverfahren zu Recht für sich in Anspruch: dass mehr Zeit für Gespräche da ist. [EB]

Leider kein seltener Fund: willkürliche und unbegründete Bewertung von Naturheilverfahren. Gesehen unter der Webadresse: www.ganzheitsmedizin.de

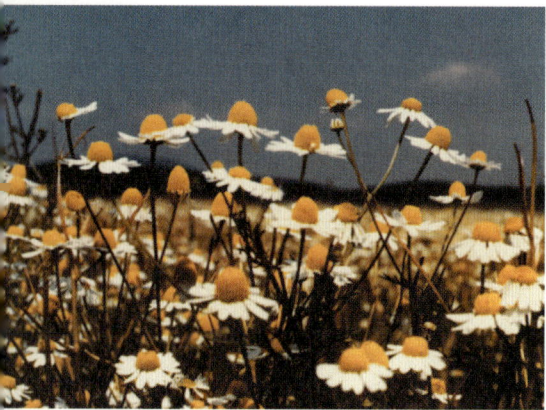

Die Medizin verdankt Pflanzen einige ihrer wirkungsvollsten Substanzen, und die stoffliche Wirkung vieler pflanzenheilkundlicher Medikamente wie der hier abgebildeten Kamille ist durch Experimente gut belegt. Dies gilt für die meisten anderen Naturheilverfahren in weitaus geringerem Maß. [WKF]

Sind Naturheilverfahren deshalb unwirksam?

Durchaus nicht. Therapie hat nicht nur eine stoffliche Wirkung – dies gilt für die Schulmedizin wie die Naturheilkunde.

➤ Jede Behandlung greift auch ein Stück weit in das Gefüge unseres Lebens ein: Wir lernen unseren Körper besser kennen, denken über unsere Erkrankung nach, entdecken vielleicht Konflikte, Unstimmigkeiten oder Probleme in unserem Leben und versuchen, diese zu lösen.

➤ Durch fast jedes Verfahren treten wir zudem mit einem Therapeuten in eine *Beziehung*. Dessen Erfahrung und Wissen können uns Angst nehmen, Sicherheit vermitteln und damit insgesamt stärken.

➤ Viele Therapieverfahren reißen zudem ein »Loch in den Alltag« und lassen etwas von dem einströmen, was in der Hektik des normalen Lebensalltags oft zu kurz kommt: Entspannung, Raum für frische Gedanken und Gefühle. Damit geben sie neue Energie und wirken motivierend.

Helfen Naturheilverfahren jedem?

Jeder kennt Menschen, die auf ein bestimmtes Verfahren »schwören« – die Kügelchen haben nämlich auch Tante Erna geholfen und dem Wellensittich noch dazu.

Wer sich gedrängt fühlt, dasselbe Verfahren nun auch für die kleine Natalie zu probieren, sollte im Auge behalten, auf welch verschiedenen und teilweise ganz *individuellen Ebenen* Naturheilverfahren wirken. Daraus ergeben sich die drei einschränkenden Regeln (die übrigens für schulmedizinische Verfahren teilweise auch gelten):

➤ **Nicht für jeden Typ:** Was dem sensiblen 6-jährigen Kind bei Kopfweh hilft, kann bei dem 6-jährigen Draufgänger mit den gleichen Beschwerden wirkungslos sein.

➤ **Nicht in jedem Alter:** Viele Naturheilverfahren wirken auch über nicht-stoffliche Mechanismen (siehe linke Spalte). Sie wirken deshalb bei Kindern je nach Entwicklungsstand anders – und evtl. auch gar nicht. Wenn der Weg das Ziel ist, dann erreicht das Ziel nur, wer den Weg auch gehen kann – manchmal erfordert dies eine etwa bei kleinen Kindern nicht gegebene Reife. Kleinkinder etwa können im Rahmen der Bach-Blütentherapie keine Auskunft über ihren momentanen Seelenzustand geben, wodurch für sie ein wichtiger Aspekt dieses Therapieverfahrens nicht richtig »greifen« kann.

➤ **Nicht durch jeden Therapeuten:** Was damals bei Dr. Hägele so toll geholfen hat, kann bei Anwendung durch seinen Nachfolger Dr. Bruch vielleicht enttäuschen.

Grenzen erkennen

Auch die Naturheilverfahren sind keine »Universalmittel« – sie haben ihre Stärken und Schwächen, ja sogar unverrückbare Grenzen. So können insbesondere die immer häufiger werdenden Zivilisationskrankheiten wie z.B. Übergewicht, Bluthochdruck, Depressionen und Verhaltensstörungen auch nicht durch noch so sanfte Verfahren geheilt werden. Hier helfen weder Pillen noch Globuli, sondern nur Konzepte, die den Alltag verändern (siehe Kapitel 2).

Auch sind wir der Meinung, dass den Naturheilverfahren grundsätzlich mit demselben prüfenden Blick zu begegnen ist wie der Schulmedizin (siehe dazu Kasten rechts).

Seien Sie also kritisch, wenn Sie Experten begegnen, die:

➤ Rasche, komplette Heilung versprechen. Wenn eine bestimmte Art der Behandlung oder Ernährung wirklich *alle* Krankheiten heilen könnte – sie hätte sich durchgesetzt, und zwar schon längst. Seien Sie umso skeptischer, je mehr Versprechungen Ihnen gemacht werden.

➤ Alle schulmedizinischen Verfahren in Bausch und Bogen verdammen.

Wirksamkeit beweisen?

Weder sind Naturheilverfahren deshalb wirkungslos, weil sie wissenschaftlich nicht getestet sind, noch sind die Medikamente der Schulmedizin für jeden Fall die richtige Wahl, nur weil sie in Laborversuchen »wirksam« sind. Dennoch:

➤ Spreu und Weizen liegen sowohl in der Schulmedizin als auch in der Alternativmedizin nahe beieinander. Immer neue Behandlungsformen schieben sich neben die alten, durch Erfahrung »abgesicherten« Verfahren. Doch jede Behandlung bedeutet einen Eingriff in unseren Körper. Wir investieren Vertrauen, Energie und Geld. Wir meinen: Wer Gesundheit verspricht, sollte seine Methoden auf den Prüfstand stellen (lassen) – und zwar nicht nach dem Motto: Für sanfte Medizin reichen sanfte Beweise. Das Argument, ein Wirkungsnachweis sei bei naturheilkundlichen Medikamenten nicht möglich, halten wir für nicht stichhaltig. Inzwischen stellen immer mehr Institutionen Mittel für die Prüfung alternativer Therapien zur Verfügung. Sie sollten genutzt werden.

➤ Was allerdings Not tut, sind *ehrliche* Prüfungen. Sie sollten von unabhängigen Forschern und so wirklichkeitsnah wie möglich durchgeführt werden. Wo die Forschung lediglich den möglichst hohen Absatz von Medikamenten im Blick hat, verkommt der »Wirknachweis« nur allzu oft zu einem Trickspiel. Fast alle Therapiestudien werden heute von der Pharmaindustrie finanziert, und wichtige, aber unliebsame Forschungsergebnisse werden immer wieder unterdrückt. Und leider gibt es auch in der Naturheilkunde fragwürdige Publikationen und völlig einseitige Berichte, die zudem in Zeitungen und populären Zeitschriften oft ungeprüft nachgedruckt werden.

➤ Wir begrüßen deshalb den Anspruch einer Forschungsgeneration, die unter dem Schlagwort »evidenzbasierte Medizin« eine saubere, von Wirtschafts- und Standesinteressen unabhängige Medizin fordert – auch für die Naturheilverfahren.

Die Bewertung der verschiedenen Naturheilverfahren ist schwierig. Wenn wir in der Tabelle gegenüber Naturheilverfahren dennoch kommentieren, so beschränken wir uns bewusst auf die wissenschaftliche Erklärbarkeit und auf die Häufigkeit der Verfahren.

Verfahren	Anwendung bei Kindern	Bemerkungen
Anthroposophische Medizin	Häufig	Heilsystem neueren Ursprungs, begründet von Dr. Rudolf Steiner, siehe S. 114
Aromatherapie	Selten	Einsatz von ätherischen (flüchtigen) Ölen aus Pflanzen, Harzen und Rinden, welche die körperliche und psychische Regulation positiv beeinflussen und so die Gesundheit fördern sollen
Ayurveda	Selten	Indisches traditionelles Heilsystem, das 20 verschiedene Verfahren umfasst, darunter Entspannungsverfahren (Meditation, Yoga, Gebet), Reinigungsverfahren (Dampfbäder, Einläufe, Ölbehandlungen), Massagetechniken und Pflanzentherapie
Bach-Blütentherapie	Mäßig häufig	System von 38 Pflanzenessenzen, die auf unterschiedliche Gemütszustände wirken sollen, siehe S. 118
Bioresonanztherapie	Kaum	Grundannahme, dass Krankheiten durch Störungen körpereigener elektromagnetischer Schwingungen ausgelöst werden. Durch spezielle Geräte sollen diese Schwingungen wieder harmonisiert werden
Edelsteintherapie	Mäßig häufig	Verwendung von Edelsteinen, die aufgrund ihrer Kristallstruktur besondere Eigenschwingungen haben sollen, die kranke Zellverbände »aufladen« und somit deren gestörte Schwingung normalisieren
Eigenbluttherapie	Sehr selten	Verschiedene Verfahren, bei denen aus einer Vene entnommenes Blut – direkt oder nach spezieller Aufbereitung – dem Patienten zurückgegeben wird, meist durch Einspritzen in die Muskulatur oder unter die Haut. Der dadurch entstehende Entzündungsreiz soll das Immunsystem stimulieren
Eigenurintherapie	Sehr selten	Unterschiedliche Verfahren, bei denen im (eigenen) Urin enthaltene Stoffe die Abwehrkraft des Körpers stärken sollen. Der Urin wird gegurgelt (z.B. bei Angina), als Einlauf verwendet, getrunken und teilweise sogar nach Vorbehandlung gespritzt
Entspannungstechniken	Häufig (v. a. bei älteren Kindern)	Stress abbauende Verfahren, durch die auch manche stressbedingte Erkrankungen wie Bluthochdruck, Schlaflosigkeit und Muskelverspannungen therapiert werden können. Entspannungsmethoden sind z.B. autogenes Training, progressive Muskelentspannung, Biofeedback, Yoga und Meditation, Tai Chi, Feldenkrais, Atemtherapie, Alexander-Technik
Ernährungstherapien und Diäten	Häufig	Die vorbeugende und heilende Wirkung von vollwertiger Ernährung ist unbestritten (siehe Kapitel 4). Darüber hinaus gibt es Hunderte von speziellen, teilweise extrem einseitigen Diäten
Homöopathie	Häufig	Einsatz hochverdünnter, »potenzierter« Arzneimittel gegen Krankheitserscheinungen, die der Arzneimittelwirkung ähneln, siehe S. 115
Irisdiagnose	Sehr selten	Betrachtung der Regenbogenhaut des Auges (Iris), deren Veränderung auf innere Krankheiten hinweisen soll
Kinesiologie	Sehr selten	Ausgangspunkt, dass sich Krankheiten innerer Organe durch Schwächung bestimmter Muskeln ausdrücken. Diese kann angeblich vom Therapeuten erspürt werden
Manuelle Medizin	Mäßig häufig	Behandlung des Halte- und Bewegungsapparates mit Hilfe der Hände, siehe S. 119
Physikalische Therapie	Häufig	Behandlung des Körpers durch naturgegebene physikalische Mittel, z.B.: Wasser (Hydrotherapie), Wärme oder Kälte (Thermotherapie), Heilquellen (Balneotherapie), Licht-, Infrarot und UV-Strahlung (Photo- und Heliotherapie), Luft (Klimatherapie), Druck, Berührung oder Bewegung (Massage, Reflexzonentherapie, manuelle Medizin), Elektrizität (Elektrotherapie). Viele Methoden der Physikalischen Therapie werden im Rahmen der Selbsthilfe angewendet (siehe Kapitel 5)
Phytotherapie	Häufig	Pflanzenbasierte Heilmethoden, siehe Seite 112
Shiatsu	Selten	Vor 100 Jahren aus der chinesischen Tuina-Massage sowie der japanischen Anma-Massage entwickelte Massagetechnik, durch die der Energiefluss im Körper reguliert werden soll
Traditionelle chinesische Medizin	Akupunktur: mäßig häufig. Alle anderen: selten	Eine der ältesten medizinischen Behandlungsweisen, die sich auf viele Säulen stützt: Akupunktur, Akupressur und Moxibustion; Kräuterheilkunde; Ernährungslehre; Gymnastik (Tai Chi), Atem- bzw. Bewegungsübungen (Qi Gong) und Tuina-Massage

Die wichtigsten bei Kindern angewendeten Naturheilverfahren.
Die farbliche Unterlegung signalisiert die wissenschaftliche Erklärbarkeit der Methode.

Rot bedeutet: Methode ist wissenschaftlich (bisher) nicht erklärbar
Gelb bedeutet: Methode ist teilweise erklärbar
Grün bedeutet: Methode ist gut erklärbar

- Darauf bestehen, dass Sie alle schulmedizinischen Therapien unverzüglich abbrechen.
- Gleichzeitig noch Handel mit Medikamenten oder Apparaten betreiben.
- Sie auf eine archaische Heiler-Patient-Beziehung festlegen – ein Heiler mag sich durch sein Können und Wissen Respekt verdienen, einen Personenkult rechtfertigt dies genauso wenig wie ein Professoren-Titel.
- Bei ausbleibendem Behandlungserfolg einseitig die Schuld bei Ihnen bzw. Ihrem Kind sehen (»Sie müssen auch daran glauben, sonst hat es keinen Sinn«).

Bevor Sie Wunderdinge glauben, verbreitern Sie deshalb am besten Ihre Entscheidungsbasis – versuchen Sie so viel von der Krankheit zu verstehen wie möglich und sprechen Sie mit Menschen, die in Sachen Gesundheit Ihr Vertrauen besitzen, auch mit Ihrem Kinderarzt, der neuen Wegen gegenüber vielleicht aufgeschlossener ist, als Sie denken. Und konsultieren Sie vor allem auch Ihren gesunden Menschenverstand, der vielleicht manches Präparat schon als »naturtrüb« erkennt, während der angeblich Heilkundige es noch als reines Wunder anpreist.

Verhältnismäßigkeit der Mittel

Auch sanfte Therapien können einschneidend sein. Leider begegnen einem auch in der Naturheilkunde immer wieder Fälle, in denen mit Kanonen auf Spatzen geschossen wird. Therapeuten, die ein Antibiotikum für eine Mittelohrentzündung als zu »eingreifend« bewerten, scheuen – in bester Absicht! – manchmal nicht davor zurück, ihren Patienten zum Beispiel ausgefallene Diätpläne zu verordnen, die selbst Erwachsene kaum durchhalten könnten, und das über Jahre hinweg.

Prüfen Sie deshalb vor jeder langen und beschwerlichen Therapie auch die Verhältnismäßigkeit der Mittel.

Schmiedel, V., Augustin, M.: **Handbuch Naturheilkunde.** Haug, 1997. Guter Überblick über die verschiedenen Naturheilkundeverfahren (nicht auf Kinder zentriert, aber gut zur Orientierung)

Die wichtigsten Verfahren der Naturheilkunde

Phytotherapie

Seit Jahrtausenden sammeln die Menschen Heilkräuter und setzen sie entsprechend der Überlieferung ihrer Vorfahren und aufgrund ihrer eigenen Erfahrungen gegen die verschiedensten Erkrankungen ein. Selbst Tiere können dabei beobachtet werden, wie sie bei bestimmten Erkrankungen gezielt Heilpflanzen fressen, die sonst nicht zu ihrem Speiseplan gehören.

Im Gegensatz zu den meisten anderen Naturheilverfahren wird die **Phytotherapie** (= *Pflanzentherapie*) von praktisch allen Kulturen der Erde angewendet, wobei verschiedene Kulturen oft dieselben Kräuter gegen die gleichen Beschwerden anwenden. So sind in einem ägyptischen Papyrus aus dem 17. Jahrhundert v.Chr. z.B. Kümmel, Leinsamen und Hanf beschrieben.

Erfolgsentscheidend ist aber nicht nur die Bestimmung der am besten geeigneten Pflanze, sondern auch ihre richtige Aufbereitung und Anwendung: Klassischerweise werden Pflanzen getrocknet, vermahlen, danach wieder in Wasser, Alkohol oder anderen Flüssigkeiten gelöst und dann getrunken bzw. äußerlich angewendet. Aber es gibt auch viele andere Methoden, z.B. solche, die Frischpflanzen auspressen, oder solche, die die Wirkstoffe durch Kochen aufschließen. So erklärt sich, warum aus allein in Deutschland medizinisch genutzten 700 Heilpflanzen etwa 5 000 verschiedene pflanzliche Präparate werden, die in den Apotheken zu beziehen sind.

Die Grenzen der Phytotherapie zur Schulmedizin sind fließend. Die Schulmedizin verdankt nämlich einen erheblichen Teil ihrer Medikamente der traditionellen Pflanzenmedizin, d.h. der sorgfältigen Beobachtung von Pflanzenwirkungen durch Laien und Heilkundige. 1805 gelang es dem Apotheker Friedrich Wilhelm Sertürner als Erstem, eine Einzelsubstanz aus einer Pflanze zu isolieren, und zwar das Morphin.

Heute werden in der Schulmedizin viele aus Pflanzen gewonnene Einzelsubstanzen mit Erfolg eingesetzt, z.B. herzstärkende Arzneimittel aus der Fingerhut-Pflanze (Digitalis) oder das aus der Tollkirsche isolierte Atropin.

Viele der aus Pflanzen gewonnenen Heilstoffe werden inzwischen synthetisch »nachgebaut«, etwa die ursprünglich aus Weidenrinde gewonnene Salicylsäure, der Ausgangsstoff des Aspirins.

Auch das Antibiotikum *Penicillin* wurde, vor mehr als 60 Jahren, erstmals aus einer Pflanze isoliert, einem Schimmelpilz nämlich, der dem Forscher Alexander Fleming mit dem Wind auf seine Bakterienkulturen im Labor geflogen war und sie am Wachsen hinderte. Diese unbeabsichtigte, auf einen Laborfehler zurückzuführende Entdeckung hat bis heute Millionen von Menschen das Leben gerettet. Später dann wurden aus dem Penicillin viele auch für andere Bakterien tödliche Mittel entwickelt, u.a. die Mehrzahl der heute üblichen Breitbandpenicilline wie z.B. das Amoxycillin.

Anwendungen der Pflanzenmedizin stellen schließlich den wichtigsten Grundpfeiler der traditionellen häuslichen Selbstbehandlung dar – wer kennt nicht den Fencheltee, den auch wir schon als Kinder von unseren Müttern bekommen haben?

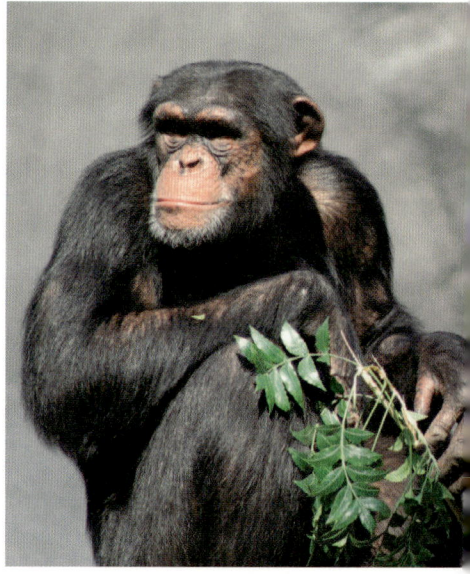

Die Phytotherapie ist älter als die Menschheit: Schimpansen und andere Tiere können z.B. dabei beobachtet werden, wie sie größere Mengen schwer verdaulicher Blätter essen, wenn sie von Darmparasiten befallen sind. [ISP]

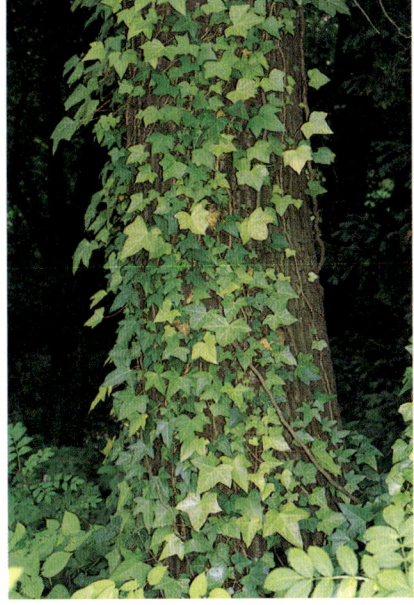 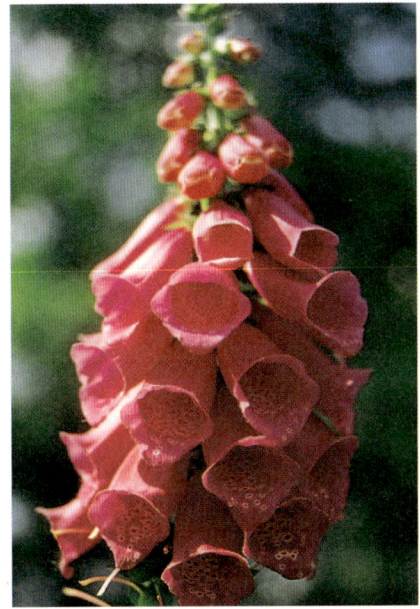 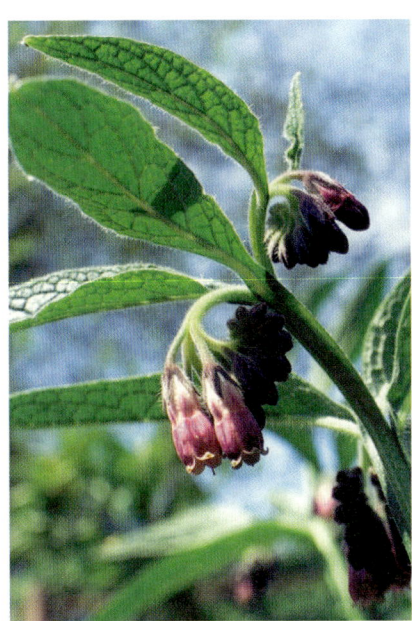

Links: Eine der bei Kindern am häufigsten verordneten Heilpflanzen ist der Efeu. Er wirkt bei Nebenhöhlenentzündungen und der Bronchitis und ist deshalb in vielen Hustensäften enthalten. [RM]
Mitte: Der Fingerhut wird sowohl von der Phytotherapie als auch der Schulmedizin seit über 200 Jahren genutzt. Die Heilkraft des Fingerhuts wurde schon 1785 von dem Forscher William Withering »entdeckt« und zwar indem er in jahrelangen Experimenten eine geheime, unter Kräuterfrauen kursierende Rezeptur untersuchte. [NHP]
Rechts: Der oft gegen Prellungen und Verstauchungen eingesetzte Beinwell ist ins Gerede geraten – er soll Krebs erregende Wirksubstanzen enthalten. Ob diese jedoch auch bei der erfahrungsheilkundlichen Anwendung zu Buche schlagen (hier werden ja keine Einzelsubstanzen, sondern Komplettauszüge der Blätter verwendet), ist nach wie vor umstritten. [SAZ]

Zwei Schulen in der Phytotherapie

Je nachdem, wie die Wirkstoffe aus Pflanzen aufbereitet und eingesetzt werden, lassen sich zwei verschiedene Schulen in der Phytotherapie unterscheiden:

▶ Die **naturwissenschaftlich orientierte Phytotherapie** strebt nach einem schulmedizinisch anerkannten Wirksamkeitsnachweis. Sie wendet einzelne Inhaltsstoffe von Pflanzen auch isoliert an oder baut sie chemisch um, damit sie noch wirksamer oder haltbarer werden. Sie versucht zudem, die auf Pflanzenwirkstoffen beruhenden Medikamente so gut wie möglich zu *standardisieren*, das heißt durch pharmakologische Verfahren sicherzustellen, dass die Wirkstoffe in dem Medikament in stets gleicher Qualität und in gleicher Menge vorliegen.

▶ Die **erfahrungsheilkundlich orientierte Phytotherapie** benutzt dagegen keine isolierten Einzelextrakte, sondern nur die aus vollständigen Pflanzen oder Pflanzenteilen gewonnenen *Komplettauszüge*. Sie geht nämlich davon aus, dass die Gesamtwirkung einer Pflanze mehr ist als die Summe ihrer Teile und dass sich die verschiedenen Wirkstoffe einer Pflanze gegenseitig »abrunden«. Dem entspricht die tägliche Beobachtung am Kranken, dass die ganze Pflanze anders – und zwar häufig besser – wirkt als ihre isolierten Inhaltsstoffe und oft auch weniger Nebenwirkungen auftreten als bei der Therapie mit einer Einzelsubstanz.

Beide Schulen haben wohl ihre Berechtigung, aber auch ihre Grenzen: Bei der naturwissenschaftlichen Phytotherapie fällt unter den Tisch, was an Pflanzenwirkungen und -wechselwirkungen mit dem Körper heute noch nicht erklärt werden kann.
Die erfahrungsheilkundliche Phytotherapie dagegen muss sich den Vorwurf gefallen lassen, dass ihre Ausgangsprodukte nicht standardisiert sind und deshalb – je nach Standort, Wachstumsstadium und Erntemethode – die Wirkstoffmengen extrem variieren können.
Und exotische Pflanzenextrakte, die z.B. aus China importiert wurden, waren in der Vergangenheit nicht selten verunreinigt oder sogar giftig (beim Kräuterimport aus dem Internet ist also Vorsicht angebracht).

Inhaltsstoffe

Heilpflanzen enthalten verschiedene Einzelwirkstoffe, die die Wirkung der Pflanze erklären. Diese sind für die meisten, jedoch nicht für alle Pflanzen bekannt – so weiß etwa bis heute niemand, auf welchem Stoff die Heilwirkung des Baldrians oder des Johanniskrauts beruht. Meist ist das Verhältnis zwischen erwünschten und unerwünschten Wirkungen in der Phytotherapie gut. Allerdings: »Rein pflanzlich« bedeutet nicht unbedingt »harmlos«. So wurden zum Beispiel Kava-Kava-Präparate wegen der Gefahr schwerer Leberschäden sogar vom Markt genommen.

Auch bei anderen Präparaten sind insbesondere bei länger dauernder Anwendung Vergiftungserscheinungen und andere schwere Nebenwirkungen möglich.

Und last but not least kann Ihr Kind auf ein pflanzliches Medikament genauso allergisch reagieren wie auf dessen chemischen Verwandten – auch die »natürlichen« Wirkstoffe sind für den Körper nun einmal Fremdstoffe.

Anthroposophische Medizin

Die anthroposophische Medizin geht auf den Philosophen Dr. Rudolph Steiner (1861–1925) zurück. Mit der **Anthroposophie** (»Menschenweisheit«) begründete er ein umfassendes Menschenbild, mit dem er auch in vielen anderen Lebensbereichen nachhaltige Anregungen gab, wie z.B. in der Landwirtschaft (biologisch-dynamische Landwirtschaft), der Pädagogik (Waldorf-Pädagogik), aber auch der Religion (Christengemeinschaft).

Steiner erkannte in seiner Anthroposophie vier »Wesensglieder« im Menschen:
- Der »*physische Leib*« ist der sichtbare Körper.
- Der »*Ätherleib*« ist die Summe der den Körper belebenden Lebenskräfte.
- Der »*Astralleib*« ermöglicht Empfindungen und Bewusstsein.
- Das »*Ich*« ist das Zentrum der Persönlichkeit.

Das Zusammenwirken der vier Wesensglieder bestimmt, ob ein Mensch krank ist oder gesund. Stehen alle vier Kräfte in Harmonie zueinander, ist der Mensch gesund. Wenn der Einfluss eines der vier Wesensglieder stark überwiegt, gerät das gesamte System aus dem Gleichgewicht. Herrscht zum Beispiel über lange Zeit der Ätherleib vor, so kann Krebs entstehen. Krankheit ist nach anthroposophischer Auffassung also stets auch ein seelisch-geistiges Problem.

Bedeutung von Krankheit

In der anthroposophischen Medizin wird Krankheit als eine Entwicklungschance für Körper, Seele und Geist gesehen. Durch die Überwindung der Krankheit kann der Mensch zu neuen Kräften und Fähigkeiten gelangen.

Das Ziel der Behandlung einer Krankheit besteht deshalb darin, die grundlegenden Kräfte der »Wesensglieder« harmonisch auszubalancieren. Dafür stehen der anthroposophischen Medizin nicht nur Medikamente, sondern auch Ernährungsverfahren (basierend auf der biologisch-dynamischen Anbauweise) sowie kreative künstlerische Therapieformen zur Verfügung, wie etwa die **Heileurythmie** (diese verbindet Bewegungsabläufe, Gebärden, Worte und Laute).

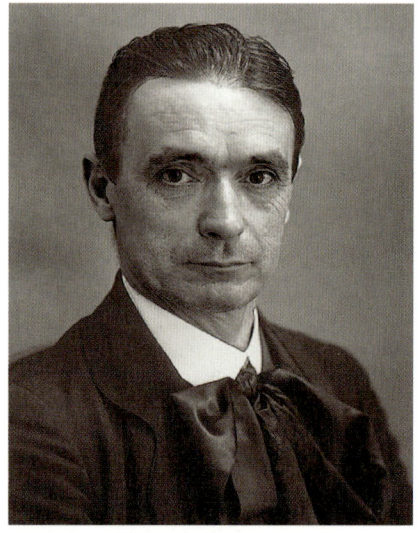

Der Begründer der Anthroposophie und der anthroposophischen Medizin: der Philosoph Rudolph Steiner (1861–1925). [GOE]

Anthroposophische Medikamente

Die anthroposophische Medizin stützt sich auf Medikamente pflanzlicher, tierischer und mineralischer bzw. metallischer Herkunft. Durch diese sollen die aus dem Gleichgewicht geratenen Wesensglieder unterstützt bzw. harmonisch ausbalanciert und auf diese Weise Heilungs- und Entwicklungsprozesse angeregt werden.

Die Medikamente gehen teilweise auf die Homöopathie Hahnemanns (siehe S. 115) zurück, wurden von der anthroposophischen Medizin aber in wesentlichen Aspekten »erweitert«. Teilweise sehr komplexe Aufbereitungs- und *Transformationsverfahren* sollen dabei sicherstellen, dass die zur Heilung notwendigen homöopathischen Substanzen ihre Dynamik im Menschen entfalten können bzw. in ihrer Wirksamkeit den menschlichen Organen angepasst sind.

Ein solches Transformationsverfahren ist beispielsweise die *Vegetabilisierung* (Verpflanzlichung) von Metallen, bei der bestimmte Heilpflanzen mit Metallen wie Kupfer gedüngt und nach der Ernte dann kompostiert werden. Nach anthroposophischer Vorstellung wird durch die Pflanzenwirkung das Metall an dasjenige Organ im Körper gelenkt, zu dem die Pflanze eine natürliche Beziehung hat.

Wesenskräfte

Nach anthroposophischer Auffassung wirken Heilmittel nicht nur durch ihre Inhaltsstoffe, sondern auch durch ihre »Wesenskraft« bzw. »Dynamik«, die mit dem Medikament auf den Menschen übertragen wird.

So kann z.B. eine Pflanze wie die Brennnessel, die Eisen sehr gut aufzunehmen vermag, dem Körper bei Eisenmangel den Impuls geben, Eisen aufzunehmen.

Die entzündungshemmende Wirkung des Weidenrinden-Extraktes wird dadurch erklärt, dass die Weide an feuchten Standorten wächst und durch ihre wassertransportierende Kraft Entzündungen sozusagen »auslöschen« kann.

Eine krebshemmende Wirkung wird der Mistel zugesprochen, weil sie nicht in der Erde wurzelt und im Winter blüht und damit den natürlichen Wachstumsprinzipien widerspricht.

Einsatzgebiete

Die anthroposophische Medizin ist eines der in den deutschsprachigen Ländern am weitesten verbreitete »Naturheil«verfahren. Sie wird ausschließlich von Ärzten praktiziert und kommt heute bei praktisch allen Erkrankungsformen zum Einsatz, teilweise auch begleitend zu schulmedizinischen Ansätzen.

Neben Medikamenten setzt die anthroposophische Medizin aber auch etwa auf Verfahren wie die Heileurythmie, die unter anderem bei Kindern mit Hyperaktivität und Aufmerksamkeitsstörungen Erfolge erzielen soll.

Goebel, W., Glöckler, M.: **Kindersprechstunde.** Urachhaus, 2001. Das wohl bekannteste Buch der anthroposophischen Medizin. Während dem Nicht-Anthroposophen nicht alle Ausführungen, etwa zu den philosophischen Grundlagen, zugänglich sein dürften, sind insbesondere die Anregungen für eine kindgerechte Erziehung sehr lesenswert und praxisbezogen

▶ **Gesellschaft Anthroposophischer Ärzte in Deutschland**
Roggenstr. 82, 70794 Filderstadt
www.anthroposophischeaerzte.de

Homöopathie

Die **Homöopathie** wurde von dem Arzt, Apotheker und Chemiker Samuel Hahnemann (1755–1843) begründet. Hahnemann stand den medizinischen Verfahren seiner Zeit – z. B. dem Aderlass und dem Schröpfen – wegen der nicht nachgewiesenen Wirksamkeit sehr kritisch gegenüber und zog sich aus seiner praktischen Tätigkeit enttäuscht zurück.

Ein Selbstversuch mit der eigentlich fiebersenkend wirkenden Chinarinde brachte ihn auf eine neue Spur. Paradoxerweise entwickelte er nämlich nach der Einnahme der Chinarinde Fieber! Er formulierte nach dieser Erfahrung die sog. **Ähnlichkeitsregel** als einen Hauptlehrsatz der Homöopathie: »Wähle ... in jedem Krankheitsfall eine Arznei, welche ein ähnliches Leiden auslösen kann als sie heilen soll« oder, kürzer: »Gleiches wird durch Gleiches geheilt«. Nach dem griechischen Wort für »gleiches« (homöo) nannte er seine neue medizinische Richtung »Homöopathie« und grenzte sie gegen die schulmedizinische **Allopathie** ab, in der eine Krankheit durch ein Gegenmittel (allos, griech. = das andere) geheilt wird.

Hahnemann überprüfte nun in Eigenversuchen sowie in langen Versuchsreihen mit gesunden Menschen (z.B. Familienangehörigen) Hunderte von Substanzen – wie etwa die Hauszwiebel, die ja bekanntermaßen eine laufende Nase und juckende Augen auslöst und die er deshalb als ein Mittel gegen Schnupfen in seine Liste der homöopathischen Arzneimittel, das »Organon der Heilkunst«, aufnahm.

Der die Homöopathie begründende Selbstversuch mit Chinarinde stellt bis heute ein Rätsel dar, da die von Hahnemann beobachtete Reaktion – nämlich die Entwicklung von Fieber – bei ähnlichen Versuchen an anderen gesunden Menschen nicht beobachtet werden kann. Eine – allerdings schulmedizinische – Erklärung hierfür könnte sein, dass Hahnemann vielleicht eine allergische Reaktion gegen einen Bestandteil der Chinarinde entwickelte. Unklar bleibt auch, ob Hahnemann damals tatsächlich Fieber entwickelt hat – bei seinem Versuch verwendete er nämlich kein Fieberthermometer, sondern verließ sich zur Diagnose des »Fiebers« auf die Messung des eigenen Pulses.

Potenzierung

Hahnemann hatte beobachtet, dass sich bei den in der damaligen Schulmedizin üblichen Arzneimitteldosierungen die Symptome oft beträchtlich verschlimmerten und viele Nebenwirkungen auftraten. Deshalb begann er, seine Arzneistoffe schrittweise zu verdünnen. Um dabei dennoch die Wirksamkeit der Arznei zu erhalten, ja, zu steigern, *verschüttelte* oder *verrieb* er die Medizin auf jeder Verdünnungsstufe.

Er nannte dieses nach seiner Erfahrung wirkungsverstärkende Verfahren **Potenzierung** oder *Dynamisation*. Bei der **Dezimal-Potenzierung** (= D-Potenzierung) wird die Ausgangslösung bei jedem Verdünnungsschritt um den Faktor 10 verdünnt (bzw. potenziert), bei der **Centesimal-Potenzierung** (= C-Potenzierung) um den Faktor 100. Wie oft der Ausgangsstoff verdünnt und verschüttelt wurde, wird durch eine hinter dem Potenzierungsbuchstaben stehende Zahl angegeben, also z.B. D3 (3-mal um den Faktor 10, also 1000fach verdünnt) oder C3 (3-mal um den Faktor 100 verdünnt, also millionenfach). Zum Einsatz kommen manchmal Potenzierungen bis C200! In diesen Verdünnungsbereichen sind in der Lösung keine Moleküle der ursprünglichen Wirksubstanz mehr zu finden.

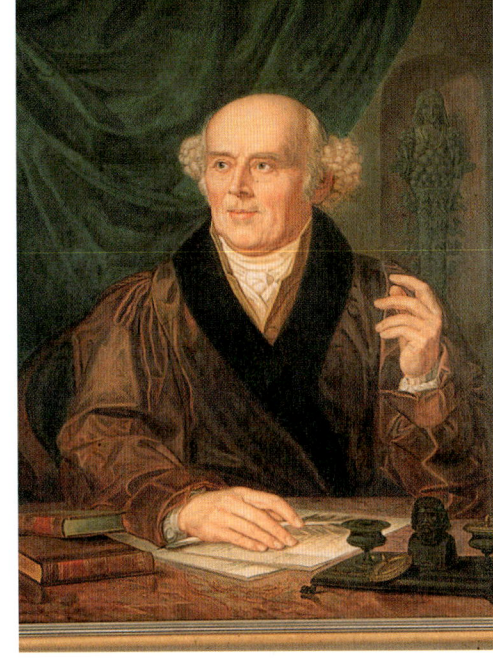

Samuel Hahnemann, der »Vater« der klassischen Homöopathie. [DHU]

Wahl des Mittels

Die Homöopathie teilt sich heute in zwei Schulen, die sich vor allem darin unterscheiden, wie die verordneten Mittel ausgewählt werden:

Die **klassische Homöopathie** wählt das Mittel nicht allein nach dem beobachteten Krankheitszeichen (etwa Husten oder Durchfall) oder der Diagnose (etwa akute Mittelohrentzündung) aus, sondern nach dem *individuellen Krankheitsbild* bzw. der sog. **Konstitution** des Patienten. Sie berücksichtigt also, welche Begleiterscheinungen zu beobachten sind, wie der Patient auf die Erkrankung reagiert, in welcher seelischen

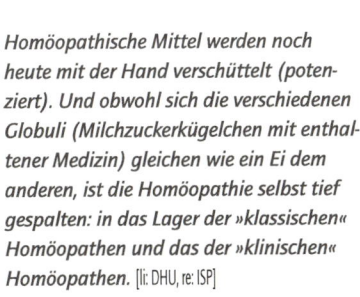
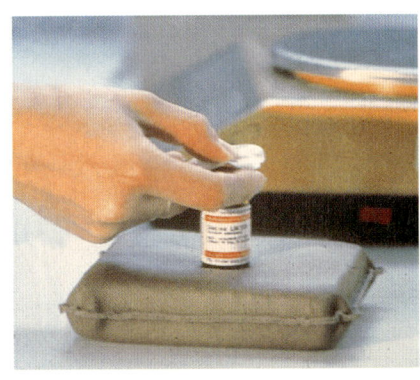
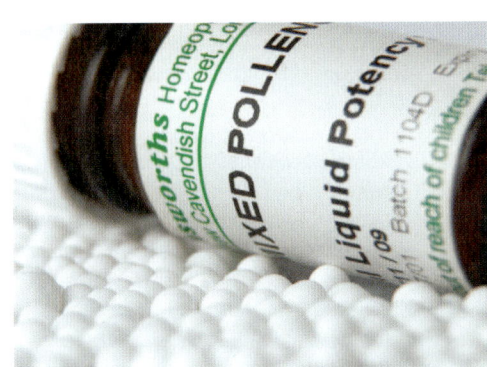

Homöopathische Mittel werden noch heute mit der Hand verschüttelt (potenziert). Und obwohl sich die verschiedenen Globuli (Milchzuckerkügelchen mit enthaltener Medizin) gleichen wie ein Ei dem anderen, ist die Homöopathie selbst tief gespalten: in das Lager der »klassischen« Homöopathen und das der »klinischen« Homöopathen. [li: DHU, re: ISP]

Verfassung er sich befindet, welche Eigenschaften oder Merkmale er auch in gesunden Tagen hat und so weiter. Entsprechend wichtig – und auch zeitaufwändig – ist ein einfühlsames diagnostisches Gespräch zur Abstimmung der Verordnung, die so genannte Fallaufnahme. Nach den im Gespräch gesammelten Informationen bildet der Therapeut ein »Repertoire« der Krankheitszeichen und vergleicht es mit Profilen von rund 6 000 Arzneistoffen. Dieses sog. **Repertorisieren** findet heute oft mit Computerunterstützung statt. Der Arzneistoff, der am besten zu den Beschwerden und anderen Krankheitszeichen des Patienten passt, ist dann das passende Medikament.

Der möglichst genaue Blick auf die individuelle »Passung« bedeutet auf der einen Seite, dass zwei Kinder mit immer wiederkehrenden Kopfschmerzen aufgrund ihrer verschiedenen Konstitution völlig unterschiedliche Mittel erhalten können, auf der anderen Seite aber auch, dass ein Kind mit Kopfschmerzen das gleiche Mittel bekommen kann wie eines mit Infektneigung. Nach den Regeln der klassischen Homöopathie ist es deshalb auch sinnlos, die für die kleine Natalie verordnete Medizin etwa dem Papa in den Joghurt zu mischen, damit der auch endlich nicht mehr so viel herumzappelt.

Die **klinische Homöopathie** dagegen richtet sich bei der Auswahl des Medikaments auch nach der ärztlichen Diagnose (etwa Mandelentzündung oder Nebenhöhlenentzündung). Sie greift also auf das Wissen der Schulmedizin zurück. Verordnet werden oft Mischungen aus verschiedenen, oft unterschiedlich potenzierten Einzelmitteln, die sog. **Komplexmittel.** Sie sind auf dem Etikett mit »comp.« (für compositum = zusammengesetzt) bezeichnet.

Die Homöopathen sind untereinander recht zerstritten. Die klinischen Homöopathen werfen den klassischen Homöopathen vor, dass ihre Medizin elitär und wirklichkeitsfremd sei: elitär, weil eine Erstbehandlung mit Repertorisierung und Nachfolgeterminen leicht 500 EUR kostet (und klassische Homöopathen arbeiten meist auf Rechnung), und wirklichkeitsfremd, weil die eingesetzten historischen Symptomlisten eben den Alltag vor 200 Jahren wiedergeben – und etwa im Bereich der seelischen Krankheiten viele Stilblüten enthalten. Auf der anderen Seite lehnen die »klassischen« Homöopathen den Einsatz der Komplexmittel ab – nicht ganz zu Unrecht wenden sie ein, dass diese oft ohne ausführliche Befragung des Patienten auf die Schnelle verordnet werden.

Anwendung

Die Homöopathie findet insbesondere Anwendung bei wiederkehrenden Infektionen, Hauterkrankungen wie Neurodermitis, Blähungen und psychisch mitbedingten Kopf- und Bauchschmerzen.

Während die klassische Homöopathie meist von Ärzten oder Heilpraktikern mit entsprechender Zusatzausbildung ausgeübt wird, hat die klinische Homöopathie heute auch in viele »normale« Kinderarztpraxen Einzug gehalten.

Enders, N.: **Enders' Homöopathie für Kinder**. Haug, 2002. Übersichtliche und leicht verständliche homöopathische »Rezeptsammlung«
➤ **Deutscher Zentralverein homöopathischer Ärzte**
Am Hofgarten 5, 53113 Bonn
www.homoeopathie-stiftung.de

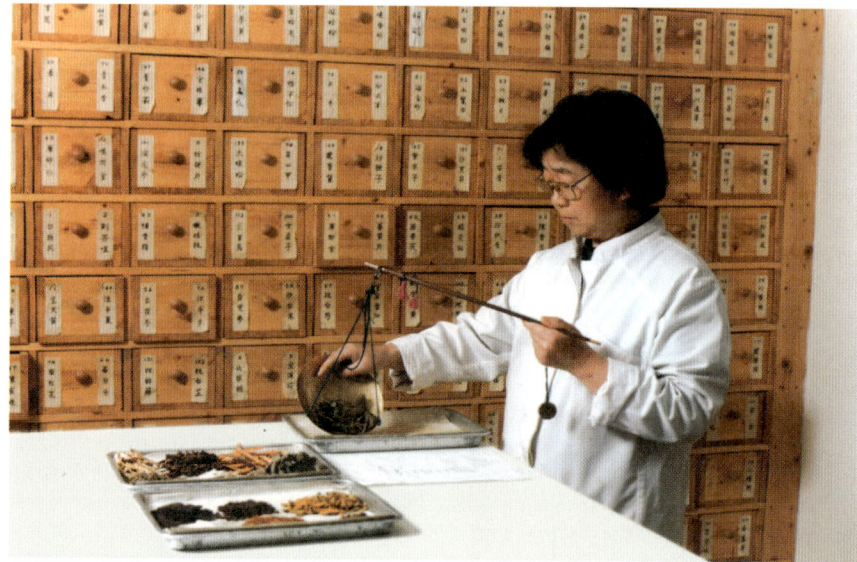
Die Akupunktur ist kein eigenständiges Verfahren, sondern von ihren theoretischen Grundlagen her Teil der traditionellen chinesischen Medizin, die auch die – hier gezeigte – chinesische Kräutermedizin umfasst. [VGM]

Akupunktur

Die **Akupunktur** entstand im Rahmen der **traditionellen chinesischen Medizin** (= TCM), einem der ältesten Heilsysteme menschlicher Kulturen. Die traditionelle chinesische Medizin umfasst neben der Akupunktur noch viele andere Methoden wie etwa die chinesische Kräutermedizin und heilgymnastisch-meditative Verfahren (z.B. Qi Gong).

Die Akupunktur geht davon aus, dass die Lebensenergie Qi (sprich: tschi) Grundlage jeder Substanz ist und allem Lebendigen innewohnt. Während das kosmische Qi im Wasser der Flüsse, in der Luft und im Wind fließt, konzentriert sich das Qi im menschlichen Körper in den Organen und strömt in einem energetischen Netzwerk von Kanälen oder Leitbahnen, den Qi-Kanälen, durch den Körper. Diese Kanäle verlaufen von Pol zu Pol, d.h. von Kopf bis Fuß, und sind damit dem Meridiansystem der Erde vergleichbar. Sie werden deshalb oft auch »Meridiane« genannt.

Die Lebensenergie Qi hat unterschiedliche Funktionen, sie schützt, ernährt, erwärmt, transportiert, kontrolliert und verwandelt. Gesundheit liegt dann vor, wenn die Lebensenergie ausgewogen vorhanden ist und sich austauschen, d.h. ungehindert fließen kann.

Krankheit entsteht dann, wenn der Energiefluss behindert ist.

Bei der **Körperakupunktur** werden etwa rund 300 Akupunkturpunkte genutzt, die auf insgesamt 22 Meridianen über den ganzen Körper verteilt liegen.

Die **Ohrakupunktur** geht davon aus, dass alle Organe des menschlichen Körpers auf der Ohrmuschel repräsentiert sind, und verwendet entsprechende Akupunkturpunkte.

Bei der **Laserakupunktur** ersetzt der Laserstrahl die Nadel.

Bei der **Akupressur** werden die gleichen Punkte genutzt wie in der Akupunktur, sie werden jedoch durch Druck oder Massage gereizt.

Da das komplizierte Gedankengebäude der chinesischen Medizin von europäischen Ärzten nur mit erheblichem Aufwand zu begreifen ist, wurden Modifikationen entwickelt, die den westlichen Diagnosebegriffen angepasst und in der Anwendung einfacher sind (beispielsweise die Wiener Schule nach Bischko).

Technik der Akupunktur

Der Akupunkteur versucht zunächst festzustellen, in welchen Meridianen oder Organen ein Mangel oder ein Überschuss an der Lebensenergie Qi besteht. Um dies zu diagnostizieren, bedient sich die traditionelle chinesische Medizin so unterschiedlicher Methoden wie der Zungen- und der Pulsdiagnose, aber auch des Zuhörens und des genauen Erfragens von Beschwerden. Durch Druck auf Punkte der Meridiane oder Reflexpunkte kann eine erhöhte Empfindlichkeit und damit eine abnorme Energieverteilung ertastet werden.

Nach genauer Diagnose des energetischen Ungleichgewichts werden Nadeln unterschiedlicher Länge und unterschiedlichen Durchmessers in genau festgelegte Hautpunkte gestochen, um das Gleichgewicht wiederherzustellen. Es können bis zu 15 Nadeln verwendet werden, die meist etwa 20–30 Minuten liegen bleiben (bei Kindern genügen oft wenige Minuten). Selbst Kinder empfinden bei Einstich der Nadeln in aller Regel keine Schmerzen, allenfalls ein Druckgefühl.

Heute werden wegen der Infektionsgefahr sterile Einmal-Stahlnadeln eingesetzt. Die durch die Nadeln gesetzten Reize beeinflussen nach heutiger Auffassung die inneren Organe über das Nervensystem sowie über chemische Botenstoffe und Hormone.

Einsatzgebiete

Angewendet wird die Akupunktur bei Kindern insbesondere bei Bauchkoliken, Kopfschmerzen, aber auch bei Asthma und Hautekzemen. Voraussetzung für die Wirkung ist das Vorhandensein ausreichender Selbstheilungskräfte. Daher ist eine Akupunktur z.B. bei schweren Erkrankungen (wie etwa Tumorerkrankungen) nicht vorgesehen.

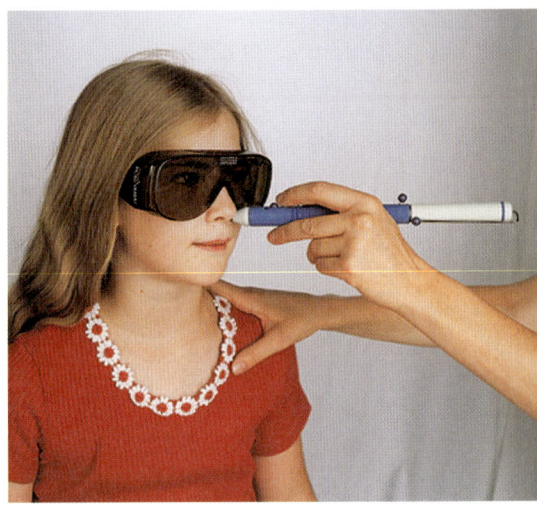

Bei Kindern häufiger angewendet: die Laserakupunktur. Der Reiz auf den entsprechenden Akupunkturpunkt wird dabei nicht durch eine Nadel, sondern einen Laserstrahl erzielt. [AM]

Da Kinder nun einmal Angst vor Nadeln haben, setzt man als »sanfte Alternative« bei Säuglingen und Kleinkindern oft Massagetechniken ein. Ab dem Schulkindalter verwenden viele Therapeuten aber auch Akupunkturnadeln, wobei auf eine möglichst geringe Anzahl wirksamer Nadeln und ein spielerisches Heranführen an die Akupunktur geachtet wird.

Es wird davon ausgegangen, dass Kinder auf Akupunktur sehr viel schneller ansprechen als Erwachsene. Dennoch sind die Erfahrungen gerade mit kleinen Kindern noch immer begrenzt.

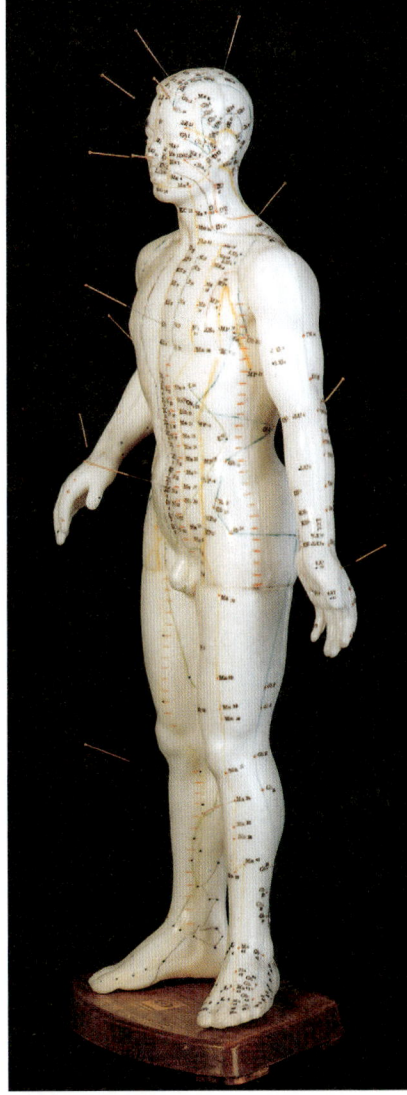

Nach den Vorstellungen der chinesischen Medizin strömt die Lebensenergie über besondere Bahnen, den auf der Figur eingezeichneten Meridianen. [VGM]

Tempelhof, S.: **Akupressur für Kinder**. Gräfe und Unzer, 2002. Gute Einführung in die Methoden der Akupressur, auch wenn die Einsatzmöglichkeiten etwas euphorisch geschildert werden

▶ **Deutsche Akupunktur Gesellschaft Düsseldorf**
Goltsteinstr. 26, 40211 Düsseldorf
www.acupunctureworld.com/ge/deakdu/

▶ **Deutsche Ärztegesellschaft für Akupunktur e.V.**
Würmtalstr. 54, 81375 München
www.daegfa.de

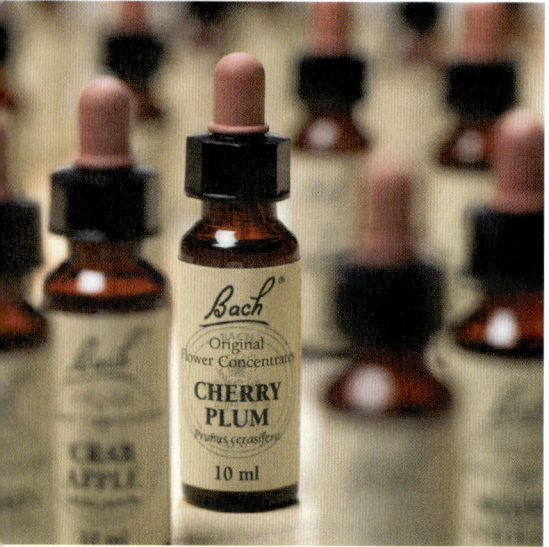

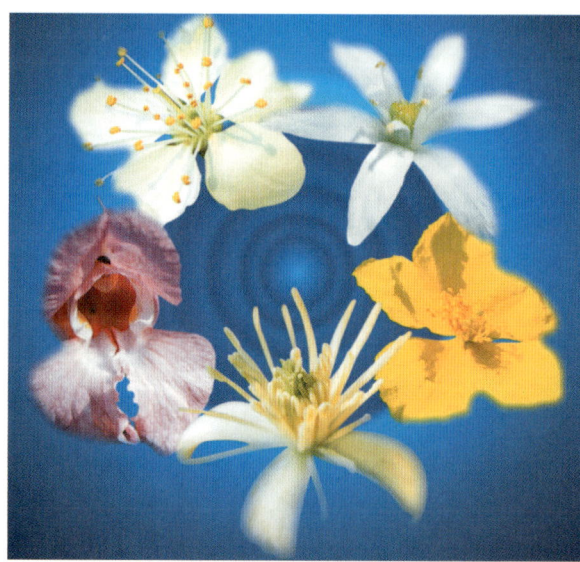

In den Fläschchen enthalten sind die nach Dr. Bachs Methode zubereiteten Blütenauszüge. Von ihnen sind 38 erhältlich. Beliebtestes Bach-Blütenmedikament sind aber nicht die Einzelblütenauszüge, sondern die sog. Rescue-Tropfen. Sie enthalten die Blüten Star of Bethlehem, Rock Rose, Clematis, Cherry Plum und Impatiens.
[li: MU; re: BCH]

Bach-Blütentherapie

Die **Bach-Blütentherapie** ist eine seelische Regulations- und Umstimmungstherapie. Ihr Ziel ist die Harmonisierung negativer seelischer Verhaltensmuster, wodurch der Anschluss an die eigenen seelischen Selbstheilungskräfte ermöglicht werden soll.

Die Bach-Blütentherapie geht auf den englischen Arzt Dr. Edward Bach (1886–1936) zurück, der zunächst als Bakterienforscher und Krankenhausarzt tätig war, dabei aber die damalige Medizin zunehmend als Zwangsjacke empfand. Für Bach war Krankheit Ausdruck einer Disharmonie zwischen Körper und Seele – negative seelische Verhaltensmuster stellen sich einem harmonischen Lebensprozess in den Weg.

Im Verlauf von sechs Jahren beschrieb Bach 38 Pflanzen, deren Kräfte nach seiner Meinung den Gemütsbereich jedes Menschen beeinflussen können – und zwar dadurch, dass diese Pflanzen den 38 **Seelenzuständen** des Menschen entsprechen (was er aber nicht durch Selbst- oder Patientenversuche, sondern ausschließlich durch seine Intuition so festlegte). Diese seelischen Eigenschaften sind allen Menschen in unterschiedlicher Ausprägung zu Eigen, z.B. Angst, ungenügendes Interesse an der Gegenwartssituation, Überempfindlichkeit gegen Einflüsse und Ideen oder übergroße Sorge. Jede der von ihm ausgewählten Blütenpflanzen kann nach Bachs Auffassung einen dieser archetypischen Seelenzustände korrigieren und dadurch das Bewusstsein harmonisieren.

Die Bach-Blüten

Bach entwickelte eine eigene Methode, um die in den Pflanzen enthaltene »konzentrierte Information« zu konservieren: Zumeist werden die gesammelten Pflanzen sofort nach dem Pflücken in ein Glas klares Quellwasser gelegt und der Sonne ausgesetzt, bis die Blüten welken. Das Wasser wird dann mit Alkohol konserviert und verdünnt.

Neben den 38 Blütenessenzen entwickelte Bach auch eine als Notfalltropfen (rescue remedy, Rescue-Tropfen) bezeichnete Mischung aus fünf Bach-Blüten. Die Notfalltropfen werden bei seelischen Schockzuständen gegeben, die in der Zusammensetzung etwas modifizierte Rescue-remedy-Creme wird zur Behandlung von Verletzungen, Insektenstichen und Hautreaktionen verwendet.

Individuelle Auswahl

Der im Wasser enthaltene »Pflanzenimpuls« soll bestimmte seelische Kräfte anregen und individuelle Blockierungen lösen. Die Bach-Blütentherapie behandelt also körperliche Krankheiten nicht direkt, sondern setzt Impulse auf der Gefühls- und Willensebene. Jeder Mensch spricht dabei nur auf solche Essenzen an, die seiner seelischen Ausrichtung entsprechen. So wird etwa der seelische Zustand von Tagträumereien bzw. Realitätsflucht durch die Blütenessenz der Clematis behandelt und so (hoffentlich) in waches Gegenwartsbewusstsein verwandelt. Oft werden nur eine, manchmal bis zu acht Bach-Blüten verordnet.

Einsatzgebiete

Die Bach-Blütentherapie wird vor allem in drei Bereichen eingesetzt:

▶ Zur **Charakterstärkung und -harmonisierung.** In diesem Rahmen kann z.B. versucht werden, Eifersucht, Ängstlichkeit oder Resignation zu überwinden.

▶ Zur **Akutbehandlung psychischer Stresssituationen** und Lebenskrisen, z.B. bei Beziehungskonflikten, Erziehungs- und Schulproblemen.

▶ Als **Begleitbehandlung akuter und chronischer Krankheiten,** wobei Wirkungen vor allem bei Beschwerden mit psychovegetativer Symptomatik gesehen werden, also z.B. bei Schlafstörungen, Verdauungsproblemen oder Verhaltensauffälligkeiten.

Auch bei Entwicklungsstörungen und zur Geburtsvorbereitung werden Bach-Blüten angewandt.

Schmidt, S.: **Bach-Blüten für Kinder.** Gräfe und Unzer, 1999. Übersichtliche und farbige Einführung in die Bach-Blütentherapie

▶ **Institute für Bach-Blütentherapie**
Mechthild Scheffer
Deutschland: Postf. 20 25 51, 20218 Hamburg
Österreich: Börsegasse 10, A-1010 Wien
Schweiz: Mainaustr. 15, CH-8008 Zürich
www.bach-bluetentherapie.de

Manuelle Therapien

Unter **manueller Therapie** werden verschiedene Verfahren zusammengefasst, die Krankheiten und Funktionsstörungen am Halte- und Bewegungsapparat mit Hilfe der Hände (lateinisch: manus = Hand) behandeln. Manuelle Therapieformen werden von Ärzten, Heilpraktikern und Physiotherapeuten angewendet und blicken auf eine lange Geschichte zurück – so wurden etwa im Mittelalter Tanzbären über den Rücken von Patienten geführt, damit sich die Wirbel wieder einrenken.

Die beiden wichtigsten Formen der manuellen Therapie, die **Osteopathie** und die **Chiropraktik,** wurden beide im 19. Jahrhundert in den USA entwickelt.

Osteopathie

Diese geht auf den Arzt Andrew Taylor Still zurück. Nach Dr. Stills Beobachtungen funktioniert der menschliche Körper als Einheit:
➤ Abnorme Spannungen in einem Teil des Körpers führen stets auch zu Spannungs- und Druckerscheinungen in anderen Teilen des Körpers. Wird etwa die Beweglichkeit einer Körperstruktur durch eine Verletzung eingeschränkt, so arbeitet dieses Gebiet nicht mehr optimal. Andere Körperstrukturen übernehmen jetzt einen Teil der Arbeit.
➤ Wenn sich diese Mehrarbeit nicht mehr durchhalten lässt, verändert sich an diesen Stellen auch das Gewebe des Körpers, das vor allem an Beweglichkeit verliert. Jetzt kann schon ein kleiner körperlicher oder seelischer Einfluss eine unverhältnismäßig starke Reaktion hervorrufen – und zwar oft an einer ganz anderen Stelle des Körpers. So entsteht der Hexenschuss zum Beispiel plötzlich aufgrund einer ungeschickten Bewegung, und auch wenn wir die Schmerzen im Rücken empfinden, saß die ursprüngliche Verspannung vielleicht im Nackenbereich oder noch woanders.

Durch eine intensive Ausbildung des Tastvermögens können Osteopathen Bewegungseinschränkungen der Gewebe (so genannte *Dysfunktionen*) ertasten, und zwar nicht nur im Bereich der Wirbelsäule und der Gelenke, sondern auch an anderen Geweben des Körpers. Mit Hilfe bestimmter Griffe werden die ertasteten Dysfunktionen gelöst. Der Körper findet so zu einer ökonomischeren Funktionsweise zurück und kommt wieder ins Gleichgewicht.

Die Bezeichnung Osteopath wird von Ärzten und Heilpraktikern sowie von Physiotherapeuten an verschiedenen privaten Schulen erworben, wobei vor allem die von der Akademie für Osteopathie e.V. (AfO) akkreditierten Schulen eine umfassende, fünfjährige Ausbildung anbieten.

Manche Osteopathen verfügen auch über eine spezielle Weiterbildung im Bereich der Kinderosteopathie. Adressen von Osteopathen sind beim Verband der Osteopathen Deutschland e.V. erhältlich.

Newiger, C., Beinborn, B.: **Osteopathie: So hilft sie Ihrem Kind.** Trias-Verlag, 2000. Nicht immer kritische, aber dennoch lesenswerte Einführung in die Osteopathie

➤ **Verband der Osteopathen Deutschland e.V. (VOD)**
Untere Albrechtstr. 5, 65185 Wiesbaden
www.osteopathie.de

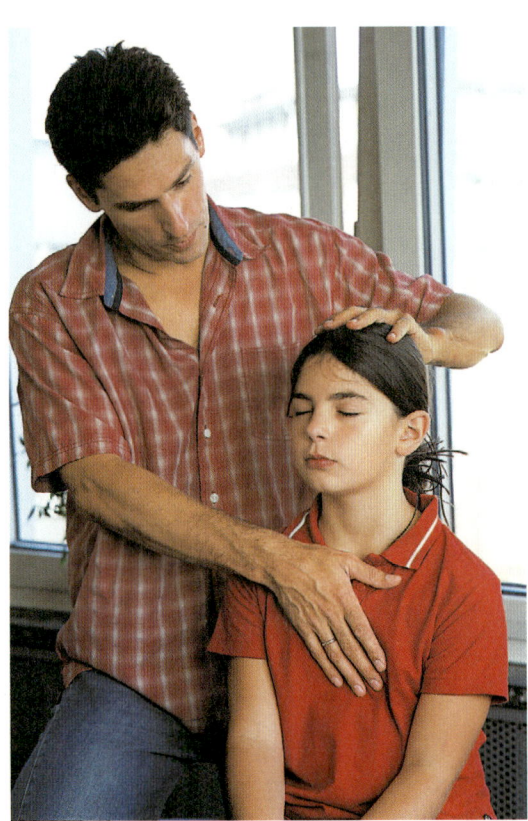

Links:
Osteopathie – der Therapeut ertastet Bewegungseinschränkungen und löst sie durch bestimmte Grifftechniken. [AM]

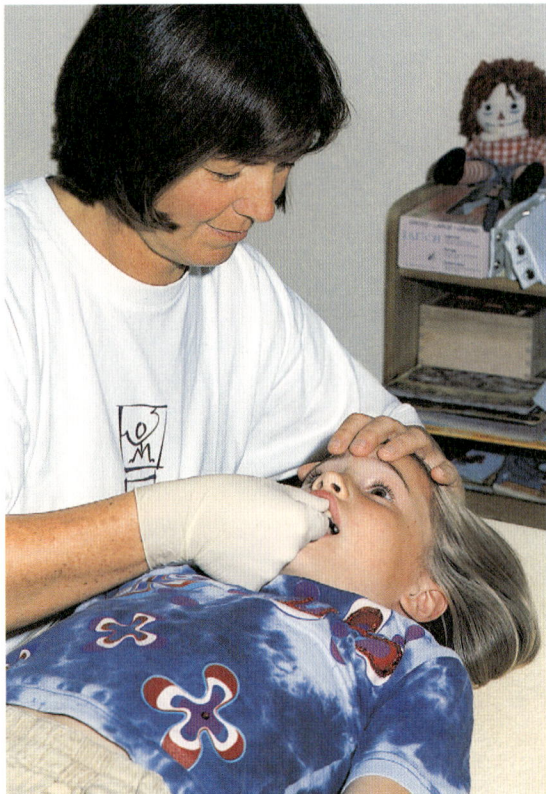

Rechts:
Craniosacraltherapie bei einem fünfjährigen Mädchen. Die Therapeutin versucht durch spezielle Drucktechniken an den Schädelknochen, den »craniosacralen Rhythmus« zu beeinflussen. [AM]

Einsatzgebiete

Die Osteopathie unterteilt die Gewebe des Körpers in verschiedene funktionelle Systeme, die durch jeweils spezielle Behandlungstechniken beeinflusst werden:

➤ Das **parietale System** umfasst die Strukturen des Bewegungsapparats.
➤ Das **viszerale System** beinhaltet die inneren Organe.
➤ Im **craniosacralen System** spielen sich die teilweise atemabhängigen Änderungen der »craniosacralen Rhythmen« ab. Dieses System wird durch einen eigenen Zweig der Osteopathie, die durch den Journalisten William Sutherland begründete **craniosacrale Osteopathie,** behandelt (siehe unten).

Die Osteopathie ist vor allem in den USA und Frankreich weit verbreitet und behandelt nicht nur Störungen des Bewegungsapparates, sondern auch chronische Erkrankungen der inneren Organe wie etwa Verdauungsstörungen. Bei Säuglingen soll die Osteopathie Erfolge bei Schrei- und Speikindern sowie bei Koliken und Schlafstörungen haben. Die Osteopathie geht davon aus, dass viele dieser Probleme letzten Endes Auswirkungen des traumatischen Geburtsvorgangs darstellen. Auch Säuglinge mit einer isolierten motorischen Entwicklungsverzögerung sollen erfolgreich osteopathisch behandelt worden sein.

Craniosacrale Osteopathie

Die craniosacrale Therapie wurde von einem Schüler Stills, dem Journalisten William Garner Sutherland, entwickelt. Er beobachtete, dass sich der Schädel in einer beständigen rhythmischen Bewegung befindet, durch die sich der Schädel sechs- bis zwölfmal pro Minute minimal bewegt und auch ausdehnt. Sutherland nannte diese Bewegung »primäre Atmung« und ging davon aus, dass diese einen eigenständigen Körperrhythmus wie der Herz- und Atemrhythmus darstellt. Später wurde dieses Phänomen auf die rhythmische Produktion und Wiederaufnahme des Gehirnwassers durch die Hirnhäute zurückgeführt. Die dadurch entstehenden wellenartigen Bewegungen leiten sich durch den Körper fort, insbesondere durch den relativ starren Rückenmarkkanal, der den Rhythmus des Hinterhauptes auf das Steißbein (lateinisch: Sakrum) überträgt. Wegen dieser Verbindung zum Steißbein wird der Rhythmus auch als craniosacraler Rhythmus bezeichnet.

Ist eine der Kopfstrukturen blockiert, etwa durch eine traumatische Geburt, so kann sich der craniosacrale Rhythmus nicht mehr frei bewegen.

Ziel der craniosacralen Therapie ist es, die freie Bewegung des craniosacralen Rhythmus wieder herzustellen. Hierzu ertastet der Therapeut an den Schädelknochen den individuellen Rhythmus des Patienten. Durch sanfte spezielle Drucktechniken wird der vorhandene individuelle Rhythmus verstärkt und in seiner Entfaltung, d.h. in seinem freien Fluss durch den Körper, unterstützt.

Chiropraktik

Die von dem Händler Daniel David Palmer entwickelte Chiropraktik beschränkt sich auf die Behandlung von Funktionsstörungen und Schmerzen des Bewegungsapparates. Fehlhaltungen oder falsche Bewegungsabläufe führen laut Palmer zu Verschiebungen der Wirbel (so genannte *Subluxationen*) und dadurch zu Nerveneinengungen. Die Subluxationen werden mit Hilfe gezielter Handgriffe behoben.

Da die Chiropraktik vor allem bei degenerativen Veränderungen der Wirbelsäule zur Anwendung kommt, spielt sie in der Kinderheilkunde nur eine untergeordnete Rolle.

Zum Schluss

Die heutige Therapielandschaft ist von Gegensätzen geprägt: Hier Schulmedizin, dort Naturheilkunde, und die Gräben scheinen unüberbrückbar – sie klaffen selbst zwischen den einzelnen Alternativverfahren (man denke nur an den Streit zwischen klassischer und klinischer Homöopathie).

Dabei wird leicht vergessen, dass alle medizinischen Verfahren immer auch deshalb wirken, weil sich der Patient Heilung verspricht und an das angewendete Verfahren glaubt. Ob wir dies *Placebo-Effekt* oder Selbstheilung – oder auch Selbsttäuschung – nennen: Diesem heilungsunterstützenden Effekt verdanken alle therapeutischen Verfahren zumindest einen Teil ihrer Wirksamkeit, auch die Schulmedizin.

Allerdings: Viele Schulmediziner beklagen, dass sie heute eher mit einem umgekehrten Effekt zu kämpfen haben: dem *Nocebo-Effekt*. Der Erwartung des Patienten nämlich, dass die verordnete Medizin Nebenwirkungen hat. Und Studien zeigen tatsächlich: Wenn sich ein Patient nicht mehr vertrauensvoll behandeln lassen kann oder Angst vor der »schädlichen Chemie« hat, so wirkt das Medikament weitaus schlechter. Der Nocebo-Effekt ist also der negative Gegenspieler des Placebo-Effekts. Ist Letzterer eine sich selbst erfüllende positive Erwartung, so ist der Nocebo-Effekt eine sich selbst erfüllende negative Erwartung.

Vielleicht erklärt dies das Paradox, dass die Schulmedizin zu den Zeiten, als sie objektiv sehr machtlos war und noch über wenig hochwirksame Medikamente verfügte, von den Menschen durchaus als wirkungsvoll und »mächtig« erlebt wurde. Heute, so scheint es, haben eher die Naturheilverfahren den Kampf um die Herzen der Eltern gewonnen – und die Schulmedizin trifft daran wegen der oft autoritären, kritiklosen und selbstherrlichen Weise, in der sie lange praktiziert wurde, keine geringe Mitschuld.

Auch wenn wir Autoren persönlich nicht immer frei von Zweifeln sind, ob und wie einige Naturheilverfahren wirken: Wenn Sie selbst daran glauben und einen überzeugten und überzeugenden Therapeuten finden – wir sind uns sicher, dass er Ihrem Kind Wege zur Heilung ermöglicht, die mit anderen Verfahren nicht gangbar wären.

Und deshalb hoffen wir auch, dass die heute angebotenen Naturheilverfahren von den Fehlern der Schulmedizin lernen. Dass sie sich eben nicht zu Wirtschaftsunternehmungen umwandeln und das Vertrauen der Patienten zum Patientenfang missbrauchen.

Wir bleiben hier skeptisch, denn als »Kollegen von Kollegen« entgeht uns nicht, wie viele Naturheilverfahren letztendlich angeboten werden, weil »das Patienten bringt«. Und ebenso beobachten wir nur allzu oft, dass auch Naturheilverfahren – wie die Schulmedizin – am eigentlichen Kern der Probleme vorbeitherapieren. Viele Störungen von Kindern lassen sich eben nicht durch noch so ausgefeilte Therapien beheben, nicht durch Tröpfchen oder Massagen, sondern durch aktive Änderungen im täglichen Leben, sprich: durch eine andere »Behandlung« des Lebensalltags.

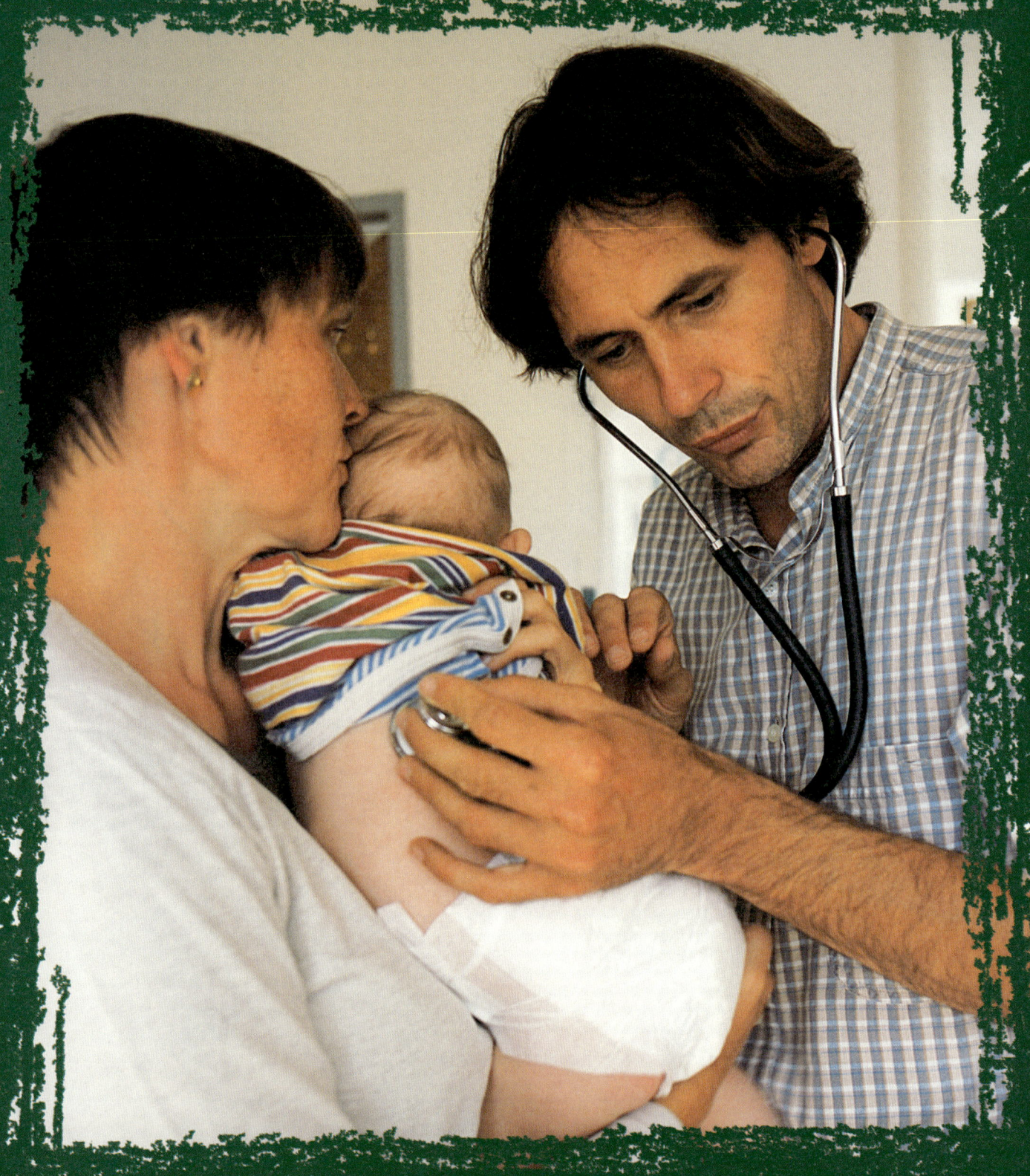

7 Beim Kinderarzt: Impfungen und pädiatrische Vorsorge

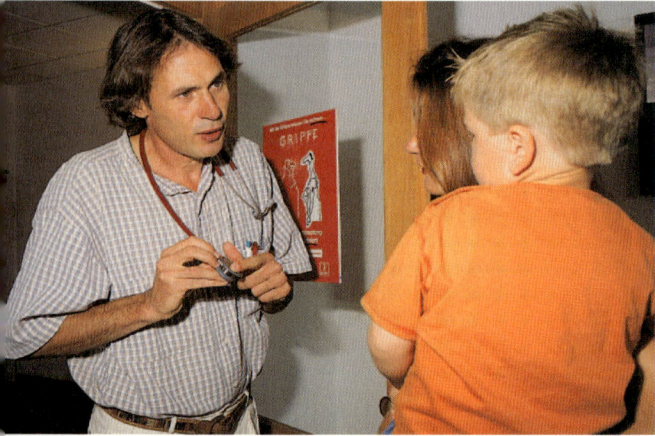

Der Kinderarzt stellt vor jeder Impfung sicher, dass keine akute, fieberhafte Infektion vorliegt. Normale, ohne Fieber verlaufende Erkältungen sind aber kein Grund, eine Impfung abzublasen. Die Impfung geht da genauso gut an. [AM]

Heilen ist gut – vorbeugen ist besser

Wenn eine Kurve so scharf ist, dass immer wieder Autos aus der Bahn fliegen, ist es natürlich eine feine Sache, wenn der Notarzt rasch zur Stelle ist und die Verletzten kunstgerecht versorgt. Über kurz oder lang ist jedoch eine andere Strategie Erfolg versprechender: die Kurve entschärfen. Vorbeugen ist nun einmal besser als heilen.

Dieses Motto hat sich bei Kindern bewährt: Durch Impfungen ist vielen bedrohlichen Erregern das Wasser abgegraben worden. Gurtpflicht und Fahrradhelme haben die Zahl der tödlichen Verkehrsunfälle mehr als halbiert. Dank Fluoridtabletten haben heute die meisten Schulanfänger gesunde Zähne. Vorbeugung bei Kindern ist aber mehr als impfen, anschnallen und Fluoridtabletten schlucken. Vorbeugend wirken auch die Verkehrserziehung, Rachitisprophylaxe (siehe S. 124), eine gesunde Schlafumgebung (siehe S. 60) und die Vorsorgeuntersuchungen.

Ja, Vorbeugung umfasst selbst das, was wir jeden Tag tun, ohne uns viel dabei zu denken: Eine gesunde Ernährung und reichlich Bewegung etwa fügen einem menschlichen Leben im Schnitt mehr als zehn Jahre hinzu, von dem Zugewinn an Lebensqualität ganz zu schweigen. Und was für den Körper gilt, gilt auch für die Seele – wie wir in der Kindheit mit ihr umgehen, erinnert sie ein Leben lang (siehe S. 38).

Die Vorsorgeuntersuchungen

Jedes Kind hat in Deutschland Anspruch auf zehn **Vorsorgeuntersuchungen**: neun **Kindervorsorgeuntersuchungen** als Vorschulkind (U1–U9) sowie eine **Jugendgesundheitsberatung** mit 12–14 Jahren. Ob Letztere nun U10 heißen soll oder J1 – darüber haben sich deutsche Gesundheitsfunktionäre lange den Kopf zerbrochen. Man hat diese Herausforderung aber mit Bravour gemeistert: Wenn der Kinderarzt mit einer gesetzlichen Krankenkasse abrechnet, so rechnet er eine »J1« ab, bei Privatabrechnungen dagegen eine »U10«.

Die Schweiz bietet acht Vorsorgeuntersuchungen im Vorschulalter an, in Österreich kommt noch eine augenärztliche Untersuchung ungefähr mit zwei Jahren dazu.

Immer wichtiger wird für Mädchen auch die gynäkologische Erstsprechstunde. Die erste Menstruation haben deutsche Mädchen statistisch gesehen derzeit mit etwa 13 Jahren, den ersten Geschlechtsverkehr mit 14 Jahren und 11 Monaten. Über 10% des »ersten Mals« verlaufen ohne jede Empfängnisverhütung und über 2000 Schwangerschaften von Mädchen unter 14 Jahren sind die Folge. Ärzte fordern deshalb, dass Mädchen möglichst mit Beginn der Regelblutungen (Menarche) zum ersten Mal zum Gynäkologen gehen sollen.

Die Schwerpunkte der Vorsorgeuntersuchungen sind in der Tabelle zusammengestellt. Bei allen Terminen wird das Kind körperlich untersucht und vermessen (Gewicht, Länge, evtl. Kopfumfang). Die auffälligen Untersuchungsbefunde sowie die Körpermaße werden dann in das gelbe Heft eingetragen.

Das Neugeborenenscreening

Um erbliche, behandlungsbedürftige Stoffwechselerkrankungen rasch zu erkennen, wird bei der U2 das Blut Ihres Babys untersucht. Hierzu reichen wenige aus der Ferse des Neugeborenen gewonnene Tropfen Blut aus.

Die gut durchblutete Haut an der Ferse wird für die Stoffwechseluntersuchung mit einer kleinen Lanzette »angestochen« und ein paar Blutstropfen auf ein Filterpaper getropft, das anschließend in einem Labor genau untersucht wird.

Übersicht: die sieben wichtigsten Schritte zur Vorbeugung von Krankheiten

Gesunde, vor allem obst- und gemüsereiche Ernährung	Beugt Übergewicht und Herz-Kreislauf-Erkrankungen vor, schützt den Stoffwechsel (siehe S. 32 und Kap. 4)
Regelmäßige Bewegung	Beugt Übergewicht und Herz-Kreislauf-Erkrankungen vor, schützt vor Stoffwechselerkrankungen, hält die Seele auf Trab (siehe S. 30 und S. 38)
Impfungen	Beugen bedrohlichen Infektionskrankheiten vor (siehe S. 128)
Gesunde Schlafumgebung	Beugt dem plötzlichen Kindstod vor (siehe S. 60)
Sicherheit im Verkehr: z.B. Gurt, Airbag, Tempolimit, Fahrradhelm, Verkehrserziehung	Schützt vor schweren, verkehrsbedingten Verletzungen und Behinderung (siehe Tabelle S. 127)
Vorsorgeuntersuchungen	Erkennen Krankheiten und Entwicklungsstörungen so frühzeitig, dass möglichst keine Schäden entstehen (siehe oben)
Vorbeugende Erziehung zum Umgang mit Nikotin, Alkohol und Drogen	Beugen suchtbedingten Erkrankungen vor (siehe S. 133)

Krankheitsvorbeugung ist nicht nur Aufgabe des Gesundheitssystems, sondern auch von uns selbst.

Das können Sie vorbeugend tun

Das von außen zugeführte Vitamin D wird gut vertragen. Praktischerweise kann es mit den zur Zahnhärtung empfohlenen Fluoriden (siehe S. 313) kombiniert werden (z.B. D-Vigantoletten®), so dass Sie Ihrem Kind nur einmal täglich eine Tablette geben müssen. Nebenwirkungen sind bei der empfohlenen Dosis nicht zu befürchten.

Eltern, die auf Vitamin-D-Tabletten verzichten wollen, setzen ihre Kinder unseres Erachtens allerdings auch keinen unverhältnismäßigen Gefahren aus, vorausgesetzt, sie beachten einige Regeln:

▶ Nehmen Sie Ihr Kind spätestens ab der 2.–3. Lebenswoche regelmäßig mit ins Freie, zunächst eine halbe Stunde täglich, dann länger (auch und gerade im Winter). Das Gesicht sollte dabei frei sein, das Mützchen also fest anliegen und nicht zu viel Schatten geben. Wenn möglich, sollten auch Stirn und Hände unbedeckt sein. Das Kind muss und soll dabei nicht der prallen Sonne ausgesetzt sein, indirektes Sonnenlicht (Halbschatten) genügt.

▶ Lassen Sie Ihr Baby möglichst oft draußen schlafen (oder auch drinnen am offenen Fenster) – wiederum nicht in der prallen Sonne.

▶ Dunkelhäutige Kinder (auch solche aus dem Mittelmeerraum) produzieren in der Haut weniger Vitamin D und sollten stets wie empfohlen Vitamin-D-Tabletten nehmen. Dies gilt besonders für farbige Kinder.

Jod gegen Kropf

Jod ist zur Bildung der Schilddrüsenhormone (siehe S. 345) wichtig. Jod kommt aber nur im Meerwasser in größeren Mengen vor. Im Binnenland, vor allem aber in den Gebirgen, ist natürlicherweise nur sehr wenig Jod im Trinkwasser enthalten. Dies erklärt, warum bei etwa 15% der Deutschen ein Jodmangel besteht.

Um möglichst viel von dem raren Jod aufnehmen zu können, vergrößert sich die normalerweise praktisch nicht sichtbare Schilddrüse – als Zeichen des Jodmangels entsteht ein **Kropf.** Bei schwerem Jodmangel kann die Schilddrüse nicht mehr genügend Hormone bilden: Eine *Schilddrüsenunterfunktion* (siehe S. 345) ist die Folge.

Das können Sie vorbeugend tun

In Deutschland empfiehlt es sich, im Haushalt stets jodiertes Salz (Jodsalz) zu verwenden. Seefische sind ebenfalls wertvolle Jod-Lieferanten (z.B. Schellfisch, Seelachs, Scholle – auch als Fischstäbchen!). Viele Lebensmittel, z.B. Brot, sind heute unter Verwendung von Jodsalz hergestellt und sollten auch entsprechend gekennzeichnet sein.

==Der tägliche Jodbedarf liegt für Kinder über zehn Jahren bei etwa 200 Mikrogramm. Jodsalz enthält pro Gramm aber nur 20 Mikrogramm Jod. Deshalb sollten Sie auch beim Einkaufen solche Produkte bevorzugen, die mit jodiertem Salz hergestellt sind.==

Wer die Angaben im Kasten genau durchrechnet, erkennt schnell, dass auch durch die Verwendung von Jodsalz der Jodbedarf kaum zu decken ist – Salz wird nun einmal nur in Mengen von wenigen Gramm pro Tag konsumiert (und ist nur in diesem Bereich gesund).

Seien Sie deshalb wachsam – wenn Ihnen bei Ihrem Kind, insbesondere in der Wachstumsphase der Pubertät, ein leicht verdickter Hals auffällt, so könnte dies auf einen beginnenden Kropf und damit einen Jodmangel hinweisen. Nehmen Sie dies nicht auf die leichte Schulter und schicken Sie Ihr Kind zum Kinderarzt. Das weitere Wachstum der Schilddrüse kann jetzt nur noch durch die regelmäßige, zusätzliche Einnahme von Jod-Tabletten gestoppt werden, zumindest während der Wachstumsjahre.

In Österreich und der Schweiz ist dem Trinkwasser Jod in ausreichenden Mengen zugesetzt, so dass keine weiteren Maßnahmen erforderlich sind.

Vitamin K gegen Blutungen

Der wachsende Fötus wird im Mutterleib über das mütterliche Blut gut mit den nötigen Vitaminen versorgt. Vor allem in den letzten Monaten der Schwangerschaft legt sich das Ungeborene ein regelrechtes Vitaminpolster zu. Frühgeborene versäumen diese Hamsterperiode, bei ihnen kann in den ersten Lebenswochen die Vitaminversorgung knapp werden (sie erhalten deshalb in der Klinik oft auch Vitaminzusätze).

Das für die Blutgerinnung wichtige Vitamin K kann in seltenen Fällen aber auch bei Termingeborenen erniedrigt sein. Die Vormilch enthält zwar einiges an Vitamin K, da sie in den ersten Tagen aber erst langsam gebildet wird, können Engpässe auftreten.

Das können Sie vorbeugend tun

Ein Vitamin-K-Mangel kann schwer wiegende Folgen haben – von Darmblutungen bis hin zu Hirnblutungen. Deshalb erhalten alle Neugeborenen am ersten Lebenstag ein Milligramm Vitamin K als Tropfen. Um die Speicher vollends aufzufüllen, wird die Gabe bei der U2 und der U3 wiederholt. Nebenwirkungen sind nicht zu erwarten.

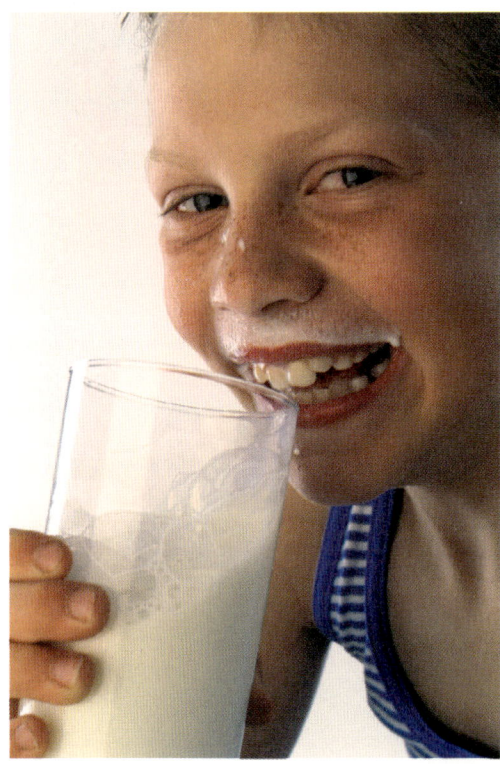

Kinder brauchen für ein gesundes Knochenwachstum Vitamin D und jede Menge Kalzium, um Knochenmasse bilden zu können. Milchprodukte sind dafür der beste Lieferant. [MU]

Schutz vor passivem Rauchen

Unglaublich, aber wahr: Zwei Drittel der Kinder unter sechs Jahren leben in Deutschland in einem Raucherhaushalt. Über sechs Millionen Kinder werden täglich Tabakrauch ausgesetzt. Nur jede dritte Raucherin verzichtet während der Schwangerschaft aufs Rauchen.

Dabei ist jede siebte Frühgeburt und jede zweite Totgeburt durch Mitrauchen im Mutterleib bedingt. Fehlbildungen wie etwa die Lippen-Kiefer-Gaumen-Spalte (siehe S. 223) kommen bei Kindern von Raucherinnen deutlich häufiger vor. Auch der weitere Weg ins Leben ist für passiv mitrauchende Kinder steinig: Das Risiko, am plötzlichen Kindstod zu versterben, ist zehnmal höher, Mittelohrentzündungen sind zwei- bis dreimal häufiger, bei Atemwegserkrankungen wie Asthma und Lungenentzündungen sieht es ähnlich aus. Auch Verhaltensprobleme häufen sich bei mitrauchenden Kindern – so wird etwa Hyperaktivität bei in Raucherhaushalten lebenden Kindern weitaus häufiger diagnostiziert als bei »nichtrauchenden« Kindern.

Viele Experten meinen: Passivrauchen ist für Kinder Körperverletzung!

Das können Sie vorbeugend tun

Der einzige sinnvolle und verantwortliche Weg für Eltern ist das komplette Aufhören. Solange im Haushalt geraucht wird, erreicht der Rauch auch Kinder – sei es über die Luft, sei es über die Kleider.

Messungen des Nikotin-Abbauprodukts *Kotinin* im Urin von Säuglingen zeigen, dass das oft als Gegenmaßnahme vorgebrachte »gute Lüften« gar nichts bringt und dass selbst der komplette Verzicht aufs Rauchen in der Wohnung die Menge des insgesamt aufgenommenen Nikotins bei Säuglingen nur um ein knappes Drittel vermindert.

Auch wenn sich Raucher, wie wir aus der Beratungspraxis wissen, oft wolkige Ausreden zurechtlegen: Wenn Sie rauchen und für die Gesundheit eines Kindes verantwortlich sein wollen, hören Sie mit dem Rauchen auf. Es gibt keine Alternative.

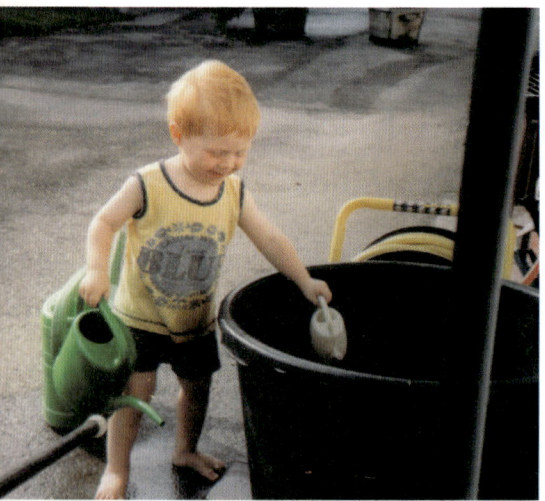

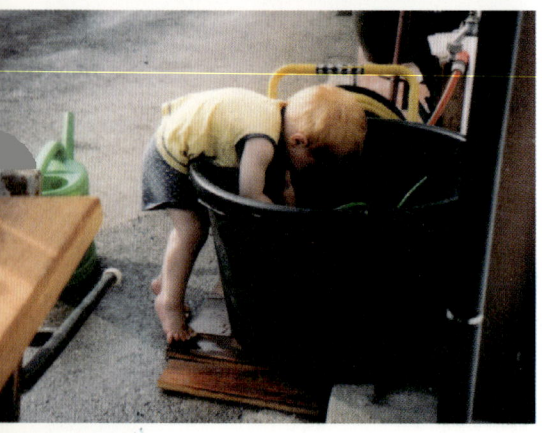

Der Garten wird als Gefahrenquelle für Kleinkinder leicht unterschätzt: Hauptgefahr ist das Ertrinken in Bottichen, Regenauffangbehältern, Planschbecken oder Gartenteichen – und seien sie noch so flach. Auch Bauernhöfe können mit ihren Gruben und ungesicherten Lagern z.B. für Holz oder Heu Ursache schwerer Unfälle sein. Die (nicht gestellte) Bildsequenz zeigt, wie selbst ein simpler Bauzuber zur Ertrinkungsgefahr zu werden droht. Da hilft nur eins: sicher abdecken oder in den Keller stellen, wenn Sie Ihr Kind nicht lückenlos beaufsichtigen können. [AS]

Vorbeugung gegen Unfälle

Nach dem ersten Lebensjahr kommen mehr Kinder durch Verkehrsunfälle zu Schaden als durch alle Erkrankungen zusammen. Die kleinen Menschen, die da ihren neuen Bewegungsraum ausnutzen, sind nun einmal unvernünftig und können Gefahren noch nicht einschätzen.

Das können Sie vorbeugend tun

In den ersten Lebensjahren gilt es vor allem, die Umgebung des Kleinkindes sicher zu gestalten und Ihrem Kind immer wieder zu erklären, wo die Gefahren lauern und warum es bestimmte Dinge nicht tun darf.

Allerdings: Das Kind unter eine Glasglocke zu stellen, wäre die falsche Strategie. Helfen Sie Ihrem Kind vielmehr, *Risiken einschätzen zu lernen*. Das kann es nur, wenn es sich kleineren, kalkulierbaren Risiken aussetzen darf (siehe S. 40). Wer nicht auf einem gefällten Baumstamm balancieren darf, nur weil man dort herunterrutschen könnte, lernt seinen Körper nicht zu beherrschen – und kann deshalb vielleicht auch nicht den rettenden Satz machen, wenn es einmal darauf ankommt.

Unterschätzen Sie auch nicht die Rolle des eigenen Beispiels, gerade bei älteren Kindern: Wer beim Autofahren drängelt und langsamere Verkehrsteilnehmer vor seinen Kindern lächerlich macht, wird diese kaum zu einem umsichtigen Fahrstil erziehen. Benutzen Sie aus demselben Grund Ampel und Zebrastreifen auch dann, wenn Sie einen Umweg in Kauf nehmen müssen – huschen Sie nie vor herannahenden Autos noch schnell über die Straße!

➤ www.kindersicherheit.de
Website mit vielen Tipps für den Familienalltag

Tabelle rechts und auf der nächsten Seite:

Das ABC der Sicherheit. Auch wenn die zweiseitige Tabelle riesenlang erscheint – oft kann die Gefahr für Kinder schon durch ganz einfache Maßnahmen erheblich reduziert werden.

Gefahrenquelle	Wie Sie vorsorgen können
Der eigene Körper	► Kindern keine Kettchen anziehen und Kleidung ohne Schnüre am Hals wählen – beide können sich verdrehen oder an Gegenständen hängen bleiben (Rolltreppen!) und Ihrem Kind die Luft abschnüren ► Babys und Kleinkinder nicht mit Plastiktüten spielen lassen, sie könnten diese über den Kopf streifen und ersticken ► Kleinen Kindern keine unaufgeblasenen Luftballons geben – diese können sich so im Rachen festsetzen, dass Kinder ersticken. Kleine Kinder mit aufgeblasenen Ballons beaufsichtigen, da auch die beim Platzen eines Ballons umherfliegenden Teile der Hülle in unglücklichen Fällen in die Luftwege geraten können ► Kleinkinder unter drei Jahren nur mit Dingen spielen lassen, die zu groß sind, um verschluckt zu werden (über 4,5 cm Durchmesser). Problematisch ist das Zusammenleben von Kleinkindern mit größeren Kindern im selben Haushalt – hier muss es klare Regeln geben, wie z.B. mit Legosteinen, Scheren usw. umgegangen wird ► Kleinkindern keine Erdnüsse oder Pistazien geben (wenn, dann vorkauen)
Auto	► Säuglinge bis 10 kg in einer Sicherheitsschale für Säuglinge (»Babysitz«) mit Hosenträger-Gurtsystem und Schrittgurt transportieren – am sichersten auf dem Rücksitz (auf dem Beifahrersitz nur bei nicht vorhandenem oder deaktiviertem Airbag). Günstig sind Schalen, in denen das Baby entgegen der Fahrtrichtung schaut ► Kinder unter zwölf Jahren, die kleiner als 150 cm sind, nur mit geeigneter »Rückhalteeinrichtung« (je nach Alter Kindersitz oder Sitzerhöhung) mitnehmen ► Beim Kauf von Kindersitzen auf die richtige »Gewichtsklasse« achten ► Kinder unter zwölf Jahren möglichst nicht auf dem Beifahrersitz mitfahren lassen ► Kinder stets auf der Gehwegseite aus- und einsteigen lassen ► Babys oder Kleinkinder nie allein im Auto lassen (Überhitzungs- und Erstickungsgefahr)
Fahrrad	► Immer Fahrradhelm verwenden (mit TÜV- bzw. GS-Zeichen oder dem Hinweis »entspricht ANSI-Norm«) ► Kinder bis zum vollendeten achten Lebensjahr – im Einzelfall auch länger – sind von der Komplexität des heutigen Verkehrsgeschehens grundsätzlich überfordert. Deshalb sollten sie möglichst nur in Begleitung Erwachsener, und wenn alleine, dann immer nur auf dem Gehweg radeln. Wenn kein Gehweg vorhanden ist sowie beim Überqueren der Straße absteigen ► »Fahrradführerschein« oder vergleichbare Kinderverkehrstrainings sind sehr sinnvoll, damit Kinder auch in unübersichtlichen Situationen nicht den Kopf verlieren. ► Vorsicht bei Autoausfahrten – zurückstoßende Autos! ► Für sichere Fahrradausstattung sorgen: Speichenreflektoren, Scheinwerfer mit integrierten Reflektoren, rutschsichere Pedale, Reifen mit gutem Profil, kippsicherer Dynamo, Glocke bzw. Klingel, Kugelgriffe oder Hörnchen am Lenker, abgerundete, mit Kunststoffschutz versehene Schutzbleche, geschlossener Kettenschutz, gut funktionierende, bedienungsfreundliche Bremse (Griff muss mit gebeugten Fingern gezogen werden können). Kinderräder sollten zwei unabhängige Bremsen haben: vorne Felgen-, hinten Rücktrittbremse ► Sattel so einstellen, dass das Kind mit den Fußspitzen gut auf den Boden kommt
Verkehr	► Den sichersten Kindergarten- und Schulweg auskundschaften ► Bevor Ihr Kind alleine geht, diesen Weg mindestens einmal mit dem Kind zur Probe gehen. An problematischen Stellen das sicherste Verhalten üben, immer und immer wieder ► Die Straße nur hinter einem Bus oder einer Straßenbahn überqueren – der anfahrende Fahrer hat Kinder sonst leicht im toten Winkel. Dem Kind beibringen, dass auch Verkehrsmittel »Verstecken spielen« – hinter einem vorbeifahrenden Auto, Straßenbahn oder Zug kann sich ein anderes Fahrzeug verbergen ► Bei schlechtem Wetter Sicherheitskleidung tragen: helle Kleidung, am besten mit reflektierenden Aufklebern ► Reflektierende Aufkleber auf Schulranzen oder -rucksack kleben
Haushalt	► Babys nie auf dem Wickeltisch allein lassen, Babywippe am besten auf dem Boden abstellen und Baby darin angurten ► Vor Treppenauf- und -abgängen sowie Balkonzugängen Schutzgitter montieren (bis das Treppenlaufen hoch und runter beherrscht wird) ► Geländer überprüfen: Bei einem Strebenabstand über 7,5 cm besteht die Gefahr, dass das Kind mit dem Kopf dazwischengerät, bei über 10 cm Absturzgefahr. Das Geländer sollte dann mit einem Brett, festem Stoff oder einem Netz gesichert werden ► An Schranktüren, die nicht geöffnet werden dürfen, Sicherheitsriegel anbringen ► An Steckdosen Kindersicherungen anbringen – weil das aber den Forscherdrang mancher Kids erst anstachelt, immer wieder die Gefährlichkeit des Stromes erklären (manche Eltern lassen ihre Kinder auch mal auf einer Kuhweide einen Elektrozaun anfassen – das ist nicht gefährlich, aber lehrreich). Kindersicherung mit Klebestreifen lösen sich übrigens oft mit der Zeit wieder ab – besser sind Kindersicherungen, die eingeschraubt werden

Gefahr	Wie Sie vorsorgen können
Feuer	▶ Streichhölzer und Feuerzeug nicht in Reichweite des Kindes liegen lassen
	▶ Kerzen nicht unbeaufsichtigt und nur auf Metallständer brennen lassen
	▶ Beim Grillen und am Weihnachtsbaum immer einen Eimer Wasser in Griffweite oder Feuerlöscher im Haus betriebsbereit halten
	▶ Nach dem Grillen Feuer sorgfältig löschen
	▶ Vor offenem Kamin Sicherheitsgitter anbringen
Verbrennung	▶ Stiele und Henkel von Pfannen und Töpfen beim Kochen nach hinten drehen, wenn möglich hintere Platten benutzen, evtl. Herdschutzgitter anbringen
	▶ Sichere Distanz zu Feuerwerkskörpern halten
	▶ Mit einem Säugling auf dem Arm oder Schoß keinen heißen Tee oder Suppe zu sich nehmen
	▶ Heißes Bügeleisen nur dort abstellen, wo Ihr Kind nicht hinkommt
	▶ Tischdecken laden zum Herunterziehen ein – im Krabbel- und Lauflernalter am besten darauf verzichten
Tiere	▶ Sich einem Tier immer von vorne und zudem *langsam* nähern
	▶ Tiere nur von vorne streicheln. Den Hund am Handrücken zum Kennenlernen schnuppern lassen
	▶ Fremde Hunde und Katzen nicht streicheln, und wenn sie noch so süß aussehen. Immer erst den Besitzer fragen
	▶ Warnzeichen beachten: Katzen legen ihre Ohren an und bewegen den Schwanz, Hunde knurren und sträuben das Fell. Tiere nicht beim Fressen stören
	▶ Hat ein Tier Junge: Jungtiere nicht anfassen
	▶ Zutrauliche Wildtiere nie berühren, sie könnten tollwütig sein
Wasser	▶ Kleine Kinder nicht alleine baden lassen
	▶ Regentonne mit schwerem Deckel abdecken
	▶ Gartenteich oder Pool einzäunen oder mit unter der Wasseroberfläche verlegten Baustahlmatten (mit unter 10 cm Maschenweite) absichern
	▶ Planschbecken für Kleinkinder nicht über 10 cm hoch füllen, Kinder beaufsichtigen
	▶ Immer Schwimmhilfen mit zwei Kammern und dem GS-Symbol verwenden. Auch sie ersetzen aber keinesfalls die Aufsicht Erwachsener (so können z.B. Schwimmringe bei übermütigen Sprüngen ins Wasser abrutschen)
	▶ Kinder bis ins Vorschulalter am Wasser nicht alleine lassen
	▶ Nichtschwimmer in Booten stets Schwimmwesten tragen lassen
	▶ Nicht in unbekanntes Gewässer springen, zumal nicht mit dem Kopf voraus
Vergiftungen	▶ Keine giftigen Zimmerpflanzen (z.B. Dieffenbachie, Gummibaum, Weihnachtsstern, Alpenveilchen) oder Gartenpflanzen halten (z.B. Pfaffenhütchen, Seidelbast, Engelstrompete, Goldregen, Fingerhut, Oleander, Liguster, Buchsbaum)
	▶ Getränkeflaschen nicht für andere Flüssigkeiten missbrauchen
	▶ Reinigungs- und Schuhpflegemittel wegschließen
	▶ Kindersicher aufbewahren: Zigaretten und Tabak, alkoholische Getränke, Kosmetika und Sprühdosen, Wasch-, Putz- und Pflegemittel, Medikamente, Batterien (werden zerkaut oder verschluckt), Farben, Lacke, Klebstoffe, Dünger
	▶ Zimmerpflanzen nicht mit Schädlingsbekämpfungsmitteln behandeln
Im Freien	▶ Im Sommer Süßigkeiten genau anschauen, ob nicht eine Wespe darauf sitzt
	▶ Sind Bienen oder Wespen in der Nähe, süße Getränke mit Bierdeckel abdecken und am besten mit Strohhalm trinken
	▶ Kinder nicht der prallen Sonne aussetzen, Hitzschlaggefahr (siehe S. 484)
	▶ Kindern einschärfen, dass sie grundsätzlich nicht alleine Pilze, Früchte oder Beeren von unbekannten Standorten (Wald) essen sollen
	▶ Vorbeugung gegen Sonnenbrand (siehe S. 483)

Impfungen

Schwere Infektionskrankheiten sind heute selten geworden, auch dank der Impfungen. Nicht wenige Eltern fragen sich deshalb, ob der Aufwand und die möglichen Nebenwirkungen der Impfungen überhaupt noch zu rechtfertigen seien. In einem gewissen Sinne ist somit der Erfolg der Impfungen heute ihr größtes Problem: Viele der ehemaligen Kinderkrankheiten sind zu abstrakten Erinnerungen geworden, während die x-fachen Spritzen, Arzttermine und die auch bei Impfungen nicht auszuschließenden Nebenwirkungen für Eltern nur allzu real sind.

Dazu kommt, dass sich bei den Impfungen zwei Philosophien in die Quere kommen, die nicht leicht zu verbinden sind: die *individuelle* (d.h. auf den Einzelnen bezogene) und die *bevölkerungsbezogene* (d.h. auf alle bezogene) Vorsorge. So wird z.B. die Rötelnimpfung auch für Jungen empfohlen, für die Röteln harmlos sind – schließlich gefährden Röteln praktisch nur das ungeborene Kind im (nicht geimpften) Mutterleib. Als individuelle Vorsorge macht die Rötelnimpfung also für Jungs keinen Sinn, als bevölkerungsbezogene Vorsorge aber sehr wohl: Fällt nämlich der Anteil der Geimpften in der Bevölkerung (die so genannte **Herdenimmunität**) unter etwa 80–90% ab, so können immer wieder irgendwo die Röteln aufflackern – das Virus findet unter den Ungeimpften genug »Nährboden«, um jederzeit ungeschützte Menschen infizieren zu können. Dies wäre kein Problem, wenn tatsächlich alle Mädchen im fortpflanzungsfähigen Alter geimpft wären. Dies allerdings ist aus einer bevölkerungsbezogenen Perspektive unrealistisch – denn das »echte Leben« besteht nun einmal auch aus Impfgegnern, Impfvergessern und der schwangeren Touristin aus Taiwan, die vielleicht keine Rötelnimpfung gehabt hat.

Viele der empfohlenen Impfungen haben daher eine solche »Solidaritätskomponente«: Keuchhusten etwa ist vor allem für junge Säuglinge gefährlich, ältere Kinder überstehen die Erkrankungen fast immer ohne Komplikationen (siehe S. 231). Leider schützt die Keuchhustenimpfung aber erst mit der zweiten Impfung ab dem vierten Lebensmonat, so dass ganz junge Säuglinge trotz Impfung verletzlich sind – gut also, wenn das Geschwister- oder Nachbarkind, das da in den Kinderwagen hustet, gegen Keuchhusten geimpft ist.

Impfungen – ein Ausflug in die Geschichte

Noch bevor Viren und Bakterien überhaupt entdeckt und als Krankheitserreger überführt waren, wurde schon gegen Krankheiten geimpft. Der berühmte Arzt Edward Jenner (1749–1823) etwa entwickelte noch im 18. Jahrhundert eine kuhpockenhaltige Flüssigkeit zum Schutz gegen Pocken – die er übrigens zuerst an seinem kleinen Sohn ausprobierte. Da der Impfstoff gut wirkte (die Kuhpocken sind eine weniger gefährliche Variante der Pocken, die aber Antikörper hervorbringt, welche auch vor den »echten Pocken« schützen), wurden bald Tausende von Kinder auf diese Weise erfolgreich gegen Pocken geimpft.

Und diese Gemeinschaftsanstrengung hat sich für alle gelohnt: Die Pocken sind die erste Erkrankung überhaupt, die der Mensch – hoffentlich für immer – besiegt hat.

»Impfungen« wurden aber schon Jahrhunderte zuvor in der chinesischen Medizin eingesetzt, indem Hautkrusten von an milden Verlaufsformen von Pocken Erkrankten zermahlen und Gesunden zur Vorbeugung in die Nase verabreicht wurden.

Wie wirken Impfungen?

Wenn das Immunsystem die Klinge mit einem Erreger kreuzt, schickt es nicht nur seine stärksten Recken an die Front, wie die Fresszellen (siehe Kasten S. 296), sondern beauftragt auch einige kühle Denker, die den Eindringling sicher identifizieren und im Gedächtnis behalten sollen: die sog. *Gedächtniszellen*. Trifft das siegreiche Immunsystem dann nach Jahren wieder auf denselben Erreger, so holen die Gedächtniszellen ihr altes Wissen hervor – im Immunsystem vermehren sich nun schlagartig genau die Abwehrzellen, die mit dem Erreger auch schon das letzte Mal fertig geworden waren – der Eindringling hat nicht den Hauch einer Chance.

Nach dem gleichen Prinzip funktionieren Impfungen: Durch die Verabreichung eines geschwächten oder toten Erregers soll das Immunsystem ein »Gedächtnis« entwickeln und den Erreger dann im Ernstfall ohne langes Warmlaufen erkennen und unschädlich machen.

Welcher Impfstoff wofür?

▶ *Abgeschwächte* (aber noch lebende) Erreger werden bei der Masern-, Röteln- und Mumps-Impfung eingesetzt.

▶ *Tote* Erreger werden bei der heutigen Keuchhusten- und Polio-Impfung verwendet. Bei der HiB-, der Hepatitis-B- und der Pneumokokken-Impfung werden sogar nur einzelne Bestandteile des (toten) Erregers geimpft.

▶ Nach einem anderen Prinzip funktionieren die Diphtherie- und die Tetanus-Impfungen – hier wird der von diesen Bakterien ausgeschiedene *Giftstoff* in abgeschwächter Form (sog. **Toxoid**) gespritzt.

Das Immunsystem kann sich den Erreger besser merken, wenn es mehrmals mit ihm in Kontakt kommt. Deshalb werden praktisch alle Impfungen in bestimmten Abständen wiederholt.

Aber selbst wenn die volle Gedächtnisleistung dann nach drei oder vier dieser **Grundimpfungen** erreicht ist, die *Grundimmunisierung* also komplett ist, muss das Gedächtnis bei manchen Impfungen immer einmal wieder aufgefrischt werden. Solche **Auffrischimpfungen** (englisch: *Booster*-Impfungen) werden für Polio, Diphtherie, Tetanus und Keuchhusten empfohlen.

Aktive und passive Impfungen

Neben den bisher beschriebenen **aktiven Impfungen,** die alle auf die Ausbildung eines »Abwehrgedächtnisses« zielen, gibt es noch **passive Impfungen**. Diese nehmen sozusagen eine Abkürzung: Dem Körper werden die – von Tieren oder in Zellkulturen produzierten – *Antikörper* (= Immunglobuline, siehe S. 296) gespritzt. Damit hat er gleich das richtige Gegenmittel gegen den Erreger in der Hand (das er sonst im Abwehrkampf gegen den Erreger mühsam selbst hätte bilden müssen). Der Vorteil: Während es bei aktiven Impfungen oft Monate dauert, bis der volle Impfschutz erreicht ist, greifen passive Impfungen schon nach wenigen Stunden bis Tagen. Der Nachteil: Die Antikörper halten sich im Körper nur wenige Wochen, sie werden nämlich wie die anderen Eiweiße nach und nach abgebaut. Zur langfristigen Vorbeugung taugen sie also nicht. Sehr wohl können sie aber für eine Urlaubsreise Schutz verleihen (z.B. gegen Hepatitis) oder wenn ein nicht aktiv geimpftes Kind einem gefährlichen Erreger ausgesetzt war, etwa der Tollwut oder dem Tetanus.

Wie riskant sind Impfungen?

Die meisten Impfungen werden problemlos vertragen. Manchmal rötet sich die Einstichstelle innerhalb der ersten drei Tage und schwillt an, was für das Kind auch schmerzhaft sein kann. Diese **Impfreaktion** wird manchmal von leichtem Fieber, Quengeligkeit und Müdigkeit begleitet. Eine ähnliche Reaktion tritt manchmal bei der Mumps-Masern-Röteln-Impfung zwischen dem siebten und zwölften Tag nach der Impfung auf. Hier kann sich sogar ein feiner, masernähnlicher Ausschlag zeigen. Solche Reaktionen sind kein Grund zur Sorge. Sie zeigen, dass das Immunsystem »anspringt«.

In Einzelfällen kann durch Impfungen mit Lebendimpfstoffen eine schwer verlaufende Infektionskrankheit (= **Impfkrankheit**) ausgelöst werden. Dies ist praktisch nur bei Kindern mit einer deutlichen Abwehrschwäche der Fall. So wurden bei der Polio-Schluckimpfung weltweit jedes Jahr etwa zwölf Fälle einer **Impf-Polio** mit bleibenden Lähmungen verzeichnet. Das Auftreten dieser Impfkomplikation war der Grund, weshalb die Polio-Schluckimpfung (eine Lebendimpfung) vor etwa sechs Jahren durch die Polio-Injektionsimpfung (eine Impfung mit einem Totimpfstoff) ersetzt wurde.

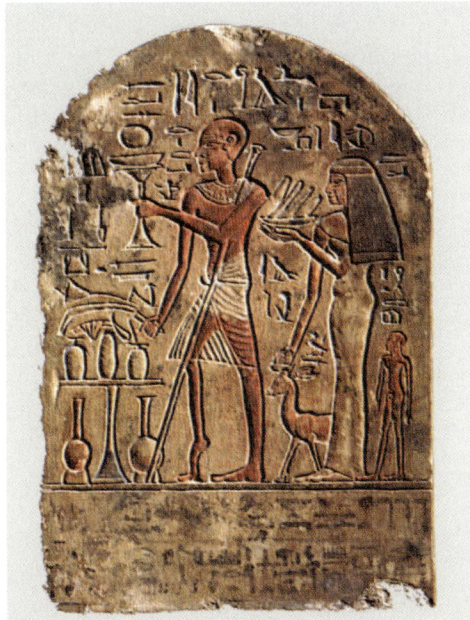

Polio – eine alte Geißel der Menschheit. Dieses ägyptische Steinrelief zeigt einen Ägypter, dessen rechtes Bein aufgrund einer Polioerkrankung deutlich kleiner und dünner ist als das linke. [DGK]

Empfohlenes Impfalter	GEBURT	Alter in vollendeten Monaten					Alter in vollendeten Jahren			
Impfung gegen		2	3	4	11-14	15-23	5-6	9-17	ab 18	ab 60
Diphtherie		1.	2.	3.	4.		A	A		A****
Wundstarrkrampf (Tetanus)		1.	2.	3.	4.		A	A		A****
Keuchhusten (Pertussis)		1.	2.	3.	4.			A		
Haemophilus influenzae Typ b (Hib)		1.	2.*	3.	4.					
Kinderlähmung (Poliomyelitis)		1.	2.*	3.	4.			A		
Hepatitis B		1.	2.*	3.	4.			G		
Masern, Mumps, Röteln					1.	2.				
Influenza**										S
Pneumokokken***										S

A Auffrischimpfung; diese sollte möglichst erst 5 Jahre nach der letzten Impfdosis erfolgen.
G Grundimmunisierung für alle Jugendlichen, die bisher nicht geimpft wurden bzw. Komplettierung eines noch unvollständigen Impfschutzes.
S Standardimpfung
* Bei bestimmten Impfstoffen kann dieser Impftermin entfallen.
** jährlich mit aktuellem Impfstoff
*** mit Polysaccharid-Impfstoff; Wiederimpfung alle 6 Jahre
**** Wiederimpfung alle 10 Jahre

Der aktuelle Impfkalender für Deutschland (Stand 2004). [DGK]

Andere Risiken

Auch andere Impfkomplikationen sind selten, aber zweifelsfrei vorgekommen, etwa: Allergien gegen Bestandteile des Impfstoffs, Entzündungen der Einstichstelle, Gelenkbeschwerden und Nervenentzündungen.

Impfstoffe sind Arzneimittel. Absolut sichere Impfungen gibt es nicht. So musste in den USA der 1998 eingeführte Impfstoff gegen Rota-Viren (diese verursachen Durchfallerkrankungen) vom Markt genommen werden, da bei einigen Kindern nach der Impfung Darmeinstülpungen (siehe S. 325) auftraten. Dasselbe gilt für einen speziellen, als Nasenspray zubereiteten Impfstoff gegen das Influenza-Virus, der in der Schweiz verwendet wurde und wegen evtl. damit zusammenhängender Lähmungen des Gesichtsnerven vom Markt genommen wurde.

Impfungen werden deshalb auch nach der Markteinführung wissenschaftlich begleitet, die Nebenwirkungen erfasst und ausgewertet. Wir sind der Meinung, dass dieses Sicherheitsnetz, an dem alle Impfärzte durch Meldung von eventuellen Nebenwirkungen teilhaben, ausreichend eng geknüpft ist. Nach wie vor muss aber für jede neu eingeführte Impfung das Risiko des Impfens gegenüber dem Risiko, nicht geimpft zu sein, abgewogen werden. Eine völlige Sicherheit, d.h. Schutz vor der Erkrankung und der Schutz vor möglichen Nebenwirkungen der Impfung, lässt sich nicht erreichen.

Müssen Zusatzstoffe sein?

Alle Impfstoffe enthalten nicht nur den zu impfenden Erreger oder Erregerbestandteil (das sog. Antigen), sondern auch Stoffe, die die Wirksamkeit und die Lagerfähigkeit des Impfstoffes sicherstellen. Zu diesen Zusatzstoffen gehören Stabilisatoren, Trägerstoffe, Konservierungsmittel und Antibiotika in niedriger Dosierung.

In extrem seltenen Fällen können solche Zusatzstoffe bei entsprechend veranlagten Kindern eine allergische Reaktion auslösen. Kinder mit einer Hühnereiweißallergie etwa vertragen bisweilen den (hühnereiweißhaltigen) Influenza-Impfstoff gegen die echte Grippe (siehe S. 266) nicht. Bis auf den nur für Fernreisen in bestimmte Länder eingesetzten Gelbfieber-Impfstoff sind alle anderen Impfstoffe hühnereiweißfrei.

Zu Recht ins Gerede gekommen ist der quecksilberhaltige Zusatzstoff *Thiomersal*. Zwar hat sich der Verdacht, dass Thiomersal für Verhaltensprobleme bei Kindern wie etwa Autismus verantwortlich sein könnte, nicht bestätigt, dennoch sind Quecksilberverbindungen potentiell giftig. Alle im Rahmen der deutschen, österreichischen oder schweizerischen Impfpläne empfohlenen Impfungen für Kinder sind deshalb heute thiomersalfrei. Auch gibt es für praktisch alle Impfstoffspezialitäten (etwa die Grippeimpfung) zumindest ein thiomersalfreies Produkt.

»Impfmüdigkeit«

Noch Anfang der fünfziger Jahre des letzten Jahrhunderts war Polio (Kinderlähmung) eine der verbreitetsten Ursachen von Körperbehinderungen. Im Jahr 1954 machte plötzlich die Nachricht von einem Impfstoff unter US-amerikanischen Eltern die Runde, der vielleicht die Polio besiegen könnte. In den nächsten Monaten bildeten sich vor den Gesundheitsämtern lange Schlangen – Millionen von Eltern wollten, dass der Impfstoff an ihrem Kind ausprobiert wurde. Dank des massenhaften Interesses konnte der Impfstoff schon ein Jahr später auf den Markt gebracht werden. Jonas Edward Salk, sein Erfinder, war über Nacht ein Volksheld.

Während Impfungen noch vor zwei Generationen allgemein als ideale Vorbeugung gegen Infektionskrankheiten galten, sind sie heute bei vielen Eltern umstritten. Die Gründe hierfür sind vielfältig, ganz im Vordergrund stehen drei Befürchtungen:

➤ Impfungen seien ein Eingriff in das Immunsystem, der andere Erkrankungen fördern könnte (von Autismus bis Allergien).

➤ Impfungen verhinderten die natürliche Auseinandersetzung des Immunsystems mit Erregern, wodurch es insgesamt geschwächt würde.

➤ Kinderkrankheiten seien wichtige Erfahrungen für die sich entwickelnde Persönlichkeit. Durch eine Impfung würde dem seelischen Wachsen und Werden des Kindes ein Stein in den Weg gelegt.

Alle diese Befürchtungen haben einen realen Hintergrund. So ist von der Wissenschaft in den letzten Jahren immer deutlicher herausgearbeitet worden, wie wichtig der Kontakt mit Mikroben für das Immunsystem ist – die Sorge um ein zu stark entlastetes Immunsystem ist nachvollziehbar.

Auch ist es leider richtig, dass Impfungen schlecht verträglich sein können. Viele Kinder reagierten etwa auf den bis 1991 verwendeten zellulären Keuchhusten-Impfstoff mit hohem Fieber und hatten dabei nicht selten Fieberkrämpfe. Auch wenn diese Nebenwirkungen keine langfristigen Folgen hatten, so legten die damals gemachten Erfahrungen von Eltern doch den Grundstein für die bis heute nachwirkende Sorge, Impfungen könnten Krampfanfälle und vielleicht sogar Gehirnschäden verursachen.

Warum so früh?

Stillen schützt vor vielen Infektionen in den ersten 6–9 Lebensmonaten (siehe S. 227). Da ein Großteil der Mütter jedoch die meisten Kinderkrankheiten nicht »voll« durchgemacht hat (sie waren ja selbst schon geimpft), können sie während der Schwangerschaft und über die Muttermilch Abwehrstoffe nur in begrenztem Maße weitergeben. Bei Keuchhusten besteht auch dann kein »Nestschutz«, wenn die Mutter nicht geimpft ist und den Keuchhusten in der Kindheit durchgemacht hat. Einen sicheren Infektionsschutz vor den meisten Kinderkrankheiten bietet somit nur die frühzeitige Impfung. Mit den Impfungen gegen Röteln und gegen Hepatitis B könnte allerdings theoretisch bis lange ins Schulalter hinein gewartet werden. Schließlich wird die Hepatitis B erst mit Aufnahme des Geschlechtsverkehrs zur Gefahr und gegen Röteln wird nur geimpft, um ungeborene Kinder im Mutterleib gegen die Rötelnembryopathie (siehe S. 237) zu schützen.

Die Erfahrung lehrt allerdings, dass ältere Kinder kaum mehr beim Kinderarzt auftauchen (und schon gar nicht, um sich impfen zu lassen). Nach dem Motto »lieber jetzt als gar nicht« werden deshalb auch diese Impfungen schon in den ersten beiden Lebensjahren gegeben – zumal sie sich problemlos mit anderen Impfungen zusammenpacken lassen: Die Hepatitis-B-Impfung ist heute Teil der 6fach-Impfung, gegen Röteln wird zusammen mit Masern und Mumps (MMR, 3fach-Impfung) geimpft.

Aufschieben?

Auch wenn wir dies nicht empfehlen: Impfungen, die sich am ehesten über das Säuglingsalter »hinausschieben« lassen, sind die Impfungen gegen Hepatitis B (Begründung siehe oben), Polio (in Deutschland derzeit ausgerottet, d.h. das Ansteckungsrisiko ist erst bei Auslandsreisen gegeben) und Wundstarrkrampf (sehr geringes Verletzungsrisiko im Säuglingsalter).

Müssen alle Impfungen sein?

Nicht wenige Eltern lassen ihre Kinder zwar gegen manche Krankheiten impfen, nehmen andere Impfungen jedoch nicht wahr. Fast alle Eltern lassen ihre Kinder gegen die oft tödlich verlaufenden Krankheiten Diphtherie und Tetanus impfen. Wir haben das Für und Wider der heute empfohlenen **Standardimpfungen** (= *Regelimpfungen*) in der Tabelle auf der nächsten Seite zusammengestellt. Die FSME-Impfung wird separat auf S. 251 besprochen.

In der Zukunft werden weitere Impfstoffe eingeführt werden. In den USA sind heute bereits eine Windpocken-Impfung sowie eine Impfung gegen Pneumokokken als allgemein empfohlene Standardimpfung eingeführt. Letztere kann die durch Pneumokokken bedingten Formen der eitrigen Hirnhautentzündung (pro Jahr etwa 300 Fälle in Deutschland, siehe S. 449) verhindern. Beide Impfstoffe sind inzwischen in den deutschsprachigen Ländern verfügbar, sie werden jedoch nur bei Kindern mit besonderen Risiken eingesetzt.

Kombinationsimpfstoffe?

Mehrfachimpfstoffe haben klare Vorteile: weniger Spritzen und weniger Zusatzstoffe, die ja mit jeder Impfung immer auch verabreicht werden.
Es gibt keine wissenschaftlich abgesicherten Hinweise, dass die Kombinationsimpfstoffe mehr Nebenwirkungen hätten als die Einzelimpfungen. Das Immunsystem, das sich täglich mit Hunderten von Umweltstoffen und vielen Erregern auseinander setzt, wird durch Kombinationsimpfstoffe also nicht »überlastet«, wie manchmal vermutet wird. Auch ein angeblicher Zusammenhang von Kombinationsimpfungen und dem plötzlichen Kindstod hat sich nicht bestätigt (siehe rechts).

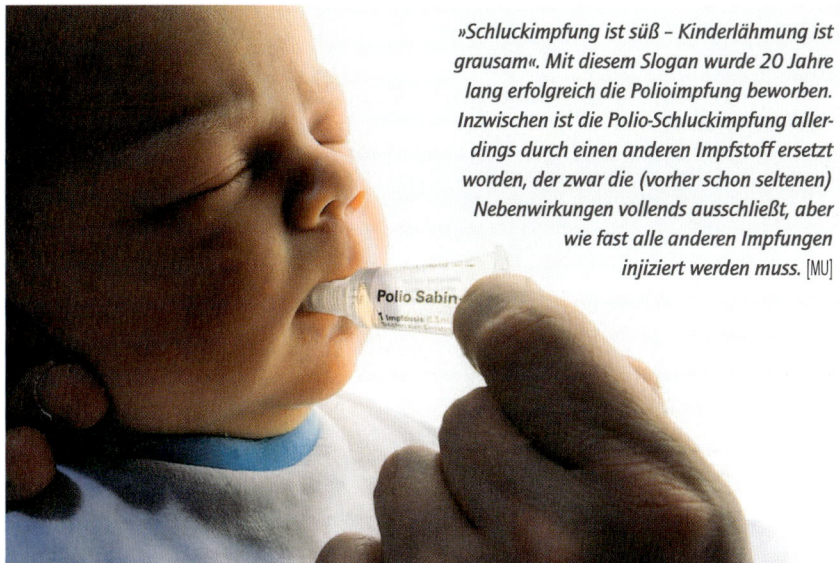

»Schluckimpfung ist süß – Kinderlähmung ist grausam«. Mit diesem Slogan wurde 20 Jahre lang erfolgreich die Polioimpfung beworben. Inzwischen ist die Polio-Schluckimpfung allerdings durch einen anderen Impfstoff ersetzt worden, der zwar die (vorher schon seltenen) Nebenwirkungen vollends ausschließt, aber wie fast alle anderen Impfungen injiziert werden muss. [MU]

Wie steht es aber mit der Wirksamkeit? Für die kombinierte Masern-Mumps-Röteln-Impfung (3fach-Impfung) liegen klare Daten vor: Die Kombination wirkt genauso stark wie die Einzelkomponenten. Bei der Kombination von Totimpfstoffen (etwa der heute üblichen 6fach-Impfung) allerdings sind aufgrund einer leichten gegenseitigen Abschwächung *vier* Grundimpfungen notwendig – bei der Impfung mit Einzelimpfstoffen würden für die meisten Komponenten drei Impfungen ausreichen. Der nach vier Impfungen erreichte Schutz ist aber genauso verlässlich.

Impfungen und plötzlicher Kindstod

Immer wieder treten Fälle von plötzlichem Kindstod im zeitlichen Zusammenhang mit Mehrfachimpfungen auf. Epidemiologische Untersuchungen zeigen aber, dass es sich hierbei nicht um einen ursächlichen Zusammenhang handelt: Das Risiko des plötzlichen Kindstodes liegt in Deutschland bei 1:1600. Damit ist bei jährlich immerhin drei Millionen Impfungen im Säuglingsalter in Deutschland rein rechnerisch zu erwarten, dass immer einmal wieder ein Fall des plötzlichen Kindstodes nach einer Kombinationsimpfung auftritt – schließlich ist der plötzliche Kindstod in dem Alter am häufigsten, in dem Säuglinge die meisten Impfungen bekommen. Die Beobachtung der letzten Jahre zeigt zudem, dass die Zahl der Todesfälle am plötzlichen Kindstod in Deutschland rückläufig ist – und das bei gleichzeitiger Zunahme von Mehrfachimpfungen, insbesondere der Impfungen mit dem 6fach-Impfstoff.

Impfung	Vorteile	Nachteile	Unsere Bewertung
Tetanus	Schützt vor einer praktisch immer tödlich verlaufenden Krankheit	Diphtherie-Tetanus-Impfstoff (je nach Alter DT- oder dT-Impfstoff): Extrem selten impfbedingte (fast immer vorübergehende) Nervenlähmung	Absolutes Muss
Diphterie	Schützt vor einer häufig tödlich verlaufenden Krankheit		Absolutes Muss
Keuchhusten (Pertussis)	Je mehr Klein- und Schulkinder geimpft sind, desto weniger Säuglinge werden angesteckt, denen Keuchhusten am ehesten gefährlich werden kann	Sicherer Impfschutz erst mit der dritten Dosis im sechsten Lebensmonat	Sinnvolle Impfung, auch aus »Solidaritätsgründen«. Wichtig ist auch die Auffrischimpfung im Jugendalter – sonst lässt der Impfschutz gerade dann nach, wenn aus den Kindern junge Eltern werden. Eine Ansteckung Neugeborener ist dann möglich
Polio	Schützt vor schweren Behinderungen	Nebenwirkungen extrem selten	Absolutes Muss
Hepatitis B	Schützt vor der (meist durch Geschlechtsverkehr übertragenen) chronischen Leberentzündung	Keine Nebenwirkungen bekannt	Übertragung größtenteils durch »sicheren Sex« vermeidbar (aber können wir das für unsere Kinder garantieren?)
Hämophilus influenza (HiB)	Schützt vor den durch HiB bedingten Formen der eitrigen Hirnhautentzündung sowie vor der oft zum Erstickungstod führenden eitrigen Kehldeckelentzündung	Nebenwirkungen extrem selten	Absolutes Muss
Masern	Schützt vor einer gefährlichen Erkrankung: Eines von 20 an Masern erkrankten Kindern entwickelt eine Lungenentzündung, eines von 1500 eine Hirnentzündung mit oft bleibenden Behinderungen	Masern-Mumps-Röteln-Impfung: Impfreaktionen können auftreten, in 1:40 000 Fällen kommt es zur (fast immer vorübergehenden) Verminderung der Blutplättchen, in 1:1 Million zur impfbedingten Gehirnentzündung (umstritten)	Unterschätzte und potentiell gefährliche Krankheit, Impfung sinnvoll
Mumps	Schützt vor mumpsbedingter Hodenentzündung mit möglicherweise nachfolgender Unfruchtbarkeit		Heute vor allem wegen des Problems der »Altersverschiebung« (→ Kasten S. 133) sinnvoll, aber kein absolutes Muss
Röteln	Schützt ungeborene Kinder vor der Rötelnembryopathie (→ S. 237)		Sinnvoll, bei Jungs »Solidaritätsimpfung« (→ S. 128)
Windpocken	Nur für noch nicht erkrankte Jugendliche, bei denen Windpocken oft schwer verlaufen	Der Schutz durch natürliche Windpocken ist verlässlicher. Die Impfung könnte zudem zu einer Verschiebung der Erkrankung ins Erwachsenenalter führen	Bisher zu Recht nicht als Standardimpfung empfohlen. Für noch nicht erkrankte Jugendliche sowie für Kinder mit schwerer Neurodermitis sinnvoll

Für und Wider der derzeit verfügbaren Impfungen in der Zusammenschau.

Unsere Meinung

Wir sind trotz mancher Vorbehalte im Detail voll und ganz für Impfungen. Warum? Zum einen aufgrund persönlicher Erfahrungen. Als einer der Autoren seine Ausbildung an der Universitätskinderklinik in Tübingen begann, wurde ein Kind eingeliefert, so alt wie sein eigener Sohn: zwei Jahre. Das Kind war todkrank, wenige Stunden später verstarb es an einer eitrigen Hirnhautentzündung. Der Erreger: Haemophilus influenzae Typ B (HiB). Damals war der HiB-Impfstoff gerade neu auf den Markt gekommen, und die Eltern hatten sich noch nicht zu einer Nachimpfung durchringen können. Wäre das Kind geimpft gewesen, wäre der kleine Junge heute 16 Jahre alt.

▶ Die Befürchtung, dass Impfungen das Immunsystem insgesamt schwächen könnten, wird auch unter Forschern diskutiert. Praktisch alle Wissenschaftler kommen dabei zu dem Schluss, dass das Immunsystem mit so vielen Erregern in Kontakt kommt (siehe S. 14 und S. 35), dass die Impfungen gegen eine kleine Auswahl besonders gefährlicher Erreger nicht zu Buche schlagen – zumal sich das Immunsystem ja auch bei Impfungen aktiv, wenn auch in abgeschwächter Form, mit dem jeweiligen Erreger »befasst«. Zudem wird immer klarer, dass beim Aufbau des Immunsystems nicht nur Krankheitserreger das Sagen haben, sondern dass die Abertausenden von harmlosen Bakterien, etwa die im Darmtrakt, mindestens genauso wichtig sind (siehe dazu S. 36).

▶ Die heutigen Impfungen sind gut verträglich. Die Befürchtung, Impfungen seien an Erkrankungen wie Autismus, plötzlichem Kindstod oder Diabetes mellitus schuld, sind vielfach wissenschaftlich untersucht worden, der Verdacht hat sich nicht bestätigt. Und wir sind von der Qualität dieser Studien überzeugt.

▶ Den Hinweis, Kinderkrankheiten seien für die Entwicklung der Persönlichkeit wichtig, nehmen wir ernst. Kinder machen durch Krankheiten wichtige seelische Erfahrungen (siehe S. 14). Wir glauben allerdings, dass auch weniger bedrohliche Erkrankungen ein seelisches Wachsen und Werden ermöglichen und dass Kinder dazu nicht den mit gefährlichen Infektionen verbundenen Gefahren, derer wir uns teils gar nicht mehr bewusst sind, ausgesetzt werden müssen.

Zum Impfen verdammt?

Impfungen sind in vieler Hinsicht Gemeinschaftsprojekte – auch wenn die letztendliche Impfentscheidung beim Einzelnen liegt. Wenn die Gesundheitsbehörden Impfempfehlungen aussprechen, so spiegelt das wider, was »unter dem Strich« für die Bevölkerung als Ganzes die beste Strategie wäre.

Aus dieser auf die Bevölkerung als Ganzes abzielenden Sichtweise ergeben sich für den Einzelnen manchmal Zwickmühlen, bei denen es Vor- und Nachteile abzuwägen gilt: Gegen eine bestimmte Kinderkrankheit nicht geimpfte Kinder etwa haben einerseits Vorteile davon, dass die anderen Kinder geimpft sind: Das Risiko für ein ungeimpftes Kind, z. B. an Masern zu erkranken, ist dank der (im Text beschriebenen) Herdenimmunität recht gering. Aber es gibt auch Nachteile: Wenn sich ein nicht geschütztes Kind doch einmal ansteckt, dann erkrankt es womöglich in einem Alter, in dem Komplikationen häufiger sind.

Beispielsweise betraf der Mumps früher praktisch ausschließlich Kleinkinder (Säuglinge waren durch den von der Mutter erhaltenen Nestschutz geschützt, ältere Kinder waren aufgrund der bereits durchgemachten Erkrankung immun). Heute ist dies anders: Ungeimpfte Kinder können auch als Jugendliche erkranken und haben dadurch ein deutlich höheres Risiko, durch die Krankheit zu Schaden zu kommen. Während nämlich die beim Mumps gefürchtete Hodenentzündung beim nicht geschlechtsreifen Jungen in der Regel folgenlos abheilt, führt sie beim geschlechtsreifen Jungen viel häufiger zu Fruchtbarkeitsproblemen.

Bei der Keuchhustenimpfung gilt Ähnliches: Der Impfschutz lässt nach 10–20 Jahren nach, und dadurch sind gerade junge Mütter wieder empfänglich und stecken dann womöglich das Neugeborene an. Zwar verleiht auch ein durchgemachter Keuchhusten keinen verlässlichen Schutz für das Neugeborene, solange Keuchhusten aber »wild« vorkommt, stecken sich Jugendliche in der Regel wieder an und frischen dadurch ihren Schutz wieder auf. Bei keuchhustengeimpften Kindern ist für diese Auffrischung eine Spritze nötig – und die wird nur allzu oft ausgelassen.

Es gibt also auch beim Impfen keine 100%ig perfekten Lösungen.

Vorbeugung gegen Sucht

Eine **Droge** ist, was »high« macht, eine Droge ist, was abhängig macht, Drogen sind »weich« oder »hart«, und manche sind vielleicht doch nur »Genussmittel«? Schon der Begriff »Droge« stiftet offensichtlich Verwirrung. Ärzte umgehen neuerdings dieses Begriffsproblem, indem sie ganz trocken von »Substanzen« reden – ein »Substanzmissbrauch« liegt dann vor, wenn ein Stoff zugeführt wird, der dem Konsumenten langfristig gesundheitliche Nachteile beschert. Aus diesem Blickwinkel landen Alkohol, Tabak und illegale Drogen in ein und demselben Topf.

Dass dies gerechtfertigt ist, bestätigt auch die Forschung: So zeigten sich etwa in neueren US-Untersuchungen bei Mädchen von 12–13 Jahren nach nur drei Wochen gelegentlichen Rauchens erste Abhängigkeitssymptome. Auch in pädagogischer Hinsicht ist »Sucht gleich Sucht« – Kinder, die zu Zigaretten Nein sagen können, haben eben auch weitaus seltener Schwierigkeiten mit anderen Problemsubstanzen.

Sucht – biologisch verankert?

Warum Menschen auf Nikotin und andere Drogen wie Morphium, Kokain oder Opium »abfahren«, erklärt sich aus der Strategie, die manche Pflanzen entwickelt haben, um sich gegen Insekten zu wehren: Sie sammeln in ihren Blättern oder Früchten nämlich chemische Stoffe an, die das Nervensystem des fressenden Insekts außer Gefecht setzen. Was das kleine Gehirn des hungrigen Käfers überwältigt, bringt das große Gehirn des Menschen nur in Schieflage – und die wird, solange der Neigungswinkel stimmt, als angenehm empfunden.

Wahrscheinlich ist dies der Grund, weshalb zu allen Zeiten und in allen Kulturen der Welt Drogen genommen wurden und werden, zum Teil heimlich, zum Teil in öffentlichen Ritualen (wie beispielsweise dem Oktoberfest).

Die beglückende Schieflage, sie ist andererseits das Problem an Drogen, denn sie lässt sich nicht ohne Probleme halten. Das geborgte Glück muss zurückbezahlt werden, durch das Tal danach oder eine generelle Abstumpfung. Höhen und Tiefen gleichen sich naturgesetzlich aus.

Sucht – sozial gefördert

Machen wir uns nichts vor: Suchtverhalten ist nichts per se »Abnormales«. Es ist vielmehr ein Stück weit in uns und unseren Kindern verankert. Und es wird zudem von mächtigen sozialen Einflüssen unterstützt:

▶ Kindliche Unerfahrenheit, dazu Nachahmungsverhalten, Neugier, Sinn- und Orientierungssuche gepaart mit hoher Risikobereitschaft machen Drogen zu einer schwer zu umgehenden »Entwicklungserfahrung«.

▶ Rauchen und Trinken ist unter Jugendlichen sozial akzeptiert. Ihr Kind ist im Freundeskreis zunehmend gleichaltrigen Rauchern ausgesetzt (siehe Grafik auf S. 134). Argumente wie »Rauchen sei uncool« ziehen deshalb nicht.

▶ Ein kaum zu unterschätzender Einfluss spielt das herrschende Körperideal – vor allem bei Mädchen. Übergewichtige erwachsene Frauen geben in Umfragen an, sie würden fünf Jahre ihres Lebens dafür geben, schlank zu sein. Wer will da von Teenagern erwarten, dass sie dem (leider wirksamen) Pakt mit Nikotin und Co. abschwören?

▶ Insbesondere das Rauchen wird in Deutschland politisch gefördert: So lehnt Deutschland als einziges Land im Rat der EG härtere Einschränkungen gegen die Werbung fürs Rauchen ab. Der Zigarettenverkauf an Minderjährige wird bis Ende 2005 praktisch nicht kontrolliert, an Alkohol heranzukommen ist ebenso kein Problem. Die 2006 kommende Chipkarte für die Bezahlfunktion an Zigarettenautomaten ist immerhin der erste Schritt in die richtige Richtung.

▶ Ernst zu nehmende vorbeugende Ansätze an Schulen gibt es nur sporadisch, weiterhin sind die wenigsten Schulen und Ausbildungsbetriebe (geschweige denn die von Jugendlichen bevorzugten Treffpunkte) rauchfreie Zonen.

Wie stark soziale Einflüsse gerade beim Zigarettenrauchen wirken, zeigen internationale Vergleiche: Während in Deutschland bis zum 18. Lebensjahr fast die Hälfte der Jugendlichen rauchen, sind es im »Trendland Kalifornien« nur noch 8% – durch konsequente Aufklärungsprogramme und die entsprechenden (schul)politischen Signale wurde der Nikotinsucht dort regelrecht der Boden entzogen.

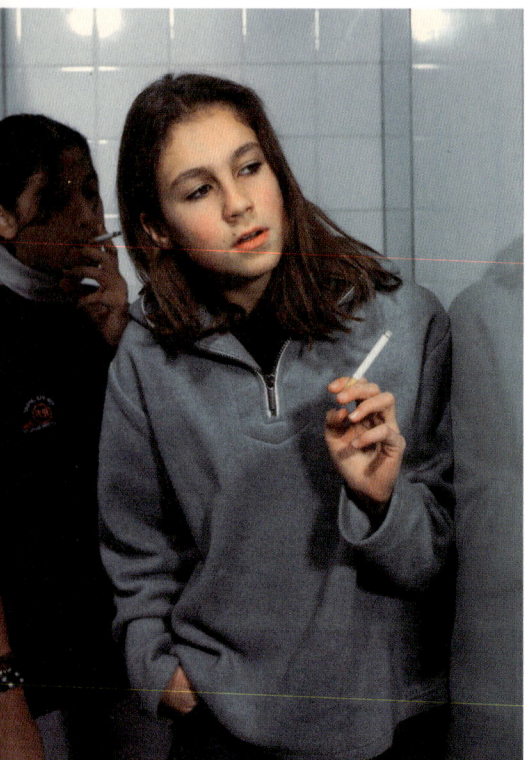

Immer mehr Mädchen rauchen und beginnen damit immer früher. Ein nicht zu unterschätzender Grund: Nikotin ist ein Appetithemmer – und hilft dadurch, Ziel Nummer eins vieler Mädchen zu erreichen: schlank zu sein. [MU]

Zutaten zur Vorbeugung

Die Vorbeugung gegen Sucht ist also ein Buch mit vielen Kapiteln. Und das Buch beginnt mit dem, was die Persönlichkeit unserer Kinder am meisten prägt: der Erziehung. Und hier sind die ganz frühen Einflüsse oft entscheidend: Vorbeugung gegen Sucht beginnt für uns mit einer **entwicklungsgerechten Erziehung** (siehe Kasten S. 45), durch die sich eine ausgewogene, starke Persönlichkeit bildet, die nicht auf Ersatzbefriedigungen ausweichen muss. Auf dieser Basis gelingt es Jugendlichen, die vielen Probleme zu bewältigen, die das Erwachsenwerden mit sich bringt. Enttäuschungen, Rückschläge und Konflikte können dann ohne Suchtmittel ausgehalten werden.

Dass die Erziehung zu einem »starken Kind« der entscheidende Kern der Drogenvorbeugung ist, zeigen auch die Erfahrungen von Drogenberatern, die davon ausgehen, dass sich Suchtprobleme in den allermeisten Fällen auf dem Boden von psychischen und familiären Problemen entwickeln.

Das können Sie konkret tun

Die Vorbeugung gegen Sucht schließt das ganze Kind und sein Umfeld mit ein:

➤ Wer über seine Probleme und Erlebnisse beim Großwerden reden kann, verrennt sich nicht so schnell. Ein *guter Draht* zu den Eltern wirkt also der Sucht entgegen.

➤ Auch Jugendliche brauchen weiterhin ein *Standbein in der Familie:* Wer sein Kind nächtelang seinen Kumpels überlässt und es von Party zu Party ziehen lässt, braucht sich nicht zu wundern, wenn der Einfluss der Gleichaltrigen übermächtig wird.

➤ Keine Angst haben sollte man vor *konsequentem Verhalten* Jugendlichen gegenüber!

➤ Sie können auch und gerade von Ihrem Jugendlichen *etwas erwarten:* Erwarten Sie, dass Ihr Jugendlicher seine Freiheit verantwortungsvoll nutzt. Erwarten Sie auch, dass das bald erwachsene Kind seinen Beitrag zum Familienleben leistet, Aufgaben übernimmt und sich im Alltag einbringt.

➤ Das alles funktioniert nur, wenn Ihr Kind das Zuhause auch als »sein Zuhause« empfindet. Arbeiten Sie aktiv an einem guten Familienklima, d.h. an einem für *alle akzeptablen Gleichgewicht von Geben und Nehmen.*

➤ Das eigene Vorbild ist, wen wundert's, entscheidend: Kinder, deren beide Elternteile rauchen, sind einem um 30 % höheren Risiko ausgesetzt, selber zu Rauchern zu werden, als Kinder nichtrauchender Eltern. Das Rauchverhalten der Mutter ist dabei besonders prägend.

➤ Andererseits: Das eigene Vorbild wirkt nur, wenn Sie von Ihrem Kind als Vorbild akzeptiert werden (ob dies so ist, hängt von Ihrer gemeinsamen »Geschichte« ab).

Wer bleibt »hängen«?

Ob Kinder bei Drogen »hängen bleiben« oder nicht, wird jedoch vor allem von ihrer Persönlichkeit, ihrem sozialen Umfeld und ihren bisherigen Lebenserfahrungen bestimmt: So landen in der Drogenberatung vor allem solche Kinder, die schon aus der früheren Kindheit Probleme mit sich schleppen, wie etwa Impulsivität, Aggressivität und ein gestörtes Sozialverhalten. Auch sexuell oder körperlich missbrauchte Kinder sowie Kinder mit anderen traumatisierenden Erfahrungen wie Scheidung und früher Tod der Eltern sind gegenüber Drogen anfälliger.

Rauchen

Zigarettenrauchen ist das derzeit brennendste Drogenproblem:

➤ Trotz Aufklärungskampagnen stieg die Zahl der verkauften Schachteln im vergangenen Jahrzehnt um 11 Prozent an. Wie die Tabelle unten zeigt, verdankt die Zigarettenindustrie diesen Erfolg Jugendlichen.

➤ Das Suchtpotential von Zigaretten wird unterschätzt: Der Glaube, Tabakkonsum sei »bloß eine psychische« Sucht, stimmt nicht. Zwar werden Kinder bei harten Drogen schneller süchtig, umgekehrt ist es keineswegs leichter, vom Nikotin wegzukommen als von Heroin – nur 20 Prozent der Raucher, die aufhören wollen, schaffen den dauerhaften Abschied vom Glimmstängel. Die traurige Tatsache heißt: Wer als Kind zu rauchen beginnt, ist oft ein Leben lang Raucher – welches dadurch im Schnitt um sieben Jahre (oder 10 %) verkürzt wird.

➤ Warum Zigaretten relativ rasch zur körperlichen Abhängigkeit führen, liegt, so spekulieren Suchtforscher, auch an den Zigaretten beigefügten Zusatzstoffen. So wird beispielsweise durch den Zusatz von Ammoniak zum Rohtabak die Wirksamkeit von Nikotin

Raucherquote	1993 (in %)	1997 (in %)	2001 (in %)
12- bis 15-jährige Jungen	11	15	18
Mädchen	12	19	21
16- bis 19-jährige Männer	44	50	44
Frauen	36	41	45

Zum Vergleich: Derzeit rauchen 43 Prozent der erwachsenen Männer und 30 Prozent der Frauen. Damit raucht heute unter den 16- bis 19-Jährigen ein höherer Anteil als unter den Erwachsenen.
[Bundeszentrale für gesundheitliche Aufklärung, Köln]

erhöht, so dass Zigaretten schneller abhängig machen.

Das »Erziehungsziel«, was Tabakkonsum angeht, ist (im Gegensatz zum Alkohol) die *vollständige Abstinenz*. Es gibt keinen unschädlichen Tabakkonsum, und nur die allerwenigsten Raucher können das gelegentliche Genussrauchen über einen längeren Zeitraum beibehalten.

▶ Machen Sie deshalb Zigarettenrauchen zu Hause zum Thema und reden Sie mit Ihrem Kind auch über den Umgang mit sozialem Druck. Der Einfluss rauchender Freunde kann nicht überschätzt werden.

▶ Drängen Sie bei Elternabenden auf die Einführung von Präventionsprogrammen für die ganze Klasse wie dem von der Bundeszentrale für gesundheitliche Aufklärung gesponsorten »Be smart – don't start«.

▶ Ob Sie materielle Anreize fürs Nichtrauchen setzen wollen, ist eine Stilfrage, aber eine Überlegung wert (für jedes Jahr des Nicht-Rauchens soundso viel Euro oder soundso viele Flugmeilen).

Alkohol

Im Gegensatz zum Rauchen ist die vollständige Abstinenz bei Alkohol kein vernünftiges »Erziehungsziel« – zudem Alkohol in kleinen Mengen nicht schädlich ist: Sogar im Blut ist er jederzeit in kleinen Mengen nachweisbar, da er bei diversen Stoffwechselreaktionen gebildet wird.

Ihr Kind kann den gesunden Umgang mit Alkohol in der Familie lernen. Dort kann es erfahren, dass Alkoholkonsum gesellig sein kann und kein »Volllaufenlassen« ist.

▶ Der oft gehörte Tipp, Alkohol in Lebensmitteln (z.B. Schwarzwälder Kirschtorte) oder Medikamenten zu vermeiden oder gar »ohne Alkohol zu kochen«, um Kinder »nicht auf den Geschmack zu bringen«, ist ein Witz – Jugendliche trinken nicht deshalb Alkohol, weil er ihnen besser schmeckt als Apfelsaft.

▶ Auch der Rat »Alkohol ist kein Genussmittel für Minderjährige« ist realitätsfern – die wenigsten Jugendlichen verzichten deshalb auf Alkohol, weil sie noch nicht volljährig sind oder »ihr Gehirn sich noch entwickelt«. Hilfreicher ist es, Jugendliche – etwa ab 14 bis 15 Jahren – nach und nach im Rahmen der Familie alkoholische Getränke kennen lernen zu lassen (wenn sie es wollen) und dabei die Grenzen des »wie oft« und »wie viel« je nach Alter mitzubestimmen.

▶ Sprechen Sie mit Ihren Kindern über Ihre eigenen Erfahrungen: Wie gehen Sie mit Alkohol um? Wodurch entstehen Probleme? Wie vermeiden Sie negative Auswirkungen?

Andere Drogen

16 % der 12- bis 18-Jährigen in Deutschland haben Erfahrung mit Cannabis oder Haschisch, Tendenz rasch steigend. Der Anteil der »Vielkonsumenten« von Cannabis unter den 14- bis 25-Jährigen hat sich in den letzten Jahren auf jetzt 7 % verdoppelt, wobei immer Jüngere zu Cannabis greifen.

Auch wenn Cannabis in der Öffentlichkeit den Nimbus einer »Genussdroge« hat, so sprechen Drogenberater, die vor allem mit Intensivnutzern zu tun haben, eine andere Sprache: Starker Cannabiskonsum (3–5 g pro Tag) bei Jugendlichen bremse, wie etwa der Hamburger Drogenexperte Prof. Thomasius sagt, »die Entwicklung des psychischen Apparats aus« – entwicklungspsychologisch blieben diese Jugendlichen um Jahre zurück. Deshalb: Vermuten Sie bei Ihrem Kind (vor allem regelmäßigen) Cannabiskonsum, so sollten Sie alle Register ziehen und sich mit einer Drogenberatungsstelle in Verbindung setzen. Als ein bundesweit beispielhaftes Modellprojekt gilt die »Eppendorfer Familientherapie«, in der konsumierende Jugendliche gemeinsam mit ihrer Familie beraten werden.

Der Rat, alle Register zu ziehen, gilt natürlich erst recht, wenn im Umfeld Ihres Kindes »harte« Drogen wie Kokain oder Heroin, Medikamente oder »Designerdrogen« kursieren. Hier müssen Sie alle Hebel in Bewegung setzen, Ihr Kind aus diesem Milieu herauszubringen. Glücklicherweise gibt es hier viele Beratungsangebote, die über das Jugendamt zu erfragen sind.

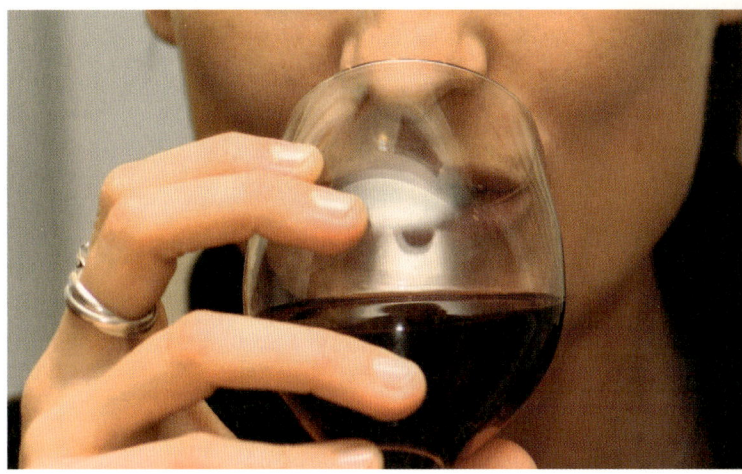

Alkohol ist für Jugendliche Teil der Freizeitkultur in der Gruppe. Das Problem ist, dass damit auch ein Lernprozess verbunden sein kann, etwa: Alkohol = locker, flockig und cool. Und dieser Lernprozess beginnt »dank« Alcopops, die (im Gegensatz zu dem Wein auf dem Foto) auch schon Kindern schmecken, immer früher. [ISP]

Rhan, U.: **Lieber high als stinknormal?** Kösel, 2001. Authentischer Bericht einer jugendlichen Drogenkonsumentin, ergänzt durch Infoblöcke: Wo und warum beginnt die Sucht? Was können Angehörige und Freunde tun?

Lindberg, L.: **Wenn ohne Joint nichts läuft. Was man über Cannabis wissen muss.** Walter-Verlag, 2003. Wie Eltern eine Gefährdung erkennen und schon frühzeitig kompetent und einfühlsam handeln können – Bericht einer betroffenen Mutter

▶ www.das-wohlfuehlhaus.de
Gute Tipps für Lehrer und Eltern zum Thema Drogenprävention

▶ www.drugcom.de Eine von der Bundeszentrale für gesundheitliche Aufklärung unterstützte Website. Hier können sich Teenager über die Wirkungen und Risiken von legalen und illegalen Drogen informieren und werden dazu angeregt, sich mit dem eigenen Konsumverhalten auseinander zu setzen

▶ www.kinderstarkmachen.de
Internet-Portal für Eltern und Lehrer zum Thema Suchtvorbeugung

▶ www.starke-eltern.de
Portal für Eltern mit Erziehungsstrategien zur Suchtprävention

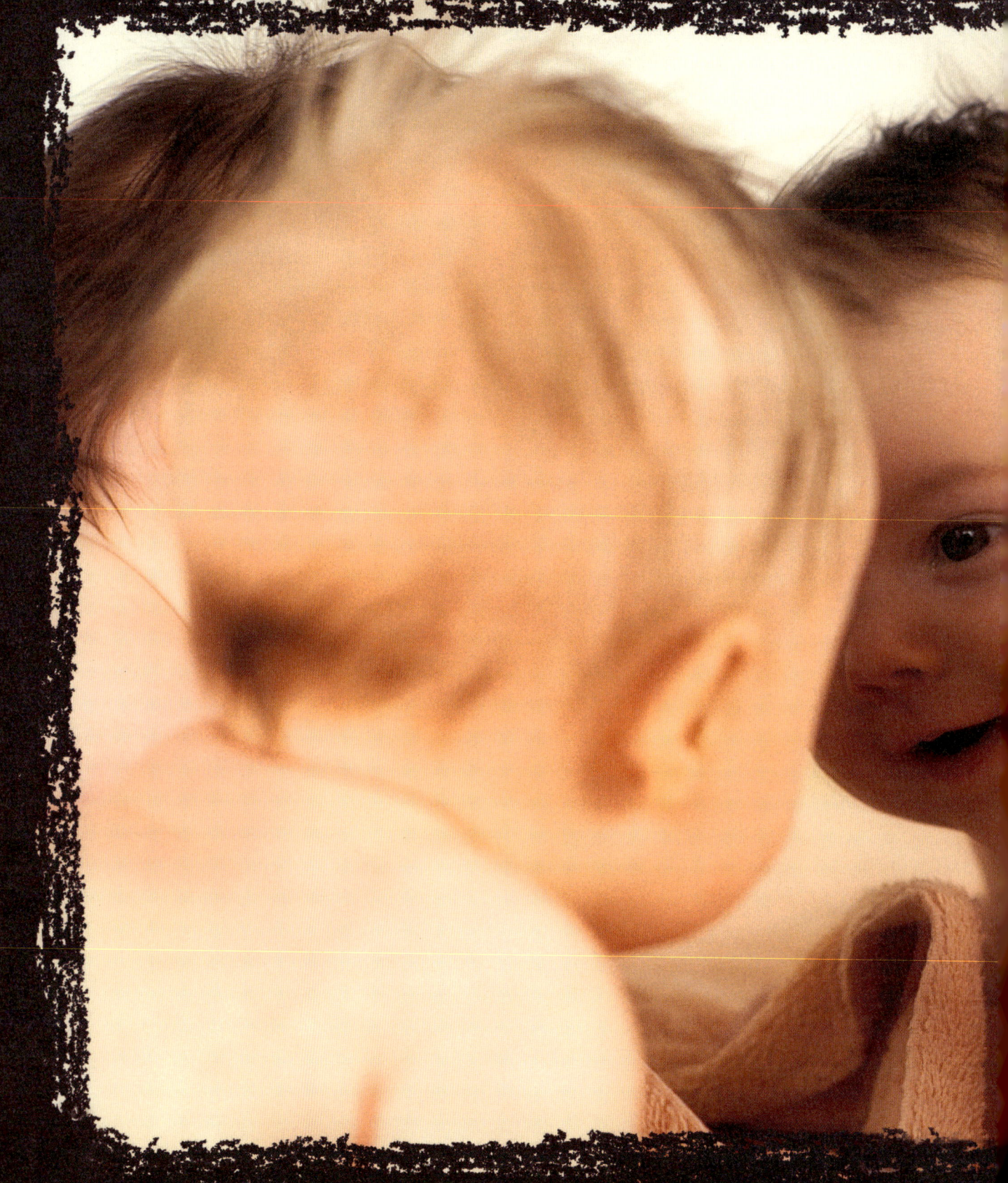

8 Was fehlt meinem Kind?

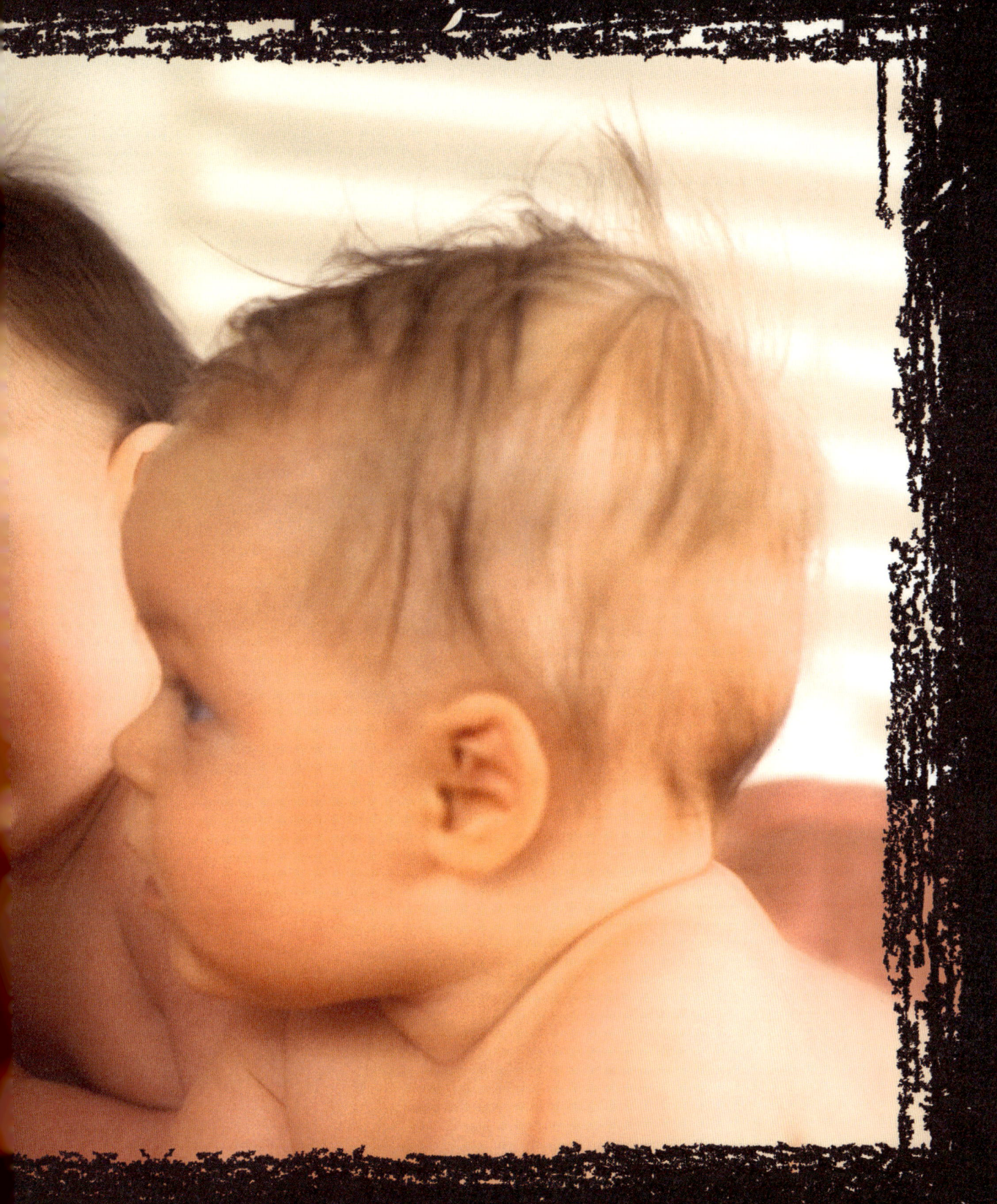

Beschwerden und erste Maßnahmen

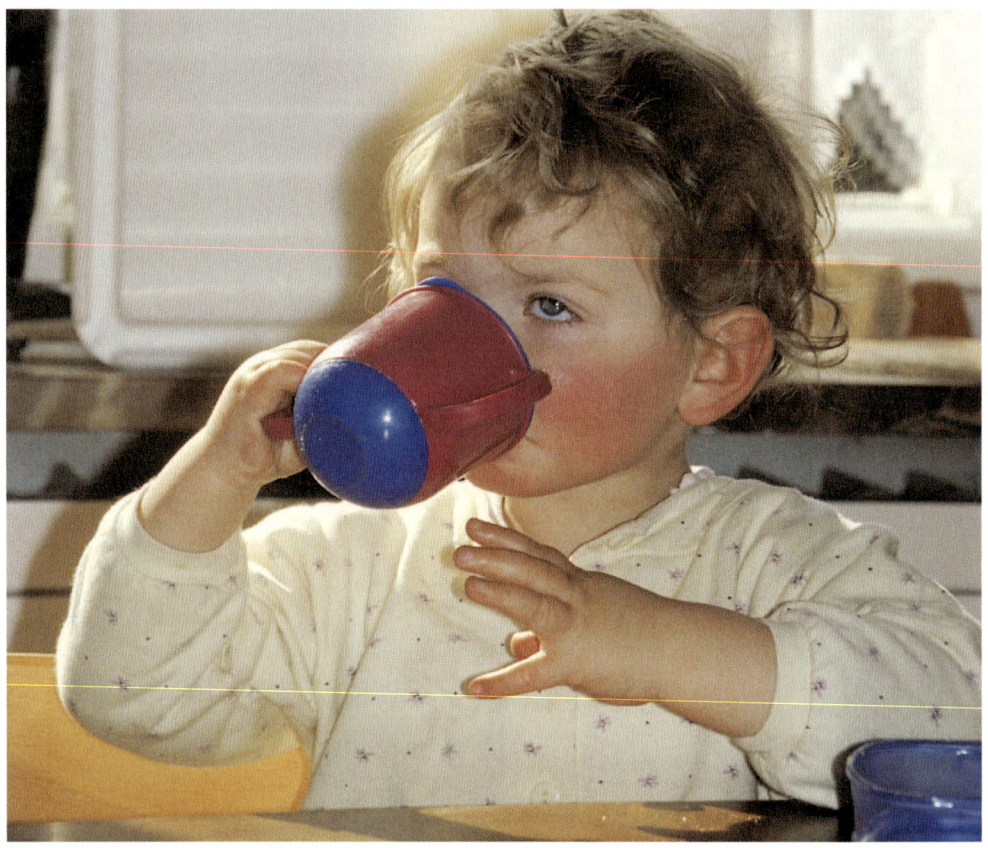

Wenn Kinder leiden – wie diese hier abgebildete Zweijährige mit hohem Fieber – ist guter Rat teuer. Was steht hinter dem Fieber? Und: Muss ich mit dem Kind zum Arzt? Dieses Kapitel gibt Ihnen für solche Fragen Orientierung. [AS]

Beschwerden und erste Maßnahmen – Wie Sie dieses Kapitel optimal nutzen

Es ist immer das Gleiche: Kaum hat die Kinderarztpraxis am Freitagabend den Anrufbeantworter eingeschaltet, fängt das Fieber an oder Ihr Kind klagt über Bauchschmerzen »gleich da, wo der Nabel ist«. Ist es jetzt besser, mit dem Kind zum Notarzt zu gehen, der das Kind gar nicht kennt, oder kann man abwarten, bis der vertraute Kinderarzt wieder da ist?

Dieses Kapitel soll Ihnen helfen, die Beschwerden Ihres Kindes einzuordnen.

▶ Suchen Sie in den Tabellen zunächst in der linken Spalte (»Genaues Beschwerdebild«) dasjenige Kästchen, das die Beschwerden Ihres Kindes am besten wiedergibt. Hat es z. B. Fieber und Bläschen auf der Haut, so gehen Sie zum Kästchen »Fieber mit Bläschen«.

▶ Dort finden Sie möglicherweise eine weitere Auswahl – auch hier wählen Sie die am besten »passende« Rubrik, etwa »Bläschen am ganzen Körper«.

▶ In der mittleren Spalte sind die jeweils am ehesten in Frage kommenden Krankheiten aufgeführt (das entspricht also der »Verdachtsdiagnose« des Arztes).

▶ Was Sie jetzt als erste Schritte am besten unternehmen, steht dann in der rechten Spalte.

▶ Nutzen Sie außerdem die Verweise in der mittleren und rechten Seite als »Sprungbrett« in die hinteren Kapitel des Buches, wo Sie detaillierte Informationen zu allen genannten Erkrankungen finden.

Natürlich können wir in den Tabellen nur die häufigsten Krankheiten abdecken. Allgemeine Tipps, wie Sie am besten erkennen können, ob Ihr Kind »richtig krank« ist und womöglich gleich zum Kinderarzt sollte, haben wir auf S. 16 besprochen.

In allen Zweifelsfällen sollten Sie aber keinesfalls zögern und einen Arzt zu Rate ziehen! Ein Buch kann nun einmal den erfahrenen Blick des Kinderarztes nicht ersetzen!

In anderen Kapiteln behandelte Beschwerden und erste Maßnahmen

Allergien der Haut siehe S. 392
Ängste siehe S. 456
Blässe siehe S. 293
Kleinwuchs (Minderwuchs) siehe S. 341
Konzentrationsstörungen siehe S. 462, 467
Lippenbläschen siehe S. 404
Nasenbluten siehe S. 507
Ohnmacht siehe S. 148, 285
Schielen siehe S. 423
Schlafprobleme beim Säugling und Kleinkind siehe S. 58, 66
Schluckbeschwerden siehe S. 162, 242
Schnarchen siehe S. 439
Schreien siehe S. 56, 197
Schwerhörigkeit siehe S. 433, 440
Sprachstörungen siehe S. 50
Traurigkeit und Verstimmung siehe S. 473
Übergewicht siehe S. 31, 336
Untergewicht siehe S. 341
Zwänge siehe S. 458

Abgeschlagenheit

Wenn Kinder »abgeschlagen« sind, dann sind sie entweder körperlich oder seelisch erschöpft. Die Kinder sind dabei nicht nur weniger leistungsfähig, sondern häufig auch müde und reizbar, und oft steht sogar das zornige, weinerliche, rechthaberische oder einfach »genervte« Verhalten ganz im Vordergrund.

Abgeschlagenheit kann eine natürliche Reaktion sein, etwa nach starker Anstrengung oder bei Schlafmangel. Krankhafte Formen sind vor allem durch Infektionen bedingt, sie können aber auch eine Depression oder eine chronische körperliche Erkrankung begleiten.

Was tun bei Abgeschlagenheit?

Oft ist die Ursache klar ersichtlich und Sie ergreifen entweder die in der Tabelle jeweils beschriebenen Maßnahmen oder Sie bauen auf die heilende Kraft der Zeit. Wenn allgemein aufmunternde Maßnahmen jedoch keinen Erfolg bringen und sich die Batterien einfach nicht wieder aufladen wollen, sollte eine gründliche körperlich-seelische Abklärung beim Kinderarzt erfolgen.

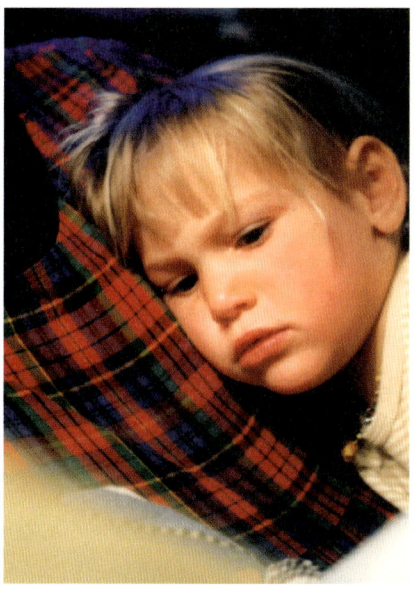

Vor allem bei jüngeren Kindern ist der Fall meist klar: Wenn sie abgeschlagen sind, ist oft eine Erkältung im Anzug, wie hier bei diesem dreijährigen Mädchen. Bei älteren Kindern dagegen gilt es tiefer zu schürfen: Hier sind oft seelische Ursachen die Auslöser. [RP]

Abgeschlagenheit. Genaues Beschwerdebild	Was sich am ehesten dahinter verbirgt	Erste Maßnahmen
Abgeschlagenheit ▶ Nach Lebensumstellungen (z. B. Schulbeginn) oder besonderen Belastungen (z. B. Tod eines Familienangehörigen), bei Überlastung oder Schlafmangel	Normale Reaktion des Körpers auf die körperliche und/oder seelische Belastung	Bei gerade zurückliegender Lebensumstellung wie Umzug oder Schulwechsel Ruhepausen ermöglichen, nicht den ganzen Tag verplanen, auf ausreichend Schlaf achten. Versuchen, psychische Belastungen abzufedern, so gut es geht. Kinderarzt ansprechen, wenn Abgeschlagenheit über Wochen anhält – länger dauernde Abgeschlagenheit kann Zeichen fast jeder chronischen Erkrankung sein!
Abgeschlagenheit ▶ »Unlustige«, traurige Grundstimmung ▶ Möglicherweise uncharakteristische, wenig fassbare und oft wechselnde Beschwerden	Depressive Verstimmung oder Depression (→ S. 473)	Versuchen, den Grund der Traurigkeit zu ergründen – oftmals wiegen Ereignisse im Freundeskreis, die Erwachsene als banal empfinden, für das Kind schwer. Bei länger dauernder Abgeschlagenheit, Traurigkeit und Sorgen »wegen allem und jedem« zum Kinderarzt gehen
Abgeschlagenheit ▶ Möglicherweise Fieber ▶ Möglicherweise Lymphknotenschwellungen	Infektionskrankheit (z. B. Pfeiffer-Drüsenfieber, → S. 245) oder chronische Entzündung (z. B. rheumatische Erkrankung, → S. 373)	Abgeschlagenheit ist oft erstes Zeichen einer Infektion – auf weitere Krankheitszeichen wie Schnupfen, Husten oder Hautausschläge als »Richtungsweiser« achten. Bei Fieber und Abgeschlagenheit über mehr als drei Tage zum Kinderarzt gehen, da Infektionskrankheiten oder chronische Entzündungen nicht immer von außen sichtbar sind
Abgeschlagenheit mit Hautveränderungen ▶ Hautausschlag an größeren Teilen oder am ganzen Körper, oft Fieber ▶ Ringförmiger Hautausschlag an einer Stelle des Körpers, vorausgegangen (unbemerkter) Zeckenbiss ▶ Gelbfärbung der Haut	▶ »Klassische« Kinderkrankheit (→ Tab. S. 228) ▶ Borreliose (→ S. 249) ▶ Hepatitis (→ S. 252)	Kinderarzt aufsuchen, da hier viele verschiedene Erkrankungen möglich sind
Abgeschlagenheit ▶ Nach einer kürzlich durchgemachten Infektion	Normales Erholungsbedürfnis des Körpers nach einer Infektion	Zunächst Ruhe gönnen – ein kurzzeitig gesteigertes Erholungsbedürfnis nach einer Infektion ist normal. Bei Dauer über zwei Wochen oder zusätzlichen Beschwerden (z. B. unregelmäßiger Puls, Schwindel) zum Kinderarzt gehen
Abgeschlagenheit ▶ Blässe der Haut, fehlendes »Rot« der Augenbindehäute (→ S. 293) ▶ Möglicherweise Kreislaufbeschwerden (Schwindel, Atemnot bei Belastung)	Häufig Blutarmut (→ S. 292), sehr selten Leukämie (→ S. 304)	Den Kinderarzt aufsuchen. Eine Blutarmut ist durch eine Blutuntersuchung in aller Regel leicht festzustellen und von der seltenen, aber bedrohlichen Leukämie abzugrenzen
Abgeschlagenheit ▶ Starker Durst, vermehrtes Wasserlassen ▶ Häufig Gewichtsabnahme	Diabetes mellitus (= Zuckerkrankheit, → S. 346)	Am gleichen oder nächsten Tag zwecks Abklärung zum Kinderarzt gehen, da Stoffwechselentgleisungen binnen kurzer Zeit möglich sind
Abgeschlagenheit ▶ Kälteempfindlichkeit ▶ Evtl. Gewichtszunahme	Schilddrüsenunterfunktion (→ S. 345)	Möglichst bald Termin beim Kinderarzt ausmachen

Appetitlosigkeit

Appetitlosigkeit ist eher selten ein Problem des Kindes; meist ist es ein Problem der Eltern. Gesund erscheinende, leistungsfähige Kinder haben stets so viel Appetit, dass ihr Energiehaushalt im grünen Bereich bleibt – es ist eine medizinische Tatsache, dass noch kein gesundes Kleinkind mit freiem Zugang zu Nahrung verhungert ist.

Das »Problem Appetitlosigkeit« rührt zum einen von falschen Erwartungen der Eltern, die sich im ersten Lebensjahr an einen stets hungrigen Säugling gewöhnt haben und dann angesichts des vergleichsweise langsamer wachsenden (und deshalb auch weniger hungrigen) Kleinkinds verzweifeln. Zum anderen hat die von den Eltern bemerkte Appetitlosigkeit *bei den Mahlzeiten* häufig nichts mit einer *generellen* Appetitlosigkeit zu tun. Denn Klein- und Schulkinder nehmen oft eine erhebliche Menge an Kalorien in Form von Getränken und Snacks »zwischendurch« zu sich und sind dann verständlicherweise bei den Hauptmahlzeiten nicht hungrig (mehr dazu S. 83). Hier kann Wasser Wunder tun: Es stärkt den Appetit anstatt ihn zu stillen, und wenn etwas daneben geht, trocknet es rückstandsfrei.

Dass »Appetitlosigkeit« auch als bevorzugtes Erpressungsmittel vieler Kinder fungiert, sollte nicht unerwähnt bleiben.

==Oft ist das einzige Problem, das »appetitlose« Kinder haben, dass sich Eltern einbilden, sie müssten »alles tun«, um die Kinder zum Essen zu bringen, wo der einzig erfolgreiche Weg der wäre, gar nichts zu tun oder allenfalls ein paar Regeln des gesunden Menschenverstands einzuführen: wie etwa, dass Kinder sich nicht vor dem Mittagessen mit Süßem vollstopfen. Auch die Drohung »überhaupt nichts zu essen« brauchen Sie nicht zu fürchten: Während Säuglinge noch auf regelmäßige Kalorienzufuhr angewiesen sind, können Kleinkinder zwölf oder mehr Stunden ohne Mahlzeit überbrücken.==

Appetitlosigkeit mit begleitenden Krankheitszeichen oder mit daraus resultierendem Gewichtsverlust sowie mangelnder Appetit beim Säugling sind dagegen immer Zeichen einer zugrunde liegenden Krankheit und sollten daher vom Arzt abgeklärt werden (siehe auch Trinkverweigerung beim Säugling, S. 192, und Gedeihstörungen, S. 158).

Appetitlosigkeit. Genaues Beschwerdebild	Was sich am ehesten dahinter verbirgt	Erste Maßnahmen
Plötzlich entstandene Appetitlosigkeit ▶ Im Rahmen einer Erkrankung, z. B. einer Erkältung oder Grippe	Normale Reaktion des Körpers auf die Erkrankung	Plötzliche Appetitlosigkeit deutet meist darauf hin, dass das Kind etwas »ausbrütet«. Kind jetzt nicht zum Essen zwingen, aber auf ausreichendes Trinken achten. Mit Einsetzen von Krankheitszeichen je nach mutmaßlicher Ursache vorgehen
Plötzlich entstandene Appetitlosigkeit ▶ Keine weiteren körperlichen Beschwerden ▶ »Bedrücktsein«, auffällige Stille oder Verhaltensänderung des Kindes	Psychisches Problem, z. B. Streit mit Freunden, Familienprobleme, Schuldgefühle oder Angst	Wenn ein Kind plötzlich nichts essen will, aber gleichzeitig weitere Beschwerden verneint, steckt oft ein psychisches Problem dahinter. Vorsichtig versuchen, dies zu ergründen. Ansonsten Kind nicht zum Essen zwingen, kein Problem daraus machen, aber Kind sorgfältig weiter beobachten. Manche Kinder sind auch im Frühstadium einer Infektion auffällig ruhig (siehe oben)
Länger dauernde Appetitlosigkeit ▶ Keine Gewichtsabnahme ▶ Keine weiteren Beschwerden, volle Leistungsfähigkeit des Kindes	Normale Phase geringeren Nahrungsbedarfs oder falsche Essgewohnheiten	Essgewohnheiten überprüfen, ob wirklich »echte« Appetitlosigkeit vorliegt. Isst das Kind viel »zwischendurch« oder trinkt es reichlich Saft oder Milch, ist es schon dadurch satt. Manchmal braucht es eine ganze Zeit lang wirklich wenig, um nach Monaten sprunghaft mehr zu essen. Aus dem »Nicht-Essen« kein Thema machen, sich nicht unter Druck setzen lassen
Länger dauernde A. ▶ Verhaltensänderung des Kindes (z. B. Bedrücktsein) ▶ Gewicht meist nicht oder nur wenig verändert	Häufig psychische Belastung, z. B. Umzug, Konflikte der Eltern, Schulprobleme. Seltener Depression (→ S. 473)	Zunächst überlegen, ob das Kind psychischen Belastungen ausgesetzt ist. Finden Sie keine Ursache und hält der Zustand über Wochen an, zum Kinderarzt gehen – es kann sich z. B. um eine Depression handeln
Länger dauernde A. ▶ Weitere Krankheitszeichen jeglicher Art ▶ Möglicherweise Gewichtsabnahme	Chronische Erkrankung, wobei jedes Organ in Betracht kommt, z. B. Darmerkrankungen (→ S. 328 und S. 329), Blutarmut (= Anämie, → S. 292), Tumor-, Herzerkrankungen	Termin beim Kinderarzt ausmachen – insbesondere Gewichtsabnahme ist ein Warnzeichen. Praktisch jede chronische Erkrankung kann den Appetit vermindern, wobei nicht immer deutliche Organbeschwerden wie etwa Durchfälle bestehen
Länger dauernde A. ▶ Verstopfung ▶ Möglicherweise Bauchschmerzen, vor allem nach dem Essen	Verstopfung (→ S. 327)	Chronisch verstopfte Kinder essen wegen des Völlegefühls weniger. Die Behandlung besteht hier in einer Regulierung des Stuhls (→ S. 187 und S. 327)
Länger dauernde A. ▶ Meist Mädchen ab 12 Jahren ▶ Teils erhebliche Gewichtsabnahme in kurzer Zeit ▶ Gedanken kreisen um Diät ▶ Körperliche Leistungsfähigkeit erhalten, oft sehr viel Sport	Magersucht (= Anorexia nervosa, → S. 470)	Die Appetitlosigkeit ist hier nur scheinbar, die Kinder verweigern (sich) vielmehr das Essen. Baldmöglichst Termin beim Kinderarzt ausmachen, bis dahin aber keine Konflikte ums Essen entstehen lassen
Länger dauernde A. ▶ Antriebslosigkeit, Müdigkeit ▶ Kälteempfindlichkeit ▶ Gewichtszunahme	Schilddrüsenunterfunktion (→ S. 139)	Termin beim Kinderarzt ausmachen, da zur Diagnosesicherung Blutuntersuchungen nötig sind

Was tun bei Appetitlosigkeit?

Echte Appetitlosigkeit weist immer auf ein zugrunde liegendes Problem im körperlichen oder im seelischen Bereich hin. Der Appetit stellt sich erst wieder ein, wenn dieses behandelt ist. Die Wirkung appetitanregender, »stärkender« Säfte ist deshalb begrenzt.
Der viel häufigere (und leider meist nachdrücklich »behandelte«) *scheinbare* Appetitmangel kann durch »Säftchen« ebenfalls nicht geheilt werden. Auch »gut zusprechen«, Belohnungen, ständiges Nörgeln oder Druck sind unangebracht, sie machen aus dem scheinbaren Problem oft ein echtes: Aus dem »schlechten Esser« wird ein essgestörtes Kind und aus dem Essen ein Familiendrama.

Sorgen Sie dafür, dass Ihr Kind einen vernünftigen Essensrhythmus entwickelt und hungrig an den Tisch kommt. Also: Kalorienbomben zwischendurch reduzieren, keine Schokoriegel auf dem Nachhauseweg von der Schule, und vor allem keine »flüssigen Nahrungsmittel« wie Limonade oder konzentrierte Säfte anbieten (mehr zu diesem Thema siehe S. 83).

Atemgeräusche

Vom nächtlichen Schnarchen (siehe S. 439) und schweren Anstrengungen abgesehen, ist die normale Atmung geräuschlos (dass vor allem Säuglinge im Schlaf immer wieder ein paar Takte lang quieken, grunzen oder schnorcheln ist ebenfalls normal). Mit dem bloßen Ohr hörbare, *andauernde* **Atemgeräusche** weisen auf eine Einengung des Luftstroms. Die Einengung kann an jeder Stelle der Luftwege sitzen, von der Nase bis hinunter zu den kleinsten Bronchien.
Oft zeigen sich Einengungen »vom Hals aufwärts« (also an der Nase, im Rachen oder im Kehlkopf) durch Atemgeräusche *bei der Einatmung*, während Einengungen »vom Hals abwärts« (also an Luftröhre und Bronchien) zu Geräuschen *bei der Ausatmung* führen. Während sich Verengungen der Nase und des oberen Rachens oft durch Röcheln oder »Schnorcheln« zeigen, zeigen sich Verengungen des Kehlkopfes meist durch ein pfeifendes »Aufziehen« beim Luftholen, den so genannten **Stridor**. Bei verengten Bronchien entsteht ebenfalls ein Pfeifen, dieses ist allerdings oft »dünner« und leiser und deshalb häufig nur mit dem Stethoskop zu hören. Der Arzt bezeichnet es als *Giemen*.

Oft wird von Eltern auch ein »Brodeln« der Brust bemerkt, meist bei erkälteten Säuglingen. Häufig ist es sowohl bei der Ein- als auch bei der Ausatmung zu hören, am besten, wenn man das Ohr an die Nase des Kindes hält. Oft kann man das Brodeln über dem Brustkorb auch fühlen. Es entsteht durch Ansammlungen von Sekret in den oberen Luftwegen oder der Luftröhre und zeigt an sich nur, dass viel Schleim produziert wird, gefährlich ist es nicht. Ist das Brodeln nur bei der Ausatmung zu hören oder von Pfeifen begleitet, so kann es auch auf eine Verengung der Bronchien hinweisen (z.B. bei der obstruktiven Bronchitis, siehe S. 272).

Atemgeräusche. Genaues Beschwerdebild	Was sich am ehesten dahinter verbirgt	Erste Maßnahmen
Schnarchen ▶ Möglicherweise (nächtliche) Atemnot	Große Rachen- oder Gaumenmandeln (→ S. 432), Angina (= Mandelentzündung, → S. 242)	Kind beobachten, ob die Atmung regelmäßig ist. Bei Atempausen oder begleitenden Schlafstörungen (→ S. 439) am nächsten Tag zum Arzt gehen
Pfeifendes Geräusch bei der Einatmung ▶ Zeichen der Atemnot ▶ Kein oder nur geringes Fieber	Pseudokrupp (→ S. 268), selten Fremdkörper in den oberen Luftwegen (→ S. 491)	→ S. 268, bei schwerer Atemnot Notarzt rufen
Pfeifendes Geräusch bei der Einatmung ▶ Zeichen der Atemnot ▶ Hohes Fieber, schwer krankes Kind	Infektion des Kehldeckels (Epiglottitis, → S. 270), Abszess in der Mandelregion (Peritonsillarabszess, → S. 243) oder hinter dem Rachen (Retropharyngealabszess, → S. 243)	Notarzt rufen
Pfeifendes Geräusch bei der Einatmung ▶ Zunehmende Atemnot ▶ Vorausgegangener Bienenstich oder Kontakt mit anderem Allergen	Allergisch bedingte Schleimhautschwellung (Angioödem, → S. 395), allergischer Schock (= anaphylaktischer Schock, → S. 494)	Falls Kind einen Notfall-Pen hat (kugelschreiberähnliche Injektionshilfe, meist zusammen mit Kurzanweisung in einem Notfall-Set), diesen verabreichen, Notarzt rufen (→ auch Erstmaßnahmen bei allergischem Schock, → S. 494)
Pfeifend-jauchzendes Geräusch bei der Einatmung ▶ Seit den ersten Lebenswochen bestehend ▶ Verstärkt bei Aufregung ▶ Kein Fieber	Zu »weicher« Knorpel des Kehldeckels (angeborene Laryngomalazie); Verengung unterhalb des Kehlkopfes, etwa bei ehemaligen Frühgeborenen nach Langzeitbeatmung, selten angeboren (sog. subglottische Stenose)	Durch Lungenfacharzt abklären lassen (Bronchoskopie, → S. 325), um seltene Fehlbildungen, Beteiligung der Luftröhre sowie Stimmbandlähmung auszuschließen. Die Laryngomalazie verschwindet praktisch immer im zweiten Lebensjahr von selbst, die subglottische Stenose muss manchmal operiert werden
Pfeifendes Geräusch bei der Ausatmung (Giemen) ▶ Zeichen der Atemnot ▶ Oft Husten	Obstruktive Bronchitis (→ S. 272), Bronchiolitis (→ S. 203), Asthmaanfall (→ S. 278), durch Zurücklaufen von Magensaft bedingte Luftwegsverengung (Refluxkrankheit, → S. 324), Funktionsstörung der Stimmbänder (Stimmbanddysfunktion, → S. 280)	Kind beruhigen, aufrecht sitzen und Arme aufstützen lassen. Bei fremdem Kind schauen, ob es Medikamente bei sich hat (meist Spray). Bei Besserung innerhalb weniger Minuten noch am gleichen Tag zum Kinderarzt gehen, bei ausbleibender Besserung Notarzt rufen
Pfeifendes Geräusch bei der Ausatmung (Giemen) ▶ Plötzlich auftretend ▶ Meist Kleinkind ▶ Zeichen der Atemnot, oft Husten	Fremdkörper in den unteren Luftwegen (→ S. 491)	Notarzt rufen. Bis zu dessen Eintreffen bei leichter bis mäßiger Atemnot Kind beruhigen und Wunschposition einnehmen lassen

Atemnot

Normalerweise atmet man unbewusst und nach außen nur wenig sichtbar. Letzteres gilt nicht unbedingt für Babys und kleine Kinder, die fast ausschließlich mit dem Zwerchfell atmen – dadurch wölbt sich ihr Bauch mit jedem Atemzug nach außen.

Ein Kind mit **Atemnot** dagegen empfindet die Atmung als beschwerlich, es »muss arbeiten«, um genug Luft zu bekommen. Dies ist auch nach außen zu sehen (siehe Kasten unten).

Als Faustregel kann gelten, dass eine Atemnot umso schwerer ist, je stärker sie das Interesse des Kindes an der Welt vermindert (Spielen, Trinken, mit den Eltern kommunizieren). Warnzeichen sind Eintrübung des Bewusstseins (Teilnahmslosigkeit), starke Unruhe oder bläuliche Verfärbung der Lippen oder der Haut.

Zeichen der Atemnot

Dass Ihr Kind Atemnot hat, erkennen Sie daran:
▶ Dass es rasch atmet. Normal sind bei Neugeborenen 40–45, bei Kleinkindern 25–30 und bei Schulkindern und Jugendlichen 20–25 Atemzüge pro Minute (jeweils bei körperlicher Ruhe).
▶ Dass es beim Beginn der Ausatmung stöhnt oder »anstößt«. Vor allem bei Babys und Kleinkindern hört sich dies an wie ein angestrengtes »Grunzen« (nicht zu verwechseln mit dem wohligen, nicht angestrengten Schnorcheln, das immer wieder bei Säuglingen zu hören ist).
▶ Dass sich die Nasenflügel bei jedem Atemzug mitbewegen (»Nasenflügeln«).
▶ Dass sich die Haut unter dem unteren Rand des Brustkorbs, zwischen den Rippen oder die Grübchen über den Schlüsselbeinen mit der Einatmung einziehen.
▶ Dass die Haut sich blass oder bläulich verfärbt und das Kind sehr unruhig oder teilnahmslos wird.
▶ Vor allem bei Säuglingen: Dass es einfach nicht zur Ruhe kommen kann, d.h. extrem unruhig ist, viel weint, schlecht oder gar nicht trinkt.
▶ Bei älteren Kindern: Dass es atemerleichternde Stellungen einnimmt wie etwa den »Kutschersitz« (vornübergebeugtes Sitzen mit aufgestützten Armen).

Atemnot. Genaues Beschwerdebild	Was sich am ehesten dahinter verbirgt	Erste Maßnahmen
Atemnot mit hohem Fieber ▶ Meist Klein- oder Kindergartenkind ▶ Schlechter Allgemeinzustand ▶ Kloßige Sprache, Speichelfluss aus dem Mund ▶ Halsschmerzen, Schluckbeschwerden ▶ Pfeifend-röchelnde Atmung	Epiglottitis (= Kehldeckelentzündung, → S. 270), praktisch nur bei nicht gegen Hib geimpften Kindern	Notarzt rufen. Kind beruhigen und Wunschhaltung einnehmen lassen. Nicht in den Hals schauen, nichts zu trinken geben, da dies eine weitere Verschlechterung auslösen kann
Atemnot mit Fieber ▶ »Erkältungszeichen« mit Husten seit mehreren Tagen ▶ Atemnot durch Hustenanfall mit »abgehacktem« Husten ausgelöst, danach evtl. Herauswürgen von Schleim oder Erbrechen ▶ Möglicherweise Trinkschwäche	Keuchhusten (→ S. 231), Bronchiolitis (→ S. 203), Bronchitis durch Adeno-Viren	Kind beruhigen, meist gehen Hustenanfall und Atemnot von selbst vorbei. Dann am gleichen oder (bei nächtlichem Auftreten) am nächsten Tag zum Kinderarzt gehen. Bei schwerer Atemnot Notarzt rufen
Über Stunden bis Tage zunehmende Atemnot mit Fieber ▶ Meist Husten ▶ Oft seit Tagen fieberhafter Infekt der oberen Luftwege ▶ Möglicherweise Brustschmerzen beim Husten	Lungentzündung (→ S. 276), in die Bronchien »verschluckter« Fremdkörper	Noch am gleichen Tag zum Kinderarzt gehen
Atemnot mit oder ohne Fieber ▶ Hörbares Pfeifen oder »Brodeln« bei der Ausatmung (Giemen), Ausatmung verlängert ▶ Meist (Reiz-)Husten ▶ Begleitende Erkältung ▶ Möglicherweise bereits ähnliche Episoden vorangegangen	Obstruktive Bronchitis (→ S. 272), Bronchiolitis (→ S. 203), infektbedingter Asthmaanfall (→ S. 278)	Kind beruhigen, aufrecht und leicht vornübergebeugt sitzen und Arme aufstützen lassen. Bei fremdem Kind schauen, ob es Medikamente bei sich hat (meist Spray). Bei Besserung innerhalb weniger Minuten noch am gleichen Tag zum Kinderarzt gehen, bei ausbleibender Besserung Notarzt rufen
Plötzliche Atemnot, geringes oder kein Fieber ▶ Meist Klein- oder Kindergartenkind ▶ Vorbestehende »Erkältung« ▶ Meist nachts ▶ Trockener, »bellender« Husten, Heiserkeit ▶ Häufig Pfeifen beim Einatmen (Stridor)	Pseudokrupp-Anfall (→ S. 268)	Kind beruhigen, in eine Decke hüllen und an ein geöffnetes Fenster oder raus an die frische Luft gehen. Alternativ warme, feuchte Luft (im warmen Bad Dusche anstellen). Ein paar Schlucke Wasser zu trinken geben (Zimmertemperatur). Bei Beschwerdebesserung Kind wieder schlafen legen und am nächsten Tag zum Kinderarzt gehen, bei Erfolglosigkeit der Maßnahmen Notarzt rufen
Atemnot ohne Fieber ▶ Hörbares Pfeifen (Giemen) oder »Brodeln« bei der Ausatmung, Ausatmung verlängert ▶ Meist (Reiz-)Husten ▶ Meist immer wieder auftretend	Asthmaanfall (→ S. 278), Refluxkrankheit (→ S. 324), Funktionsstörung der Stimmbänder (→ S. 280), in die Bronchien »verschluckter« Fremdkörper	Kind beruhigen, aufrecht und leicht vornübergebeugt sitzen und Arme aufstützen lassen. Bei fremdem Kind schauen, ob es Medikamente bei sich hat (meist Spray). Bei Besserung innerhalb weniger Minuten noch am gleichen Tag zum Kinderarzt gehen, bei ausbleibender Besserung Notarzt rufen

Atemnot. Fortsetzung	Was sich am ehesten dahinter verbirgt	Erste Maßnahmen
Plötzliche Atemnot ohne Fieber ➤ Meist Kleinkind ➤ Meist plötzlicher Hustenreiz ➤ Möglicherweise pfeifendes Atemgeräusch	Fremdkörper in den Luftwegen	Notarzt rufen. Bis zu dessen Eintreffen bei leichter bis mäßiger Atemnot Kind beruhigen und Wunschposition einnehmen lassen. Bei hochgradiger Atemnot Kind vornüber beugen lassen, dann mit der flachen Hand zwischen die Schulterblätter schlagen, um Hustenstöße auszulösen. Bei bewusstlosem Kind Mund öffnen, nach sichtbaren Fremdkörpern schauen und vorsichtig entfernen. Bei Atemstillstand Atemspende durchführen (→ S. 490)
Plötzliche Atemnot ohne Fieber ➤ Meist nach Insektenstich oder Essen ➤ Hautrötung, Hautschwellung, Juckreiz ➤ Kreislaufbeschwerden	Allergie (Schwerstform: allergischer = anaphylaktischer Schock, → S. 494)	Notarzt rufen – es droht ein Herz- und Atemstillstand. Bei fremdem Kind schauen, ob es ein Notfallset mit Medikamenten bei sich hat. Kreislauf und Atmung weiter beobachten, bei Atem- oder Kreislaufstillstand Wiederbelebung durchführen (→ S. 490)
Plötzliche Atemnot ohne Fieber ➤ Meist ältere Kinder ➤ Möglicherweise nach Schreck oder Aufregung ➤ Sehr schnelles, oft tiefes Atmen ➤ Kribbeln um den Mund und an den Händen	Hyperventilation, meist seelisch bedingt, selten organisch (→ S. 472)	Kind beruhigen, zu langsamem Atmen anhalten. Falls erfolglos und kein Pfeifen beim Atmen hörbar, kleine Plastiktüte vor Mund und Nase des Kindes halten, so dass es seine eigene Luft zurückatmet. Falls erfolglos oder Pfeifen bei der (Aus-)Atmung hörbar, Notarzt rufen (möglicherweise handelt es sich um einen atypischen Asthmaanfall oder Fremdkörper in den Atemwegen)
Atemnot nach einer Verletzung	Rippenbruch, Pneumothorax (= Luftansammlung im Brustkorb mit »Zusammenschnurren« der Lunge)	Von außen sichtbare Wunden steril abdecken, Fremdkörper nicht entfernen. Bei leichter Atemnot ins nächste Krankenhaus fahren, bei schwerer Atemnot oder zusätzlichen Kreislaufproblemen Notarzt rufen

Richtig angezogen vertragen Kinder selbst sehr kalte Luft problemlos. Kommt es aber bei Bewegung gerade in kalter Luft immer wieder zu Hustenattacken oder Atemnot, so könnte auch ein Asthma dahinter stehen. [AS]

Wodurch Atemnot entsteht

Atemnot entsteht zum einen durch *Verengungen der Atemwege* – dadurch können sie nicht mehr genug Luft transportieren. Häufig sind Atemgeräusche (siehe S. 141) zu hören. Typische Erkrankungen mit eingeengten Luftwegen sind beispielsweise der Pseudokrupp (siehe S. 268) oder das Asthma (siehe S. 278).

Zum zweiten können *Veränderungen der Lunge* selbst zur Atemnot führen, da nun der Sauerstoff in den Lungenbläschen nicht mehr ausreichend ins Blut aufgenommen wird. Typisches Beispiel hierfür ist die Lungenentzündung.

Aber auch Krankheiten *außerhalb der Atmungsorgane* führen manchmal zu Atemnot, etwa eine Herzschwäche (siehe S. 290).

Von der Atemnot abzugrenzen ist die *zu rasche Atmung* (= **Tachypnoe**). Die Kinder atmen also öfter als normal (wie rasch ein Kind normalerweise atmet, ist im Kasten links beschrieben), aber im Gegensatz zu Kindern mit Atemnot nicht härter oder angestrengter. Bei dieser raschen Atmung ohne gleichzeitige Atemnot ist vor allem an Fieber, Schmerzen oder Angstzustände zu denken. Seltener liegen Herzerkrankungen (etwa Herzrhythmusstörungen, Herzschwäche oder eine Herzentzündung, siehe Kapitel 13), Störungen des Gehirns (z. B. Sonnenstich, siehe S. 496, Gehirnentzündungen, siehe S. 451), Vergiftungen (siehe S. 493) oder eine Blutarmut (siehe S. 292) zugrunde.

In der Regel ist bei der raschen Atmung auch der Puls schneller als normal.

Was tun bei Atemnot?

Selbst Ärzten fällt es manchmal schwer einzuschätzen, wie bedroht ein Kind mit Atemnot eigentlich ist. Denn während sich manche Fälle unter recht dramatisch erscheinenden Vorzeichen abspielen (das Kind hustet stark, oder die Atmung »pfeift«), sind andere Kinder ganz still.

Als Grundregel kann gelten, dass die Atemnot dann besonders gefährlich ist, wenn das Kind »nicht es selbst« ist, also wenn es nicht mehr reden kann oder will, schläfrig wird oder sich seine Haut blass oder blau verfärbt. Spätestens jetzt müssen Sie den Notarzt rufen.

Und in jedem Fall:

➤ Beruhigen Sie Ihr Kind, bleiben Sie nahe bei ihm.
➤ Sorgen Sie für frische Luft.
➤ Lassen Sie Ihr Kind die Haltung einnehmen, die es will.
➤ Sind Notfallmedikamente verfügbar (z. B. bei einem Kind mit bekanntem Asthma), so geben Sie diese.

Augenprobleme

Erste Hilfe bei Augenproblemen siehe S. 508

Augen sind eine »Welt für sich«, und das weiß auch der Kinderarzt. Bis auf die relativ häufigen Bindehautentzündungen, den verstopften Tränenkanal beim Säugling und kleinere, nicht festsitzende Fremdkörper wird er nämlich nur wenige Augenerkrankungen bei Ihrem Kind selbst behandeln. Bei vielen Augenerkrankungen bedarf es nun einmal komplizierter Apparate, um die genaue Diagnose stellen zu können.

Neben den Bindehautentzündungen sind zahlenmäßig die Sehfehler die häufigsten Augenprobleme bei Kindern. Und obwohl heute Brillen wie Zahnspangen schon fast zum »guten Ton« gehören, vergehen bei vielen Kindern noch immer viel zu lange Monate (oder gar Jahre), bevor etwa eine Kurzsichtigkeit diagnostiziert wird. Kinder sind in Sachen Kurzsichtigkeit nämlich sozusagen Opfer ihres eigenen Talents. Durch alle möglichen Tricks gelingt es ihnen, das an die Tafel Geschriebene dann doch noch zu entziffern, und sei es über den Umweg des Hefts beim Nachbarn.

Nicht alles mitzubekommen stresst. Deshalb: Wenn es auch nur den Hauch eines Verdachtes gibt, lassen Sie das Sehvermögen Ihres Kindes testen. Und so ein Verdachtsmoment können nicht nur wiederholte (abendliche) Kopfschmerzen, sondern schon das immer einmal wieder geäußerte »Hab keine Lust auf Schule« oder die der Schwerkraft folgenden Schulnoten sein.

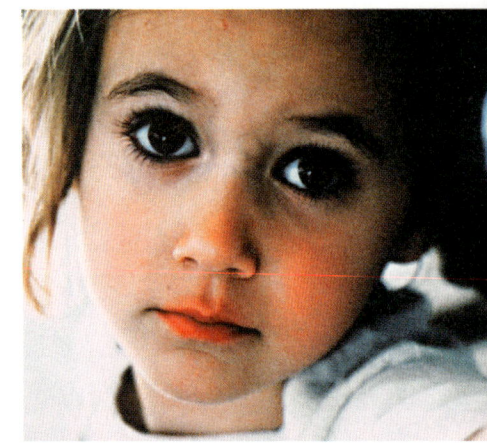

Auch Schminke kann bei Kindern Anlass für Bindehautreizungen sein. Denn Kinder – wie dieses fünfjährige Mädchen – tragen nun einmal dick auf. [ISP]

Augenprobleme. Genaues Beschwerdebild	Was sich am ehesten dahinter verbirgt	Erste Maßnahmen
Rotes Auge ▶ Blutgefäße im Weiß des Auges verstärkt sichtbar, Fremdkörpergefühl, Tränen der Augen, Lichtscheu, möglicherweise Eiter im Augenwinkel oder verklebte Wimpern nach dem Schlaf	▶ Bindehautentzündung (→ S. 425). Infektiös, allergisch oder im Rahmen von Allgemeinerkrankungen	▶ Weitere Reizung der Augen durch Rauch, grelles Licht, Schwimmbadwasser vermeiden. Evtl. Auge mit lauwarmem Wasser abwaschen, kühle Kompressen auflegen. Bei Erfolglosigkeit der Maßnahmen nach 1–2 Tagen, bei Eiter im Augenwinkel möglichst am gleichen Tag zum Augenarzt gehen. Bei gleichzeitigem Niesen und (klarem) Nasenlaufen wahrscheinlich Allergie (Heuschnupfen mit Augenbeteiligung). Bei grippalen Beschwerden oder Fieber eher infektionsbedingt
▶ Wie oben, aber mit Sehverschlechterung (»Schleier vor den Augen«), möglicherweise auch Augenschmerzen	▶ Entzündung der Regenbogenhaut	▶ Sofort zum Augenarzt gehen
▶ Flächiger roter Fleck oder »See«, ohne dass Gefäße sichtbar sind	▶ Blutung unter der Bindehaut, z. B. bei gestörter Blutgerinnung oder nach heftigem Husten	▶ Meist harmlos, trotzdem sicherheitshalber sofort zum Augenarzt gehen
Gelbes Auge (das Weiße des Auges ist nicht mehr weiß, sondern gelb)	Krankheiten mit gesteigertem Abbau der roten Blutkörperchen (→ S. 292) oder Lebererkrankung, am ehesten virusbedingte Leberentzündung (= Hepatitis, → S. 252)	Am gleichen Tag zum Kinderarzt gehen
»Verklebter« Lidrand, ein- oder beidseits ▶ Meist Säugling ▶ Möglicherweise tränendes Auge ▶ Möglicherweise leichte Augenrötung	Verstopfter Tränenkanal (→ S. 425), Bindehautentzündung (→ S. 425)	Keine Sofortmaßnahmen nötig. Kinderarzt bei Gelegenheit darauf ansprechen. Bei Eiterbildung (ständig »schmierendes« Auge) in den nächsten Tagen, bei Schmerzen oder deutlicher Entzündung (Rötung) noch am gleichen Tag zum Kinderarzt gehen
Juckendes/brennendes Auge ▶ Keine Auffälligkeiten am Auge sichtbar, vor allem abends auftretend	▶ »Überanstrengung« des Auges z. B. bei nicht erkannten Sehfehlern	▶ Keine Sofortmaßnahmen, aber Termin beim Augenarzt zum Ausschluss eines Sehfehlers ausmachen
▶ Mit Augenrötung (→ oben), meist beidseits	▶ Bindehautentzündung (→ S. 425), Heuschnupfen (→ S. 277)	▶ → oben
▶ Mit Fremdkörpergefühl, Augentränen, plötzlich entstanden, meist nach einem Spaziergang oder Spielplatzbesuch, meist einseitig	▶ Kleiner Fremdkörper im Auge (bei Kindern häufig: Sand)	▶ Auge nicht reiben, »austränen« lassen (die Tränen spülen die meisten kleinen Fremdkörper aus dem Auge). Falls danach keine Beschwerdefreiheit, Innenseite der Lider vorsichtig auf Fremdkörper absuchen und ggf. mit einem sauberen Taschentuch entfernen (→ S. 508). Bei weiter bestehenden Beschwerden zum Augenarzt gehen

Augenprobleme. Fortsetzung	Was sich am ehesten dahinter verbirgt	Erste Maßnahmen
(Einseits) schmerzendes Auge		
▶ Roter, schmerzhafter Knoten am Lid, möglicherweise mit Eiterpunkt, Lid der Umgebung häufig gerötet und geschwollen	▶ Gerstenkorn (→ S. 428)	▶ Wärme anwenden, nicht reiben (→ S. 429). Bei ausbleibender Besserung über Tage, Übergreifen der Rötung und Schmerzen in die Umgebung oder auftretendem Fieber zum Augenarzt gehen
▶ Auge gerötet (vor allem um die Hornhaut), oft nach Schauen in Höhensonne, Schnee oder Schweißblitze, nach Verletzung durch Zweig oder Fingernagel	▶ Hornhautentzündung/ Hornhautverletzung	▶ Am gleichen Tag zum Augenarzt gehen
▶ Geschwollenes, rotes, überwärmtes Auge, möglicherweise Fieber	▶ Augenentzündung unterschiedlicher Ursache	▶ Am gleichen Tag zum Augenarzt gehen – es liegt möglicherweise eine schwere bakterielle Augenentzündung vor
▶ Bläschen im Augenbereich	▶ Herpesbläschen oder Gürtelrose im Augenbereich (→ S. 404 bzw. S. 406)	▶ An gleichen Tag zum Augenarzt gehen – bei beiden Erkrankungen ist eine Beteiligung der Hornhaut möglich
Augentränen/-ausfluss		
▶ Beim Baby ein- oder beidseits immer tränendes Auge, möglicherweise Eiter, »verklebte« Lider, möglicherweise leichte Augenrötung	▶ Verstopfter Tränenkanal (→ S. 425)	▶ Keine Sofortmaßnahmen nötig. Kinderarzt bei Gelegenheit darauf ansprechen. Bei Eiterbildung (»schmierendes« Auge) in den nächsten Tagen, bei Schmerzen oder deutlicher Entzündung (starke Rötung) sofort zum Kinderarzt gehen
▶ Tränende Augen beim älteren Kind	▶ Verschiedenste Augenreizungen oder Bindehautentzündung (→ S. 425)	▶ Sofortmaßnahmen wie bei Bindehautentzündung. Wenn nach 1–2 Tagen immer noch Beschwerden, zum Augenarzt
▶ Ein- oder beidseits eitriges Sekret, verklebtes Auge	▶ Bindehautentzündung (→ S. 425)	▶ Am gleichen oder nächsten Tag zum Augenarzt gehen
Geschwollene/rote Lider		
▶ Beidseitige Lidschwellung, keine Rötung, keine Schmerzen	▶ Allgemeinerkrankung, z. B. der Nieren	▶ Noch am selben Tag zwecks Abklärung zum Kinderarzt gehen
▶ Meist beidseits geschwollene, gerötete Lidränder, mit Schüppchen, Geschwüren oder Eiter	▶ Lidrandentzündung (→ S. 427)	▶ Zwecks Abklärung am nächsten Tag zum Augenarzt gehen, bei Eiterbildung möglichst am gleichen Tag
▶ Einseitige Lidschwellung und -rötung, schmerzhafter Knoten am Lid, möglicherweise mit Eiterpunkt	▶ Gerstenkorn (→ S. 428)	▶ Wärme anwenden, nicht reiben (→ S. 429). Bei ausbleibender Besserung über Tage, Übergreifen der Rötung und Schmerzen in die Umgebung oder auftretendem Fieber zum Augenarzt gehen
▶ Einseits geschwollenes, rotes, warmes Lid, Fieber, evtl. Schmerzen bei Augenbewegungen	▶ Augenentzündung unterschiedlicher Ursache, z. B. durch Fortleitung einer Nebenhöhlenentzündung	▶ Am gleichen Tag zum Augenarzt gehen – es liegt möglicherweise eine schwere bakterielle Augenentzündung bzw. Entzündung der Augenhöhle vor
Hervorstehende Augen	Unterschiedliche Ursachen, z. B. bestimmte Formen der Schilddrüsenüberfunktion	Bei beidseitigem Auftreten zwecks Abklärung baldmöglichst zum Kinderarzt gehen, bei Befall nur eines Auges möglichst noch am gleichen Tag zum Augenarzt (hier ist eine im Auge gelegene Ursache wahrscheinlicher als bei beidseitigem Auftreten)
Sehen von Lichtblitzen	Migräne (→ S. 443)	Kind in einen ruhigen, abgedunkelten Raum legen, möglichst schlafen lassen. Ist das Kind nach dem Schlaf beschwerdefrei, in der nächsten Woche zum Kinderarzt gehen, bei anhaltenden Beschwerden noch am gleichen Tag
▶ Gefolgt von Kopfschmerzen, Übelkeit		
▶ Kein Fieber		
▶ Möglicherweise früher bereits ähnliche Ereignisse		
Sehverschlechterung	Verschiedenste Ursachen, z. B. Entzündung der Regenbogenhaut	Sofort zum Augenarzt gehen. Ausnahme: bei Fremdkörper im Auge oder wenn das Kind eitriges Sekret im Auge hat und nach dessen Entfernung normal sieht. Wahrscheinlichste Ursache ist hier eine Bindehautentzündung durch Bakterien. Dann im Laufe des Tages zum Augenarzt gehen
Beeinträchtigte Augenbeweglichkeit	Augenmuskellähmung unterschiedlicher Ursache, auch bei fortgeleiteter Nasennebenhöhlenentzündung (→ S. 270)	Sofort zum Augenarzt gehen
▶ Möglicherweise Doppelbilder bei Blick in eine Richtung		

Bauchschmerzen, Bauchkrämpfe

Jedes Kind kennt **Bauchschmerzen**, und sei es nur von den Abenden nach der Geburtstagsparty, wenn die vielen Gummibärchen im Darm eine Party feiern. Zudem projizieren vor allem Kleinkinder auch Schmerzen aus anderen Körperregionen auf den Bauch (siehe dazu S. 308). Auch Störungen der an den Bauchraum »angrenzenden« Organe wie etwa der Blase zeigen sich oft durch Bauchweh. Entsprechend können Harnwegsinfekte (siehe S. 350) sowie bei älteren Mädchen ein manchmal schmerzhafter Eisprung *(Mittelschmerz)* oder der Schmerz in den Tagen vor oder zu Beginn der Periode Bauchschmerzen machen.

Die meisten Bauchschmerzen sind schlecht lokalisierbar. Danach befragt, wo es wehtut, deutet das Kind zumeist auf den Nabel. Krampfartige Schmerzen deuten auf den Darm als Verursacher hin, begleitendes Fieber spricht für eine entzündliche Ursache (etwa eine Magen-Darm-Infektion, siehe S. 316).

Was tun bei Bauchschmerzen?

Die meisten Bauchschmerzen gehen rasch von selbst wieder weg oder sind mit den bei den einzelnen Baucherkrankungen beschriebenen Selbsthilfemitteln gut zu lindern. Vor allem krampfartige Bauchschmerzen sprechen oft gut auf eine Wärmflasche an (weitere Hausmittel siehe S. 322).

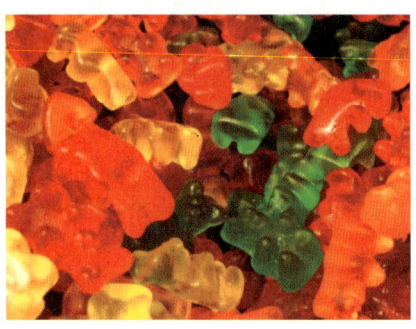

Eine der häufigeren, von Kindern oft verschwiegene Ursache für Übelkeit und Bauchweh: zu viel Süßes, etwa auf einer Geburtstagsparty. [ISP]

Bauchschmerzen, Bauchkrämpfe. Genaues Beschwerdebild	Was sich am ehesten dahinter verbirgt	Erste Maßnahmen
Leichte bis mäßige Bauchschmerzen ▶ Meist gleichzeitig Übelkeit, geblähter Bauch ▶ Häufig Fieber	Magen-Darm-Infektion (= Gastroenteritis, Magen-Darm-Katarrh, → S. 316)	Kind beobachten. Durchfall und Erbrechen setzen oft mit ein paar Stunden Verzögerung ein, dann weiter vorgehen wie bei Magen-Darm-Infektion dargestellt
Leichte bis mäßige Bauchschmerzen ▶ Meist Klein- oder Kindergartenkinder ▶ Häufig Fieber	Mitreaktion des Bauches bei Infektionen an anderer Stelle, z. B. Hals-, Mittelohr-, Lungenentzündung	Kind beobachten, meist treten innerhalb der nächsten Stunden wegweisende Beschwerden auf. Dann entsprechend vorgehen. Sonst am nächsten Tag zum Kinderarzt gehen
Leichte bis mäßige Bauchschmerzen ▶ Kein Stuhlgang über mehrere Tage ▶ Oft Völlegefühl, Appetitlosigkeit, oft nach dem Essen auftretend ▶ Kein Fieber	Verstopfung (→ auch S. 187)	Falls keine weiteren Hinweise auf eine Grunderkrankung wie etwa Bauchkrämpfe bestehen, Hausmittel von S. 188 anwenden. Bei weiter bestehenden Beschwerden trotz Abführens zum Kinderarzt gehen
Bauchschmerzen unterschiedlicher Stärke ▶ Oft Fieber, vor allem bei kleineren Kindern auch Erbrechen ▶ Möglicherweise Beschwerden beim Wasserlassen oder Urinveränderungen	Harnwegsinfekt (→ S. 350)	Möglichst am gleichen Tag zum Kinderarzt gehen, Urinprobe mitnehmen. Uringewinnung → S. 352
Bauchschmerzen unterschiedlicher Stärke ▶ Blutiger Stuhl (→ auch S. 149)	Je nach Alter z. B. Darmeinstülpung (→ S. 325), Purpura Schönlein-Henoch (→ S. 295), Darmentzündung (→ S. 328 und S. 329), schwere Magen-Darm-Infektion (→ S. 316), Meckel-Divertikel (→ S. 325)	Blutiger Stuhl muss immer rasch vom Arzt abgeklärt werden. Kind nüchtern lassen, sofort zum Kinderarzt gehen oder (nachts) ins Krankenhaus fahren. Ausnahme: Blutige Durchfälle eines älteren Kindes bei nur leichten Bauchschmerzen und im Rahmen einer Magen-Darm-Infektion. Hier reicht es, noch am gleichen Tag zum Kinderarzt zu gehen
Bauchschmerzen unterschiedlicher Stärke ▶ Zunehmender »Verfall« des Kindes ▶ Zunehmend »harter« Bauch ▶ Kind mag nicht mehr laufen (Bewegungen werden als schmerzhaft empfunden)	Entzündung des Bauchfells, z. B. bei Darmverschluss (→ S. 326) oder bei durchgebrochenem Blinddarm (→ S. 321)	Schlechtes Allgemeinbefinden oder zunehmend »harter« Bauch sind Warnzeichen für dringend behandlungsbedürftige Erkrankungen – Kind nüchtern lassen, sofort zum Kinderarzt gehen oder (nachts) ins Krankenhaus fahren
Über Stunden zunehmende Bauchschmerzen ▶ Beginn in der Nabelgegend, dann »Wandern« in den rechten Unterbauch ▶ Oft Übelkeit, Erbrechen (setzen erst nach den Bauchschmerzen ein) ▶ Möglicherweise leichtes Fieber	Blinddarmentzündung (= Appendizitis, → S. 320)	Kind nüchtern lassen. Falls die Beschwerden zu der auf S. 320 dargestellten Blinddarmentzündung passen, sofort zum Arzt oder (nachts) ins Krankenhaus fahren
Kolikartige, starke Bauchschmerzen ▶ Kind nicht apathisch ▶ Fast immer abends ▶ Kind 1–3 Monate alt	Dreimonatskolik (→ S. 198)	Kind beruhigen, etwas zur eigenen Nervenstärkung unternehmen (Tee), Baby herumtragen → S. 200
Kolikartige, starke Bauchschmerzen ▶ Zunehmende Apathie ▶ Möglicherweise Blut in der Windel ▶ Kind fast immer zwischen 3 Monaten und 3 Jahren alt	Darmeinstülpung (→ S. 325) oder Darmverdrehung (Volvulus, → S. 326)	Kind nüchtern lassen, sofort zum Kinderarzt oder (nachts) ins Krankenhaus fahren

Bauchschmerzen, Bauchkrämpfe. Fortsetzung	Was sich am ehesten dahinter verbirgt	Erste Maßnahmen
Kolikartige, sehr starke Bauchschmerzen ➤ Ausstrahlung in die Leiste oder den Rücken ➤ Oft Erbrechen ➤ Oft älteres Kind	Nierensteine (bei Kindern selten)	Kleine Steine werden mit dem Urin nach draußen befördert. Bleibt der Stein hierbei in den Harnwegen stecken, kommt es zu starken, kolikartigen Schmerzen. Kind nüchtern lassen, sofort zum Kinderarzt oder (nachts) ins Krankenhaus fahren
Starke Bauchschmerzen ➤ Mit Schwellung im Bereich von Leiste oder Hoden	Eingeklemmter Bruch (→ S. 323)	Kind nüchtern lassen, sofort zum Kinderarzt gehen oder (nachts) ins Krankenhaus fahren
Starke Bauchschmerzen bei Jungen ➤ Eher im Unterbauch, mit Ausstrahlung in Hoden oder Leiste ➤ Hoden einseitig druckempfindlich, möglicherweise verfärbt ➤ Möglicherweise Übelkeit	Hodendrehung (→ S. 356)	Kind nüchtern lassen, sofort zum Arzt gehen oder (nachts) ins Krankenhaus fahren
Bauchschmerzen nach Gewalteinwirkung auf den Bauch, die nicht von selbst abklingen	Innere Verletzungen	Rasch zum Kinderarzt oder (nachts) ins Krankenhaus fahren
Wiederholte Bauchschmerzen ➤ Leicht bis mäßig, Dauer bis eine Stunde, Kind evtl. blass ➤ Meist Kindergarten- und Schulkinder ➤ Um die Nabelgegend ➤ Keine zeitliche Beziehung zu Mahlzeiten, kein Aufwachen aus dem Schlaf, keine weiteren Beschwerden, normales Gedeihen	Nabelkolik (→ S. 322) oder andere sog. funktionelle (= nicht-organische) Bauchschmerzen	Kind hinlegen lassen. Falls es möchte, Bauch massieren oder Wärmflasche/warmen Wickel auf den Bauch legen. Überlegen, ob ein Zusammenhang zu belastenden Situationen besteht oder ob das Kind z. B. in der Schule überfordert sein könnte. Bei häufiger Wiederkehr Termin beim Kinderarzt ausmachen
Wiederholte Bauchschmerzen ➤ Leicht bis mäßig, uncharakteristisch ➤ Oft Appetitlosigkeit	Vielerlei Ursachen, z. B. chronische Verstopfung, virusbedingte Leberentzündung (= Hepatitis, → S. 252), Darmbefall mit Parasiten (Amöben, Lamblien, Würmer)	Treten uncharakteristische Bauchschmerzen immer wieder oder länger dauernd auf, Termin beim Kinderarzt zwecks Abklärung ausmachen, auch wenn sie von selbst wieder weggehen
Wiederholte Bauchschmerzen ➤ Blähbauch ➤ Oft Durchfälle ➤ Oft schlechtes Gedeihen	Zöliakie (→ S. 334) oder Unverträglichkeit von Milchzucker (= Laktoseintoleranz, → S. 331)	Termin beim Kinderarzt zwecks Abklärung ausmachen. Bei konkretem Verdacht entsprechendes Nahrungsmittel bis dahin weglassen
Wiederholte Bauchschmerzen ➤ Meist Klein- und Kindergartenkinder ➤ Leicht bis mäßig, Dauer Stunden bis maximal zum nächsten Morgen ➤ Oft Müdigkeit, Blässe, Übelkeit, Erbrechen	Atypische Migräne des jüngeren Kindes (→ S. 443)	Kind in ruhigen, abgedunkelten Raum legen, möglichst schlafen lassen. Bei einer atypischen Migräne wacht das Kind typischerweise am nächsten Morgen beschwerdefrei wieder auf. Ansonsten zum Arzt gehen. Bei häufiger Wiederkehr beim Kinderarzt vorstellen
Wiederholte Bauchschmerzen ➤ Mit zeitlichem Bezug zu Nahrungsaufnahme/bestimmten Nahrungsmitteln ➤ Möglicherweise Übelkeit, Erbrechen, Durchfall ➤ Möglicherweise Hautausschlag, Jucken, Atembeschwerden	Nahrungsmittelunverträglichkeit, -allergie (→ S. 330)	Überlegen, welches Nahrungsmittel dahinter stecken könnte (Tagebuch führen), und mögliche Verursacher konsequent weglassen. Bei Gelegenheit Termin beim Kinderarzt zwecks weiterer Abklärung machen. Bei Atembeschwerden Notarzt rufen

Anlass zur Sorge sind Bauchschmerzen:

➤ Die länger anhalten (etwa über 4–6 Stunden).

➤ Bei denen Ihr Kind immer mehr »abbaut« und nicht mehr laufen will. Dies kann Anzeichen einer – immer gefährlichen – Bauchfellentzündung sein.

➤ Bei denen sich der Bauch hart anfühlt, nicht eindrückbar und bei Berührung schmerzhaft ist (siehe Foto auf S. 328) – auch dies spricht für eine Beteiligung des Bauchfells.

Sie sollten mit Ihrem Kind in diesen Fällen immer rasch den Arzt aufsuchen.

Auch wenn immer wieder Bauchweh auftritt und Ihr Kind dabei nicht gedeiht oder chronische Stuhlveränderungen bestehen (Durchfall oder Verstopfung), sollten die Ursachen genau abgeklärt werden. Dasselbe gilt für solche Bauchschmerzen, wegen derer Ihr Kind aus dem Schlaf aufwacht.

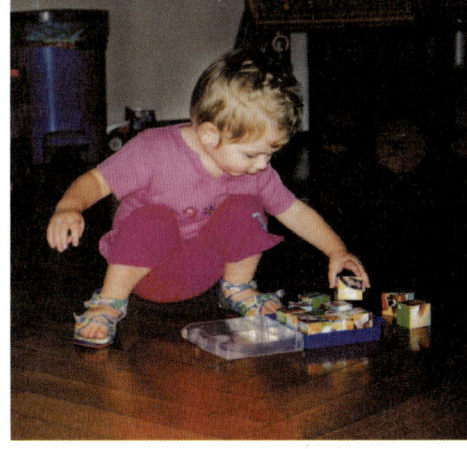

Bauchschmerzen erfordern meist keine Bettruhe. Ermuntern Sie Ihr Kind ruhig, das zu spielen, was ihm besonders viel Spaß macht – dadurch sehen Sie zudem, ob Sie sich wirklich Sorgen machen müssen: Die meisten schweren Erkrankungen des Bauches, wie etwa eine fortgeschrittene Blinddarmentzündung, gehen nämlich mit einer Reizung des Bauchfells einher, und dann ist Hüpfen oder entspanntes Hocken, wie hier im Bild, zu schmerzhaft. [AS]

Bewusstlosigkeit und Ohnmacht

Unser Bewusstsein wird vom Gehirn gesteuert. Funktionieren die Gehirnzellen nicht mehr richtig, so wird ein Kind zunächst **apathisch** (= *lethargisch, teilnahmslos*), später dann **stuporös** (d.h. es reagiert kaum noch) und schließlich *komatös* oder **bewusstlos**, d.h. es reagiert gar nicht mehr, weder auf Ansprache noch auf kräftiges Anfassen z.B. an den Schultern.

Vielerlei Ursachen

Die Funktion der Gehirnzellen kann durch vielerlei Störungen inner- und außerhalb des Gehirns beeinträchtigt sein:

▶ Durch eine *eingeschränkte Blutversorgung des Gehirns*. Dazu kommt es etwa bei schweren Blutverlusten, lebensbedrohlichen Infektionen oder auch durch schwere allergische Reaktionen (siehe S. 494). Aber auch beim an sich gesunden Kind kann der Blutfluss zum Gehirn manchmal vorübergehend nachlassen, etwa wenn das Blut beim Stehen im Körper »versackt« oder beim zu schnellen Aufstehen nach längerem Sitzen nicht rasch genug in das Gehirn gepumpt wird. Die letztere Form der Bewusstlosigkeit nennt man auch **Ohnmacht**. Sie ist in aller Regel gutartig und zeichnet sich durch den oft vorausgehenden Schwindel oder ein Leichtigkeitsgefühl aus – beim Fallen »fängt« sich das Kind meist noch auf, d.h. verletzt sich meist nicht.

▶ Durch einen *Mangel an Nährstoffen oder Sauerstoff*. Wenn die empfindlichen Gehirnzellen nicht mehr genug Nährstoffe erhalten (für das Gehirn ist dabei Glukose, d.h. der Traubenzucker, am wichtigsten), entsteht Bewusstlosigkeit. Typisches Beispiel ist die Unterzuckerung (siehe S. 348).
Auch wenn Sauerstoff fehlt, läuft im Gehirn nichts mehr. Ein vielen Eltern bekanntes Beispiel sind die so genannten Affektkrämpfe, bei denen das Kind vor lauter Schreien und Aufregung keine Luft mehr bekommt und dadurch bewusstlos wird (siehe S. 446).

▶ Durch *Gifteinwirkung*. Auch Gifte können die Gehirnzellen außer Gefecht setzen, egal ob das Gift von außen zugeführt wird (etwa Alkohol oder überdosierte Medikamente) oder im Körper selbst entsteht (etwa bei schweren Leber- oder Nierenerkrankungen).

▶ Durch *Störungen im Gehirn selbst*. Nur wenige Formen der Bewusstlosigkeit haben ihre Ursache im Gehirn, wie etwa beim zerebralen Krampfanfall (siehe S. 445) oder bei Schädel-Hirn-Verletzungen. Der Bewusstseinsverlust kommt dann oft plötzlich und ohne ein vorhergehendes »Schwarzwerden«. Auch bei *schweren Infektionen des Gehirns* werden die Gehirnzellen (oft vorübergehend) so stark angegriffen, dass Bewusstlosigkeit entsteht.

Bewusstlosigkeit und Ohnmacht. Genaues Beschwerdebild	Was sich am ehesten dahinter verbirgt	Erste Maßnahmen
Bewusstlosigkeit ▶ Kleinkind ▶ Ausgelöst durch Schmerzen, Wut oder Frustration ▶ Oft nach Schreien mit nachfolgender Atempause und »Blauwerden«	Affektkrampf (= Wutkrampf, »Wegbleiben«, → S. 446)	Keine Sofortmaßnahmen nötig, das Kind kommt binnen kürzester Zeit wieder von selbst zu sich. Falls hinter dem Wutanfall ein nicht erfüllter Wunsch steckt, die gesamte Situation möglichst wenig beachten. Bei häufigem Auftreten Kinderarzt ansprechen
Bewusstlosigkeit ▶ Bei schnellem Aufstehen (aus der Hocke) oder nach längerem Stehen, vor allem in warmer oder stickiger Umgebung ▶ Oder nach großem Schreck ▶ Oft Mädchen um die Pubertät	»Ohnmacht« bei Orthostase-Syndrom (→ S. 285), schreckbedingte Ohnmacht (sog. vagovasale Synkope)	Alle hier aufgeführten Bilder sind in aller Regel harmlos. Kind auf den Rücken legen (nicht hinsetzen), Beine hochlagern. Das Kind kommt binnen Minuten wieder zu sich und ist nach kurzer »Erholungszeit« beschwerdefrei. Bleibt das Kind bewusstlos, Notarzt rufen und Kind in stabile Seitenlage (→ S. 490) bringen. Hat es nach dem Aufwachen Beschwerden, Kinderarzt aufsuchen. Bei wiederholtem Auftreten zwecks Abklärung Termin beim Kinderarzt ausmachen
Bewusstlosigkeit ▶ Auffällig schnelles Atmen, Kribbeln um den Mund und an den Händen, Luftnot, Angst, Schwindel ▶ Möglicherweise »Pfötchenstellung« der Hände, ▶ Oft Mädchen um die Pubertät	Hyperventilation (→ S. 472)	
Bewusstlosigkeit ▶ Bei zuckerkrankem Kind ▶ Warm-feuchte Haut (wie geschwitzt) ▶ Häufig Krampfanfall	Unterzuckerungsschock (= hypoglykämischer Schock, → S. 348)	Notarzt rufen (lassen). Atemwege frei machen und Kind in stabile Seitenlage bringen (→ 490). Falls vorhanden, Glukagon spritzen (Notfallset). Einem nicht mehr ansprechbaren Kind nichts zu essen oder trinken einflößen, eine spezielle Zuckerpaste kann aber unter die Zunge gegeben werden
Alle anderen Formen der Bewusstlosigkeit (insbesondere wenn das Kind zuvor krank erschien oder wenn kein Auslöser erkennbar ist)	Viele Ursachen, z.B. Vergiftungen, Drogenkonsum, Hirnhaut- oder Gehirnentzündungen (→ S. 449 und S. 451), Gehirntumor (→ S. 306), Gehirnverletzung, Herzrhythmusstörungen (→ S. 289), Hitzschlag oder Sonnenstich (→ S. 483 und S. 496)	Eine Bewusstlosigkeit, die nicht in eines der obigen Raster passt, ist zunächst einmal immer ein Notfall und dringend abklärungsbedürftig – Sie selbst können nicht entscheiden, was dahinter steckt. Daher Notarzt rufen. Atemwege frei machen und Kind in stabile Seitenlage bringen (→ 490). Bei fehlender Atmung mit Wiederbelebung beginnen (→ 490)

Was tun bei Bewusstlosigkeit?

Bewusstlosigkeit erfordert rasches Handeln. Lagern Sie das Kind in der stabilen Seitenlage (siehe S. 490) und rufen Sie den Notarzt. Hat Ihr Kind aufgehört zu atmen, so geben Sie ihm Atemspenden (Genaueres siehe S. 490 im Erste-Hilfe-Kapitel).

Affektkrämpfe, die unkomplizierte Ohnmacht und die Hyperventilation können Sie dagegen zumeist in Eigenregie »behandeln«.

Blutungen aus dem Anus

Blutungen aus dem Anus erscheinen zunächst dramatisch, glücklicherweise liegen ihnen jedoch ganz überwiegend gut behandelbare Erkrankungen zugrunde.

Schon das Neugeborene kann seine Eltern manchmal mit einem blutigen Stuhl erschrecken, zugrunde liegt hier meist bei der Geburt verschlucktes mütterliches Blut. Betrachten Sie den Stuhl oder die Windel genau. Ist das Blut hellrot und lagert es dem Stuhl auf, so stammt es meist vom After selbst. Dahinter steht dann oft ein kleiner Riss der Analschleimhaut **(Analfissur)**. Betroffen sind am häufigsten Säuglinge und Kleinkinder, und in aller Regel ist die Analfissur auch harmlos. Bereitet sie dem Kind allerdings beim Stuhlgang Schmerzen, so beginnt dieses den Stuhl zu verhalten – eine Verstopfung kann die Folge sein. Hämorrhoiden, eine weitere Ursache von Blutungen am After, sind bei Kindern selten.

Dunkleres Blut stammt überwiegend aus dem Dickdarm. Die häufigste Ursache sind **Darmpolypen,** d.h. kleine, meist gutartige Auswüchse der Darmschleimhaut. Das Kind hat dabei keine weiteren Beschwerden und fühlt sich gesund.

Dies gilt für die anderen Ursachen der Darmblutungen nicht unbedingt: Mit Blutbeimischungen verlaufende Durchfallserkrankungen beispielsweise (etwa durch Salmonellen, Shigellen oder Amöben) verlaufen meist mit Fieber und Bauchkrämpfen. Auch die chronischen Darmentzündungen (Morbus Crohn und Colitis ulcerosa) zeigen sich nicht nur durch blutige Durchfälle, sondern auch durch Gedeihstörungen, Bauchschmerzen und Allgemeinbeschwerden wie Abgeschlagenheit oder Appetitmangel.

Blut kann von den Darmsäften verändert werden und erscheint dann schwarz **(Teerstuhl)**. Bei Teerstühlen liegt die Blutungsquelle meist im oberen Darmtrakt (etwa Speiseröhre oder Magen). Zugrunde liegt dann zum Beispiel eine schwere Entzündung der Speiseröhre oder auch ein Geschwür im Magen oder Zwölffingerdarm.

Nicht selten sind Verwechslungen mit **Scheinblutungen.** So kann »Blut« im Stuhl etwa durch Rote Beete, Lebensmittelfarben und Tomaten vorgetäuscht werden. Schwarzer Stuhl entsteht durch Lakritz, Eisen- und Kohletabletten.

Blutungen aus dem Anus. Genaues Beschwerdebild	Was sich am ehesten dahinter verbirgt	Erste Maßnahmen
Hellrotes, dem Stuhl aufgelagertes Blut ▸ Meist Säuglinge und Kleinkinder ▸ Stuhlgang oft schmerzhaft, möglicherweise Verstopfung	Einriss der Analschleimhaut (Analfissur)	Bei kleineren Blutmengen am nächsten Tag zum Arzt gehen, bei größeren Mengen sofort
Blut auf dem Stuhl, hell- oder dunkelrot ▸ Schmerzen, Brennen oder Jucken des Pos ▸ Sichtbare Knoten am Anusrand oder aus dem Anus ragend ▸ Meist ältere Kinder	Hämorrhoiden	Bei Gelegenheit Kinderarzt aufsuchen
Blut in oder auf dem Stuhl ▸ Keine Schmerzen ▸ Meist älteres, gesundes Kind	Darmpolypen, d.h. gutartige Schleimhautwucherungen	Zwecks Abklärung zum Kinderarzt gehen
Blut im Stuhl, hell- oder dunkelrot ▸ Bauchschmerzen ▸ Dunkelrote Flecken (= Haubtblutungen) vor allem an Po und Rückseiten der Beine, Schmerzen vor allem der Fußgelenke	Purpura Schönlein-Henoch (→ S. 295)	Noch heute zum Kinderarzt gehen
Blut im Stuhl, meist dunkelrot ▸ Kolikartige, starke Bauchschmerzen ▸ Zunehmende Apathie ▸ Kind fast immer 3 Monate bis 3 Jahre alt	Darmeinstülpung (→ S. 325)	Kind nüchtern lassen, sofort zum Kinderarzt oder (nachts) ins Krankenhaus fahren
Hell- oder dunkelrote Blutung aus dem Po ▸ Oft größere Mengen ▸ Keine Schmerzen ▸ Kind bis dahin gesund ▸ Meist Säugling oder Kleinkind	Blutendes Meckel-Divertikel (→ S. 326)	Kind nüchtern lassen, sofort zum Kinderarzt oder (nachts) ins Krankenhaus fahren
Blutiger Durchfall	▸ Magen-Darm-Inf. (→ S. 316) ▸ Nahrungsmittelallergie (→ S. 330, vor allem Kuhmilchallergie) ▸ Chronische Darmentzündung (→ S. 328 und 329) ▸ Darmblutung bei hämolytisch-urämischem Syndrom (→ S. 317)	Noch am selben Tag zum Kinderarzt gehen. Ausnahme: Bei durch Reizung des Afters bedingten Blutbeimengungen kann abgewartet werden
Schwarzer Stuhl (Teerstuhl)	Blutungen aus dem oberen Magen-Darm-Trakt, z. B. blutendes Magen- oder Zwölffingerdarmgeschwür (bei Kindern selten), schwere Speiseröhrenentzündung, Krampfadern der Speiseröhre	Stets rasch zwecks Abklärung zum Kinderarzt gehen

Was tun bei Analblutungen?

Massive, d.h. sehr starke Blutungen aus dem Anus sind selten. Passieren sie unverhofft (ist das Kind also bis dahin gesund), so steckt meist ein blutendes Meckel-Divertikel dahinter, und Sie gehen am besten mit dem Kind gleich in die Klinik.

Bei weniger dramatischen Blutungen lohnt sich als Erstes ein Blick auf den Po. Eine Fissur etwa zeigt sich beim vorsichtigen Spreizen des Anus (einfach mit den Fingern auseinander ziehen) als ein kleiner Riss.

In allen Zweifelsfällen bringen Sie das Kind (samt Windel) zum Kinderarzt.

Brustschmerzen

Da im Brustraum nun einmal die lebenswichtigen Organe Herz und Lungen sitzen, jagen **Brustschmerzen** Kindern wie Eltern verständlicherweise oft einen ziemlichen Schrecken ein. Befragungen zeigen, dass etwa die Hälfte der Eltern als Erstes Herzprobleme vermutet, wenn ihr Kind über Brustschmerzen klagt.

Dies ist glücklicherweise unbegründet: Im Gegensatz zu Erwachsenen steckt bei Kindern praktisch nie das Herz hinter den Brustschmerzen.

Letzteres gilt selbst dann, wenn das Kind über »Herzstechen« klagt. Das Herz selbst hat nämlich (von dem nur selten durch eine Krankheit betroffenen Herzbeutel abgesehen) keine eigenen Schmerznerven – wenn das Herz Beschwerden macht, dann äußert es sich nicht durch ein »Stechen«, sondern eher durch ein dumpfes, drückendes Engegefühl.

Dafür führen bei Kindern recht häufig Erkrankungen des Verdauungstraktes zu Brustschmerzen – vom Seitenstechen bis zum Sodbrennen.

Atemabhängige Brustschmerzen deuten auf Störungen der Brustwand hin (etwa Muskelprellungen), selten gehen sie auch vom Brustfell aus, etwa bei einer Brustfellentzündung (= *Pleuritis,* siehe S. 276).

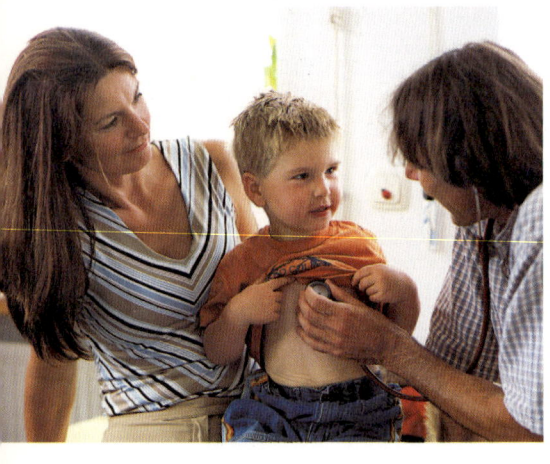

Brustschmerzen sind bei Kindern eher selten. Eine Lungenuntersuchung beim Kinderarzt gehört zum Basisprogramm bei der Abklärung. Dadurch können insbesondere Lungen-, Brustfell- und Herzbeutelentzündungen ausgeschlossen werden. [AM]

Brustschmerzen. Genaues Beschwerdebild	Was sich am ehesten dahinter verbirgt	Erste Maßnahmen
Brustschmerzen an einer Stelle ▶ In Zusammenhang mit bestimmten Arm- oder Rumpfbewegungen, in schweren Fällen bei jedem Atemzug ▶ Meist stechend	Muskelkater, Muskelverspannung, -zerrung	Bei Muskelverspannung (Beschwerden oft morgens) oder Muskelkater Wärme anwenden. Bei Muskelzerrung (Beschwerden während Sport) Sport unterbrechen, kühlen (Weiteres → S. 498)
Brustschmerzen an einer Stelle ▶ Im unteren Brustkorb und der Flanke ▶ Nach längerem Laufen ▶ Stechend	Seitenstechen	Kind ausruhen lassen, die Schmerzen verschwinden dann von selbst
Brustschmerzen an einer Stelle, bei Hustenanfällen, stechend ▶ Ohne Fieber ▶ Mit Fieber, rascher Atmung oder atemabhängigen Schmerzen	▶ Hustenbedingte Muskelschmerzen ▶ Lungen- (→ S. 276) oder Brustfellentzündung (→ S. 276)	▶ Verschwindet von selbst, evtl. mit Arnika-Salbe einreiben ▶ Noch heute zum Kinderarzt gehen
Brustschmerzen an einer Stelle ▶ Am Brustbein ▶ Ein oder zwei Rippenansätze am Brustbein (»Knubbel« an der Seite des Brustbeins) sind druckschmerzhaft, möglicherweise auch geschwollen	Entzündung des Gelenkknorpels (Costochondritis)	Am nächsten Tag Kinderarzt aufsuchen. Kann Wochen oder Monate andauern, Besserung durch Einreiben von Arnika-Salbe
Brustschmerzen über dem Herzen ▶ Dumpf, verstärkt bei der Einatmung ▶ Möglicherweise in die linke Schulter ausstrahlend	Entzündung des Herzbeutels (Perikarditis, → S. 289)	Noch heute zum Kinderarzt gehen
Brustschmerzen hinter dem Brustbein, meist brennend ▶ Bei oder nach dem Essen ▶ Häufig saures Aufstoßen, Sodbrennen	Gastroösophagealer Reflux (= Rückfluss von Speisebrei aus dem Magen in die Speiseröhre, → S. 324)	Termin beim Kinderarzt ausmachen. Bis dahin unverträgliche Speisen meiden, nach dem Essen nicht hinlegen, nicht zu spät zu Abend essen, mit erhöhtem Oberkörper schlafen lassen
Brustschmerzen/Wundgefühl hinter dem Brustbein ▶ Im Rahmen einer Infektion der oberen Luftwege beim Husten ▶ Häufig Fieber	Reizung der Luftröhre durch die Infektion oder den Husten	Lindernde Maßnahmen wie bei Bronchitis anwenden (→ S. 274). Bei Zustandsverschlechterung, atemabhängigen oder anhaltenden Beschwerden zum Kinderarzt gehen
Brustschmerzen mit Beklemmung ▶ Bei Aufregung, keine weiteren Beschwerden	▶ Reaktion auf die Aufregung	▶ Kind beruhigen, bei häufigerem Auftreten nach besonderen psychischen Belastungen suchen, Kinderarzt ansprechen, Kind Stressbewältigungstechniken erlernen lassen
▶ Viel zu schnelle Atmung, Gefühl der Atemnot, Kribbeln um den Mund und an den Händen	▶ Hyperventilationstetanie (→ S. 472)	▶ Kind beruhigen, zu langsamem Atmen anhalten. Wenn dies nicht hilft, kleine Plastiktüte vor Mund und Nase des Kindes halten, so dass es seine eigene Luft zurückatmet. Falls erfolglos, Notarzt rufen
▶ Atemnot mit erschwerter, evtl. pfeifender Ausatmung, evtl. Husten	▶ Asthmaanfall (→ S. 278)	▶ Zum Kinderarzt gehen, bei schwerer Atemnot Notarzt rufen

Was tun bei Brustschmerzen?

Oft reicht es schon aus, dem Kind beruhigend zu erklären, dass das Herz an den Brustschmerzen nicht »schuld« ist. Besteht keine Atemnot und kein Fieber, so kann in aller Regel zugewartet werden – am nächsten Morgen sieht die Welt dann oft schon besser aus.

Kommen Brustschmerzen immer wieder, so lohnt sich eine Abklärung beim Kinderarzt, ob vielleicht eine gastroösophageale Refluxkrankheit dahinter steckt. Für Kinder ist nämlich das »Brennen«, das wir Erwachsene beim Sodbrennen spüren, oft nur ein diffuser Schmerz.

Gar nicht so selten bleibt jedoch die genaue Ursache von Brustschmerzen trotz einer Abklärung beim Kinderarzt unklar.

Brustschmerzen. Fortsetzung	Was sich am ehesten dahinter verbirgt	Erste Maßnahmen
Einseitige Brustschmerzen ▶ Gürtelförmig ▶ Spannungsgefühl im schmerzenden Bereich	Beginnende Gürtelrose (→ S. 406) nach früherer Windpockenerkrankung	Bei Bläschen im schmerzenden Hautbereich (die Schmerzen gehen den sichtbaren Hauterscheinungen oft voraus) möglichst am gleichen Tag zum Arzt gehen
Atemabhängige Brustschmerzen ▶ Im Rahmen einer Infektion der oberen Luftwege mit Husten ▶ Häufig Fieber	Lungenentzündung (→ S. 276), Pleuritis (= Brustfellentzündung, → S. 276)	Am gleichen Tag zum Kinderarzt gehen, bei schmerzbedingter Einschränkung der Atmung oder schlechtem Allgemeinbefinden des Kindes sofort
Brustschmerzen jeglicher Art ▶ Nach einer Verletzung ▶ Mit Atemnot, Blauverfärbung der Haut ▶ Mit Kreislaufbeschwerden (schneller, schwacher Puls, Schweißausbruch)	Viele Ursachen möglich, z. B. Rippenbruch, Pneumothorax (= Luftansammlung im Brustkorb mit »Zusammenschnurren« der Lunge)	Falls nur eines der Kriterien zutrifft, sofort zum Kinderarzt oder ins Krankenhaus fahren, bei sich schnell verschlechterndem Zustand des Kindes Notarzt rufen

Durchfall

Durchfälle bei Kindern sind sehr häufig, aufgrund ihrer großen Bedeutung im praktischen Alltag mit Kindern werden sie zusammenhängend ab S. 316 besprochen.

Fast immer steht bei Kindern eine Magen-Darm-Infektion dahinter. Solche erregerbedingten Durchfälle sind fast immer harmlos und verschwinden in aller Regel nach 1–3 Tagen von selbst wieder. Und der Durchfall stellt bei dieser Gruppe der Durchfallserkrankungen im Grunde schon die Therapie dar. Denn die von der entzündeten Schleimhaut in den Darm abgegebene Flüssigkeit spült gleichzeitig auch die Erreger »flussabwärts«, so dass sie den Darm nicht weiter schädigen können.

Nicht selten begleitet leichter Durchfall auch eine Infektion der oberen Luftwege. Dies kann daher rühren, dass manche Erkältungserreger bei Kindern auch die »untere Etage« mitbefallen, oder daher, dass der verschluckte Schleim den Darm reizt.

Nicht durch Erreger bedingter Durchfall ist weniger häufig. Dahinter können sich die verschiedensten Krankheiten von einer Unverträglichkeit bestimmter Nahrungsstoffe bis zur Blinddarmentzündung verbergen. Manche Ursachen, wie etwa die oft viele Monate anhaltende und gar nicht so seltene »Kleinkind-Diarrhö« (Reizdarm des Kleinkinds), sind bisher unerklärt, aber harmlos.

Durchfall. Genaues Beschwerdebild	Was sich am ehesten dahinter verbirgt	Erste Maßnahmen
Durchfall ▶ Oft geblähter Bauch ▶ Möglicherweise Übelkeit und Erbrechen ▶ Möglicherweise Bauchschmerzen ▶ Möglicherweise Fieber	Infektiöser Durchfall bei einer Magen-Darm-Infektion (= Gastroenteritis, Magen-Darm-Katarrh), am häufigsten verursacht durch Viren oder Bakterien – übertragen durch Kontakt mit infizierten Personen oder verunreinigte Lebensmittel (→ S. 316)	Flüssigkeitsverluste ausgleichen und auf Zeichen der Austrocknung achten (Details → S. 317). Warnzeichen sind: ▶ Trockene Lippen, Zunge und Mundschleimhaut; trockene Windeln ▶ »Tränenloses« Weinen ▶ Blass-graue Haut, mit dem Finger z. B. am Bauch abgehobene Hautfalten gehen nur langsam wieder zurück ▶ Eingefallene Augen ▶ Beim Säugling Einsinken der Fontanellen (Lücken zwischen den Schädelknochen oben am Kopf) ▶ Schläfrigkeit und Teilnahmslosigkeit Bei Zeichen der Austrocknung sofort zum Kinderarzt oder (nachts) ins Krankenhaus fahren
Durchfall ▶ Meist Übelkeit und (heftiges) Erbrechen ▶ Häufig erkranken mehrere Personen in der Umgebung, oft nur Stunden nach einer gemeinsamen Mahlzeit	Lebensmittelvergiftung z. B. durch Toxine (= Giftstoffe) von Salmonellen- oder Staphylokokken-Bakterien (→ S. 317)	
Durchfall (meist mäßig) ▶ (Teilweise heftige) Bauchschmerzen, im Verlauf von Stunden vom Nabel in den rechten Unterbauch wandernd	Blinddarmentzündung (= Appendizitis, → S. 320)	Sofort zum Kinderarzt gehen oder (nachts) ins Krankenhaus fahren. Kind nüchtern lassen, keine Wärme anwenden, sondern Kälte (→ auch S. 322)
Durchfall ▶ Weitere Krankheitszeichen (z. B. Husten, Ohrenschmerzen) ▶ Möglicherweise Fieber	Mitreaktion bei einer anderen Erkrankung, z. B. Atemwegs- oder Mittelohrentzündung	Flüssigkeitsverluste ausgleichen und auf Austrocknung achten (→ oben). Ansonsten je nach (vermuteter) Grunderkrankung vorgehen
Durchfall nach Fernreisen	Infektiöser Durchfall oder tropische Erkrankung	Vielzahl teils ernster Erreger möglich, daher zum Kinderarzt gehen. Bis dahin Flüssigkeitsverluste ausgleichen und auf Austrocknung achten (→ oben)

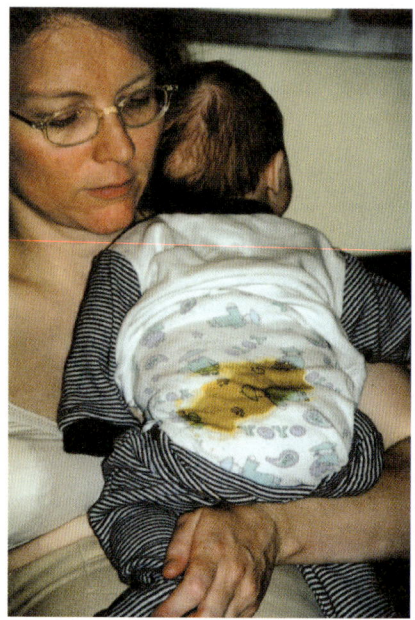

Dass die Waschmaschine bei solchen Durchfällen ins Schleudern kommt, ist normal. Und glücklicherweise gibt es zum Schutz der Matratze im Handel brauchbare Schutzbezüge, die auch größere Flüssigkeitsmengen fernhalten. [AS]

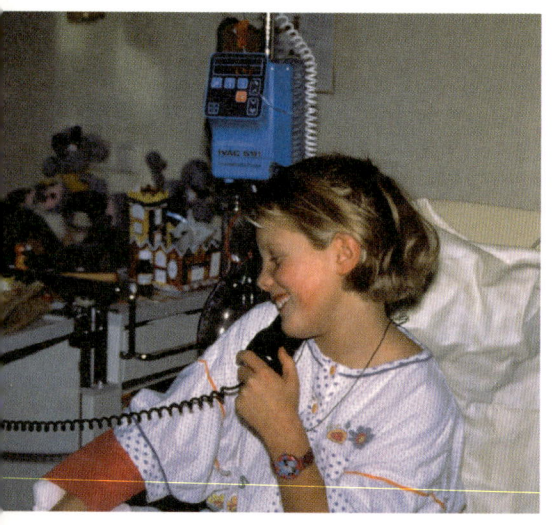

Bei starkem Durchfall trocknen Kinder rasch aus, besonders wenn auch noch Erbrechen dazukommt. Viele Magen-Darm-Erreger machen Kinder zudem ziemlich schlapp und müde, so dass sie einfach mit dem Trinken nicht mehr nachkommen. Durch eine beharrliche Strategie der »ganz kleinen Schlucke« (wie auf S. 319 dargestellt) lässt sich eine Austrocknung meist vermeiden. Hilft alles nichts, so muss das Kind in die Klinik, wo die Flüssigkeit dann entweder über eine Magensonde oder über eine Infusion (wie hier im Bild gezeigt) zugeführt wird. [MU]

Durchfall. Fortsetzung	Was sich am ehesten dahinter verbirgt	Erste Maßnahmen
Durchfall ▶ Abwechselnd mit Verstopfung ▶ Oft mit wiederkehrenden Bauchschmerzen	Paradoxer Durchfall bei Verstopfung (→ S. 188)	In den nächsten Tagen zur weiteren Diagnose und Beratung zum Kinderarzt gehen
Durchfall beim Säugling nach Einführen neuer Nahrungsmittel (z. B. Obst, Kuhmilch)	Meist vorübergehende Reaktion auf die Kostumstellung. Selten dauerhafte Nahrungsmittelunverträglichkeit (→ S. 330)	Bei leichten Beschwerden abwarten. Nur bei ausgeprägten Formen das neue Nahrungsmittel wieder weglassen und einen Termin beim Kinderarzt ausmachen
Durchfall beim älteren Kind vor aufregenden Ereignissen (z. B. Reisen, Klassenarbeiten)	Psychisch bedingt (»Schiss«)	Abwarten – hört von selbst wieder auf. Bei häufigem Auftreten überlegen, ob z. B. Überforderung vorliegt
Durchfall nach Genuss bestimmter Nahrungsmittel ▶ Möglicherweise Hautausschlag (Quaddeln)	Nahrungsmittelunverträglichkeit oder -allergie (→ S. 330)	»Verdächtige« Nahrungsmittel weglassen und Termin beim Kinderarzt machen
Durchfall nach reichlichem Genuss von Obstsäften, Cola oder Zuckeraustauschstoffen	Nahrungsbedingter Durchfall	Saft, Cola oder Zuckeraustauschstoffe weglassen – hört von selbst auf
Durchfall nach Medikamenteneinnahme	Medikamentennebenwirkung, z. B. oft nach Antibiotika (→ S. 227)	In ausgeprägten Fällen Rücksprache mit Arzt nehmen
Blutiger Durchfall	▶ Magen-Darm-Infektion (→ S. 316) ▶ Nahrungsmittelallergie (→ S. 330), vor allem bei Kuhmilchallergie ▶ Chronische Darmentzündung (→ S. 328, S. 329) ▶ Geringe Blutspuren auch durch Reizung des Afters durch häufigen Stuhlgang ▶ Darmblutungen bei hämolytisch-urämischem Syndrom (→ S. 317)	Noch am selben Tag zum Kinderarzt gehen. Ausnahme: Bei durch Reizung des Afters bedingten Blutbeimengungen kann abgewartet werden
Wiederholte oder über Monate andauernde länger dauernde Durchfälle ▶ Ohne weitere Krankheitszeichen ▶ Mit weiteren Krankheitszeichen (z. B. Bauchschmerzen, schlechtes Gedeihen), dabei oft große Mengen stinkender Stühle	▶ Reizdarm des Kleinkindes (→ S. 317) ▶ z. B. chron. Darmentzündung (→ S. 328 und S. 329), Zöliakie (→ S. 334) und andere seltene Formen der Nahrungsmittelunverträglichkeit (z. B. Laktasemangel, → S. 331), Mukoviszidose (→ S. 218)	Termin beim Kinderarzt ausmachen, da oft spezielle Untersuchungen zum Ausschluss einer Erkrankung bzw. zur Diagnosefindung nötig sind

Was tun bei Durchfall?

Was Sie bei Durchfall am besten tun, richtet sich vor allem nach den Ursachen und ist in der Tabelle jeweils kurz skizziert. Was Sie bei infektionsbedingtem Durchfall unternehmen können, haben wir auf S. 318 dargestellt.

Unabhängig von der Ursache des Durchfalls sollten Sie immer ein Augenmerk auf den Flüssigkeitshaushalt Ihres Kindes haben, um einer Austrocknung rechtzeitig entgegenwirken zu können (wie Sie eine Austrocknung verhindern bzw. behandeln, haben wir ab S. 318 beschrieben).

Durst

Kinder brauchen – bezogen auf ihr Körpergewicht – mehr Flüssigkeit als Erwachsene. Kindergartenkinder trinken ungefähr 1 Liter, Grundschulkinder 1–1,5 Liter täglich.

Manchmal aber geht der Durst weit über den normalen Bedarf hinaus, dies weist auf eine Erkrankung hin. Vor allem verschiedene Stoffwechselerkrankungen sowie Nierenerkrankungen machen sich durch **starken Durst** bemerkbar.

Stets auffällig – und abklärungsbedürftig – ist, wenn das Kind auch nachts aufwacht und aufsteht, nur um zu trinken.

Durst. Genaues Beschwerdebild	Was sich am ehesten dahinter verbirgt	Erste Maßnahmen
Starker Durst ohne weitere Beschwerden		
▶ Bei Hitze oder körperlicher Anstrengung oder nach reichlichem Verzehr salzhaltiger Speisen	▶ Normale Reaktion des Körpers zur Aufrechterhaltung des Flüssigkeitsgleichgewichts	▶ Kind trinken lassen (am besten Wasser, Tee oder verdünnte Säfte). Ist der Flüssigkeitshaushalt wieder im Lot, gibt sich auch der Durst
▶ Bei fast ausschließlichem Trinken von süßen Getränken (v. a. Säften, Limonaden oder Kakao)	▶ Stark gesüßte Getränke löschen den Durst nur für kurze Zeit und schmecken einfach gut	▶ Nur Wasser und ungezuckerten Tee anbieten, der »Durst« hört dann in der Regel von selbst auf. Sonst Termin beim Kinderarzt ausmachen. Bis dahin Kind trinken lassen
Starker Durst mit weiteren Beschwerden		
▶ Bei Durchfall, Erbrechen oder Fieber	▶ Normale Reaktion auf den Flüssigkeitsverlust	▶ → Durchfall, Erbrechen, Fieber
▶ Mit weiteren Beschwerden, z. B. Schlappheit, Gewichtsverlust, evtl. Übelkeit und Erbrechen	▶ Verschiedene Erkrankungen, z. B. Diabetes mellitus (= Zuckerkrankheit, → S. 346)	▶ Viele Erkrankungen möglich, deshalb baldmöglichst zum Kinderarzt gehen. Bis dahin Kind trinken lassen. Bei Zeichen der Austrocknung (→ Tabelle S. 151 und Kasten S. 318) oder Zustandsverschlechterung sofort zum Kinder- oder Notarzt gehen

In aller Regel ist starker Durst, wie bei diesem dreijährigen Mädchen am Strand, ein Zeichen, dass der Körper die richtigen Signale gibt. Nur sehr selten ist Durst ein Krankheitszeichen. [RP]

Einkoten

Unter **Einkoten** (= *Enkopresis*) versteht man den unkontrollierten Abgang von Stuhl bei Kindern, die an sich schon sauber sein sollten und dies teilweise auch schon waren.

Viele Kinder gehen im Kleinkindalter durch eine Phase, in der sie immer einmal wieder, z. B. beim Spielen, etwas »Land« in die Unterhose setzen – und sei es nur deshalb, weil der Sandkasten ein viel interessanterer Ort ist als das Klo.

Hinter dem echten, d. h. regelmäßigen und andauernden Einkoten steht jedoch mehr als nur Bequemlichkeit: So neigen vor allem Kinder mit *chronischer Verstopfung* (siehe S. 327) zum Einkoten. Sitzt der harte Stuhl nämlich wie ein Stopfen im Mastdarm fest, so beginnt der Stuhl vor dem Hindernis zu vergären und sich zu verflüssigen. Er läuft nun unbemerkt an dem Stuhlpfropf vorbei – die Folge ist ein ständiges *Stuhlschmieren* (auch als **paradoxer Durchfall** bezeichnet), das die Kinder selbst oft gar nicht bemerken.

Ein solches Stuhlschmieren kann bei allen mit chronischer Verstopfung einhergehenden Krankheiten vorkommen, vor allem bei der chronisch habituellen (gewohnheitsmäßigen) Verstopfung und dem Morbus Hirschsprung. Es kann, seltener, auch bei Kindern mit *Erkrankungen der Rückenmarksnerven* (z. B. Spina bifida, siehe S. 220) oder bei den extrem seltenen *Fehlbildungen des Mastdarms* beobachtet werden.

Dass beim Einkoten »volle Portionen« abgesetzt werden, ist eher selten und kommt etwa bei Kindern mit schwerer geistiger Behinderung oder auch bei *schweren Verhaltensstörungen* vor – im letzteren Fall dient das Einkoten im wahrsten Sinne des Wortes als »Ventil« aufgestauter Probleme.

Bevor jedoch das Verhalten eines Kindes, ein »ungünstiges Elternhaus« oder psychische Probleme für das Einkoten verantwortlich gemacht werden, sollte das Kind vom Kinderarzt genau untersucht werden. Kinder koten nicht monate- oder gar jahrelang ein, nur weil sie etwas Stress zu Hause haben! Schon viele Kinder wurden jahrelang wegen angeblicher »psychischer Probleme« behandelt, obwohl sie eigentlich an einer behandelbaren Form der Verstopfung litten. Dabei waren die psychischen Probleme dieser Kinder die *Folge* und nicht die Ursache des Einkotens. Wer würde bei einer solch stigmatisierenden und ausgrenzenden, jeden positiven Umgang mit anderen Kindern praktisch zunichte machenden Erkrankung nicht psychisch auffällig!

Fieber

Fieber hat einen schlechten Ruf. Auch die literarische Bearbeitung des Fiebers, etwa in Goethes Ballade »Der Erlkönig«, setzt Fieber in ein geradezu unheimliches Licht: »In den Armen, das Kind – war tot«, so endet dieses spannende Gedicht über die Fieberträume des Kindes und das atemlose Ringen seines Vaters. Was im »Erlkönig« nicht erwähnt wird, ist die zugrunde liegende Erkrankung des Kindes – hatte es eine Hirnhautentzündung? Einen durchgebrochenen Blinddarm? Denn Fieber ist immer nur eine Begleiterscheinung und für sich selbst genommen nur in Ausnahmefällen krankhaft. Im Gegenteil: Es ist davon auszugehen, dass Fieber die Abwehr des Körpers unterstützt (siehe S. 155).

 Wann zum Arzt

Die Höhe des Fiebers sagt wenig über die Gefährlichkeit der zugrunde liegenden Erkrankung aus. Deshalb ist die Angabe genauer Grenzwerte (etwa »zum Kinderarzt ab 39 °C Fieber«) schwierig. Achten Sie eher auf die Zeichen der Krankheit als auf die Höhe des Fiebers (siehe S. 16).

In manchen Fällen jedoch kann Ihnen das Fieber eine gewisse Orientierung geben:

➤ Junge Säuglinge (unter sechs Monaten) mit Fieber, d.h. in diesem Fall einer Körpertemperatur von über 38 °C, sollten vom Kinderarzt untersucht werden. Auch ältere Säuglinge sollten zum Kinderarzt, wenn Sie eine Temperatur von mehr als 38,4 °C messen.

➤ Alle Kleinkinder bis vier Jahre sollten dann zum Kinderarzt, wenn sie hohe Temperaturen haben (über 39 °C) und Sie dabei keine Ursache, wie etwa eine Erkältung, feststellen können.

➤ Auch wiederkehrendes Fieber (also wenn Fieber nach einer fieberfreien Zeit von wenigen Tagen wieder auftritt) sollte Anlass zum Arztbesuch sein.

Aus unserer Sicht unterstützt Fieber den Heilungsverlauf. Bedrohlich ist in aller Regel nicht das Fieber, sondern die Krankheit, die der Körper durch Fieber bekämpfen will!

Fieber. Genaues Beschwerdebild	Was sich am ehesten dahinter verbirgt	Erste Maßnahmen
Fieber ➤ Ohne weitere Beschwerden	Vorherige (schwerere) körperliche Anstrengung, beginnende Infektion	Körperliche Anstrengung steigert die Körpertemperatur um bis zu ein Grad. Kind eine halbe Stunde ruhen lassen, dann noch einmal messen. Bei weiter erhöhter Temperatur Kind auf weitere Krankheitszeichen beobachten und entsprechend vorgehen
Fieber ➤ Ohne weitere Beschwerden ➤ Kind meist 6 Monate – 3 Jahre alt ➤ Nach drei Tagen Fieber kleinfleckiger, blasser Hautausschlag	Dreitagefieber (→ S. 230)	→ S. 230
Fieber ➤ Mit Hautausschlag	»Klassische« Kinderkrankheit (→ Tab. S. 228), Kawasaki-Syndrom (→ S. 157 und S. 374), Pfeiffer-Drüsenfieber (→ S. 245) Windpocken (→ S. 240)	Nach mutmaßlicher Erkrankung vorgehen. Bei Zweifeln zum Kinderarzt gehen. Kawasaki-Syndrom → Tabelle S. 157 und S. 374. Ausnahme: Bei Hautblutungen (→ S. 156) sofort zum Kinderarzt gehen
Fieber mit Bläschen ➤ Am ganzen Körper	Windpocken (→ S. 240)	➤ Wenn Sie sich sicher sind, dass Ihr Kind Windpocken hat, ist eine Betreuung in Eigenregie möglich (Details → S. 241)
➤ Im Gesicht oder gürtelförmig am Rumpf	Gürtelrose (→ S. 406)	➤ Bei Gürtelrose am Rumpf je nach Beschwerden am gleichen oder nächsten Tag, bei Gürtelrose im Gesicht noch am gleichen Tag zum Kinderarzt gehen
➤ An Händen, Füßen und im Mund	Hand-Mund-Fuß-Krankheit (→ S. 248)	➤ Am nächsten Tag zum Kinderarzt gehen
➤ Nur im Mund (oft wie kleine, weiße Geschwüre, auch auf der Zunge)	Mundfäule (→ S. 246)	➤ Am nächsten Tag zum Kinderarzt gehen
➤ Nur am Gaumen (2–3 mm große Bläschen mit rotem Randsaum)	Herpangina (→ S. 248)	➤ Am nächsten Tag zum Kinderarzt gehen
Fieber ➤ Erkältungszeichen ➤ Oft Husten	Erkältung (→ S. 261), echte Grippe (→ S. 266), Bronchitis (→ S. 272), Laryngitis (→ S. 268), Keuchhusten (→ S. 231) oder Masern (→ S. 232), Pseudokrupp (→ S. 268), Lungenentzündung (→ S. 276), Nasennebenhöhlenentzündung (→ S. 270)	Entsprechend der vermuteten Erkrankung vorgehen. Bei leichten Infekten der oberen Luftwege ist eine Betreuung in Eigenregie möglich. Bei Krankheitsdauer über eine Woche sowie schweren Verläufen Kinderarzt aufsuchen
Fieber ➤ Halsschmerzen	Hals- oder Mandelentzündung durch Viren oder Bakterien (→ S. 242), Scharlach (→ S. 238), Herpangina (→ S. 248), Pfeiffer-Drüsenfieber (→ S. 245)	Bei leichtem Fieber und leichten Halsschmerzen oder Kratzen im Hals Selbsthilfemaßnahmen zur Beschwerdelinderung anwenden (→ S. 244). Bei Beschwerden über mehr als drei Tage, hohem Fieber oder Belägen auf den Mandeln (die weiß-gelben Flecken sind oft schon bei Öffnen des Mundes sichtbar) zum Kinderarzt gehen

Fieber – nützlich oder schädlich?

Während die *Hauttemperatur* des Menschen je nach Umgebungstemperatur sehr unterschiedlich sein kann, liegt die *Körperkerntemperatur*, meist kurz als **Körpertemperatur** bezeichnet, recht konstant um die 37 °C. Dafür sorgt das sog. **Temperaturzentrum** im Gehirn, das, vergleichbar dem Thermostat einer Heizung, besagte 37 °C als »Solltemperatur« vorgibt.

Gewisse Schwankungen sind aber normal. Charakteristischerweise ist die Körpertemperatur morgens am niedrigsten und erreicht am späten Nachmittag ihr Maximum. Beim Erwachsenen und Jugendlichen schwankt die normale Körpertemperatur im Tagesverlauf um etwa ein Grad. Jeder Mensch hat dabei eine etwas andere »Betriebstemperatur«: 36,0 °C am Morgen sind deshalb je nach »Typ« ebenso normal wie 38,0 °C am späteren Nachmittag (diese Temperaturen geben jeweils den im After – rektal – gemessenen Wert wieder, im Mund sind die Temperaturen um etwa 0,5 °C niedriger). Vor allem in den ersten zwei Lebensjahren ist dieser Tagesrhythmus allerdings weitaus geringer ausgeprägt, die normale Körpertemperatur schwankt hier nur um etwa 0,5 °C.

Die Erhöhung der Körpertemperatur auf 38,5 °C oder mehr beim älteren Kind wird **Fieber** genannt. In der Grauzone zwischen 38,0 und 38,5 °C sprechen manche Ärzte auch von **erhöhter** oder *subfebriler* **Temperatur**. Beim Säugling und Kleinkind liegt die »Fiebergrenze« tiefer, hier sind schon Temperaturen über 38 °C als Fieber anzusehen, und der Begriff der »erhöhten Temperatur« wird nicht gebraucht.

Da die Körpertemperatur durch körperliche Anstrengung um bis zu 1 °C ansteigen kann, sollte das Kind vor dem Fiebermessen am besten eine halbe Stunde ruhen. Auch zu warme Kleidung kann, vor allem beim Säugling, die Temperatur erhöhen, und zwar um bis zu 0,5 °C.

Zur *Messung* des Fiebers siehe S. 90

Wodurch entsteht Fieber?

Fieber ist bedingt durch bestimmte Botenstoffe des Immunsystems, die immer dann abgegeben werden, wenn der Körper mit *Entzündungen* zu kämpfen hat. Solche Entzündungen entstehen meist durch Infektionserreger (Viren, Bakterien, Pilze, Parasiten), manchmal aber auch durch Autoimmunprozesse oder andere Abwehrvorgänge. Als Resultat wird der Temperatursollwert im Gehirn angehoben. Der Körper bemüht sich nun, die neue »Vorgabe« zu erreichen – kühle Haut, Frieren und Zittern bis zum Schüttelfrost sind die allen Eltern bekannten Zeichen dieses Fieberanstiegs.

Vom Fieber zu unterscheiden ist die *Überhitzung* **(Hyperthermie).** Hierbei handelt es sich ebenfalls um eine Erhöhung der Körpertemperatur, allerdings wird sie nicht durch Entzündungen ausgelöst, sondern durch eine zu starke Hitzezufuhr von außen (etwa beim Sonnenstich) oder aber durch – sehr seltene – Muskelerkrankungen. Bei Letzteren, auch als **maligne Hyperthermie** bezeichneten Formen entgleist bei erblich veranlagten Menschen der Stoffwechsel in der Muskulatur nach Gabe bestimmter Narkosemittel. Die Muskulatur bildet dadurch extrem viel Wärme – dadurch kann die Körpertemperatur bis über 42 °C ansteigen.

Folgen des Fiebers

Als Folge des Fiebers wird der Stoffwechsel hochgefahren, der Körper wird insgesamt aktiver. Er verbraucht mehr Sauerstoff und schwitzt mehr Wasser aus. Gleichzeitig werden die Gehirnzellen reizbarer, was sich z. B. durch aktivere Träume bis hin zu Tagträumen und Halluzinationen **(Fieberdelirium)** äußert. Die erhöhte Reizbarkeit des Gehirns kann bei entsprechend veranlagten Kindern zu **Fieberkrämpfen** führen (siehe S. 448).

Eines allerdings kann Fieber nicht, auch wenn Eltern immer wieder diese Sorge äußern: das Kind »verglühen«. Im Gegensatz zur Hyperthermie nämlich steigt Fieber nicht in Bereiche an, bei denen die Körperfunktionen »einfach aussetzen« oder Eiweiße durch die Hitze geschädigt werden. Die »Temperaturobergrenze« bei Fieber liegt etwa bei 41,5 °C – höhere Temperaturen werden nur bei bestimmten, seltenen Erkrankungen (angeborene Muskelschwäche, Reye-Syndrom, schwere Gehirnentzündungen und Tetanus) gesehen.

Je höher, desto schlimmer?

Oft wird vermutet, eine Krankheit sei umso schlimmer, je höher das Fieber ist. Dies stimmt pauschal nicht. Viele relativ harmlose Infektionskrankheiten gehen mit hohem Fieber einher (etwa das Dreitagefieber), während andere, weit gefährlichere Infektionen zu vergleichsweise mildem Fieber führen (etwa Herzbeutelentzündungen oder manche Gehirnentzündungen). Sehr schwer verlaufende Infektionen wie etwa die Sepsis (Blutvergiftung) gehen manchmal sogar mit Normal- oder gar Untertemperatur einher. Die Vorstellung, ab einer gewissen Höhe des Fiebers seien spezielle Schritte (etwa der Gang zum Kinderarzt) erforderlich, stimmt deshalb als pauschaler Rat nicht.

Kann Fieber gut für das Kind sein?

Schon längere Zeit ist bekannt, dass einige Teile des Immunsystems bei erhöhten Temperaturen schneller arbeiten. So werden z. B. bei Fieber mehr Abwehrstoffe produziert. Auch nimmt die Angriffslust mancher Krankheitserreger bei höheren Temperaturen ab.

Auch das folgende Experiment deutet auf einen möglichen Nutzen des Fiebers: Wenn Eidechsen künstlich infiziert werden (etwa indem ihnen Erreger in den Körper gespritzt werden), suchen sie instinktiv sonnige Plätze auf – die wechselwarmen Tiere erhöhen dadurch ihre Körpertemperatur um mehrere Grade. Wenn man nun einen Teil der Tiere daran hindert, den Schatten zu verlassen, so zeigen diese eine höhere Sterblichkeit als jene, die sich frei in die Sonne bewegen können. Zumindest bei Reptilien hat »Fieber« also eine eindeutig krankheitsbekämpfende Funktion.

Dass dies wahrscheinlich auch für den Menschen gilt, zeigt ein anderes Experiment. So ist etwa die Dauer der »echten Grippe« (Influenza, siehe S. 266) bei Erwachsenen um drei Tage kürzer, wenn auf eine fiebersenkende Behandlung verzichtet wird. Ob dies auch für andere Infektionskrankheiten gilt, ist nicht sicher. Wir gehen jedoch davon aus, dass sich der Körper die mit dem Fieber verbundene zusätzliche Arbeit nicht umsonst abverlangt und Fieber in aller Regel die Immunabwehr unterstützt.

Was tun bei Fieber?

Aus den besprochenen Gründen sollte Fieber weitgehend in Ruhe gelassen werden. Sorgen Sie dafür, dass der Körper mit der Temperatur gut zurechtkommt, indem Sie:

➤ Ihrem Kind die nötige Ruhe verschaffen – etwa durch Ruhepausen auf der Couch, Vorlesen oder auch Bettruhe. »Richtig ins Bett« muss ein fieberndes Kind unserer Meinung nach nicht in jedem Fall, sondern nur dann, wenn »seine Batterien entladen sind« (siehe dazu Kasten S. 17).

➤ Ihr Kind entsprechend kleiden: Luftige, atmungsaktive Kleidung aus Baumwolle sowie ein Jäckchen, das je nach Bedarf aus- oder angezogen werden kann, sind am besten.

➤ Die Kost anpassen. Leichte Kost entlastet den Kreislauf, der sich jetzt nicht auch noch um eine Ladung Pommes mit Majo im Bauch kümmern will. Oft weiß Ihr Kind am besten, was ihm jetzt bekommt (etwa Joghurt oder Obstkompott).

➤ Bieten Sie Ihrem Kind immer wieder Flüssigkeit an, am besten Tee, Wasser, aber auch verdünnte Fruchtsäfte oder Milch, wenn Ihrem Kind danach ist. Im Fieberanstieg (Kind »fühlt sich kalt«) werden warme oder heiße Getränke bevorzugt, ansonsten sind kühle (aber nicht eisgekühlte) Getränke die richtige Wahl.

==Bei Fieber ist der Flüssigkeitsbedarf des Körpers erhöht, das Kind schläft aber viel und ist auch in Wachzeiten nicht selten zu müde, um ans Trinken zu denken. Die Gefahr der Austrocknung (siehe auch S. 317) ist daher erhöht. Unserer Erfahrung nach reicht es bei »richtig« kranken Kindern nicht, ihnen etwas zu trinken hinzustellen. Vielmehr hat es sich bewährt, dem Kind in Wachphasen in regelmäßigen Abständen etwas zu trinken zu reichen – auch die damit verbundene Zuwendung tut dem Kind gut.==

Wann das Fieber senken?

Nur wenn das Fieber Ihr Kind über Gebühr strapaziert, sollten Sie es senken, etwa:

➤ Wenn Ihr Kind über längere Zeit (je nach Alter 4–8 Stunden) nicht trinkt und Sie eine Austrocknung befürchten. Wenn das Kind auch nach der Fiebersenkung nicht trinkt, sollten Sie vorsichtshalber zum Arzt.

Fieber. Fortsetzung	Was sich am ehesten dahinter verbirgt	Erste Maßnahmen
Fieber ➤ Bauchschmerzen ➤ Möglicherweise Übelkeit, Erbrechen ➤ Möglicherweise Durchfall	Magen-Darm-Infektion (→ S. 316), Frühstadium anderer Infektionen, Blinddarmentzündung (= Appendizitis, → S. 320), rascher Beginn einer Darmentzündung (→ S. 328, S. 329)	Zunächst vorgehen wie bei Magen-Darm-Infektion, da diese die häufigste Ursache ist. Kind dabei weiter auf andere Krankheitszeichen beobachten, da gerade kleine Kinder auch auf andere Infektionen »mit dem Bauch reagieren«. Bei Beschwerden über drei Tage zum Arzt gehen, bei Bauchschmerzen im rechten Unterbauch oder drohender Austrocknung (→ S. 318) sofort
Fieber ➤ Gelenk- und Muskelschmerzen »überall« ➤ Gelenkschmerzen an nur einem oder wenigen (aber möglicherweise wechselnden) Gelenken oder umschriebene Knochenschmerzen	➤ Frühstadium eines Infektes ➤ Borreliose (→ S. 249), Rheumatisches Fieber (→ S. 239), andere rheumatische Erkrankungen (→ S. 373), Osteomyelitis (→ S. 372)	Gelenk- und Muskelschmerzen treten häufig im Frühstadium von grippalen Infekten auf, daher abwarten, ob sich weitere Krankheitszeichen entwickeln. Falls dies nicht der Fall ist, bei Beschwerden über drei Tage Dauer zum Arzt gehen. Bei Beschwerden in nur einem oder wenigen Gelenken oder Knochen am folgenden Tag Kinderarzt aufsuchen, ist das Gelenk dick oder warm oder liegt eine Bewegungseinschränkung vor, noch am gleichen Tag
Fieber ➤ Mit Lymphknotenschwellung ohne weitere wegweisenden Beschwerden wie etwa Halsschmerzen	Pfeiffer-Drüsenfieber (→ S. 245) oder andere Infektionen, bösartige Erkrankungen (→ S. 304, S. 306)	Zwecks Abklärung zum Kinderarzt gehen – Sie selbst können nicht entscheiden, was dahinter steckt
Fieber ➤ Mit Veränderungen des Urins oder beim Wasserlassen	Harnwegsinfektion (→ S. 350)	Am gleichen Tag zum Kinderarzt gehen, Urinprobe möglichst gleich mitnehmen. Uringewinnung → S. 352
Fieber ➤ Nach wenig Trinken ➤ Vor allem bei Wärme oder gleichzeitigem Schwitzen	Durstfieber	Bei kleinen Kindern kann leichtes Fieber auch durch zu wenig Trinken bedingt sein. Dann zunächst Flüssigkeitsmangel beheben, Kind weiter beobachten
Fieber ➤ Nach starker Sonneneinstrahlung (auch im Auto)	Überhitzung (→ S. 496)	Falls das Kind nicht benommen ist, in den Schatten bringen und kühlende Maßnahmen anwenden (→ S. 497). Bei Benommenheit oder Erfolglosigkeit der Bemühungen über zwei Stunden zum Kinderarzt gehen
Fieber ➤ Nach Aufenthalt in den Tropen	Verschiedene Tropenerkrankungen, z. B. Malaria	Am gleichen Tag zum Kinderarzt gehen, da Sie selbst nicht unterscheiden können, ob es sich um eine »normale« Infektion nach Tropenaufenthalt oder um eine Tropeninfektion handelt
Fieber ➤ Mit Teilnahmslosigkeit, Benommenheit, »Verfall« des Kindes ➤ Mit Krampfanfall ➤ Mit heftigen Kopfschmerzen ➤ Mit Atemnot ➤ Mit Hautblutungen* oder Gelbverfärbung der Haut	Verschiedene Erkrankungen, z. B. Hirnhautentzündung (= Meningitis, → S. 449), Gehirnentzündung (= Enzephalitis, → S. 451), Sepsis (= Blutvergiftung, → S. 227)	Sofort zum Kinderarzt gehen, auch wenn nur eines der Kriterien zutrifft – es können verschiedene teils ernste Erkrankungen dahinter stecken, die sofort behandelt werden müssen * Hautblutungen sind stecknadelkopfgroße rote Hautflecken, die auf Druck mit einem durchsichtigen Lineal nicht weggehen

Fieber. Fortsetzung	Was sich am ehesten dahinter verbirgt	Erste Maßnahmen
Anhaltendes Fieber ▶ Auf Antibiotika nicht ansprechend ▶ Meist Kinder unter 6 Jahren ▶ Hochrote, trockene, rissige Lippen, evtl. Rötung von Handflächen und Fußsohlen, möglicherweise Hautausschlag am Rumpf ▶ Oft gerötete Augen (Augenbindehautentzündung) ▶ Evtl. Lymphknotenschwellung am Hals	Kawasaki-Syndrom (→ S. 374)	Besteht ein Fieber längere Zeit, ohne dass sich eine einfache Erklärung dafür findet, und helfen auch Antibiotika nicht, so ist bei der genannten Konstellation immer an ein Kawasaki-Syndrom zu denken. Gehen Sie noch am gleichen Tag zum Kinderarzt oder (am Wochenende) ins Krankenhaus.
Fieber ▶ Wiederholt Fieber unklarer Ursache von wenigen Tagen Dauer ▶ Ständig leicht erhöhte (= subfebrile) Körpertemperatur	Verschiedene Erkrankungen, z. B. wiederholte Harnwegsinfektionen (→ S. 350), chronische (= länger dauernde) Entzündungen	In den nächsten Tagen oder bei einem erneuten Fieberschub Kinderarzt aufsuchen. Möglichst gleich Urinprobe mitnehmen. Uringewinnung → S. 352

▶ Wenn Ihr Kind ein Fieberdelirium hat, also halluziniert und nicht orientiert ist. Wenn dies auch nach der Fiebersenkung bestehen bleibt, müssen Sie auf jeden Fall zum Arzt.

▶ Wenn Ihr Kind schon einmal einen Fieberkrampf hatte, sollten Sie vorbeugend das Fieber senken, auch wenn dies nicht immer verlässlich wirkt (siehe S. 448).

▶ Wenn Sie sich um Ihr Kind Sorgen machen und nicht wissen, ob es schwer krank ist. Lebt Ihr Kind nach dem Fieberzäpfchen auf, so ist das ein beruhigendes Zeichen.

Manchmal wird Sie auch der Kinderarzt bitten, das Fieber zu senken, etwa um herauszufinden, ob hinter dem eingeschränkten Zustand Ihres Kindes eher das Fieber steckt oder die Krankheit selbst.

Wie das Fieber senken

Oft hilft es schon, Ihr Kind leichter anzuziehen oder es ganz auszuziehen – decken Sie es aber immer mit einer Baumwolldecke zu, um es vor Zugluft zu schützen.

Auch nasse Wickel (Wadenwickel siehe S. 103), Abwaschungen (siehe S. 100) oder ein lauwarmes Bad können Wärme ableiten, sie mildern häufig auch die oft mit dem Fieber verbundene Unruhe, Benommenheit sowie Kopf- und Gliederschmerzen. Allerdings ist die Wirkung solcher *physikalischer Maßnahmen* begrenzt und von Fall zu Fall unterschiedlich.

Die Wirkung hängt insbesondere vom Fieberstadium ab: So ist die Hautdurchblutung in der Phase des Fieberanstiegs stark eingeschränkt (was Sie an den kalten Händen und kalten Füßen merken). Die jetzt auf die Haut aufgelegten Wickel können gar keine Wärme »aufgreifen«, sie sind also im besten Fall wirkungslos. Nur wenn das Kind »glüht« (warme Hände, warme Füße), sind äußere Anwendungen sinnvoll. Die Wickel dürfen jedoch nicht zu kalt sein, da sich sonst die Blutgefäße der Haut zusammenziehen und die Hitze aus dem Körperinneren nicht mehr ableiten können (mehr zum Wadenwickel siehe S. 103).

Auf keinen Fall sollte Ihr Kind durch die Anwendungen zittern, dies treibt die Temperatur weiter nach oben.

Medikamente zur Fiebersenkung

Bei Kindern sind vor allem zwei Wirkstoffe zur Fiebersenkung geeignet: Paracetamol und Ibuprofen. Sie sorgen dafür, dass der Körper weniger *Prostaglandine* bildet, das sind die vom Körper bei Entzündungen gebildeten Wirkstoffe, welche letzten Endes für die Verstellung des »Körperthermostats« verantwortlich sind, d.h. dem Körper signalisieren, dass er »einheizen« soll. Beide Wirkstoffe bekämpfen nicht nur das Fieber, sondern sind auch gute Schmerzmittel, Ibuprofen wirkt zudem entzündungshemmend.

Während Paracetamol auch in Zäpfchenform auf dem Markt ist, stehen derzeit noch keine Ibuprofen-Zäpfchen für Kinder unter sechs Jahren zur Verfügung. Paracetamol ist für alle Altersgruppen zugelassen, Ibuprofen erst ab sechs Monaten. Beide beginnen etwa 15–30 Minuten nach der Anwendung zu wirken. Generell wirkt Ibuprofen etwas stärker als Paracetamol, d.h. die Fiebersenkung tritt oft rascher ein und hält auch etwas länger an.

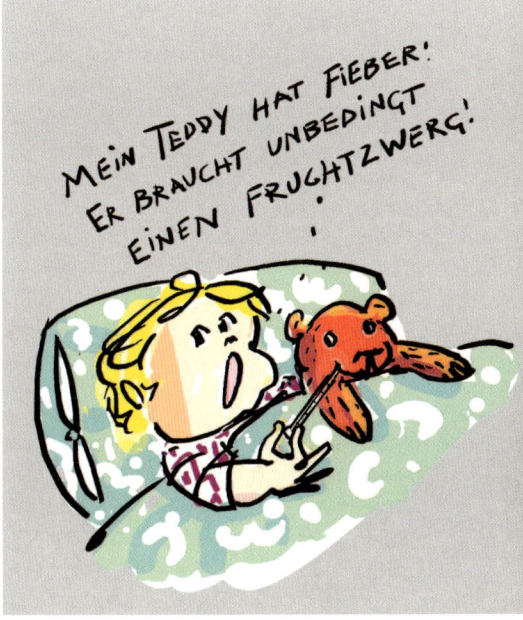

Paracetamol und Ibuprofen können auch abwechselnd eingenommen werden – etwa, wenn eine nachhaltige und konsequente Fiebersenkung aufgrund früherer Fieberkrämpfe angezeigt ist (siehe S. 448). Bekommt Ihr Kind also z.B. schon zwei Stunden nach der Einnahme von Paracetamol wieder Fieber, so müssen Sie mit einer weiteren Einnahme von Paracetamol noch zwei Stunden warten (zwischen den Paracetamol-Einzeldosen müssen mindestens vier Stunden verstreichen). In diesem Fall können Sie Ihrem Kind aber Ibuprofen geben. Halten Sie bei diesem Abwechslungsschema aber stets die Minimalabstände zwischen den Einzeldosen ein (etwa vier Stunden für Paracetamol, sechs Stunden für Ibuprofen).

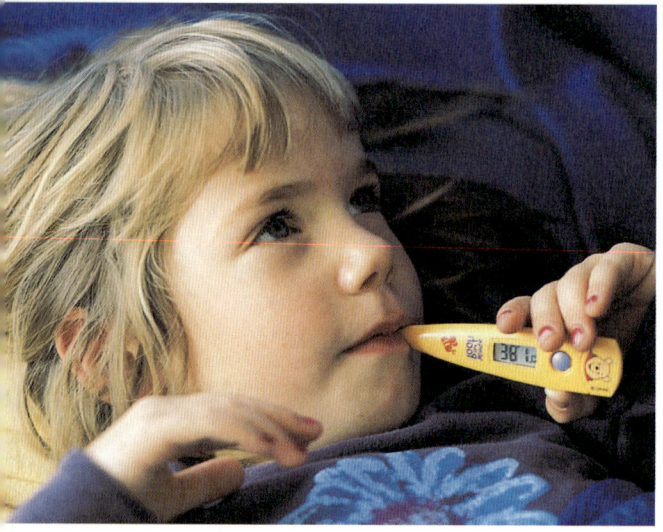

Die Zeit des Fiebermessens mit Quecksilberthermometern ist glücklicherweise vorbei – aber dennoch muss man auch die heute gebräuchlichen elektronischen Thermometer richtig anwenden: Fiebermessen unter der Achselhöhle ist notorisch unzuverlässig, genauer ist die Mundhöhle. Wenn es aber wirklich auf eine akkurate Messung ankommt, ist die Messung im After am besten (Genaueres zum Fiebermessen siehe S. 90). [ISP]

Fiebersenkende Arzneimittel

Am besten geeignet zur Fiebersenkung bei Kindern sind Paracetamol und Ibuprofen.

Paracetamol (im Ausland auch als **Acetaminophen** bezeichnet), z. B. in:
- ben-u-ron®
- Enelfa®
- Paracetamol ratiopharm®

Wie viel? Die richtige Einzeldosis bei Zäpfchen ist 125 mg für Säuglinge, 250 mg für Kleinkinder und 500 mg für Schulkinder. Im Zweifelsfall (z. B. bei sehr schlanken oder sehr schweren Kindern) können Sie die Dosis auch exakt berechnen – die genaue Dosis pro Kilogramm Körpergewicht ist 15 mg, bei einem 20 kg schweren Kind also 20 x 15 mg = 300 mg. Die »genau richtige« Dosis passt daher nicht immer zu den im Handel verfügbaren Stärken (125, 250 und 500 mg). Greifen Sie dann zur jeweils am nächsten liegenden Stärke (bei einer errechneten Dosis von 200 mg also 250 mg, bei einer errechneten Dosis von 150 mg also 125 mg) oder zu Paracetamol-Saft.

Wie oft? In der oben genannten Dosierung kann Paracetamol bis maximal alle vier Stunden gegeben werden, also sechsmal täglich.

Ibuprofen, z. B. in
- Dolormin®
- Nurofen®
- IbuBenuron®

Wie viel? Die richtige Einzeldosis ist 10 mg pro Kilogramm Körpergewicht, also bei einem 12 kg schweren Kind 120 mg.

Wie oft? In der oben genannten Dosierung kann Ibuprofen bis zu alle sechs Stunden gegeben werden, also viermal täglich.

Die beim Erwachsenen häufig gegen Fieber eingesetzte Acetylsalicylsäure (z. B. Aspirin®) darf bei Kindern unter 16 Jahren *nicht* verwendet werden. Manche Kinder entwickeln hierauf nämlich eine schwere Stoffwechselentgleisung, die vor allem das Gehirn und die Leber betrifft und sich durch Erbrechen, Krampfanfälle und zunehmende Benommenheit bis hin zum lebensbedrohlichen Koma äußert. Dieses **Reye-Syndrom** wird bei manchen erblich vorbelasteten Kindern durch die Acetylsalicylsäure ausgelöst. Welches Kind gefährdet ist, lässt sich vorher nicht feststellen. Da heute jedoch »sichere« Medikamente zur Verfügung stehen, lässt sich dieses Risiko problemlos vermeiden.

Unterstützende Maßnahmen der Naturheilkunde

Ein pflanzlicher Wirkstoff mit fiebersenkender Wirkung ist die Weidenrinde – sie wird manchmal auch als »natürliches Aspirin« bezeichnet. Die darin enthaltenen Salicylate gehören nämlich zur gleichen Wirkstoffgruppe wie die heute unter dem Markennamen Aspirin bekannte Acetylsalicylsäure. Zubereitung des Tees: Einen Teelöffel Rinde mit 1/2 Liter kaltem Wasser sehr langsam bis zum Kochen erhitzen, dann fünf Minuten ziehen lassen, abseihen und schluckweise trinken lassen.

Eine schweißtreibende Wirkung haben Holunderblüten und Lindenblüten (Zubereitung als Tee siehe S. 97 und 98).

Kirschsaft und Rote-Bete-Saft sind gute Quellen von Vitamin C und werden häufig bei Fieber empfohlen.

Die Homöopathie setzt bei plötzlichem, hohem Fieber z. B. Aconit D6 (bei ängstlichem, unruhigem, durstigem, aber nicht schwitzendem Kind) oder Belladonna D 6 (bei schwitzendem, wenig durstigem, zurückgezogenem Kind) ein. Bei allmählich ansteigendem Fieber wird je nach Konstitution auch Ferrum phosphoricum D 6 empfohlen.

Gedeihstörungen

Gedeihstörungen beim Säugling siehe zusätzlich S. 202

Unter einer **Gedeihstörung** versteht man eine gestörte gesamtkörperliche Entwicklung beim Kind. Die betroffenen Kinder sind für ihr Alter und für ihre Größe zu leicht. Ihr Gewicht liegt entweder unter der dritten Perzentile der Gewichtskurve (d.h. sie sind leichter als 97 % ihrer Altersgruppe, siehe dazu auch S. 71/72), oder sie rutschen auf der Gewichtskurve immer weiter von ihrem bisherigen Verlauf ab (etwa von der 75. Perzentile unter die 25. Perzentile). Besteht die Gedeihstörung länger, so ist auch das Längenwachstum betroffen (ein solcher *Kleinwuchs* hat aber auch zahlreiche andere Ursachen, siehe S. 341).

Kinder gedeihen schlecht, wenn sie entweder nicht genug Nahrung zu sich nehmen, diese unzureichend verwerten oder wenn sie mehr Energie brauchen, als sie aus der Nahrung erhalten. Entsprechend viele Krankheiten können letzten Endes eine Gedeihstörung verursachen – was auch erklärt, weshalb die Tabelle so lang ist.

Gar nicht so selten kann bei einer Gedeihstörung keine organische Ursache gefunden werden. Wird das Kind in der Kinderklinik untersucht und eine Zeit lang beobachtet, so nimmt das Kind normal an Gewicht zu. Der Kinderarzt geht dann von einer *psycho-*

sozialen Ursache für das mangelnde Gedeihen aus. Dahinter kann ein Zuviel an Stress zu Hause stehen, zu wenig Unterstützung beim Elternsein oder auch psychische Belastungen der Eltern.

Vor allem von Großeltern werden bei dünnen Enkelkindern oft Gedeihstörungen vermutet. Solange Kinder normal leistungsfähig sind, schon immer dünn waren und normal groß sind, sind diese Kinder jedoch ganz normale Kinder, bei denen man eben die Rippen zählen kann. Die Tatsache, dass das Längenwachstum normal verläuft, weist darauf hin, dass es dem Körper nicht an Energie fehlt. Der »Speckmantel« entwickelt sich im Verlauf des Lebens dann von selbst.

Viele Kinder gehen mit dem Laufenlernen durch eine »Streckungsphase«. Der Babyspeck verliert sich und das Kind wird sichtbar schlanker. Dies gilt insbesondere für gestillte Säuglinge, die in den ersten Lebensmonaten oft erheblich mehr »zulegen« als in der Normkurve vorgesehen. Auf der Wachstumskurve halten die »sich streckenden« Kinder ihr Tempo beim Längenwachstum bei, ihre Gewichtskurve flacht sich jedoch vergleichsweise ab. Solange die Kinder fit sind, ist dies normal und kein Anlass zur Sorge.

Das Körpergewicht spiegelt nämlich im ersten Lebensjahr vor allem die *Nahrungszufuhr* wider, selbst Kinder sehr schlanker Eltern können deshalb als Säuglinge richtig dicke »Buddhas« sein. Im Kleinkindalter dagegen wächst das Kind mehr nach seinem *genetischen Plan,* das heißt, es nimmt nun langsam den Körperbau an, den auch seine Eltern haben.

Was tun bei einer Gedeihstörung?

In einem gewissen Sinne ist jede echte Gedeihstörung ein Notfall. Denn wenn Kinder nicht gedeihen, dann heißt das auch, dass ihnen Energie fehlt, um für ein gesundes Wachstum ihrer inneren Organe, ihres Skeletts und nicht zuletzt ihres Gehirns zu sorgen. Gerade deshalb ist eine Gedeihstörung bei einem Säugling (der ja durch die schnellste Wachstumsphase seines Lebens geht) noch besorgniserregender.

Dazu kommt, dass dem Wachstum des Kindes ein starkes und vielfach gegenüber störenden Einflüssen abgesichertes »Programm« zugrunde liegt, das sich nicht einfach durch kleinere Unpässlichkeiten außer

Gedeihstörung. Genaues Beschwerdebild	Was sich am ehesten dahinter verbirgt	Erste Maßnahmen
Gedeihstörung ➤ Bei sehr geringer oder sehr einseitiger Nahrungszufuhr	Unter- oder Fehlernährung aus Vernachlässigung, weltanschaulichen Gründen, bei Diät wegen chronischer Erkrankung oder bei psychischer Störung, z.B Magersucht (→ S. 470)	Falls das Kind eine Diät einhält (z. B. wegen Allergien), Kinderarzt fragen. Überlegen, ob psychische Probleme des Kindes oder innerhalb der Familie hinter der Ess- und damit der Gedeihstörung liegen können. Ansonsten zum Kinderarzt gehen, denn ein beim Essen trotzendes, aber sonst gesundes Kind zeigt in aller Regel keine Gedeihstörung
Gedeihstörung ➤ Beim Säugling ➤ Häufiges Erbrechen	Refluxkrankheit (→ S. 324), bei jungen Säuglingen (meist 2.–4. Woche) auch Magenpförtnerverengung (→ S. 207)	Zwecks Abklärung zum Kinderarzt gehen
Gedeihstörung ➤ Meist Kleinkind ➤ Möglicherweise Durchfälle, Erbrechen ➤ In zeitlichem Zusammenhang mit der Einführung von (Kuh-)-Milch oder milchhaltiger Beikost	Kuhmilchallergie (= Kuhmilchproteinintoleranz, → S. 317 und S. 331)	Termin beim Kinderarzt ausmachen. Bei wiederholtem zeitlichen Zusammenhang zwischen Milchverzehr und Erbrechen bzw. Durchfällen bis zum Arzttermin keine Milch mehr geben
Gedeihstörung ➤ Meist Kleinkind ➤ Häufig Husten oder unklares Fieber ➤ Häufig voluminöse, fettglänzende Stühle	Mukoviszidose (→ S. 218)	Ausgeprägte Formen der Mukoviszidose zeigen sich schon im Babyalter, je leichter die Erkrankung verläuft, desto uncharakteristischer ist aber oft das Beschwerdebild und desto später wird sie entdeckt. Termin beim Kinderarzt ausmachen
Gedeihstörung ➤ Meist Kleinkind, etwa 1–6 Monate nach Getreidefütterung ➤ Oft »dicker«, geblähter Bauch und dünne Beine ➤ Übel riechende Stühle ➤ Missmutigkeit, Reizbarkeit	Zöliakie (→ S. 334)	Termin beim Kinderarzt ausmachen. Für den Zusammenhang zwischen Schwere der Erkrankung und Zeitpunkt der Beschwerden bzw. Diagnose gilt das Gleiche wie bei der Mukoviszidose (siehe oben) – dass das Kind schon ein Jahr Getreideprodukte bekommen hat, schließt eine Zöliakie nicht aus
Gedeihstörungen ➤ Meist Kleinkind ➤ Mit Verzögerung der geistigen und/oder körperlichen Entwicklung	Verschiedene Störungen v.a. des Eiweiß- oder Kohlenhydratstoffwechsels oder der Chromosomen (= Erbgut)	Möglichst bald durch den Kinderarzt abklären lassen, da ein Teil der Stoffwechselstörungen behandelbar ist und eine frühzeitige Diagnose die Aussichten des Kindes verbessert
Gedeihstörung ➤ Durchfälle (5- bis 30-mal am Tag), oft blutig-schleimig ➤ Meist älteres Kind ➤ Möglicherweise Übelkeit, Erbrechen, Fieber	Chronische Darmentzündung (→ S. 328 und S. 329)	Termin beim Kinderarzt ausmachen, je rascher die Beschwerden entstanden sind, desto schneller. Bei Zeichen der Austrocknung (→ S. 318) am gleichen Tag zum Kinderarzt gehen
Gedeihstörung ➤ Nach durchgemachter lang dauernder, schwerer Infektion oder Erkrankung	Normale Reaktion des Körpers	Nach schweren Erkrankungen jeglicher Art braucht der Körper oft eine ganze Weile, um sich zu erholen, oft ist das Kind noch erschöpft und schlapp. Falls sich jedoch über Wochen keine Besserung zeigt, zum Kinderarzt gehen

Gedeihstörung. Fortsetzung	Was sich am ehesten dahinter verbirgt	Erste Maßnahmen
Gedeihstörung ▶ Uncharakteristische Bauchbeschwerden	Wurmerkrankungen (→ S. 257)	Termin beim Kinderarzt ausmachen. Bei entsprechendem Verdacht bis dahin Stuhl des Kindes beobachten
Gedeihstörung ▶ Möglicherweise unklare Fieberschübe oder ständig erhöhte Körpertemperatur, Nachtschweiß ▶ Möglicherweise Lymphknotenschwellungen	Chronische Infektionen, z. B. Harnwegsinfekte (→ S. 350), Tuberkulose (→ S. 254), HIV-Infektion (→ S. 255), bösartige Tumoren, z. B. Leukämie (→ S. 304), Lymphome (→ S. 306), Neuroblastom (→ Tab. S. 304)	Chronische Infektionen und bösartige Erkrankungen verlaufen zu Beginn oft ähnlich und uncharakteristisch ohne richtungweisende Beschwerden. Bei Gedeihstörung und allgemeinem Unwohlsein, ohne dass Sie dies näher eingrenzen können, daher immer Termin beim Kinderarzt zur Abklärung ausmachen
Gedeihstörung ▶ Verminderte Belastbarkeit, Luftnot bei Belastung ▶ Schlappheit, möglicherweise fahle Haut, Wassereinlagerungen ▶ Schlappheit, möglicherweise uncharakteristische Oberbauchbeschwerden, gelbe Hautverfärbung	Chronische Organerkrankung, z. B. ▶ Herzschwäche (→ S. 290) ▶ Nierenfunktionsstörung (→ S. 355) ▶ Lebererkrankungen	Praktisch jede chronische Organerkrankung kann zu einer Gedeihstörung führen, wobei die richtungsweisenden weiteren Organbeschwerden diskret sein können. Bei entsprechendem Verdacht daher Termin beim Kinderarzt ausmachen
Gedeihstörung ▶ Müdigkeit, Abgeschlagenheit ▶ Starker Durst, vermehrtes Wasserlassen	Diabetes mellitus (= Zuckerkrankheit, → S. 346)	In den nächsten Tagen zwecks Abklärung zum Kinderarzt gehen. Bei Zustandsverschlechterung am gleichen Tag, bei Schläfrigkeit sofort zum Arzt gehen
Gedeihstörung ▶ Zittern, Nervosität, Schlaflosigkeit ▶ Häufig vermehrtes Schwitzen ▶ Möglicherweise Durchfälle	Schilddrüsenüberfunktion (→ S. 346)	Termin beim Kinderarzt ausmachen, da eine Schilddrüsenüberfunktion nur durch eine Blutuntersuchung festgestellt werden kann

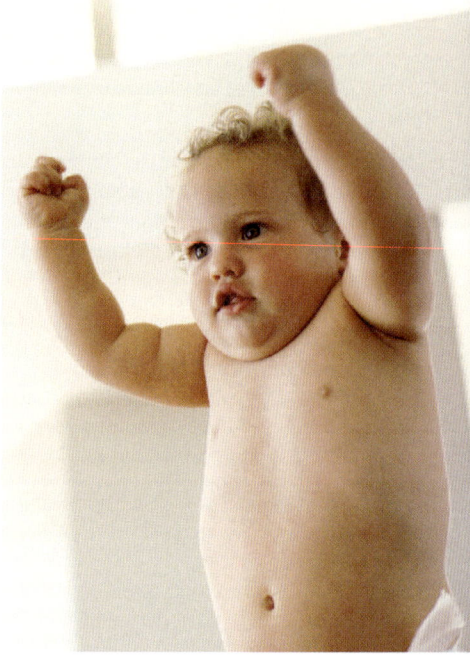

Wenn Babys zum Laufenlernen ansetzen, haben sie oft ganz schön Speck am Leib. Wegen des jetzt erhöhten Kalorienverbrauchs und des nicht mehr ganz so großen Interesses am Essen (jetzt ist die Erforschung der Umwelt viel interessanter) stagniert das Gewicht nicht selten ein paar Monate lang – was diesem Exemplar auf dem Foto sicher nicht schadet, zumal inzwischen klar ist, dass Kinder, die ihr Gewicht nicht in der Streckungsphase des Kleinkindalters normalisieren, später häufiger übergewichtig sind (siehe auch S. 28 und S. 80). [RZ]

Kraft setzen lässt. Ein Kind, das nicht gedeiht, hat einen Grund, und er ist, von wenigen Ausnahmen abgesehen, triftig.

Eine solche Ausnahme können ansonsten gesunde Babys sein, die aus unerklärlichen Gründen zu wenig trinken. Sie erscheinen zufrieden, sind recht pflegeleicht, aber melden sich einfach nicht oft genug, um ihr Wachstumspensum zu schaffen. Leider ist die Ansicht weit verbreitet, dass Säuglinge, solange sie nur »gut drauf« sind, schon das bekommen, was sie brauchen. Das stimmt nicht, es gibt, wenn auch selten, Säuglinge, denen nichts fehlt und die mit einem Lächeln auf den Lippen verhungern würden.

Auch wenn die Ursache einer Gedeihstörung in manchen Fällen offensichtlich ist, in vielen Fällen ist der Grund gar nicht so einfach zu finden. Praktisch jede Krankheit aus dem Stichwortregister dieses Buches kann eine Gedeihstörung verursachen, entsprechend viel Staub muss manchmal aufgewirbelt werden, bis die Ursache feststeht.

Stellen Sie Ihr Kind bei entsprechendem Verdacht dem Kinderarzt vor. Der erste Schritt besteht darin festzustellen, ob das Kind wirklich hinter seinem Wachstumspotential zurückbleibt. Dazu wird der Arzt zunächst den Wachstumsverlauf der letzten Monate und Jahre genau begutachten und auch errechnen, auf welcher Perzentile das Gewicht Ihres Kindes in Bezug auf die Körpergröße liegt. Eine gründliche Untersuchung schließt sich an, eventuell auch Blut-, Stuhl- und Urinuntersuchungen. Womöglich lässt Sie der Arzt auch eine Woche lang ein Ernährungsprotokoll führen. Ergibt sich durch die Untersuchungen ein gezielter Verdacht, wird entsprechend weiter ermittelt und behandelt. Dazu gehört eventuell auch eine stationäre Aufnahme. Klappt dort das Gedeihen und kann eine zugrunde liegende Erkrankung nicht gefunden werden, so deutet dies darauf hin, dass irgendwo Sand im Familiengetriebe ist. Und der kann an vielen Stellen sitzen, von einer nicht optimalen Nahrungszubereitung bis hin zu einem Übermaß an Stress oder psychischer Überforderung der Eltern. In einem solchen Fall braucht also die ganze Familie Hilfe.

Ergibt sich bei der Abklärung jedoch kein Hinweis auf eine Gedeihstörung, d.h. bescheinigt der Kinderarzt Ihrem Kind, dass es in vertretbarem Tempo »zulegt«, so sollte dieses Thema auch in der Familie zur Ruhe kommen dürfen. Ersparen Sie Ihrem Kind dann auch weitere Angriffe von mit Lebertran, Rote-Bete-Säften und sonstigen Stärkungstrunken bewaffneten Großeltern und Tanten.

Gelenk-, Glieder- und Rückenschmerzen

Auch bei Kindern kann es in den Knochen oder Gelenken immer einmal wieder zwicken und zwacken, ohne dass dies gleich krankhaft sein muss. Vor allem die so genannten **Wachstumsschmerzen** (= *gutartige kindliche Gliederschmerzen*) können manche Kinder erheblich plagen. Dabei handelt es sich um immer wiederkehrende, vor allem nachmittags, abends oder nachts auftretende dumpfe bis brennende Schmerzen, typischerweise in den Muskeln der Beine, also *außerhalb* der Gelenke (Waden, Schienbeine, aber auch in den Füßen). Wachstumsschmerzen treten zwischen dem 4. und 16. Lebensjahr auf, oft an Tagen mit intensiver körperlicher Belastung. Ihre Ursache ist unbekannt.

Wachstumsschmerzen sind harmlos, sie können aber so stark sein, dass Ihr Kind weint oder nicht einschlafen kann. Sie verschwinden nach wenigen Minuten bis einer Stunde von selber, können aber einige Tage lang wiederkehren. Zum Kinderarzt gehen sollten Sie immer dann, wenn die Schmerzen länger als eine Woche lang wiederkehren, immer auf der gleichen Seite sind, auch morgens auftreten, gleichzeitig Fieber oder Knochen- bzw. Gelenkschwellungen bestehen oder Ihr Kind die Beine nicht richtig bewegen kann. Zur Selbsthilfe bei Wachstumsschmerzen siehe unten.

Was tun bei Gelenk-, Glieder- und Rückenschmerzen?

Die Maßnahmen richten sich nach der Ursache. Bei Wachstumsschmerzen hilft Folgendes:

▶ Massieren Sie die schmerzenden Beine sanft von unten nach oben. Die Verwendung von Franzbranntwein oder Calendula-Tinktur (siehe S. 97) wirkt zusätzlich kühlend und schmerzlindernd.

Gelenk-, Glieder- und Rückenschmerzen. Genaues Beschwerdebild	Was sich am ehesten dahinter verbirgt	Erste Maßnahmen
Leichte bis mäßige Gelenk- und Gliederschmerzen »überall« ▶ Allgemeines Unwohlsein ▶ Möglicherweise Fieber	Infektionskrankheit, meist durch Viren, z. B. echte Grippe (→ S. 266)	Viele vor allem virale Infektionskrankheiten können zu flüchtigen Glieder- und Gelenkschmerzen führen. Kind auf weitere Krankheitszeichen beobachten. Ansonsten nach drei Tagen zum Kinderarzt gehen
Gelenkschmerzen nach kurz zuvor durchgemachter Infektion (oft Magen-Darm-Infektion)	Immunologisch bedingte Gelenkentzündung als Reaktion auf die Infektion (sog. reaktive Arthritis)	Zum Kinderarzt gehen
(Wiederholte) Gliederschmerzen ▶ »Tief« in den Beinen (nicht im Gelenk), beidseits oder Seiten wechselnd ▶ Kinder zwischen 4 und 16 Jahren ▶ Vor allem abends und nachts, Dauer bis zu ca. einer Stunde, oft nach viel Bewegung am Tag zuvor ▶ Am nächsten Morgen keinerlei Beschwerden mehr	Sog. Wachstumsschmerzen. Ursache unklar (ungleiches Wachstum von Knochen, Muskeln und Nerven?)	Kind beruhigen, Bein massieren oder Wärme anwenden, Schmerzen ansonsten aber nicht »hochspielen«. Zum Kinderarzt gehen, wenn die Schmerzen immer auf der gleichen Seite oder immer bei Anstrengung auftreten oder zusätzliche Beschwerden wie etwa Bewegungseinschränkung, Hinken oder Fieber bestehen – dann könnte eine Erkrankung dahinter stecken (siehe Text unten und S. 162)
Gelenkschmerzen mit Hautausschlag ▶ Hautausschlag girlandenförmig, Schmerzen vor allem an kleinen Gelenken, meist kein Fieber ▶ Dunkelrote Flecken (= Hautblutungen) vor allem an Po und Rückseiten der Beine, Schmerzen vor allem der Fußgelenke ▶ Hautausschlag kleinfleckig und flüchtig, hohes Fieber, Gelenkschmerzen erst später ▶ Schmetterlingsförmige Rötung des Gesichts, Fieber ▶ Hautausschlag girlandenförmig, am Rumpf beginnend, Fieber, Unwohlsein, Schmerzen an wechselnden Gelenken, möglicherweise vorher Streptokokkeninfektion	▶ Ringelröteln (→ S. 235) ▶ Purpura Schönlein-Henoch (→ S. 295) ▶ Morbus Still (eine Form kindlichen Rheumas, → S. 374) ▶ Lupus erythematodes (→ S. 374) ▶ Rheumatisches Fieber (→ S. 239, heute sehr selten)	Wenn Sie wissen, dass Ihr Kind Ringelröteln hat, brauchen Sie nicht wegen der Gelenkschmerzen zum Arzt zu gehen, sie verschwinden von selbst wieder. Ansonsten am gleichen Tag (möglichst schnell) zum Kinderarzt gehen, Kind bis dahin ruhen lassen
Gelenk- oder Knochenschmerzen mit Fieber ▶ Schwellung und Rötung eines Gelenks oder Knochenabschnittes, Bewegungseinschränkung ▶ Gelenkschmerzen von einem Gelenk zu anderen »springend«, oft Hautausschlag (→ oben)	▶ Bakterielle Gelenk-/Knochenentzündung (→ S. 372) ▶ Rheumatisches Fieber (→ S. 239, selten)	Sofort zum Kinderarzt gehen, Kind bis dahin ruhen lassen
Gelenk- oder Knochenschmerzen ohne Fieber ▶ Vorausgegangener Sturz oder Verletzung ▶ Schmerzen bei Bewegungen ▶ Eine Stelle des Knochens ist druckschmerzhaft und eventuell geschwollen	Knochenbruch (→ S. 500)	Sofort zum Kinderarzt gehen, den betroffenen Körperteil bis dahin ruhen lassen
Gelenkschmerzen ▶ Mehrere Gelenke (große oft asymmetrisch, kleine oft symmetrisch betroffen) ▶ Morgens steife Gelenke	Juvenile rheumatoide Arthritis (= kindliches Rheuma, → S. 374)	Bei Kindern können beim »Rheuma« ganz andere Gelenke betroffen sein als beim Erwachsenen. Länger anhaltende Gelenkschmerzen, vor allem mit morgendlichen Anlaufschwierigkeiten, deshalb immer vom Kinderarzt abklären lassen

Gelenk-, Glieder- und Rückenschmerzen. Fortsetzung	Was sich am ehesten dahinter verbirgt	Erste Maßnahmen
Gelenkschmerzen ▶ Länger dauernde Durchfälle	Gelenkbeteiligung bei chronischer Darmentzündung (→ S. 328 und 329), selten als Immunreaktion bei bestimmten Durchfallserkrankungen (z. B. Salmonellen)	Für die nächsten Tage Termin beim Kinderarzt ausmachen – primär muss die Darmentzündung behandelt werden
Gelenkschmerzen ▶ Wochen bis Monate nach einem Zeckenbiss	Borreliose (→ S. 349)	Für die nächsten Tage Termin beim Kinderarzt ausmachen, da bei einer Borreliose Antibiotika gegeben werden müssen
Gelenk- oder Knochenschmerzen ▶ Müdigkeit, Abgeschlagenheit ▶ Möglicherweise Blässe, Gewichtsabnahme	Verschiedene teils ernste Erkrankungen, z. B. Leukämie (→ S. 304), Knochentumoren (→ S. 304)	In den nächsten Tagen zwecks Abklärung zum Kinderarzt gehen, wenn sich Ihr Kind über längere Zeit nicht richtig wohl fühlt und über uncharakteristische Gelenk- und Knochenschmerzen klagt
Rückenschmerzen	Verschiedenste Ursachen, z. B. Verspannung, unbemerkte Verletzung, rheumatische Erkrankung, bakterielle Wirbelentzündung, Wirbelgleiten	Bei mutmaßlichen Muskelverspannungen versuchen, ob das Kind Wärme als angenehm empfindet. Bei länger anhaltenden Beschwerden oder sichtbarem »Buckel« Termin beim Kinderarzt ausmachen, bei zunehmenden Schmerzen oder Schmerzen bei Druck auf eine Stelle der Wirbelsäule am gleichen Tag zum Arzt gehen, bei Lähmungen oder Blasen-Darm-Störungen sofort
Einseitige Hüft- oder Knieschmerzen ▶ Hinken, kein Fieber, Kindergarten- oder Grundschulkind ▶ Hinken, kein Fieber, Jugendlicher in der Pubertät	▶ Hüftschnupfen (→ S. 370), Morbus Perthes (→ S. 371) ▶ Hüftkopfgleiten (→ S. 372)	Harmlose und ernstere Erkrankungen machen oft ganz ähnliche Beschwerden, daher am nächsten Tag zum Kinderarzt gehen, wenn ein Kind länger als 1–2 Tage hinkt, bei heftigen Schmerzen am gleichen Tag, bei Belastungsunfähigkeit des Beins (Kind knickt förmlich ein) sofort
Einseitige Armschmerzen ▶ Nach heftigem Zug am Arm (Kind wurde beim Gehen am Arm »hinterhergezogen« oder beim Stolpern festgehalten) ▶ Arm hängt und wird geschont	Speichenköpfchensubluxation, nicht ganz korrekt auch als eine Form der Ellenbogenverrenkung bezeichnet (→ S. 502)	Sofort zum Kinderarzt gehen. Oft kann er das Speichenköpfchen durch einfache Maßnahmen wieder in seine normale Stellung zurückbringen, bei atypischem Hergang kann eine Röntgenuntersuchung erforderlich sein
Gelenk-, Glieder- oder Rückenschmerzen ▶ Nach einer Verletzung	Prellung (→ S. 498), Zerrung (→ S. 498), Verstauchung (→ S. 498), Verrenkung (→ S. 501), Knochenbruch (→ S. 500)	Bei sichtbaren Knochen- oder Gelenkfehlstellungen (→ auch S. 501/502) oder stärkeren Rückenschmerzen sofort zum Arzt gehen. Grundregel ansonsten: Ruhigstellen, hoch lagern, kühlen, komprimieren (Druck ausüben), → auch S. 498. Bei anhaltenden Beschwerden oder Beweglichkeitseinschränkung zum Kinderarzt gehen

▶ Auch kalte Umschläge, eventuell mit ein paar Spritzern Obstessig oder Zitronensaft, können Linderung bringen, besonders bei Gelenkentzündungen (siehe auch S. 99).

▶ Anderen Kindern tut Wärme gut (siehe auch S. 99), z. B. durch warmes Einpacken der Beine, das Auflegen von Wärmekissen oder durch durchblutungsfördernde Salben.

Halsschmerzen

Die meisten **Halsschmerzen** sind auf virusbedingte Halsentzündungen zurückzuführen und im Prinzip harmlos. Da aber auch eitrige Halsentzündungen bzw. der Scharlach mit Fieber und Halsschmerzen verlaufen, stellt sich oft die Frage, um was es sich nun handelt – »einen Virus« oder mehr?

Auch wenn erst der Rachenabstrich die letzte Gewissheit bringt – einige Zeichen machen eine Virusinfektion wahrscheinlicher, nämlich begleitender Husten, Durchfall oder Bindehautentzündung. Alle drei Erscheinungen sind für den Erreger der eitrigen Angina und des Scharlachs, die Streptokokken, untypisch. Manche Kinderärzte gehen so weit, dass sie bei hustenden Kindern auf einen Abstrich zunächst verzichten.

Was tun bei Halsschmerzen?

Natürlich richten sich die Maßnahmen nach den Ursachen. Bei den häufigen infektionsbedingten Formen des Halswehs hilft Salbei- oder Eichenrindetee, auch zum Gurgeln. Eine Alternative (der Salbeitee ist leicht bitter) ist Isländisches Moos: Zwei gehäufte Teelöffel des getrockneten Mooses mit 1/4 Liter Wasser kalt ansetzen und dann langsam zum Kochen bringen. Abseihen und gurgeln lassen (darf geschluckt werden). Weitere Hausmittel finden Sie auf S. 244.

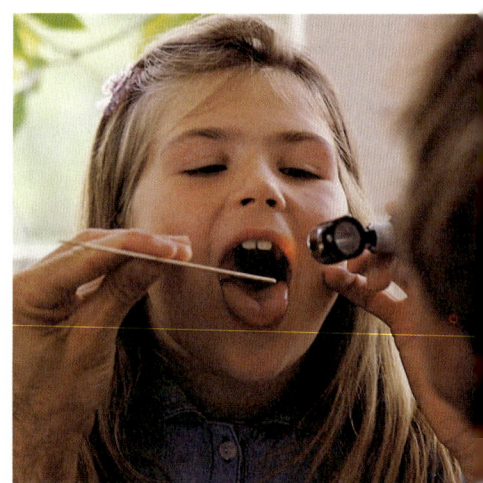

Wenn sich beim Blick in den weit geöffneten Mund im Rachen Eiterstippchen zeigen, das Kind aber nicht hustet, handelt es sich meist (aber nicht immer) um eine eitrige Angina. Weitere Fotos von auffälligen Befunden im Mund siehe S. 244. [AM]

Halsschmerzen. Genaues Beschwerdebild	Was sich am ehesten dahinter verbirgt	Erste Maßnahmen
Leichte Halsschmerzen ▶ Kein Fieber ▶ Möglicherweise Heiserkeit ▶ Nach Aufenthalt in rauchiger, staubiger Luft oder Überbeanspruchung der Stimme	Reizung der Rachenschleimhaut	Auslösende Ursache beseitigen. Für ausreichend Luftfeuchtigkeit sorgen, Stimme schonen, bei Bedarf die auf S. 244 dargestellten Maßnahmen zur Linderung von Halsschmerzen anwenden
Leichte bis mäßige Halsschmerzen ▶ Leichtes bis mäßiges Fieber, keine weiteren Beschwerden ▶ Leichtes bis mäßiges Fieber, weitere Zeichen einer Virusinfektion, z. B. Schnupfen, Husten ▶ Mäßiges bis hohes, länger dauerndes Fieber, beeinträchtigtes Allgemeinbefinden, möglicherweise Durchfall, möglicherweise Beläge auf den Mandeln, oft ältere Kinder ▶ Hohes Fieber, schlechtes Allgemeinbefinden, Husten, Schnupfen	▶ Hals-/Mandelentzündung durch Viren (→ S. 242) ▶ Erkältung (= grippaler Infekt, → S. 261) ▶ Pfeiffer-Drüsenfieber (→ S. 245) ▶ Echte Grippe (= Influenza, → S. 266)	Leichte bis mäßige Halsschmerzen sind bei Kindern meist durch eine harmlose Virusinfektion bedingt, die je nach Gewichtung der Beschwerden letztlich als Hals- bzw. Mandelentzündung, Erkältung oder Grippe bezeichnet wird. Kind in den Hals schauen, bei leichter Rötung Selbsthilfemaßnahmen zur Linderung von Halsschmerzen anwenden (→ S. 244). Bei dunkelrotem Rachen, Belägen auf den Mandeln oder Dauer der Erkrankung über drei Tage am nächsten Tag zum Kinderarzt gehen. Bei hohem Fieber oder schlechtem Allgemeinbefinden am gleichen Tag zum Arzt gehen – insbesondere bei gleichzeitigem Husten handelt es sich möglicherweise um eine echte Grippe
Leichte bis mäßige Halsschmerzen ▶ Leichtes bis mäßiges Fieber, Husten, Schnupfen ▶ Auffällige Entzündung der Augenbindehäute, Lichtempfindlichkeit	Beginnende Masern (→ S. 232)	Falls Ihr Kind zusätzlich zu Erkältungszeichen gerötete Augen hat und lichtempfindlich ist, schauen Sie ihm in den Mund: Weißliche, »kalkspritzerartige« Flecken an der Wangeninnenseite gegenüber den Backenzähnen sprechen für Masern – dann möglichst am gleichen Tag zum Kinderarzt gehen (bei Nackensteife, → S. 450, sofort)
Mäßige bis heftige Halsschmerzen ▶ Deutliche Schluckbeschwerden bis zur Nahrungsverweigerung ▶ Meist hohes Fieber, kein Husten ▶ Ab dem zweiten Tag meist sichtbare Beläge auf den Mandeln	Hals-/Mandelentzündung durch Bakterien, z. B. eitrige Mandelentzündung (= Angina, → S. 242), Scharlach (→ S. 238)	Wenn die Halsschmerzen ganz im Vordergrund stehen und mit hohem Fieber verbunden sind, sind oft Bakterien die Ursache, die mit Antibiotika behandelt werden müssen. Daher bei Halsschmerzen mit hohem Fieber spätestens am nächsten Tag, bei sichtbaren Belägen noch am gleichen Tag zum Arzt gehen. Bis dahin Selbsthilfemaßnahmen zur Linderung von Halsschmerzen anwenden (→ S. 244)
Mäßige bis heftige Halsschmerzen ▶ Hohes Fieber, schlechtes Allgemeinbefinden ▶ Deutliche Schluckbeschwerden bis zur Nahrungsverweigerung, kloßige Sprache ▶ Atemnot mit hörbaren Atemgeräuschen ▶ Meist Klein- bis Kindergartenkinder	Epiglottitis (= bakterielle Kehldeckelentzündung, → S. 270, heute durch die Hib-Impfung sehr selten), selten auch Abszesse der Rachenhinterwand als Komplikationen einer eitrigen Angina	Akuter Notfall – sofort Notarzt rufen! Bis zum Eintreffen des Notarztes Kind beruhigen, sitzen lassen, wie es will. Nicht versuchen, dem Kind in den Hals zu schauen oder ihm etwas zu trinken zu geben – dadurch kann der entzündete Kehldeckel noch mehr anschwellen!
Schmerzen in Hals, Wange und Ohr ▶ Stärkerwerden der Schmerzen beim Öffnen des Mundes, Kauen oder Schlucken ▶ Schwellung der Backe (vor dem Ohr) ▶ Meist leichtes Fieber	Mumps (= Ziegenpeter, → S. 234)	Am nächsten Tag zum Kinderarzt gehen. Bis dahin die auf S. 235 dargestellten Selbsthilfemaßnahmen anwenden
Halsschmerzen »außen« am Hals ▶ Mit geschwollenen Lymphknoten seitlich am Hals (→ auch Lymphknotenschwellung auf S. 176) ▶ Kein Fieber, Kopfschiefhaltung, Halsbewegung schmerzhaft	▶ z. B. Lymphknotenentzündung (→ S. 176) ▶ Schiefhals durch Muskelverspannungen (→ S. 366)	▶ Bei starken Schmerzen am gleichen Tag zum Kinderarzt gehen, ansonsten vorgehen wie bei Lymphknotenschwellung dargestellt ▶ Wärme anwenden, hierunter kommt es in aller Regel zu einer deutlichen Beschwerdebesserung innerhalb eines Tages. Ansonsten zum Arzt gehen

Hautveränderungen, Hautausschlag

Die Haut bildet unsere Grenze zur Umwelt. Sie erneuert sich ständig, bei Kindern schneller als bei Erwachsenen. Entsprechend reaktionsfreudig und auch reizbar ist sie. Leider sind nur die wenigsten Reaktionen (Ausschläge) *spezifisch*, d.h. für eine bestimmte Krankheit typisch, und alle Eltern werden früher oder später einmal erleben, wie sich ein großes Fragezeichen im Gesicht des Kinderarztes ausbreitet, wenn er den Ausschlag ihres Kindes untersucht. Zur Ehrenrettung des Kinderarztes sei hinzugefügt, dass viele der typischen Ausschläge (wie etwa Masern) heute kaum mehr vorkommen und er deshalb auch seltener mit einer Blickdiagnose glänzen kann.

Dazu kommt, dass die Reizschwelle der Eltern, was die Haut ihrer Kinder angeht, der Reizschwelle der Haut (sie ist bekanntlich gering) kaum nachsteht und viele Eltern wegen relativ milder Ausschläge relativ stark besorgt sind. Weiß man, wie wichtig die Haut für das Kind als »Wohlfühlorgan« ist (wir sind darauf auf S. 378 eingegangen), ist das eigentlich eine verständliche Reaktion.

Hautausschläge können örtliche Reaktionen gegen einen »Angriff« der Umwelt sein (z.B. Insektenstiche, Hautinfektionen, Allergien gegen bestimmte Umweltstoffe), sie können aber auch Zeichen von Allgemeinerkrankungen (Infektionen oder andere entzündliche Erkrankungen wie etwa Allergien) sein.

Ausschlag – was nun?

Die meisten Hautausschläge kommen und gehen, ohne dass sie die Gesundheit des Kindes beeinträchtigen. Manchmal sind sie allerdings selbst gefährlich (etwa wenn sich große Blasen bilden) oder weisen auf eine schwere körperliche Störung hin. Als Faustregel sollten Sie die folgenden Ausschläge rasch vom Kinderarzt beurteilen lassen:

Hautveränderungen, Hautausschlag. Genaues Beschwerdebild	Was sich am ehesten dahinter verbirgt	Erste Maßnahmen
Örtlich begrenzte braune, rote oder bläuliche Flecken ▶ Möglicherweise leicht erhaben ▶ Rote oder bläuliche Flecken meist seit Geburt oder erstem Vierteljahr vorhanden, braune langsam in Kindheit und Jugend entstehend	Verschiedene, überwiegend harmlose Hautmale (→ S. 379)	Keine Sofortmaßnahmen nötig. Falls ein Hautmal blutet oder es Sie aus kosmetischen Gründen stört, Kinderarzt darauf ansprechen
Hautveränderungen bei Babys am Kopf ▶ »Pickelchen« bei Babys unter einem Monat im Gesicht	▶ Neugeborenenakne (→ S. 195)	▶ Nichts machen – heilen von selbst innerhalb weniger Wochen ab
▶ Meist Babys unter drei Monaten, gelbe, fettige, fest haftende Schuppen am behaarten Kopf, meist nicht juckend, übrige Haut unverändert	▶ Seborrhoisches Säuglingsekzem (→ S. 397)	▶ Die auf S. 398 dargestellten Maßnahmen zum Ablösen der Schuppen durchführen. Bei ausgeprägtem Befall oder Jucken zum Kinderarzt gehen
▶ Meist Babys über drei Monaten, Rötung, Schuppen, Krusten, Bläschen vor allem an Wangen, Stirn und Kinn, juckend	▶ Neurodermitis (= atopisches Ekzem, → S. 382)	▶ Zum Kinderarzt gehen, bei starkem Jucken möglichst bald
Rote Hautflecken bei Babys im Windelbereich ▶ Beginn mit Rötung ausgehend von der Analregion, dann Ausdehnung und möglicherweise Bildung kleiner Knötchen und offener Stellen	▶ Windeldermatitis (= Wundsein, → S. 396)	▶ Bei Windeldermatitis mit oder ohne Soor Popflege intensivieren mit häufigem Wickeln, Reinigung z.B. mit feuchtem Waschlappen, sorgfältigem Trocknen (nur tupfen) und zinkhaltigen Cremes (z.B. Desitin®). Kind oft ohne Windel strampeln/laufen lassen. Bei Pusteln in der Umgebung oder gelben Krusten zum Kinderarzt gehen (zusätzliche Entzündung durch Pilze oder Bakterien)
▶ Wie oben, zusätzlich kleine Knötchen und Pusteln in der Umgebung	▶ Windeldermatitis mit Windelsoor (Pilzinfektion, → S. 255)	
▶ Beginn meist in den ersten drei Monaten in den Leisten, gelblich-fettige Schuppen, Rötung, möglicherweise offene Stellen in den Falten oder weitere Flecken am Rumpf	▶ Seborrhoisches Säuglingsekzem (= seborrhoische Säuglingsdermatitis, → S. 397)	▶ Bei leichtem Befall abwarten und die auf S. 398 dargestellten Selbsthilfemaßnahmen durchführen. Bei ausgeprägten Veränderungen zum Kinderarzt gehen
Schnell entstandene, weißliche, juckende Quaddeln ▶ Umschrieben oder am ganzen Körper ▶ Möglicherweise Fieber	Nesselsucht (= Urtikaria, → S. 394) bzw. Nesselfieber, hervorgerufen durch die unterschiedlichsten Auslöser	Bei leichten Formen abwarten, bei heftigem Juckreiz Anithistaminikagele oder juckreizstillende Lotionen auftragen. Bei wiederholtem Auftreten zum Kinderarzt gehen, bei Erbrechen, Atem- oder Kreislaufproblemen sofort
Stecknadelkopfgroße rote Flecken, die auf Druck mit einem durchsichtigen Lineal nicht weggehen (sog. Petechien)	Hautblutungen bei ▶ Blutungsneigung (→ S. 294) ▶ Leukämien (→ S. 304) ▶ Blutvergift. (→ S. 227) ▶ Schwerem Husten (Flecken dann nur am Oberkörper und Gesicht)	Möglichst bald, auf jeden Fall am gleichen Tag zum Kinderarzt gehen, bei zusätzlichem Fieber, schwarzem Stuhl, rot-braunem Urin oder schlechtem Allgemeinbefinden sofort. Die durch Husten bedingten Ausschläge sind harmlos, lassen Sie sie trotzdem abklären
Einzelner roter Fleck ▶ Langsam größer und ringförmig werdend, nicht juckend, möglicherweise uncharakteristische Allgemeinbeschwerden	▶ Erythema chronicum migrans (= Wanderröte) bei Borreliose nach Zeckenbiss (→ S. 249)	▶ Heute noch zum Kinderarzt gehen, das Frühstadium einer Borreliose ist gut durch Antibiotika behandelbar. Der Zeckenbiss kann dabei durchaus unbemerkt geblieben sein!
▶ Langsam größer und zu einem Ring mit schuppigem Rand werdend, juckend	▶ Hautpilz (→ S. 409)	▶ In den nächsten Tagen zum Kinderarzt gehen

Hautveränderungen. Fortsetzung	Was sich am ehesten dahinter verbirgt	Erste Maßnahmen
Mehrere rote Flecken oder leicht erhabene Stellen bzw. Knötchen		
➤ Nur an einer Stelle des Körpers, juckend, in ausgeprägten Fällen großflächig zusammenfließend, möglicherweise Berührung bestimmter Substanzen erinnerbar	➤ Allergisches oder toxisches Kontaktekzem (→ S. 392)	➤ In leichten Fällen abwarten. Überlegen, welche Substanz ursächlich sein könnte. In ausgeprägten Fällen oder bei heftigem Juckreiz zum Kinderarzt gehen
➤ Als Fleck beginnend, dann größer und zu einem Ring mit schuppigem Rand werdend, juckend	➤ Hautpilz (→ S. 409)	➤ In den nächsten Tagen zum Kinderarzt gehen, bei Befall des behaarten Kopfes am nächsten Tag
➤ Kleine gerötete, juckende, meist aufgekratzte Knötchen, bei älteren Kindern v.a. in den Hautfalten, an Handgelenken und Ellenbeugen, bei Säuglingen überall möglich	➤ Krätze (→ S. 415)	➤ Am gleichen Tag zum Kinderarzt gehen
➤ Bei kleinen Kindern an mehreren Stellen des Körpers juckende rote Flecken mit Knötchen, Bläschen, Kratzeffekten, offenen Stellen. Betroffen vor allem Beugen, Hals, Handrücken	➤ Neurodermitis (= atopisches Ekzem, → S. 382)	➤ In den nächsten Tagen zum Kinderarzt gehen, bei stärkerer Entzündung und/oder heftigem Juckreiz am folgenden Tag
➤ Bei älteren Kindern vor allem an Ellenbogen, Knien und Kreuzbein rote Herde mit silbrigen Schuppen darauf	➤ Schuppenflechte (= Psoriasis, → S. 400)	➤ In den nächsten Tagen zum Kinderarzt gehen
Rote Flecken an großen Teilen oder am ganzen Körper		
➤ Ohne Fieber, meist juckend	➤ Allergie z.B. auf Nahrungsmittel oder Medikamente (→ S. 392)	➤ In leichten Fällen abwarten, in ausgeprägten Fällen zum Kinderarzt gehen, bei zusätzlichen Atem- oder Kreislaufproblemen Notarzt rufen. Überlegen, welche Substanz dahinter stecken könnte, und diese weglassen
➤ Mit Fieber, in der Regel nicht juckend	➤ »Klassische« Kinderkrankheiten (→ Kapitel 11), Kawasaki-Syndrom (→ S. 374), Rheumatisches Fieber (→ S. 239)	➤ Versuchen Sie, anhand der Tabellen Fieber (S. 154) und Kinderkrankheiten (S. 228) die Grunderkrankung einzugrenzen. Bei Zweifeln, hohem Fieber oder schlechtem Allgemeinzustand zum Kinderarzt
Flächige Hautrötung		
➤ Nach Berührung bestimmter Substanzen	➤ Allergisches oder toxisches Kontaktekzem (→ S. 392)	➤ In leichten Fällen abwarten, bei ausgeprägten Erscheinungen zum Kinderarzt gehen, bei zusätzlichen Atem- oder Kreislaufproblemen Notarzt rufen. Überlegen, welche Substanz dahinterstecken könnte, und diese weglassen
➤ Nach starker Sonneneinstrahlung	➤ Sonnenbrand (→ S. 496)	➤ Selbsthilfemaßnahmen (→ S. 497)
➤ Mit Fieber, Beeinträchtigung des Allgemeinbefindens, meist an Arm oder Bein oder im Gesicht	➤ Erysipel (→ S. 403)	➤ Bakterielle Hautentzündung, die mit Antibiotika behandelt werden muss. Am gleichen Tag zum Kinderarzt gehen
Flächige, symmetrische Hautrötungen im Gesicht		
➤ Schmetterlingsförmige Hautrötung (Wangen, Stirn, Kinn), möglicherweise Fieber, Gelenkschmerzen	➤ Lupus erythematodes (→ S. 374)	Zum Kinderarzt gehen. Die links genannten Autoimmunerkrankungen erfordern Blutuntersuchungen zur sicheren Diagnosestellung. Erhärtet sich die Diagnose, sind regelmäßige Kontrollen und eine medikamentöse Behandlung nötig
➤ Lila-rote Hautverfärbung um die Augen und an den Wangen, möglicherweise Muskelschwäche	➤ Dermatomyositis (→ S. 374)	

➤ Ausschläge bei jungen Säuglingen (falls es sich nicht um eine der normalen Hautreaktionen des Neugeborenen handelt, siehe S. 195)

➤ Bläschen oder Blasen. Ausnahme sind solche, die Sie eindeutig als harmlos einordnen können, z. B. Herpesbläschen der Lippe, siehe S. 404

➤ »Blaue Flecken« (Blutergüsse) an ungewöhnlichen Stellen

➤ Feine Hautblutungen: im Hautniveau liegende, rot oder lila erscheinende »Einsprengsel«, insbesondere wenn sie mit Fieber auftreten

➤ Hautveränderungen mit Eiterbildung (Pusteln, gelbe Krusten)

➤ Nässende Hautausschläge

➤ Scharf begrenzte, flächige Rötungen

➤ Zunehmende Schwellung, Rötung und Ausbreitung des Ausschlags

➤ Ausschlag mit Fieber oder anderen Beschwerden (wie Durchfall oder

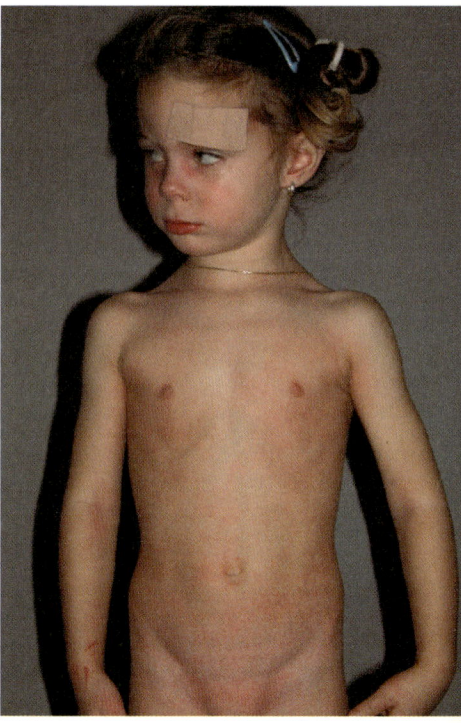

Scharlach – auch in diesem schon etwas fortgeschrittenen Stadium nicht leicht zu erkennen. Näheres zum Scharlach siehe S. 238. [KL]

Hautveränderungen. Fortsetzung	Was sich am ehesten dahinter verbirgt	Erste Maßnahmen
Einzelne rote juckende Knoten ▶ In der Mitte möglicherweise kleine Wunde sichtbar	▶ Insektenstich (→ S. 510)	▶ Nicht kratzen. Antihistaminika oder Lotion gegen den Juckreiz auftragen. Bei Atem- oder Kreislaufproblemen Notarzt rufen. Ansonsten zum Kinderarzt gehen bei massiver Umgebungsreaktion oder (erneuter) Verschlechterung der Entzündung nach mehreren Tagen
▶ Bei bekannter Wunde oder bekanntem Fremdkörper, möglicherweise Eiterpunkt/Fremdkörper sichtbar, möglicherweise Schmerz	▶ Wundinfektion, Fremdkörperreaktion (→ auch Splitter S. 504)	▶ Sichtbare Fremdkörper versuchen zu entfernen (→ S. 503), desinfizierende Salbe (z. B. Betaisodona®) auftragen. Bei Erfolglosigkeit zum Kinderarzt
Feine, reizlose, spitz zulaufende bräunliche Pickelchen ▶ Bei Hitze ▶ V. a. an Armen und Oberkörper ▶ Keine Rötung, kein Eiter	Hitzeausschlag (Reizung der Schweißdrüsen)	Keine Therapie erforderlich, mit Abklingen der Hitze verschwindet der Ausschlag von selbst
Bläschen, erst klar, dann trüb ▶ Begrenzt auf ein kleines Hautgebiet meist im Lippenbereich, kein Fieber	▶ Herpesbläschen (→ S. 404)	▶ Selbsthilfemaßnahmen (→ S. 406) durchführen. Bei Bläschen in Augennähe am gleichen Tag zum Augenarzt gehen
▶ Flächig auf Stirn, Wange, am Kiefer oder gürtelförmig am Rumpf, möglicherweise Fieber	▶ Gürtelrose (= Herpes zoster, → S. 406)	▶ Bei Bläschen im Gesicht am gleichen, bei Bläschen am Rumpf je nach Stärke der Beschwerden am gleichen oder nächsten Tag zum Kinderarzt gehen
▶ Am ganzen Körper	▶ Windpocken (→ S. 240)	▶ Bei Wohlbefinden des Kindes Selbsthilfemaßnahmen anwenden (→ S. 241). Bei deutlich beeinträchtigtem Allgemeinbefinden oder Zweifeln zum Kinderarzt gehen
Bläschen an Händen, Füßen und am Mund ▶ Möglicherweise Fieber	Hand-Mund-Fuß-Krankheit (→ S. 248)	Am gleichen oder nächsten Tag zur Diagnosesicherung Kinderarzt aufsuchen
Gelbe Eiterbläschen	Bakterielle Hautentzündung (→ S. 402)	Bei vereinzelten Eiterbläschen desinfizierende Salbe auftragen (z. B. Betaisodona®). Bei mehr als nur vereinzeltem Auftreten zum Kinderarzt gehen
Gelbe Eiterbläschen und gelbe Krusten mit gerötetem Saum (meist im Gesicht) ▶ Möglicherweise Fieber	Impetigo contagiosa (= Grindflechte, → S. 402)	Am gleichen Tag zum Kinderarzt gehen. Der Bläscheninhalt ist ansteckend, daher sorgfältig auf Hygiene achten
Hauteinrisse zwischen den Zehen, Juckreiz	Fußpilz (→ S. 409)	In den nächsten Tagen zum Kinderarzt gehen
Hautfarbene Knötchen ▶ Höckerig, meist an Finger oder Zeh ▶ Rund mit Delle in der Mitte, meist an Gesicht oder Hals ▶ Meist viele kleine Knötchen, vor allem im Gesicht, an den Armen und Händen	▶ Gewöhnliche Warzen (→ S. 407) ▶ Dellwarzen (→ S. 408) ▶ Flachwarzen (→ S. 408)	Keine Sofortmaßnahmen nötig (Details zum weiteren Vorgehen → S. 408)

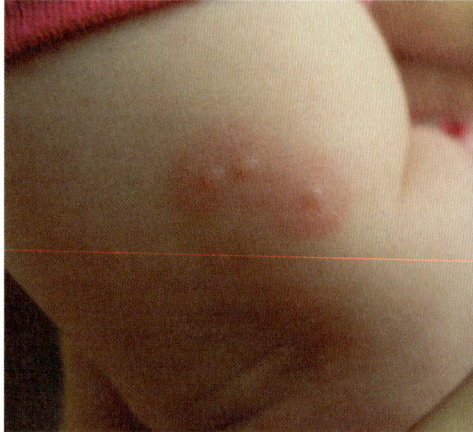

Hautausschläge können Hunderte von Formen annehmen, und nicht selten verläuft die Suche nach der genauen Ursache im Sand, wie bei diesem Säugling, bei dem Insektenstiche am ehesten als Auslöser infrage kommen, aber eben nicht bewiesen werden können. [TE]

Gelenkschwellungen) – solche Ausschläge deuten womöglich auf eine Erkrankung an anderen Stellen des Körpers hin, etwa auf eine Kinderkrankheit (siehe S. 226) oder auf eine sonstige entzündliche Allgemeinerkrankung (von der Nahrungsmittelallergie bis zur rheumatischen Erkrankung). Ausnahme sind auch hier wieder solche Ausschläge, die Sie eindeutig einer harmlosen Erkrankung zuordnen können (z. B. den Windpocken).

▶ Ausschläge mit Quaddeln oder Juckreiz: Solche Ausschläge sind für *allergische Reaktionen* typisch, werden aber auch bei Neurodermitis oder bei der Krätze beobachtet.

Die Therapie – oft frustrierend

Viele Ärzte kennen das geflügelte Wort: »Bei der Haut hilft die Zeit oder aber Kortison«. Hier ist ein Körnchen Wahrheit dran, denn entweder die Haut reagiert bei einer Erkrankung lediglich mit (dann geht der Ausschlag mit der Erkrankung weg) oder sie ist selbst entzündet, und da hilft nun einmal oft Kortison. Und damit sind Kinderärzte in einem Dilemma, denn zum einen sollen die Nebenwirkungen des Kortisons gerade an der jungen Haut vermieden werden (sie sind bei kurzfristigem Einsatz niedrig dosierter Salben unseres Erachtens vertretbar), andererseits ist die Haut gerade für junge Kinder als »Wohlfühlorgan« extrem wichtig, und entsprechend forsch sollten gerade juckende Entzündungen auch behandelt werden.

Was fehlt meinem Kind? Beschwerden und erste Maßnahmen

Herz- und Kreislaufstörungen

Wie stark die einzelnen Organe des Körpers miteinander verzahnt sind, zeigt sich beispielhaft an der **Herzfrequenz**, also daran, wie schnell das Herz schlägt.

Schlägt das Herz etwa zu schnell (der Arzt nennt dies **Tachykardie**), so kommt als Ursache so ziemlich jedes Organ in Betracht: Ein schneller Herzschlag entsteht etwa immer dann, wenn der Stoffwechsel hart arbeiten muss – also bei Fieber, Anstrengung, bei schweren Erkrankungen, aber auch bei Atemnot, die ja einen »Marathonlauf der Atemmuskeln« darstellt. Nur selten geht der schnelle Herzschlag *vom Herz selbst* aus und deutet dann auf eine Herzschwäche, eine Herzrhythmusstörung oder eine Herzentzündung (meist eine Entzündung des Herzmuskels) hin. Ebenfalls selten spiegelt der rasche Puls einen nicht ausreichend funktionierenden *Kreislauf* wider, etwa bei Blutverlusten, Blutarmut oder bei schwerer Austrocknung.

Doch dies sind noch längst nicht alle Ursachen für eine erhöhte Herzfrequenz. Weitere Ursachen sind z. B. hormoneller Art (wie etwa Schilddrüsenüberfunktion oder Unterzuckerung). Dass auch Nerven ein Wörtchen mitreden, zeigt der hohe Pulsschlag bei Nervosität, Angst und bei Schmerzen sowie bei Erkrankungen des Gehirns (vom Sonnenstich bis zur Hirnblutung).

In der Regel ist die hohe Herzfrequenz von einer raschen Atmung (siehe S. 142) begleitet – meist ist sie ja Ausdruck davon, dass der Körper härter arbeitet, und dazu braucht er auch mehr Sauerstoff.

Die Herzfrequenz wird durch das Auszählen des **Pulses** gemessen, in praktisch allen Fällen führt nämlich jeder Herzschlag auch zu einer sich durch den Kreislauf ausbreitenden Pulswelle. Am besten tastbar ist der Puls an der Speichenschlagader, also an der (zum Daumen hin gelegenen) Innenseite des Handgelenks.

Normalwerte für den Puls

2 Jahre:	110 Schläge/Min.
6 Jahre:	100 Schläge/Min.
10 Jahre:	90 Schläge/Min.
14 Jahre:	80 Schläge/Min.

Herz- und Kreislaufstörungen. Genaues Beschwerdebild	Was sich am ehesten dahinter verbirgt	Erste Maßnahmen
Schneller Herzschlag ▶ Bei Schmerzen, Fieber, Aufregung, körperlicher Anstrengung ▶ Nach Genuss von schwarzem Tee, Kaffee oder Cola ▶ Mit weiteren Beschwerden, etwa verminderter Belastbarkeit, rascher Atmung	▶ Normale Reaktion des Körpers ▶ Normale Reaktion des Körpers ▶ Starke Blutarmut (→ S. 292), Herzrhythmusstörung (→ S. 289), Entzündungen des Herzens (→ S. 288), Herzschwäche (→ S. 290), schwere Allgemeinerkrankung (z. B. Blutvergiftung, → S. 227, Lungenentzündung, → S. 276), schwere Stoffwechselentgleisungen (z. B. Schilddrüsenüberfunktion, → S. 345, Unterzuckerung, → S. 346)	Keine Sofortmaßnahmen nötig. Ist der schnelle Herzschlag durch Fieber, Aufregung oder die anderen links aufgeführten Faktoren bedingt, geht er nach Beseitigung der Ursache von selbst wieder vorbei. Zum Kinderarzt gehen, wenn der Herzschlag schon bei geringer körperlicher Anstrengung stark ansteigt, in Ruhe auch ohne besondere Auslöser zu hoch ist oder das Kind weitere Beschwerden hat
Schneller Herzschlag ▶ Mit Zeichen der Austrocknung (trockene Lippen, trockene Schleimhäute, oft bei Durchfall und Erbrechen)	Austrocknung (= Dehydratation, → S. 317)	Behandlung durch »Wiederauffüllen der Wasserspeicher«, → S. 318
Herzklopfen nach körperlicher Anstrengung	Schneller Herzschlag durch die Anstrengung	Keine Sofortmaßnahmen nötig, dass man nach körperlicher Anstrengung seinen eigenen Herzschlag als Herzklopfen verspürt, ist normal. Zum Kinderarzt gehen, wenn das Kind schon bei geringer Anstrengung Herzklopfen bekommt
Herzklopfen bei bekanntem Bluthochdruck ▶ Möglicherweise weitere Beschwerden wie etwa Kopfschmerzen	Bluthochdruckkrise (→ S. 287)	Blutdruck messen. Bei zu hohen Werten die vom Arzt verordneten Notfallmedikamente geben, bei Wirkungslosigkeit zum Kinderarzt gehen
Herzrasen ▶ Nach körperlicher Anstrengung, dann ohne weitere Beschwerden ▶ Ohne besondere Auslöser, dann oft mit Unruhe, Blässe, Schweißausbruch, Übelkeit oder Brustschmerzen, in ausgeprägten Fällen Bewusstlosigkeit	▶ Schneller Herzschlag durch die Anstrengung ▶ Herzrhythmusstörung (→ S. 289), z. B. bei Herzentzündung (→ S. 288), zusätzlichen Leitungsbahnen im Herzen (→ S. 290)	▶ Manchmal beschreiben Kinder das Herzklopfen nach körperlicher Anstrengung als Herzrasen. Puls tasten – in Ruhe schlägt das Herz binnen weniger Minuten wieder langsamer ▶ Sofort zum Kinderarzt gehen, bei Luftnot, bläulicher Haut oder Bewusstlosigkeit Notarzt rufen
Schneller werdender Herzschlag beim Einatmen, langsam werdender Herzschlag beim Ausatmen	Normal	Keine Maßnahmen erforderlich – gerade Kinder zeigen ein ausgeprägtes »Mitgehen« des Herzschlages mit der Atmung (sog. respiratorische Arrhythmie)
Herzstolpern/unregelmäßiger Herzschlag ▶ Gelegentlich, ohne weitere Beschwerden ▶ Häufig oder mit weiteren Beschwerden	▶ Normal ▶ Herzrhythmusstörung (→ S. 289)	Die meisten Beobachtungen eines unregelmäßigen Herzschlages bei Kindern sind ohne Krankheitswert. Schlägt das Herz des Kindes aber häufig unregelmäßig, zur Abklärung zum Kinderarzt gehen, ebenso bei Beschwerden (je stärker die Beschwerden, desto schneller)

Herz- und Kreislaufstörungen. Fortsetzung	Was sich am ehesten dahinter verbirgt	Erste Maßnahmen
Langsamer Herzschlag ▶ Bei sportlich trainiertem Kind/Jugendlichen in Ruhe, keine weiteren Beschwerden ▶ Weitere Beschwerden, vor allem Schwäche, Schwindel, Übelkeit, in ausgeprägten Fällen Bewusstlosigkeit	▶ Normaler Ausdruck des guten Trainingszustandes ▶ Herzrhythmusstörung (→ S. 289)	Jugendliche, die viel (Ausdauer-)Sport betreiben, haben in Ruhe oft einen Puls unter 50/Minute. Ist der langsame Puls aber mit Beschwerden wie Schwindel oder Leistungsminderung verbunden, zum Arzt gehen, bei akuten Problem sofort, bei Bewusstlosigkeit Notarzt rufen
Kreislaufprobleme ▶ Nach langem Stehen, vor allem in Wärme ▶ Schwindel, Schwarzwerden vor den Augen und Ohrensausen, in ausgeprägten Fällen kurze Bewusstlosigkeit	Orthostase-Syndrom (→ S. 285)	Kind hinlegen lassen, Beine hochlagern. Hierunter in aller Regel Besserung innerhalb kürzester Zeit. Bei länger dauernder Bewusstlosigkeit oder Beschwerden danach Notarzt rufen. Bei häufigem Auftreten oder Auftreten ohne die typischen Auslöser Stehen und Wärme zwecks Abklärung zum Kinderarzt gehen
Kreislaufprobleme ▶ »Anlaufschwierigkeiten« morgens	Niedriger Blutdruck (→ S. 285)	Ein niedriger Blutdruck ist bei Kindern in aller Regel ohne Krankheitswert. Zum Arzt gehen bei zusätzlichen Beschwerden wie etwa Gewichtsabnahme. Selbsthilfemaßnahmen → S. 286

Hinken

Hinken bei Kindern sollte immer ernst genommen werden. Es weist darauf hin, dass entweder das Auftreten für das Kind schmerzhaft ist oder dass der normale Bewegungsablauf beim Laufen wegen einer angeborenen Fehlstellung oder einer Muskelschwäche nicht möglich ist. Bei weitem am häufigsten ist das schmerzbedingte Hinken, dem wiederum vielfältige Ursachen, von einer Prellung bis zu einer (gerade bei Kindergartenkindern gar nicht so seltenen) Entzündung des Hüftgelenks (Coxitis) zugrunde liegen können.

Hinken. Genaues Beschwerdebild	Was sich am ehesten dahinter verbirgt	Erste Maßnahmen
Hinken ▶ Mit Hüft-, Knie- oder Fußschmerzen ▶ Mit Fieber	→ Tabelle Gelenk-, Glieder- und Rückenschmerzen auf S. 161	Schmerzen in Hüfte, Knien oder Füßen führen zu einem schmerzbedingten Schonhinken – die möglichen Ursachen entsprechen ebenso wie die des Hinkens mit Fieber denen der Gelenkschmerzen. Beim Kleinkind, das Schmerzen noch nicht so äußern kann, ist schmerzbedingtes Hinken vom schmerzlosen oft dadurch zu unterscheiden, dass das Kind nicht mehr laufen mag und sich tragen lässt
Hinken nach einer Verletzung	Prellung (→ S. 498), Zerrung (→ S. 498), Verstauchung (→ S. 498), Verrenkung (→ S. 501), Knochenbruch (→ S. 500)	Bei sichtbaren Knochen- oder Gelenkfehlstellungen (→ auch S. 501/502) oder Belastungsunfähigkeit sofort zum Arzt gehen. Grundregel ansonsten: Ruhigstellen, hochlagern, kühlen, → auch S. 498. Bei anhaltenden Beschwerden oder Beweglichkeitseinschränkung zum Kinderarzt gehen
Einseitiges schmerzloses Hinken ▶ Im Lauflernalter	▶ Einseitige Hüftdysplasie (→ S. 208) ▶ Stärkere Beinlängendifferenz (→ S. 368) oder einseitige Beinfehlstellung ▶ Zerebralparese (→ S. 219)	Das Gangbild eines Kleinkinds, das gerade laufen lernt, unterscheidet sich erheblich von dem des älteren Kindes. Zu Beginn sind ein bisschen »Watscheln« und viel Unsicherheit normal, und noch lange Zeit läuft ein Kleinkind breitbeiniger als das ältere Kind. Verdächtig auf eine krankhafte Störung sind aber länger dauerndes Hinken, ein- oder beidseitiges ständiges Gehen auf den Zehenspitzen (auch wenn das Kind schon länger laufen kann) oder Zusammenstoßen der Knie sowie ein watschelnder Gang (entsprechend dem beidseitigen Hinken), bei dem das Becken bei jedem Schritt zu einer Seite abkippt. In diesen Fällen Termin beim Kinderarzt zur Abklärung ausmachen
Beidseitiges schmerzloses Hinken (»watschelnder« Gang) ▶ Im Lauflernalter ▶ Im Lauflern- oder Kindergartenalter	▶ Beidseitige Hüftdysplasie (→ S. 208) ▶ Früh beginnender Muskelschwund (meist Jungen, → S. 376)	
Einseitiges schmerzloses Hinken beim älteren Kind	▶ Mit dem Wachstum fortschreitende Beinlängendifferenz (→ S. 368) oder einseitige Beinfehlstellung ▶ Beginnender Muskelschwund (→ S. 376)	Termin beim Kinderarzt zur Abklärung ausmachen

Husten

Husten ist eines der frustrierendsten Krankheitszeichen in der Medizin. Zum einen zerrt der Husten ständig an den Nerven. Zum anderen quält der Husten gerne auch nachts und raubt dann dem Kind und seinen Eltern den Schlaf. Und während ein Fieber meist nach ein paar Tagen ausgestanden ist, hält der Husten oft wochenweise an. Kein Wunder, dass Eltern sich vom Gang zum Kinderarzt rasche Linderung erwarten.

Der Erfolg des Besuchs ist aber meist enttäuschend. Die verordneten Mittelchen schmecken heutzutage zwar meist recht gut, wirken allerdings wenig. Warum?

Die Antwort liegt in der Funktion des Hustens: Er schützt ein lebensnotwendiges Organ vor den von oben nur allzu leicht eindringenden Fremdkörpern und Infektionserregern: Durch einen kraftvollen Hustenstoß wird verhindert, dass etwa der bei jeder Erkältung nicht nur durch die Nase, sondern auch in den Hals abfließende Schleim in die tieferen Bronchien gelangt. Was also, wenn der Hustensaft *wirklich* den Husten ausschalten würde?

Warum hustet ein Kind?

Ein Grund wurde bereits genannt: als Schutz vor aus den oberen Luftwegen abfließendem Sekret. Dies erklärt den Husten bei *Erkältungen* sowie bei *Nasennebenhöhlenentzündungen* (sog. »Sekrethusten«). Oft plagt der Husten die Kinder hier besonders beim Einschlafen (das Sekret aus der Nase läuft dann nach hinten ab).

Auch wenn wir uns *verschlucken*, setzt sofort Husten ein, um die Speise wieder auf den richtigen Pfad zurückzubringen. Diese Art des Hustens wird auch bei der Refluxkrankheit (siehe S. 324) aktiviert – hier läuft Speisebrei aus dem Magen in den Hals zurück und gelangt dann manchmal auch in die Luftröhre.

Auch wenn die Bronchien *entzündet* oder verschleimt sind, unternimmt

Husten. Genaues Beschwerdebild	Was sich am ehesten dahinter verbirgt	Erste Maßnahmen
Husten ▶ Bei oder nach Aufenthalt in verrauchten Räumen	Reizung der Atemwege durch den Rauch	Für rauchfreie Umgebung sorgen – nicht nur jetzt, sondern generell (→ S. 126)
Husten ▶ Meist Schnupfen, möglicherweise Kratzen im Hals, Heiserkeit ▶ Möglicherweise leichtes Fieber ▶ Allgemeinbefinden meist nur wenig beeinträchtigt	Erkältung (= grippaler Infekt, → S. 261), Bronchitis (→ S. 272), Laryngitis (= Kehlkopfentzündung, → S. 268), Frühstadium bei Keuchhusten (→ S. 231)	Als Grundregel gilt: So lange die Nase läuft, ist Husten, wenn er nicht zu Atemnot führt, normal. Falls der Husten nach einer Woche nicht besser ist, das Fieber hoch ansteigt oder weitere Beschwerden auftreten, zum Kinderarzt gehen. Selbsthilfe bei Husten → S. 274
Husten ▶ Schnupfen, Halsschmerzen, Kopfschmerzen ▶ Häufig hohes Fieber ▶ Allgemeinbefinden erheblich beeinträchtigt	Echte Grippe (= Influenza, → S. 266), Frühstadium bei Masern (→ S. 345). Im Beschwerdebild fließender Übergang zur »normalen« Erkältung	Zunächst die auf S. 264 und S. 274 dargestellten Selbsthilfemaßnahmen anwenden, dabei auf ausreichende Flüssigkeitszufuhr achten. Bei ausbleibender Besserung über eine halbe Woche, Zustandsverschlechterung, Fieber über 40 °C oder bei Babys Kinderarzt aufsuchen
Husten ▶ Mit den oben genannten Infektzeichen ▶ Mit pfeifender, erschwerter Ausatmung ▶ Möglicherweise Atemnot	Obstruktive Bronchitis (→ S. 272), Infektasthma (→ S. 279), bei Babys Bronchiolitis (→ S. 203)	Ein »Pfeifen« bei der Ausatmung ist auch bei Infekten nicht normal und sollte abgeklärt werden, je jünger das Kind, desto schneller. Bei Babys oder Atemnot sofort zum Kinderarzt gehen
Husten ▶ Hohes Fieber, schlechtes Allgemeinbefinden ▶ Möglicherweise Schmerzen bei der Atmung, rasche Atmung, Atemnot	Lungenentzündung (→ S. 276)	Am gleichen Tag zum Kinderarzt gehen
»Erkältungshusten, der nicht besser werden will« ▶ Zunehmend nächtliche Hustenanfälle, abgehackter Husten, Atemnot, »ziehende« Einatmung, vor allem am Ende Würgereiz bis zum Erbrechen ▶ Mit sich eher verschlechterndem Allgemeinbefinden, möglicherweise (wieder) Fieber	▶ Keuchhusten (→ S. 231) ▶ Bronchitis (→ S. 272), Lungenentzündung (→ S. 276)	Zwecks Abklärung noch am gleichen Tag zum Kinderarzt gehen. Ein ähnliches Bild wie bei Keuchhusten kann auch durch andere Erreger entstehen, z. B. Parapertussis, Adeno-Viren, RSV, Mykoplasmen
Immer wiederkehrender, teils schwerer »Erkältungshusten« ▶ Praktisch immer ohne Fieber ▶ Fast immer weitere Beschwerden (Verdauungsstörungen, schlechtes Gedeihen) ▶ Meist Babys oder Kleinkinder	Mukoviszidose (→ S. 218)	Gerade leichtere Formen der Mukoviszidose werden nicht sofort festgestellt, sondern machen sich erst später durch auffällig viele und/oder auffällig schwere Atemwegsinfekte bemerkbar. In solchen Fällen zwecks Abklärung zum Arzt gehen – die Grenzen zwischen »noch normal« und »schon auffällig« sind fließend
Wiederkehrender Husten ▶ Zu bestimmten Gelegenheiten, wird bei Ablenkung (z. B. Kino) weniger ▶ Oft Hüsteln oder bellend-lautes Husten mit offenem Mund (»aus dem Hals«) ▶ Kein Fieber ▶ Kein Husten, wenn das Kind schläft!	»Gewohnheitshusten«, oft nach längerer Bronchitis. Der Begriff »psychogener« Husten greift zu kurz, da die Kinder meist keine psychischen Probleme haben, sondern sich eben an den Husten »gewöhnt« haben	Husten kann auch ohne körperliche Erkrankung auftreten, z. B. wenn das Kind vorher einen schlimmen Husten hatte und nun weiterhin dieselbe »Krankenzuwendung« möchte (meist unbewusst!). Bei entsprechendem Verdacht Husten zunehmend ignorieren, dem Kind aber ansonsten die Zuwendung geben, die es braucht. Bei längerem Bestehen Kinderarzt darauf ansprechen. Oft hartnäckig!

der Körper immer wieder Versuche der Reinigung – es resultieren oft schwere Hustenattacken.

Eine weitere wesentliche Ursache des Hustens und die wohl wichtigste Ursache des chronischen, immer wiederkehrenden Hustens ist die *Verengung der Bronchien*, etwa bei Asthma oder obstruktiver Bronchitis. Hier versuchen die Bronchien, das meist gleichzeitig in den Bronchien festsitzende, zähe Sekret loszuwerden – wegen der Verengung meist ohne Erfolg.

Auswurf und Bluthusten

Auswurf ist bei Kindern selten. Das beim Husten hochbeförderte Sekret wird nämlich von Kindern meist verschluckt.

Bluthusten ist immer ernst zu nehmen. Es zeigt sich durch rostig-braune oder schaumig-blutige Spucke. In den meisten Fällen liegt die Blutungsquelle allerdings im Nasen-Rachenraum und täuscht einen Bluthusten nur vor. Echter Bluthusten tritt bei in die Lunge eingeatmeten Fremdkörpern (siehe S. 491), bei Lungenentzündungen sowie bei chronischen Lungenkrankheiten auf.

Was tun bei Husten?

Bei Husten gibt es keine »Abkürzungen« oder »Pflaster-drauf-fertig!«-Lösungen: Solange die Ursache nicht behandelt wird (und sie lässt sich leider nicht immer behandeln), bleibt der Husten bestehen. Studie um Studie zeigt, dass die in den Wintermonaten hektoliterweise von Kindern konsumierten »Schleimlöser«, ob pflanzlicher oder synthetischer Bauart, nichts bringen (dass sie trotzdem die am häufigsten verordneten Medikamenten sind, hat auch damit zu tun, dass sich viele Eltern mit der Alternative, dem »heftigen Zuwarten« bei Erkältungen, schwer tun).

Die rascheste Strategie zum Erfolg ist die Auseinandersetzung mit den Ursachen. Ist ein Husten durch Sekretablauf aus den oberen Luftwegen bedingt, so wird der Husten erst aufhören, wenn die Nase oder die Nasennebenhöhlen zur Ruhe gekommen sind. Dasselbe gilt für die Bronchitis. Auch der immer wiederkehrende Husten bei Asthma hört erst dann auf, wenn das Asthma ausreichend behandelt ist – was leider derzeit längst nicht auf alle Asthmapatienten zutrifft.

Erwarten Sie also auch von Hausmitteln oder pflanzlichen Präparaten (siehe S. 274) keine Wunder. Sie können allenfalls die gestressten Schleimhäute beruhigen und so die Hustenanfälle im besten Fall etwas »entschärfen«.

Husten. Fortsetzung	Was sich am ehesten dahinter verbirgt	Erste Maßnahmen
»Ständiger« Husten ▶ Husten »bringt Schleim hoch« ▶ Beim Hinlegen und morgens eher stärker ▶ Verstopfte Nase, offen stehender Mund ▶ Möglicherweise Kopfschmerzen	Nasennebenhöhlenentzündung (→ S. 270), »Polypen« (→ S. 432)	Innerhalb der nächsten Tage zum Kinderarzt gehen, bei Fieber oder deutlichen Kopfschmerzen am gleichen Tag. Der Husten ist durch den in die Luftwege herablaufenden Schleim bedingt und kann die dominierende Beschwerde des Kindes sein
Plötzlicher abendlicher/nächtlicher Husten ▶ Trocken-bellend, mit Heiserkeit ▶ Häufig Atemnot, hörbares Atemgeräusch bei der Einatmung ▶ Möglicherweise vorbestehende Erkältung, leichtes Fieber ▶ Meist Klein- oder Kindergartenkind	Pseudokrupp-Anfall (= Krupphusten, → S. 268)	Kind beruhigen, warm anziehen und ans offene Fenster oder raus gehen. Alternativ im Bad in Dusche oder Badewanne warmes Wasser anstellen. Bei Erfolglosigkeit, Zustandsverschlechterung (Unruhe, Teilnahmslosigkeit, bläuliche Haut), hohem Fieber oder kloßiger Sprache sofort zum Kinderarzt fahren oder Notarzt rufen
Hustenanfälle ▶ Hörbares »Pfeifen« bei erschwerter Ausatmung ▶ Häufig Atemnot ▶ Hustenfälle oft auch bei Anstrengung oder in kalter Luft	Anfall eines Asthma bronchiale (→ S. 278), ausgelöst durch verschiedene Faktoren wie etwa Infekte, Anstrengung, Kontakt mit Allergenen	Kind zur Erleichterung der Atmung aufrecht mit aufgestützten Armen sitzen lassen. Auch wenn sich der Zustand des Kindes schnell bessert, am gleichen Tag zum Kinderarzt gehen, bei Atemnot oder Beschwerden noch nach dem Hustenanfall sofort
Husten/Hustenanfälle ▶ Bei körperlicher Anstrengung ▶ Möglicherweise Atemnot	Durch Anstrengung ausgelöstes Asthma (→ S. 279)	Zur Abklärung Kinderarzt aufsuchen
Husten bei einem Baby ▶ Vor allem bei oder nach dem Füttern, aber auch beim Hinlegen oder nachts im Schlaf	Gastroösophagealer Reflux (→ S. 324), angeborene Verbindung (Fistel) zwischen Luftwegen und Speiseröhre	Baldmöglichst zum Kinderarzt gehen
Husten bei Kind jeden Alters ▶ Vor allem nachts ▶ Möglicherweise immer wieder pfeifende Atmung und Atemnot ▶ Bei Babys: schreit viel, überstreckt Kopf beim Hinlegen	Gastroösophagealer Reflux (→ S. 324)	Zum Kinderarzt zur Abklärung gehen, bei Babys baldmöglichst
Plötzlicher Husten ▶ Kein Fieber ▶ Möglicherweise Atemnot ▶ Häufig Kleinkinder	Fremdkörper in den Atemwegen (→ S. 491)	Sofort ins Krankenhaus fahren, bei Atemnot Notarzt rufen. Ein Fremdkörper in den Luftwegen muss auf jeden Fall entfernt werden
Husten jeglicher Art ▶ Mit blutigem Auswurf ▶ Mit Atemnot ▶ Evtl. mit bläulicher Hautverfärbung	Verschiedenste Ursachen, z. B. Lungenentzündung (→ S. 276), selten Lungentuberkulose (→ 254)	Bei blutigem Auswurf am gleichen Tag, bei Hautverfärbung oder stärkerer Atemnot sofort zum Kinderarzt gehen oder Notarzt rufen – Sie selbst können nicht feststellen, was die Ursache für den Husten ist

Und »Hustenblocker«?

Die *Hustenblocker* oder – medizinisch ausgedrückt – **Antitussiva** Clobutinol (z. B. Silomat®), Noscapin (z. B. Capval®) oder Codein (z. B. Codipront®) sollen den Hustenreflex unterdrücken und so an der Hustenfront Ruhe schaffen. Während die Wirksamkeit von Clobutinol nicht bewiesen ist, sind Noscapin und Codein in Maßen wirksam (was auch damit zusammenhängen könnte, dass sie schlaffördernd wirken). Wir meinen: Hilft bei einem trockenen (!) Husten alles nichts und sind anders zu behandelnde Ursachen wie Pseudokrupp, Asthma oder ein in die Luftwege verschluckter Fremdkörper ausgeschlossen, so kann ein Kind schon einmal einen Hustenstiller bekommen. Wunder wirkt er nicht, aber ein paar Stunden Schlaf tun ja Wunder genug. Allerdings: Bei lockerem Husten mit Sekret sind Hustenblocker Unsinn (siehe auch S. 274).

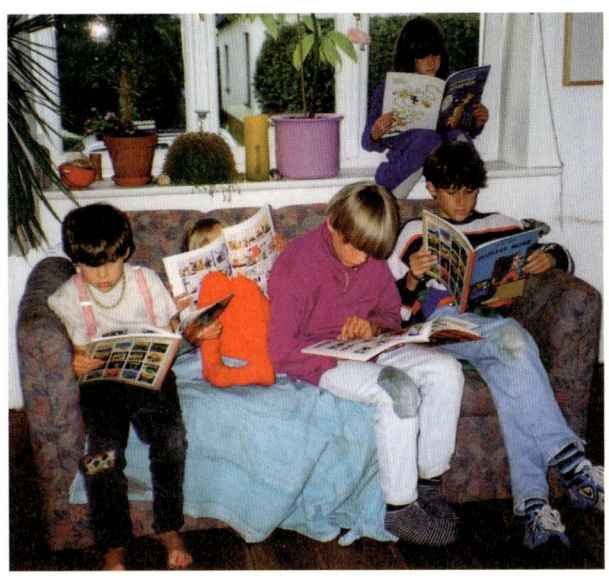

Bei stärkerem Husten heißt es oft, zu Hause zu bleiben – aber das muss nicht zwangsläufig in Langeweile ausarten, vor allem, wenn ein paar Freunde ihren Solidaritätsbesuch abstatten. [SA]

Infektionsneigung

Das Kleinkind könnte geradezu als ein Wesen mit naturgegebener Infektionsneigung beschrieben werden. Denn »ohne Fleiß kein Preis« ist die Devise des Immunsystems – es kann nur dann leistungsfähig werden, wenn es die wichtigsten Erreger nach und nach »durchmacht«. Dieses Training beginnt gegen Ende des ersten Lebensjahres, wenn der natürliche Schutz durch die mütterlichen Antikörper (Nestschutz, siehe S. 227) abfällt. Ab jetzt sind bis zum Schulalter im Schnitt 6–8 Infektionen (im 2. Lebensjahr sogar 8–12) pro Jahr normal. Nichtgestillte Kinder sowie Kinder rauchender Eltern haben statistisch mehr Infektionen, vor allem Mittelohrentzündungen, als ihre gestillten, nicht-mitrauchenden Altersgenossen. Auch Kinder in großen Familien oder Kleinkinder, die Kinderbetreuungseinrichtungen besuchen, schlagen sich häufiger mit »eingeschleppten« Infekten herum.

Weniger als ein Prozent der Kinder leidet unter einer **krankhaften Infektionsneigung** durch eine angeborene oder erworbene Schwäche des Immunsystems. Solche Kinder fallen nicht nur durch sehr häufige Infektionen auf, sondern vor allem durch langwierige und schwerwiegende Verläufe der Infektionen (etwa Abszessbildungen an der Haut). Häufig findet der Arzt ungewöhnliche Erreger als Ursache (z. B. Pilze).

Häufige Infektionen brauchen aber nicht unbedingt auf Probleme des Immunsystems zurückzugehen. Gehäufte Infektionen entstehen auch im

Infektneigung. Genaues Beschwerdebild	Was sich am ehesten dahinter verbirgt	Erste Maßnahmen
Infekte »alle Monat« ▶ Bei »neuen« Krippen- oder Kindergartenkindern oder Kleinkindern mit solchen Geschwistern ▶ Ansonsten keine Beschwerden, gutes Gedeihen	Zwar für Kind und Eltern anstrengende, aber normale »Lernphase« des Immunsystems	Keine Sofortmaßnahmen nötig. Sind Kinder erstmals in Gesellschaft vieler Gleichaltriger, kommen sie zwangsläufig mit vielen ihnen noch unbekannten Krankheitserregern in Kontakt. Diese Auseinandersetzung läuft nicht immer ohne Beschwerden ab
Gehäufte Infektionen ▶ Langwierige, ungewöhnliche Verläufe ▶ Ungewöhnliche Erreger wie z. B. Pilze ▶ Möglicherweise mit schlechtem Gedeihen ▶ Möglicherweise begleitende Autoimmunerkrankungen oder Blutkrankheiten ▶ Möglicherweise sind auch andere Familienmitglieder betroffen	Abwehrschwäche unterschiedlichster Ursache, z. B. angeborene Abwehrschwäche, Mangelernährung, HIV (→ S. 255), Leukämie (→ S. 304)	Zwecks Abklärung zum Kinderarzt gehen. Er wird Ihr Kind gründlich untersuchen und bei entsprechendem Verdacht eine weiterführende Diagnostik einleiten
Gehäufte Infektionen ▶ An immer derselben Stelle ▶ Manchmal mit schlechtem Gedeihen ▶ Oft zusätzliche, immer wiederkehrende Beschwerden	Lokalisierte Störung, z. B. Refluxkrankheit mit Aspiration (→ S. 324), Polypen (→ S. 432), Asthma (→ S. 278), Mukoviszidose (→ S. 218), Fehlbildungen der Harnwege (z. B. vesikoureteraler Reflux, → S. 351), sehr selten auch abnorme Verbindung zwischen Speiseröhre und Bronchien (Fistel), Muskelschwäche, Herzfehler	Zwecks Abklärung zum Kinderarzt gehen. Je nach Beschwerdebild und Untersuchungsbefund wird er evtl. weitere Untersuchungen einleiten

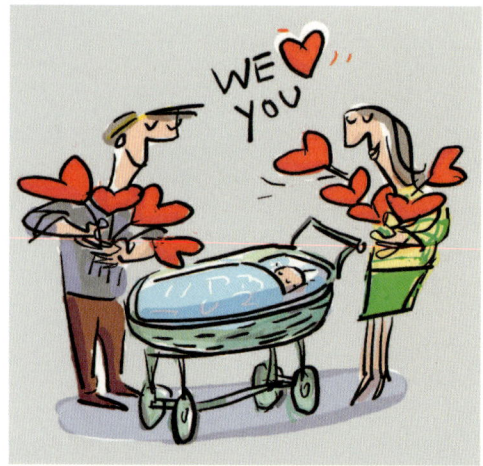

Niemand denkt, wenn das während neun langer Monate erwartete Kind endlich in der Wiege liegt, daran, dass der süße Säugling in den ersten drei Lebensjahren jede Menge Infekte, Fieber, Rotznasen, Durchfälle und noch anderes mehr durchmachen muss. Aber der Weg lohnt sich: So wird das Immunsystem fit für das ganze Leben.

Rahmen bestimmter Organkrankheiten. So neigen z. B. Kinder mit einer Refluxkrankheit (siehe S. 324) immer wieder unter Bronchitis und haben auch häufiger Mittelohrentzündungen. Auch Kinder mit schlecht behandeltem Asthma sind häufiger krank, sie können wegen der verengten Bronchien ihre Luftwege schlechter »sauber halten« und deshalb immer wieder Lungenentzündungen bekommen. Bei Kindern mit einer Abflussstörung an den Harnwegen (vesikoureteraler Reflux, siehe S. 351) häufen sich Harnwegsinfekte, und so weiter. Hat ein Kind also immer wieder »Probleme an der gleichen Stelle«, ist eine Suche nach eventuell zugrunde liegenden Störungen empfehlenswert.

Was tun bei Infektneigung?

Die meisten Kinder mit »Infektneigung« sind gesund. Im späten Kindergartenalter klingen die häufigen Infekte von selber ab. Alles, was Sie hier tun können, ist, den Kindern einen gesunden Rahmen zu bieten: gesunde Ernährung (siehe Kapitel 4), Auslauf (siehe S. 38), genügend Schlaf (siehe S. 61) und natürlich Freude am Leben (siehe S. 38). Gesundheitlicher Unsinn wie Zigarettenrauchen sollte Geschichte werden.

Abhärtungsmethoden wie Kneipp-Güsse oder Wechselduschen können unterstützend wirken, Regengüsse oder Spielen im Freien sind sicherlich spannender und mindestens genauso gut.

Vorbeugung gegen Ansteckung

Ansteckungen können oft nicht verhindert werden. Kreist ein Infekt durchs Haus, so kann durch Händewaschen die eine oder andere Ansteckung umgangen werden. Auch pflanzliche Mittel lassen sich bei drohender Ansteckung einsetzen:

▶ Quendel, eine bei uns wild wachsende Thymianart, kann als Tee getrunken werden: Einen Teelöffel des getrockneten Krauts mit einer Tasse kochendem Wasser übergießen, zehn Minuten ziehen lassen.

▶ Bei älteren Kindern kann die Abwehr durch rohes Sauerkraut oder auch Sauerkrautsaft gesteigert werden. Die darin enthaltenen Laktobazillen regulieren die Darmflora (siehe S. 36) und unterstützen so das Immunsystem. Zudem enthält Sauerkraut größere Mengen an Vitamin C. Eine solche »Kur« kann z. B. regelmäßig zu Winterbeginn (1-mal am Tag) eingeleitet werden.

▶ Weizengras wirkt ebenfalls immunstimulierend: Weizenkörner in Blumentöpfe aussäen und ansprossen lassen. Wenn das Weizengras etwa 10 cm hoch ist, einen kleinen Büschel abschneiden und auskauen (der faserige Rest wird ausgespuckt).

Kopfschmerzen

Etwa ein Drittel der Kinder hat immer einmal wieder Kopfweh. Am häufigsten ist der *Spannungskopfschmerz* (siehe S. 443), gefolgt von der *Migräne* (siehe S. 443), an der immerhin 5 % der Grundschulkinder leiden. Typisch sind Kopfschmerzen auch als Begleiter des Fiebers und der häufigen Atemwegsinfektionen, von der Erkältung bis zur Nasennebenhöhlenentzündung.

Die Sorge vieler Eltern, hinter dem Kopfweh könne ein Gehirntumor stehen, ist verständlich. Die mit Gehirntumoren verbundenen Kopfschmerzen sind anders als das »normale« Kopfweh; sie werden häufig am Hinterkopf empfunden und treten oft morgens beim Aufstehen auf, um dann im Tagesverlauf besser zu werden. Husten, Niesen oder Pressen macht das Kopfweh schlimmer. Das Kopfweh meldet sich regelmäßig und wird allmählich stärker oder es wird von Beschwerden wie Doppeltsehen, Schwäche oder Hörstörungen begleitet.

Was tun bei Kopfweh?

Die meisten Formen lassen sich durch wenige Selbsthilfemaßnahmen ertragen (wir sind darauf auf S. 444 eingegangen) und gehen von selbst wieder weg.
Oft merken Sie rasch, was hinter den Kopfschmerzen steckt, z. B. Fieber, Schnupfen, ein »angeschlagener« Kopf oder Schulstress. In unklaren Fällen kann ein Kopfschmerztagebuch Klärung bringen (siehe S. 444). Tritt hartnäckiges Kopfweh in den Wochen nach einer Gehirnerschütterung auf, sollte Ihr Kind zum Kinderarzt (Genaueres siehe S. 443).
Achten Sie auch darauf, was Ihr Kind isst – Koffein, Schokolade, Geschmacksverstärker (z. B. Monosodiumglutamat) in chinesischen Gerichten sowie bestimmte Käsesorten können bei entsprechend veranlagten Kindern Kopfweh auslösen.
In unklaren Fällen oder nach Unfällen wird der Kinderarzt weitere Untersuchungen veranlassen, wie etwa ein Computer- oder Kernspintomogramm des Kopfes.

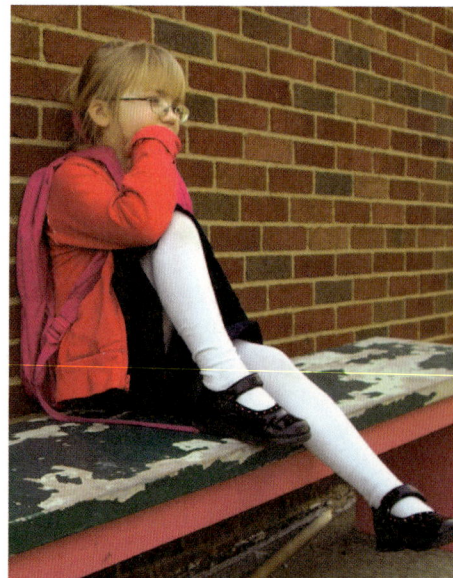

Schule – da kommen immer mehr Kindern die Kopfschmerzen. Auch wenn es oft ein frommer Wunsch bleibt: Was hilft, ist, wenn der Leistungsdruck in Grenzen bleibt. [ISP]

Kopfschmerzen. Genaues Beschwerdebild	Was sich am ehesten dahinter verbirgt	Erste Maßnahmen
Leichte bis mäßige Kopfschmerzen ➤ Dumpf-drückend ➤ Kein Fieber, keine weiteren Beschwerden, Alltagstätigkeiten möglich ➤ Möglicherweise psychische Belastungen, einseitige Haltung	Spannungskopfschmerzen (→ S. 443)	Kind ausruhen lassen. Meist vergehen die Kopfschmerzen dann von selbst. Bei häufigem Auftreten überlegen, ob ein zeitlicher Zusammenhang zu psychischen Belastungen oder z. B. zu stundenlangem Sitzen am Schreibtisch (mit daraus resultierenden Muskelverspannungen) besteht
Leichte bis mäßige Kopfschmerzen ➤ Wie oben, jedoch vor allem abends, nach längerer Naharbeit (Lesen) oder Bildschirmarbeit	Unerkannte Sehfehler (→ S. 419)	Daueranstrengung der Augen kann zu Kopfschmerzen führen – daher vor allem bei abendlichen Kopfschmerzen Sehfehler durch den Augenarzt ausschließen lassen
Leichte bis mäßige Kopfschmerzen ➤ Leichtes bis mäßiges Fieber ➤ Krankheitszeichen, z. B. Schnupfen, Glieder- oder Ohrenschmerzen	Kopfschmerzen im Rahmen einer Allgemeininfektion (→ S. 226)	Die Kopfschmerzen sind hier nicht eigenständige Erkrankungen, sondern Zeichen einer anderen Infektion, z. B. vielen Virusinfektionen oder einer Mittelohrentzündung. Kind hinlegen und je nach vermuteter Grunderkrankung vorgehen
Mäßige bis heftige Kopfschmerzen ➤ Pochend-stechend, bei älteren Kindern oft halbseitig ➤ Kein Fieber ➤ Schwindel, Übelkeit, Erbrechen, Licht- und Geräuschabneigung	Migräne (→ S. 443)	Versuchen, das Kind in einem ruhigen, abgedunkelten Raum zum Schlafen zu bringen. Schläft es dann ruhig und wacht es nicht wegen Kopfschmerzen auf, steckt in aller Regel keine ernste Erkrankung dahinter. Bei wiederholtem Auftreten Kinderarzt darauf ansprechen
Heftige Kopfschmerzen ➤ Meist hohes Fieber ➤ Schlechtes Allgemeinbefinden, Übelkeit, Erbrechen ➤ Starke Abneigung gegen Licht und Geräusche ➤ Steifer Nacken (das Kind kann den Kopf nicht nach vorne beugen)	Hirnhautentzündung (= Meningitis, → S. 449)	Sofort zum Kinderarzt. Besonders wenn das Kind schläfrig oder gar bewusstlos ist, gleich mit dem Kind ins Krankenhaus fahren – ein sicherer Ausschluss einer Hirnhautentzündung ist zu Hause nicht möglich
Kopfschmerzen unterschiedlicher Stärke ➤ Werden beim Vornüberbeugen des Kopfes oder Hüpfen stärker ➤ Möglicherweise Fieber sowie vorhergehende »Erkältung, die nicht weggehen wollte« oder »fest sitzender Schnupfen«	Nasennebenhöhlenentzündung (→ S. 270)	Die Beschwerden bei einer Nasennebenhöhlenentzündung können sehr unterschiedlich ausgeprägt sein, uncharakteristische Dauerkopfschmerzen können einziges Zeichen sein. Sie können nicht feststellen, ob eine Nebenhöhlenentzündung vorliegt, daher bei Verdacht zum Kinderarzt gehen
Kopfschmerzen unterschiedlicher Stärke ➤ Möglicherweise Veränderungen des Urins, z. B. »schmutzig-braune« Farbe oder Verminderung der Urinmenge ➤ Möglicherweise »verquollenes« Gesicht (Wassereinlagerungen)	Glomerulonephritis (= Nierenentzündung, → S. 354) oder andere Nierenfunktionsstörung	Nierenfunktionsstörungen verlaufen oft lange Zeit uncharakteristisch. Bei länger dauerndem allgemeinen Unwohlsein, Leistungsminderung und Kopfschmerzen deshalb zwecks Abklärung zum Arzt gehen (die Diagnose erfordert z. B. Blutuntersuchungen)
Kopfschmerzen unterschiedlicher Stärke ➤ Bei bekanntem Bluthochdruck	Bluthochdruckkrise (→ S. 287)	Bei heftigen Kopfschmerzen und bekanntem Bluthochdruck Blutdruck messen. Bei zu hohen Werten die vom Arzt verordneten Notfallmedikamente geben, falls diese nicht vorhanden oder wirkungslos sind, zum Kinderarzt gehen. Bei normalen Werten haben die Kopfschmerzen andere Ursachen
Über Tage bis Wochen zunehmende Kopfschmerzen ➤ Kein Fieber, keine Infektzeichen ➤ Meist morgens stärker als abends ➤ Möglicherweise Übelkeit und Erbrechen ➤ Möglicherweise Verhaltensänderungen oder andere Auffälligkeiten wie Lähmungen oder neu aufgetretene Ungeschicklichkeit	Gehirntumor (→ S. 306)	Diagnosesicherung oder -ausschluss sind nur durch technische Untersuchungen möglich. Daher rasch einen Termin beim Kinderarzt ausmachen
Kopfschmerzen ➤ Nach starker Sonneneinstrahlung auf den Kopf ➤ Hochroter, heißer Kopf bei kühler übriger Haut ➤ Möglicherweise Bewusstlosigkeit	Sonnenstich (→ S. 496)	Kind in den Schatten bringen. Bei erhaltenem Bewusstsein mit erhöhtem Kopf lagern, Kopf mit feuchten Tüchern kühlen. Bei Bewusstlosigkeit in stabile Seitenlage bringen. Bei ausbleibender Besserung, ausgeprägten Beschwerden und immer bei Bewusstlosigkeit Notarzt rufen
Kopfschmerzen ➤ In den ersten 24 Stunden nach einem Sturz auf den Kopf auftretend	Gehirnerschütterung oder unfallbedingte Gehirnschädigung	Bei allen Kopfschmerzen, die nach einem Unfall auftreten, sicherheitshalber zum Arzt gehen, um ernste Schäden auszuschließen (→ S. 452 und S. 509)

Krämpfe und Muskelzuckungen

Krämpfe und (unwillkürliche) **Muskelzuckungen** sind zumindest in stärkerer Ausprägung für Kind wie Eltern sehr beunruhigend: Es macht Angst, wenn die Muskeln nicht mehr das tun, was man will, sondern sich unabhängig vom Willen zusammenziehen. Manchmal verliert das Kind außerdem das Bewusstsein – es reagiert nicht mehr, wenn man es anspricht oder anfasst (siehe auch S. 495).

Vielerlei Ursachen

Krämpfe und Muskelzuckungen sind Sammelbegriffe für ganz verschiedene Bilder, und auch für den Arzt ist es manchmal schwierig, die Ursache festzustellen. So gehen manche Krämpfe von den Muskeln selbst aus (ein typisches Beispiel ist der Muskelkrampf, den sich ein Kind beim Sport zuzieht), andere Krämpfe sind Ausdruck von krankhaften Nervenimpulsen aus dem Gehirn. Ein typisches Beispiel hierfür ist der epileptische Anfall.

Trotz aller Aufregung – versuchen Sie, den »Krampf« genau zu beobachten, da dies dem Arzt entscheidende Hinweise geben kann.

Was tun bei Krämpfen?

Auch wenn sie dramatisch verlaufen, kommen Kinder durch die Krämpfe selbst nur in extremen Ausnahmefällen zu Schaden. Allerdings haben manche Krämpfe bedrohliche Ursachen und sollten deshalb immer rasch abgeklärt werden.

Bei einem Krampfanfall rufen Sie am besten den Notarzt. Flößen Sie dem Kind nichts ein und schieben Sie ihm nichts in den Mund, da es daran ersticken könnte. Auch Festhalten bringt nichts. Wenn der Krampf vorüber ist, lagern Sie das nun meist schläfrige oder sogar bewusstlose Kind in der stabilen Seitenlage (siehe rechts).

Krämpfe- und Muskelzuckungen. Genaues Beschwerdebild	Was sich am ehesten dahinter verbirgt	Erste Maßnahmen
Kleine, immer gleiche Muskelzuckungen an Kopf oder Gesicht (z. B. Zwinkern, Grimassieren) ▶ Erhaltenes Bewusstsein ▶ Meist bei Aufregung zunehmend ▶ Können vom Kind eine Zeit lang willkürlich unterdrückt werden	Tic (→ auch S. 458)	Tics sind bei Kindern sehr häufig und meist vorübergehend. Fühlt sich das Kind insgesamt wohl und zeigt es keine weiteren Krankheitszeichen (z. B. Aufmerksamkeitsstörungen), kann man ruhig zuwarten. Das Kind nicht ständig darauf ansprechen oder tadeln – das verfestigt den Tic nur
Krämpfe einzelner Muskeln oder Muskelgruppen ▶ Während oder nach längerem Sport oder anderer Anstrengung ▶ Schmerzhaft, bestimmte Positionen bringen Erleichterung ▶ In der Regel einseitig ▶ Erhaltenes Bewusstsein	Überanstrengung. Typische Beispiele: Waden-, Oberschenkelkrampf	Sport oder andere zugrunde liegende Bewegung stoppen, Muskel dehnen und massieren. Meist harmlos, bei häufigem Auftreten vom Kinderarzt abklären lassen, ob z. B. ein veränderter Mineralstoffgehalt des Blutes vorliegt
Zuckungen einzelner Muskeln oder Muskelgruppen ▶ Kurz nach dem Einschlafen	Normale Erscheinung	Keine Maßnahmen nötig
Krämpfe/Zuckungen einzelner Muskeln oder Muskelgruppen ▶ Die das Kind nicht unterdrücken kann ▶ Bei denen das Kind »abwesend« wirkt ▶ Bei denen das Kind stürzt	Bestimmte Formen der Epilepsie (z. B. Absence, → S. 446)	Baldmöglichst zum Kinderarzt gehen, eine genaue Diagnose ist nur durch weitere Untersuchungen (z. B. EEG) möglich. Bei Krämpfen oder Zuckungen mit Stürzen wegen der Verletzungsgefahr bei erneutem Auftreten am gleichen Tag Arzt aufsuchen
Beidseits Krämpfe der Hände ▶ Meist ältere Kinder ▶ Möglicherweise nach Aufregung ▶ Atemnot (→ Angst), dabei sehr schnelles und tiefes Atmen ▶ (Zunächst) erhaltenes Bewusstsein ▶ Kribbelgefühl vor allem um den Mund und an den Händen ▶ Pfötchenartige Handhaltung	Hyperventilationstetanie infolge übersteigerter Atmung (→ kurzzeitige Veränderung der Mineralstoffe im Blut → Taubheits-, Kribbelgefühle, Krämpfe, → S. 472)	Kind beruhigen und zu langsamem, oberflächlichem Atmen auffordern. Hilft dies nicht, eine kleine Plastiktüte so vor Mund und Nase des Kindes halten, dass es in diese ein- und ausatmet. Durch das Rückatmen der »verbrauchten« Luft wird die Veränderung der Mineralstoffe im Blut rückgängig gemacht und das Befinden normalisiert sich wieder
Krampf des Kiefers und Gesichts ▶ Besonders Mundöffnung und Schlucken erschwert bis unmöglich ▶ Vorher meist grippeähnliche Beschwerden (Müdigkeit, Kopfschmerzen, Frösteln)	Wundstarrkrampf (= Tetanus, → S. 254). Nur bei unvollständiger Tetanus-(Wundstarrkrampf-)Impfung. Extrem selten	Notarzt rufen (lassen)
Beidseits leichte Muskelzuckungen ▶ Vorher Schwindel, Schwarzwerden vor den Augen, langsames Zusammensacken ▶ Kind (kurzzeitig) nicht ansprechbar ▶ Blasse Haut ▶ Meist nach längerem Stehen (vor allem in warmer Umgebung) ▶ Bei kleineren Kindern oft nach Schmerzen, bei Zorn oder Frustration (→ Atemanhalten → Blau-Werden → Ohnmacht)	Ohnmacht (→ auch Tab. S. 148), Affektkrampf (→ auch Tab. S. 148 und S. 446)	Kind hinlegen, Beine hochlagern. ▶ Meist erwacht das Kind nach wenigen Sekunden wieder. Dann ein paar Minuten warten, bis es sich wieder völlig wohl fühlt, und langsam aufrichten. Ein Notarzt ist nicht nötig, Sie sollten jedoch bei gehäuftem Auftreten den Kinderarzt ansprechen, da z. B. eine Blutarmut dahinter stecken kann ▶ Erwacht das Kind nicht, Notarzt rufen, hat es sich verletzt oder anhaltende Beschwerden, sofort zum Kinderarzt gehen

Krämpfe und Muskelzuckungen. Fortsetzung	Was dahinter stecken kann	Erste Maßnahmen
Beidseits Krämpfe ▶ Bei zuckerkrankem Kind ▶ Kind nicht ansprechbar ▶ Warm-feuchte Haut (wie geschwitzt) ▶ Vorher möglicherweise Zittrigkeit, Heißhunger	Unterzuckerungsschock (→ S. 348)	Notarzt rufen (lassen). Atemwege frei machen und Kind in stabile Seitenlage bringen (→ rechts). Falls vorhanden, Glukagon spritzen (Notfallset). Dem Kind nichts zu trinken einflößen, eine spezielle Zuckerpaste kann aber unter die Zunge gegeben werden
Beidseits Krämpfe ▶ Nach Schädelverletzung oder Gehirnerschütterung	Verletzungsbedingte Krampfanfälle	Notarzt rufen (lassen). Atemwege frei machen, Kind in stabile Seitenlage bringen (→ rechts)
Beidseits Krämpfe ▶ Kind nicht ansprechbar ▶ Meist Kleinkinder ▶ Möglicherweise vorher Übelkeit, Erbrechen ▶ Hinweise auf eine Vergiftung (z. B. Fehlen von Tabletten, offener Putzmittelschrank)	Vergiftung (→ S. 493)	Notarzt rufen (lassen). Bis zum Eintreffen Vorgehen wie bei großem Krampfanfall (→ unten). Kind nicht zum Erbrechen bringen! Falls möglich, nach Hinweisen auf die ursächliche Substanz suchen
Beidseits Krämpfe ▶ Kind nicht ansprechbar ▶ Plötzlicher Sturz zu Boden. Dann möglicherweise Steifwerden für 10–20 Sek., gefolgt von heftigen, beidseitigen Zuckungen von Armen, Beinen und Kopf über 1–10 Min. ▶ Möglicherweise bläuliche Haut, Schaum vor dem Mund oder Urinabgang ▶ Meist hört der Krampf nach ein paar Minuten von selbst auf und das Kind schläft Weitere Kennzeichen: ▶ Ohne erkennbaren Auslöser ▶ Bei Fieberanstieg, Kind ½–5 Jahre alt ▶ Im Rahmen einer (hoch fieberhaften) Infektion, vorher möglicherweise Nackensteife aufgefallen ▶ Hinweise auf eine Vergiftung (z. B. Fehlen von Tabletten, leere Flaschen, offener Putzmittelschrank) ▶ Kopfschmerzen, Verhaltensänderung (z. B. Reizbarkeit), Übelkeit, Erbrechen	Großer Krampfanfall (= Grand-mal-Anfall, → S. 446) z. B. bei: ▶ Epilepsie (→ S. 445) ▶ Fieberkrampf (→ S. 448) ▶ Hirnhaut-/Gehirnentzündung (→ S. 449 und S. 451) ▶ Vergiftung (→ S. 493) ▶ Gehirntumor (→ S. 306)	Notarzt rufen (lassen). Kind zum Schutz vor Verletzungen von scharfen Gegenständen sowie Treppe o. Ä. wegziehen. Keinen Gummikeil oder andere Gegenstände in den Mund schieben, keine Medikamente einflößen, Gliedmaßen nicht festhalten. Wenn der Krampf aufgehört hat und das Kind schläft, Kind in die stabile Seitenlage bringen (→ rechts und S. 490). Ein großer Krampfanfall kann eine Vielzahl von Ursachen haben – von harmlos bis ernst. Daher muss bei erstmaligem Auftreten immer und unverzüglich eine ärztliche Abklärung erfolgen
Krämpfe jeglicher Art (auch plötzliche »Abwesenheit«) ▶ Nach einem Unfall mit Kopfbeteiligung	▶ Gehirnverletzung/-blutung	▶ Notarzt rufen (lassen)
▶ Bei ausgetrocknetem Kind (z. B. schwerer Durchfall)	▶ Krämpfe durch Entgleisung des Salzhaushalts	▶ Notarzt rufen (lassen)
▶ Bei zuckerkrankem, mit Insulin behandeltem Kind	▶ Unterzuckerungsschock (→ auch S. 348)	▶ Notarzt rufen (lassen). Falls vorhanden, Glukagon spritzen. Kind nichts zu trinken einflößen (außer spezieller Zuckerpaste für unter die Zunge). Kind in stabile Seitenlage bringen

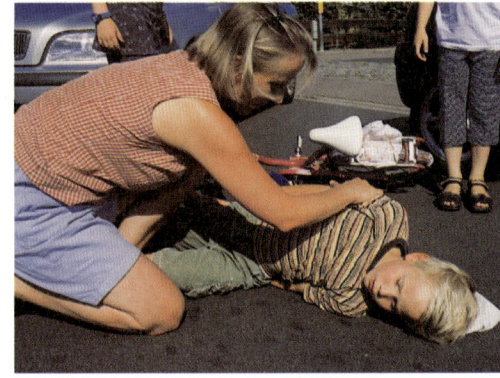

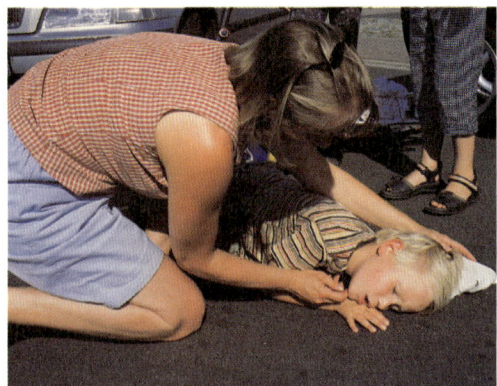

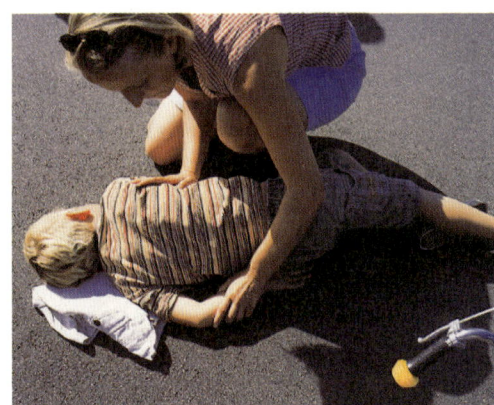

Egal, ob ein Krampfanfall auf der Straße passiert oder in den eigenen vier Wänden: Die erste Maßnahme nach dem Anfall ist immer, das bewusstlose Kind in die stabile Seitenlage zu bringen, damit es an eventuellen Sekreten von Nase oder Mund nicht ersticken kann. Das Kind liegt zunächst auf dem Rücken, Sie knien neben ihm. Schieben Sie den Arm auf der Ihnen zugewandten Seite unter die Hüfte und winkeln das Bein auf dieser Seite an. Jetzt fassen Sie Schulter und Hüfte auf der Gegenseite und drehen das ganze Kind vorsichtig zu sich herüber. Den Arm, der nun unter dem Kind liegt, ziehen Sie etwas nach hinten. Beugen Sie den Kopf jetzt etwas nackenwärts und schieben Sie die Hand des Kindes unter seine Wange. [AM]

Lymphknotenschwellung

Die **Lymphknoten** (= *Lymphdrüsen*) gehören zu unserem Immunsystem (siehe auch S. 35 und S. 296). Über den ganzen Körper verteilt, wirken sie wie »biologische Filter«, welche die Körperflüssigkeit von Fremdkörpern reinigen, auf eingedrungene Krankheitserreger untersuchen und im Falle einer Infektion das Immunsystem aktivieren.

Auch im Normalzustand sind viele Lymphknoten als hagelkorn- bis taubeneigroße Schwellungen unter der Haut tastbar, z. B. in den Leisten oder in den Kieferwinkeln.

Wenn die Lymphknoten »beschäftigt« werden, d. h. wenn es zu einer örtlichen Infektion in der zu dem Lymphknoten gehörigen Körperregion kommt, schwellen sie an und sind dann manchmal auch druckschmerzhaft. Typisch sind z. B. die bei einer Halsentzündung unter den Kieferknochen zu tastenden Lymphknoten. Diese Schwellung der Lymphknoten ist ganz normal, sie zeigt das gesunde Funktionieren des Immunsystems an.

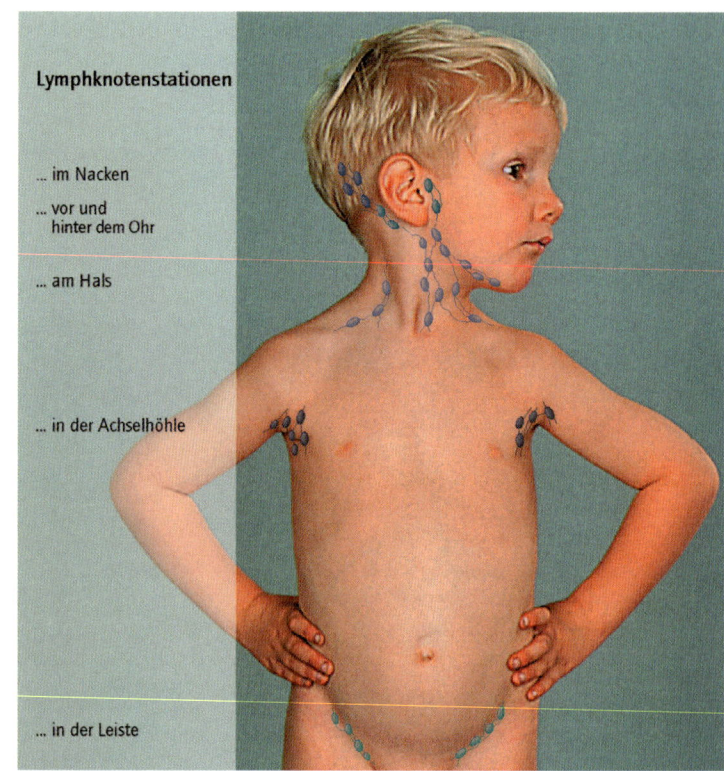

Lymphknotenstationen
... im Nacken
... vor und hinter dem Ohr
... am Hals
... in der Achselhöhle
... in der Leiste

Sicht- und tastbare Lymphknotenstationen beim Kind. [GX]

Lymphknotenschwellung. Genaues Beschwerdebild	Was sich am ehesten dahinter verbirgt	Erste Maßnahmen
Lymphknotenschwellung an einer Stelle des Körpers (Hals oder Leiste oder Achsel) ▶ Druckschmerzhaft ▶ Gut verschiebbar ▶ Möglicherweise sichtbare Entzündung in der Nähe (Hals, Gesicht, Arm, Bein)	Abwehrreaktion gegen eine Entzündung im dazugehörigen Körpergebiet	In aller Regel keine Sofortmaßnahmen nötig, bei Bedarf leicht kühlen. Die Lymphknotenschwellung ist eine Reaktion des Immunsystems auf eine Entzündung (z. B. Angina, Wundinfektion). Kind beobachten, bei fortbestehender Lymphknotenschwellung nach drei Wochen Kinderarzt aufsuchen. Ansonsten je nach Grunderkrankung vorgehen
Starke Lymphknotenschwellung an einer Stelle des Körpers (oft Hals) ▶ Haut darüber gerötet ▶ Möglicherweise Fieber	Eitrige Entzündung eines Lymphknoten (= Lymphadenitis)	Zum Kinderarzt gehen. Meist müssen Antibiotika eingenommen werden, bei Eiteransammlung im Lymphknoten muss der Lymphknoten vielleicht chirurgisch eröffnet werden
Lymphknotenschwellung am Hals ▶ Hohes Fieber über mehrere Tage ▶ Hochrote, trockene, rissige Lippen, Rötung von Handflächen und Fußsohlen, möglicherweise Hautausschlag am Rumpf ▶ Gerötete Augen (Augenbindehautentzündung)	Kawasaki-Syndrom (→ S. 374)	Am gleichen Tag zum Kinderarzt gehen – bestätigt er die Diagnose, muss das Kind im Krankenhaus Immunglobulin-Infusionen bekommen
Lymphknotenschwellung an einer Stelle des Körpers ▶ Nicht druckschmerzhaft ▶ Hart ▶ Möglicherweise nicht gegen Umgebung verschiebbar	Lymphom (→ S. 306), Entzündung	Keine Sofortmaßnahmen nötig. Auch bei Beschwerdefreiheit möglichst bald zwecks Abklärung zum Kinderarzt gehen, maximal innerhalb einer Woche
Lymphknotenschwellung an zwei oder mehr Stellen des Körpers	Allgemeinerkrankung, z. B. Infektion, selten Lymphom (→ S. 306) oder Leukämie (→ S. 304)	Keine Sofortmaßnahmen nötig. Falls keine Infektion bekannt, bei gleichzeitigem Fieber je nach Befinden heute oder morgen, ohne Fieber innerhalb maximal einer Woche zwecks Abklärung Kinderarzt aufsuchen

Bei den ganzen Körper betreffenden Infektionskrankheiten können Lymphknoten an vielen Stellen des Körpers anschwellen, dies ist beispielsweise beim Pfeiffer-Drüsenfieber (siehe S. 245), bei den Masern (siehe S. 232) und bei den Röteln (siehe S. 236) der Fall.

Manchmal mehr als eine Reaktion des Immunsystems

Nur selten wird die **Lymphknotenschwellung** selbst zum Problem, nämlich dann, wenn die Lymphknoten mit den eigentlich von ihnen unschädlich zu machenden Erregern nicht fertig werden und dann selbst infiziert werden. Eine solche **eitrige Lymphknotenentzündung** (= *Lymphadenitis*) tritt zumeist am Hals auf und zeigt sich durch eine massive Vergrößerung und schmerzhafte Schwellung des Lymphknotens. Die darüberliegende Haut ist heiß und gerötet, Fieber kann auftreten.

Noch seltener sind Lymphknotenschwellungen die Folgen einer bösartigen Erkrankung, etwa eines Lymphoms (siehe S. 306) oder einer Leukämie (siehe S. 304). Die Lymphknoten sind im Gegensatz zu den infektionsbedingten Schwellungen hart, nicht verschiebbar und auf Druck auch nicht schmerzhaft.

Was tun bei großen Lymphknoten?

Fast alle geschwollenen Lymphknoten sind durch Infektionen (örtlicher oder allgemeiner Art) bedingt und bilden sich innerhalb von 1–2 Wochen von selbst zurück.

Bleiben ein oder mehrere Lymphknoten jedoch länger als 2–3 Wochen tastbar geschwollen, handelt es sich um einen sehr großen (über 2–3 cm) oder entzündeten Lymphknoten (die Haut über dem Lymphknoten ist dann rot, warm und geschwollen) oder ist der Lymphknoten beim Betasten hart und schmerzlos, so sollten Sie Ihr Kind zum Arzt bringen. Das gilt auch, wenn die geschwollenen Lymphknoten von einem »Leistungsknick« oder einer Gedeihstörung begleitet werden.

Der Arzt wird dann entweder zuwarten oder, bei einer vermuteten bakteriellen Infektion, Antibiotika verordnen. Bleibt der Lymphknoten weiter geschwollen, ist manchmal eine Biopsie (= Probeentnahme) des Lymphknotens unter lokaler Betäubung erforderlich, da sich nur so die Ursache der Schwellung sicher feststellen lässt.

Mundbeschwerden

Mundbeschwerden haben vielfältige, bei Kindern ganz überwiegend harmlose Ursachen. Zum Problem werden Mundbeschwerden vor allem dann, wenn sie so ausgeprägt sind, dass das Kind nicht nur das Essen, sondern auch das Trinken verweigert.

Was tun bei Mundbeschwerden?

Verweigert Ihr Kind die Nahrung oder das Trinken, so helfen vielleicht die auf S. 247 vorgeschlagenen Maßnahmen weiter. Ansonsten gehen Sie am besten zum Kinderarzt. Selten ist eine Krankenhauseinweisung zur vorübergehenden Sondenernährung erforderlich.

Mundbeschwerden. Genaues Beschwerdebild	Was sich am ehesten dahinter verbirgt	Erste Maßnahmen
Weißliche Beläge im Mund ▶ Meist Babys im ersten Vierteljahr ▶ Gehen durch Teetrinken nicht weg ▶ In ausgeprägten Fällen schmerzbedingte Trinkverweigerung	Mundsoor (= Pilzinfektion durch den Hefepilz Candida albicans, → S. 255)	Zum Kinderarzt gehen, da der Pilz durch entsprechende Präparate bekämpft werden muss. Bis dahin darauf achten, dass das Baby genug trinkt
Bläschen um den Mund ▶ Erst helle, dann trübe Bläschen in einem begrenzten Bereich um den Mund, juckend, Allgemeinbefinden nicht beeinträchtigt	▶ Herpesbläschen (= Lippenbläschen, → S. 404)	▶ Bei Wohlbefinden des Kindes kein Arztbesuch nötig. Ggf. gerbstoff- oder zinkhaltige Präparate auftragen
▶ Erst helle, dann trübe Bläschen in einem größeren und meist nach oben ansteigenden Bereich um den Mund, juckend-schmerzend, meist mit Allgemeinbeschwerden (Fieber, Schlappheit)	▶ Gürtelrose (= Herpes zoster, → S. 406)	▶ Noch am gleichen Tag zum Arzt gehen. Achtung: Der Bläscheninhalt ist ansteckend und kann bei anderen Kindern zu Windpocken führen
▶ Gelbe Bläschen, die platzen und honiggelbe Krusten hinterlassen. Betroffener Bereich immer größer werdend	▶ Impetigo contagiosa (= Grindflechte, → S. 402)	▶ Zum Arzt gehen. Der Bläscheninhalt ist ansteckend, daher sorgfältig auf Hygiene achten
Bläschen/Geschwüre im Mund ▶ Kleine Geschwüre im Mund mit einem roten Randsaum, Schmerzen beim Essen/Trinken, keine weiteren Beschwerden	▶ Aphthen (= Mundgeschwüre, → S. 315)	▶ Mund mit Kamillen- oder Salbeitee spülen oder entsprechende Tinkturen auf die Geschwüre auftragen, evtl. auch lokal betäubende Präparate aus der Apotheke. Darauf achten, dass das Kind genug trinkt. Bei zahlreichen oder immer wiederkehrenden Aphthen oder Dauer über eine Woche zum Arzt
▶ (Hohes) Fieber, beeinträchtigtes Allgemeinbefinden, meist Kleinkinder	▶ Stomatitis aphthosa (= Mundfäule, → S. 246), Herpangina (→ S. 248)	▶ Zwecks Diagnosesicherung zum Arzt gehen. Schmerzlindernde Maßnahmen wie oben dargestellt durchführen
▶ Auch Bläschen an den Lippen, an Handflächen und Fußsohlen, leichtes Fieber	▶ Hand-Mund-Fuß-Krankheit (→ S. 248)	▶ Zwecks Diagnosesicherung zum Arzt gehen. Schmerzlindernde Maßnahmen wie oben dargestellt durchführen
Rote, wunde Haut um den Mund ▶ Bei ständiger Feuchtigkeit, Kälte oder wiederholtem Lecken der Lippen ▶ Keine weiteren Beschwerden	Hautreizung, Lippenleckekzem (→ S. 384)	Wund- und Heilsalbe wie etwa Bepanthen® auftragen. Nach Abheilen Haut durch Auftragen einer Fett- oder Kindercreme schützen. Bei dem sehr häufigen Lippenlecken versuchen zu ergründen, ob die Angewohnheit zuerst da war oder das Lippenlecken ein (erfolgloser) Selbstheilungsversuch bei kältebedingt trockener und juckender Haut ist

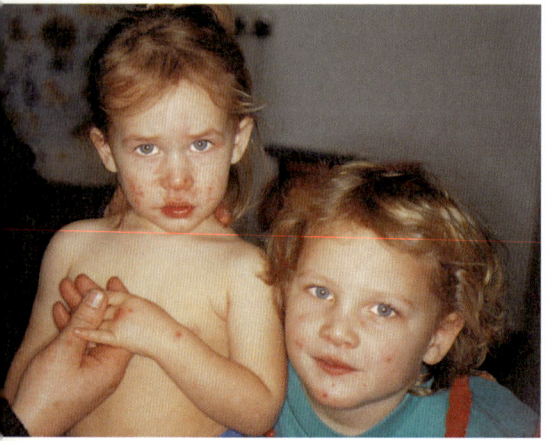

Klingt gefährlich, ist es aber nicht: Die Hand-Mund-Fuß-Krankheit. Bei dieser Infektionskrankheit bilden sich an den namengebenden Körperstellen (also an Mund, Händen und Füßen) Bläschen, die nach 1–2 Wochen wieder verschwinden. Die Erkrankung wird von Viren (nämlich den Coxsackie-Viren) ausgelöst und ist recht ansteckend, so dass – wie hier im Bild – auch mehrere Geschwister gleichzeitig erkranken können. [KL]

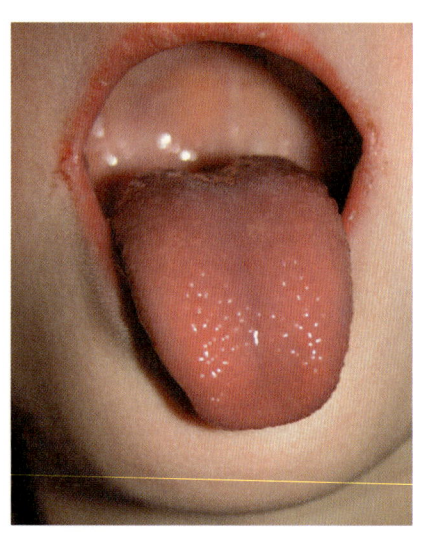

Gut ist, auch als Nicht-Mediziner bei Halsweh die Mundhöhle der Kleinen genau anzuschauen. Wo kein Spatel zur Hand ist, tut es ein Löffel. Hier verrät sich schon beim Öffnen des Mundes eine rote Zunge mit vielen kleinen »Hubbeln« (diese entsprechen geschwollenen Geschmacksknospen). Eine solche »Himbeer- oder Erdbeerzunge« kann einen Scharlach begleiten, sie wird aber auch bei anderen Erkrankungen, etwa dem Kawasaki-Syndrom, gesehen. [KL]

Mundbeschwerden. Fortsetzung	Was sich am ehesten dahinter verbirgt	Erste Maßnahmen
Rote Haut um den Mund ▶ Mit kleinen Knötchen, meist kein Juckreiz ▶ Oft nach vorherigem (längerem) Auftragen einer Kortisoncreme ▶ Meist (weibliche) Teenager	Periorale Dermatitis (= bestimmte Form der Hautentzündung). Die genaue Ursache ist unbekannt, Auslöser könnten Kosmetika, fluoridierte Kortisoncremes oder Fluorzahnpasta sein	Termin beim Arzt ausmachen. Alle Hautpflegemittel oder Cremes weglassen. Die periorale Dermatitis ist lästig und langwierig, sie muss meist durch die längere Einnahme von Antibiotika (z. B. Tetrazyklin), behandelt werden. Letztendlich heilt der Ausschlag aber ohne Narben ab
Rote, trocken-rissige Lippen, rote Zunge (»Himbeerzunge«) ▶ Hohes Fieber über mehrere Tage ▶ Bindehautentzündung ▶ Evtl. Hautausschlag und Rötung der Handflächen und Fußsohlen, evtl. Lymphknotenschwellung am Hals	Kawasaki-Syndrom (→ S. 374)	Am gleichen Tag zum Kinderarzt gehen
Risse am Mundwinkel ▶ Schlecht heilend ▶ Möglicherweise Krustenbildung	Faulecke (= Perlèche), begünstigt durch Neurodermitis (→ S. 384), Hautinfektionen, Vitamin-, Eisenmangel (die beiden letzteren Ursachen sind heute selten)	Wundheilungssalbe wie etwa Bepanthen® auftragen und provozierende mechanische Reize (z. B. durch Schnuller) vermeiden. Bleiben die Faulecken trotzdem länger bestehen oder werden sie immer größer, zum Ausschluss z. B. einer Hautinfektion zum Arzt gehen
Kribbeln um den Mund und an den Händen ▶ Luftnot, Angst, Schwindel ▶ Vorher auffällig schnelles Atmen	Hyperventilation (→ S. 472)	Kind beruhigen und zu langsamem Atmen anhalten. Hilft das nicht, Plastiktüte von unten vor Mund und Nase halten (durch das Einatmen der verbrauchten Luft gehen die Beschwerden weg). Bei Bewusstlosigkeit vorgehen wie bei Ohnmacht
Plötzliches Jucken und Brennen um oder im Mund ▶ Nach Insektenstich oder Verzehr bestimmter Nahrungsmittel, z. B. Erdbeeren, Tomaten ▶ Möglicherweise Schwellung um oder im Mund	Allergie (→ S. 494 und S. 510)	Bei Schwellung im Mund sofort zum Kinderarzt fahren, bei Atemnot Notarzt rufen
Mundbeschwerden jeglicher Art ▶ Mit Nahrungsverweigerung	Verschiedene Erkrankungen mit Bläschen im Mund (→ oben), Mundsoor (→ S. 255)	Wegen der Austrocknungsgefahr zum Arzt gehen, wenn Ihr Kind trotz »Tricks« wegen Mundbeschwerden nichts mehr trinkt, je kleiner das Kind, desto schneller
Mundgeruch ▶ Fruchtig, apfelartig ▶ Eitrig-faulig	▶ Bei langem Fasten, bei azetonämischem Erbrechen (→ S. 183), bei Diabetes mellitus (→ S. 346) ▶ Bei Zahnfleischinfektionen, verfaulenden Nahrungsteilchen zwischen den Zähnen, Fremdkörper in der Nase, chronischer Mandelentzündung oder Polypen	Zwecks Abklärung Kinderarzt aufsuchen. Nicht immer findet sich eine Ursache. Zudem muss erwähnt werden, dass der apfelartige Azetongeruch nicht von allen Menschen wahrgenommen wird, dies ist erblich bedingt. Im Zweifelsfall also auch andere »riechen lassen«

Ohrenschmerzen

Ohrenschmerzen gehören neben Bauch- und Halsschmerzen zu den häufigsten Schmerzproblemen bei Kindern. Ohrenschmerzen können das Kind sehr quälen und machen oft einen Arztbesuch erforderlich. Grund zur Panik besteht aber nicht: Die Ursache ist in der Regel gut behandelbar, so dass die Schmerzen meist rasch vorüber und Dauerfolgen selten sind.

Am häufigsten steckt hinter »Druck im Ohr« und eventuell leichten Ohrenschmerzen ein Tuben-Mittelohr-Katarrh, möglicherweise mit Paukenerguss. Hat das Kind stärkere

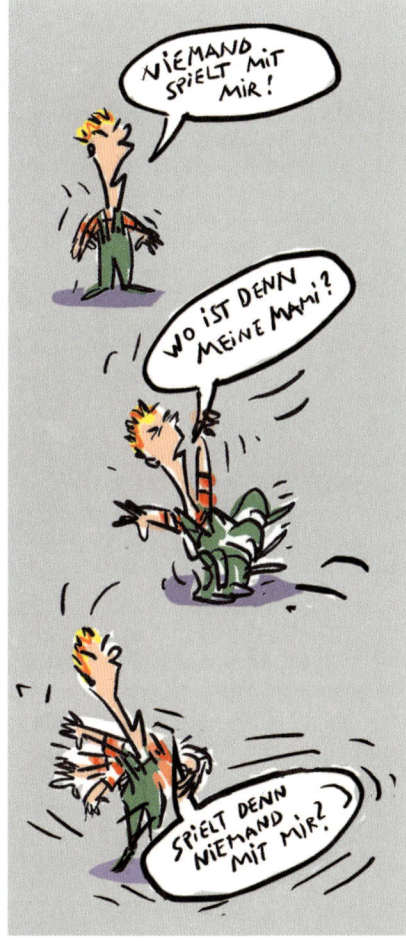

Ohrenkranke Kleinkinder haben es nicht leicht; die Schmerzen sind heftig und sie schwanken von Stunde zu Stunde, je nach Tageszeit und sonstiger Befindlichkeit und Müdigkeit. Da werden auch an die Eltern erhöhte Anforderungen gestellt ...

Ohrenschmerzen. Genaues Beschwerdebild	Was sich am ehesten dahinter verbirgt	Erste Maßnahmen
Leichte Ohrenschmerzen ➤ »Druck« auf dem Ohr ➤ Bei Flugreise (Start und Landung) oder (tieferem) Tauchen ➤ Möglicherweise Schwerhörigkeit ➤ Keine weiteren Beschwerden (z. B. kein Fieber)	Unzureichender Druckausgleich zwischen Außenwelt und Mittelohr durch Funktionsstörung der Ohrtrompete (→ Abb. S. 432)	Zum Druckausgleich oft schlucken lassen, kleinen Kindern dazu etwas zu trinken oder Bonbon geben. Säugling stillen. Größeren Kindern Nasenlöcher zuhalten und bei geschlossenem Mund durch die Nase gegen den Druck atmen lassen, evtl. mehrfach. Sind die Beschwerden nach einem Tag noch nicht weg, zum Kinder- oder Hals-Nasen-Ohren-Arzt gehen
Leichte Ohrenschmerzen ➤ »Druck« auf dem Ohr ➤ Möglicherweise Schwerhörigkeit ➤ Meist nach einem Schwimmbadbesuch ➤ Keine weiteren Beschwerden (z. B. kein Fieber)	Gehörgangsverschluss durch Ohrenschmalzpfropf oder »gefangenes Wasser«	Wenn die Beschwerden anhalten, zum Kinder- oder Hals-Nasen-Ohren-Arzt gehen, er kann den Ohrenschmalzpfropf problemlos entfernen. Nicht versuchen, das Ohrenschmalz mit Hilfe von Wattestäbchen, Haarnadeln o. Ä. herauszubekommen – dies schiebt den Pfropf möglicherweise nur tiefer hinein und birgt die Gefahr von ernsteren Verletzungen
Leichte Ohrenschmerzen ➤ Bei einem Atemwegsinfekt, meist mit Schnupfen ➤ Druck im Ohr, Gefühl, das Ohr sei verstopft ➤ Möglicherweise Schwerhörigkeit	Tuben-Mittelohr-Katarrh (→ S. 432)	Nase freihalten (→ S. 264). Halten die Schmerzen länger als einen Tag an, werden sie schlimmer oder kommen weitere Krankheitszeichen (z. B. Fieber, Ohrenlaufen) dazu, zum Kinderarzt gehen
Stechende, klopfende, meist heftige Ohrenschmerzen ➤ Bei oder nach einem Atemwegsinfekt, meist mit Schnupfen ➤ Schwerhörigkeit ➤ Fieber und allgemeines Krankheitsgefühl ➤ Möglicherweise Bauchschmerzen oder (leichterer) Durchfall	Akute Mittelohrentzündung (→ S. 435)	Zum Kinderarzt gehen. Bis dahin evtl. mit Nasentropfen (z. B. Otriven®) die Nase freimachen und mit Wärme, Kamille- und Zwiebelsäckchen (→ S. 104) die Schmerzen lindern
Ohrenschmerzen ➤ Vor allem hinter dem Ohr ➤ Nachdem das Kind kurz vorher eine Mittelohrentzündung oder dazu passende Beschwerden gehabt hat ➤ (Wieder) Fieber	Entzündung des Warzenfortsatzes hinter dem Ohr (Mastoiditis, → S. 436)	Zum Notdienst oder ins Krankenhaus fahren
Ohrenschmerzen ➤ Mit Zahnschmerzen ➤ Mit Halsschmerzen und allgemeinen Krankheitszeichen (z. B. Fieber) ➤ Mit Schwellung vor dem Ohr ähnlich einer »dicken Backe«, Schmerzen beim Kauen und allgemeinen Krankheitszeichen	Ins Ohr ausstrahlende Schmerzen bei ➤ Zahn- oder Kieferproblemen ➤ Mandelentzündung (→ S. 242) ➤ Mumps (→ S. 234)	Je nach wahrscheinlichster Ursache zum Zahn- bzw. Kinderarzt gehen. Bis dahin schmerzlindernde Maßnahmen je nach vermuteter Ursache ergreifen

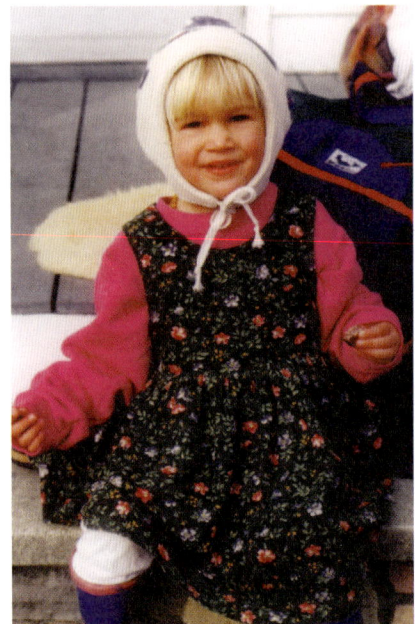

So dürfen Kinder auch bei Ohrenproblemen rausgehen: Eine vollständig die Ohren abschließende Mütze, am besten aus weichem Fleece, bietet Schutz gegen Kälte und Wind. [RP]

Ohrenschmerzen. Fortsetzung	Was sich am ehesten dahinter verbirgt	Erste Maßnahmen
Ohrenschmerzen mit Ausschlag ums oder im Ohr ▶ Mit Bläschen, Kind hat früher einmal Windpocken gehabt ▶ Mit eitrigen Pusteln	▶ Gürtelrose (→ S. 406) ▶ Bakterielle Entzündung (→ S. 402)	Zum Kinderarzt gehen
Plötzlich einsetzende Ohrenschmerzen ▶ Oft Schmerzen bei Druck auf den Knorpel vorne am Ohr oder Zug am Ohrläppchen ▶ Oft nach Schwimmbadbesuch ▶ Möglicherweise Juckreiz ▶ Möglicherweise sichtbare Rötung und Schwellung des Gehörganges ▶ Möglicherweise Schmerzen beim Kauen ▶ Kein allgemeines Krankheitsgefühl	Entzündung des äußeren Gehörganges (→ S. 438), meist durch Bakterien	Zum Kinderarzt gehen
Plötzlich einsetzende Ohrenschmerzen ▶ Möglicherweise (blutiges) Ohrenlaufen ▶ Möglicherweise sichtbare Verletzungen ▶ Möglicherweise Schwerhörigkeit, Ohrgeräusche, Schwindel ▶ Keine allgemeinen Krankheitszeichen	Verletzungen	Sofort zum Hals-Nasen-Ohren-Arzt gehen. Gerade wenn die Verletzung bei einer »Dummheit« passiert ist, sagt das Kind zu Beginn oft nicht, was wirklich los war
Ohrenschmerzen ▶ Meist Juckreiz, Druckgefühl ▶ Möglicherweise sichtbare Rötung oder Verletzung des Gehörganges ▶ Möglicherweise Schwerhörigkeit auf dem betroffenen Ohr ▶ Kein Krankheitsgefühl, kein Fieber	Fremdkörper im äußeren Gehörgang (→ S. 512)	Kopf zur betroffenen Seite neigen und kräftig schütteln lassen. Hilft dies nicht, zum Hals-Nasen-Ohren-Arzt gehen. Bis dahin Ohr in Ruhe lassen. Auf keinen Fall versuchen, den Fremdkörper selbst zu entfernen (Verletzungsgefahr)

Schmerzen und auch Fieber und fühlt sich nicht gut, so kann es sich auch um eine Mittelohrentzündung handeln. Im Sommer gehen Ohrenschmerzen häufig vom Gehörgang aus, wo sich nach dem Schwimmen oft Wasser sammelt und örtliche Infektionen an der Haut des Gehörgangs begünstigt. Kleinkinder erzielen dasselbe Resultat, indem sie sich Steinchen oder kleine Spielzeuge in den Gehörgang stecken.

Schwindel

Schwindel kann zum einen durch Störungen des Kreislaufs entstehen. Er geht deshalb oft einer Ohnmacht voraus oder begleitet Krankheiten, die den Kreislauf belasten, wie etwa Durchfall oder Grippe. Typischerweise zeigt sich der durch eine Kreislaufschwäche ausgelöste Schwindel als ein Gefühl der »Leichtigkeit«, des »Schummerigwerdens« oder »Schwarzwerdens vor den Augen«.

Schwindel kann aber auch auf eine Störung des Gleichgewichtsorgans im Innenohr hinweisen, was jedes Kind vom Karussellfahren her kennt.

Bei dieser Form ist den Kindern »durmelig«, der Schwindel ist also ein »Drehschwindel«, er wird evtl. von Übelkeit begleitet. Ein solcher Schwindel kann manchmal auch durch eine Virusinfektion des Innenohrs oder der vom Gehirn zum Innenohr ziehenden Nerven ausgelöst werden und begleitet dann etwa eine Mittelohrentzündung oder auch eine normale Erkältung.

Auch Vergiftungen (wie etwa durch Alkohol) zeigen sich bekannterweise durch Drehschwindel. Bei kleinen Kindern zwischen zwei und fünf Jahren können manchmal kurzdauernde Attacken von Drehschwindel auftreten, viele der Kinder entwickeln später eine Migräne, so dass man davon ausgeht, dass es sich um eine Früh-, Vor- oder Sonderform der Migräne handelt.

Schwindel. Genaues Beschwerdebild	Was sich am ehesten dahinter verbirgt	Erste Maßnahmen
Schwindel ▶ Schummrigkeitsgefühl, Schwarzwerden vor den Augen, Ohrensausen, in ausgeprägten Fällen kurzzeitige Bewusstlosigkeit ▶ Nach plötzlichem Aufstehen oder langem Stehen, vor allem in Wärme	Orthostase-Syndrom (→ S. 285), nicht selten verbunden mit niedrigem Blutdruck (→ S. 285)	Kind hinlegen lassen, Beine hochlagern. Hierunter in aller Regel Besserung innerhalb kürzester Zeit. Bei länger dauernder Bewusstlosigkeit oder anhaltenden Beschwerden Notarzt rufen. Bei bekannt niedrigem Blutdruck allgemein blutdruckregulierende Maßnahmen anwenden – ein niedriger Blutdruck ist bei Kindern nur ganz selten krankhaft. Ansonsten bei häufigem Auftreten zwecks Abklärung zum Kinderarzt gehen
Schwindel ▶ Beschwerden wie oben ▶ Nach großem Schreck	Reaktion auf den Schreck (sog. vagovasale Synkope)	
Schwindel ▶ Beschwerden wie oben ▶ Nach einer Verletzung	Reaktion des Körpers auf die Verletzung (Schreck) oder den Blutverlust, manchmal anfangs nur schwer zu trennen	Bei nur leichter Verletzung vorgehen wie oben dargestellt – schreckbedingte Reaktionen gehen dann in kürzester Zeit vorbei. Bei größerem sichtbaren Blutverlust oder anhaltend schnellem Puls und Blässe (Zeichen eines Blutverlustes nach innen) Erste-Hilfe-Maßnahmen (→ S. 507) anwenden und Notarzt rufen
Schwindel ▶ Beschwerden wie oben ▶ Nach einer Infektionskrankheit, vor allem mit Fieber, Erbrechen oder Durchfall	Reaktion des Körpers auf die Erkrankung, möglicherweise kombiniert mit einem noch bestehenden erkrankungsbedingten Flüssigkeitsmangel (→ auch S. 443)	Kind hinlegen lassen, Beine hochlagern. Das Kind sollte sich in den ersten Tagen nach durchgemachter Erkrankung noch etwas schonen. Erkrankungsbedingten Flüssigkeitsmangel durch ausreichendes Trinken ausgleichen. Falls die Beschwerden nicht innerhalb weniger Tage weggehen oder stärker werden, zum Kinderarzt gehen
Schwindel ▶ Beschwerden wie oben ▶ Im normalen Alltag ohne die obigen typischen Auslöser	Blutarmut (→ S. 292), Herzerkrankungen, z. B. Herzrhythmusstörungen (→ S. 289), Herzschwäche (→ S. 290)	Auch wenn die Beschwerden auf die oben aufgeführten Maßnahmen wieder weggehen, in den nächsten Tagen Kinderarzt aufsuchen
Schwindel ▶ Sehr schnelles, oft tiefes Atmen ▶ Atemnot, Angst, Beklemmung, Kribbeln um den Mund und an den Händen, »Pfötchenstellung« der Hände ▶ Möglicherweise nach Schreck oder Aufregung	Hyperventilation, meist seelisch bedingt, selten organisch (→ S. 472)	Kind beruhigen, zu langsamem Atmen anhalten. Bei anhaltenden Beschwerden eine kleine Plastiktüte vor Mund und Nase des Kindes halten, so dass es seine eigene Luft zurückatmet. Falls erfolglos, Notarzt rufen
Schwindel ▶ Nach einem Insektenstich, seltener nach Nahrungsaufnahme oder Medikamenteneinnahme ▶ Meist Übelkeit, Hautrötung, Hautschwellung, Juckreiz oder Atemnot	Allergische Reaktion vom Soforttyp (→ Abb. S. 297), Schwerstform allergischer (= anaphylaktischer) Schock (→ S. 494)	Sofort Notarzt rufen. Notfallmedikamente aus Notfallset verabreichen, falls vorhanden. Kind nicht alleine lassen, Herz-Kreislauf und Atmung weiter beobachten, bei Atem- oder Kreislaufstillstand Wiederbelebung durchführen (→ S. 490)
Gefühl des Drehens ▶ Nach längerem Drehen (im Spiel) ▶ Möglicherweise (leichte) Übelkeit	Normale Reaktion auf das Drehen	Kind hinsetzen oder hinlegen lassen. Das Gleichgewichtsorgan kommt dann innerhalb weniger Minuten zur Ruhe und der Schwindel hört auf
Gefühls des Drehens ▶ Während einer Auto-, Zug-, Flug- oder Seereise ▶ Oft Übelkeit, Schweißausbruch, Blässe	Reisekrankheit (→ S. 478)	Kind hinlegen lassen, Kopf dabei flach lagern. In ausgeprägten Fällen vor einer erneuten Reise vom Kinderarzt Medikament gegen Erbrechen empfehlen/verschreiben lassen

Schwindel. Fortsetzung	Was sich am ehesten dahinter verbirgt	Erste Maßnahmen
Schwindel ▶ Mit einer konstanten »Richtung«, z. B. Drehen oder Ziehen zu einer Seite oder Gefühl wie im Aufzug ▶ Meist Übelkeit ▶ Möglicherweise unsicherer Gang, Fallneigung	Verschiedenste, teils harmlose, teils ernste Störungen des Gleichgewichtsorgans	Hat der Schwindel eine bestimmte Richtung (im Gegensatz zum unbestimmten Schummrigkeitsgefühl), so weist dies auf eine Störung im Gleichgewichtsorgan oder im Gehirn hin. Dies muss keine ernsthafte Erkrankung bedeuten, sondern kann eine absolut harmlose Ursache haben, muss aber ärztlich abgeklärt werden. Daher bei vorübergehendem Schwindel möglichst bald, bei Dauerschwindel oder weiteren Beschwerden baldmöglichst am gleichen Tag zum Kinderarzt gehen. Kind bis dahin vor Gefährdung schützen (z. B. nicht Fahrrad fahren lassen)
Schwindelanfälle ▶ Häufig gefolgt von Kopfschmerz ▶ Möglicherweise Ohrgeräusche, Sehstörungen oder andere Auffälligkeiten ▶ Zwischen den Anfällen Beschwerdefreiheit	Migräne mit begleitender (und vorübergehender) Funktionsstörung des Gehirns (→ S. 443)	
Schwindel jeglicher Art ▶ Möglicherweise zunehmende Kopfschmerzen, Erbrechen, vor allem morgens ▶ Möglicherweise weitere Beschwerden (z. B. Reizbarkeit, Ungeschicklichkeit) ▶ Auch zwischen den Anfällen ist das Kind »nicht ganz fit«	Gehirntumor (→ S. 306)	
Schwindel jeglicher Art ▶ Nach einer Kopfverletzung ▶ Häufig Übelkeit, Erbrechen	Gehirnerschütterung (→ S. 509)	Bei leichtem Schwindel abwarten. Bei stärkerem, anhaltendem, zunehmendem oder erst nach Stunden einsetzendem Schwindel zum Kinderarzt gehen (Genaueres → S. 510)

Übelkeit und Erbrechen

Durch **Erbrechen** schützt sich der Körper vor schädigenden Substanzen oder Erregern, die – versehentlich oder absichtlich – in den Magen gelangt sind.

Übelkeit ist die Vorstufe des Erbrechens und signalisiert: »Jetzt nicht mehr weiteressen.«

Viele Gifte, aber auch zu viele Gummibärchen, bereiten dem Kind Übelkeit und, in der entsprechenden Dosis, Erbrechen.

Ein Kind erbricht aber auch dann, wenn der Magen-Darm-Trakt »flussabwärts« verlegt ist, etwa bei einem Darmverschluss (siehe S. 326) oder einer Darmeinstülpung (= Invagination, siehe S. 325). Der Speisebrei staut sich nun zurück und wird schließlich ausgeworfen. Typisch für diese Art des Erbrechens ist die Zumischung von Galle (im Erbrochenen grasgrün!), manchmal sogar Stuhl.

Am Erbrechen sind jedoch auch steuernde Impulse aus dem Gehirn beteiligt. Aus diesem Grund führen auch Erkrankungen des Gehirns, von der Gehirnerschütterung bis zur Hirnhautentzündung, zu Übelkeit und Erbrechen. Auch das Erbrechen bei Migräne ist letztlich »gehirnbedingt«.

Eine Sonderform des Erbrechens bei Kindern ist das **azetonämische Erbrechen**. Hier kommt es immer wieder zu hartnäckigem Erbrechen ohne weitere Begleiterscheinungen. Die Kinder haben typischerweise einen obstartigen Mundgeruch (nicht jeder kann diesen Geruch »erkennen«), der auf eine Unterzuckerung des Stoffwechsels hindeutet. Auslösend können Infekte oder psychische Belastungen sein, oft treten die Attacken aber aus heiterem Himmel auf. Betroffen sind vor allem Kinder im Kindergartenalter. Da die Brechattacken oft regelmäßig wiederkehren, werden sie auch als *zyklisches Erbrechen* bezeichnet. Es wird diskutiert, ob es sich vielleicht um eine Sonderform der Migräne handelt, dies ist jedoch nicht bewiesen.

Warnzeichen

Das »normale« Erbrochene ist klar, gelb, manchmal auch braun gefärbt. Folgende ungewöhnliche Färbungen sollten rasch abgeklärt werden:
▶ **Galliges Erbrechen** – es zeigt sich durch die gras- bis dunkelgrüne Farbe des Erbrochenen. Es kann harmlos sein, aber auch auf einen Darmverschluss hinweisen.
▶ **Blutiges Erbrechen** – dieses ist immer ein Alarmzeichen, auch wenn sich dann manchmal eine gutartige Ursache herausstellt. So erbricht das Neugeborene gelegentlich verschlucktes mütterliches Blut, und auch bei Nasenbluten oder Zahnfleischbluten kommt Bluterbrechen vor. Schwerwiegendere Ursachen sind eine *Magenschleimhautentzündung* (= Gastritis), *Magen- oder Zwölffingerdarmgeschwüre, Entzündungen der Speiseröhre* (etwa bei Refluxkrankheit, siehe S. 324), *Krampfadern der Speiseröhre, Verätzungen* oder *Blutkrankheiten*. Lebensmittelfarben, rote Bete und Tomaten täuschen manchmal Blut im Erbrochenen vor.

Was tun bei Erbrechen?

Wenn ein Kind erbricht, hat es sich meist schon selbst geholfen: Es hat die Störungsursache ausgeschieden. Nur selten steht etwas Ernstes hinter dem Erbrechen, gefürchtet ist vor allem die Hirnhautentzündung. Sie lässt sich von der ebenfalls oft fieberhaft verlaufenden Magen-Darm-Infektion dadurch unterscheiden, dass das Kind mit einer Hirnhautentzündung stets schwer krank ist, zunehmend abbaut und sein Nacken steif ist (siehe S. 449). Im Zweifelsfall wenden Sie sich rasch an den Kinderarzt.

Die medikamentöse Unterdrückung des Erbrechens ist ein zweischneidiges Schwert,

Übelkeit und Erbrechen. Genaues Beschwerdebild	Was sich am ehesten dahinter verbirgt	Erste Maßnahmen
(Leichte) Übelkeit ▶ Bei Hunger (»flaues Gefühl«) oder Übermüdung	Normales Warnsignal des Körpers, auf seine Bedürfnisse zu achten	Dem Kind etwas zu essen geben bzw. schlafen legen – die Übelkeit gibt sich dann von selbst
Kurzzeitige Übelkeit ohne Erbrechen ▶ Schummrigkeitsgefühl (»Schwindel«), Schwarzwerden vor den Augen, Ohrensausen, in ausgeprägten Fällen kurzzeitige Bewusstlosigkeit ▶ Nach plötzlichem Aufstehen oder langem Stehen, vor allem in Wärme	Orthostase-Syndrom (→ S. 285), nicht selten verbunden mit niedrigem Blutdruck (→ S. 285)	Kind hinlegen lassen, Beine hochlagern. Hierunter in aller Regel Besserung innerhalb kürzester Zeit. Bei länger dauernder Bewusstlosigkeit oder anhaltenden Beschwerden Notarzt rufen. Bei häufigem Auftreten zwecks Abklärung Kinderarzt aufsuchen
Übelkeit/Erbrechen ▶ Bei Aufregung oder belastenden Situationen ▶ Keine weiteren Beschwerden	Aufregung, psychische Belastung	Kind beruhigen, keine weiteren Sofortmaßnahmen nötig. Insbesondere bei mehrfachem Auftreten überlegen, ob ein tiefer reichendes Problem dahinter stecken könnte
Übelkeit/Erbrechen ▶ Während einer Auto-, Zug-, Flug- oder Seereise ▶ Oft Schwindel, Schweißausbruch, Blässe	Reisekrankheit (→ S. 478)	Kind hinlegen lassen, Kopf dabei flach lagern. In ausgeprägten Fällen vor einer erneuten Reise vom Kinderarzt Medikament gegen Erbrechen empfehlen/verschreiben lassen
Übelkeit/Erbrechen ▶ Oft Fieber ▶ Oft Durchfall ▶ Möglicherweise Bauchschmerzen ▶ Möglicherweise Erkrankungen in der Umgebung	Magen-Darm-Infektion (→ S. 316), Lebensmittelvergiftung (→ S. 317)	Flüssigkeitsverluste ausgleichen – schluck- oder löffelweise Flüssigkeit wird oft trotz Erbrechens aufgenommen und vermag das Erbrechen häufig sogar zu stillen (Rezept Rehydratationslösung → S. 319). Auf Zeichen der Austrocknung achten (→ S. 151 und S. 318)
Übelkeit/Erbrechen ▶ Oft Fieber ▶ Keine weiteren Beschwerden	Mitreaktion bei einer Infektion an anderer Stelle (z. B. Scharlach, Harnwegsinfekt)	Flüssigkeitsverluste ausgleichen und auf Zeichen der Austrocknung achten (→ S. 151 und S. 318). Kind auf weitere Krankheitszeichen beobachten, dann entsprechend vorgehen. Bei weiterem Fehlen von Krankheitszeichen am nächsten Tag zum Kinderarzt gehen
Übelkeit/Erbrechen ▶ Kind im Kindergarten- oder Grundschulalter ▶ Azetonartiger Atemgeruch (ähnlich Nagellackentferner, durch Ketonkörperbildung bei Fasten) ▶ Oft im Rahmen eines Infektes	Azetonämisches Erbrechen	Langsam (löffel- oder schluckweise) Flüssigkeit mit Mineralien und Traubenzucker geben – wenn das Kind die Kohlenhydrate ins Blut aufnimmt, geht das Erbrechen wieder weg. Hält das Erbrechen an oder trocknet das Kind aus (Warnzeichen → S. 151 und S. 318), Kinderarzt aufsuchen oder ins Krankenhaus fahren

da Erbrechen letzten Endes »den Magen reinigt«. Zudem wirken viele der brechhemmenden Mittel auch schlaffördernd (sedierend) und lassen ein Kind dann kränker erscheinen, als es eigentlich ist. Deshalb sollte Erbrechen erst nach gründlicher Abklärung der Ursachen »behandelt« werden.
Setzt der Kinderarzt ausnahmsweise ein brechhemmendes Mittel ein, etwa bei drohender Austrocknung oder auch bei der Reisekrankheit, verordnet er z. B. Dimenhydrinat (etwa Vomex A®).

Aus der Pflanzenheilkunde sind bei Übelkeit und Erbrechen starker Melissentee (zwei Teelöffel frische zerschnittene oder auch getrocknete Blätter auf ¼ Liter Wasser, zehn Minuten ziehen lassen, schluckweise trinken), Wermuttee (½ Teelöffel Wermutkräuter mit einem Liter Wasser aufkochen, fünf Minuten ziehen lassen, abseihen) sowie Fenchel- und Pfefferminztee (siehe S. 97) bekannt. Auch ein Aufguss aus getrockneten Heidelbeeren (ein gehäufter Teelöffel auf ¼ Liter Wasser) kann Erleichterung bringen. Dasselbe gilt für den Ingwer: eine frische Wurzel schälen, ca. 1 cm davon fein reiben, mit einem Liter kochendem Wasser übergießen. Durch ein Teesieb abgießen, mit etwas Zitrone und Honig nicht zu süß abschmecken. Schluckweise kühl trinken lassen.

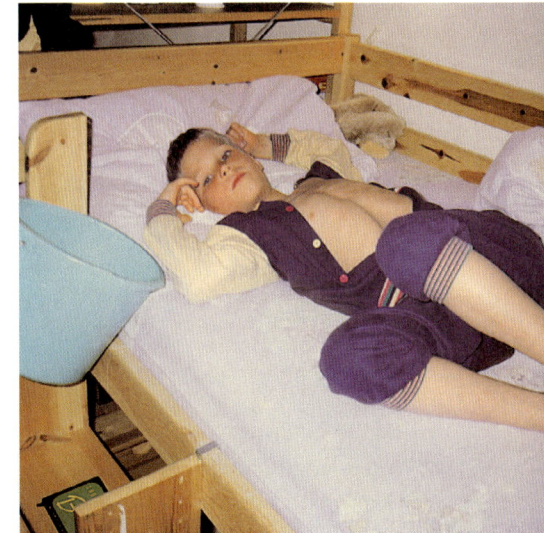

Auch wenn die Vorsichtsmaßnahmen vielleicht nicht ganz so drastisch aussehen müssen wie bei diesem ärztlichen Hausbesuch vorgefunden: Sorgen Sie bei Übelkeit frühzeitig für die berühmte Kotzschüssel. [KL]

Übelkeit und Erbrechen. Fortsetzung	Was sich am ehesten dahinter verbirgt	Erste Maßnahmen
Würgen/Erbrechen ▶ Nach heftigem Hustenanfall	Keuchhusten (→ S. 231) oder anderer sehr heftiger Husten	Am gleichen Tag zum Arzt gehen. Manchmal würgen Kinder auch nach heftigem Husten, ohne dass es sich um Keuchhusten handelt, dies können Sie selbst in der Regel aber nicht entscheiden
Übelkeit/Erbrechen ▶ Fieber, schlechtes Allgemeinbefinden ▶ Kopfschmerzen, Lichtscheu ▶ Nackensteife (das Kind kann den Kopf nicht auf die Brust beugen) ▶ Oft Benommenheit	Hirnhautentzündung (= Meningitis, → S. 449)	Sofort den Arzt rufen oder ins Krankenhaus fahren – wenn wirklich eine Hirnhautentzündung dahinter steckt, muss sie schnellstmöglich behandelt werden
Übelkeit/Erbrechen ▶ Mit uncharakteristischen Beschwerden oder leichten Schmerzen im Oberbauch	Magenschleimhautentzündung	1–2 Tage leichte Kost (Tee, Zwieback, ausreichend Flüssigkeit). Bei ausbleibender Besserung zum Kinderarzt gehen
Übelkeit/Erbrechen ▶ Zunehmende Dauerbauchschmerzen, die von der Nabelgegend in den rechten Unterbauch wandern, dort auch Druckschmerz	Blinddarmentzündung (= Appendizitis, → S. 320)	Kind nüchtern lassen. Sofort zum Kinderarzt oder (nachts) ins Krankenhaus fahren
Übelkeit/Erbrechen ▶ Anhaltende Bauchschmerzen, oft kolikartig, die durch das Erbrechen nicht besser werden ▶ Kein Fieber, aber sich verschlechterndes Allgemeinbefinden	Darmeinstülpung (= Invagination, → S. 325), Darmverschluss (→ S. 326)	Kind nüchtern lassen, sofort zum Kinderarzt oder (nachts) ins Krankenhaus fahren
Übelkeit/Erbrechen ▶ Heller Stuhl ▶ Gelbverfärbung der Haut und der Augenbindehäute	Lebererkrankung, z. B. Leberentzündung (= Virushepatitis, → S. 252)	Am gleichen Tag zum Kinderarzt gehen
Übelkeit/Erbrechen ▶ Nach Medikamenteneinnahme	Medikamentennebenwirkung	Rezeptfreie Medikamente nicht mehr geben. Bei vom Arzt verordneten Medikamenten Arzt anrufen
Übelkeit/Erbrechen ▶ Nach einem Sturz auf den Kopf	Gehirnerschütterung oder Gehirnschädigung durch den Sturz (→ S. 509)	Sofort zum Arzt gehen, da Sie selbst nicht unterscheiden können, ob es sich nur um eine Gehirnerschütterung oder eine ernstere Gehirnbeteiligung handelt
Übelkeit/Erbrechen ▶ Nach starker Sonneneinstrahlung ▶ Hochroter, heißer Kopf bei kühler übriger Haut ▶ Kopfschmerzen ▶ Möglicherweise Bewusstlosigkeit	Sonnenstich, Hitzschlag (→ S. 496)	Kind in den Schatten bringen. Bei erhaltenem Bewusstsein mit erhöhtem Kopf lagern, Kopf mit feuchten Tüchern kühlen. Bei Bewusstlosigkeit in stabile Seitenlage bringen (→ S. 490). Bei ausbleibender Besserung, ausgeprägten Beschwerden oder Bewusstlosigkeit Notarzt rufen
Übelkeit/Erbrechen ▶ Schwindel, wobei der Schwindel eine »Richtung« hat, z. B. Drehen oder Ziehen zu einer Seite oder Gefühl wie im Aufzug ▶ Möglicherweise unsicherer Gang, Fallneigung	Verschiedenste, teils harmlose, teils ernste Störungen des Gleichgewichtsorgans	Ärztlich abklären lassen. Bei geringen Beschwerden am gleichen Tag zum Kinderarzt gehen, bei Übelkeit und Schwindel, z. B. bei jedem Versuch, sich aufzurichten, sofort
Übelkeit ▶ Nach einem Insektenstich	Allergie (→ S. 292)	Kind beruhigen, hinlegen. Geht die Übelkeit nicht rasch wieder vorbei, sofort zum Kinderarzt fahren, bei Atem- oder Kreislaufproblemen Notarzt rufen
(Wiederholt) Übelkeit/Erbrechen ▶ Nach Verzehr bestimmter Nahrungsmittel ▶ Möglicherweise Durchfall ▶ Möglicherweise Hautausschlag, Atem- oder Kreislaufprobleme ▶ Möglicherweise Kribbeln oder Brennen im Mund	Nahrungsmittelunverträglichkeit bzw. Nahrungsmittelallergie (→ S. 330)	Bei anhaltender Übelkeit sofort zum Kinderarzt gehen, bei Atem- oder Kreislaufproblemen Notarzt rufen. Ansonsten Termin beim Kinderarzt ausmachen zwecks Abklärung. Bis dahin soll das Kind das unverträgliche Nahrungsmittel nicht mehr essen

Übelkeit und Erbrechen. Fortsetzung	Was sich am ehesten dahinter verbirgt	Erste Maßnahmen
(Wiederholt) Übelkeit/Erbrechen ▶ Kein Fieber ▶ Kopfschmerzen (pochend-stechend, oft halbseitig) ▶ Licht- und Geräuschempfindlichkeit	Migräne (→ S. 443)	Versuchen, das Kind in einem ruhigen, abgedunkelten Raum zum Schlafen zu bringen. Schläft es dann ruhig, steckt in aller Regel keine ernste Erkrankung dahinter
(Wiederholtes) Erbrechen ohne Übelkeit ▶ Morgens auf nüchternen Magen ▶ Seit längerem zunehmende Kopfschmerzen, die nach dem Erbrechen besser sind ▶ Möglicherweise Verhaltensänderungen	Erhöhter Druck im Schädelinneren, z. B. durch einen Gehirntumor (→ S. 306)	Was genau dahinter steckt, kann nur der Arzt feststellen, meist sind technische Untersuchungen nötig. Daher möglichst für den gleichen Tag Termin beim Kinderarzt ausmachen
Wiederholt Übelkeit/Erbrechen ▶ Mit geblähtem Bauch ▶ Mit Gedeihstörung	Verschiedene (chronische) Nahrungsmittelunverträglichkeiten, Stoffwechselstörungen	Wenn eines oder beide Kriterien zutreffen, Termin beim Kinderarzt zwecks Abklärung ausmachen
Übelkeit/Erbrechen ▶ Möglicherweise in der letzten Zeit allgemeine Erschöpfung, Verhaltensänderungen, Angstzustände ▶ Möglicherweise Bewusstlosigkeit	Drogenmissbrauch	Professionelle Hilfe suchen (z. B. Kinderarzt, Drogenberatungsstellen). Bei Erbrechen und Bewusstlosigkeit Kind in stabile Seitenlage bringen (→ S. 490). Bei Bewusstlosigkeit oder Krampfanfällen Notarzt rufen
Übelkeit ▶ Nach einer Verletzung	Schreck, beginnender Schock (→ S. 494)	Kind beruhigen, mit erhöhten Beinen hinlegen. Ist die Übelkeit nur durch den Schreck bedingt, gibt sie sich binnen kurzer Zeit. Bei weiteren Schockzeichen (→ S. 494) oder heftiger Blutung Notarzt rufen
Erbrechen ▶ Mit Benommenheit oder Krämpfen	Viele Ursachen, z. B. Gehirnentzündung (→ S. 451), Reye-Syndrom (→ S. 158), Vergiftungen (→ S. 493)	Wenn eines oder beide Kriterien zutreffen, sofort zum Kinderarzt gehen oder ins Krankenhaus fahren
Erbrechen beim Säugling	Beim Säugling kommen fast alle in der Tabelle genannten Ursachen ebenfalls in Betracht, zudem:	Gehen Sie sicherheitshalber mit jedem »echten« Erbrechen eines Säuglings zum Kinderarzt
▶ »Im Strahl« bei einem Neugeborenen	▶ Magenpförtnerverengung (= Pylorusstenose, → S. 207)	▶ Noch am gleichen Tag zum Kinderarzt gehen
▶ Nach dem Essen, Kind dabei »gut drauf« und gedeihend	▶ Normales Zurücklaufen von Milch (Reflux), manchmal auch bei Überfütterung	▶ Keine Behandlung erforderlich
▶ Meist nach dem Essen oder auch beim Hinlegen, größere Mengen, Kind gedeiht nicht	▶ Refluxkrankheit (→ S. 324)	▶ Kinderarzt aufsuchen

Untertemperatur

Die normale, rektal gemessene Temperatur des Kindes liegt zwischen 36 und 38 °C (Details siehe S. 155). Temperaturen unter 36 °C werden als **Untertemperatur** *(Unterkühlung)* bezeichnet.

Bei den meisten Fällen von »Untertemperatur« handelt es sich um fehlerhafte Messungen (das Thermometer war entweder nicht tief genug im After oder es wurde zu kurz oder mit einem defekten Thermometer gemessen – zur richtigen Messtechnik siehe S. 91). Auch muss berücksichtigt werden, dass Messungen im Mund oder unter der Achsel bis zu 1 °C niedrigere Werte ergeben als die rektale Messung.

Manche Eltern sind über eine generell niedrige Körpertemperatur ihrer Kinder besorgt. Solange diese jedoch im normalen Bereich ist (36 °C oder darüber), macht es für die Gesundheit des Kindes keinen Unterschied, ob sein Körper bei 36,2 °C funktioniert oder bei 37,2 °C.

Selten: echte Untertemperatur

Echte Untertemperatur ist selten, es ist dabei offensichtlich, dass das Kind krank ist. Sie entsteht durch Auskühlung, schwere Allgemeininfektionen (Sepsis, Hirnhautentzündung) sowie durch Stoffwechselentgleisungen, etwa bei einer Unterzuckerung.

Die Kinder sind dann schwer beeinträchtigt und fallen auch durch andere Beschwerden, wie etwa Schläfrigkeit, Blässe oder Hautblutungen, auf. Sie sollten dann sofort zum Arzt gebracht werden.

Veränderungen des Urins und beim Wasserlassen

Wenn es bei Kindern Probleme mit dem Wasserlassen gibt, dann heißt das Problem meist »Bettnässen« – und das ist in aller Regel zwar ein Ärgernis (vor allem für das Kind), aber keine Krankheit (siehe S. 360).

Alle anderen »Pipi-Probleme« sind, abgesehen vom Harnwegsinfekt und der Entzündung der äußeren Geschlechtsorgane, recht selten.

Verklebung der Schamlippen

Ein anderes Problem, das nur in Ausnahmefällen krankhaft ist, ist die bei Mädchen unter sechs Jahren gar nicht so seltene *Verklebung der kleinen Schamlippen* (= **Labiensynechie**). Sie tritt bei immerhin 2 % der Mädchen im Alter von 3 Monaten bis 6 Jahren auf. Meist handelt es sich um eine zufällige Entdeckung, etwa beim Windel-Wechseln: Die kleinen Schamlippen kleben mit einer blassen, halb durchsichtigen »Brücke« zusammen. Oder das Kind bemerkt beim Aufstehen nach dem Wasserlassen, dass Urin eine Zeit lang »nachtröpfelt«. Nur ganz selten entstehen echte Probleme, etwa durch Infektionen der Scheide, Harnwegsinfekte oder Probleme mit dem Wasserlassen.

Woher die Verklebung genau kommt, ist im Einzelfall unbekannt, evtl. besteht zuerst eine Entzündung an den kleinen Schamlippen (etwa durch Sand vom Spielen, reibende Kleidung oder juckende Finger) und die beiden Hautfalten wachsen bei der Heilung einfach zusammen. Der »Verschluss« ist allerdings nur provisorisch – in der Pubertät, wenn die Schamlippen durch die weiblichen Geschlechtshormone aufgelockert werden, trennen sich die Lippen meist wieder von selbst. Deshalb kann mit der Behandlung auch zugewartet werden. Bedeckt die Verklebung die ganze Scheidenöffnung, so zeigen Sie den Befund aber am besten dem Kinderarzt, um sicher zu gehen, dass das Problem tatsächlich von den kleinen Schamlippen ausgeht (auch ein Jungfernhäutchen kann selten einmal die Scheide komplett verschließen).

Bestehen Probleme wie Harnträufeln, so kann eine östrogenhaltige Creme (etwa Ovestin®) mehrere Wochen lang zweimal täglich aufgetragen werden. Teilen sich die kleinen Schamlippen, so sollte evtl. noch eine Weile mit einer antibiotischen Salbe nachbehandelt werden, damit sie sich nicht wieder verschließen. Wirkt die Creme nicht, so können die Schamlippen (nach Vorbehandlung mit einer betäubenden Creme, evtl. zusätzlich in einer leichten Narkose) von einem Frauenarzt instrumentell auseinander gespreizt werden.

Veränderung des Urins und beim Wasserlassen. Genaues Beschwerdebild	Was sich am ehesten dahinter verbirgt	Erste Maßnahmen
Brennen beim Wasserlassen ▶ Häufigkeit des Wasserlassens und Urinmenge normal, gerötete, geschwollene Haut in der Genitalregion, bei Mädchen möglicherweise Scheidenausfluss ▶ Häufiges Wasserlassen meist kleiner Urinmengen, Urin möglicherweiser trüb oder streng riechend	▶ Entzündung der äußeren Geschlechtsorgane, etwa Vorhautentzündung (→ S. 357) oder Scheidenentzündung (→ S. 358) ▶ Harnwegsinfektion (→ S. 350)	▶ Bei Wickelkindern wie bei Windeldermatitis vorgehen (→ S. 396). Bei Fehlen einer offensichtlichen Ursache oder Erfolglosigkeit der Selbsthilfe zum Arzt gehen ▶ → unten
Häufiges Wasserlassen geringer Urinmengen (bei normaler Tagesurinmenge) ▶ Brennen und Schmerzen beim Wasserlassen ▶ Häufig veränderter Uringeruch, trüber Urin ▶ Möglicherweise Fieber	Harnwegsinfektion (→ S. 350)	Am gleichen Tag zum Arzt gehen, Urinprobe möglichst gleich mitnehmen. Uringewinnung → S. 352
Häufiges Wasserlassen normaler Urinmengen ▶ Reichliches Trinken meist süßer Getränke, keine weiteren Beschwerden ▶ Nach Genuss größerer Mengen schwarzen Tees, Kaffee oder Cola ▶ Starker Durst unabhängig von der Art der Getränke (auch nachts) oder weitere Beschwerden wie Müdigkeit, Schlappheit, Gewichtsverlust oder Zeichen der Austrocknung	▶ Erhöhte Urinmenge als Reaktion auf die (zu) hohe Flüssigkeitszufuhr ▶ Harntreibende Wirkung der genannten Getränke ▶ Verschiedene Erkrankungen, z. B. Diabetes mellitus (= Zuckerkrankheit, → S. 346), Fehlen des den Harn konzentrierenden Hormons oder Nicht-Ansprechen der Niere darauf	▶ Kind nur noch Wasser und ungezuckerten Tee anbieten, diese löschen den Durst besser ▶ Andere Getränke anbieten. Das Wasserlassen müsste sich dann binnen weniger Stunden normalisieren ▶ Sie selbst können nicht entscheiden, ob eine oder welche Erkrankung dahinter steckt. Daher baldmöglichst zum Kinderarzt gehen. Bis dahin Kind trinken lassen. Bei Zeichen der Austrocknung (→ S. 318) oder Zustandsverschlechterung sofort zum Kinder- oder Notarzt gehen
Verminderte Urinmenge ▶ Bei Fieber, Durchfall, Erbrechen, Hitze, starkem Schwitzen ▶ Mit Kopfschmerzen, Übelkeit und anderen Beschwerden, leichtes Fieber, schmutzig-brauner Urin	▶ Normale Reaktion des Körpers auf den Flüssigkeitsmangel ▶ Glomerulonephritis (= Nierenentzündung, → S. 354)	▶ Die verminderte Urinmenge ist eine normale Reaktion des Körpers auf Flüssigkeitsmangel, im Extremfall kann der Flüssigkeitsmangel aber zum Nierenversagen führen. Daher auf eine ausreichende Trinkmenge achten ▶ Baldmöglichst zum Kinderarzt gehen, auf jeden Fall noch am gleichen Tag

Veränderung des Urins und beim Wasserlassen. Fortsetzung	Was sich am ehesten dahinter verbirgt	Erste Maßnahmen
»Abtröpfeln« von Urin nach dem Aufstehen vom Wasserlassen	Verklebung der kleinen Schamlippen (Labiensynechie). Sie ist nicht selten und macht meist gar keine Beschwerden	Keine Erstmaßnahmen nötig, jedoch sicherheitshalber Termin beim Kinderarzt ausmachen. Details → S. 186
Verminderte Urinmenge ▶ Bei Fieber, Durchfall, Erbrechen, Hitze, starkem Schwitzen ▶ Mit Kopfschmerzen, Übelkeit und anderen Beschwerden, leichtes Fieber, schmutzig-brauner Urin	▶ Normale Reaktion des Körpers auf den Flüssigkeitsmangel ▶ Glomerulonephritis (= Nierenentzündung, → S. 354)	▶ Die verminderte Urinmenge ist eine normale Reaktion des Körpers auf Flüssigkeitsmangel, im Extremfall kann der Flüssigkeitsmangel aber zum Nierenversagen führen. Daher auf eine ausreichende Trinkmenge achten ▶ Baldmöglichst zum Kinderarzt gehen, auf jeden Fall noch am gleichen Tag
Gar kein Urin ▶ Alarmsignal, wobei die »Zeitgrenze« altersabhängig ist. Normalerweise ist die Windel bei Babys nach jeder Mahlzeit nass, ältere Kinder gehen auch bei Fieber mindestens dreimal täglich zur Toilette ▶ Unvermögen, Wasser zu lassen, trotz Harndrang, der zunehmend schmerzhafter wird	Verschiedene Ursachen, z. B.: ▶ Ausgeprägter Flüssigkeitsmangel durch Austrocknung (→ S. 318), Glomerulonephritis (= Nierenentzündung, → S. 354) ▶ Harnverhalt (bei Kindern selten)	Zum Kinderarzt gehen oder am Wochenende ins Krankenhaus fahren
Roter Urin ▶ Klar-roter Urin nach Verzehr färbender Lebensmittel (v.a. Rote Bete) oder Einnahme bestimmter Medikamente ▶ In allen übrigen Fällen, bei trüb-rotem Urin oder bei weiteren Beschwerden	▶ Farbstoffbedingt ▶ Verschiedene Erkrankungen, z. B. Harnwegsinfektion (→ S. 350), Blutgerinnungsstörungen (→ S. 294), gesteigerter Abbau roter Blutkörperchen (= Hämolyse, → S. 293)	▶ Roter Urin nach Verzehr »färbender« Lebensmittel geht binnen kurzer Zeit von selbst wieder zurück. Bei Medikamenteneinnahme Beipackzettel lesen, ist dort keine Rotfärbung als Nebenwirkung vermerkt, Arzt anrufen ▶ Am gleichen Tag zum Kinderarzt gehen, wahrscheinlich enthält der Urin Blutbeimengungen. Urinprobe möglichst gleich mitnehmen. Uringewinnung → S. 352
Dunkler Urin ▶ Bei Fieber, Durchfall, Erbrechen, Hitze, starkem Schwitzen ▶ Heller Stuhl, Gelbfärbung der Haut und des Weißen im Auge	▶ Konzentrierter Urin bei Flüssigkeitsmangel ▶ Lebererkrankung, z. B. Hepatitis (= Leberentzündung, → S. 252)	▶ Mehr zu trinken anbieten. Mit Ausgleich des Flüssigkeitsmangels wird der Urin von selbst wieder heller ▶ Noch am gleichen Tag zwecks Abklärung zum Kinderarzt gehen
Trüber Urin ▶ Schmerzen beim Wasserlassen, häufiges Lassen kleiner Urinmengen	Meist Harnwegsinfektion (→ S. 350)	Am gleichen Tag zum Kinderarzt gehen. Urinprobe möglichst gleich mitnehmen. Uringewinnung → S. 352
Jegliche Veränderungen des Urins oder des Wasserlassens nach einer Verletzung im Flanken-Rücken-Bereich, im Genitalbereich oder nach Blutverlust	z. B. schmerzbedingtes Zurückhalten des Urins, Verletzungen, Nierenversagen	Sofort zum Kinderarzt oder mit dem Kind ins Krankenhaus gehen – Sie selbst können nicht entscheiden, ob die Ursache harmlos oder ernst ist

Verstopfung

Der Stuhlgang ist individuell: Für manche Kinder ist eher harter Stuhl normal, bei anderen ist er eher weich. Manche voll gestillten Säuglinge haben 10-mal am Tag Stuhlgang, andere einmal in zehn Tagen, und beides ist normal – solange sich das Kind dabei wohl fühlt und ihm keine Probleme daraus entstehen.

Zudem ändern sich gerade beim Säugling sowohl Art als auch Häufigkeit und Farbe der Stühle oft. Entsprechend schwirig ist es, Verstopfung zu definieren.

Dazu kommt, dass kaum etwas kritischer betrachtet wird als der Stuhlgang. Um den Windelinhalt rankt sich damit eine beträchtliche Mythologie. Da werden kleine Karottenstückchen gesehen, und schon macht das Wort »Verdauungsstörung« die Runde. Auch »Allergien« werden von den Eltern oft schnell diagnostiziert, etwa wenn sich der Stuhl nach einem neuen Gläschen einmal etwas breiiger in die Windel schiebt.

Echte Verstopfung erkennen

Was ist »echte« Verstopfung? Echt verstopft ist ein Kind mit einem harten Stuhl, der ihm offensichtlich Probleme bereitet: Bauchweh, Appetitlosigkeit, Einrisse der Analschleimhaut (Analfissuren) und Schmerzen beim »Geschäft«. Nicht jeder »Selten-Geher« hat solche Probleme, generell liegt aber umso eher eine »echte Verstopfung« vor, je länger ein Kind keinen Stuhlgang hat.

Denn harter Stuhl kann der Ausgangspunkt eines Teufelskreises sein: Je länger er »sitzt«, desto härter wird er und desto eher führt er dann zu Einrissen der Analschleimhaut, wenn er schließlich »kommt«. Die Einrisse wiederum sind schmerzhaft, so dass das Kind als Folge den Stuhl wieder lange zurückhält – dadurch wird er wieder hart, ist schwerer herauszudrücken und so weiter.

Die Folge: Stuhlschmieren

Lange anhaltende (chronische) Verstopfung führt nicht nur zu immer wiederkehrendem Bauchweh und zu Appetitlosigkeit, sondern früher oder später auch zum **Stuhlschmieren** (siehe S. 153). Hinter dem verstopfenden Stuhlpfropf nämlich vergärt der Stuhl, wird flüssig und schiebt sich an dem harten Stuhl vorbei – in die Hose. Oft wird dieser **paradoxe Durchfall** von den Kindern nicht einmal bemerkt – die durch die festsitzenden Stuhlmassen weit aufgedehnte Darmwand hat ihre Empfindlichkeit verloren.

Nach den Ursachen suchen

Verstopfung ist keine Bagatelle, und immer muß der Ursache auf den Grund gegangen werden. Verstopfung einfach als Ausdruck psychischer Konflikte abzutun, ist dem Kind gegenüber unfair und zudem in aller Regel medizinisch falsch (wir sind darauf beim Problem des Einkotens auf S. 153 eingegangen).

Bessert sich eine Verstopfung nicht durch einfache Maßnahmen oder führt sie gar zum Stuhlschmieren, so ist in der Regel eine Überweisung an einen pädiatrischen Gastroenterologen (einen Spezialisten für kindliche Magen-Darm-Erkrankungen) erforderlich. Er kann mit speziellen Instrumenten messen, ob der Schließmuskel und die Muskulatur des Mastdarms richtig funktionieren. Möglicherweise wird er auch eine Gewebeprobe der Darmwand entnehmen, um eine angeborene Störung wie etwa einen Morbus Hirschsprung (eine der Ursachen von hartnäckiger Verstopfung, siehe S. 327) auszuschließen. Finden sich hierbei keine Auffälligkeiten, so handelt es sich meist um eine »Gewohnheitsverstopfung« (siehe S. 327).

Hartnäckigkeit führt zum Erfolg

So hartnäckig Verstopfung ist, so hartnäckig muss sie behandelt werden. Leichtere Formen lassen sich durch **Stuhlregulierung**, d.h. durch »Aufweichung« des zu harten Stuhls, behandeln. Bewährt haben sich:

➤ Viel trinken und möglichst **faserreiche Nahrung** essen: Obst, Gemüse und Salate sowie Vollkorn oder Haferflocken bringen den Darm auf Trab. Faserstoffe können auch der Nahrung zugesetzt werden (ab zwei Jahren), am besten als ungeschroteter Leinsamen: Bis zu sechs Teelöffel täglich. Ab sechs Jahren kommt auch Weizenkleie in Frage.

➤ Auch für Babys geeignet ist **Milchzucker** – er hält Wasser im Stuhl und macht ihn dadurch flüssiger: Dem Milchfläschchen oder Tee z.B. einen Teelöffel zufügen, bei Erfolglosigkeit auf zwei Teelöffel steigern. Milchzucker wirkt nicht bei jedem Kind, zuverlässiger hilft der künstliche Milchzucker-Abkömmling **Laktulose** (siehe auch S. 327), da dieser gar nicht verdaut wird und somit komplett im Darm wirkt.

➤ Auch **Trockenobst** »zieht« Wasser in den Darm. Es wird von Kindern oft gerne gegessen und ist ab zwei Jahren geeignet. In Frage kommen Feigen, Rosinen und vor allem Pflaumen: 2–3 getrocknete Pflaumen (Backpflaumen) über Nacht einweichen, vor dem Frühstück langsam kauend essen. Bei Verstopfung wirken gekochte oder gebratene Äpfel ebenfalls abführend.

➤ Als Alternative, auch bei Säuglingen, eignen sich *Pflaumen- oder Birnensaft* (etwa ein Esslöffel pro Lebensjahr).

➤ *Rohes Sauerkraut und Olivenöl* wirken ebenso stuhlregulierend, am besten mit der Nahrung gemischt, etwa als Salat.

Schwere Formen brauchen mehr

Bei chronischen Formen der Verstopfung, insbesondere wenn sich bereits Stuhlschmieren eingestellt hat, reicht allerdings die Stuhlregulierung allein nicht mehr aus: Der Mastdarm kann sich nur dann zusammenziehen (und durch diese Straffung dann auch wieder kräftigen), wenn die festsitzenden Stuhlmassen nachhaltig entfernt werden: Das wird durch abführende Medikamente (so genannte **Laxantien**) eingeleitet. Das Kind muss dazu z.B. Magnesiumcitrat trinken oder Bisacodyl als Tablette oder Tropfen einnehmen. Gleichzeitig wird der Darm »von unten« durch die Gabe eines (oder mehrerer) abführender Klistiere zur Entleerung angeregt. Klappt die Prozedur, so entleert das Kind jetzt erhebliche Mengen Stuhls (wenn nicht, so müssen die Stuhlmassen im Krankenhaus »von oben« ausgespült werden).

Täglich dranbleiben

Und dann folgt der schwerere Part: den Stuhl so weich halten, dass er sich nicht wieder an der gewohnten Stelle festsetzen kann. Und hierzu muss das Kind mehrmals täglich stuhlregulierende Medikamente (»Stuhl-Weichmacher«) einnehmen, wie etwa *Magnesiumhydroxid, Laktulose* oder auch *Paraffinöl*.

Der Trick dabei ist, dass diese Medikamente nicht fest dosiert werden (also z.B. »morgens und abends ein Esslöffel«), sondern dass immer so viel von diesen Medikamenten genommen wird, dass der Stuhl weich bleibt. Wirkt ein Esslöffel nicht ausreichend, so werden eineinhalb Esslöffel genommen. Oder zwei. Oder drei – je nach Effekt. Ziel ist, den Stuhl »breiig« zu halten und regelmäßige, möglichst tägliche Entleerungen zu haben.

Das Kind führt deshalb am besten auch ein **»Klo-Tagebuch«** – für jede Entleerung wird ein Stern auf den Kalender geklebt. Werden die Sterne rar, so ist es Zeit, wieder auf »Los« zurückzugehen, d.h. dem Darm durch Laxantien und Klistiere auf die Sprünge zu helfen.

Bei chronischer Verstopfung braucht das Kind also starke Partner, die, zusammen mit ihm, nicht locker lassen. Denn bis der Darm wieder straff und empfindsam ist und die Muskeln wieder gut funktionieren, das dauert viele Monate oder sogar Jahre.

Stuhlmedikamente

Wenn Hausmittel nicht greifen, verordnet der Arzt dem Kind eine Zeit lang **stuhlregulierende Medikamente**. Beachten Sie dabei:

➤ Besteht die Verstopfung schon länger, so wird der Darm oft zuerst durch **Laxantien** (= *Abführmittel*) »gereinigt«. Gleichzeitig werden evtl. Glyzerinzäpfchen oder Klistiere gegeben. Beachten Sie dabei: Manche Abführmittel für Erwachsene sind für Kinder nicht geeignet, da sie oft zu stark wirken und die Darmschleimhaut reizen können.

➤ Abführmittel, Glyzerinzäpfchen oder Klistiere können zwar die Entleerung »in Gang setzen«, sind aber nur Zwischenlösungen und sollten die langfristige »Stuhlregulierung« nicht ersetzen.

Verstopfung. Genaues Beschwerdebild	Was sich am ehesten dahinter verbirgt	Erste Maßnahmen
Verstopfung ▶ Voll gestillter Säugling ▶ Keine weiteren Beschwerden	Sog. Scheinverstopfung des gestillten Säuglings	Keine Maßnahmen nötig, ein voll gestillter Säugling, der selten Stuhlgang hat und ansonsten beschwerdefrei ist, ist gesund – daher der Begriff »Scheinverstopfung«
Verstopfung ▶ Beim Säugling	Verschiedene teils harmlose, teils ernste Ursachen	Sicherheitshalber noch am gleichen Tag zum Kinderarzt gehen, wenn ein Säugling eine echte Verstopfung hat (zu erkennen an allgemeinem Unwohlsein), bei Blut in der Windel, anhaltendem Schreien oder Erbrechen sofort
Verstopfung ▶ Bei einem Kind, das gerade lernen soll, aufs Töpfchen oder auf die Toilette zu gehen ▶ Keine weiteren Beschwerden	Phase der Sauberkeitserziehung	Nicht wenige Kinder durchlaufen in der Sauberkeitserziehung eine Phase, in der sie den Stuhlgang als Machtmittel ausprobieren. Als Eltern nicht unter Druck setzen lassen und keine Machtkämpfe entstehen lassen, dann geht dies meist in kurzer Zeit wieder vorbei. Bei Kindern unter zwei Jahren Sauberkeitserziehung verschieben – sie sind damit noch überfordert
Verstopfung ▶ Bei Verzehr von wenig Obst, Gemüse oder Vollkornprodukten, viel Süßigkeiten (v.a. Schokolade) ▶ Bei verminderter Nahrungsaufnahme (Scheinverstopfung) ▶ Bei Fieber, Schwitzen, wenig Trinken (z. B. auf Reisen) ▶ Bettlägerigkeit	▶ Fehlernährung ▶ Nichts zu verdauen → wenig Stuhl ▶ Flüssigkeitsmangel ▶ Bewegungsmangel	▶ Bei Stuhldrang zur Toilette gehen und ausreichend Zeit lassen, Hausmittel → S. 188 anwenden. Hilft auch das nicht, Arztbesuch ▶ Abwarten, bis das Kind mehr isst ▶ Flüssigkeitsmangel ausgleichen, Hausmittel → S. 188 ▶ Bei kurzdauernder Bettlägerigkeit auf ausreichendes Trinken achten, wenn sich das Kind wieder bewegt, normalisiert sich der Stuhlgang in 1–2 Tagen wieder. Bei längerer Bettlägerigkeit auf ballaststoffreiche Kost achten, ggf. Laktulose (z. B. Bifiteral®) geben
Lang andauernde Verstopfung ▶ Oft mit krampfartigen Bauchschmerzen, Völlegefühl ▶ Oft aufgetriebener Bauch, oft »Stuhlwalze« im linken Unterbauch tastbar ▶ Oft mit Einkoten durch »paradoxen Durchfall«	Bei Säuglingen und Kleinkindern oft Morbus Hirschsprung (→ S. 324). Bei Kindergarten- und Schulkindern meist »Gewohnheitsverstopfung« (= chronisch habituelle Obstipation, → S. 324)	In den nächsten Tagen zum Kinderarzt
Verstopfung ▶ Bei sichtbarer Entzündung in der Analregion oder Analfissur (= kleiner Schleimhautriss am After) ▶ Nach Schmerzen bei früheren Stuhlgängen ▶ Nach Lebensumstellung (z. B. Einschulung), in ungewohnter Umgebung	Zurückhalten des Stuhls aus Angst vor Schmerzen oder weil das Kind aus den verschiedensten Gründen nicht auf die fremde Toilette gehen will	Bei sichtbaren Veränderungen im Analbereich oder aktuellen Schmerzen beim Stuhlgang zum Kinderarzt gehen. Versuchen herauszufinden, warum Ihr Kind nicht auf die fremde Toilette gehen möchte, und möglichst Ursache beheben, damit daraus kein chronisches Problem wird
Verstopfung ▶ Müdigkeit, Schwäche, Kälteempfindlichkeit ▶ Übergewicht trotz Appetitmangels ▶ Möglicherweise verzögerte körperliche und geistige Entwicklung	Schilddrüsenunterfunktion (→ S. 345)	In den nächsten Tagen zum Kinderarzt gehen, je jünger das Kind ist, desto schneller. Eine Schilddrüsenunterfunktion ist nur durch Blutuntersuchungen festzustellen und gefährdet die gesamte Entwicklung Ihres Kindes, ist aber durch die Gabe der fehlenden Schilddrüsenhormone sehr gut zu behandeln
Verstopfung mit weiteren Beschwerden, z. B. ▶ Bauchschmerzen, Übelkeit, Erbrechen ▶ Schleim- oder Blutabgang ▶ Schlechtem Allgemeinbefinden	Verschiedene teils ernste Ursachen, z. B. Darmverschluss (→ S. 326) oder Blinddarmentzündung (→ S. 320)	Völlegefühl, Appetitlosigkeit und leichte Bauchbeschwerden sind bei Verstopfung normal. Alles, was darüber hinausgeht, kann aber auf teils ernste Erkrankungen hindeuten und muss ärztlich abgeklärt werden. Daher sofort zum Arzt gehen
Verstopfung in den ersten Lebenstagen ▶ Kindspech (Mekonium, erster Stuhlgang des Babys) wird nicht abgesetzt	Mekonium-Darmverschluss (= Mekoniumileus), z. B. bei Morbus Hirschsprung (→ S. 324) oder bei Mukoviszidose (→ S. 218)	Rasch zum Kinderarzt gehen

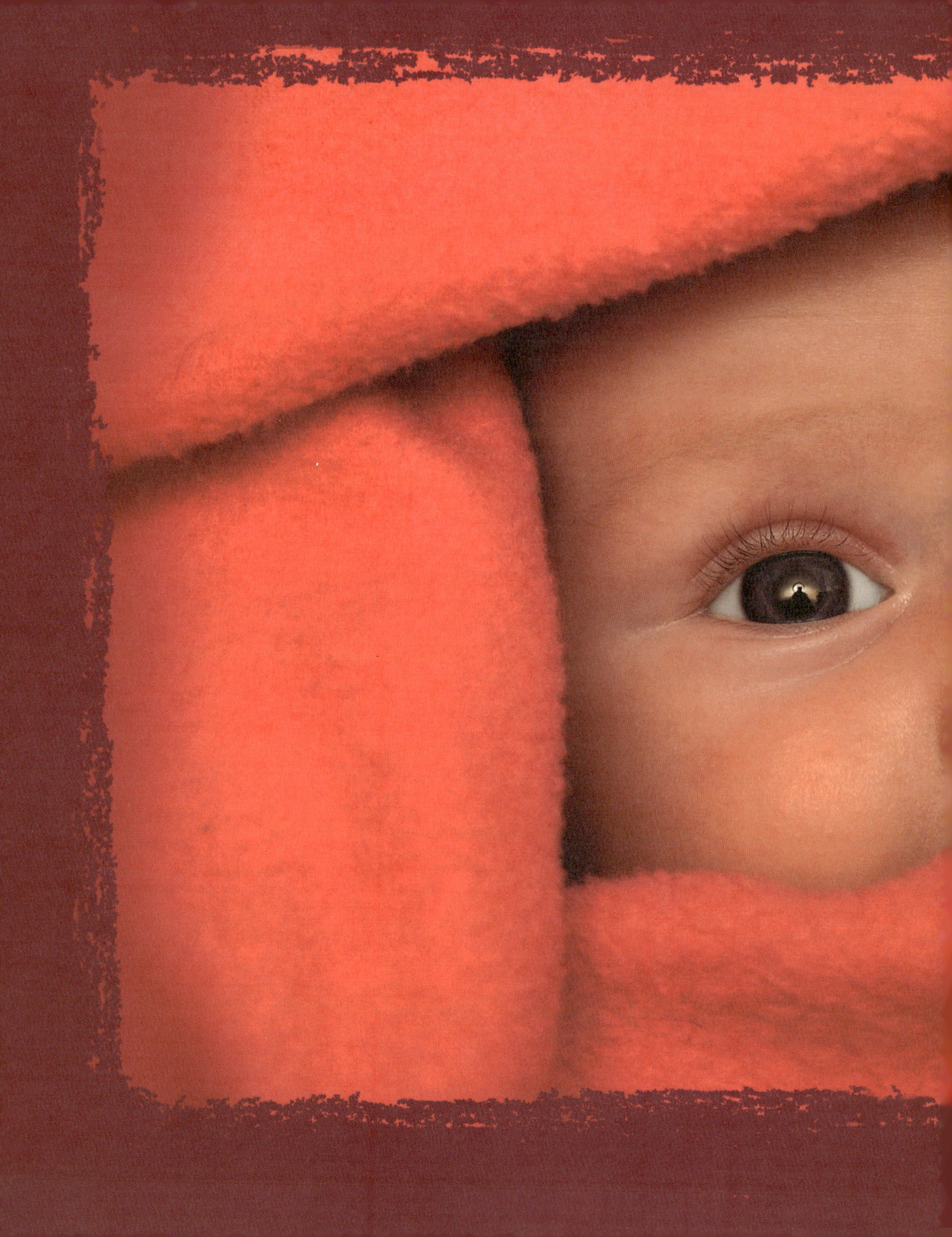

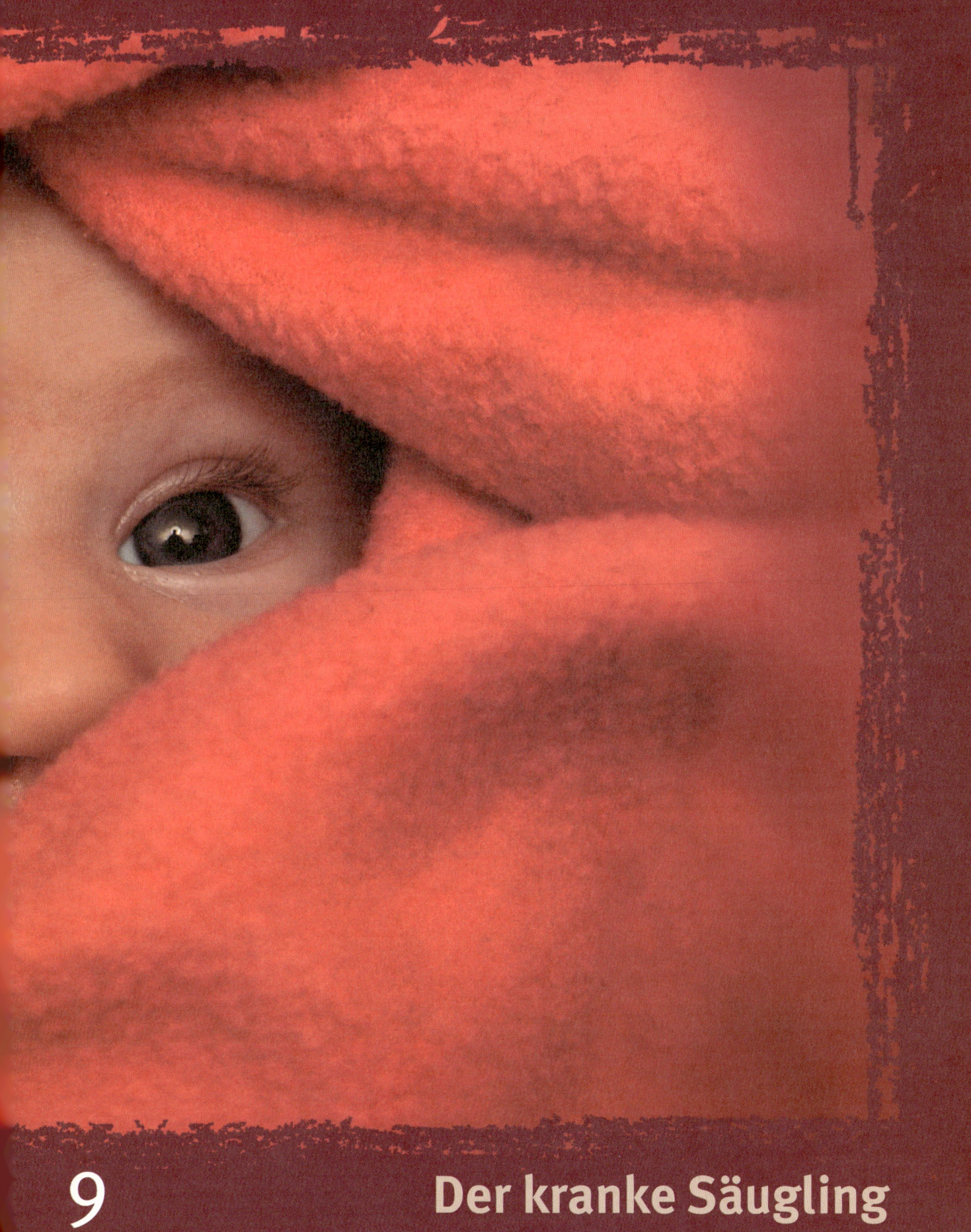

9 Der kranke Säugling

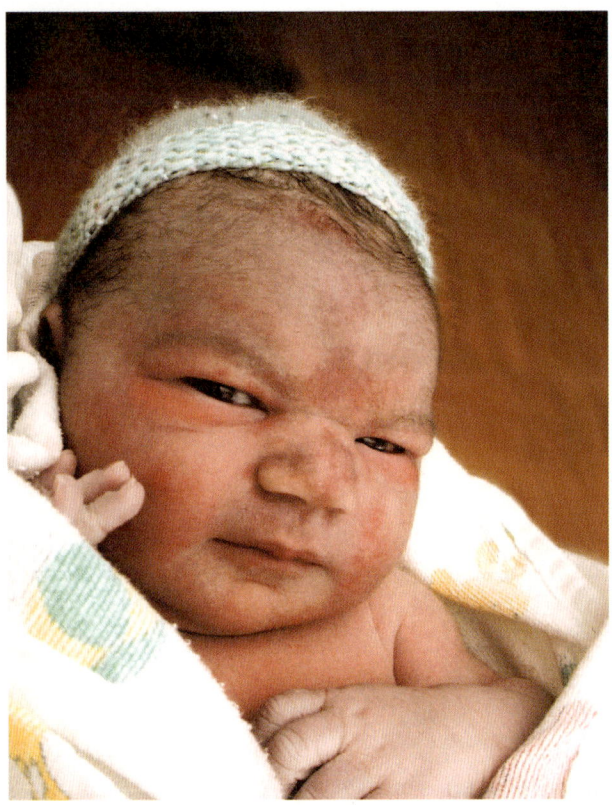

Im Vergleich zu der geschützten Umgebung im Mutterleib ist die Welt am anderen Ende des Geburtskanals ganz schön rau. Alle Organe müssen sich zuerst einmal an die neue Welt anpassen. Das gilt auch für die Haut. Sie ist in den ersten Lebenstagen besonders aktiv und neigt – wie bei diesem nur wenige Stunden alten Neugeborenen – zu allen möglichen, fast immer harmlosen Veränderungen. [ISP]

Aller Anfang ist schwer

An vielen Krankheiten – wie etwa der Mittelohrentzündung – können Kinder jeden Alters erkranken. Manche Krankheiten aber kommen praktisch ausschließlich bei Säuglingen vor. Von diesen Erkrankungen soll in diesem Kapitel die Rede sein.

Das heißt nicht, dass Säuglinge besonders anfällig für Krankheiten sind. Im Gegenteil: Sie sind durchschnittlich weniger Tage pro Jahr krank als das stets verschnuddelte Kleinkind.

Trotzdem ist die Säuglingszeit nicht immer eitel Sonnenschein. Der Organismus des Säuglings muss sich zuerst einmal an die raue Welt dort draußen anpassen. Und jeder Entwicklungsschritt, der danach folgt, bringt nicht nur neue Möglichkeiten, sondern auch neue Widerwärtigkeiten in das Leben des Säuglings: Da sind die Zähnchen, die sich durch den Kiefer schieben, da sind Blähungen auszuhalten und auch so manches Missverständnis mit den wohlmeinenden, aber noch nicht so ganz »eingespielten« Eltern. Groß werden kann mitunter schmerzhaft sein.

Mein Säugling ist krank

Wenn ein Kind nicht gerade frühgeboren ist (siehe S. 214) oder unter einer angeborenen Krankheit leidet (siehe Kapitel 10), sind Säuglinge glücklicherweise nur selten krank. Das liegt vor allem daran, dass sie von ihrer Mutter wertvolle Abwehrstoffe mit auf den Weg bekommen haben, den sog. Nestschutz (siehe S. 227).

Diese Wegzehrung für das Immunsystem hält etwa 6–9 Monate vor und schützt sowohl vor den typischen Kinderkrankheiten als auch vor den Feld-Wald-Wiesen-Krankheiten wie Erkältungen oder Durchfall.

Gestillte Kinder bekommen mit der Muttermilch zusätzliche Abwehrstoffe und erkranken deshalb noch seltener – auch schwer wiegende Infektionen wie Lungen- oder Hirnhautentzündungen sind bei gestillten Kindern seltener.

Wenn Säuglinge aber einmal krank werden, dann kann es ihnen rasch schlecht gehen. Und das zeigt sich oft nicht durch klare Krankheitszeichen wie etwa hohes Fieber oder Husten, wie wir es vom älteren Kind her kennen.

Beschwerden oft diffus

Stattdessen sind kranke Säuglinge einfach »anders als sonst«, schlafen viel, aber unruhig, verhalten sich nach dem Aufwachen anders (lächeln z. B. nicht so wie normal), sind lustlos oder sogar apathisch, trinken nicht mehr so gut oder sehen einfach »schlecht« aus.

Bester Indikator: Das Trinken

Dabei ist das Trinken meist der beste Hinweis, dass etwas nicht stimmt: Ein Säugling, dem seine namengebende Lieblingsbeschäftigung, das Saugen und damit Trinken, egal geworden ist, ist bis zum Beweis des Gegenteils als krank anzusehen. Dann heißt es: den Kinderarzt zu Rate ziehen. Wie Sie genau erkennen können, ob Ihr Kind zum Arzt muss, haben wir auf S. 16 im Detail besprochen.

Fieber: nicht immer verlässlich

Vermuten Sie, dass Ihr Säugling krank ist, so messen Sie am besten auch die Temperatur, und zwar im Po, dort ist die Messung am verlässlichsten (siehe S. 91). Beim Säugling können nämlich schon relativ geringe Temperaturerhöhungen auf eine Infektion hinweisen. So gilt bei jungen Säuglingen (unter sechs Monaten) schon eine Körpertemperatur über 38,0 °C als Fieber, das dann vom Kinderarzt abgeklärt werden sollte.

Diese sehr vorsichtige Definition hat ihren Grund darin, dass Säuglinge in den ersten 2–3 Monaten bestimmte Krankheitserreger wie etwa Streptokokken noch nicht gut abwehren können und dann Gefahr laufen, dass die Erreger in den Blutstrom eindringen und eine Sepsis (erregerbedingte Blutvergiftung) hervorrufen. Diese muss rasch durch Antibiotika behandelt werden, da sich die Erreger sonst in Organen festsetzen und etwa eine Lungenentzündung oder Hirnhautentzündung auslösen.

Ältere Säuglinge sollten zum Kinderarzt, wenn Sie bei ihnen eine Temperatur von über 38,4 °C messen. Mehr zum Thema Fieber bei Kindern siehe S. 154.

==Am Trinkverhalten erkennen Sie am einfachsten, ob Ihrem Baby etwas fehlt. Solange es gut trinkt und dafür Energie und Lust aufbringt, ist die Welt des Säuglings in Ordnung.==

Auffällig – und trotzdem normal!

Da sitzen alle Eltern im selben Boot: Sie registrieren bei ihrem Baby immer wieder Veränderungen, die sie beunruhigen – da treten Hautausschläge auf, der Nabel mumifiziert langsam vor sich hin, der Stuhl ändert seine Farbe, da sind Nieser, Rülpser und Milch, die nie ganz im Magen bleiben will. Ziemlich unbeeindruckt davon ist nur einer: der Säugling, der weiter trinkt und gedeiht, als gehe ihn das alles gar nichts an. Und das ist auch schon die wichtigste Information, die Ihr Kind Ihnen gibt: Solange das Baby weiter seinen Bedürfnissen nachgeht, als sei nichts gewesen, können auch Sie beruhigt sein und die Sache erst einmal weiter beobachten.

Was alles normal ist

Die meisten Veränderungen, die Eltern am Körper ihres Babys registrieren, sind nicht krankhaft, sondern normale Reaktionen eines rasch wachsenden Organismus, der sich langsam auf die neuen Gegebenheiten des Lebens außerhalb des Mutterleibs einstellt. Wir wollen deshalb einmal das Baby mit Ihnen von Kopf bis Fuß genau beobachten:

Kopfgröße

Das kindliche Gehirn hat bei der Geburt ein Drittel seiner endgültigen Größe erreicht, mit neun Monaten die Hälfte und mit zwei Jahren drei Viertel. Der Kopf muss also mitwachsen. Er gewinnt dadurch im ersten Lebensjahr pro Monat etwa 1 cm an Umfang! Generell haben große Babys auch größere Köpfe, zudem fallen in manchen Familien die Köpfe größer aus als in anderen. Krankhaft große (oder kleine) Köpfe erkennt der Kinderarzt durch die Messung des Kopfumfangs: Liegt die Kopfgröße außerhalb des »Normalkorridors« oder nimmt der Kopfumfang zu schnell zu, so klärt er durch eine Ultraschalluntersuchung, ob vielleicht ein Wasserkopf (siehe S. 220) die Ursache ist. Ein zu kleiner oder zu langsam wachsender Kopf kann auf Schädigungen des Gehirns hinweisen oder durch zu früh verschlossene Schädelnähte bedingt sein – hier kann der Schädel nicht mehr mitwachsen, weil die einzelnen Schädelknochen (siehe Abbildung auf S. 364) an ihren Rändern zu früh verkalken und sich deshalb zu früh verbinden (**Kraniosynostose** oder *Kraniostenose*).

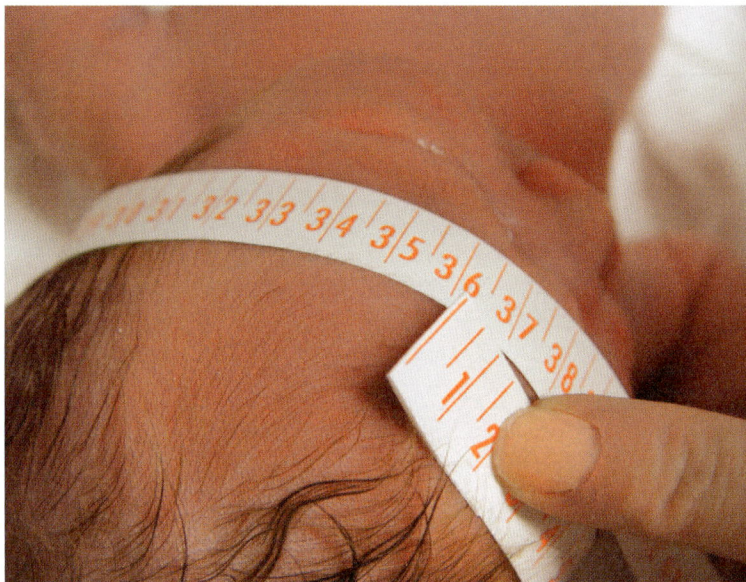

Eine einfache und dabei unverzichtbare Untersuchung: die Kopfumfangsmessung. Da der Kopf unmittelbar nach der Geburt noch etwas »verschoben« ist, ist die erste Messung im Rahmen der U1 noch nicht so aussagekräftig wie die weiteren Messungen, die bei jeder Vorsorgeuntersuchung zur Routine gehören. [ISP]

Kopfform

Dadurch, dass sich die meisten Kinder durch den engen Geburtskanal zwängen müssen, kommen sie meist mit einer flachen Stirn und einem vor allem hinten etwas »ausgezogenen« Kopf auf die Welt. Das gibt sich nach ein paar Tagen.

Danach bestimmt nicht nur die Veranlagung (»ein typischer Müller-Kopf«) die Kopfform, sondern auch die Schwerkraft und damit die Schlafposition: »Rückenschläfer«, heute also fast alle Kinder, haben in den ersten Monaten, manchmal auch die ganze Säuglingszeit, einen eher runden Kopf, oft mit abgeflachtem Hinterkopf.

Frühgeborene, deren weicher Schädel wegen der noch schwach ausgebildeten Hals- und Nackenmuskulatur beim Schlafen oft über Monate seitlich liegt, bekommen einen schmalen, hohen und nach hinten ausgezogenen Kopf, der oft noch jahrelang auffällt.

Einseitige Kopfformen sind ebenfalls fast immer lagebedingt, d.h. spiegeln die bevorzugte Kopfhaltung beim Schlafen wider. Typisch ist hier der an einer Seite abgeflachte Hinterkopf (er ist meist von einer Abflachung an der gegenüberliegenden Stirnseite begleitet).

Einseitige Kopfformen können jedoch auch durch einen zu frühen Verschluss einzelner Schädelnähte bedingt sein. Lassen Sie sich in Zweifelsfällen am besten vom Kinderarzt beraten.

Fontanelle

Junge Babys haben mehrere kleine Knochenlücken am Schädel – dieser spezielle kindliche Schädelbau ist z. B. bei der Geburt von Vorteil, da sich die Knochen ein bisschen gegeneinander verschieben können. Obwohl hier der Knochen »fehlt«, ist das Gehirn darunter dennoch durch die harte Gehirnhaut gut geschützt.

Am größten und auffälligsten ist die weiche Lücke zwischen den Schädelknochen etwas oberhalb der Stirn, *große Fontanelle* oder kurz **Fontanelle** genannt: Dort ist der Schädel etwas eingesunken und oft ist auch ein Pulsieren zu sehen – daher der Name (Fontanelle = kleine Quelle). Das Pulsieren kommt durch den Pulsschlag zustande, der sich auf das Gehirnwasser überträgt.

Nach der Geburt ist die Fontanelle oft kaum zu sehen oder zu tasten. Sie weitet sich in den ersten zwei Monaten auf durchschnittlich 3 cm, kann aber (oft bei Frühgeborenen) auch einiges größer sein.

Normalerweise schließt sie sich im 9.–18. Lebensmonat, manchmal aber auch schon mit drei oder vier Monaten. Solange der Kopfumfang normal weiterwächst und sich das Baby gut entwickelt, ist dies kein Grund zur Sorge. Beim Schreien oder Pressen wölbt sich die Fontanelle etwas vor. Ist sie auch sonst erhaben, sollte der Kinderarzt aufgesucht werden, da dies ein Zeichen eines Wasserkopfes (siehe S. 220) sein kann.

Mein Baby »spuckt«

Die meisten Babys schicken nach dem Essen etwas Milch »zurück zum Absender«, und wenn das mit einem kräftigen Rülpser passiert, kann das schon einmal ein richtiger »Schwall« sein. Manche Babys verfolgen aber eher die Salami-Taktik und bringen immer wieder kleine Mengen, manchmal bis zwei Stunden nach der Mahlzeit, ans Tageslicht.

Dies liegt daran, dass der »Ventilmechanismus« am Mageneingang, der später das Zurücklaufen des Mageninhalts in die Speiseröhre verhindert, erst langsam aufgebaut wird. Dazu muss sich das Zwerchfell erst kräftigen und in einem bestimmten Winkel um den Mageneingang »festziehen«, und das dauert mehrere Monate.

Die Menge des Erbrochenen wird von vielen Eltern überschätzt – wenn Sie einen Teelöffel Milch (fünf Milliliter) auf ein Windeltuch ausleeren, so erkennen Sie warum: Es entsteht ein ziemlich großer Fleck. Selbst wenn Sie deshalb schwören könnten, Ihr Baby spucke »alles« wieder hoch – lassen Sie sich vom Gewicht Ihres Kindes überzeugen. Solange es normal zulegt, besteht kein Anlass zur Sorge.

Schwerere Formen, bei denen Kinder dann nicht gedeihen oder auch andere Probleme, wie etwa eine Blutarmut oder häufige Schmerzattacken haben, werden als »Refluxkrankheit« bezeichnet – wir haben sie auf S. 324 besprochen.

Zur Vorbeugung: Machen Sie beim Füttern ausgiebige »Bäuerchen« und lassen Sie das Kind nicht lange nuckeln, wenn es seinen Anteil intus hat, um den Magen nicht mit Luft zu füllen. Bewegen Sie das kleine Paket nach dem Füttern vorsichtig (vielleicht wechseln Sie die Windel auch mal vor dem Essen), und legen Sie es evtl. eine Weile auf die rechte Seite, dies soll die Magenentleerung beschleunigen.

Erbricht ein junger Säugling dagegen nach dem Essen ständig im Schwall und nimmt dadurch nicht an Gewicht zu, so ist eine organische Störung wahrscheinlich, etwa eine Magenpförtnerenge (siehe S. 207).

Gneis

Bei vielen Babys ist der Haarbereich (manchmal auch die Augenbrauen) von derben, fettigen, fest haftenden Schuppen überzogen. Diese braunen, manchmal auch olivgrünen Schuppen sind eine normale Begleiterscheinung der Hautmauserung, sie haben mit Neurodermitis nichts zu tun (siehe auch S. 397). Die Erscheinung lässt im Laufe der Säuglingszeit nach. Stören die Schuppen sehr, so können sie mit Speiseöl (etwa Olivenöl) aufgeweicht werden (mehrere Stunden einwirken lassen) und dann mit einem ganz feinen Kamm vorsichtig »abgehebelt« werden (nicht kratzen). Nässende, juckende, gelbliche Auflagerungen auf entzündeter Kopfhaut können dagegen eine Neurodermitis anzeigen (siehe S. 382).

Schwitzen

Manche Säuglinge schwitzen im Schlaf im Hals- und Kopfbereich, oft so stark, dass ihr Strampler richtig nass wird. Dies ist eine normale Reaktion. Stellen Sie aber auf jeden Fall sicher, dass die Zimmertemperatur beim Schlafen nicht zu hoch ist (zur Schlaftemperatur siehe S. 60).

Niesen und Nasenlaufen

Alle Babys niesen ab und zu, um ihre Nase zu reinigen, oft schon in den ersten Lebensstunden. Dies ist ein normaler Reflex und kein Zeichen einer Erkältung.
Bei manchen Babys sind in den ersten 2–3 Monaten immer wieder schleimige, klare oder weißliche Absonderungen aus der Nase zu beobachten. Dies ist harmlos und weder Zeichen für eine Infektion (hier ist der Schleim innerhalb kurzer Zeit gelblich oder grün) noch für eine Allergie.

Speicheln

Mit etwa drei Monaten geht es bei den meisten Kindern los: das Speicheln. Ob beim Schlafen, beim Spielen oder Essen, immer läuft ihnen ein dünnflüssiger Speichel aus dem Mund – bei manchen Kindern so viel, dass regelmäßig die Oberkleider durchnässt werden.
Das ist völlig normal und dient womöglich der Mundreinigung oder beruhigt im »Zahnalter« das Zahnfleisch. Nach dem ersten Lebensjahr wird das Speicheln deutlich weniger, mit 18 Monaten ist es bei den meisten Kindern vorbei.

Saugbläschen und Gaumenperlen

In den ersten Lebenswochen bildet sich in der Mitte der Lippen oft ein so genanntes Saugbläschen. Es ist ein normales Zeichen eines gesunden Appetits und tut dem Baby nicht weh. Es verschwindet von selbst, kommt aber immer einmal wieder.

Wenn das Baby schreit, sieht man in den ersten Wochen an Gaumen oder Zahnleiste oft einige gelblich-weiße, glänzende, ungefähr stecknadelkopfgroße, kaum erhabene »Pünktchen«. Dies sind kleine Einschlüsse von Hautabschilferungen, die bei Medizinern auch als Gaumenperlen oder *Epithelperlen* bekannt sind. Sie verschwinden von selbst.

Stumpfe, weiße, flächenhafte Auflagerungen dagegen, die sich mit dem Finger nicht leicht wegwischen lassen, können durch einen Mundsoor bedingt sein. Auch Mundsoor ist nicht schlimm, wird aber behandelt (Näheres siehe S. 256).

Brustschwellung

2–3 Tage nach der Geburt fangen bei etwa drei Viertel der Neugeborenen (sowohl bei Mädchen als auch bei Jungs) die Brüste an etwas anzuschwellen, manchmal auf einer Seite stärker als auf der anderen. Wenn Sie hinfassen, so sind oft Knoten im Brustbereich zu spüren, manchmal tritt sogar etwas milchartige Flüssigkeit aus der Brustwarze. Aber keine Angst: Dies ist eine normale Reaktion auf die mütterlichen Hormone, die das Kind über die Blutbahn im Mutterleib in seinen Körper aufgenommen hat und die nun erst langsam abgebaut werden. Die Milchbildung hört mit 4–8 Wochen von selbst auf. Die Brustvergrößerung ist aber nicht selten auch noch im zweiten Lebenshalbjahr zu tasten.

Absonderungen aus der Scheide

Die von der Mutter im Mutterleib »geborgten« Hormone beeinflussen beim Mädchen auch die inneren Geschlechtsorgane. Eltern beobachten deshalb nicht selten beim Windelwechseln einen zuerst glasigen, später milchigen Ausfluss aus der Scheide des neugeborenen Mädchens. Nach 1–2 Wochen hört dies von selbst auf. Um den siebten Tag herum ist dem Ausfluss nicht selten auch etwas Blut beigemischt, ebenfalls eine – vollkommen natürliche – Folge der hormonellen Umstimmung.

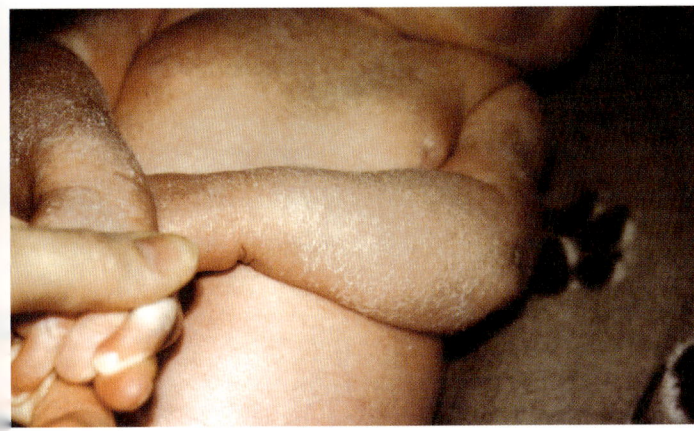

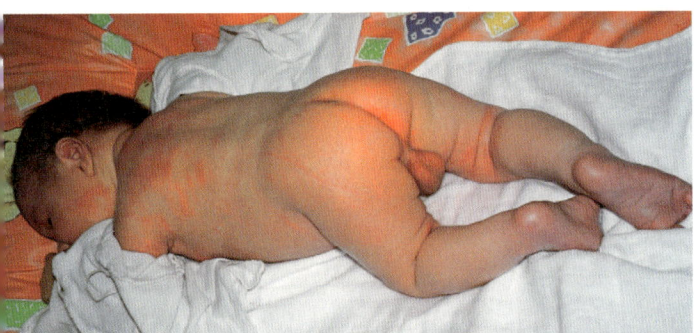

Hautreaktionen sind vor allem beim Neugeborenen ganz normale Erscheinungen. Bei fast allen Säuglingen schuppt die Haut in den ersten Lebenstagen ab (oben). Auch Veränderungen mit ganz kleinen, gelblich-weißen Knötchen auf geröteter Haut (das so genannte Erythema toxicum, im Bild unten) sind in den ersten Lebenstagen normal und verschwinden bald von selbst wieder.
[oben: AS; unten: EB]

Stuhlgang

Was da in die Windel rutscht, ist für viele Eltern ein wahres Orakel – da werden Krankheiten, unverträgliche Nahrungsmittel, Zahnungsbeschwerden, Allergien und vieles mehr abgelesen (siehe S. 189).

Dabei ist kaum eine Lebensäußerung von Natur aus wandelbarer als der Stuhl des Babys: Der erste Stuhl, normalerweise in den ersten 24 Stunden produziert, ist das **Mekonium** oder *Kindspech* – eine fast geruchlose, zähe, schwarz-grüne Masse, der manchmal ein grau-weißlicher oder gelblicher »Mekoniumpfropf« vorausgeht. Nach 2–3 Tagen werden die Stühle dann allmählich grün-braun, um beim gestillten Kind bis zur vierten Lebenswoche schließlich in die süßlich riechenden, orange-gelben, sehr lockeren »Muttermilchstühle« überzugehen. In der Übergangsphase ist der Stuhl teilweise hellgrün und im Stuhl sind Schleim und feste kleine »Seifenstückchen« zu sehen, die Stühle werden in dieser Zeit gerne auch in kleinen »Explosionen« abgesetzt.

Sobald zugefüttert wird (auch zum Beispiel »nur« etwas Kunstmilch), ändern sich die Stühle stark – sie werden dunkler, fester und oft sind einzelne Nahrungsbestandteile wie Fasern oder Beeren im Stuhl zu erkennen.

Gerade gestillte Kinder haben auch immer wieder Phasen, in denen sie nur selten Stuhl produzieren, etwa lediglich einen Stuhl alle 5–6 Tage. Sie sind deshalb nicht gleich »verstopft« – die Unregelmäßigkeit macht den Kindern nämlich keineswegs zu schaffen (mehr zum Thema Verstopfung siehe S. 187). Nichtgestillte Kinder sind regelmäßiger, ihr Stuhl ist fester, brauner und auch im Geruch »erwachsenenartiger«.

Eingewachsene Zehennägel

Bei nicht wenigen Säuglingen wachsen die Zehennägel an den großen Zehen seitlich ein. Die Haut am Nagelrand verhärtet sich dann und ist oft gerötet. Dies bereitet dem Kind nur selten Probleme und geht meist von selbst wieder weg.

Lassen Sie den Nagel lange stehen und schneiden Sie ihn immer so gerade wie möglich ab (klippen Sie den Nagel also nicht seitlich ab). Verursacht der eingewachsene Nagel eine eitrige Nagelbettentzündung, so muss diese behandelt werden (Nagelumlauf, siehe S. 402).

Hautausschläge

Praktisch jedes Neugeborene hat es mit der Haut. Manche Hautveränderungen, wie etwa die Muttermale (siehe S. 379), bringt das Baby schon aus dem Mutterleib mit. Andere entstehen durch die rasche Anpassung, die die Haut nach neun Monaten im Aquarium nun leisten muss. Zu diesen Veränderungen gehören:

Hautschuppung. In den ersten Tagen beginnt die Haut am ganzen Körper zu schuppen (meist feinschuppig, bisweilen auch in zentimetergroßen Fetzen). Dies ist durch die Austrocknung der vom Fruchtwasser aufgeweichten Hornschicht der Haut bedingt. Die abgeschilferte Haut regeneriert sich am besten von selbst, Salben oder Pflegemittel bringen nichts. Bildet die Haut allerdings flüssigkeitsgefüllte Blasen, so sollten Sie mit dem Kind zum Arzt gehen.

Neugeborenenakne. Bis zur vierten Lebenswoche treten bei vielen Neugeborenen kleine, bräunliche, pickelartige Knötchen auf, vor allem im Bereich der Wangen. Es wird vermutet, dass es sich dabei um eine Reaktion auf die im Mutterleib übertragenen mütterlichen Geschlechtshormone handelt. Solange sich die Pickel nicht entzünden (erkennbar an Eiter und zunehmender Rötung und Schwellung der Umgebung) machen Sie gar nichts – auch kein »Abrubbeln« und schon gar kein Ausdrücken. Der Ausschlag verschwindet innerhalb weniger Wochen von selbst.

Erythema toxicum. Ein ähnlicher, völlig normaler Ausschlag wird manchmal in den ersten Lebenstagen an den Ärmchen, Beinen oder am Rumpf beobachtet: Hier schießen kleine gelblich-weiße, von einem roten (nicht geschwollenen) Hof umgebene Knötchen auf, um innerhalb weniger Tage von selbst zu verschwinden. Dieser Ausschlag wird vom Kinderarzt auch Erythema toxicum genannt.

Milien. Infolge einer Zystenbildung in Talg- und Schweißdrüsen entwickeln sich bei über der Hälfte der Neugeborenen kleine, derbe, reizlose, weiße, talggefüllte Pünktchen vor allem im Bereich der Nase. Sie bilden sich in den ersten Lebenswochen von selbst zurück. Auch wenn Sie finden, dass die Pünktchen Ihrem Baby nicht stehen: Drücken Sie die Milien nicht aus, sie könnten sich sonst entzünden.

»Gelbsucht«

Mindestens 50 % der Neugeborenen sind eine Zeit lang nach der Geburt mehr oder weniger »gelb«. Auch wenn die Mediziner ihnen dann eine Gelbsucht (oder, lateinisch, *Ikterus*) bescheinigen: Krank sind sie in aller Regel nicht. Meist nämlich handelt es sich um eine normale, also nicht durch eine Krankheit bedingte Erscheinung. Um dem Rechnung zu tragen, nennt der Mediziner die Standardform der Gelbsucht auch *physiologische* (d. h. zu den normalen Körperfunktionen gehörige) Gelbsucht.

Es mehren sich Hinweise, dass die zeitweilige »Verfärbung« der Neugeborenen sogar einem nützlichen Zweck dient: Der für die Gelbfärbung verantwortliche Stoff jedenfalls, das Bilirubin, hat antioxidative, d. h. den Stoffwechsel schützende Eigenschaften.

Die physiologische Gelbsucht beginnt um den zweiten oder dritten Lebenstag, meist im Gesicht. Nicht nur die Haut, sondern auch das Augenweiß und die Schleimhäute, etwa am Gaumen des Kindes, sind gelblich eingefärbt.

Die Gelbsucht wandert dann den Körper entlang nach unten. Meist ist sie unterhalb des Bauchnabels kaum mehr zu sehen und geht etwa mit dem Ende der ersten Lebenswoche von selbst zurück, sie kann aber auch länger anhalten. Urinfarbe und Stuhlfarbe sind unverändert. Manchmal ist der Säugling etwas müde.

Normale Gelbsucht – woher?

Die Verfärbung kommt durch ein Stoffwechselprodukt zustande, das auch beim Erwachsenen anfällt, wenn auch in geringerer Menge – dem Bilirubin. Dieses entsteht beim Abbau des roten Blutfarbstoffes, des Hämoglobins, das im Blut den Sauerstofftransport übernimmt (siehe S. 292). Solange das Kind im Mutterleib ist, wird das Bilirubin über den Mutterkuchen (die Plazenta) und damit den mütterlichen Körper (genauer gesagt, ihre Leber) »entsorgt«. Nach der Abnabelung muss das Baby dies selbst tun.

Und nach der Geburt fällt einiges Bilirubin an. Denn das Neugeborene kommt mit einem Überschuss an Blutkörperchen und damit Hämoglobin auf die Welt (dies stellt sicher, dass es während der Umstellungsphase nach der Geburt genug Sauerstoff hat). Die überschüssigen Hämoglobin-Reserven werden dann allmählich aufgelöst – die natürliche Blutmauserung des Neugeborenen beginnt. Das dabei entstehende Bilirubin wird aber in der noch unreifen Leber noch nicht sehr effektiv entsorgt und verteilt sich deshalb mit dem Blut im ganzen Körper – sichtbar an der Gelbfärbung der Haut.

Bei gestillten Kindern ist die Gelbfärbung meist stärker. Dies liegt daran, dass die Muttermilch in den ersten Tagen nicht gleich »volle Pulle« läuft und deshalb der Darm des Neugeborenen noch nicht so viel Stuhl ausscheidet. Mit dem Stuhl aber wird immer auch ein gewisse Menge an Bilirubin ausgeschieden und damit dem Körper entzogen.

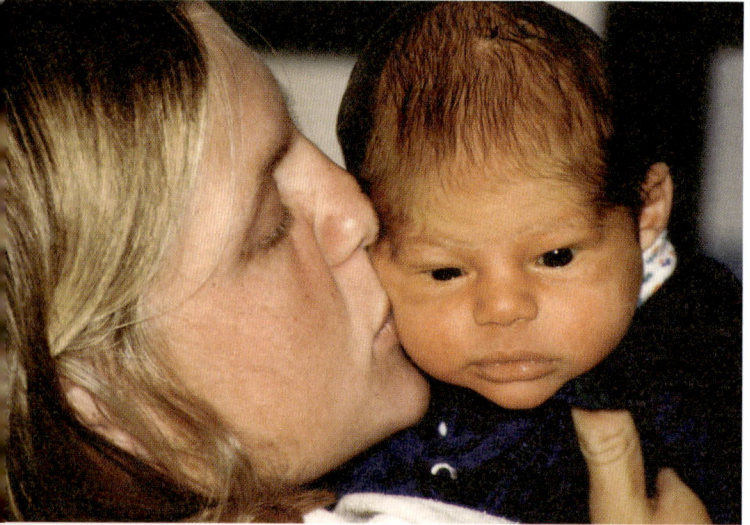

Der unglückliche Name »Neugeborenengelbsucht« schreckt viele Eltern auf. Dabei handelt es sich in aller Regel um eine ganz normale Reaktion, die dem Neugeborenen sogar nützlich sein könnte. [RP]

Krankhafte Ursachen

Die Gelbsucht schädigt den Körper nur dann, wenn das Bilirubin sehr hohe Werte erreicht. Bei der normalen Gelbsucht kommt das nur in ganz extremen Ausnahmefällen vor, etwa wenn das Baby in den ersten Tagen nichts trinken kann.

Selten liegen der Gelbsucht krankhafte Ursachen zugrunde. Und hier kann so viel Bilirubin anfallen, dass es nicht nur in die Haut und die Schleimhäute eingelagert wird, sondern auch in das Gehirn, wo es in hoher Konzentration schädigend wirken kann. Gefährdet sind dabei vor allem Frühgeborene. Diese krankhaften Formen der Gelbsucht verlaufen anders:

Sie beginnen früher, d. h. bereits am ersten Lebenstag. In diesen Fällen liegt der Gelbsucht ein viel zu rascher Blutzerfall zugrunde. Dieser kommt dadurch zustande, dass sich das mütterliche Blut und das Blut des Neugeborenen nicht vertragen (so genannte Blutgruppenunverträglichkeit). Da die Verträglichkeit der Blutgruppen heute getestet wird und gegen die schwerste Form, die Rhesus-Unverträglichkeit, zudem vorbeugend ein Medikament gespritzt werden kann, ist diese Form der Gelbsucht heute sehr selten.

Sie halten länger an. Besteht die Gelbsucht länger als zwei Wochen, so ist sie manchmal durch ein hormonelles Ungleichgewicht bedingt, etwa im Rahmen einer nicht erkannten Unterfunktion der Schilddrüse (siehe S. 345). Da praktisch alle Neugeborenen heute routinemäßig darauf untersucht werden, ist diese Form extrem selten.

Das Baby ist dabei krank. Schwere Formen der Gelbsucht können zum Beispiel durch eine erregerbedingte Blutvergiftung (Sepsis) entstehen.

Eine andere Ursache für die lange anhaltende Gelbsucht ist die so genannte Muttermilch-Gelbsucht. Sie kann bei einem kleinen Teil der gestillten Kinder beobachtet werden und ist harmlos. Wahrscheinlich enthält die Milch mancher Mütter einen bestimmten Stoff, der den Abbau des Bilirubins hemmt. Abstillen ist nicht erforderlich.

==Gelbsucht, bei der gleichzeitig der Urin braun ist und der Stuhl sehr hell (fast weiß) wird, ist immer krankhaft und kann auf einen Leberschaden hinweisen.==

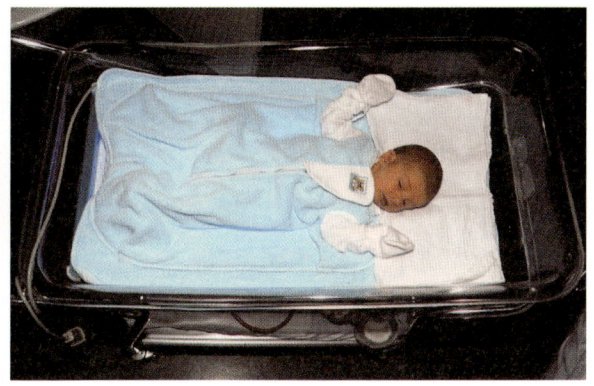

Eine babyfreundliche Alternative für Kinder mit behandlungsbedürftiger Gelbsucht: die »Lichtdecke«. Die Decke wird wie ein Strampler angezogen und bescheint über winzige Glasfiberfasern die darunter liegende Haut. Die Haut kann nun das dort eingelagerte Bilirubin in wasserlösliche Formen umwandeln, die über den Urin ausgeschieden werden. [RH]

Wenn Babys schreien

Die Ohren von Eltern scheinen über einen gnädigen Filter zu verfügen. Studien mit Kassettenrekordern zeigen, dass Babys mehr schreien als es ihre Eltern meist vermuten – mit zwei Wochen im Durchschnitt eine Stunde und 45 Minuten pro Tag, und die Schreizeit nimmt dann bis zum Alter von sechs Wochen noch zu, auf ganze zweieinhalb Stunden pro Tag.

Dann schimmert Licht am Ende des Tunnels: Bis zum Alter von vier Monaten fällt das Tagespensum auf insgesamt eine Stunde ab. Dabei schreien Erstgeborene etwas mehr als Folgekinder – kein Wunder, schließlich gehen Eltern bei ihrem ersten Kind noch in die Lehre und lernen dabei auch so manchen Trick, der ihnen erst in der zweiten oder dritten Runde zugute kommt.

Auch Frühgeborene schreien oft mehr, und vor allem: Sie schreien länger – sie erreichen ihr Schreimaximum nämlich nicht sechs Wochen nach der Geburt, sondern sechs Wochen nach dem errechneten Geburtstermin.

Warum schreien sie?

Die Frage, warum Babys so viel schreien, dürfte so alt sein wie die Menschheit – wir haben uns auf S. 56 schon damit befasst. Man kann es aber auch positiv sehen: Würden Babys nicht schreien, wie könnten wir dann wissen, ob unserem Kind etwas fehlt?

Manchmal wissen wir schon, was los ist, wenn das Baby auch bloß Luft holt zum Schreien: Hunger, Durst (im Sommer auch nach Wasser), Schreck, Schmerzen (vom Zahnen über Blähungen bis hin zum wunden Po) oder unbequeme Lagerung. Oder es schreit, wenn es krank ist oder friert oder zu warm eingepackt ist. Oder weil es einsam ist oder den Wunsch nach Körpernähe verspürt. Später treten Angst, Zorn, Eifersucht und Frustration als Schreimotive hinzu.

Viele Eltern machen aber auch die Erfahrung, dass Babys schreien, wenn sie einfach genug von allem haben – sie haben noch nicht gelernt »abzuschalten« und begegnen der Reizüberflutung durch die Flucht nach vorn – durch monotones Schreien. Dies dürfte der Grund sein, weshalb Babys an hektischen Tagen mehr schreien und auch dann, wenn sie müde oder »aus dem Rhythmus« sind.

Das macht der Arzt

Vermutet der Arzt, dass es sich um eine krankhafte Form der Gelbsucht handeln könnte, so bestimmt er das Bilirubin durch einen Bluttest. Dies macht aber nur bei auffälligen Verläufen einen Sinn. Als Routineuntersuchung bei allen »gelben« Babys wird der Test nicht empfohlen – schließlich ist er immer auch mit einem Pieks für das Baby verbunden, das in den ersten Tagen schon genug auszuhalten hat.

Zeigt die Messung einen sehr hohen Wert, so können weitere Bluttests die Ursache nachweisen, etwa einen zu raschen Blutabbau oder eine Sepsis.

Ab einem bestimmten Grenzwert beginnt der Arzt zur Sicherheit eine so genannte **Phototherapie** – dazu wird das Baby nackt unter besondere Leuchtröhren gelegt. Das von diesen Leuchtröhren vorzugsweise ausgesandte Licht blauer Wellenlängen sorgt dafür, dass das Bilirubin in der Haut des Babys so verändert wird, dass es mit dem Urin ausgeschieden werden kann (es muss also nicht über die Leber entsorgt werden).

Als Alternative kann das Baby auch in spezielle Decken mit eingewobenen lichtleitenden Fasern eingepackt werden. Die Fasern kommen alle aus einem Bündel, das an eine Kaltlichtquelle angeschlossen ist. Mit Hilfe dieser neuen Technologie kann die Phototherapie heute auch zu Hause durchgeführt werden.

Nur ganz selten, nämlich bei schweren Formen der Blutgruppenunverträglichkeit, muss der Arzt im Krankenhaus Blutaustauschtransfusionen veranlassen. Hier wird ein Teil des Blutes durch verträgliches Fremdblut ersetzt, um so den weiteren Anstieg des Bilirubins zu stoppen.

Das können Sie tun

Krankhafte oder gefährliche Formen werden schon in der Entbindungsklinik behandelt. Bescheinigt der Arzt Ihrem Baby eine kontrollbedürftige Gelbsucht, so können Sie das Abklingen der Gelbsucht mit einfachen Mitteln unterstützen:

▶ Setzen Sie Ihr Baby möglichst nackt, d.h. in warmer Umgebung, dem durch das Fenster fallenden Sonnenlicht aus (das Glas lässt einen großen Teil des in diesem Zusammenhang wichtigen »blauen« Lichtanteils durch). Je länger Sie das tun, desto besser.

▶ Bringen Sie den Darm Ihres Babys in Schwung. Solange der Stuhl nämlich nur im Darm »sitzt«, passiert Folgendes: Das von der Leber bereits in den Darm ausgeschiedene Bilirubin wird in tieferen Darmabschnitten glatt wieder in den Körper aufgenommen und muss dann erneut »entsorgt« werden. Wie Sie den Darm anregen können? Indem Sie Ihr Baby möglichst oft an die Brust nehmen – dadurch kommt bei Ihnen die Milchproduktion in Schwung und beim Baby die Darmbewegungen, was Sie an den zunehmenden Stuhlmengen sehen können. Vom Zufüttern oder gar Umstellen auf Flaschennahrung raten wir ab – langfristig bringt dies Ihrem Baby mehr Nachteile.

▶ Ihrem Baby Wasser zu füttern, um das Bilirubin zu »verdünnen«, bringt nichts, Stillen ist aus den oben angeführten Gründen weitaus besser.

Die »Gelbverfärbung« nach Beginn der Beifütterung ist keine »Gelbsucht«, sondern kommt von der Karottennahrung. Bei diesen harmlosen, durch Einlagerung des Karottenfarbstoffs Karotin bedingten Formen ist das Augenweiß nicht verfärbt.

»Dreimonatskoliken«

Meistens ist das Schreien ein kurzes Signal, die Eltern reagieren darauf, und dann ist alles wieder gut. So haben z. B. viele Säuglinge direkt nach dem Trinken eine kurze »Kampfzeit«: Das Baby hat vielleicht einen geblähten Bauch, spuckelt ein bisschen und weint – mit dem erlösenden Bäuerchen hört auch das Weinen auf.

Anders bei den so genannten Dreimonatskoliken – hier schreien die Babys anhaltend und immer wieder, und oft bleibt unklar, was dahinter steckt. Der Spuk beginnt oft schon nach den ersten paar Lebenstagen. Die Babys schreien bevorzugt in den Abendstunden, etwa zwischen fünf und acht Uhr, oft aber auch bis zehn oder länger.

Das herzzerreißende und bald auch von den Nachbarn gefürchtete Gebrüll geht oft schon beim Trinken oder kurz danach los. Die Babys schreien schrill, die Stirn ist oft gerunzelt, Schmerzen klingen mit, und sie beruhigen sich durch Hochnehmen, Füttern und mitmenschliche Nähe allenfalls zeitweilig. Findet das Kind schließlich zur Ruhe (meist nach etwa 5–20 Minuten), so kommen die Attacken in Abständen oft wieder. Grausamerweise ficht das Baby seinen Kampf gerade zu einer Tageszeit aus, in der auch die Erwachsenen am Zusammenklappen sind – am Abend, wenn sie hungrig auf das Abendessen warten oder gestresst von der Arbeit zurückkommen.

Man schätzt, dass etwa 20 % der Babys an »Koliken« leiden.

Ist der Bauch schuld?

Dabei ist nicht einmal sicher, ob überhaupt der Bauch an den Schreiattacken schuld ist, wie der Begriff »Kolik« suggeriert. Manche Kinderärzte sprechen deshalb – neutraler – vom »unspezifischen Schreien« – für uns auch kein glücklicher Begriff, klingt er doch so, als ob Babys einfach schreien, weil ihnen sonst nichts Besseres einfällt.

Auch wenn es nicht bewiesen ist, vieles lässt Bauchkrämpfe als Ursache vermuten: Die Säuglinge ziehen die Beinchen an und strecken sie dann plötzlich wieder, als wollten sie den Schmerz »wegkicken«. Der Bauch ist oft angespannt. Sanftes Streicheln des Bauches bringt manchen Säuglingen Erleichterung. Schwedische Forscher konnten zudem bei Kolikkindern ein Zuviel an bestimmten auf die Darmbewegungen wirkenden Hormonen nachweisen (z. B. Motilin).

Könnte etwa die mit dem Schreien geschluckte Luft die Bauchkrämpfe in Gang setzen? Dies ist eher unwahrscheinlich. Röntgenbilder haben nämlich gezeigt, dass »Kolikbabys« nicht mehr Darmgas haben als andere. Auch sind die Erfolge von gasreduzierenden Medikamenten allenfalls bescheiden.

Es könnte aber auch sein, dass die Bauchkrämpfe erst als *Folge* des Schreiens und der damit verbundenen Aufregung entstehen. Dass ganz am Anfang also ein anderer Auslöser steht und sich dann »auf den Bauch schlägt«, der ja bei kleinen Säuglingen bekanntlich ein sehr sensibles Organ ist.

Oder könnten die Bauchkrämpfe als Folge von »Stress« und innerer Anspannung entstehen? Hierfür spricht einiges (siehe Kasten).

Tiefer liegende Ursachen?

Vorneweg: Die Frage, was die regelmäßigen Schreiphasen in Gang setzt, ist noch immer ungeklärt. Dass die »Koliken« vor allem abends auftreten, könnte auf eine Überreizung oder andere Arten von Stress hindeuten. Vielleicht sind es gerade diese auch für die Erwachsenen hektischsten Stunden des Tages, in denen der gute und entspannte »Draht« zum Säugling einfach schwerer zustande zu bringen ist? In denen zudem auch die Nerven des von all den Eindrücken des Tages »geschafften« Kindes bloßliegen und dem es dann niemand mehr recht machen kann? Dass die »Koliken« mit drei oder vier Monaten aufhören, vielleicht erklärt sich das damit, dass die Säuglinge dann insgesamt stabiler sind und gelernt haben, ohne großes Drama »abzuschalten«?

Dass »Koliken« mehr sind als nur ein Reifungsprozess des Darmes, sondern vielleicht auch ein Reifungsprozess des ganzen Kindes und der Eltern-Kind-Beziehung, darauf weisen auch kulturelle Unterschiede hin. In Naturvölkern etwa, in denen Babys viel am Körper der Mutter getragen werden, ist regelmäßiges, unstillbares Schreien seltener. Auch hierzulande hat sich in Experimenten gezeigt, dass Kinder, die mindestens drei Stunden am Tag im Tragetuch getragen werden, seltener schreien.

Ist also doch die Mutter schuld?

Eindeutig nein! Studien zeigen, dass Mütter von Kolikkindern sich in nichts von denen unterscheiden, deren Kinder keine Koliken haben. Weder sind sie »unsicherer« noch weniger »bindungsfähig«. Ja, wenn sie noch andere Kinder haben, so sind oder waren diese nicht selten von Koliken verschont.

Und dass Mütter und ihre Babys in einer Realität leben, die – mal mehr, mal weniger – stressig ist und sie immer wieder an die Grenzen der Belastbarkeit bringt, wer könnte Müttern daraus einen Vorwurf machen?

Der Trost: Da ist Licht am Ende des Tunnels. 85 % der Babys haben ihre »Kolikzeit« mit drei Monaten hinter sich gebracht, mit vier Monaten sind es fast 100 %.

Was sonst noch keine Rolle spielt

Immer wieder wird behauptet, Dreimonatskoliken seien durch »Allergien« oder »Milchunverträglichkeit« ausgelöst. Das mag in seltenen Ausnahmefällen stimmen, aber solche Krankheiten zeigen sich dann auch durch andere Zeichen wie Durchfall, Blut im Stuhl oder schlechtes Gedeihen.

Dass die Nahrung bei den allermeisten Kindern keine Rolle spielt, zeigt auch die Tatsache, dass »Koliken« bei gestillten und nichtgestillten Kindern etwa gleich häufig vorkommen. Manche Kinderärzte vermuten sogar ein Übergewicht bei den gestillten Kindern. Die ebenfalls manchmal angeschuldigte Laktoseintoleranz (siehe S. 330) ist so selten, dass sie als generelle Erklärung kaum gelten kann. Dasselbe gilt für den Menstruationszyklus der Mutter.

Was Sie tun können

Zuerst: Verschaffen Sie sich Gewissheit, dass nichts Schlimmes hinter den Schreiattacken steht. Schon das beruhigt, und Ihre Ruhe strahlt auf das Baby aus.

Zeichen, dass mehr hinter dem Schreien steht als »nur« Dreimonatskoliken, sind:

▶ Blut in der Windel
▶ Wenn das Baby nicht gedeiht oder den Rest des Tages nicht gut trinkt
▶ Wenn es apathisch, lustlos oder blass ist
▶ Wenn es immer wieder erbricht

Auch vernichtend-schmerzhaftes, schrilles Schreien, das länger als eine Stunde anhält

»Schreibabys«

Man geht davon aus, dass 10–15 % der Kinder Schreibabys sind. Wodurch outet sich ein Kind als »Schreibaby«? Ganz einfach: indem es so viel schreit, dass ein verträgliches Familienleben nicht mehr möglich ist. Manchmal werden dazu auch Zahlen zu Hilfe genommen. Als »Schreibabys« werden dann solche Kinder bezeichnet, bei denen das Schreien länger als drei Stunden andauert, häufiger als an drei Tagen die Woche auftritt und länger als drei Wochen anhält. Da aber die wenigsten Eltern mitzählen und Schreien nicht gleich Schreien ist, halten wir die simple Variante für die bessere Definition: Ein Schreibaby ist ein Säugling, der mehr schreit, als die Nerven seiner Eltern es aushalten.

Warum die Kinder so übermäßig viel schreien, ist damit nicht gesagt, und bei vielen »Schreibabys« bleibt das auch letzten Endes unklar.

Viele Schreibabys leiden »einfach« unter Dreimonatskoliken, d.h. sie schreien vor allem abends und nach drei bis vier Monaten ist der Spuk vorbei. Andere schreien, weil sie anderswo Schmerzen haben, etwa eine Mittelohrentzündung, oder eine Refluxkrankheit mit einer Reizung der Speiseröhre (siehe S. 324). Deshalb ist der Kinderarzt bei solchen Kindern die richtige Adresse.

Weitere Ursachen

Schreien kann aber auch ein Zeichen von »Stress« sein, von seelischem Unwohlsein. So schreien Kinder, die mit ihren Bedürfnissen bei ihren Erwachsenen nicht richtig »ankommen« oder die sich auf keine konsistente, sichere Reaktion ihrer Eltern verlassen können, mehr als andere. Daher sind Kinder, die eher »nach Tagesform« der Eltern getröstet werden, gerade in den ersten Monaten besonders starke Schreier.

Andere Schreibabys aber haben eigentlich alles, was sie brauchen – inklusive engelsgleicher Eltern –, und sind trotzdem nicht zufrieden. Diese »24-Stunden-Babys« schreien häufig schon morgens und lassen auch dann nicht locker, wenn für die anderen Babys die Zeit der Dreimonatskoliken mit einem Seufzer zu Ende geht. Sie fallen zudem oft durch andere Persönlichkeitszüge auf – Eltern beschreiben sie etwa als »fordernd«, »unzufrieden«, »leicht reizbar« und »schwer zu trösten«. Manchmal kommt außerdem eine ausgeprägte körperliche Unruhe und niedrige Reizschwelle dazu, so dass kein Wunder ist, dass diese Kinder schlecht schlafen. Später sind einige dieser »Rund-um-die-Uhr-Babys« hyperaktiv, haben mehr Wutanfälle und passen sich nur schwer im Kindergarten und in der Schule an, so dass ein Teil dieser Kinder später ein ADHS diagnostiziert bekommt (siehe S. 462).

Das Problem mit Schreikindern ist, dass die Eltern bald körperlich und seelisch am Ende ihrer Kräfte sind: Sie wollen ihrem Kind alles geben und bekommen als Resonanz vor allem negative Gefühle. Bei vielen stellt sich

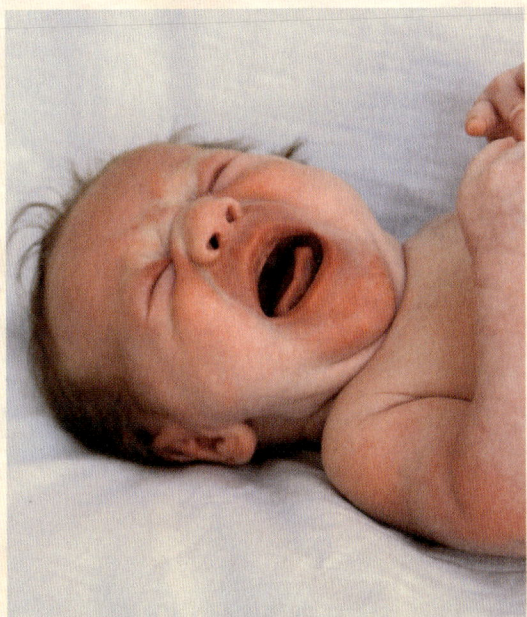

Auch wenn es noch so dramatisch klingt – meist ist die Welt des schreienden Kindes schnell wieder in Ordnung zu bringen. Unstillbares Schreien allerdings ist in jeder Familie Sand für das Getriebe: Wenn Eltern ihr Baby trotz besten Willens nicht trösten können, so weckt das unweigerlich auch Gefühle von Schuld und Versagen. Wichtig zu wissen: Alle Eltern erleben solche Situationen, in denen sie mit ihrer Liebe einfach nicht weiterkommen. Diese Gefühle sind ein normaler, unvermeidlicher Teil des Elternseins. [ISP]

irgendwann totale Verzweiflung ein und auch Wut und Hass. Und es wird immer schwerer, dem Kreislauf von kindlicher, mütterlicher und familiärer Unruhe zu entkommen. Häufig werden die Kinder dann innerlich abgelehnt, und wenn das Fass einmal überläuft, kommen auch Kindesmisshandlungen vor – bei den besten Eltern.

Hier kann oft nur professionelle Beratung weiterhelfen, beispielsweise in speziellen Schreisprechstunden oder »Schreiambulanzen«, die oft an Universitätskliniken angeschlossen sind (Adressen finden Sie unter: www.trostreich.de).

Anti-Schrei-Strategien

Alle bei den »Dreimonatskoliken« genannten Strategien können versucht werden. Eltern berichten insbesondere über Erfolge von *Rhythmen* und *Körpernähe:*

▶ Gerade bei den leicht reizbaren Schreikindern hilft ein klarer Tagesablauf mit festen Ess- und Spielzeiten sowie wiederkehrenden Einschlafritualen.

▶ Manchmal entspannt sich die Situation aber auch, wenn das Baby am Körper seiner Eltern getragen wird – so konnte gezeigt werden, dass manche Schreibabys weniger schreien, wenn sie über den Tag verteilt drei Stunden ins Tragetuch genommen werden. Wie Dr. Remo Largo, der Autor des Buches *Babyjahre*, vermutet, könnte es sein, dass manche Babys einfach mehr Körpernähe brauchen als andere.

▶ Andere Baby profitieren von einer »interessanteren«, also stimulierenderen Umgebung. So beobachtet man nicht selten, dass Schreihälse in dem Moment zufrieden werden, wo sie krabbeln lernen.

▶ Auch eine Entlastung an der Haushaltsfront kann helfen – entweder durch zusätzliche Hilfe oder durch Zurückschrauben der eigenen Erwartungen. Ein Rund-um-die-Uhr-Baby kennen und betreuen zu lernen kann das Äußerste sein, was Sie von sich verlangen können.

und bei dem sich das Kind partout nicht entspannen kann, kann mehr sein und z. B. auf einen eingeklemmten Leistenbruch (siehe S. 323) oder eine Darmeinstülpung (Invagination, siehe S. 325) hinweisen.

In allen diesen Fällen suchen Sie gleich den Kinderarzt auf.

Beruhigungsstrategien

Ansonsten: Versuchen Sie Ihr Baby zu beruhigen. Dabei werden Sie feststellen, dass viele der sonstigen »Tröster« nicht gut ziehen und die Sache sogar nur schlimmer machen. Und: Was beim einen Baby hilft, verschärft beim anderen die Lage nur noch. Experimentieren Sie also ruhig.

Trinken? Das gilt insbesondere für das Trinken. Natürlich wird das Baby für kurze Zeit ruhig, wenn es an Ihrer Brust liegt, und es saugt dort auch gierig, aber Sie merken rasch, dass das Trinken (oft ein ganz verzweifeltes Saugen) eher ein Versuch der Entspannung ist und dass die zugeführte Nahrung den Aufruhr eher wieder schürt. Besser als immer wieder die Brust zu geben ist also ein Schnuller oder das Fäustchen in seine Reichweite zu bringen. Manche Eltern haben mit kleinen Mengen lauwarmem Fencheltee gute Erfahrungen gemacht.

Ablenkung. Was vielen Kindern am meisten bringt, ist ruhige Ablenkung. Viele wollen fest im Arm gehalten werden (siehe S. 56) und Rhythmen können Wunder tun, z. B. indem Sie das Baby eng an Ihren Körper gedrückt auf und ab schaukeln. Dabei bevorzugen manche Babys einen wahren »Affentanz«, andere mögen es sachte. Jeder entdeckt dabei seine eigenen Tricks und lernt allmählich, was seinem Baby hilft und was nicht.

Einwickeln. Viele Eltern haben auch gute Erfahrungen damit gemacht, das Baby fest in ein großes Handtuch »einzuschlagen« und es dann sanft in den Armen zu wiegen.

Tragetuch. Gut bewährt hat sich auch, das Baby ins Tragetuch zu nehmen – und zwar gerade auf den Rücken, wo sich das Kind ohne viel Mühe schaukeln lässt und Sie trotzdem die Hände frei haben, etwa um das Abendessen dann doch noch fertig zu bekommen. Lassen Sie sich das »Auf-den-Rücken-Binden« des Babys von einer erfahrenen Hebamme oder Mutter zeigen, diese Technik kann Ihnen auch in anderen Situationen den Alltag erleichtern.

Rhythmen. Manche Kolikkinder können durch Musikrhythmen oder auch durch monotone Töne beruhigt werden, etwa wenn Sie den Staubsauger anstellen oder das Baby auf eine Spazierfahrt mit dem Auto mitnehmen oder mit ihm an der frischen Luft spazieren gehen. Auch Singen hat sich bewährt – und es beruhigt auch Sie selbst!

Einreiben. Manche Säuglinge mögen es, wenn der Bauch mit Fenchelöl eingerieben wird und zwar langsam im Uhrzeigersinn, immer um das Bäuchlein herum, denn dies ist die Richtung, in der der Stuhlgang vorwärtsgeschoben wird.

Sich selbst wahrnehmen. Denken Sie auch an sich selbst – wenn Sie »durchdrehen«, ist alles verloren und Ihr Baby sogar ernsthaft in Gefahr. Wenn Sie noch kein Abendessen hatten – essen Sie etwas, wenn irgend möglich. Und organisieren Sie Hilfe, damit Sie sich mit dem kleinen Schreihals abwechseln können. Auch für die nächsten Tage: Sorgen Sie dafür, dass Sie um die Geisterstunde herum nicht allein sind.

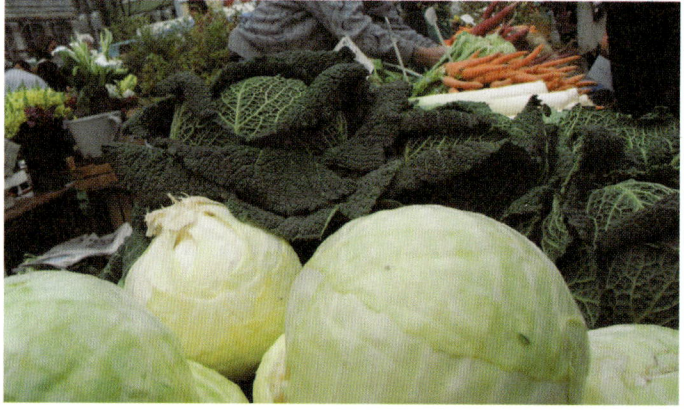

Auch wenn es Sinn macht, als stillende Mutter auf blähende Nahrungsmittel zu verzichten: Oft bringt das in punkto Geschrei nicht viel oder gar nichts. Ob hinter den »Dreimonatskoliken« überhaupt Blähungen stehen, ist sowieso eher zweifelhaft.
[ISP]

Koliken vorbeugen?

Der Haken ist: Die Tipps, die Sie bekommen, haben bei einem *anderen* Kind gewirkt – bei Ihrem eigenen Kind helfen sie womöglich gar nichts. Sammeln Sie also Ihre eigenen Erfahrungen und seien Sie darauf gefasst, dass vieles *gar nichts* bringt. Die wichtigste Regel ist deshalb: Machen Sie nicht jeden Unsinn mit! Probieren ist in Ordnung, aber terrorisieren Sie sich nicht.

▶ Entschäumende Medikamente (etwa Simeticon, z. B. in Lefax® oder sab simplex®) – probieren Sie's aus, es nützt in aller Regel nichts. Dasselbe gilt für die homöopathischen Medikamente.

▶ Ihre Nahrung umstellen (der absolute Lieblingsvorschlag vor allem der Schwiegermütter, aber auch der Ärzte) – auch das ist einen Versuch wert, aber mehr nicht. Lassen Sie die blähenden Zwiebeln weg und die Bohnen, und vielleicht auch das Kraut, aber vermeiden Sie, dass Sie schließlich auf einer Radikaldiät landen, unter der Ihre eigenen Kräfte nach und nach schwinden. Die Beweise, dass solche Nahrungsumstellungen etwas bringen, sind zu dürftig.

▶ Und das Stillen verändern? Auch das entpuppt sich meist als gut gemeinte Folklore. Der Ratschlag aus einem bekannten Ratgeber »Pumpen Sie die ersten 30 Gramm ab, damit die Milch nicht in den Mund Ihres Babys schießt« oder »Begrenzen Sie das Stillen auf 20 Minuten« mag ja bei dem einen oder anderen Kind wirken, aber weit häufiger bringt er nur zusätzliche Arbeit, Anspannung und Verdruss.

▶ Einfacher umzusetzen ist der Tipp, Ihr Kind häufiger aufstoßen zu lassen (aber wer macht das nicht?), oder, bei Flaschenkindern, kein zu großes Saugerloch zu verwenden (optimal ist angeblich, wenn ein Tropfen pro Sekunde aus der Flasche kommt, aber wer will die Hand dafür ins Feuer legen, dass dies wirkt? Auch die Brust leert sich ja je nach Tageszeit und Mutter unterschiedlich schnell).

▶ Egal was Sie ausprobieren – probieren Sie eines nicht aus: mit dem Stillen aufzuhören. Es ist nicht Ihre Milch, die an dem Weinen Ihres Kindes schuld ist!

Was nichts bringt

Die wenigsten Mütter können es ertragen, ihr Kind einfach schreien zu lassen, aber manche fühlen sich durch Freunde, Eltern etc. dazu gedrängt. Babys mit Koliken schreien, weil sie Ihre Hilfe brauchen, und wer meint, dies wäre ein guter Zeitpunkt, um ihnen beizubringen, dass sie mit »so einem Verhalten nicht durchkommen«, erreicht das Gegenteil (siehe S. 56).

Andererseits: Wenn Sie mit den Nerven so weit am Ende sind, dass Sie im Zorn dem Baby wehtun könnten, ist es besser, das schreiende Baby an einen sicheren Platz zu legen und erst einmal wieder klare Gedanken zu fassen!

Das Schuld-Spiel

Wenn Babys untröstlich schreien, kann dies die schlimmste Erfahrung im Leben von Eltern sein. Und in dieser Situation, wo Ihre Haut sowieso schon dünn ist, brauchen Sie eines nicht: das Gefühl, selbst schuld zu sein.

Leider sind Schuldzuweisungen – sich selbst gegenüber oder an den Partner gerichtet – in solchen Extremsituationen nicht selten. Die Erfahrung zeigt: Anstatt positive Kräfte mobilisieren zu können und Zuspruch zu bekommen, sehen sich Eltern in Problemsituationen oft negativen Gefühlen ausgesetzt.

Das hat mit dem Stress zu tun, unter dem Sie und die ganze Familie jetzt stehen. »Stress bringt aus Menschen das Schlechte hervor und bringt sie gegeneinander auf«, sagen Psychologen, und viele Eltern können das bestätigen. Stress ist Gift für den Zusammenhalt und die gegenseitige Unterstützung der Familienmitglieder.

Deshalb: Reden Sie über Ihr Problem und finden Sie gemeinsam die beste Strategie. Räumen Sie Vorwürfe frühzeitig aus dem Weg. Versuchen Sie sich »Inseln« zu bewahren, auf denen Sie als Eltern etwas voneinander haben und Ihre Batterien wieder aufladen können. Und akzeptieren Sie auch einmal »zweitbeste Lösungen« – etwa, dass Sie Ihr Kind einmal ein paar Stunden zur Nachbarin bringen.

Und vor allem: Spielen Sie das »Schuld-Spiel« nicht mit. *Niemand* ist schuld daran, dass Ihr Baby so viel schreit. Weder ist das Baby schuld, das angeblich zu schnell, zu gierig, zu lange trinkt oder zu viel Luft schluckt, oder, als besonders gemeine Variante, angeblich »seiner Mutter keine klaren Signale gibt«. Noch sind Sie als Eltern schuld, weil Sie das Falsche essen, mit der falschen Technik stillen, Ihre Unsicherheit auf das Kind übertragen oder Ihren Beruf wieder aufgenommen haben (oder Ihren Beruf nicht wieder aufgenommen haben).

Denn dieses Spiel kann keiner gewinnen. Aber es nicht mitzumachen ist *schwierig*, denn wenn ein geliebtes, hilfloses Geschöpf von Woche zu Woche schlimmer schreit und alles, was Sie dagegen unternehmen, nur wenig bringt – dann ist man schnell davon überzeugt, etwas falsch zu machen. Das ist normal.

Aber so ist das Leben mit Kindern: Man tut sein Bestes, und trotzdem läuft nicht alles glatt.

Diederichs, P., Olbricht, V.: **Unser Baby schreit so viel. Was Eltern tun können.** Kösel, 2002

➤ www.trostreich.de Von der Mutter eines »Schreikindes« unterhalten, informativ, ein hervorragender Einstieg für Hilfesuchende. Dort ist auch ein Link zu den Schreiambulanzen zu finden

➤ www.schreibaby.de
Weniger informativ, dafür mit vielen Links

➤ http://home.foni.net/~hthoene/schreibabies.htm Erlebnisbericht einer Mutter eines »Schreibabys«

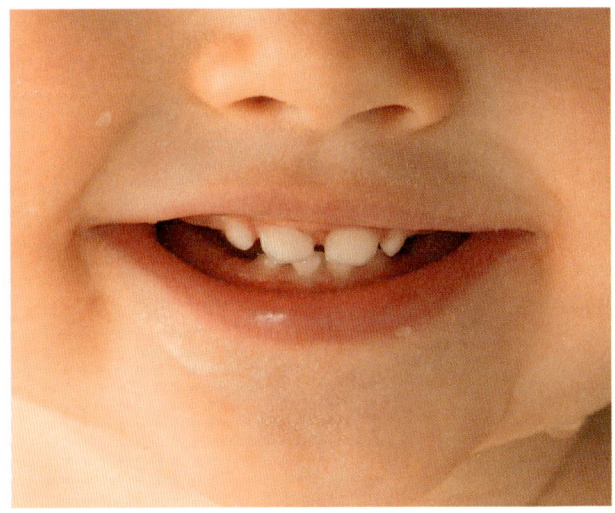

Mit 24 Monaten sind im Schnitt die Milchzähne alle durchgebrochen (Details siehe Abbildung auf Seite 309). Bis es so weit ist, müssen die Kinder durch einige harte Tage, zusammengezählt sicher sogar Wochen, durch. [ISP]

Vom Zahnen

Auch wenn manche Kinderärzte behaupten, vom Zahnen bekämen Kinder nichts als Zähne – manche bekommen mehr: Zuerst wird das Zahnfleisch an den späteren Durchbruchstellen (siehe S. 309) geschwollen und empfindlicher, die vormals helle Schleimhautkante an der Zahnleiste verstreicht (ist also nicht mehr erhaben), schwillt an und wird rot. Die Babys speicheln mehr, sind reizbarer und der Po kann wund sein. Oft sind die Wangen gerötet und die Kinder essen schlechter als sonst.

Was allerdings wissenschaftlich nicht bewiesen werden konnte: dass Babys vom Zahnen auch Fieber oder Ausschläge bekommen. Wenn Kinder im »Zahnalter«, also ab etwa sechs Monaten, häufiger Erkältungen haben, liegt das eher daran, dass in diesem Alter gleichzeitig der »Nestschutz« nachlässt (siehe S. 227) und sie deshalb empfänglicher für Infektionskrankheiten sind. Auch »Zahnkrämpfe« (vom Zahnen ausgelöste Krampfanfälle) sind ein Mythos.

So helfen Sie dem Zahn ans Licht

Viele zahnende Kinder kauen gerne auf etwas Hartem – einem Beißring oder auch einem Stück rohem Fenchel, Apfelschnitzen, harten Brotkanten oder Karotten. Veilchenwurzeln aus der Apotheke (sie sind nicht vom Veilchen, sondern aus dem Wurzelstock der Schwertlilie gewonnen) lindern den Schmerz, indem sie beim Kauen zusammenziehende und entzündungshemmende Stoffe freisetzen. Manche Kinder beißen gerne auf Ihrer Bernsteinkette herum (oder einer Kette aus anderen glatten Steinen). Aus der anthroposophischen Medizin wird das Massieren der Zahnleiste mit verdünnter Ratanhia-Tinktur empfohlen.

Die klassische Homöopathie empfiehlt häufig Chamomilla D 30 Globuli – jede Stunde werden davon zwei in die Wangentasche gelegt. Als homöopathische Komplexmittel kommen »Zahnungstropfen Escatitona« oder Chamomilla comp.-Zäpfchen in Betracht. Schmerzlindernde Tinkturen oder Gels aus der Apotheke (etwa von Dentinox) wirken vor allem lokal betäubend.

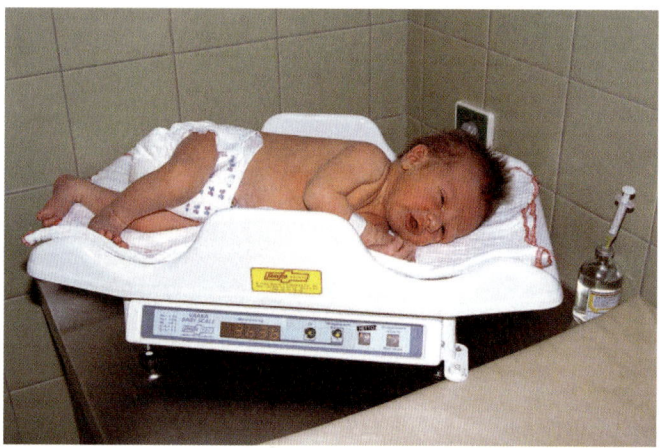

Das Wiegen (hier in der Praxis des Kinderarztes) wird zwar nicht mehr zur häuslichen Routine empfohlen – wenn aber die Sorge besteht, dass ein Kind nicht gut gedeiht, sind regelmäßige Messungen das A und O. Dazu kann sich das Ausleihen einer Babywaage bei der Apotheke lohnen.
[BB]

Gedeiht mein Baby?

Säuglinge sind von Natur aus auf ein rasches Wachstum programmiert – gedeihen sie nicht, d.h. legen sie weniger Gewicht zu als zu erwarten, so ist das immer ein Warnzeichen.

Aber wie viel Gewichtszuwachs dürfen wir von ihnen erwarten? Hier bestehen große Unterschiede, und sie beginnen schon mit der Geburt: Manche Neugeborene verlieren in den ersten Tagen bis zu 15 % ihres Geburtsgewichts und erreichen erst wieder mit zwei Wochen ihr ursprüngliches Gewicht, andere legen schon nach wenigen Tagen zu.

In den ersten drei Lebensmonaten nehmen Säuglinge pro Woche durchschnittlich 170 Gramm Körpergewicht zu. Durchschnittlich, wohlgemerkt. Denn manche Babys geben sich mit 80 Gramm zufrieden, andere schaffen 300 Gramm – und beides ist normal. Manche Säuglinge legen kontinuierlich an Gewicht zu, bei anderen kann das Gewicht schon mal ein oder zwei Wochen praktisch stagnieren.

Um bei so viel Eigenwilligkeit zu wissen, ob Ihr Kind normal, also entsprechend seinem individuellen Wachstumsprogramm, gedeiht, helfen zwei Dinge: ein Blick auf Ihr Kind – und ein Blick auf seine »Gewichtskurve«:

▶ Ihr Kind gedeiht, wenn es sich insgesamt gut entwickelt, d.h. wenn es genug Energie hat und wenn es aktiv und zufrieden ist.

▶ Normales Gedeihen zeigt sich zudem auf der Perzentilenkurve (wir haben diese auf S. 71/72 erklärt). Verläuft die Gewichtszunahme in etwa entlang der Perzentillinien, d.h. durchkreuzt die »Gewichtskurve« Ihres Kindes nicht mehr als ein bis zwei Perzentillinien, so gedeiht es normal. Sinkt Ihr Kind aber mit seinem Gewicht auf den Perzentillinien immer tiefer oder liegt die Gewichtskurve Ihres Kindes außerhalb des »Zielkorridors« (also unterhalb der dritten Perzentile), so gedeiht es womöglich nicht gut genug. Die entsprechenden Wachstumskurven auf S. 71/72 können Sie gerne kopieren und dort die Werte Ihres Kindes eintragen.

Woran Sie gutes Gedeihen nicht ablesen können

An der Nahrungsmenge

Wie viel Nahrung Säuglinge zu einem normalen Gedeihen brauchen, ist sehr unterschiedlich. Studien zeigen, dass manche Säuglinge glatt das Doppelte an Kalorien zu sich nehmen als andere – und dabei nicht unbedingt mehr Gewicht zulegen!

Das gilt selbst dann, wenn man berücksichtigt, dass schwere Kinder natürlich insgesamt mehr essen als leichte Kinder.

Betrachtet man nämlich den Gewichtszuwachs *bezogen auf das Körpergewicht*, so zeigt sich: Säuglinge im Alter von sechs Monaten brauchen für jedes Kilogramm Gewicht, das sie auf die Waage bringen, am Tag durchschnittlich 125 Kilokalorien (im Volksmund »Kalorien«) an Nahrungsenergie, um normal zu wachsen. Manche erreichen dasselbe Ziel aber mit nur 85 Kalorien pro Kilogramm Gewicht – während andere glatt das Doppelte, nämlich 170 Kalorien pro Kilogramm »verbraten«.

Wenn Sie also zwei Säuglinge gleichen Alters und gleichen Gewichts vergleichen, kann es durchaus sein, dass der eine mit nur der halben Milchmenge auskommt wie der andere – und doch genauso gut wächst!

Das ist der Grund, weshalb die so nahe liegenden Vergleiche mit Nachbarskindern oder Spielkameraden so unfruchtbar sind: Kinder sind unterschiedlich. Für den Kalorienbedarf etwa spielt eine große Rolle, wie aktiv die Kinder sind, wie viel sie schlafen und wie gut ihr Stoffwechsel die Nahrung verwertet (siehe Kasten rechts).

An der »Milchbildung«

Manche Frauen glauben, nicht genug Milch zu haben, selbst wenn ihr Kind gedeiht. Das liegt daran, dass die Brust nicht sehr auskunftsfreudig ist, was die produzierte Milchmenge angeht. Eine große, sprudelnde oder gar »überlaufende« Brust produziert noch lange nicht mehr Milch als eine kleine, weniger »freigiebige« Brust.

Leider ist auch das Schreien des Babys kein sicheres Zeichen – manche Kinder sind leicht zufrieden zu stellen und legen auch dann keinen größeren Protest ein, wenn sie eigentlich zu wenig zum Gedeihen bekommen. Andere fordern brüllend noch den letzten Nachschlag ein, auch wenn sich an ihrem Bauch schon Röllchen an Röllchen reiht.

Am Stuhlgang

Stuhlmenge und -häufigkeit hängen beim Säugling nicht nur von der Nahrungsmenge, sondern auch vielen anderen Faktoren ab, so dass am Stuhl nur schwer abzulesen ist, ob Ihr Baby genug bekommt.

»Futterverwertung«

Ein wesentlicher Teil der mit dem Essen aufgenommenen Nahrungsenergie wird zu »Arbeit« umgemünzt – treibt also unsere Muskeln und sonstigen Körperfunktionen an. Ein anderer Teil »verpufft« bei jedem Menschen als Wärme. Nur der kleinere Teil der Nahrungsenergie bleibt tatsächlich »hängen«, d.h. wird zu Fett oder Muskelmasse umgewandelt und schlägt sich deshalb in einer Gewichtszunahme nieder.

Ob manche Menschen weniger »Abwärme« produzieren als andere (und deshalb mehr Energie in Form von Körpermasse ablagern) – darüber hat die Wissenschaft lange gestritten. Heute steht jedoch außer Frage, dass manche Kinder ihr Futter besser verwerten als andere, d.h. über einen effizienteren Stoffwechsel verfügen. Die Forschung hat in den letzten Jahren bestimmte »Molekülschalter« entdeckt, die für eine mehr oder weniger effiziente Einstellung des Stoffwechsels verantwortlich sind, etwa die so genannten »uncoupling proteins«.

Dennoch: Der Beitrag der »Futterverwertung« zum Körpergewicht darf nicht überschätzt werden – einen weitaus größeren Effekt hat die »Arbeit«, das heißt wie viel Kalorien ein Kind für Bewegung ausgibt.

Ursachen von schlechtem Gedeihen

Wenn Ihr Kind nicht gedeiht, kann das sehr viele Ursachen haben, wir sind darauf auf S. 158 eingegangen. Beim Säugling können noch weitere Faktoren eine Rolle spielen, etwa eine zu geringe Milchmenge (selten) oder eine Kuhmilchunverträglichkeit (siehe S. 331). Auch starkes Erbrechen, etwa durch eine Magenpförtnerenge (siehe S. 207) oder eine Refluxkrankheit (siehe S. 324), kann das Gedeihen gefährden. Dasselbe gilt für angeborene Stoffwechseldefekte (siehe S. 216) oder andere angeborene Handicaps, z. B. eine Zerebralparese (siehe S. 219).

Gehen Sie deshalb mit einem schlecht gedeihenden Baby frühzeitig zum Kinderarzt, auch dann, wenn Sie sich nicht sicher sind – oft bringt schon die genaue Aufzeichnung der Gewichtsentwicklung über mehrere Wochen Klarheit. Da die Ursachen so vielfältig sind, ist eine zielgerichtete Hilfe oder Therapie nur nach eingehender Untersuchung des Säuglings möglich.

Infektionen

Gerade Kinder, die im Herbst oder den ersten Wintermonaten geboren sind, bringen die Säuglingszeit oft ohne nennenswerte Infektionen hinter sich: Den ersten Winter überstehen sie dank des Nestschutzes infektfrei, und sind sie Letzterem dann mit 6–9 Monaten entwachsen, so hat die »Erkältungssaison« noch nicht begonnen.

Doch auch wenn sie eine Erkältung bekommen: Glücklicherweise verlaufen obere Luftwegsinfekte auch bei Säuglingen meist mild. Als Komplikation kann allerdings schon einmal eine Mittelohrentzündung (siehe S. 435) oder ein Pseudokrupp (siehe S. 268) entstehen. Dafür bleiben Säuglinge von anderen Komplikationen der Erkältungskrankheit verschont, vor allem den ab dem Schulalter gefürchteten Nebenhöhlenentzündungen (siehe S. 270). Das liegt daran, dass bei Säuglingen bis auf die kleinen Keil- und Siebbeinhöhlen hinter der Nase noch keine Nebenhöhlen angelegt sind. Auch die normale (nicht-obstruktive) Bronchitis (siehe S. 272) kommt im Säuglingsalter praktisch nicht vor. Dafür machen Säuglingen in den Wintermonaten manchmal zwei andere Krankheiten mit ähnlichen Namen zu schaffen: die obstruktive Bronchitis (siehe S. 272) und die Bronchiolitis.

Bronchiolitis

Bei der Bronchiolitis handelt es sich um eine von bestimmten Viren (vor allem *Respiratory-syncytial-Viren*, kurz RSV) verursachte Infektion der Luftwege. Diese Viren befallen besonders die ganz kleinen Bronchien, die *Bronchiolen*. Betrachtet man die sich immer weiter aufzweigenden Bronchien wie einen Baum, dann wären bei der Bronchiolitis also vor allem die feinen Ästchen nahe der Baumspitze betroffen. Da die Bronchiolen beim Säugling noch sehr klein und eng sind, neigen sie dazu, durch den wegen der Infektion produzierten Schleim zu verstopfen – Atemnot, Husten und ein pfeifendes Atemgeräusch sind die Folge.

Zunächst aber beginnt die Infektion wie eine normale Erkältung: Die Säuglinge müssen viel niesen, klares Sekret läuft ihnen aus der Nase, das sich manchmal später auch weiß oder gelb verfärbt. Die Augenlider sind oft gerötet, was die Augen wie »rosa umrandet« erscheinen lässt, manchmal ist auch die Bindehaut etwas rot. So weit könnte noch alles als eine normale »Erkältung« gelten.

Dann aber fangen viele der betroffenen Säuglinge an, schlecht zu trinken und schwerer zu atmen – an dem noch weichen Brustkorb der Säuglinge ist dies an den *Einziehungen* zu erkennen: Die Haut zwischen den Rippen, an den Schlüsselbeinen und am unteren Rand des Brustkorbs sinkt mit jeder Atmung ein. Auch atmen die Säuglinge jetzt schneller und manchmal machen sie bei jedem Atemzug ein »anstoßendes«, leicht grunzendes Geräusch. Zudem sind sie insgesamt reizbarer, hektischer oder spucken öfter. Manchmal können Eltern ein feines Pfeifen bei der Ausatmung hören. Fieber kann, muss aber nicht auftreten. Sehr junge Säuglinge und ehemalige Frühgeborene neigen auch zu Atempausen und laufen dann immer wieder blau an.

Was Sie tun können

Jetzt ist es Zeit, zum Kinderarzt oder in die Klinik zu gehen. Denn zum einen kann sich hinter der Atemnot auch eine Lungenentzündung, eine obstruktive Bronchitis oder ein Asthma verbergen. Dies kann nur durch ein Röntgenbild und die genaue Untersuchung geklärt werden – dabei wird manchmal auch das Nasensekret auf den typischen Verursacher, das RSV, untersucht.

Zum anderen trinken viele der betroffenen Kinder so schlecht, dass sie im Krankenhaus über eine Magensonde oder durch eine Infusion mit Flüssigkeit versorgt werden müssen. Auch brauchen manche Säuglinge zusätzlichen Sauerstoff. Nur sehr selten müssen sie künstlich beatmet werden.

Leider wirken bei der Bronchiolitis die bei dem – ähnlich verlaufenden – Asthma eingesetzten bronchienerweiternden Medikamente (z.B. das inhalierte Salbutamol) oder die entzündungshemmenden Kortisonpräparate nicht. Die betroffenen Säuglinge werden also im Prinzip »nur« wieder hochgepäppelt. Glücklicherweise funktioniert das aber in aller Regel problemlos – nach ein paar Tagen im Krankenhaus sind die Kinder wieder soweit auf dem Damm. Ob Säuglinge wegen einer durchgemachten Bronchiolitis später häufiger an Asthma erkranken, ist umstritten. Wenn, dann ist das Risiko als relativ gering anzusehen.

Schwierige Abgrenzung

Für den Arzt ist es manchmal nicht einfach, die Bronchiolitis von der – ähnlich verlaufenden – obstruktiven Bronchitis (siehe S. 272) oder einem Asthmaanfall zu unterscheiden. Schließlich werden ja auch die obstruktive Bronchitis und das Asthma im Säuglingsalter fast immer von »Erkältungen«, d.h. viralen Luftwegsinfekten ausgelöst, und alle drei Erkrankungen zeigen sich vor allem durch eine erschwerte Ausatmung (also einer »obstruktiven« Atemnot).

Hat Ihr Säugling zum ersten Mal eine Atemnot, so scheidet zumindest das Asthma als Diagnose zunächst aus – diese Erkrankung lässt sich erst am »Muster« von immer wiederkehrenden Anfällen erkennen, eine verlässliche Diagnose ist also erst »im Nachhinein« möglich (siehe dazu auch S. 273).

Vorbeugung

Leider verursacht das auslösende RS-Virus in den späten Wintermonaten regelrechte Epidemien, und eine Ansteckung lässt sich deshalb praktisch nicht vermeiden. Impfungen sind bisher nicht möglich.

Vor allem frühgeborene Kinder und solche mit bereits bestehenden Luftwegserkrankungen sind durch eine Bronchiolitis gefährdet. Deshalb bekommen sehr unreif geborene Frühgeborene und Kinder mit Atemwegsproblemen (etwa einer bronchopulmonalen Dysplasie, BPD, siehe S. 214) vorbeugend in den Wintermonaten einmal pro Monat eine Infusion mit Antikörpern gegen das RSV.

Nabelprobleme

Am Nabel des Säuglings sind schon viele Moden vorübergezogen, und wie so manche Mode in der Medizin wurden sie alle medizinisch bestens begründet – ohne aber jemals wissenschaftlich getestet worden zu sein. Noch vor wenigen Jahren wurde zur täglichen Desinfektion mit Alkohol geraten, der Nabel mit einem antiseptischen Puder behandelt oder mit Nabelbinden weggepackt. Heute zeigen Vergleichsstudien, dass all diese Maßnahmen nicht besser sind als die simpelste aller Strategien: gar nichts zu tun. Die tägliche Behandlung mit Alkohol nämlich verzögert die Wundheilung, Puderstäube werden vom Baby leicht eingeatmet und können dann die Lunge schädigen und Nabelbinden schaffen eine abgeschlossene Kammer, in der Bakterien besser gedeihen als an der Luft. Was dagegen anzuraten ist, ist häufiger Hautkontakt – es hat sich gezeigt, dass die natürliche Hautflora der Mutter dann auch den Nabel des Babys besiedelt und dort eventuelle schädliche Bakterien in Schach hält.

Einmaleins der Nabelpflege

Solange der Nabelstumpf noch nicht abgefallen ist, wird er einfach in einen trockenen Mulltupfer eingeschlagen und unter das Hemdchen gelegt. Die Klemme kann abgenommen werden, wenn der Stumpf trocken ist. Schlagen Sie die Windel vorne so um, dass der Rand nicht am Nabelstumpf reibt. Wenn Sie wollen, dürfen Sie Ihr Baby baden, tupfen Sie den Nabel danach einfach ab. Die eingetrocknete Nabelschnur fällt meist zwischen dem fünften und neunten Tag ab, gelegentlich aber auch erst nach drei Wochen. Manchmal sehen Sie dann etwas Blut am Windelrand, das ist normal. Versuchen Sie nie, den Stumpf selbst »abzuziehen«, auch wenn er noch so wackelig auf dem Nabel sitzt.

Nässen oder Rötung

Nach dem Abfallen ist der Nabelgrund oft noch eine Weile feucht und »schmierig« und es bilden sich braune, gelbe oder grüne Krusten. Solange die Umgebung des Nabels nicht geschwollen oder gerötet ist, ist das normal. Sie können dann den Nabel zwei- bis dreimal am Tag vorsichtig mit einem weichen Tuch mit Wasser und Babyseife auswaschen. Schmiert der Nabelgrund weiter und riecht eitrig (manchmal sehen Sie dann auch kleine Pickelchen um den Nabelrand herum), können Sie den Nabel mit Calendula-Tinktur aus der Apotheke auswaschen (ein paar Spritzer auf einen Eierbecher Wasser).

Rötet sich aber der Bauch um den Nabel herum, schwillt an und macht dem Baby Schmerzen, müssen Sie zum Kinderarzt, da es sich vielleicht um eine eitrige Nabelentzündung (= **Omphalitis**) handelt, die antibiotisch behandelt werden muss.

Auch wenn der Nabel stark nässt oder das Nässen einfach nicht aufhört, sollten Sie den Kinderarzt fragen, da dies selten einmal auf eine feine Verbindung des Nabelgrunds mit der Blase hinweist (sog. **Urachusgang**).

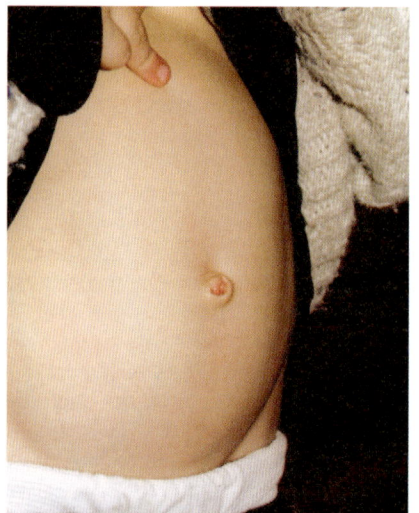

Links: Wenn bei einem älteren Kind dagegen der Nabel einmal etwas nässt und gerötet ist, so sind oft scheuernde Kleider – hier der Hosenbund – schuld. [RP]

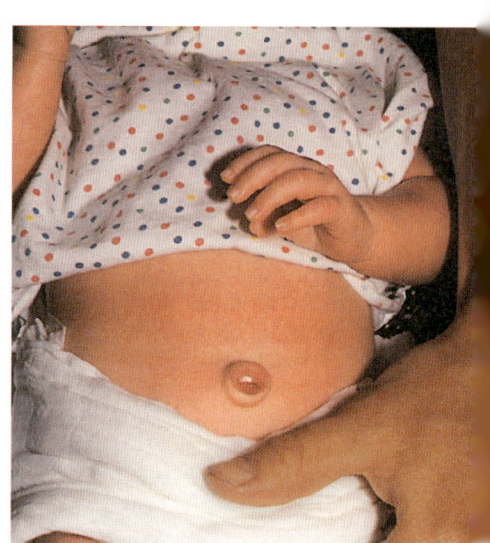

Rechts: Ein Nabelgranulom, das hier am Nabelgrund sichtbar ist, tut dem Baby nicht weh. Es geht oft von selbst zurück, andernfalls kann es vom Kinderarzt mit Silbernitrat behandelt werden. [KL]

Ob der Nabel später einmal einsinkt oder etwas nach außen vorsteht, lässt sich im Säuglingsalter noch nicht vorhersagen. Es gibt auch keine Möglichkeit, dies zu beeinflussen, Nabelbinden beispielsweise haben hier keinen steuernden Einfluss.

Nabelgranulom

Manchmal bildet sich am Grund des Nabels ein feines, rotes, nässendes Knötchen. Es geht von der 2–3 mm großen Stelle aus, an der die Nabelschnur hing. An dieser kleinen Wunde hat sich »wildes Fleisch«, ein **Nabelgranulom,** gebildet. Es bildet sich meist von selbst zurück.

Verwenden Sie auch jetzt zur Nabelreinigung nur Wasser und Seife, Alkohol verzögert die Rückbildung des Granuloms. Bleibt das Knötchen bestehen, so betupft es der Kinderarzt mit einem Silbernitrat-Stift – diese Chemikalie zieht das Fleisch zusammen. Manchmal muss diese Silbernitrat-Behandlung wiederholt werden.

Selten ist es kein fest aufsitzendes Knötchen, das sich am Nabelstumpf bildet, sondern ein ebenfalls roter, allerdings gestielter, polypenartiger Auswuchs (sog. **Nabelpolyp**). Solche Formen lässt der Kinderarzt chirurgisch entfernen.

»Nabelbruch«

Das klingt, als ob etwas zerbrochen wäre, ist aber bei fast allen Kindern normal: der »Nabelbruch«. Hier drückt sich beim Strampeln, Pressen oder Schreien der Nabel nach außen, manchmal wie ein kleiner »Rüssel«. Drückt man den naseweisen Nabel mit dem gestreckten Finger wieder zurück, so spürt man oft eine Lücke in der Muskelwand des Bauches um den Nabel herum. Sie ist meist so klein, dass man den Finger nicht »durchstecken« kann. Wenn das Baby anfängt, seine Bauchmuskeln richtig zu »trainieren« (etwa beim Umdrehen oder beim Sitzenlernen), verschwindet der Bruch meist von selbst.

Bei manchen Kindern kann das allerdings bis in das späte Kleinkindalter dauern, gibt sich aber auch dann meist von selbst. Im Gegensatz zu Brüchen an anderen Körperstellen (etwa dem Leistenbruch, siehe S. 323) kommt es sehr selten zu einer Einklemmung – der Nabel kann dann nicht mehr zurückgeschoben werden und der Bruch muss schnell operiert werden.

Dass die Rückenlage dem plötzlichen Kindstod vorbeugt, darüber sind sich die Kinderärzte einig. Trotzdem wollen manche Eltern nur ungern von der Bauchlage lassen: Manche Kinder scheinen auf dem Bauch besser schlafen zu können. Ein früher oft für die Bauchlage vorgebrachtes Argument dagegen konnte widerlegt werden: dass Babys, wenn sie erbrechen, auf dem Rücken eher ersticken würden. Die Zahlen sind hier eindeutig: Das Risiko, im Schlaf zu Tode zu kommen, ist in Rückenlage geringer. Behalten Sie die Bauchlage also für die Wachzeiten vor. [BB]

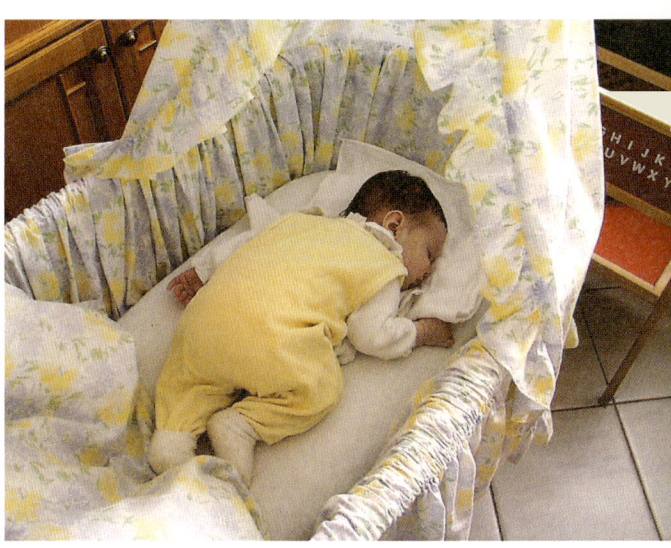

Plötzlicher Kindstod

Die gute Nachricht zuerst: Die Häufigkeit des **plötzlichen Kindstods** (oder *sudden infant death syndrome,* kurz *SIDS*) ist seit dem Anfang der 90er-Jahre, als die Rückenlage als bevorzugte Schlafposition für Säuglinge propagiert wurde, um mehr als 50% zurückgegangen. Aber noch immer sterben jedes Jahr in Deutschland etwa 500 Säuglinge (das entspricht einem von 1500 Säuglingen) plötzlich, unerwartet und unerklärlich im Schlaf, die meisten im Alter von zwei bis vier Monaten. Im ersten Lebensmonat ist der plötzliche Kindstod extrem selten, und auch nach dem achten Monat ist das Risiko sehr gering. Jungs sind etwas häufiger betroffen als Mädchen.

Kein Wunder, dass sich Eltern fragen: Könnte es auch mein Baby treffen? Da im Einzelfall sichere Voraussagen nicht möglich sind, kann hier nur die Statistik Auskunft geben, und sie weist auf folgende *Risikofaktoren* hin:

➤ Wenn die Mutter raucht, hat das Baby ein 5fach höheres Risiko, am plötzlichen Kindstod zu versterben. Viele Forscher gehen davon aus, dass ein großer Teil dieses Risikos schon durch das Mitrauchen im Mutterleib bedingt ist.

➤ Frühgeborene und Mehrlinge haben ein etwa 3- bis 5-mal höheres Risiko.

➤ Kinder, die in Bauchlage schlafen, haben ein etwa 2½fach höheres Risiko. Kommt dann noch eine weiche Unterlage, Kopfkissen oder ein zu großes Federbett hinzu, steigt das Risiko auf das 20fache!

➤ Auch frühzeitiges Abstillen könnte ein Risikofaktor sein, denn unter den Opfern des plötzlichen Kindstods kommen gestillte Kinder nur halb so oft vor.

Ursachen

Woher der plötzliche Kindstod kommt, ist noch immer ungeklärt, und es gibt dazu mindestens 20 Theorien. Wahrscheinlich kommt es zum plötzlichen Kindstod erst durch das Zusammenspiel verschiedener ungünstiger Faktoren, sowohl innerer als auch äußerer. So gibt es Hinweise, dass bei den Opfern bestimmte Hirnteile weniger ausgereift sind als bei anderen Kindern, und zwar gerade diejenigen Anteile im Hirnstamm, die an der Steuerung der Atmung und des Herzschlags beteiligt sind. Kommt nun ein äußerer Faktor hinzu, etwa Überwärmung, Erkältungen, Nikotin oder das Einatmen aufgestauter, d.h. verbrauchter und damit kohlendioxidreicher Luft, so versagt die lebensrettende reflektorische Anpassung.

Andere Studien zeigen, dass bei einem Teil der Fälle angeborene Verzögerungen in der Reizleitung am Herzen sowie Stoffwechselstörungen (wie etwa der auf S. 217 beschriebene MCAD) eine Rolle spielen könnten.

Dass Impfungen immer wieder angeschuldigt werden, ist verständlich, schließlich passieren die meisten Fälle des plötzlichen Kindstods zwischen zwei und vier Monaten, also im »ersten Impfalter«. Hinweise, dass es sich um einen ursächlichen Zusammenhang handelt, gibt es jedoch nicht.

Wie vorbeugen?

Die nötigen Schritte leiten sich aus dem Gesagten ab, und sie bestehen vor allem aus den drei Rs:

Rückenlage
Richtiges Babybett
Rauchfrei

▶ Das Wichtigste: Verzichten Sie aufs Zigarettenrauchen!

▶ Sorgen Sie für eine gesunde Schlafumgebung – hierzu gehört ein »richtiges« Bett (also kein Wasserbett oder Sofa), eine feste Schlafunterlage oder Matratze, Rückenlage, der Verzicht auf Kissen oder zu große Federbetten und das nicht zu warme »Einpacken« des Babys (Näheres zur gesunden Schlafumgebung siehe S. 60).

▶ Babys »dürfen« unseres Erachtens im Erwachsenenbett schlafen, allerdings nur mit den *eigenen* Eltern und wenn diese nicht rauchen (mehr zu diesem umstrittenen Thema siehe S. 61).

Eltern fragen sich zu Recht, ob dem plötzlichen Kindstod vielleicht durch einen Atem- und Herzmonitor vorgebeugt werden kann. Solche Geräte wecken die Eltern auf, wenn Atmung oder Herzschlag des Babys in einen kritischen Bereich abfallen. Leider hat sich gezeigt, dass eine wirkungsvolle Vorbeugung auf diesem Weg nicht möglich ist: Die Eltern haben mit vielen Fehlalarmen zu kämpfen und bei einem »echten« Alarm kommen die Wiederbelebungsmaßnahmen fast immer zu spät.

Das Fazit

Der plötzliche Kindstod ist zu Recht eine große Sorge aller Eltern von Säuglingen. Aber er zeigt auch, wie gut einfache, vorbeugende Maßnahmen wirken können: Eltern, die nicht rauchen, ihre Kinder stillen und auf einer festen Unterlage auf dem Rücken schlafen lassen, haben allen Grund, sich sicher zu fühlen – für diese Kinder nämlich ist der plötzliche Kindstod sehr selten.

▶ www.babyschlaf.de
Gute Informationen zum Thema Schlafposition, Schlafumgebung und plötzlicher Kindstod

»Lebensbedrohliche Ereignisse«

Bei etwa 2% der Kinder beobachten Eltern (oder andere Erwachsene) irgendwann im ersten Lebensjahr eine unerklärliche Veränderung, die sie als so bedrohlich ansehen, dass sie befürchten, das Kind würde daran sterben. Betroffen sind vor allem junge Babys im Alter von etwa 2–3 Monaten. Das Baby hört auf zu atmen oder würgt und bekommt dabei keine Luft, es wird blass oder blau oder auf einmal schlaff.
Kinderärzte nennen diese Ereignisse *offenbar lebensbedrohliche Ereignisse* oder auf neudeutsch *apparent life threatening events* (kurz **ALTE**).

Früher wurde angenommen, dass es sich dabei um gerade noch glimpflich verlaufene Formen des plötzlichen Kindstods handelt, aber das trifft nur auf eine kleine Minderheit der Fälle zu. Das heißt aber nicht, dass diese Ereignisse immer gutartig sind: Die Betroffenen haben immerhin ein Risiko von 1–2 %, später an einem ähnlichen »Ereignis« zu versterben.

Was steckt dahinter?

Etwa die Hälfte der Fälle können auch im Krankenhaus trotz intensiver Untersuchungen nicht aufgeklärt werden. Die anderen können durch sehr verschiedene Ursachen bedingt sein, am häufigsten sind:

Bei der Magenpförtnerenge kann die Milch nicht mehr vom Magen in den Zwölffingerdarm gelangen, weil der Pförtner – die im Bereich des Magenausgangs besonders starke Ringmuskulatur der Magenwand – zu eng ist. Abhilfe schafft eine Spaltung des Rings durch eine Operation. [GR]

▶ Atempausen: Sie treten gerade bei zu früh geborenen Kindern in den ersten Lebensmonaten nicht selten auf, da die zur Atemsteuerung nötigen Hirnstammreflexe noch nicht völlig ausgereift sind.

▶ Refluxkrankheit (siehe S. 324): Durch das Zurücklaufen von Magensaft in die Speiseröhre wird der Vagusnerv gereizt – ein unwillkürliches Luftanhalten ist die Folge.

▶ Eine Infektion mit Keuchhusten (siehe S. 231) oder dem RS-Virus (siehe S. 203): Beide Erreger können bei jungen Säuglingen Atempausen bedingen. Dasselbe kann im Rahmen einer Blutvergiftung (Sepsis) passieren.

▶ Ein zerebraler (d.h. also hirnbedingter) Krampfanfall (siehe S. 445).

▶ Eine Störung des Herzrhythmus.

Das macht der Arzt

Die Kinder werden in der Regel vom Notarzt ins Krankenhaus gebracht und dort gründlich untersucht, auch mit apparativen Methoden (wie etwa EEG, EKG und Röntgen). Findet sich eine Ursache, so wird diese behandelt.
Viele der betroffenen Kinder bekommen dann auch einen Monitor verordnet, der im Schlaf die Atmung und den Kreislauf überwacht. Leider kann diese Überwachung für die Eltern sehr zermürbend sein, da Fehlalarme häufig sind, den Nachtschlaf stören und die Geräte leider trotzdem keinen sicheren Schutz bieten.

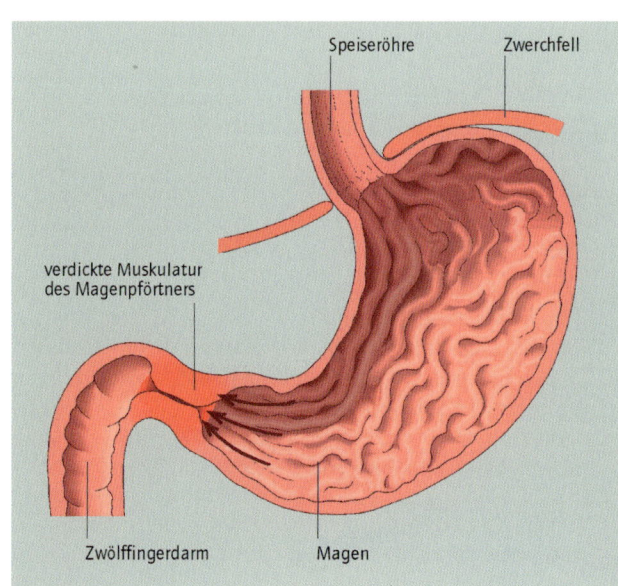

Weitere Krankheiten

Magenpförtnerenge

Wenn Babys »spuckeln« oder auch mal einen ganzen Schwall Milch wieder von sich geben, ist das meist harmlos – der Ventilmechanismus, der den Magen zur Speiseröhre hin abschließt, ist noch nicht eingespielt, so dass der Magen nach oben hin »undicht« ist (siehe auch S. 324). Anders bei der **Magenpförtnerenge** (= *Pylorusstenose*). Hier müssen die Babys – sie sind fast immer zwei Wochen bis drei Monate alt – nach jeder Mahlzeit den ganzen Mageninhalt wieder erbrechen. Und diese großen Verluste sieht man ihnen an: Sie nehmen innerhalb weniger Tage an Gewicht ab, und die Windel ist immer weniger feucht – dem Körper fehlt es schlichtweg an Flüssigkeit. Weil sie Durst und Hunger haben, trinken die betroffenen Babys trotz des Erbrechens zunächst gierig. Im Lauf der Tage werden sie aber immer unruhiger und schließlich apathisch.

Was zu tun ist

Jetzt ist es höchste Zeit, das zugrunde liegende Problem zu beseitigen, und zwar durch eine Operation. Bei der Magenpförtnerenge hat sich nämlich ein um den Magenausgang herumgeschlungener Muskelring (der sog. *Magenpförtner* oder lateinisch *Pylorus*), so sehr verdickt, dass er den Magenausgang zusammendrückt. Die Nahrung kann nun nicht mehr in den Darm gelangen, sondern staut sich im Magen an – so lange, bis der Druck im Kessel zu hoch ist und die Milch explosionsartig nach oben befördert wird. Gehen Sie deshalb mit Ihrem Baby zum Arzt, wenn es immer wieder schwallartig nach dem Trinken erbricht und kein Gewicht zulegt. Er macht dann meist eine Ultraschalluntersuchung (oder überweist Ihr Kind dazu in die Klinik), die den verdickten Pförtner nachweist. Bei der Operation wird der Pförtner in Längsrichtung durchtrennt – der zu enge »Ring« wird sozusagen gesprengt. Diese auch als *Pylorotomie* bezeichnete Operation kann heute auch laparoskopisch durchgeführt werden, also durch teleskopartige Instrumente, die ohne großen Bauchschnitt in den Bauchraum eingeführt werden.

Warum die Pylorusstenose 5-mal häufiger Jungs betrifft als Mädchen und zudem bei Erstgeborenen häufiger ist, ist unbekannt.

Hodenhochstand

Die Hoden entwickeln sich in der Fetalzeit im Bauchraum in der Nähe der Nieren und wandern dann in den letzten Schwangerschaftswochen durch den Leistenkanal (siehe S. 323) in den Hodensack. Bei etwa 3 % der zum normalen Termin geborenen Jungen (bei Frühgeborenen sind es 30 %) allerdings glückt diese Auslagerung des Hodens bis zur Geburt nicht: Der Arzt kann bei der ersten Vorsorgeuntersuchung – einseitig oder beidseitig – keinen Hoden im Hodensack tasten.

Der Arzt spricht dann von einem **Hodenhochstand** (oder, etwas komplizierter, einem *Maldescensus testis*). Der Hodensack erscheint dann auch klein (bei einem einseitig fehlenden Hoden ist er nur auf der einen Seite klein und wirkt dadurch »schief«).

Manchmal ist der Hoden als kleine Schwellung in der Leiste zu tasten (= **Leistenhoden**) oder aber er ist nicht auffindbar und sitzt dann in der Regel noch im Bauchraum (**Bauchhoden** oder *Kryptorchismus*).

Besonderheit: Pendelhoden

Wenn Sie Ihr Baby wickeln und einen »leeren« Hodensack bemerken (er ist dann oft auch zusammengeschrumpelt), brauchen Sie sich nicht gleich Sorgen zu machen. In einer kalten Umgebung werden die Hoden nämlich durch einen Reflex ganz weit nach oben gezogen, so dass sie nicht mehr tastbar sind. In der Wärme (etwa in der Badewanne) wandert der Hoden von selbst wieder dahin, wo er hingehört, und der Hodensack »füllt« sich sicht- und tastbar. Diese – bei manchen Säuglingen stärker, bei anderen schwächer ausgeprägte – Reaktion wird **Pendelhoden** genannt.

Ursachen

Dem echten Hodenhochstand kann eine bloße »Unreife« zugrunde liegen – dies wird deshalb angenommen, weil zwei Drittel der zu hohen Hoden im Laufe des ersten Jahres doch noch im »Säckchen« landen. Besonders ein Leistenhoden ist oft schon nach drei Monaten vollends in den Hodensack gerutscht. Selten ist der Hoden nicht richtig angelegt (etwa beim Klinefelter-Syndrom, siehe S. 216) oder es liegen angeborene Störungen vor.

Was zu tun ist

Da die meisten Hoden doch noch ihr Ziel erreichen, wird der Arzt Ihr Kind zunächst nur alle drei Monate beobachten. Ist der Hoden aber mit einem Jahr noch nicht im Hodensack tastbar, wird er eine Behandlung vorschlagen, und zwar deshalb, weil ein hochstehender Hoden langfristig Schäden davontragen kann.

Die Natur nämlich hat es so eingerichtet, dass die Entwicklung des Samengewebes bei kühleren Temperaturen, und damit außerhalb des Bauchraums, besser abläuft

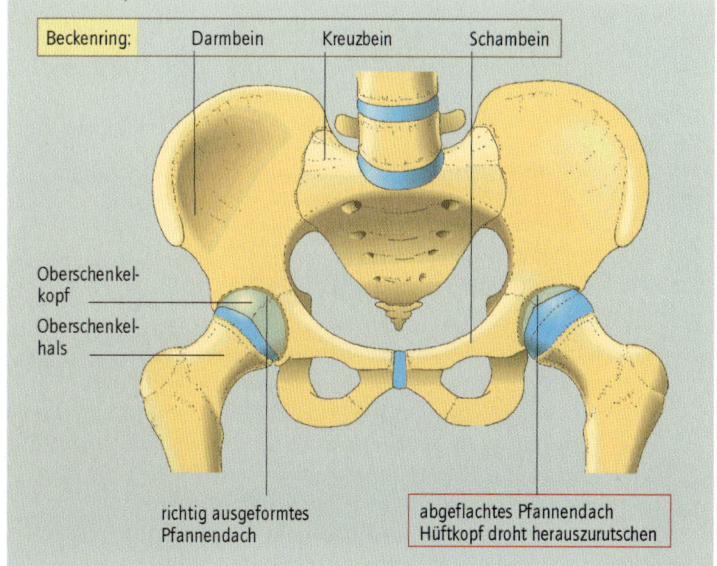

Bei der Hüftdysplasie (auf der rechten Bildseite dargestellt) ist der obere Teil des Hüftgelenks, die so genannte Hüftgelenkspfanne, zu flach angelegt. Dadurch hat das Ende des Oberschenkelknochens, der Hüftkopf, zu wenig Halt und rutscht leicht aus seinem natürlichen Lager heraus. Letzteres wird vom Arzt als Luxation bezeichnet. [GR]

(im Hoden liegt die Temperatur immerhin etwa 3–4 Grad niedriger als im Bauch).

Auch neigt ein Leisten- oder Bauchhoden häufiger zu Hodenkrebs.

Es gibt zwei Möglichkeiten, einen Hodenhochstand zu behandeln, die (nicht immer erfolgreiche) Hormontherapie und die Operation:

▶ Die Hormontherapie wirkt in bestenfalls einem Drittel der Fälle. Sie stimuliert den Hoden, eine Zeit lang männliche Geschlechtshormone zu bilden, was das »Vorwärtskommen« des Hodens erleichtert. In der Regel wird mit einem Nasenspray (z. B. Gonadorelin) begonnen, das mehrmals täglich in die Nase des Kindes gesprüht wird. Zeigt sich nach vier Wochen kein Erfolg, so wird durch das Hormon HCG behandelt. Dieses in seiner Wirkung dem Körperhormon LH (luteinisierendes Hormon) sehr ähnliche Hormon wird über mehrere Wochen ein- oder zweimal pro Woche in den Oberschenkelmuskel gespritzt.

▶ Wird eine Operation nötig (manche Ärzte raten wegen des eher bescheidenen Erfolgs der Hormontherapie auch gleich dazu), so kann diese heute oft auch ambulant durchgeführt werden. Sie ist meist erfolgreich, sollte aber, wegen der oben beschriebenen Zusammenhänge, bis zum Ende des zweiten Lebensjahres durchgeführt sein.

Hüftdysplasie

Die **Hüftdysplasie,** zu deutsch auch *Hüftreifestörung,* ist eine angeborene, ein- oder beidseitige Fehlstellung des Hüftgelenks: Die Hüftgelenkspfanne ist dabei so flach, dass sie den kugelförmigen Hüftgelenkskopf nicht richtig umschließen kann. Letzterer läuft dann Gefahr, aus der als Halterung dienenden Hüftgelenkspfanne abzurutschen und dann neben der Gelenkpfanne zu stehen (*Hüftausrenkung* oder **Hüftluxation**). Wird der Anlagefehler nicht rechtzeitig behandelt, so drohen im späteren Leben ein Gelenkschaden (Arthrose) und damit Hüftschmerzen und Gehfehler.

Ein Teil der Fälle ist erblich bedingt, Mädchen sind fünfmal häufiger als Jungs betroffen. Auch Kinder, die aus der Beckenendlage geboren wurden, sowie Mehrlinge haben häufiger eine Hüftdysplasie. In etwa 40 % sind beide Hüften betroffen.

Schenkt man manchen Ärzten Glauben, dann ist die Hüftdysplasie ungemein häufig – sie soll bis zu einem Drittel der Säuglinge betreffen. Dies ist jedoch eine reine Definitionsfrage – wie »flach« die Hüftgelenkspfanne bei der Messung im Ultraschall sein »darf«, bevor man sie abnorm nennt, darüber lässt sich trefflich streiten. Tatsache ist, dass nur 2 % der Säuglinge wegen einer Hüftdysplasie behandelt werden müssen.

Erkennung ist schwierig

Nur schwere Formen der Hüftdysplasie können auf Anhieb erkannt werden: Die Beinchen lassen sich beim Wickeln nicht gut oder nur ungleichmäßig spreizen. Manchmal erscheint auch ein Beinchen »zu kurz« und die Falten am Gesäß stehen links und rechts auf unterschiedlicher Höhe (normalerweise verlaufen sie symmetrisch).

Leichtere Formen zeigen sich in der Säuglingszeit oft noch nicht, sondern führen erst, wenn das Kind laufen lernt, zu einem auffälligen Gangbild. Dies ist der Grund, weshalb heute alle Kinder routinemäßig in den ersten Lebenswochen mit Hilfe des Ultraschalls auf eine Fehlstellung der Hüfte untersucht werden, meist im Rahmen der U3 (so genanntes **Hüftscreening**).

Was zu tun ist

Zeigt sich beim Ultraschall eine leicht abgeflachte Hüftpfanne, so hat Ihr Kind eine »kontrollbedürftige Hüfte« und bekommt einen Kontrolltermin. Ihnen wird dann geraten, Ihr Baby »breit zu wickeln«, d. h. entweder die Höschenwindel verkehrt herum anzulegen oder eine zusätzliche Mullwindel bzw. ein auf 15 cm gefaltetes Handtuch zwischen die Beinchen zu legen.

Schwerere Formen werden gleich durch eine **Spreizhose** behandelt. Das Baby trägt diese Plastikschalen etwa acht Wochen Tag und Nacht, und auch wenn es für Erwachsene unbequem aussieht, die Babys gewöhnen sich schnell daran. Durch die Spreizhose wird der Hüftgelenkskopf so in der Hüftpfanne gehalten, dass sich diese richtig entwickeln kann.

Selbst schwerste Formen mit Hüftluxation können heute durch spezielle Schienen oder Gipsverbände behandelt werden, die dann allerdings über Monate getragen werden müssen.

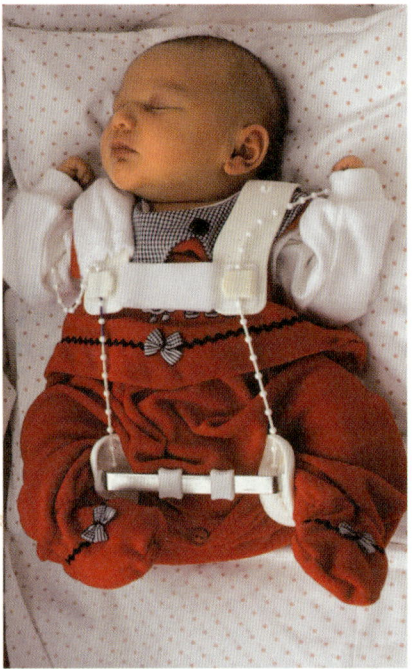

Das Prinzip bei der Behandlung der Hüftdysplasie ist die Spreizung des Oberschenkels. Dadurch wird der Hüftkopf mittig in die zu flache Hüftgelenkspfanne gedrückt, was deren bessere Ausformung anregt. Am häufigsten kommt die Spreizhose (rechts) zum Einsatz. Nur in schweren Formen müssen kompliziertere Schienen eingesetzt werden (oben). [oben: KLK; re.: MU]

▶ www.kinderhueftdysplasie.de
Deckt das Thema Hüftdysplasie sehr kompetent und verständlich ab

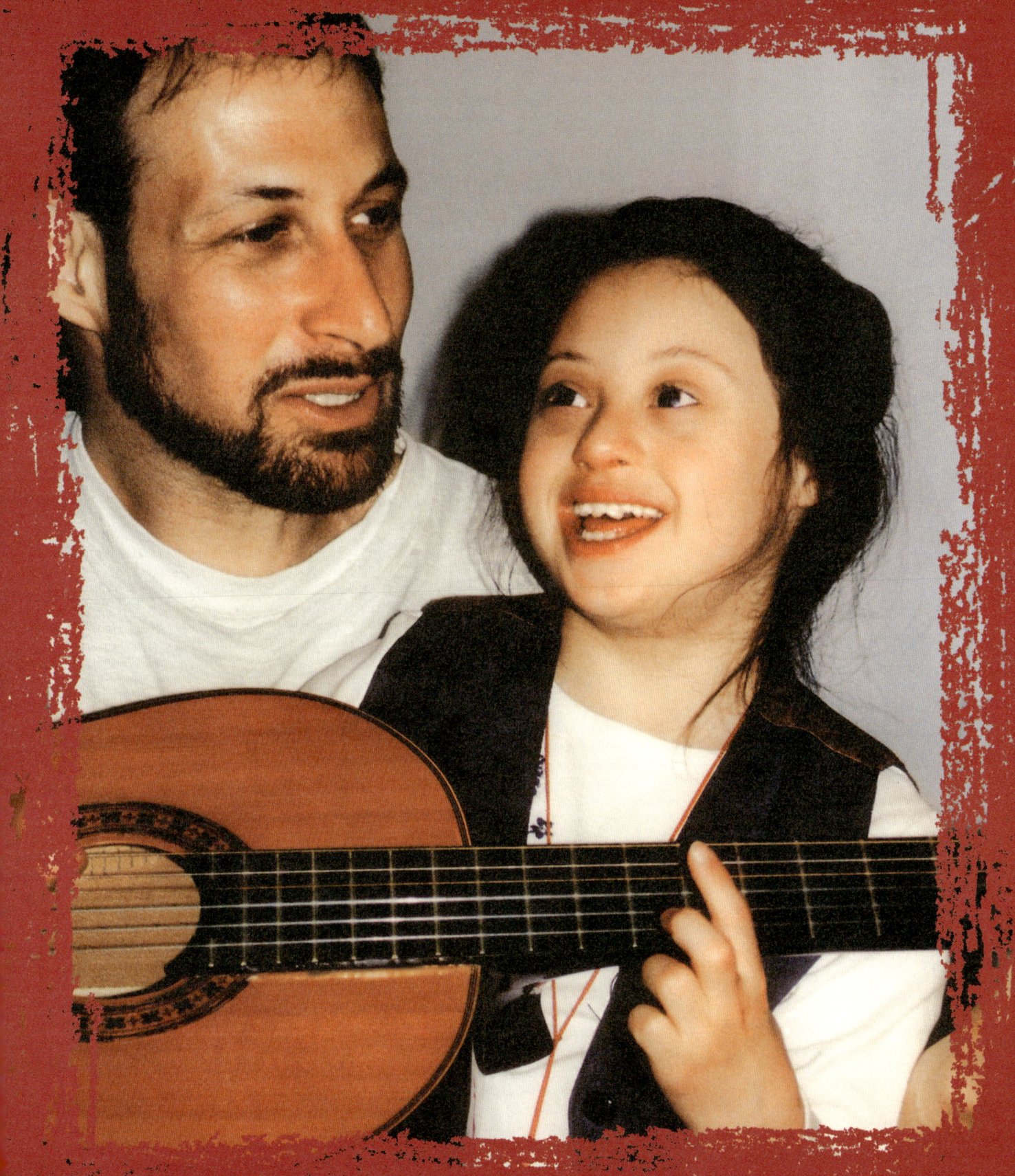

Kinder mit Handicaps

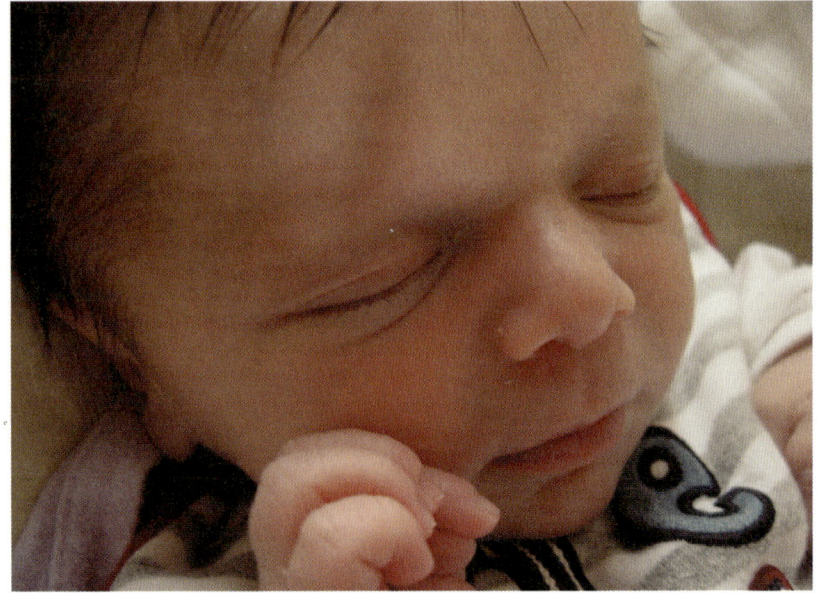

Ein gesundes Baby – das wünschen sich alle Eltern, ja, die meisten erwarten es sogar. Aber jedes zehnte Kind bringt ein gesundheitliches Problem mit auf die Welt und jedes hundertste ist schwerer behindert. Ihr Kind so anzunehmen und zu lieben, wie es ist, ist für Eltern vielleicht der schwerste, aber entscheidende Schritt, das Kind auf seinem Weg zu begleiten und es bestmöglich zu unterstützen. [ISP]

Handicaps – wodurch?

Die meisten Kinder haben alle körperlichen und geistigen Voraussetzungen, um sich gesund zu entwickeln. Jedes zehnte aber kommt mit gesundheitlichen *Handicaps* auf die Welt – von ihnen soll in diesem Kapitel die Rede sein. Wenn Kinder mit gesundheitlichen Nachteilen ins Leben starten, so kann das viele Ursachen haben:

Genetisch bedingte Störungen. Wie diese entstehen siehe S. 215.

Schädigungen in der Schwangerschaft. Glücklicherweise können viele dieser Einflüsse durch gesundheitsbewusstes Verhalten vermieden werden – etwa die Schädigung durch Nikotin und Alkohol sowie manche Infektionen (etwa die Röteln, siehe S. 236).

Zu frühe Geburt. Vor allem das Gehirn und die Lungen sind bei zu früh geborenen Kindern noch unreif und deshalb für Schädigungen anfällig (siehe S. 214).

Schädigungen bei der Geburt. Während durch die Geburt bedingte *Verletzungen* (etwa ein Schlüsselbeinbruch) in aller Regel von selbst ausheilen, können die durch *Sauerstoffmangel* bedingten Schädigungen lebenslange Folgen haben, wie etwa die Zerebralparese (siehe S. 219).

Schädigungen in der frühen Kindheit. Besonders das Schädel-Hirn-Trauma (siehe S. 509) oder Hirnhaut- oder Gehirnentzündungen (siehe S. 449) in der Säuglingszeit können bleibende Schäden hinterlassen. Gefürchtet war bis 1961 vor allem die Poliomyelitis oder Kinderlähmung, die tausende Kinder gehbehindert machte.

Im Einzelfall ist eine eindeutige Zuordnung aber oft nicht zu treffen.

Vielfältige Erscheinungen

Nicht alle Handicaps, die ein Kind mit ins Leben bringt, sind sofort erkennbar.
So zeigen sich zum Beispiel manche ererbte Gesundheitsprobleme erst im Laufe des Lebens als **chronische Krankheiten,** wie etwa in vielen Fällen die Mukoviszidose (siehe S. 218).
Andere Handicaps beeinträchtigen die Entwicklung des Kindes, das dann mit oft schon früh einsetzenden **Entwicklungsstörungen** oder **Behinderungen** körperlicher oder geistiger Art zu kämpfen hat (mehr zu Entwicklungsstörungen und Behinderung siehe S. 51).
Gesundheitliche Handicaps können sich auch durch **Fehlbildungen** von Geweben oder Organen ankündigen. Davon sind immerhin 5 % der Neugeborenen betroffen. Ein Teil davon fällt schon bei der Geburt auf (wie etwa die Lippen-Kiefer-Gaumen-Spalte, siehe S. 223). Andere Fehlbildungen betreffen von außen nicht sichtbare Organe, wie etwa das Herz, und werden dann oft erst im Lauf der Kindheit erkannt.

Was heißt hier behindert?

Behinderte Kinder, chronisch kranke Kinder, Kinder mit Fehlbildungen oder mit Entwicklungsstörungen, alle werden oft in einen großen Topf geworfen: Die betroffenen Kinder sind einfach »Sorgenkinder«. Das geht aber an den Problemen dieser Kinder vorbei – und verkennt zudem, dass sich auch Eltern gesunder Kinder berechtigte Sorgen um den Nachwuchs machen. Viele Eltern von mit gesundheitlichen Handicaps geborenen Kindern machen folgende Erfahrungen:

Wie behindert Kinder sind, liegt nicht nur an ihrem Handicap. Kleinkinder erleben ihre Behinderung in dem Maße, in dem die Erwachsenen sie sie spüren lassen – zum Beispiel durch Überbehütung oder Einschränkung des elterlichen Blickfeldes gerade auf die Behinderung. Je normaler das Kind behandelt wird, als desto normaler kann es sich wahrnehmen und erleben. Spätestens ab dem Schulalter treten jedoch weitere Herausforderungen hinzu: Wie behindernd ist die Umwelt, etwa die Schule oder die Verkehrswege, für das behinderte Kind? Wie reagieren die Altersgenossen? Welche Einstellung kann das Kind selbst zu seiner Behinderung finden? Ganz wichtig ist hier, dass Eltern frühzeitig durch altersgemäße Gespräche mit Missverständnissen aufräumen, die sich in Kindern nur allzu leicht festsetzen: dass etwas »falsch« an ihnen sei und dass sie selbst (oder jemand anderes) an ihrer Behinderung »schuld« sei.

Behindert sein heißt nicht gleich unglücklich sein. Viele behinderte Kinder erfreuen sich einer beträchtlichen Gesundheit. Studien zeigen, dass selbst chronisch kranke Kinder ihre Lebensqualität nicht als geringer bewerten als »gesunde« Kinder (dies gilt übrigens auch für Erwachsene).

Auch behinderte Kinder sind zunächst einmal Kinder. Gesundheitlich benachteiligte Kinder haben zwar ihre eigenen (oft sehr verschiedenen) Probleme, sie haben vor allem aber zunächst einmal die gleichen »Probleme« und Entwicklungsaufgaben wie normale Kinder. Es wäre falsch, sie von diesen Problemen oder Anforderungen freistellen zu wollen. Gerade Kinder mit gesundheitlichen Einschränkungen brauchen eine »starke« Erziehung und Förderung auf allen Ebenen der Persönlichkeit. Nur allzu leicht wird ein Kind sonst durch die Fokussierung auf seine Behinderung in seiner Entwicklung zurückgeworfen – die Medizin spricht vom »verletzlichen Kind«: Weil es in einem Bereich behindert ist, drohen ihm auch Nachteile in seiner Persönlichkeitsentwicklung.

Doch auch wenn Behinderung durch eine entwicklungsfördernde Einstellung der Eltern und der Umwelt erträglicher werden kann – die Probleme für die betroffenen Eltern und Kinder bleiben immens. Dies zeigt sich auch in der erhöhten Trennungs- bzw. Scheidungsrate von Eltern mit behinderten Kindern.

Probleme für die Eltern

Gerade behinderte Kinder brauchen ihre Eltern noch stärker als »normale« Kinder – und dennoch ist der Weg zu einer befriedigenden Elternschaft mit schier unüberwindbar scheinenden Hindernissen bestückt.

So machen sich Eltern von behinderten Säuglingen oft Vorwürfe, dass sich die herbeigesehnte Liebesbeziehung nicht so leicht einstellen will. Heute weiß die Forschung, dass dies eine fast zwangsläufige Konsequenz der besonderen Situation behinderter Kinder und ihrer Eltern ist. Denn die intuitiv ablaufende Bindungsentwicklung zwischen Eltern und Säugling (siehe S. 158) wird gleich an mehreren Stellen gestört: So wirken Fehlbildungen (besonders natürlich im Gesicht), chronische Unruhe oder unstillbares Schreien, die allesamt bei von Geburt an auffälligen Kindern häufiger sind, auf die Eltern extrem entmutigend und verunsichernd. Auch die nach der Neugeborenenzeit abgegebenen »Liebessignale«, die normalerweise Öl auf das Beziehungsfeuer kippen (man denke nur an das erste Lächeln!), sind bei entwicklungsbehinderten Kindern oft schwach oder fehlen monatelang ganz. Damit entfällt für die Eltern ein beglückender und motivierender Resonanzraum.

Erhöhtes Stressniveau

Als wäre das nicht genug, kommt noch eines dazu: Stress. Schon gesunde Kinder bringen ihre Eltern an den Rand der Erschöpfung, behinderte Kinder aber können die Kräfte ihrer Eltern *überfordern*. Ein Gefühl der Leere stellt sich ein, die Partnerschaft kann zerbrechen – der grenzenlose Einsatz für das behinderte Kind führt dann letzten Endes auch zur »Behinderung« der Eltern.

Dazu kommt oft die Erfahrung der Vereinzelung: Während Eltern gesunder Kinder fast alle Erfahrungen mit anderen Eltern teilen (der erste Brei, die Schlafprobleme, die ersten Schritte), machen Eltern behinderter Kinder Erfahrungen, die sie nur schwer mit anderen Menschen teilen können. Sie sitzen sozusagen »allein im Boot«. Auch diese Vereinzelung wirkt als Stressfaktor.

Das wichtigste Thema für Eltern von Kindern mit chronischen Gesundheitsproblemen ist deshalb, rasch zu lernen, trotz der neuen Anforderungen (und dafür vielleicht mit neuen Mitteln) als Persönlichkeit zu (über)leben und Hilfe zu organisieren. Ungewöhnliche Kinder brauchen nun einmal ungewöhnlich starke Eltern:

▶ Lassen Sie sich bewusst auf den Lernprozess als Eltern behinderter Kinder ein. Eine äußerst empfehlenswerte Starthilfe ist das Buch *Mein Kind ist fast ganz normal* (siehe nächste Seite).

▶ Versuchen Sie der Vereinzelung durch Kontakte zu anderen Familien mit behinderten Kindern und Selbsthilfegruppen entgegenzusteuern. Kontakte zu Selbsthilfegruppen vermittelt das Kindernetzwerk (siehe nächste Seite).

▶ Organisieren Sie Hilfe, die Sie im häuslichen Umfeld entlasten kann (Verwandte, Bekannte, häusliche Pflege, Sozialdienste, Heil- und Sonderpädagogik).

▶ Arbeiten Sie an einem realistischen Erwartungshorizont bezüglich der Behinderung Ihres Kindes. Welche Entwicklungsschritte sind möglich, welche unmöglich? Dies öffnet den Weg zu auf das Kind (und nicht auf die Norm) bezogenen Erfolgserlebnissen und erleichtert Ihnen die Planung der Zukunft.

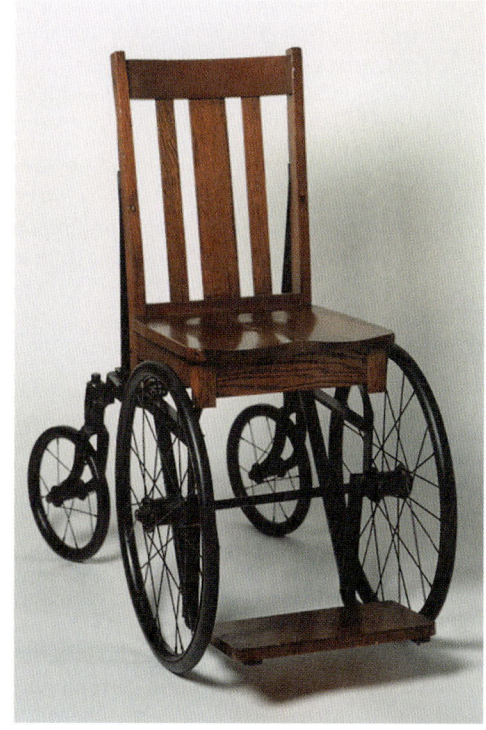

Der Rollstuhl des wohl prominentesten Behinderten der Welt, Franklin D. Roosevelt. Durch eine Polioinfektion war er gehunfähig geworden. Und obwohl Roosevelt einer der beliebtesten Präsidenten der USA war und mit zwölf Jahren (von 1933–1945) länger als alle anderen regierte, meinte er, seiner Zeit Tribut zollen zu müssen. Und die verlangte, sein Handicap zu verstecken. Und so setzte er durch, dass die Behinderung des Präsidenten in Filmen und auf Fotos in keinem einzigen Falle sichtbar sein durfte. [AMB]

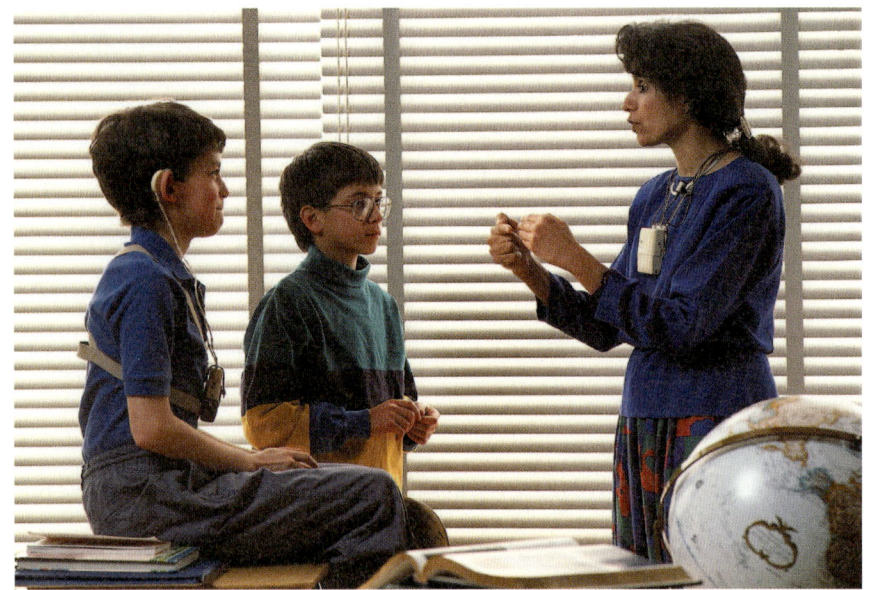

Faszinierende Welten: Die Schulbildung von Gehörlosen erfolgt in eigenständigen Institutionen, vom Kindergarten bis hin zu den Berufsschulen. Und sie erfordert hochspezialisierte Lehrer (die z. T. selbst gehörlos sind). Lernziel ist in erster Linie nicht die Gebärdensprache – die fällt Kindern oft überraschend leicht, sondern vor allem das verständliche Sprechen, das »Lippenlesen« und das Sichbehaupten in der Welt der »Hörenden«. Denn die Kommunikation soll auch mit »normalen« Kindern und Erwachsenen gelingen. Aber die Beobachtung zeigt, dass gerade Gehörlose ein großes Bedürfnis haben, unter ihresgleichen zu bleiben: Sie heiraten oft untereinander, haben eigene Freizeiteinrichtungen und bevorzugen auch Berufe – etwa im Computerbereich –, wo sie nicht groß mit Hörenden kommunizieren müssen. [MU]

Frustration unvermeidlich

Seien Sie auf Frustration mit dem Medizinsystem gefasst: Es kann Kindern mit angeborenen Handicaps gegenüber oft nicht das erfüllen, was es von seiner inneren Logik her verspricht: Besserung und Heilung.

Dafür lernen Sie nur allzu schnell die Schattenseiten des Medizinsystems kennen: »verschwundene« Ergebnisse einer Speziallaboruntersuchung, mangelnde Absprachen zwischen den behandelnden Ärzten oder auch Mediziner oder Naturheilkundler, die ständig neue Untersuchungen wünschen und dabei aus dem Auge verlieren, wie belastend das alles für Ihr Kind ist.

Hier hilft nicht, das »Medizinsystem« pauschal zu verdammen. Besser ist es, den Kontakt zu offenbar fruchtlosen Anlaufstellen abzubrechen und nach Medizinern, Logopäden oder anderen Fachkräften zu suchen, mit denen die Zusammenarbeit gut funktioniert.

Und vor allem: Kommunizieren Sie immer wieder und eindeutig, was Sie wollen und wozu Sie bereit sind und wozu nicht. Die Mutter eines behinderten Kindes formulierte es einmal so: »Wie in anderen Bereichen des Lebens, so kostet es auch hier viel mehr Mut, nein zu sagen, wenn man glaubt, dass die Therapie dem Kind nichts bringt, als immer nur ja zu sagen und zu tun, was die anderen wollen. Obwohl man es eigentlich nicht mehr schafft und die anderen Kinder zu kurz kommen.«

Bis zur Erschöpfung?

Auch wenn es nahe liegt, sich um ein behindertes Kind »bis zur Erschöpfung« zu kümmern: Wenn Sie Ihre ganze Kraft Ihrem Kind widmen, kann das problematisch sein – vor allem für Ihr Kind (aber auch für etwaige nichtbehinderte Geschwister). Denn mehr als alles andere braucht ein behindertes Kind zufriedene, innerlich starke Eltern (siehe dazu auch den Kasten auf der nächsten Seite).

Zu guter Letzt: Investieren Sie bewusst Energie, um die (oft weniger augenfälligen) Stärken Ihres Kindes kennen zu lernen. Und entwickeln Sie auch ein Gespür dafür, wie Sie sich selbst durch Ihr Kind verändern. Erleben Sie diese Veränderungen als positiv oder als negativ?

Miller, N. B.: **Mein Kind ist fast ganz normal.** Trias, 1997. Ein offener und ermutigender Ratgeber für Eltern von Kindern mit Handicaps

Verrückt nach Paris: Ein einzigartiger Film über die Unverwechselbarkeit behinderter Menschen. Deutschland 2002. Als DVD erhältlich

➤ **Kindernetzwerk e.V.**
Hanauer Straße 15, 63739 Aschaffenburg
www.kindernetzwerk.de Guter Online-Service für Menschen mit Behinderungen und ihre Angehörigen mit großer Adressdatenbank

➤ www.lebenshilfe.de
Umfassende Beratung für behinderte Menschen und ihre Familien

Wie gehen nichtbehinderte mit behinderten Kindern um?

Kinder mit Handicaps treffen spätestens im zweiten Lebensjahr auf nichtbehinderte Kinder – und die gute Nachricht ist die: Wenn die Erwachsenen sie nicht ungünstig beeinflussen, ist dies in aller Regel eine für beide Seiten bereichernde Erfahrung.

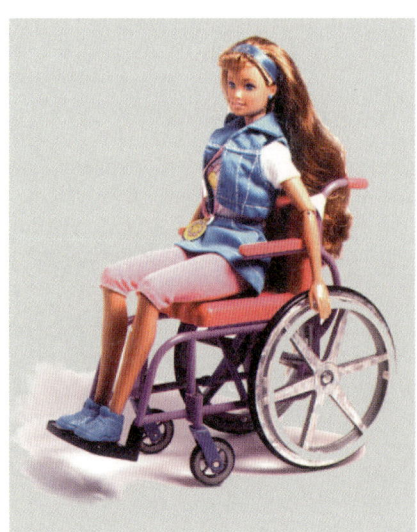

Sogar die Spielzeugindustrie ist inzwischen dabei, das Thema Behinderung nicht mehr völlig auszublenden. Vielleicht trägt das auch dazu bei, dass behinderte und nichtbehinderte Kinder unbefangen miteinander umgehen und aufeinander zu gehen können. [AMB]

Warum machen wir das eigentlich? – Die Elternsicht

Endlich ein Baby zu haben – das stellten wir uns vor wie eine Reise in die Karibik. Aber wir landeten ganz woanders, und ich weiß nur noch, dass es dort grau war und düster – unsere Lisa war behindert.

Meine erste Reaktion war, dass ich mich schuldig fühlte. Schließlich handelte es sich um eine genetisch bedingte Krankheit, und in einem gewissen Sinne hatte Lisa ihre Behinderung ja von mir und meinem Mann! Noch tiefer in die »Schuldfalle« getrieben wurden wir durch Kommentare aus dem Bekanntenkreis, dass »so was doch heutzutage eigentlich gar nicht mehr nötig wäre«. Was für uns im Klartext so viel hieß wie: Ihr hättet ja abtreiben können, dann würdet ihr »so was« der Gesellschaft nicht zumuten ...

Und bei all dem ging uns auch die Frage nach dem Warum nicht aus dem Kopf: Was ist verkehrt gelaufen? Warum musste es unser Kind treffen?

Ambivalenz

Die ersten Jahre waren schlimm. Wir investierten unsere ganze Energie, um Lisa optimal zu fördern: entwicklungsneurologische Untersuchungen an der Uni, Krankengymnastik, verschiedene naturheilkundliche Therapien, später dann Logopädie, Ergotherapie und und und. Meistens gaben mein Mann und ich uns nur noch die Klinke in die Hand. Und doch merkten wir, dass der Abstand zu den »normalen« Kindern von Monat zu Monat größer wurde. Während sich die Eltern vom Schwangerschaftskurs über die ersten Schritte ihrer Kinder austauschten, war bei uns noch nicht einmal an Sitzen zu denken. Und unsere Batterien liefen langsam, aber sicher leer.

Und immer öfter reagierten wir zornig auf Lisa. Und auch aufeinander – bis wir in unserer Beziehung vor einem Scherbenhaufen standen.

In unserer Paartherapie lernten wir ein Wort kennen: **Ambivalenz**, zu deutsch Gespaltenheit. Eltern behinderter Kinder wollen alles geben und sind doch von Selbstzweifeln, mangelnden Erfolgserlebnissen und der vielen zusätzlichen Arbeit schwer angeschlagen. Die Seele des Erwachsenen kann diesem Druck nicht standhalten – zumal ja die normalen Probleme des Alltags, vom Job bis hin zu den zu zahlenden Rechnungen, nicht weniger werden. Die Seele errichtet nun eine Mauer – eine Mauer aus Gefühllosigkeit oder auch aus Zorn. Denn nur wer sich innerlich abgrenzt, kann überhaupt weiter funktionieren.

Und dieser gefühlsmäßige Zwangsabstand ist Gift für die Beziehung zu anderen Menschen – sie war Gift sowohl für unser Verhältnis zu Lisa als auch für uns als Paar. Dazu kommt, dass die Mauer nicht immer gleich hoch ist: Auch wir strahlten manchmal vor Optimismus und waren im nächsten Moment wieder abgrundtief verzweifelt, zornig und gefühllos.

Wege aus der Ambivalenz

Heute ist Lisa 18 Jahre alt. Sie braucht noch immer viel Zeit und Zuwendung, aber sie gehört zu unserem Leben, oder besser gesagt – es ist uns gelungen, ihr einen Platz zu schaffen in unserem Leben, auch wenn sie jetzt den größten Teil des Tages außer Haus betreut wird. Dazu gehörte ein langer Lernprozess, in dem wir unsere eigene Welt als Eltern neu »erbauen« mussten. Was wir dabei gelernt haben, ist:

Die Beziehung zwischen uns Eltern ist das Fundament auch für das Gedeihen unseres behinderten Kindes. Lisa braucht dieses Fundament mehr als alles andere! Zeit und der innere Platz für die Partnerschaft, aber auch für die eigenen Interessen, nutzen deshalb immer auch unserem Kind – möglicherweise mehr, als es zu noch einem weiteren Therapietermin zu bringen.

Beziehungen – innerhalb und außerhalb der Partnerschaft – müssen deshalb gepflegt werden: durch gemeinsame Gespräche und regelmäßigen Austausch.

Was ist der Lohn?

Auch wir haben uns das immer wieder gefragt: Warum machen wir das eigentlich? Warum muss ich ständig gegenüber allen möglichen Ärzten, Schwestern, Therapeuten und Kostenträgern als Bittsteller auftreten, jede Menge privater, finanzieller und sogar beruflicher Opfer auf mich nehmen? Wozu – wo die Begrenzungen so eindeutig sind: Lisa wird immer von der Hilfe anderer abhängig sein und vielleicht nur noch wenige Jahre leben.

Dass wir die Frage »Wozu das alles?« auch aus dem Mund von Eltern »normaler« Kinder in unserem Freundeskreis hörten, hat uns zunächst geärgert. Schließlich sind die Sorgen um den schlechten Schlaf oder die unerwartet schwierige Rückkehr in den Beruf da immer schnell »erledigt« – uns aber werden sie ein Leben lang begleiten.

Doch dann verstanden wir, dass diese Frage nach dem »Lohn« eigentlich die Frage nach dem Sinn von Elternschaft überhaupt ist, egal ob die Entwicklung unserer Kinder nun begrenzt ist oder nicht oder ob wir jemals eine sorgenfreie Zeit als Eltern erwarten können oder nicht. Und deshalb wollen wir zum Schluss auch weitergeben, wo wir mit Lisa – trotz der immer wiederkehrenden Enttäuschungen und Trauer um die eingeschränkten Möglichkeiten – unser Elternglück erleben durften:

Da waren die Momente des konzentrierten Spiels und der gemeinsamen Lebenslust (Lisa kann so glockenhell und tief von innen lachen). Und die Gewissheit, dass Lisa trotz ihrer Behinderung Glück, Gemeinschaft und menschliche Nähe erleben kann. Da waren Momente, wo man durch den ganzen Sack von Problemen auf einmal »hindurchblickt« und den kleinen Menschen im Mittelpunkt sieht mit seiner faszinierenden Persönlichkeit und seiner fantastischen Sicht auf den Alltag. Da waren Bilder und Momente, die uns die Gewissheit spüren ließen, dass jeder Mensch seinen Platz hat, unverwechselbar ist und einzigartig in seiner Würde.

Und letztlich ist dies das gleiche Glück, das auch die Eltern nichtbehinderter Kinder erleben – am Leben in seiner Vielfalt und seinem Reichtum teilzuhaben. Auch wenn es nicht das Glück des mühelos dahinschreitenden Spaziergängers ist, sondern vielleicht eher das des Bergsteigers – oder eines Perlentauchers.

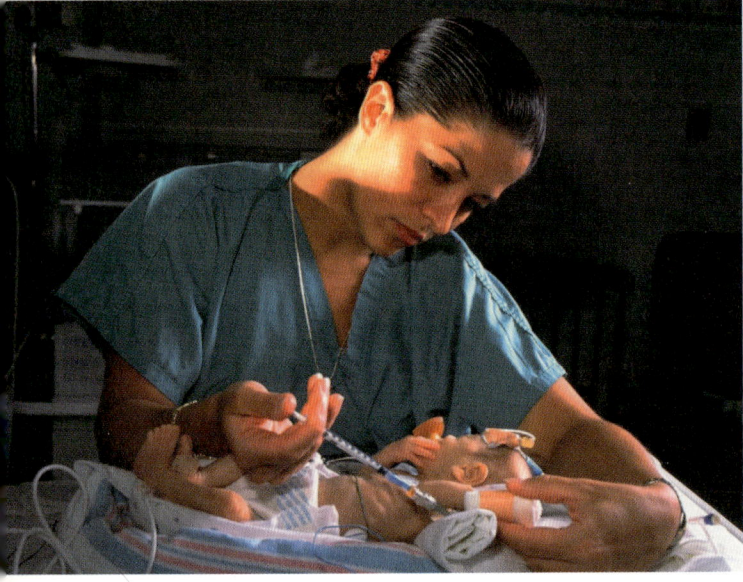

Frühgeborene brauchen oft über viele Wochen hochspezialisierte medizinische Versorgung. Da ist der Aufenthalt in großen Kliniken oft die einzige Wahl. Das ist für die Eltern häufig eine schwere Zeit, mit weiten Wegen, endlosen Stunden des Wartens und Hoffens verbunden. [MU]

Auch ältere Geschwisterkinder lernen oft problemlos, ihr besonderes Geschwisterkind einerseits zu unterstützen, andererseits aber werden sie schon aus eigener Neugier und aus dem Spieltrieb heraus alles »herauskitzeln«, was das Geschwisterkind zu leisten vermag. Schwierigkeiten bereiten lediglich solche Kinder mit unberechenbarem oder aggressivem Verhalten, wie etwa schwer autistische Kinder. Da kann es sein, dass es schwer fällt, für ein solches Kind Spielkameraden zu gewinnen.

In der frühkindlichen Erziehung setzen sich deshalb auch »gemischte« oder integrierte Kindergärten immer mehr durch. Die nichtbehinderten Kindern lernen dort auch ohne viele Worte, dass gesundheitliche Einschränkungen und Behinderung keine Katastrophen sind, sondern Teil des Lebens.

Und die Beziehung der Eltern?

Die Statistik zeigt klar: Eltern mit behinderten oder chronisch kranken Kindern haben ein höheres Risiko, dass ihre Beziehung in die Brüche geht. »Anstrengende« Kinder, da müssen wir ganz ehrlich sein, belasten eine Partnerschaft (dies gilt selbst für »banalere« Probleme wie etwa die Dreimonatskoliken, und wir haben dort auch erklärt, wie die »Beziehungsfalle« funktioniert, siehe S. 201). Da hilft nur eins: Kümmern Sie sich aktiv um Ihre Partnerbeziehung, schieben Sie Gespräche nicht auf die lange Bank, bewahren Sie Energie auch für Ihr Leben außerhalb Ihrer Rolle als Eltern.

Frühgeborene

Etwa 6 % aller Neugeborenen, das sind in Deutschland mehr als 50 000 Kinder pro Jahr, kommen vor der vollendeten 37. Schwangerschaftswoche als **Frühgeborene** zur Welt. Kinder, die in der 38. oder 39. Schwangerschaftswoche geboren werden, sind zwar rein statistisch auch »früh dran«, sie sind jedoch schon so ausgereift, dass medizinische Probleme nicht zu erwarten sind. Sie zählen daher nicht als frühgeboren.

Frühgeboren – wodurch?

Die Ursachen oder Auslöser einer zu frühen Geburt bleiben im Einzelfall oft unklar. Manche Ursachen gehen vom Kind aus, andere von der Mutter.

So können zum Beispiel Krankheiten der Mutter eine Frühgeburt bedingen, wie etwa Infektionen des Fruchtwassers, ein zu schwacher Gebärmutterhals, schwangerschaftsbedingter Bluthochdruck oder ein Schwangerschaftsdiabetes. Ein erhöhtes Risiko, ein frühgeborenes Kind zu bekommen, haben auch Mütter unter 18 Jahren und über 40 Jahren – der Körper scheint im »mittleren Fortpflanzungsalter« am besten für eine Schwangerschaft vorbereitet zu sein.

Gefährdet sind aber auch Mehrlinge und vor allem Kinder von rauchenden Müttern – das Nikotin verengt die Blutgefäße in der Plazenta (= Mutterkuchen) und lässt sie vorzeitig »altern«.

Schwerer Start ins Leben

Je früher das Kind geboren ist, desto unreifer sind seine Organe. Ganz grob kann man davon ausgehen, dass ab der 35. Schwangerschaftswoche die Organfunktionen ohne größere Probleme in Gang kommen. Vor der 32. Schwangerschaftswoche geborene Kinder – meist liegt deren Geburtsgewicht unter 1500 g – haben dagegen oft erhebliche Startschwierigkeiten, vor allem:

Atemprobleme. Die feinen Lungenbläschen (siehe S. 260) sind noch nicht mit dem stabilisierenden *Surfactant*, einem körpereigenen Eiweißgemisch, ausgekleidet und fallen deshalb leicht in sich zusammen. Heute kann dieser Stoff vorbeugend über einen Beatmungsschlauch in die Lungen eingeträufelt und schwerere Atemnot dadurch verhindert werden.

Atempausen. Wegen der Unreife des Gehirns »vergessen« Frühgeborene bisweilen zu atmen. Durch diese Atempausen (= Apnoen) ist die Sauerstoffversorgung gefährdet.

Hirnblutungen, zu denen es wegen der Unreife des Gehirns und seiner Blutversorgung häufiger kommt. Bleibende Lähmungen können die Folge sein.

Kreislaufprobleme. Diese sind oft durch einen persistierenden Botallo-Gang (siehe S. 221) bedingt und lassen sich meist durch Medikamente verbessern.

Infektionen. Wegen ihres noch unreifen Immunsystems neigen Frühgeborene zu schwer wiegenden Infektionen, z. B. Lungenentzündung, Blutvergiftung und Hirnhautentzündung.

Spätschäden

Viele dieser Probleme lassen sich auf den heutigen Neugeborenenintensivstationen gut behandeln. Dennoch können Schäden zurückbleiben, vor allem an den empfindlichen Organen Lunge, Gehirn und Augen.

An der Lunge können Vernarbungen entstehen, die so genannte **bronchopulmonale Dysplasie** oder *BPD*. Sie sind nicht nur durch die Unreife der Lunge bedingt, sondern auch Folge der häufig erforderlichen künstlichen Beatmung. Die bronchopulmonale Dysplasie zeigt sich durch chronischen Husten und häufige Asthmaanfälle in den ersten Lebensjahren. Auch **Hirnblutungen** können bleibende Spuren hinterlassen, meist in

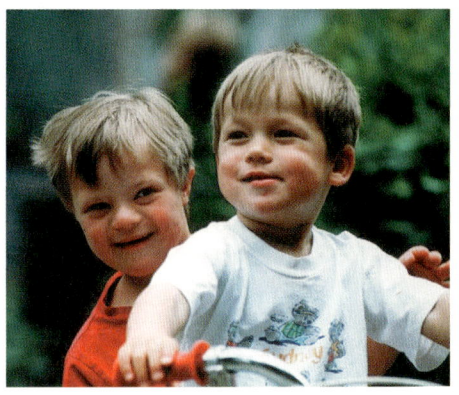

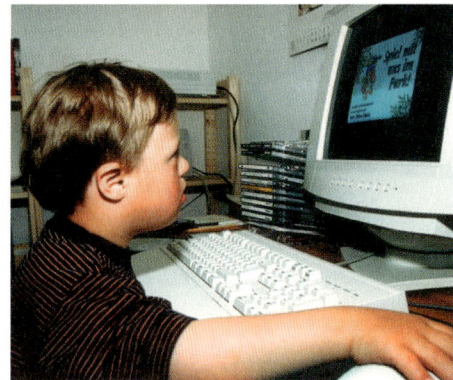

Kinder mit Down-Syndrom bleiben zwar Zeit ihres Lebens auf ein gewisses Maß an Betreuung angewiesen, viele von ihnen können aber ein »begrenzt selbstständiges« und glückliches Leben mit all seinen Höhen und Tiefen führen.
[HDB]

Form einer *Zerebralparese* (siehe S. 219). Dagegen treten Blindheit oder schwere Netzhautablösungen heute kaum mehr auf.

Die Aussichten

Die langfristigen Aussichten frühgeborener Kinder hängen von ihrer Reife bei der Geburt ab. Während etwa 2 % der mit Ende der 37. Schwangerschaftswoche geborenen Kinder mit einer bleibenden Behinderung zu rechnen haben, sind es bei den Ende der 30. Schwangerschaftswoche geborenen Kindern schon 10 %, bei den Ende der 25. Woche geborenen Kinder gar 20 % und mehr.

Doch frühgeborene Kinder haben ein weiteres Problem: frühgeborene Eltern. Durch die verkürzte Schwangerschaft fühlen sich die überraschten Eltern noch »wie auf einem anderen Stern« – und müssen dazu noch den Stress einer fremden Umgebung, die Sorgen um das Kind und das zwischen der Klinik und zu Hause auseinander gerissene Leben ertragen. »Ich hatte eine Reise in die Karibik gebucht und landete im verregneten Schottland, mitten im November«, so drückte es eine betroffene Mutter einmal aus. Wie trotz der widrigen Umstände Nähe zu dem Neuankömmling entstehen kann – da können Ihnen die folgenden Ratgeber und Selbsthilfegruppen wertvolle Tipps geben.

Strobel, K.: **Frühgeborene brauchen Liebe.** Kösel, 2001

▶ Initiative Regenbogen **Glücklose Schwangerschaft e.V.** In der Schweiz 9, 72636 Frickenhausen. www.initiative-regenbogen.de

▶ **Das frühgeborene Kind e.V.** Kurhessenstr. 5, 60431 Frankfurt/M. www.fruehgeborene.de

Genetische Störungen

Dass Kinder mit anlagebedingten »Fehlern« geboren werden, das ist nur schwer zu verstehen. Ist die Natur nicht *gut*? Zielt sie nicht auf Gesundheit und Stärke?

Die Antwort der Wissenschaft ist ein »Jein«: Manche genetischen Störungen sind tatsächlich »Unfälle« und zeigen, dass auch die Natur nicht perfekt arbeitet. Hinter vielen genetischen Störungen verbirgt sich jedoch mehr: So verleihen manche genetische Webfehler dem *Träger* biologische Vorteile. Menschen mit dem Gen für die häufigste Blutkrankheit in Afrika, die Sichelzellenanämie, sind z. B. weniger empfänglich für Malaria. Wer ein Gen für Mukoviszidose trägt (in Deutschland immerhin jeder 20ste), übersteht Durchfallerkrankungen besser. Das Gemeine: Was für den *Träger* des Gens von Vorteil ist (Träger haben ja neben dem defekten Gen stets auch eine gesunde »Kopie« und sind deshalb selbst nicht krank, siehe Kasten auf S. 216), verkehrt sich für diejenigen in das Gegenteil, die *zwei* defekte Gene haben, die also sowohl von Vater als auch Mutter ein Krankheits-Gen bekommen. Sie bezahlen sozusagen den Preis für eine Strategie der Natur, die sich zwar für die Bevölkerung als Ganzes, nicht aber für jeden Einzelnen auszahlt. Insofern ist die Natur »gut« und »böse« zugleich.

Down-Syndrom

Bei Kindern mit **Down-Syndrom** (= *Trisomie 21,* früher *Mongolismus*) ist das 21. Chromosom dreimal anstatt doppelt vorhanden, meist durch Fehlverteilung bei der Halbierung des Chromosomensatzes (siehe Kasten auf S. 216). Betroffen ist eines von 650 Kindern, die Häufigkeit nimmt mit zunehmendem Alter der Mutter zu. Viele Fälle werden heute schon im Rahmen der Schwangerschaftsvorsorge erkannt.

Das »Zuviel« hat komplexe Folgen: Die Kinder fallen schon bei der Geburt vor allem durch einen kurzen Schädel, ein flaches Gesicht, eine große Zunge und weit auseinander stehende Augen mit schräg nach seitlich oben verlaufenden Lidachsen auf. Später zeigt sich eine sehr unterschiedlich ausgeprägte geistige Entwicklungsstörung. Dabei haben die Kinder meist ein freundliches und zugewandtes Wesen. Bei der Hälfte der Kinder sind außerdem Fehlbildungen der inneren Organe vorhanden, vor allem Herzfehler und Engstellen im Bereich des Darms. Das Immunsystem ist gestört, was sich durch die erhöhte Infektanfälligkeit und Leukämierate zeigt. Die Lebenserwartung ist im Mittel auf rund 40 Jahre beschränkt.

Heute können nicht nur einzelne Erscheinungen des Down-Syndroms wie z. B. Herzfehler gut behandelt werden. Durch die individuelle Förderung, etwa in integrativen Kindergärten, erzielen diese Kinder zudem langsame, aber deutliche Entwicklungsfortschritte.

▶ **Arbeitskreis Down-Syndrom e.V.**
Gadderbaumer Straße 28, 33602 Bielefeld
www.down-syndrom.org

▶ www.down-syndrom.de Website mit zahlreichen weiterführenden Internetadressen

▶ www.down-syndrom-netzwerk.de Netzwerk der Eltern- und Selbsthilfegruppen der Menschen mit Down-Syndrom

▶ www.ds-infocenter.de Website mit zahlreichen Literaturtipps – zum »Ein- und Weiterlesen«

So entstehen genetische Störungen

Die Erbanlagen sind beim Menschen auf 46 Chromosomen mit insgesamt etwa 35 000 »Informationseinheiten« (= Genen) verankert. Zwei der Chromosomen – das X- und das Y-Chromosom – bestimmen das Geschlecht und werden deshalb Geschlechtschromosomen genannt.

Ganz am Anfang des Lebens werden diese Chromosomen in den »Rohstadien« von Ei- und Samenzelle jeweils halbiert (damit sich das Erbgut nicht von Generation zu Generation verdoppelt). Wenn ein Kind entsteht, vereinigen sich in der befruchteten Eizelle mütterliche und väterliche Chromosomen – die Erbanlagen werden dabei neu aneinander gelagert und kombiniert und dann in Trilliarden von Zellen vervielfältigt. Verläuft die ursprüngliche Halbierung der Chromosomen nicht ganz akkurat, so hat der Embryo z. B. ein Chromosom zu viel oder zu wenig. Ein solcher Chromosomenüberschuss liegt etwa dem *Down-Syndrom* zugrunde.

Auch wenn bei der Neukombination des Erbgutes Bruchstücke eines Chromosoms verloren gehen oder hinzukommen, kann dies für das Kind schwer wiegende Folgen haben.

Zudem werden dem Kind von seinen Eltern immer einzelne Schwachstellen im Bereich der Gene weitergegeben. Solche »Fehlinformationen« besitzt jeder Mensch, sie bereiten aber nur selten Probleme, da die Gene immer in doppelter Ausführung vorliegen – ist das eine Gen defekt, so kann meist der Partner einspringen und das kranke Gen überdecken. Wenn der Zufall es aber will, bekommt ein Kind sowohl vom Vater als auch der Mutter *dieselbe* Schwachstelle vererbt – der Anlagedefekt kann nun nicht mehr überdeckt werden. Ein Beispiel für eine solche rezessive Vererbung von Krankheiten ist die Mukoviszidose (siehe S. 218).

Nur selten reicht schon *eine* Schwachstelle aus, um eine Erkrankung zu verursachen. Das zweite, normale Gen kann hier die Störung also nicht wettmachen – der Mediziner spricht von einer dominanten Vererbung. Auch über die Geschlechtschromosomen können Schwachstellen weitergegeben werden (z. B. bei der Bluterkrankheit, siehe S. 294), man spricht dann von einer geschlechtsgebundenen Vererbung.

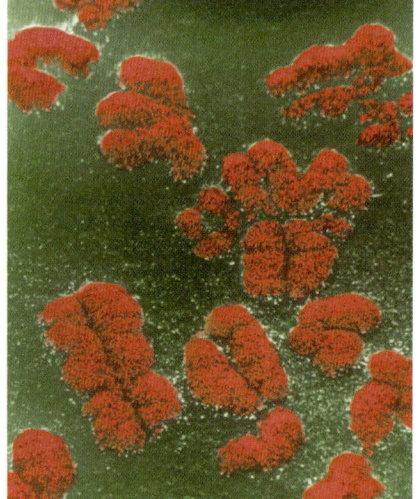

Im Elektronenmikroskop sind die menschlichen Chromosomen gut sichtbar zu machen. Jede Körperzelle hat 46 davon – je 23 von der Mutter und 23 vom Vater. Damit diese Zahl bei den Nachkommen gleich bleibt, müssen sie bei der Reifung von Ei- und Samenzellen halbiert werden – denn bei der Verschmelzung von Ei- und Samenzelle vereinigen sich ja die beiden Chromosomensätze wieder. Diese Halbierung verläuft nicht ganz selten unvollständig, so dass überzählige Chromosomen entstehen. Am häufigsten ist ein Dreifachvorliegen des Chromosoms 21: das Down-Syndrom. Aber auch ein fehlendes X-Chromosom bei Mädchen ist nicht selten (sog. Ullrich-Turner-Syndrom). [MU]

Klinefelter- und Ullrich-Turner-Syndrom

Auch bei der Verteilung der Geschlechtschromosomen kann sich die Natur gelegentlich einmal verzählen. Durch den insgesamt geringeren Informationsgehalt der Geschlechtschromosomen sind die Folgen jedoch weniger schwer wiegend als bei den übrigen Chromosomen.

Einer von ungefähr 1 000 neugeborenen Jungen hat ein X-Chromosom zu viel, also die Kombination XXY statt des normalen XY. Dieses Klinefelter-Syndrom wird meist erst in der Pubertät festgestellt, da Penis und Hoden klein bleiben und auch die Schambehaarung nur spärlich wächst. Die Betroffenen sind dabei auffällig groß, ihre Intelligenz ist überwiegend normal. Durch Behandlung mit männlichen Geschlechtshormonen lässt sich heute ein normales Äußeres erzielen.

Eines von ungefähr 2 500 Mädchen hat nur ein X-Chromosom. Kinder mit einem solchen (nach den beiden Entdeckern benannten) Ullrich-Turner-Syndrom fallen oft bei der Geburt vor allem durch Hautfalten seitlich am Hals und Wassereinlagerungen an den Hand- und Fußrücken auf. Sie bleiben klein und kommen, da die Eierstöcke nicht funktionsfähig sind, nicht in die Pubertät. Zusätzliche Organfehlbildungen sind möglich, die Intelligenz jedoch ist normal. Bei entsprechender ärztlicher und psychologischer Betreuung (z. B. Ersatz der Geschlechtshormone ab Beginn der Pubertät) sind die Aussichten gut.

Angeborene Hormon- und Stoffwechselstörungen

Etwa eines von 1 000 Kindern leidet an einer angeborenen, genetisch bedingten Hormon- oder Stoffwechselstörung. Ein Gutteil davon wird heute durch das flächendeckende Neugeborenenscreening (siehe S. 122) schon kurz nach der Geburt erkannt. Da es aber Hunderte solcher Störungen gibt, kann nicht jede Form vorbeugend diagnostiziert werden.

Leider ist die frühzeitige Erkennung dadurch erschwert, dass die Krankheitsanzeichen bei angeborenen Stoffwechselstörungen oft vage und wenig charakteristisch sind. Hinweise können sein:

- (Anhaltende) Fütterungsschwierigkeiten, Nahrungsverweigerung, ständiges Erbrechen
- Gedeihstörung, d. h. unzureichende Gewichtszunahme
- Auffälliger Körpergeruch
- Erniedrigung der Muskelspannung (»schlaffes« Baby)
- Teilnahmslosigkeit, getrübtes Bewusstsein oder Krampfanfälle
- Entwicklungsverzögerungen

Ein Teil der Erkrankungen ist durch spezielle Diäten oder Medikamente gut behandelbar, die frühzeitige Erkennung ermöglicht dann eine normale Entwicklung.

Da die einzelnen Störungen sehr selten sind, werden sie von Spezialisten für kindliche Stoffwechselstörungen, vor allem an den Universitätskliniken, behandelt.

Störungen des Kohlenhydratstoffwechsels

Die Zucker und anderen Kohlenhydrate werden im Körper in Hunderten von Schritten aufbereitet und dann im Stoffwechsel verwertet. Praktisch jeder Stoffwechselschritt im Körper kann gestört sein, Beispiele sind:

Fruktoseintoleranz

Von der *Fruchtzuckerunverträglichkeit* (= **Fruktoseintoleranz**, siehe auch S. 330) ist eines von 20 000 Kindern betroffen. Durch ein fehlendes Enzym in der Leber kann *Fruchtzucker* (= **Fruktose**, enthalten in Obst, Gemüse, Haushaltszucker, Sorbit) nicht richtig abgebaut werden und giftige Zwischenprodukte stauen sich auf. Mit dem Zufüttern treten Unterzuckerung (erkennbar vor allem an Zittern, Schreckhaftigkeit oder auch Teilnahmslosigkeit und »Schlaffheit«), Übelkeit, Erbrechen und Krampfanfälle auf. Wird die Krankheit nicht entdeckt, gedeihen die Kinder schlecht und entwickeln Leber- und Nierenschäden. Unter fruktosefreier Diät entwickeln sich die Kinder normal.

Galaktosämie

Bei der **Galaktosämie** (siehe auch S. 330) kann bei ca. einem von 40 000 Kindern infolge eines Enzymmangels die in *Milchzucker* (= **Laktose**) und damit praktisch allen Milchprodukten enthaltene **Galaktose** im Körper nicht richtig weiterverarbeitet werden; die dadurch entstehenden Zwischenprodukte wirken giftig. Meist schon in der ersten Lebenswoche (jede Milch enthält Galaktose) treten Unterzuckerung (Beschwerden wie oben), Erbrechen, Durchfall und Gelbsucht auf. Die Behandlung besteht im Weglassen von Milch und Milchprodukten (Ausweichen auf Sojaprodukte).

Glykogenspeicherkrankheiten

Die *Glykogenspeicherkrankheiten* (= **Glykogenosen**) entstehen folgendermaßen: Durch Mangel an verschiedenen Enzymen lagern sich bestimmte Formen von Stärke (= Glykogen) in unterschiedlichen Organen ab. Wegweisend sind vor allem Unterzuckerungen (Beschwerden siehe oben), Muskelschlaffheit und Lebervergrößerung. Eine Behandlung ist nur bei einem Teil der Formen möglich (vor allem durch verschiedene Diäten), die Aussichten des Kindes hängen von der genauen Form ab.

Störungen des Fettstoffwechsels

Beim **MCAD-Mangel** – er kommt bei einem von 10 000 Kindern vor – ist ein Enzym mit einem sehr komplizierten Namen defekt: die **M**edium-**C**hain-**A**cyl-CoA-**D**ehydrogenase.

Wichtige Fettanteile (die mittelkettigen Fettsäuren) können infolgedessen nicht mehr richtig verwertet werden. Dadurch fehlt eine Energiequelle, wenn die Kinder längere Zeit nichts essen (der Körper stellt ein paar Stunden nach dem Essen auf die Verbrennung von Fetten um). Längere Nüchternperioden, etwa bei Infekten oder Operationen, führen bei den betroffenen Kindern zu schweren, manchmal sogar tödlichen Unterzuckerungen (siehe S. 348).

Wird die Diagnose rechtzeitig gestellt und die Kinder und ihre Eltern gezielt beraten, so lassen sich diese Stoffwechselkrisen in der Regel vermeiden. Der MCAD-Mangel kann heute im Rahmen des »verbesserten« Neugeborenenscreenings erkannt werden (siehe S. 122).

Störungen des Eiweißstoffwechsels

Die häufigste angeborene Störung im Eiweißstoffwechsel ist die **Phenylketonurie (PKU)**, die bei einem von 7 000 Neugeborenen vorkommt.

Durch ein fehlendes Enzym in der Leber kann die Aminosäure **Phenylalanin** (ein Bestandteil von Nahrungseiweißen) nicht richtig abgebaut werden und wirkt giftig. Unbehandelte Kinder haben helle Augen und hellblondes Haar, sie sind geistig schwer behindert und haben oft Krampfanfälle (siehe S. 445). Die Windel riecht auffällig nach Mäuseurin. Heute wird die Erkrankung in aller Regel bereits im Rahmen des Neugeborenenscreenings (siehe S. 122) festgestellt.

Durch eine zunächst phenylalaninfreie, später phenylalaninarme Diät entwickeln sich die Kinder (fast) normal. Wegen der zahlreichen Fragen, die die Diät im praktischen Alltag aufwirft, ist die Anbindung an eine Spezialambulanz und Selbsthilfegruppen sinnvoll.

Andere angeborene Störungen im Eiweißstoffwechsel sind beispielsweise die **Tyrosinämie**, die **Ahornsirupkrankheit** oder die **Homozystinurie**.

Adrenogenitales Syndrom

Die wie eine Kappe auf den Nieren sitzende *Nebenniere* hat mit der Niere nur den Namen gemeinsam. An der Ausscheidung von Urin ist sie nicht beteiligt.

Ihre Aufgabe besteht vielmehr darin, viele wichtige Hormone herzustellen. Dazu gehört das *Kortisol* (das körpereigene Kortison), aber auch Hormone, die an der Steuerung des Blutdrucks beteiligt sind. Zudem werden in den Nebennieren männliche Geschlechtshormone, die so genannten Androgene, gebildet (im Vergleich zu den im Hoden gebildeten Androgenen allerdings nur in kleineren Mengen).

Die Herstellung der vielen Hormone in der Nebenniere verläuft in vielen Hunderten, fein aufeinander abgestimmten Schritten. Ist einer dieser Schritte gestört, so entsteht ein so genanntes **adrenogenitales Syndrom**, kurz *AGS*. Ungefähr eines von 5 000 Neugeborenen ist davon betroffen.

Die Zeichen des AGS

Durch verschiedene Enzymdefekte in der Nebenniere (siehe Abb. S. 336) kann vor allem der Kortisonbedarf des Körpers (siehe Kasten S. 281) nicht gedeckt werden. Gleichzeitig kommt es zu einem Überschuss der sonst nur in geringen Mengen in der Nebenniere hergestellten männlichen Geschlechtshormone.

Mädchen fallen oft schon bei der Geburt durch eine Vermännlichung (Virilisierung) der äußeren Geschlechtsorgane auf, Jungen sind äußerlich unauffällig. Bei einer Untergruppe sind zudem Veränderungen der Blutsalze mit Austrocknung, Apathie und Erbrechen zu beobachten.

Unbehandelt schreitet die Vermännlichung bei Mädchen fort, die Pubertät bleibt aus. Jungen fallen manchmal erst durch eine verfrühte Scheinpubertät (siehe S. 343) auf.

Lebenslange Behandlung

Die Behandlung besteht im lebenslangen Ersatz des fehlenden Kortisons, die Produktion der männlichen Geschlechtshormone sinkt hierdurch von selbst auf ein normales Maß ab. Bei Mädchen kann manchmal eine operative Korrektur der Geschlechtsorgane notwendig sein.

Mukoviszidose

Die **Mukoviszidose** (*zystische Fibrose*, kurz *CF*) betrifft etwa eines von 2 500 Kindern und ist damit eine der häufigsten angeborenen Erkrankungen. Trotz intensiver Behandlung werden die betroffenen Kinder auch heute noch im Mittel nur etwa 34 Jahre alt. Zugrunde liegt ein genetischer Defekt, durch den viele Körpersekrete krankhaft zäh sind. Dadurch kann vor allem die Bauchspeicheldrüse ihre Verdauungsstoffe (Enzyme) nicht mehr in den Darm abgeben und vernarbt teilweise. Da auch das Sekret in den Atemwegen zu »dick« ist, setzen sich leicht Infektionen in den Nebenhöhlen und Bronchien fest, die ebenfalls allmählich vernarben und auf diese Weise schwer geschädigt werden.

▶ Bei vielen der betroffenen Kinder zeigt sich die Erkrankung schon im Säuglingsalter, etwa durch einen Darmverschluss in den ersten Lebenstagen. Dieser sog. *Mekoniumileus* entsteht dadurch, dass das Kindspech (= Mekonium) so zäh ist, dass es den Darm verschließt.

▶ Weitere schon früh auftretende Probleme sind immer wiederkehrende, schwere Atemwegsinfekte.

▶ Im Verlauf des späteren Kindesalters sehr häufig sind chronische Nasennebenhöhlenentzündungen.

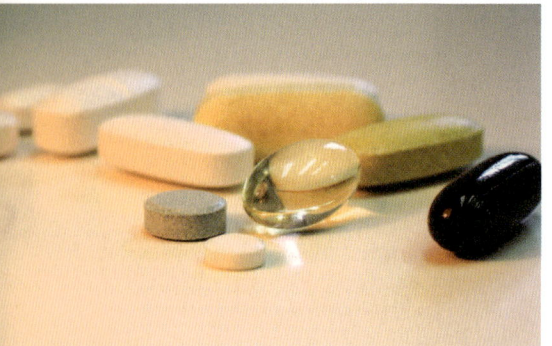

Kinder mit Mukoviszidose können oft ein äußerlich recht normales Leben führen. Damit dies möglich ist, müssen sie aber täglich eine Vielzahl von Medikamenten einnehmen, oft mehrere Dutzend! Kein Wunder, dass da in der Pubertät manchmal der ganze Medikamentenschrank einfach ignoriert wird. Der (verständliche) Wunsch dahinter: Endlich auch so normal zu sein wie die Freunde in der Schule. [ISP]

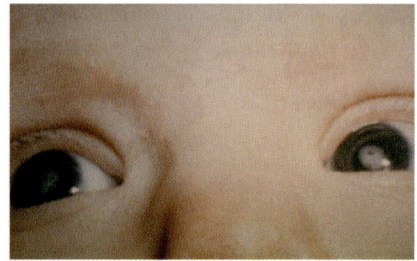

▶ Die Bauchspeicheldrüse kann ihren Beitrag zur Verdauung nicht leisten – die Kinder können deshalb vor allem Fett nicht aufschließen und magern immer mehr ab. Gleichzeitig entstehen durch die vielen unverdaut ausgeschiedenen Nahrungsbestandteile massige, fettige Stühle und Blähungen.

Die Krankheit kann heute problemlos durch eine schmerzlose und ungefährliche Untersuchung des Schweißes diagnostiziert werden (sog. *Schweißtest*). Oft schließt sich eine genetische Untersuchung des Blutes an.

Behandlung

Die Erkrankung ist nicht heilbar, aber die Krankheitserscheinungen lassen sich lindern:

▶ Atemwegsinfekte werden aggressiv antibiotisch behandelt.
▶ Die Inhalation von Medikamenten soll das Sekret der Luftwege verflüssigen.
▶ Demselben Zweck dient die tägliche Physiotherapie zur Sekretlösung in der Lunge.
▶ Die Bauchspeicheldrüse wird durch künstliche Verdauungsenzyme unterstützt.
▶ Versagt schließlich die Lunge, so kann bei manchen Erkrankten eine Lungentransplantation lebensrettend sein. Wegen häufig auftretenden Abstoßungsproblemen fügt sie dem Leben des Empfängers im Schnitt jedoch »nur« etwa fünf Jahre hinzu.

▶ Mukoviszidose e.V. Bundesverband Selbsthilfe bei Cystischer Fibrose (CF)
Meyerholz 3, 28832 Achim
www.cf-bv.de

Eine Infektion in der Schwangerschaft mit Röteln kann zu schweren Schädigungen des Kindes im Mutterleib führen, so zu Blind- und Taubheit. Im Bild ein nach Röteninfektion blind geborenes Kind. [CDC]

Schädigungen während der Schwangerschaft

Auch wenn (fast) jede Mutter schon zu ihrem ungeborenen Kind eine innige Beziehung unterhält: Manchmal stimmt die Chemie trotzdem nicht – dann nämlich, wenn sie auf schädigende Genussstoffe wie Nikotin, Alkohol oder Drogen nicht verzichten kann. Aber auch Erkrankungen wie Schwangerschaftsdiabetes oder -hochdruck können das Ungeborene schädigen. Dasselbe gilt für einige Infektionskrankheiten, die dann auf das Ungeborene übergreifen können, wenn die Mutter sie während der Schwangerschaft zum ersten Mal bekommt – etwa Röteln, Toxoplasmose, Zytomegalie oder Herpes.

Schädigungen durch Alkohol

Etwa 2 500 Kinder werden jedes Jahr in Deutschland mit alkoholbedingten Schädigungen geboren. Schwer betroffene Kinder sind bei der Geburt zu klein und zu leicht – und zu früh geboren werden sie meist auch. Sie sind auffällig schlaff und haben zudem nicht selten Ess- und Schluckstörungen.
Äußerlich fallen die Kinder durch einen zu geringen Kopfumfang, kurze Lidspalten, schmales Lippenrot, verstrichenes *Philtrum* (Einbuchtung zwischen Nase und Oberlippe), einen kurzen Nasenrücken und ein fliehendes Kinn auf. Auch Fehlbildungen innerer Organe, vor allem des Herzens, der Niere und der Geschlechtsorgane, kommen bei diesem als **Alkoholembryopathie** bezeichneten Erscheinungsbild häufiger vor. Die geistige Entwicklung der Kinder ist verzögert. An Verhaltensauffälligkeiten sind insbesondere Hyperaktivität, Aufmerksamkeits- und Konzentrationsstörungen zu nennen.
Zur Vorbeugung hilft nur der Verzicht auf Alkohol in der Schwangerschaft. Wie streng dieser sein muss, daran scheiden sich die Geister. In einigen Studien konnten selbst

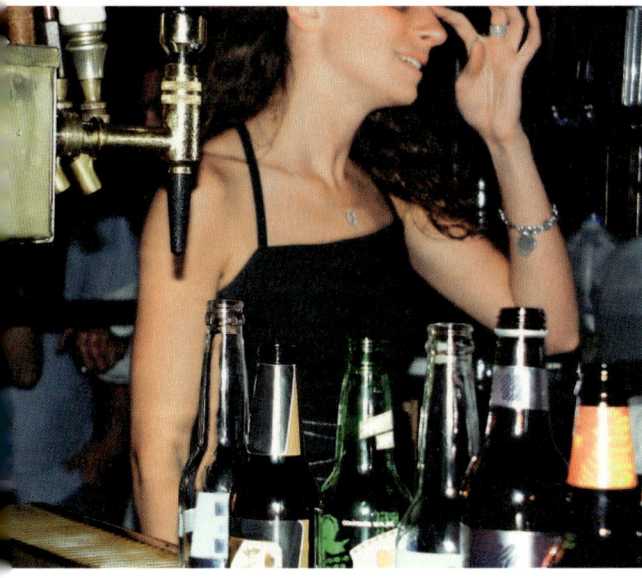

Nicht immer leicht im Alltag durchzusetzen, aber für das Kind das einzig Richtige: Null Alkohol in der ganzen Schwangerschaft. [ISP]

für kleine Mengen Alkohol (ein oder zwei Gläser Wein pro Woche) spätere Effekte, vor allem auf das Wachstum der Kinder, nachgewiesen werden. Nach anderen Studien ist der Konsum von einem kleinen Glas Bier pro Tag unbedenklich. Einig sind sich aber alle Forscher, dass vor allem eines zu vermeiden ist: das »Trinken bis zum Rausch« – es kann selbst bei einmaliger Gelegenheit zu Fehlbildungen führen.

Schwangerschaftsdiabetes

Im Zuge des hierzulande immer stärker in Bedrängnis geratenen Stoffwechsels (siehe S. 30) wird nicht nur der Altersdiabetes immer häufiger, sondern auch der **Schwangerschaftsdiabetes,** und leider lassen sich nachteilige Folgen für das Kind auch durch das frühzeitige Erkennen und »Einstellen« des Diabetes nicht ganz vermeiden.
Kinder von Müttern mit Schwangerschaftsdiabetes werden häufiger zu früh geboren und weisen eine höhere Rate an Fehlbildungen auf. Auch ist die Anpassung an das Leben nach der Geburt durch häufige Unterzuckerung und Störungen im Mineralhaushalt gefährdet.
Vorbeugen lässt sich nur dadurch, dass schon in der Kindheit und im jungen Erwachsenenalter auf einen gesunden Stoffwechsel geachtet wird (siehe S. 30). Eine Garantie ist dies jedoch nicht, da selbst körperlich aktive, normalgewichtige Frauen einen Schwangerschaftsdiabetes entwickeln können, wenn auch weitaus seltener.

Zerebralparese

Die **Zerebralparese** (kurz *CP*) ist die Folge einer vor, während oder kurz nach der Geburt erlittenen *(perinatalen)* Hirnschädigung. Eine solche Hirnschädigung kann durch Infektionen im Mutterleib, Sauerstoffmangel vor oder bei der Geburt, Hirnblutungen und auch durch Infektionen der Hirnhäute oder des Gehirns in der Neugeborenenzeit entstehen.

Die Zerebralparese zeigt sich oft schon im frühen Säuglingsalter durch eine auffallend schlaffe Muskulatur. Im späteren Säuglings- und Kleinkindalter treten dann Lähmungen auf, die Muskulatur ist jetzt »zu steif« (= *spastisch*). Bewegungen können dadurch schlecht koordiniert werden und sind oft ausfahrend oder schraubenartig. Die motorische Entwicklung bleibt entsprechend zurück. In schweren Fällen zeigt das Kind auch eine geistige Entwicklungsstörung, Krampfanfälle, Sehstörungen und Sprachentwicklungsverzögerungen. Die meisten Kinder mit einer Zerebralparese haben aber jedoch eine normale Intelligenz.

Behandlung

Eine Heilung ist nicht möglich. Wohl aber sind bei vielen Kindern langsame Entwicklungsfortschritte zu erzielen. Dabei spielen orthopädische Hilfsmittel wie Innenschuhe oder Schienen sowie regelmäßige Bewegungsförderung eine wichtige Rolle. Manchmal sind Operationen an den Sehnen angezeigt. In manchen Fällen kann die erhöhte Muskelspannung durch Medikamente gesenkt werden.
Wie entscheidend spezielle krankengymnastische Techniken sind, etwa nach *Bobath* oder *Vojta,* das wird von Ärzten und auch von Land zu Land unterschiedlich beurteilt.

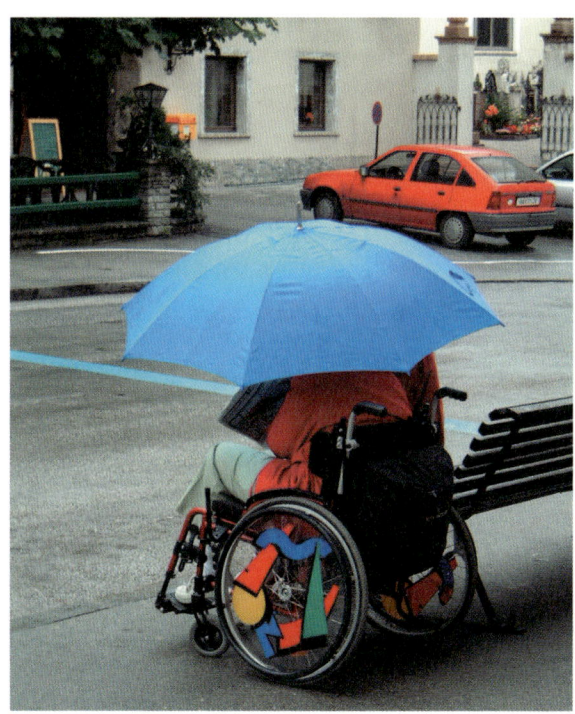

Menschen mit Zerebralparese – im Volksmund oft despektierlich »Spastiker« genannt – sind häufig lebenslang an den Rollstuhl gefesselt. Die sprachliche Verständigung ist wegen der nicht gut zusammenarbeitenden Sprachmuskeln oft erschwert. Aber »im Kopf« sind viele von ihnen genauso fit wie alle anderen Menschen und sie nehmen ihr Leben auch als Erwachsene soweit es irgend geht selbst in die Hand. [BB]

Fehlbildungen

Fehlbildungen, also nicht normal angelegte bzw. ausgereifte Organe oder Köperteile, können etwa durch schädigende Einflüsse in der Schwangerschaft (z. B. Infektionen, Nikotin oder bestimmte Medikamente) oder durch genetische Faktoren entstehen. In vielen Fällen bleibt die Ursache jedoch im Dunkeln, und es ist von einem Zusammenspiel mehrerer ungünstiger Faktoren auszugehen.

Spina bifida

Unter Spina bifida versteht man eine angeborene Fehlbildung der Wirbelsäule und des Rückenmarks, meist im Bereich der Lendenwirbelsäule. Sie entsteht dadurch, dass sich die Wirbelsäule – manchmal zusätzlich auch das Rückenmark – in der Frühphase der Embryonalentwicklung nicht vollständig verschließt.

Die so entstehende Längsspalte am Rückgrat ist manchmal nach außen kaum bemerkbar – dann nämlich, wenn sie nur die Wirbelknochen betrifft und von Haut überdeckt ist (man spricht hier von einer *verdeckten* oder *okkulten* Spina bifida). Oft jedoch wölbt sich die Umhüllung des Rückenmarks durch den Spalt hervor, so dass nach außen eine Schwellung oder ein Bruch zu sehen ist (so genannter *Hirnhautbruch* oder *Meningozele*). In diesem Bruch ist dann oft auch das Rückenmark »gefangen« – in diesem Fall spricht man von einem *Mark-Hirnhaut-Bruch* oder *Myelomeningozele.*

Bei dieser schweren Form der Spina bifida sind vom Rückenmark abgehende Nerven geschädigt – eine von Geburt an bestehende Querschnittslähmung ist die Folge. In Extremfällen liegt das Rückenmark in dem Spalt sogar völlig frei (so genannte *Wirbelsäulenspaltung* oder *Rhachischisis*) – hier droht zusätzlich eine Infektion des Wirbelkanals nach der Geburt.

Vorsorge mit Folsäure effektiv

Die Ursache der Verschlussstörung ist nach wie vor unklar. Es hat sich aber gezeigt, dass eine gute Versorgung der Mutter mit *Folsäure* in der Frühschwangerschaft das Risiko zu senken vermag. Eine an Gemüse und Obst reiche Ernährung sowie die möglichst frühe Einnahme von Folsäuretabletten (1 Tablette mit 0,4 Milligramm täglich) wird deshalb heute jeder Schwangeren empfohlen.

Typische Probleme

Die Spina bifida zeigt sich durch Lähmungen der Beine, Fehlbildungen der Füße (wie etwa einem Klumpfuß, siehe S. 233) sowie Störungen der Blasen- und Darmentleerung.

Bei vielen Kindern ist nicht nur das Rückenmark fehlgebildet, sondern es sind auch die unteren Hirnteile (etwa das Kleinhirn) in den Rückenmarkskanal hineinverlagert. Dadurch kann das Gehirnwasser nicht mehr ungestört zirkulieren – es entsteht ein typisches Begleitproblem der Spina bifida, der *Wasserkopf* (siehe S. rechts).

Behandlung

Ist die Haut über der Spaltbildung nicht geschlossen, so wird der Defekt wegen der drohenden Infektion so schnell wie möglich nach der Geburt, also bereits am ersten Lebenstag, verschlossen. Bereits bestehende Schädigungen der Rückenmarksnerven können dadurch aber nicht rückgängig gemacht werden.

Die Kinder müssen dann mit unterschiedlich ausgeprägten Lähmungen leben, die sie oft ein Leben lang an den Rollstuhl fesseln oder ihnen wegen der Blasenlähmung Probleme mit immer wiederkehrenden Harnwegsinfektionen bereiten.

Besteht zusätzlich ein Wasserkopf, so muss auch dieser operiert werden (siehe rechts).

▶ Arbeitsgemeinschaft Spina bifida und Hydrocephalus e.V.
Münsterstr. 13d, 44145 Dortmund
www.asbh.de

Zu kleiner oder zu großer Kopf

Bei der *Mikrozephalie* ist der Kopf zu klein (und damit der Kopfumfang zu gering), meist als Folge eines zu kleinen Gehirns. Die Kinder sind meist geistig schwer behindert. Eine Therapie ist nicht möglich.

Auch das Gegenteil, der zu große Kopf, kommt vor und heißt *Makrozephalie.* Dies kann ein normales Familienmerkmal, aber auch durch einen Hydrozephalus (siehe rechts) bedingt sein. Selten liegen Stoffwechsel-, Gehirn- oder Knochenerkrankungen zugrunde.

Hydrozephalus (Wasserkopf)

Gehirn und Rückenmark werden beständig vom sog. *Gehirnwasser* (= *Nervenwasser* oder *Liquor*) umflossen. Dieses wird in der Tiefe des Gehirns gebildet und zirkuliert dann durch eine Art Höhlensystem (das *Ventrikelsystem*) zur Oberfläche von Gehirn und Rückenmark, wo es wieder ins Blut aufgenommen wird. Kann der Liquor innerhalb des »Höhlensystems« nicht frei zirkulieren oder ist seine Aufnahme in das Blut gestört, so staut er sich auf. Ursachen hierfür sind beispielsweise Vernarbungen nach einer Hirnhautentzündung (siehe S. 449) oder verschiedene Fehlbildungen, wie etwa die Spina bifida (siehe links).

Da der Schädel des Säuglings noch mitwachsen kann, wird dieser durch den Rückstau von Gehirnwasser immer größer – ein *Wasserkopf* (= *Hydrozephalus*) resultiert. Steigt der Druck zu stark an, kann das Gehirn Schaden nehmen. Dies zeigt sich zunächst durch das so genannte *Sonnenuntergangszeichen:* Durch eine Blicklähmung sind die Pupillen des Säuglings nach unten gerichtet, und oberhalb der Pupillen ist das Augenweiß sichtbar. Wird der Wasserkopf jetzt nicht operiert, so verzögert sich die Entwicklung des Kindes immer mehr, viele Kinder entwickeln weitere Lähmungen oder epileptische Anfälle.

Behandlung

Der Liquor muss operativ umgeleitet werden. Heute gelingt dies teilweise dadurch, dass ein Glasfaserkabel (Endoskop) in das Ventrikelsystem eingebracht wird und von dort aus neue Verbindungswege angelegt werden, über die der Liquor abfließen kann. Ist dies nicht möglich, wird der Liquor durch einen in einen der Ventrikel eingesetzten Katheter in die Bauchhöhle geleitet, wo er über das Bauchfell ins Blut aufgenommen wird (sog. *ventrikulo-peritonealer Shunt*). Der dabei verwendete Ableitungsschlauch wird unter der Haut entlanggeführt und ist nach außen praktisch nicht sichtbar.

Leider kann sich der Katheter manchmal infizieren und muss dann oft durch ein neues System ersetzt werden. Auch funktioniert der Shunt nicht immer zuverlässig (er kann z. B. verstopfen), so dass auch in solchen Fällen manchmal Nachoperationen unumgänglich sind.

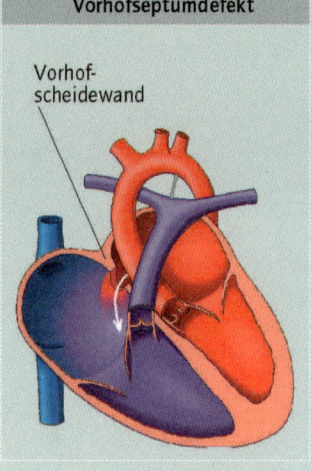
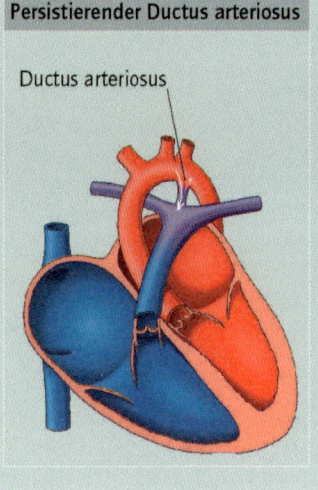
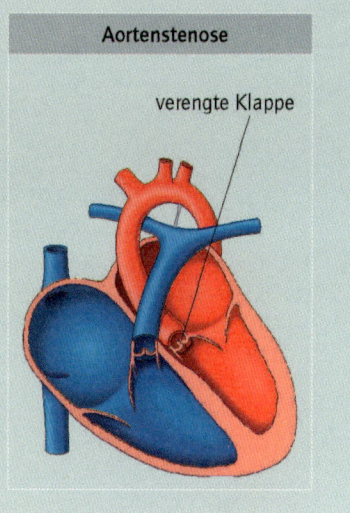

Ventrikelseptumdefekt: *Die Scheidewand zwischen den Herzkammern (diese Muskelwand wird auch Septum genannt) hat eines oder mehrere Löcher. Bei kleinen Löchern kann zunächst abgewartet werden, da sie sich meist im ersten Lebensjahr von selbst verschließen. Größere Löcher müssen durch eine Operation verschlossen werden.*

Vorhofseptumdefekt: *Die Scheidewand zwischen den beiden Herzvorhöfen enthält ein oder mehrere Löcher. Das Blut fließt jetzt vom linken (rot gezeichnet) in den rechten Vorhof (blau gezeichnet). Der Vorhofseptumdefekt verschließt sich manchmal von selber. Ist dies nicht der Fall, so muss operiert werden.*

Persistierender Ductus arteriosus: *Der vor der Geburt immer offene Botallo-Gang (siehe S. 222) zwischen der Lungen- und der Körperschlagader verschließt sich nicht von selbst. Dadurch ist die Herzarbeit nach der Geburt erschwert. Das Gefäß muss dann durch Infusionen von Medikamenten oder operativ verschlossen werden.*

Aortenstenose: *Hier ist die Körperschlagader (Aorta) an ihrer Ursprungsstelle direkt am Herzen verengt, meistens durch nicht richtig angelegte Herzklappen (Aortenklappen). Ist die Enge stark ausgeprägt, so erhält der ganze Körper zu wenig Blut, die Klappen müssen deshalb entweder aufgedehnt oder ersetzt werden.* [GR]

Fehlbildungen von Herz und großen Gefäßen

Fehlbildungen von Herz oder großen Gefäßen kommen immerhin bei fast einem Prozent der Neugeborenen vor, die meisten davon sind glücklicherweise leicht. Sie können zum einen die Scheidewand zwischen den beiden Herzhälften betreffen, aber auch die Herzklappen oder die aus dem Herz austretenden Schlagadern. Nur ganz selten ist das Herz mit seinen Zu- bzw. Abflüssen »ganz falsch angelegt«.

Manche Herzfehler treten gleich nach der Geburt durch Kreislaufprobleme oder eine Blauverfärbung der Haut und Lippen (= **Zyanose**) in Erscheinung und müssen sofort behandelt und operiert werden. Andere zeigen sich zunächst lediglich durch ungewöhnliche Herzgeräusche (siehe S. 284) und führen in der späteren Kindheit dann zu Kreislaufproblemen, mangelnder Belastbarkeit oder auch einer Blauverfärbung von Haut und Lippen. Dies ist der Grund, weshalb der Kinderarzt bei den Vorsorgeuntersuchungen das Herz genau abhört. Findet er Auffälligkeiten, so überweist er Ihr Kind zum Kinderkardiologen, der das Herz dann z. B. mittels Ultraschall genau untersucht.

Jeder Herzfehler ist anders

Die wichtigsten angeborenen Herzfehler zeigt die Abbildung. Verhältnismäßig häufig sind außerdem:

▶ Die **Aortenisthmusstenose.** Die Hauptschlagader ist hier am absteigenden Teil des von ihr im Brustraum gebildeten Bogens verengt. Dadurch erhält die untere Körperhälfte zu wenig Blut. Gleichzeitig ist der Blutdruck vor der Engstelle zu hoch, die Engstelle muss deshalb aufgedehnt werden.

▶ Die **Pulmonalstenose.** Hier besteht dasselbe Problem wie bei der Aortenstenose, betroffen ist allerdings die Lungenschlagader (Pulmonalarterie).

▶ Eine **Transposition der großen Arterien.** Die Körperschlagader und die Lungenschlagader sind vertauscht. Dieser schwere Herzfehler muss noch im Neugeborenenalter operiert werden.

▶ Die **Fallot-Tetralogie.** Hier treten gleich vier »Einzelfehler« (darunter eine Pulmonalstenose und ein Ventrikelseptumdefekt) kombiniert auf. Schon in den ersten sechs Lebensmonaten erfolgt die erste von mehreren Operationen.

▶ **Bundesverband Herzkranke Kinder e.V.**
Kasinostr. 84, 52066 Aachen
www.bvhk.de

▶ **Herzkind e.V.**
Husarenstr. 70, 38102 Braunschweig
www.herzkind.de

▶ **Kinderherzstiftung bei der Deutschen Herzstiftung**
Vogtstr. 50, 60322 Frankfurt am Main
www.herzstiftung.de

▶ www.koeln.netsurf.de/%7Ebernd.asselborn/welcome.html
Gute Website über die Probleme herzkranker Kinder, von einem »betroffenen« Vater unterhalten

Der vorgeburtliche Blutkreislauf

Das werdende Kind kann im Mutterleib noch nicht atmen, es wird deshalb vom mütterlichen Blutkreislauf nicht nur mit Nährstoffen, sondern auch mit Sauerstoff versorgt. Das sauerstoffreiche mütterliche Blut wird über die in der Nabelschnur verlaufende **Nabelvene** in eine der großen Körpervenen des Kindes eingespeist und fließt zum rechten Herzvorhof. Anstatt nun aber weiter in die Lungen gepumpt zu werden, nimmt das Blut beim werdenden Kind eine Abkürzung: Es gelangt über ein nur im vorgeburtlichen Leben bestehendes Loch in der **Herzscheidewand, das ovale Fenster,** direkt in den linken Herzvorhof. Dieser »Kurzschluss« hat einen guten Grund: Die Lungen des Fötus sind zwar angelegt, sie arbeiten aber noch nicht – es wäre reine Kraftverschwendung, mit jedem Herzschlag Blut durch die noch funktionslosen Lungen zu pumpen!

Nun passt aber nicht der gesamte Blutstrom durch das relativ kleine ovale Fenster. Ein Teil des Blutes erreicht »auf regulärem Weg« doch die rechte Herzkammer und damit den Lungenkreislauf. Dort kommt das Blut allerdings nicht weit: Ein ebenfalls nur im vorgeburtlichen Organismus angelegtes Blutgefäß, der **Botallo-Gang** (= Ductus arteriosus Botalli) nimmt das Blut aus der Lungenschlagader auf und leitet es wie eine Art Zubringer in die Aorta und damit wiederum in den Körperkreislauf.

Schließlich gelangt das Blut über die beiden **Nabelarterien** in der Nabelschnur wieder zur Plazenta (= Mutterkuchen) und damit zum »Auftanken« von Nährstoffen in den mütterlichen Kreislauf.

Mit dem ersten Atemzug entfaltet sich die Lunge und nimmt damit ihre Funktion auf. Wenig später zieht sich die Nabelschnur zusammen, so dass der Körper des Kindes jetzt keinen Sauerstoff und keine Nährstoffe mehr von der Mutter erhält. Der Kreislauf des Kindes muss sich nun rasch umstellen: Blut muss in die Lunge gepumpt werden, um sich dort den dringend benötigten Sauerstoff zu holen, und zwar schnell!

Die Kurzschlussverbindungen, die im Mutterleib notwendig waren, sind nun eine lebensgefährliche Hypothek – mit ihnen würde das Blut ja an der Lunge vorbei geleitet werden!

Die Natur hat es deshalb so eingerichtet, dass sich das ovale Fenster und der Botallo-Gang kurz nach der Geburt verschließen. Dadurch fließt das Blut nun wie in der Abbildung unten gezeigt in zwei getrennten Kreisläufen: dem »kleinen« Lungenkreislauf und dem »großen« Körperkreislauf.

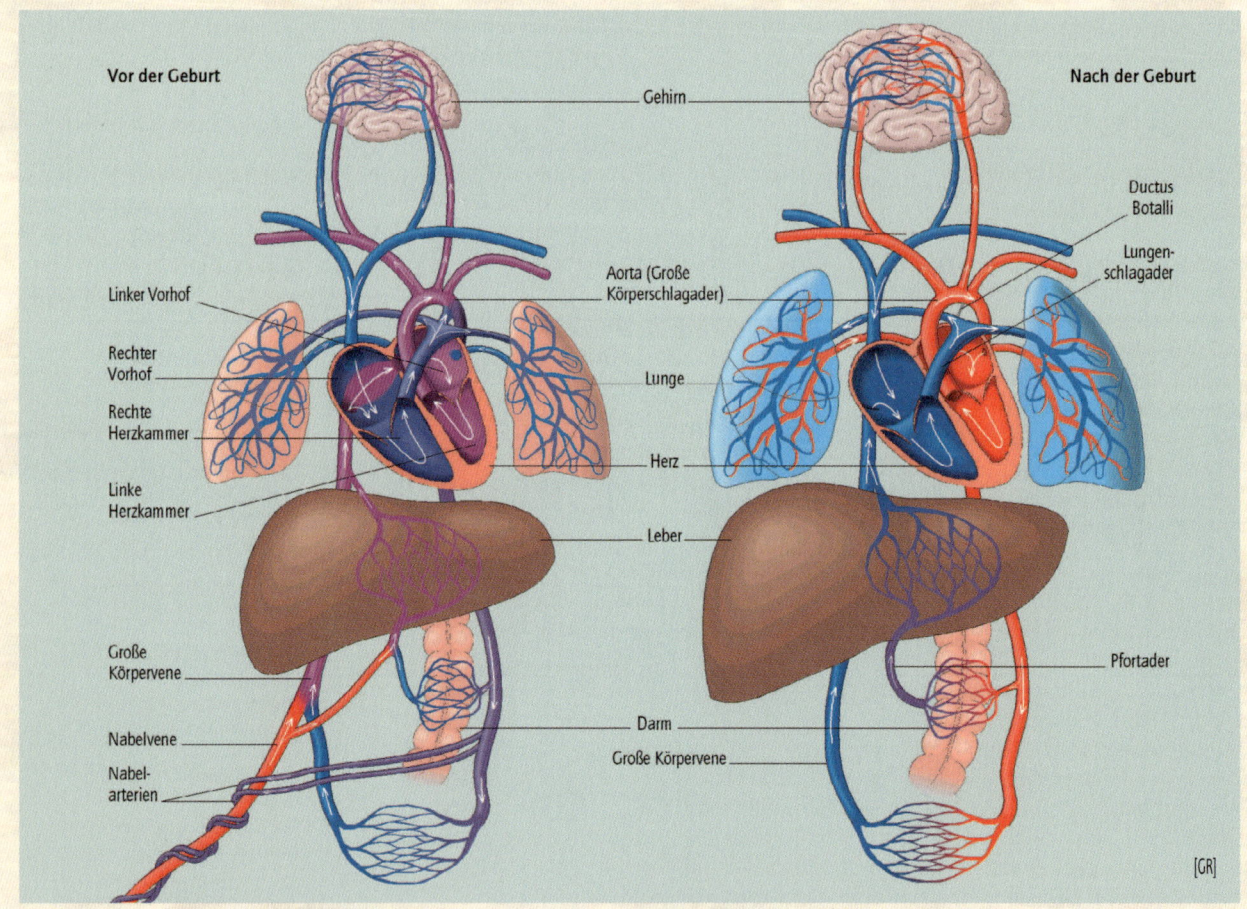

Fehlbildungen anderer Organe

Die Entwicklung jedes Organs kann gestört werden. Neben den bereits genannten Fehlbildungen sind die folgenden Störungen am häufigsten. Weitere Fehlbildungen, wie etwa die Hüftdysplasie (siehe S. 208), sind in anderen Kapiteln besprochen.

Lippen-Kiefer-Gaumen-Spalte

Dies ist eine ein- oder beidseitige Spaltbildung im Bereich von Lippen, Kiefer und/oder Gaumen, die von einer kleinen Lippenkerbe bis zum »Wolfsrachen« reichen kann. Therapeutisch wird in der ersten Lebenswoche eine Gaumenplatte eingelegt und ab dem 3.–6. Monat die Spalte dann schrittweise operativ verschlossen. Die Ergebnisse sind meist gut, jedoch manchmal mit bleibenden Problemen verbunden, vor allem im Bereich der Aussprache.

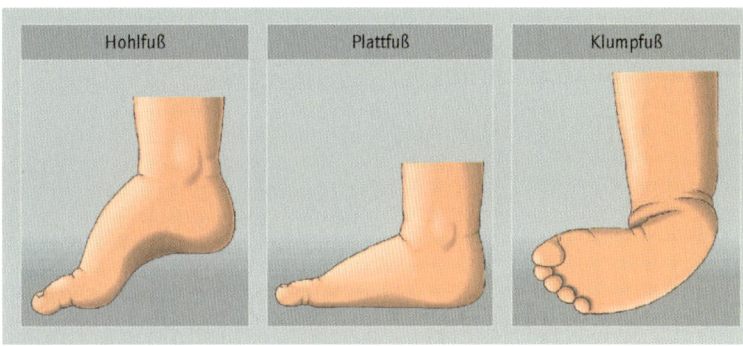

Von den drei dargestellten Fußfehlstellungen ist meist nur der Klumpfuß wirklich problematisch. Die anderen Formen sind in der Regel harmlos. [GR]

Hypospadie und Epispadie

Hierunter versteht man eine Verlagerung der Harnröhrenöffnung. Die Harnröhre mündet nicht an der Spitze der Eichel, sondern z. B. am Penisschaft, Hodensack oder Damm. Die Fehlbildung lässt sich meist operativ gut beheben.

Verschlossene Speiseröhre (= Ösophagusatresie)

Die Speiseröhre endet blind, hat aber oft eine Verbindung (Fistel) zur Luftröhre. Die Neugeborenen fallen durch Speichelfluss, Erbrechen, Husten und Blauwerden beim Trinken auf, da die Nahrung in die Luftröhre gelangt. Wird das Baby sofort operiert, sind seine Aussichten in aller Regel gut.

Syndaktylie und Polydaktylie

Hierunter versteht man verwachsene (= **Syndaktylie**) oder überzählige (= **Polydaktylie**) Zehen oder Finger, d. h. die Zehen oder Finger sind ein Stück weit zusammengewachsen, oder es sind zu viele Zehen bzw. Finger vorhanden. Durch eine Operation kann meist ein gutes kosmetisches wie funktionelles Ergebnis erzielt werden.

Klumpfuß

Wegen einer Querschnittslähmung, Fruchtwassermangel im Mutterleib oder aus unklaren Gründen bilden sich die Füße nicht richtig aus. Das Kind wird dann mit plumpen, schlecht beweglichen Füßchen geboren, wobei die Fußsohle einwärtsgekehrt ist. Leichtere Formen können durch bestimmte Verbandstechniken wieder richtig ausgerichtet werden, oft sind aber Gipsverbände, Schienen oder manchmal auch Operationen notwendig.

Plattfuß

Plattfüße fallen Eltern dann auf, wenn die Kinder Gehen lernen. Das Fußgewölbe erscheint zu flach, oft ist der Fuß auch etwas nach innen eingeknickt. In aller Regel ist der Plattfuß nicht krankhaft.
Das fehlende Fußgewölbe ist bei Kleinkindern meist nur vorgetäuscht, da an dieser Stelle ein Fettpolster sitzt. Nur schwere Formen – diese kommen praktisch nur bei Erkrankungen der Muskeln oder der Nerven vor – müssen krankengymnastisch behandelt werden. Befragen Sie also in Zweifelsfällen den Kinderarzt.

Hohlfuß

Auch der **Hohlfuß**, also das übertrieben ausgebildete Fußgewölbe, ist nur dann krankhaft und behandlungswürdig, wenn er durch eine Muskel- oder Nervenerkrankung bedingt ist. Oft sind diese Formen dann schon angeboren.

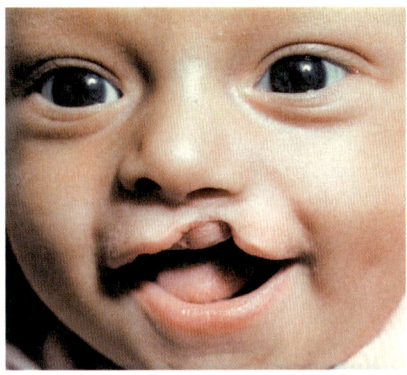

Eine mit heutigen chirurgischen Operationstechniken meist sehr gut zu behandelnde Fehlbildung ist die Lippen-Kiefer-Gaumen-Spalte. Das Foto zeigt ein Baby vor der ersten Operation. [BE]

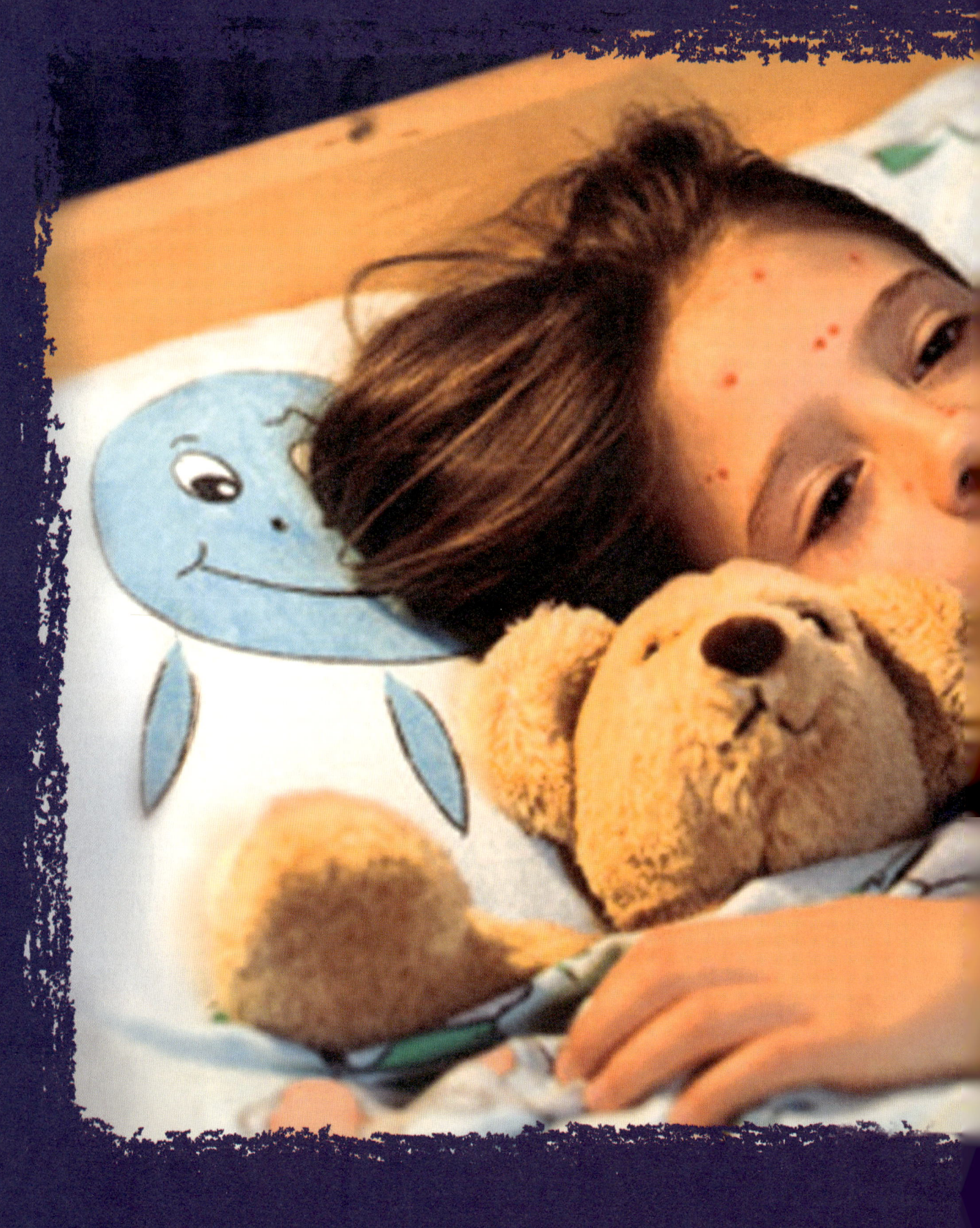

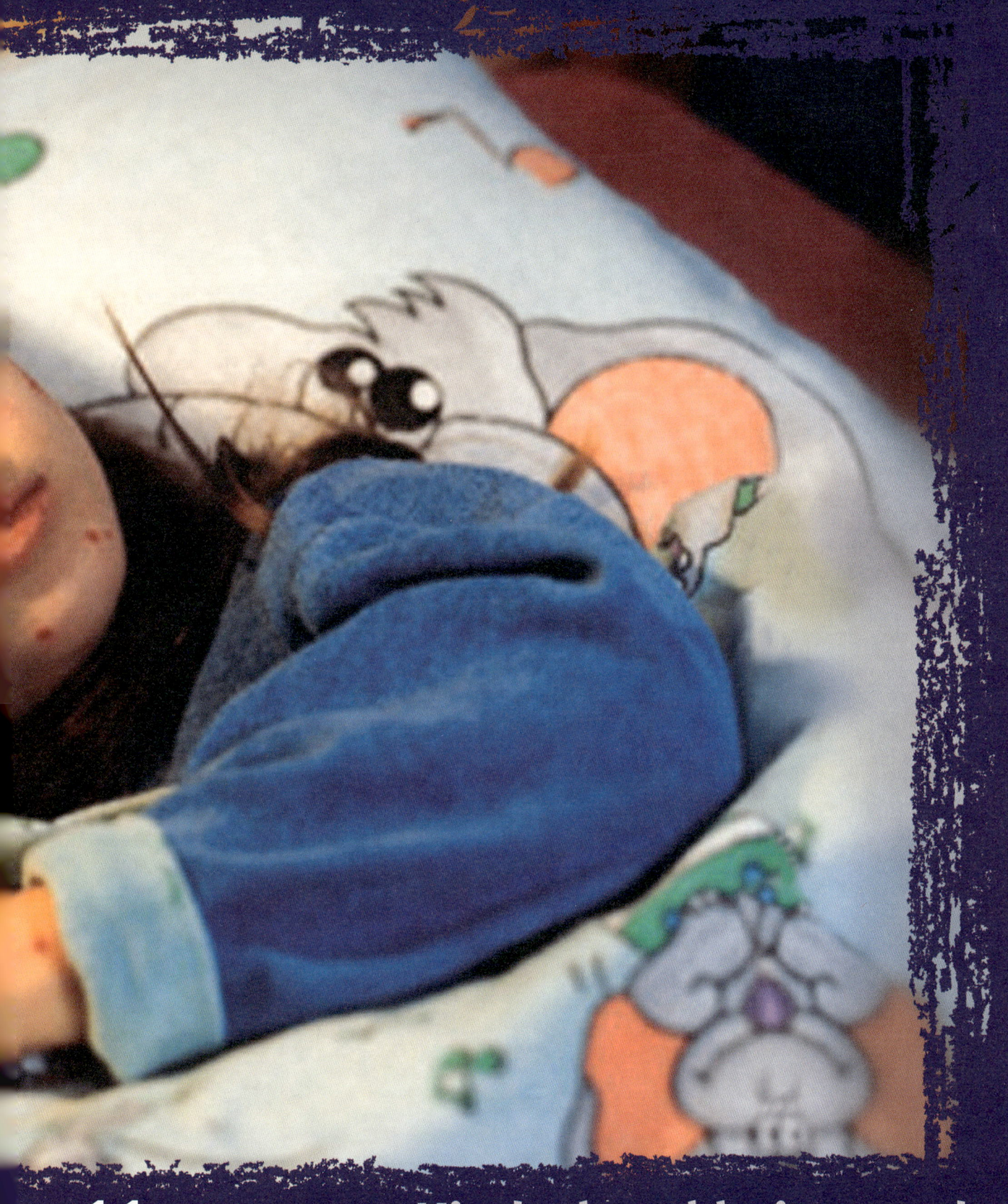

11 Kinderkrankheiten und andere Infektionen

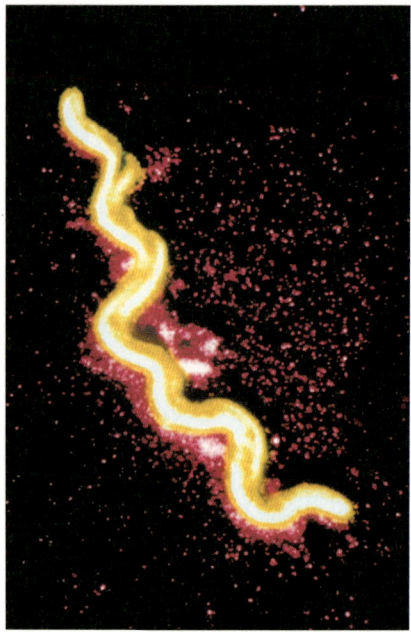 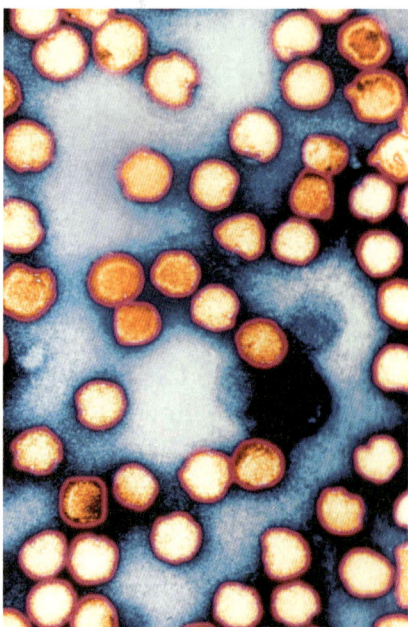 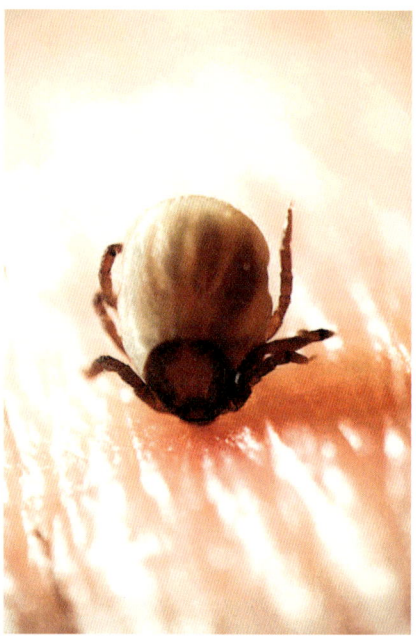

Egal, ob Bakterien (wie etwa die links im Bild abgebildeten Borreliose-Bakterien), Viren (in der Mitte Hepatitis-Viren, die Erreger der Leberentzündung) oder blutsaugende Zecken (rechts) – unsere Kinder sind nie allein. Und eigentlich ist es ein Wunder, dass fast alle Kinder erfolgreich lernen, mit den vielfältigen sich daraus ergebenden Gefahren zurechtzukommen. [BAX]

Freund oder Feind?

Auch wenn wir uns noch so sauber halten: Der menschliche Körper ist Lebensraum von Trillionen von Bakterien, Viren und Pilzen. Forscher haben berechnet, dass der Mensch mehr **Mikroorganismen** (= *Mikroben*) beherbergt als er selbst Körperzellen hat! Die Mikroorganismen richten schon in den ersten Lebenstagen auf Haut, Schleimhäuten und im Darm ihre Dauerlagerplätze ein – und das ist gut so. Denn viele Bakterien stellen nicht nur Vitamine bereit, die der Mensch sonst gar nicht in ausreichender Menge aufnehmen könnte (z. B. Vitamin K), sondern sie tragen auch zur Entwicklung des Immunsystems bei: So vermindert eine kräftige Dosis an Bakterien in der Kindheit die Häufigkeit von Allergien – ein »beschäftigtes« Immunsystem entgleist seltener (siehe auch S. 35). Ein kleiner Teil der Mikroorganismen jedoch hat zu Recht einen schlechten Ruf, da sie **Infektionskrankheiten** auslösen können. Letztere sind so alt wie die Menschheit selbst und waren bis vor wenigen Generationen bei Kindern wie Erwachsenen die häufigste Todesursache. Heute dagegen sind schwer verlaufende Infektionskrankheiten in unseren Breiten dank Impfungen und Antibiotika selten geworden.

Dennoch: Sieg über die Infektionskrankheiten ist nicht in Sicht

Wovon die Mediziner noch in den 60er Jahren »realistisch« träumten, ist nicht in Sicht: der Sieg über die Infektionskrankheiten. Und dies haben wir Menschen teilweise selbst zu verantworten: Noch immer ist es nicht gelungen, die Armut, die »Mutter aller Epidemien«, in einem internationalen Maßstab einzudämmen; insbesondere wer an Unterernährung leidet, kann selbst »harmlose« Infektionen nicht ausreichend abwehren. Zudem nehmen – weltweit – solche Erreger zu, die allen bisher verfügbaren Medikamenten trotzen – hieran hat der oft maßlose Einsatz von Antibiotika in der Viehzucht und in der Medizin einen entscheidenden Anteil.

Wissenswertes zu Kinderkrankheiten

Auch die so genannten **Kinderkrankheiten** zählen zu den Infektionskrankheiten. An diesen Erkrankungen können zwar grundsätzlich auch Erwachsene erkranken. Da der Organismus aber **Antikörper** (hochwirksame Abwehrstoffe des Immunsystems, siehe Kasten S. 297) bildet, die ihn für den Rest seines Lebens vor einer zweiten Erkrankung durch den gleichen Erreger schützen, erkranken naturgemäß fast nur die in Infektionsdingen noch »unerfahrenen« Kinder. Ihre Eltern hingegen haben die Erkrankung schon durchgemacht und können sie pflegen, ohne selbst krank zu werden – sie sind gegen den Erreger **immun** (= *unempfänglich*). Zur ersten Orientierung fasst die Tabelle auf S. 228 die klassischen Kinderkrankheiten zusammen.

Mit einigen Erregern kann sich der Körper auch auseinander setzen, ohne sichtbar zu erkranken (= **stille Feiung**) – so verlaufen etwa die Hälfte der Röteln-Erkrankungen ohne Krankheitszeichen. Eine Imitation der stillen Feiung sind die **Impfungen**, die das Immunsystem ebenfalls zur Bildung von Antikörpern anregen, ohne dass nennenswerte Krankheitszeichen auftreten (siehe S. 128).

Während der Körper nach einer durchgemachten klassischen Kinderkrankheit lebenslang vor einer Neuinfektion geschützt ist, hinterlassen viele andere Infektionskrankheiten jedoch nur eine vorübergehende Immunität oder werden durch Erreger ausgelöst, die sich ständig wandeln und dadurch das Immunsystem unterlaufen, wie etwa die Erreger der echten Grippe (*Influenza*, siehe S. 266).

Die Bedeutung der Kinderkrankheiten

Besonders aus anthroposophischer Sicht haben Kinderkrankheiten ihr Gutes: Durchgemachte Kinderkrankheiten stärken nicht nur das Immunsystem, sondern den ganzen werdenden Menschen, der durch die Erkrankung auch in seiner seelischen Entwicklung vorankommt (siehe dazu auch S. 14).

Auf der anderen Seite können gerade bei den klassischen Kinderkrankheiten gefährliche Komplikationen auftreten, teilweise mit lebenslangen Folgen.

Unsere Empfehlung

So zurückhaltend wir in der Therapie der meisten weniger gefährlichen Infektionskrankheiten sind, so deutlich sprechen wir uns für eine Impfung gegen die klassischen Kinderkrankheiten Röteln, Masern, Mumps und Keuchhusten aus.
Denn: »Inneres Wachsen« ist auch bei solchen Infektionskrankheiten möglich, bei denen der gesundheitliche Einsatz weniger hoch ist.

Weitere Infektionskrankheiten bei Kindern

Die klassischen Kinderkrankheiten sind aber nicht die einzigen Infektionskrankheiten, für die Kinder besonders empfänglich sind. Bei Kindern häufen sich auch viele glücklicherweise meist harmlose Infektionskrankheiten, ganz vorne die Erkältungskrankheiten und Mittelohrentzündungen. Nun sind gerade die Erreger der banalen Erkältungskrankheiten ein buntes und zahlenstarkes Volk – der Schnupfen etwa, der die Kinder so oft plagt, kann durch über 200 verschiedene Viren ausgelöst werden!
Auch wenn sich diese Viren oft so stark ähneln, dass die Mediziner sie in »Familien« zusammenfassen – das Immunsystem muss mit jedem einzelnen Erreger umgehen lernen, bevor es dann gegen Ende der Kindheit zu guter Letzt Ruhe gibt. Insofern ist die Kindheit eine intensive Trainingszeit des Immunsystems und das Kind ein geradezu »natürlicherweise« infektanfälliges Wesen (mehr zum Thema »infektanfälliges Kind« siehe S. 171).
Das Immuntraining gegen die meisten Erreger beginnt allerdings erst nach einer gewissen Schonzeit: Säuglinge sind in den ersten 6–9 Lebensmonaten noch durch die in der Schwangerschaft von der Mutter übertragenen Abwehrstoffe geschützt (**Leihimmunität** oder *Nestschutz*). Auch durch das Stillen werden Abwehrstoffe übertragen, die vor allem den Darm vor Infektionen schützen (siehe S. 78).

Es ist also kein Zufall, dass Infektionskrankheiten bei Säuglingen sehr viel seltener sind als beim Kleinkind – andererseits werden gerade Säuglinge wegen des noch nicht vollständig aufgebauten Immunsystems mit Infektionskrankheiten oft schlechter fertig. Infektionskrankheiten beim Säugling müssen deshalb stets ernst genommen werden (siehe auch S. 203).

Wie äußern sich Infektionskrankheiten?

Nach der Ansteckung, die oft über die Schleimhäute verläuft (und zwar meist »von der Hand in den Mund«), tut sich lange Zeit scheinbar überhaupt nichts (sog. **Inkubationszeit**, »Bebrütungszeit«). Während dieser je nach Erreger Stunden bis Wochen dauernden Phase vermehren sich die Keime im Körper. In dieser Zeit sind die Kinder schon ansteckend, obwohl sie noch gar nicht krank erscheinen.

Entweder plötzlich oder nach einer uncharakteristischen Vorphase setzen dann die eigentlichen Krankheitszeichen ein: Hierzu gehören (meist) Fieber (siehe S. 154), Abgeschlagenheit, Appetitmangel und häufig auch Hautausschläge, die besonders für die »Kinderkrankheiten« das wichtigste Erkennungsmerkmal sind (siehe auch Tab. S. 228).

Lebensgefährlich: Blutvergiftung

In aller Regel beschränken sich Infektionskrankheiten auf einzelne Organe oder Gewebe. Sehr selten, etwa bei Kindern mit geschwächter Körperabwehr, bisweilen auch bei Neugeborenen, können die Erreger jedoch in großer Zahl in den Blutstrom eindringen und eine den ganzen Körper betreffende, schwere Entzündungskrankheit auslösen, die *Blutvergiftung* (= **Sepsis**).
Der Kreislauf der betroffenen Kinder ist schwer gestört, was sich an der gräulichen Hautfarbe und der allgemeinen Apathie bzw. Bewusstseinstrübung zeigt.
Nur eine rasche intensivmedizinische und antibiotische Behandlung kann das oft tödliche Fortschreiten der Sepsis aufhalten.

Medikamente gegen Infektionskrankheiten

Wie bei anderen Erkrankungen, so kann man auch bei Infektionskrankheiten die Beschwerden, wie etwa Fieber, durch Medikamente lindern. Gegen die Erreger selbst wirken allerdings nur die sog. **antiinfektiösen Medikamente**. Zu ihnen zählen:
▶ Die gegen Bakterien gerichteten **Antibiotika** (siehe unten)
▶ Die gegen Viren wirkenden **Virostatika** (siehe S. 229)
▶ Die Würmer abtötenden **Anthelmintika** (siehe S. 258)
▶ Die gegen Pilze agierenden **Antimykotika** (siehe S. 256 und S. 410)

Antibiotika – jein danke?

Die Frage »Antibiotika – ja oder nein« wird nicht nur unter Medizinern, sondern auch unter Eltern heftig und oft emotionsgeladen diskutiert.
Antibiotika nutzen Unterschiede zwischen menschlichen und Bakterienzellen, um Bakterien gezielt am Wachstum zu hindern oder sogar abzutöten (**bakteriostatische** bzw. **bakterizide Antibiotika**). Jedes Antibiotikum wirkt nur gegen bestimmte Erreger (Wirkungsspektrum), kann dabei aber nicht zwischen Freund (z. B. »gute« Darmbakterien) und Feind unterscheiden. Insbesondere sog. **Breitspektrumantibiotika**, die gegen viele Bakterien wirksam sind, bringen deshalb oft die natürliche Darmflora (siehe S. 36) aus dem Gleichgewicht – nach ein paar Tagen Antibiotikabehandlung beginnt ein Durchfall, der erst nach Absetzen des Medikaments wieder schwindet. Aus dem gleichen Grunde bekommen vor allem Säuglinge bei Antibiotikabehandlung nicht selten eine Soorinfektion in der Windelregion (siehe S. 255). Häufig kommen auch Hautausschläge unter Antibiotikabehandlung vor, die jedoch nicht immer auf eine Allergie zurückzuführen sind.
Aber es kann noch schlimmer kommen: Bakterien können unempfindlich gegenüber Antibiotika werden, insbesondere bei unkritischer Anwendung nach dem »Gießkannenprinzip« oder bei inkonsequent durchgeführter Behandlung (zu kurz oder zu niedrig dosiert). Dadurch wächst die Gefahr, dass die Antibiotika, wenn sie wirklich einmal gebraucht werden, gegen das früher einmal empfindliche Bakterium »nicht mehr grei-

Krankheit	Verlauf	Ausschlag	Inkubationszeit	Ansteckend ab	Ansteckend bis	Impfung verfügbar	Nestschutz
Dreitagefieber (Details → S. 230)	Hohes Fieber über 3 Tage, dann Fieberabfall und Ausschlag	Kleinfleckig, v. a. am Rumpf, Dauer höchstens 2 Tage	1–2 Wochen	Wahrscheinlich 3–4 Tage vor Fieberanstieg	Auftreten des Ausschlags	Nein	Nein
Keuchhusten (Details → S. 231)	Erkältungsähnliche Beschwerden über 1–2 Wochen, dann Ausbildung der nächtlichen Hustenanfälle mit abgehacktem Husten und oft Erbrechen	Nein	1–3 Wochen	Beginn der Beschwerden	5 Wochen nach Krankheitsbeginn oder 3–4 Tage nach Beginn einer Antibiotikabehandlung	Ja	Nein
Kinderlähmung (Details → S. 241)	Zunächst grippeähnliche Beschwerden, dann scheinbare Besserung, gefolgt von Kopfschmerzen, evtl. auch Lähmungen	Nein	1–4 Wochen	Ausbruch der Krankheit	Variabel: solange Viren im Stuhl ausgeschieden werden (oft viele Wochen)	Ja	Nein
Masern (Details → S. 232)	Zweigipfliger Verlauf: 3 Tage Kranksein (Fieber, Erkältungszeichen, Lichtempfindlichkeit) nach 1–2 »guten« Tagen erneut Fieberanstieg sowie Ausschlag	Großfleckig, teilweise zusammenfließend, Dauer knapp 1 Woche	8–12 Tage	5 Tage vor Ausschlag	Verschwinden des Ausschlags	Ja	Ja
Mumps (Details → S. 234)	Fieber, dann erst ein-, später beidseitige Schwellung der Ohrspeicheldrüse	Nein	14–24 Tage	1 Woche vor Beginn der Schwellung	14 Tage nach Beginn der Schwellung	Ja	Ja
Ringelröteln (Details → S. 235)	Meist Beginn direkt mit typischem Hautausschlag	Wangenrötung, dann girlandenförmig an Streckseiten der Arme und Beine. Dauer bis 2 Wochen	6–18 Tage	Kurz nach Beginn der Inkubationszeit	Auftreten des Ausschlags	Nein	Ja
Röteln (Details → S. 236)	Nur geringe Allgemeinbeschwerden, typische Lymphknotenschwellung hinter den Ohren und am Nacken. Nach bis zu 1 Woche Auftreten des Ausschlags	Fein- bis mittelfleckig, Beginn hinter den Ohren. Dauer bis 1 Woche	2–3 Wochen	1 Tag vor Auftreten des Ausschlags	1 Woche nach Höhepunkt des Ausschlags	Ja	Ja
Scharlach (Details → S. 238)	Fieber, Kopf- und Halsschmerzen, eitrige Angina, ab dem 2.–3. Tag Ausschlag	Feinfleckig. Beginn in der Leistenregion, Mundregion ausgespart	2–7 Tage	1 Tag vor Krankheitsbeginn	4 Wochen nach Krankheitsbeginn oder 48 Stunden nach Beginn einer Antibiotikabehandlung	Nein	Nein
Windpocken (Details → S. 240)	Fieber und meist geringe Allgemeinbeschwerden, dann Hautrötung, gefolgt von Ausschlag	Erst klare, dann trübe und später verschorfende Bläschen. Über 8 Tage neue Bläschen	11–21 Tage	1–2 Tage vor Auftreten des Ausschlags	Eintrocknen der letzten Blase (Schorf ist nicht mehr ansteckend)	Ja	Ja

Die klassischen Kinderkrankheiten im Überblick.

fen«. Bei einigen Bakterien sind diese **Antibiotikaresistenzen** bereits jetzt ein großes Problem.

Unsere Empfehlung

Unserer Ansicht nach nützt dem Kind weder eine kategorische Ablehnung von Antibiotika noch ihre großzügige Anwendung, »um Schlimmeres zu verhüten«.

Die meisten Krankheiten des Kindes sind durch Viren bedingt. Antibiotika bringen dem Kind hier nur Nachteile. Virostatika wären zwar vom theoretischen Ansatz her die richtige Alternative, haben aber teilweise erhebliche Nebenwirkungen und bleiben deshalb immungeschwächten schwerkranken Kindern vorbehalten.

Angezeigt sind Antibiotika hingegen bei solchen bakteriellen Infektionen, die erfahrungsgemäß schwer verlaufen oder bei denen Komplikationen drohen, wie etwa die Lungenentzündung oder der Scharlach.

Am günstigsten sind dann Antibiotika mit möglichst engem Spektrum, d. h. solche, die zwar den krankmachenden Keim erwischen, aber möglichst wenige »Nützlinge«.

Breitspektrumantibiotika oder neu entwickelte Antibiotika sollten Problemfällen z. B. im Krankenhausbereich vorbehalten bleiben, um eine Resistenzentwicklung nicht zu begünstigen. Penicillin, obschon alt, ist daher bei Kindern nach wie vor oft »erste Wahl«.

Zu der häufig gestellten Frage »Antibiotika bei Mittelohrentzündung?« beziehen wir auf S. 436 Stellung. Ist einmal die Entscheidung zur Antibiotikabehandlung gefallen, sollte die Behandlung genau nach Vorschrift erfolgen, also ausreichend hoch dosiert und ausreichend lang. Zu geringe Dosierungen (»wegen der Nebenwirkungen«) oder zu frühes Absetzen (»es ging ihm doch schon wieder so gut«) begünstigen ein Wiederaufflackern der Infektion.

Auch können sich bei zu niedriger Dosierung sehr leicht Antibiotikaresistenzen entwickeln – das Medikament wirkt dann bei späteren Infektionen nicht mehr.

Häufig eingesetzte Antibiotika

Bei Kindern werden häufig folgende Antibiotika eingesetzt:
- Penicillin V, z. B. Penicillin V®, Antibiocin®, Megacillin®
- Amoxicillin, z. B. Amoxypen®
- Cefalosporine, z. B. Panoral®
- Co-trimoxazol, z. B. Bactrim®, Kepinol®
- Erythromycin, z. B. Paediathrocin®, Monomycin®

Um dem bei Antibiotika häufigen Durchfall vorzubeugen, können Sie dem Kind von Beginn der Antibiotikabehandlung an sog. »probiotische Joghurts« (etwa aus dem Naturkostladen) oder spezielle Präparate aus der Apotheke (z. B. Lactobacillus GG als Pulver) geben – die darin enthaltenen Mikroorganismen helfen, das Gleichgewicht im Darm aufrechtzuerhalten.

Virostatika

Viren machen den weitaus größten Anteil der Erreger menschlicher Infektionskrankheiten aus. Etwa 400 Virenarten bewohnen den menschlichen Körper, viele davon verursachen keine Krankheiten.

Alle Viren sind selbst nicht lebensfähig und benutzen den Stoffwechsel der befallenen Zelle, um sich zu vermehren. Dadurch bieten sie weniger »Angriffsfläche« und sind somit erheblich schwerer zu bekämpfen als Bakterien.

Wie erwähnt, sind die gegen Viren wirksamen Medikamente (= Virostatika, *Virustatika*) wegen ihrer oft vielfältigen Nebenwirkungen nur bei schweren Virusinfektionen (z. B. einer viralen Gehirnhautentzündung siehe S. 449) angezeigt.

Diphtherie

Die **Diphtherie** ist eine akute, auch heute noch lebensbedrohliche Infektionskrankheit. In Europa befällt sie am häufigsten als **Rachendiphtherie** Mandeln und Nasen-Rachen-Raum und kann daher im Anfangsstadium mit einer »normalen« Angina (siehe S. 242) verwechselt werden.

Durch die routinemäßige Impfung aller Kleinkinder ist die Diphtherie im deutschsprachigen Raum heute extrem selten.

Leitbeschwerden

- Fieber bis 39 °C
- Schlechtes Allgemeinbefinden
- Halsschmerzen mit gräulichen, fest haftenden Belägen auf den Mandeln, die sich auf den Gaumen ausbreiten und beim Versuch sie abzulösen bluten (Pseudomembranen). Süßlich-fauliger Mundgeruch. Meistens nur leichte Schluckbeschwerden
- Bei Säuglingen möglicherweise blutiger Schnupfen mit Membranen an den Nasenlöchern

Inkubationszeit 2–6 Tage
Ansteckend ab kurz nach Ansteckung

Wann zum Arzt

Heute noch, wenn
- Ihr Kind Halsschmerzen und Beläge auf den Mandeln hat.

Sofort, wenn
- Ihr Kind zusätzlich Atemnot hat.
- Sich weiß-gelbe Beläge über die Mandeln hinaus in die Umgebung ausbreiten.

Das Wichtigste aus der Medizin

Hervorgerufen wird die Diphtherie durch das Bakterium **Corynebacterium diphtheriae**. Es wird vor allem durch Tröpfcheninfektion übertragen und dringt dann über die Schleimhäute des Nasen-Rachen-Raumes in den Körper ein.

Verlegen die Pseudomembranen die Atemwege, bekommt das Kind Atemnot und kann im Extremfall ersticken (sog. **echter Krupp**).

Gefährlich ist die Diphtherie außerdem durch die von den Bakterien produzierten *Toxine* (= Giftstoffe): Herz-Kreislauf-Versagen und Lähmungen (v.a. eine Gaumensegellähmung und andere Lähmungen im Rachenbereich) können noch nach Wochen auftreten.

Das macht der Arzt

Bei Verdacht auf eine Diphtherie muss das Kind sofort ins Krankenhaus. Dort wird durch einen Rachenabstrich versucht, den Erreger nachzuweisen. Ohne das Ergebnis abzuwarten, spritzt der Arzt dann unverzüglich ein *Antitoxin* (= Gegengift), um in der Blutbahn schwimmendes Gift abzufangen und so unschädlich zu machen.

Gleichzeitig beginnt er mit einer Antibiotikabehandlung, um die Bakterien abzutöten und somit eine weitere Toxinproduktion zu vermeiden. Komplikationen können eine Behandlung auf der Intensivstation nötig machen.

Wegen der Ansteckungsgefahr wird das Kind isoliert. Kontaktpersonen müssen ebenfalls untersucht, mit Antibiotika behandelt und bei unzureichendem Impfschutz nachgeimpft werden.

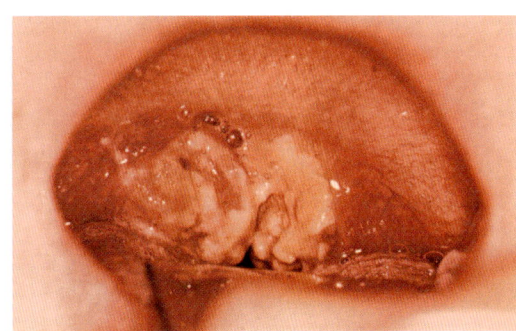

Ein Blick in den Rachen eines an Diphtherie erkrankten Kindes: Zu sehen sind die entzündeten und extrem angeschwollenen Mandeln mit den für die Diphtherie typischen flächigen Belägen, den so genannten Pseudomembranen. [DGK]

Dreitagefieber

Harmlos, aber zunächst verwirrend – so kann man das **Dreitagefieber** (= *Exanthema subitum*) wohl am ehesten charakterisieren. Denn erst nach drei Tagen Ratlosigkeit erlöst ein Hautausschlag Eltern wie Arzt von der Ungewissheit, was dem Kind denn nun fehlt. Hauptsächlich erkranken Babys und Kleinkinder zwischen sechs Monaten und drei Jahren am Dreitagefieber.

Leitbeschwerden

- Scheinbar grundloses, hohes Fieber über ca. 3 Tage
- Dann plötzlicher Fieberabfall und kleinfleckiger, blasser Hautausschlag
- Vor allem bei Babys Durchfall, Erbrechen

Inkubationszeit 1–2 Wochen
Ansteckend wahrscheinlich ab 3–4 Tage vor den ersten Krankheitszeichen bis zum Auftreten des Ausschlags

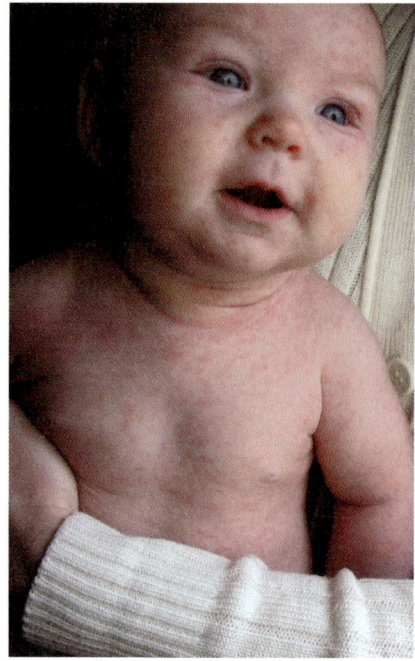
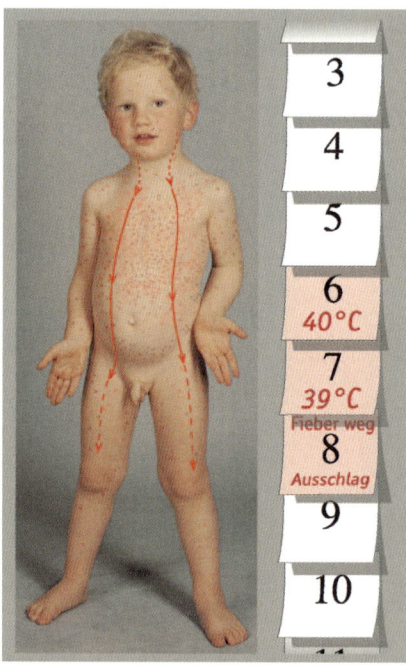

Dreitagefieber können auch schon junge Säuglinge bekommen wie dieses wenige Monate alte Baby (links). Der Ausschlag ist bei vielen Kindern allerdings so zart, dass er gar nicht bemerkt wird (in der Schemazeichnung rechts sind die Flecken zur Verdeutlichung der typischen Ausbreitung stark hervorgehoben). Wenn die feinen kleinen Flecken erscheinen, ist beim Dreitagefieber das Schlimmste überstanden – so auch bei dem Kind auf dem Foto, das kaum mehr krank wirkt. [li: TE; re: GX]

Wann zum Arzt

Heute noch, wenn
- Ihr Baby länger als einen Tag Fieber hat.
- Ein älteres Kind länger als drei Tage »grundloses« Fieber hat.
- Weitere Beschwerden hinzutreten.

Das Wichtigste aus der Medizin

Erst seit wenigen Jahren ist bekannt, dass das Dreitagefieber durch ein Virus der *Herpesgruppe* (**humanes Herpes-Virus Typ 6**) hervorgerufen wird. Die Inkubationszeit beträgt meist 1–2 Wochen. Das Dreitagefieber hinterlässt lebenslange Immunität.

Warum ist das Dreitagefieber so verwirrend?

Das für Eltern wie Arzt Schwierige (aber auch Charakteristische) am Dreitagefieber ist, dass es keinerlei Hinweise gibt, woher denn das Fieber kommen kann: Das Kind bekommt innerhalb weniger Stunden hohes Fieber – und sonst (fast) nichts. Die Kinder machen dabei keinen besonders kranken Eindruck, vor allem die ganz Kleinen sind aber müde. Und so bleibt es ungefähr drei Tage lang. Dann verschwindet das Fieber genau so schnell, wie es gekommen ist, und der gleichzeitig auftretende Hautausschlag gibt Gewissheit, dass es nichts Ernstes war. Gleichzeitig markiert er das Ende der Ansteckungsfähigkeit. Allerdings muss man genau aufpassen, denn die kleinen roten Fleckchen sind manchmal nur an Bauch und Rücken zu sehen und nicht selten nach Stunden schon wieder weg.

Hauptgefahr: Fieberkrämpfe

Das Dreitagefieber ist für viele Kinder die erste hochfieberhafte Erkrankung, und entsprechend veranlagte Kinder bekommen dann den ersten Fieberkrampf (siehe S. 448). Abgesehen davon ist das Dreitagefieber praktisch immer harmlos.

Das macht der Arzt

Die Hauptbedeutung des Arztbesuches beim Dreitagefieber besteht darin, dass er ernste Erkrankungen ausschließt. Manchmal ist dazu eine Blutuntersuchung nötig. »Sicherheitshalber« kann der Arzt Paracetamol verschreiben, um das Fieber zu senken.

So helfen Sie Ihrem Kind

Sieht man einmal von den Kindern mit bekannter Neigung zu Fieberkrämpfen ab, ist es beim Dreitagefieber am besten, der Natur ihren Lauf zu lassen. Angesichts des hohen Fiebers sollte man aber darauf achten, dass der kleine Körper nicht austrocknet (Näheres zur Betreuung bei Fieber siehe S. 154).
In aller Regel schonen sich die Kinder von selbst, und dies ist auch richtig – ins Bett zwingen müssen Sie das Kind aber nicht. Wenn die Kräfte wiederkehren, können Sie dem Bewegungsdrang des Kindes ruhig wieder nachgeben.

Lässt sich dem Dreitagefieber vorbeugen?

Eine Vorbeugung ist nicht möglich, aber auch nicht nötig, da das Dreitagefieber immer folgenlos ausheilt.

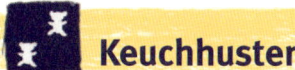
Keuchhusten

Der **Keuchhusten** (= *Stickhusten, Pertussis*) ist eine akute, langwierige und insbesondere für Säuglinge auch gefährliche Infektionskrankheit.

Der typische Verlauf mit dem namengebenden, heftigen Keuchen am Ende des Hustenanfalls tritt dabei vor allem bei Kindern im Kindergarten- und frühen Schulalter auf. Noch vor 10–15 Jahren war der Keuchhusten im deutschsprachigen Raum recht häufig, da die damals verfügbare Impfung schlecht verträglich war und demzufolge viele Eltern ihre Kinder nicht impfen ließen. Seit Einführung einer besser verträglichen Impfung ist die Erkrankung deutlich seltener geworden.

Leitbeschwerden bei älteren Kindern

➤ Zuerst *katarrhalisches Stadium* mit laufender Nase (»Katarrh«), uncharakteristischem Husten und leichtem Fieber über 1–2 Wochen
➤ Dann ca. 4 Wochen währendes Stadium der Hustenkrämpfe *(konvulsives Stadium)* mit vor allem nachts oft halbstündlichen oder stündlichen Hustenanfällen: stakkatoförmige (abgehackte) Hustenstöße mit Atemnot und möglicherweise bläulicher Verfärbung der Haut, beendet von einer »juchzenden« Einatmung (»Aufziehen«, *Reprise*). Nach 1- bis 2-maliger Wiederholung unter Würgen Aushusten von farblosem zähen Schleim, dabei oft Erbrechen. Durch das heftige Husten möglicherweise Hautblutungen am Kopf, Nasenbluten und Blutungen an den Augenbindehäuten
➤ Im dritten Stadium, dem *Erholungsstadium* (Rekonvaleszenzstadium), langsames Abklingen des Hustens über Wochen

Leitbeschwerden bei Babys

➤ Uncharakteristischer Husten, Niesen
➤ Atemstörungen, besonders Atempausen

Inkubationszeit 7–21 Tage
Ansteckend von Beginn der Beschwerden über 4–5 Wochen bzw. bis 3–4 Tage nach Beginn der Antibiotikabehandlung

Wann zum Arzt

Am nächsten Tag, wenn
➤ Die »Erkältung« Ihres Kindes nach einer Woche immer noch nicht weg ist, sondern der Husten schlimmer wird.

Heute noch, wenn
➤ Ihr Kind (älter als ein Jahr) Beschwerden hat, die zu Keuchhusten passen.

Sofort den Arzt rufen, wenn
➤ Sie befürchten, dass Ihr Baby Keuchhusten haben könnte.
➤ Ihr Kind schwere Atemnot hat oder blau wird.

Das Wichtigste aus der Medizin

Wie holt man sich Keuchhusten?
Erreger des Keuchhustens ist das Bakterium **Bordetella pertussis**, das nur in den Atemwegen wachsen kann. Beim Husten wird es durch Tröpfchen verteilt und dann durch direktes Einatmen der Tröpfchen oder über die Hände weitergegeben.
Am ansteckendsten ist dabei das erste, uncharakteristische Stadium, das oftmals als »normale« Erkältung fehlgedeutet wird. Weitere wichtige Ansteckungsquellen sind Erwachsene, bei denen die Diagnose oft ebenfalls nicht gestellt wird: Bei ihnen verläuft der Keuchhusten nämlich häufig ohne die typischen Hustenanfälle als »schwerer und hartnäckiger« Husten.
Obwohl der eigentliche Keuchhusten nur durch das oben genannte Bakterium Bordetella pertussis ausgelöst wird, können mehrere andere kindliche Infektionskrankheiten ähnlich wie ein Keuchhusten verlaufen, z. B. die durch *Parapertussis-Bakterien, Adeno-Viren* oder *RS-Viren* ausgelösten Luftwegsinfekte (siehe S. 272).

Woher kommen die Hustenanfälle?
Das Bakterium produziert ein *Toxin* (= Giftstoff), das mit dem Blut ins Gehirn gelangt und dort die Hustenanfälle auslöst.

Wieso ist der Keuchhusten für Säuglinge besonders gefährlich?
Bei Säuglingen wirkt das Toxin anders: Sie bekommen nicht die typischen (und warnenden) Hustenanfälle, sondern stattdessen akut lebensbedrohliche Atempausen. Deshalb müssen Säuglinge unter sechs Monaten mit Keuchhusten stets im Krankenhaus bleiben und werden mit Hilfe eines Monitors überwacht.

==Für Keuchhusten gibt es keinen »Nestschutz«, da die Abwehrstoffe der Mutter nicht auf das Kind übergehen. Neugeborene können sich daher ab der Geburt anstecken!==

Häufig: Mittelohr- oder Lungenentzündung
Häufigste Komplikationen des Keuchhustens bei älteren Kindern sind eine *Mittelohr-* oder *Lungenentzündung*. Ernste Gehirnschäden durch Sauerstoffmangel sind vor allem bei Babys unter sechs Monaten möglich, aber heute selten.

Das macht der Arzt

Da gerade das erste Stadium des Keuchhustens schwer zu erkennen ist, entnimmt der Arzt möglicherweise Blut und macht einen speziellen Rachenabstrich, bei dem er den Tupfer durch ein Nasenloch in den Rachen vorschiebt. Treten nachts bereits die typischen Hustenanfälle auf, können Sie dem Arzt die Diagnose erleichtern, indem Sie den nächtlichen Husten auf Kassette oder CD aufnehmen und die Kassette bzw. CD mit in die Praxis bringen.
Dann verschreibt der Arzt Antibiotika (z. B. Erythromycin), um die Bakterien abzutöten. Wird der Keuchhusten frühzeitig erkannt, wird dadurch auch der sonst wochenlange Husten gemildert und verkürzt. Setzt die Behandlung erst im typischen konvulsiven Stadium ein, helfen die Antibiotika nichts mehr gegen den Husten, da die hustenauslösenden Toxine bereits im Körper sind. Sie kürzen aber die Zeit der Ansteckungsfähigkeit ab und schützen so Kinder in der Umgebung.
Alle gängigen Hustenmittel wirken kaum gegen den Husten.

So helfen Sie Ihrem Kind

Ein Keuchhusten ist für Kind wie Eltern äußerst erschöpfend. Organisieren Sie deshalb rechtzeitig Hilfe für die Pflege!

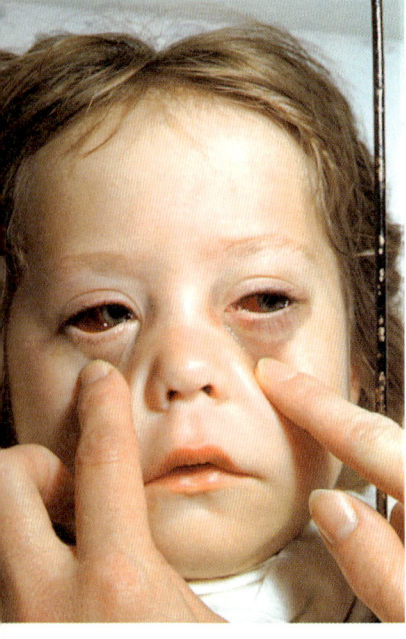

Beim Keuchhusten müssen manche Kinder so stark husten, dass die feinen Äderchen in der Bindehaut des Auges platzen – das Blut sammelt sich dann unter der durchsichtigen Bindehaut an. Doch so dramatisch es aussieht – innerhalb weniger Wochen bilden sich die Blutergüsse folgenlos zurück. [DGK]

Betreuung während des Hustenanfalls

Während der Keuchhustenanfälle sitzt das Kind am besten aufrecht und etwas nach vorne geneigt. Da es mit jedem Anfall Angst durch die zunehmende Atemnot hat, sollten Sie bei Ihrem Kind bleiben und es beruhigen. Wegen des gegen Ende des Anfalls häufigen Erbrechens ist es praktisch, eine Schüssel bereitstehen zu haben.

Zwischen den Anfällen

Zwischen den Hustenanfällen fühlt sich das Kind meist recht wohl. Strenge Bettruhe ist in dieser Zeit nicht nötig, das Kind sollte sich aber schonen. Günstig ist eine Luftfeuchtigkeit von mindestens 40%, die durch Aufstellen von Wasserbehältern, Verkochen von Wasser, Aufhängen nasser Handtücher oder auch Luftbefeuchter erreicht werden kann. Problematisch an Letzteren ist allerdings, dass sie sich vor allem bei unzureichender Reinigung zu einer »Keimschleuder« entwickeln können. Spaziergänge sind durchaus möglich, wenn es draußen nicht zu kalt ist (und Kontakt mit anderen Menschen vermieden werden kann ...).

Problematisch ist die Ernährung des Kindes. Die meisten Kinder mögen am liebsten flüssig-breiige Nahrung, da Krümeliges im Rachen nicht selten einen Hustenanfall auslöst. Günstig fürs Essen ist oftmals die Zeit kurz nach einem Erbrechen, da das Risiko erneuten Erbrechens für eine gewisse Zeit gering ist. Wichtiger noch als Essen ist aber reichliches Trinken zum Ausgleich der Flüssigkeitsverluste.

Zur Linderung der Hustenanfälle

Klassisch ist ein warmer Brustwickel mit Zitronensaft (Saft einer halben Zitrone auf 3/4 Liter Wasser, siehe S. 102). Da die Hustenanfälle vor allem nachts auftreten, wird er am günstigsten abends angelegt. Auch Thymian soll die Beschwerden lindern – sowohl als Badezusatz als auch gemischt mit anderen Kräutern als Tee.
Einreibungen mit einer Kupfersalbe 0,4% zwischen die Schulterblätter sollen die Hustenanfälle reduzieren.

> **Rezept: Thymiantee**
>
> **Variante 1:** Je 30 g Thymiankraut, Sonnentaukraut und gequetschte Anisfrüchte mischen. Einen Teelöffel dieser Mischung mit heißem Wasser übergießen und 20 Minuten ziehen lassen.
>
> **Variante 2:** Je 20 g Süßholzwurzel, Huflattichblätter und Spitzwegerichkraut sowie je 10 g Thymiankraut, Lindenblüten und Schlüsselblumenblüten mischen. Einen Teelöffel dieser Mischung mit heißem Wasser übergießen und 10 Minuten ziehen lassen.

Die Homöopathie empfiehlt z. B. Cuprum metallicum D6, Pertudoron 1 und 2 und Drosera oligoplex.

Vorsorge

Dem Keuchhusten kann heute mit einer gut verträglichen Impfung vorgebeugt werden (siehe S. 132). Junge Säuglinge bleiben allerdings ungeschützt, da die erste von drei Impfungen erst im dritten Lebensmonat erfolgt. Hat ein Säugling Kontakt zu einem Keuchhustenkind gehabt, können ernste Verläufe aber durch eine vorbeugende Antibiotikagabe verhindert werden.

Masern

Früher in jeder Familie mit Kindern als langwierige und unangenehme Kinderkrankheit bekannt, sind die **Masern** (= *Morbilli*) heute durch die Impfung selten geworden. Es treten aber immer wieder kleinere Epidemien unter nicht geimpften Kindern auf. Vor wenigen Jahren wurde Nicht-Geimpften sogar von Reisen nach Süditalien abgeraten wegen einer dortigen Masernepidemie.

Leitbeschwerden

▶ Vorstadium mit Fieber bis 39 °C, Husten, Schnupfen und Halsbeschwerden, Dauer meist drei Tage. Auffällige Rötung der Augenbindehäute und »verschwollene« Augen. Charakteristisch sind die weißlichen, »kalkspritzerartigen« Flecken an der Wangeninnenseite gegenüber den Backenzähnen (Koplik-Flecken)

▶ Nach kurzzeitiger Besserung erneuter Fieberanstieg auf bis zu 40 °C und Auftreten des Hautausschlags: Zunächst hellrot und punktförmig, dann mit größeren, zusammenfließenden Flecken, die im Gesicht und hinter den Ohren beginnen und sich dann über den Körperstamm sowie Arme und Beine ausbreiten. Die Flecken bilden kleine Knötchen und nehmen nach dem Zusammenfließen eine bräunliche Farbe an. Nach 4–7 Tagen blasst der Ausschlag ab, gleichzeitig lässt das Fieber nach

Inkubationszeit 8–12 Tage
Ansteckend ungefähr fünf Tage vor Auftreten bis zum Verschwinden des Hautausschlags

Wann zum Arzt

Am nächsten Tag, wenn
▶ Sie bei Ihrem Kind Masern vermuten.

Heute noch, wenn
▶ Ihr Kind mit Masern über Ohrenschmerzen klagt oder es ihm wieder schlechter geht, nachdem der Hautausschlag bereits aufgetreten ist.

Sofort, wenn
▶ Ihr Kind einen steifen Nacken oder

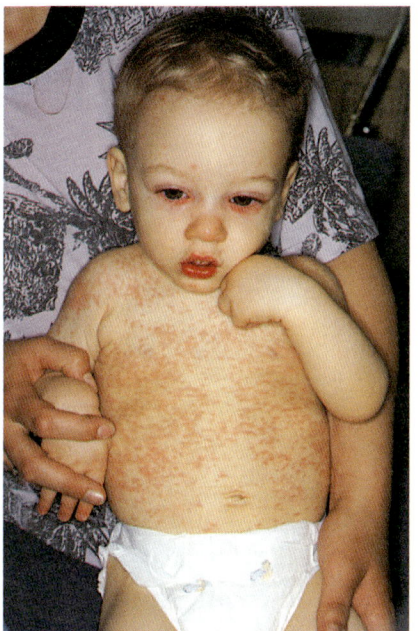

Kinder mit Masern fühlen sich wie dieser zweijährige Junge »richtig« krank. Typisch sind die verquollenen, geröteten Augen und der grobfleckige Hautausschlag. [KL]

Krämpfe bekommt oder nicht mehr so recht ansprechbar erscheint.
➤ Sich bei Ihrem Kind mit Masern die Atmung verändert oder sich die Nasenflügel beim Atmen sichtbar bewegen (Warnzeichen einer Lungenentzündung).
➤ Ihr Kind an Haut oder Schleimhäuten dunkelrote Flecken bekommt – hierbei handelt es sich meist um Hautblutungen.

Das Wichtigste aus der Medizin

Was ist die Ursache der Masern?

Die Masern werden durch das **Masern-Virus** hervorgerufen, das hoch ansteckend ist und durch Tröpfcheninfektion übertragen wird. Die Masern bekommt man nur einmal – die durchgemachte Erkrankung hinterlässt lebenslange Immunität.

Häufig: Masern-Krupp, Mittelohr- und Lungenentzündung

Nicht immer sind die Masern nur lästig: Ungefähr 1 % der Kinder bekommen einen **Masern-Krupp** mit Kehlkopfentzündung (siehe auch S. 268), der aber meist milde verläuft. Ungefähr genauso häufig ist eine *Mittelohrentzündung* (siehe S. 435), die ebenfalls meist ohne Folgeschäden abheilt. Dritte Komplikation im Ein-Prozentbereich ist eine *Lungenentzündung* (siehe S. 276). Früh einsetzende Lungenentzündungen sind meist durch die Masern-Viren selbst bedingt, später auftretende hingegen durch Bakterien, die auf der geschädigten Schleimhaut leichtes Spiel haben.

Sehr selten, aber gefährlich: Gehirnentzündung

Etwa eines von 5 000 an Masern erkrankten Kindern entwickelt eine masernbedingte Gehirnentzündung (**Masernenzephalitis**, siehe auch S. 451), die sich durch Krämpfe, Bewusstseinsstörungen und verschiedenste Ausfälle zeigt. Leider bleiben nach einer Masernenzephalitis bei rund jedem vierten Kind Dauerschäden am Gehirn zurück, bei schätzungsweise jedem sechsten Kind verläuft die Enzephalitis sogar tödlich.
Extrem seltene Spätkomplikation der Masern ist die **subakute sklerosierende Panenzephalitis** (= *SSPE*), eine chronische Entzündung des Gehirns, die 5–10 Jahre nach durchgemachter Erkrankung auftritt und nach 1–3 Jahren immer tödlich ist.

Das macht der Arzt

Die Diagnose kann der Arzt in aller Regel durch eine einfache Untersuchung stellen. Zusätzliche Laboruntersuchungen sind meist nur bei Verdacht auf Komplikationen erforderlich. Eine medikamentöse Bekämpfung des Masern-Virus ist nicht möglich. So beschränkt sich die ärztliche Behandlung auf die Fiebersenkung und die Behandlung der Komplikationen. Bei Masern-Krupp sind in aller Regel Inhalationen mit Kochsalzlösung ausreichend. Bei einer Mittelohr- oder Lungenentzündung durch Bakterien werden Antibiotika gegeben.

So helfen Sie Ihrem Kind

Wenn Kinder an Masern erkranken, sind sie »mit Leib und Seele« dabei. Sie sind abgeschlafft, schutzbedürftig und weinerlich und brauchen mindestens zehn Tage bis zwei Wochen die volle Unterstützung der Familie. Zumindest zu Beginn der Erkrankung bleiben sie von selbst im Bett. Wegen der Lichtemp-

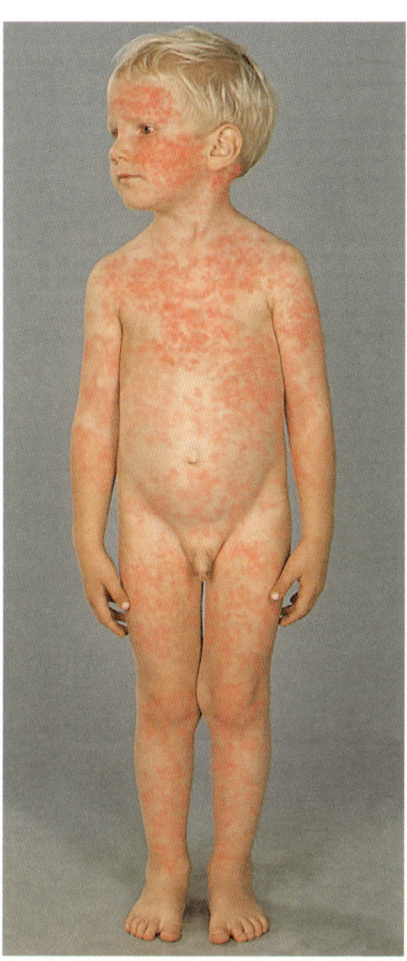

Typischer Masernausschlag. In späteren Stadien der Erkrankung sind die einzelnen Flecken fast völlig zusammengeflossen und rot-braun. [GX]

findlichkeit durch die Augenbindehautentzündung empfiehlt es sich, das Zimmer etwas abzudunkeln. Fernsehen ist ungünstig.
Hohes Fieber ist bei Masern normal und kein Grund zu besonderer Besorgnis. Dem Fieber bei Masern wird insbesondere aus anthroposophischer Sicht eine körperliche und auch seelische Heilkraft zugesprochen und aus diesem Grund jede Fiebersenkung bei Masern abgelehnt (Pflege bei Fieber siehe S. 156). Wegen des hohen Fiebers sollte das Kind reichlich trinken. Essen mag das Kind in aller Regel nicht viel. Gegen den Husten können Sie die auf S. 274 beschriebenen Hustenmittel anwenden.
Juckt der Hautausschlag sehr, können kühle Waschungen ihn zumindest für eine gewisse Zeit bessern. Sie wirken sich gleichzeitig auf das Fieber günstig aus.

Nach der akuten Krankheitsphase sollte das Kind sich noch schonen. Da die Abwehr noch für einige Zeit geschwächt ist, sollte es Kontakt mit kranken Kindern meiden.

Möglichkeiten der Naturheilkunde

Aus der Homöopathie ist bei Masern – je nach Begleitsymptomen und Zustand des Kindes – z. B. Pulsatilla oder Aconitum napellus (letzteres etwa als D4, 5-mal täglich 5 Tropfen) bekannt. Bei starken Augenbeschwerden können Chelidonium comp.® Augentropfen eingesetzt werden.

Vorsorge

Heute allgemein empfohlen wird eine Aktivimpfung gegen Masern mit abgeschwächten Erregern, wobei die Impfempfehlung ganz wesentlich auf den Gehirnkomplikationen der Masern gründet, d.h. die Impfung wird nicht deshalb mit Nachdruck empfohlen, um den Ausschlag zu vermeiden, sondern um die zwar seltenen, aber dann lebenslangen Gehirnschäden zu verhüten.
Hauptnebenwirkung sind meist leichte »Impfmasern« bei ca. 10 % der Kinder. Das Risiko einer Gehirnentzündung nach Impfung liegt bei bei geimpften Kindern ungefähr bei 1 : 1 Million (statt bei 1 : 5 000 bei ungeimpften Kindern).
Wenn ein ungeimpftes Kind mit Masern in Berührung kam (etwa im Kindergarten), kann der Ausbruch der Masern verhindert werden, indem Sie es innerhalb von zwei Tagen gegen Masern impfen lassen.
Auch eine passive Impfung gegen Masern durch Immunglobulingabe ist möglich (siehe auch S. 129), sie wird aber nur für Kinder mit Abwehrschwäche empfohlen und muss in den ersten drei Tagen nach der Ansteckung erfolgen.

Mumps

Ziegenpeter, *Wochentölpel* und *Bauernwetzel* – der **Mumps** (= *Parotitis epidemica*) ist nach wie vor unter vielen Namen bekannt. Die Erkrankung selbst kennen die meisten Eltern aber nicht mehr, denn seit Einführung der Mumpsimpfung ist die Erkrankungshäufigkeit in Deutschland drastisch zurückgegangen.

Leitbeschwerden

- Zuerst einseitige, schmerzhafte Schwellung meist einer Ohrspeicheldrüse

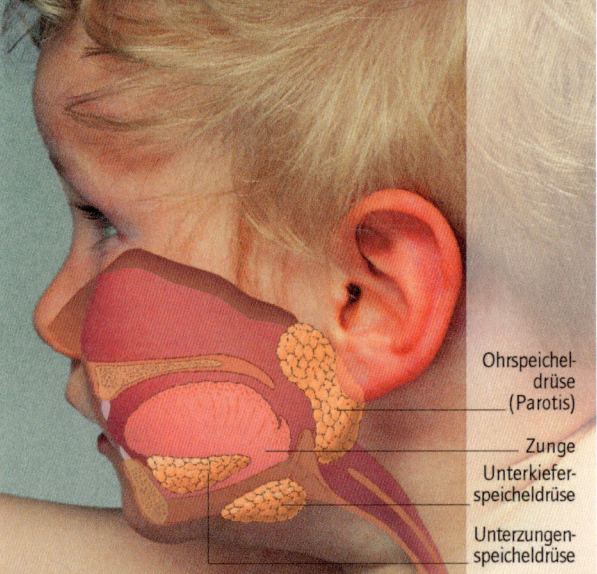

Die Abbildung zeigt, wo im Mund die Speicheldrüsen liegen. Der Mumps kann prinzipiell alle Speicheldrüsen betreffen, besonders häufig aber ist die vor dem Ohr gelegene Ohrspeicheldrüse entzündet und entsprechend angeschwollen. Eine »dicke Backe« ist die Folge. [GX]

Ohrspeicheldrüse (Parotis)
Zunge
Unterkieferspeicheldrüse
Unterzungenspeicheldrüse

- Schmerzen »in der Backe«, die in die Umgebung (Ohr, Hals) ausstrahlen und beim Öffnen des Mundes, Kauen oder Schlucken stärker werden
- Allgemeines Krankheitsgefühl
- Meist nur leichtes Fieber
- Nach wenigen Tagen Übergreifen der Schwellung auch auf die andere Seite

Inkubationszeit 14–24 Tage
Ansteckend von sieben Tage vor bis 14 Tage nach Beginn der Schwellung

Wann zum Arzt

Am nächsten Tag, wenn
- Sie bei Ihrem Kind die für Mumps typische Schwellung der Ohrspeicheldrüse sehen.

Heute noch, wenn
- Die Ohrenschmerzen ganz im Vordergrund stehen oder ein Ohr »läuft«.

Sofort, wenn
- Das Kind Bauchschmerzen, möglicherweise mit Übelkeit und Erbrechen, bekommt (Hinweis auf eine begleitende *Bauchspeicheldrüsenentzündung*).
- Ihr Kind starke Kopfschmerzen oder einen steifen Nacken bekommt, sehr licht- und geräuschempfindlich ist oder zunehmend teilnahmslos wird.
- Ihr Sohn nach der Pubertät Hodenschmerzen bekommt.

Das Wichtigste aus der Medizin

Wie wird Mumps übertragen?

Erreger des Mumps ist das dem Masern-Virus verwandte **Mumps-Virus.** Es wird durch direkten Kontakt und Tröpfcheninfektion übertragen, dringt durch die Mundschleimhaut ein und gelangt mit dem Blutstrom in alle Organe. Rund ein Drittel aller Kinder setzt sich mit dem Erreger auseinander, ohne sichtbar zu erkranken. Zweiterkrankungen sind extrem selten – wer einmal Mumps gehabt hat, ist in aller Regel sein Leben lang davor geschützt.

Nicht nur die Ohrspeicheldrüse ist beteiligt

Die meisten Kinder machen den Mumps folgenlos durch. Prinzipiell ist der Mumps aller-

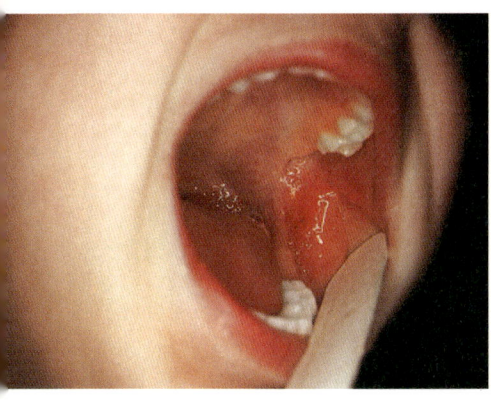

Mumps ist nicht nur von außen an einer »dicken Backe« zu erkennen (siehe unteres Bild), auch von innen ist zu sehen, wo die entzündete Ohrspeicheldrüse sitzt: Der rote Punkt an der Wangeninnenseite entspricht dem deutlich geröteten Ausführungsgang, seine Umgebung ist durch die Entzündung angeschwollen. [oben: DGK; unten: KL]

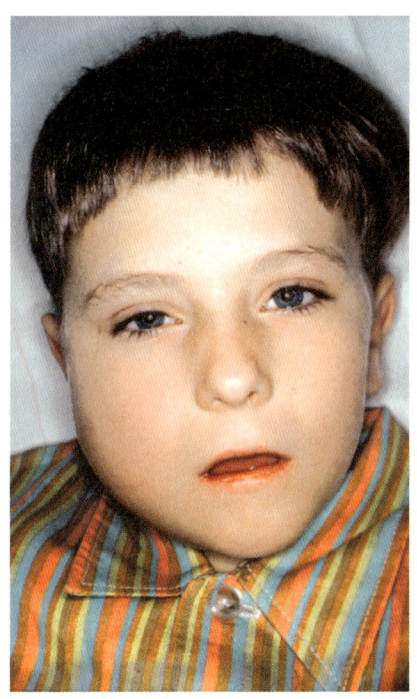

dings keine auf die Speicheldrüsen beschränkte Erkrankung – es sind sogar Verläufe ohne die typische Schwellung möglich.
Bei 1–2 % der Erkrankten kann eine, meist nur leichte, Hirnhautentzündung auftreten (siehe S. 449). Selten ist eine Gehirnentzündung (siehe S. 451). Sie verläuft deutlich ernster. Häufigste Dauerfolge der Hirnhaut- oder Gehirnbeteiligung ist eine Schwerhörigkeit (siehe S. 440).

Auch andere Drüsen sind durch das Mumps-Virus gefährdet: Bei ungefähr 30 % der Jungen nach der Pubertät entwickelt sich eine schmerzhafte *Hodenentzündung* (siehe S. 356), die oft beidseits verläuft und vor Einführung der Impfung die häufigste erworbene Ursache der Unfruchtbarkeit bei Männern darstellte. Verhältnismäßig häufig ist auch eine *Bauchspeicheldrüsenentzündung*, die aber meist milde verläuft und sich durch Bauchschmerzen und Übelkeit bemerkbar macht. Ob Mumps eine Zuckerkrankheit begünstigen oder gar hervorrufen kann, ist strittig; die Mehrzahl der Mediziner verneint einen Zusammenhang.
Der Befall weiterer Organe (etwa eine *Eierstockentzündung*) ist sehr selten.

Das macht der Arzt

Wie bei vielen anderen Viruserkrankungen, so lassen sich auch bei Mumps medikamentös nur die Beschwerden lindern, nicht aber das Virus abtöten. Hat das Kind starke Schmerzen, kann der Arzt ein Schmerzmittel wie z. B. Paracetamol verordnen.

So helfen Sie Ihrem Kind

Hauptproblem bei Mumps sind für die meisten Kinder die Schmerzen im Backenbereich, die sich beim Kauen verstärken.
Wärmeanwendungen auf die geschwollene Backe werden von den meisten Kindern als schmerzlindernd empfunden. Bewährt haben sich Wickel mit warmer Archangelikasalbe, Calendulaöl oder -salbe oder Eukalyptuspaste, die das Ohr mit bedecken. Aber auch eine Wärmflasche leistet gute Dienste. Manche Kinder empfinden Wärme allerdings als unangenehm. Bei diesen Kindern hilft oft ein kalter Umschlag, »pur« oder auch mit Quark oder essigsaurer Tonerde.
Da das Kauen wehtut, bieten Sie dem Kind am besten flüssig-breiige Kost an. Saure Speisen regen die Speichelproduktion an und können die Schmerzen dadurch verstärken, Fett erfordert Mehrarbeit von Seiten der Verdauungsdrüsen und sollte aus diesem Grunde nur sparsam verwendet werden. Die meisten Kinder nehmen aber gerne Kartoffel- oder Gemüsepürees, Brühe oder andere Suppen, Joghurt, Pudding oder pürierte, gekochte Obstkompotte. Auch fertige Trinknah-

rungen in den verschiedensten Geschmacksrichtungen – vielleicht zusätzlich mit einem Strohhalm – können hilfreich sein. Ob das Kind Bettruhe einhalten soll, hängt von seinem Allgemeinbefinden ab. Hat es kein Fieber, kann es durchaus aufstehen, sollte sich aber schonen und nicht toben. Nötig ist Bettruhe allerdings bei einer Hodenbeteiligung (Weiteres hierzu siehe S. 356).

Vorsorge

Gegen Mumps steht heute eine insgesamt gut verträgliche Impfung zur Verfügung. Sie wird allgemein empfohlen, um der Gehirnbeteiligung bei Kindern und der Hodenbeteiligung bei Männern (vor Einführung der Impfung waren 15 % aller Erwachsenen noch ohne Schutz) vorzubeugen.

Ringelröteln

Die **Ringelröteln** (= *Erythema infectiosum*) gehören zu den eher seltenen Infektionskrankheiten, können aber unter Schulkindern gelegentlich zu kleineren Epidemien führen. In aller Regel verlaufen die Ringelröteln harmlos, Bedeutung erlangen sie aber dadurch, dass Infektionen in der Schwangerschaft das Ungeborene schädigen können.

Leitbeschwerden

➤ Möglicherweise eine Woche nach Ansteckung leichtes Fieber, Kopf- und Muskelschmerzen
➤ Dann Beschwerdefreiheit
➤ Hautausschlag, der an beiden Wangen beginnt (dadurch schmetterlingsförmiges Aussehen) und sich nach 1–4 Tagen unter Ausbildung des typischen girlandenförmigen Musters auf den übrigen Körper ausbreitet, vor allem auf die Streckseiten der Arme und Beine. Bestehen des Ausschlags mit zwischenzeitlichem Verschwinden bis zu mehreren Wochen

Inkubationszeit ca. 18 Tage bis zum Auftreten des Hautausschlags
Ansteckend wahrscheinlich ab unmittelbar nach Ansteckung bis zum Auftreten des Ausschlags

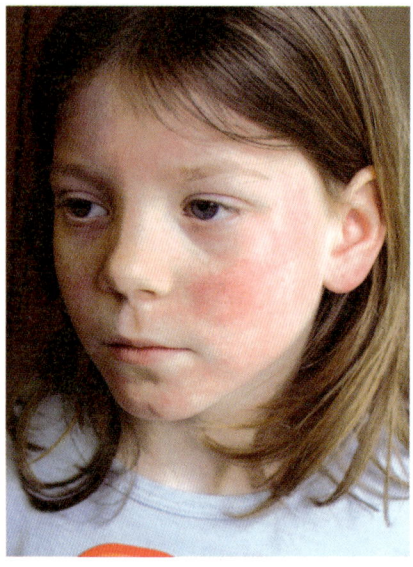

Der Ausschlag bei Ringelröteln beginnt typischerweise mit einer schmetterlingsförmigen Rötung beider Wangen, bevor er auf den Körper übergreift. Der typische »geringelte«, girlandenförmige Ausschlag ist meist deutlich zu erkennen. [oben: TE; unten: GX]

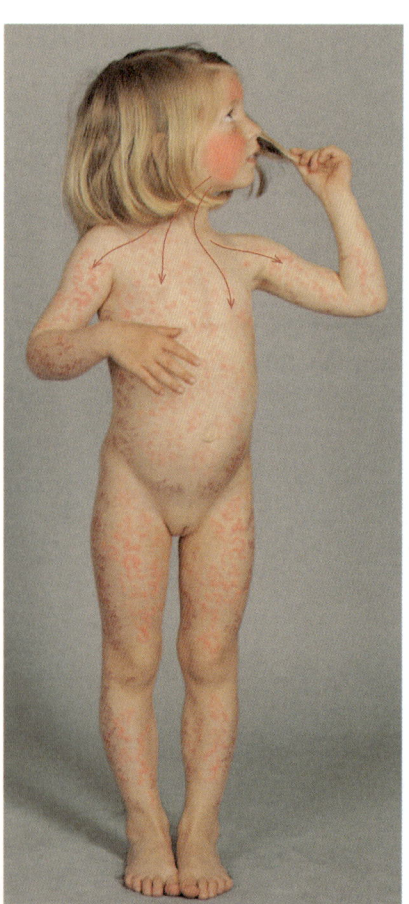

Wann zum Arzt

Am nächsten Tag, wenn
➤ Sie bei Ihrem Kind einen auf Ringelröteln verdächtigen Hautausschlag beobachten.

Das Wichtigste aus der Medizin

Was ist der Erreger der Ringelröteln?

Erreger der Ringelröteln ist das **Parvo-Virus B 19**. Übertragen wird es wahrscheinlich über Tröpfchen, dies ist aber noch nicht in allen Einzelheiten geklärt. Das Virus befällt vor allem die Vorläuferzellen der roten Blutkörperchen (siehe S. 292) im Knochenmark. Die meisten Infektionen machen aber kaum oder gar keine Beschwerden und bleiben unbemerkt.

Möglich: Gelenkbeteiligung

Hauptsächliches Krankheitsanzeichen, falls Beschwerden auftreten, ist bei den meisten Kindern der Hautausschlag. Bei weniger als 10 % der Kinder kommt es zu *begleitenden Gelenkentzündungen*, die sich vor allem durch Schmerzen an den kleinen Gelenken zeigen; diese sind aber harmlos und hinterlassen keine Folgeschäden.
Ernste Komplikationen bei Ringelröteln sind sehr selten und betreffen vor allem Kinder mit bestimmten Formen einer Blutarmut (siehe S. 292), wie etwa der Sichelzellenanämie. Hier können die – sowieso schon knappen – Blutkörperchen wegen des Virusbefalls nicht mehr schnell genug ersetzt werden. Als Folge verschlimmert sich die Blutarmut.

Gefährdet: Das Ungeborene

Gefährlicher sind die Ringelröteln für Ungeborene: Da die Erkrankung eher selten ist, haben nur rund die Hälfte aller Schwangeren die Erkrankung gehabt. Eine Impfung gibt es nicht – schätzungsweise 50 % aller Schwangeren sind somit ungeschützt. Bei einer Infektion in der Schwangerschaft kann sich das Ungeborene anstecken und eine Blutarmut bekommen, die letztendlich zur Fehl- oder Totgeburt führen kann.
Schwangere mit Ringelröteln werden daher wöchentlich vom Gynäkologen mittels Ultraschall untersucht, damit bei einer Blutarmut des Ungeborenen noch vor der Geburt eine Bluttransfusion durchgeführt werden kann.

Das macht der Arzt

Meist ist ein Arztbesuch nur zur Sicherung der Diagnose nötig. Diese ist in aller Regel klinisch möglich, in Zweifelsfällen helfen Blutuntersuchungen weiter. Eine Behandlung ist bei Ringelröteln weder möglich noch nötig.

So helfen Sie Ihrem Kind

Die meisten Kinder mit Ringelröteln sind nur wenig beeinträchtigt. Kinder mit Fieber, Gelenk- oder Muskelschmerzen sollten aber im Bett bleiben.
Manchmal juckt der Hautausschlag – dann helfen die üblichen juckreizstillenden Maßnahmen (siehe S. 241).

Vorsorge

Vorbeugen kann man den Ringelröteln nicht. Eine Impfung steht nicht zur Verfügung, und da die Ansteckungsgefahr wahrscheinlich schon vorüber ist, wenn der typische Ausschlag beginnt, kann man den Erreger auch nicht meiden.

Röteln

Für Kinder in aller Regel harmlos, stellen die **Röteln** (= *Rubella*) für Ungeborene eine ernste Bedrohung dar: Immer noch werden in Deutschland ca. 50–100 Babys jährlich mit teils schweren angeborenen Schäden infolge einer Rötelninfektion geboren.
Röteln betreffen meist Kinder zwischen 5 und 14 Jahren.

Leitbeschwerden

➤ Bei etwa der Hälfte der Kinder treten überhaupt keine Krankheitszeichen auf (die Infektion verläuft »klinisch stumm«)
➤ In den übrigen Fällen meist nur geringe, erkältungsähnliche Symptome
➤ Möglicherweise leichtes Fieber

- Lymphknotenschwellung, vor allem hinter den Ohren und am Nacken (oft »wie eine Perlenschnur« tastbar)
- Feinfleckiger, hellroter Hautausschlag, der hinter den Ohren beginnt und sich von oben nach unten über den Körper ausbreitet. Im Gegensatz zu den Masern laufen die einzelnen Flecken nicht zusammen. Der Ausschlag bildet sich in umgekehrter Reihenfolge nach etwa einer Woche zurück

Inkubationszeit 2–3 Wochen
Ansteckend von einer Woche vor bis zehn Tage nach Auftreten des Hautausschlags

Wann zum Arzt

Am nächsten Tag, wenn
- Sie bei Ihrem Kind Röteln vermuten.

Heute noch, wenn
- Ihr Kind mit Röteln zusätzliche Beschwerden bekommt, z. B. Ohrenschmerzen.

Sofort, wenn
- Ihr Kind starke Kopfschmerzen, einen steifen Nacken oder Krämpfe bekommt oder teilnahmslos wird.

Das Wichtigste aus der Medizin

Woher kommen die Röteln?

Verursacher der Röteln ist das gleichnamige **Röteln-Virus**. Es wird durch Tröpfcheninfektion übertragen, dringt im Rachenraum in den Körper ein und gelangt so ins Blut.

Ungefähr zwei Drittel der Betroffenen merkt gar nichts von der Infektion oder bekommt nicht den typischen Ausschlag – sie können aber andere Menschen trotzdem anstecken!

Fast immer harmlos

Für das Kind sind die Röteln wirklich eine harmlose Kinderkrankheit, meist fühlt es sich nicht einmal »wirklich krank«. Komplikationen, am häufigsten Gelenkbeschwerden oder eine Hirnhaut- bzw. Gehirnentzündung (siehe S. 451), sind selten und verlaufen auch dann meist gutartig.

Eigentliche Bedrohung: Rötelnembryopathie

Aus oben Gesagtem wird klar: Gefährlich sind Röteln nicht für das Kind, sondern für das Ungeborene im Mutterleib, das von der Mutter über den Blutstrom angesteckt werden kann. Besonders gefährlich ist dies in der Frühschwangerschaft. Das Risiko für schwere kindliche Schäden mit geistiger Behinderung, Schwerhörigkeit bzw. Taubheit, Sehbehinderung und/oder Herzfehlern liegt bei über 50 %. Mütterliche Beschwerden können dabei völlig fehlen!

Das macht der Arzt

Aufgabe des Arztes ist die Diagnosesicherung, um Schwangere aus der Umgebung schützen zu können. Ansonsten ist eine Behandlung nicht nötig.

So helfen Sie Ihrem Kind

Im Bett zu bleiben braucht Ihr Kind nur, wenn es Fieber hat oder sich krank fühlt. Besondere Pflege ist meist nicht nötig. Selten einmal tun die Lymphknoten weh. Dann hilft Wärme.
Aus Rücksicht gegenüber Schwangeren sollte Ihr Kind nicht in Schule, Kindergarten, Arztpraxis oder Geschäfte gehen.

Vorsorge

Die **Röteln-Impfung** soll nicht das geimpfte Kind schützen, sondern die noch ungeborenen Kinder!
Als Eltern sollten Sie bei Ihrer Tochter unbedingt darauf achten, dass bis zur Pubertät ein ausreichender Schutz besteht – entweder durch eine durchgemachte Erkrankung (der Schutz ist z. B. durch eine Blutuntersuchung nachweisbar) oder durch zweimalige Impfung.

Gegen Röteln gibt es eine gut verträgliche Impfung, die heute allgemein empfohlen wird (siehe S. 132).
Ist sich eine Frau mit Kinderwunsch nicht sicher, ob sie die Röteln gehabt hat, kann der Arzt den Impfschutz durch eine Blutuntersuchung überprüfen und gegebenenfalls nachimpfen. Ist eine Frau bereits schwanger, so wird nicht geimpft (sollte sich nach einer Impfung herausstellen, dass zum Zeitpunkt der Impfung bereits eine Schwangerschaft bestand, so ist das aber kein Grund für einen Schwangerschaftsabbruch, da das Risiko der Impfung als sehr gering angesehen wird).
Hat eine schwangere Frau ohne ausreichenden Schutz gegen Röteln Kontakt zu einem Rötelnkranken gehabt, kann der Arzt ihr in den ersten Tagen Immunglobuline (siehe S. 296) spritzen und damit das Kind schützen. Ansonsten versucht der Gynäkologe, durch Blut- und/oder Fruchtwasseruntersuchungen festzustellen, ob sich das Kind angesteckt hat.

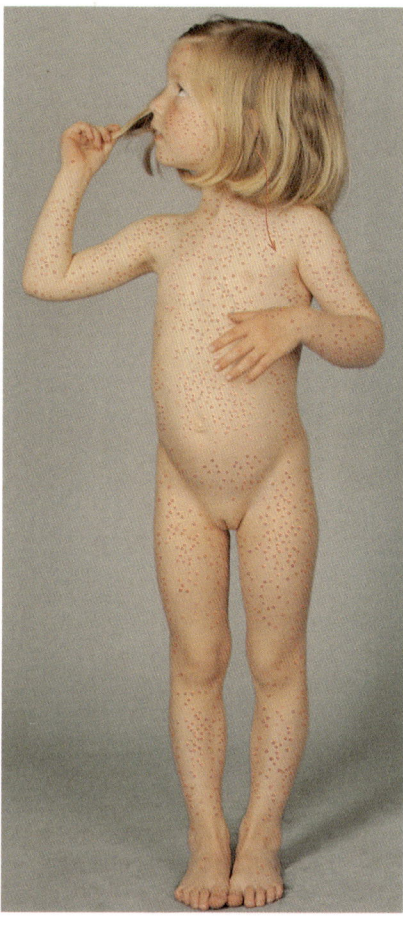

Der Ausschlag bei Röteln ist manchmal nur ganz leicht. Die hellroten, etwa stecknadelkopfgroßen Flecken fließen im Gegensatz zu den Masern kaum zusammen. [GX]

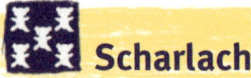 Scharlach

Der **Scharlach** ist eine gerade unter Kindergarten- und Schulkindern häufige Infektionskrankheit, die sich vor allem durch eine Hals- und Mandelentzündung (siehe auch S. 242) und einen charakteristischen Hautausschlag zeigt. Säuglinge sind nur sehr selten betroffen. Früher gefürchtet, verläuft der Scharlach heute in aller Regel gutartig.

Leitbeschwerden

➤ Plötzlicher Beginn mit schnell steigendem Fieber (um 40 °C), Kopf- und Halsschmerzen, allgemeinem Krankheitsgefühl
➤ Vor allem bei kleinen Kindern Bauchschmerzen, möglicherweise auch Erbrechen (Husten ist dagegen eher untypisch)
➤ Hochroter Rachen und Zäpfchen, eitrige Beläge auf den Mandeln, geschwollene Halslymphknoten
➤ Zunge zuerst dick gelb-weißlich belegt, ab dem 3.–4. Tag dann rot mit verdickten Zungenknospen (Papillen) – daher auch der Name »Himbeer-« oder »Erdbeerzunge«
➤ Süßlich-übler Mundgeruch
➤ Ab dem 2.–3. Tag dicht stehender, kleinfleckiger und leicht erhabener (»sandpapierartiger«) Hautausschlag, der in der Achsel- oder Leistenregion beginnt und von dort aus auf den übrigen Körper übergreift
➤ Gesicht gerötet, wobei die Gegend um den Mund typischerweise blass bleibt (»Milchbart«)
➤ Unbehandelt nach 1–3 Wochen grobe Schuppung der Haut, die sich an den Händen und Füßen oftmals in größeren Fetzen löst

Inkubationszeit 2–7 Tage
Ansteckend etwa einen Tag vor Krankheitsausbruch bis 24 Stunden nach Beginn der Antibiotikagabe (unbehandelt mehrere Wochen)

Wann zum Arzt

Heute noch, wenn
➤ Ihr Kind innerhalb weniger Stunden hohes Fieber und Halsschmerzen bekommt.
➤ Es Ihrem Kind mit Scharlach auch am dritten Tag der Antibiotikagabe nicht besser geht.

Sofort, wenn
➤ Das Kind Krämpfe bekommt oder zunehmend teilnahmslos wird.

Das Wichtigste aus der Medizin

Woher kommt der Scharlach?

Erreger des Scharlachs sind bestimmte Typen von **Streptokokken-Bakterien**. Streptokokken können auch andere Erkrankungen, wie beispielsweise die eitrige Angina, auslösen (siehe S. 242) und werden meist durch Tröpfcheninfektion übertragen. Etwa 20 % aller Menschen beherbergen Streptokokken in ihrem Rachenraum ohne selbst Beschwerden zu haben und können deshalb andere Menschen mit Streptokokken-Erkrankungen, also auch Scharlach, anstecken.
Selten werden die Streptokokken durch Schmierinfektion in eine Wunde verschleppt und führen dann eventuell zum **Wundscharlach** mit einem von der Wunde ausgehendem Ausschlag. Da dieser in Mitteleuropa sehr selten ist, wird er hier nicht weiter ausgeführt.

Was ist der Unterschied zwischen Scharlach-Streptokokken und »normalen« Streptokokken?

Das Besondere der Scharlach-Streptokokken ist, dass diese im Gegensatz zu den anderen Streptokokken-Typen ein *Toxin* (= Giftstoff) produzieren, das den typischen *Hautausschlag* hervorruft. Die Angina selbst ist bei Scharlach nicht schlimmer als wenn sie durch andere Streptokokken-Stämme ausgelöst wird.
Die nach wie vor zu beobachtende Haltung vieler Menschen (auch in Kinderbetreuungseinrichtungen), eine eitrige Angina als harmlos, den Scharlach aber als sehr gefährlich anzusehen, ist historisch bedingt und heute nicht mehr gerechtfertigt!

Der Scharlach kann als Sonderform der eitrigen Streptokokken-Angina betrachtet werden – und ist zumindest zurzeit auch nicht schlimmer als diese.

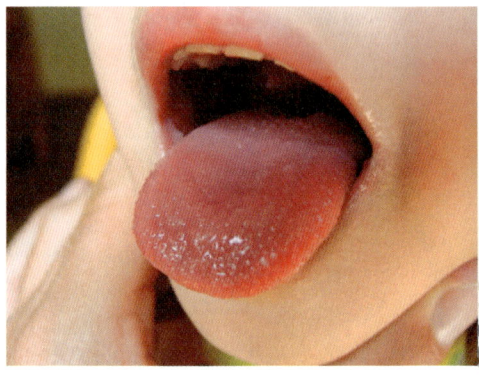

Für Scharlach charakteristisch sind weiß-gelbe Beläge auf den Mandeln zusammen mit einer sog. »Himbeerzunge« – sie ist auffällig rot und zeigt viele kleine Erhebungen – eben wie eine Himbeere. [TE]

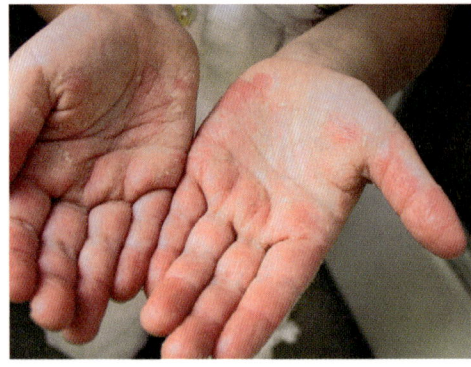

Wird ein Scharlach zu spät erkannt und daher nicht behandelt, »pellt« sich ungefähr zwei Wochen später die Haut. An Händen (hier am Daumen) und Füßen lassen sich oft größere Hautfetzen abziehen, ohne dass dies dem Kind wehtut. [TE]

Kann man Scharlach mehrmals bekommen?

Ein Kind kann zweifellos mehrere Male an Scharlach erkranken, und zwar aus zwei Gründen:
Zum einen verhindert die heute übliche frühzeitige Antibiotikabehandlung, dass das Immunsystem schützende Antikörper (siehe S. 296) gegen den Erreger bildet.
Zum Zweiten gibt es mehrere verschiedene Arten von Scharlach-Streptokokken, so dass auch deshalb Kinder mehrmals mit Scharlach erkranken können.
Aus denselben Gründen kann Scharlach auch eine spätere »normale« eitrige Angina leider nicht verhindern.

Akut: Eitrige Komplikationen

Die Streptokokken können sich über die Mandelregion hinaus ausbreiten und zu einer akuten *Mittelohrentzündung* (siehe S. 435) oder einer *Nasennebenhöhlenentzündung* (siehe S. 270) führen. Diese relativ häufigen Komplikationen lassen sich durch die heutigen Antibiotika meist problemlos in den Griff kriegen.

Ein *Abszess* (abgekapselte Eiterhöhle) in der Mandelregion oder eine *Lungenentzündung* (siehe S. 276) sind demgegenüber seltener, die früher gefürchteteten lebensbedrohlichen Scharlachverläufe sind heute in Mitteleuropa praktisch nicht mehr zu beobachten.

Seltene Spätfolge: Rheumatisches Fieber und Nierenentzündung

Die Streptokokken führen im Körper zu Abwehrreaktionen – was ja prinzipiell sinnvoll ist. Da Streptokokken aber bestimmte Erkennungsmerkmale besitzen, die sich auch auf manchen Körperzellen finden, können sich die Abwehrreaktionen gelegentlich auch gegen den eigenen Körper richten und nach 2–4 Wochen zum heute seltenen *Rheumatischen Fieber* führen.

Das Kind fühlt sich nicht wohl, ist blass, bekommt wieder Fieber und meist Gelenkschmerzen, die typischerweise von einem Gelenk zum anderen springen.

Langfristig am gefährlichsten am Rheumatischen Fieber ist aber die Herzbeteiligung, die oftmals zunächst keine Beschwerden bereitet, aber über Monate bis Jahre zu teils schweren Herzklappenschäden führt (siehe S. 288). Weitere mögliche Folgekrankheit ist eine *Nierenentzündung* (*Glomerulonephritis* siehe S. 354) nach ungefähr zwei Wochen, die aber im Kindesalter meist ausheilt.

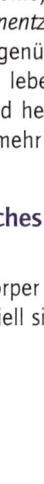

Das macht der Arzt

Bei voll ausgeprägtem Krankheitsbild kann der Arzt die Krankheit auf den ersten Blick erkennen (»Blickdiagnose«). In den frühen Stadien helfen ein *Streptokokken-Schnelltest* bzw. die Anzucht (Kultur) des Bakteriums aus einem Rachenabstrich weiter.

Die Behandlung beim Scharlach besteht in einer meist zehntägigen Antibiotikagabe, vorzugsweise Penicillin. Meist fühlt sich das Kind nach zwei Tagen schon wieder wohler, zur Vorbeugung der Streptokokken-Spätfolgen muss das Kind die Antibiotika aber wirklich über den ganzen Zeitraum einnehmen. Gegen das Fieber und die Halsschmerzen kann der Arzt Paracetamol verschreiben.

Eine Urinuntersuchung zwei Wochen später dient dem Ausschluss einer Nierenentzündung, bei unkomplizierten Verläufen ist diese jedoch nicht erforderlich.

Kinder mit Scharlach bekommen ab dem zweiten Krankheitstag einen kleinfleckigen Ausschlag, der im Achsel- und Leistenbereich besonders ausgeprägt ist und sich beim Darüberstreichen mit dem Finger wie Sandpapier anfühlt. Im Gegensatz dazu bleibt die Mundregion typischerweise ausgespart, so dass die Mundpartie aussieht, als habe sie einen »Milchbart«. [GX]

So helfen Sie Ihrem Kind

Solange das Kind Fieber hat, sollte es Bettruhe einhalten, wobei die meisten Kinder sich wegen des schlechten Allgemeinbefindens ohnehin ins Bett (oder aufs Sofa) zurückziehen. Nach Abklingen des Fiebers sollte sich das Kind noch ein paar Tage schonen.

Bei Schluckbeschwerden sollte auf feste Nahrung verzichtet werden. Suppen, Fleischbrühe oder auch Getränke aller Art sind jetzt die richtige Wahl.

Bis die Antibiotika »greifen« (etwa 1–2 Tage), hat das Kind oft hohes Fieber. Tipps zum Umgang mit einem fieberkranken Kind finden Sie auf S. 154.

Möglichkeiten der Naturheilkunde

Neben dem Fieber sind die Halsschmerzen meist am belastendsten für das Kind. Hier können Sie alle bei der Mandelentzündung aufgeführten naturheilkundlichen Maßnahmen zur Schmerzlinderung anwenden (siehe S. 242).

Klassisches Mittel der Homöopathie bei Scharlach ist – abhängig vom Zustand des Kindes – Belladonna (etwa Belladonna D4, 5-mal täglich fünf Tropfen), das jedoch niemals die Antibiotikabehandlung ersetzen sollte.

Vorsorge

Eine Impfung gegen Scharlach gibt es nicht. Kinder in der Umgebung Erkrankter können durch eine fünftägige Penicillingabe vor der Erkrankung geschützt werden. Da der Scharlach selbst durch Antibiotika gut behandelbar ist und längst nicht jedes Kind in der Umgebung angesteckt wird, ist jedoch Zuwarten oft sinnvoller.

Erkrankt ein Kind mehr als 2- bis 3-mal in einer »Saison« oder kurz hintereinander an Scharlach, so könnte es sich immer wieder an einer Person in seiner Umgebung anstecken, die selbst zwar nicht erkrankt ist, den Erreger aber im Rachenraum beherbergt. In einem solchen Fall kann der Arzt bei den in Frage kommenden Kontaktpersonen einen Rachenabstrich machen und dem oder der Betroffenen für fünf Tage Penicillin verordnen.

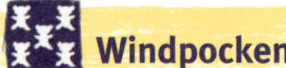 ## Windpocken

Die **Windpocken** (= *Wasserpocken, Feuchtblattern, Varizellen*) sind für ansonsten gesunde Kinder eher harmlos, aber lästig. Hoch ansteckend, fliegen sie förmlich mit dem Wind – Ansteckungen durchs gekippte Fenster von einer Etage eines Hauses zur anderen kommen vor. Entsprechend haben rund 90 % aller 10-Jährigen die Erkrankung schon durchgemacht und sind dann dagegen immun.

Unter Kindergarten- und Grundschulkinder kommt es vor allem im Winter und Frühjahr immer wieder zu kleineren Epidemien. Kleinere Kinder leiden oft weniger an der Erkrankung als ältere.

 ## Wann zum Arzt

Heute noch, wenn
- Sie sich nicht sicher sind, ob Ihr Kind wirklich die Windpocken (und nicht doch etwas anderes) hat.
- Ihr Kind mit Windpocken starken Juckreiz hat, den Sie selbst nicht in den Griff bekommen.
- Sich die Haut stark entzündet (Sie bemerken dann zunehmende Schwellung, Rötung und Eiterung).
- Ihr Säugling unter sechs Monaten Windpocken hat.

Sofort, wenn
- Ihr Kind einen steifen Nacken, Krämpfe oder Gleichgewichtsstörungen bekommt oder teilnahmslos wird.

 ## Das Wichtigste aus der Medizin

Woher kommen die Windpocken?

Die Windpocken werden hervorgerufen vom **Varizella-Zoster-Virus**, das zur Gruppe der *Herpes-Viren* gehört. Es kann sowohl durch Kontakt mit Bläscheninhalt als auch durch Tröpfcheninfektion übertragen werden.

Sind Windpocken gefährlich?

Kratzt das Kind die Bläschen auf, kann sich die so entstandene Wunde durch Bakterien entzünden und hinterlässt dann oft helle Flecken als Narben. Für ansonsten gesunde Kinder sind die Windpocken in aller Regel nicht gefährlich, wobei Kinder mit einer Neurodermitis (siehe S. 382) durchschnittlich schwerer erkranken. Ernste Komplikationen

 ## Leitbeschwerden

- Möglicherweise uncharakteristisches Vorstadium mit etwas Fieber, Müdigkeit und Unwohlsein
- Typischer und oft heftig juckender Hautausschlag: Kleine Flecken, die sich innerhalb eines Tages in Knötchen und dann rasch in Bläschen mit zuerst klarem und später trübem Inhalt verwandeln. Die Bläschen trocknen in der Folge ein und heilen unter Krustenbildung ab. Auftreten des Ausschlags auch am behaarten Kopf und auf den Schleimhäuten (etwa im Mund). In der ersten Woche immer wieder Aufschießen neuer Bläschen, so dass geradezu ein »Sternenhimmel« aus neuen und alten Windpocken entsteht

Inkubationszeit
11–21 Tage

Ansteckend
von 1–2 Tage vor Ausbruch des Ausschlags bis zum Eintrocknen der letzten Blase

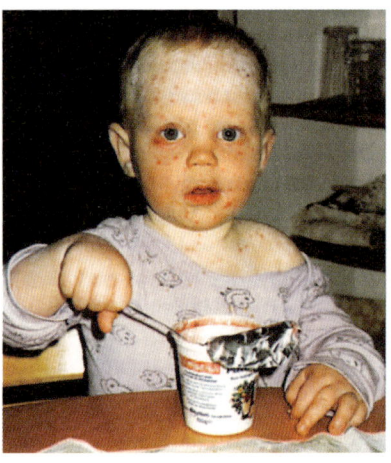
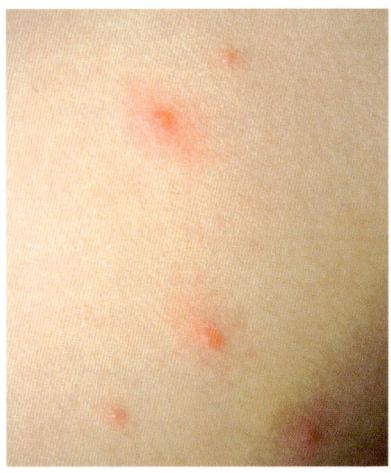
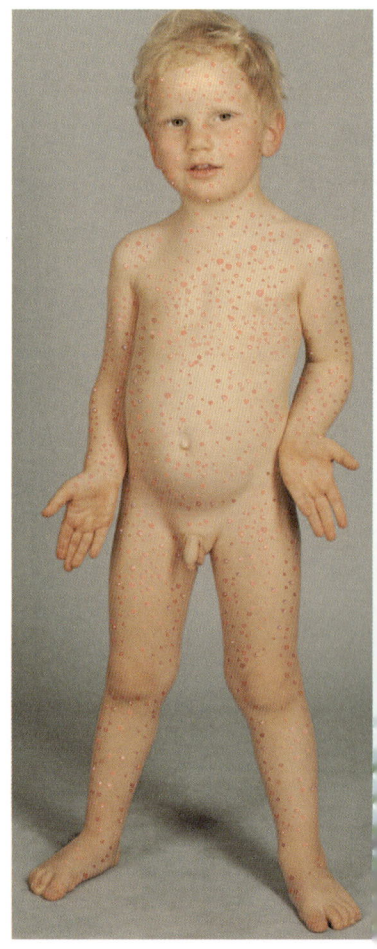

Der Ausschlag bei Windpocken ist so charakteristisch, dass ein Blick für die Diagnose reicht: Zunächst ist nur ein kleiner Fleck sichtbar, bevor ein kleines Bläschen erkennbar wird (der oberste Fleck in dem Detailbild), das sich in der Folge vergrößert (darunter). Ein geröteter Hof umgibt jedes einzelne Bläschen.

Typisch für die Windpocken ist das Nebeneinander von Flecken, Knötchen, frischen und älteren Bläschen und Krusten, vom Mediziner auch als »Sternenhimmel« bezeichnet. Dies zeigt das Foto des dreijährigen Buben.
[li oben: SS; li unten: KL; re: GX]

wie etwa eine Hirnhaut- oder Gehirnentzündung (siehe S. 449 und S. 451), eine Lungenentzündung, eine Nieren- oder Herzbeteiligung sind Raritäten. Lebensbedrohliche Verläufe können allerdings bei Kindern mit einer Abwehrschwäche vorkommen (etwa Leukämiekindern), weshalb diese Kinder besonders vor Windpocken geschützt werden (siehe Vorsorge). Gefährlich können Windpocken auch dann werden, wenn die Mutter vier Tage vor bis zwei Tage nach der Entbindung an Windpocken erkrankt. In diesem Falle kann das Neugeborene eine oft sehr schwer verlaufende, weil noch im Mutterleib über das Blut der Mutter erworbene Windpockenerkrankung durchmachen. Diese Neugeborenen müssen noch vor Ausbruch der Bläschen mit Immunglobulinen (siehe S. 296) und Virostatika (siehe S. 229) behandelt werden. Im Mutterleib ist eine kindliche Schädigung zwar möglich, aber sehr unwahrscheinlich. Eine an Windpocken erkrankte Schwangere sollte aber sicherheitshalber ihren Gynäkologen darauf ansprechen.

Können Windpocken Folgen haben?

Wie alle Herpes-Viren, so kann auch das Varizella-Zoster-Virus nach der akuten Erkrankung – hier den Windpocken – im Körper verbleiben. In Zeiten der Abwehrschwäche taucht es dann möglicherweise wieder aus seinem Versteck auf und führt zu einer erneuten Erkrankung, der **Gürtelrose** (siehe S. 406). Da beide Erkrankungen durch das gleiche Virus bedingt sind, kann also die Großmutter durch ihre Gürtelrose ihren Enkel mit Windpocken anstecken.

Das macht der Arzt

Die Diagnose »Windpocken« ist infolge der typischen Bläschen eine Blickdiagnose.
Ist der Juckreiz störend, kann der Arzt juckreizstillende Lotionen (z. B. Tannosynth®) oder in schweren Fällen Antihistaminika als Tröpfchen (siehe S. 299) verschreiben. Letztere stammen aus der Allergiebehandlung, helfen aber auch gegen Juckreiz bei Windpocken. Fiebersenkende Mittel sind nur in Ausnahmefällen nötig, Antibiotika nur bei eitrigen Entzündungen aufgekratzter Bläschen. Das gegen das Varizella-Zoster-Virus wirksame Medikament Aciclovir wird nur bei abwehrgeschwächten Kindern mit einem besonders hohen Komplikationsrisiko gegeben.

So helfen Sie Ihrem Kind

Hauptproblem des Kindes ist meist der Juckreiz, der bisweilen sehr stark sein kann. Frei verkäufliche Lotionen (z. B. Lotio alba) aus der Apotheke können Linderung verschaffen. Zudem wird alles, was kühlt, in der Regel als angenehm empfunden, z. B. kalte Waschungen, Bäder oder Umschläge. Auf längere Bäder sollte allerdings verzichtet werden, da die Bläschen dann früher aufplatzen, was eine Narbenbildung begünstigen kann. Aus demselben Grund sollten die Kinder dann eher abgetupft als abgerubbelt werden.
Auch eine nicht zu hohe Raumtemperatur wirkt sich günstig auf die Haut aus. Die Kleidung sollte möglichst locker sitzen und nicht scheuern, wobei Baumwolle die Haut weniger reizt als andere Materialien. Wärme hingegen (auch Schwitzen) verstärkt den Juckreiz.
Damit das Kind die Bläschen nicht aufkratzt, sollten Sie die Fingernägel kurz schneiden und insbesondere Säuglingen (möglicherweise auch älteren Kindern zur Nacht) Baumwollhandschuhe anziehen. Zur Vorbeugung von Entzündungen empfiehlt sich häufiges Händewaschen. Säuglinge sollten häufiger als sonst gewickelt werden, da das feuchtwarme Milieu in der Windel den Juckreiz verstärkt und Entzündungen fördert.
Bläschen im Mund platzen schnell, so dass kleine Geschwüre entstehen, die beim Essen weh tun. Säurehaltiges brennt besonders und sollte daher eine Weile vermieden werden.
Ansonsten sind die Kinder meist nur wenig beeinträchtigt, so dass es den Eltern oft nicht leicht fällt, ihr Kind von anderen fernzuhalten – so deren Eltern dies überhaupt wünschen.
Vielfältig einsetzbar bei den Windpocken ist die Kamille – sie tut dem Kind sowohl als Badezusatz als auch als Kamillelösung zum Gurgeln gut. Auch Fichtennadelöl oder Kleie-Extrakt helfen als Badezusatz gegen den Juckreiz (die Badezeit sollte allerdings nur kurz sein, siehe oben).

Möglichkeiten der Naturheilkunde

Aus der Homöopathie kommen Belladonna D6 (bei begleitendem Fieber – eher selten) und Rhus toxicodendron in Betracht.

Vorsorge

Es gibt eine aktive Impfung gegen Windpocken. Sie wird hierzulande aber nur für Kinder mit Abwehrschwäche empfohlen, da die Windpocken ansonsten in aller Regel harmlos verlaufen.
Hat ein abwehrgeschwächtes, nicht geimpftes Kind Kontakt zu einem Windpockenkranken gehabt, kann das Kind durch die Gabe von Immunglobulinen (also »fertigen« Abwehrstoffen siehe S. 296) geschützt werden.

Kinderlähmung (Polio)

Früher häufig und gefürchtet, ist die **Kinderlähmung** (= *Poliomyelitis* oder kurz *Polio*) durch konsequentes Impfen heute in Mitteleuropa sehr selten.
Doch Vorsicht! »Aus den Augen – aus dem Sinn« kann Folgen haben: In vielen sog. »Entwicklungsländern« ist die Kinderlähmung nach wie vor verbreitet und kann von dort z. B. durch Fernreisende eingeschleppt werden.

Leitbeschwerden

➤ Uncharakteristisches Vorstadium mit Fieber und grippeähnlichen Beschwerden über wenige Tage, z. B. »Erkältung«, Durchfall oder Erbrechen
➤ Dann nach kurzzeitiger Besserung erneuter Fieberanstieg auf ca. 39 °C mit Kopf-, Muskel- und Rückenschmerzen, steifem Nacken und asymmetrischen Lähmungen mit schlaffer Muskulatur

Inkubationszeit 1–4 Wochen
Ansteckend vom Ausbruch der Erkrankung bis keine Erreger mehr in den Ausscheidungen nachweisbar sind

Wann zum Arzt

Sofort, wenn
➤ Ihr Kind bei einem bestehenden Infekt Kopfschmerzen, einen steifen Nacken oder Lähmungen bekommt.

Das Wichtigste aus der Medizin

Die für die Kinderlähmung verantwortlichen **Poliomyelitis-Viren** siedeln in Rachen und im Magen-Darm-Trakt und werden entsprechend durch Husten, Niesen oder mit dem Stuhl ausgeschieden.

Da es drei verschiedene Virustypen gibt und man nach durchgemachter Erkrankung nur gegen den jeweiligen Typ immun ist, kann man die Kinderlähmung bis zu dreimal bekommen!

Welche Verläufe gibt es bei der Kinderlähmung?

Am allerhäufigsten setzt sich der Körper mit dem Erreger auseinander, ohne dass der Betroffene überhaupt etwas merkt. Ungefähr 5 % bekommen Beschwerden, die denen einer Grippe ähneln. Nur ungefähr 1 % entwickelt eine Hirnhautentzündung oder Lähmungen, die durch direkte Schädigung der Nervenzellen bedingt sind. Je älter das Kind ist, desto höher ist das Risiko schwerer Verläufe. Die Lähmungen bilden sich zwar oftmals wieder zurück, Dauerschäden sind aber häufig.

Spätfolge: Post-Polio-Syndrom

Mit der akuten Erkrankung ist nicht immer alles überstanden. Ungefähr ein Drittel bis die Hälfte der Erkrankten bekommt Jahrzehnte später wieder Muskelschmerzen und -lähmungen, die durch »Überforderung« der übrig gebliebenen Nervenzellen erklärt und als **Post-Polio-Syndrom** bezeichnet werden.

Das macht der Arzt

Der Arzt versucht, das Virus in einem Rachenabstrich oder im Stuhl nachzuweisen. Im Liquor (siehe S. 442) lassen sich Entzündungszeichen feststellen.

Das Virus selbst kann nicht medikamentös bekämpft werden. In schweren Fällen muss das Kind auf der Intensivstation behandelt und beatmet werden, um die Zeit bis zur Rückbildung der Lähmungen zu überbrücken.

Geeignete Lagerung und Krankengymnastik sollen die Spätfolgen möglichst gering halten.

Möglichkeiten der Naturheilkunde

Naturheilkundliche Verfahren helfen nicht gegen die Lähmungen.

Vorsorge

Der Kinderlähmung kann durch zwei Arten von Impfungen vorgebeugt werden. Bis vor kurzem üblich und für Kinder wie Erwachsene empfohlen war die *Schluckimpfung* mit *lebenden* Viren. Da jedoch Erkrankungen in Mitteleuropa mittlerweile kaum noch beobachtet werden und – wenn auch selten – eine **Impf-Polio** (= *Impf-Kinderlähmung*) durch die Impfviren auftreten kann, wurde die Schluckimpfung vor einigen Jahren aufgegeben.

Heute wird stattdessen als Routine-Impfung der *Salk-Impfstoff* zum Spritzen empfohlen, der abgetötete Viren enthält (siehe S. 129). Deshalb kann die schwere Nebenwirkung einer Impf-Polio nicht auftreten. Mittlerweile sind für Kinder Kombinationsimpfstoffe erhältlich, so dass sich die Zahl der Impftermine und Spritzen dadurch nicht vergrößert hat. Die Schluckimpfung bleibt aber nach wie vor für spezielle Situationen verfügbar.

Aufgrund der geringen Nebenwirkungen der Impfung und der Schwere der Erkrankung halten wir die Polio-Impfung vom Nutzen-Risiko-Verhältnis her für eine der sinnvollsten und wichtigsten überhaupt (siehe auch S. 132).

Hals- und Mandelentzündungen

Eine **Halsentzündung** (= *Pharyngitis*) kann prinzipiell in jedem Lebensalter vorkommen. Sie tritt entweder alleine oder im Rahmen einer Erkältungskrankheit auf (siehe S. 261), bei der auch die übrigen oberen Luftwege mitbefallen sind. Bei der Halsentzündung sind meist auch die seitlich am hinteren Racheneingang sitzenden Gaumenmandeln mitbetroffen.

Bei manchen Halsentzündungen steht die Entzündung der Gaumenmandeln ganz im Vordergrund. Bei einer solchen **akuten Mandelentzündung** (= *akute Angina tonsillaris*, kurz **Angina**, *akute Tonsillitis*) haben sich vor allem die zwischen Mund und Rachen gelegenen Gaumenmandeln stark entzündet. Besonders häufig werden Kinder im späten Kindergarten- und frühen Grundschulalter von ihr geplagt. Vor dem ersten Geburtstag hingegen ist die akute Mandelentzündung selten.

Leitbeschwerden

- Halsschmerzen (möglicherweise ins Ohr ausstrahlend), Schluckbeschwerden
- Hals und Mandeln gerötet, möglicherweise mit weiß-gelben (eitrigen) Belägen
- Geschwollene Lymphknoten unter dem Kiefer und am Hals
- Bei Virusinfekten leichtes Fieber, eher gering beeinträchtigtes Allgemeinbefinden
- Bei bakteriellen Infekten hohes Fieber, Kopfschmerzen und ein starkes Krankheitsgefühl
- Bei Säuglingen Trinkschwäche, bei Kleinkindern Nahrungsverweigerung

Inkubationszeit je nach Erreger, meist wenige Tage

Ansteckend schon 1–2 Tage vor Beginn der Beschwerden, Dauer je nach Erreger

Wann zum Arzt

Am nächsten Tag, wenn
- Ihr Kind länger als drei Tage (mäßige) Halsschmerzen hat, dabei aber nicht »richtig« krank scheint.

Heute noch, wenn
- Ihr Kind zusätzlich zu den Halsschmerzen hohes Fieber hat oder Sie auf den Mandeln weiß-gelbe Beläge sehen (Vorgehen zur Racheninspektion siehe Kasten rechts).
- Ihr Kind mit Halsschmerzen einen Hautausschlag hat.

Sofort, wenn
- Ihr Kind Atemnot (durch die entzündungsbedingt vergrößerten Mandeln) bekommt.
- Ihr Kind den Mund nicht öffnen oder nicht schlucken kann.

Die Racheninspektion

Um eine Halsentzündung selbst festzustellen, gehen Sie folgendermaßen vor: Lassen Sie Ihr Kind den Kopf zurücklegen, den Mund so weit wie möglich öffnen und ein langgezogenes »aaaahhhh« sagen. Im Schein eines hellen Lichtes (z. B. Taschenlampe) lässt sich nun die Rachenhinterwand erkennen. Verdeckt die Zunge die Sicht, so nehmen Sie einen möglichst breiten Löffelstiel und drücken Sie die Zunge nach unten (Vorsicht Brechreiz). Achten Sie auf die eventuellen Eiterbeläge, vor allem auf den Mandeln.

Das Wichtigste aus der Medizin

Im Rachen befindet sich reichlich Abwehrgewebe, das die tieferen Luftwege durch rechtzeitiges »Abfangen« von Krankheitserregern vor Infektionen schützen soll. Zu diesem **lymphatischen Rachenring** gehören auch die **Rachenmandel** und die beiden **Gaumenmandeln**. Da die Gaumenmandeln also bei der Abwehr von Krankheitserregern mit »an vorderster Front« stehen und sich der kindliche Organismus mit einer Vielzahl unbekannter Erreger auseinander setzen muss, ist eine Mandelentzündung bei Kindern sehr häufig.

Was steckt hinter den Halsschmerzen?

Eine Halsentzündung bzw. akute Mandelentzündung kann durch eine Vielzahl von Krankheitserregern verursacht werden, am häufigsten durch *Viren*. Das Kind hat typischerweise nur leichtes Fieber, der Hals kratzt, tut (mäßig) weh und ist gerötet. Auch gleichzeitiger Husten, Bindehautentzündung oder Nasenlaufen weisen darauf hin, dass ein Virus die Ursache ist.
Sonderformen viraler Mandelentzündungen treten bei der Hand-Mund-Fuß-Krankheit (siehe S. 248) und beim Pfeiffer-Drüsenfieber (siehe S. 245) auf.
An zweiter Stelle der Erreger stehen *Bakterien* und hier allen voran die *Streptokokken*. Klassischerweise bekommen die Kinder innerhalb nur weniger Stunden hohes Fieber und starke Halsschmerzen, erbrechen vielleicht ein- oder zweimal und machen einen »richtig« kranken Eindruck. Der bei viralen Hals- bzw. Mandelentzündungen oft begleitende Schnupfen oder Husten fehlt fast immer. Der Rachen ist nicht nur ein bisschen gerötet, sondern hochrot, und meistens erkennt auch der Ungeübte spätestens am zweiten Tag weißlich-gelbe, eitrige Beläge auf den Mandeln. Der Atem des Kindes riecht süßlich-übel. Eine wichtige Sonderform dieser **Streptokokken-Angina** ist der *Scharlach* (siehe S. 238), wohingegen die ebenfalls charakteristische Mandelentzündung bei *Diphtherie* (siehe S. 229) im deutschsprachigen Raum heute eine Rarität ist. Mandelentzündungen durch Pilze, am häufigsten Hefepilze (siehe S. 255), sind selten und treten nur bei abwehrgeschwächten Kindern auf.

Gefährlich: Abszessbildung

Selten einmal breiten sich die Bakterien in die Umgebung der Mandeln aus und führen dort zu einer abgekapselten Eiterhöhle, einem **Peritonsillarabszess** oder, bei Abkapselung hinter dem Rachen, zu einem **Retropharyngealabszess**. Nehmen die Schluckbeschwerden bei einer bakteriellen Mandelentzündung nicht ab und wird das Mundöffnen schwerer und schmerzhafter, sollten Sie daher baldmöglichst zum Kinderarzt gehen. Nach einer (unbehandelten) Streptokokken-Angina können sich außerdem wie beim Scharlach ein *Rheumatisches Fieber* oder eine *Nierenentzündung* entwickeln (Details siehe S. 239).

Das macht der Arzt

Entscheidende Frage für den Arzt ist, ob Viren oder Bakterien die Ursache der Angina sind. Dies ist durch eine einfache körperliche Untersuchung oft nicht zuverlässig zu klären – (geringe) weißliche Beläge können auch bei einer virusbedingten Mandelentzündung auftreten, umgekehrt können auch Bakterien »nur« zu einem roten Hals führen. In vielen Kinderarztpraxen sind daher heute Streptokokkenschnelltests vorrätig, die ab dem zweiten Krankheitstag mit ungefähr 90%iger »Treffsicherheit« Streptokokken in einem Rachenabstrich nachweisen. Möglicherweise legt der Arzt auch eine Kultur des Abstrichs an, die nach 24 Stunden abgelesen wird und dem Schnelltest noch immer an Genauigkeit überlegen ist.

Antibiotika – ja oder nein?

Bei einer virusbedingten Mandelentzündung sind Antibiotika nutzlos. Hingegen sollte eine bakterielle Angina mit Antibiotika behandelt werden, um Folgeerkrankungen wie das Rheumatische Fieber zu vermeiden. Bei der bakteriell bedingten Angina

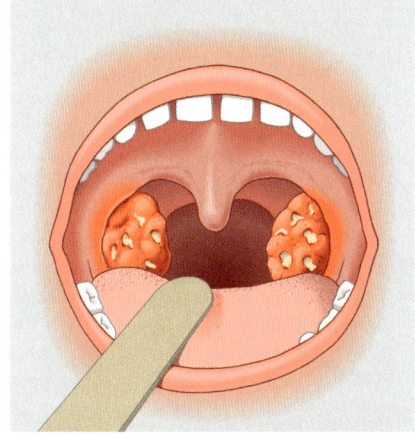

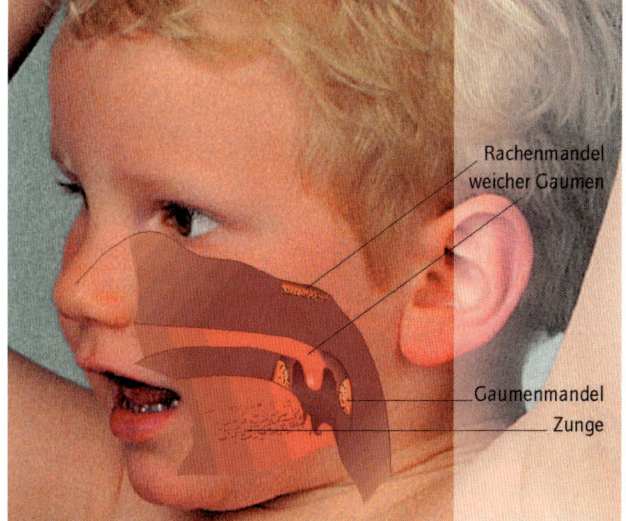

Die Rachen- und Gaumenmandeln sollen Krankheitserreger der Atemluft unschädlich machen. Die Rachenmandel liegt oberhalb und hinter dem Zäpfchen, sie ist bei geöffnetem Mund nur bei starker Vergrößerung zu sehen. Die Gaumenmandeln (links im Bild eitrig entzündet) sind dagegen bei allen Kindern zu erkennen, wenn man die Zunge z. B. mit dem Griff eines Löffels nach unten drückt. [beide GX]

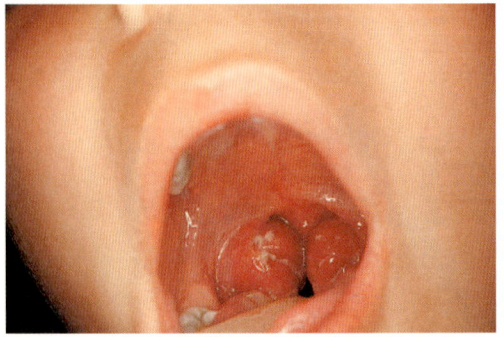

Bei einer Streptokokken-bedingten Mandelentzündung zeigen sich häufig weiß-gelbe Beläge oder »Stippchen« auf den Mandeln, die auch Sie als Eltern erkennen können. Die Mandeln dieses Kindes sind außerdem so angeschwollen, dass sie sich sogar in der Mitte fast berühren – nicht umsonst leitet sich der Name »Angina« von dem lateinischen Wort für »verengen« ab. [KL]

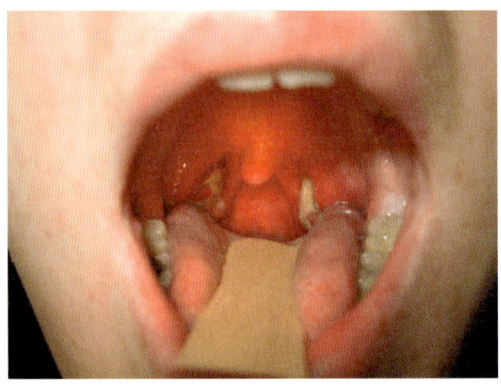

Nicht selten fließen bei einer eitrigen Angina die Beläge auf den Mandeln nach 1–2 Tagen zusammen und bilden regelrechte »Eiterstraßen«. Meist haben die Kinder bei einem solchen Befund erhebliche Schluckbeschwerden und mögen nichts Festes zu sich nehmen. [KL]

abgelehnt, und Eis (kein Fruchteis) hat sich seit Jahrzehnten nach Mandeloperationen bewährt.

Nach der Operation dauert es 1–2 Wochen, bis das Kind wieder völlig fit ist, und so lange sollte es auch aus Kindergarten oder Schule zu Hause bleiben. Da es nicht selten nach einer Woche bis zehn Tagen zu Nachblutungen kommt, wenn sich der Wundschorf abstößt, sollte das Kind auf Sport, Schwimmen und Toben zwei Wochen lang verzichten. Mit dem Essen können Sie sich ruhig nach dem Appetit des Kindes richten. Säurehaltige Speisen und Getränke reizen allerdings die Wunde und sollten daher erst ab der zweiten Woche probiert werden.

So helfen Sie Ihrem Kind

Zunächst einmal sollte Ihr Kind so lange im Bett bleiben, wie es Fieber hat (Details siehe S. 17). Die Raumluft sollte nicht zu trocken sein. Falls Sie eine Schüssel zur Luftbefeuchtung aufstellen, können Sie dem Wasser z. B. zwischen den Händen fein geriebenen Thymian oder Salbei zusetzen. Eine rauchfreie Umgebung sollte selbstverständlich sein.

Je höher das Fieber ist, desto wichtiger wird das Trinken. Das Essen tritt wegen des Halswehs für ein paar Tage ins zweite Glied. Und dann sind anfangs flüssig-breiige Speisen wie Pudding, Grießbrei oder Gemüsepüree angesagt. Sie können Ihrem Kind auch ruhig ein Eis anbieten oder selbst bereitete Eiswürfel (auch aus Tee oder mit Saftzusatz) zum Lutschen geben. Die Kälte lindert zumindest kurzzeitig die Schmerzen.

Käufliche desinfizierende Mundspülungen oder Lutschtabletten sind in der Regel verzichtbar – naturheilkundliche Alternativen sind meist ebenso wirkungsvoll und preiswerter. Lutschtabletten mit lokalanästhetischer (= örtlich betäubender) Wirkung sollten zurückhaltend angewendet werden, da das Kind sich wegen des betäubten Rachens leichter verschluckt (also nicht vor den Mahlzeiten geben).

Mundspülungen oder – wenn das Kind dies beherrscht – **Gurgeln** mit Kamille- oder Salbeitee mehrmals täglich beruhigen und reinigen die gereizten Schleimhäute. Dieselbe Wirkung lässt sich durch Kräuterbonbons erzielen, die Ihnen bestimmt mehr Beifall einbringen werden.

Als Halswehtee hilft vor allem Salbeitee:

(die bei Kindern meist durch Streptokokken bedingt ist) werden die in aller Regel gut verträglichen Penicilline gegeben, bei Penicillinallergie kommt z. B. Erythromycin in Betracht.

Meist dauert es nur 1–2 Tage, bis das Antibiotikum wirkt und es dem Kind deutlich besser geht. Hat das Kind starke Schmerzen, können Sie ihm Paracetamol geben, um diese Zeit zu überbrücken.

Nachsorgeuntersuchungen nach einer antibiotisch behandelten, unkompliziert verlaufenen eitrigen Angina (z. B. zur Kontrolle von Herz und Urin) sind heute in der Regel nicht erforderlich.

Wann müssen die Mandeln raus?

Früher waren die Ärzte mit der **Mandelentfernung** (= *Tonsillektomie*) recht großzügig. Seitdem man weiß, wie wichtig die Mandeln für das Abwehrsystem sind, ist das anders:

Große Mandeln ohne Entzündungszeichen sind bei Kindern als normales Zeichen der Auseinandersetzung mit den Keimen in ihrer Umwelt zu sehen und kein Grund zur Mandelentfernung. Wenn die Kinder dem Kindergartenalter entwachsen, schrumpfen die Mandeln von selbst wieder.

Operiert werden sollte nur, wenn die Mandeln aufgrund ihrer Größe zu Luftnot oder Schluckbehinderung (beides extrem selten) führen. Nicht ganz so selten behindern die großen Mandeln allerdings die Atmung im Schlaf, was sich durch Schnarchen und eine »angestrengte« Atmung mit längeren Atempausen bemerkbar macht (sog. kindliches Schlaf-Apnoe Syndrom, siehe S. 439). Unter bestimmten Umständen kann hier die Entfernung der Mandeln angezeigt sein.

Auch gelegentliche Mandelentzündungen sind kein Grund zur Mandeloperation. Erst wenn ein Kind mehr als 6–8 bakterielle Mandelentzündungen pro Jahr hat, befürworten die meisten Mediziner eine Mandelentfernung, wenn irgend möglich aber erst nach dem vierten Geburtstag.

Auch wenn die Mandelentzündung chronisch geworden ist (die Bakterien also gar nicht mehr weggehen) oder sich ein Abszess entwickelt hat, müssen die Mandeln entfernt werden, da die Entzündung sonst nicht ausheilen kann.

Für die Mandelentfernung muss das Kind 3–4 Tage im Krankenhaus bleiben. Von der Operation selbst merkt das Kind nichts, da sie immer in Vollnarkose durchgeführt wird. In den ersten Tagen danach tun jedoch Schlucken, Essen und Trinken weh. Lauwarme Getränke und flüssig-breiige (Wunsch-)Kost werden jedoch in aller Regel nicht

Rezept: Halswehtee aus Salbei

Entweder einige frische Salbeiblätter oder 1/2 Teelöffel getrockneter Blätter mit 1/4 Liter kochendem Wasser übergießen, zehn Minuten ziehen lassen, dann abgießen. Mit einem Schluck lauwarmen Tee so oft wie möglich gurgeln und dann hinunterschlucken.

Seit Großmutters Zeiten gut bewährt haben sich **Halswickel** (Einzelheiten siehe S. 102), wobei sich Halswickel mit kleingeschnittenen, erwärmten Zwiebeln (mehrfach täglich), Halswickel mit Magerquark (möglichst am Hals lassen, bis die Masse trocken ist) oder Zitronenhalswickel (je nach Empfinden des Kindes mit heißem oder kalten Zitronensaft) besonders empfehlen.

Möglichkeiten der Naturheilkunde

Aus der Pflanzenheilkunde kommen z.B. Angocin® (ab vier Jahren), Meditonsin® oder Tonsilgon® in Betracht.
Homöopathisch orientierte Ärzte unterstützen die Heilung je nach Zustand des Kindes z.B. mit Aconitum D30, Belladonna D30, Hepar sulfuris D6 oder mit einem Komplexmittel (z.B. Zinnober comp.®).

Vorsorge

Neigt Ihr Kind zu Mandelentzündungen, können Sie alle Register allgemein abhärtender Maßnahmen ziehen (siehe S. 106).

Pfeiffer-Drüsenfieber

Das **Pfeiffer-Drüsenfieber** (= *infektiöse Mononukleose*) ist eine akute Infektionserkrankung, die vor allem die Abwehrgewebe befällt. Im Kleinkindalter verläuft die Infektion oft völlig unbemerkt, der typische Verlauf ist vor allem bei Jugendlichen und jungen Erwachsenen zu beobachten. Nach durchgemachter Erkrankung sind die Betroffenen lebenslang gegen das Pfeiffer-Drüsenfieber gefeit.

Leitbeschwerden bei Jugendlichen

- Meist uncharakteristisches Vorstadium mit Müdigkeit, Appetitlosigkeit und leichtem Unwohlsein, teils über Wochen
- Fieber (oft hoch und länger anhaltend) sowie allgemeines Krankheitsgefühl, oft mit Kopf- oder Halsschmerzen
- Typisch ist die Lymphknotenschwellung, am stärksten der Halslymphknoten, die oft schmerzhaft und »teigig« sind
- Häufig begleitende Schluckbeschwerden durch Mandelentzündung (Angina) mit weißen Belägen
- Möglicherweise kurzzeitiger feinfleckiger Hautausschlag
- Selten Gelbfärbung der Haut (Ikterus) durch Leberbeteiligung

Leitbeschwerden bei Babys und Kleinkindern

- Fieber
- Bauchbeschwerden, z.B. Übelkeit, Erbrechen, Durchfall
- Infektzeichen der oberen Luftwege, z.B. Husten

Inkubationszeit 20–50 Tage
Ansteckend wahrscheinlich einige Tage vor bis 1–2 Wochen nach Krankheitsbeginn

Wann zum Arzt

Am nächsten Tag, wenn
- Ihr Kind länger als drei Tage ungeklärtes Fieber oder Halsschmerzen hat.
- Ihr Kind geschwollene Lymphknoten an Hals, Achsel und/oder Leiste hat.

Heute, wenn
- Sie auf den Mandeln weiß-gelbe Beläge sehen (siehe auch S. 242).
- Ihr Kind Beschwerden im linken Oberbauch bekommt.
- Die Haut Ihres Kindes sich gelb verfärbt.

Sofort, wenn
- Ihr Kind dunkelrote, kleine Hautflecken bekommt, da dies einen Abfall der Blutplättchen anzeigen kann.
- Ihr Kind während oder nach einem Pfeiffer-Drüsenfieber plötzliche Schmerzen im linken Oberbauch hat und blass wird – es könnte sich um eine lebensbedrohliche **Milzruptur** (= *Milzriss*) handeln.

Das Wichtigste aus der Medizin

Das Pfeiffer-Drüsenfieber wird hervorgerufen durch das **Epstein-Barr-Virus** (= *humanes Herpes-Virus Typ 4*), das durch Tröpfcheninfektion oder Speichel (daher auch *Kusskrankheit* oder *Studentenfieber*) übertragen wird. Das Virus befällt vor allem die Lymphgewebe des Körpers, also z.B. Mandeln, Lymphknoten und die Milz. Letztere schwillt oft stark an und ist dann nicht mehr komplett durch den Brustkorb geschützt, der sie normalerweise schützend überdeckt.
Bis zu 80% der Jugendlichen haben sich mit dem Erreger (oft unbemerkt) auseinander gesetzt und sind dann für den Rest ihres Lebens immun.

Vielgestaltiges Krankheitsbild

Die Beschwerden, die bei einem Pfeiffer-Drüsenfieber auftreten können, sind vielgestaltig: Bei vielen Kindern, vor allem Kleinkindern, verläuft die Erkrankung völlig unbemerkt. Einige Kinder haben nur ein paar Tage Fieber und Halsschmerzen – »Grippe«

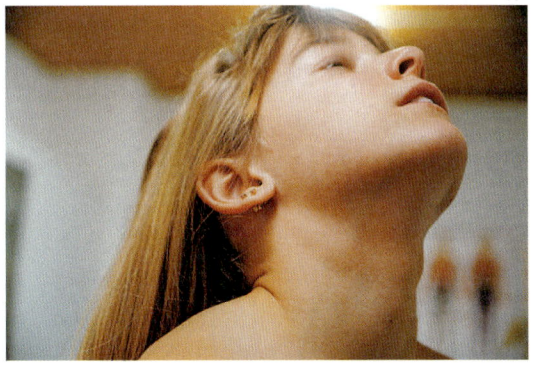

Am stärksten geschwollen beim Pfeiffer-Drüsenfieber sind die Halslymphknoten. Bei diesem elfjährigen Mädchen sind sie bereits aus einiger Entfernung deutlich sichtbar. [KL]

lautet dann meist die Diagnose. Nicht selten aber treten auch flächige, weiße Beläge auf den Mandeln auf, die als eitrige Angina (fehl)gedeutet werden und entsprechend oft mit Antibiotika behandelt werden. Bei wieder anderen steht z. B. ein feinfleckiger Hautausschlag im Vordergrund der Beschwerden.

Ältere Kinder leiden oft unter erheblicher und manchmal auch Wochen anhaltender Müdigkeit.

==Hinter jedem länger anhaltenden Fieber mit Hals- oder Bauchbeschwerden kann sich ein Pfeiffer-Drüsenfieber verstecken.==

Komplikationen

Bei ungefähr 10 % der Kinder besiedeln Bakterien die vorgeschädigten Mandeln und führen zu einer zusätzlichen bakteriellen Angina. Hauptgefahr des Pfeiffer-Drüsenfiebers ist jedoch ein Einreißen der manchmal stark geschwollenen Milz.

Ansonsten ist die Liste möglicher Komplikationen lang. Sie reicht von Leber-, Nieren- und Herzbeteiligung über Hirnhaut- und Gehirnentzündung bis zu teils schweren Blutbildveränderungen mit zu wenig roten Blutkörperchen oder Blutplättchen.

Panik ist aber unnötig, denn diese Komplikationen sind bei vorher gesunden Kindern allesamt selten.

Das macht der Arzt

Vermutet der Arzt aufgrund der Beschwerden ein Pfeiffer-Drüsenfieber, kann eine Ultraschallaufnahme des Bauches den Verdacht erhärten – Leber und Milz sind beim Pfeiffer-Drüsenfieber typischerweise vergrößert. Bei älteren Kindern kommt ein Schnelltest aus dem Blut zur Diagnosesicherung in Betracht. Bei Kindern bis zum Schulalter ist dieser jedoch unzuverlässig und daher nicht sinnvoll. Hier hilft vor allem das Blutbild weiter, das charakteristische Veränderungen der weißen Blutkörperchen (sog. *Pfeiffer-Zellen*) zeigt. Auch der Nachweis von Antikörpern (speziellen Abwehrstoffen) gegen das Virus ist möglich, dauert aber wesentlich länger.

Weitere Untersuchungen, wie etwa ein Rachenabstrich, können zum Ausschluss anderer Erkrankungen oder bei Verdacht auf Komplikationen nötig sein.

Eine ursächliche Behandlung des Pfeiffer-Drüsenfiebers ist nicht möglich, meist aber auch nicht nötig, denn trotz der eindrücklichen Liste möglicher Komplikationen verläuft die Erkrankung meist gutartig. Sind Mandeln, Milz oder Lymphknoten sehr stark geschwollen, kommt es zu einer Gehirnbeteiligung oder fallen die Blutzellen ab, wird kurzzeitig Kortison zur Hemmung des Abwehrgewebes gegeben. Selten einmal müssen die Mandeln in der Akutphase z. B. wegen Atemnot entfernt werden. Antibiotika werden nur bei einer zusätzlichen bakteriellen Entzündung gegeben.

==Werden bei einem Pfeiffer-Drüsenfieber unter der Fehlannahme einer bakteriellen eitrigen Angina versehentlich die Antibiotika Ampicillin oder Amoxicillin gegeben, so bekommen bis zu 90 % der so Behandelten einen großflächigen, masernähnlichen Ausschlag. Er wird oft mit einer Penicillinallergie verwechselt mit der Folge, dass dem Kind bei einer späteren Erkrankung die gut verträglichen Penicilline vorenthalten werden.==

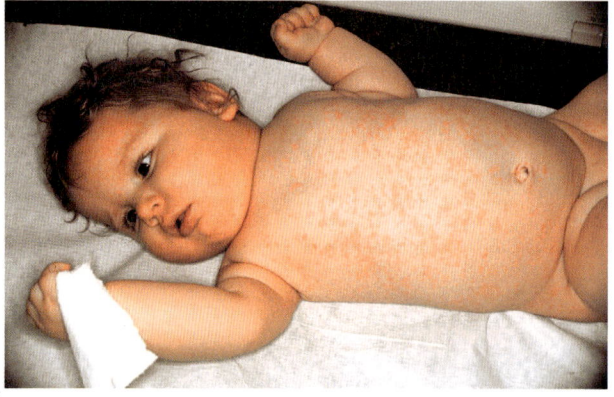

Dieser Säugling mit Pfeiffer-Drüsenfieber hat nach der Einnahme des Antibiotikums Amoxicillin einen großflächigen Ausschlag bekommen – dies ist keine Allergie, sondern eine für das Pfeiffer-Drüsenfieber typische Reaktion. [KL]

So helfen Sie Ihrem Kind

Insbesondere ältere Kinder und Jugendliche fühlen sich stark beeinträchtigt und sollten Bettruhe einhalten. Bei nur geringen Beschwerden ist strenge Bettruhe nicht nötig, das Kind sollte aber viel ruhen.

Meist stehen die Halsbeschwerden im Vordergrund. Hier helfen weiche Kost und kühle Getränke. Obst und säurehaltige Säfte hingegen reizen den Rachen noch mehr und verstärken so die Schmerzen. Wie bei anderen Halsentzündungen auch empfehlen sich zur Schmerzlinderung Mundspülungen und Gurgeln mit Kamillelösung sowie Halswickel (siehe S. 244 und S. 103).

Bei Milzschwellung sollte Kontaktsport (auch Raufen auf dem Schulhof!) vermieden werden. Auch Ballspiele sind dann ungünstig, da ein Ball schnell mit Wucht den Bauch treffen kann. Nach 6–8 Wochen ist die Milzschwellung meist abgeklungen. Bevor der Kinderarzt das Kind jedoch »in die freie Wildbahn« entlässt, kontrolliert er sicherheitshalber noch einmal die Größe der Milz. Insbesondere bei älteren Kindern kann es nach der Erkrankung noch einige Zeit dauern, bis sie sich wieder völlig wohl fühlen, und sie sollten sich dann in dieser Zeit noch etwas schonen dürfen.

Vorsorge

Eine Vorbeugung vor dem Pfeiffer-Drüsenfieber ist nicht möglich: Eine Impfung gibt es nicht, und ein Meiden des überall präsenten Erregers ist praktisch nicht durchführbar.

Stomatitis aphthosa (Mundfäule)

Die **Stomatitis aphthosa** (= *Mundfäule, Gingivostomatitis herpetica*) ist eine fieberhafte Infektionskrankheit mit schmerzhaften Geschwüren im Mund. Am häufigsten tritt die Stomatitis aphthosa bei Kleinkindern auf.

Bei ansonsten gesunden Kindern ist die Erkrankung zwar unangenehm, in aller Regel aber in einer Woche bis zehn Tagen wieder vorüber.

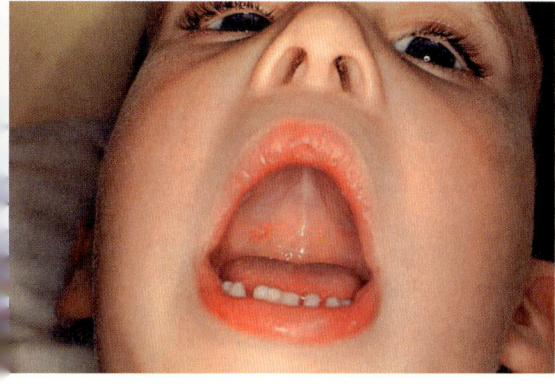

In diesem Stadium ist noch nicht zu erkennen, ob es sich bei dem kleinen Geschwür am Gaumen um eine einzelne Mundaphthe (siehe S. 315) handelt oder ob sich daraus eine Mundfäule mit vielen Bläschen entwickelt. Das Befinden des Kindes ist da schon aufschlussreicher: Kinder mit Mundfäule haben oft hohes Fieber und fühlen sich miserabel. [CDC]

Leitbeschwerden

- Hohes Fieber (oft plötzlich einsetzend), beeinträchtigtes Allgemeinbefinden
- Innerhalb von Stunden aufschießende Bläschen der Mundschleimhaut und der Zunge, die platzen, so dass schmerzhafte, weißlich belegte Geschwüre entstehen (Aphthen, siehe S. 315)
- Übler Mundgeruch (daher die Bezeichnung Mundfäule)
- Geschwollene Lymphknoten am Kieferwinkel und am Hals
- Nahrungsverweigerung (aufgrund der Schmerzen beim Essen)
- Möglicherweise Erbrechen

Inkubationszeit 2–12 Tage
Ansteckend mehrere Tage vor »Aufblühen« der Bläschen bis zur Abheilung

Wann zum Arzt

Am nächsten Tag, wenn
- Sie vermuten, dass Ihr Kind eine Stomatitis aphthosa hat.

Heute noch, wenn
- Ihr Kind mit hohem Fieber durch Geschwüre im Mund nichts mehr trinkt.

Sofort, wenn
- Sie bei Ihrem Kind mit Abwehrschwäche eine Stomatitis aphthosa vermuten.
- Ihr Kind mit Stomatitis aphthosa Anzeichen der Austrocknung zeigt (siehe S. 318).
- Ihr Kind mit Stomatitis aphthosa Atembeschwerden oder Krämpfe bekommt, verwirrt oder teilnahmslos wird oder seine Haut sich gelb verfärbt.

Das Wichtigste aus der Medizin

Woher kommt die Stomatitis aphthosa?

Die Stomatitis aphthosa wird hervorgerufen durch das **Herpes-simplex-Virus Typ 1**, das durch direkten Kontakt oder Tröpfcheninfektion übertragen wird (siehe auch Abb. S. 405). Das Virus ist in der Bevölkerung so weit verbreitet, dass die meisten Menschen schon im Kleinkindalter mit dem Virus in Kontakt kommen: Bereits 80 % aller Zweijährigen haben Abwehrstoffe gegen das Herpes-simplex-Virus im Blut, d. h. eine Herpes-Infektion durchgemacht. Meist setzt sich der Organismus völlig unbemerkt mit dem Virus auseinander. Nur verhältnismäßig selten kommt es dabei zu einer Erkrankung, vor allem der Stomatitis aphthosa. Andere durch Herpes-simplex-Viren Typ 1 bedingte Erkrankungen sind extrem selten, aber oft schwerwiegend, insbesondere die Herpes-Gehirnentzündung (siehe S. 451).

Risikokinder

Für die meisten Kinder ist die Stomatitis aphthosa zwar ausgesprochen unangenehm, aber nicht gefährlich. Bei Kindern mit Abwehrschwäche allerdings (etwa Leukämiekinder oder Kinder, die abwehrschwächende Medikamente einnehmen) können die inneren Organe befallen werden mit der Folge einer Lungen- oder Leberentzündung oder – besonders gefürchtet – einer Entzündung von Gehirnhäuten und Gehirn (siehe S. 449 und S. 451). Auch Kinder mit Neurodermitis sind durch eine Übertragung des auslösenden Virus auf die vorgeschädigte Haut gefährdet, sie können dann ein schweres Herpesekzem entwickeln.

Später: Herpes-Bläschen

Auch wenn die Mundfäule längst vorüber ist, sind die Herpes-Viren bei vielen Menschen noch nicht endgültig besiegt. Bei nicht wenigen ziehen sich die Viren ein Stück weit entlang der Nervenbahnen zurück, um dann später als *Lippen-* oder *Fieberbläschen* immer wieder lästig zu werden (Details siehe S. 404).

Das macht der Arzt

Der Arzt kann anästhesierende (lokal betäubende) Lösungen für die Mundschleimhaut verschreiben (z. B. Dynexan®, Herviros®) sowie Paracetamol zur Fiebersenkung. Virushemmende Medikamente (z. B. Aciclovir) werden bei schweren Verläufen bzw. diesbezüglich besonders gefährdeten Kindern gegeben. Sie nützen umso mehr, je früher sie gegeben werden. Bei schweren Verläufen oder Zeichen der Austrocknung ist eine Krankenhausbehandlung notwendig.

So helfen Sie Ihrem Kind

Die Mundgeschwüre tun den meistens noch kleinen Kindern oft so weh, dass sie sich nicht nur weigern zu essen, sondern auch zu trinken. Da durch das hohe Fieber der Flüssigkeitsbedarf gleichzeitig erhöht ist, ist die Gefahr der Austrocknung (Details siehe S. 156 und S. 318) groß.

Vorrangig ist daher, dass das Kind zumindest trinkt. Am besten bieten Sie ihm Getränke mit Raumtemperatur an – zu Warmes tut weh. Empfindet das Kind Eiswürfel als angenehm, können Sie es diese ruhig lutschen lassen. Fruchtsäurehaltige Speisen und Getränke sind zu meiden, da die Säure auf den Geschwüren brennt. Günstig sind also schwache Brühen oder gebundene Suppen, Milchgetränke, Vanillesoße und Breis fast aller Art. Auch Honig oder Gummibärchen können helfen. Am besten pinseln Sie ein bisschen Honig auf besonders schmerzhafte Stellen und nutzen die Schmerzlinderung danach, um das Kind trinken zu lassen. Mundspülungen mit lauwarmem Kamillen-, Ringelblumen- oder Salbeitee oder verdünntem Weleda-Mundwasser lindern nicht nur die Mundbeschwerden, sondern beugen durch ihre reinigende Wirkung auch einer Entzündung der Geschwüre vor.

Möglichkeiten der Naturheilkunde

An Tinkturen aus der Apotheke zum Auftragen (beispielsweise mit Wattestäbchen) haben sich Kamille-, Salbei-, Ratanhia- und Myrrhetinktur bewährt, die einzeln oder in Kombination (teilweise auch mit lokalanästhesierenden Substanzen) frei erhältlich sind.

Von homöopathischer Seite wird vor allem Mezereum D4, bei Schmerzen eventuell zusätzlich auch Acidum nitricum D4 empfohlen.

Ist die Stomatitis aphthosa vermeidbar?

Eine Vorbeugung vor der Stomatitis aphthosa ist nicht möglich: Weder steht bislang eine Impfung zur Verfügung, noch kann man den Kontakt mit dem auslösenden Herpes-simplex-Virus meiden.

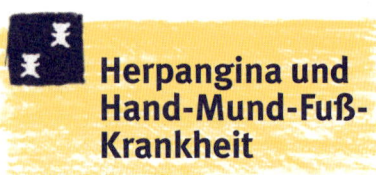
Herpangina und Hand-Mund-Fuß-Krankheit

Die **Herpangina** (= *vesikuläre Pharyngitis*) und die **Hand-Mund-Fuß-Krankheit** sind Verwandte:
Beide werden durch *Coxsackie-A-Viren* hervorgerufen, bei beiden werden insbesondere im Sommer und Frühherbst immer wieder Epidemien vor allem unter Kindergartenkindern beobachtet und beide sind meist harmlos.

 ### Leitbeschwerden Herpangina

▶ Plötzlicher Beginn mit hohem Fieber, beeinträchtigtes Allgemeinbefinden
▶ Hals- und Kopfschmerzen, Schluckbeschwerden
▶ Rachen fühlt sich an »wie Samt«. Vor allem im hinteren Gaumenbereich Bläschen, die zu kleinen Geschwüren aufplatzen
▶ Eventuell uncharakteristische Bauchbeschwerden bis hin zum Erbrechen, aber keine gleichzeitigen Erkältungszeichen, etwa eine laufende Nase oder Husten

 ### Leitbeschwerden Hand-Mund-Fuß-Krankheit

▶ Leichtes Fieber
▶ Hautausschlag im Mund-Lippen-Bereich, an den Handflächen und Fußsohlen, der dann übergeht in 1–3 mm große Bläschen mit einem schmalen roten Rand
▶ Gleichzeitig Bläschen an der Mundschleimhaut
▶ Eventuell uncharakteristische Bauchbeschwerden, Erbrechen

Inkubationszeit 6 Tage – 2 Wochen
Ansteckend wenige Tage vor Beginn bis zur Abheilung der Bläschen

 ### Wann zum Arzt

Am nächsten Tag, wenn
▶ Sie die oben genannten Beschwerden bei Ihrem Kind beobachten (um andere Erkrankungen ausschließen zu lassen).

Heute noch, wenn
▶ Sie gelbe Eiterbeläge auf den Mandeln sehen.

Sofort, wenn
▶ Ihr Kind Krämpfe oder einen steifen Nacken bekommt oder verwirrt oder teilnahmslos wird.

 ### Das Wichtigste aus der Medizin

Zwei Erkrankungen durch ein Virus – was können Coxsackie-Viren noch?

Coxsackie-Viren der Gruppe A werden durch Tröpfchen- oder Schmierinfektion übertragen, dringen meist im Rachenbereich in den Körper ein und vermehren sich vor allem dort und im Magen-Darm-Trakt. Und an diesen Stellen führen sie auch hauptsächlich zu Beschwerden: Fieber, Halsschmerzen, Schluckbeschwerden, Rachenbläschen und meist uncharakteristische Bauchbeschwerden. Je nach Gewichtung der Beschwerden heißt die Erkrankung dann *Sommergrippe, Herpangina* oder *Hand-Mund-Fuß-Krankheit*. In aller Regel gehen die Coxsackie-A-Infektionen von selbst nach 1–2 Wochen wieder vorbei.

Selten einmal führen Coxsackie-A-Viren zu schweren Erkrankungen, vor allem zu einer

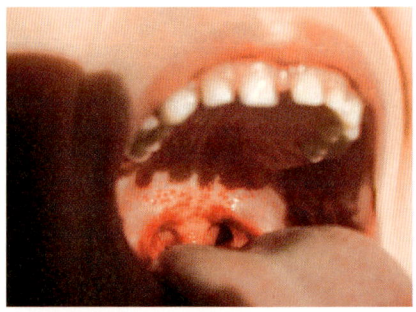
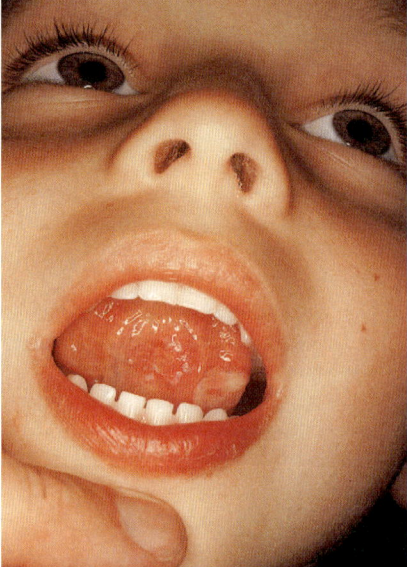
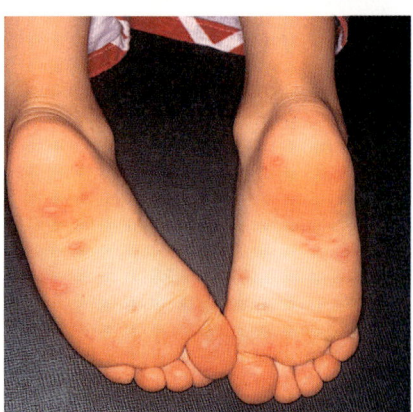

Oben: Wegweisend bei der Herpangina sind die Bläschen hinten im Rachen, die nach Platzen zu kleinen Geschwüren werden und beim Essen und Trinken schmerzen. [TE]

Mitte: Die Bläschen bei der Hand-Mund-Fuß-krankheit treten vor allem im und am Mund (hier unter der Zunge) auf ... [KL]

Unten: ... sowie an den Fußsohlen, wo sie bis zu 0,5 cm groß werden und von einem roten Hof umgeben sind. [KL]

Hirnhaut- oder Gehirnentzündung (siehe S. 449 bzw. S. 451). Ein naher Verwandter der Coxsackie-A-Viren, die **Coxsackie-Viren der Gruppe B**, können zudem Herzentzündungen auslösen (siehe S. 288). Die Coxsackie-Viren hinterlassen zwar eine Immunität, da diese Viren jedoch in vielen Variationen vorkommen, kann ein Kind mehrmals an den entsprechenden Krankheiten (etwa der Herpangina) erkranken.

Das macht der Arzt

Eine medikamentöse Bekämpfung des Virus ist nicht möglich. Entsprechend zielt die ärztliche Behandlung vorrangig auf die Linderung der Beschwerden, etwa durch fiebersenkende Medikamente (z. B. Paracetamol) oder Tabletten, Spülungen oder Tinkturen für den Mund (etwa Herviros® oder Bepanthen®-Lösung).

So helfen Sie Ihrem Kind

Auch die Maßnahmen zu Hause richten sich nach den Beschwerden des Kindes. Steht die Rachen- und Mandelentzündung im Vordergrund, wenden Sie die gleichen Hausmittel an wie ab S. 244 für die Mandelentzündung beschrieben. Stören das Kind die Bläschen im Mund am meisten, gehen Sie wie bei der Stomatitis aphthosa vor (siehe S. 246).

Wichtig ist es, auf ausreichendes Trinken zu achten, damit das Kind nicht austrocknet (Warnsignale siehe S. 318).

Vorsorge

Eine gezielte Vorbeugung vor Herpangina und der Hand-Mund-Fuß-Krankheit ist nicht möglich.

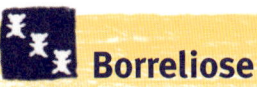

Borreliose

Nach wie vor weniger bekannt als die Frühsommermeningoenzephalitis (siehe S. 251), ist die **Borreliose** (= *Lyme-Krankheit*) in Wirklichkeit die häufigere der beiden in Mitteleuropa bedeutsamen zeckenübertragenen Erkrankungen: Weltweit auftretend, sind in Mitteleuropa regional unterschiedlich bis zu 50 % der Zecken mit dem Erreger infiziert! Am häufigsten tritt die Borreliose im Sommer und Frühherbst auf.

Leitbeschwerden

➤ Ungefähr 1–4 Wochen nach dem Biss Hauterscheinungen, vor allem eine Rötung um den Zeckenbiss, die sich um die ehemalige Bissstelle kreisförmig ausbreitet, dabei innen abblasst und sich evtl. dort auch leicht schuppt (**Wanderröte** oder *Erythema chronicum migrans*). Die Röte breitet sich oft über Wochen weiter aus. Möglicherweise gleichzeitig uncharakteristische Beschwerden, etwa Müdigkeit, Muskelschmerzen oder leichtes Fieber. Nach etwa 2–3 Wochen gehen die Beschwerden von selbst wieder weg, und auch die Rötung bildet sich allmählich zurück

➤ Ab ca. 4 Wochen nach dem Biss **Nervenborreliose** (= *Neuroborreliose*) mit Kopfschmerzen, Zeichen der Gehirnhaut- oder Gehirnentzündung (siehe S. 449 und S. 451) und Gesichtslähmung. In diesem Stadium häufig auch Gelenkentzündung (= **Lyme-Arthritis**), vor allem der Knie- oder Fußgelenke, meist einseitig

➤ Ab dem Jugendalter ist zudem eine Herzbeteiligung möglich mit Herzrhythmusstörungen (siehe S. 289) oder Herzmuskelentzündung (siehe S. 288)

Inkubationszeit 1–4 Wochen (bis zum Auftreten der Wanderröte, die allerdings fehlen kann)
Nicht ansteckend von Mensch zu Mensch, Übertragung nur durch Zecken

Wann zum Arzt

Heute noch, wenn
➤ Ihr Kind eine Hautrötung um einen (früheren) Zeckenbiss bekommt.

Sofort, wenn
➤ Ihr Kind eine Gesichtshälfte nicht mehr bewegen kann.
➤ Ihr Kind starke Kopfschmerzen oder einen steifen Nacken bekommt, verwirrt, teilnahmslos oder ohnmächtig wird.
➤ Ihr Kind Herzstolpern oder Herzrasen bekommt.

Das Wichtigste aus der Medizin

Woher kommt die Borreliose?

Verursacht wird die Borreliose durch das spiralförmige Bakterium **Borrelia burgdorferi,** das vor allem in größeren Wildtieren (wie etwa Rehen) lebt, aber z. B. auch in Hunden, Katzen und Mäusen. Die Zecken nehmen die Bakterien beim Saugen mit dem Blut eines solchen Tieres auf und übertragen sie dann durch nachfolgende Bisse auf den Menschen.

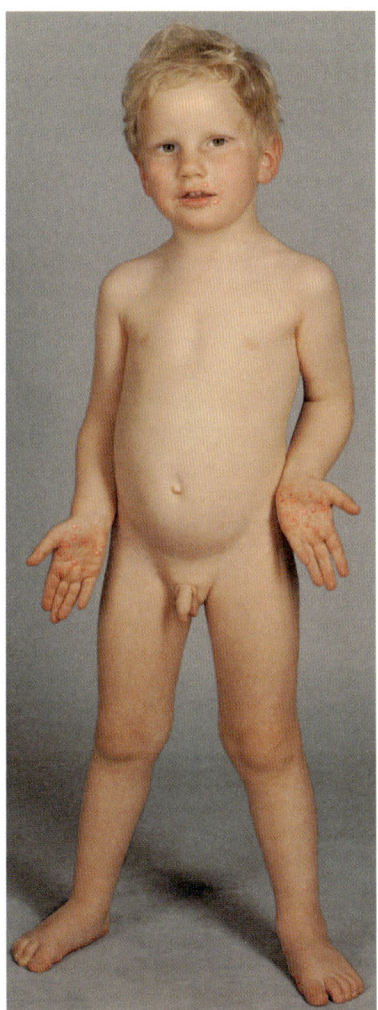

Diese Stellen werden bei der Hand-Mund-Fuß-Krankheit bevorzugt befallen. [GX]

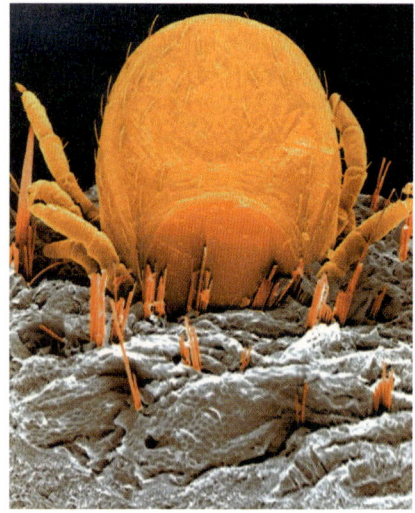

Es sieht martialisch aus, wie sich eine Zecke in die Haut bohrt. In der Praxis oft entscheidend ist die rechtzeitige Entfernung der Zecken aus der Haut. Dazu sind Zeckenzangen aus Plastik ein einfaches, aber effektives Hilfsmittel (Näheres zur Zeckenentfernung siehe S. 511).
[li: BAX; re: OT]

Stadienhafter Verlauf

Die Bakterien dringen zunächst in die Haut ein, wo sie die typische Wanderröte (Erythema chronicum migrans) hervorrufen können (aber nicht müssen). Erst später gelangen die Borrelien ins Blut und führen dann bei ca. 10–20% der Betroffenen zu den verschiedensten Beschwerden vor allem des Nervensystems und der Gelenke sowie ab der Pubertät auch des Herzens.

==Die Erscheinungen müssen nicht alle auftreten, jede Erscheinung kann auch fehlen!==

Hohe Dunkelziffer

Bei weitem nicht alle, die durch einen Zeckenbiss mit Borrelien in Kontakt gekommen sind, erkranken auch. Untersuchungen haben gezeigt, dass gerade Kinder nicht selten Antikörper (= fertige Abwehrstoffe, siehe Kasten S. 296) gegen Borrelien im Blut haben, ohne jemals verdächtige Beschwerden gehabt zu haben. Außerdem verläuft die Borreliose bei Kindern durchschnittlich leichter als bei Erwachsenen.

Das macht der Arzt

Die Hauterscheinungen sind so typisch, dass in diesem Stadium meist keine weiteren Untersuchungen notwendig sind. Ansonsten sind Blutuntersuchungen, möglicherweise auch eine Lumbalpunktion mit Liquoruntersuchung (siehe S. 450) erforderlich, um die Diagnose zu sichern.

==Die Diagnose einer Borreliose kann sehr schwierig sein, insbesondere wenn der Zeckenbiss nicht bemerkt wurde und auch die charakteristischen Hauterscheinungen »übersprungen« wurden.==

Die Behandlung besteht in einer mindestens zweiwöchigen Antibiotikagabe.
Im Stadium der Hauterscheinungen reichen Tabletten oder Säfte, später bevorzugen die meisten Mediziner jedoch Spritzen oder Infusionen, da die Antibiotika dadurch besser in die betroffenen Gewebe gelangen.
Unter dieser Behandlung heilt die Erkrankung gerade bei Kindern in den weitaus meisten Fällen vollständig aus.

Möglichkeiten der Naturheilkunde

Naturheilkundliche Verfahren können bei der Borreliose lediglich zur Linderung der Symptome (wie etwa Abgeschlagenheit) empfohlen werden, nicht jedoch zur ursächlichen Behandlung.

Vorsorge

Eine Impfung gegen die Borreliose gibt es bislang nicht, sie ist aber in der Entwicklung. Eine vorbeugende Antibiotikagabe nach Zeckenbiss wird von den meisten Medizinern zu Recht abgelehnt: Die Wahrscheinlichkeit einer Übertragung ist so gering, dass die bei jeder Antibiotikagabe möglichen Nebenwirkungen nicht zu rechtfertigen sind.

Damit die Zecke erst gar nicht beißt

Die Zecken lauern im Unterholz der Wälder, aber auch in Gartenbüschen auf ihr Opfer. Am sichersten (wenn auch bei Kindern nicht sonderlich beliebt) ist es daher, Hut oder Mütze, lange Hosen und langärmlige Kleidung anzuziehen und die Hosenbeine zusätzlich in die Strümpfe zu stecken. Zusätzlich können Sie bei älteren Kindern ab drei Jahren spezielle, auch gegen Zecken wirksame Repellents auf Kleidung und Haut verwenden (wir haben dieses Thema im Reisekapitel auf S. 480 besprochen).
Außerdem sollten Sie durch einen täglichen »Zeckencheck« nachschauen, ob Ihr Kind nicht doch eine Zecke erwischt hat – die Plagegeister halten sich am liebsten in warmen Körperregionen auf, etwa Achseln, Kniekehlen, Leisten, Gesäßfalte, Nacken oder behaartem Kopf.
Haustiere sollten ein Zeckenhalsband tragen und bei der Fellpflege auf Zecken untersucht werden.

Und wenn sie doch einmal gebissen hat

Wenn doch einmal eine Zecke Ihr Kind erwischt hat, entfernen Sie sie möglichst schnell, am besten mit einer speziellen Zeckenzange (Möglichkeiten und Details zum Zeckenentfernen siehe S. 511).
Das Übertragungsrisiko (vor allem von FSME-Viren, siehe unten) steigt mit der Bisszeit an.
In der Folgezeit achten Sie (z. B. beim Waschen und Anziehen) darauf, ob sich um den Zeckenbiss eine Rötung entwickelt. Wenn ja, bringen Sie Ihr Kind noch am gleichen Tag zum Kinderarzt – in diesem Stadium ist die Borreliose problemlos durch das Einnehmen von Antibiotika behandelbar.
Die Zecke kann zwar auf Borrelien-Befall untersucht werden, da jedoch nur die wenigsten infizierten Zecken ihren »Gast« bei einem Biss auch übertragen, ist der Test wenig hilfreich und wird von den Kassen zu Recht nicht bezahlt.
Treten Wochen bis Monate nach dem Biss schwer einzuordnende Beschwerden (wie etwa Gelenkschwellungen) auf, so sollte der Arzt auf den vergangenen Zeckenbiss hingewiesen werden.

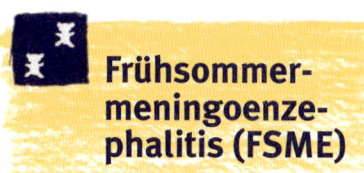

Frühsommer-meningoenzephalitis (FSME)

Die zweite wichtige zeckenübertragene Erkrankung in Europa neben der Borreliose ist die *Frühsommermeningoenzephalitis*, kurz **FSME**. Die FSME ist wesentlich seltener als die Borreliose, häuft sich jedoch in bestimmten bewaldeten Gegenden (siehe Abb. unten). Die Erkrankung tritt während der »Zeckensaison« von April bis Oktober auf.

Leitbeschwerden

➤ Beginn mit uncharakteristischen, grippeähnlichen Beschwerden und Fieber
➤ Nach bis zu dreiwöchiger Beschwerdefreiheit erneut Fieber. Zeichen der Hirnhautentzündung (siehe S. 449), möglicherweise auch einer Gehirnentzündung (siehe S. 451)

Inkubationszeit 3–14 Tage
Nicht ansteckend von Mensch zu Mensch, Übertragung nur durch Zecken

Wann zum Arzt

Sofort, wenn
➤ Ihr Kind Fieber mit heftigen Kopfschmerzen oder einem steifen Nacken entwickelt, Lähmungen oder Krämpfe bekommt oder verwirrt oder teilnahmslos wird.

Das Wichtigste aus der Medizin

Ursächlich: FSME-Virus

Hervorgerufen wird die FSME durch das **FSME-Virus**, das in Zecken lebt und durch Zeckenbiss auf den Menschen übertragen wird. Dabei tragen auch in »durchseuchten« Gebieten nur ungefähr 1% der Zecken den Erreger in sich.

Nicht jeder erkrankt

Bei ca. 90% verläuft die Infektion völlig unbemerkt, und bei den Übrigen bleibt es in der Mehrzahl der Fälle bei der ersten, harmlosen Krankheitsphase. Generell verläuft die FSME bei Kindern milder als bei Erwachsenen, Folgeschäden sind sehr selten. Insgesamt führt selbst in Risikogebieten nur jeder 1000.–10 000. Zeckenbiss zu einer Erkrankung.

Am gefährlichsten: Rückenmarksbeteiligung

Bei ungefähr 20–30% der Erkrankten kommt es zu einer Beteiligung des Nervensystems. Am häufigsten ist eine Hirnhautentzündung (*Meningitis*, siehe S. 449). An zweiter Stelle steht eine Entzündung von Hirnhäuten und Gehirn (*Meningoenzephalitis*, siehe S. 451). Eher selten, aber gefährlich ist eine zusätzliche Entzündung auch des Rückenmarks (*Myelitis*).

Das macht der Arzt

Die Diagnose wird durch Blut- und Liquoruntersuchungen (siehe S. 450) gesichert, möglicherweise ist auch eine Kernspintomographie des Gehirns oder des Rückenmarks erforderlich. Ist die Krankheit einmal ausgebrochen, kann der Arzt das Virus nicht mehr bekämpfen, sondern nur noch die Beschwerden lindern.

So helfen Sie Ihrem Kind

Im Gegensatz zur Borreliose (siehe S. 249) werden die Erreger bereits nach kurzem Saugen übertragen, so dass eine rasche »Zeckenerkennung« (und -entfernung) wichtig sind (siehe S. 511).
Naturheilkundliche Verfahren sind bei der FSME ohne Erfolg.

Vorsorge

Nach einer Pause im Jahr 2001 steht seit 2002 wieder ein Impfstoff gegen FSME für Kinder zur Verfügung, dieser wird von den Landesregierungen der von FSME betroffenen Bundesländer empfohlen und dort auch von der Krankenkasse bezahlt.
Wann die Impfung aber wirklich angezeigt ist, ist auch unter Medizinern nach wie vor umstritten. Impfbefürworter empfehlen sie beispielsweise vor einem Urlaub in einem betroffenen Gebiet oder für dort wohnende Kinder, die häufig im Wald spielen. Die Impfung ist ab dem ersten Geburtstag zugelassen, viele Kinderärzte impfen jedoch erst die »waldgängigen« Kinder, etwa ab dem 4.–6. Lebensjahr.

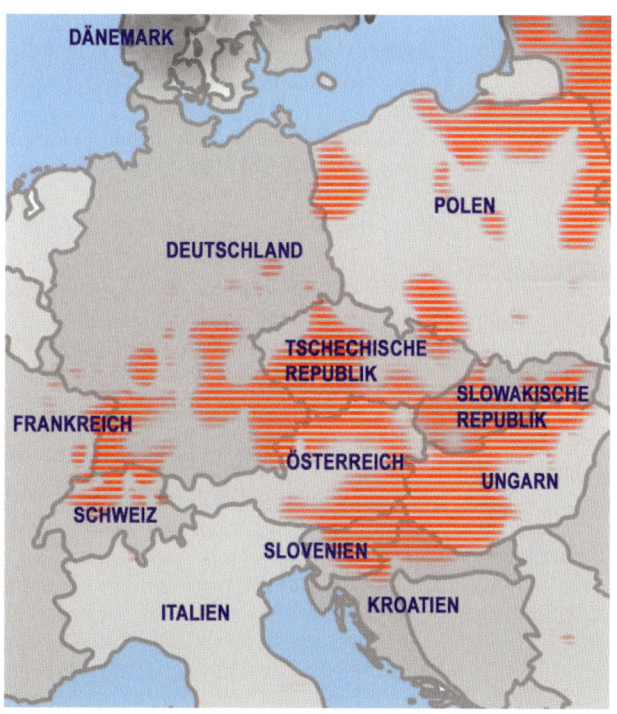

Im Gegensatz zu den (wenn auch mit regionalen Unterschieden) weltweit verbreiteten Borrelien kommt das FSME-Virus nur in bestimmten Gegenden Europas vor. Nur in diesen so genannten Endemiegebieten besteht die Gefahr sich anzustecken. Oberhalb 1000 Meter über dem Meeresspiegel ist nicht mit FSME zu rechnen. [BAX]

Impfkritiker verweisen darauf, dass man sich wegen der Gefahr einer Borreliose ohnehin durch geeignete Kleidung schützen sollte und betonen die auch in einem Endemiegebiet geringe Erkrankungswahrscheinlichkeit und den in aller Regel harmlosen Verlauf bei Kindern.

Nach einem Zeckenbiss ist bei Jugendlichen ab 14 Jahren eine Immunglobulingabe (also die Gabe »fertiger« Abwehrstoffe, siehe Kasten S. 296) möglich, jedoch nur fraglich wirksam. Bei jüngeren Kindern verschlechtert die Immunglobulingabe den Krankheitsverlauf eher und ist daher bei ihnen nicht zugelassen.

Akute Hepatitis (infektiöse Gelbsucht)

Bei einer **akuten Hepatitis** (= *akute Leberentzündung, infektiöse Gelbsucht*) hat sich die Leber durch eine Virusinfektion entzündet.

Leitbeschwerden

- Allgemeines Unwohlsein, uncharakteristische Bauchbeschwerden, insbesondere Appetitlosigkeit, Übelkeit, Erbrechen, Durchfall
- Häufig Gelbfärbung der Haut und der Augenbindehäute, gleichzeitig dunkler Urin und helle (lehmfarbene) Stühle
- Möglicherweise (leichtes) Fieber
- Möglicherweise auch kurzzeitige Gelenkschmerzen

Inkubationszeit je nach Erreger, siehe Text
Ansteckend je nach Erreger, siehe Text

Wann zum Arzt

Am nächsten Tag, wenn

- Uncharakteristische Bauchbeschwerden, vor allem nach einer Reise in den Süden, länger anhalten.

Heute noch, wenn

- Die Augenbindehäute und Haut Ihres Kindes sich gelb verfärben.
- Ihr Kind dunklen Urin und hellen Stuhl bekommt.

Sofort, wenn

- Ihr Kind zusätzlich verwirrt oder teilnahmslos wird oder kleine rote Hautflecken (als Zeichen von Hautblutungen) zeigt.

Das Wichtigste aus der Medizin

Die Erkrankung mit dem Alphabet

Die Leber kann bei vielen Infektionen entzündlich »mitreagieren«, so etwa beim Pfeiffer-Drüsenfieber (siehe S. 245) oder bei schweren Salmonellenerkrankungen (siehe S. 316). Auch andere Leberschädigungen, etwa im Rahmen angeborener Stoffwechselstörungen oder bei Vergiftungen, können unter dem Bild einer Leberentzündung verlaufen.

Unter einer akuten Hepatitis versteht man aber nur die Leberentzündung durch bestimmte Hepatitis-Viren. Bislang sind sieben Virustypen bekannt, die nach dem Alphabet mit den Buchstaben A bis G bezeichnet werden.

In Deutschland sind bei Kindern die Virustypen A und B am häufigsten.

Hepatitis A

Die **Hepatitis A** (= *epidemische Hepatitis*) ist in Deutschland nach wie vor die häufigste und gleichzeitig die harmloseste Hepatitisform.

Das **Hepatitis-A-Virus** wird mit dem Stuhl ausgeschieden und kann über die Hände, verseuchte Lebensmittel oder Trinkwasser auf andere Menschen übertragen werden. Die Zahl der Kleinkinder, die sich bereits mit dem Virus auseinander gesetzt hat, liegt in den deutschsprachigen Ländern bei ca. 5 %, während in armen Ländern oft über 80 % aller Kleinkinder Abwehrstoffe im Blut zeigen. Es kommt aber auch in Deutschland immer wieder zu kleineren Epidemien, wenn Kinder, die sich z. B. in den Sommerferien im Süden angesteckt haben, das Virus ihrerseits an Freunde in Kindergarten und Schule weiterreichen.

Die Inkubationszeit liegt bei 2–7 Wochen, ansteckend ist die Hepatitis A meist wenige Tage vor bis ungefähr drei Wochen nach Krankheitsbeginn. Die Erkrankung hinterlässt eine lebenslange Immunität.

Gerade bei Kindern verläuft die Hepatitis A oft unbemerkt oder mit nur leichten Beschwerden. Ernste Folgen sind sehr selten, die meisten Kinder erholen sich rasch. Chronische Verläufe gibt es nicht, ist die akute Erkrankung überstanden, heilt die Hepatitis A immer aus.

Hepatitis B

Gefährlicher als die Hepatitis A ist die **Hepatitis B**, etwas vereinfachend auch *Spritzenhepatitis* genannt.

Wie der Erreger, das **Hepatitis-B-Virus**, übertragen wird, ist stark altersabhängig: Hat die Mutter eine Hepatitis B, kann sich das Kind während der Geburt und später über die Muttermilch anstecken.

Im Kindesalter überwiegt die Ansteckung über Blut und Blutprodukte, mit zunehmendem Alter gewinnen unzureichende Hygiene bei Ohrlochstechen oder Piercing, Drogenkonsum und Geschlechtsverkehr an Bedeutung.

Die Inkubationszeit der Hepatitis B beträgt meist sechs Wochen bis sechs Monate. Wie lange die Erkrankung ansteckend ist, lässt sich nur durch Blutuntersuchungen feststellen.

Je jünger das Kind ist, desto häufiger sind uncharakteristische Beschwerden. Gleichzeitig sind Babys aber am meisten durch chronische Verläufe gefährdet – in 90 % gelingt es dem kleinen Organismus nicht, mit dem Virus fertig zu werden, so dass eine chronische Leberentzündung entsteht.

Hauptgefahren: akutes Leberversagen und chronische Infektion

Bei einer sehr starken Entzündung der Leber kann sich ein lebensbedrohliches **Leberversagen** mit schweren Stoffwechsel- und Blutveränderungen entwickeln. Dies ist aber insgesamt selten und bei der Hepatitis A praktisch nie der Fall.

Hauptgefahr gerade für jüngere Kinder mit Hepatitis B sind lang dauernde chronische Verläufe (= **chronische Leberentzündung**), bei denen es dem Abwehrsystem nicht gelingt, das Virus abzutöten. Bei vielen Kindern verläuft die chronische Hepatitis mild, und es kann durchaus sein, dass das Virus letztendlich doch noch verschwindet. Bei anderen hingegen entwickeln sich über die Jahre schwere Leberschäden bis zur **Leberzirrhose**. Bei der Hepatitis A besteht, wie bereits oben erwähnt, diese Gefahr nicht.

Das macht der Arzt

Der Arzt kann durch Blutuntersuchungen feststellen, ob und welche Hepatitis vorliegt und wie stark die Leberfunktion beeinträchtigt ist. Bei der Hepatitis B klärt die Blutuntersuchung außerdem, ob die Erkrankung noch ansteckend ist. Durch eine Ultraschalluntersuchung kann der Arzt sehen, wie stark die Leber vergrößert ist. Weitere Untersuchungen können je nach Schwere der Erkrankung nötig sein.

Ein Medikament gegen die akute Hepatitis gibt es nicht. Wird die Hepatitis B chronisch, kann die Entzündung manchmal durch bestimmte körpereigene Abwehrstoffe (z. B. Interferon) in Schach gehalten werden, die dem Patienten in hoher Konzentration gespritzt werden.

 ### So helfen Sie Ihrem Kind

Leicht erkrankte Kinder mit Hepatitis können bei regelmäßigen Arztkontrollen zu Hause wieder gesund werden. Da dies z. B. bei der Hepatitis A ungefähr 2–4 Wochen dauert, ist etwas Geduld vonnöten.

Muss das Kind im Bett bleiben?

Solange das Kind Fieber hat, sollte es auf jeden Fall im Bett bleiben. Ansonsten ist strenge Bettruhe nicht erforderlich, das Kind soll sich aber schonen – also kein Sport, kein Toben – und auch nach ruhigem Spielen immer mal wieder hinlegen und lesen bzw. sich vorlesen lassen.

Was darf das Kind essen?

Früher wurde bei der Hepatitis eine fettarme, nur schwach gewürzte Diät empfohlen. Davon sind die meisten Mediziner heute abgekommen: Hat das Kind Appetit, können Sie es ruhig fragen, was es möchte, und dann mit einer kleinen Portion ausprobieren, ob es das Gewünschte auch verträgt.

Auf jeden Fall sollten Sie darauf achten, dass das Kind ausreichend trinkt, um eine Austrocknung zu vermeiden (siehe S. 154 und S. 316). Diese Gefahr besteht insbesondere bei gleichzeitigem Fieber, Durchfall oder Erbrechen.

Alkohol ist bei jeder Hepatitis absolut tabu, dies dürfte im praktischen Alltag allenfalls bei Jugendlichen eine Rolle spielen.

Viele auch frei verkäufliche Medikamente (einschließlich solche pflanzlicher Herkunft) werden durch die Leber abgebaut und belasten sie daher bei einer Hepatitis. Geben Sie Ihrem Kind daher keine Medikamente ohne vorherige Rücksprache mit dem Arzt!

Was muss ich wegen der Ansteckungsgefahr beachten?

Bei der Hepatitis A ist der Stuhl des Kindes am ansteckendsten. Entsprechend ist die wichtigste Hygienemaßnahme eine gute Toilettenhygiene.

Am besten ist es, wenn eine Toilette nur für das erkrankte Kind reserviert werden kann. Die Handtücher des Kindes sollten von keinem anderen Familienmitglied benutzt werden. Es wird empfohlen, Geschirr und Besteck des Kindes separat zu spülen, am sinnvollsten benutzt man immer die gleichen Geschirr- und Besteckteile für das Kind.

Bei der Hepatitis B ist das Blut besonders virushaltig. Dies bedeutet, dass bei »normalen« Alltagskontakten keine Gefahr besteht, aber z. B. beim Verbinden von Verletzungen Handschuhe getragen werden sollten.

 ### Möglichkeiten der Naturheilkunde

Warme Bauchwickel (siehe S. 102), z. B. mit Schafgarbe, oder ein warmer Heublumensack (siehe S. 102) fördern die Durchblutung der Leber und werden vor allem nach den Mahlzeiten als angenehm empfunden.

 ### Vorsorge

Sowohl gegen die Hepatitis A als auch gegen die Hepatitis B kann heute geimpft werden. Angesichts des in der Regel leichten Verlaufs einer Hepatitis A bei Kindern und der lebenslangen Immunität nach durchgemachter Erkrankung ist die Hepatitis-A-Impfung bei Kindern immer eine Einzelfallentscheidung.

Auf jeden Fall sollte man auf Reisen die allgemeinen Regeln zur Vermeidung eines Reisedurchfalls beachten (siehe S. 316 und S. 484) – dadurch vermindert sich auch das Risiko einer Hepatitis A.

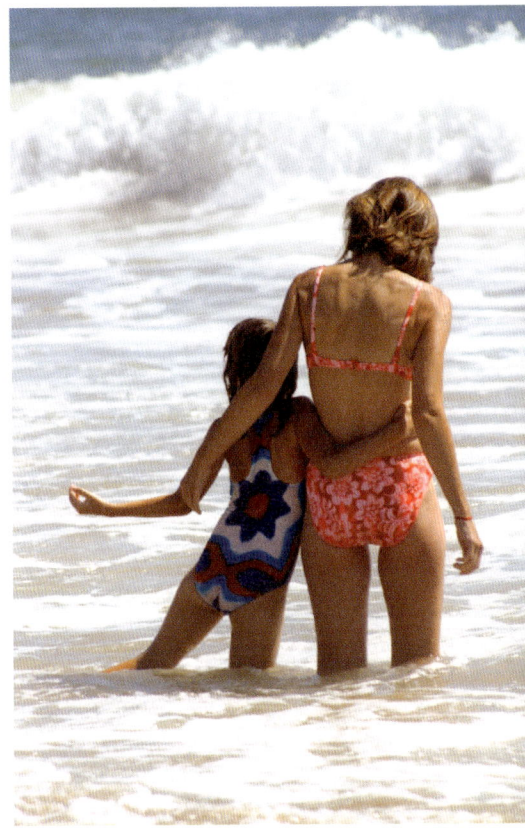

Hepatitis A – eine früher bei uns häufige Erkrankung – ist hierzulande praktisch verschwunden. Aber in warmen und tropischen Urlaubsländern kann sie jeden treffen – denn sie wird über unreines Wasser oder verschmutzte Lebensmittel übertragen. [ISP]

Anders bei Hepatitis B: Da sie gerade bei Kindern häufig chronisch wird, gehört die Hepatitis-B-Impfung mittlerweile bei uns zu den empfohlenen Routineimpfungen (siehe S. 130).

Ist ein sofortiger Schutz notwendig, etwa nach sehr engem Kontakt mit einem Hepatitis-B-Kranken, wird Hepatitis-B-Immunglobulin (siehe S. 129 und Kasten S. 296) gegeben.

Neugeborene Hepatitis-B-positiver Mütter werden sofort nach der Geburt geimpft und erhalten Immunglobuline.

➤ **Verein leberkrankes Kind e.V.**
Windmühlenstr. 19, 29399 Wahrenholz
www.leberkrankes-kind.de

Tuberkulose

Lange Zeit als »Schwindsucht« gefürchtet, ist die **Tuberkulose** in Mitteleuropa durch die Verbesserung von Hygiene und allgemeinen Lebensbedingungen heute selten.
Seit den 90er Jahren sind jedoch durch die zunehmende Mobilität der Menschen zunehmend Tuberkuloseerkrankungen eingeschleppt worden, somit steigt auch für Kinder das Risiko sich anzustecken.

 ### Leitbeschwerden

➤ Müdigkeit, Nachtschweiß, Gewichtsabnahme bzw. schlechtes Gedeihen
➤ Vor allem abends leicht erhöhte Temperatur
➤ Bei der Lungentuberkulose (häufigste Form) länger dauernder Husten, oft mit Auswurf, in fortgeschrittenen Stadien mit blutigem Auswurf
➤ Bei der tuberkulösen Hirnhautentzündung Kopfschmerzen, Krämpfe, Lähmungen

Inkubationszeit sehr unterschiedlich (Wochen bis Jahre)
Ansteckend immer wenn Tuberkulosebakterien z. B. durch Husten an die Außenwelt gelangen

Tuberkulose kann über die Luft und über Nahrungsmittel übertragen werden; hierzulande ist praktisch nur die Infektion durch das Einatmen von Tuberkulosebakterien bedeutsam, welche ein Tuberkulosekranker aushustet. Auch wenn sich ein Kind (oder Erwachsener) ansteckt, so erkrankt es in 95% der Fälle nicht, sondern kapselt die Erreger in der Lunge ein (sog. **Primärkomplex**). Unter bestimmten Bedingungen (etwa wenn das Kind aufgrund einer anderen Erkrankung geschwächt ist) können sich die Bakterien aber wieder ausbreiten und dann – oft Jahre oder Jahrzehnte später! – eine **Tuberkulose-Erkrankung** auslösen, zumeist in der Lunge, aber auch an den Hirnhäuten oder anderen Organen. Die Lungentuberkulose kann die Lunge so stark schädigen, dass sich in der Lunge Höhlen bilden (sog. **Kavernen**), die mit den Bronchien (= größeren Luftwegen) in Verbindung stehen. Bei einer solchen »offenen« Tuberkulose kann mit jedem Husten eine große Anzahl von Erregern in die Umwelt gelangen!

Die Diagnose einer Tuberkulose wird durch einen **Tuberkulintest**, Röntgenaufnahmen der Lunge und evtl. Untersuchungen des abgehusteten Schleims bzw. Mageninhalts gestellt. Ein positiver Tuberkulintest zeigt dabei nur an, dass sich der Körper schon mit dem Tuberkulosebakterium auseinander gesetzt hat, er bedeutet nicht zwangsläufig eine Tuberkuloseerkrankung! Dennoch werden auch Kinder, die »nur« einen positiven Tuberkulintest aufweisen, vorsichtshalber mit einem gegen die Tuberkulose wirksamen Antibiotikum (= **Tuberkulostatikum**) behandelt. Liegt bereits eine Tuberkulose-Erkrankung vor, so müssen mehrere Tuberkulostatika in Kombination eingenommen werden. Tuberkulostatika müssen stets zuverlässig mehrere Monate lang eingenommen werden, auch um zu verhindern, dass immer mehr Bakterien Resistenzen entwickeln, d. h. widerstandsfähig gegen die Medikamente werden. Lange Krankenhaus- oder Sanatoriumsaufenthalte oder Operationen sind nur noch selten nötig.

Die **BCG-Impfung** gegen Tuberkulose, die früher zu den allgemein empfohlenen Impfungen gehörte, wird heute nicht mehr empfohlen, da die Erkrankung inzwischen selten und der Impfschutz nur mäßig und zeitlich begrenzt ist.

 ## Tetanus (Wundstarrkrampf)

Der **Tetanus** (= *Wundstarrkrampf*) ist eine lebensgefährliche, dank einer gut verträglichen Impfung hierzulande aber Gott sei Dank fast ausgestorbene Infektionskrankheit – im Jahre 2000 wurden in Deutschland acht Tetanuserkrankungen registriert.

 ### Leitbeschwerden

➤ Vorstadium mit uncharakteristischen Allgemeinbeschwerden, vor allem Müdigkeit, Reizbarkeit und Kopfschmerzen
➤ Muskelkrämpfe, die in der Nähe der Verletzung oder im Gesicht (Schluckstörungen, Kieferklemme) beginnen, sich dann ausbreiten und durch Reize jeglicher Art ausgelöst werden
➤ Voll erhaltenes Bewusstsein

Inkubationszeit meist 3–15 Tage, gelegentlich länger
Nicht ansteckend von Mensch zu Mensch

 ### Wann zum Arzt

Noch heute, wenn
➤ Sich ein Kind eine verschmutzte Wunde zugezogen hat und (noch) keinen vollständigen Impfschutz hat. Als vollständiger Impfschutz gelten die vier Grundimpfungen in den ersten 14 Lebensmonaten, gefolgt von Auffrischimpfungen alle zehn Jahre.

Sofort, wenn
➤ Es nach einer Verletzung zu Muskelkrämpfen im Gesicht oder in Verletzungsnähe kommt.

 ### Das Wichtigste aus der Medizin

Wie wird der Tetanus übertragen?

Tetanusbakterien sind überall in unserer Umwelt präsent, vor allem aber in Erde und Staub. Durch meist banale, verschmutzte Wunden dringen die Erreger in den Körper ein, vermehren sich und produzieren ein *Toxin* (= Giftstoff), das die schmerzhaften Muskelkrämpfe hervorruft.

Besonders gefährdet sind tiefe Wunden, da die Bakterien ohne Sauerstoff leben. Bereits eine winzige Wunde, etwa beim »Helfen« bei der Gartenarbeit, kann jedoch ausreichen!

 ### Das macht der Arzt

Die Behandlung besteht zum einen in der Gabe von konzentrierten Immunglobulinen (siehe S. 296), die in der Blutbahn befindliches Toxin »abfangen« sollen, zum anderen in einer Penicillingabe zum Abtöten der das Toxin produzierenden Bakterien. Beim voll ausgebildeten Krankheitsbild ist eine intensivmedizinische Behandlung notwendig, trotzdem endet die Erkrankung bei bis zur Hälfte der Betroffenen tödlich.

Möglichkeiten der Naturheilkunde

Naturheilkundliche Verfahren sind beim Tetanus erfolglos.

Vorsorge

Von den Erregern fernhalten kann man sich nicht – sie sind praktisch überall. Zuverlässigen Schutz bietet allein die als Routineimpfung empfohlene Tetanus-Impfung (Näheres siehe S. 132). Ist nach einer Verletzung nicht zu klären, ob der Impfschutz ausreichend ist, werden Immunglobuline und Impfstoff gleichzeitig, aber an verschiedenen Körperstellen, gespritzt. Danach sollte aber auf jeden Fall der Impfschutz überprüft und ggf. die Impfung vervollständigt werden.

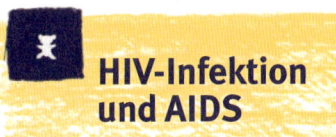
HIV-Infektion und AIDS

Eine Infektion mit dem *Humanen Immunschwäche-Virus,* kurz **HIV**, ist im deutschsprachigen Raum bei Kindern selten, die Gesamtzahl infizierter Kinder unter 13 Jahren wird in Deutschland auf etwa 400–500 geschätzt. Der Erkrankung haftet teilweise noch heute ein Stigma an, da die Haupt-Risikogruppen von vielen angeblich aufgeklärten Zeitgenossen als »Randgruppen« wahrgenommen werden.

Leitbeschwerden

➤ Durchfälle
➤ Fieber
➤ Lymphknotenschwellungen an mehreren Stellen des Körpers
➤ Gewichtsabnahme, Gedeihstörung

Inkubationszeit sehr unterschiedlich, bis zu vielen Jahren
Ansteckend ab kurz nach der Infektion

Ungeborene können sich schon während der Schwangerschaft oder unter der Geburt anstecken, wenn die Mutter das Virus in sich trägt. Dies ist der häufigste Übertragungsweg bei Kindern. Ab dem Jugendalter stellt ungeschützter Geschlechtsverkehr mit HIV-positiven Partnern den Hauptübertragungsweg dar. Übertragungen über das Blut (etwa durch aufgefundene Spritzen) sind extrem selten. Auch eine Ansteckung über Bluttransfusionen ist heute im deutschsprachigen Raum durch Testung aller Blutprodukte extrem selten.

Das Virus befällt vor allem die *T-Helferzellen,* eine bestimmte Gruppe weißer Blutkörperchen, die Infektionserreger und Krebszellen bekämpfen. Je nach Allgemeinzustand kann der Körper ein gewisses Absterben dieser Abwehrzellen lange Zeit durch vermehrte Produktion ausgleichen, nach Jahren bricht aber dann das Abwehrsystem doch zusammen, und das Kind bekommt immer mehr und immer schwerere Infektionen. Im Spätstadium magert es ab, und auch das Gehirn kann durch das Virus geschädigt werden. Die Krankheitserscheinungen der HIV-Infektion sind unter dem Namen **AIDS** (= *acquired immune deficiency syndrome,* erworbenes Immunschwächesyndrom) bekannt.

Ansteckend ist die Erkrankung auch schon in der beschwerdefreien Phase, da bereits Viren im Blut vorhanden sind. Bei »normalen« Alltagskontakten, wie etwa Spielen, Kindergarten- oder Schulbesuch, besteht aber keine Gefahr – man kann sich das Virus weder durch Umarmen noch über Toiletten oder die dort aufgehängten Handtücher für die Hände »holen«. Im (seltenen) Fall eines eventuellen Blutkontaktes muss der Arzt benachrichtigt werden. Die Diagnose einer HIV-Infektion wird durch verschiedene Blutuntersuchungen gestellt. Der Krankheitsverlauf kann heute durch speziell gegen das HIV gerichtete Medikamente, sog. **antiretrovirale Substanzen,** entscheidend verzögert werden. Infektionen werden bestmöglich bekämpft, oft ist auch eine Vorbeugung z. B. durch spezielle Medikamente sinnvoll. Letztendlich endet aber die Erkrankung auch heute noch fast immer tödlich. Eine Impfung gegen das HIV ist noch in weiter Ferne.

➤ Deutsche AIDS-Hilfe e.V.
Dieffenbachstr. 33, 10967 Berlin
www.aidshilfe.de

➤ Deutsche Kinderaidshilfe e.V.
Postfach 44 06 08, 12006 Berlin
www.kinder-aids-hilfe.de

➤ Außerdem bieten die Gesundheitsämter AIDS-Beratung und anonyme AIDS-Tests an.

Soor

Der **Soor** ist eine Erkrankung der Haut und Schleimhäute durch **Hefepilze**. Nach dem Hauptvertreter dieser Pilzgruppe, den *Candida-Pilzen,* heißt die Erkrankung auch *Candidose.* Der **Mundsoor** betrifft vor allem Babys innerhalb der ersten zwei Lebensmonate, der **Windelsoor** (siehe S. 396) ist vor allem im ersten Lebenshalbjahr zu beobachten. Danach wird der Soor wesentlich seltener und betrifft dann ganz überwiegend Kinder unter oder nach einer Antibiotika- oder Kortisonbehandlung sowie Kinder mit einer Abwehrschwäche. Rechtzeitig behandelt, ist ein Soor in aller Regel harmlos.

Leitbeschwerden

➤ Windelsoor: Rötliche Hautveränderungen mit Knötchen, feinen Pusteln, Schuppungen und offenen Hautstellen, die in die Umgebung streuen (sog. Satellitenpusteln)
➤ Mundsoor: Weißliche, nicht abwischbare Beläge auf der Mundschleimhaut und der Zunge. Möglicherweise (schmerzbedingte) Trinkschwierigkeiten

Wann zum Arzt

Am nächsten Tag, wenn
➤ Ein Ausschlag im Windelbereich nicht besser wird, sondern sich mit kleinen »Pünktchen« immer weiter ausbreitet.
➤ Sie vermuten, dass Ihr Baby Mundsoor hat.

Das Wichtigste aus der Medizin

Wie entsteht Soor?

Ein Soor wird durch Hefepilze hervorgerufen, ganz überwiegend durch den Pilz **Candida albicans.** Er besiedelt bei vielen Menschen natürlicherweise Haut und Magen-Darm-Trakt und wird dann durch direkten Kontakt auf das Baby übertragen.
In aller Regel wird der Pilz durch die auf Haut und Schleimhäuten normalerweise vorhandenen Bakterien in Schach gehalten. Gerade junge Babys aber mit ihrem noch

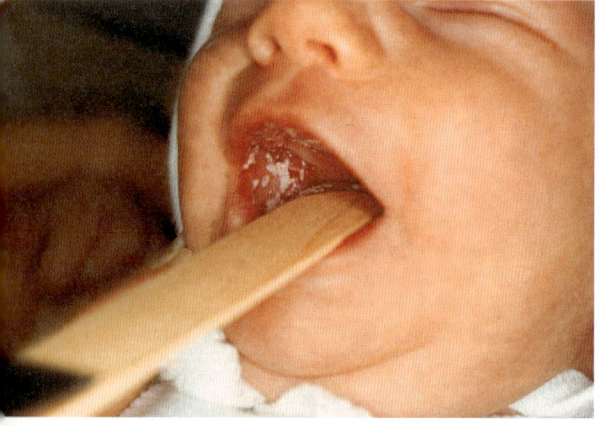

Mundsoor bei einem drei Monate alten Säugling. Auch wenn die Pilze im Mund oft keine Beschwerden machen: In aller Regel werden sie vom Kinderarzt behandelt, weil der Pilz über den Darm ausgeschieden wird und dann oft hartnäckige Windel-Ausschläge verursacht. Bei gestillten Kindern gelangt der Pilz oft zudem auf die Brustwarze der Mutter (oder rührt gar von dort her). Entzündete Brustwarzen werden deshalb am besten mitbehandelt. [KL]

nicht voll entwickelten Immunsystem können den Pilz noch nicht so gut eingrenzen, und auch später können z. B. eine Antibiotika- oder länger dauernde Kortisonbehandlung durch Schädigung der »normalen« Bakterien dazu führen, dass das Gleichgewicht aus den Fugen gerät und der Pilz sich ungehemmt vermehrt.

Meist harmlos, aber unangenehm

Wohl häufigste Form des Soors ist der **Windelsoor:** Der Pilz breitet sich vom Magen-Darm-Trakt (in dem sich immer eine gewisse Zahl von Pilzen aufhält) in die Umgebung des Darmausganges aus und findet in der feuchten Kammer des Windelpakets und der dadurch oft in ihrer Schutzfunktion gestörten Haut ideale Wachstumsbedingungen. Der Windelsoor ähnelt im Erscheinungsbild dem »normalen« Wundsein (Windeldermatitis siehe S. 396), breitet sich aber mit kleinen roten »Pünktchen« (sog. Satellitenpusteln) in die Umgebung aus. Oft sind die Ränder des Ausschlags etwas schuppig. Zudem sind meist weitere Hautfalten betroffen, z. B. in der Leiste.

Zweithäufigste Form ist der **Mundsoor.** Das Kind hat weißliche Beläge auf der Mundschleimhaut oder auf der Zunge, die leicht mit Milchresten verwechselt werden können, aber im Gegensatz zu Milchresten nicht durch Nachtrinkenlassen von Tee zu beseitigen sind. Die Beläge sind anfangs noch abwischbar, haften dann aber fest. Da ein ausgeprägter Mundsoor wegen der damit einhergehenden Entzündung wehtut, mag das Baby oft nicht trinken.

Bei Mädchen können auch die normalen Bakterien in der Scheide durch den wuchernden Pilz verdrängt werden. Dieser **Vaginalsoor** zeigt sich durch Jucken und Brennen der Scheide und Ausfluss, ist aber bei Kindern wesentlich seltener als bei erwachsenen Frauen.

Selten gefährlich

Bei abwehrgeschwächten Kindern (beispielsweise nach einer Chemotherapie) kann der Pilz auch eine Speiseröhrenentzündung auslösen (= **Soorösophagitis**), zu erkennen an Schluckbeschwerden und Schmerzen hinter dem Brustbein. In Extremfällen kann es sogar sein, dass die Pilze nicht auf die Oberfläche der Schleimhäute begrenzt bleiben, sondern in die Tiefe bis in die Blutbahn vordringen – Lungen-, Leber- und Hirnhautentzündungen durch Pilze sind mögliche Folgen. Diese bedrohlichen Formen treten aber bei ansonsten gesunden Kindern nicht auf.

Das macht der Arzt

Meist kann der Arzt die Diagnose eines Soors allein aufgrund der Untersuchung stellen, möglicherweise entnimmt er einen Abstrich und untersucht ihn unter dem Mikroskop oder schickt ihn zur Anzüchtung des Pilzes ins Labor.

Der Windelsoor lässt sich mit antimykotikahaltigen Salben (siehe auch S. 410), die zumeist Nystatin (z. B. Candio Hermal®) oder Clotrimazol (z. B. Canesten®) enthalten und auch rezeptfrei in der Apotheke erhältlich sind, problemlos bekämpfen. Kommt der Windelsoor trotz Behandlung immer wieder, so verordnet der Arzt auch antimykotische Tropfen zum Einnehmen, z. B. eine Nystatin-Suspension. Heruntergeschluckt, bekämpft das Medikament die Pilze im Verdauungstrakt, die nach der Dezimierung nun seltener in den Windelbereich gelangen. Bei Mundsoor verschreibt Ihnen der Arzt ebenfalls antimykotische Tropfen, die Sie mehrfach am Tag gut im Mundbereich des Kindes verteilen. Angst vor ernsten Nebenwirkungen brauchen Sie dabei nicht zu haben, da Nystatin aus dem Darm nicht in die Blutbahn aufgenommen wird. Falls Sie Ihr Baby stillen, ist anzunehmen, dass auch Ihre Brustwarzen etwas von dem Mundsoor abbekommen haben. Es empfiehlt sich deshalb, selbst wenn Sie keine Beläge oder Entzündung an den Brustwarzen bemerken, dass Sie Ihre Brustwarzen vor und nach dem Stillen mit dem flüssigen Antimykotikum einreiben oder eine Nystatin-Creme auftragen. Ihr Kind könnte sich sonst nach der Behandlung an Ihren Brüsten wieder einen Soor »einfangen«. Aus demselben Grund sollten bei Flaschenernährung die Sauger gut ausgekocht werden und am besten nach dem Beginn der antimykotischen Behandlung ein neuer Sauger verwendet werden.

So helfen Sie Ihrem Kind

Bei einem Windelsoor intensivieren Sie am besten die Popflege und wechseln die Windeln schon bei geringer Füllhöhe bzw. lassen Ihr Kind wenn möglich ganz unbepackt strampeln (zur »Grundpflege« bei einem wunden Po siehe S. 396).

Der oft gegebene Rat, Kinder mit Soor sollten nichts »Zuckerhaltiges« bekommen, ist nur schwer umzusetzen – sowohl Muttermilch als auch Flaschenmilch enthalten immerhin etwa 7 % Milchzucker, der schon im Mund teilweise in Traubenzucker umgesetzt wird (siehe auch Kasten gegenüber). Und gezuckerte Getränke gehören prinzipiell nicht in die Flasche – Pilz hin oder her.

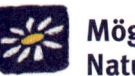

Möglichkeiten der Naturheilkunde

Die Möglichkeiten der Naturheilkunde bei Windelsoor entsprechen im Wesentlichen denen bei Windeldermatitis (siehe S. 396). Bei einem Mundsoor hilft das Einpinseln der Mundschleimhaut mit verdünnter Myrrhe- oder Ratanhia-Tinktur (beide enthalten etwa in Weleda-Mundwasser). Homöopathisch werden z. B. Acidum hydrochloricum, Kalium chloratum oder Mercurius solubilis (alle D6) empfohlen.

Pilze im Darm – krankhaft oder normal?

Darmpilze haben einen schlechten Ruf: Laut vielen Zeitschriften, Büchern und einschlägigen Internet-Seiten ist die Besiedelung des Darmes mit Candida-Pilzen für alle möglichen Gebrechen verantwortlich, von der chronischen Müdigkeit über Verhaltensstörungen, Allergien, Depressionen, Übergewicht und Kopfschmerzen bis hin zu chronischen Durchfällen oder entzündlichen Darmerkrankungen.

Aufgrund dieser Vermutungen unterziehen immer mehr verängstigte Eltern ihre Kinder einer Stuhluntersuchung, die dann oft den Nachweis einer angeblichen »Verpilzung« erbringt und mit teilweise drastischen Mitteln, etwa einer oft jahrelangen Diät, behandelt wird. Wir lehnen ein solches Vorgehen ab, denn:

Darmpilze sind keine »grundsätzlichen Feinde«

Candida albicans (der am häufigsten »angeschuldigte« Darmpilz) ist kein grundsätzlicher Feind. Er gehört vielmehr zusammen mit mindestens zehn weiteren Vertretern der Candida-Gruppe zu unserer natürlichen Darmflora, die ja aus unzähligen verschiedenen Keimen besteht (Genaueres siehe S. 36). Das heißt nicht, dass Candida-Pilze grundsätzlich harmlos sind: Vermehren sie sich über ein bestimmtes Maß hinaus (etwa bei Säuglingen oder nach einer Antibiotika-Therapie), so kann ein Soor entstehen (siehe S. 255). Bei schweren Störungen des Immunsystems, etwa bei AIDS oder bei Leukämien, können die Darmpilze, wie andere Bestandteile der natürlichen Flora auch, ihre Wohnstätte verlassen und schwer wiegende Krankheiten auslösen, z. B. eine Lungenentzündung (= **Pilzpneumonie**) oder eine Blutvergiftung (= **Pilzsepsis**). So gut diese Erkrankungen wissenschaftlich erklärbar sind, so wenig können wissenschaftliche Studien einen angeblichen Zusammenhang von Darmpilzen und Allergien, Depressionen, Übergewicht, Verhaltensstörungen und chronischen Verdauungsproblemen belegen.

Diagnose ist unzuverlässig

Dennoch lassen nicht wenige Eltern wegen vielerlei Beschwerden den Stuhl ihres Kindes untersuchen – und erwartungsgemäß ergibt die Untersuchung oft einen Pilznachweis. Allerdings: Eine verlässliche Bestimmung der Keimzahlen ist durch eine Stuhluntersuchung nicht möglich, da die im Stuhl gemessene Pilzmenge nur schlecht mit der im Darm vorhandenen Pilzmenge korreliert.

Auch durch Blutuntersuchungen wird heute die Diagnose gestellt – da sich das Immunsystem eines jeden Menschen unterschiedlich stark mit Candida-Keimen auseinander setzt, wird auch hier in der Regel ein unzuverlässiger »Befund« erhoben.

Behandlung macht keinen Sinn

Zur »Behandlung« wird oft eine zucker- und weißmehlfreie »Pilzdiät« verordnet, oft werden sogar Antimykotika (Medikamente gegen Pilze, siehe S. 256 und S. 410) gegeben. Ziel der oft jahrelangen »Pilzdiät« ist es, den Darmpilz durch Entzug von Traubenzucker auszuhungern. Nun ist aus vielen Studien bekannt, dass die durch die Nahrung aufgenommenen einfachen Zucker sowie die Bestandteile der Stärke schon in den oberen Darmabschnitten ins Blut übertreten. Die vor allem im Dickdarm lebenden Darmpilze ernähren sich deshalb über den Zucker des Blutes – und dieser wiederum wird beim Menschen durch das Hormon Insulin in sehr engen Grenzen konstant gehalten (siehe S. 346). Selbst wenn wir uns zuckerfrei ernähren, sinkt der Blutzucker nicht unter den normalen Bereich ab. Ein »Aushungern« des Pilzes ist also nicht möglich.

Unsere Meinung

Leiden ältere Kinder immer wieder an Infektionen mit Hefepilzen (Soor), so kann dies durchaus durch eine ungesunde Darmflora bedingt sein, die an sich harmlose Pilze nicht mehr auf niedrigem Niveau begrenzen kann. Eine Stärkung der Darmflora ist allerdings nicht durch Antimykotika oder kompletten Zuckerverzicht zu erzielen, sondern durch die Umstellung auf eine gesunde, an Probiotika reiche Ernährung (siehe S. 37 und S. 75). Es gibt gute Gründe, den Zuckerkonsum kritisch unter die Lupe zu nehmen, die Behandlung einer angeblich durch Verpilzung bedingten Aufmerksamkeitsstörung (oder einer anderen Krankheit auf der langen Liste der angeblichen »Pilz-Connection«) gehört nicht dazu.

Wurmerkrankungen

Wurmerkrankungen sind in Mitteleuropa infolge des gemäßigten Klimas und der guten hygienischen Bedingungen selten. Am weitesten verbreitet, aber harmlos, sind die **Madenwürmer** (= *Oxyuren*), vereinzelt kommen auch **Spulwürmer** (= *Askariden*) und einige **Bandwürmer** (= *Zestoden*) vor. Die übrigen Wurmarten sind fast ausschließlich unerwünschte »Mitbringsel« von Reisen in ferne Länder.

Leitbeschwerden

➤ Bei Madenwürmern vor allem nächtlicher Juckreiz in der Analgegend mit gestörtem Nachtschlaf, möglicherweise Hautveränderungen in der Analgegend und bei Mädchen Entzündung der Scheidenregion. Im Stuhl etwa 1 cm lange, weißliche, fadenförmige Würmer

➤ Bei Spulwürmern Husten (dies hängt mit der Entwicklung der Würmer zusammen), später Übelkeit und Bauchschmerzen sowie Durchfälle. Im Stuhl bis zu 40 cm lange, regenwurmähnliche Würmer

➤ Bei Bandwürmern uncharakteristische Bauchbeschwerden und Gewichtsabnahme trotz ausreichenden Essens. Bei Rinder- und Schweinebandwurm maximal 2 cm große, bandnudelartige Bandwurmglieder im Stuhl

Wann zum Arzt

Am nächsten Tag, wenn
➤ Sie vermuten, dass Ihr Kind Würmer hat.

Das Wichtigste aus der Medizin

Wie holt man sich Würmer?

Wie sich der Mensch mit Würmern ansteckt, ist unterschiedlich und abhängig von der Fortpflanzungsart der jeweiligen Wurmart.

Bei **Madenwürmern** wandern die im Darm infizierter Menschen lebenden Weibchen nachts zur Analöffnung und legen dort ihre Eier ab. Durch Kratzen (infolge des Juckreizes) gelangen die Wurmeier an die Finger und von dort in den Mund des Kindes. Von den Fingern können die Eier aber auch auf Spielzeugen oder Lebensmitteln landen und von dort auf Familienmitglieder oder Spielkameraden übertragen werden.

Spulwürmer leben ebenfalls im Darm infizierter Menschen. Die von den Weibchen gelegten Eier werden mit dem Stuhl ausgeschieden. Sie brauchen dann aber im Gegensatz zu den Madenwurmeiern einige Zeit (mehrere Wochen), bis sie ansteckend sind. Der Mensch steckt sich deshalb vor allem durch Erde und durch mit Fäkalien gedüngte und unzureichend gereinigte Salate und Gemüse an. Die so aufgenommenen Eier bzw. Larven verlassen den Darm und dringen über die Blutbahn in die Lungen und Atemwege ein, von wo aus sie schließlich wieder hochgehustet und verschluckt werden. Nach dieser **Larvenwanderung** reifen die Würmer schließlich im Darm vollends aus.

Beim **Rinder- und Schweinebandwurm** werden die eierhaltigen Bandwurmglieder ausgeschieden und von Rindern bzw. Schweinen gefressen. Wie bei den Spulwürmern dringen die ausgeschlüpften Larven (sog. **Finnen**) in die Blutbahn vor. Hauptansteckungsquelle für den Menschen ist mit Finnen verseuchtes rohes oder halbrohes Rinder- oder Schweinefleisch.

Auch der Hund und der Fuchs können dem Menschen einen Bandwurm »anhängen« (**Hundebandwurm** bzw. **Fuchsbandwurm**), und zwar über die mit dem Kot ausgeschiedenen Eier. Bei diesen beiden Bandwurmarten können sich im Körper des Menschen abgekapselte Zysten bilden, vor allem in Leber und Lunge.

Sind Würmer gefährlich?

Meist sind Würmer lästig und unangenehm, aber nicht gefährlich. Ausnahmen sind ein massiver Spulwurmbefall, bei dem Wurmknäuel bis zum Darmverschluss führen können, und die oben erwähnte Zystenbildung bei Bandwürmern. Beides ist allerdings sehr selten.

Das macht der Arzt

Oft reicht eine Stuhluntersuchung zur Diagnose aus. Bei Madenwürmern eignet sich die **Klebestreifenmethode**: Ein Klebestreifen wird morgens in der Analgegend aufgeklebt, wieder abgezogen und auf einen Objektträger geklebt. Die am Klebestreifen hängen gebliebenen Wurmeier sind unter dem Mikroskop gut sichtbar.

In aller Regel sind die hierzulande häufigen Würmer gut durch die einmalige Gabe entsprechender *Wurmmittel* (= **Anthelmintika**), wie etwa Helmex®, Vermox® oder Yomesan®, zu behandeln. In hartnäckigen Fällen reicht die Einmalbehandlung nicht aus – hier wird das Medikament nach 14 Tagen noch einmal gegeben. Sehr häufig sind gerade bei Madenwürmern auch die übrigen Familienmitglieder betroffen, so dass sich möglicherweise eine Behandlung der ganzen Familie empfiehlt.

So helfen Sie Ihrem Kind

Durch die Einhaltung einiger Hygieneregeln können Sie den Behandlungserfolg sichern. Hat Ihr Kind Madenwürmer, so sollten Sie ihm während der Behandlung die Fingernägel kurz schneiden, um diese als »Depot« für Wurmeier auszuschalten.

Windelkinder sollten stramm gewickelt werden, damit sie sich nicht mit den Fingern kratzen. Dick um den Anus aufgebrachte Vaseline mindert den Juckreiz und wirkt zudem als »Eierfänger«. Morgens wird die ganze Aftergegend gründlich mit Wasser und Seife abgewaschen.

Unter-, Nacht- und Bettwäsche sowie Handtücher werden möglichst heiß, am besten bei 95 °C, gewaschen, da auch sie Wurmeier enthalten können. Das Wäschewaschen wird alle drei Tage wiederholt.

Die Hände werden vor und nach dem Essen sowie morgens und abends gründlich gewaschen.

Handtücher (auch die für die Hände, z. B. im WC) sollten möglichst nur von einer Person benutzt werden.

Da die Wurmeier auch an Spielzeugen haften, sollten diese entweder möglichst heiß gespült oder in der Waschmaschine gewaschen werden. Auch Türgriffe ab und zu abwaschen.

Juckt bei Mädchen die Scheide, so kann auch hier der Juckreiz durch Vaseline gemildert werden. Ein tägliches Bad mit Zusatz von einer Tasse Bittersalz bringt Erleichterung. Treten Madenwürmer bei Mädchen immer wieder auf, so ist meist die Scheide der Ort, an dem sich Eier versteckt halten. Hier sollte jeden Morgen ein ausgiebiges Sitzbad genommen werden und die Hautfalten dabei gut abgeseift werden.

Madenwürmer sind nicht gefährlich. Wollen Sie partout keine Medikamente anwenden, so können Sie es auch auf einen Versuch ankommen lassen, die kleinen Viecher durch die bloße Kraft der Hygiene zu verjagen. Der weibliche Wurm überlebt nämlich nur etwa zwei Wochen. Kommen »von oben« keine weiteren Eier mehr nach, so hört der Spuk nach wenigen Wochen von alleine auf.

Möglichkeiten der Naturheilkunde

Es gibt zwar einige Pflanzen mit Anti-Wurm-Wirkung (z. B. Bärlauch, rohes Sauerkraut, Mohrrüben, roher Knoblauch, rohe Zwiebeln), sie sind jedoch gerade in den oft erforderlichen größeren Mengen bei Kindern unbeliebt und wesentlich unzuverlässiger als die heute verfügbaren Medikamente und werden daher kaum noch eingesetzt (bei einer Mohrrüben-Kur etwa werden einige Tage lang fast ausschließlich Mohrrüben gegessen!).

Eine Ausnahme sind die Samen der Papaya-Frucht, die es auch in Tablettenform zu kaufen gibt und die sich in den Tropen bewährt haben.

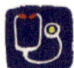

Vorsorge

Am besten beugen Sie Wurmerkrankungen durch eine gute Hände- und Küchenhygiene vor.

Händewaschen nach dem Gang zur Toilette, vor der Zubereitung von Mahlzeiten und vor dem Essen selbst können auch schon kleine Kinder lernen.

Salate und rohe Gemüse sollten nur gut gewaschen, Fleisch nur durchgebraten verzehrt werden. Auf Walderdbeeren und andere bodennahe Früchte bzw. Kräuter verzichtet man am besten ganz, da sie mit Eiern des Hunde- bzw. Fuchsbandwurms verseucht sein könnten.

Haben Sie Haustiere, sollten Sie diese regelmäßig entwurmen lassen. Um Spielplätze, die mit Hundekot verunreinigt sind, sollten Sie einen großen Bogen machen (und dem auf frischer Tat ertappten Hundehalter auch in aller Ruhe Ihre Meinung sagen …).

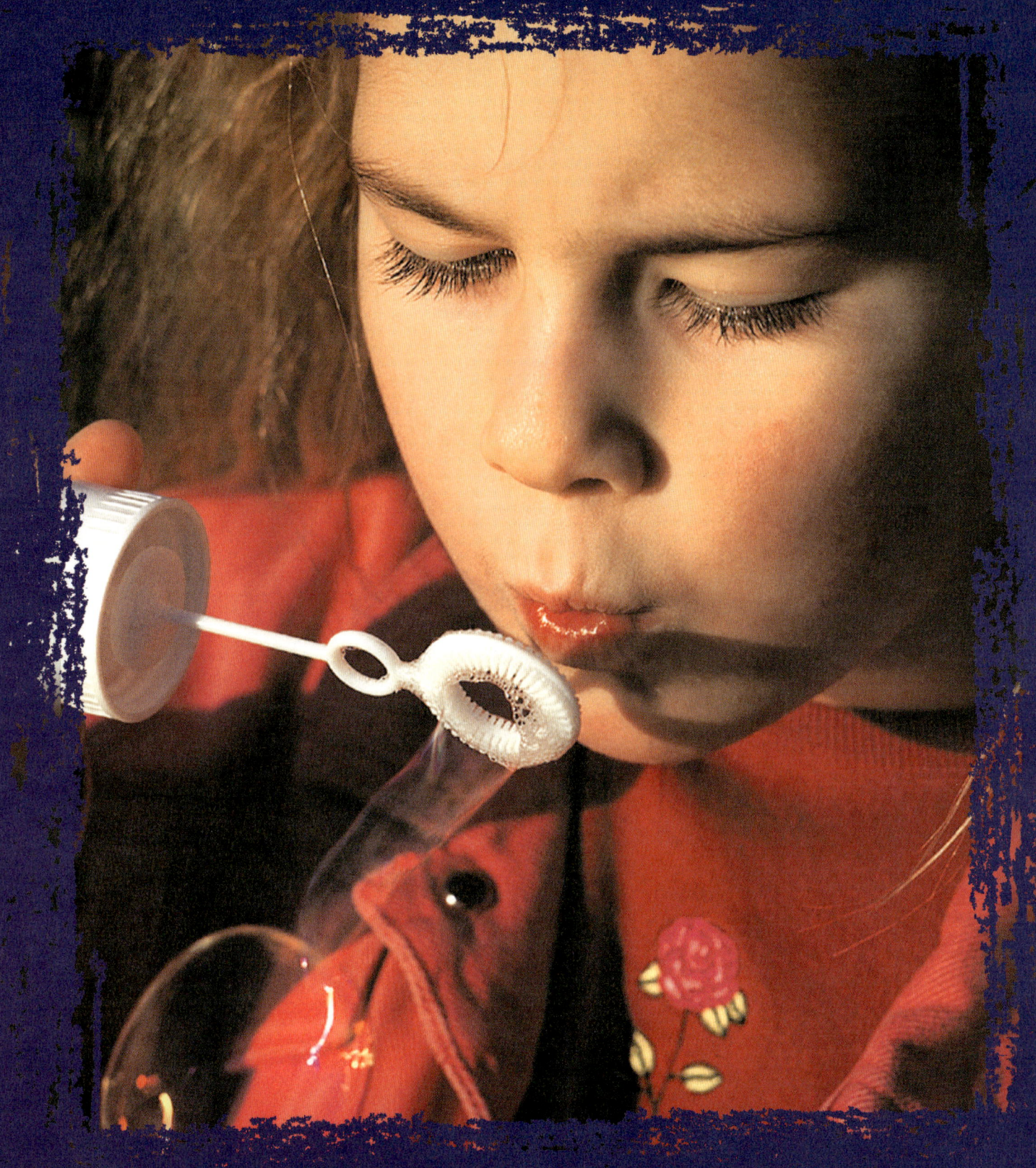

12 Erkrankungen von Atemwegen und Lunge

Der Kreis des Lebens

Über unsere Lungen sind wir in den großen Kreislauf des Lebens eingegliedert: Pflanzen nutzen für ihr Wachstum die Nährstoffe der Erde und das Kohlendioxid der Luft. Der Sauerstoff, den sie dabei sozusagen als Abfallprodukt produzieren, wird von den Tieren und Menschen eingeatmet und unterhält deren Stoffwechsel. Aus Letzterem wiederum geht Kohlendioxid hervor, der Grundstoff des Pflanzenlebens – unsere Atmung nimmt und gibt, sie setzt uns mit der lebenden Welt in Verbindung.

Es ist deshalb nicht verwunderlich, dass der Atmung schon immer auch eine spirituelle Bedeutung zugedacht wurde. Insbesondere in fernöstlichen Religionen ist es die Atmung, die dem Wahrheitssuchenden über die Begrenzungen seiner körperlichen Lebenswelt hinweghelfen soll, man denke nur an Yoga-Übungen oder die Meditation.

Ob in einem körperlichen oder einem spirituellen Sinne – mit jedem Atemzug unterhalten wir die Flamme, die in jedem von uns brennt. Um den lebenserhaltenden Sauerstoff möglichst effektiv aus der eingeatmeten Luft aufnehmen zu können, ist die Lunge innerlich wie ein Schwamm zu Millionen Bläschen aufgebauscht.

Es ist aber nicht nur Sauerstoff, den unser Körper über diese riesige innere Oberfläche »aufsaugen« kann. Seit alters her führt sich der Mensch über seine Lungen flüchtige Genussstoffe zu, allen voran das Nikotin. Leider verursacht der dadurch ausgelöste kurzfristige Lustgewinn langfristig eine Entzündung der empfindlichen Bläschenstruktur, denn der Rauch reizt die feinen Zellen und konfrontiert sie mit schädlichen Giften. Mit zunehmendem Alter vernarbt der ehemals flauschige Schwamm – die Raucherlunge tut ihren Dienst nur noch unter Rasseln und Husten und arbeitet bald schon für ein gutes Leben nicht mehr gut genug. Wer meint, dass dies ein Problem »der Alten« sei, der irrt. Denn die Weichen zu einer lungenfeindlichen Lebensweise werden in der Kindheit gestellt: Die weitaus überwiegende Mehrzahl der Raucher »erlernt« ihre Sucht als Kinder, spätestens als Jugendliche, vielfach von den ach so nachahmenswerten Erwachsenen im eigenen familiären Umfeld (siehe S. 126).

Die Luft strömt zunächst durch die in der Zeichnung rot eingefärbten oberen Luftwege (also Nase und oberen Rachen) und tritt dann durch den Kehlkopf in die unteren Luftwege ein (Letztere sind auf dem Bild blau schattiert). Durch die sich immer weiter aufteilenden Bronchien gelangt die Luft schließlich bis in die Lungenbläschen, wo der Sauerstoff ins Blut aufgenommen wird. [GX]

Wissenswert

Atemwege und Lunge stellen den lebensnotwendigen Gasaustausch mit der Außenluft sicher.

Sie werden gegliedert in:
➤ **Obere Atemwege** (= *obere Luftwege*) mit Nase, Nasennebenhöhlen und Rachenraum
➤ **Untere Atemwege** (= *untere Luftwege*) mit Kehlkopf, Luftröhre, Bronchien und Lunge

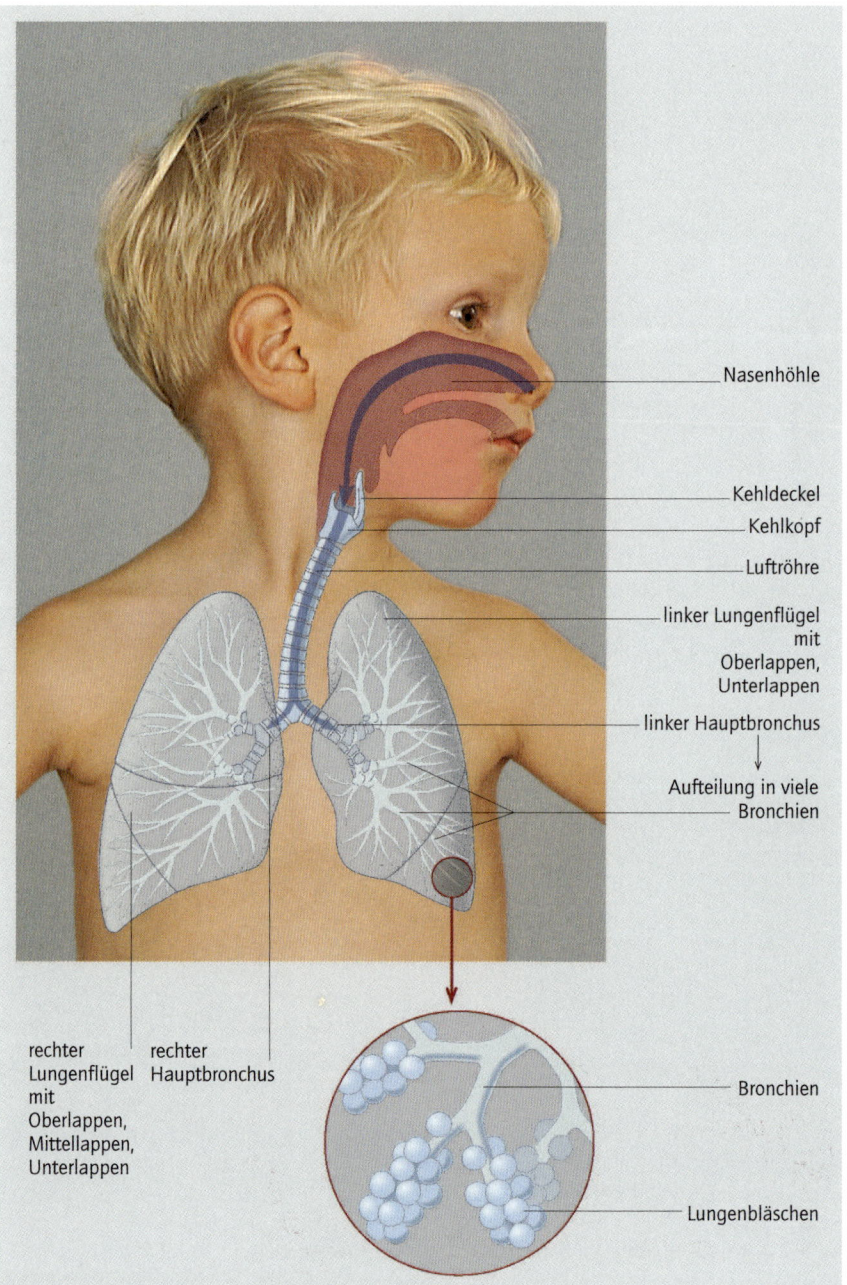

Erkrankungen von Atemwegen und Lunge

Die eingeatmete Luft passiert als Erstes die **Nasenhöhle.** Hier wird die Luft nicht nur erwärmt und befeuchtet, sondern auch »vorgereinigt«: Unzählige Flimmerhärchen auf der Schleimhaut befördern eingedrungene Fremdstoffe in den Rachen, wo sie meist durch Verschlucken »entsorgt« und so unschädlich gemacht werden. Am Dach der Nasenhöhle liegt die Riechschleimhaut; sie erkennt Tausende von chemischen Beimengungen in der Atemluft und meldet die entsprechenden Düfte dann an das Gehirn weiter.

Um die Nasenhöhle herum liegen die **Nasennebenhöhlen.** Diese in den Schädelknochen eingelassenen Hohlräume sind mit Schleimhaut ausgekleidet und stehen alle über kleine Öffnungen mit dem Inneren der Nase in Verbindung – kein Wunder, dass die kleinen Nasen der Kinder so gewaltige Mengen an Nasensekret produzieren können!

Nach Passage der Nase gelangt die Luft in den **Rachen.** Reichlich Abwehrgewebe (siehe Abb. S. 242) setzt hier die Säuberungsarbeit fort und entfernt Krankheitserreger, bevor sie die unteren Luftwege schädigen können. In den oberen Teil des Rachens mündet die *Ohrtrompete*, ein kleines »Röhrchen«, das Rachen und Mittelohr miteinander verbindet (siehe Abb. S. 432). Im Rachen benutzen Luft und Nahrung ein Stück lang den gleichen Weg, bevor sie sich im unteren Rachenbereich wieder trennen: Die Luft strömt nach vorne in den Kehlkopf, die Nahrung gelangt in die dahinter verlaufende Speiseröhre.

Dass diese Doppelnutzung des Rachens keine ideale Konstruktion ist, weiß jeder, der sich schon einmal verschluckt hat. Dass das Verschlucken dennoch sehr selten ist, verdanken wir dem schuhlöffelartig ausgebildeten, über dem Kehlkopf sitzenden **Kehldeckel** (= *Epiglottis*): Beim Atmen steht dieser Knorpel aufrecht und lässt die Luft in den Kehlkopf und damit die unteren Luftwege eintreten. Beim Schlucken aber stellt sich der Kehldeckel quer und verschließt so die Luftwege, die Nahrung rutscht dann nach hinten in die Speiseröhre.

Der aus flachen Knochen und Knorpeln gebildete Kehlkopf beherbergt außerdem noch die **Stimmbänder** – diese wie breite Gummibänder im Kehlkopf verspannten Strukturen ermöglichen uns Sprechen und Singen.

Unterhalb des Kehlkopfes schließt sich die **Luftröhre** (= *Trachea*) an. Sie teilt sich an ihrem unteren Ende in zwei **Hauptbronchien** auf, die sich ihrerseits immer weiter in Bronchien und Bronchiolen verzweigen. »Endstation« für die eingeatmete Luft sind die traubenförmigen **Lungenbläschen** (= *Alveolen*), die von kleinsten Blutgefäßen umsponnen werden. Hier sind Luft und Blut nur durch eine ganz dünne Gewebemembran getrennt, der Sauerstoff tritt aus der Luft ins Blut über, während das Kohlendioxid den umgekehrten Weg nimmt. Das sauerstoffreiche Blut wird dann durch den Kreislauf (siehe Kapitel 13) in den ganzen Körper transportiert.

Durch die vielfache Aufteilung der Atemwege vergrößert sich ihre Fläche enorm. Die Oberfläche aller Lungenbläschen ist beim Jugendlichen und Erwachsenen etwa so groß wie ein Tennisplatz. Was wir uns meist nicht bewusst machen: Mit dieser riesigen Fläche steht die Lunge in Kontakt mit der Außenwelt und all ihren Schadstoffen!

Erkrankungen der Atemwege

Bei Kindern kommen vor allem Infektionen der Atemwege vor, ganz überwiegend Erkältungskrankheiten (wie häufig diese sind, davon wissen alle Eltern ein Lied zu singen). An zweiter Stelle stehen die allergischen Erkrankungen der Atemwege: der Heuschnupfen (allergische Entzündung der oberen Luftwege) und das Asthma (zumeist allergische Entzündung der unteren Luftwege). Der bei Erwachsenen gefürchtete Lungenkrebs tritt im Kindesalter nicht auf, wohl aber wird nicht selten durch Rauchen bereits im Jugendalter der Grundstein dafür gelegt.

Erkältungskrankheiten

Erkältungskrankheiten (= *grippale Infekte*) gehören zu den »Spitzenreitern« kindlicher Erkrankungen, wahrscheinlich sind sie sogar das häufigste Beschwerdebild bei Kindern überhaupt. Ein Trost: Für ansonsten gesunde Kinder sind Erkältungskrankheiten zwar lästig, aber harmlos und in aller Regel nach 4–7 Tagen wieder vorbei.

Erkältungskrankheiten können das ganze Jahr über auftreten, »Saison« ist aber in den Herbst- und Wintermonaten. Besonders häufig erkranken Kindergartenkinder, 8–10 Erkältungen jährlich gelten bei ihnen durchaus als normal (siehe auch S. 33).

Leitbeschwerden

- Schnupfen (zuerst wässrig-klar, später schleimig-eitrig, z. B. gelb oder grün), Niesen
- Kratzen im Hals, leichte Halsschmerzen
- Möglicherweise Husten, Heiserkeit
- Möglicherweise Fieber und beeinträchtigtes Allgemeinbefinden mit Kopf- und Gliederschmerzen

Wann zum Arzt

Am nächsten Tag, wenn
- Die Erkältung nach einer Woche bis zehn Tagen noch nicht weg ist.
- Die Beschwerden und das Fieber nach ein paar Tagen eher schlimmer als besser werden.

Noch heute, wenn
- Ihr Kind starke Ohrenschmerzen hat.
- Ihr Kind Atemprobleme bekommt.

Sofort, wenn
- Ihr Kind mit einer »Erkältung« hohes Fieber mit starken Kopfschmerzen und einem steifen Nacken bekommt oder teilnahmslos wird – dann liegt keine Erkältung vor, sondern eine schwerere Infektion, z. B. der Hirnhäute.

Das Wichtigste aus der Medizin

Woher kommen die ganzen Erkältungskrankheiten?

Erkältungskrankheiten werden ganz überwiegend von Viren verursacht, allen voran **Rhino-Viren** (von ihnen allein gibt es über 100 Typen), aber auch **Adeno-, Myxo-, ECHO-, Coxsackie-** und **Parainfluenza-Viren.** Eine Sonderstellung nehmen **RS-Viren** ein: Sie führen bei Babys und jüngeren Kindern häufig zu schweren Entzündungen der tieferen Atemwege (siehe S. 203), bei älteren Kindern und Erwachsenen hingegen zu den typischen Erkältungsbeschwerden.

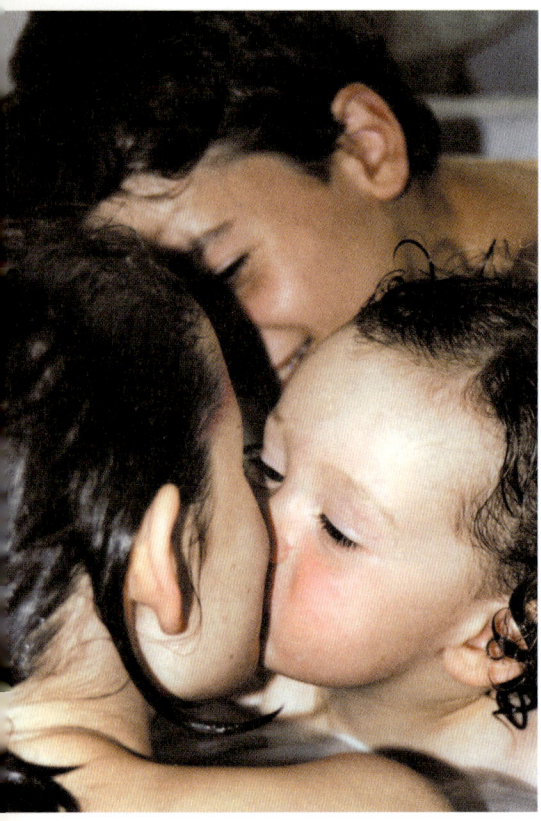

Da freuen sich alle Viren dieser Erde: Inniger Körperkontakt, wie ihn vor allem Kindergartenkinder lieben, und dazu noch das feuchte Ambiente im Schwimmbad – optimale Bedingungen für die Weitergabe von Keimen aller Art. Allerdings ist Schwimmen auch eine der besten Möglichkeiten, das Immunsystem fit zu halten, gerade in der kalten Jahreszeit. [RZ]

Die Viren werden durch Tröpfcheninfektion und direkten Kontakt (meist über die Hände) übertragen, befallen die Schleimhäute von Nase und Rachen und führen dort nach ein bis drei Tagen zu einer oberflächlichen Entzündung (= **Rhinopharyngitis**). Wahrscheinlich begünstigt Unterkühlung die Erkrankung – daher der Name »Erkältung«. Die während der Erkrankung gebildeten Abwehrstoffe schützen zwar für eine gewisse Zeit (Monate bis Jahre) vor erneuten Erkrankungen durch den gleichen Virustyp, angesichts der Vielzahl der Erreger ist dies jedoch allenfalls ein Etappensieg. Eher selten sind Bakterien die Ursache von Erkältungsbeschwerden. Meist tritt dann der Schnupfen gegenüber den übrigen Beschwerden in den Hintergrund.

Erkältung oder mehr?

Wenn ein Kind ein paar Tage lang »schnuddelt«, sich ansonsten aber wohl fühlt, ist die Sache klar. Auch ein (lockerer) Husten während einer Erkältung ist kein Grund zur Sorge, die tieferen Luftwege müssen sich schließlich gegen das aus dem Nasenraum beständig in den Rachen ablaufende Sekret schützen. Nur so kann die Lunge verhindern, dass sich das erregerhaltige Sekret in den Bronchien festsetzt und etwa eine Lungenentzündung auslöst. Auch leichtes bis mäßiges Fieber gehört zum Kleingedruckten, es geht nach ein paar Tagen von selbst wieder weg.

Wie lange eine »normale« Erkältung bei Kindern dauert, wird oft unterschätzt: Bei über 50% dauert die Erkältung länger als vier Tage, bei 20% sogar länger als sieben Tage. Manchmal aber fällt selbst erfahrenen Eltern die Abgrenzung zwischen »normaler Erkältung« und »richtig krank« schwer.

==Dicke und Farbe des Nasensekrets sind bei dieser Abgrenzung nicht hilfreich. Der leider nicht auszurottende Glaube, der dicke, »eitrige Rotz« müsse durch Antibiotika behandelt werden, entbehrt wissenschaftlicher Grundlagen: Er tritt auch bei durch Viren bedingten Erkältungen auf, und solange keine andere Komplikation vorliegt, wird er mit einem Taschentuch »behandelt« und nicht mit Medikamenten.==

Erkältungskrankheiten überschneiden sich an mehreren Ecken mit anderen Krankheitsbildern: Eine schwere Erkältung ist vom Beschwerdebild her beispielsweise kaum von einer leicht verlaufenden »echten Grippe« (siehe S. 266) zu unterscheiden. Auch manche andere Infektionskrankheiten wie etwa der Keuchhusten (siehe S. 231) oder die Masern (siehe S. 232) beginnen wie eine Erkältung, bevor nach ein paar Tagen dann die Zeichen der Grunderkrankung immer deutlicher werden. Beim Säugling kann eine Erkältung auch Teil einer als *Bronchiolitis* bezeichneten Krankheit sein (siehe S. 203), hier stehen jedoch schon nach Stunden bis Tagen Atemprobleme und ein trockener, quälender Husten ganz im Vordergrund. Auch ein allergischer Schnupfen kann zunächst als Erkältung fehlgedeutet werden, die Kinder sind jedoch meist schon aus dem Kindergartenalter heraus (siehe S. 277).

Eine »Erkältung« mit schleimig-eitrigem Schnupfen, die wochen- und monatelang nicht weggehen will, kann Anzeichen vergrößerter und entzündeter Gaumen- oder Rachenmandeln sein. Für die Behandlung hat dies nur Konsequenzen, wenn weitere Probleme hinzutreten (siehe S. 432).

Bei jungen Säuglingen ist manchmal in den ersten 2–3 Monaten ein klarer, schleimiger »Schnupfen« zu beobachten, der nicht krankhaft ist und auch nicht behandelt werden muss, die Ursache ist unklar.

Selten kann ein eitriger, nur auf ein Nasenloch beschränkter »Schnupfen« von einem in die Nase gestopften Fremdkörper herrühren.

Komplikationen

In aller Regel verlaufen Erkältungskrankheiten harmlos und heilen von selbst folgenlos aus. Die aufgeschwollene und entzündete Schleimhaut lässt jedoch manchmal Bakterien in den Körper eindringen, die dann *bakterielle Folgekrankheiten* auslösen können.

So neigen z. B. kleine Kinder dazu, bei Erkältungen als Komplikation eine Mittelohrentzündung (siehe S. 435) zu entwickeln; bei älteren Kindern bleibt manchmal auch eine Nasennebenhöhlenentzündung (siehe S. 270) hängen. Solche Erkältungskomplikationen zeigen sich dadurch, dass die Beschwerden nach ein paar Tagen nicht wie erwartet zurückgehen, sondern (wieder) stärker werden und Ohren- bzw. Kopfschmerzen, Atemprobleme und/oder erneutes Fieber hinzutreten.

Manche Kinder haben auch dann noch mit Husten zu kämpfen, wenn die Nase wieder trocken ist. Entweder hat sich dann die Infektion in den Nasennebenhöhlen festgesetzt (das dort »gefangene« Sekret läuft immer wieder, oft nachts, ab und löst Husten aus), oder die Erreger haben die tieferen Luftwege befallen und z. B. eine Bronchitis (Entzündung der »großen« Bronchien, siehe S. 272) ausgelöst.

Gar nicht so selten zeigt der Husten aber an, dass sich die Muskulatur der kleinen Bronchien und Bronchiolen *verkrampft* hat – man spricht von einer *obstruktiven Bronchitis* (siehe S. 273). Zusätzlich zum Husten fällt bei solchen Kindern eine erschwerte Atmung und evtl. ein feines Pfeifen auf, und meist treten ähnliche Probleme auch bei weiteren Erkältungen auf (Genaueres siehe S. 272).

Das macht der Arzt

Vielleicht sollte dieser Abschnitt besser heißen »Was der Arzt alles *nicht* macht«. Denn Ärzte können inzwischen zwar den halben Menschen mit neuen Ersatzteilen versorgen, gegen eine normale Erkältung sind sie jedoch noch immer machtlos.

Entscheidungshilfen

Hat Ihr Kind typische Erkältungszeichen und findet es das Leben ansonsten einigermaßen in Ordnung, können Sie es ruhig in Eigenregie betreuen. Dass es nicht viel essen mag, ist normal – der Körper muss jetzt das Immunsystem unterstützen und hat damit Wichtigeres zu tun, als die Verdauung auf Trab zu halten. Wie bei anderen Krankheiten auch ist es viel entscheidender, dass Ihr Kind es »von Wasserloch zu Wasserloch« schafft (siehe S. 17).

Zum Kinderarzt gehen sollten Sie immer dann, wenn etwas *anders ist als bei sonstigen Erkältungen,* also z. B. wenn sich ein Hautausschlag zeigt oder wenn bestimmte Krankheitszeichen stark ausgeprägt sind, z. B. Halsweh oder Schluckbeschwerden. Auch wenn Ihr Kind Ihnen »richtig krank« oder apathisch erscheint und sich selbst nach einem Wadenwickel oder einem fiebersenkenden Zäpfchen nicht besser fühlt, sollten Sie sich vom Arzt beraten lassen. Dasselbe gilt für erkältete Säuglinge – sie leiden oft mehr an der verstopften Nase als ältere Kinder, da sie normalerweise durch die Nase und nur beim Schreien durch den Mund atmen. Eine erschwerte Atmung oder Schwierigkeiten beim Trinken sind deshalb beim erkälteten Säugling nicht selten.

»Erkältungsmittel«

Bei vielen Eltern »beliebt« sind **abschwellende Nasentropfen** oder -sprays wie etwa Olynth® oder Nasivin® (bei Säuglingen auch Nasivin sanft®). Durch ihre gefäßverengende Wirkung schwillt die Schleimhaut ab, die Nase wird für ein paar Stunden frei. Bei Abklingen der Wirkung kommt es jedoch für einige Zeit als Gegenreaktion zu einer verstärkten Durchblutung – die Nase scheint möglicherweise »verstopfter« als zuvor. Aus diesem Grunde sollten Nasentropfen nicht zur »Schnupfenkosmetik« eingesetzt werden, nur um das Nasenlaufen zu unterdrücken. Eine Erkältung kann und sollte nicht »ausgetrocknet« werden – mit dem Sekret werden auch die Erreger ausgespült, damit sie sich nicht in den vielen Winkeln der Luftwege festsetzen! Das heißt nicht, dass Nasentropfen in Einzelfällen, gezielt eingesetzt, nicht ihre Berechtigung haben können – so etwa bei Säuglingen mit schnupfenbedingten Atem- und/oder Trinkstörungen, falls Hausmittel (siehe unten) ohne Erfolg bleiben. Manche Ärzte empfehlen abschwellende Nasentropfen auch bei Kindern, die zu Nasennebenhöhlen- oder Mittelohrentzündungen neigen, um die Belüftung der Nasennebenhöhlen bzw. des Mittelohres zu gewährleisten und eine Entzündung zu verhindern – in vergleichenden Studien ist diese Strategie jedoch nicht wirkungsvoller als das »entschlossene Abwarten«.

Auf jeden Fall sollten Sie abschwellende Nasentropfen spätestens nach einer Woche wieder absetzen, da eine Daueranwendung zu Schleimhautschäden führen kann.

Antibiotika helfen nicht bei Erkältungskrankheiten. Ein medikamentöses Abtöten der Erkältungsviren ist nicht möglich, aber auch nicht nötig.

Wir raten auch von »Grippemitteln« oder »Erkältungssäften« ab, welche die Erkältungssymptome allenfalls unterdrücken, zu einer Heilung aber nichts beitragen. Sie enthalten oft mehrere Substanzen – z. B. ein Mittel zur Fiebersenkung und Schmerzlinderung plus Vitamin C plus aufputschende oder beruhigende Substanzen – ein solcher Schrotschuss schwächt den Körper eher als dass er ihn unterstützt.

Bei Kopfschmerzen kann Paracetamol als Einzelpräparat (d. h. als Präparat mit nur diesem einen Stoff) gelegentlich einmal sinnvoll sein, und Vitamin C lässt sich in frisch gepresstem Orangensaft auf angenehme Weise »einnehmen«.

Ansonsten sollte man der Natur ihren Lauf lassen, denn nach wie vor gilt: Eine Erkältung dauert unbehandelt sieben Tage und behandelt eine Woche.

Auch **Hustensäfte** sind bei der normalen Erkältung wirkungslos. Wie auf S. 261 erklärt, entsteht der Husten bei Erkältungskrankheiten »in der Oberetage« und hat eine reinigende Funktion, dem Körper sollte hier nicht ins Handwerk gepfuscht werden.

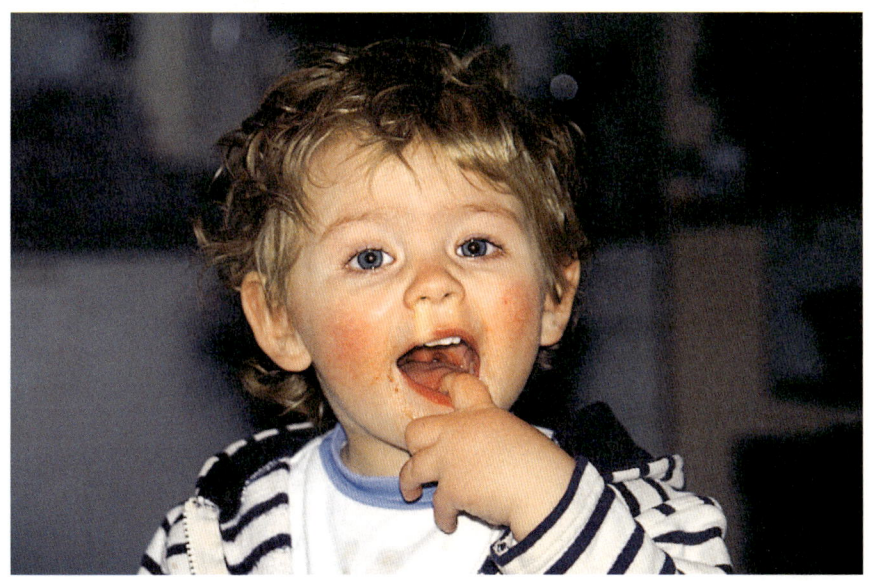

Auch wenn gerade kleinere Kinder manchmal wie das Elend pur aussehen: Selbst hoch fieberhafte Erkältungen heilen von selbst folgenlos aus. Wir Eltern müssen nur auf ausreichend Flüssigkeit und auf guten Schlaf achten, den Rest macht das körpereigene Immunsystem. [AS]

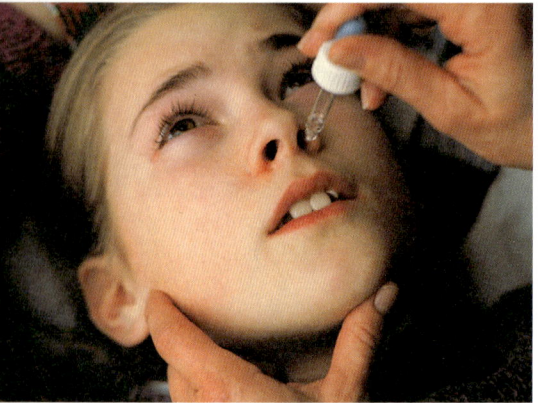

Nicht gerade beliebt und auch nur bei «verschärften» Erkältungen sinnvoll: Nasentropfen. [AM]

Rezept: Lindenblütentee

1 Teelöffel Blüten auf ¼ Liter Wasser, 5 Minuten ziehen lassen, evtl. mit etwas Honig süßen und etwas Zitronensaft zugeben.

Rezept: Holunderblütentee

1 Teelöffel Blüten auf ¼ Liter Wasser, 10 Minuten ziehen lassen.

Rezept: Zitronentrunk

1 Zitrone in ⅛ Liter Wasser auspressen und mit ½ Teelöffel Honig süßen, heiß, aber nicht kochend trinken.

Majoranbutter

Ein traditionelles hessisches Schnupfenmittel, das die kleinen Nasenlöcher in Frieden lässt, ist das Aufstreichen von Majoranbutter unter die Nase (also nicht in die Nasenlöcher, sondern auf die Oberlippe). Die ätherischen (flüchtigen) Wirkstoffe des Majoran gelangen so mit jedem Atemzug in die Nase und wirken auf die entzündete

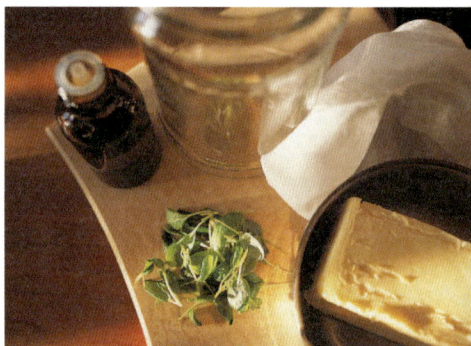

 So helfen Sie Ihrem Kind

Ob Sie dem Kind erlauben, in den Kindergarten oder zur Schule zu gehen und »normal« zu spielen, können Sie von seinem Allgemeinbefinden abhängig machen: Ein Kind mit einer laufenden Nase, das sich ansonsten wohl fühlt, braucht man nicht »vorbeugend« im Haus zu halten. Frische Luft und Bewegung (jedoch keine Überanstrengung) tun ihm eher gut. Ist das Kind allerdings stärker beeinträchtigt, sollte es sich schonen und auch zu Hause bleiben. Und den Weg zum Bett findet ein krankes Kind in der Regel von selbst. Bei den ersten Zeichen einer Erkältung kann ein aufsteigendes Fußbad oft schon das Schlimmste verhindern (siehe S. 100). Die Zimmer, in denen sich Ihr Kind aufhält, sollten gut gelüftet und nicht zu warm sein. Zigarettenrauch in der Umgebung Ihres Kindes? Sie kennen unsere Meinung (siehe S. 126).

Tees

Wichtig zur Verflüssigung der Atemwegssekrete ist reichliches Trinken – geeignet sind, insbesondere bei fieberhaften Verläufen, z. B. Lindenblütentee oder Holunderblütentee. Ältere Kinder nehmen auch gerne einen Zitronentrunk. Die früher oft empfohlene Beschränkung der Trinkmenge, um den Schnupfen »auszutrocknen«, ist unsinnig! Auch für die vielfach geäußerte Behauptung, dass Milch und Milchprodukte die Verschleimung fördern, gibt es keine wissenschaftlichen Belege.

Nasentropfen

Meist steht bei einer Erkältung der Schnupfen im Vordergrund der Beschwerden. Stört er das Kind arg (etwa beim Einschlafen), können Sie die Nase mit selbst gemachten Nasentropfen freimachen, von denen Sie mehrmals am Tag 2–3 Tropfen mit einer handelsüblichen Einmalspritze oder einer Pipette in jedes Nasenloch träufeln (Herstellung siehe Kasten).

In Apotheken und Drogerien sind auch fertige Nasentropfen oder -sprays auf Meer- oder Kochsalzbasis erhältlich (z. B. Olynth salin®, Otrisal®, Rhinomer®).

Bei Säuglingen ist das Freimachen der Nase dann wichtig, wenn Sie den Eindruck haben, dass er mit verstopfter Nase nicht trinken kann oder beim Atmen »gegen die Nase kämpft«. Sie können sein Näschen mit einem kleinen Saugballon freimachen (nicht zu oft und nicht zu kräftig saugen, die Nasenschleimhaut wird sonst irritiert und schwillt an – das Gegenteil dessen, was Sie erreichen wollen).

Gute »Nasentropfen« für Säuglinge sind auch ein Schuss Muttermilch (der Salzgehalt wirkt abschwellend, und manche Inhaltsstoffe haben entzündungshemmende Wirkungen).

Rezept: Nasentropfen

Ein Gramm Kochsalz (eine kleine Prise) in 100 ml Wasser geben, auflösen und in fest verschließbarem Glas aufbewahren. Die Tropfen halten im Kühlschrank etwa fünf Tage.

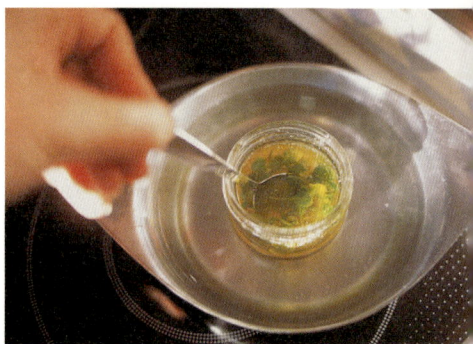

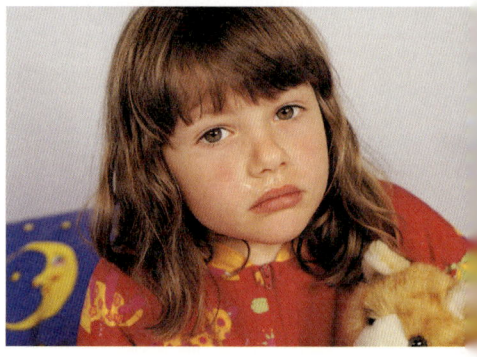

Majoranbutter kann zu Hause aus einfachen Zutaten hergestellt werden und hält sich im Kühlschrank über die ganze »Schnupfensaison«. Die fertige Majoranbutter wird auf die Oberlippe aufgetragen – besonders vor dem Schlafengehen.

Mit jedem Atemzug gelangen so die ätherischen Wirkstoffe in die Nase und tragen zu einer freien Atmung bei. [AM]

Schleimhaut beruhigend und abschwellend. Vor dem Schlafen kann die Majoranbutter auch zusätzlich in den Nacken eingerieben werden.

Viele Apotheken können Majoranbutter für Sie herstellen, sie kann jedoch auch in Eigenregie fabriziert werden: 100 Gramm Butter schmelzen (der entstehende Schaum wird abgeschöpft und verworfen), zu der derart »gereinigten«, flüssigen Butter dann eine Handvoll frischen, zerzupften Majoran geben. Verwendet wird das obere Drittel der Pflanze, am besten vor der Blüte, wobei Sie sowohl den bei uns wild wachsenden Majoran (genannt *Dost*) als auch den Gartenmajoran verwenden können. Die Masse jetzt eine halbe Stunde lang im heißen Wasserbad, z. B. in einem Weckglas, rühren. Das Fett darf nicht sieden!

Die flüssige Masse dann durch ein dünnes Tuch sieben, fünf Tropfen Majoranöl aus der Apotheke hinzufügen und in ein Schraubverschlussglas abfüllen.

Die Majoranbutter hält sich im Kühlschrank etwa ein Jahr.

Nasenduschen, Nase schnäuzen und Inhalationen

Gerne empfohlen werden für ältere Kinder auch **Nasenspülungen** mit Hilfe von in der Apotheke zu erwerbender spezieller **Nasenduschen.** Als Munition wird Kochsalzlösung oder Ähnliches verwendet.

Unsere Wortwahl wird es Ihnen verraten haben: Wir meinen, dass hier mit Kanonen auf Spatzen geschossen wird, dagegen erscheint vielen Kindern noch das altgediente Schnäuzen ins Taschentuch als erquicklichere Alternative.

Letztere, vor allem bei Großmüttern beliebte Strategie wurde aber in jüngster Zeit hinterfragt, da durch den dabei entstehenden hohen Druck in der Nasenhöhle nicht nur Sekret nach außen getrieben werde, sondern auch Krankheitserreger in Richtung Nasennebenhöhle oder Mittelohr befördert werden könnten. Vergleichende Studien hierzu sind uns nicht bekannt, und kleinere Kinder vermeiden sowieso einen hohen Schnäuzdruck, weil sie die Technik des Schnäuzens schlicht und einfach noch nicht beherrschen.

Wir finden: Jeder schnäuze nach seiner Fasson, bei den Kleinen wird man sowieso nur die Nasenöffnungen abwischen können und die Größeren dürfen von uns aus auch einmal die Großmutter mit einem taschentuchfüllenden Schnäuzer erfreuen. Die Lösung des Nasensekrets kann beim älteren Kind durch das Einnehmen von selbst gemachtem Zwiebelsaft (siehe Kasten nächste Seite) gefördert werden. Auch eine über Nacht auf den Fußballen gebundene Zwiebel oder Zitronenhälfte sorgen für eine freiere Atmung.

Als angenehm wird von den meisten Kindern die Inhalation ätherischer Öle aus Kiefernsprossen, Fichtenspitzen, Pfefferminz, Eukalyptus und Minze empfunden. Sie fördern den Sekretfluss und erleichtern die Atmung. Am einfachsten lassen sich die in der Apotheke erhältlichen Mischungen (z. B. Pinimentol®) durch *Einreiben der Brust* in Umlauf setzen. Sie lassen sich auch auf Kleidung oder die Bettdecke auftropfen (z. B. Babix®). Salben können allerdings bei empfindlichen Kindern die Haut reizen und Ausschläge verursachen.

Auch **Dampfinhalationen** fördern den Abfluss des Sekrets, entweder als Inhalation mit Kochsalzlösung (ein Esslöffel Kochsalz auf einen Liter Wasser), Kamillenblüten (50 g auf zwei Liter kochendes Wasser) oder bei Älteren ebenfalls mit Zusatz ätherischer Öle, etwa Thymian (praktische Durchführung der Inhalationsbehandlung siehe S. 105).

==Bei Babys und Kleinkindern dürfen keine kampfer- und mentholhaltigen Mittel zum Einreiben oder Inhalieren verwendet werden, da sie zu akuter Atemnot bis hin zum Atemstillstand führen können. Für sie gibt es spezielle Präparate ohne diese Bestandteile – fragen Sie den Apotheker. Aus dem gleichen Grunde sollten ätherische Öle generell nicht im Gesicht von Säuglingen verwendet werden.==

==Bei Babys unter sechs Monaten verzichten Sie am besten ganz auf solche Helfer; Majoranbutter kann aber ohne Bedenken verwendet werden, auch Brusteinreibungen mit Thymian- oder Myrrhesalbe werden gut vertragen.==

Auch **Badezusätze** wie etwa Fichtennadel-, Kamillen- oder Heublumenzusätze beruhigen die wunden Schleimhäute – ein warmes Vollbad tut der Nase dabei durch die Anfeuchtung der Raumluft zusätzlich gut (siehe S. 100).

Ist die Nase wund, so wirkt entweder Majoranbutter oder aber eine Ringelblumensalbe lindernd.

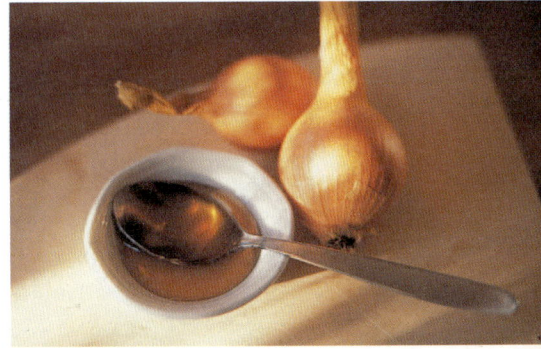

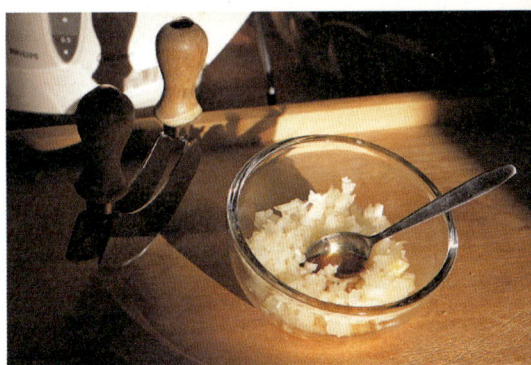

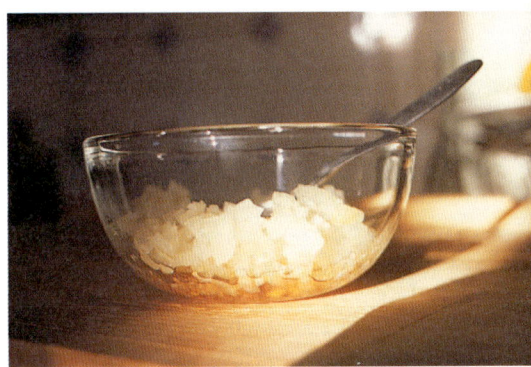

Zwiebelsaft wirkt keimtötend und steigert die Abwehr. Die Herstellung zu Hause ist denkbar einfach und so manchem teuren Medikament aus der Apotheke überlegen: Eine rohe Zwiebel fein gewürfelt in eine Tasse geben, mit einem Teelöffel Honig vermischen und zudecken. Innerhalb weniger Stunden hat der Honig den Saft aus den Zwiebeln gezogen. [AM]

Halsschmerzen und Husten

Stehen die Halsschmerzen im Vordergrund, können Sie alle bei der akuten Mandelentzündung beschriebenen Selbsthilfemaßnahmen anwenden (siehe S. 242). Plagt das Kind der Husten, gehen Sie wie bei der akuten Bronchitis vor (siehe S. 272).

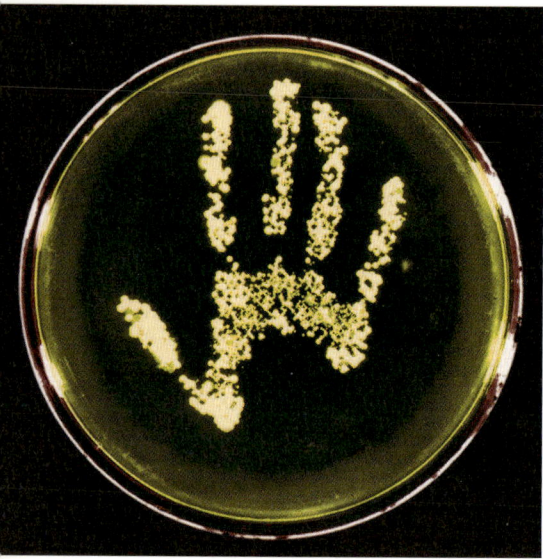

Dass die Hände gute Keimträger sind, zeigt dieses Experiment: Eine Hand wurde auf ein Wuchsmedium für Bakterien gedrückt. Im Labor wachsen an den Berührungsstellen tausendfach Bakterienkolonien (weiße Punkte). Auch andere Experimente zeigen: Die beste Vorsorge gegen Erkältungen ist das regelmäßige Händewaschen. [DGK]

Zur Steigerung der Abwehrkräfte

Zur allgemeinen Steigerung der Abwehrkräfte bei Erkältungen hat sich Weizengras (siehe S. 172) und vor allem die Zwiebel bewährt (Rezepte siehe Kasten und die Fotoserie auf S. 265). Beim älteren Kind kann die Zwiebel auch als Halswickel (siehe S. 103) angewendet werden. Aufsteigende Fuß- und Armbäder (siehe S. 100) wirken ebenfalls abwehrsteigernd.

Hausmittel zur Steigerung der Abwehrkraft bei Erkältungen

Rezept: Zwiebelsaft

Eine mittelgroße Zwiebel fein gehackt in ein Schüsselchen geben und einen gehäuften Teelöffel Honig hineinstellen, abdecken. Der Honig zieht nun den Saft aus den Zwiebelstückchen, der sich am Grund des Schüsselchens sammelt. Während der Erkältung immer wieder einen halben Teelöffel von diesem Saft einnehmen, dies stärkt die Abwehrkräfte und verhindert eine Ausweitung der Erkrankung.

Rezept: Zwiebelsirup

Eine mittelgroße Zwiebel fein hacken, mit 3 Esslöffeln braunem Zucker vermischen, danach unter Zumischung von 1/8 Liter Wasser leicht kochen. Einige Stunden stehen lassen und durch ein Tuch drücken. 1–2 Teelöffel davon mehrmals täglich geben.

Möglichkeiten der Naturheilkunde

Die Homöopathie behandelt die akute fieberhafte Erkältung je nach Begleitsymptomen z. B. mit Aconitum D6, Belladonna D6 oder Ferrum phosphoricum D6. Als Nasenspray steht das Komplexmittel Euphorbium comp.® zur Verfügung.

Vorsorge

Vorsorge vor Erkältungen ist nur begrenzt möglich. Allgemein abhärtende Maßnahmen (siehe S. 106) können einen Teil der Erkältungen verhindern. Da nach heutigem Wissensstand die Virenübertragung über Händekontakt eine größere Rolle spielt als früher angenommen, ist auch eine gute Händehygiene zu Erkältungszeiten (häufiges Händewaschen, Einschränken des Händeschüttelns) insbesondere bei Säuglingen sinnvoll.
Ganz vermeiden lassen sich Erkältungen bei Kindern jedoch nicht, und dies wäre auch gar nicht gut: Denn das kindliche Immunsystem muss sich mit dem Fremden, den Erregern in seiner Umwelt auseinander setzen, muss »trainieren« (siehe auch S. 33). Und als Trainingspartner sind die Erkältungsviren gar nicht so schlecht.

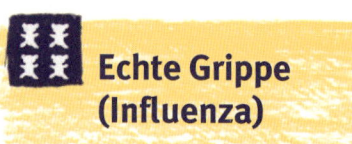

Echte Grippe (Influenza)

Im Gegensatz zu den meist harmlosen Erkältungskrankheiten ist die **echte Grippe** (= *Virusgrippe, Influenza*) eine »richtige« Krankheit. Grippesaison ist vor allem in den Wintermonaten, erfahrungsgemäß vor allem im Januar und Februar. Prinzipiell können alle Altersgruppen erkranken, besonders häufig aber trifft die Grippe Kindergarten- und Schulkinder, da die Ansammlung vieler Menschen auf engem Raum die Ansteckung fördert.

Leitbeschwerden

➤ Schnell ansteigendes, oft hohes Fieber, das häufig erst nach 4–7 Tagen absinkt
➤ Erheblich beeinträchtigtes Allgemeinbefinden mit Kopf- und Gliederschmerzen
➤ Oft starker, zunächst trockener Husten, Heiserkeit
➤ Schnupfen
➤ Möglicherweise Halsschmerzen
➤ Möglicherweise Bauchschmerzen, Übelkeit, Durchfall
➤ Möglicherweise (leichtes) Nasenbluten

Wann zum Arzt

Am nächsten Tag, wenn
➤ Es Ihrem Kind nach 3–4 Tagen »Grippe« nicht besser geht.

Noch heute, wenn
➤ Sie vermuten, dass Ihr Baby eine echte Grippe hat.
➤ Ihr Kind Fieber über 40 °C hat.
➤ Es Ihrem Kind zunehmend schlechter geht.

Sofort, wenn
➤ Ihr Kind durch den Fieberanstieg einen Fieberkrampf bekommt (siehe S. 448).
➤ Ihr (Klein-)Kind Zeichen der Austrocknung zeigt (siehe S. 151 und S. 316).

Das Wichtigste aus der Medizin

Woher kommt die echte Grippe?

Hervorgerufen wird die echte Grippe durch **Influenza-Viren**, wobei es die drei **Typen A, B und C** gibt. Wie die gewöhnlichen Erkältungsviren werden sie durch Tröpfcheninfektion und direkten Kontakt übertragen und befallen dann die Schleimhäute der Atemwege. Die Inkubationszeit, d. h. die Zeit zwischen Ansteckung und Ausbruch der Erkrankung, beträgt nur wenige Tage.
Eine durchgemachte Erkrankung hinterlässt zwar eine mehrjährige Immunität gegen genau dieses Virus, doch verändern sich die

Influenza-Viren von Jahr zu Jahr teils erheblich. Haben sich die Viren zu stark verändert, schützen die Abwehrstoffe nicht mehr. Dies erklärt, warum es alle paar Jahre zu Grippeepidemien kommt. Manche Virusstämme sind dabei aggressiver als andere – »echte Grippe« ist also nicht gleich »echte Grippe«.

Wie die Influenza von einer normalen Erkältung unterscheiden?

Durchschnittlich verläuft die Influenza heftiger und länger als eine fieberhafte Erkältungskrankheit: Das Fieber steigt schneller und auf höhere Werte, die Kopfschmerzen sind stärker, meist steht der Husten gegenüber dem Schnupfen im Vordergrund, und gerade bei kleinen Kindern kann der Bauch mitreagieren.

Eine sichere Unterscheidung von schwerer Erkältung und leichter Influenza ist anhand des Beschwerdebildes jedoch nicht möglich.

Bei komplikationslosem Verlauf beginnt sich das Befinden des Kindes nach 3–4 Tagen wieder zu bessern. Es kann aber durchaus zwei Wochen dauern, bis Ihr Kind wieder fit ist.

Was ist so gefährlich an der echten Grippe?

Die echte Grippe kann zum einen nicht nur die oberen Atemwege, sondern auch andere Organe befallen. Am häufigsten sind eine Bronchitis (siehe S. 272), eine virusbedingte Lungenentzündung (siehe S. 276) oder eine Herzmuskelentzündung (siehe S. 288).
Zum anderen erleichtert die Vorschädigung der Schleimhäute Bakterien das Eindringen: Eine Mittelohrentzündung (siehe S. 435) oder bakterielle Lungenentzündung (siehe S. 276) sind mögliche Folgen.
Hat Ihr Kind eine Vorerkrankung der Atemwege, wie beispielsweise ein Asthma (siehe S. 278), so müssen Sie damit rechnen, dass sich diese Erkrankung durch die Grippe verschlimmert.
Bei Kleinkindern sind außerdem ein Fieberkrampf (siehe S. 448) und Pseudokrupp-Anfälle (siehe S. 268) nicht selten.

Besonders komplikationsgefährdet sind Kinder mit einer Abwehrschwäche, Herz- oder Lungenerkrankungen. Ansonsten gesunde Kinder machen auch die echte Grippe in aller Regel ohne schwere Komplikationen durch.

 ## Das macht der Arzt

Der Arzt wird Ihr Kind gründlich untersuchen und dabei besonders auf Lunge und Ohren achten. Vor allem bei Verdacht auf Komplikationen können weitergehende Untersuchungen sinnvoll sein, z. B. Blutuntersuchungen oder eine Röntgenaufnahme der Lunge.
Es gibt verschiedene Medikamente, welche die Vermehrung des Grippevirus hemmen, darunter die seit kurzem zugelassenen recht gut verträglichen *Neuraminidasehemmer*. Ihre Wirkung ist jedoch alles andere als durchschlagend (sie verkürzen den Krankheitsverlauf um etwa einen Tag). Sie wirken zudem nur, wenn sie ganz früh im Krankheitsverlauf gegeben werden (wenn man also ohne spezielle Tests noch gar nicht weiß, woran das Kind leidet). Aus diesen Gründen werden sie lediglich bei besonders gefährdeten, z. B. chronisch kranken Kindern eingesetzt.
Hohes Fieber kann durch Paracetamol oder Ibuprofen gesenkt werden, das auch gegen die dann oft vorhandenen Kopfschmerzen hilft (siehe auch S. 157 und S. 443).
Antibiotika werden nur dann gegeben, wenn Bakterien zu einer Folgeinfektion geführt haben.

 ## Selbsthilfe und Naturheilkunde

Bei einer echten Grippe sollte Ihr Kind zumindest in den ersten Tagen im Bett bleiben. In aller Regel ist dies aber kein Problem, die meisten Kinder leiden unter der echten Grippe so stark, dass sie das Bett von alleine ansteuern. Wenn es Ihrem Kind wieder besser geht, sollten Sie darauf achten, dass es seine Aktivitäten langsam wieder »hochfährt« und sich noch ein paar Tage schont.
Bei hohem Fieber kann das Trinken zum Problem werden, das Kind ist einfach zu müde, um selbst daran zu denken. Wenn man ihm aber in Wachzeiten alle paar Minuten etwas zu trinken anreicht, nimmt es in aller Regel genug zu sich.
Bemerken Sie, dass die aufgenommene Flüssigkeitsmenge trotz aller Bemühungen nicht ausreicht, ist ein Fieberzäpfchen oder -saft sinnvoll. Die Stunden der Besserung können dann zum »Auftanken« genutzt werden.
Ansonsten entsprechen sowohl die Selbsthilfemaßnahmen als auch die naturheilkundliche Therapie bei einer echten Grippe denen bei einer Erkältung.

 ## Vorsorge

Es gibt eine Impfung gegen die Grippe. Sie muss aber jährlich im Herbst durchgeführt werden. Da sich die Stämme ständig ändern, wird der Impfstoff jedes Jahr aufgrund von mehr oder weniger verlässlichen Voraussagen aktualisiert und schützt deshalb oft nicht 100%ig. Empfohlen wird die Impfung derzeit nur für besonders gefährdete Kinder, etwa chronisch kranke Kinder und Asthmatiker.

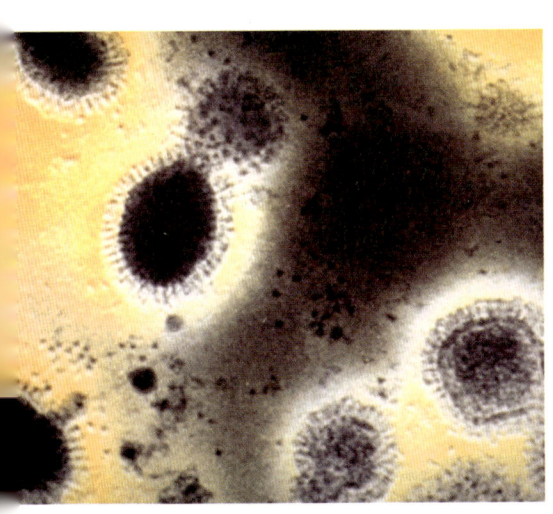

Influenza-Viren im Elektronenmikroskop. Influenza-Viren sind u. a. deshalb gefährlicher als die »normalen« Erkältungserreger, weil sie sich von Jahr zu Jahr genetisch verändern. Dadurch kann sich das Immunsystem nur schlecht an sie erinnern, mit der Folge, dass wir und unsere Kinder jedes Jahr aufs Neue erkranken. [DGK]

Akute Laryngitis (akute Kehlkopfentzündung)

Bei der **akuten Laryngitis** (= *akute Kehlkopfentzündung*) hat sich, meist im Rahmen eines Virusinfektes der oberen Luftwege, der Kehlkopf mit entzündet. Sie betrifft vor allem Kinder ab dem Schulalter. Im Kleinkindalter häufiger ist eine Sonderform der Laryngitis, der *Pseudokrupp*, der auf S. 268 gesondert behandelt wird.

Leitbeschwerden

- Heiserkeit bis hin zur Stimmlosigkeit (Aphonie)
- Räusperzwang, trockener Reizhusten
- Kratzen im Hals

Wann zum Arzt

Am nächsten Tag, wenn
- Die Beschwerden nach 3–4 Tagen nicht besser werden.

Noch heute, wenn
- Das Kind zusätzlich hohes Fieber bekommt.

Sofort, wenn
- Das Kind nicht mehr richtig schlucken kann.
- Atemprobleme auftauchen (bei älteren Kindern sehr selten).

Das Wichtigste aus der Medizin

Was sind die Ursachen einer Laryngitis?

Eine Laryngitis entsteht ganz überwiegend dadurch, dass sich ein Infekt der oberen Luftwege nach unten auf den Kehlkopf ausbreitet. Dabei handelt es sich am häufigsten um Virusinfekte; sehr selten sind Bakterien die Ursache einer akuten Laryngitis, die dann oft schwer verläuft (z. B. Diphtherie, siehe S. 229).
Manchmal entsteht eine Laryngitis durch zu starke Beanspruchung der Stimme, zu lautes und/oder zu langes Sprechen, Singen oder Schreien. Auch Allergien können sich durch eine Laryngitis zeigen. Bei Jugendlichen tritt Zigarettenrauch als Ursache hinzu.

Das macht der Arzt

Ist die Laryngitis durch Viren oder Überbeanspruchung der Stimme entstanden, so helfen keine Medikamente. Bei schweren, durch Bakterien ausgelösten Verläufen wird mit Antibiotika behandelt.

So helfen Sie Ihrem Kind

Bei der durch Viren bedingten Laryngitis helfen die bei der Halsentzündung beschriebenen Maßnahmen (siehe S. 244).
Am besten ist es, wenn das Kind seine Stimme schont, was es meist von selbst tut. Wie bei allen Virusinfekten der oberen Luftwege sollte die Raumluft feucht gehalten werden. Auch Inhalationen mit Salzlösungen und Gurgeln mit Salbeitee helfen. Das Kind sollte außerdem reichlich trinken und sich viel an der frischen Luft aufhalten (bei kaltem Wind soll es aber den Schal über Mund und Nase ziehen).

Pseudokrupp (Krupphusten)

Der **Pseudokrupp** (= *Krupphusten, subglottische stenosierende Laryngitis*) ist eine für das Kleinkindalter typische Sonderform der *Laryngitis* (= Kehlkopfentzündung, siehe oben): Unterhalb der Stimmbänder ist die Schleimhaut entzündet und so stark angeschwollen, dass der Luftweg eingeengt wird. Da früher die Diphtherie auch als »Krupp« bezeichnet wurde, wurde diese im Erscheinungsbild ähnliche Form zur Abgrenzung Pseudokrupp (»scheinbarer Krupp«) genannt.
Meist tritt der Pseudokrupp im Rahmen eines vorbestehenden Virusinfektes der oberen Luftwege auf, entsprechend ist er im Herbst und Winter am häufigsten. Fast immer sind die Kinder zwischen 18 Monaten und fünf Jahren alt, Jungen sind häufiger betroffen als Mädchen.

Leitbeschwerden

- Vorbestehender Infekt der oberen Luftwege
- Allenfalls leichtes Fieber
- Beschwerdebeginn meist plötzlich, abends oder nachts
- Heiserkeit
- Trockener, bellender Husten
- Möglicherweise Atemnot
- Möglicherweise hörbare, oft pfeifende Geräusche beim Einatmen (Stridor)
- Möglicherweise leichte Schluckbeschwerden

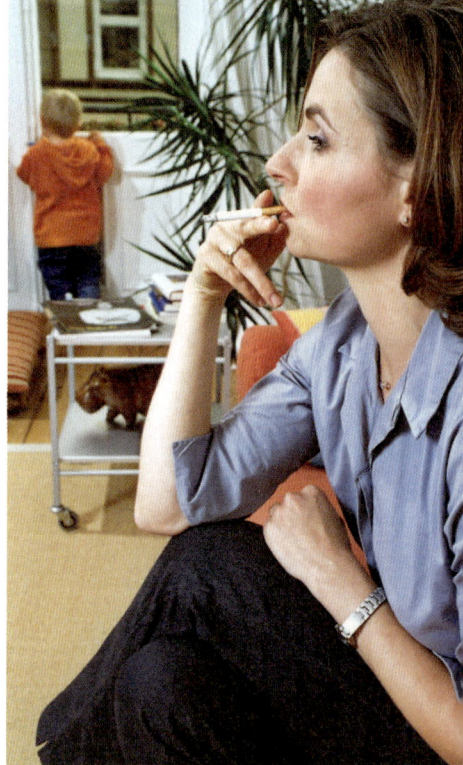

Wenn in der Wohnung geraucht wird, rauchen Kinder mit, auch wenn sie sich nicht im selben Raum aufhalten – das haben jedenfalls Studien nachgewiesen. Und Kinder leiden doppelt dabei: Nicht nur erleben sie das Rauchen als etwas Selbstverständliches bei den »Großen« – sie sind auch von Erkältungen und allen möglichen anderen HNO-Erkrankungen bis hin zum Pseudokrupp häufiger betroffen als nichtpassivrauchende Kinder. [DAK]

Wann zum Arzt

Am nächsten Morgen, wenn
➤ Ihr Kind in der Nacht erstmalig einen (leichten) Pseudokrupp-Anfall gehabt hat.

Sofort, wenn
➤ Die anfangs leichte bis mäßige Atemnot auf die unten dargestellten Selbsthilfemaßnahmen nicht besser wird.
➤ Ihr Kind schwere Atemnot hat oder seine Haut sich blass oder bläulich verfärbt.
➤ Das Kind unruhig oder schläfrig wird.
➤ Die Haut über den Schlüsselbeinen und zwischen den Rippen beim Einatmen einsinkt.
➤ Das Kind hohes Fieber hat oder eine kloßige Sprache – möglicherweise liegt dann eine bedrohliche Epiglottitis vor (siehe S. 270).

Das Wichtigste aus der Medizin

Woher kommt der Pseudokrupp?

Hauptursache des Pseudokrupps sind Viren, allen voran **Parainfluenza-Viren**, gefolgt von *Influenza-Viren des Typs A*. Die virusbedingte Entzündung lässt die Schleimhaut unter den Stimmbändern anschwellen und engt die bei Kindern ohnehin noch engen Luftwege weiter ein, so dass das Kind Luftnot bekommt.

Luftverschmutzung, sei es durch industrielle oder Verkehrsabgase oder durch Rauchen, begünstigt durch eine ständige Reizung der Atemwege eine Entzündung und damit die Entwicklung eines Pseudokrupps.

Die meisten Kinder haben in ihrem Leben nur ein bis zwei Pseudokrupp-Erkrankungen. Bei manchen Kindern jedoch tritt der Pseudokrupp häufiger oder auch noch jenseits der typischen Altersperiode auf – nicht selten handelt es sich dabei um Kinder, die auch zu einem Asthma neigen. Es wird vermutet, dass bei diesen Kindern die Schleimhaut des Kehlkopfs ebenso überempfindlich ist wie die der Bronchien.

Das macht der Arzt

Medikament erster Wahl beim Pseudokrupp-Anfall sind entzündungshemmende Kortisonzäpfchen (z. B. Rectodelt®), die – allerdings erst nach ungefähr einer Stunde – zu einer deutlichen Besserung führen. Angst vor den Nebenwirkungen des Kortisons brauchen Sie dabei nicht zu haben, sie sind bei kurzfristiger Anwendung über wenige Tage extrem selten.

Manchmal ist die Inhalation von Adrenalin notwendig, das die geschwollene Kehlkopfschleimhaut abschwillt und damit die Luftwege in wenigen Minuten erweitert. Nebenwirkungen sind ein schneller Herzschlag und manchmal auch Zittrigkeit, die beide jedoch von Kindern in aller Regel leicht »weggesteckt« werden.

Sehr selten muss ein Kind mit Pseudokrupp ins Krankenhaus eingewiesen werden, sei es zur Beobachtung oder, in ganz schlimmen Fällen, zur künstlichen Beatmung.

Meist verläuft ein Pseudokrupp gutartig. Nicht selten aber wiederholt er sich in der folgenden Nacht. Deshalb ist es sinnvoll, sich nach einem ersten Anfall Kortisonzäpfchen und ggf. Adrenalin-Spray vom Arzt verschreiben zu lassen, um besser gewappnet zu sein, falls sich das Geschehen wiederholt. Während Ihnen praktisch alle Kinderärzte die Zäpfchen für den Hausgebrauch aufschreiben werden, sind viele Kinderärzte mit der Verordnung von Adrenalin-Spray oder von Adrenalin-Lösungen zur Verwendung in Ultraschall-Verneblern für den Hausgebrauch zurückhaltend, da Adrenalin nur bei sachgemäßer Anwendung ein sicheres Medikament ist.

So helfen Sie Ihrem Kind

Die Kinder wachen oft nachts mit Husten und Atemnot auf und kommen typischerweise ängstlich ins Schlafzimmer der Eltern. Am besten nehmen Sie dann das Kind auf den Arm, beruhigen es (körperliche Anstrengung und Angst verschlimmern die Atemnot), hüllen es in eine warme Decke und gehen mit ihm an ein offenes Fenster oder gleich raus an die frische Luft. Die kalte Luft lässt die Schleimhäute abschwellen. Alternativ können Sie auch im Bad die Dusche heiß anstellen, auch der warme Dampf beruhigt die entzündete Schleimhaut. Prinzipiell genauso gut ist, in der Küche in einem großen Topf Wasser oder Kamillentee verdampfen zu lassen, dies dauert jedoch erfahrungsgemäß zu lange. Zusätzlich geben Sie Ihrem Kind etwas Wasser (Raumtemperatur) zu trinken. Allein hierdurch lassen sich die meisten Pseudokrupp-Anfälle gut behandeln.

Wenn sich das Kind beruhigt hat, können Sie es wieder schlafen legen, am besten mit leicht erhöhtem Oberkörper zur Erleichterung der Atmung. Viele Kinder wünschen sich auch mehr als sonst Nähe zu den Eltern, weil sie sich dort sicherer fühlen.

Da sich ein Pseudokrupp-Anfall nicht selten in der folgenden Nacht wiederholt, sollten Sie am folgenden Abend das Kinderzimmer gut lüften, die Raumtemperatur eher niedrig (nicht über 16–18 Grad) und die Luft ausreichend feucht halten.

Möglichkeiten der Naturheilkunde

Die Homöopathie behandelt den Pseudokrupp-Anfall je nach den individuellen Symptomen z. B. mit Apis D6 oder Sambucus D6. Eine solche Therapie kann jedoch oft nur begleitend (z. B. zusätzlich zu Kortisonzäpfchen) eingesetzt werden und sollte deshalb mit dem Arzt abgestimmt werden. Dasselbe gilt für die Phytotherapie – die bei der Erkältung eingesetzten Heilkräuter haben beim Pseudokrupp meist keinen Effekt.

==Bei einem Pseudokrupp-Anfall dürfen keine ätherischen Öle inhaliert werden, da diese die Schleimhaut reizen und dadurch die Schwellung verstärken können.==

Vorsorge

Wie bereits oben erwähnt, lassen sich Virusinfekte der oberen Luftwege bei Kindern nie ganz vermeiden. Falls Ihr Kind zu Pseudokrupp-Anfällen neigt, sollten Sie noch mehr auf eine ausreichende Luftfeuchtigkeit achten, vor allem auch zur Nacht im Kinderzimmer (vor dem Schlafen gut lüften und dann nasse Tücher aufhängen). Dass Rauchen in der *gesamten* Wohnung tabu ist, müssen wir nicht weiter erwähnen, Rauch bleibt genauso wenig im Wohnzimmer wie der Urin der Kleinkinder in der abgegrenzten Nichtschwimmerbucht des Freibads.

➤ Website einer »betroffenen« Mutter:
www.pseudokrupp.net

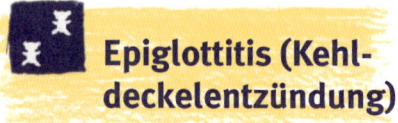
Epiglottitis (Kehldeckelentzündung)

Die **Epiglottitis** (= *Kehldeckelentzündung*) war früher recht häufig, heute ist sie jedoch dank der HiB-Impfung weitgehend zurückgedrängt.
Von der lebensbedrohlichen Krankheit sind vor allem Kinder zwischen ein und fünf Jahren betroffen.

Leitbeschwerden

- Hohes Fieber
- Schlechtes (»toxisches«) Allgemeinbefinden
- Halsschmerzen, Schluckbeschwerden, Nahrungsverweigerung
- Starker Speichelfluss
- Kloßige Sprache (»Heiße-Kartoffel-Sprache«) mit Schmerzen beim Sprechen bis hin zur Unfähigkeit zu sprechen, meist keine Heiserkeit
- Atemnot mit Pfeifen, »Karcheln« und Röcheln

Wann zum Arzt

Sofort den Notarzt rufen, wenn
- Ihr Kind Atemnot und hohes Fieber hat.

Das Wichtigste aus der Medizin

Woher kommt die Epiglottitis?

Hervorgerufen wird die Epiglottitis durch eine bakteriell verursachte Entzündung des Kehlkopfes.
Die Bakterien führen zu einer Entzündung und so massiven Schwellung des Kehldeckels, dass dieser die Atemwege völlig verlegen und das Kind ersticken kann. Haupterreger der Epiglottis waren **Haemophilus-Bakterien vom Typ B** (= *HiB*). Die hierdurch verursachte Epiglottitis ist seit Aufnahme der HiB-Impfung in den Katalog der empfohlenen Impfungen (siehe auch S. 130) erheblich zurückgegangen und wird heute kaum noch beobachtet. Ganz selten einmal führen andere Bakterien zu einer Epiglottitis.

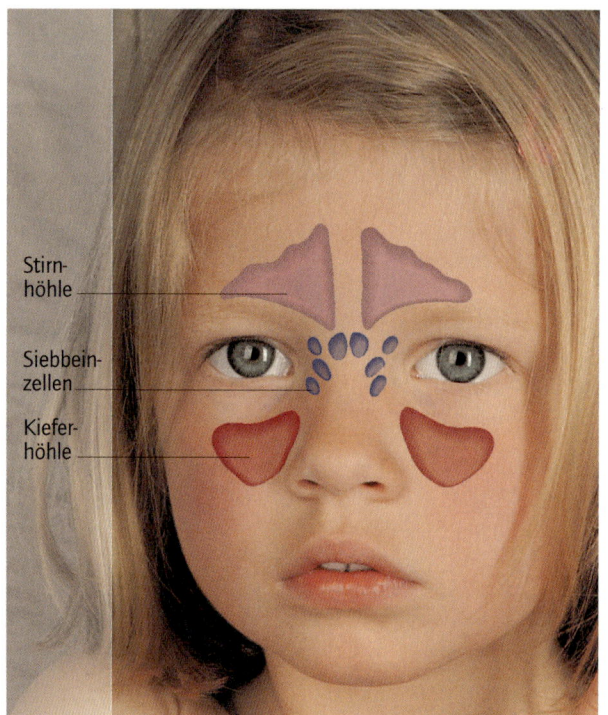

Stirnhöhle
Siebbeinzellen
Kieferhöhle

Die Nasennebenhöhlen sind luftgefüllte Räume im Schädel, die mit Schleimhaut ausgekleidet sind und über dünne Gänge mit der Nasenhöhle in Verbindung stehen. Die Kieferhöhlen bilden sich erst mit etwa fünf, die Stirnhöhlen erst mit zehn Jahren. Kleinkinder sind deshalb nur sehr selten von Nebenhöhlenentzündungen betroffen. [GX]

Das macht der Arzt

Da es schon durch einfachste Untersuchungen zu einem Atemstillstand kommen kann, transportiert der Arzt das Kind sofort in die nächste Kinderklinik. Erst dort wird das Kind genauer untersucht.
In aller Regel sind die Atemwege so zugeschwollen, dass ein kleiner Schlauch in die Luftröhre geschoben (intubiert) und künstlich beatmet werden muss. Gleichzeitig werden Antibiotika gegeben, um die Bakterien abzutöten.

Selbsthilfe und Naturheilkunde

Rufen Sie bei Verdacht auf eine Epiglottitis unverzüglich den Notarzt – Selbsthilfe und Naturheilkunde haben hier keinen Platz. Lassen Sie das Kind bis zum Eintreffen des Arztes so sitzen, wie es will (meist sitzen die Kinder nach vorne gebeugt, schieben das Kinn vor und öffnen den Mund, um die Atmung zu erleichtern), und beruhigen Sie es, da Unruhe die Atemnot verstärkt. Versuchen Sie auf keinen Fall, ihm in den Hals zu schauen oder ihm etwas zu trinken einzuflößen!

Nasennebenhöhlenentzündung (Sinusitis)

Bei der **Nasennebenhöhlenentzündung** (= *Sinusitis*) hat sich, wie der Name schon sagt, die Schleimhaut der Nasennebenhöhlen entzündet, meist im Rahmen eines vorbestehenden Infekts der oberen Luftwege. Die Nasennebenhöhlen entwickeln sich erst im Laufe der Kindheit (und können sich auch erst dann entzünden). Dies erklärt die Altersverteilung der Nasennebenhöhlenentzündungen:

- Eine **Entzündung der Siebbeinzellen** (= *Sinusitis ethmoidalis*) können schon Neugeborene bekommen
- Eine **Kieferhöhlenentzündung** (= *Sinusitis maxillaris*) ist ungefähr ab dem fünften Lebensjahr möglich
- Eine **Stirnhöhlenentzündung** (= *Sinusitis frontalis*) oder **Keilbeinhöhlenentzündung** (= *Sinusitis sphenoidalis*) tritt meist erst ab dem zehnten Lebensjahr auf.

Bei Kleinkindern entzünden sich entsprechend meist die Siebbeinzellen, bevor dann mit zunehmendem Alter die Kieferhöhlenentzündung zahlenmäßig in den Vordergrund tritt.

Leitbeschwerden

- Vorbestehender Infekt der oberen Luftwege
- »Verstopfte« Nase, meist eitriger Schnupfen
- Wieder schlechteres Allgemeinbefinden, zunehmendes Fieber
- Kopfschmerzen, meist an typischer Stelle: Bei Entzündung der Siebbeinzellen in der Stirn sowie um Auge und Nasenwurzel. Bei Kieferhöhlenentzündung in Stirn- und Oberkieferregion. Bei Stirnhöhlenentzündung in der Stirn und möglicherweise um das Auge. Bei Keilbeinhöhlenentzündung oft uncharakteristisch im ganzen Kopf, möglicherweise bis in den Hinterkopf. Der Schmerz verstärkt sich bei Erschütterung (Hüpfen)

Wann zum Arzt

Am nächsten Tag, wenn
- Eine Erkältung auch nach einer Woche nicht besser wird.
- Ihr Kind Dauerkopfschmerzen hat.
- Die Erkältung nach ein paar Tagen wieder schlimmer wird und Kopfschmerzen hinzukommen.

Noch heute, wenn
- Bei Ihrem Kind die Haut im Bereich von Nasenwurzel, Augen oder Stirn anschwillt und sich rötet.

Sofort, wenn
- Ihr Kind sehr starke Kopfschmerzen bekommt, lichtempfindlich, reizbar oder schläfrig wird.

Das Wichtigste aus der Medizin

Wie kommt es zur Nasennebenhöhlenentzündung?

Die Schleimhaut der Nasennebenhöhlen reagiert auf akute Virusinfekte genauso wie die Nasenschleimhaut, d. h. sie schwillt an und sondert Sekret ab. Diese Reizung klingt jedoch in aller Regel mit den übrigen Erkältungszeichen wieder ab.
Manchmal jedoch schwellen die Verbindungsgänge zwischen Neben- und Nasenhöhle so stark und so lange zu, dass sich das Sekret in der betroffenen Nebenhöhle aufstaut und einen optimalen Nährboden für Bakterien abgibt. Nun flammt die Entzündung richtig auf, Eiter sammelt sich an, Druck baut sich auf – eine **akute** (= *rasch entstehende*) **Nasennebenhöhlenentzündung** ist entstanden.
Kennzeichnend für die akute Nasennebenhöhlenentzündung ist eine rasche Beschwerdezunahme, nicht selten innerhalb von Stunden.
Zweithäufigste Ursache von Nasennebenhöhlenentzündungen im Kindesalter sind Allergien, die ebenfalls zu einer Schleimhautentzündung und einem Zuschwellen der Verbindungsgänge zur Nasenhöhle führen.
Hier handelt es sich häufig um eine **chronische** (= *lang andauernde*) **Nasennebenhöhlenentzündung.** Sie entsteht meist langsamer und führt häufig nur zu uncharakteristischen Beschwerden wie behinderter Nasenatmung und mäßigen Kopfschmerzen und wird aus diesen Gründen oft lange Zeit verkannt.

==Die Kombination von (chronischer) Nebenhöhlenentzündung und Allergie oder Asthma ist häufig und weist auf eine generelle Anfälligkeit der Schleimhäute von Kindern mit allergischen Erkrankungen hin.==

Bei Kindern selten und am ehesten bei Jugendlichen zu beobachten sind Nasennebenhöhlenentzündungen als Folge von Zahnwurzelentzündungen – die Wurzeln der oberen Mahlzähne liegen in unmittelbarer Nachbarschaft der Kieferhöhle oder ragen sogar in diese hinein.
Alle Nebenhöhlenentzündungen werden begünstigt durch Verengungen der Nase, etwa durch eine Nasenscheidewandverkrümmung oder »Polypen« (siehe S. 432). Besonders gefährdet sind auch Kinder mit einer Mukoviszidose (siehe S. 218), angeborenen Schäden der feinen Flimmerhärchen der Schleimhaut (sog. *Zilienfehlfunktion*) oder einer Abwehrschwäche.

Komplikationen

Das aus der Nasennebenhöhle in den Rachen herablaufende Sekret kann zu einer Entzündung der unteren Luftwege führen, am häufigsten zu einer Bronchitis mit Husten (**sinubronchiales Syndrom** = *Sinubronchitis*).

Bei besonders veranlagten Kindern (z. B. bei großen Polypen) kann die akute Nasennebenhöhlenentzündung auch chronisch werden.

Selten, aber gefährlich

Wird eine Nasennebenhöhlenentzündung nicht ausreichend behandelt, kann die eitrige Entzündung in seltenen Fällen auf die knöchernen Nasennebenhöhlenwände und die Weichteile der Umgebung übergreifen. Hierdurch entsteht z. B. eine Knochenentzündung (*Osteomyelitis,* siehe S. 372) des Oberkiefers bei einer Kieferhöhlenentzündung.
Auch die Augenhöhle kann betroffen sein (so genannte **Orbitalphlegmone**). Glücklicherweise extrem selten, aber lebensgefährlich, ist das Übergreifen auf die Hirnhäute oder gar das Gehirn (siehe S. 449 und S. 451).
Warnzeichen sind stärker werdende Schmerzen sowie eine Rötung und/oder Schwellung im Bereich von Stirn, Wangen oder um das Auge herum – im letzteren Falle tun Augenbewegungen dem Kind oft weh.

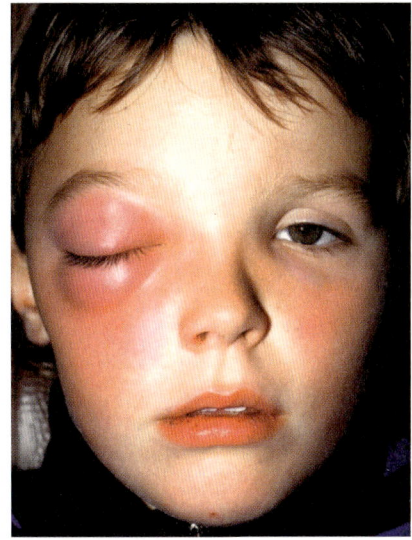

Selten, aber gefährlich: Bei diesem Kind hat eine Infektion der rechten Kieferhöhle auf die Augenhöhle übergegriffen. Die Umgebung des rechten Auges ist erheblich angeschwollen und gerötet, das Kind kann das Auge gar nicht mehr öffnen. Das Kind muss rasch in die Klinik, um dort antibiotisch behandelt zu werden. [KL]

Das macht der Arzt

Oft kann der Arzt eine Nasennebenhöhlenentzündung allein aufgrund der Untersuchung vermuten. In unklaren Fällen führt er zur Diagnosesicherung eine Ultraschalluntersuchung durch, möglicherweise auch eine Röntgen- oder Computertomographie-Aufnahme der Nasennebenhöhlen. In leichten Fällen wird zugewartet und evtl. schleimlösende Medikamente verordnet, um das Sekret zu verflüssigen. Abschwellende Nasentropfen (siehe S. 263) sollen dafür sorgen, dass das Sekret aus der entzündeten Nebenhöhle abfließen kann. Bessern sich die Beschwerden hierunter nicht oder ist die Nasennebenhöhlenentzündung schon zu Beginn ausgeprägt, verschreibt der Arzt außerdem Antibiotika, bei Kindern vorzugsweise Penicilline oder Cefalosporine. Diese müssen meist mehrere Wochen eingenommen werden, um die doch recht »versteckten« Herde gut zu erreichen. Eine Linderung stellt sich oft erst nach einer Woche ein. »Anbohren« der betroffenen Höhle zum Sekretabfluss, wie bei Erwachsenen häufig praktiziert, ist bei Kindern nur selten erforderlich. Bei schweren Komplikationen (die meist Kinder mit anderen, vorbestehenden Erkrankungen betreffen), muss das Kind im Krankenhaus behandelt werden. Hier ist häufig neben einer hoch dosierten Antibiotikabehandlung eine operative Ausräumung des entzündeten Gewebes nötig. Steckt eine Allergie hinter der Nebenhöhlenentzündung, so ist deren Behandlung vorrangig und eine besondere Behandlung der Nasennebenhöhlen meist nicht nötig (siehe S. 296).

So helfen Sie Ihrem Kind

Im Anfangsstadium helfen die bei der Erkältung beschriebenen Maßnahmen (siehe S. 264). Insbesondere ätherische Öle (siehe S. 265) und Holunderblütentee (siehe Kasten S. 264) fördern den Abfluss des Sekrets. Sind die Nebenhöhlen bereits mehrere Tage entzündet, so kann die Abheilung durch Wärme gefördert werden, sowohl als feuchte Wärme z. B. durch Kamilledampfbäder bzw. -inhalationen (siehe S. 105) als auch als trockene Wärme z. B. durch *Rotlichtbestrahlung* (siehe Kasten). In der Anfangsphase der Nebenhöhlenentzündung hingegen verstärkt Wärme die Schmerzen häufig und sollte dann nicht angewendet werden.

Rotlichtbestrahlung bei Nebenhöhlenentzündung

Am günstigsten sind drei Bestrahlungen täglich über ca. zehn Minuten (Lampenabstand ca. 50 cm). Das Kind sollte dabei die Augen geschlossen halten. Ist dies nicht zuverlässig möglich, kann man die Augen mit speziellen Schutzbrillen schützen.

Nasenspülungen werden vor allem vom älteren Kind als lindernd empfunden: In einer Tasse lauwarmes Wasser mit einer Messerspitze Meersalz mischen und einige Tropfen Calendula-Essenz hinzugeben, das Kind zieht diese Flüssigkeit dann durch die Nase so stark hoch, dass sie in den Rachen läuft. Noch ein Wort zur Vorbeugung: Manche Kinder neigen vor allem nach einem Schwimmbadbesuch zur Nasennebenhöhlenentzündung, solche Kinder sollten während einer Erkältung nicht schwimmen gehen.

Möglichkeiten der Naturheilkunde

Aus der Pflanzenapotheke haben sich für ältere Kinder (ab sechs Jahren) verschiedene Präparate zur Entzündungshemmung und Schleimlösung bewährt, z. B. Gelomyrtol® oder Sinupret®. Auch den Kamillendampfbädern kann zur Wirkungsverstärkung ein Fertigarzneimittel aus Kamille (z. B. Kamillosan®) zugesetzt werden. Fußbäder mit Senf oder Senfkompressen auf die Fußsohle sollen die Entzündung lindern. Hierzu wird Senfmehl (aus der Apotheke) in ein Wasserbad gegeben (zwei gehäufte Esslöffel) oder zu Brei verrührt, der dann mit Hilfe eines Taschentuchs so lange auf die Fußsohle gebunden wird, bis die Haut zu brennen beginnt (nur bei älteren Kindern). In der Homöopathie werden je nach Begleitsymptomen z. B. Cinnabaris D6, Mercurius bijodatus D4 oder (vor allem vorbeugend) Kalium bichromicum D 12 eingesetzt.

Folgen

In aller Regel heilt eine akute, im Rahmen eines Infektes entstandene Nasennebenhöhlenentzündung innerhalb von rund zwei Wochen aus. Chronische Nasennebenhöhlenentzündungen hingegen lassen oft erst nach Beseitigung der begünstigenden Ursache (etwa Entfernung der Polypen) nach.

Bronchitis

Bei einer **Bronchitis** hat sich die Bronchialschleimhaut, d. h. die innere Auskleidung der Bronchien, entzündet.

Die **akute Bronchitis** ist bei Kindern besonders in den Herbst- und Wintermonaten sehr häufig. Sie ist in aller Regel durch Viren verursacht und bei größeren Kindern meist nach ein paar Tagen von selbst wieder vorbei. Ganz im Vordergrund steht der Husten, die Atmung ist bei einer »normalen« Bronchitis nicht betroffen.

Bei Säuglingen betrifft die Bronchitis oft auch die ganz kleinen Bronchien, die so genannten Bronchiolen, man spricht dann von einer *Bronchiolitis* (siehe S. 203).

Auch kann bei kleinen Kindern bei einer Bronchitis die Bronchialwand so stark gereizt werden, dass sich die in die Bronchialwand eingelagerten Muskeln verkrampfen. Man spricht dann in diesen Fällen von einer **obstruktiven** (= *spastischen*, »verengenden«) **Bronchitis**.

Wegen der Verengung treten bei der Bronchiolitis und der obstruktiven Bronchitis nicht nur Husten, sondern oft auch eine behinderte, häufig »pfeifende« Atmung auf – entsprechend ernster sind diese Formen zu nehmen.

Leitbeschwerden akute Bronchitis

► Schnupfen
► Husten, meist trockener Reizhusten, der sich möglicherweise später »lockert« und mit Auswurf einhergeht
► Normale Atmung
► Möglicherweise (leichtes) Fieber
► Bei Kleinkindern möglicherweise uncharakteristische Bauchbeschwerden, z. B. Bauchschmerzen, Erbrechen

Leitbeschwerden obstruktive Bronchitis

► Trockener Husten
► Erschwerte Ausatmung
► Möglicherweise hörbare Atemgeräusche (»Pfeifen«) bei der Ausatmung
► Möglicherweise Atemnot
► Möglicherweise uncharakteristische Bauchbeschwerden, z. B. Bauchschmerzen, Erbrechen

Wann zum Arzt

Innerhalb der nächsten Woche, wenn

➤ Ihr Kind auch außerhalb von »Erkältungen« immer wieder Husten hat, auch wenn dieser nicht so schlimm scheint. Ein solcher länger bestehender Husten hat viele Ursachen (siehe S. 169), die der Arzt abklären sollte.

➤ Ein Erkältungshusten auch nach einer Woche nicht besser wird.

Noch heute, wenn

➤ Ihr Kind beim Atmen hörbar »pfeift«.
➤ Es Ihrem Kind nach zwischenzeitlicher Beschwerdebesserung wieder schlechter geht und es dabei fiebert.

Sofort, wenn

➤ Ihr Kind Zeichen der Atemnot hat (siehe S. 142).
➤ Sie meinen, Ihr Kind habe vielleicht einen Fremdkörper eingeatmet und huste deshalb (siehe S. 491).

Das Wichtigste aus der Medizin

Woher kommt die akute Bronchitis?

Die akute Bronchitis ist bei Kindern praktisch immer durch eine Infektion bedingt, wobei Viren die Hauptverursacher sind. Meist sind auch die oberen Luftwege mit entzündet. Nur bei rund 10 % aller Bronchitiden sind Bakterien von Anfang an beteiligt. Letztere können jedoch auch im Laufe einer Virusbronchitis die vorgeschädigte Schleimhaut besiedeln und nach einer halben bis einen Woche zu einer zusätzlichen bakteriellen Bronchitis führen.

Wenn ein Husten bei Kleinkindern (»Unvernünftige auf Entdeckungsreise«) plötzlich und ohne weitere Zeichen einer Infektion (also z. B. ohne Schnupfen) auftritt, muss auch an einen eingeatmeten Fremdkörper in den Luftwegen gedacht werden.

Verschiedene Krankheitsbilder

Bei älteren, ansonsten gesunden Kindern ist eine akute Bronchitis insgesamt harmlos und oft nicht von einer schweren »Erkältung« zu unterscheiden. Nach dem akuten Stadium kann zwar ein trockener Reizhusten noch einige Zeit anhalten, ernste Komplikationen, etwa eine *Lungenentzündung* (siehe S. 276), sind aber insgesamt selten und treten vor allem bei Kindern mit vorbestehenden Lungenerkrankungen auf.

Anders hingegen sieht es bei Säuglingen aus: Säuglinge können Viren schlecht »begrenzen«, sie führen bei ihnen leicht zu einer Entzündung des ganzen Bronchialsystems bis hin zu den ganz kleinen Bronchien. Die kleinen Luftwege schwellen dann zu – die daraus resultierende *Bronchiolitis* (siehe S. 203) stellt für sie eine Gefahr dar.

Auch manche Kleinkinder (seltener auch noch Schulkinder) neigen im Rahmen von Virusinfekten zu einer Verengung der Bronchien – der Arzt nennt diese Form der Bronchitis *obstruktive Bronchitis*. Diese Ausprägung betrifft vor allem (jedoch keineswegs ausschließlich) Kinder, die später ein Asthma entwickeln. Die Abgrenzung zu dem ja häufig auch durch Infekte ausgelösten *Asthma* ist entsprechend schwierig (siehe hierzu den Kasten »Aus Elternsicht«).

Im Gegensatz zum Erwachsenen, der nicht selten unter einer über Monate anhaltenden **chronischen Bronchitis** leidet (die meist durch Zigarettenrauchen begünstigt wird), kommen chronische Bronchitiden bei anderweitig gesunden Kindern nicht vor.

Bei chronisch hustenden Kindern hat sich also nicht »eine Bronchitis festgesetzt« – hinter einem chronischen Husten verbergen sich andere Erkrankungen, wie beispielsweise Asthma, und entsprechend sorgfältig sollten solche Verläufe auch abgeklärt werden (siehe S. 169).

Eltern berichten: »Obstruktive Bronchitis« – ich kann es nicht mehr hören!

»Wieder einmal nimmt unser Kinderarzt Dr. Fröhlich sein Stethoskop aus den Ohren und schaut mich an: »Genau wie das letzte Mal. Ein deutliches Giemen über beiden Lungenflügeln.« Das letzte Mal. Und das vorletzte Mal, und das vorvorletzte Mal! Sobald Jan eine Erkältung hat, endet das irgendwann in einer »obstruktiven Bronchitis«. Wenn andere Kinder längst wieder gesund sind, hat Jan noch immer mit einem hartnäckigen Husten zu kämpfen, der ihn vor allem nachts plagt. Und sobald er herumtollt und sich anstrengt.

Als ich zur Kontrolle zurückkam, war eine Vertretung in der Praxis. Sie fragte, ob die Inhalationen geholfen hätten und schaute dann lange durch Jans Akte: »Ja, Sie wissen inzwischen ja selber, wie das bei Asthma ist: Dem Kind geht es wochenlang gut, bis es wieder seinem Auslöser begegnet – sei das einer Erkältung oder einem Allergen ...« Asthma, ich zuckte zusammen. »Asthma? Sie glauben, dass Jan Asthma hat?« »Sicherlich. Wie ich sehe, hat Jan mit seinen acht Jahren nun schon seit drei Jahren immer wieder Atemnotanfälle und Husten – für mich ist das mehr als nur eine obstruktive Bronchitis. Zumal Jan ja auch beim Sport immer wieder husten muss, wie ich hier lese, stimmt das?« Ich bejahte. »Sehen Sie – dies deutet darauf hin, dass Jans Bronchien auch nach dem Abklingen der Infekte weiter entzündet sind. Wir sollten dem durch eine Lungenfunktionsprüfung auf den Grund gehen, sobald er vollends gesund ist. Vielleicht würde sein häufiges Husten nämlich durch eine Dauerbehandlung besser, aber besprechen Sie das ruhig einmal mit Dr. Fröhlich.« Was ich tat. »Ich glaube, das ist eine gute Idee«, sagte Dr. Fröhlich, »auch ich habe mich in letzter Zeit gefragt, ob bei Jan nicht vielleicht mehr hinter dem Husten steckt als nur eine obstruktive Bronchitis. Leider sind die Grenzen zwischen obstruktiver Bronchitis und Infektasthma fließend. Welche Bezeichnung man verwendet, ist deshalb immer ein Stück weit auch Ansichtssache.« Die Lungenfunktionsprüfung, zu der uns Dr. Fröhlich dann geschickt hat, war eindeutig: Jan lag weit unter den für sein Alter zu erwartenden Werten. Seither wird er konsequent auf Asthma behandelt. Und auch wenn die tägliche Inhaliererei uns beide nervt – es geht ihm heute besser. Er kann sich im Sport wieder richtig belasten, und auch die Erkältungen gehen ohne wochenlange Hustenattacken vorbei. Ich glaube, die Diagnose Asthma war für Jan der erste Schritt zur Besserung.«

Mehr dazu siehe S. 278.

Das macht der Arzt

In aller Regel kann der Arzt die Diagnose einer Bronchitis durch eine einfache Untersuchung des Kindes stellen. Eine Röntgenaufnahme der Lunge kann in Zweifelsfällen bestimmte Komplikationen (z. B. eine Lungenentzündung) ausschließen, Blutuntersuchungen sind nur selten hilfreich.

Bei einer »einfachen« Bronchitis sind Medikamente allenfalls eine Verlegenheitslösung. Es hat sich gezeigt, dass die oft großzügig eingesetzten **Sekretolytika** (= *Schleimlöser*), etwa Acetylcystein (z. B. Fluimucil®), Ambroxol (z. B. Mucosolvan®) oder Bromhexin (z. B. Bisolvon®), wenig oder gar nichts nutzen, unter anderem deshalb, weil die durch die Viren geschädigte Schleimhaut ihre Selbstreinigungsfunktion verloren hat: Auch wenn der Schleim noch so »dünn« ist, können ihn die feinen Flimmerhärchen nicht mehr abtransportieren. Der Körper verlässt sich in diesem Fall verständlicherweise auf »gröbere Mittel« wie eben den Husten.

Medikamente, die den Husten unterdrücken (*Hustenblocker* = **Antitussiva**), z. B. Silomat®, sind aus eben diesem Grund eher schädlich – das Sekret verbleibt dann durch den fehlenden Hustenreiz in den Luftwegen und bildet einen idealen Nährboden für Bakterien.

Wenn das Kind jedoch einen unstillbaren, ganz trockenen Reizhusten hat und vom ständigen Husten und durch Schlaflosigkeit erschöpft ist, kann es einmal sinnvoll sein, ihm durch Antitussiva Erholung zu ermöglichen (siehe S. 171).

Aus dem Gesagten ist sicher leicht zu verstehen: Kombinationspräparate aus Schleimlösern und Hustenblockern machen noch weniger Sinn. Die Schleimlöser verflüssigen den Schleim, dessen Abtransport dann aber gleichzeitig medikamentös unterbunden wird.

Antibiotika sind nur in Ausnahmefällen sinnvoll, z. B. wenn Fieber und Auswurf zunehmen und der Arzt eine bakterielle Aufpfropfinfektion vermutet.

Bei einer obstruktiven Bronchitis werden die Luftwege je nach Schwere der Erkrankung medikamentös erweitert. Hierzu werden die gleichen Medikamente wie beim Asthma eingesetzt (siehe S. 280), z. B. die **Beta$_2$-Sympathomimetika**, die als Spray gegeben oder inhaliert werden.

Selbst gemachter Hustensaft

Besorgen Sie getrockneten Thymian und Salbei und mischen Sie davon je einen Teelöffel mit ¼ Liter Wasser sowie je 100 g gehackter Zwiebel und Kandiszucker bzw. braunem Zucker. Lassen Sie die Mischung so lange köcheln, bis sich der Zucker aufgelöst hat. Die Mischung durch ein Sieb in ein Glasgefäß mit Schraubverschluss abfüllen.

Der Hustensaft hält sich im Kühlschrank etwa fünf Tage.

Anmerkung: Für den Saft kann zusätzlich ein Teelöffel Spitzwegerich (stillt ebenfalls den Hustenreiz) verwendet werden, dies macht den Saft jedoch etwas bitter.

Anwendung: Kleinkinder nehmen 3-mal täglich einen Teelöffel, Kindergartenkinder 3-mal täglich einen Esslöffel, noch ältere 3-mal täglich zwei Esslöffel.

Rezept: Rettichsaft bzw. Rettichhonig

Einen großen Rettich (am besten einen »Bierrettich« – ein runder Rettich mit einer schwarzen Haut) aushöhlen, unten anbohren und Honig einfüllen. Den Rettich jetzt auf ein Glas setzen. Nach etwa drei Stunden hat sich in dem Glas ein Sirup gesammelt.

Anwendung: Ab dem zweiten Lebensjahr bei Husten und Heiserkeit 1–2 Teelöffel täglich geben.

Brustwickel mit Thymian

Einen Esslöffel Thymian mit kochendem Wasser übergießen, zehn Minuten ziehen lassen und absieben. Ein Baumwolltuch (z. B. Abtrockentuch) mit dem Tee tränken, leicht auswringen (etwa so, dass es nicht mehr tropft) und so warm wie erträglich um die Brust wickeln. Den Wickel gut mit Handtüchern abdecken und durch Leinentücher oder ein strammes T-Shirt fixieren. ½–1 Stunde lang einwirken lassen. Der Wickel kann morgens und abends angewendet werden.

Rezept: Hustentee zur Hustenlinderung bei trockenem Husten

Zutaten: 30 g Eibischwurzel, 20 g Anisfrüchte, 10 g Isländisch Moos, 10 g Sonnentaukraut.

Einen guten Teelöffel der Mischung mit ca. ¼ l kochendem Wasser übergießen, zehn Minuten ziehen lassen und absieben. Das Kind täglich mehrere Tassen frischen Tee trinken lassen.

Rezept: Hustentee zur Schleimlösung bei Husten mit Auswurf

Zutaten: 25–40 g Spitzwegerichkraut, 25–35 g Süßholzwurzel, 10–30 g Thymiankraut, 10–25 g Fenchelfrüchte.

Zubereitung und Anwendung siehe oben.

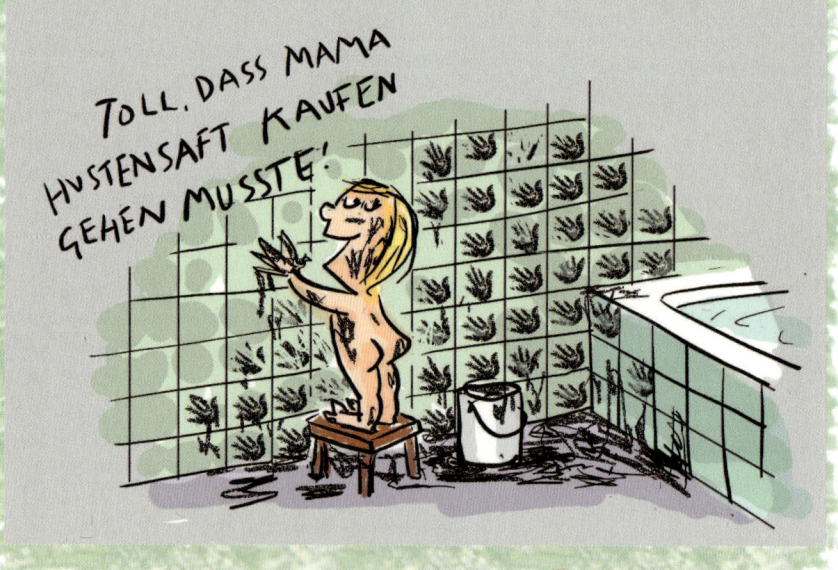

Toll, dass Mama Hustensaft kaufen gehen musste!

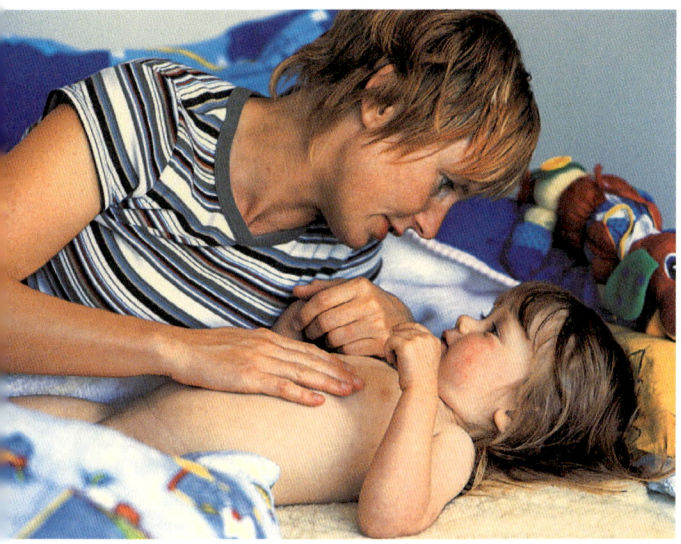

Das Einreiben der Brust mit ätherischen Ölen bringt nicht nur den Bronchien Erleichterung, sondern tut dem »ganzen« Kind gut. Die flüchtigen (ätherischen) Wirkstoffe werden mit jedem Atemzug eingeatmet und wirken entzündungshemmend. Wird nach der Einreibung ein Leinen- oder Wolltuch um die Brust gewickelt, so empfinden Kinder zudem eine anhaltende, wohlige Wärme. [AM]

 ## So helfen Sie Ihrem Kind

Die zu Hause sinnvollen Maßnahmen bei Bronchitis unterstützen den Sekrettransport und wirken gegen die Schleimhautentzündung. Wie bei allen Erkrankungen der Luftwege sollte die Luft feucht gehalten (siehe S. 264) und jede zusätzliche Reizung der Atemwege vermieden werden (kein Rauchen in der Umgebung des Kindes). Auch Inhalationen, z. B. mit Kochsalzlösung (siehe S. 105), wirken sich günstig aus. Je nach Vorlieben des Kindes und Verträglichkeit können Sie der Inhalationslösung etwa Kamille zugeben (siehe S. 105).

Besonders geplagt werden die Kinder bei einer Bronchitis vom Husten (siehe auch S. 272). Bei beginnendem Husten können ein selbst gemachter Hustensaft (siehe Kasten) sowie die altbewährte Honigmilch zur Lösung des Hustens beitragen (einen Teelöffel Honig auf 1/8 Liter heißer Milch). Auch Rettichsaft oder Rettichhonig (Rezept siehe Kasten) sowie Zwiebelsaft (siehe S. 265 und Kasten S. 266) können die Lösung des Hustens fördern.

Die Frage, ob eine Lungenentzündung vorliegt, ist für den Kinderarzt vor allem in den ersten Krankheitstagen nicht leicht zu entscheiden. Große Bedeutung hat dabei das »Abhorchen« der Lungen. Dabei kann das Kind mithelfen, indem es möglichst tief ein- und ausatmet. [AM]

Lindernd und heilend wirken auch warme Brustwickel (siehe S. 104), z. B. mit Zitronensaft, Quark oder ätherischen Ölen, wie etwa Latschenkiefer, Eukalyptus, Myrrhe oder Lavendel (die alle auch als Badeszusatz gute Dienste leisten). Ein Brustwickel mit Thymian ist im Kasten beschrieben. Ältere Kinder mögen es oft, wenn man ihre Brust erst mit einer Salbe einreibt, die ätherische Öle enthält (etwa Thymian- oder Myrrhesalbe), und dann zuerst ein Leinen- und anschließend ein Wolltuch darumwickelt. Bei der Wahl der Zusätze zu Wickeln sollten Sie sich auf jeden Fall danach richten, was Ihr Kind als angenehm empfindet.

Brusteinreibungen können auch ohne Wickel angewendet werden – Brust und Rücken werden dazu 3- bis 4-mal täglich z. B. mit Thymian- oder Myrrhesalbe eingerieben. Pflanzliche Präparate gegen Husten enthalten meist Thymian (z. B. Aspecton®), Efeu (z. B. Bronchoforton®), Isländisches Moos, Malven, Süßholzwurzel und Eibischwurzel, die teils schleimlösend, teils auswurffördernd und teils entzündungshemmend wirken. Sie können auch selbst einen Kräuterhustentee kochen, der zusätzlich Flüssigkeit liefert. In der Ernährung können Sie sich ruhig nach den Wünschen des Kindes richten. Wichtig ist aber eine ausreichende Flüssigkeitszufuhr – verdünnte Obstsäfte werden von den meisten Kindern gerne genommen und liefern gleichzeitig Vitamin C. Als »Hustentee« sind Mischungen aus Salbeiblättern, Fenchel und Thymian geeignet (weitere Rezepte siehe Kasten). Erwarten Sie von den »Hustenmitteln« keine Wunder: Husten ist ein wichtiger Schutzreflex, mit dem sich die Lunge vor dem »Tieferrutschen« von Sekret schützt. Alles was Sie von Hustenmitteln erhoffen können, ist, dass sich die Schleimhaut der Bronchien beruhigt und damit der Hustenreiz allmählich abnimmt.

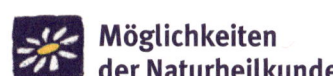 ## Möglichkeiten der Naturheilkunde

Die Homöopathie schlägt je nach Begleitsymptomen z. B. Sticta pulmonaria D8, Bryonia D6 oder Rumex D6 vor.

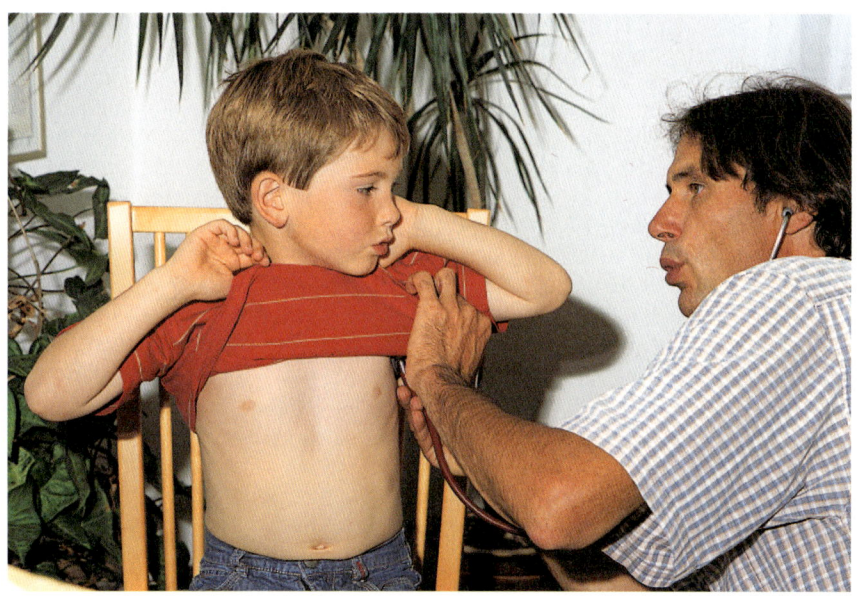

 Lungenentzündung

Bei einer **Lungenentzündung** (= *Pneumonie*) hat sich, wie der Name schon sagt, das Lungengewebe entzündet. Ursächlich liegt bei Kindern meist eine Infektion zugrunde. Eine Lungenentzündung kann in jedem Lebensalter auftreten. Ansonsten gesunde Kinder überstehen eine Lungenentzündung meist ohne Komplikationen, eine rechtzeitige und konsequent durchgeführte Therapie ist hierfür jedoch wichtig.

Leitbeschwerden bei älteren Kindern

- Husten, anfangs trocken, später oft mit Auswurf (möglicherweise blutig)
- Häufig Fieber
- Möglicherweise vorbestehender Infekt der oberen Luftwege
- Möglicherweise schnelle oder schmerzhafte Atmung bis hin zur Atemnot
- Möglicherweise Bauchschmerzen

Leitbeschwerden bei Babys

- Schlechtes Allgemeinbefinden
- Fieber
- Trinkunlust bis zur Nahrungsverweigerung
- Oft rasche Atmung und »Schnaufen« mit Bewegen der Nasenflügel beim Atmen, aber wenig Husten
- Möglicherweise Erbrechen

Wann zum Arzt

Am nächsten Tag, wenn
- Sich die »Erkältung« Ihres Kindes nicht nach einer Woche gebessert hat.
- Die Beschwerden Ihres Kindes mit »Erkältung« nach kurzzeitiger Besserung wieder stärker werden.

Noch heute, wenn
- Ihr Kind blutigen Auswurf aushustet.
- Ihr Säugling Husten und Fieber hat.

Sofort, wenn
- Ihr Kind Atemnot bekommt (siehe S. 142).

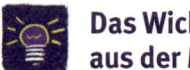 Das Wichtigste aus der Medizin

Wie entsteht eine Lungenentzündung?

Am häufigsten sind die **infektiösen** (= erregerbedingten) **Lungenentzündungen**. Bei vorher gesunden Kindern beginnen diese oft ganz harmlos mit einem Infekt der oberen Luftwege und einer Bronchitis. Eine Lungenentzündung entsteht, wenn die Erreger auf die Nachbarschaft der Bronchien und schließlich auf das Lungengewebe übergreifen. Auch bei manchen klassischen Kinderkrankheiten (z. B. Masern) kann eine Lungenentzündung komplizierend hinzutreten.

Warnzeichen ist in allen Fällen, dass sich die Infektion nicht »wie normal« bessert, sondern langsam schlimmer wird oder es Ihrem Kind nach zwischenzeitlicher Beschwerdebesserung wieder schlechter geht.

Seltener befallen Bakterien, z. B. **Pneumokokken**, von Anfang an das Lungengewebe. Diese Erkrankungen beginnen meist plötzlich mit hohem Fieber und heftigen Krankheitszeichen.
Teils lange anhaltendes Fieber mit Kopfschmerzen, allerdings mit wenig oder sogar ohne Husten, kennzeichnet die **Mykoplasmen-Pneumonie** (Mykoplasmen sind besonders kleine Bakterien), die meist Schulkinder betrifft.
Kinder mit vorbestehenden Erkrankungen der Atemwege und der Lunge oder Kinder mit einer allgemeinen Abwehrschwäche sind besonders gefährdet, eine Lungenentzündung zu bekommen, nicht nur durch die genannten Keime, sondern darüber hinaus auch durch solche Bakterien oder Pilze, die normalerweise keine Erkrankungen hervorrufen. Auch wenn ein Fremdkörper eine der vielen Bronchien verlegt, kann in dem nun abgeschlossenen (und damit nicht mehr zur Selbstreinigung fähigen) Lungenbereich eine Lungenentzündung entstehen (so genannte **Aspirationspneumonie**).
Nicht-infektiöse Lungenentzündungen können beispielsweise durch allergische Mechanismen entstehen (siehe S. 296) oder im Rahmen mancher rheumatischer Erkrankungen auftreten. Sie sind aber insgesamt weit seltener als infektiös bedingte Lungenentzündungen.

Unabhängig von der Ursache der Erkrankung kann das erkrankte Lungengewebe keinen Sauerstoff mehr aufnehmen. Sind große Teile der Lunge von der Entzündung betroffen, entsteht dadurch ein Sauerstoffmangel – in späteren Stadien erkennbar an einer bläulichen Verfärbung von Lippen und Haut.

Nicht immer ohne Komplikationen

Meist ist eine Lungenentzündung bei vorher gesunden Kindern nach 1–3 Wochen ohne Folgen wieder vorbei. Selten einmal greift die Lungenentzündung auf die **Pleura** (= *Brustfell*) über, welche die Lunge wie eine Hülle umgibt. Leitbeschwerde der daraus resultierenden **Pleuritis** (= *Brustfellentzündung*) sind Schmerzen bei der Atmung. Das entzündete Brustfell sondert oft Sekret ab, das sich nun zwischen Brustwand und Lunge ansammelt (= **Pleuraerguss**) und die Entzündung noch weiter unterhält. Ganz selten kann sich auch einmal Eiter in der Lunge abkapseln (= **Lungenabszess**).
Sind bei einer Lungenentzündung große Teile der Lunge befallen, so können vor allem bei Babys die Atemnot und der Sauerstoffmangel so stark werden, dass die Kinder über einen kleinen Nasenschlauch Sauerstoff erhalten oder gar im Krankenhaus beatmet werden müssen. Deshalb werden schwerer erkrankte Kinder bei einer Lungenentzündung zur besseren Beobachtung am besten ins Krankenhaus aufgenommen.

Das macht der Arzt

Hat der Arzt aufgrund der Geräusche beim Abhorchen den Verdacht auf eine Lungenentzündung, so nimmt er evtl. Blut ab und lässt vielleicht auch die Lunge röntgen. Dies erlaubt zum einen die Bestätigung (oder den Ausschluss) einer Lungenentzündung und kann zudem eventuelle Komplikationen (etwa einen Pleuraerguss) anzeigen.
Leider ist die Diagnose einer Lungenentzündung selbst mit Hilfe des Röntgenbildes nicht ganz einfach – so sieht der Arzt gerade bei Kindern mit Asthma oder obstruktiver Bronchitis (die beide streckenweise ähnlich wie die Lungenentzündung verlaufen können) oft Verdichtungen im Röntgenbild, die einer Lungenentzündung zwar ähnlich sehen, aber anders behandelt werden. Was das Röntgenbild auch nicht kann, ist, eine sichere Unterscheidung zu treffen, ob die

Lungenentzündung durch Viren oder Bakterien verursacht ist. Auch Bluttests versagen bei dieser für die Behandlung wichtigen Frage meist ihren Dienst.

Da sich die Erreger auch durch andere Methoden, wie etwa Abstriche, oft nur schwer nachweisen lassen, verordnet der Arzt oft vorsichtshalber Antibiotika. Im Gegensatz zu den vielen harmlosen Infektionserkrankungen, die meist durch Viren bedingt sind (wie etwa die Erkältungskrankheiten), macht dieses Vorgehen aber Sinn: Zum einen wird ein großer Anteil der Lungenentzündungen, in manchen Altersgruppen mehr als 50%, durch Bakterien ausgelöst. Zum anderen handelt es sich um eine nicht gerade harmlose Erkrankung, bei der man mit gutem Gewissen sagen kann: »Lieber ein Kind zu viel mit Antibiotika behandelt als eines zu wenig.«

Bei leichten Lungenentzündungen kann das Kind die Antibiotika schlucken und zu Hause bleiben, bei ausgeprägten Formen sind Infusionen im Krankenhaus nötig.

Besteht ein größerer Pleuraerguss, so wird dieser evtl. durch Ultraschall oder Computertomographie untersucht und dann womöglich eine kleine Menge zur Untersuchung über eine feine, zwischen die Rippen eingeführte Nadel abgesaugt. Manchmal ist dann auch die Einlage eines Drainageschlauches erforderlich, der meist in Vollnarkose in das Brustfell eingeführt wird und mehrere Tage verbleibt.

Selbsthilfe und Naturheilkunde

Bei einer Lungenentzündung sollte das Kind auf jeden Fall Bettruhe einhalten. Ansonsten helfen die gleichen Mittel wie bei einer Bronchitis, allerdings sollten Sie ein gutes Gespür für die Grenzen der Selbsthilfe und der Naturheilkunde haben, denn eine Lungenentzündung sollte nicht verschleppt werden.

Folgen

Selbst schwer wiegende Lungenentzündungen, auch solche mit größeren Komplikationen (z. B. Lungenabszess), heilen praktisch folgenlos ab, brauchen aber dann oft mehrere Wochen zur Besserung. Die gute Prognose liegt daran, dass sich Lungengewebe zumindest bei jüngeren Kindern noch nachbilden kann, so dass eine Vernarbung nicht auftritt.

Allergischer Schnupfen und Heuschnupfen

Beim **allergischen Schnupfen** (= *Rhinitis allergica*) sind juckende Nase, Niesen und Schnupfen nicht durch eine Infektion, sondern durch eine Allergie bedingt. Sonderform des allergischen Schnupfens ist der **Heuschnupfen,** der durch Pollen verursacht wird.

Der allergische Schnupfen kann in jedem Lebensalter auftreten. Ungefähr 10% der Kinder sind betroffen, Tendenz steigend (siehe auch S. 34).

Leitbeschwerden

➤ Dauerschnupfen oder Schnupfen, der immer wiederkehrt, oft zu bestimmten Jahreszeiten oder nach bestimmten Umgebungskontakten (etwa nach Besuch der Katzen haltenden Tante Erna)
➤ Keine weiteren Zeichen einer »Erkältung«
➤ Möglicherweise juckende und tränende Augen durch Mitbeteiligung der Augenbindehäute

Wann zum Arzt

Bei Gelegenheit, wenn
➤ Die Beschwerden Ihres Kindes zu einem allergischen Schnupfen passen.

Sofort, wenn
➤ Zu dem Niesen Atemnot oder Kreislaufprobleme hinzutreten.

Das Wichtigste aus der Medizin

Was sind allergischer Schnupfen und Heuschnupfen?

Bei allergischem Schnupfen und seiner Sonderform Heuschnupfen handelt es sich um *Allergien vom Typ I* (Grundsätzliches zu Allergien siehe Kasten S. 296), die sich an den Schleimhäuten von Nase und Augen zeigen: Kurz nach dem Einatmen der Allergene fängt die Nase an zu jucken und zu »laufen«,

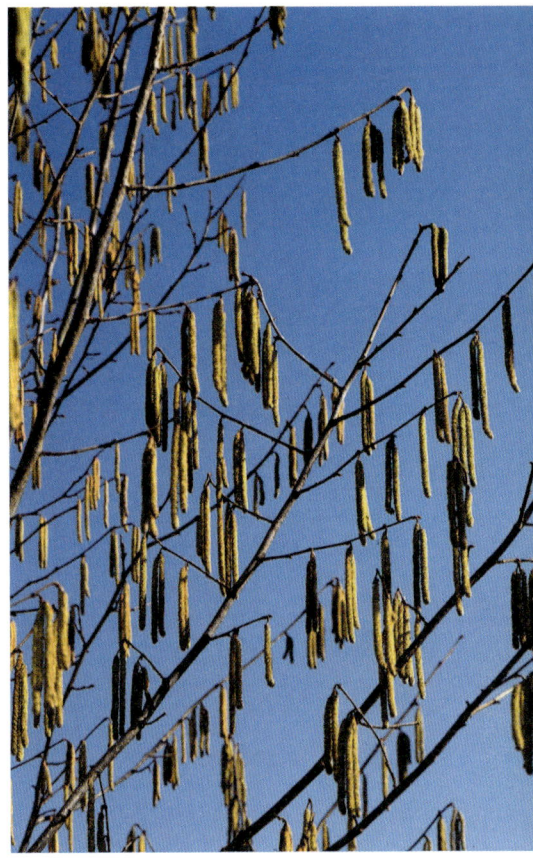

Gerade Frühblüher können bei entsprechender Veranlagung einen Heuschnupfen auslösen. Ganz junge Kinder haben allerdings noch keine Probleme: Es braucht mindestens drei Frühlinge, um das Immunsystem empfänglich zu machen (zu sensibilisieren, wie der Mediziner sagt). [MU]

das Kind beginnt zu niesen, und oft brennen auch die Augen als Zeichen einer *allergischen Bindehautentzündung* (= *allergische Konjunktivitis,* siehe auch S. 425).

Recht leicht als allergischer Schnupfen zu erkennen ist dabei der Heuschnupfen: Er wird durch Pollenflug blühender Gräser, Blumen, Getreide oder Gewürze verursacht. Entsprechend treten die Beschwerden auch nur dann auf, wenn die Pollen fliegen, gegen die das Kind allergisch ist – »Saison« für den Heuschnupfen ist also im Frühjahr und Sommer. Am stärksten sind die Beschwerden an der frischen Luft oder in gerade gelüfteten Räumen, bei Regenwetter ist das Kind beschwerdefrei.

Schwieriger zu erkennen und daher lange Zeit als »Dauererkältung« fehlgedeutet werden die anderen Formen des allergischen

Schnupfens. Häufige Allergene bei Kindern sind hier Tierhaare (an ihnen haften die eigentlichen Allergieauslöser, nämlich Eiweiße aus dem Speichel des Tiers) und verschiedene Milben (allen voran Hausstaubmilben), seltener auch Nahrungsmittel. Das Kind hat »immer Schnupfen« und eine behinderte Nasenatmung und neigt zu Infekten. Mittelohr- und Nasennebenhöhlenentzündungen treten gehäuft auf, da die Schleimhäute angeschwollen sind und dadurch die Belüftung von Mittelohr und Nase gestört ist. Niesen und Nasenjucken sind hingegen seltener als beim Heuschnupfen.

Nicht selten haben die Kinder noch weitere allergische Erkrankungen, etwa eine Neurodermitis (siehe S. 382). Möglicherweise verschwindet auch der Heuschnupfen nach ein paar Jahren, um von einem Asthma bronchiale (siehe rechts) abgelöst zu werden (sog. *Etagenwechsel*).

Das macht der Arzt

Bei Verdacht auf einen allergischen Schnupfen sollte das Kind gründlich vom Arzt untersucht werden. Die Diagnosesicherung erfordert meist einen *Allergietest* (Einzelheiten siehe S. 298).

Die sich anschließende, gegen die Allergie gerichtete ärztliche Behandlung ist auf S. 299 im Detail dargestellt. Dabei werden solche Präparate bevorzugt, die lediglich auf die Nase und die oft mitreagierenden Augen wirken, also Nasen- oder Augentropfen und -sprays.

Manche Mediziner befürworten darüber hinaus die kurzzeitige Gabe gefäßverengender Nasentropfen, wie etwa Nasivin® oder Olynth® (Details zur Wirkungsweise siehe S. 264).

So helfen Sie Ihrem Kind

Auch die Allgemein- und naturheilkundlichen Maßnahmen bei allergischem Schnupfen und Heuschnupfen entsprechen denen bei anderen allergischen Erkrankungen (siehe S. 300).

Die wichtigste Selbsthilfe ist die Vermeidung des auslösenden Allergens. Möglicherweise müssen Sie also auf blühende Topfpflanzen oder auf Haustiere verzichten sowie Maßnahmen zur Eindämmung des Hausstaubs ergreifen (siehe S. 300).

Rauchen in der Wohnung reizt und schädigt die Atemwege und bahnt nicht nur weiteren Allergien, sondern auch anderen Erkrankungen den Weg.

Bei Heuschnupfen können zusätzlich folgende Maßnahmen helfen, den Pollen aus dem Weg zu gehen:
➤ Gehen Sie mit Ihrem Kind in der »gefährlichen« Zeit nur im Wald spazieren – dort ist die Pollenbelastung geringer. Sehr günstig für außerhäusliche Aktivitäten ist auch die Zeit nach einem Regen.
➤ Die Pollen haften auch in der Kleidung. Es kann daher helfen, draußen getragene Kleidung danach zu wechseln (und die Kleidung für draußen dann nicht im Kinderzimmer aufzuheben) und etwas häufiger zu waschen als sonst.
➤ Lüften Sie möglichst in der Zeit, in der die Pollen nicht ganz so stark fliegen, z. B. gegen Mittag.

Asthma bronchiale

Das **Asthma bronchiale** ist eine chronische Entzündung der Atemwege, gekennzeichnet durch immer wiederkehrende Atemnotfälle. Mit einer Häufigkeit von 5–10 % aller Kinder gehört das Asthma bronchiale zu den häufigsten chronischen Erkrankungen bei Kindern überhaupt. Jungen sind – zumindest vor der Pubertät – häufiger betroffen als Mädchen.

Leitbeschwerden

➤ Wiederholte (Reiz-)Husten- oder Atemnotanfälle, meist mit hörbarem »Pfeifen« (sog. Giemen) beim Atmen und insbesondere einer erschwerten Ausatmung
➤ Im Anfall typische Haltung zur Erleichterung der Atmung: sitzend, leicht nach vorne gebeugt und mit aufgestützten Armen
➤ Mit zunehmender Atemnot Unruhe, Angst, Schwierigkeiten beim Sprechen, Blauverfärbung der Lippen und später der Haut, immer schnellere Atmung
➤ Bei Säuglingen oft »stöhnende Ausatmung« als Ausdruck der Atemnot
➤ Ganz überwiegend Phasen der Beschwerdefreiheit zwischen den einzelnen Anfällen

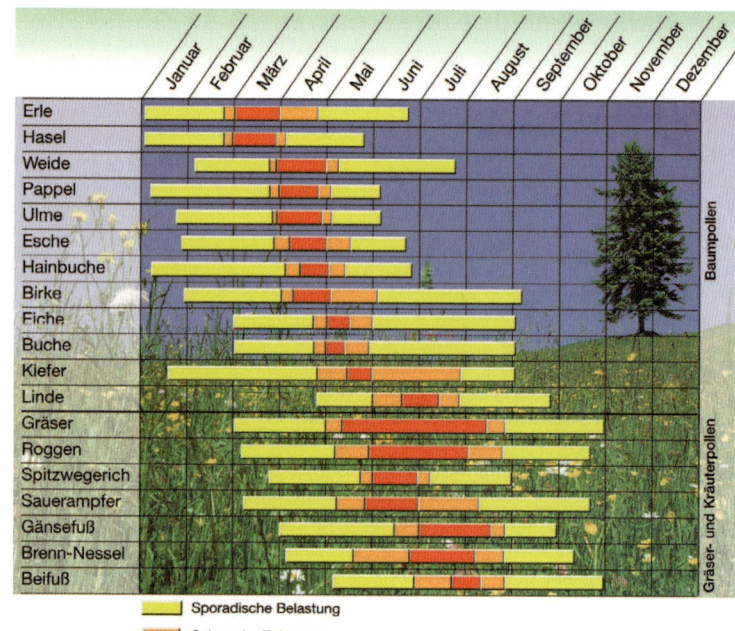

Gräser- und Baumpollen fliegen nur zu bestimmten Jahreszeiten. Allergiker müssen also dann mit Beschwerden rechnen und entsprechend vorbeugen, wenn »ihre« Pollen fliegen.
[AOK]

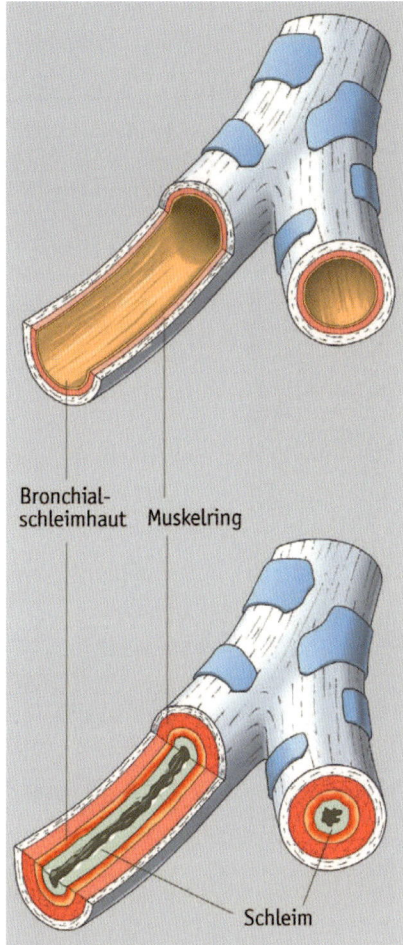

Bronchus des gesunden Kindes und Bronchus eines Asthmakindes beim Asthmaanfall. Gleich drei Veränderungen erschweren das Ein- und (mehr noch) das Ausatmen: die Produktion eines dicken, zähflüssigen Schleimes, die muskuläre Verengung des Bronchus und die entzündliche Verdickung der Schleimhaut. [GR]

 Wann zum Arzt

In den nächsten Tagen, wenn

➤ Ihr Kind immer wieder Hustenanfälle hat, die zwar von selbst wieder weggehen, die Sie sich aber nicht erklären können.

Noch heute, wenn

➤ Es Ihrem Kind nach einem schweren Atemnot- oder Hustenanfall zwar wieder besser geht, die Beschwerden aber zu Asthma passen.

Sofort, wenn

➤ Ihr Kind mit Atemnot keine längeren Sätze mehr sprechen kann, sich seine Haut verfärbt, es unruhig oder teilnahmslos wird oder Sie sehen, dass sich die Haut zwischen den Rippen oder im Bereich der Schlüsselbeine beim Atmen nach innen einzieht.

➤ Sie bei Ihrem Kind mit bekanntem Asthma einen Anfall mit den üblichen Medikamenten nicht in den Griff kriegen.

 Das Wichtigste aus der Medizin

Wie kommt es zum Asthma?

Beim Asthma bronchiale besteht eine chronische (= lang anhaltende) Entzündung der Bronchialschleimhaut. Zugrunde liegt in vielen Fällen eine Fehlsteuerung des Immunsystems, das unsinnigerweise gegen normale Bestandteile der Umwelt (wie etwa Bestandteile von Staub oder Blütenpollen) mit einer Abwehrreaktion reagiert. Wie diese Fehlsteuerung entstehen kann und warum Asthma heute immer häufiger beobachtet wird, ist in Kap. 2 besprochen (siehe S. 33).
Neben diesem »allergischen Asthma« kommen jedoch auch andere, nicht-allergische Formen vor (siehe bei »Auslöser«).

Was passiert beim Asthmaanfall?

Durch die Entzündung schwillt die Schleimhaut der Bronchien an, und die Schleimhautdrüsen produzieren zu viel zähen Schleim. Zudem sind die feinen Muskeln in der Bronchialwand wegen der Entzündung viel empfindlicher und krampfen sich leicht zusammen (sog. **bronchiale Überempfindlichkeit** oder *bronchiale Hyperreagibilität*). Alle drei Mechanismen führen dazu, dass sich die Bronchien verengen. Dies hat vor allem eine erschwerte Ausatmung zur Folge, wodurch die Lunge zunehmend überbläht wird, bis das Kind schließlich kaum mehr atmen kann.

Auslöser

Welche Faktoren einen akuten Asthmaanfall auslösen können, ist unterschiedlich und auch abhängig vom Alter des Kindes:
Bei Kleinkindern stehen *Infekte* an erster Stelle der Auslöser (sog. *Infektasthma*), gefolgt von Allergien, z. B. gegen Pollen, Hausstaubmilben oder Tiere (siehe auch S. 298). Bei Schulkindern rutschen die Infekte auf den zweiten Platz, dafür rücken *Allergien* in den Vordergrund. Entsprechend häufig finden sich andere allergische Erkrankungen bei den betroffenen Kindern oder ihren Familien (Details siehe S. 296).
Da die Bronchien bei allen Asthmakranken überempfindlich sind und zu Muskelverkrampfungen neigen, reagieren Asthmatiker aller Altersgruppen aber nicht nur auf Infekte oder Allergene, sondern auch auf *unspezifische Reize*, wie etwa körperliche Anstrengung, starke Düfte (Parfüm), kalte Luft oder psychische Faktoren (auch Angst vor einem Anfall). Eine bedeutende Rolle kommt auch der Luftverschmutzung zu, sowohl der durch Straßenverkehr und Industrieabgase als auch der »selbst gemachten« durch Rauchen.
Psychische Stresssituationen können ein Asthma verstärken, als alleinige Auslöser werden sie aber überbewertet. Asthmatiker sind weder psychisch labiler als andere Kinder noch haben sie eine »typische Persönlichkeitsstruktur«, wie manchmal behauptet wird.

Verlauf und Prognose

Prinzipiell kann ein Asthma in jedem Lebensalter erstmalig auftreten, besonders häufig ist dies aber im 2.–4. Lebensjahr der Fall. Für die meisten Kleinkinder ist Asthma glücklicherweise eine vorübergehende Diagnose. Im Einzelfall kann die Dauer nicht vorhergesagt werden. Statistisch gesehen wachsen vor allem Kinder, die schon in den ersten drei Lebensjahren ein Asthma entwickeln, eher aus ihrem Asthma heraus als solche, die ein Asthma im Schulalter oder der Pubertät entwickeln. Auch hält sich ein »Infektasthma« meist weniger hartnäckig als ein allergisches Asthma.

 Das macht der Arzt

Anfallsbehandlung und Diagnostik

Im akuten Asthmaanfall kann der Arzt die Diagnose meist schon anhand der Untersuchung, insbesondere des Abhör-Befundes, stellen. Eine Lungenfunktionsprüfung kann helfen, die Schwere des Anfalls einzuschätzen. Eine Röntgenaufnahme der Lunge und evtl. eine Blutuntersuchung dienen dazu, andere Ursachen einer Atemnot, wie etwa eine Lungenentzündung, auszuschließen.
Um den Asthmaanfall zu beenden, gibt der Arzt dann Medikamente, welche die Bron-

chien erweitern und die entzündliche Reaktion unterdrücken (siehe unten). Meist können die Medikamente inhaliert oder als Tropfen geschluckt werden, bei einem ausgeprägten Anfall ist zusätzlich eine Infusion notwendig. In schweren Fällen muss das Kind auf der Intensivstation betreut und dabei manchmal sogar künstlich beatmet werden.

Nach dem Anfall sollte das Kind auf Allergien getestet werden, da bei einem allergischen Asthma die gegen die Allergie gerichtete Behandlung (siehe S. 299) vordringlich ist. Möglicherweise folgen weitere Untersuchungen zum Ausschluss von Erkrankungen, die einem Asthma täuschend ähnlich sehen können, z. B. Fehlbildungen der Luftwege, einer *Mukoviszidose* (siehe S. 218) oder einer *Fehlfunktion der Stimmbänder* (= **Stimmbanddysfunktion**), die nicht selten bei Jugendlichen auftritt.

Eine Abgrenzung des Asthmas zur obstruktiven Bronchitis ist dann schwierig, wenn Husten- oder Atemnotanfälle immer nur im Rahmen von Erkältungen auftreten, wie dies oft bei Säuglingen oder Kleinkindern beobachtet wird. Der eine Arzt spricht dann von »Infektasthma«, der andere von einer »obstruktiven Bronchitis«. Als Regel gilt: Hat ein Kind auch außerhalb seiner Infekte immer wieder Probleme mit Hustenanfällen oder einer pfeifenden Atmung – etwa nachts oder bei körperlicher Anstrengung – ist von einem Asthma auszugehen, da sich die Bronchien offensichtlich zwischen den Infekten nicht »beruhigen« (siehe auch »Eltern berichten« S. 273).

Dauerbehandlung

Hat das Kind nur sehr selten Episoden leichter Atemnot, reicht es aus, ihm ein kurz wirkendes Medikament zu verordnen, das in erfahrungsgemäß »anfallsträchtigen« Situationen (etwa vor dem Sportunterricht) oder im Anfall inhaliert wird. Mittel der Wahl sind hier sog. **Beta$_2$-Sympathomimetika**, wie etwa Salbutamol (z. B. Sultanol®) oder Fenoterol (Berotec®). Diese entspannen die verkrampfte Bronchialmuskulatur und erweitern dadurch die Luftwege. Selbst Kleinkinder können das Inhalieren dank einfacher Hilfsmittel (z. B. Spacer mit Maske, siehe S. 282) leicht lernen. Alternativ können die Beta$_2$-Sympathomimetika auch als Saft eingenommen werden (z. B. Bricanyl® Elixier), diese Anwendung ist jedoch weniger wirksam als das Inhalieren und zudem nebenwirkungsträchtiger. Die Beta$_2$-Sympathomimetika verschaffen aber lediglich Erleichterung; an der dem Asthma zugrunde liegenden Entzündung der Bronchialschleimhäute ändern sie nichts.

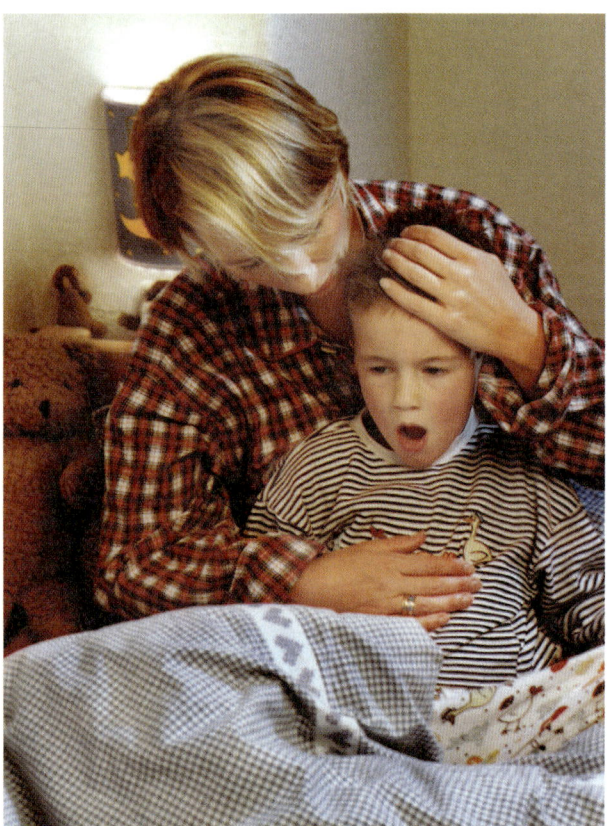

Beim Asthmaanfall kann Beruhigung helfen, allerdings: Dies sollte die jetzt nötige Gabe von inhalierten Medikamenten nicht verzögern. Für diesen Fall ist es ratsam, einen schriftlichen »Notfallplan« vorbereitet und zur Hand zu haben, auf dem alle Medikamente und Dosierungen zusammengefasst sind.
[DAK-W]

Treten die Asthmaanfälle häufiger auf oder hat das Kind andauernde (wenn auch nur leichte) Beschwerden, ist eine zusätzliche **vorbeugende Dauerbehandlung** empfehlenswert, um die Zahl der Anfälle zu minimieren. Da die chronische Entzündung bei der Krankheitsentstehung eine herausragende Rolle spielt, stehen entzündungshemmende Substanzen bei der Dauertherapie im Vordergrund.

Sie werden auch als »Kontrollmedikamente« bezeichnet, da sie das Asthma »unter Kontrolle« bringen sollen. Beispiele für Kontrollmedikamente sind das (leider nur schwach wirksame) *DNCG*® oder die stärker wirksamen *Kortisonabkömmlinge*, die als Spray oder über eine Inhalierhilfe angewendet werden können (siehe auch S. 299). Neuerdings werden auch die als Tabletten einzunehmenden entzündungshemmenden *Leukotrien-Antagonisten* wie etwa Singulair® angewendet, die jedoch nicht bei allen Kindern wirksam sind.

Zusätzlich zu den entzündungshemmenden Mitteln werden manchmal *Theophyllin* (z. B. Bronchoretard®, Solosin®) oder auch lang wirkende Beta$_2$-Sympathomimetika (etwa Salmeterol, z. B. Serevent®) eingesetzt.

Viele Eltern stehen einer Kortisonbehandlung ihres Kindes ausgesprochen skeptisch gegenüber, weil sie von den schlimmen Nebenwirkungen des Kortisons gehört haben. Richtig angewendet, überwiegt jedoch der Nutzen:

▶ Zur Dauerbehandlung verschreibt der Arzt Ihrem Kind in aller Regel ein Kortisonpräparat zum Inhalieren. Das Medikament gelangt also hoch dosiert in die Luftwege und kann dort die verhängnisvolle Entzündung wirkungsvoll bekämpfen. Nur geringe Mengen des Medikaments gelangen in die Blutbahn – der Spiegel in der Blutbahn ist aber verantwortlich für die meisten Nebenwirkungen.

▶ Wenn Ihr Kind im Asthmaanfall kurzfristig (z. B. über 3–5 Tage) eine höhere Kortisondosis braucht und dafür z. B. Tabletten einnehmen muss, führt dies ebenfalls nicht zu den befürchteten Nebenwirkungen – hierfür ist eine länger dauernde oder sehr häufige Gabe notwendig.

▶ Das heißt nicht, dass selbst niedrig dosierte, z. B. inhalierte Kortisonpräparate nebenwirkungsfrei wären. Kinder können einen Mundsoor (siehe S. 255) bekommen, und die jahrelange Einnahme hat feine, aber messbare Einwirkungen auf das Längenwachstum und die Knochendichte. Allerdings: Unzureichend kontrolliertes Asthma hat noch weitaus schwerwiegendere Auswirkungen auf Wachstum, Gedeihen und Lebensqualität des Kindes – sehen Sie Nebenwirkungen also nicht losgelöst von den Wirkungen!

So helfen Sie Ihrem Kind

Maßnahmen bei Allergien siehe S. 300

Erste Hilfe im akuten Asthmaanfall

Ganz wichtig ist es, die Ruhe zu bewahren und dem Kind zu vermitteln, dass Sie ihm helfen – jede Hektik und Unruhe verstärkt die Atemnot nur. Bei einem (mutmaßlichen) akuten Asthmaanfall setzen Sie Ihr Kind am besten aufrecht hin und lassen es die Arme z. B. auf Kissen aufstützen. Diese Haltung erleichtert die Atmung, da nun noch andere Muskeln beim Atmen helfen können. Auch frische, allerdings nicht zu kalte Luft tut gut – Vorsicht jedoch im Frühsommer, wenn die Pollen fliegen. Wenn das Kind Flüssigkeit nimmt, geben Sie ihm reichlich, aber schluckweise zu trinken.

Ist bei Ihrem Kind ein Asthma bekannt, geben Sie dem Kind die für einen Anfall verordneten Medikamente, im Falle eines erstmalig auftretenden Anfalls rufen Sie den Notarzt.

Kortison – Fluch oder Segen?

Ebenso wie die Antibiotika haben auch das Kortison und seine Abkömmlinge, vom Mediziner zusammenfassend als **Glukokortikoide** bezeichnet, bei Eltern einen schlechten Ruf. Verständlich, denn die Glukokortikoide sind starke Hormone, die auch starke Nebenwirkungen haben können. Normalerweise wird **Kortisol** – die im Körper vorherrschende Form der Glukokortikoide – in der Nebennierenrinde eines jeden Menschen produziert. Die Produktion richtet sich dabei streng nach dem Bedarf: Morgens wird mehr gebildet als abends, und bei Krankheiten oder nach Unfällen wird Kortisol »in rauen Mengen« ausgeschüttet. Das schwankende Angebot lässt sich leicht aus der Funktion des Kortisols ableiten: Die Glukokortikoide sorgen nämlich mit dafür, dass unsere Zellen immer ausreichend mit Energie versorgt sind und dass unser Körper auch in Stresssituationen nicht schlapp macht. Fehlen Glukokortikoide infolge einer *Nebennierenunterfunktion*, so ist es deshalb lebensnotwendig, sie in Tablettenform zu ersetzen. Glukokortikoide hemmen darüber hinaus Entzündungs- und Abwehrreaktionen. Und hier liegt ihr Haupteinsatzgebiet:

Bei Allergien, Autoimmunerkrankungen und verschiedenen chronischen Entzündungen sollen Glukokortikoide das Zuviel an Entzündung und Abwehr dämpfen, nach Transplantationen Abstoßungsreaktionen verhindern.

Über kurze Zeit (unter fünf Tagen) gegeben, etwa beim Pseudokrupp- oder beim Asthmaanfall, ist selbst höher dosiertes Kortison wenig problematisch, schwerwiegende Nebenwirkungen sind hier extrem selten. Als Eltern fallen Ihnen evtl. Stimmungsschwankungen und ein gesteigerter Appetit bei Ihrem Kind auf.

Anders ist es, wenn Kortison länger (etwa über zwei Wochen) gegeben werden muss. Bei höheren Dosen sind dann immer Nebenwirkungen zu erwarten, die im Wesentlichen der auf S. 106 erwähnten *Nebennierenüberfunktion* entsprechen:

Gewichtszunahme mit typischem Rundgesicht, Infektneigung, dünne Haut mit verzögerter Wundheilung, Striae (Hautstreifen ähnlich den Schwangerschaftsstreifen), Akne, Wachstumshemmung, Knochenabbau sowie möglicherweise Blutzucker- und Blutdruckerhöhung und psychische Veränderungen.

Trotzdem: Oft lebensnotwendig!

Trotz dieser Nebenwirkungen kann die Kortisongabe angezeigt oder sogar lebensnotwendig sein – wie bei jedem Medikament muss die Gefährdung durch die Nebenwirkungen abgewogen werden gegen die Gefährdung durch die Erkrankung.

Um die Nebenwirkungen so gering wie möglich zu halten, versucht der Kinderarzt, das Medikament so gering wie möglich zu dosieren und so nahe wie möglich an den Ort des Geschehens zu bringen. Beispielsweise ist die regelmäßige Inhalation eines Kortisonsprays bei Asthma sehr gut wirksam und dabei trotzdem nebenwirkungsarm (siehe S. 278). Dies liegt daran, dass durch die Inhalation sehr hohe Spiegel in den Atemwegen, aber nur verhältnismäßig geringe im Blut erreicht werden – Letztere sind aber maßgeblich für den Großteil der Nebenwirkungen.

Auch sind inzwischen Medikamente in der Entwicklung, die zielgerichteter wirken als das Kortison und dadurch auch weniger Nebenwirkungen haben, etwa das bereits in Salbenform bei der Neurodermitis eingesetzte Tacrolimus (siehe S. 386).

Häufig eingesetzte Glukokortikoide

▶ Hydrokortison (z. B. Hydrocortison »Hoechst«®)
▶ Prednison (z. B. Decortin®, Rectodelt®-Zäpfchen)
▶ Prednisolon (z. B. Decortin H®)
▶ Methylprednisolon (z. B. Urbason®)
▶ Dexamethason (z. B. Fortecortin®)

Für Sie als Eltern wichtig

Durch eine höher dosierte Kortisongabe wird die körpereigene Kortisonproduktion unterdrückt. Da diese nach Absetzen des Kortisons nur langsam wieder anspringt, darf eine länger dauernde, d. h. über 5–7 Tage hinausgehende, Kortisongabe nie plötzlich beendet, sondern muss langsam »ausgeschlichen« werden. Kortisonsprays oder -inhalationen hingegen müssen nur in Ausnahmefällen (etwa bei sehr hoch dosierter Anwendung) ausgeschlichen werden.

Aus dem gleichen Grunde kann der Körper nach länger dauernder Kortisongabe (als Tabletten oder Spritzen) einen plötzlich entstehenden Mehrbedarf (etwa bei einem Unfall) nicht selbst decken. Das Kortison muss in solchen Situationen also vom Arzt gespritzt werden. Deshalb bekommt Ihr Kind einen Notfallausweis, den es möglichst immer bei sich tragen sollte.

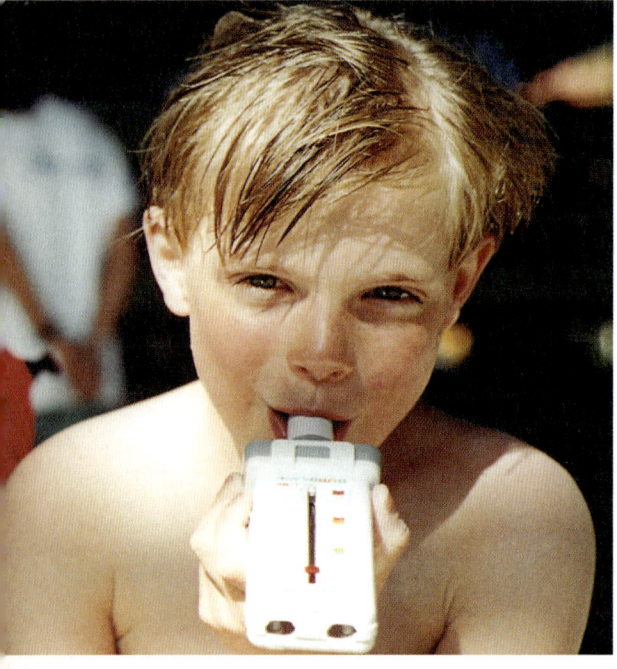

Mit einem Peak-Flow-Meter lernen Eltern und Kinder, die Atemsituation einzuschätzen. Viele Kinder können »ihr Asthma« aber auch ohne diese apparative Hilfe allein aufgrund der Symptome gut einschätzen und können auf die täglichen Messungen verzichten. [DAK-W]

Sehr schwere oder sehr lange Asthmaanfälle (= **Status asthmaticus**) können bedrohlich sein. Zögern Sie deshalb nicht zu lange, einen Arzt zu rufen, falls sich der Zustand Ihres Kindes auf die üblichen Medikamente nicht innerhalb einer Stunde bessert oder sogar schlechter wird.

Alarmsignale beim Asthmaanfall
- Blauverfärbung der Haut, besonders gut zu sehen an Lippen und Fingern
- Einziehungen zwischen den Rippen beim Atmen
- Sehr schnelle Atmung. Zum Vergleich: Normal bei Neugeborenen sind 40–45, bei Kleinkindern 25–30 und bei Schulkindern und Jugendlichen 20–25 Atemzüge/Min.
- Nachlassen der Atemgeräusche bei flacher werdender Atmung
- Unruhe oder im Gegenteil Teilnahmslosigkeit

Leben mit einem asthmakranken Kind

Die Veranlagung zur asthmatischen Reaktion der Luftwege wird Ihr Kind jahrelang, manchmal sogar lebenslang begleiten. Das Ziel eines möglichst »normalen« Lebens mit Spiel, Spaß, Sport und allem, was sonst noch dazu gehört, ist am ehesten zu erreichen, wenn Sie und Ihr Kind lernen, eigenverantwortlich mit der Erkrankung umzugehen. Hierzu gehört viel Wissen – Wissen, welche Faktoren einen Asthmaanfall auslösen, Wissen, was bei einem Asthmaanfall passiert, Wissen, wie man Medikamente richtig anwendet, Wissen, wie man seinen eigenen Zustand einschätzen kann und wann die Grenzen der Selbsthilfe doch einmal erreicht sind.

Entscheidend ist beispielsweise die richtige Inhalationstechnik, denn nur Medikamente, die wirklich in die Luftwege gelangen, können auch wirken. Hierzu gibt es heute die verschiedensten **Inhalationshilfen,** die der Arzt Ihnen abhängig vom Alter des Kindes verordnet. Babys und Kleinkinder benötigen Inhalationshilfen mit Gesichtsmaske, im Kindergartenalter ist meist ein Übergang auf sog. **Spacer** möglich, bevor etwa ab dem Grundschulalter je nach Medikament auf die **Pulverinhalatoren** und **Dosieraerosole** (»Sprays«) wie bei Erwachsenen übergegangen werden kann.

Deshalb nehmen ambulante oder auch stationäre **Asthmaschulungen** für Eltern wie Kinder in den letzten Jahren zu Recht einen immer breiteren Raum ein. Hier lernen Sie und mit zunehmendem Alter auch Ihr Kind nicht nur die Einschätzung des eigenen Zustandes (z. B. mittels eines kleinen **Peak-Flow-Meters**) und das richtige Inhalieren, sondern beispielsweise auch vieles für den praktischen Alltag, etwa über Sport bei Asthma. Zu empfehlen ist auch der Anschluss an eine Selbsthilfegruppe – wenn die Kinder wissen, dass es noch viele andere in ihrer Situation gibt, geraten sie nicht so schnell in eine (unerwünschte) Außenseiterrolle.

Theiling, S., Szczepanski, R., Lob-Corzilius, Th.: **Der Luftikurs für Kinder mit Asthma.** Trias, 2001

Möglichkeiten der Naturheilkunde

Obwohl sich viele der in der Schulmedizin verwendeten Asthmamittel historisch aus Heilkräutern ableiten, hat die Phytotherapie heute einen geringen Stellenwert – die erforderliche Dosis des Wirkstoffs lässt sich nur über isolierte Einzelstoffe zuverlässig erreichen.

Für die Akupunktur sind mäßige bronchienerweiternde Effekte nachgewiesen – ob sie sich als regelmäßige Dauertherapie eignet, ist allerdings zweifelhaft.

Auch Entspannungsverfahren, wie beispielsweise autogenes Training, können dem einen oder anderen Kind Erleichterung verschaffen – dies muss individuell ausprobiert werden.

Die Vorschläge der Homöopathie umfassen – je nach Begleitumständen – z. B. Lobelia inflata D6 (bei trockenem Reizhusten mit Atemnot) oder Grindelia D6 (bei spastischer Bronchitis mit schwer löslichem Sputum). Als alleinige Therapie kommt sie ohne ärztlichen Rat nicht in Betracht.

Hausmittel sowie Naturheilverfahren richten bei Asthma unserer Meinung nach wenig aus. Die oft empfohlenen Brustwickel oder auch Hustentees sollten allenfalls begleitend zur schulmedizinischen Behandlung angewendet werden.

- **Deutscher Allergie- und Asthmabund e.V.**
  Hindenburgstr. 110, 41061 Mönchengladbach
  www.daab.de
- **Deutsche Atemwegsliga**
  Burgstr. 12, 33175 Bad Lippspringe
  www.atemwegsliga.de

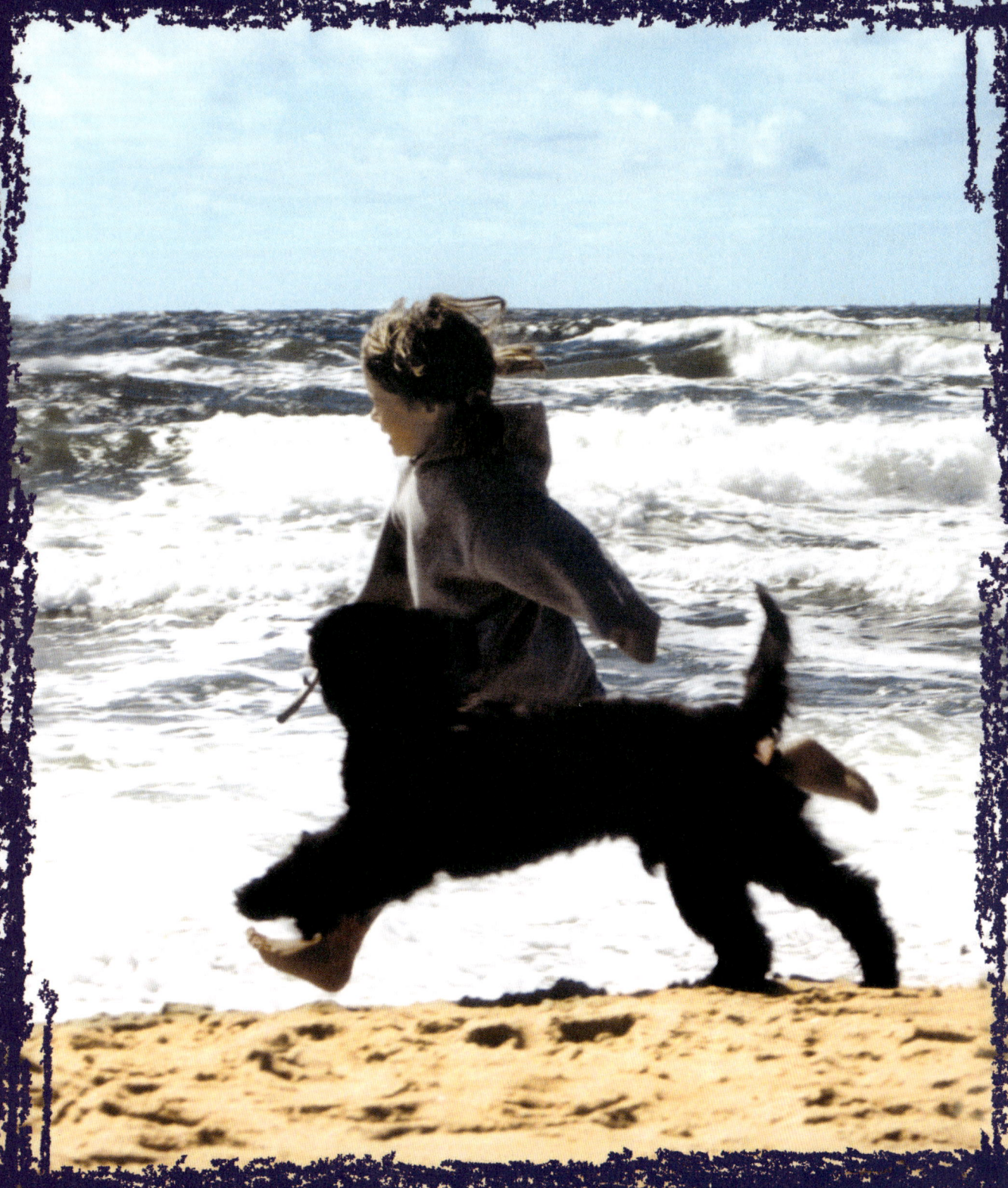

13 Erkrankungen von Herz und Kreislauf

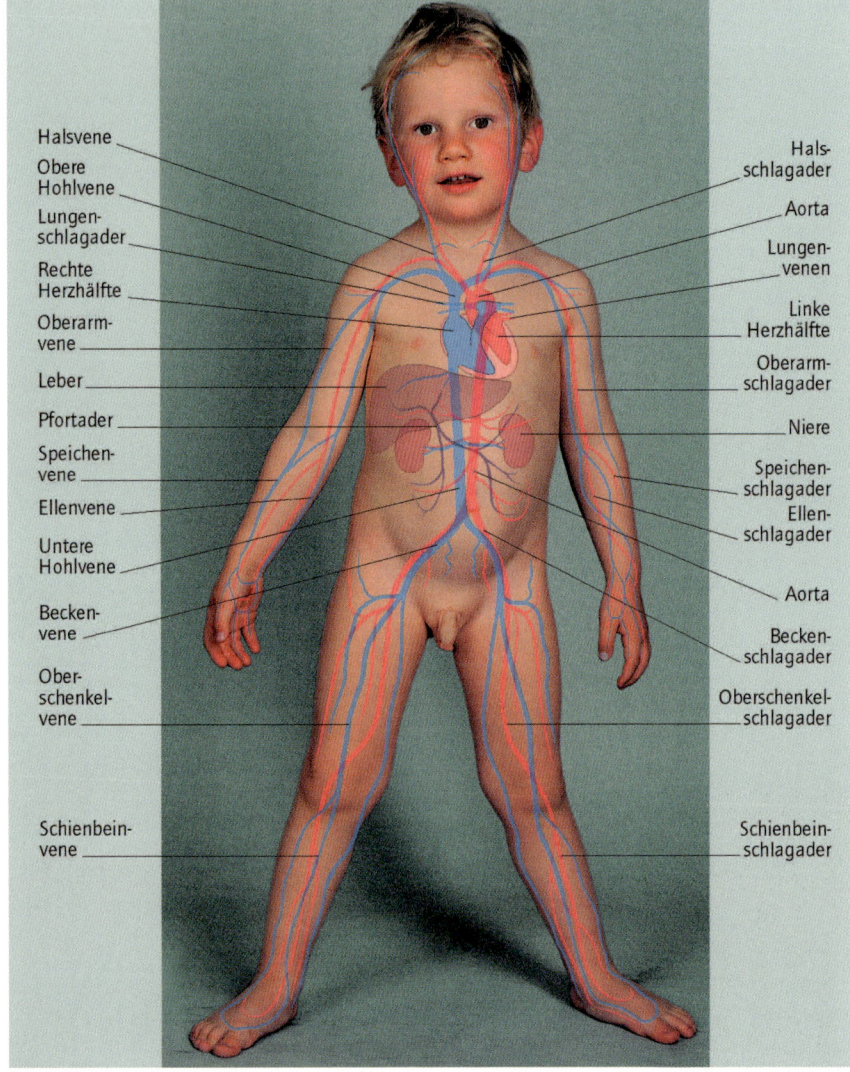

Das Herz ist der zentrale »Motor« des Herz-Kreislauf-Systems. Die Anteile des Herz-Kreislauf-Systems, die sauerstoffreiches Blut transportieren, sind rot gezeichnet, die Anteile mit sauerstoffarmem Blut blau. Wie die Abbildung zeigt, unterhält das Herz zwei Kreisläufe: Der größere Kreislauf (= Körperkreislauf) treibt das Blut zu den Körperzellen und versorgt alle Gewebe mit Nährstoffen und Sauerstoff. Der kleine Kreislauf (= Lungenkreislauf) leitet das Blut durch die Lungen, damit es sich dort immer neu mit Sauerstoff beladen kann. [GX]

Wissenswert

Im Prinzip ist das Herz eine aus vier Kammern bestehende Blutpumpe:
- Die kräftige **linke Herzkammer** presst das Blut in die **Aorta** (= *Körperschlagader*) und von dort in die übrigen **Körperarterien**.
- Die Körperarterien durchziehen den gesamten Körper und verzweigen sich immer mehr. Schließlich münden sie in winzige **Kapillaren,** welche die Körperzellen mit Sauerstoff und Nährstoffen versorgen und Kohlendioxid und andere Stoffwechselprodukte der Zellen aufnehmen.
- Das sauerstoffarme, »verbrauchte« Blut gelangt dann in immer größer werdenden **Körpervenen** zurück zum **rechten Herzvorhof.**
- Die **rechte Herzkammer** transportiert das Blut über die **Lungenschlagader** in die Lunge. Dort wird das Blut mit dem lebensnotwendigen Sauerstoff angereichert und von Kohlendioxid befreit (siehe S. 260).
- Über die **Lungenvenen** gelangt das Blut in den **linken Herzvorhof** und anschließend wieder in die linke Herzkammer.

Damit das Blut jeweils in die richtige Richtung vorangetrieben wird, besitzt das Herz **Herzklappen,** die den Blutstrom wie Ventile nur in eine Richtung durchlassen. Trotzdem fließt das Blut so leise durch das Herz, dass selbst mit dem Stethoskop nur zwei oder drei leise **Herztöne** zu hören sind. Aber selbst wenn der Arzt bei Kindern ein **Herzgeräusch** feststellt, so ist dies in der Regel kein Grund zur Besorgnis, denn in bestimmten Phasen des Lebens arbeitet das Herz gerne mit einer »musikalischen Kulisse«.

Sorgen macht sich der Kinderarzt dann, wenn das Herzgeräusch extrem laut, rau oder sonst wie ungewöhnlich ist.

Ein besonderes Muskelpaket

Auch wenn das Herz, nüchtern betrachtet, vor allem eine Blutpumpe ist – im Bewusstsein der Menschen ist es mehr als nur ein schnödes Körperteil: Im Altertum galt das beim Erwachsenen maximal 500 g schwere Muskelpaket als Sitz der Seele, und noch heute leidet jemand, der »herzlos« ist, nicht etwa an Kreislaufschwäche, sondern an mangelnder menschlicher Wärme. In einer anatomisch etwas fragwürdigen Fassung ist das Herz zudem das universale Symbol der Liebe (die einem dann bekanntermaßen das Herz auch wieder brechen kann).

Das Herz symbolisiert aber auch Tatkraft und Entschlossenheit: Ein in den Teich gefallenes Kind wird »beherzt« gerettet, der jahrzehntelange Raucher »fasst sich ein Herz« und hört endlich mit dem Qualmen auf – und leistet damit seinem Herzen wie seiner Umwelt einen ganz entscheidenden Dienst. Während Herz und Kreislauf beim Erwachsenen sehr häufig erkranken, ist dies bei Kindern selten. Allerdings kommen rund 1 % aller Neugeborenen mit einer angeborenen Fehlbildung des Herzens oder der großen herznahen Gefäße auf die Welt (Näheres hierzu siehe S. 221), wobei der Mehrzahl dieser Kinder heute operativ geholfen werden kann.

==Aber der Schein trügt: Schaut man sich die Risikofaktoren für Bluthochdruck und Herzinfarkt des Erwachsenen an, so wird das Fundament dieser Erkrankungen durch eine ungesunde Lebensweise schon in der Kindheit gelegt (mehr dazu in Kapitel 2).==

Niedriger Blutdruck und Orthostase-Syndrom

Ein **niedriger Blutdruck** (= *arterielle Hypotonie*) ist insbesondere bei großen, schlanken Jugendlichen in der Pubertät häufig, vor allem bei Mädchen.
Oft ist der niedrige Blutdruck mit einem **Orthostase-Syndrom** gekoppelt, bei dem es nach dem Aufstehen oder bei längerem Stehen zu Schwindel und Schwäche bis hin zur Ohnmacht kommt.
Obschon lästig, sind beide Krankheitsbilder ganz überwiegend harmlos.

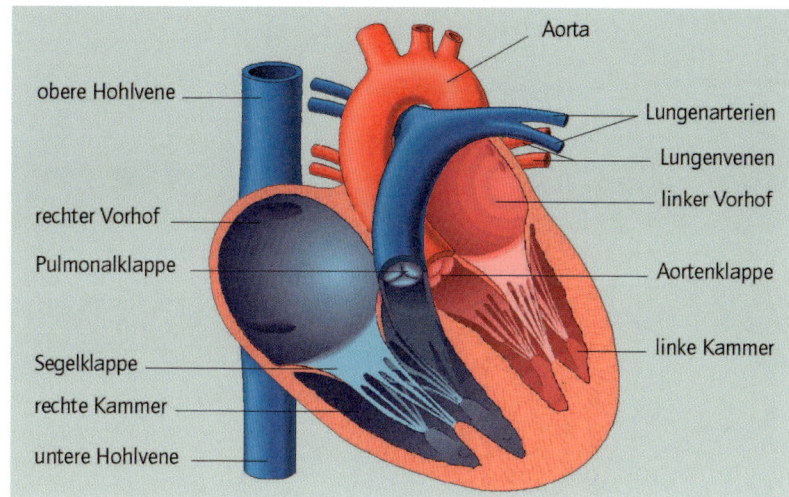

Die vier Kammern des Herzens. [GR]

Leitbeschwerden

➤ **Niedriger Blutdruck:** »Anlaufschwierigkeiten« am Morgen mit Müdigkeit und Leistungsminderung, kalten Händen und Füßen, Neigung zum Frieren
➤ **Orthostase-Syndrom:** Beim Aufstehen aus dem Liegen oder längerem Stehen vor allem bei Hitze Schwindel, Flimmern und Schwarzwerden vor den Augen. In ausgeprägten Fällen kurzzeitige Bewusstlosigkeit, danach keinerlei Krankheitszeichen erkennbar

Wann zum Arzt

In den nächsten Tagen, wenn
➤ Ihr Kind nicht nur morgendliche Anlaufschwierigkeiten hat, sondern den ganzen Tag über »nicht fit« ist.
➤ Zusätzliche Beschwerden hinzutreten, wie z. B. Gewichtsverlust.

Heute noch, wenn
➤ Ihrem Kind nicht nur bei längerem Stehen »schummerig« oder »schwindlig« wird, sondern bei alltäglichen Belastungen, wie etwa Treppensteigen oder Fahrradfahren (mögliches Zeichen einer Herzschwäche oder eines Herzfehlers, siehe S. 290 und S. 221).
➤ Der Schwindel eine »Richtung« hat, das Kind also z. B. das Gefühl hat, es drehe sich immer nach links oder fahre im Aufzug auf und ab (was auf eine Störung des Gleichgewichtsorgans hinweist).

Das Wichtigste aus der Medizin

Welche Werte für Puls und Blutdruck sind normal?

Generell gilt: Je jünger das Kind ist, desto höher ist sein Puls und desto niedriger sein Blutdruck im Vergleich zu einem Erwachsenen. Puls wie Blutdruck werden aber von zahlreichen Faktoren beeinflusst. Bei Aufregung und Anstrengung steigen beide an, hingegen kann bei einem Jugendlichen, der viel Ausdauersport betreibt, der Ruhepuls durchaus auf unter 50 Schläge pro Minute absinken.

Woher kommt ein zu niedriger Blutdruck?

Ein dauerhaft zu niedriger Blutdruck existiert praktisch nicht. Wenn einmal ein »zu niedriger« Blutdruck gemessen wird, es Ihrem Kind aber dabei gut geht, können Sie den Messwert getrost wieder vergessen.
Auch wenn ein Kind ab und zu über Kreislaufbeschwerden klagt, lässt sich bei der Mehrzahl der Kinder keine krankhafte Ursache finden, und häufig bleibt es sogar unklar, ob die oft wechselnden Beschwerden überhaupt mit dem »niedrigen Blutdruck« zusammenhängen.
Beim Orthostase-Syndrom fällt der Blutdruck bei plötzlichem Aufrichten oder nach längerem Stehen so stark ab, dass die Organe und damit auch das Gehirn nicht mehr ausreichend durchblutet werden. Dem Kind wird »schwindelig« oder »schummerig«, es flimmert und wird schwarz vor seinen Augen, und oft pfeift es auch in den Ohren. Es sieht bleich aus und kann etwas schwitzen. In ausgeprägten Fällen wird das Kind bewusstlos und sackt typischerweise langsam zu Boden. Legt man es hin und hebt die Beine etwas an, kommt es innerhalb weniger Sekunden zu sich und ist wieder »völlig normal«.
Ganz überwiegend ist auch das Orthostase-Syndrom (insbesondere um die Pubertät herum) Ausdruck des noch nicht »mitgewachsenen« Kreislaufs, ohne dass eine organische Erkrankung vorliegt.

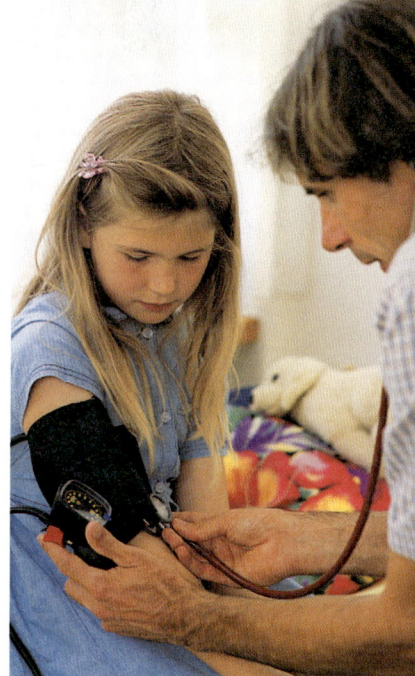

Im Gegensatz zum Erwachsenen haben Kinder sehr selten mit dem Blutdruck Probleme. Damit die Blutdruckmessung korrekte Werte ergibt, wird die Manschettenbreite beim Kind immer passend zur Armgröße gewählt. [AM]

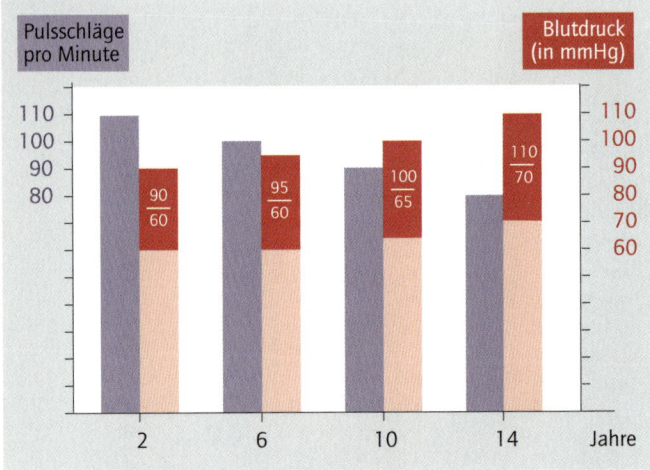

Normalwerte für Puls und Blutdruck. [GR]

Verletzungen sind beim »Umkippen« im Rahmen eines Orthostase-Syndroms zwar möglich, aber selten. »Richtiges« Blauwerden, Steifwerden oder starke, unkontrollierbare Muskelzuckungen deuten auf andere Ursachen hin, etwa eine Epilepsie (siehe S. 445).

Nur selten sind ein zu niedriger Blutdruck oder ein Orthostase-Syndrom Zeichen einer Erkrankung. Am häufigsten steckt dann eine Blutarmut (siehe S. 292) dahinter.
Auch Herzerkrankungen, etwa angeborene Herzfehler, Herzrhythmusstörungen oder eine Herzschwäche anderer Ursache, können zu niedrigem Blutdruck führen, da das Herz einfach nicht genug Blut in den Körper pumpt. Sehr selten liegen dem niedrigen Blutdruck Hormonstörungen zugrunde.
Akut kann ein niedriger Blutdruck bei Flüssigkeitsmangel, wie etwa durch Erbrechen, Durchfälle oder Blutverlust, sowie bei Infektionen auftreten. Ist die Krankheit überwunden, steigt auch der Blutdruck wieder.

Das macht der Arzt

Hauptmittel der Diagnostik ist die wiederholte Blutdruckmessung, wobei der Blutdruck beim ersten Mal an beiden Armen und auch an den Beinen gemessen wird. Ein Orthostase-Syndrom lässt sich durch einen **Schellong-Test** feststellen: Das Kind legt sich erst hin und soll dann zehn Minuten stehen, ohne sich abzustützen. Danach legt es sich wieder auf eine Liege. Während dieser Zeit werden regelmäßig Puls und Blutdruck gemessen, die bei einem Orthostase-Syndrom typische Veränderungen zeigen. Blutuntersuchungen dienen z. B. dem Ausschluss einer Blutarmut. Weitergehende Untersuchungen, wie beispielsweise eine *Ultraschalluntersuchung des Herzens* (= **Echokardiographie**), sind nur in außergewöhnlichen Fällen erforderlich.
Bei einem ausgeprägten Orthostase-Syndrom kann der Arzt blutdrucksteigernde Tropfen verschreiben (z. B. Effortil®).

So helfen Sie Ihrem Kind

Erste Hilfe bei Orthostase-Syndrom

Klagt Ihr Kind beim Stehen über die oben genannten Vorboten eines Orthostase-Syndroms oder sackt es bereits in sich zusammen, so legen Sie es am besten auf den Boden und heben die Beine leicht an. In aller Regel kommt es bereits nach wenigen Sekunden zu Bewusstsein. Dann lassen Sie es noch ein paar Minuten ruhig liegen und richten es danach langsam zum Sitzen und erst dann zum Stehen auf. Den Notarzt brauchen Sie nur zu rufen, wenn Ihr Kind »nicht wieder ist wie vorher«, also etwa Lähmungen oder Sprachstörungen hat oder über nicht nachlassendes Herzrasen klagt.

Kommt Ihr Kind nicht nach wenigen Sekunden wieder zu Bewusstsein, handelt es sich nicht um ein einfaches Orthostase-Syndrom (Erste Hilfe siehe S. 148 und S. 490).

Den Kreislauf in Schwung bringen

Zuallererst sollten Sie Ihrem Kind erklären, dass sein niedriger Blutdruck zwar vielleicht lästig, aber nicht gefährlich ist. Außerdem sollten Sie nicht viel Aufhebens darum machen, um kein (ungerechtfertigtes) Krankheitsgefühl aufkommen zu lassen. Geben Sie Ihrem Kind nach einer Ohnmacht etwas zu trinken, sorgen Sie für kühle, frische Luft oder gehen Sie mit ihm in den Schatten. Auch auf die Hand geriebener und dann vom Kind eingeatmeter Melissengeist kann die Lebensgeister anregen.
Da die Beschwerden meist beim Übergang vom Liegen zum Stehen oder bei längerem Stehen auftreten, hilft es, wenn das Kind sich langsam aufrichtet und bei längerem Stehen immer mal wieder die Wadenmuskulatur anspannt – dadurch wird das Blut in den Beinen Richtung Herz befördert und kann nicht »versacken«. Überheizte Räume sollten gemieden werden.
Langfristig sind der niedrige Blutdruck und das Orthostase-Syndrom meist durch einige einfache Maßnahmen gut in den Griff zu bekommen. Sie wirken allerdings nicht »über Nacht« und erfordern daher etwas Geduld.
Die Haltung, das Kind wegen seiner »Labilität« zu schonen, ist falsch: Sport, insbesondere Ausdauersport, wirkt sich ausgesprochen günstig auf Blutdruckregulationsstörungen aus. Gezieltes Gefäßtraining durch Wechselduschen, Wassertreten, Kneipp-Anwendungen oder Sauna wirkt ebenfalls blutdruckregulierend. Rosmarinbäder sind für ihre kreislaufanregende Wirkung bekannt.
Bei vorübergehenden Schwindelgefühlen hat sich auch Lavendeltee bewährt (einen Teelöffel getrockneter Blüten mit einer Tasse kochendem Wasser aufgießen, zugedeckt etwa vier Minuten ziehen und den warmen Tee dann schluckweise trinken lassen). Auch das Riechen an einem Fläschchen Lavendelöl kann Erleichterung schaffen. Da Salz Wasser bindet und langfristig den Blutdruck stützt, sollten Sie im Gegensatz zu den »normalen« Regeln der Kinderernährung nicht übermäßig an Salz sparen. Auch Flüssigkeitsmangel kann zu niedrigem Blutdruck führen, weshalb Sie auf eine ausreichende Trinkmenge Ihres Kindes achten sollten. Bei Jugendlichen, die hauptsächlich morgens Beschwerden haben, können oft schwarzer Tee oder (schwacher) Milchkaffee über das Morgentief hinweghelfen.

Möglichkeiten der Naturheilkunde

Aus der Homöopathie ist bei akuter Kreislaufschwäche und Ohnmachten Veratrum album D4 bekannt, bei Kreislaufschwäche infolge körperlicher oder geistiger Überforderung auch Acidum phosphoricum D6.

Aussichten

Meist hören die Beschwerden nach Monaten oder Jahren von selbst auf, wenn die Pubertät vorbei ist. Und ein etwas zu niedriger Blutdruck ist allemal besser als ein zu hoher.

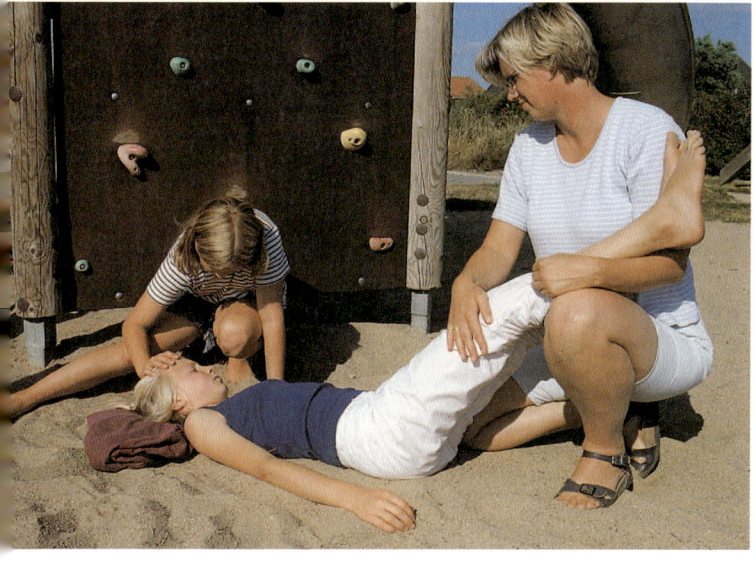

Die wichtigste Erste Hilfe bei kreislaufbedingter Ohnmacht: die Beine etwa 45 Grad nach oben halten. Dadurch fließt Blut aus den Beinvenen in den Körper zurück und gibt dem schwachen Kreislauf frischen Schub. [AM]

Kinder und Jugendliche mit einem essentiellen Bluthochdruck sind häufig übergewichtig, und oft haben andere Familienmitglieder ebenfalls einen Bluthochdruck. Der erhöhte Blutdruck ist hier nur die Spitze des Eisbergs und zeigt eine tief greifende Gesundheitsstörung an.

Wieso ist ein zu hoher Blutdruck so gefährlich?

Ständig unter zu hohem Druck zu stehen, vertragen die Arterien auf Dauer nicht: Ein erhöhter Blutdruck beschleunigt die **Arteriosklerose** (»Arterienverkalkung«) und schädigt so indirekt alle Organe. Die Folgen sind typische Zivilisationskrankheiten, wie beispielsweise die *koronare Herzkrankheit* mit dem Extremfall *Herzinfarkt* oder Schädigungen der gehirnversorgenden Gefäße mit der Schwerstform *Schlaganfall*. Hat ein Kind Bluthochdruck, treten diese Erkrankungen nicht erst im Rentenalter auf, sondern drohen bereits im frühen oder mittleren Erwachsenenalter!

Der hohe Blutdruck belastet auch das Herz, das mehr Kraft aufwenden muss als bei normalem Blutdruck, um das Blut durch die Gefäße zu pumpen. Menschen mit Bluthochdruck entwickeln deshalb häufiger und früher eine *Herzschwäche* (siehe S. 290).

Hoher Blutdruck

Im Gegensatz zum zu niedrigen Blutdruck ist der zu **hohe Blutdruck** (= *arterielle Hypertonie*) bei Kindern mit einer Häufigkeit von rund 2 % und bei Jugendlichen mit rund 6 % eher selten. Wie bei Erwachsenen gilt auch bei Kindern: Hoher Blutdruck tut nicht weh, ist aber durch seine Folgen gefährlich.

Leitbeschwerden

➤ Überwiegend keine Beschwerden, gelegentlich Kopfschmerzen. Daher meist zufälliges Erkennen eines Bluthochdrucks, z. B. beim Blutdruckmessen im Rahmen einer Vorsorgeuntersuchung
➤ Möglicherweise Zeichen einer bestehenden Grunderkrankung, z. B. einer Nierenerkrankung

Wann zum Arzt

In den nächsten Tagen, wenn
➤ Bei Ihrem Kind ein erhöhter Blutdruck festgestellt wird.

Sofort, wenn
➤ Ihr Kind (heftige) Kopfschmerzen, Sehstörungen oder Krampfanfälle bekommt oder abnorm unruhig oder schläfrig wird – der Blutdruck könnte dann entgleist sein.

Das Wichtigste aus der Medizin

Woher kommt ein erhöhter Blutdruck?

Bei Kindern bis etwa zehn Jahren ist ein erhöhter Blutdruck zu etwa 90 % auf andere Organerkrankungen zurückzuführen, wie beispielsweise Erkrankungen der Nieren, angeborene Gefäßfehlbildungen (insbesondere eine Verengung der Aorta kurz hinter dem Abgang der Armarterien oder eine Nierenarterienverengung) oder Tumoren, die blutdruckerhöhende Hormone produzieren. Diese Form des erhöhten Blutdrucks heißt **sekundärer Bluthochdruck.** Hier bestehen häufig weitere Krankheitszeichen.

Bei etwa 10 % der Kinder mit einem erhöhten Blutdruck lässt sich jedoch trotz gründlicher Untersuchung keine Ursache finden. Der Mediziner spricht von einem **essentiellen** oder *primären* **Bluthochdruck.** Hier führen äußere Faktoren, insbesondere Übergewicht und hoher Salzkonsum, auf dem Boden einer ererbten Veranlagung zum Anstieg des Blutdrucks. Mit dem Jugendalter nimmt diese Form des Bluthochdrucks rapide zu, bis sich schließlich im Erwachsenenalter das Verhältnis zwischen sekundären und essentiellen Formen umgekehrt hat.

Auch manche Medikamente können einen Bluthochdruck hervorrufen. Selten einmal ist übermäßiger Lakritzkonsum die Ursache – hierzu ist aber rund ein Pfund Lakritz pro Tag notwendig.

Das macht der Arzt

Bei jedem Kind mit Bluthochdruck wird ein »Basisprogramm« an Untersuchungen durchgeführt, um möglicherweise behandelbare Grunderkrankungen aufzudecken.

Hierzu gehören neben einer gründlichen körperlichen Untersuchung auch Blut- und Urinuntersuchungen, ein Elektrokardiogramm (= EKG), eine Röntgenaufnahme des Brustkorbs sowie Ultraschalluntersuchungen des Herzens und des Bauches. Weitere Untersuchungen richten sich nach der vermuteten Grunderkrankung.

Stellt sich eine Grunderkrankung heraus, wird diese vorrangig behandelt. Zusätzlich können *Medikamente zur Blutdrucksenkung* (= **Antihypertensiva**) erforderlich sein.

Bei Kindern mit einem essentiellen Bluthochdruck steht die Änderung der meist ungesunden Lebensgewohnheiten im Vordergrund. Insbesondere müssen die Kinder ihr Gewicht unter Kontrolle bringen (S. 339).

Bei Kindern eingesetzte Antihypertensiva

- **Beta-(Rezeptoren-)Blocker,** etwa Metoprolol (z. B. Beloc®), Propranolol (z. B. Dociton®)
- **Kalziumantagonisten,** etwa Nifedipin (z. B. Adalat®)
- **Harntreibende Medikamente (= Diuretika),** etwa Hydrochlorothiazid (z. B. Esidrix®), Furosemid (z. B. Lasix®)
- **ACE-Hemmer,** etwa Captopril (z. B. Lopirin®)

So helfen Sie Ihrem Kind

Die Änderung der täglichen Gewohnheiten ist bei Kindern mit einem essentiellen Bluthochdruck die wichtigste Behandlungsmaßnahme überhaupt.

An erster Stelle steht zumeist der *Abbau eines bestehenden Übergewichts* (siehe S. 336). Bei der Ernährung des Kindes sollten Sie nicht nur auf den Kaloriengehalt der Nahrung achten, sondern auch auf den Salzgehalt, denn Salz wirkt bei einer gegebenen Veranlagung blutdrucksteigernd. Die zweite Säule ist *körperliche Bewegung*. Für Kinder mit Bluthochdruck ist dabei vor allem Ausdauertraining geeignet – alles was den jungen Körper in Bewegung hält, wirkt langfristig blutdruckregulierend (siehe S. 28 und S. 30). *Entspannungsverfahren* wie autogenes Training können zwar den Blutdruck akut, etwa in Stress-Situationen mindern, ein chronisch erhöhter Blutdruck lässt sich damit allerdings nicht bekämpfen. Rasch werden Sie (oder Ihr Kind) auch lernen, den Blutdruck zu Hause regelmäßig mit einem kleinen automatischen Gerät zu messen und die Werte in einem *Blutdruckprotokoll* niederzuschreiben. Dies ist für die eventuelle Anpassung der Medikamente wichtig und der Messung in der Praxis nicht nur aus Bequemlichkeitsgründen überlegen – die beim Arzt gemessenen Blutdruckwerte liegen infolge der Aufregung oft höher, als sie eigentlich sind (»Weißkittelhochdruck«).

- **Deutsche Liga zur Bekämpfung des hohen Blutdruckes – Deutsche Hypertonie Gesellschaft e.V.**
  Berliner Str. 46, 69120 Heidelberg
  www.hochdruckliga.info

Entzündungen des Herzens

Entzündungen des Herzens können grundsätzlich alle drei Schichten der Herzwand betreffen (siehe Abb. S. 290) – entsprechend spricht der Mediziner von **Endokarditis** (= *Herzinnenhautentzündung*), **Myokarditis** (= *Herzmuskelentzündung*) oder **Perikarditis** (= *Herzbeutelentzündung*).
Endokarditis, Myokarditis und Perikarditis sind bei Kindern ganz überwiegend durch Bakterien oder Viren bedingt. Glücklicherweise treten alle drei Formen heute nur noch sehr selten auf.

Leitbeschwerden der Endokarditis

- Fieber
- Abgeschlagenheit
- Anzeichen der Herzschwäche (siehe S. 290): Zu schneller Herzschlag (Normwerte siehe Abb. S. 286), Leistungsminderung, Luftnot bei körperlicher Anstrengung, bläuliche Hautfarbe, Wassereinlagerungen (Ödeme, z. B. »dicke« Beine)
- Bei Säuglingen zusätzlich auch Trinkschwäche, schwaches Schreien, Gedeihstörung

Leitbeschwerden der Myokarditis

- Zeichen der Herzschwäche (siehe oben)
- Herzrhythmusstörungen: »Herzstolpern«, »Herzrasen«, aber auch Schwindel oder Bewusstlosigkeit durch zu langsamen Herzschlag bzw. Aussetzen von Schlägen
- Abgeschlagenheit. In leichten Fällen über Wochen ausbleibende Erholung nach einem Infekt ohne weitere charakteristische Zeichen

Leitbeschwerden der Perikarditis

- Luftnot, schneller Herzschlag, in schweren Fällen auch weitere Zeichen der Herzschwäche (siehe oben)
- Evtl. Schmerzen hinter dem Brustbein, im Liegen stärker werdend

Wann zum Arzt

Heute noch, wenn
- Ihr Kind Beschwerden hat, die zu einer entzündlichen Herzerkrankung passen.

Sofort, wenn
- Ihr Kind schon bei geringer körperlicher Anstrengung Luftnot bekommt oder bei den auf S. 142 und S. 290 beschriebenen Warnzeichen.

Das Wichtigste aus der Medizin

Endokarditis

Bei der *Endokarditis* hat sich zwar die gesamte Herzinnenhaut entzündet, entscheidend für Krankheitszeichen und -verlauf ist jedoch die Entzündung der *Herzklappen* – letztere können als Folge der Entzündung vernarben und dann in ihrer Funktion beeinträchtigt werden.
Am häufigsten ist eine Endokarditis durch Bakterien bedingt. Sie trifft fast nur Kinder mit bereits bestehenden Erkrankungen der Herzklappen oder einer Abwehrschwäche: Gelangen dann z. B. bei einer Zahnbehandlung oder aus einem kleinen Eiterherd Bakterien ins Blut, setzen sie sich leicht auf den vorgeschädigten Klappen fest. Bei Jugendlichen kommt (intravenöser) Drogenmissbrauch als Risikofaktor hinzu. Heute selten ist das Rheumatische Fieber, das als »fehlgeleitete« Immunreaktion auf Streptokokkeninfektionen entsteht (siehe S. 239).
Die Leitbeschwerden bei der Endokarditis sind Fieber und ein zu schneller Herzschlag. Manchmal beginnt die Erkrankung langsam mit wochenlanger Abgeschlagenheit, manchmal ganz plötzlich mit hohem Fieber. Der Arzt hört bei der Untersuchung ein bis dahin unbekanntes Herzgeräusch.

Myokarditis

Bei der *Myokarditis* hat sich die dickste, »arbeitende« Schicht des Herzens entzündet. Meist steckt eine Virusinfektion hinter der Myokarditis (z. B. *Coxsackie-Viren*), selten eine bakterielle Infektion. Auch bei Erkrankungen des rheumatischen Formenkreises (siehe S. 373) kann die Herzmuskelschicht entzündlich mitreagieren. Die Beschwerden durch die Myokarditis können sehr unterschiedlich sein und von anhaltender Müdigkeit über Zeichen der Herzschwäche bis zu schweren Herzrhythmusstörungen reichen. Die (meist) zugrunde liegende Infektion kann völlig unbemerkt oder sehr heftig verlaufen.

In manchen Fällen schwelt die Entzündung über Jahre weiter und führt zu Veränderungen der Herzmuskelschicht, die dadurch über Jahre oder Jahrzehnte an Pumpkraft verliert – eine **Kardiomyopathie** hat sich entwickelt.

Perikarditis

Die Entzündung des Herzbeutels, die *Perikarditis,* hat die gleichen Ursachen wie eine Myokarditis. Hauptbeschwerden sind hier Schmerzen hinter dem Brustbein, Luftnot und ein schneller Herzschlag. Beim Abhorchen hört der Arzt mit jedem Herzschlag ein typisches Reibegeräusch oder auch einen abgeschwächten Herzschlag.

Das macht der Arzt

Bei jeder Herzentzündung sind Blutuntersuchungen, ein EKG (= Elektrokardiogramm), eine Röntgenaufnahme des Brustkorbs und eine Ultraschalluntersuchung des Herzens notwendig. Die weiteren Untersuchungen hängen dann von der Art der Entzündung und der mutmaßlichen Ursache ab.

In aller Regel wird der Kinderarzt ein Kind mit einer Entzündung des Herzens ins Krankenhaus einweisen. Die Behandlung dort richtet sich nach der (mutmaßlichen) Ursache und dem Zustand des Kindes, manchmal muss das Kind auf der Intensivstation betreut werden.

Nicht immer ist nach der Überwindung der akuten Erkrankung alles vorbei: Nach einer Endokarditis können sich Herzklappenschäden entwickeln, die möglicherweise nach Jahren operiert werden müssen (und können). Eine Myokarditis kann, wenn auch selten, zu der oben beschriebenen Kardiomyopathie und damit einer bleibenden Herzschwäche führen. Daher werden Kinder nach einer entzündlichen Herzerkrankung über Jahre ärztlich kontrolliert, auch wenn sie keine Beschwerden haben.

Hat Ihr Kind eine Endokarditis gehabt, ist es lebenslang gefährdet, abermals eine Endokarditis zu bekommen. Ist – etwa vor einer Zahnentfernung oder einer Operation – zu erwarten, dass Bakterien in die Blutbahn gelangen, erhält das Kind vorbeugend Antibiotika, damit sich die Bakterien nicht auf den Herzklappen ansiedeln können (= **Endokarditisprophylaxe**). Auch Kinder mit bestimmten Herzfehlern (beispielsweise Klappenfehlern oder Löchern in der Herzscheidewand) werden vor medizinischen Eingriffen durch die vorbeugende Gabe von Antibiotika geschützt.

Selbsthilfe und Naturheilkunde

Da die antibiotische Therapie im Krankenhaus oft bis zu sechs Wochen dauert und die Kinder in dieser Zeit zudem Bettruhe einhalten müssen, ist vor allem Geschick und Phantasie gefragt, um abwechslungsreiche Beschäftigungen zu finden. Naturheilkundliche Methoden sind ohne Erfolg.

Herzrhythmusstörungen

Bei **Herzrhythmusstörungen** ist der normale »Takt« des Herzschlages gestört – das Herz schlägt zu langsam, zu schnell oder unregelmäßig, etwa mit Extraschlägen oder Pausen. Die meisten »Taktabweichungen« des Herzens sind allerdings normal, das Herz ist nun einmal keine Maschine und macht besonders bei Kindern immer mal wieder kleine »Hüpfer«. Eine Störung liegt nur dann vor, wenn das Herz in seiner Funktion beeinträchtigt ist. Am häufigsten zeigen sich solche Herzrhythmusstörungen bereits im Babyalter.

Leitbeschwerden

➤ Bei zu schnellem Herzschlag: Gefühl des »Herzjagens« oder »Herzrasens«, Unruhe, Blässe, Ausbruch kalten Schweißes, Übelkeit, Brustschmerzen. Bei längerem Bestehen möglicherweise Zeichen der Herzschwäche (siehe S. 290)
➤ Bei zu langsamem Herzschlag: Schwäche, Schwindel, Übelkeit, möglicherweise Zeichen der Herzschwäche (siehe S. 290), in ausgeprägten Fällen Bewusstlosigkeit
➤ Bei Extraschlägen: Gefühl des »Herzstolperns«; die meisten Extraschläge sind jedoch normal

Wann zum Arzt

Heute noch, wenn
➤ Sie den Verdacht einer Herzrhythmusstörung bei Ihrem Kind haben. Wenn Sie dies vermuten, können Sie das Herz Ihres Kindes auch ohne Stethoskop abhören, indem Sie Ihr Ohr auf die linke Brusthälfte Ihres Kindes legen – etwa in Höhe der Brustwarze – und den Herzrhythmus einige Minuten lang mitverfolgen.

Wie gesagt sind gelegentliche »Stolperer« oder »Aussetzer« normal, solange Ihr Kind darunter nicht leidet.

Das Wichtigste aus der Medizin

Was sind Herzrhythmusstörungen?

Normalerweise schlägt unser Herz tagein, tagaus, ohne dass wir dies überhaupt bewusst bemerken. Die elektrischen Erregungen, die den »Herzschlag«, also das Zusammenziehen des Herzens, auslösen, entstehen im Herzen selbst, und zwar in besonders spezialisierten »stromgebenden« Herzmuskelzellen. Die Stromimpulse werden dann über spezielle Bahnen über das ganze Herz verteilt. Der Mediziner spricht vom **Erregungsbildungs- und -leitungssystem des Herzens.**

Bei Herzrhythmusstörungen ist dieses Netzwerk aus stromgebenden und -leitenden Zellen auf irgendeine Art und Weise geschädigt. Dadurch schlägt das Herz zu schnell (= **Tachykardie**), zu langsam (= **Bradykardie**) oder mit Extraschlägen (= **Extrasystolen**) oder **Pausen**.

Woher kommen Herzrhythmusstörungen?

Die Häufigkeit des Herzschlages ist abhängig vom Alter (siehe Kasten S. 286) und von dem, was wir gerade tun (je anstrengender eine Arbeit, desto schneller schlägt das Herz).

Ein etwas schnellerer oder langsamerer Herzschlag als normal ist nicht immer krankhaft: Normal ist ein schneller Herzschlag etwa bei körperlicher Anstrengung, Aufregung oder Fieber, und ein langsamerer Herzschlag als gewöhnlich ist bei Ausdauersportlern Ausdruck ihres guten Trainingszustandes.

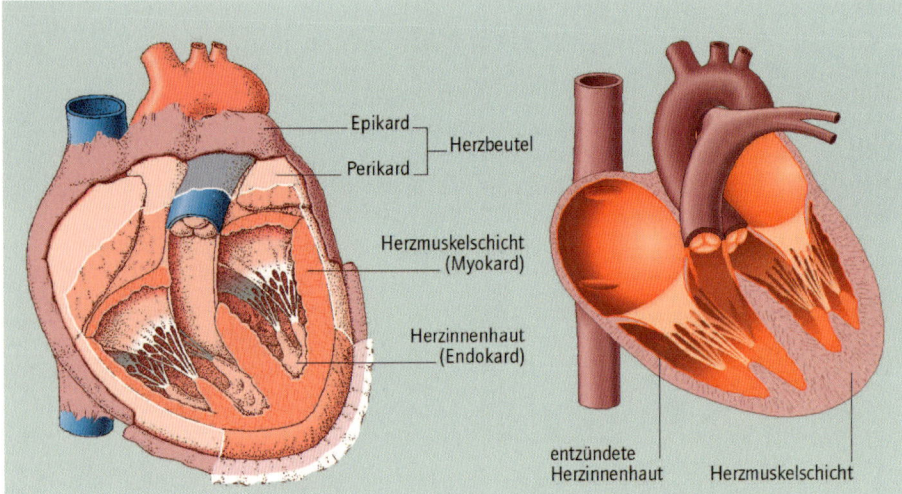

Die linke Abbildung zeigt die Schichten der Herzwand: zuäußerst die Herzaußenhaut oder Epikard. Sie umhüllt das Herz und bildet zusammen mit einer weiteren Hülle, dem Perikard, den Herzbeutel. Die mittlere Schicht, das Myokard (= Herzmuskelschicht), leistet die eigentliche Pumparbeit; und die Herzinnenhaut oder Endokard kleidet den Herzinnenraum aus und bildet die Herzklappen. Das rechte Bild illustriert, wie eine Entzündung des Endokards den ganzen Herzinnenraum betrifft – besonders die Klappen drohen in Mitleidenschaft gezogen zu werden. [GR]

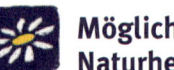

Möglichkeiten der Naturheilkunde

Der Verdacht auf Herzrhythmusstörungen sollte stets ärztlich abgeklärt werden. Bei »echten« Herzrhythmusstörungen sind naturheilkundliche Verfahren in aller Regel allenfalls begleitend, etwa zur Stärkung des Gesamtorganismus, zu empfehlen.
Die Homöopathie verwendet Strophantus D3 bei Herzunruhe infolge Lampenfieber.

Herzschwäche

Bei einer **Herzschwäche** (= *Herzinsuffizienz*) ist die Pumpkraft des Herzens zu gering, um eine ausreichende Durchblutung aller Organe sicherzustellen. Am häufigsten zeigt sich eine Herzschwäche erstmalig im Babyalter.

Leitbeschwerden

➤ Verminderte körperliche Belastbarkeit
➤ Luftnot, Husten (vor allem bei körperlicher Belastung)
➤ Schneller Herzschlag
➤ Bläuliche Haut, kalte Finger
➤ Wassereinlagerungen (Ödeme), z. B. in den Beinen, an Hand- und Fußrücken, dann rasche Gewichtszunahme innerhalb weniger Tage
➤ Bei Babys: Trinkschwäche, schwaches Schreien, schlechtes Gedeihen

Auch zu viel schwarzer Tee, Kaffee, andere aufputschende Getränke sowie Alkohol oder Nikotin (bei Jugendlichen) und Medikamente können den Herzschlag verändern. Viele Kinder zeigen außerdem ein deutliches Schnellerwerden des Herzschlages beim Einatmen und ein Langsamerwerden beim Ausatmen. Manchmal haben auch völlig gesunde Kinder einen so ungewöhnlichen Herzrhythmus, dass selbst der Herzspezialist seine Apparate zu Rate ziehen muss, um diese Formen von echten Störungen zu unterscheiden. »Echte« Herzrhythmusstörungen können durch zahlreiche Ursachen bedingt sein. Praktisch alle Herzerkrankungen, wie etwa Herzfehler oder Herzentzündungen, können zu Herzrhythmusstörungen führen. Außerdem kann das Erregungsbildungs- und -leitungssystem selbst erkrankt sein. Dabei sind bei Kindern *zusätzliche, extra schnelle Leitungsbahnen* recht häufig: Durch diese von Geburt aus angelegten »Kurzschlussverbindungen« überholt sich der Rhythmus sozusagen selbst und stiftet so beständige Unruhe. Die Ursache von Herzrhythmusstörungen kann aber auch außerhalb des Herzens liegen, etwa in Infektionen, Hormonstörungen (z. B. einer Schilddrüsenüberfunktion) oder Veränderungen der Blutsalze.

Das macht der Arzt

Aus dem Gesagten wird klar: Sie selbst können in aller Regel nicht entscheiden, ob überhaupt eine krankhafte Herzrhythmusstörung vorliegt und welche Ursache sie hat. Die meisten »Herzrhythmusstörungen«, die Kinder ihren Eltern berichten oder die diese etwa durch Pulstastung fühlen, stellen sich nachher als normal heraus.
Unverzichtbares Hilfsmittel in der Diagnostik ist das **EKG** (= *Elektrokardiogramm*). Die Herztätigkeit erzeugt nämlich elektrische Signale, die schmerz- und nebenwirkungsfrei außen am Brustkorb registriert werden können. Das sog. *Ruhe-EKG* im Liegen kann ergänzt werden durch ein *Belastungs-EKG* während körperlicher Anstrengung und ein *Langzeit-EKG* über 24 Stunden.
Zum Diagnostikprogramm gehört heute oft auch eine Ultraschalluntersuchung des Herzens (= **Echokardiographie**), die z. B. Herzfehler in Minuten darstellen kann. Blutuntersuchungen werden zur Diagnose von Entzündungen und Veränderungen der Blutsalze durchgeführt. Ob noch weitere Untersuchungen erforderlich sind, hängt ebenso wie die Behandlung von der mutmaßlichen Diagnose ab.

Eine Herzschwäche ist keine eigenständige Erkrankung, sondern die Folge einer anderen Erkrankung, etwa eines Herzfehlers (siehe S. 221) oder einer entzündlichen Herzerkrankung (siehe S. 288).
Entsprechend versucht der Arzt immer, die Ursache der Herzschwäche herauszufinden und zu beseitigen. Gleichzeitig verordnet er Medikamente, welche die Herzkraft stärken und/oder dem Herzen seine Arbeit erleichtern. Eine Herzschwäche kann innerhalb von Stunden bis Tagen bedrohliche Formen annehmen, weshalb Sie Ihr Kind in Zweifelsfällen unverzüglich dem Arzt vorstellen sollten. Auch eine eventuelle naturheilkundliche Behandlung sollte immer mit dem Arzt abgestimmt werden.

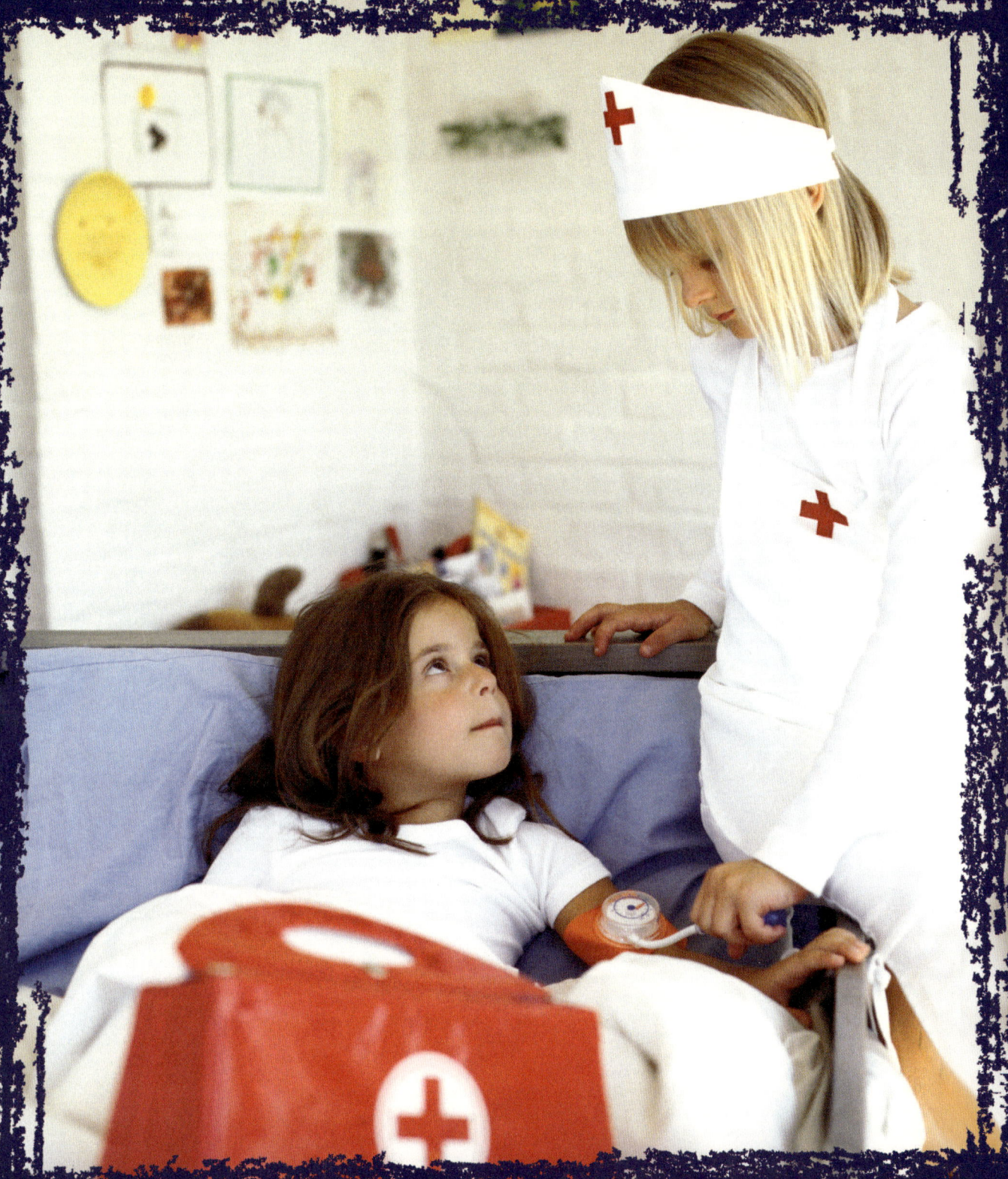

14 Erkrankungen des Blutes und der Abwehr; bösartige Erkrankungen

Eine Wundermixtur

Bis heute ist es nicht gelungen, künstliches Blut herzustellen. Kein Wunder: Was wie eine einheitliche Flüssigkeit aussieht, besteht aus Tausenden von Stoffen.

Das Blut ist nämlich nicht nur der »Füllstoff« des Kreislaufs, sondern stellt mit den vielen in ihm gelösten Botenstoffen auch eine Art chemisches Fernsprechnetz dar, über das die Organe des Körpers ihre Funktion miteinander abstimmen. Kein Wunder, dass Erkrankungen des Blutes oft weit reichende Konsequenzen haben.

Wissenswert

Etwa 40 % des Blutes besteht aus **Blutzellen** mit ganz unterschiedlichen Aufgaben:
➤ Die **roten Blutkörperchen** (= *Erythrozyten*) transportieren mit Hilfe des **roten Blutfarbstoffs** (= *Hämoglobin*) den lebensnotwendigen Sauerstoff zu den Geweben.
➤ Die **weißen Blutkörperchen** (= *Leukozyten*) sind ganz wesentlicher Bestandteil unseres Abwehrsystems (= Immunsystem, Details siehe S. 296 und Kasten S. 35), das Krankheitserreger und Fremdstoffe aus der Umwelt, aber auch bösartige Zellen in uns selbst unschädlich macht.
➤ Die **Blutplättchen** (= *Thrombozyten*) gehören zum Gerinnungssystem, das unsere Blutgefäße bei Verletzungen abdichtet und uns so vor lebensgefährlichen Blutverlusten schützt (siehe auch S. 294).

Die Blutzellen werden vor allem im **Knochenmark** produziert. Dort sitzen teilungsfähige Vorläuferzellen (= **Stammzellen**), die immer so viele Blutzellen nachbilden, dass die natürlicherweise absterbenden Blutzellen ersetzt werden können.

Der nicht aus Zellen bestehende Anteil des Blutes heißt **Blutplasma** und wird zum größten Teil aus Wasser gebildet. Darin gelöst sind z.B. Eiweiße, Hormone und viele kleine Moleküle.

Dadurch, dass Blut alle Organe erreicht:
➤ Können einerseits Erkrankungen des Blutes alle Organe in Mitleidenschaft ziehen und Krankheitserreger mit dem Blut in den ganzen Körper verschleppt werden.
➤ Verändert sich andererseits bei vielen Erkrankungen die Zusammensetzung des Blutes – Blutuntersuchungen sind bei vielen Erkrankungen in der Diagnostik unverzichtbar!

Normalwerte des Blutbildes

Eine der wichtigsten Blutuntersuchungen überhaupt ist die Erstellung eines **Blutbildes**, bei dem die unterschiedlichen Arten von Blutzellen gezählt werden.

Durch das Blutbild können nicht nur Erkrankungen des Blutes erkannt werden, es hilft auch beispielsweise bei der Einschätzung von Infektionen.

Die Zusammensetzung des Blutes schwankt je nach Alter. Die folgenden Werte gelten außerhalb der Säuglingszeit als normal:
➤ Roter Blutfarbstoff (Hb):
   11–15 g/Deziliter (dl) Blut
➤ Weiße Blutkörperchen:
   5 000–14 000/Mikroliter (µl) Blut
➤ Blutplättchen:
   150 000–350 000/Mikroliter (µl) Blut

Blutarmut (Anämie)

Bei einer **Blutarmut** (= *Anämie*) ist der rote Blutfarbstoff und meist auch die Zahl der roten Blutkörperchen vermindert. Die Blutarmut ist die häufigste Bluterkrankung im Kindesalter.

Leitbeschwerden

➤ Meist gar keine Beschwerden
➤ Möglicherweise Müdigkeit, Spielunlust, Appetitlosigkeit
➤ Möglicherweise Blässe der Haut, Lippen und Nägel
➤ Möglicherweise Schwindel, z.B. beim Aufstehen aus dem Liegen oder der Hocke
➤ Möglicherweise verminderte körperliche Belastbarkeit mit sehr raschem Pulsanstieg und Atemnot bei körperlicher Anstrengung

Wann zum Arzt

In den nächsten Tagen, wenn
➤ Die Beschwerden Ihres Kindes zu einer Blutarmut passen.

Noch heute, wenn
➤ Ihr Kind zusätzlich zu den Beschwerden einer Blutarmut stecknadelkopfgroße bis flächige rote Flecken am Körper hat (sie sind ein möglicher Hinweis auf Hautblutungen).

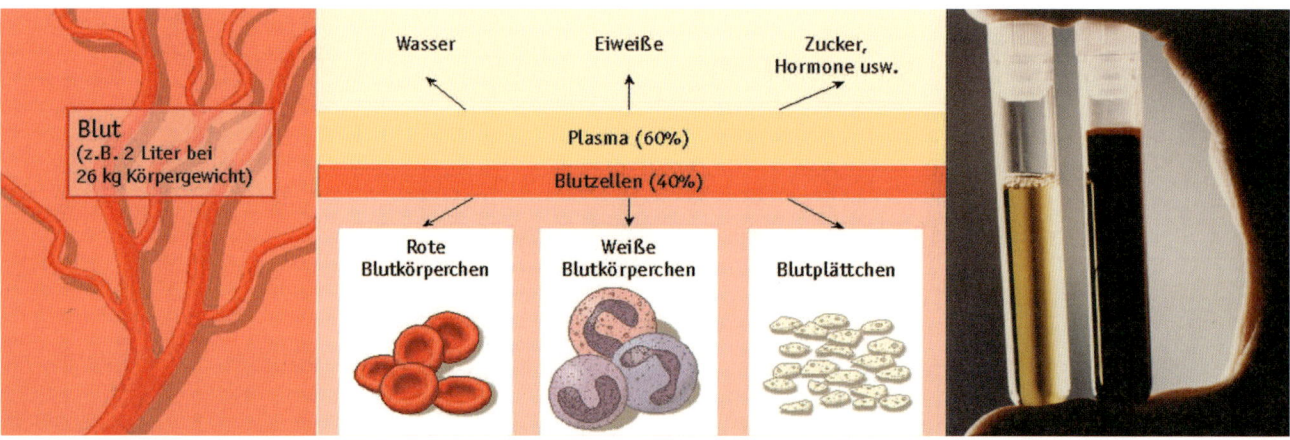

Es ist schon erstaunlich, dass Blut, obwohl flüssig, fast zur Hälfte aus Blutzellen besteht. Das Teilbild rechts zeigt, wie es aussieht, wenn man das Blut in seine beiden Hauptkomponenten, Blutzellen (dunkelrot) und Plasma (hell), auftrennt. [li: GR; re: BAX]

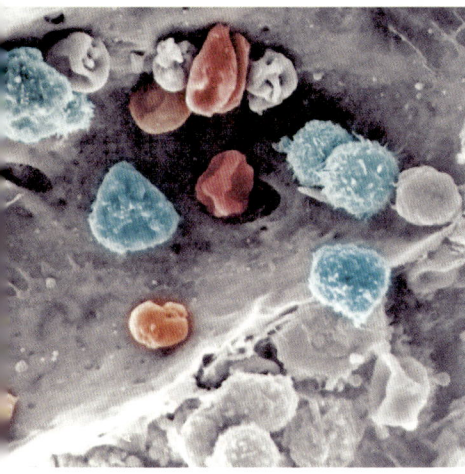

Die Blutzellen werden in den Hohlräumen des Knochenmarks gebildet und wandern von dort in die Blutgefäße. In diesem Bild sind die weißen Blutkörperchen hellblau gefärbt, die roten Blutkörperchen rot. [MKK]

Das Wichtigste aus der Medizin

Eine Blutarmut entsteht entweder durch ungenügende Produktion oder durch zu raschen Abbau der roten Blutkörperchen bzw. des darin enthaltenen roten Blutfarbstoffs.

Ungenügende Produktion

Blutarmut bei Kindern ist zu 90 % durch einen Eisenmangel bedingt – Kinder brauchen für ihr Wachstum besonders viel Eisen. Damit ist die *Eisenmangelanämie* die häufigste kindliche Bluterkrankung überhaupt. Glücklicherweise ist sie nur selten schwer ausgeprägt oder gar gefährlich.

Eisen ist ein notwendiger Bestandteil des roten Blutfarbstoffes, der bei Eisenmangel daher nur noch vermindert gebildet wird. Am häufigsten ist ein Eisenmangel bei Kindern durch eine *unzureichende Eisenaufnahme* mit der Nahrung verursacht – insbesondere in den ersten zwei Lebensjahren und in der Pubertät wird der hohe Eisenbedarf oft nicht durch die Zufuhr gedeckt. Auch frühgeborene Kinder entwickeln in den ersten Monaten leicht einen Eisenmangel.
Erst an zweiter Stelle stehen erhöhte *Eisenverluste*, z.B. durch einen akuten Blutverlust bei Verletzungen oder chronische Blutverluste im Rahmen einer Darmentzündung (siehe auch S. 328 und S. 329).

Manchmal ist zwar genug Eisen vorhanden, wird aber nicht in die roten Blutkörperchen eingebaut. Dies ist vor allem bei Infektionskrankheiten (Infektanämie), rheumatischen oder anderen chronischen Entzündungen im Körper der Fall. Es wird angenommen, dass diese *verminderte Eisenverwertung* einen Schutzmechanismus des Körpers darstellt und damit nicht krankhaft ist.

Vitaminmangel, vor allem ein *Vitamin-B$_{12}$- oder Folsäuremangel,* kann ebenfalls zu einer Blutarmut führen. Beide Mangelzustände können durch Fehlernährung bedingt sein, aber auch durch Darmerkrankungen wie etwa die Zöliakie (siehe S. 334), die dazu führen, dass Vitamin B$_{12}$ oder Folsäure nicht ins Blut aufgenommen werden.

Alle Blutkörperchen werden im Knochenmark gebildet. So erklärt es sich, dass auch bei *Knochenmarkerkrankungen* (wie etwa einer Leukämie) die Bildung der roten Blutkörperchen gestört sein kann.

Typischerweise führt auch eine *Nierenfunktionsstörung* bei längerem Bestehen zu einer Anämie, da die kranken Nieren nicht mehr genug *Erythropoetin* produzieren, ein Hormon, welches die Bildung der roten Blutkörperchen fördert.

Gesteigerter Abbau der roten Blutkörperchen

Normalerweise kreisen die roten Blutkörperchen etwa vier Monate im Blut, bevor sie abgebaut werden. Lösen sich die Blutkörperchen schon früher auf, so kann eine sog. *Auflösungsanämie* (= **hämolytische Anämie**) resultieren. Leichte Fälle werden oft lange Zeit durch vermehrte Neubildung roter Blutzellen im Knochenmark ausgeglichen.
Die »Auflösungsform« der Blutarmut kann beispielsweise bei einigen Infektionen, nach Medikamenteneinnahme oder durch »falsche« Immunreaktionen auftreten. Meist ist sie jedoch erblich bedingt:

▶ Bei der vor allem bei Kindern aus dem Mittelmeerraum und Afrika auftretenden **Thalassämie** wird ein »falscher« roter Blutfarbstoff gebildet, der die Blutkörperchen schädigt.
▶ Bei der **Sichelzellenanämie** wird ebenfalls ein »falscher« roter Blutfarbstoff produziert mit der Folge, dass die roten Blutkörperchen zur Sichelform neigen und dann leichter zerstört werden.
▶ Auch Stoffwechselstörungen in den roten Blutkörperchen können zu einem gesteigerten Abbau führen.

Beschwerden

Je weniger rote Blutkörperchen im Blut kreisen, desto weniger Sauerstoff kann zu den Zellen transportiert werden. Um den Bedarf des Organismus dennoch zu decken, muss das Herz schneller schlagen – vor allem bei körperlicher Anstrengung geraten die Kinder leicht außer Puste. Die generell verminderte Leistungsfähigkeit zeigt sich außerdem in Müdigkeit, Spiellunst und Appetitlosigkeit. Nicht selten wird den Kindern oft schwindelig. Da die »rote Farbe« im Blut weniger ist, sehen die Kinder häufig blass aus.

Nicht jedes »blasse« Kind leidet jedoch an einer Blutarmut! Die weitaus meisten Formen der Blässe sind durch einen bestimmten Hauttyp bedingt. Unterscheiden können Sie diese normale Blässe von einer Blutarmut, indem Sie die Schleimhäute im Mund und am Auge betrachten, die bei der Blutarmut ihr gesundes Rot verloren haben: Ziehen Sie etwa das Unterlid des Auges nach unten, so sehen Sie viele kleine Blutgefäße – sind diese »schön rot«, ist die Blässe nicht durch eine Blutarmut bedingt.

Je schneller sich eine Blutarmut entwickelt, desto stärker sind die Beschwerden. Umgekehrt kann eine langsam entstandene Blutarmut sehr lange (fast) keine Beschwerden bereiten.

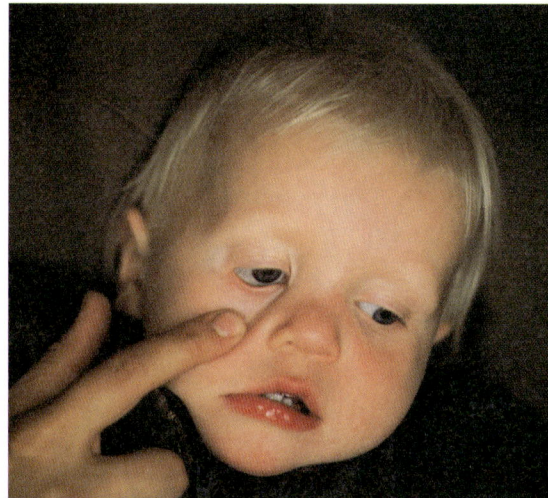

Eltern können sich mit einem einfachen Test orientieren, ob ihr Kind eine Blutarmut hat: Zieht man das Augenlid nach unten, werden die vielen kleinen Blutgefäße auf der Innenseite des Lides sichtbar. Sind diese kräftig rot, so liegt höchstwahrscheinlich keine Blutarmut vor. [AM]

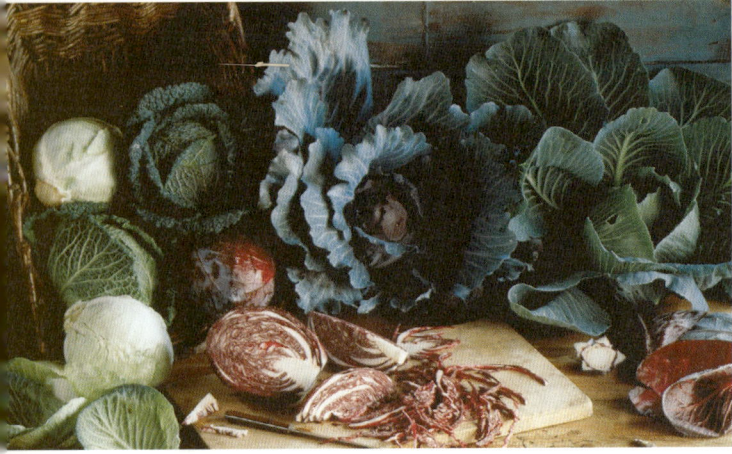

Die besten natürlichen Eisenlieferanten sind – neben Fleisch – dunkelfarbige Gemüse wie Spinat oder die hier im Bild abgebildeten Kohlarten. [MU]

Das macht der Arzt

Als Erstes lässt der Arzt ein Blutbild anfertigen, oftmals mit gleichzeitiger Bestimmung des *Eisenspiegels*. Ob weitere Untersuchungen erforderlich sind, hängt von der mutmaßlichen Ursache der Blutarmut ab.

Die häufigste Form der Blutarmut, die Eisenmangelanämie, wird durch *Eisentabletten* oder *Eisensäfte* behandelt. Diese müssen über Monate gegeben werden, um auch die leeren Eisenspeicher des Körpers wieder aufzufüllen. Prinzipiell ist es am besten, wenn Ihr Kind das Medikament morgens auf nüchternen Magen nimmt, da dann der höchste Eisenanteil in den Körper aufgenommen wird. Nicht wenige Kinder aber vertragen dies vom Magen her nicht so gut. Dann geben Sie die Tabletten oder den Saft zum Frühstück. Die gleichzeitige Nahrung vermindert zwar die Aufnahme, aber verbessert die Magenverträglichkeit. Nicht erschrecken – das Eisen färbt außerdem den Stuhl des Kindes schwarz!

Bei einer Infektanämie steht die Behandlung der Infektion bzw. Entzündung im Vordergrund. Dann gibt sich die Blutarmut von selbst.

Bluttransfusionen sind bei Eisenmangel- und Infektanämie nur sehr selten erforderlich.

So helfen Sie Ihrem Kind

Bei der Eisenmangelanämie können Sie die medikamentöse Behandlung unterstützen, indem Sie Ihrem Kind regelmäßig eisenreiche Nahrungsmittel geben. Hierzu zählen beispielsweise (rotes) Fleisch, Geflügel, Fisch, Eigelb, Vollkornprodukte (Müsli), Nüsse, Hülsenfrüchte sowie grüne Blattgemüse wie etwa Spinat und Wirsing. Auch Brot trägt wesentlich zur Eisenversorgung bei. Da Vitamin C die Eisenaufnahme aus der Nahrung verbessert, sollten Sie auf ausreichend Obst, Salat, Gemüse oder auch Obst- und Gemüsesäfte zu den Mahlzeiten achten.

Vorsorge

Vorsorgen können Sie einer Eisenmangelanämie, indem Sie auf eine ausgewogene Ernährung achten, diese stellt in aller Regel eine ausreichende Eisenzufuhr sicher. Muttermilch enthält zwar wenig Eisen, dafür aber einen Stoff, durch den die Eisenaufnahme im Darm gesteigert wird. Kinder, die über ein Alter von 6–8 Monaten hinaus *ausschließlich* gestillt werden, neigen jedoch zu einem Eisenmangel.

 Blutungsneigung, Blutgerinnungsstörungen

Dass Kinder häufiger bluten und blaue Flecke haben als Erwachsene, hat meist eine ganz natürliche Ursache: Sie fallen einfach oft hin und sind bei Spiel und Sport mit vollem Körpereinsatz dabei. Manche Kinder bluten aber wirklich mehr als normal – der Mediziner spricht von einer **Blutungsneigung**. Ihre Häufigkeit ist schwer zu schätzen: Ganz milde, meist unbemerkte Formen sind wahrscheinlich recht häufig – Schätzungen reichen bis ca. 1 %. Ernste und für das Kind gefährliche Formen sind aber selten.

Leitbeschwerden

➤ Ständig blaue Flecke, auch an ungewohnten Stellen
➤ Nach kleinen Wunden heftige und verlängerte Blutungen
➤ Ungewöhnliche Blutungen (etwa in die Gelenke)
➤ Bei Mädchen: verstärkte Regelblutungen

Wann zum Arzt

In den nächsten Tagen, wenn
➤ Sie den Eindruck haben, dass Ihr Kind »ohne Ursache« oft blaue Flecke hat oder mehr und vor allem länger blutet als andere Kinder.

Noch heute, wenn
➤ Ihr Kind nach einer Erkältung oder sonstigen Infektion stecknadelkopfgroße bis flächige, nicht erhabene rote Hautflecken bekommt.

Sofort, wenn
➤ Eine Blutung einfach nicht aufhört.

Das Wichtigste aus der Medizin

Wie sich der Körper vor Blutverlust schützt

In unserem Körper werden ständig Blutgefäße aus den verschiedensten Gründen undicht, ohne dass wir dies überhaupt bemerken. Und auch wenn wir uns verletzen, kommt es nur ganz selten zu einer ernsten oder sogar lebensbedrohlichen Blutung. Denn die Natur hat gut vorgesorgt:

➤ Im Augenblick einer Verletzung zieht sich das verletzte Gefäß gewissermaßen als Sofortmaßnahme zusammen und seine Wände verkleben, um das »Loch« zu schließen.
➤ Blutplättchen ballen sich zusammen, der daraus entstehende Pfropf stopft den Defekt förmlich zu.
➤ Durch diese Vorgänge werden bestimmte Eiweiße im Blut, die Blutgerinnungsfaktoren, aktiviert, und es bildet sich ein fester, klebartiger Stoff, das *Fibrin*. Erst jetzt steht die Blutung auf Dauer.

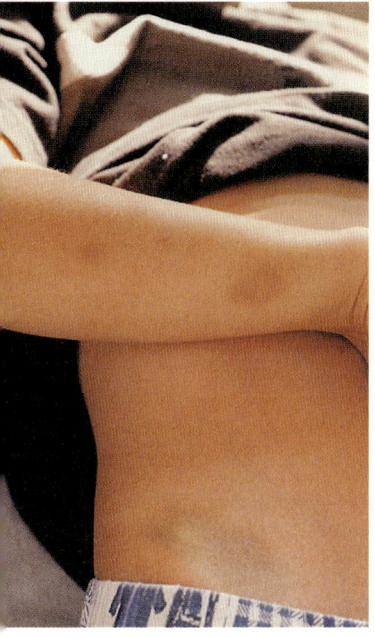

Einblutungen können Folge einer etwas härteren Rauferei am Schulhof sein – aber natürlich auch Zeichen einer echten Blutungsneigung. Vor allem bei gehäuftem Auftreten oder Auftreten an für Kinder untypischen Stellen sollten die Eltern den Kinderarzt aufsuchen. [KL]

Drei Wege zur Blutungsneigung

Am Stillen von Blutungen sind also Blutgefäße, Blutplättchen und Gerinnungsfaktoren beteiligt. Entsprechend kann auch die Ursache für eine erhöhte Blutungsneigung in jedem dieser drei Bereiche liegen:

Gefäße: Die Gefäßwände können »undicht« werden und Blut hindurchlassen. Hierdurch entsteht an der Haut ein charakteristischer Ausschlag *(Purpura)*. Ursächlich liegt z. B. eine Überreaktion des Immunsystems bei manchen Infektionen zugrunde. Bei diesem auch als **Purpura Schönlein-Henoch** bezeichneten Krankheitsbild bekommt das Kind (meist zwischen zwei und acht Jahren alt) nach einer Erkältung einen roten Ausschlag, stecknadelkopfgroße Hautblutungen oder flächige Hautunterblutungen. Oft hat es Bauchschmerzen als Zeichen von Darmblutungen, die Gelenke können wehtun, und möglicherweise ist auch der Urin blutig. Eine Gehirnbeteiligung ist jedoch glücklicherweise selten.

Blutplättchen: Auch wenn das Blut zu wenige Blutplättchen enthält oder die Blutplättchen nicht richtig funktionieren, können Blutungen die Folge sein, vor allem stecknadelkopfgroße Hautblutungen. Hauptursache bei Kindern sind auch hier wieder Überreaktionen des Immunsystems nach einem Infekt, bei der Blutplättchen zerstört werden. Diese **idiopathische thrombozytopenische** *Purpura* ähnelt im Krankheitsbild der Purpura Schönlein-Henoch.

Gerinnungsfaktoren: Manche Kinder können infolge eines angeborenen genetischen Defekts einzelne Blutgerinnungsfaktoren nicht ausreichend bilden.
Am häufigsten tritt hier das **Willebrand-Jürgens-Syndrom** auf, seltener die **Bluterkrankheit** (= *Hämophilie*, je nach fehlendem Faktor als *Hämophilie A oder B* bezeichnet). Viele dieser Gerinnungsstörungen verlaufen mild und werden nur zufällig erkannt, beispielsweise bei einem routinemäßigen Gerinnungstest vor einer Operation. Schwere Formen treten vor allem bei der Bluterkrankheit auf und führen bereits früh zu Blutungen »ohne Ursache«, meist schon vor dem ersten Geburtstag. Besonders charakteristisch für die Bluterkrankheit sind Blutungen in die Gelenke.

Blutig, aber harmlos: Nasenbluten

Die häufigste Blutung bei Kindern ist keine Blutkrankheit: das **Nasenbluten** (siehe S. 507). Es entsteht vor allem im Winter, wenn die durch die trockene Luft ausgetrocknete oder durch Erkältungen aufgequollene Schleimhaut von »popelsuchenden« Fingern heimgesucht wird und die in der Nase sehr oberflächlich verlaufenden Venen dabei »angebohrt« werden. Oft heilen diese Stellen schlecht ab, so dass die sich bildende Kruste immer aufs Neue abgerissen wird. Eine echte Blutkrankheit sollte nur dann vermutet werden, wenn auch an anderen Stellen des Körpers ungewöhnliche Blutungen auftreten.

Das macht der Arzt

Die verschiedenen Störungen können durch teils sehr komplizierte Blutuntersuchungen unterschieden werden.
Die Behandlung ist abhängig von Form und Schwere der Erkrankung. Milde Formen der Purpura Schönlein-Henoch oder der idiopathischen thrombozytopenischen Purpura brauchen gar nicht behandelt zu werden. Das Kind wird aber regelmäßig nachuntersucht, bis alle Laborbefunde wieder normal sind. Bei schweren Formen wird vor allem Kortison gegeben, im Notfall eine Infusion mit Blutplättchen.
Das Willebrand-Jürgens-Syndrom verläuft oft milde, so dass nur bei Verletzungen oder Operationen besondere Maßnahmen notwendig sind. Hingegen müssen bei vielen Bluterkranken die fehlenden Gerinnungsfaktoren regelmäßig ersetzt werden, um schwere Blutungen mit bleibenden Schäden etwa an den Gelenken zu verhindern. Heute können viele der entsprechenden *Faktoren-Konzentrate* gentechnologisch hergestellt werden, so dass das Kind sich darüber nicht mehr an Hepatitis (siehe S. 252) oder AIDS (siehe S. 255) anstecken kann, was noch vor 20 Jahren leider häufig der Fall war.

So helfen Sie Ihrem Kind

Die vorübergehenden Blutungsneigungen erfordern von Ihnen als Eltern vor allem viel Geduld bei der Beschäftigung mit dem Kind. Denn hauptsächlich sind jüngere Kinder betroffen, die noch nicht so recht verstehen können, dass sie nun auf einmal nicht toben sollen. Bei den meisten Kindern ist aber der Spuk nach wenigen Wochen vorbei und das Leben wieder (weitgehend) normal.
Anders beim Willebrand-Jürgens-Syndrom und bei der Bluterkrankheit – sie bleiben ein Leben lang bestehen. Bei milden Formen sind im praktischen Alltag keinerlei besondere Vorsichtsmaßnahmen erforderlich, eine erhöhte Gefährdung besteht nur bei Unfällen oder Operationen. Ausgeprägtere Formen jedoch werfen wie alle chronischen Erkrankungen unzählige Fragen auf – »Welchen Sport darf mein Kind treiben?« oder »Ich kann ihm doch nicht alles verbieten, wie schütze ich es denn am besten vor Verletzungen?« Sinnvoll sind daher die Anbindung an ein spezialisiertes Zentrum und der Anschluss an Selbsthilfegruppen.

► **Deutsche Hämophilie-Gesellschaft**
Neumann-Reichardt-Str. 34, 22041 Hamburg
www.dhg.de

► **Interessengemeinschaft Hämophiler e.V.**
Johannesstr. 38, 53225 Bonn
www.igh-ev.de

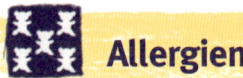
Allergien

Unser Immunsystem schützt uns sehr zuverlässig z. B. vor Infektionserregern oder anderen schädigenden Fremdstoffen, die in unseren Körper eingedrungen sind. Hingegen »ignoriert« es normalerweise viele andere Stoffe, mit denen wir täglich in Berührung kommen, etwa unsere Nahrung sowie unzählige Pflanzen- und Tierbestandteile in unserer Umgebung – zu Recht, schließlich sind diese normalen Bestandteile der Umwelt für den Körper nicht gefährlich (siehe auch Kasten S. 35).
Bei Menschen mit einer **Allergie** reagiert das Immunsystem auch auf solche Substanzen mit einer Abwehrreaktion, die »eigentlich« gar nicht schädlich sind. Diese Überreaktion zieht dann Entzündungen der Haut oder der Schleimhäute nach sich, und zwar an den verschiedensten Stellen des Körpers. Entsprechend vielfältig sind die daraus resultierenden Beschwerden.
Allergien haben in den letzten Jahren erheblich zugenommen: In den Industriestaaten leiden schätzungsweise 20% aller Schulkinder unter einer Form der Allergie (siehe S. 34).

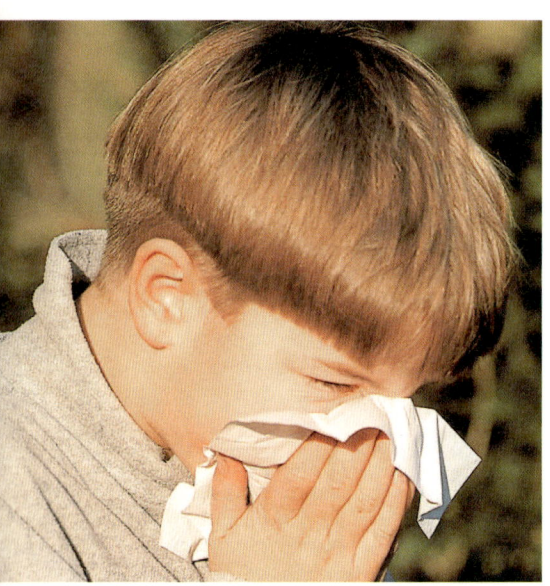
Auch der viele Kinder plagende Heuschnupfen gehört zu den Allergien. Tränende Augen, ständiges Niesen und eine ewig laufende Nase verderben diesen Kindern oft den Spaß am Toben im Freien. [AOK]

Aufbau des Immunsystems

In Kapitel 2 haben Sie erfahren, dass unser Immunsystem auf Gefahrensignale antwortet. Doch wie macht es das?
Auch das Immunsystem eines Neugeborenen muss schon »einsatzbereit« und zumindest zu einem gewissen Ausmaß in der Lage sein, den kleinen Organismus zu schützen – sonst hätte die Menschheit gar nicht überleben können. Dieser Teil unseres Immunsystems, das von Geburt an trotz fehlender »Lernerfahrungen« zur Verfügung steht, heißt **unspezifisches Abwehrsystem.** Das unspezifische Abwehrsystem besteht aus verschiedenen **Fresszellen,** die Bakterien und andere »Gefahrenzellen« in sich aufnehmen (»auffressen«) und zerstören können. Viele dieser Fresszellen gehören zu den **weißen Blutkörperchen** (siehe S. 292). Zum unspezifischen Abwehrsystem gehören darüber hinaus im Blut gelöste **Botenstoffe,** wie etwa die sog. **Komplementfaktoren,** die zum einen angreifende Mikroorganismen zerstören, zum andern aber auch andere Abwehrzellen wie etwa die erwähnten Fresszellen anlocken.
Das unspezifische Abwehrsystem hat den Vorteil, schnell zu arbeiten und immer aktionsbereit zu sein, allerdings verpulvert es seine Munition breit gestreut wie eine Schrotflinte – Treffen ist immer auch Glückssache.
Anders beim **spezifischen Abwehrsystem,** dem entwicklungsgeschichtlich jüngeren Teil unseres Immunsystems. Es reagiert nur auf ganz bestimmte Merkmale eines abzuwehrenden Stoffes, die sog. **Antigene.** Solche Antigene sind z.B. bestimmte Eiweiße auf der Oberfläche eines Pollenkorns oder bestimmte Moleküle in der Zellwand eines Bakteriums. Nach Erkennen eines Antigens beginnen spezielle weiße Blutkörperchen mit ihrer Arbeit:
▶ Durch Aktivierung der **B-Lymphozyten** entstehen über mehrere Zwischenschritte die **Antikörper,** auch bezeichnet als **Immunglobulin A, D, E, G** und **M.** Dies sind im Blut und anderen Körperflüssigkeiten schwimmende Eiweiße, die das genaue »Gegenstück« des Antigens darstellen. Treffen die beiden zusammen, entsteht ein **Antigen-Antikörper-Komplex,** der das Antigen (also die Gefahr) dann auf verschiedene Art und Weise vernichten kann. Manche Antikörper gehen von der Mutter über den Mutterkuchen oder die Muttermilch auf das Kind über – so profitiert das Kind von den »Erfahrungen« seiner Mutter.
▶ **T-Lymphozyten** werden ebenfalls durch Antigene »angeregt«, sie zerstören z.B. virusinfizierte Zellen.
Das spezifische Abwehrsystem arbeitet sehr zielgenau, braucht aber zum Zielen einiges an Zeit und ist daher langsamer als das unspezifische Abwehrsystem.
Es ist außerdem in der Lage, sich die Antigene zu merken, mit denen es schon einmal in Kontakt gekommen ist. Es lauert dann in Hab-Acht-Stellung und ist auch nach Jahren bei einem abermaligen Kontakt sofort in der Lage zu reagieren – dies ist die Grundlage unserer *Immunität* (= Unempfänglichkeit, siehe auch S. 226) und der Wirksamkeit von *Impfungen* (siehe S. 129). Ein solches Immungedächtnis ist ein Segen bei vielen Infektionskrankheiten, andererseits aber ein Fluch bei den *Allergien.*

Die wichtigsten allergischen oder allergisch mitbedingten Erkrankungen

▶ Allergisch bedingte Nesselsucht (siehe S. 394)
▶ Allergisch bedingter Schnupfen und Heuschnupfen (siehe S. 277)
▶ Allergisch bedingtes Asthma bronchiale (siehe S. 278)
▶ Allergisch bedingte Bindehautentzündung (siehe S. 425)
▶ Hautallergien (siehe S. 392)
▶ Insektengiftallergie (siehe S. 510)
▶ Nahrungsmittelallergien (siehe S. 330)
▶ Neurodermitis (siehe S. 382)
Aufgrund der Vielzahl der Erscheinungsbilder finden Sie hier lediglich einen Überblick über die Allergien. Details zu den einzelnen Krankheitsbildern finden Sie in den entsprechenden Kapiteln.

 ### Wann zum Arzt

In den nächsten Tagen, wenn
▶ Sie bei Ihrem Kind eine Allergie vermuten.

Vier Typen allergischer Reaktionen

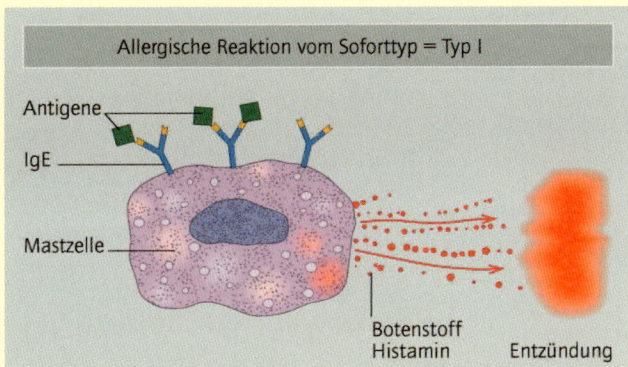

Bestimmte Abwehrzellen, die Mastzellen, tragen an ihrer Oberfläche IgE-Antikörper. Dockt ein Antigen daran, lösen Botenstoffe innerhalb von Sekunden bis Minuten eine akute, im Extremfall lebensgefährliche, Entzündung aus. Zu diesem »Soforttyp« gehören der allergische Schnupfen, das allergische Asthma, die Nesselsucht und der allergische Schock.

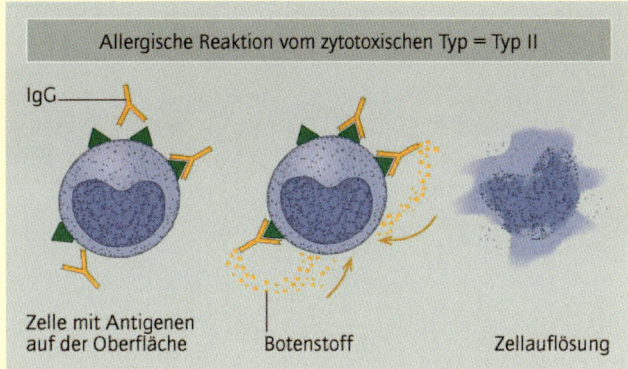

Frei im Blut schwimmende Antigene und Antikörper binden aneinander. Die so entstandenen Komplexe bleiben in den Geweben hängen und führen dort nach wenigen Stunden zu Entzündungen. Zu diesem Reaktionstyp zählen die Nesselsucht und die Glomerulonephritis (eine bestimmte Form der Nierenentzündung).

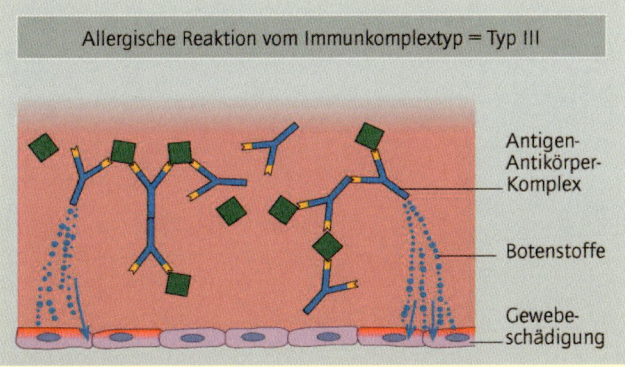

Hier binden Antikörper an Antigene auf der Zelloberfläche. Dadurch werden Botenstoffe aktiviert und die Zelle wird aufgelöst. Zu diesem Typ zählen Medikamentenallergien oder die Auflösung des Blutes (= Hämolyse) bei Gabe von Blut einer falschen Blutgruppe. Die Beschwerden setzen Stunden nach dem Antigenkontakt ein.

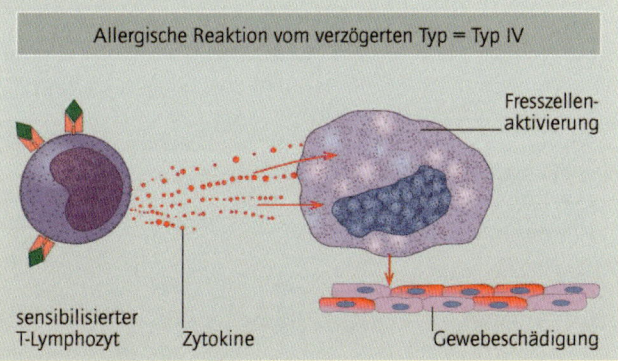

Zu diesem »langsamsten« Reaktionstyp zählen die Nickelallergie und andere allergische Kontaktekzeme sowie viele Medikamentenallergien. In der in $^1/_2$–3 Tagen anlaufenden Reaktion erkennen Abwehrzellen das Antigen, greifen es an und lösen über eine Gewebeschädigung die Entzündungsreaktion aus. [alle: GR]

Noch heute, wenn

➤ Ihr Kind starken Juckreiz entwickelt hat, den Sie sich nicht erklären können und den Sie nicht in den Griff bekommen (Selbsthilfemaßnahmen gegen den Juckreiz siehe S. 241).

Sofort, wenn

➤ Ihr Kind auf eine bestimmte Substanz Luftnot, Kreislaufbeschwerden oder massive und ausgedehnte Hautschwellungen bekommt – es kann sich möglicherweise ein lebensbedrohlicher allergischer Schock entwickeln (siehe S. 494).

Das Wichtigste aus der Medizin

Was passiert bei Allergien?

Wie bereits oben erwähnt, sind Allergien Überreaktionen des Immunsystems. Diese laufen ganz ähnlich ab wie die »normalen« Abwehrvorgänge im Körper: Beim ersten Kontakt mit der allergieauslösenden Substanz – dem **Allergen** – erkennt das Immunsystem diese (fälschlicherweise) als »fremd« und leitet Abwehrmaßnahmen ein. Die Abwehrmaßnahmen sind zunächst nach außen hin nicht zu erkennen, das Immunsystem nimmt lediglich gegen das entsprechende Allergen eine »Hab-Acht-Stellung« ein (es ist **sensibilisiert**). Erst wenn das Immunsystem erneut mit dem Allergen in Kontakt kommt (winzige Mengen reichen!), zeigt sich die Allergie erstmalig. Es werden vier verschiedene Typen der Allergie unterschieden. Sie unterscheiden sich im genauen Mechanismus der Abwehrreaktion und in der Zeitspanne zwischen (erneutem) Kontakt mit dem Allergen und Auftreten der Beschwerden.

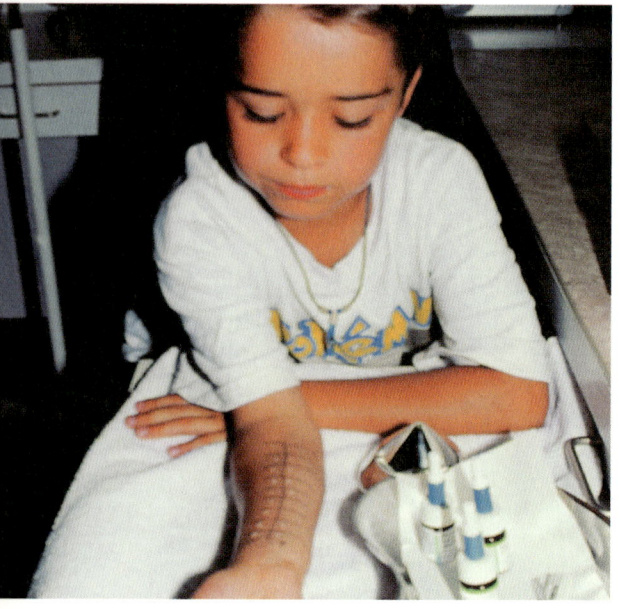

Eine der Methoden, einer vermuteten Allergie auf die Spur zu kommen, ist der Pricktest. Das Einbringen der Testlösung unter die Haut ist in der Regel etwas unangenehm, aber nicht »richtig« schmerzhaft. Danach heißt es dann 20 Minuten warten – mit Vorlesen können Sie Ihrem Kind diese Zeit verkürzen. [MU]

die Nickelallergie (Nickel ist z.B. häufig in Modeschmuck enthalten) am häufigsten ist.

Wieso bekommen nicht alle Menschen Allergien?

Aus der Tatsache, dass nur eine Minderheit auf bestimmte Allergene reagiert, folgt, dass zur Allergieentstehung das Allergen selbst nicht ausreicht. Es müssen vielmehr noch andere Faktoren hinzutreten.
Mediziner wissen schon lange, dass die erhöhte Bereitschaft des Immunsystems, auf »normale« Stoffe in der Umwelt mit einer Allergie zu reagieren, teilweise vererbt wird. Diese Veranlagung wird auch **Atopie** genannt.

==Ungefähr 10–20 % der Menschen sind **Atopiker,** d.h. sie neigen anlagebedingt zu bestimmten Allergien (vor allem Heuschnupfen und allergischem Asthma bronchiale) sowie zu Neurodermitis. Da diese Erkrankungen oft zusammen oder auch nacheinander vorkommen, werden sie auch als **atopische Erkrankungen** zusammengefasst – so kann z. B. ein kindlicher Heuschnupfen in späteren Jahren von einem allergischen Asthma abgelöst werden.==

Zusätzlich müssen jedoch noch weitere Faktoren bei der Entstehung von Allergien eine Rolle spielen. Nur dies erklärt die Tatsache, dass Allergien so rasch im Anstieg begriffen sind. Es wird angenommen, dass der unter modernen Lebensbedingungen weit zurückgegangene Kontakt mit Mikroben hier die entscheidende Rolle spielt (siehe S. 33).

Wie zeigen sich Allergien?

Allergien können sich durch unzählige Erscheinungsbilder zeigen – angefangen bei A wie Asthma über B wie Blutarmut, D wie Durchfälle und G wie Gefäßentzündung bis möglicherweise Z wie Zöliakie. In der Praxis sind jedoch die auf S. 296 aufgeführten Erkrankungen am häufigsten und werden daher in diesem Buch ausführlich behandelt.

==Gefährlichste Form der Allergie ist der **allergische Schock** (= **anaphylaktische Schock**), bei dem das Kind binnen Minuten in einen lebensbedrohlichen Schockzustand gerät (siehe S. 494).==

 ## Das macht der Arzt

Diagnose: manchmal Detektivarbeit

Erster Schritt bei Verdacht auf eine Allergie ist ein ausführliches Gespräch, in dem der Arzt versucht, von Ihnen und Ihrem Kind Hinweise auf möglicherweise auslösende Allergene zu erhalten. Vielleicht rät er Ihnen danach, erst einmal für einige Wochen ein Tagebuch zu führen, in dem Sie die Beschwerden Ihres Kindes zusammen mit möglichen Auslösern genau aufschreiben.
Es folgt häufig eine Bestimmung des *Immunglobulin E* (IgE), ein bei Allergien im Blut meist erhöhter Abwehrstoff. Bei einigen Allergenen kann auch nach spezifischen

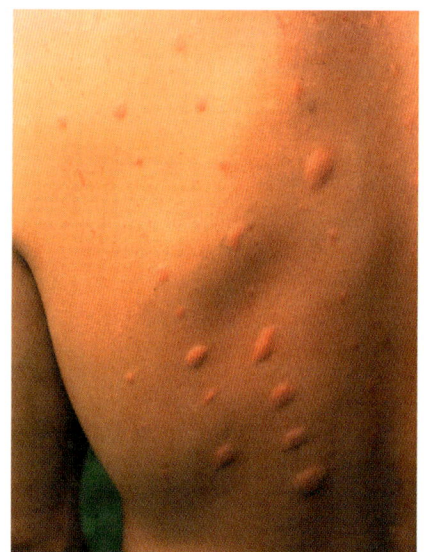

Bei einem Allergietest werden oft viele Substanzen gleichzeitig ausgetestet, wegen des großen Platzbedarfs oft auf dem Rücken des Patienten. Hier haben sich als Zeichen der Allergie mehrere Quaddeln unterschiedlicher Größe gebildet. [MU]

Welche Substanzen können Allergien hervorrufen?

Prinzipiell können alle körperfremden Eiweiße oder an diese gekoppelte Substanzen Allergien hervorrufen. Allerdings gibt es Substanzen, die besonders häufig Allergien auslösen.

▶ **Inhalationsallergene** werden eingeatmet. Am bedeutsamsten sind dabei Pollen, Schimmelpilzsporen, Milbenkot und Eiweiße von Tierhaaren.

▶ **Nahrungsmittelallergene** werden mit dem Essen geschluckt. Häufig sind beispielsweise Allergien gegen Kuhmilch, Ei, Soja, Nüsse, Zitrus- und Hülsenfrüchte.

▶ **Insektengifte** gelangen durch Stich in den menschlichen Körper, wobei in unseren Breiten praktisch nur Bienen- und Wespengift von Bedeutung sind.

▶ **Medikamentenallergien** sind insgesamt seltener als allgemein vermutet. Insbesondere Hautausschläge auf Antibiotika, allen voran Penicillinabkömmlinge, sind bei weitem nicht immer allergisch bedingt. Weitaus häufiger sind **Pseudoallergien,** bei denen die auch an Allergien beteiligten Botenstoffe direkt (also ohne allergische Mechanismen) freigesetzt werden. Andere Reaktionen auf Medikamente (aber auch Nahrungsmittel) beruhen auf vererbten Besonderheiten des Stoffwechsels oder sind noch völlig ungeklärt.

▶ **Kontaktallergene** sind bei Kindern nur von geringer Bedeutung. Erst im Jugendalter nehmen die Kontaktallergien zu, wobei

Abwehrstoffen im Blut gesucht werden (sog. *RAST*). Wirklich beweisend sind Blutuntersuchungen jedoch nicht.

Meist genauer, aber auch nicht immer beweisend, sind die sog. **Allergietests.** Bei diesen wird das Kind mit den verdächtigen Substanzen in Kontakt gebracht und dann seine Reaktion beobachtet. Leider sind diese Tests gerade bei jungen Kindern (etwa unter vier Jahren) oft schwer durchzuführen und weniger aussagekräftig als bei älteren.

Ein Allergietest muss stets in Zusammenhang mit den Beschwerden des Kindes gesehen werden. Ein positiver Allergietest ohne jede Beschwerden hat keine Aussagekraft und beweist nicht das Vorliegen einer Allergie!

Am häufigsten durchgeführt werden **Hauttests:**
▶ Bei einem **Pricktest** wird ein Tropfen allergenhaltiger Flüssigkeit meist auf den Unterarm getropft und dann mit einer speziellen Nadel oder Lanzette durch den Tropfen in die Haut gestochen, um das Allergen in den Körper zu bringen. Bereits nach 15–20 Minuten sind Rötung und Quaddel als Zeichen der Allergie deutlich ausgeprägt.
▶ Manche Substanzen werden in winzigen Mengen mit einer Nadel direkt in die Haut gespritzt (sog. **Intrakutantest**). Auch hier wird die Reaktion nach 15–20 Minuten registriert.
▶ Vermutet der Arzt eine Kontaktallergie, so führt er einen **Epikutantest** durch. Das Allergen wird hier auf spezielle Läppchen oder Pflaster aufgebracht, die vorzugsweise auf den Rücken geklebt werden und dort zwei Tage verbleiben müssen. Nach zwei und drei Tagen beobachtet der Arzt die Hautreaktion an den Pflasterstellen.

Eine seltener angewandte Form von Allergietest sind die **Provokationstests.** Hier wird das Kind gezielt dem mutmaßlichen Allergen ausgesetzt, es soll beispielsweise das Allergen einatmen. Da diese Provokationstests durchaus gefährlich sein können, werden sie nur unter ärztlicher Überwachung und oft im Krankenhaus durchgeführt.

Als »Umkehrform« des Provokationstests kann die **Eliminationsdiät** bei Verdacht auf Nahrungsmittelallergie betrachtet werden: Hier werden zunächst alle »verdächtigen« Nahrungsmittel weggelassen, bis die Beschwerden ganz verschwunden sind. Dann wird Woche für Woche ein neues Nahrungsmittel hinzugefügt und beobachtet, ob und wann die Beschwerden wieder auftreten. Eine Eliminationsdiät ist für Kind wie Eltern sehr anstrengend, da die Diät zu Beginn sehr eintönig sein und jegliche »Nahrungsergänzung« den ganzen Erfolg der Untersuchung zunichte machen kann.

Behandlungsgrundsätze

Vermeidung wenn möglich, Behandlung wenn nötig.

Ist das auslösende Allergen bekannt, so sollte es am besten komplett gemieden werden (siehe unten).

Für die medikamentöse Behandlung kommen verschiedene Medikamentengruppen mit unterschiedlichen Wirkmechanismen in Betracht:
▶ Am Zustandekommen der allergischen Reaktion sind spezielle Botenstoffe aus besonderen Abwehrzellen, den Mastzellen, beteiligt. **Mastzellstabilisatoren,** beispielsweise Cromoglicinsäure (etwa Cromohexal®, DNCG) und Nedrocromil (etwa Tilade®), verhindern die Ausschüttung dieser Botenstoffe aus den Mastzellen und haben darüber hinaus eine allgemein entzündungshemmende Wirkung. So unterdrücken sie die allergische Reaktion gleich mehrfach. Es gibt sie nicht nur zum Schlucken, sondern auch als Augentropfen, Nasenspray oder zum Inhalieren. Sie wirken allerdings nur, wenn sie vorbeugend und mehrmals am Tag genommen werden.
▶ Sind die Botenstoffe schon freigesetzt, können z. B. **Antihistaminika** eingesetzt werden. Diese Medikamentengruppe neutralisiert einen der wichtigsten Botenstoffe, das Histamin. Gleichzeitig bessern diese Medikamente auch den bei Hautallergien häufigen Juckreiz. Neue Präparate wie etwa Teldane®, Lisino® oder Hismanal® machen dabei weniger müde als ältere (z. B. Fenistil®, Tavegil®).
▶ Auch *Kortison* und seine Abkömmlinge wirken dann, wenn die Botenstoffe bereits zu einer entzündlichen Reaktion geführt haben. Sie wirken allgemein entzündungshemmend und gelangen ebenso wie *Adrenalin,* das die Atemwege erweitert und Herz und Kreislauf stützt, vor allem bei schweren Allergien und beim allergischen Schock zur Anwendung (siehe S. 494). Doch keine Regel ohne Ausnahme: Kortisonsprays zum Inhalieren sind beim allergischen Asthma auch zur Vorbeugung weiterer Anfälle wichtig und gehören für viele Kinder zur

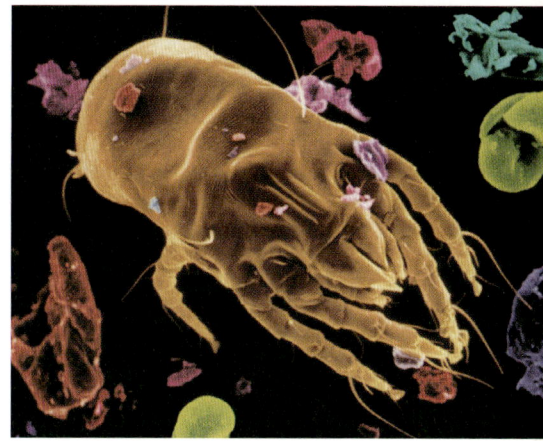

Hausstaubmilbe in einem elektronenmikroskopischen Bild. Sie leben praktisch überall, wo auch Menschen sind. Meiden kann man sie also nur sehr begrenzt. [MU]

Dauerbehandlung. Da sie inhaliert kaum ins Blut gelangen, haben sie wesentlich weniger Nebenwirkungen als Kortisontabletten.
▶ Insbesondere bei Pollen- und Insektengiftallergie kann auch eine **Hyposensibilisierung** versucht werden. Hierbei wird durch wiederholtes Spritzen geringster Allergenmengen versucht, eine Toleranz gegenüber dem Allergen zu erzeugen. Die klassische Langzeitbehandlung dauert bis zu drei Jahren, die (nicht immer mögliche) Kurzzeitbehandlung rund zwei Monate. Die Behandlung ist wegen der Gefahr eines allergischen Schocks allerdings nicht ganz ungefährlich, weshalb Sie nach der Spritze noch eine halbe Stunde mit Ihrem Kind in der Praxis bleiben müssen. Eine Hyposensibilisierung ist vor allem dann Erfolg versprechend, wenn das Kind nur gegen eine oder wenige Substanzen allergisch ist.

Hat Ihr Kind eine Allergie, stellt der Arzt einen **Allergiepass** aus, in dem die einzelnen allergenen Substanzen genau ausgeführt sind. Insbesondere bei Medikamenten- und Insektengiftallergien sollte das Kind diesen Allergiepass immer bei sich tragen. Bei schweren Allergieformen verordnet der Arzt außerdem ein **Notfallkit** mit trinkbaren Antihistaminika und Kortisonabkömmlingen sowie Adrenalin als Fertigspritze oder zum Inhalieren, damit auch Laien (oder das Kind selbst) schnell die möglicherweise lebensrettenden Medikamente verabreichen können.

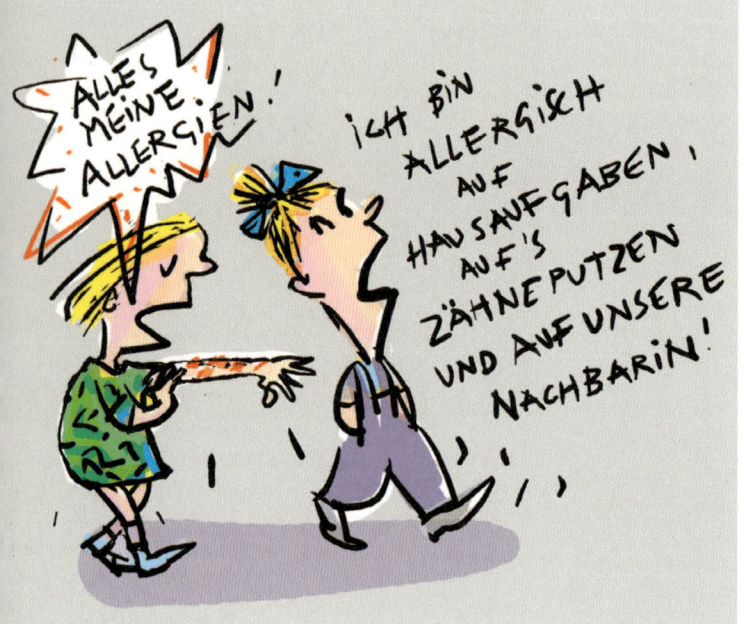

Allergien können schrecklich sein – aber auch Vorwand, um Privilegien gegenüber anderen Familienmitgliedern zu etablieren. Eltern tun gut daran, hier wachsam zu sein.

 ### So helfen Sie Ihrem Kind

Wie bereits oben erwähnt, besteht die allererste und gleichzeitig allerbeste Behandlungsmaßnahme bei Allergien im Meiden der Substanzen, auf die das Kind allergisch reagiert (= **Allergenkarenz**). Ob auch andere Substanzen, die erfahrungsgemäß oft zu Allergien führen (gegen die Ihr Kind aber bisher nicht allergisch reagiert) gemieden werden sollen, ist umstritten. Eine »Ausweitung« einer Allergie auf weitere Substanzen wie Hausstaub, Schimmelpilze und Tierhaare kommt vor – ob sie aber durch den oft geforderten generellen Verzicht auf Haustiere, Hauspflanzen und Teppiche verhindert werden kann, ist fraglich.

Was auf jeden Fall Sinn macht, ist, Rauchen in der Umgebung des Kindes zu unterlassen. Rauch reizt die Schleimhäute und macht sie damit anfälliger. Auch eine generell »gesunde« Lebensweise mit viel Bewegung, vollwertiger Ernährung, ausreichend Sonne und Schlaf sind in jedem Fall empfehlenswert, um das Immunsystem in Form zu halten!

Besondere Maßnahmen bei Hausstaubmilbenallergie

Hausstaubmilben leben praktisch überall, vor allem dort, wo sich Hautschüppchen von Menschen finden – bis zu 2 000 von ihnen passen in ein Gramm Staub! Allergie auslösend ist nicht die Milbe selbst, sondern ihr Kot, der mit dem Staub eingeatmet wird.

Den Tierchen völlig aus dem Weg zu gehen, ist unmöglich, einige Maßnahmen helfen aber, den Kontakt deutlich zu vermindern:

➤ Schaumstoff- oder Latexmatratzen benutzen und mit speziellen »milbendichten« Überzügen bespannen.
➤ Nur waschbare Kopfkissen und Bettdecken verwenden; auch für sie gibt es spezielle Überzüge zum »Einpacken« der Milben.
➤ Spezielle Filter in den Staubsauger einlegen.
➤ Luftfeuchtigkeit unter 50% halten (Milben lieben Feuchtigkeit) – keine Luftbefeuchter verwenden!
➤ Schmusetiere des Kindes regelmäßig und möglichst heiß waschen und in den Trockner stecken oder tiefgefrieren – das überlebt keine Milbe.

Besondere Maßnahmen bei Tierallergie

Auch wenn's schwer fällt – am wichtigsten ist es hier, das Tier, gegen das Ihr Kind allergisch ist, aus dem Haushalt zu entfernen.
Wie Sie Ihrem Kind bei anderen Allergien helfen, haben wir an folgenden Stellen beschrieben:

➤ Allergischer Schnupfen und Heuschnupfen (siehe S. 277)
➤ Hautallergien (siehe S. 392)
➤ Nahrungsmittelallergien (siehe S. 330)
➤ Neurodermitis (siehe S. 382)

 ### Möglichkeiten der Naturheilkunde

Einige naturheilkundliche Ansätze sind wahrscheinlich gar nicht so weit von der Schulmedizin entfernt. Die Empfehlung, täglich einen Teelöffel Honig zu sich zu nehmen (enthält Pollen), ist ebenso wie die Einnahme homöopathischer Tropfen auf

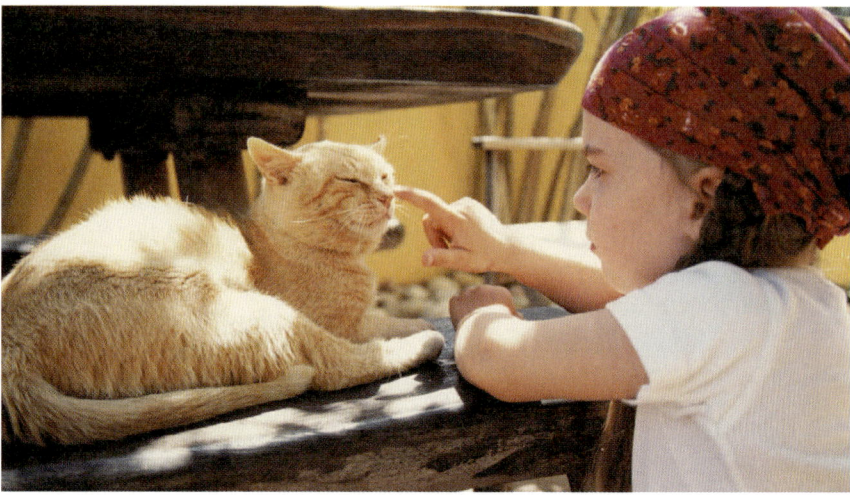

Nach heutigem Kenntnisstand vermindert früher Kontakt zu Tieren das Risiko, später eine Allergie zu bekommen. Hat Ihr Kind allerdings eine Tierallergie, muss das Tier, so weh es auch tut, in andere Hände gegeben werden. [MU]

Blütenpollenbasis möglicherweise eine Art Hyposensibilisierung, allerdings ist die Wirkung nur schwer feststellbar.
Einige Mineralien, allen voran Kalzium und Magnesium, wirken juckreizstillend und werden deshalb vor allem bei Hautallergien eingesetzt. Auch mit der Umstellung auf Vollwertkost haben nicht wenige Eltern und Kinder gute Erfahrungen gemacht. Hier kann es allerdings sein, dass die Allergiesymptome zunächst aufblühen, da die Vollwertkost eher allergenreich als -arm ist.
Ein weiterer naturheilkundlicher Ansatz ist die **mikrobiologische Therapie,** auch als *Symbioselenkung* bezeichnet: Hier soll durch eine Ernährungsumstellung auf eine möglichst vollwertige, naturbelassene Kost und durch die Gabe spezieller Bakterienpräparate (z.B. Symbioflor I und II) die natürliche Bakterienflora und damit das Immunsystem gestärkt werden.
Für diese Form der Therapie gibt es neuerdings auch Unterstützung aus der Schulmedizin (siehe S. 36). Lassen Sie sich hierbei von einem naturheilkundlichen orientierten Mediziner beraten.

Unsere Meinung

Bei jeder Allergietherapie sollte die Verhältnismäßigkeit der Mittel im Auge behalten werden. Das Kind sollte an der Therapie nicht mehr leiden als an der Erkrankung! Besonders manche Ernährungstherapien legen dem Kind eine größere Last in seinem täglichen Leben auf als es an der Erleichterung gewinnt.

Vorsorge

Die erbliche Veranlagung Ihres Kindes können Sie nicht ändern. Sie können aber die Lebensbedingungen Ihres Säuglings und Kindes kritisch unter die Lupe nehmen, denn das eine oder andere Risiko für eine Allergie lässt sich vermeiden (siehe Kapitel 2).

➤ Arbeitsgemeinschaft allergiekrankes Kind
Hauptstraße 29, 35745 Herborn
www.aak.de

➤ Deutscher Allergie- und Asthmabund e.V.
Hindenburgstr. 110, 41061 Mönchengladbach
www.daab.de

Autoimmunerkrankungen

Unser Immunsystem richtet sich normalerweise nur gegen körperfremde, nicht aber gegen (gesunde) körpereigene Strukturen. Dieses im Detail noch nicht genau geklärte Phänomen heißt in der Fachsprache **Immuntoleranz.**

Autoimmunerkrankungen

Manchmal aber kommt es zu Fehlsteuerungen, die Immuntoleranz geht verloren und das Immunsystem bekämpft Bestandteile des eigenen Körpers – die daraus resultierenden Erkrankungen werden als **Autoimmunerkrankungen** bezeichnet.
Autoimmunerkrankungen im engeren Sinne sind bei Kindern selten, einige davon (vor allem der kindliche Diabetes) jedoch im Anstieg begriffen.
Zu den kindlichen Erkrankungen, an deren Entstehung Autoimmunprozesse (mit)beteiligt sind, gehören:
➤ Der kindliche Diabetes mellitus (siehe S. 346)
➤ Die Hashimoto-Schilddrüsenentzündung (siehe S. 345)
➤ Die chronischen Darmentzündungen Colitis ulcerosa und Morbus Crohn (siehe S. 328 und S. 329)
➤ Bestimmte Formen der Nierenentzündung (siehe S. 354)
➤ Die idiopathische thrombozytopenische Purpura (siehe S. 295)
➤ Einige rheumatische Erkrankungen (siehe S. 373)

Immunsuppressiva

Bei einigen dieser Erkrankungen werden **Immunsuppressiva** eingesetzt, die das Immunsystem unterdrücken.
Sie bekämpfen zwar die krankhaften Immunprozesse, jedoch leider auch die normalen, so dass Infektionen bei Einnahme dieser Medikamente häufiger sind und zudem schwerer verlaufen.
Auch nach Transplantationen werden Immunsuppressiva eingesetzt, um die Abstoßung des fremden Organs zu verhindern.
Häufig eingesetzt werden z.B. Kortison (siehe S. 281) und verschiedene Zytostatika (siehe S. 302).

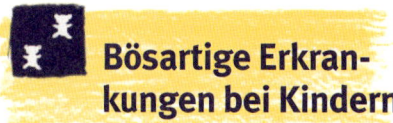

Bösartige Erkrankungen bei Kindern

Auch wenn es manchem kaum möglich erscheint und man das Thema in einem Buch über Erkrankungen im Kindesalter gerne aussparen würde: Auch bei Kindern treten **bösartige Erkrankungen** (oft zusammenfassend als *Krebs* bezeichnet) auf. Pro Jahr erkranken ungefähr 2 000 Kinder in Deutschland neu an einer bösartigen Erkrankung oder – anders formuliert – eines von 500 Kindern erkrankt innerhalb seiner ersten 15 Lebensjahre daran, rund die Hälfte davon vor dem Schulalter.
Glücklicherweise sind die Aussichten für die kleinen Patienten besser als von vielen Laien vermutet. Insgesamt 60–70% aller Kinder können heute geheilt werden, bei einigen bösartigen Erkrankungen sogar rund 90%. Trotzdem sind bösartige Erkrankungen nach den Unfällen die zweithäufigste Todesursache bei Kindern überhaupt.
Alle Aspekte bösartiger Erkrankungen bei Kindern zu behandeln, würde den Rahmen selbst eines ganzen Buches sprengen. Daher kann an dieser Stelle nur eine erste Orientierung für betroffene Eltern geboten werden. Vielleicht helfen diese Zeilen aber auch indirekt, indem sie immer noch vorhandene Vorurteile abbauen und Nicht-Betroffenen zeigen, wie sie erkrankte Kinder und ihre Familien unterstützen können.

Das Wichtigste aus der Medizin

Wieso sind bösartige Erkrankungen bösartig?

Bösartige Erkrankungen haben, so unterschiedlich sie auch sind, eines gemeinsam: Es handelt sich in allen Fällen um *unkontrolliertes* Wachsen und Wuchern von kranken Zellen auf Kosten der gesunden Zellen.
Ständig teilen sich Zellen in unserem Körper, beim Kind wie beim Erwachsenen. Dabei werden *kontrolliert* immer genau so viele und genau diejenigen Zellen neu gebildet, wie sie gerade vom Körper benötigt werden. Manchmal entziehen sich Zellen dieser Kontrolle: Sie teilen sich schneller als die anderen, immer und immer wieder. Grenzen, etwa Organgrenzen, akzeptieren sie nicht mehr –

sie breiten sich immer weiter aus und streuen *Tochtergeschwülste* (= **Metastasen**) aus. Gleichzeitig sind die unkontrolliert wachsenden Zellen nicht (mehr) in der Lage, ihre normalen Aufgaben im Organismus zu erfüllen. Dieses unkontrollierte Wachstum verläuft anfänglich im Verborgenen.

Wenn die ersten Beschwerden auftreten, sind schon Abermillionen kranker Zellen im Körper vorhanden.

Bösartige Erkrankungen – wodurch?

Die Eigenschaft einer Zelle, unkontrolliert zu wachsen, ist letztlich immer in Veränderungen der Erbinformation in ihrem Zellkern begründet und wird damit auch an alle Nachkommen dieser Zelle weitergegeben.

Die Wissenschaftler kennen zwar eine Reihe von Faktoren, die zu Veränderungen des Erbgutes und damit zur bösartigen Entartung einer Zelle führen können – angefangen beim schlichten Zufall und Fehlern bei den normalen Zellteilungen über radioaktive Strahlung und bestimmte Chemikalien bis hin zu Viren. Einige Krebserkrankungen treten familiär gehäuft auf, so dass hier die erbliche Veranlagung eine Rolle spielt.

Warum es aber im Einzelfall zur Entartung gekommen ist und warum die zunächst noch wenigen entarteten Zellen nicht vom Immunsystem vernichtet werden konnten, das bleibt in aller Regel unklar.

Dies lädt dann verständlicherweise zu Spekulationen ein, ob vielleicht die Nahrung, Wasseradern, magnetische Felder, Kernkraftwerke usw. eine Rolle spielen könnten, was oft weder bewiesen noch widerlegt werden kann.

Oftmals machen sich Eltern nach der Krebsdiagnose bei ihrem Kind Vorwürfe, etwas falsch gemacht zu haben, manchmal müssen sie sich sogar Vorhaltungen aus ihrer Umgebung anhören. Auch gesunde Geschwister oder vielleicht sogar das Kind selbst können von Schuldgefühlen geplagt werden. Diese Selbstvorwürfe sind unberechtigt: Während einige bösartige Erkrankungen bei Erwachsenen eindeutig mit einer ungesunden Lebensweise verbunden sind, sind bösartige Erkrankungen bei Kindern immer schicksalhaft.

Wie werden bösartige Erkrankungen bei Kindern heute behandelt?

Von Ausnahmen abgesehen, hat die Behandlung eines krebskranken Kindes immer die *Heilung* zum Ziel. Da aber bereits verhältnismäßig wenige nach der Behandlung noch vorhandene Tumorzellen ausreichen, um zu einem oft nur schwer behandelbaren **Rezidiv** (= *Rückfall*) zu führen, muss die Erstbehandlung möglichst alle bösartigen Zellen vernichten. Sie ist daher zwangsläufig aggressiv und mit Nebenwirkungen behaftet – der Preis für die hohe Heilungsrate.

Drei prinzipielle Behandlungsmöglichkeiten stehen zur Verfügung:

➤ **Operation:** Bei sog. soliden Tumoren (d. h. örtlich begrenzten Tumor»knoten«) wird meist versucht, den Tumor möglichst vollständig zu entfernen.

➤ **Bestrahlung:** Auch eine hoch dosierte Bestrahlung kann Tumorgewebe vernichten. Bestrahlt werden beispielsweise Gehirntumoren, falls sie wegen ihrer Lage nicht operiert werden können.

➤ **Chemotherapie** mit **Zytostatika:** Zytostatika sind starke Zellgifte, welche die Tumorzellen abtöten sollen. Sie wirken jedoch nicht nur auf Tumorzellen, sondern prinzipiell auf alle Zellen, und zwar desto stärker, je schneller sie sich teilen. Dadurch zeigen sich die teilweise ernsten Nebenwirkungen der Chemotherapie vor allem durch verminderte Blutbildung, Durchfälle, Schleimhautentzündungen und – harmlos, aber psychisch sehr belastend – Haarausfall.

Behandlung wie psychosoziale Betreuung krebskranker Kinder sind sehr aufwändig und (er)fordern zahlreiche Berufsgruppen. Deshalb werden die Kinder in speziellen **kinderonkologischen Zentren** betreut, also überwiegend an Universitätskliniken. Um sicherzustellen, dass alle Kinder nach dem aktuellen Stand der Wissenschaft behandelt werden, gibt es für die meisten Tumoren sog. **Protokolle,** d. h. feste Schemata, wie das Kind behandelt werden soll.

Ist die Erstbehandlung abgeschlossen, wird das Kind über Jahre in regelmäßigen Abständen untersucht, um eventuelle Rezidive, aber auch Spätfolgen der Behandlung möglichst früh zu erkennen. Bei den meisten bösartigen Erkrankungen bei Kindern ist die Wahrscheinlichkeit eines Rückfalls nach fünf Jahren ohne Tumornachweis so gering, dass die Kinder als geheilt gelten können.

Vom Umgang mit dem tumorkranken Kind ...

Meist kommt die Diagnose einer bösartigen Erkrankung plötzlich. Manchmal soll das Kind nur zu einer Routineuntersuchung oder wegen »banaler« Beschwerden zum Kinderarzt und wird dann gleich ins Krankenhaus eingeliefert. Seine ganze bis dahin so vertraute und sichere Welt bricht oft innerhalb von Stunden in sich zusammen. Es sieht sich in einer ungewohnten Umgebung mit zahllosen fremden Menschen konfrontiert und muss die verschiedensten, teils schmerzhaften Prozeduren über sich ergehen lassen. Wie kann man diesem Menschlein denn am besten helfen, wie soll man mit ihm umgehen, was soll man ihm überhaupt sagen?

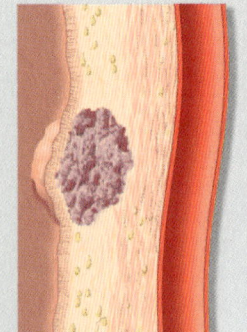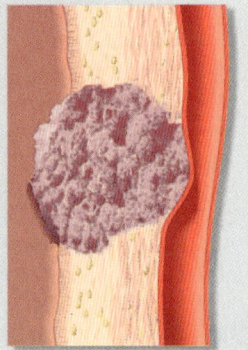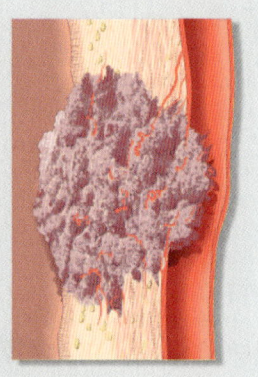

So breiten sich bösartige Tumoren aus: Den Ausgangspunkt bildet das ungehemmte Wachstum einer Zelle, wobei jedes Gewebe und jedes Organ betroffen sein kann. Die Nachkommen dieser Zelle wachsen schneller als gesunde Zellen und bilden einen Tumor-»knoten«, zunächst bleiben aber die äußeren Grenzen des Gewebes noch intakt (linkes Bild). Irgendwann durchbricht der Tumor diese Grenzen (sog. invasives Wachstum) und gewinnt Anschluss an ein Blutgefäß. Nun droht die Verschleppung von Tumorzellen in entfernte Körperregionen mit Bildung von Metastasen. Außerdem bewirkt der Tumor eine Gefäßneubildung und sorgt so für seine eigene Ernährung (mittleres und rechtes Bild). [GR]

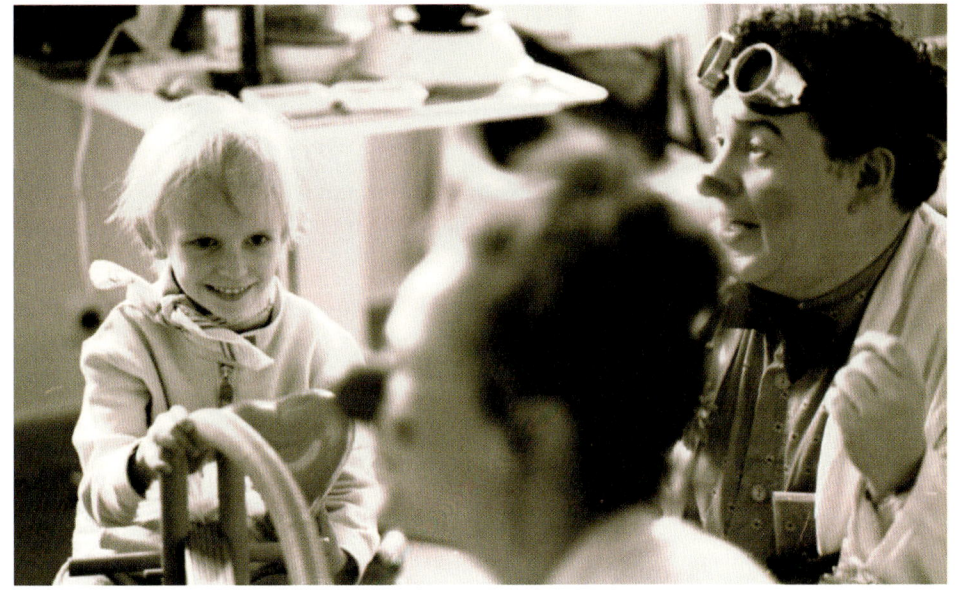

Kind sein und Krebs haben – man kann sich eigentlich nichts weniger zueinander Passendes vorstellen. Doch in Wirklichkeit scheinen die Kinder ihre Krankheit oft besser begreifen zu können als wir Erwachsene. Eine Hilfe dazu können auch die sog. Klinik-Clowns sein, die nicht nur für Abwechslung sorgen, sondern auch die spielerische und altersgerechte Auseinandersetzung mit der Erkrankung fördern. [AM]

Schweigen schadet nur

Auch wenn es hierzu wenig Patentrezepte gibt – eines scheint sicher: Dem Kind die Erkrankung verschweigen zu wollen schadet nur. Das Kind spürt, dass seine Eltern anders sind als sonst, besorgter, vielleicht sogar panisch. Gleichzeitig muss es unangenehme und schmerzhafte Eingriffe über sich ergehen lassen.

In dieser Situation machen sich Eltern unglaubwürdig, wenn sie dem Kind erzählen, es sei »nichts Schlimmes«. Der Widerspruch zwischen Worten und Verhalten macht das Kind unsicher und nimmt ihm seine letzte Sicherheit, die es doch in dieser Situation so sehr bräuchte: die Gewissheit, dass es sich auf seine Eltern verlassen kann.

Auch kleine Kinder können verstehen, dass sie kränker sind »als sonst« oder dass in ihrem Körper viele kleine Bösewichte ihr Unwesen treiben, die nur mit starken Medikamenten wieder vertrieben werden können.

==Spürt das Kind, dass die Eltern nicht aufrichtig zu ihm sind, traut es sich nicht, ehrlich die Fragen zu stellen, die es bedrücken, und bleibt mit seinen Ängsten allein.==

So viel Normalität wie möglich

Die Erkrankung bedeutet für das Kind auch, dass ihm seine kleinen, mühsam gewonnen Selbstständigkeiten teilweise nicht mehr möglich sind. Einige Kinder fallen wieder auf (lange) vergangene Entwicklungsstufen zurück, möchten wieder »Baby sein«, andere nutzen jede Phase relativen Wohlbefindens z.B., um zu lernen, sie klammern sich an die Schule, um sich ein Stück Normalität zu erhalten – und dies sollte man als Eltern auch zulassen.

Es ist selbstverständlich, dass man ein Kind, dem es schlecht geht, weitestmöglich entlastet. Geht es dem Kind jedoch wieder besser, ist es meist am besten, früher geübte Regeln und klein(st)e Pflichten wieder aufleben zu lassen, um auch hier ein Stück Normalität zu erhalten und Orientierung zu geben.

... und mit anderen Menschen

Nicht nur für das Kind, für die ganze Familie bricht die Welt zusammen, ist durch die Erkrankung alles Bisherige in Frage gestellt.

Viele Eltern berichten, dass sie die ersten Wochen, ja sogar Monate nach der Diagnose wie in Trance verbracht hätten, dass sie ständig gedacht hätten, sie müssten doch gleich aufwachen aus diesem Alptraum. Sie hätten »funktioniert«, zum Wohle des Kindes »funktionieren müssen«, aber wie, wüssten sie nicht. Manche Partnerschaften zerbrechen während dieser schweren Zeit, andere wiederum gehen gestärkt aus der Krise hervor, selbst wenn das Kind letztendlich doch gestorben ist.

Einige Eltern erfahren viel Hilfe aus ihrer Umgebung, andere müssen die Erfahrung machen, dass sich Verwandte und bisherige Freunde zurückziehen.

Auch die gesunden Geschwister leiden: Nicht selten fühlen sie sich zurückgesetzt, plötzlich dreht sich alles nur noch um das eine, kranke Kind. Manche haben vielleicht auch Schuldgefühle.

Als Eltern eines erkrankten Kindes sollten Sie in dieser Zeit ganz bewusst Hilfe suchen, bei Verwandten, Freunden, Nachbarn und auch Selbsthilfegruppen. Der Erfahrungsaustausch mit Menschen, die Ähnliches durchgemacht haben, das Gefühl, nicht alleine mit den Problemen zu sein, ist für viele Eltern eine große Hilfe, einmal ganz abgesehen von den ganz praktischen Hilfestellungen, die Selbsthilfegruppen z.B. beim Umgang mit Behörden geben können.

Schophaus, M.: **Im Himmel warten Bäume auf dich.** Die Geschichte eines viel zu kurzen Lebens. Goldmann, 2002

➤ **Deutsche Kinderkrebsstiftung**
Joachimstr. 20, 53113 Bonn
www.kinderkrebsstiftung.de

➤ **Deutsche Krebshilfe e.V.**
Thomas-Mann-Str. 40, 53111 Bonn
www.krebshilfe.de

➤ **Krebsinformationsdienst Deutsches Krebsforschungszentrum**
Im Neuenheimer Feld 280,
69120 Heidelberg
www.krebsinformation.de

Und wenn Sie selbst nicht betroffen sind, aber ein Kind in der Kindergartengruppe oder Klasse Ihres Kindes oder in der Nachbarschaft erkrankt? Vielleicht können Sie den Eltern des betroffenen Kindes den Alltag etwas erleichtern, etwa indem Sie ohne viel Aufhebens einen Teil der Wäsche oder der Bügelarbeit erledigen, für ein Geschwisterkind kochen oder es mitnehmen, wenn Sie mit den eigenen Kindern einen Ausflug machen.

Die häufigsten bösartigen Erkrankungen

Die drei häufigsten bösartigen Erkrankungen bei Kindern sind die Leukämien, die Gehirntumoren und die Lymphome. Zusammen machen sie rund zwei Drittel aller bösartigen Erkrankungen bei Kindern aus und sollen daher ausführlicher dargestellt werden. Das übrige Drittel verteilt sich auf verschiedene seltene Tumoren. Die Tabelle unten gibt einen Überblick.

Leukämien

Leukämien (= *Blutkrebs*) sind mit Abstand die häufigsten bösartigen Erkrankungen bei Kindern – sie allein machen gut ein Drittel aller bösartigen Erkrankungen im Kindesalter aus. Bei Kindern treten dabei ganz überwiegend die **akuten Leukämien** auf, die unbehandelt binnen weniger Monate zum Tode führen, aber heute recht gut behandelbar sind.
Am häufigsten betroffen sind Kinder im Kindergartenalter, Jungen etwas häufiger als Mädchen.

Leitbeschwerden

- Häufig uncharakteristischer Beginn mit Müdigkeit, Spielunlust, Leistungsminderung, Gewichtsverlust, Appetitmangel
- Häufig Blässe
- Häufig Neigung zu Infekten, unklare Fieberschübe
- Häufig auffällig viele blaue Flecke und/oder kleine Schleimhautblutungen
- Häufig Knochen- oder Gelenkschmerzen
- Möglicherweise Vergrößerung der Lymphknoten (siehe S. 176 und Abb. S. 306)
- Seltener Kopfschmerzen, Übelkeit, Erbrechen oder Sehstörungen durch Beteiligung der Hirnhäute

Wann zum Arzt

In den nächsten Tagen, wenn
- Sie die oben genannten uncharakteristischen Beschwerden bei Ihrem Kind beobachten.

Noch heute, wenn
- Ihr Kind seit einiger Zeit die oben genannten Beschwerden gehabt hat und sich sein Zustand nun verschlechtert, z. B. plötzlich kleine stecknadelkopfgroße rote Flecken auf der Haut auftreten (Hautblutungen), oder es Fieber bekommt.

Das Wichtigste aus der Medizin

Was passiert genau bei der Leukämie?

Alle Blutzellen (siehe S. 292) werden im Knochenmark gebildet und gelangen erst ins Blut, wenn sie (fast) ausgereift sind. Bei der Leukämie kommt es aus meist unbekannter Ursache zu einer massenhaften, unkontrollierten Vermehrung unreifer weißer Blutkörperchen. Bei manchen Leukämieformen wird eine erbliche Veranlagung nachgewiesen, ob dies die alleinige Ursache ist, ist unbekannt.

Die kranken Zellen verdrängen die gesunden Zellen im Knochenmark immer mehr, so dass zu wenig rote Blutkörperchen und Blutplättchen gebildet werden und schließlich auch im Blut fehlen. Das Kind ist blass, müde und wenig leistungsfähig, weil ihm rote Blutkörperchen fehlen. Fällt auch die Zahl der Blutplättchen ab, bekommt es immer wieder »ohne Grund« blaue Flecke. Gleichzeitig sind die bösartigen weißen Blutkörperchen nicht in der Lage, ihre Aufgaben im Rahmen der Immunabwehr zu erfüllen, erkennbar an einer Infektneigung.

Erkrankung	Kurzbeschreibung	Leitbeschwerden/ Warnzeichen	Behandlung
Ewing-Sarkom	Knochentumor. Hauptsächlich Jugendliche betroffen	Schmerzen, Schwellung, möglicherweise Allgemeinbeschwerden	Operation und Chemotherapie, möglicherweise zusätzlich Bestrahlung
Neuroblastom	Vom Nervengewebe ausgehender Tumor, der vor allem im Hals- und Rumpfbereich auftritt (oft in der Nebenniere)	In 90 % der Fälle vor dem sechsten Geburtstag festgestellt. Meist nur uncharakteristische Beschwerden, sonst abhängig vom Sitz des Tumors	Meist Kombinationsbehandlung mit Operation und Chemotherapie, seltener Bestrahlung
Osteosarkom	Knochentumor, vor allem an Arm oder Bein. Befällt vornehmlich Jugendliche	Schmerzen im Bereich des Tumors (vor allem bei Belastung), Schwellung der Extremität	Operation und Chemotherapie
Retinoblastom	Tumor der Netzhaut des Auges, teilweise familiär gehäuft und beidseitig. Tritt vor allem bei Babys und Kleinkindern auf	Weißlich-gelbe oder rote Pupille, Schielen	Bestrahlung, Kältebehandlung oder Operation. Bei kleinen Tumoren Erhalt des Auges möglich
Wilms-Tumor (Nephroblastom)	Von der Niere ausgehender bösartiger Tumor, der aus verschiedenen Geweben besteht. Hauptsächlich betroffen sind 1- bis 5-Jährige	Oft keine Beschwerden. Ansonsten häufig Vergrößerung des Bauches oder Bauchschmerzen, selten Blut im Urin	Meist Kombinationsbehandlung mit Operation, Chemotherapie und Bestrahlung

Die häufigsten bösartigen Erkrankungen bei Kindern sind die Leukämien, die Gehirntumoren und die Lymphome (siehe S. 304 und S. 306). Es können aber noch weitere bösartige Erkrankungen bei Kindern auftreten – diese Tabelle gibt einen Überblick.

Fast immer werden die Vorstufen der weißen Blutkörperchen (**Blasten** genannt) aus dem Knochenmark ins Blut ausgeschwemmt und können dort nachgewiesen werden.

Welche Formen der Leukämie gibt es?

Zum einen können die Leukämien nach ihrem zeitlichen Verlauf in die rasch verlaufenden **akuten Leukämien** und in die **chronischen Leukämien** mit langsam schleichendem Verlauf eingeteilt werden. Bei Kindern machen die akuten Leukämien ca. 95 % aller Leukämien aus.

Zum anderen können die Leukämien danach eingeteilt werden, welche Vorstufen weißer Blutkörperchen genau von der abnormen Wucherung betroffen sind – der Mediziner spricht von **lymphatischer** oder **myeloischer Leukämie**, je nachdem, ob die wuchernden Zellen der sog. *lymphatischen* oder *myeloischen Zellreihe* angehören.

Mit gut 80 % häufigste Leukämieform bei Kindern ist die **akute lymphatische Leukämie**, gefolgt von der **akuten myeloischen Leukämie** mit rund 15 % aller Leukämiefälle.

 ### Das macht der Arzt

Meist wird der Verdacht auf eine Leukämie geäußert, wenn der Kinderarzt, oft wegen uncharakteristischer Beschwerden, ein Blutbild anfertigen lässt und in diesem unreife Vorstufen weißer Blutkörperchen nachweisbar sind. Der Kinderarzt weist das Kind dann unverzüglich in ein kinderonkologisches Zentrum ein.

Diagnosestellung

Wichtigste Untersuchungen zur Diagnosesicherung sind das Blutbild und eine **Knochenmarkpunktion**. Komplizierte Laboruntersuchungen ermöglichen dann eine genaue Klassifizierung der Leukämie und damit eine dem Einzelfall angepasste Behandlungsplanung.

Eine **Liquoruntersuchung** (Untersuchung des Nervenwassers, siehe S. 451 und Abb. S. 450) soll klären, ob die Hirnhäute befallen sind. Weitere Untersuchungen wie etwa eine Ultraschalluntersuchung des Bauches oder verschiedene Röntgenverfahren sollen dann die genaue Ausbreitung der Erkrankung feststellen.

Intensive erste Behandlungsphase

Ist die Diagnose einer Leukämie sicher, wird das Kind über mehrere Monate ganz intensiv mit einer Kombination mehrerer Zytostatika behandelt, um eine **Remission** zu erzielen, d.h. keine Leukämiezellen mehr nachweisen zu können. Diese **Induktionsbehandlung** ist mit zahlreichen Nebenwirkungen behaftet und für Kind wie Eltern äußerst erschöpfend – es gibt jedoch keine Alternative.

Schonendere zweite Phase

Auch wenn keine Leukämiezellen mehr nachgewiesen werden können, heißt dies nicht, dass alle bösartigen Zellen vernichtet werden konnten. Deshalb schließt sich immer eine **Dauerbehandlung** mit Zytostatika an, die wesentlich weniger aggressiv ist als die Induktionsbehandlung und überwiegend ambulant durchgeführt werden kann. Erst nach etwa zwei Jahren ist die Leukämiebehandlung beendet.

Manchmal notwendig: Knochenmarktransplantation

Durch das oben genannte Behandlungsschema können leider nicht alle Kinder geheilt werden. Ein Teil dieser Kinder kann durch eine besonders intensive Chemotherapie gerettet werden. Diese zerstört aber nicht nur die bösartigen, sondern auch die normalen Zellen im Knochenmark. Um wieder eine Blutbildung zu ermöglichen, muss deshalb eine Übertragung gesunden Knochenmarks, die **Knochenmarktransplantation**, folgen, vorzugsweise von einem verwandten, sonst von einem fremden Spender.

Der Lohn: 60–80 % Heilung

Noch vor vier Jahrzehnten starben praktisch alle Kinder mit einer akuten Leukämie im ersten halben Jahr nach der Diagnosestellung. Heute können rund 80 % aller Kinder mit einer akuten lymphatischen Leukämie und immerhin noch ca. 60 % der Kinder mit einer akuten myeloischen Leukämie geheilt werden und später ein (fast) normales Leben führen.

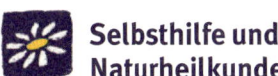

Selbsthilfe oder naturheilkundliche Verfahren bleiben bei der Leukämie ohne Erfolg.

 ### Vorsorge

Die Ursache der Leukämie ist nach wie vor unbekannt – entsprechend ist auch keine Vorsorge möglich. Eine Leukämie kann jeden treffen!

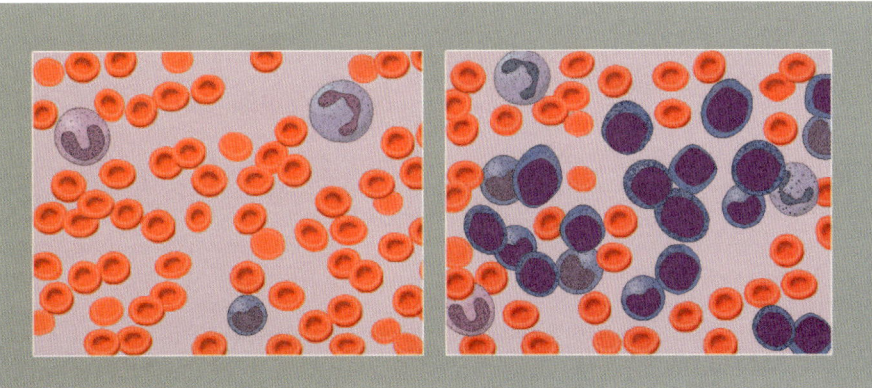

Die linke Abbildung zeigt ein Blutbild von einem gesunden Kind: Die roten Blutkörperchen überwiegen bei weitem unter dem Mikroskop. Nur vereinzelt finden sich verschieden geformte weiße Blutkörperchen (die, damit man sie überhaupt sieht, eingefärbt werden müssen). Rechts dagegen das Blutbild bei einem Kind mit Leukämie: Ein bestimmter Zelltyp (in diesem Fall der mit blau-violetten großen Zellkernen) hat die roten Blutkörperchen weitgehend verdrängt – das Kind muss umgehend behandelt werden. [GR]

Gehirntumoren

Gehirntumoren sind mit rund 20 % die zweithäufigsten bösartigen Erkrankungen im Kindesalter. Sie können von den verschiedensten Geweben innerhalb des Gehirns ausgehen, wobei **Astrozytome** und **Medulloblastome** am häufigsten sind. Gehirntumoren können in jedem Alter auftreten.

Leitbeschwerden

- Kopfschmerzen, Übelkeit und Erbrechen, vor allem morgens
- Zerebrale Krampfanfälle (siehe S. 445)
- Wesensänderungen, wie z. B. Reizbarkeit, Konzentrationsstörungen, aber auch Teilnahmslosigkeit
- Sehstörungen, z.B. Sehen von Doppelbildern
- Gang- und Sprachstörungen, neu aufgetretene Ungeschicklichkeit beim Spielen oder Basteln, Lähmungen

Gehirntumoren werden dem Kind nicht nur dadurch gefährlich, dass sie wichtige Strukturen im Gehirn zerstören. Da das Gehirn vom knöchernen Schädel umgeben wird, kann es sich kaum ausdehnen, so dass der wachsende Tumor rasch zu einer Druckerhöhung im Schädelinneren und damit zu einer Schädigung des empfindlichen Gehirns führt. Lange anhaltende Kopfschmerzen, Übelkeit und Nüchternerbrechen beispielsweise sind Zeichen dieser **Hirndrucksteigerung**.

Bei der Diagnosesicherung eines Gehirntumors spielen bildgebende Verfahren, vor allem die Computer- und Kernspintomographie, die Hauptrolle.

Wenn irgend möglich, wird versucht, den Tumor operativ zu entfernen. Manchmal jedoch ist eine Operation nicht möglich, weil dabei lebenswichtige Strukturen im Gehirn zerstört würden. Dann versuchen die Mediziner, zumindest eine Gewebeprobe zu entnehmen, um die Behandlung besser planen zu können.

Ob eine Chemotherapie oder Bestrahlung erfolgversprechend sind, hängt von der genauen Gewebeart des Tumors ab.

Die Heilungschancen bei kindlichen Gehirntumoren liegen je nach Art und Größe des Tumors zwischen 30 und 70 %.

 ## Lymphome

Lymphome sind bösartige Tumoren, die vom lymphatischen System, z.B. von den Lymphknoten (siehe S. 176) ausgehen. Sie werden unterteilt in die **Hodgkin-Lymphome** mit sehr guten Heilungsaussichten und die weniger günstigen **Non-Hodgkin-Lymphome.**

Bei Kindern sind Lymphome die dritthäufigsten bösartigen Erkrankungen. Sie treten vornehmlich bei Schulkindern und Jugendlichen auf, selten bei Kleinkindern.

 ### Leitbeschwerden

- Schmerzlose, »harte« Lymphknotenschwellung meist im Halsbereich, seltener unter den Achseln oder in der Leiste
- Möglicherweise Allgemeinbeschwerden wie Müdigkeit, unklare Fieberschübe, Nachtschweiß oder Gewichtsverlust
- Möglicherweise Hautjucken
- Bei Befall des Bauchraumes möglicherweise Bauchschmerzen

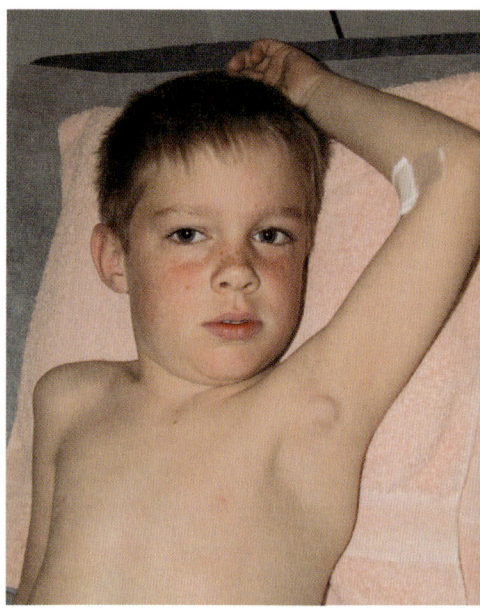

Zehnjähriger Junge mit leicht erkennbarer Vergrößerung eines Achsellymphknotens. Lymphknotenvergrößerungen sind häufig durch Entzündungen bedingt, manchmal jedoch steckt ein Lymphom hinter den »geschwollenen Drüsen«. Deshalb sollte jede Lymphknotenschwellung, die länger als drei Wochen dauert, durch den Arzt abgeklärt werden, vor allem wenn sie nicht wehtut. [KL]

Die Ursache bösartiger Lymphome ist unklar. Erstes Krankheitszeichen sind in aller Regel Lymphknotenschwellungen, die aber meist nicht sofort bemerkt werden.

Zur Diagnosesicherung wird Gewebe aus einem geschwollenen Lymphknoten entnommen und untersucht. Weitere Untersuchungen sollen feststellen, ob sich die Erkrankung bereits auf weitere Organe ausgebreitet hat.

Die Behandlung der Hodgkin-Lymphome besteht meist in einer Kombination aus Chemotherapie und Bestrahlung der befallenen Lymphknoten; die Behandlung der Non-Hodgkin-Lymphome ähnelt derjenigen der Leukämien (siehe S. 304), da sich die Non-Hodgkin-Lymphome oft sehr früh in den ganzen Körper ausbreiten und das Knochenmark befallen.

Mit einer Heilungsrate von rund 90 % gehören die Hodgkin-Lymphome zu den am besten behandelbaren bösartigen Erkrankungen. Bei den Non-Hodgkin-Lymphomen können heute rund 50–70 % der Kinder geheilt werden.

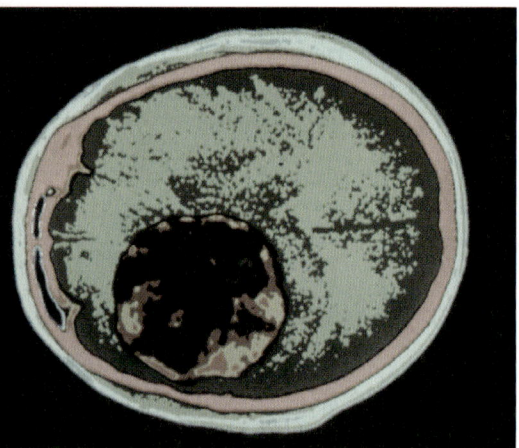

Entscheidend in der Diagnostik von Gehirntumoren sind die Computer- und Kernspintomographie. In diesem Computertomogramm des Schädels ist ein großer Tumor deutlich zu sehen. Eines zeigen die bildgebenden Verfahren allerdings nicht: die genaue Gewebeart des Tumors (hier ein gutartiges Meningeom), weshalb erst die Operation die genaue Diagnose erbringen kann. [MU]

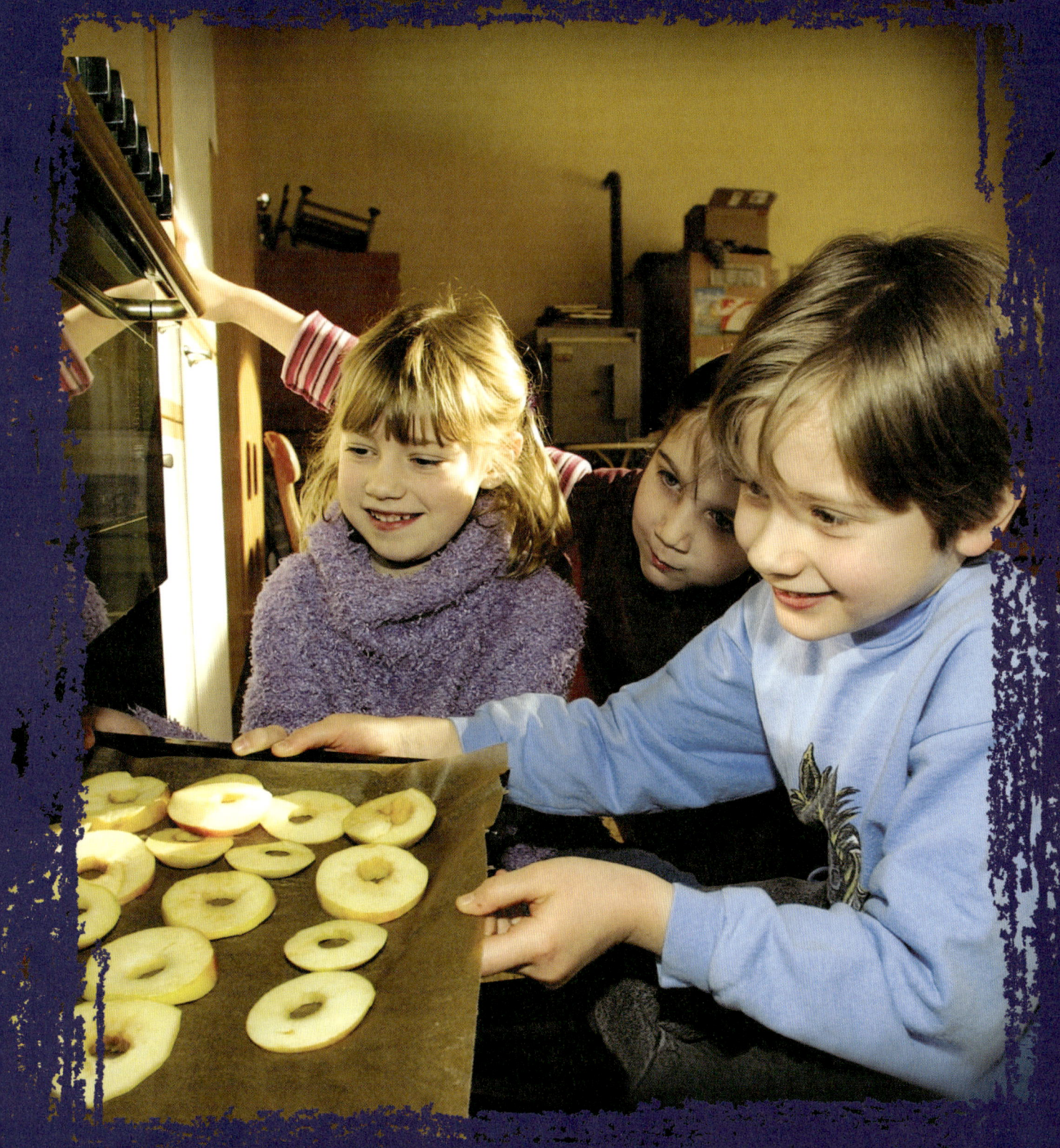

15 Erkrankungen von Mund und Zähnen, Magen und Darm

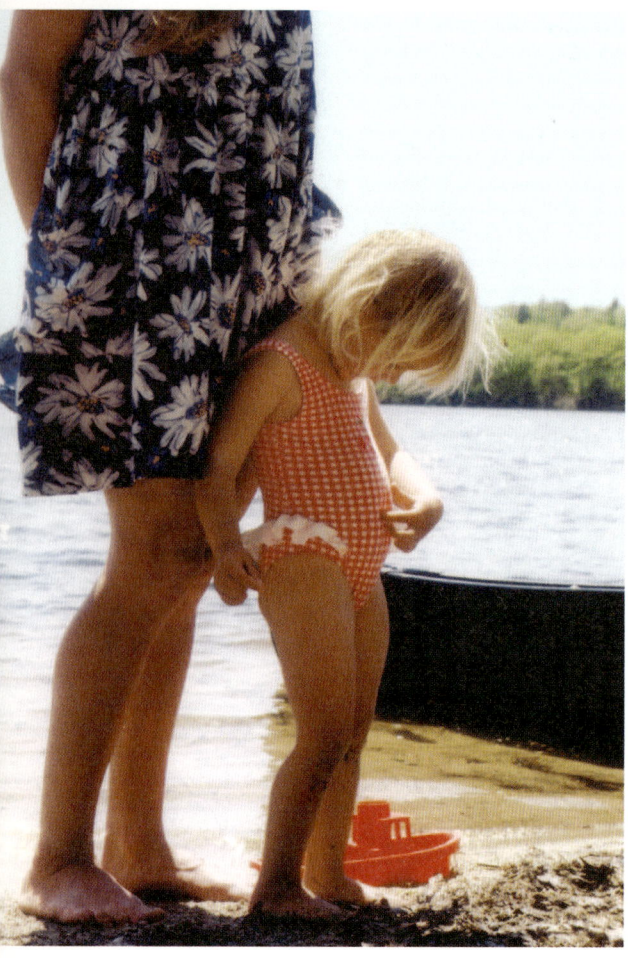

Der Bauch steht bei Kleinkindern nicht nur wegen der noch nicht so kräftig entwickelten Bauchmuskeln ein Stück hervor, sondern auch hoch im Kurs: Mit Vorliebe zeigen sie ihren Bauchnabel und wenn sie das erste Mal »ich« sagen, deuten viele Kinder mit großem Stolz auf ihren Bauch. Und selbst wenn ihnen die Ohren wehtun, geben sie den Schmerz gerne in der Körpermitte an. [RP]

Aus dem Bauch heraus

»Da macht es aua, genau da«, sagt der kleine Sebastian und führt den ausgestreckten Zeigefinger ganz dicht an seinen Bauchnabel. Der zu Rate gezogene Kinderarzt findet nichts Ungewöhnliches am Bauch, stößt aber eine Etage höher auf eine Mittelohrentzündung – »Kinder«, so erklärt er, »projizieren Schmerzen gerne auf den Bauch. Da kann der Zahn wehtun oder der Hals brennen – das Kind spürt das mitten im Bauch.«
Haben Kinder also in ihrem Körper noch nicht den vollen Durchblick?
Wenn, dann können sie von uns Erwachsenen nicht viel Orientierung erwarten. Denn was sagt Sebastians Mutter zu ihrem Mann, als sie zu Hause das vom Kinderarzt verordnete Antibiotikum auspackt?
»Ich glaube, wir sollten vielleicht noch einen Tag abwarten, so viele Nebenwirkungen wie da auf dem Beipackzettel beschrieben sind – irgendwie hab ich da kein gutes Gefühl im Bauch ...«

Wissenswert

Der **Magen-Darm-Trakt** (= *Verdauungstrakt*) soll die Nahrung zerkleinern und dann chemisch so aufspalten, dass die darin befindlichen Nährstoffe ins Blut gelangen können.

Von außen betrachtet ...

»Seit er sitzt, hat er eine richtige Wampe.« Was Eltern schon beim älteren Säugling auffällt, wird nach dem Laufenlernen noch offensichtlicher: Kleinkinder haben oft einen enormen Bauch, und den strecken sie stolz in die Welt hinaus. Die Muskeln der Bauchdecke sind in den ersten zwei Jahren eben noch relativ schwach – erst wenn das Kind Treppen steigt, hüpft und klettert, werden die Bauchmuskelstränge so stark, dass sie den Bauchinhalt besser zurückhalten können. Dazu kommt, dass der Rumpf des kleinen Kindes relativ gedrungen ist. Erst wenn sich der Körper im Kindergartenalter streckt, bekommen auch die Bauchdecken die richtige Spannung, und der Bauch verschwindet.

Mund und Zähne

Die **Schneide-** und **Eckzähne** schneiden bzw. reißen die Nahrung ab, die dann durch die **Backen-** und **Mahlzähne** fein zerkleinert wird. Eine große Rolle spielt dabei die **Zunge.** Sie schiebt die Nahrung nicht nur immer wieder zu den Zähnen, sondern formt auch einen schluckfähigen Bissen aus der zerkleinerten Nahrung und schiebt ihn nach hinten zum Rachen. Sekrete aus den **Speicheldrüsen** sorgen dafür, dass schon im Mund die chemische Verdauung beginnt. So wird bereits im Mund ein Teil des Milchzuckers zu **Glukose** (= *Traubenzucker*) und **Galaktose,** einem weiteren leicht aufzunehmenden Einfachzucker, zerlegt.
Das erste Zähnchen zeigt sich mit durchschnittlich einem halben Jahr in der Mitte des Unterkiefers, und ab dann gilt als Faustregel, dass jeden Monat ein neuer Zahn kommt – für Kind wie Eltern nicht selten eine anstrengende Zeit (mehr zu Zahnungsbeschwerden siehe S. 201). Mit gut zwei Jahren ist das aus 20 Zähnen bestehende **Milchgebiss** komplett. Es besteht in Ober- und Unterkiefer pro Seite jeweils aus zwei Schneidezähnen, einem Eckzahn und zwei Backenzähnen.

Kurz vor der Einschulung brechen hinter den zweiten Backenzähnen des Milchgebisses die ersten bleibenden Mahlzähne (siehe Abb. rechts) durch und leiten den Zahnwechsel ein. Etwa im ersten Schuljahr beginnen dann die Milchzähne auszufallen und den schon lange im Kiefer ruhenden übrigen bleibenden Zähnen Platz zu machen. Ein vollständiges **Erwachsenengebiss** besteht aus 32 Zähnen – in Ober- und Unterkiefer pro Seite jeweils zwei Schneidezähne, ein Eckzahn, dazu zwei Backenzähne und drei Mahlzähne. Dabei brechen die dritten Mahlzähne, im Volksmund **Weisheitszähne** genannt, wenn überhaupt frühestens im späten Schulalter durch. Bei vielen Menschen sind sie gar nicht im Kiefer angelegt.

Der weitere Weg der Nahrung

▶ Wenn das Kind schluckt, wird die Nahrung aus dem Mund in die schlauchförmige **Speiseröhre** geschoben, welche die Nahrung in Richtung Magen weitertransportiert.
▶ Im **Magen** tötet die **Salzsäure** Krankheitserreger ab und zerlegt die Eiweiße. Entscheidende Unterstützung leisten dabei die im Magensaft in großer Menge enthaltenen **Verdauungsenzyme.**

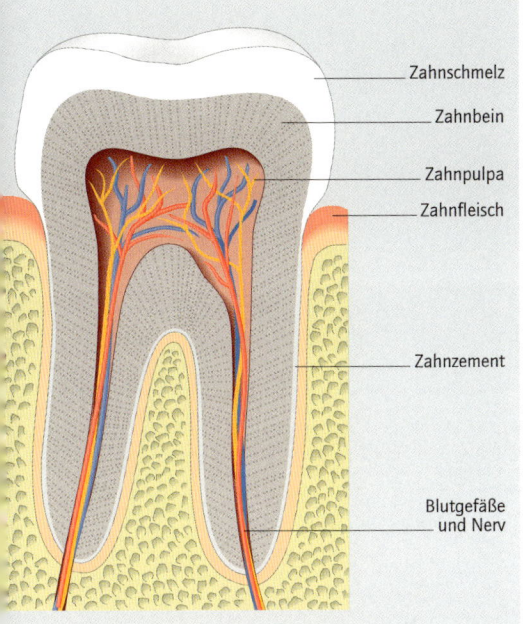

Von außen ist von allen Zähnen nur der äußerst harte Zahnschmelz (ein irreführender Name, fürwahr!) zu sehen. Dieser ist aber nur ein paar Millimeter dick. Den größten Teil des Zahnes macht das Zahnbein aus. Der Zahn läuft in eine oder mehrere Zahnwurzeln aus, die über den Zahnzement im Kieferknochen verankert sind. Im Inneren liegt die Zahnhöhle oder Zahnpulpa. Über sie wird nicht nur der Zahn mit Nährstoffen versorgt, sie enthält auch reichlich Nerven – Ursache der heftigen Zahnschmerzen bei Karies. [GR]

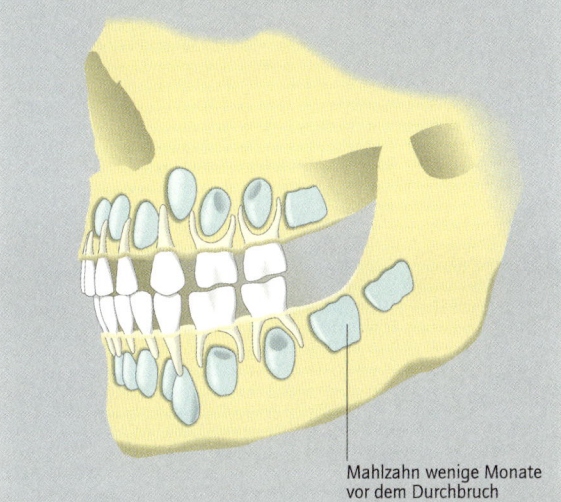

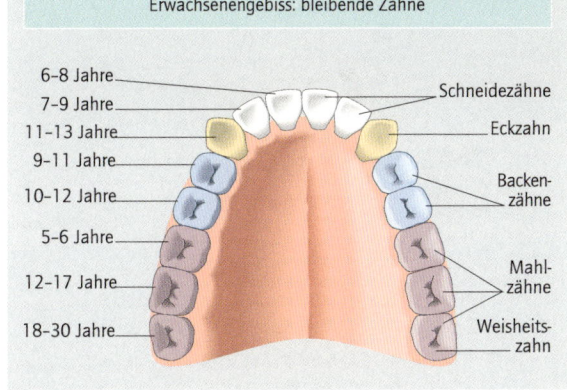

Kindergebiss (oben) und Erwachsenengebiss (unten) mit den ungefähren Zeiträumen, innerhalb derer der entsprechende Zahn durchbricht. Dabei ist die Spannbreite des Normalen wie fast überall in der kindlichen Entwicklung groß – einige Kinder bekommen schon im ersten Lebensmonat einen Zahn, andere erst im zehnten.
Die bleibenden Zähne liegen im Wurzelbereich des Milchgebisses bereits fertig vor (Mitte). Dies ist der Grund, weshalb Fluoridtabletten zur Zahnhärtung bereits im Babyalter gegeben werden. [GR]

➤ Im ersten Abschnitt des **Dünndarms**, dem **Zwölffingerdarm**, werden dem Speisebrei **Galle** (aus der **Leber**) und Sekret aus der **Bauchspeicheldrüse** zugemischt. Mit Hilfe der in diesen Sekreten enthaltenen Enzyme und anderen Hilfsstoffen lassen sich die Kohlenhydrate, Fette und Eiweiße weiter verdauen. In den tieferen Dünndarmabschnitten (**Jejunum** und **Ileum**) werden die Nährstoffe ins Blut aufgenommen.

➤ Auf dem Weg durch den Darm werden dem Speisebrei immerhin rund sieben Liter Wasser zugemischt. Erst im **Dickdarm** (bestehend aus **Blinddarm** und **Grimmdarm** = *Kolon*) wird das Wasser zusammen mit Salzen wieder in den Körper aufgenommen.

➤ Die unverdaulichen Nahrungsbestandteile schließlich werden im **Mastdarm** (= *Rektum*) gespeichert und dann als **Stuhl** ausgeschieden.

Es ist ein Wunder, dass sich der beim Erwachsenen immerhin 6,5 bis 7,5 Meter lange, kurvenreiche Darm im Bauchraum nicht verheddert oder anderen Organen in die Quere kommt. Dies liegt zum einen daran, dass er durch breite Aufhängebänder an mehreren Stellen von innen an der Bauchwand »festgezurrt« ist.

Zum anderen sind der Magen und der größte Teil des Darmes von einer dünnen, spiegelglatten Schleimhaut umhüllt, dem sog. **Bauchfell** (= *Peritoneum*). Es sorgt dafür, dass sich die im Laufe eines Tages ganz unterschiedlich gefüllten Magen-Darm-Anteile gut im Bauchraum bewegen und frei aneinander gleiten können.

Bei schwer wiegenden Entzündungen im Bauchraum (z. B. einer Blinddarmentzündung) ist das Bauchfell meist mitbetroffen. Da es gut mit Nerven versorgt ist, zeigt sich eine solche Bauchfellbeteiligung durch starke Schmerzen, z. B. bei der Untersuchung des Bauches oder beim Hüpfen.

Der Innenaufbau des Darms

Auch von innen ist der Darm kein gerades Rohr: Viele etwa millimetergroße Ausstülpungen, die **Zotten,** sowie etwas kürzere Einbuchtungen, die **Krypten,** sorgen für eine enorme Oberflächenvergrößerung auf rund 200 m^2.
Nur so kann die Darmschleimhaut täglich mehrere Liter Verdauungssekrete in die Darmlichtung abgeben und in tieferen Darmabschnitten fast die gesamte Flüssigkeit mitsamt der in der Nahrung enthaltenen Nährstoffe wieder aufnehmen – bei dieser Leistung ist es kein Wunder, dass wir nach dem Essen müde werden!

Karies

Trotz aller Aufklärung in den Medien und Bemühungen in Kindergärten und Schulen ist **Karies** (= *Zahnfäule*) nach wie vor eine Volkskrankheit: So haben Zwölfjährige auch heute im Schnitt etwa zwei kariöse Zähne.

Leitbeschwerden

- Zunächst weißliche, später braune, örtlich begrenzte Verfärbung des Zahnes
- Empfindlichkeit der Zähne auf Kaltes oder Heißes, Süßes oder Saures
- In fortgeschrittenen Stadien Zahnschmerzen

Wann zum Arzt

Demnächst zum Zahnarzt, wenn
- Sie weißlich-helle oder braune Flecken auf den Zähnen Ihres Kindes sehen, die durch Putzen nicht weggehen oder die sich bereits in den Zahn eingefressen haben.

Heute noch zum Zahnarzt, wenn
- Ihr Kind Zahnschmerzen hat und Ihre Untersuchung der Mundhöhle keine Ursache wie hängen gebliebene Speisereste ergeben hat.

Das Wichtigste aus der Medizin

Wie entsteht Karies?

Wenn die ersten Zähnchen durchbrechen, blitzen sie den Eltern und Großeltern beim Lachen des Babys weiß und gesund entgegen. Wie kommt es, dass sich dies bis zum Erwachsenenalter bei der Mehrheit der Kinder und Jugendlichen zumindest für einzelne Zähne ändert? Die Zähne müssten doch für ein ganzes Leben »ausgelegt« sein? Erste Voraussetzung für die Entwicklung von Karies ist, wie man heute weiß, die Anwesenheit bestimmter Bakterien in der Mundhöhle, vor allem sog. *Streptococcus-mutans-Bakterien*. Diese Bakterien werden im Zuge des natürlichen menschlichen Mit- und Durcheinanders auf das Kind übertragen, beispielsweise beim »Vorkosten« von Flaschennahrung oder Brei durch die Eltern, über durch den mit Freunden gemeinsam benutzten Sauger oder Löffel oder auch den Duplo-Baustein.

Die Bakterien leben nicht von Luft und Liebe, sondern von Zucker. Als Abbauprodukt des Zuckers entsteht im Stoffwechsel der Bakterien Säure. Je mehr und je häufiger die Bakterien Süßes bekommen, desto mehr Saures produzieren sie. Die von den Bakterien abgegebenen Säuren greifen den Zahnschmelz von der Oberfläche her an und lösen ihn auf.

Am wohlsten fühlen sich die Bakterien in Gemeinschaft. Sie bilden deshalb fest haftende *Zahnbeläge* (= **Plaques**), die sich immer dann bilden, wenn die Zähne nicht oft und nicht gründlich genug geputzt werden. Solche Plaques bestehen aus Speiseresten, Bakterien und einer Art Klebstoff, den die Bakterien aus Zucker bilden, um den Zähnen schön nahe zu sein und zu bleiben.

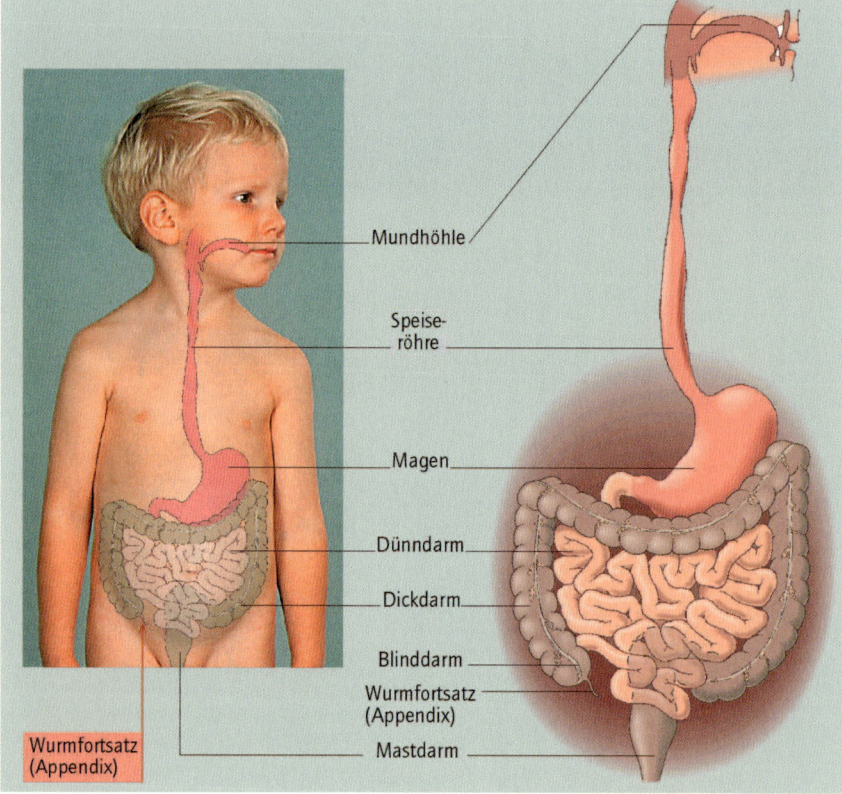

Die Organe des Verdauungsapparates füllen den Bauchraum aus. Das Bild zeigt die Organe, die der Speisebrei passiert – beim Erwachsenen sind das immerhin sieben Meter Darm (Letzterer ist selbst beim jungen Säugling schon drei Meter lang!). Doch damit nicht genug: An der Verdauung sind außerdem Gallenblase, Leber und Bauchspeicheldrüse beteiligt (siehe Bild auf S. 347). [GX]

Das macht der Arzt

Karies geht nicht von alleine weg. Jetzt hilft nur der Gang zum Zahnarzt und für die Zukunft konsequente Vorsorge, die manchem Kind nun aus eigener Anschauung leichter fallen wird.

Jeder kariöse Zahn – auch ein Milchzahn – muss behandelt werden, und zwar möglichst gleich. Durch das Zuwarten hat die Karies lediglich Zeit sich auszubreiten, und entsprechend tiefer muss dann gebohrt werden.

Der Zahnarzt entfernt die gesamte erkrankte Zahnsubstanz und verschließt das so entstandene Loch mit einer geeigneten Füllung. Damit das Kind keine Schmerzen dabei hat und auch in Zukunft noch beim Zahnarztbesuch kooperativ ist, empfiehlt sich oft eine lokale Betäubung. In Extremfällen können die Zähne in spezialisierten Praxen in Vollnarkose saniert werden.

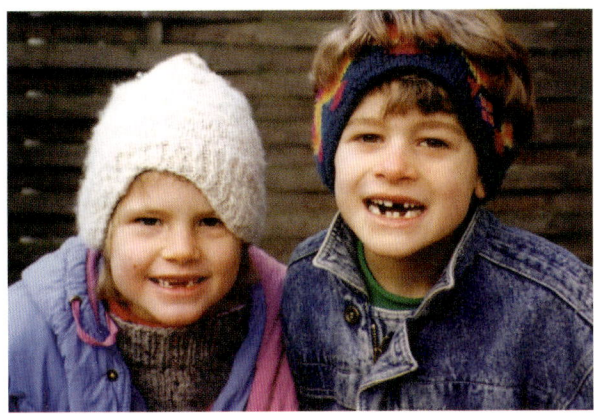

Der erste herausfallende Zahn löst noch Erschrecken aus, später werden dann die Milchzähne eher wie kleine Trophäen gesammelt, und man rühmt sich seiner Zahnlücken, wie es angeblich auch die Piraten taten – zwei Siebenjährige mitten im Zahnwechsel. [SA]

Selbsthilfe und Naturheilkunde

Als Erste Hilfe bei akutem Zahnweh kann ein normaler Kamillenteebeutel in einem Sieb über Wasserdampf gehalten werden, bis er durchgefeuchtet ist. Man legt ihn nun als Kompresse auf den schmerzenden Zahn, zwischen Zahnfleisch und Wange. Auch Nelkenöl, mit einem Wattestäbchen aufgetupft, kann gut tun. Als Alternative kann eine Gewürznelke weich gekaut und auf die schmerzende Stelle gelegt werden.

Vorsorge

Welch große Bedeutung die Vorsorge bei Karies spielt, zeigt das Beispiel Schweiz. Konsequente Erziehung zur Zahngesundheit durch Prophylaxeangebote und Fluoridverabreichung (siehe S. 313) einerseits und finanzielle Belastungen bei Zahnschäden andererseits haben hier innerhalb von 30 Jahren zu einem Rückgang der kariösen Zähne bei Jugendlichen um 85 % geführt. In den letzten Jahren nimmt die Zahl von Kindern und Jugendlichen mit Karies allerdings wieder zu – wahrscheinlich infolge der breiten Verfügbarkeit zuckerhaltiger Getränke.

Richtige Ernährung

Kariesprophylaxe fängt bereits im Babyalter an. Die Übertragung Karies verursachender Bakterien können Sie nicht verhindern, sie gehört zum Leben eines nicht unter die Glasglocke geborenen Kindes. Immer wieder hervorgebrachte Empfehlungen wie etwa die, dass Eltern den Löffel des Kindes nicht ablecken sollten, sehen wir als (selbstverständlich gut gemeinten) Hygiene-Terror.

Zum Trinken sollten Sie Ihrem Baby von Anfang an ungesüßten Tee oder stilles Wasser anbieten. Süße Getränke (dazu zählen auch Säfte!) verführen zum ständigen Nuckeln auch ohne Durst und verursachen, insbesondere wenn das Kind ständig die Flasche »parat« hat, extreme Schäden der Schneidezähne. Kinder und Eltern machten diese leidvolle Erfahrung vor allem in den achtziger Jahren des letzten Jahrhunderts, als die Baby-Nahrungsmittelindustrie zuckerhaltige Instant-Tees auf den Markt brachte. Die durch diese Unsitte massenhaft entstandene **Zuckertee-Karies** (= *Nursing-Bottle-Syndrom*) erinnerte viele Großeltern an die in früheren Generationen häufigere **Honigschnuller-Karies** durch ständige Beruhigung des Kindes mit honigbestrichenen Schnullern – die Zahnbakterien verwerten nun einmal Zuckerstoffe aus allen Quellen.

Dies erklärt, dass auch permanentes Saugen an der Milchflasche die Zähne schädigen kann, das beständige Bad im Milchzucker liefert den Zahnbakterien leckere Nahrung. Ähnliches gilt für ältere Kinder. Besonders schädlich ist hier das ständige »Zwischendurch« von Süßigkeiten, verarbeiteten stärkehaltigen Produkten wie etwa Chips (auch diese verursachen Karies, auch wenn man es ihnen nicht sofort »anschmeckt«) und zuckerhaltigen Getränken. Letztere wirken übrigens oft doppelt schädlich, da die in ihnen enthaltene *Phosphor-* und *Zitronensäure* ebenfalls den Zahnschmelz angreifen und durch Putzen sogar noch tiefer eingerieben werden!

Leider ist, was die Zahngesundheit angeht, auch Honig keine gute Alternative – im Gegenteil, durch ihre Hafteigenschaften sind Honigreste noch schlechter von den Zähnen zu entfernen als Zuckerreste. Sinnvoller ist es, dem Kind zu erklären, warum Süßigkeiten schlecht für die Zähne sind, und ihm nach dem Mittag- oder Abendessen davon eine kleine Menge zuzugestehen (siehe »Süßigkeiten« S. 82). Wenn das Kind doch mal zwischendurch nascht, sollte es sich danach die Zähne putzen.

Zahnpflege zu Hause

Die ersten Zähnchen werden noch ausgiebig von Spucke umspült, so dass sich ein »Putzen« erübrigt. Auch wenn die Empfehlungen stark variieren, denken wir, dass es am besten ist zu beginnen, die Zähne »richtig« mit einer kleinen Kinderzahnbürste zu putzen, wenn Ihr Kind vier Zähne hat. Dies dient jetzt noch vor allem dem Aufbau einer Routine – schließlich muss so ein kleiner Mensch für dieses lebenslange Nervprojekt »Zähneputzen« zuerst gewonnen werden. Ziel des Spiels ist, mit etwa zwei Jahren zweimal täglich für je zwei Minuten die Zähne zu putzen (zur Frage »welche Zahnpasta?« siehe S. 314).

Natürlich kann das Kind auch zunehmend »mithelfen«. Das vollkommen selbstständige Putzen ist jedoch erst im Laufe des späten

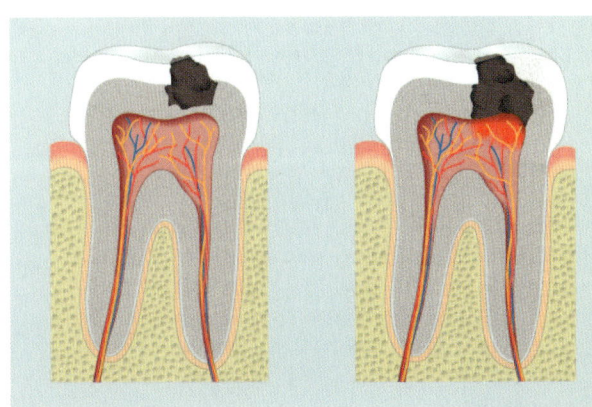

Die meisten kariösen Zähne tun nicht weh, weil die Karies die Zahnpulpa (Zahnhöhle) noch nicht erreicht hat (linkes Bild). Aber greift die Karies auf die Zahnpulpa über, schlagen die empfindlichen Nerven Alarm. [GR]

Amalgam – Pro und Contra

Egal ob Milchzahn oder bleibender Zahn: Hat die Karies zugeschlagen, muss der kariöse Defekt ausgebohrt und mit einer Füllung hermetisch abgeschlossen werden. Sonst droht der ganze Zahn zu verrotten.

Die Anforderungen an das Füllungsmaterial sind dabei extrem hoch: Es muss leicht zu verarbeiten und anzupassen sein wie Knetgummi, es muss dem hohen Kaudruck, der auch vom kindlichen Gebiss ausgeübt wird, über Jahre standhalten, es muss fest abdichten, damit nicht kleinste Haarrisse neuem Kariesbefall Vorschub leisten, und schließlich sollte es diese Eigenschaften für Milchzähne für mindestens sechs und für bleibende Zähne für mindestens 30 Jahre garantieren. Ach ja, und die Füllung sollte für den kindlichen Organismus unschädlich, d. h. absolut ungiftig, sein.

Und damit fängt das Problem an: **Amalgam** war und ist weltweit das beliebteste Füllungsmaterial – nur mit der Ungiftigkeit hapert es. Fakt ist, dass Amalgam eine Mischung aus Quecksilber, Zinn, Silber und Kupfer ist und dass zumindest mit dem Quecksilber nicht zu spaßen ist: An quecksilberhaltigen Einleitungen in unseren Flüssen sind nicht ohne Grund in den siebziger Jahren 1000-tonnenweise Fische verendet. Doch in Bezug auf Amalgam ist der Fall nicht so leicht zu entscheiden: Obwohl es viele Forscher gibt, die glauben, das Amalgam-Quecksilber im kindlichen Organismus als Spurengift nachgewiesen zu haben, wird das von vielen anderen Wissenschaftlern nicht anerkannt. Sie verweisen darauf, dass Millionen von Menschen zum Teil 40, 50 Jahre lang komplikationsfrei mit Amalgamfüllungen leben und stabil sitzende Amalgamfüllungen praktisch keine Quecksilbermoleküle an den Mundraum abgeben.

Wir Autoren können in diesem Streit nicht das letzte Wort beanspruchen. Interessant ist aber, dass Zahnärzte zumindest bei Milchzahnfüllungen inzwischen weit überwiegend sog. **Compomere** (eine Mischung aus einem Kunststoff und einem Zahnzement) verwenden und die Kassen dies bisher auch ohne Zuzahlung finanzieren. Compomere sind nach heutigem Kenntnisstand ungiftig, haben gute Eigenschaften und überdies noch eine angenehme weiße Farbe. Einziger Knackpunkt ist die Lebensdauer, was aber bei Milchzahnfüllungen keine Rolle spielt.

Bei den Füllungen bleibender Zähne bleibt den Eltern die Qual der Wahl: Hier ist Amalgam nicht nur das preiswerteste Füllungsmaterial, sondern auch das komplikationsärmste (weil noch immer weitaus stabilste). Und es ist auch beim Zahnarzt Ruck-Zuck eingesetzt. Wer aber das Giftigkeitsrisiko vermeiden will, dem wird der Zahnarzt eine Kunststofffüllung empfehlen. Sie kostet pro Zahn bis zu 100 EUR Zuzahlung und verlangt dem Kind etwas Geduld ab, bis sie sitzt. Aber zumindest in deutschen Städten scheint der Trend eindeutig in diese Richtung zu gehen.

Der Zahnarzt

So in etwa zwischen dem dritten und vierten Geburtstag herum sollten Sie mit den regelmäßigen Besuchen beim Zahnarzt zur Kontrolle beginnen. Um das Kind langsam daran zu gewöhnen, sind viele Zahnärzte dazu übergegangen, sich die Zähne des Kindes beim ersten Mal nur anzuschauen, beim zweiten Mal mit Luft ein bisschen zu »pusten« und das Programm langsam zu steigern, bis schließlich eine Untersuchung vergleichbar der bei einem Erwachsenen möglich ist.

Der Zahnarzt und seine Helferinnen zeigen Ihnen auch die richtige Putztechnik und wie Sie etwa mit speziellen Färbelösungen nicht weggeputzte Beläge anfärben und Ihrem Kind so plastisch vor Augen führen können. Ab dem sechsten Geburtstag trägt die Krankenkasse die Kosten für so genannte **Fissurenversiegelungen** an bleibenden Backen- und Mahlzähnen. Als Fissuren werden die kleinen Grübchen und Spalten in den hinteren Zähnen bezeichnet. Hier bleiben die Speisen besonders gut haften und kommt die Zahnbürste kaum hin, so dass die Fissuren oft der Ausgangsort kariöser Defekte sind.

Durch das »Aufkleben« eines speziellen Kunststoffes können die Fissuren förmlich zugedeckt werden – Karies ist an versiegelten Backenzähnen nachweislich deutlich seltener. Die Versiegelung selbst ist schmerzlos, das Kind muss aber den Mund mehrere Minuten lang geöffnet halten und während dieser Zeit auch still sitzen können.

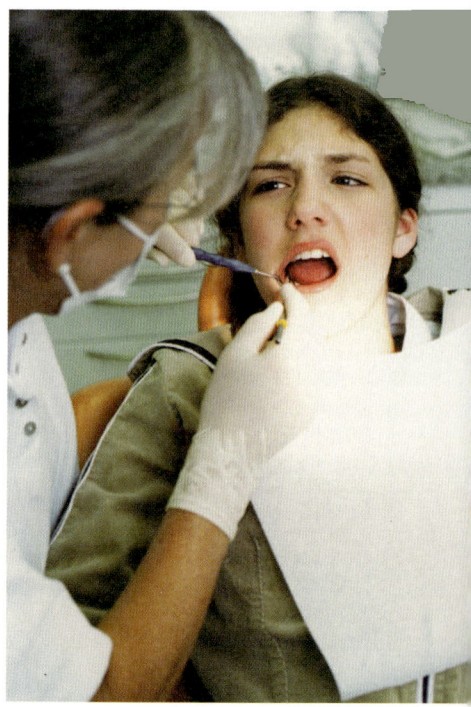

Findet sie was? Heute glücklicherweise nicht mehr so oft! Während Karies früher als unvermeidliches Übel galt, kann heute jedes Kind mit richtiger Ernährung, einigermaßen regelmäßiger Zahnpflege und mehrjähriger Fluoridprophylaxe bis ins Erwachsenenalter ein kariesfreies Gebiss behalten. [IS]

Grundschulalters möglich. Bis dahin müssen Sie regelmäßig nachputzen, auch wenn's oft lästig ist. Elektrische Zahnbürsten können schon im Kindesalter verwendet werden, sind aber letztlich Geschmackssache – das »Drandenken« ist leider eher eine Frage der Erziehung als der Technologie.

Entgegen einer alten Volksmeinung kann ein Apfel nicht die Zahnbürste ersetzen – auch wenn das Apfelessen natürlich für den Rest des Körpers beste Nahrung liefert.

Empfehlenswert sind zuckerfreie Kaugummis, wenn Zähneputzen einmal nicht möglich ist. Sie regen die Speichelproduktion an und helfen so, Zucker und Säure von den Zähnen wegzuspülen.

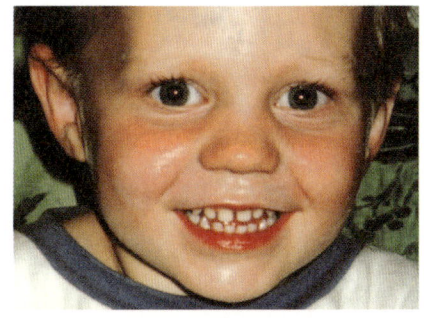

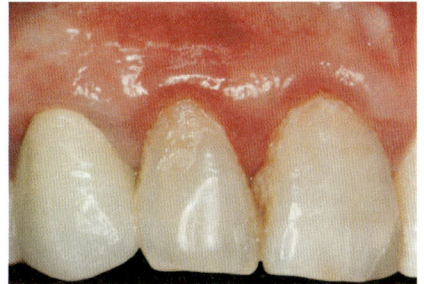

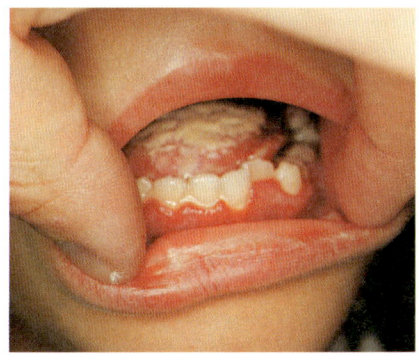

Bei den meisten Kleinkindern blitzen und glänzen die Zähne wie im oberen Foto – damit das so bleibt, lohnt es sich, die Zähne der Kinder genauer anzuschauen. Die Nahaufnahme in der Mitte zeigt bei einem 12-Jährigen sowohl schlecht gereinigte Zahnflächen als auch schon eine deutliche Zahnfleischentzündung (= Gingivitis, veraltet auch Paradontose genannt), erkennbar am geröteten und fleckigen Zahnfleisch. Diese ist meist schmerzlos, führt aber zu schnellem Zahnfleischbluten beim Zähneputzen. Das Bild unten zeigt ebenfalls eine Zahnfleischentzündung, diesmal bei einem Achtjährigen, zudem eine Pilzbesiedelung der Zunge (Mundsoor siehe S. 255). In allen solchen Fällen ist noch mal Nachhilfe beim Zähneputzen angesagt: Sowohl nachlässiges als auch zu brutales Putzen oder eine falsche Putztechnik können zu einer Schädigung des Zahnfleisches und später des gesamten Zahnhalteapparats führen. [oben: AS; Mitte: EX; unten: KL]

Fluoride – Pro und contra

Seit langem ist bekannt, dass **Fluoride,** natürlicherweise in der Natur vorkommende Mineralsalze, die Zähne härten und sie weniger anfällig für Karies machen, insbesondere wenn sie bereits während der Zahnentwicklung in den Zahn »eingebaut« werden. Auf der anderen Seite kann es durch zu hohe Fluorideinlagerung (bei Babys ab 1 mg täglich, bei älteren Kindern ab ca. 3 mg täglich) zu bleibenden Zahnverfärbungen kommen (weiße Flecken), in sehr hohen Dosen auch zu einem ungünstigen Schmelzaufbau.

Deshalb ist es wichtig, die Fluoridmenge in der richtigen Menge »an den Zahn« zu bringen. Dazu gibt es verschiedene Empfehlungen von kinderärztlicher und zahnmedizinischer Seite, schließlich will ja jeder Berufsverband etwas zu sagen haben.

Wir schließen uns den – für uns sinnvolleren – Empfehlungen der Kinderärzte an:

Babys und Kleinkinder bis zum Ende des dritten Lebensjahrs sollten am besten – von Anfang an – Fluoridtabletten erhalten (0,25 mg einmal am Tag). Enthält das Trinkwasser in Ihrer Gegend über 0,3 mg Fluor pro Liter (z. B. durch Trinkwasserfluoridierung, etwa in der Schweiz, sehr selten auch aus natürlichen Quellen) oder verwenden Sie zur Zubereitung von Flaschennahrung fluoridiertes Mineralwasser, so sind zusätzliche Tabletten nicht sinnvoll. Der Fluoridgehalt des Trinkwassers lässt sich über die Wasserwerke bzw. den Kinderarzt erfragen.

Sollten Sie sich für Ihren Säugling gleichzeitig für die tägliche Gabe von Vitamin D entschieden haben (siehe S. 124), so verordnet der Kinderarzt eine Kombinationstablette aus Fluorid und Vitamin D – ungünstige Wechselwirkungen sind nicht bekannt.

Ab dem vierten Geburtstag wird wegen des erhöhten Bedarfs eine 0,5 mg-Fluoridtablette genommen – bei mäßiger Trinkwasser-Fluoridierung (0,3–0,7 mg/Liter) allerdings nur 0,25 mg, bei starker Fluoridierung (> 0,7 mg/Liter) ist keine Tablette erforderlich. Wird im Haushalt fluoridiertes Speisesalz verwendet, so sind jetzt ebenfalls keine Fluoridtabletten mehr notwendig.

Ab dem siebten Geburtstag sind Fluoridtabletten (nun 1 mg/Tag) nur dann sinnvoll, wenn weder fluoridiertes Salz noch fluoridierte Zahncreme verwendet werden. Die bleibenden Zähne sind zu diesem Zeitpunkt im Kiefer so weit angelegt, dass sie nur noch wenig Fluorid einlagern.

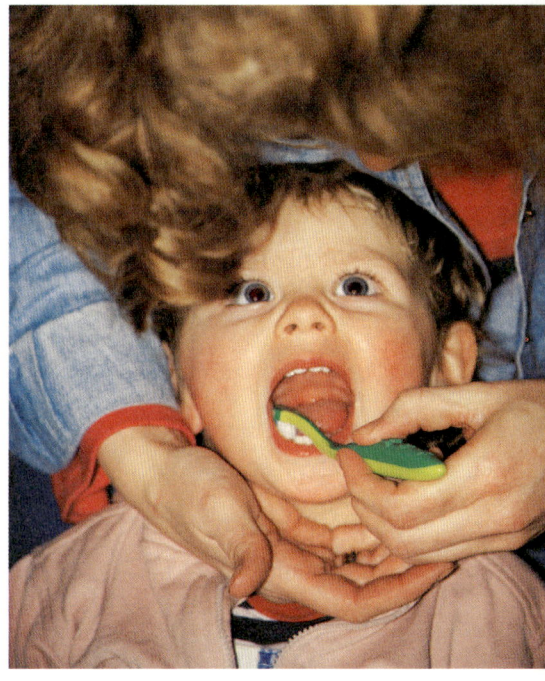

Das richtige Zähneputzen muss über viele Monate eingeübt werden, am besten als Teil der »Zubettgeh-Routine« vor dem Mittags- bzw. Nachtschlaf.

Dabei ist zu bedenken: Wenn Ihr Kind gleichzeitig auch Fluortabletten einnimmt, wird die Verwendung von fluorhaltiger Zahnpasta vor dem Alter von drei Jahren von Experten nicht empfohlen, da bis zu diesem Alter die Zahncreme fast immer geschluckt wird und Fluorüberdosierungen auftreten können.

Und auch viele Kindergärten üben inzwischen das richtige Zähneputzen – vor allem in Ganztagseinrichtungen eine unerlässliche Routine, die den meisten sogar Spaß macht.

[oben: AS; unten: AOK]

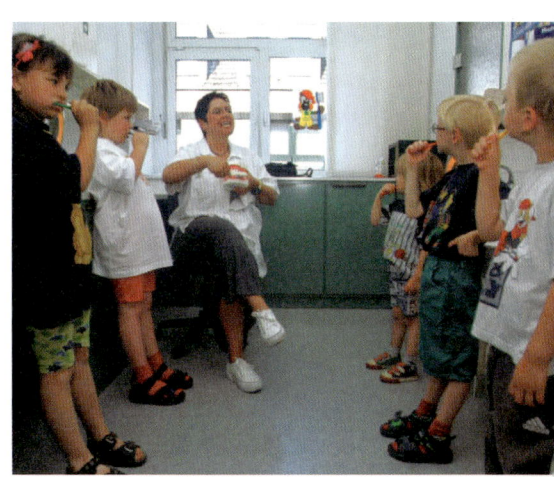

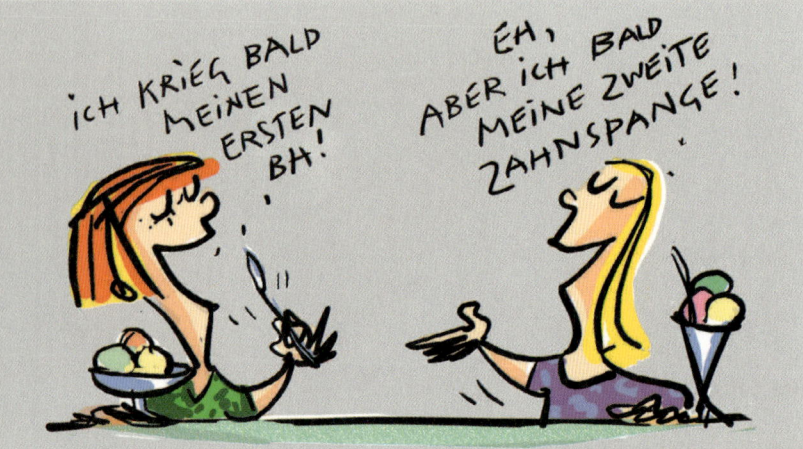

Grundsätzlich ist es sinnvoll, zu Hause fluoridiertes Speisesalz zu verwenden (es sei denn Sie leben in einer Gegend mit starker, d.h. 0,7 mg pro Liter übersteigender Trinkwasserfluoridierung). Da der Fluoridgehalt mit 250 mg pro kg Salz sehr gering ist, sollten Kinder trotzdem ihre Fluoridtabletten nach obigem Schema einnehmen (siehe 313).

Viele Eltern stehen dem »künstlichen« Fluorid durch Tablettengabe skeptisch gegenüber. Vor allem die anthroposophische Medizin weist darauf hin, dass Zahnkaries seine Ursache nicht in einem Fluormangel hat, sondern durch ungesunde Essgewohnheiten und mangelnde Zahnhygiene entsteht. Dem ist zuzustimmen; da aber das Leben unserer Kinder in vielen Fällen vom Ideal abweicht, halten wir eine Fluorid-Prophylaxe generell für empfehlenswert. Wir sehen sie aber keineswegs als einen Ersatz für gesunde Ernährung!

Welche Zahnpasta?

Zahnpasta ist ein Kosmetikprodukt und kein Nahrungsmittel. Deshalb gilt grundsätzlich: Erst wenn die Kinder Zahnpasta zuverlässig ausspucken können (das ist meist ab etwa drei Jahren der Fall), ist die 2-mal tägliche Zahnpflege mit fluoridierter Zahnpasta für Kinder (0,5 g Fluorid pro kg Zahnpasta oder 0,05 % bzw. 500 ppm, ppm = parts per million) sinnvoll.
Ab dem Schulalter wird am besten auf eine fluoridierte Zahnpasta für Erwachsene umgestellt (1,0–1,5 g Fluorid pro kg Zahnpasta oder 0,1–0,15 % bzw. 1 000–1 500 ppm) – die Fluoridtabletten werden aber weiterhin genommen.

Fehlstellungen von Zähnen und Kiefer

Auch wenn nicht jede als »unschön« empfundene Zahnstellung tatsächlich medizinisch bedeutsam ist, sind **Fehlstellungen von Zähnen und Kiefer** sehr häufig: Fast jedes zweite Kind trägt heute eine Zahnspange.

Leitbeschwerden

- Meist keine Beschwerden
- »Schief« stehende Zähne, z. B. zu weit »außen« stehende Eckzähne
- Deutliches Hervortreten der Ober- oder Unterkieferzähne

Wann zum Arzt

Den Zahnarzt bei Gelegenheit ansprechen, wenn

- Die Zähne Ihres Kindes Ihnen sehr »schief« vorkommen oder einzelne Zähne aus der Zahnreihe vorstehen.

Das Wichtigste aus der Medizin

Fehlstellungen von Zähnen oder Kiefer können angeboren sein oder erst während der Kindheit entstehen. In den meisten Fällen lässt sich jedoch die genaue Ursache der Fehlstellung nicht erkennen.

Die häufigste angeborene Kieferfehlstellung ist ein Missverhältnis zwischen Zähnen und Kiefer – die Zähne sind einfach zu groß für den Kiefer. Sind einzelne Zähne gar nicht angelegt, können sich daraus ebenfalls Probleme ergeben, da andere Zähne dann zu »wandern« anfangen und den Platz auf teils eigenwillige Art füllen. Auch die zu starke Entwicklung des Unterkiefers (sog. **Progenie** mit »Vorstehen« der unteren Zahnreihe) ist meist erblich bedingt. Während der Kindheit können in ausgeprägten Fällen auch bestimmte Angewohnheiten zu Zahn- oder Kieferfehlstellungen führen. Hierzu zählen z. B. ständiges Schnullern oder Daumenlutschen (siehe S. 66) nach dem vierten Geburtstag sowie eine permanente Mundatmung bei behinderter Nasenatmung.

Warum eine Zahn- oder Kieferfehlstellung behandeln?

Fehlstellungen von Zähnen oder Kiefer sind für manche Kinder oder ihre Eltern ein kosmetisches Problem, in ausgeprägten Fällen können sie aber auch zu medizinischen Komplikationen führen.

Haben beispielsweise die Zähne des Ober- und des Unterkiefers nicht den richtigen Kontakt zueinander, so werden Zähne und Zahnhalteapparat falsch belastet, so dass sich die Zähne im Erwachsenenalter möglicherweise frühzeitig lockern. Auch das Kiefergelenk kann vorzeitig verschleißen. Kann das Kind aufgrund der Fehlstellung die Lippen nicht richtig schließen und muss es deshalb durch den Mund atmen, so begünstigt dies z. B. Erkältungen.

Das macht der Arzt

Wenn Sie mit Ihrem Kind regelmäßig zum Zahnarzt gehen, können Sie sicher sein, nichts zu verpassen: Der Zahnarzt achtet im Rahmen der Zahnvorsorge nämlich nicht nur darauf, ob die Zähne kariös sind, sondern auch darauf, ob sie richtig stehen.
Bei Zweifeln empfiehlt er Ihnen, mit Ihrem Kind einen **Kieferorthopäden** aufzusuchen. Dieser untersucht das Kind nochmals und fertigt möglicherweise Röntgenaufnahmen an, um abzuschätzen, wie sich das weitere Wachstum auf die Fehlstellung auswirken wird und wann der beste Zeitpunkt für eine eventuell erforderliche kieferorthopädische Behandlung ist.

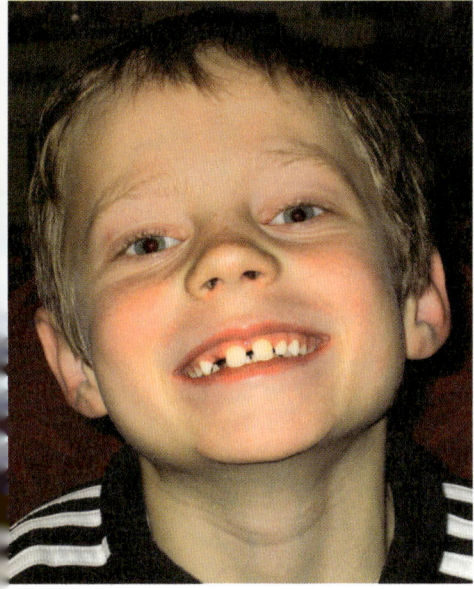

Manche Eltern bekommen einen Schreck, wenn die ersten bleibenden Zähne durchbrechen: Bei dem einen Kind klaffen große Lücken zwischen den Zähnen, bei dem anderen schieben sich die Zähne übereinander, und beim dritten stehen die oberen Schneidezähne ein ganzes Stück vor den unteren. Dass der zweite Schneidezahn rechts bei einem Achtjährigen fehlt, ist normal, aber die große Lücke zwischen den mittleren Schneidezähnen wird diesen Jungen über kurz oder lang zum Zahnspangenträger machen. [AS]

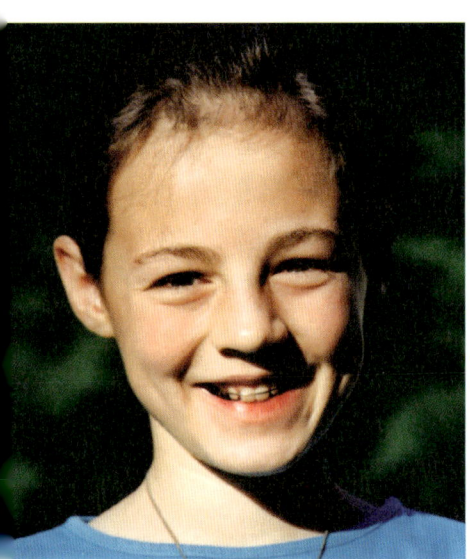

Da (fast) jeder und (fast) jede eine hat, geniert sich auch keine(r) mehr dafür: die Zahnspange. [AS]

Eventuell müssen Sie auch mit Ihrem Kind in halbjährlichen bis jährlichen Abständen zur Kontrolle wiederkommen, um den optimalen »Einstieg« nicht zu verpassen.

Meist wird mit der kieferorthopädischen Behandlung in der 3.–5. Klasse begonnen, wegen des früheren Wachstumsendes bei Mädchen früher als bei Jungen. Die Behandlung dauert mindestens vier Jahre. Während dieser Zeit erhält Ihr Kind in der Regel mehrere verschiedene Zahnspangen nacheinander. Ihre Wirkung beruht darauf, dass Kieferknochen und Zähne trotz ihrer festen Verankerung im Kiefer noch immer veränderlich sind. Wird von einer Seite dosiert gegen den Zahn gedrückt, so bildet sich, vereinfacht gesagt, der Knochen auf der gegenüberliegenden Seite zurück, während auf der anderen Seite neuer Knochen gebildet wird. Über die Jahre kann der Zahn so doch sichtbar verschoben werden. Auch Kipp- oder Drehbewegungen der Zähne können beeinflusst werden.

Welche Zahnspange das Kind bekommt, hängt von der genauen Art der Fehlstellung ab. Einige Modelle können vom Kind herausgenommen werden, andere werden dauerhaft an den Zähnen befestigt, und wieder andere werden sogar von außerhalb des Mundes mit einem sog. *Gesichtsbogen* an die Zähne geführt.

 ### So helfen Sie Ihrem Kind

Wenn Ihr Kind eine neue Zahnspange bekommt, sollten Sie es auf jeden Fall zum Kieferorthopäden begleiten. Bei diesem Termin zeigt eine Helferin Ihnen und Ihrem Kind, wie es die Spange richtig pflegt (vier Augen sehen mehr als zwei …).

Zahnspangen sind heute so weit verbreitet, dass Hänseleien ihretwegen selten sind. Viel häufiger scheitert das für den Behandlungserfolg notwendige regelmäßige Tragen daran, dass die Zahnspange eben doch lästig wird, wenn der Reiz des Neuen abgeklungen ist (das Sprechen ist z. B. häufig verändert) oder andere Probleme wie etwa Druckstellen auftreten. Hier sollten Sie Ihr Kind immer wieder darin bestärken, dass es die Spange regelmäßig trägt. Druckstellen sollten rasch vom Kieferorthopäden behoben werden, wenn sie nicht innerhalb zweier Tage von selbst verschwinden.

 ## Aphthen (Mundgeschwüre)

Aphthen sind kleine Geschwüre der Mundschleimhaut unterschiedlichster Ursache, mit denen die meisten Kinder früher oder später einmal Bekanntschaft machen. Obwohl unangenehm, sind Aphthen überwiegend harmlos und fast immer innerhalb von etwa einer Woche wieder vorbei. Gefahr besteht nur dann, wenn kleine Kinder schmerzbedingt auch nicht mehr trinken wollen (siehe S. 151 und S. 318).

 ### Leitbeschwerden

➤ Weißliche, von einem rötlichen Saum umgebene Geschwüre der Mundschleimhaut (vor allem an Wangeninnenseite, Gaumen und Zunge). Einzeln oder zu mehreren gleichzeitig auftretend und meist nur linsengroß
➤ Schmerzen beim Trinken und Essen, vor allem bei säurehaltigen Getränken oder Speisen
➤ Je nach Ursache möglicherweise Fieber

 ### Wann zum Arzt

Am nächsten oder übernächsten Tag, wenn
➤ Die Aphthen nicht innerhalb einer Woche wieder weg sind oder immer wiederkommen.

Noch heute, wenn
➤ Ihr Kind zusätzlich Fieber hat.
➤ Ihr Kind wegen der Aphthen keine Flüssigkeit mehr zu sich nimmt.

 ### Das Wichtigste aus der Medizin

Woher kommen die Aphthen?
Aphthen haben ganz unterschiedliche Ursachen. Bei jüngeren Kindern treten sie oft im Rahmen bestimmter Infektionskrankheiten auf, vor allem der *Stomatitis aphthosa* (Mundfäule, siehe S. 246), der *Herpangina* (siehe S. 248) und der *Hand-Mund-Fuß-Krankheit* (siehe S. 248). Kennzeichnend für diese Formen ist, dass das Kind zusätzlich zumindest leichtes Fieber hat.

In jedem Alter können kleine Verletzungen (»auf die Wange beißen«) oder Druckstellen durch Zahnspangen zu Aphthen führen. Alle anderen Ursachen sind sehr selten: Bei manchen nicht infektionsbedingten Allgemeinerkrankungen treten Aphthen gehäuft auf, sind aber dann nur eine Krankheitserscheinung unter vielen – etwa beim *Morbus Crohn* (siehe S. 329) oder einigen *rheumatischen Erkrankungen*. Auch manche Immunstörungen zeigen sich durch Aphthen.

Manche Menschen haben immer wieder mit Aphthen zu tun, ohne dass der Arzt eine Ursache dafür findet. Woher diese **habituellen Aphthen** kommen, die oft um die Pubertät herum erstmalig auftreten, ist unklar.

Das macht der Arzt

Gegen die Geschwüre als solche gibt es kein Medikament. Die ärztliche Behandlung kann aber die Beschwerden lindern, bis die Geschwüre von selbst abgeheilt sind. Meist reichen lokal betäubende Lösungen für die Mundschleimhaut aus (z. B. Dynexan®, Herviros®). Bei sehr ausgeprägten habituellen Aphthen kann außerdem das Aufbringen von Kortisonabkömmlingen helfen.

Selbsthilfe und Naturheilkunde

Die Maßnahmen der Selbsthilfe und Naturheilkunde entsprechen denen bei Stomatitis aphthosa (siehe S. 248).
Homöopathisch werden bei habituellen Aphthen zum Beispiel Ferrum phosphoricum, Kalium phosphoricum oder Kalium chloratum eingesetzt (alle D6).

Vorsorge

Wer zu habituellen Aphthen neigt, wird diese Neigung sein Leben lang behalten. Manchmal werden die Aphthen aber durch ganz bestimmte Auslöser wie etwa Stress »getriggert« oder treten z. B. als Reaktion auf bestimmte Lebensmittelzusätze wie etwa Farbstoffe oder Orangenschalen auf. Deshalb sollten Sie bei Ihrem Kind mit Aphthen ganz bewusst nach solchen beeinflussbaren Faktoren suchen, um diese in der Zukunft wenigstens zum Teil vermeiden zu können.

Akuter Durchfall und Magen-Darm-Infekt

Nach der Erkältung ist der **akute** (d. h. plötzlich einsetzende) **Durchfall** das zweithäufigste Beschwerdebild des Kindes und fast immer genauso gutartig: Meistens ist der Durchfall durch eine harmlose **Magen-Darm-Infektion** (= *infektiöse Gastroenteritis, Magen-Darm-Grippe*) bedingt und hört innerhalb von 2–4 Tagen von selbst auf.
Nur selten wird Durchfall dem Kind gefährlich, dann nämlich, wenn der Körper durch den Flüssigkeits- und Salzverlust austrocknet. Aufgrund ihres labileren Flüssigkeitshaushaltes sind Säuglinge dabei stärker gefährdet als ältere Kinder.

Leitbeschwerden

- Viele Stuhlgänge mit dünnflüssigen, oft voluminösen und übel riechenden Stühlen
- Leichte bis mäßige Bauchschmerzen
- Möglicherweise Übelkeit und Erbrechen
- Möglicherweise Fieber

Wann zum Arzt

Am nächsten Tag, wenn
- Der Durchfall länger als drei Tage dauert.

Noch heute, wenn
- Ihr Kind mit Durchfall unter sechs Monate alt ist.
- Das Kind über 39 °C Fieber hat.
- Die Haut des Kindes gelb oder sehr blass ist oder es einen Hautausschlag hat (nicht nur am Po).
- Sie – z. B. aufgrund von Miterkrankungen in der Familie – eine Lebensmittelvergiftung vermuten (siehe nächste Seite).
- Die Erkrankung nach einer Fernreise auftritt.

Sofort, wenn
- Der Durchfall blutig ist.
- Das Kind heftige Bauchschmerzen hat oder Bauchschmerzen, die um den Nabel herum angefangen haben und dann in den rechten Unterbauch gewandert sind (dies deutet auf eine Blinddarmentzündung, siehe S. 320).

- Das Allgemeinbefinden des Kindes sich verschlechtert, es z. B. teilnahmslos wird.
- Zeichen der Austrocknung vorliegen (siehe unten).

Das Wichtigste aus der Medizin

So häufig ein Durchfall bei Kindern ist – nicht jede ungewohnte Windelfüllung ist ein Durchfall: Häufigkeit des Stuhlgangs und Stuhlbeschaffenheit sind nahrungsabhängig, von Kind zu Kind unterschiedlich und ändern sich manchmal wie das Wetter: Mal gibt es dreimal am Tag ein »großes Geschäft«, in anderen Zeiten nur eines alle drei Tage, und beides ist normal, solange sich das Kind wohl fühlt und gedeiht. Bei Säuglingen und hier insbesondere bei gestillten Säuglingen sind die Grenzen sogar noch weiter gesteckt: 10–12 Stühle täglich sind genauso im grünen Bereich wie nur einer pro Woche.

Von **Durchfall** (= *Diarrhoe*) ist dann zu sprechen, wenn der Stuhlgang häufiger als normal und dabei ungewöhnlich flüssig oder wässrig ist. Die Farbe des »durchfallenden« Stuhles kann dabei sehr unterschiedlich sein, von hellbraun über gelb zu einem tiefen Grün.

Was geschieht beim Durchfall?

Auch wenn die genauen Mechanismen unterschiedlich sind – Durchfall mit einem »Leck« im Dünn- und Dickdarm zu vergleichen, ist ganz treffend: Die Darmschleimhaut wird durch die erregerbedingte Reizung undicht, so dass Körperwasser in den Darm eintritt und sich mit dem Stuhl vermischt. Gleichzeitig kann die entzündete Darmschleimhaut die aufgenommene Nahrung nicht mehr aufspalten und damit die enthaltenen Nahrungs- und Begleitstoffe (ebenso wie das »Zuviel« an Flüssigkeit) nicht mehr in den Blutkreislauf aufnehmen. So wie der Nasenkatarrh infizierte Sekrete ausspült, so dient auch der akute Durchfall meist einem guten Zweck: Indem Krankheitserreger oder Giftstoffe aus dem Körper ausgetrieben werden, schützt sich der Körper vor einer tiefer gehenden Infektion. Ist der Magen beteiligt, kommt es zusätzlich zu Übelkeit und Erbrechen. Auch sie können das Kind zwar sehr plagen, helfen aber letztlich ebenso wie der Durchfall, die Infektion zu begrenzen.

Woher kommt der Durchfall?

Am häufigsten ist Durchfall bei Kindern Zeichen einer *Magen-Darm-Infektion*. Hauptverursacher sind Viren (z. B. **Rota-, Adeno-, Norwalk-Viren**), die meistens von Kind zu Kind, etwa im Kindergarten, »weitergereicht« werden. Seltener sind Bakterien beteiligt, etwa **Enteritis-Salmonellen** oder verschiedene **Escherichia-coli-Stämme.** Sie werden nicht nur durch verschmutzte Hände, sondern auch durch Lebensmittel übertragen (= **Lebensmittelinfektion**). Noch seltener sind Parasiten (z. B. **Amöben** oder **Lamblien**) oder Pilze in Mitteleuropa für den Durchfall verantwortlich. Da Durchfallerreger jedweder Gattung in den südlichen Ländern häufiger sind, treten Darminfektionen bei und nach Aufenthalten in diesen Regionen gehäuft auf (sog. **Reisediarrhö**).

Sind die Beschwerden nicht durch die Erreger selbst, sondern durch deren aufgenommene Giftstoffe bedingt, spricht man von einer **Lebensmittelvergiftung.** Der Durchfall tritt dabei oft schon wenige Stunden nach dem Genuss des verdorbenen Essens zusammen mit heftigem Erbrechen auf. Vielfach sind mehrere oder gar alle Personen erkrankt, die an der Mahlzeit teilgenommen haben.

Auch bei *Infektionen an anderen Stellen des Körpers,* z. B. an den Luftwegen, kann der Darm mitreagieren ein paar Tage Durchfall oder auch Verstopfung bescheren.

Bestimmte *Nahrungsmittel und Getränke* können bei übermäßigem Genuss ebenfalls Durchfall auslösen, indem sie zu viel Wasser in den Darm »ziehen«. Hier sind insbesondere koffeinhaltige Colagetränke, unverdünnte Obstsäfte, übertrieben gezuckerte Nahrung sowie Süßstoffe zu nennen.

Antibiotika (siehe S. 227) stören die natürlichen (und nützlichen) Darmbakterien und lösen deshalb sehr häufig Durchfall aus.

Bei älteren Kindern kann Durchfall auch bedeuten, dass sie »Schiss« haben (z. B. vor Klassenarbeiten), der Durchfall also psychisch bedingt ist.

Der akute Durchfall ist abzugrenzen von den *immer wiederkehrenden* oder *länger anhaltenden (chronischen) Durchfällen.* Manche Klein- und Vorschulkinder gehen durch eine gelegentlich Monate bis Jahre anhaltende Phase, in der sie häufigen, breiigen Stuhlgang haben (= **Reizdarm des Kleinkinds**). Sie gedeihen dabei gut und zeigen keinerlei Bauchbeschwerden. Eine weitere mögliche Ursache sind *Nahrungsmittelunverträglichkeiten* und *-allergien* (siehe S. 330). Etwa 10 % der (älteren) Kinder haben beispielsweise eine *Laktoseintoleranz* (Milchzuckerunverträglichkeit), d. h. sie reagieren auf Milchprodukte mit Durchfall (siehe S. 330). Auch eine *Kuhmilchallergie* kann sich durch Durchfälle zeigen (siehe S. 331). Seltener ist die *Zöliakie* (siehe S. 334), eine Unverträglichkeit gegen das im Weizen enthaltene Klebereiweiß (Gluten). Sie zeichnen sich ebenso wie die chronischen Durchfälle z. B. bei *Mukoviszidose* (siehe S. 218) oder bei den *chronisch entzündlichen Darmerkrankungen* (siehe S. 328 und S. 329) dadurch aus, dass das Kind außer dem Durchfall noch weitere Beschwerden hat (etwa Blutarmut) oder schlecht gedeiht, d. h. nicht altersentsprechend zunimmt.

Zunehmend wichtige Ursache: EHEC

Seit einigen Jahren beobachten die Mediziner eine zunehmende Anzahl von Infektionen mit speziellen Escherichia-coli-Stämmen, den *enterohämorrhagischen Escherichia-coli-Bakterien* oder kurz **EHEC**.

EHEC-Bakterien leben im Darm wiederkäuender Tiere, vor allem von Rindern, Ziegen und Schafen. Unter modernen Viehzuchtbedingungen haben sie so weit um sich gegriffen, dass sie inzwischen bei über der Hälfte der deutschen Schlachtrinder nachzuweisen sind. Hauptansteckungsquellen sind Rohmilch und Rohmilchprodukte sowie Rohwurst und unzureichend gegartes Fleisch. Auch beim Streicheln von Tieren auf dem Bauernhof oder in Streichelzoos ist Vorsicht geboten, da die Bakterien mit dem Kot der Tiere ausgeschieden und dann ins Fell (und damit auf die Hände der Kinder und noch weiter) verschleppt werden.

Gefährlich sind die EHEC-Bakterien aus zwei Gründen: Zum einen reichen bereits geringe Bakterienmengen für eine Infektion aus (ungefähr 100 im Vergleich zu etwa 100 000 bei Enteritis-Salmonellen). Zum andern produzieren die Bakterien Toxine (= Gifte), die bei gut 5 % der Kinder, vor allem im Klein- und Kindergartenalter, nach Abklingen der Durchfälle zum lebensbedrohlichen **hämolytisch-urämischen Syndrom** (= *HUS*) mit Auflösung der roten Blutkörper-

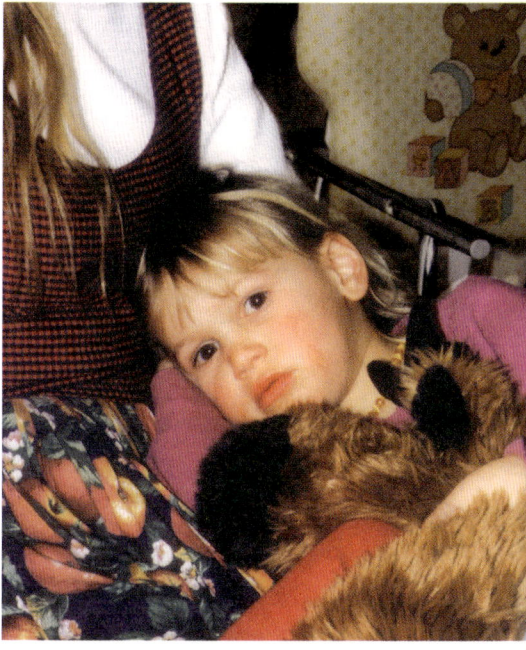

Durchfall, besonders wenn er wie bei diesem dreijährigen Kind mit Fieber einhergeht, ist eine echte Leidenszeit, bei der Trost bei den Eltern not tut. [RP]

chen *(Hämolyse)* und *Nierenversagen* (siehe S. 355) führen. Eine Antibiotikabehandlung scheint das Risiko für ein hämolytisch-urämisches Syndrom zu erhöhen.

Warnzeichen einer EHEC-Infektion sind blutige Durchfälle, meist verbunden mit krampfartigen Bauchschmerzen.

Vorbeugen kann man durch gründliches Garen von Rindfleisch, Verzicht auf Rohmilch und sorgfältige Küchenhygiene. Nach dem Streicheln von Rindern, Schafen oder Ziegen sollten sich Kinder möglichst schnell die Hände waschen.

Hauptgefahr: die Austrocknung

Der Mensch hat von Natur aus wirkungsvolle Schutzmechanismen vor zu großem Wasserverlust. So kann die Niere z. B. den Urin etwa 100fach konzentrieren, um nur kein Wasser zu vergeuden. Dennoch kann der Körper unter bestimmten Umständen »austrocknen« (= **dehydrieren**), vor allem dann, wenn ein Kind sowohl erbricht als auch Durchfall und/oder Fieber hat.

Gefahr besteht auch dann, wenn das Kind so schwach ist, dass es seinen Durst nicht mehr spürt oder nicht mehr stillen kann. Prinzipiell ist die Gefahr desto größer, je jünger das Kind ist.

Zeichen der Austrocknung

Frühzeichen

➤ Lippen, Zunge und Mundschleimhaut sind trocken.
➤ Der Urin wird dunkel, die Windel ist aber noch feucht (d.h. das Kind lässt noch öfter als alle sechs Stunden Urin).
➤ Das Kind ist schlapp, aber nicht teilnahmslos.

Spätzeichen

Beobachten Sie eines der folgenden Zeichen, bringen Sie Ihr Kind am besten gleich zum Kinderarzt oder ins Krankenhaus:
➤ Das Kind lässt kaum noch Urin (die Windel des Säuglings ist länger als acht Stunden trocken, das Kleinkind geht länger als zwölf Stunden nicht auf die Toilette).
➤ Das Kind weint ohne Tränen.
➤ Hebt man z.B. am Bauch mit dem Finger eine Hautfalte ab, geht sie nur langsam wieder zurück oder bleibt sogar stehen.
➤ Die Haut wirkt blass-grau, die Augen sind eingefallen.
➤ Das Kind wird zunehmend schläfrig und teilnahmslos.

Das macht der Arzt

Da die meisten Durchfälle rasch von selbst verschwinden, wird der Arzt abwartend vorgehen und lediglich z.B. fertige Elektrolytpräparate (Rehydratationslösungen) zur Wiederherstellung des Flüssigkeits- und Mineralhaushaltes aus der Apotheke verschreiben (siehe nächste Seite). Bei ungewöhnlichen, insbesondere blutigen Durchfällen wird er Blut- und Stuhlproben entnehmen, um die Gefährdung genau abzuschätzen und bestimmte Erreger zu sichern oder umgekehrt auch auszuschließen.
Insbesondere bei jüngeren Kindern kann eine meist nur kurze Krankenhausbehandlung erforderlich sein, um den Flüssigkeitsverlust durch Infusionen auszugleichen.
Medikamente zur Unterdrückung des Durchfalls (= **Antidiarrhoika**) sind nicht nur in aller Regel nutzlos, sondern schaden sogar eher, da die Erreger oder Giftstoffe dann länger im Körper verbleiben. Sie werden deshalb heute kaum mehr eingesetzt.
Antibiotika zum Abtöten der Erreger sind nur in Ausnahmefällen angezeigt, etwa bei durch Amöben bedingten Durchfall.

Eine trocken-stumpfe und rissige Zunge ist ein deutliches Warnsignal, dass dem Kind Flüssigkeit fehlt. [KL]

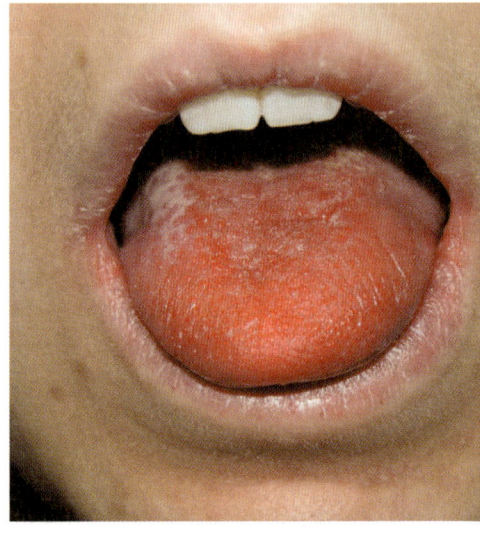

Bestimmte Darmbakterien und -hefen fördern den rascheren Aufbau der durch den Durchfall gestörten Darmflora und tragen dadurch zur rascheren Überwindung des Durchfalls bei. Viele Ärzte verordnen deshalb bei länger andauernden Durchfällen solche Lebendkeim-Präparate (z.B. das aus Saccharomyces-Hefen bestehende Perenterol® oder Laktobazillen-haltige Präparate wie Omnisept® oder Infectodiarrhstop®).

So helfen Sie Ihrem Kind

Was soll das Kind zu sich nehmen?

Babys: Der gestillte Säugling trinkt weiter seine Muttermilch, Flaschenkinder bekommen weiter ihre gewohnte Flaschennahrung. Trinkt das Baby bei jeder Mahlzeit nur wenig, weil es schlapp ist, wird es entsprechend häufiger gestillt bzw. gefüttert.
Die Forschung hat gezeigt, dass Säuglinge, die weiter ihre gewohnte Milch trinken und ihre normale Nahrung essen, schneller gesund werden als solche, die (wie früher empfohlen) nur Tee oder Wasser erhalten – wahrscheinlich weil die Nährstoffe und das Eiweiß der Milch die von den Erregern geschädigte Darmschleimhaut rascher wieder aufbauen. Deshalb wird das früher übliche Teefasten bei Säuglingen nicht mehr empfohlen. Auch besondere »Heilmilchen« oder »Heilnahrungen« konnten nicht überzeugen (teure »Stuhlkosmetik«).
Zwischen den Mahlzeiten gegebener Kamillen- oder Fencheltee kann die Darmschleimhaut beruhigen und so wohltuend wirken.
Erbricht Ihr Säugling, so stillen Sie umso häufiger weiter. Nichtgestillte Säuglinge erhalten auch jetzt weiterhin Ihre gewohnte Milch – *zusätzlich* verordnet der Kinderarzt meist orale Rehydratationslösungen. Haben Sie den Eindruck, Ihr Säugling hält die Rehydratationslösung eher bei sich als seine gewohnte Milch, so geben Sie vor allem die Rehydratationslösung. Achten Sie allerdings darauf, dass Ihr (nichtgestillter) Säugling mindestens einmal in zwölf Stunden etwas (Flaschen-)Milch erhält (eventuell mit Rehydratationslösung oder mit Wasser verdünnen). Wenn Sie stillen, sollten Sie in jedem Fall regelmäßig weiterstillen. So bleibt nicht nur der Milchnachschub erhalten, Muttermilch enthält zudem bestimmte Immunstoffe, die gegen Durchfall begrenzend wirken. Feste Nahrung wird von den meisten Säuglingen bei Erbrechen instinktiv verweigert, diese »Ausnüchterungspause« ist sinnvoll. Viel wichtiger ist jetzt die regelmäßige Zufuhr von Flüssigkeit (Tipps siehe rechts).

Klein- und größere Kinder: Leichte, nicht zu salzige Gemüse- oder Fleischbrühen werden von Kindern jenseits des Säuglingsalters gerne getrunken und gleichen den häufigen Salzverlust aus. Hingegen ist von den beliebten koffeinhaltigen »Hausmitteln« wie Cola oder Schwarztee abzuraten, da sie den Flüssigkeitsverlust eher fördern (Koffein und Teein wirken harntreibend). Besser sind auch hier Kamillen- oder Fencheltees.
Reine Fruchtsäfte sind wegen ihres hohen Zucker- und Säuregehalts ungünstig (ein »Schuss« Saft auf ein Glas Wasser zur Geschmacksverbesserung schadet aber nicht und hilft den Mineralhaushalt auszugleichen). Erbricht das Kind oder wird der Durchfall stärker, so sind auch für das ältere Kind spezielle Rehydratationslösungen am besten geeignet.

Solange älteren Kindern nicht übel ist, können sie im Wesentlichen ihre normale Kost weiteressen. Bei Übelkeit oder Erbrechen tut ihnen eine Esspause gut. Drängen Sie Ihr Kinder dann also nicht zum Essen – auch nicht am Anfang der Durchfallperiode, wenn Sie nicht sicher sein können, ob nicht noch Erbrechen folgt.

Wenn Ihr Kind nichts mehr trinken kann oder will

Ist Ihr Kind schlapp, bieten Sie ihm trotzdem – schluckweise – alle 10–15 Minuten etwas zu trinken an, auch wenn Ihrem Kind übel ist. Vor allem kleine Kinder können durch einen Strohhalm oder Ähnliches zum Trinken animiert werden. Größere Kinder schlagen ein (Wasser-)Eis oft auch bei schlechtem Allgemeinbefinden nicht aus (bei Übelkeit oder Erbrechen sollte allerdings kein Eis gegeben werden). Säuglingen kann man Flüssigkeit auch mit dem kleinen Finger einträufeln.
Erbricht Ihr Kind, so geben Sie die Flüssigkeit in ganz kleinen Portionen (z. B. einen Teelöffel), und zwar noch häufiger: alle paar Minuten. Die Flüssigkeit bleibt auf diese Weise eher »drin«.

Wie viel Flüssigkeit ein Kind im Einzelfall benötigt, hängt von der Stärke des Durchfalls und des eventuell begleitenden Erbrechens ab. In der Regel kann eine Austrocknung aber selbst durch schluckweises Trinken verhindert werden. Nimmt ein Kleinkind z. B. einen Teelöffel Flüssigkeit alle drei Minuten zu sich (ein Teelöffel fasst fünf Milliliter), so bekommt es damit über den Tag gerechnet immerhin 2,5 Liter Flüssigkeit – sein Tagesbedarf liegt bei etwa der Hälfte davon (die Verluste durch Erbrechen und Durchfall sind darin allerdings nicht enthalten, diese entsprechen ganz grob einem kleinen Glas bzw. 0,1 l pro »Portion«). Solange Ihr Kind keine Zeichen der Austrocknung zeigt (diese Zeichen sind im Kasten links aufgeführt), können Sie davon ausgehen, dass Sie auf dem richtigen Weg sind. Der ungefähre Tagesbedarf (ohne Verluste durch Erbrechen oder Durchfall) an Flüssigkeit ist aus der Tabelle auf der nächsten Seite ersichtlich.

Insbesondere bei heftigem Durchfall oder zusätzlichem Erbrechen sind **orale Rehydratationslösungen** aus der Apotheke (z. B. Oralpädon 240®, GES 60®) zum Trinken sinnvoll. Sie ersetzen die verloren gegangenen Mineralien *(Elektrolyte)* und Glukose, die in Kombination auch von der geschädigten Darmschleimhaut gut aufgenommen werden.

Mag Ihr Kind die Lösung nicht, so wechseln Sie auf eine andere Geschmacksrichtung. Auch die Beimischung anderer Flüssigkeiten (von Wasser über Tee bis Milch, zur Not auch etwas Saft), ist zulässig.

Rezept: Rehydratationslösung zum Selbermachen

Einen halben Teelöffel Salz und fünf Teelöffel Traubenzucker in einem halben Liter abgekochten Wasser auflösen. Die Lösung dann mit Orangensaft abschmecken.

Hausmittel bei Durchfall

Ein altes und selbst bei Kleinkindern beliebtes Hausmittel sind gekaute getrocknete Heidelbeeren. Die Kinder dürfen davon essen, so viel sie wollen, solange sie die Beeren richtig gut durchkauen.

Eine Alternative ist der Heidelbeertee, der durch die in ihm enthaltenen Gerbstoffe die Darmschleimhaut »abdichten« soll und so den Durchfall lindert (Rezept siehe Kasten unten).

Auch Brombeerblättertee wirkt abdichtend. Rezept: Einen Teelöffel mit 0,5 Liter Wasser übergießen, zehn Minuten ziehen lassen. Ein mit der Schale geriebener Apfel liefert Quellstoffe wie Pektin, die das Wasser im Darm aufnehmen und so für festeren Stuhlgang sorgen. Ähnlich wirkt die schon zu Zeiten unserer Großeltern bekannte Karottensuppe (Rezept siehe Kasten unten).

Körperwarme Bauchwickel, evtl. mit Zusatz von Thymian (Vorbereitung siehe S. 102), beruhigen und wirken ausgleichend in der übermüdeten Kinderseele.

Rezept: Heidelbeertee

2–3 Esslöffel getrocknete Heidelbeeren und 500 ml Wasser erhitzen und zehn Minuten kochen. Mischung durch ein Teesieb geben und abkühlen lassen. Säuglingen dreimal täglich einen Teelöffel voll geben, älteren Kindern bis zu dreimal täglich eine Tasse.

Rezept: Karottensuppe nach Moro

500 g geschälte Karotten in einem Liter Wasser 1–1,5 Stunden kochen, danach durch einen Sieb pressen oder in einem Mixer pürieren. Auf einen Liter Suppe einen knapp gestrichenen Teelöffel Kochsalz hinzufügen und in kleinen Mengen verabreichen.

Nicht vergessen: Hautpflege

Die empfindliche Haut des Wickelkindes sollte bei Durchfall gut geschützt werden: Die Windeln häufig wechseln, die Haut immer wieder ungewickelt der Luft aussetzen und evtl. eine Schutzcreme (etwa Vaseline oder eine zinkhaltige Creme) auftragen. Nicht selten wird der After durch den Durchfall so stark gereizt, dass beim Abwischen etwas hellrotes Blut am Tupfer zu sehen ist. Solange der Stuhl selbst nicht blutig ist, ist dies kein Grund zur Sorge, die Popflege sollte dann jedoch intensiviert werden.

Kostaufbau nach dem Durchfall

Babys: Sie erhalten am besten die gleiche Kost weiter – »Heilnahrungen« oder Ähnliches sind überflüssige Stuhlkosmetik, die gewohnte Milchnahrung liefert alle für den Wiederaufbau der Darmschleimhaut nötigen Nährstoffe.

Klein- und größere Kinder: Nachdem der Durchfall überstanden ist, wird das Kind rasch wieder »normal« essen wollen, und dies ist in aller Regel auch problemlos möglich. Von dem früher üblichen langsamen Kostaufbau ist man heute abgekommen, da sich gezeigt hat, dass sich dadurch die Verdauungsfunktionen eher langsamer regenerieren als bei »normaler« Ernährung. Sinnvoll ist es lediglich, für ein paar Tage keine allzu fetthaltigen Speisen zu geben, also besser Spaghetti mit dünner Tomatensoße als Pizza. Oft bevorzugen die meisten Kinder von sich aus kleine, leicht verdauliche Speisen, z. B. Kekse, Toastbrot, Zwieback oder Salzstangen (gleichen ebenfalls den Salzverlust aus). Haben die Kinder eher Appetit auf etwas Frisches, eignen sich Banane (gleicht durch den hohen Kaliumgehalt die Körpersalze aus) oder Joghurt (unterstützt den Wiederaufbau der Darmflora) am besten.

Möglichkeiten der Naturheilkunde

Heilerde kann für ältere Kinder empfohlen werden (als Tabletten oder als in Wasser aufgelöstes Pulver, z. B. zweimal täglich einen halben Teelöffel, in einem Schnapsgläschen voll Wasser auflösen, die Mischung vor der Einnahme ein paar Stunden stehen lassen). Sie bindet im Darm befindliche Giftstoffe. Beim Kauf des Pulvers müssen Sie darauf

Alter	Körpergewicht	Tagesbedarf an Flüssigkeit
Geburt	3 kg	0,3 Liter
3 Monate	6 kg	0,6 Liter
8 Monate	9 kg	0,9 Liter
18 Monate	12 kg	1,1 Liter
3 Jahre	15 kg	1,25 Liter
5 Jahre	18 kg	1,4 Liter
8 Jahre	25 kg	1,6 Liter
10 Jahre	30 kg	1,7 Liter
12 Jahre	40 kg	1,9 Liter

Mittlerer Flüssigkeitsbedarf eines Kindes pro Tag (ohne Verlust durch Fieber, Erbrechen oder Durchfall). Beachten Sie, dass darin die in fester Nahrung (z. B. Obst) vorhandene Flüssigkeit enthalten ist. Und kurzzeitig kann es auch ein paar Tage mit weniger auskommen (siehe Text).

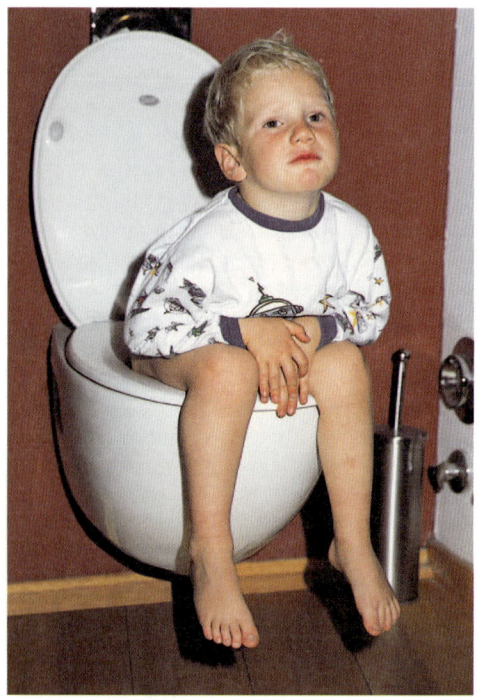

Bei Durchfall ist die Begleitung zur Toilette oder zum Töpfchen beinah die wichtigste Elternpflicht. Geht das Geschäft öfters in die Hose, ist zu erwägen, auch dem an sich schon »trockenen« Kleinkind vorübergehend wieder eine Windel oder Windelhose anzuziehen. Besser für die Pohaut ist es aber allemal, so wenig wie möglich Kontakt mit Durchfall-Stühlen zu haben. [AM]

achten, dass es Präparate zur inneren und zur äußeren Anwendung gibt. Ähnlich wirken Birkenkohle comp.® (bzw. Carbo Betulae comp.®) oder Präparate auf Basis der Kaffeekohle. Bei starkem Durchfall sind diese Mittel allerdings wenig wirksam.

Pflanzliche »abdichtende« bzw. entgiftende Kombinationspräparate enthalten z. B. Blutwurz und Kamille und können bei leichtem Durchfall ebenfalls hilfreich sein.

Wissenschaftlich gut untermauert ist die Gabe des in vielen Naturjoghurtprodukten enthaltenen »probiotischen« Keims *Lactobacillus* (siehe S. 36). Er kann auch als Pulver oder Tabletten 3- bis 4-mal pro Tag gegeben werden (z. B. Paidoflor®), auch beim Säugling (mit Muttermilch mischen). Hierdurch wird vor allem der durch die häufigen Rotaviren ausgelöste Durchfall verkürzt.

Die Homöopathie empfiehlt – je nach Zustand – z. B. Okoubaka D3 (bei Lebensmittelvergiftung) oder Ferrum metallicum D6 (bei wässrigen Stühlen mit Unverdautem). Als Komplexmittel wird Diarrheel S.® empfohlen (alle nicht bei Säuglingen).

 ## Vorsorge

Stillen ist eine gute Vorbeugung gegen Durchfallerkrankungen, da gestillte Kinder gegen viele Infektionskrankheiten weniger anfällig sind.

Da die meisten Durchfallerreger über die Hände übertragen werden, sollten ältere Kinder lernen, sich nach dem Stuhlgang und vor dem Essen die Hände zu waschen.

Sorgfältige Küchenhygiene der Eltern beugt einer Erregerübertragung von Lebensmitteln auf die Familie vor:

➤ Vor der Zubereitung von Nahrungsmitteln Hände waschen.

➤ Beim Vorbereiten der Mahlzeiten darauf achten, dass Gegenstände, die mit rohem Fleisch oder Geflügel in Berührung gekommen sind, nicht in Kontakt kommen mit Speisen, die roh verzehrt werden sollen oder bereits durchgegart sind.

➤ Fleisch (einschließlich Geflügel) nur durchgegart verzehren, Hackfleisch sollten Sie am Tag der Herstellung verbrauchen.

➤ Rohe Eier und Rohmilch sowie daraus hergestellte Produkte vermeiden oder wenigstens Speisen sofort verbrauchen, die rohes Ei enthalten (etwa selbst gemachte Mayonnaise).

➤ Empfindliche Speisen, insbesondere solche, die Salmonellen enthalten können (Geflügel, Wild, Fisch, Krusten-, Schalen- und Weichtiere), im Kühlschrank aufbewahren.

Auf Reisen in südliche Länder ist besondere Vorsicht geboten. Da hier viele Erreger über Obst, Gemüse und Salat übertragen werden, gilt: »Boil it, cook it, peel it or forget it.« Zu deutsch: Am besten die Finger weglassen von allem, was man nicht durchgaren oder schälen kann. Diese Regel gilt auch für Wasser – also kein Wasser direkt aus der Leitung trinken und Eiswürfel in Restaurants möglichst rasch aus dem Glas entfernen. Zusätzlich vorbeugend wirkt die Einnahme bestimmter Hefen (z. B. in Perenterol®). Wenn Sie in ein Gebiet fahren, in denen Typhus häufig vorkommt, lassen Sie eine Schutzimpfung durchführen. Und auch in südlichen Ländern gilt: Waschen Sie sich gründlich vor jedem Essen die Hände.

Ist der Durchfall durch die Einnahme von Antibiotika bedingt, so kann er durch die frühzeitige Gabe von Naturjoghurt oder Laktobazillen (z. B. Omnisept®, Paidoflor®) in Schach gehalten werden.

Blinddarmentzündung (Appendizitis)

Der Begriff **Blinddarmentzündung** beruht auf einem Missverständnis: Entzündet ist nämlich nicht der **Blinddarm**, sondern der **Wurmfortsatz** (= *Appendix vermiformis*), ein kleines, blind endendes Anhängsel des Blinddarms (siehe Abb. S. 310). Deshalb heißt die Blinddarmentzündung in der Fachsprache auch **Appendizitis.**

Eine Blinddarmentzündung kann in jedem Alter vorkommen, besonders häufig ist sie aber ab dem Grundschulalter.

 ## Leitbeschwerden

➤ Zunehmende Bauchschmerzen, die im Oberbauch oder um den Nabel herum beginnen und dann in den rechten Unterbauch wandern.

➤ Die Schmerzen sind an bestimmten Druckpunkten besonders stark, etwa am so genannten **McBurney-Punkt** in der Mitte zwischen dem Nabel und dem Vorsprung

des vorderen rechten Beckenknochens (dieser Vorsprung ist in Rückenlage vorne am Oberrand der Beckenschaufel gut sichtbar)
➤ Die Schmerzen nehmen bei Erschütterung, z.B. beim Hüpfen auf einem Bein, zu. In ausgeprägten Fällen ist schon das Gehen schmerzhaft (Kind will getragen werden). Um Schmerzen zu vermeiden liegt das Kind oft mit angezogenen Beinen auf der (oft rechten) Seite
➤ Appetitlosigkeit, möglicherweise auch Übelkeit, Erbrechen
➤ Leichtes Fieber um 38 °C (rektal)
➤ Begleitend möglicherweise leichter Durchfall oder Verstopfung
➤ Vorsicht! Da der Wurmfortsatz nicht bei allen Menschen an der gleichen Stelle liegt, sind die Beschwerden nicht immer typisch

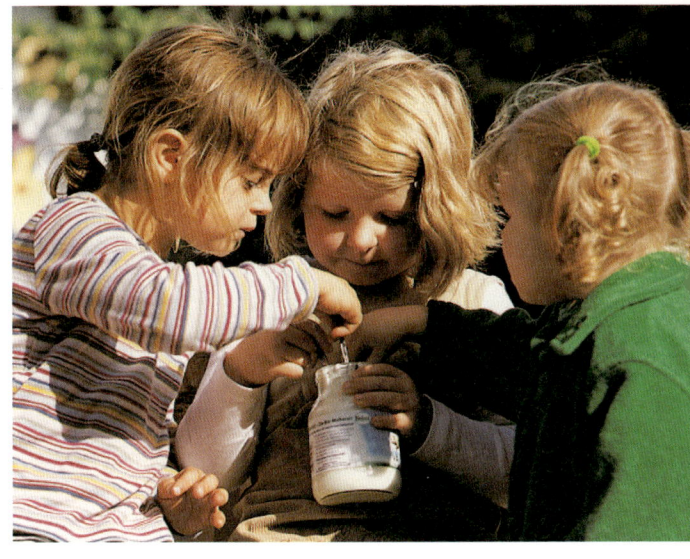

Wenn die Stühle nach einer Durchfallerkrankung fester und seltener werden, braucht der Darm rasch wieder Kalorien und Nährstoffe, um die geschädigte Schleimhaut zu regenerieren. Von der tagelangen »Schonkost« ist man deshalb heute abgerückt. Werden Milchprodukte nicht gut vertragen – dies betrifft vor allem ältere Kinder –, kann in den ersten Tagen auf Joghurt ausgewichen werden, der zudem den Wiederaufbau der Darmflora unterstützt. [AM]

Wann zum Arzt

Heute noch, wenn
➤ Ihr Kind zwar mäßige, aber unerklärbare Bauchschmerzen hat, die nicht weggehen wollen.

Sofort, wenn
➤ Ihr Kind Bauchschmerzen hat, die wie oben dargestellt in den rechten Unterbauch gewandert sind.
➤ Der Bauch Ihres Kindes sich hart anfühlt.
➤ Es Ihrem Kind mit Bauchschmerzen immer schlechter geht.

Das Wichtigste aus der Medizin

Woher kommt die Blinddarmentzündung?

So wenig über die Funktion des Blinddarms bekannt ist, so wenig wissen Mediziner, warum er sich bei immerhin 7% der Menschen im Laufe des Lebens einmal entzündet.

Am Anfang des Geschehens könnte z.B. ein kleiner so genannter *Kotstein* (ein stark verfestigtes Stück Stuhl) stehen, der den Wurmfortsatz verlegt. Durch den Druck von innen kann das Blut nicht mehr richtig aus der Wand des Wurmfortsatzes abfließen, und der Wurmfortsatz schwillt an, so dass sich die im Darm reichlich vorhandenen Bakterien festsetzen und eine eitrige Entzündung auslösen können.

Gefährlich: Durchbruch

Gefährlich kann es werden, wenn die Blinddarmentzündung fortschreitet. Der Wurmfortsatz kann nämlich innerhalb von 24 Stunden platzen, die eitrige Entzündung bricht nun in den Bauchraum »durch« und breitet sich auf das Bauchfell (siehe S. 309) aus (**Bauchfellentzündung** oder *Peritonitis*). Beim Durchbruch lassen die Schmerzen zuerst nach, nach wenigen Stunden werden sie jedoch wieder schlimmer und der Bauch wird »bretthart«, das Kind fiebrig und teilnahmslos.

Auch eine Abszessbildung (abgekapselte Eiteransammlung), am häufigsten um den Wurmfortsatz herum, ist möglich. Ein solcher **perityphlitischer Abszess** kann manchmal sogar von selbst abheilen.

Das macht der Arzt

In fortgeschrittenen Fällen ist der Befund bei der Bauchabtastung recht typisch, und das Kind wird ohne zusätzliche Untersuchungen in die Klinik eingewiesen.

Manchmal jedoch werden weitere Tests in der Praxis erforderlich, etwa eine Urinuntersuchung, die eine manchmal ähnlich verlaufende Harnwegsentzündung ausschließt (siehe S. 350). Die Ultraschalluntersuchung (Sonographie) kann den verdickten Wurmfortsatz oft darstellen. Eine Blutuntersuchung zeigt entzündliche Veränderungen, kann aber eine Blinddarmentzündung weder beweisen noch ausschließen.

Ist trotz dieser Untersuchungen keine sichere Diagnose möglich, ist auch heute noch eine Krankenhausaufnahme manchmal die beste Lösung – entweder um nur dort verfügbare Untersuchungen zu machen (etwa eine Computertomographie des Bauches) oder um das Kind engmaschig beobachten zu können. Klingen die Beschwerden ab, wird das Kind nach einem Tag entlassen.

Einzig mögliche Behandlung bei einer akuten Blinddarmentzündung ist die Operation, d.h. die **Blinddarmentfernung** (= *Appendektomie*). Der Eingriff wird in Vollnarkose durchgeführt, und zwar entweder durch einen »klassischen« (später oft kaum mehr sichtbaren) Bauchschnitt oder als sog. *minimal invasives Verfahren*. Bei Letzterem werden über kleine, in die Bauchwand gesetzte »Löcher« eine Videokamera und lange, von außen gesteuerte Operationsinstrumente eingeführt und der Wurmfortsatz unter Sicht (am Bildschirm) entfernt.

Einige Krankenhäuser führen die Blinddarmentfernung ambulant durch, in aller Regel müssen Sie aber mit einem Krankenhausaufenthalt von einer halben bis einer Woche rechnen. Danach sollte das Kind noch ein paar Tage aus Kindergarten oder Schule zu Hause bleiben und sich schonen. Sport ist erst nach 4–6 Wochen wieder erlaubt, wenn die Bauchwunde voll verheilt ist.

Komplikationen

In aller Regel verläuft der Eingriff komplikationslos. Selten aber verkleben Darmschlingen bei der Narbenbildung miteinander oder es bilden sich Narbenstränge, die den

Darm einengen. Diese Komplikationen führen oft schon in den ersten Monaten nach der Operation zu erneuten Beschwerden und können eine abermalige Operation erfordern.

So helfen Sie Ihrem Kind

Maßnahmen bis zum Arztbesuch
➤ Kind hinlegen lassen.
➤ Nichts mehr zu essen oder zu trinken geben, da möglicherweise operiert werden muss.
➤ Keine Wärme auf den Bauch (verschlimmert die Blinddarmentzündung).
➤ Keine Schmerzmittel geben – sie verschleiern das Bild und erschweren dadurch die Diagnose.

Bei einer Blinddarmentzündung können weder Sie selbst noch die Naturheilkunde Ihrem Kind helfen. Vorbeugen kann man einer Blinddarmentzündung nicht.

Nabelkolik

Von **Nabelkoliken** spricht man bei wiederkehrenden Bauchschmerzen in der Nabelgegend ohne fassbare Ursache. Hauptsächlich betroffen sind Kinder im späten Kindergarten- und Grundschulalter, Mädchen häufiger als Jungen.

Leitbeschwerden

➤ Wiederholte, plötzlich auftretende, oft heftige Bauchschmerzen in der Nabelgegend, oft nur Minuten bis eine Stunde dauernd. Zwischen den Bauchschmerzanfällen ist das Kind gesund und beschwerdefrei
➤ Häufig Begleiterscheinungen wie Blässe, Schweißausbruch, Kopfschmerzen
➤ Gleichzeitige Verstopfung oder ausgeprägter Durchfall sprechen eher für andere Ursachen, etwa eine chronische Verstopfung oder eine Magen-Darm-Infektion
➤ Nächtliche Bauchschmerzen (also ein schmerzbedingtes Aufwachen aus dem Schlaf) schließen eine Nabelkolik aus, sie haben andere Ursachen

Wann zum Arzt

In den nächsten Tagen, wenn
➤ Ihr Kind in letzter Zeit mehrfach oben dargestellte Beschwerden hatte.

Noch heute, wenn
➤ Bauchschmerzen nicht weggehen.
➤ Ihr Kind mehrfach erbricht.

Sofort, wenn
➤ Bauchschmerzen, die in der Nabelgegend angefangen haben, in den rechten Unterbauch gewandert sind (dann besteht Verdacht auf eine Blinddarmentzündung, siehe S. 320).
➤ Der Bauch Ihres Kindes zunehmend hart wird.
➤ Ihr Kind mit Bauchschmerzen »verfällt«.

Das Wichtigste aus der Medizin

So häufig Nabelkoliken sind, so wenig sind sie bisher verstanden. Die Mediziner nehmen an, dass manche Kinder (vielleicht verstärkt durch eine erbliche Veranlagung) dazu neigen, auf Stresssituationen jeglicher Art mit einer Verkrampfung des Darmes zu reagieren.
Dass auch freudige Ereignisse eine Stresssituation darstellen können, zeigt die Erfahrung vieler Kinderärzte, dass Nabelkoliken gerade vor Kindergeburtstagen oder auch vor anderen Festtagen überdurchschnittlich häufig vorkommen.

Das macht der Arzt

Der Arzt wird das Kind untersuchen, um andere Ursachen von Bauchschmerzen auszuschließen, wie etwa eine Verstopfung (siehe S. 187), eine beginnende Magen-Darm-Infektion (siehe S. 316) oder eine Blinddarmentzündung (siehe S. 320).

Typischerweise stellt der Arzt selbst während eines Anfalls keinen eindeutigen Druckschmerz fest, und der Bauch des Kindes ist weich. Das Abhören des Bauches zeigt, dass der Darm normal arbeitet. Nur in Ausnahmefällen sind weitergehende Untersuchungen, wie etwa ein Ultraschall, nötig.

So helfen Sie Ihrem Kind

Man erklärt sich die Nabelkoliken heute durch ein Zusammenspiel von Stress auslösenden Situationen und der anlagebedingten Bereitschaft, auf solche Situationen »mit dem Bauch zu reagieren« – dieses Erklärungsmuster ist dem des »Spannungskopfschmerzes« nicht unähnlich, bei dem Kinder auf vielfältige Stresssituationen »mit dem Kopf reagieren« (siehe S. 441).
Entsprechend besteht die Behandlung in erster Linie nicht in einer Medikamentengabe, sondern in einer Entspannung der Stresssituation – oder einfach dem geduldigen Zuwarten, das durch eine ruhige Umgebung, eine sanfte Bauchmassage (Hände vorher anwärmen), eine Wärmflasche oder feuchtwarme Bauchwickel (Durchführung siehe S. 105) erleichtert werden kann.

Bei häufig auftretenden Nabelkoliken ist es ratsam herauszufinden, welche Situationen auslösend wirken, etwa Hektik im Tagesablauf oder schulische Überforderung (weitere Tipps zum Umgang mit Stress siehe S. 41). Das Erlernen von Entspannungstechniken kann nützlich sein. Bevor jedoch größere psychotherapeutische Anstrengungen unternommen werden, sollte das Kind zur genaueren Abklärung dem Arzt vorgestellt werden, um seltenere Ursachen wie etwa eine Zöliakie (siehe S. 334) auszuschließen.

Dies gilt auch, wenn Sie keinen Zusammenhang mit bestimmten Stresssituationen erkennen können, die »Koliken« über Monate nicht weggehen, Ihr Kind mit Bauchweh aus dem Schlaf aufwacht, nicht richtig gedeiht oder Ihnen sonst irgendwie krank erscheint. Wird beim Arzt nichts gefunden, so sollten Sie um die Koliken zu Hause wenig Aufheben machen – Kinder lassen sich sonst leicht auf eine »Flucht in die Krankheit« ein, sobald etwas in ihrem Leben nicht ganz passt.

Möglichkeiten der Naturheilkunde

Geeignete Heilpflanzen bei Nabelkoliken sind die Kamille und der Fenchel: Bei der Bauchmassage kann Kamillen- oder Fenchelöl einmassiert werden, und auch für den Bauchwickel ist die Kamille ein bewährter Zusatz. Homöopathisch kann ebenfalls Chamomilla D6 versucht werden.

Nabel- und Leistenbruch

Bei einem **Nabel-** oder **Leistenbruch** (= *Nabel-* bzw. *Leistenhernie*) haben sich Baucheingeweide durch eine Lücke in der Bauchwand nach außen gedrückt, erkennbar an einer Schwellung im Bereich von Nabel bzw. Leiste. Gefährlich werden Nabel- oder Leistenbrüche dem Kind nur selten, dann nämlich, wenn sich die Baucheingeweide in der Bruchlücke »festklemmen«.

Sind Leistenbrüche mit etwa 3 % (bei Frühgeborenen 5 %) schon recht häufig, so ist der Nabelbruch fast schon »Standard«: 20 % aller Neugeborenen (und 80 % aller Frühgeborenen!) haben einen Nabelbruch. Nabelbrüche zeigen sich meist in den ersten Lebenswochen, Leistenbrüche während des ersten Lebensjahres. Sie können prinzipiell aber in jedem Alter auftreten.

Leitbeschwerden

➤ Vor allem beim Schreien oder Husten sichtbare Vorwölbung im Bereich des Nabels oder der Leiste, die weich ist und oft in Ruhe wieder verschwindet. Keine Schmerzen
➤ Bei Einklemmung ständige Vorwölbung und Schmerzen (bei Babys stundenlanges Schreien), dann über Stunden zunehmender allgemeiner Verfall, Trinkschwäche

Wann zum Arzt

In den nächsten Tagen, wenn
➤ Sie im Nabel- oder Leistenbereich eine Vorwölbung sehen (siehe Foto auf der nächsten Seite), das Kind sich aber ansonsten wohl fühlt.

Sofort, wenn
➤ Ihr Kind mit bekanntem Bruch Bauchschmerzen hat oder Ihr Baby mit Bruch über Stunden schreit.

Das Wichtigste aus der Medizin

Unsere Bauchwand hält die Baucheingeweide in jeder Lebenslage »in Position«. Ist sie an einer bestimmten Stelle besonders dünn oder geschwächt, so können Darmanteile an dieser Schwachstelle (genannt **Bruchpforte**) durch die Bauchwand treten und sich nach außen vorwölben – vor allem dann, wenn der Druck im Bauchraum hoch ist, etwa beim Schreien, Husten, Niesen oder Pressen. Bei Säuglingen, die ja ihre Bauchmuskeln in den ersten Monaten noch nicht richtig trainieren, ist die Bauchwandschwäche praktisch vorprogrammiert: Besonders die Bauchmitte, in der später die strammen Bauchlängsmuskeln verlaufen, ist noch ziemlich dünn, so dass die Lücke, an der vor der Geburt die Nabelschnurgefäße durchgetreten sind, noch nicht recht von außen »zusammengehalten« werden kann.

Zweite Schwachstelle ist der Leistenkanal, durch den die Hoden des Jungen ihren Weg von der Bauchhöhle in den Hodensack nehmen (siehe S. 207) und durch den auch der Samenstrang verläuft. Während der Leistenkanal bei Mädchen durch ein bindegewebiges Band weitgehend verschlossen ist, bleibt er beim Jungen noch lange zumindest teilweise offen – manchmal auch dann noch, wenn der Hoden längst im Hodensack angekommen ist. Deshalb neigen Jungs zum einen dazu, dass sich Körperwasser aus der Bauchhöhle im Hoden ansammelt (*Hodenwasserbruch,* siehe S. 356), und sie haben auch wesentlich häufiger Leistenbrüche als Mädchen. Leistenbrüche können bei Jungen bis in den Hodensack, bei Mädchen bis zu den Schamlippen reichen.

Komplikation: Einklemmung

Gefährlich kann es werden, wenn sich der Bruch »einklemmt«, d. h. Baucheingeweide durch die Bruchpforte austreten, dann aber nicht mehr zurück können und in der Bruchpforte abgeklemmt werden. Der eingeklemmte Bruchinhalt (oft Darm, bei Mädchen möglicherweise auch ein Eierstock) wird dann möglicherweise nicht mehr ausreichend durchblutet und kann innerhalb von Stunden absterben. Bei Darmanteilen kann außerdem der Darminhalt oft nicht mehr weitertransportiert werden – ein Darmverschluss entwickelt sich.

Warnzeichen einer Einklemmung sind zunehmende Schmerzen, bei Babys also auch lang anhaltendes Schreien. Später treten Übelkeit, möglicherweise Erbrechen und zunehmender körperlicher Verfall hinzu, der Bauch wird immer härter, und manchmal verfärbt sich auch die Vorwölbung.

Das macht der Arzt

Meist kann der Arzt den Bruch bereits durch Tasten feststellen, wobei manchmal allerdings die Unterscheidung von einem in der Leistenregion gelegenen Hoden (siehe auch S. 207) schwierig ist. Hier hilft dann eine Ultraschalluntersuchung weiter.

Ist der Bruch nicht eingeklemmt, kann man bei Nabelbrüchen bis zum zweiten Geburtstag zuwarten, bei allmählicher Verkleinerung der Bruchpforte auch darüber hinaus. Es hat sich gezeigt, dass bis dahin die meisten Nabelbrüche durch die sich mit dem Laufen und Klettern rasant entwickelnde Bauchmuskulatur von selbst »zugedrückt« werden. Die Gefahr der Einklemmung ist zudem bei Nabelbrüchen sehr gering. Insbesondere über kleine Nabelbrüche (solche, die Sie zwar mit dem Finger spüren, in die Sie aber den Finger selbst aber nicht »hineinstecken« können) sollten Sie sich keine Sorgen machen. Hingegen sollten Leistenbrüche immer operiert werden, da sie sich nicht von selbst verschließen und auch etwas leichter einklemmen können.

Bei einem eingeklemmten Bruch kann der Arzt innerhalb der ersten Stunden versuchen, den Bruch »zurückzudrücken«, ihn zu *reponieren*. Gelingt dies, hat man mit der Operation bis zu zwei Tage Zeit, die für eine sorgfältige Operationsvorbereitung genutzt wird. Ansonsten muss der eingeklemmte Bruch sofort operiert werden.

In unkomplizierten Fällen wird diese **Bruchoperation** ambulant durchgeführt. Bei einem eingeklemmten Bruch ist der Eingriff komplizierter, da möglicherweise abgestorbene Darmanteile entfernt werden müssen. Hier muss das Kind auf jeden Fall im Krankenhaus bleiben.

Selbsthilfe und Naturheilkunde

Sämtliche naturheilkundliche Verfahren sowie »Nabelpflaster«, »Bruchbinden« oder Ähnliches sind bei Brüchen unwirksam: Die entscheidende »Heilkraft« – zumindest bei Nabelbrüchen – kommt von der sich entwickelnden Muskulatur. Insofern kann eine Bauchmuskelkräftigung durch Strampeln und die reguläre »Eltern-Kind-Gymnastik« des Alltags die Rückbildung eines Nabelbruches fördern.

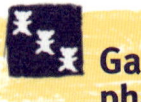
Gastroösophagealer Reflux

Beim **gastroösophagealen Reflux** fließt Speisebrei entgegen der normalen Richtung vom Magen zurück in die Speiseröhre (lat. Magen = gaster, Speiseröhre = Ösophagus, daher gastroösophageal). Kommt es dadurch zu Beschwerden, spricht der Mediziner von der **Refluxkrankheit.**

Bei Säuglingen ist ein gastroösophagealer Reflux sehr häufig und oft als normal anzusehen – nicht umsonst gehört das »Spucktuch« zur normalen Babyausstattung. Er verschwindet in über 90% bis zum ersten Geburtstag von selbst. Bei älteren Kindern ist ein gastroösophagealer Reflux seltener und oft von Beschwerden begleitet.

Leitbeschwerden

Beim Säugling

- Nach dem Füttern »Speien«, manchmal auch richtiges »Erbrechen im Schwall«
- Möglicherweise Unruhe, Zeichen des Unwohlseins vor allem nach dem Füttern
- Möglicherweise Husten, vor allem nachts
- Möglicherweise krampfartiges Überstrecken (Zurückbeugen) von Kopf oder Oberkörper beim oder nach dem Füttern
- Möglicherweise unzureichende Gewichtszunahme, Gedeihstörung

Beim älteren Kind

- Saures Aufstoßen, Sodbrennen
- Schmerzen hinter dem Brustbein und im Oberbauch

Wann zum Arzt

In den nächsten Tagen, wenn

- Ihr Baby nach dem Füttern stark »speit« oder »spuckt« und nicht ausreichend an Gewicht zunimmt.
- Ihr Baby auffällig viel hustet.
- Ihr älteres Kind häufig Sodbrennen hat.

Noch heute, wenn

- Blutige oder bräunliche Fädchen in der herausgelaufenen Milch zu sehen sind.
- Ihr Baby zusätzlich zu den Refluxbeschwerden (z.B. Husten) Fieber hat.

Das Wichtigste aus der Medizin

Woher kommt der Reflux?

Normalerweise wirkt der Mageneingang mit dem darum herum »geschlungenen« Zwerchfell fast wie ein Ventil: Es kann zwar Speise aus der Speiseröhre in den Magen gelangen, aber kaum zurück. Dieser Ventilmechanismus kann aus verschiedenen Gründen gestört sein, beispielsweise bei Bewegungsstörungen der Speiseröhre oder einem *Zwerchfellbruch* (= **Hiatushernie**) mit Verlagerung des Magens nach oben in den Brustraum hinein.

Da die Speiseröhrenschleimhaut im Gegensatz zur Magenschleimhaut nicht für den sauren Mageninhalt »gebaut« ist, entzündet sie sich bei ständig wiederkehrendem Reflux – Sodbrennen und Schmerzen sind bei Kindern wie bei Erwachsenen die unangenehmen Folgen. Wird die Entzündung nicht behandelt, können sich Geschwüre, dauerhafte Blutungen sowie Vernarbungen bilden, die dann wiederum möglicherweise zu einer Blutarmut oder Einengung der Speiseröhre führen.

Bei Säuglingen oft vielfältige Erscheinungen

Bei schätzungsweise 10% aller Säuglinge übersteigt der Reflux das normale Maß und kann dann Probleme nach sich ziehen:

- Die Babys verlieren nach dem Füttern eventuell so viel Milch, dass sie mit dem Trinken nicht mehr nachkommen und nur unzureichend an Gewicht zunehmen (*Gedeihstörung* siehe auch S. 158).
- Einige entwickeln eine so starke säurebedingte **Entzündung der Speiseröhre** (= *Ösophagitis*), dass sie nach den Mahlzeiten extrem unruhig sind, sich immer wieder nach hinten »verbiegen« (d.h. den Kopf und Oberkörper nach hinten überstrecken) oder vor Schmerzen gar nicht mehr richtig trinken wollen. Selten entwickelt sich sogar eine Blutarmut.
- Gefährlich wird der Reflux bei Säuglingen aber vor allem dadurch, dass der Speisebrei im Schlaf in die Luftwege geraten und zu ständigem Husten und wiederholten Bronchitiden (siehe S. 272) oder Lungenentzündungen (siehe S. 276) führen kann. Auch das Risiko von Mittelohrentzündungen (siehe S. 435) sowie von teils schwerwiegenden Atempausen (siehe S. 439) ist erhöht.

Das macht der Arzt

Falls ein Baby nur etwas mehr spuckt als durchschnittlich, ansonsten aber gedeiht und keine Krankheitszeichen zeigt, sind weder technische Untersuchungen noch eine spezielle Behandlung (abgesehen von der geduldigen Reinigung des Teppichbodens) erforderlich.

Bei stärkeren Beschwerden ist jedoch eine Diagnostik notwendig. Da der zurückfließende Mageninhalt sauer ist, lässt sich ein Reflux durch spezielle Sonden nachweisen, die von Mund oder Nase in die Speiseröhre vorgeschoben werden und dort bis zu 24 Stunden lang verbleiben (= **ph-Metrie**). Spezielle Ultraschall-, Röntgen- oder Isotopenuntersuchungen (siehe S. 26) stellen außerdem die Lage des Magens bzw. die Geschwin-

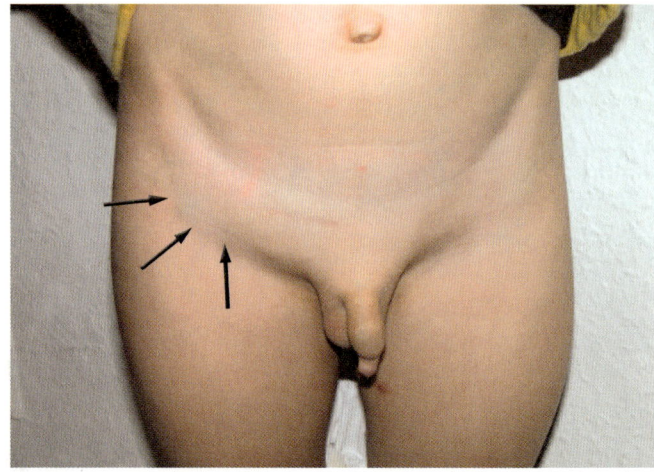

Sechsjähriger Junge mit Leistenbruch auf der rechten Seite, durch die schwarzen Pfeile verdeutlicht. [KL]

digkeit der Magenentleerung dar. Besteht der Verdacht auf eine Speiseröhrenentzündung, ist eine **Speiseröhrenspiegelung** (= *Ösophagoskopie*) mit einem *Endoskop* erforderlich. Atemstörungen im Schlaf können durch spezielle Schlafstudien, entweder zu Hause oder in einem speziellen Schlaflabor, nachgewiesen werden (siehe S. 440). Bei möglicherweise refluxbedingen Lungenentzündungen oder chronischem Husten müssen manchmal sogar die Bronchien mit einem speziellen Endoskop untersucht werden (**Spiegelung der Luftwege** = *Bronchoskopie*).

Helfen die unten dargestellten Allgemeinmaßnahmen nicht, kann der Arzt Medikamente verschreiben, welche die Magenentleerung fördern (z. B. Propulsin®), die Magensäure »abpuffern« (Antazida, z. B. Gaviscon®) oder ihre Bildung unterdrücken (z. B. Zantic®, Antra®).

Selten ist bei Versagen der medikamentösen Behandlung oder bei Komplikationen eine Operation erforderlich.

So helfen Sie Ihrem Kind

Gerade bei Säuglingen können einige einfache Maßnahmen den Reflux oft so weit vermindern, dass das »Auswachsen« des Problems abgewartet werden kann. Günstig sind unabhängig von der Art der Ernährung häufige kleine Mahlzeiten. Nach der Mahlzeit sollte das Kind noch etwa 15–30 Minuten aufrecht auf dem Arm gehalten werden, bis man es ins Bett legt. Zum Schlafen legt man ein Kissen unter das Kopfende der Matratze, damit das Kind in leichter Oberkörperhochlagerung liegt (ca. 30°) und so die Schwerkraft die Nahrung »unten« hält und den Transport des Nahrungsbreies unterstützt. Die früher empfohlene Bauchlage wird heute abgelehnt, da sie das Risiko eines plötzlichen Kindstodes erhöht. Am günstigsten für die Magenentleerung ist die Linksseitenlage. Wickeln Sie das Kind nicht zu stramm – eine zu eng sitzende Windel erhöht den Druck im Magen.

Falls das Kind Flaschennahrung bekommt, können Sie die Nahrung mit Reisschleimflocken oder Nestargel® eindicken, auch dies vermindert das »Zurückschwappen« des Speisebreis.

Ältere Kinder sollten die Speisen meiden, die sie nicht vertragen – erfahrungsgemäß sind dies oft fette oder süße Speisen. Körperliche Bewegung wirkt ebenfalls refluxmindernd, während Sitzen (etwa am Bildschirm) den Druck im Bauchraum erhöht und einen Reflux fördert.

Ein eventuelles Übergewicht sollte energisch angegangen werden, da die damit verbundenen Fetteinlagerungen im Bauchraum für Enge sorgen und dadurch den Reflux begünstigen.

Die Kinder sollten abends nicht zu reichlich und eher früh essen, damit sie nicht sofort danach ins Bett gehen. Auch hier kann es helfen, das Bett in eine leichte Schräglage zu bringen.

Aussichten

Wird der gastroösophageale Reflux rechtzeitig behandelt, sind Dauerfolgen nicht zu befürchten.

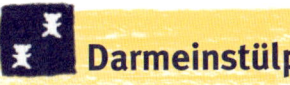
Darmeinstülpung

Bei der **Darmeinstülpung** (= *Invagination*) stülpt sich ein Darmabschnitt teleskopartig in einen anderen ein, wobei der eingestülpte Abschnitt oft unter Durchblutungsmangel leidet, d. h. abgeklemmt wird. Am häufigsten stülpt sich das Dünndarmende in den Blinddarm und den aufsteigenden Teil des Dickdarms (siehe Abb. S. 310).

Die Darmeinstülpung ist eine typische Erkrankung des Babys und Kleinkinds – schätzungsweise 80 % aller Darmeinstülpungen betreffen Babys im zweiten Lebenshalbjahr. Jungen sind häufiger betroffen als Mädchen.

Leitbeschwerden

➤ Plötzlich einsetzende, kolikartige Bauchschmerzen, die sich beim Säugling durch anhaltendes Schreien und Weinen äußern. Oft zieht das Kind die Beinchen an, um den Schmerz zu lindern. Möglicherweise Erbrechen

➤ Danach möglicherweise beschwerdefreie Phase von wenigen Stunden

➤ Später abermals Erbrechen, Blässe bei gleichzeitigem Schweißausbruch, Unruhe und Angst, die dann in Teilnahmslosigkeit und Verfall übergehen

➤ Noch später blutig-schleimige Stühle

Wann zum Arzt

Noch heute, wenn

➤ Ihr Baby über Stunden schreit, ohne dass Sie einen Grund dafür finden können (andere Ursachen des Schreiens siehe Kasten S. 56).

Sofort, wenn

➤ Ihr Baby Ihnen »nicht geheuer« oder »komisch« erscheint und Sie Blut in der Windel finden (andere Ursachen von blutigem Stuhl siehe S. 149).

Das Wichtigste aus der Medizin

Wie kommt es zur Darmeinstülpung?

Darmeinstülpungen treten meist ohne erkennbare Ursache auf. In seltenen Fällen kann als Ursache eine Darmentzündung, **Darmpolypen** (gutartige Geschwülste, die in den Darm hineinwachsen) oder ein **Meckel-Divertikel** (eine sackartige Ausstülpung der Darmwand nach außen im Bereich des Dünndarms) nachgewiesen werden.

Rasches Handeln nötig

Bei einer Darmeinstülpung ist rasches Handeln nötig: Zum einen ist die Durchblutung des eingeklemmten Darmabschnitts gestört, so dass der betroffene Darmteil abstirbt, wenn er nicht rechtzeitig wieder befreit wird. Zum anderen kann auch der Nahrungsbrei nicht mehr ungehindert den Darm passieren – ein Darmverschluss (siehe nächste Seite) bildet sich aus.

Das macht der Arzt

Manchmal kann der Arzt bei der Untersuchung den eingestülpten Darm als »Walze« im rechten Unterbauch tasten. Ansonsten kann die Ultraschalluntersuchung des Bauches die Einstülpung oft (aber nicht immer) darstellen.

Bestätigt sich der Verdacht oder geht es dem Kind weiterhin schlecht, so muss Ihr Kind in die Kinderklinik. Eine Röntgendarstellung des Dickdarms mit durch den Po eingeflößtem Kontrastmittel kann nicht nur die Einstülpung sicher nachweisen, sondern bringt in vielen Fällen die Darmanteile durch den Flüssigkeitsdruck wieder in ihre richtige Lage. Der »Trick mit dem Kontrastmittel« darf aber nur dann versucht werden, solange es keine Hinweise auf Komplikationen wie etwa eine Bauchfellentzündung gibt. In letzterem Fall (oder wenn der »Trick« nicht funktioniert) muss operiert werden. Im Frühstadium werden dabei lediglich die ineinander geschobenen Darmanteile wieder zurückverlagert. Im Spätstadium müssen bereits geschädigte Darmanteile entfernt werden.

Bei rechtzeitiger Behandlung sind keine Dauerschäden zu befürchten. Selbst wenn der Einlauf gelingt, wird das Kind für weitere zwei Tage in der Klinik beobachtet, da das Risiko eines Rückfalls ungefähr 10 % beträgt.

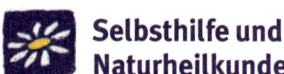

Selbsthilfe und Naturheilkunde

Die Naturheilkunde hat in der Behandlung einer Darmeinstülpung keinen Platz – jedes Zuwarten gefährdet das Kind nur.

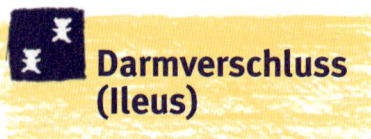

Darmverschluss (Ileus)

Bei einem **Darmverschluss** (= *Ileus*) ist die Darmpassage aus den unterschiedlichsten Gründen unterbrochen. Ein Ileus ist stets ein Notfall und macht eine sofortige ärztliche Behandlung im Krankenhaus erforderlich.

Leitbeschwerden

➤ Bauchschmerzen, die sich bei Säuglingen durch anhaltendes Schreien äußern
➤ Übelkeit, Erbrechen (bei fortgeschrittenen Formen kotig)
➤ Aufgetriebener, möglicherweise druckschmerzhafter Bauch
➤ Fehlender Stuhlgang, dabei jedoch möglicherweise Abgang von Blut oder Schleim
➤ Zunehmend schlechteres Allgemeinbefinden, Zeichen der Austrocknung (siehe S. 151 und S. 318) und des Schocks (vor allem kalter Schweiß, Unruhe, Blässe, schneller Puls siehe S. 494)
➤ Möglicherweise (je nach Ursache) aufgeblähter oder angespannter (»harter«) Bauch

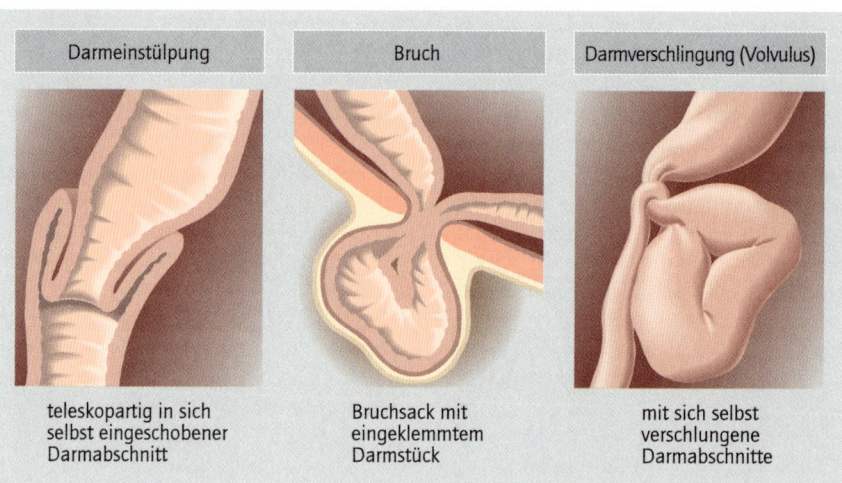

Darmeinstülpung	Bruch	Darmverschlingung (Volvulus)
teleskopartig in sich selbst eingeschobener Darmabschnitt	Bruchsack mit eingeklemmtem Darmstück	mit sich selbst verschlungene Darmabschnitte

Die Abbildung zeigt die häufigsten Ursachen eines Darmverschlusses beim Kleinkind. Die Folgen sind immer dieselben: Die Blutzufuhr der Darmwand wird unterbrochen, was sich in schweren Bauchschmerzen äußert. Zudem staut sich der Darminhalt zurück – Erbrechen ist die Folge. [GR]

Wann zum Arzt

Noch heute, wenn
➤ Ihr Baby über Stunden ohne erkennbare Ursache schreit.
➤ Ihr Baby mehrmals hintereinander erbricht.

Sofort, wenn
➤ Die Beschwerden Ihres Kindes zu einem Ileus passen, insbesondere, wenn es erbricht und dabei zunehmend schläfrig wird und »verfällt«.

Das Wichtigste aus der Medizin

Zwei große Gruppen

Einem Ileus können ganz unterschiedliche Erkrankungen zugrunde liegen, wobei zwei große Gruppen unterschieden werden.

Bei einem **mechanischen Ileus** oder *Darmverschluss im engeren Sinne* ist die Darmlichtung (das Darminnere) verlegt, so dass der Darminhalt die Engstelle nicht passieren kann. Hauptursachen beim Neugeborenen sind Fehlbildungen (z. B. angeborene Verschlüsse des Darm wie etwa eine *Dünndarmatresie*) oder ein zu zähes Mekonium (*Mekoniumileus*), wie es nicht selten bei der Mukoviszidose (siehe S. 218) vorkommt. Bei Kleinkindern häufige Ursachen sind eine *Darmeinstülpung* (siehe S. 325) oder eine **Malrotation** (»Fehldrehung«). Bei Letzterer hat sich der Darm während der vorgeburtlichen Entwicklung nicht wie normal in den Bauchraum »eingedreht«. Aufgrund der daraus resultierenden falschen Lage (und deshalb oft ungenügender Verankerung im Bauchraum durch Aufhängebänder, siehe S. 309) neigt der Darm dazu, sich um sich selbst zu drehen (**Volvulus** = *Darmverdrehung*) und sich dadurch selbst zu verlegen. Auch eine *Brucheinklemmung* (siehe S. 323) kann Ursache eines mechanischen Ileus sein. Bei älteren Kindern kommen zunehmend Darmpolypen oder narbige Verwachsungen durch vorangegangene Bauchoperationen oder chronische Darmentzündungen (siehe S. 328 und S. 329) als Ursachen in Betracht.

Bei einem mechanischen Ileus versucht der Darm zunächst, das Hindernis durch kräftige Darmbewegungen doch noch zu überwinden – im Bauch rumort es heftig (oft mit dem bloßen auf den Bauch gelegten Ohr zu hören), und das Kind hat starke, kolikartige Bauchschmerzen. Doch nach Stunden bis Tagen erschöpft sich der Darm, die Darmbewegungen werden immer weniger, und schließlich folgt eine Darmlähmung.

Bei einem sog. **paralytischen Ileus** (= *Lähmungsileus*) handelt es sich von Anfang an um eine *Darmlähmung*. Er ist meist durch

Entzündungen im Bauchraum bedingt, etwa eine Bauchfellentzündung infolge einer »durchgebrochenen« Blinddarmentzündung (siehe S. 321). Auch Unfälle mit stumpfer Gewalteinwirkung auf den Bauch können zu einem paralytischen Ileus führen. Selten ist er auf eine (bis dahin nicht bekannte) Stoffwechselerkrankung zurückzuführen.

Ein paralytischer Ileus beginnt in der Regel langsamer als ein mechanischer, oft hat das Kind nur ein »Druckgefühl« im Bauch. Im Gegensatz zu einem mechanischen Ileus ist es im Bauch still – zu still, es sind keinerlei Darmgeräusche mehr zu hören.

Eine gemeinsame Endstrecke

Sowohl beim mechanischen als auch beim paralytischen Ileus wird die Darmwand durch den sich anstauenden Darminhalt überdehnt und die Durchblutung der Darmwand immer schlechter. Bleibt der Ileus zu lange unbehandelt, stirbt der betroffene Darmanteil schließlich ab. Bakterien wandern durch die geschädigte Darmwand hindurch und führen zur Bauchfellentzündung.

Das macht der Arzt

Der Verdacht auf einen Ileus bedeutet immer eine Klinikeinweisung. Nur dort können die notwendige Diagnostik (z. B. Blutentnahme, Röntgen- bzw. CT-Aufnahmen sowie eine Ultraschalluntersuchung des Bauches) und die ersten Behandlungsmaßnahmen (Infusionen zum Ausgleich des Flüssigkeits- und Salzhaushalts, Legen einer Magensonde zur Entlastung des Magen-DarmTraktes) rasch eingeleitet werden.

Die weitere Behandlung hängt von der Ursache ab. Bei einem mechanischen Ileus ist meist eine Operation nötig und möglich, bei der das Hindernis entfernt wird. In vielen Fällen müssen zudem Antibiotika gegeben werden.

So helfen Sie Ihrem Kind

Selbsthilfe ist bei einem Darmverschluss nicht möglich. Am besten helfen Sie Ihrem Kind, wenn Sie es rasch ins Krankenhaus bringen.

Dasselbe gilt für alle Verfahren der Naturheilkunde.

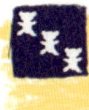
»Gewohnheitsverstopfung« und Morbus Hirschsprung

Die »Gewohnheitsverstopfung« und der Morbus Hirschsprung sind die häufigsten Formen lang anhaltender Verstopfung bei Kindern (siehe auch S. 187).

Leitbeschwerden

➤ Hartnäckige, lang anhaltende (= chronische) Verstopfung, oft mit Stuhlschmieren (siehe S. 153), manchmal auch mit plötzlich auftretenden Durchfällen (»paradoxer Durchfall«, siehe S. 187)
➤ Appetitlosigkeit
➤ Bauchweh und Unwohlsein, bei Säuglingen manchmal auch Erbrechen
➤ Evtl. psychische Probleme als Folge

Wann zum Arzt

Bei Gelegenheit, wenn
➤ Ihr Kind unter regelmäßiger Verstopfung, Stuhlschmieren oder Bauchweh leidet.

Das Wichtigste aus der Medizin

Die »Gewohnheitsverstopfung« (= *chronisch habituelle Verstopfung*) resultiert, wie der Name sagt, aus einer Gewohnheit – und wie bei anderen Gewohnheiten ist auch hier der Auslöser nach einiger Zeit oft gar nicht mehr herauszufinden. Bei manchen Kindern liegen schwierige Lebenssituationen zugrunde (z. B. Scheidung der Eltern), bei anderen Kindern spielt eine faserarme, d. h. obst- und gemüsearme, Ernährung oder Bewegungsmangel eine Rolle. Bei wieder anderen Kindern beginnt das Problem mit dem Verhalten von Stuhl – etwa wenn der Stuhlgang infolge von Rissen am Anus (siehe auch S. 149) schmerzhaft ist. Die Probleme können in jedem Alter auftreten, praktisch nie jedoch vor dem Kleinkindalter.

Egal was die Ursache ist, sie führt in einen Teufelskreis. Denn sitzt der Stuhl erst fest, so dehnt sich als Folge der Mastdarm immer weiter aus. Was vorher ein strammer Kanal war, wird immer mehr zu einer schlaffen »Tüte« – der Stuhl kann nun noch weniger vorwärtsgetrieben werden. Wenn das Kind aber einmal »kann«, dann ist der Stuhl oft so hart, dass die Schleimhaut am Anus einreißt – was wiederum das schmerzbedingte Stuhlverhalten begünstigt. Und so weiter.

Auch beim **Morbus Hirschsprung** (= *angeborenes Riesenkolon, Megacolon congenitum*) wird der Darm durch die Stuhlmassen aufgedehnt. Zugrunde liegt hier aber eine angeborene Störung der Darmnerven. Hier fehlen bestimmte Schaltzellen (Ganglien) in der Darmwand, so dass der betroffene Darmabschnitt (fast immer im Mastdarm, manchmal auch in höheren Darmabschnitten) krampfartig eng gestellt ist. Der Kot kann diese Engstelle dann nur schwer passieren und staut sich davor an. Manchmal zeigt sich dies schon in den ersten Lebenstagen durch einen Verhalt oder verspäteten Abgang des Mekoniums (**Mekoniumileus** siehe S. 195). Vor allem Brustkinder überstehen jedoch die ersten Monate wegen der insgesamt weicheren Muttermilchstühlen oft gut. Bei anderen Säuglingen treten dagegen wechselnde Verstopfung und Durchfall auf. Oft tritt eine Gedeihstörung hinzu.

Leichtere Formen zeigen sich erst im Kleinkindalter oder auch noch später durch eine hartnäckige Verstopfung mit all ihren Varianten – vom Stuhlschmieren bis zum »paradoxen Durchfall« (siehe S. 187).

Kinder mit Morbus Hirschsprung sind meist schwerer beeinträchtigt als solche mit Gewohnheitsverstopfung, leichtere Formen sind jedoch ohne weitere Untersuchungen kaum zu unterscheiden.

Das macht der Arzt

Bei der Gewohnheitsverstopfung tastet der Arzt allenfalls harten Stuhl im Bauchraum. Bei der rektalen Untersuchung ist oft ebenfalls harter Stuhl zu ertasten. Dagegen ist der Mastdarm bei einem vom Morbus Hirschsprung betroffenen Kind bei der Austastung eng und frei von Stuhl.

Erst weitere Tests bei Magen-Darm-Spezialisten bringen endgültige Klarheit: Die Druckmessung an Anus und Mastdarm (= **Manometrie**) zeigt beim Morbus Hirschsprung charakteristische Auffälligkeiten. Der Befund wird dann durch eine Biopsie der Rek-

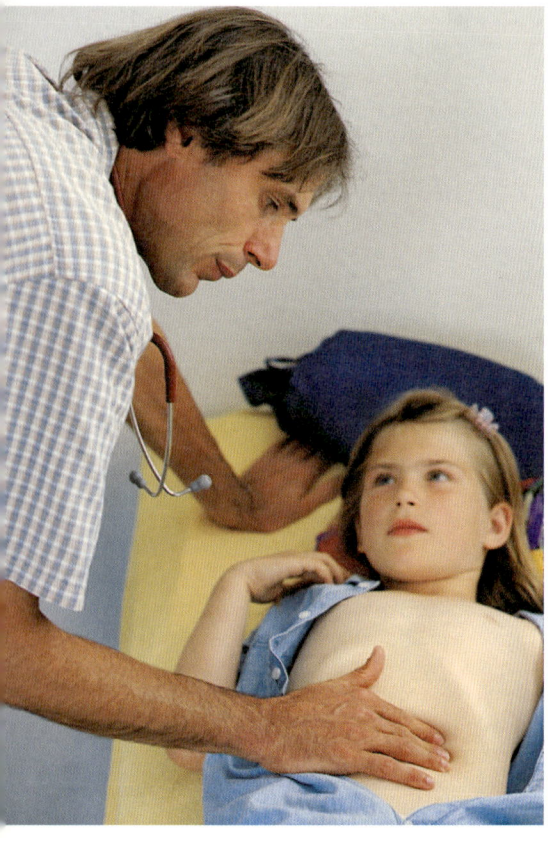

*Gerade Kinder im »stabilen« Grundschulalter klagen oft über Wochen immer wieder über Bauchweh. Eher selten findet der Kinderarzt eine eindeutige Ursache. Solange das Kind gut gedeiht und keine anderen Krankheitszeichen wie Durchfall, Verstopfung oder Fieber vorliegen, muss hier kein diagnostisches Großprogramm angefahren werden.
Eher lohnt es sich, für eine gute Ernährung zu sorgen und sich das »Binnenklima« einmal genauer anzuschauen: Hat das Kind gerade vielleicht ein Übermaß an Stress zu ertragen? Läuft sein Alltag nicht rund? Hat es keine befriedigende Rolle in der Schule oder der Familie gefunden?* [AM]

tumschleimhaut bestätigt, die das Fehlen der Nerven-Schaltzellen nachweist.
Kinder mit Morbus Hirschsprung werden operiert. Dabei wird der verengte Darmabschnitt entfernt. In aller Regel ist damit die Verstopfung für immer behoben.
Kinder mit Gewohnheitsverstopfung dagegen müssen einen langen Atem haben. Denn die oben beschriebene schlaffe »Tüte«, zu der ihr Mastdarm geworden ist, muss sich langsam wieder zu einem funktionierenden, muskelstarken Kanal umwandeln. Dazu muss der »Druck im Kessel« beseitigt, d.h. der Stuhl weicher gemacht werden.

Viel Trinken und eine obst- und gemüsereiche Ernährung reichen meist nicht aus – so sinnvoll diese Maßnahmen prinzipiell sind. Der Arzt verordnet deshalb einen hoch konzentrierten Faserzusatz zur Nahrung, preiswert sind Kleie oder Leinsamen, jedoch können auch Methylzellulose oder andere Produkte verwendet werden. Zusätzlich muss aber, meist über Monate, mit medikamentösen »Stuhl-Weichmachern« behandelt werden; hier kommt z.B. medizinisches Mineralöl (Paraffinum subliquidum), Laktulose oder Magnesiumhydroxid in Frage. Durch die genannten Mittel wird der Stuhl entweder »schlüpfriger« oder kann mehr Wasser halten und wird dadurch weicher.
Reicht dies nicht aus, so müssen bei schwerer Verstopfung manchmal auch stärkere Abführmittel, Klistiere oder gar Darmspülungen über eine Magensonde (im Krankenhaus) eingesetzt werden (siehe S. 188).

So helfen Sie Ihrem Kind

Die Verstopfung ist eine chronische Erkrankung, und bei der Behandlung sind oft Rückschläge einzustecken. Deshalb ist am wichtigsten, immer am Ball zu bleiben – monate-, oft jahrelang! Helfen Sie Ihrem Kind, seine Medikamente zu nehmen und sie bei Bedarf immer wieder neu anzupassen. Die Weichmacher werden nämlich »nach Effekt« dosiert: Erst wenn der Stuhl wirklich weich ist, stimmt die Dosis. Und keine Angst vor Nebenwirkungen – die Weichmacher gelangen vom Darm nicht ins Blut.
Nur bei leichten Formen können naturheilkundliche Mittel helfen. Diese sind bei der Verstopfung auf S. 188 besprochen.

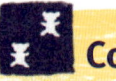

Colitis ulcerosa

Die **Colitis ulcerosa** (= *geschwürige Dickdarmentzündung*) ist die häufigste chronische Darmentzündung im Kindesalter. Da sie sowohl akut als auch langfristig zu Komplikationen führen kann, bedarf sie regelmäßiger ärztlicher Kontrollen.
Die Colitis ulcerosa kann zwar schon bei Kleinkindern auftreten, meist zeigt sie sich aber erstmalig beim Jugendlichen.

Leitbeschwerden

➤ Blutig-schleimige Durchfälle (bis 30 am Tag) mit krampfartigen Bauchschmerzen v.a. vor und nach dem Stuhlgang
➤ Beginn langsam oder plötzlich
➤ Möglicherweise Übelkeit, Erbrechen und Fieber
➤ Möglicherweise Blässe (durch die Blutarmut bedingt)
➤ Möglicherweise Gewichtsabnahme oder Wachstumsverzögerung (durch den Nährstoffmangel)

Wann zum Arzt

Am nächsten Tag, wenn
➤ Ihr Kind länger als drei Tage Durchfall hat.

Noch heute, wenn
➤ Ihr Kind blutige Durchfälle hat.
➤ Die Durchfälle von starken Bauchschmerzen begleitet sind.

Sofort, wenn
➤ Ihr Kind mit Durchfall Zeichen der Austrocknung zeigt (siehe S. 187 und S. 318).

Das Wichtigste aus der Medizin

Woher kommt die Colitis ulcerosa?

Die Ursache der Colitis ulcerosa ist bis heute unklar. Sicher ist nur, dass es sich um eine Autoimmunerkrankung (siehe S. 301) handelt, d.h. um eine fehlgeleitete Abwehrreaktion. Dies erklärt auch, dass bei einem Teil der Betroffenen nicht nur der Darm befallen ist, sondern auch Gelenke und/oder Augen entzündet sind. Die früher vielfach angeschuldigten psychischen Auffälligkeiten sind sicher nicht Ursache, sondern eher Folge der Erkrankung. Psychische Faktoren können aber durchaus Einfluss auf die Erkrankung nehmen, indem z. B. Stress einen neuen Schub auslöst.

Was passiert im Darm genau?

Die Colitis ulcerosa beginnt stets im letzten Darmabschnitt, dem Mastdarm. Sie kann auf den Mastdarm beschränkt bleiben, sich aber auch von dort aus aufwärts über den gesamten Dickdarm ausbreiten.
In der Dickdarmschleimhaut bilden sich zahlreiche rundliche Entzündungsherde, kleine Abszesse und Geschwüre, aus denen es ebenso wie aus der entzündeten Schleimhaut leicht blutet.

Wie verläuft die Colitis ulcerosa?

Die Colitis ulcerosa ist eine chronische Erkrankung. Meist heilen die einzelnen Schübe zwar aus, es kommt aber in kürzeren oder längeren Zeitabständen immer wieder zu Rückfällen.

Akut gefährlich

Die einzelnen Schübe können unterschiedlich schwer sein. In ausgeprägten Fällen können massive *Darmblutungen* sowie ein *Darmdurchbruch* (= *Perforation*) mit nachfolgender *Bauchfellentzündung* (siehe S. 321) das Kind gefährden.

Langzeitfolgen

Die chronischen Durchfälle können durch den daraus resultierenden Nährstoffmangel zu Gewichtsabnahme und Wachstumsverzögerung führen, und Narbenbildung kann die Darmlichtung so weit einengen, dass ein *Darmverschluss* (siehe S. 326) droht.

Gefährlichste Langzeitkomplikation ist aber die Entwicklung eines **Dickdarmkrebses** im Erwachsenenalter – wahrscheinlich durch die jahrelange Reizung der Darmschleimhaut. Nach 20-jähriger Krankheitsdauer wird das Risiko auf 20 % geschätzt.

Das macht der Arzt

Die endgültige Diagnose wird durch **Dickdarmspiegelung** (= *Koloskopie*) mit Entnahme einer Gewebeprobe gestellt. Auch spezielle Bluttests zur Bestimmung von bestimmten Abwehrstoffen (Antikörpern, siehe dazu S. 296) können zur Diagnose sinnvoll sein.

Behandelt wird die Colitis ulcerosa mit verschiedenen entzündungshemmenden Medikamenten. In leichteren Fällen sind Salazosulfapyridin oder Salizylsäureabkömmlinge ausreichend (z. B. Salofalk®, Colo Pleon®), die bei stärkerer Ausprägung durch Kortison (siehe S. 281) ergänzt werden.
Essen darf das Kind im Schub, was es verträgt. In schweren Fällen kann es aber sein, dass für eine gewisse Zeit spezielle trinkbare Diäten (»Astronautenkost«) oder sogar eine vollständige Ernährung durch Infusionen nötig sind, bis sich der Darm wieder erholt hat.

Operiert wird im Kindesalter nur, wenn die Erkrankung auf Medikamente nicht anspricht oder wenn es zu ernsten Komplikationen kommt. Dennoch kommen die Patienten langfristig nicht um eine Operation herum, um der Entwicklung eines Darmkrebses zuvorzukommen. Durch moderne Operationsmethoden kann heute die Stuhlkontinenz in aller Regel erhalten werden.

So helfen Sie Ihrem Kind

Auch zwischen den Schüben darf Ihr Kind essen, was ihm bekommt – es hat sich gezeigt, dass spezielle Diäten den Krankheitsverlauf nicht beeinflussen. Verhältnismäßig häufig ist allerdings eine Milchunverträglichkeit, Milch und Milchprodukte sollten dann gemieden werden. Als Teepflanze kann die Pfefferminze wegen ihrer krampflösenden Wirkung empfohlen werden.

Auch wenn die Colitis ulcerosa nicht psychisch bedingt ist, kann eine Psychotherapie Ihr Kind bei der Krankheitsbewältigung unterstützen. Wenn Sie beobachtet haben, dass Stress häufig Schübe auslöst, können Entspannungsverfahren helfen, mit Belastungen fertig zu werden und langfristig die Schübe vermindern.

▶ **Deutsche Morbus Crohn/Colitis ulcerosa Vereinigung, DCCV e.V.**
Paracelsusstr. 15, 51375 Leverkusen
www.dccv.de

Morbus Crohn

Die zweithäufigste chronische Darmentzündung im Kindesalter ist der **Morbus Crohn** (= *Crohn-Krankheit*). Insgesamt nach wie vor seltener als die Colitis ulcerosa, nimmt seine Erkrankungshäufigkeit zurzeit stetig zu, sie hat sich seit 1960 versechsfacht. Woher dieser Anstieg rührt, ist unbekannt, es wird jedoch ein Zusammenhang mit der »allzu hygienischen« heutigen Lebenswelt diskutiert (siehe S. 34). Wie bei der Colitis ulcerosa zeigt sich die Erkrankung meist erstmalig bei älteren Kindern und Jugendlichen.

Leitbeschwerden

▶ Durchfälle, oft schleimig, seltener blutig, meist 3- bis 6-mal täglich
▶ Immer wiederkehrende Bauchschmerzen
▶ Appetitlosigkeit, Übelkeit
▶ Gewichtsabnahme, Wachstums- und Pubertätsverzögerung
▶ Bei plötzlichem Beginn kann das Beschwerdebild dem einer Blinddarmentzündung sehr ähneln, da beim Morbus Crohn oft der Übergang zwischen Dünndarm und Blinddarm betroffen ist!

Wann zum Arzt

Am nächsten Tag, wenn
▶ Ihr Kind länger als 3 Tage Durchfall hat.

Noch heute, wenn
▶ Die Durchfälle blutig sind.
▶ Ihr Kind Durchfälle mit starken Bauchschmerzen hat.
▶ Zeichen der Austrocknung (siehe S. 187 und 318) hinzutreten.

Das Wichtigste aus der Medizin

Ist die Ursache des Crohn bekannt?

Dass es sich um eine Autoimmunerkrankung (siehe S. 301) handelt, ist bekannt. Was die Erkrankung beim einzelnen Kind jedoch auslöst, ist – wie bei der Colitis ulcerosa – unklar. Neben den Darmbeschwerden sind Gelenkbeschwerden sowie Hautveränderungen und Augenentzündungen recht häufig.

Welcher Darmabschnitt ist erkrankt?

Beim Morbus Crohn können alle Abschnitte des Magen-Darm-Traktes betroffen sein, wobei befallene und (zurzeit) nicht befallene Abschnitte miteinander abwechseln. Die ganze Darmwand ist entzündet.

Verlauf

Der Morbus Crohn verläuft chronisch-schubweise, wobei völlige Beschwerdefreiheit zwischen den Schüben selten ist. Mit den Jahren nimmt die Krankheitsaktivität meist ab. Oft bilden sich leider **Fisteln** (= *krankhafte Verbindungen*) zwischen verschiedenen Darmabschnitten, Darm und Haut, Harnwegen oder Scheide aus. Sehr häufig sind dabei Fisteln in der Afterregion. Die Vernarbungsvorgänge beim Abheilen eines Entzündungsherdes können zu **Darmverengungen** (= *Darmstenosen*) bis zum *Darmverschluss* (siehe S. 326) führen. Bei schweren Verläufen können sich *Abszesse* (= abgekapselte Eiteransammlungen) im Bauchraum bilden.

Das macht der Arzt

Bei Verdacht auf einen Morbus Crohn ist eine Dickdarmspiegelung erforderlich. Vielfach werden auch Speiseröhre und Magen gespiegelt und der übrige Dünndarm geröntgt, da sie ebenfalls betroffen sein können. Bei Verdacht auf einen Abszess kommen weitere technische Untersuchungen wie die Computertomographie in Betracht.
Die medikamentöse Behandlung ähnelt der der Colitis ulcerosa. Bei Fisteln, manchmal auch bei akuten Schüben, wird zusätzlich das Antibiotikum Metronidazol (z. B. Clont®) gegeben, um die Entzündung zu hemmen. Reichen diese Medikamente nicht aus, können Immunsuppressiva (z. B. Imurek®, siehe auch S. 301), das Zytostatikum Methotrexat oder der neue Entzündungshemmer Infliximab (Remicade®, nur als Infusion möglich) versucht werden. Die Medikamente werden auch nach Abklingen des akuten Schubes (in geringerer Dosierung) weitergenommen, um die Zahl der Schübe weitestmöglich zu reduzieren.

Neuerdings werden bei der Behandlung auch bestimmte Probiotika (siehe S. 36), also lebende Darmbakterien, wie z. B. Laktobazillen, eingesetzt, da sich gezeigt hat, dass sich der vielleicht von einer fehlgesteuerten Darmflora ausgehende Autoimmunprozess dadurch günstig beeinflussen lässt.
Der Morbus Crohn wird so lange wie möglich mit Medikamenten behandelt. Im späteren Verlauf muss aber meist doch wegen Komplikationen operiert werden.
Im akuten Schub wird der Darm durch ballaststofffreie, flüssige Diäten oder durch Ernährung mittels Infusionen entlastet.
Nach Besserung der Entzündung wird die Ernährung langsam wieder aufgebaut.

So helfen Sie Ihrem Kind

Die Möglichkeiten der Selbsthilfe entsprechen denen bei Colitis ulcerosa (siehe S. 329).

Nahrungsmittelallergien und -unverträglichkeiten

Nahrungsmittelallergien werden für vielerlei Bauchbeschwerden verantwortlich gemacht, von A wie Appetitlosigkeit bis Z wie Zwicken im Bauch. Tatsächlich aber sind Nahrungsmittelallergien mit einer Häufigkeit von ca. 1,5 % eher selten.

Schon häufiger sind da die (nicht-allergisch bedingten) **Nahrungsmittelunverträglichkeiten** mit einer Häufigkeit von schätzungsweise 10 %.

Nahrungsmittelallergien und -unverträglichkeiten sind nicht ganz einfach auseinander zu halten, da die Beschwerden überlappen.

Leitbeschwerden

▶ Akute oder aber chronische Durchfälle (manchmal blutig), Blähungen, Übelkeit, Erbrechen, Bauchschmerzen

Bei Nahrungsmittelallergien auch:
▶ Hauterscheinungen (Quaddeln, Juckreiz, Ekzem)
▶ Schwellung, Brennen und Jucken im Mundbereich
▶ Selten Beschwerden der Luftwege (allergischer Schnupfen, Atemnot)
▶ Sehr selten allergischer Schock mit rasch zunehmender Luftnot (siehe S. 494)

Wann zum Arzt

In den nächsten Tagen, wenn
▶ Sie bei Ihrem Kind eine Nahrungsmittelunverträglichkeit oder -allergie vermuten.

Noch heute, wenn
▶ Ihr Kind heftige Bauchschmerzen oder blutige Durchfälle hat.

Sofort, wenn
▶ Ihr Kind Atemnot bekommt.

Das Wichtigste aus der Medizin

Zunächst einmal: Nicht jede Nahrungsmittelunverträglichkeit ist krankhaft. Hülsenfrüchte, Zwiebeln und Kohl etwa sind für ihre blähende Wirkung bekannt und werden auch von vielen Gesunden nur in kleinen Portionen gut vertragen. Manche Speisen reizen durch ihren Säuregehalt oder durch daran festsitzende Pflanzenhaare die Haut um den Mund herum oder im Windelbereich – dies ist z. B. als Reaktion auf Zitrusfrüchte, Tomaten oder Erdbeeren völlig normal.
Auch ein *durch eine Krankheit geschädigter Verdauungstrakt* kann viele Nahrungsmittel nicht gut vertragen – ist etwa die Leber erkrankt, so liegen fettreiche Speisen wie Granit im Bauch.

==Von echten **Nahrungsmittelunverträglichkeiten** wird deshalb nur dann gesprochen, wenn ein ansonsten gut funktionierender Verdauungstrakt bestimmte Nahrungsmittel in normalen Mengen wiederholt nicht verträgt.==

Ursache Enzymmangel

Häufigste Ursache echter Nahrungsmittelunverträglichkeiten ist ein angeborener oder erworbener **Enzymmangel**.
Enzyme sind unverzichtbare chemische Helfer des Darms bei der Verdauung. Sie spalten Nahrungsbestandteile auf und machen sie so überhaupt erst verwertbar.
Fehlt das Enzym *Laktase,* so kann der in der Milch vorkommende *Milchzucker* (= **Laktose**) nicht mehr in die verwertbaren Einfachzucker Glukose und Galaktose aufgespalten werden. Stattdessen wird er im Darm vergoren – der Verzehr von Milch und Milchprodukten »rächt« sich dann mit Bauchschmerzen, Blähungen und (wässrigen) Durchfällen.

Der Arzt spricht von einem **Laktasemangel** und einer **Laktoseintoleranz** (= *Milchzuckerunverträglichkeit*).

Vorübergehend tritt ein Laktasemangel gelegentlich nach Magen-Darm-Infektionen (siehe S. 316) auf, da hier die Schleimhaut mitsamt der darin arbeitenden Laktase geschädigt wird. Der Verzicht auf Milchprodukte während des Durchfalls kann dem Enzymmangel also aus verständlichen Gründen nicht vorbeugen. Auch bei einer unbehandelten Zöliakie (siehe S. 334) fehlt die Laktase infolge der Schleimhautschädigung. Ein Laktasemangel ab der Geburt ist demgegenüber extrem selten.

Enzyme helfen auch bei der Verstoffwechselung der bereits ins Blut aufgenommenen Nährstoffe – entsprechend kann auch hier ein Mangel zu Beschwerden führen, die dann nicht unbedingt im Bereich des Magen-Darm-Traktes liegen müssen. Am bekanntesten, aber sehr selten, ist die **Fruktoseintoleranz**. Hier fehlt es der Leber – erblich bedingt – an bestimmten Enzymen. Dadurch kann die in Obst und Gemüse enthaltene **Fruktose** (siehe S. 31) – und deshalb auch die zur Hälfte aus Fruktose bestehende und praktisch in allen Süßspeisen enthaltene **Saccharose** (= *Rohrzucker*) – nicht verwertet werden. Solange das Baby voll gestillt oder eine volladaptierte Milch (also eine der Muttermilch angepasste Milch, siehe auch S. 81) gefüttert wird, ist die Fruktoseintoleranz nicht erkennbar.

Mit Einführung von Beikost treten dann die Beschwerden auf, die im Wesentlichen Zeichen der Unterzuckerung sind (da der Zucker nicht verwertet werden kann, fehlt er in den Zellen): Unruhe, Zittern, Übelkeit, Erbrechen, Schwitzen bei gleichzeitiger Blässe bis hin zu zerebralen Krampfanfällen (siehe S. 445). Ältere Kinder zeigen eine auffällige Abneigung gegen Obst und Süßigkeiten. Bei fortgesetzter Fruktosezufuhr bilden sich Leberschäden aus, und das Kind gedeiht schlecht. Im Gegensatz zur Laktoseintoleranz ist das Krankheitsbild schwer und wird meist schon in der Säuglingszeit erkannt. Wenn Ihr Kind also wieder einmal am Broccoli herummäkelt: Mit einer Fruktoseintoleranz kann es sich nicht herausreden.

Ursache Pseudoallergie

Zweithäufigste Ursachengruppe für Nahrungsunverträglichkeiten sind die **Pseudoallergien** oder *Scheinallergien*: Sie sehen aus wie Allergien und werden teilweise durch dieselben Nahrungsmittel ausgelöst, die auch für Allergien verantwortlich sind. Im Gegensatz zu den »echten« Allergien ist allerdings das Immunsystem an der Reaktion nicht beteiligt. Zur Erinnerung (Details siehe S. 296): Die Beschwerden bei Allergien entstehen dadurch, dass ein bestimmter Stoff (das sog. Allergen) eine Immunreaktion in Gang setzt. Hierdurch werden Botenstoffe freigesetzt, welche die bekannten Erscheinungen auslösen.

Einige Nahrungsmittel nun können diese Botenstoffe direkt (also ohne Immunreaktion) freisetzen oder unmittelbar auf die Blutgefäße wirken und so eine Allergie »imitieren«! Zu diesen Nahrungsmitteln zählen Erdbeeren, Tomaten, aber auch Fisch, einige Käsesorten, Schokolade, Walnüsse und – besonders schwer aufzuspüren – Konservierungs- und Farbstoffe.

Typisch für die Pseudoallergien sind juckende Hautquaddeln und Herzklopfen. Auch Bauchbeschwerden und Migräne (siehe S. 443) sind möglich.

Die Spuren der Vergangenheit

In einem gewissen Sinne ist die Laktoseintoleranz ein natürliches Phänomen. Denn bis zur Einführung der Tierhaltung vor etwa 10 000 Jahren war Muttermilch das einzige von Menschen verzehrte Milchprodukt. Nach der Entwöhnung von der Brust (bei den Jägern und Sammlern etwa im dritten Lebensjahr) war das milchzuckerspaltende Enzym überflüssig – die Evolution sorgte deshalb dafür, dass es nach dem Kleinkindalter »abgeschaltet« wurde.

Auch die noch heute lebenden eingeborenen Völker sind laktoseintolerant. Dasselbe gilt aber auch für die asiatischen und afrikanischen Völker, deren Vorfahren keine systematische Milchnutzung betrieben haben – auch hier sind immerhin 90% der Menschen ab etwa dem vierten Lebensjahr laktoseintolerant! In Populationen mit Vieh haltenden Vorfahren, zu denen auch die Nordeuropäer gehören, ist die Laktoseintoleranz mit etwa 10% dagegen selten – hier haben sich die »Bauerngene« in den letzten Jahrtausenden so weit durchgesetzt, dass die Laktase lebenslang produziert wird.

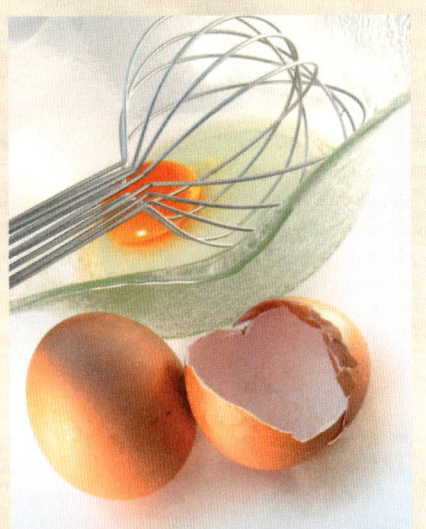

Eier: Im Gegensatz zur Milch können sie von allen Menschen recht gut verdaut werden. Mit der Milch haben die Eier allerdings gemeinsam, dass sie bei manchen Säuglingen und Kleinkindern Allergien auslösen können – besonders wenn Kinder durch ihre Eltern allergisch vorbelastet sind. [ISP]

Ursache Allergie

Bleiben die – eher seltenen – **Nahrungsmittelallergien**. Prinzipiell sind allergische Reaktionen auf jedes Nahrungseiweiß möglich, die »Hitliste« wird aber angeführt von Kuhmilch, Hühnereiern, Soja, Nüssen, Weizen, Fischen und Schalentieren. Während sich Milch-, Soja-, Ei- und Weizenallergien meist mit der Reifung des Immunsystems verlieren, bleiben die anderen Allergien oft lebenslang bestehen. Etwa 40% der Kinder mit Neurodermitis (siehe S. 382) haben eine Nahrungsmittelallergie.

Im Säuglings- und Kleinkindalter am häufigsten ist die **Kuhmilchallergie**, manchmal auch *Kuhmilchproteinintoleranz* genannt. Die betroffenen Kinder reagieren wenige Tage bis zwei Monate nach der Einführung von Kuhmilch oder kuhmilchhaltiger Säuglingsmilch (praktisch alle regulären Säuglingsmilchen sind auf Kuhmilchbasis hergestellt) mit Erbrechen, Durchfällen und in schweren Fällen langfristig auch mit einer

Gedeihstörung und anderen Mangelerscheinungen. Die Durchfälle können blutig sein. Kuhmilchallergien sind bei gestillten Kindern seltener, können sich aber auch bei voll gestillten Kindern entwickeln. Zum einen können nämlich Bestandteile der Kuhmilch über die Muttermilch in den kindlichen Körper gelangen und dem Immunsystem die Allergie sozusagen flüsternd beibringen. Zum anderen bekommen auch gestillte Kinder mitunter – etwa zum Überbrücken von Stillschwierigkeiten – kuhmilchhaltige Säuglingsmilchen.

Faustregeln

➤ Unverträglichkeitsreaktionen sind meist dosisabhängig, kleine Mengen des Nahrungsmittels werden also vertragen. Bei Allergien hingegen führen bereits kleinste Mengen des Nahrungsmittels zu Beschwerden.

➤ Bei Allergien und Pseudoallergien treten die Symptome innerhalb von Minuten (Jucken im Mundbereich) bis etwa 1–2 Stunden (Erbrechen und Durchfall) nach der Nahrungsaufnahme auf. Bei Nahrungsmittelunverträglichkeiten ist der zeitliche Zusammenhang mit der Nahrungsaufnahme oft variabel und inkonsistent.

Eine Ursache – viele Wirkungen

Komplett wird das Verwirrspiel dadurch, dass sich Nahrungsmittelallergien zwar am häufigsten durch Bauchbeschwerden äußern, wie Bauchschmerzen, Übelkeit, Erbrechen und (teils blutige) Durchfälle, prinzipiell aber auch andere allergische Reaktionsformen möglich sind, und das auch noch an verschiedenen Organen:

Hauterscheinungen: Häufig beobachtet werden Juckreiz, Hautrötung und Quaddeln. Manchmal ist auch lediglich die Schleimhaut des Mundes durch Schwellung oder Kribbeln betroffen. Eine Neurodermitis (siehe S. 382) kann unterhalten oder verstärkt werden.

Atemwegsbeschwerden: Diese treten bei schweren Allergieformen auf. Nur in Ausnahmefällen wird dagegen ein chronisches Asthma durch eine Nahrungsmittelallergie unterhalten.

Allergischer Schock: In Extremfällen kommt es sogar zu einem lebensbedrohlichen allergischen Schock (siehe S. 494).

Das macht der Arzt

Aus dem oben Gesagten wird klar: Ist es schon schwierig genug zu klären, ob überhaupt eine Nahrungsmittelunverträglichkeit vorliegt, erfordert die Suche nach der Ursache oder gar dem auslösenden Nahrungsmittel oft geradezu detektivischen Spürsinn. Der erste Schritt besteht meist in einer genauen Untersuchung. Diese soll klären, ob den Bauchbeschwerden tatsächlich »nur« eine Unverträglichkeit bzw. Allergie zugrunde liegt oder vielleicht doch eine chronische Darmerkrankung, wie etwa eine Zöliakie (siehe S. 334) oder eine Darmentzündung (siehe S. 328 und S. 329). Wird bei der Untersuchung eine Gedeihstörung (siehe S. 158 und S. 341) festgestellt, so wird die Diagnostik von vorne herein sehr breit angelegt und umfasst dann auch eine endoskopische Untersuchung des Magen-Darm-Trakts.

Fällt dem Arzt nichts Schwerwiegendes auf, so wird als nächster Schritt in Ruhe geklärt, ob es überhaupt einen Zusammenhang zwischen den Beschwerden und bestimmten Nahrungsmitteln gibt. Hier kann ein Tagebuch mit detaillierten Angaben zu Kost des Kindes und Beschwerden nützlich sein. Dann wird das »verdächtige« Nahrungsmittel konsequent für mindestens drei Wochen weggelassen – liegt wirklich eine Nahrungsmittelunverträglichkeit oder -allergie vor, bessern sich die Beschwerden bei einer solchen *Auslassdiät* (= **Eliminationsdiät**).

Ist der »Übeltäter« weiter unklar, kann der umgekehrte Weg, die **Allergiesuchdiät**, erforderlich sein. Hier bekommt das Kind zunächst nur ganz wenige Nahrungsmittel, die erfahrungsgemäß praktisch nie eine Allergie hervorrufen (etwa Reis und Kartoffeln), bis die Beschwerden verschwunden sind. Dann werden alle paar Tage Nahrungsmittel hinzugefügt, bis die Beschwerden wieder auftauchen. Der Aufwand und der mit einer solchen Diät verbundene Familienstress sind allerdings erheblich, zumal die lange Tortur in vielen Fällen auch keine klare Antwort erbringt.

Blutuntersuchungen, Allergietests (siehe S. 299) und verschiedene **Provokationstests** (Belastung mit dem verdächtigen Nahrungsmittel in der Arztpraxis) ergänzen die Diagnostik im Einzelfall. Leider sind die gängigen Allergietests nicht sehr aussagekräftig, da auch viele »normale« Säuglinge und Kleinkinder bei Tests auf Nahrungsmittel reagieren. Immerhin kann ein negativ ausfallender Hauttest eine Nahrungsmittelallergie zu 95% ausschließen.

Medikamente zur Unterdrückung allergischer Reaktionen (siehe S. 299) sind bei Nahrungsmittelallergien in aller Regel wirkungslos, auch eine Hyposensibilisierung (siehe S. 299) kommt nur ganz selten in Betracht. Hat das Kind auf das Nahrungsmittel bereits einmal mit einem allergischen Schock reagiert, sollten Sie sich vom Arzt ein spezielles Notfallset für Allergiker verschreiben lassen und auch immer bei sich haben, um im Notfall schnell eingreifen zu können.

So helfen Sie Ihrem Kind

Eine naturheilkundliche Methode, welche die Unverträglichkeit »wegzaubert«, gibt es nicht. Was jedoch hilft, ist eine gewisse *Gelassenheit*: Fast jedes Kind reagiert einmal gegen bestimmte Nahrungsmittel, etwa durch einen Ausschlag um den Mund herum oder durch einen wunden Po. Auch tritt im Zuge der Beifütterung immer einmal wieder ein durchfälliger Stuhl auf. Hier muss nicht gleich das Schreckgespenst »Allergie« an die Wand geworfen werden. Solange die Reaktionen nicht schwerwiegend sind, begrenzt bleiben und Ihr Kind gedeiht, seien Sie mit Umstellungen der Nahrung zurückhaltend. So manches Kind leidet mehr an der Überreaktion seiner Eltern als an einer Überreaktion seines Immunsystems – etwa indem in hektischer Folge immer wieder neue Milchen ausprobiert werden oder die Babynahrung umgestellt wird.

Wir empfehlen darüber hinaus, die Diagnose einer Nahrungsmittelunverträglichkeit *nicht leichtfertig* zu stellen. Wir sind der einhelligen Meinung, dass die Nahrung unserer Kinder mit viel zu vielen Zusatzstoffen belastet ist und dass die zunehmende Industrialisierung der Ernährung unsere Kinder nachhaltig schädigt (siehe Kapitel 4). Dennoch steckt nicht hinter jeder Auffälligkeit unserer Kinder ein Nahrungsstoff. Es ist *möglich*, dass sich die Hyperaktivität bzw. das ADHS durch bestimmte Diäten bessert (siehe S. 466), dennoch ist das ADHS bei den allermeisten Kindern weitaus mehr als eine Reaktion auf Nahrungsmittel. Dasselbe gilt für Autismus, Migräne, Depressionen und Schulprobleme. Es gibt sehr gute Gründe, unsere Kinder mit einer möglichst wenig verfremdeten Nahrung zu versorgen, die Liste muss aber nicht in jedem Fall auch noch eine »Allergie« enthalten.

Liegt eine echte Unverträglichkeit oder Allergie vor, so sind zwei Wege denkbar:
▶ Bei einer leichten Allergie oder Unverträglichkeit haben Sie Spielraum, und den können Sie nutzen. So vertragen etwa manche Kinder mit einer leichten Milchallergie die Milch gut, wenn der Milchkonsum reduziert, die Milch angesäuert oder als H-Milch gegeben wird.
▶ Handelt es sich um eine schwer wiegende Allergie (Nesselsucht, Atembeschwerden) oder ist schon einmal ein allergischer Schock (siehe S. 494) aufgetreten, so muss der betreffende Nahrungsstoff dagegen konsequent vermieden werden. Das unverträgliche Nahrungsmittel wird komplett vom Speiseplan gestrichen – hierin sind sich Schulmedizin und Naturheilkunde einig. Das bei Karies beliebte Motto »Einmal wird schon nicht schaden« kann tödlich sein. Eine Wiedereinführung des Nahrungsbestandteils darf nur unter ärztlicher Kontrolle erfolgen.

Verträgt das Kind nur eine Obstsorte nicht, fällt der Verzicht leicht. Bestehen jedoch Unverträglichkeiten gegen mehrere Nahrungsmittel, Grundnahrungsmittel (wie etwa Weizen) oder Stoffe, die versteckt in zahlreichen anderen Nahrungsmitteln vorkommen, kann das Meiden sehr schwierig sein. In solchen Fällen kann eine Diätberatung weiterhelfen – beim einfachen »Weglassen« drohen möglicherweise Mangelerscheinungen. Fragen Sie bei Bäcker oder Metzger nach den verwendeten Zutaten und achten Sie bei Fertigprodukten peinlich genau auf die Zutatenliste.

Für viele besonders problematische Nahrungsmittel wie etwa Milch oder Eier gibt es mittlerweile Ersatzprodukte, die meist in Reformhäusern erhältlich sind. Leider reagieren aber gerade kuhmilchallergische Kinder recht häufig gegen die oft als Ersatz angeratenen Sojamilchen.

In jedem Fall sollten Sie Verwandte, Freunde, Erzieherinnen und Lehrer Ihres Kindes informieren. Dies dient nicht nur der Sicherheit Ihres Kindes, sondern erlaubt es den Bezugspersonen Ihres Kindes auch, sich auf das nun in einem gewissen Sinn »essbehinderte« Kind einzustellen und es nicht von der mit dem Essen verbundenen Gemeinschaftserfahrung auszuschließen. Im kleine-

Hinter einem geblähten Bauch können Nahrungsunverträglichkeiten oder sogar eine Zöliakie stecken. Aber ab wann ist ein Bauch gebläht? Kleinkinder haben nun einmal oft sehr ausladende Bäuche – wie dieser dreijährige Junge auf dem Bild, dem ja auch nichts zu fehlen scheint. Aber keine Sorge: Solange ein Kind keine anderen Krankheitszeichen wie Abgeschlagenheit, Durchfall, Verstopfung oder mangelndes Gedeihen zeigt, ist der »dicke Bauch« völlig normal und wird im Laufe des Wachstums von selbst verschwinden.
[RP]

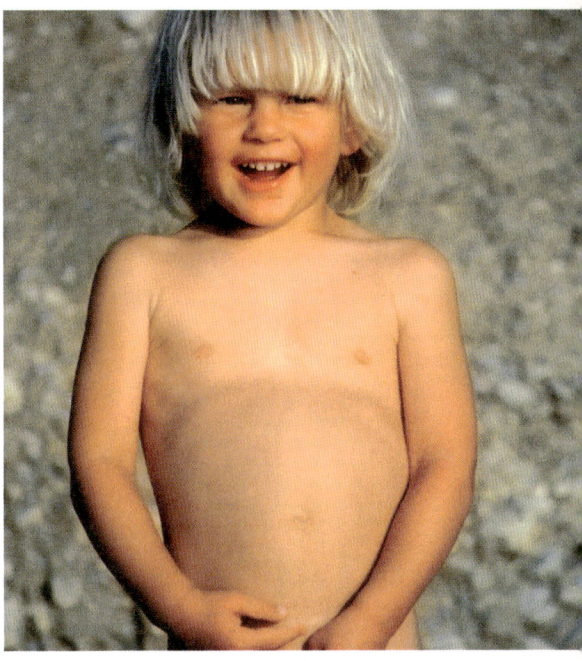

ren Kreis wie beim Kindergeburtstag oder bei Geburtstagsfeiern in Kindergarten oder Schule ist es häufig möglich, Speisen zu finden, die das Kind mitessen kann und die ihm die Teilnahme an der gemeinsamen Mahlzeit erlauben. Ansonsten können Sie ihm etwas mitgeben, das dem Essen der anderen möglichst nahe kommt.

Generell gilt: Sie sollten Ihrem Kind nur die Einschränkungen auferlegen, die wirklich nötig sind. Ihm »vorbeugend« noch andere Nahrungsmittel zu streichen, ist in aller Regel nicht sinnvoll und bedeutet nur eine weitere Einschränkung der Lebensqualität sowie ein höheres Risiko an Mangelerscheinungen.

Selbsthilfe und Naturheilkunde

Bei der akupunkturgestützten Hyposensibilisierung werden die betreffenden Stoffe auf die Bauchhaut gelegt und währenddessen z. B. eine Laserakupunktur bestimmter Punkte vorgenommen. Die Wirksamkeit ist umstritten. Dasselbe gilt für die Homöopathie.

Aussichten

Das Immunsystem des Säuglings und auch noch des Kleinkindes ist in einer beständigen Lernphase (siehe S. 33). Durch empfindliche Tests lassen sich bei über 50 % der Säuglinge Allergien gegen Nahrungsbestandteile nachweisen – die nach außen sichtbaren Allergien sind also nur die Spitze des Eisbergs.

Glücklicherweise verlieren sich die weitaus meisten Nahrungsmittelunverträglichkeiten und -allergien schon mit dem Kleinkindalter. So wird die Kuhmilchallergie etwa bei 2 % der Säuglinge diagnostiziert, bei den Dreijährigen ist sie auf unter 0,2 % abgefallen.

Bei nicht bedrohlichen Allergien kann deshalb das auslösende Nahrungsmittel in ungefähr jährlichen Abständen versuchsweise wieder gegeben und die Reaktion des Kindes beobachtet werden.

Die nach dem dritten Geburtstag erstmalig aufgetretenen Allergien bleiben jedoch in den meisten Fällen lebenslang bestehen. Auch der Enzymmangel bei Laktose- oder Fruktoseintoleranz geht nicht wieder zurück.

Vorsorge

Die beste, wenn auch nicht sichere Vorbeugung vor Nahrungmittelallergien ist es, das Baby lange zu stillen (siehe S. 36). Gerade Kinder mit erhöhter Allergiegefährdung (sog. Risikokinder, siehe S. 37 und S. 298) sollten mindestens ein halbes Jahr voll gestillt werden.

Als Muttermilchersatz kommen während des ersten Lebensjahres am ehesten hypoallergene Säuglingsmilchen (HA-Milchen, siehe S. 37) in Frage. Alternative Tiermilchen (Schaf-, Ziegen- und Stutenmilch) haben keine Vorteile, jedoch einige Nachteile (siehe S. 81). Auch Sojamilchen können zur Allergievorbeugung nur bedingt empfohlen werden (siehe S. 37).

Nahrungsmittel, die besonders häufig zu Allergien führen, sollten bei Risikokindern möglichst während des gesamten ersten Lebensjahres gemieden werden. Neben Kuhmilch gehören dazu Hühnereiweiß (und damit auch hühnereihaltige Produkte) sowie Nüsse und Schalentiere.

Zöliakie

Kinder mit einer **Zöliakie** vertragen das in vielen Getreidesorten enthaltene Klebereiweiß **Gluten** nicht und entwickeln hierauf eine chronische Verdauungsstörung mit allen ihren Folgen. Zugrunde liegt eine Autoimmunreaktion (siehe S. 301). Mit einer Häufigkeit von etwa 0,5 % ist die Zöliakie nicht so selten. In etwa 10 % sind auch andere Familienangehörige betroffen.

Durch neue Labortests werden zunehmend auch milde Formen erkannt, so dass die Häufigkeit sozusagen »fortschrittsbedingt« ansteigt. Ob alle diese Formen langfristig behandelt werden müssen, ist noch unklar.

Leitbeschwerden

➤ Chronische (= lang andauernde) Verdauungsstörung mit teilweise übel riechenden, fett-glänzenden Durchfällen, Blähungen mit vorgewölbtem »Blähbauch« (der »dicke« Bauch steht in auffälligem Gegensatz zu den dünnen Beinchen) und besonders bei Babys Erbrechen
➤ Gewichtsabnahme, Minderwuchs
➤ Blässe (infolge Blutarmut durch Eisenmangel)
➤ Oft psychische Labilität, missmutiger Gesichtsausdruck, Reizbarkeit
➤ Beginn der Beschwerden ungefähr 1–6 Monate nach Beginn der Getreidefütterung (z. B. im Brei)

Wann zum Arzt

In den nächsten Tagen, wenn

➤ Sie die obigen Beschwerden bei Ihrem Kind (über längere Zeit, also über Wochen) beobachten.

Das Wichtigste aus der Medizin

Woher kommt die Zöliakie?

Die Zöliakie ist teilweise anlagebedingt. Der Glutenbestandteil **Gliadin** löst bei empfänglichen Kindern dann eine »falsche« Abwehrreaktion (genauer eine Autoimmunreaktion, siehe S. 301) gegen die Dünndarmschleimhaut aus.

Was passiert bei der Zöliakie?

Die fehlgeleitete Abwehrreaktion zerstört die feinen Ausstülpungen der Dünndarmschleimhaut, die Zotten, welche die Nährstoffe aus dem Darm ins Blut aufnehmen. Infolgedessen passiert die Nahrung ungenutzt den Darm, was einerseits zu den Durchfällen und Blähungen und andererseits zu den Gedeihstörungen und anderen Mangelerscheinungen führt.

Dabei müssen nicht alle der oben aufgeführten Krankheitszeichen auftreten. Gar nicht so selten fällt eine Zöliakie z. B. erst bei der Abklärung eines Minderwuchses auf. Durch verbesserte Diagnosemöglichkeiten werden heute auch Kinder mit milden Formen erkannt.

Das macht der Arzt

An erster Stelle bei Zöliakieverdacht stehen heute Blutuntersuchungen, die sowohl die Mangelerscheinungen als auch Antikörper (Abwehrstoffe) gegen Getreidebestandteile und Darmwandbestandteile zeigen.

Sprechen die Ergebnisse für eine Zöliakie, wird zur Bestätigung eine Gewebeprobe aus dem Dünndarm entnommen (= **Dünndarmbiopsie**), um den Zottenverlust nachzuweisen. Hierzu wird ein kleiner Schlauch durch die Nase in den Anfangsteil des Dünndarms vorgeschoben und darüber ein Stück Schleimhaut »abgezupft«.

So helfen Sie Ihrem Kind

Die einzig wirksame Behandlungsmethode bei Zöliakie besteht in einer – zumeist lebenslangen – glutenfreien Diät. Weizen, Roggen, Hafer und Gerste müssen also durch Reis, Mais, Dinkel, Buchweizen, Sojabohnen und Hirse ersetzt werden. Speziell gereinigte Weizenstärke kann verwendet werden. Unter dieser **Eliminationsdiät** bessern sich die Beschwerden nach wenigen Wochen.

Zwar bieten immer mehr Bäcker glutenfreie Backwaren an, doch ist die Diät nach wie vor nicht einfach, da sich die genannten Getreide auch in zahlreichen handelsüblichen Fertigprodukten verstecken. Daher empfiehlt sich für Betroffene nicht nur eine Diätberatung, sondern auch die Kontaktaufnahme mit einer Selbsthilfegruppe. Über sie sind z. B. glutenfreie Rezepte, Versandhandlungen mit glutenfreien Lebensmittel und Listen mit glutenfreien Fertigprodukten erhältlich.

Seltene Formen der Zöliakie verlieren sich im Laufe der Kindheit. In manchen Fällen ist es deshalb gerechtfertigt, unter regelmäßiger ärztlicher Kontrolle (dazu gehören auch Labortests und weitere Dünndarmbiopsien) nach Jahren der Therapie wieder eine glutenhaltige Normalkost auszuprobieren. Glück soll es ja geben.

Und die Zukunft?

Bei konsequenter Diät sind die Aussichten des Kindes auf ein gesundes Leben sehr gut. Diätfehler rächen sich im Erwachsenenalter nicht mehr ganz so prompt, trotzdem muss die Diät fortgesetzt werden. Ansonsten kann die chronische Entzündung der Dünndarmschleimhaut nämlich das Auftreten bestimmter bösartiger Tumoren, der Lymphome (siehe S. 306), begünstigen.

Kirchner, N.: **Milchfrei leben – glutenfrei leben.** Jopp, 2003

➤ Deutsche Zöliakie-Gesellschaft e.V.
Filderhauptstr. 61, 70599 Stuttgart
www.dzg-online.de

➤ www.ernaehrung.de/tipps/zoeliakie/
Tipps zur Auswahl von Nahrungsmitteln

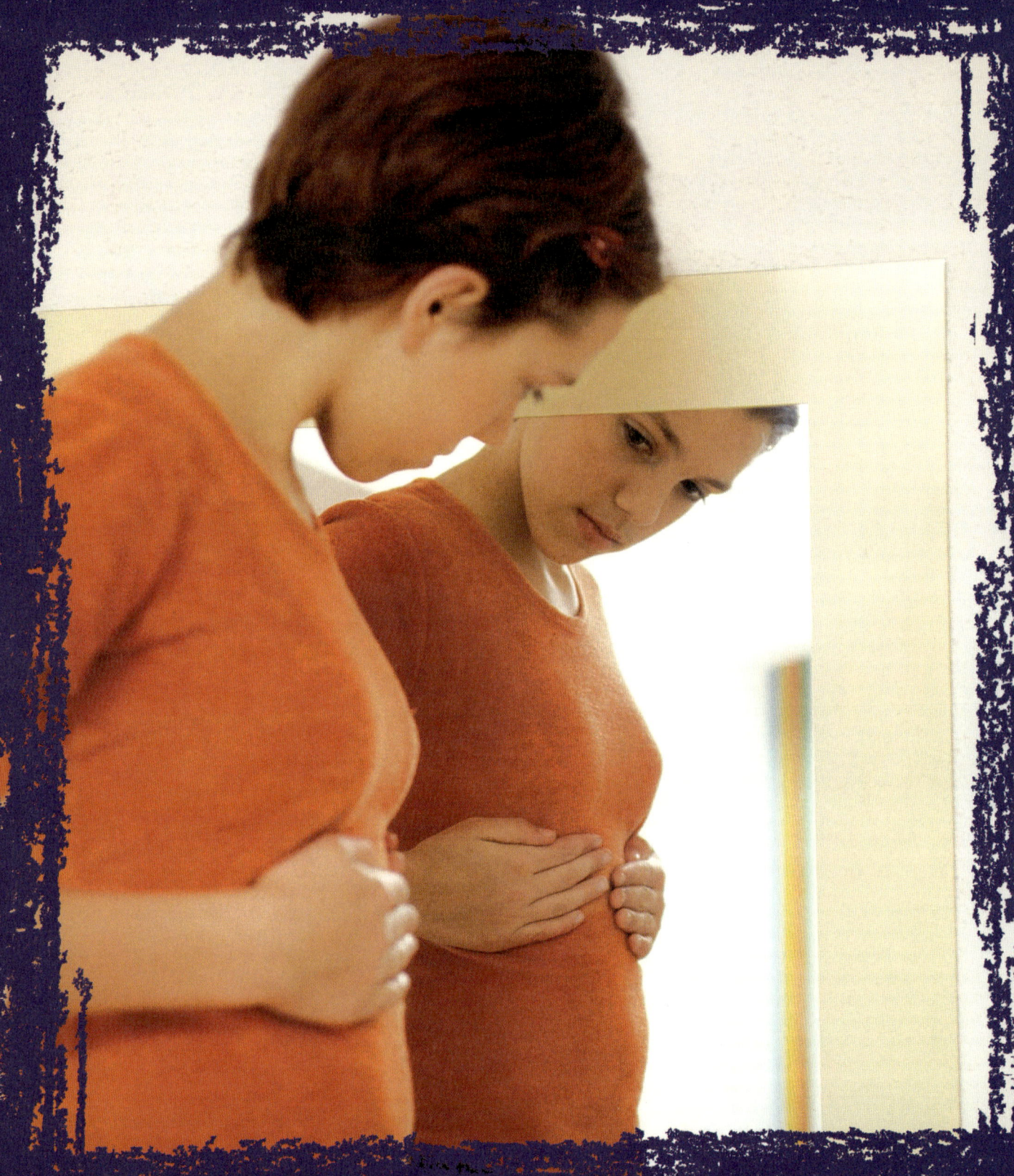

16 Erkrankungen von Stoffwechsel und Hormondrüsen

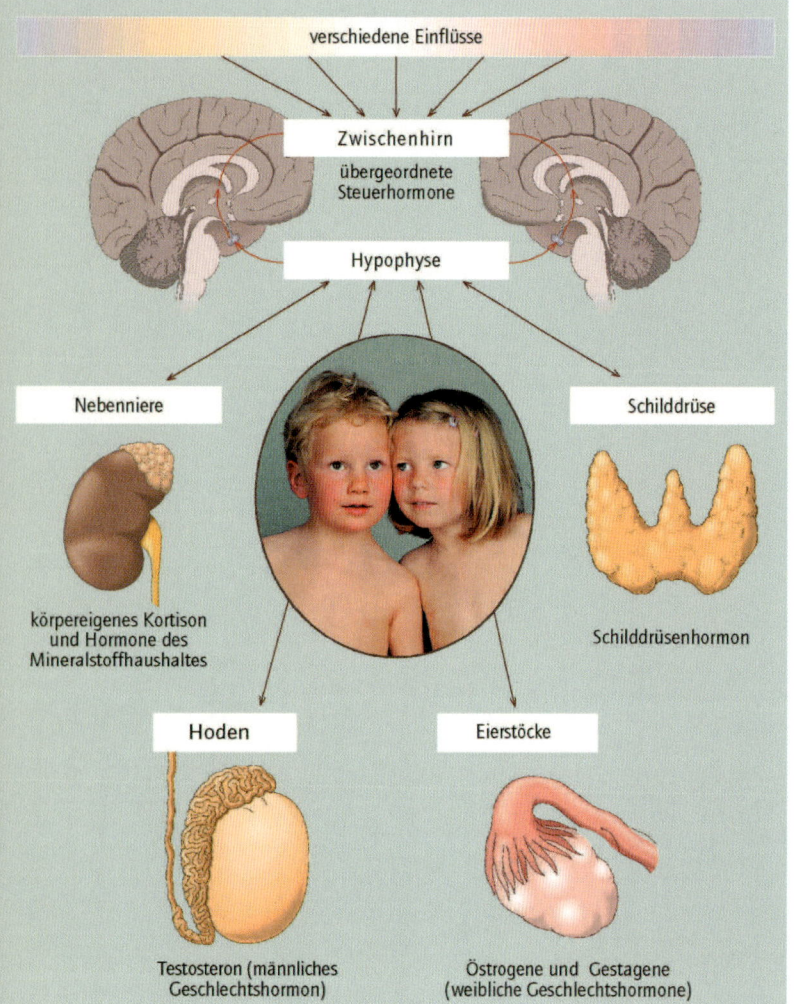

Die Konzentration der Hormone im Blut muss optimal an die Bedürfnisse des Organismus angepasst werden: Im Gehirn produzierte Steuerhormone steigern oder hemmen die Hormonausschüttung der Hormondrüsen des Körpers, wie etwa der Schilddrüse. Gleichzeitig wirken die dort produzierten Hormone auf die Steuerzentren im Gehirn zurück und beeinflussen deren Aktivität (hier symbolisiert durch Doppelpfeile). Durch diese Regelkreise kann die Hormonkonzentration im Blut fein reguliert werden.
[GX]

Fernsprechnetz des Körpers: die Hormone

Die Billiarden Zellen unseres Körpers müssen sich miteinander verständigen und ihre Arbeit aufeinander abstimmen können. Nur so können alle Organtätigkeiten bedarfsgerecht ablaufen. Der eine Hauptpfeiler dieser Steuerung ist das Nervensystem. Der zweite Hauptpfeiler ist das **Hormonsystem.**
Hormone sind Signal- und Botenstoffe, welche der Kommunikation zwischen den verschiedenen Zellen und Geweben dienen und dadurch praktisch alle biologischen Abläufe im Körper beeinflussen. Schwangerschaft und Geburt, Wachstum und Pubertät hängen ab von einem intakten Hormonhaushalt. Zudem werden unser Blutdruck sowie der Wasser- und Salzhaushalt von Hormonen (mit-)gesteuert. Aber auch unser Stoffwechsel, der uns ja tagaus, tagein genügend Energie liefern muss, könnte sich ohne die Hilfe von Hormonen (wie etwa dem Insulin) nicht an das ständig schwankende Nahrungsangebot anpassen – man denke nur an den Nahrungsüberschuss nach einem reichlichen Mahl und den Nahrungs»mangel« im Schlaf. Selbst bei unserem Denken und Fühlen, aber auch bei unserem Verhalten in Stresssituationen spielen Hormone eine wichtige Rolle.

Die meisten Hormone werden in speziellen **Hormondrüsen** oder *endokrinen Drüsen* gebildet. Sie werden dann ins Blut ausgeschüttet und gelangen so in alle Organe.
Ob ein bestimmtes Hormon an einem Organ wirkt, hängt davon ab, ob das Organ über die für dieses Hormon erforderlichen »Empfänger« verfügt – der Mediziner nennt diese Signalempfänger auch **Rezeptoren.**

Übergewicht

Kaum bemerkt von der Öffentlichkeit, hat **Übergewicht** bei Kindern in den letzten Jahren stetig zugenommen und sich zu einem Riesenproblem entwickelt: Nach Ansicht der Mediziner sind bereits 18 % der Schulanfänger zu dick, und bis zur Pubertät steigt dieser Anteil auf etwa 28 %. Übergewicht ist aber mehr als nur »lästig« – es bereitet oft schwer wiegenden Erkrankungen den Weg – vom Diabetes über den Bluthochdruck bis zur Arterienverkalkung (siehe S. 30).
Vergessen wird aber oft, dass die Pfunde an sich gar nicht das Kernproblem sind. Gesundheitlich viel problematischer sind die beiden Verhaltensweisen, aus denen sich die meisten Fälle von Übergewicht speisen: Bewegungsmangel und schlechte Ernährung. Denn diese setzen tief greifende Stoffwechselveränderungen in Gang, welche die eigentliche Gefahr darstellen (siehe Kap. 2).
Und vergessen wird, dass auch der Kampf gegen »Übergewicht« so manche gesundheitlichen Probleme aufwirft. So versuchen insbesondere Mädchen in der Pubertät ihre »Linie« durch Verhaltensweisen zu halten, die weitaus gesundheitsschädlicher sind als Übergewicht, wie etwa Nikotinkonsum. Auf dem Altar (angeblicher) Gesundheitsideale werden also auch so manche unsinnigen Opfer gebracht.

Leitbeschwerden

▶ Beschwerden macht Übergewicht zunächst nicht, Kinder gewöhnen sich an die Extra-Pfunde. Deshalb sehen zumindest junge Kinder Übergewicht oft sehr gelassen

Wann zum Arzt

In den nächsten Wochen, wenn
▶ Ihr Kind Ihnen zu »mollig« erscheint oder über den Normalbereichen der entsprechenden Wachstumskurven liegt (siehe S. 71/72).

In den nächsten Tagen, wenn
▶ Ihr Kind verhältnismäßig rasch zunimmt und zusätzlich weitere Beschwerden wie Antriebslosigkeit oder Kurzatmigkeit bei Anstrengung bestehen.

Das Wichtigste aus der Medizin

Rein statistisch ist der Zusammenhang eindeutig: Übergewichtige Kinder bewegen sich nicht nur durchs Leben »wie Reisende mit zu viel Gepäck«, also mühsam und unbequem – sie steuern mit ihrem Gepäck auch auf *Gesundheitsgefahren* zu: Fast alle »Zivilisationskrankheiten« stehen statistisch mit Übergewicht im Zusammenhang.

Übergewicht selbst ist jedoch nur die Spitze des Eisbergs und für sich selbst genommen weitaus weniger bedrohlich als das, was (meist) zugrunde liegt: Bewegungsmangel und Fehlernährung. Erst allmählich erkennt die Medizin, wie gefährlich diese beiden »Initialzünder des Übergewichts« für den Stoffwechsel sind – und zwar selbst dann, wenn das Körpergewicht noch normal ist. So haben fitte Dicke ein eindeutig geringeres Krankheitsrisiko als unfitte Schlanke.

==Insofern darf beim Thema Übergewicht nicht zu kurz gedacht werden: Die körperliche Hypothek, die zu dicke Kinder zu tragen haben, ist weniger das (nach außen sichtbare) Übergewicht, als vielmehr das (nach außen unsichtbare) Risikoverhalten: nämlich Bewegungsarmut und Fehlernährung.==

»Übergewichtig« – ab wann?

Ob ein Kind nur »kräftig«, »ein bisschen mollig« oder wirklich zu dick ist, hier sind sich Eltern und Verwandte oft nicht ganz einig. Aber auch Ärzte können im Einzelfall oft nicht sagen, ab wann das Gewicht ein *medizinisches Problem* darstellt, d. h. gesundheitliche Nachteile mit sich bringt. »Über«gewicht ist deshalb letzten Endes eine willkürliche Festlegung. Mediziner treffen sie folgendermaßen:

▶ Liegt ein Kind mit dem Gewicht oder dem BMI für sein Alter und Geschlecht oberhalb der 90%-Perzentilenkurve (siehe S. 71/72), so gilt es als **übergewichtig.** Ganz grob liegt sein Körpergewicht dann etwa ein Fünftel über dem »Mittelgewicht« seiner gleichgeschlechtlichen Altersgenossen. Viele dieser Kinder haben langfristig mit Gesundheitsproblemen zu rechnen.

▶ Liegt es über dem 97%-Wert, so wird es als **adipös** (= *extrem übergewichtig*) bezeichnet – fast alle dieser Kinder haben über kurz oder lang mit gesundheitlichen Problemen zu rechnen.

Das beste Kriterium: Body-Mass-Index

Besser geeignet als die Gewichtskurve, Übergewicht zu erkennen, ist der *Körpermassenindex* (*Body-Mass-Index,* kurz **BMI**). Dieser trägt den Körperproportionen und damit dem Fettanteil besser Rechnung und kann schon bei Kleinkindern verwendet werden. Der BMI errechnet sich nach der Formel: Körpergewicht in kg geteilt durch die mit sich selbst malgenommene Körperlänge in Metern. Oder, mathematisch ausgedrückt:

$$BMI = \frac{\text{Körpergewicht in kg}}{(\text{Körperlänge in m})^2}$$

Der BMI eines 120 cm langen Kindes mit einem Gewicht von 25 kg lässt sich also folgendermaßen berechnen:
1. Gewicht in Kilogramm notieren: 25
2. Körpergröße in Metern notieren und mit sich selbst malnehmen: 1,2 x 1,2 = 1,44
3. Gewicht durch das Ergebnis von 2. teilen: 25 : 1,44 = 17,36

Haben Sie den BMI errechnet, so kann aus Tabellen oder sog. **Perzentilenkurven** (siehe S. 71/72) abgelesen werden, wo Ihr Kind im Vergleich zu seinen Altersgenossen des gleichen Geschlechts steht. Von Übergewicht wird auch hier immer dann gesprochen, wenn ein Kind in seiner Alters- und Geschlechtsgruppe über dem 90%-Wert (d. h. über der 90. Perzentile) liegt, von extremem Übergewicht (Adipositas) wird bei Überschreiten des 97%-Wertes ausgegangen.

Leider kursieren viele verschiedene Einteilungen und Definitionen von Übergewicht. Auch sind nicht alle BMI-Kurven »gleich geeicht«, d. h. sie beruhen auf Erhebungen aus unterschiedlichen, nicht unbedingt repräsentativen Bevölkerungsteilen. Sie vermitteln damit teilweise unterschiedliche Einschätzungen des Gewichts bzw. seiner Perzentilenwerte. Für den deutschen Sprachraum am verlässlichsten sind die Kurven der Arbeitsgemeinschaft Adipositas im Kindes- und Jugendalter der Deutschen Adipositas-Gesellschaft. Auf ihrer Internetseite (www.a-g-a.de) können Sie sich unter dem Menüpunkt »BMI-Referenz« auch ganz einfach aus Geburtsdatum, Größe und Gewicht Ihres Kindes seinen BMI errechnen und auf einer Perzentilenkurve eintragen lassen. So sehen Sie auf einen Blick, ob Ihr Kind gefährdet ist.

Übergewicht – schon bei Säuglingen?

Insbesondere voll gestillte Kinder wachsen in den ersten 4–6 Lebensmonaten oft »über die Kurve hinaus«, kehren im zweiten Lebenshalbjahr aber üblicherweise wieder in den Normalbereich zurück. Das ist normal, und insgesamt haben gestillte Kinder später sogar seltener Gewichtsprobleme als nichtgestillte Kinder.

Auch der »Babyspeck« im Krabbelalter ist normal und noch kein Vorbote späterer Gewichtsprobleme. Er wächst sich aus, wenn das Kind laufen lernt (siehe S. 159).

Allerdings gelten zwei Einschränkungen: Erstens: Auch schon Säuglinge können »wirklich« übergewichtig sein, dann nämlich, wenn sich ihr Gewicht auch im zweiten Lebenshalbjahr beständig oberhalb der 97. Perzentile auf der Gewichtskurve bewegt. Die Ursache ist zumeist Überfütterung – die Eltern dieser Kinder reagieren auf Unmutsäußerungen ihrer Kinder zu häufig mit der Flasche oder überlassen dem älteren Säugling die Flasche zur »Selbstfütterung«. Dahinter steckt keine böse Absicht – oft übertragen Eltern lediglich ihr eigenes (ungünstiges) Essverhalten auf ihre Kinder. Es ist also nicht verwunderlich, dass Übergewicht im Säuglingsalter vor allem Kinder übergewichtiger Eltern betrifft.

Zum Zweiten: Die Röllchen des Babyspecks wachsen sich nur aus, wenn das Baby auch verhaltensmäßig zum Kleinkind »aufsteigen« kann, also aktiv sein darf und sich als Kleinkind ernähren darf. Wird das Kleinkind weiter wie ein Säugling ernährt (sofortige Bedürfnisbefriedigung, kein Warten auf Mahlzeiten, viel Süßes) oder darf es seinem Bewegungsdrang nicht ausreichend nachgeben, so bleibt der Speck (siehe S. 80). Die Forschung zeigt, dass der heute schon bei Kleinkindern zu beobachtende Gewichtszuwachs vor allem durch zunehmenden Bewegungsmangel bedingt ist!

Und das ist keine gute Nachricht. Denn je länger der Speck im Kleinkindalter und

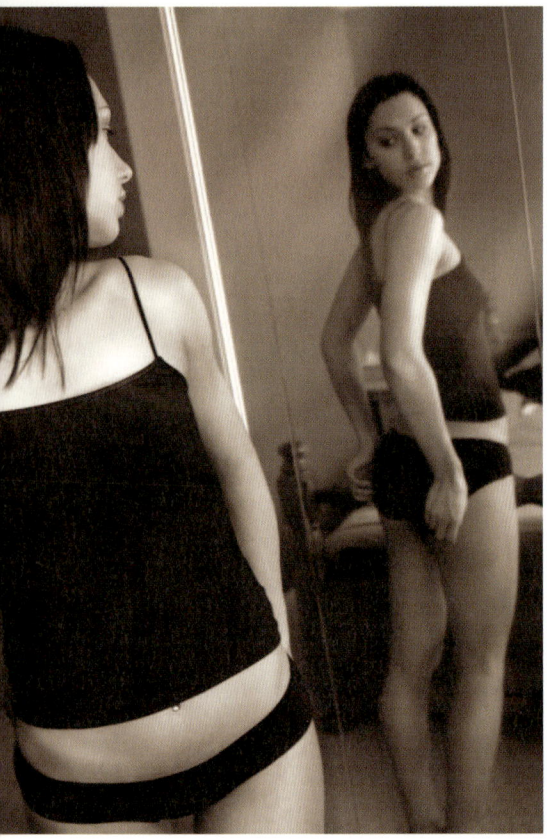

Vor allem Mädchen wollen nicht nur nicht übergewichtig sein – sie wollen eine Modelfigur haben. Und damit sind sie schon ein ganzes Stück von gesundheitlich vernünftigen Zielen entfernt. Denn entgegen landläufiger Meinung sind schlanke Frauen nicht gesünder als solche mit ein paar Kilo mehr am Leib. Und der mit dem zwanghaften Abnehmenwollen verbundene Dauerstreit mit dem Körper hat handfeste Nachteile: seelischen Stress, vermindertes Wohlbefinden und – leider ein Riesenproblem unter Jugendlichen, die meinen, das Abnehmen sonst nicht zu schaffen – nicht selten auch Abhängigkeit von Nikotin. [ISP]

danach bestehen bleibt, desto wahrscheinlicher begleitet er das Kind ein ganzes Leben lang. Immerhin 33% der übergewichtigen 3- bis 5-Jährigen sind später auch als Erwachsene übergewichtig, unter den übergewichtigen 6- bis 9-Jährigen sind es gar 55%. In beiden Altersgruppen steigt diese Zahl auf 80%, wenn mindestens ein Elternteil übergewichtig ist! Die Wahrscheinlichkeit, überzählige Kilos zu verlieren, sinkt mit fortschreitender Pubertät noch weiter ab, denn jetzt kann kein Wachstumsschub die fülligen Kinder mehr »in die Länge ziehen«.

Überschüssige Pfunde – woher?

»Die« Ursache für Übergewicht gibt es nicht. Bei den meisten übergewichtigen Kindern treffen mehrere ungünstige Umstände zusammen und führen in ihrer Kombination zum Übergewicht (siehe auch S. 30).

Unzweifelhaft spielt beim Übergewicht eine *erbliche Veranlagung* eine Rolle. Das eine Kind ist von Natur aus schmal, das andere stämmiger. Dass es bessere und schlechtere »Futterverwerter« gibt, ist auch wissenschaftlich inzwischen unbestritten.

Aber auch die Umwelt und das Verhalten spielen eine entscheidende Rolle. Dazu gehört das *Essverhalten* in der Familie, d. h. wie viel und was gegessen (bzw. nicht gegessen) wird. Kommen häufig sehr reichhaltige, fette Speisen auf den Tisch oder wird vor allem Fastfood außer Haus verzehrt, ist das Risiko, übergewichtig zu werden, fünfmal größer als in einem Haushalt, in dem regelmäßig ein ausgewogenes Essen gekocht wird.

Genauso entscheidend wie die Kalorienaufnahme ist jedoch der Kalorienverbrauch durch *Bewegung*: Kinder, die sich viel bewegen, werden seltener dick. Umgekehrt haben z. B. Kinder, die täglich fünf Stunden vor dem Fernseher verbringen, ein über 8fach gesteigertes Risiko für Übergewicht. Und leider gehört Bewegung für viele Kinder heute nicht mehr zum regulären Alltagsprogramm (siehe dazu Kap. 2).

Psychologische Faktoren können bei der Entstehung von Übergewicht eine Rolle spielen, sie sollten aber nicht überschätzt werden. Das heißt nicht, dass Nahrung nicht viel zu häufig als Belohnungs-, Tröstungs- und Verwöhnungsinstrument missbraucht wird – bei manchen Kindern sind die überflüssigen Pfunde tatsächlich »Kummerspeck«. Dennoch sind dicke Kinder insgesamt nicht psychisch labiler als dünne Kinder.

Gene oder Umwelt?

Dicke Kinder haben häufig auch dicke Eltern. Dies kann als Beweis dafür gewertet werden, dass Übergewicht erblich bedingt ist. Dass dies nur die halbe Wahrheit ist zeigte ein findiger Forscher: Er untersuchte das Gewicht der Haustiere in »dicken« und »dünnen« Familien. Und siehe da: Die Haustiere in Familien mit Gewichtsproblemen waren ebenfalls häufiger übergewichtig! Erbliche Veranlagung und Umwelteinflüsse wirken also oft im Wechselspiel miteinander.

Extrem selten: Hormonstörungen

Sehr selten ist Übergewicht wirklich durch eine *hormonelle Störung* bedingt. Hier sind vor allem die *Schilddrüsenunterfunktion* (siehe S. 345) und die **Nebennierenrindenüberfunktion** zu erwähnen. Bei der Nebennierenrindenüberfunktion wird zu viel *Kortison* gebildet, das die Fetteinlagerung vor allem am Körperstamm fördert. Oft nimmt das Kind dabei recht rasch zu (»Sie war früher immer schlank und hat in den letzten Monaten so zugenommen«), es hat ein rundes, oft gerötetes Gesicht, verhältnismäßig schlanke Arme und Beine und möglicherweise Akne sowie an Schwangerschaftsstreifen erinnernde Hautstreifen. Im Gegensatz zu den auch bei den »normalen« (nicht hormonell bedingten) Formen des Übergewichts zu beobachtenden Hautstreifen sind die Hautstreifen bei Nebennierenrindenüberfunktion rot. Die Haut ist außerdem dünn und heilt nach Verletzungen schlecht.

Auch manche *erblich bedingten Erkrankungen* führen nicht nur zu Fehlbildungen, sondern auch zu Übergewicht. Meist werden diese Formen jedoch schon früher in der Kindheit aufgrund der weiteren Auffälligkeiten und nicht erst bei Abklärung des Übergewichts festgestellt. Als häufigste Ursache ist hier das **Prader-Willi-Syndrom** zu nennen, das bei ungefähr einem von 15 000 Kindern auftritt und durch gleichzeitigen Kleinwuchs sowie geistige Behinderung auffällt.

Das macht der Arzt

Der Arzt bestimmt nicht nur Körpergröße, Gewicht und BMI des Kindes, sondern untersucht es auch gründlich, um mögliche Krankheiten als Ursache nicht zu übersehen. Bei entsprechendem Verdacht bestimmt er z. B. den Schilddrüsenhormonspiegel im Blut. Der Arzt misst zudem den Blutdruck, die Blutfette und evtl. auch den Blutzucker Ihres Kindes, da Übergewicht häufiger von Bluthochdruck, zu hohen Blutfetten und von Diabetes begleitet wird.

So einfach die Diagnose in der Regel ist – bei der »Behandlung« von Übergewicht sind einige Frustrationen zu ertragen (siehe Kasten auf S. 339). Denn Übergewicht ist so stark in langfristig entstandenen Verhaltensmustern, Familiengewohnheiten, der allgemeinen Esskultur, den städtischen Lebensbedingungen, ja, in einer insgesamt »ess- und bewegungsgestörten« Umwelt verankert, dass Diätprogramme (fast) gar nichts bringen. 95 % aller Kinder sind wenige Monate nach Beendigung einer ärztlich verordneten Diät wieder so dick wie vorher.

Dennoch ist eine umfassende Familienschulung sinnvoll. Der Kinderarzt überweist Sie mit Ihrem Kind dazu möglicherweise an eine ambulante Therapie-Einrichtung, in Extremfällen wird er auch zu einer stationären Kur raten. Die entsprechenden Adressen sind bei der *Arbeitsgemeinschaft Adipositas im Kindes- und Jugendalter* (www.a-g-a.de) erhältlich. Diese Programme umfassen immer auch eine *Ernährungsberatung,* und zwar für die ganze Familie, die in den meisten Fällen ebenfalls von Übergewicht betroffen ist. Wenn der Familienkühlschrank voll mit Kalorienbomben ist, kann das Kind kaum ein gesundes Essverhalten erlernen.

Auch *Bewegungsprogramme* gehören zur Familienschulung. Wichtiger ist jedoch eine Änderung der täglichen *Bewegungsroutine:* Wo im Tagesablauf kann Muskeleinsatz gefördert werden, z. B. mit dem Fahrrad anstatt dem Bus gefahren werden? Oder eine Vereinsaktivität mit verbindlichen Übungsterminen begonnen werden?

Medikamente zur Gewichtsabnahme werden im Kindesalter fast nie eingesetzt.

==Vor allem bei jüngeren Kindern ist die Förderung der Bewegung eine Familienangelegenheit, nach dem Motto: aktive Eltern – aktive Kinder.==

So helfen Sie Ihrem Kind

Der Kampf gegen das Übergewicht ist Gemeinschaftssache, an der auch Freunde, Kindergarten und Schule mitmachen sollten, so gut es geht:

▶ Machen Sie einen »Kassensturz«: Übergewicht deutet auf ein Missverhältnis zwischen der aufgenommenen Kalorienmenge und dem Maß an körperlicher Bewegung hin. Wo sehen Sie bei Ihrem Kind und in Ihrer Familie das Hauptproblem?

▶ Diäten bringen nichts. Durch die heute empfohlene »ganz normale« Ernährung (siehe Kapitel 4) kann Übergewicht dauerhaft reduziert werden – allerdings muss die ganze Familie die Motivation aufbringen, eine solche (in vielen Familien alles andere als normale) Ernährung einzuführen.

▶ Auch wenn das oft der erste Reflex ist: Nur am Fett zu sparen, greift zu kurz. Diätjoghurt, »Fit«-Milch & Co: alles ziemlich nutzlos, wie viele Untersuchungen belegen. Die amerikanischen Kinder etwa essen heute weniger Fett als früher, trotzdem sind sie insgesamt dicker geworden – vor allem weil sie heute mehr Kohlenhydrate essen und sich weniger bewegen.

▶ Statt simpel am Fett zu sparen, ist es besser, die Kochgewohnheiten im Haushalt umzustellen: mehr Rohkost, mehr Frisches, mehr selbst zubereitete Mahlzeiten. Letztere geben Ihnen mehr Kontrolle über die Zutaten und ermöglichen im Vergleich zu Fertigkost eine meist günstigere Auswahl der Zutaten, vor allem der Fette (siehe S. 74). Im Rahmen der Familienschulung werden deshalb häufig auch Kochkurse angeboten. Solche Kurse sind auch deshalb anzuraten, damit es bei der Ernährungsumstellung keine Revolte am Familientisch gibt.

▶ Das Ziel bei jüngeren Kindern ist nicht die Gewichtsabnahme, sondern die *verlangsamte Zunahme* oder die *Konstanthaltung* des Gewichts. Hierdurch wächst Ihr übergewichtiges Kind über Monate bis Jahre langsam in ein normales Gewicht hinein. Schon wenn ein Kind nach einem halben Jahr ein paar Zentimeter gewachsen ist, ohne viel zuzunehmen, ist das ein Riesenerfolg. Machen Sie das auch Ihrem Kind klar – Kinder sind von Natur aus ungeduldig!

▶ Bewegung, Bewegung, Bewegung: Es reicht nie aus, »nur« die Ernährung umzustellen. Ändern Sie die tägliche »Bewegungsroutine« – Tipps für mehr Bewegung siehe Kasten auf der nächsten Seite.

▶ Abnehmen soll kein Kampf gegen den Hunger werden: Ihr Kind soll essen, bis es satt ist. Und wenn Ihr Kind Hunger auf Pommes hat: »Verdienen« Sie sich die Pommes – z. B. mit einer Fahrradtour am Sonntagmorgen – und dann sind die (gelegentlichen) Pommes kein Problem. So lernt Ihr Kind auch, dass »Geben« und »Nehmen« zusammenpassen müssen.

▶ Gewohnheiten machen dick: Durchforsten Sie das Familienleben nach kalorienhaltiger Routine. Ersetzen Sie Chips beim Fernsehen erst durch Apfelschnitze und dann durch gar nichts und geben Sie ein Pausenbrot mit, anstatt es im Laden kaufen zu lassen (wo meist ja doch noch ein Schokoriegel mitgenommen wird).

Warum ist Abnehmen so schwierig?

Betrachtet man Übergewicht von seinem evolutionären Hintergrund her (siehe S. 30), so wird klar, dass der Kampf gegen das Übergewicht eigentlich ein Kampf gegen biologische Grundgesetze ist. Denn Fettspeicherung macht nur Sinn, wenn das einmal angehäufte Fett dann auch verteidigt wird. Laut unserem »Konstruktionsplan« soll der Energievorrat uns ja über die nächste Dürreperiode oder den Winter retten – wenn er schon vorher dahinschmilzt, ist er nur die Hälfte wert!

So meldet das 1995 entdeckte Hormon **Leptin** beständig dem Gehirn, wie »voll« die Fettzellen sind. Sinkt der Fettpegel in der Fettzelle ab, so produziert das Gehirn chemische Botenstoffe wie etwa *Neuropeptid Y* und *Ghrelin,* die unser Appetitzentrum anregen und uns damit hungrig machen! Diese Strategie ist leider effektiv und der traurige Grund, warum Diäten so selten erfolgreich sind.

Dazu kommt Folgendes: Je jünger Kinder sind, desto klügere Fettspeicherer sind sie – und das aus einem guten Grund. Schließlich sind sie in der Wachstumsphase, vor allem in der Säuglingszeit, durch Nahrungsmangel viel stärker gefährdet als etwa Erwachsene. Die Natur hat den kindlichen Reservetank deshalb besonders groß gemacht: Sie füllen nicht nur (wie der Erwachsene) die bestehenden Fettzellen auf, sondern die Zellen teilen sich und vermehren sich bis zum 5fachen, damit ihnen nur kein Gramm der lebenswichtigen Energie entgeht! Das Problem dabei: Im späteren Leben kann die Zahl der Fettzellen selbst unter strenger Diät nicht mehr reduziert werden, Übergewicht abzubauen ist dann umso schwieriger!

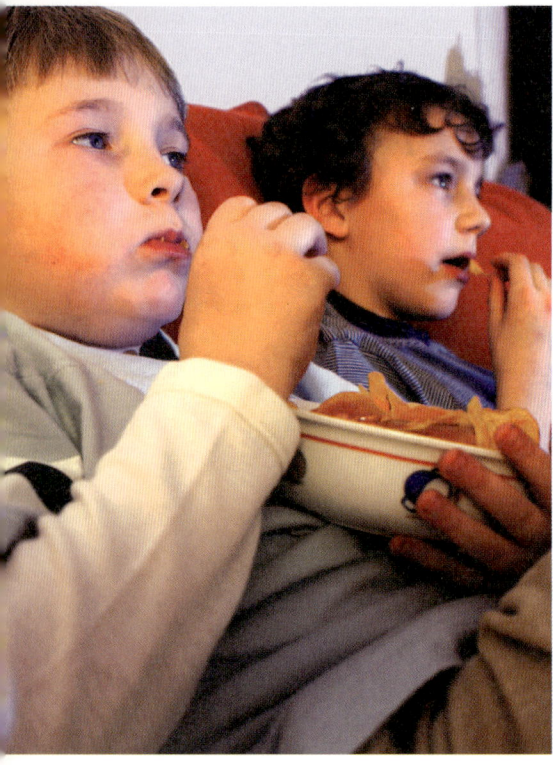

Engländer und Amerikaner bezeichnen sie als »couch potatoes« – Sofakartoffeln. Und das zu Recht. Kinder mit hohem Medienkonsum bewegen sich weniger und sie konsumieren zudem mehr Knabbereien. Solche Lebensgewohnheiten sind kaum von heute auf morgen zu ändern, und wenn, dann nur durch radikale Einschnitte: Fernsehzeiten festlegen, PCs mit Passwortzugang blockieren und gleichzeitig Bewegung pur ansagen, etwa indem der Schulweg zu Fuß bewältigt wird. Der Kampf lohnt sich: Neben dem Gewicht kommen auch Leistungskraft, Selbstbewusstsein, Schulnoten und selbst Freundschaften wieder ins Lot. [DAK-W]

Kolbe, H., Weyrether, H.: **Mein Kind hat Übergewicht.** Droemer Knaur, 2003

Petersen, C., Hamm, M.: **Moby Dicks Spaß-Diät für Kinder.** Econ, 2003

▶ www.a-g-a.de
Website der Arbeitsgemeinschaft Adipositas im Kindes- und Jugendalter

▶ www.powerkids.de
Website zum kindgerechten Abnehmen

Begrenzen Sie strikt die Zahl der »Events«, bei denen überhaupt Kalorien zur Verfügung stehen: Kinder ab zwei Jahren brauchen nur noch fünf solcher »Ereignisse« – sprich Mahlzeiten.

▶ Getränke werden unterschätzt: Fruchtsäfte und alle gesüßten Industriegetränke enthalten große Mengen an Kalorien und überrennen die Appetitkontrolle. Auch »Diät«getränke enthalten Kalorien und polen den Geschmack auf »süß«. Wer abnehmen will, sollte Wasser bevorzugen – ersetzen Sie Limonade, Cola und auch nicht verdünnte Säfte durch Wasser, ungesüßte Tees oder gelegentlich einmal stark verdünnten Saft. Auch sonst spricht alles für Wasser oder Mineralwasser als Standardgetränk für Kinder: Wasser trocknet rückstandsfrei, wenn es mal verschlabbert wird, und ist auch für die Zähne der absolute Wunschpartner.

▶ Bei älteren Kindern sind die Süßigkeiten, die vom Taschengeld erstanden werden, ein echter »Killer«. Guter Rat ist oft teuer, aber helfen Sie Ihrem Kind, auf energiereiche Snacks zu verzichten und stattdessen etwa auf zuckerfreie Kaugummis umzusteigen (mehr Tipps zum Umgang mit Süßem siehe S. 82).

▶ Beim Sport darf es schnell zugehen, bei den Mahlzeiten aber hat Eile keinen Platz: Richten Sie die Mahlzeiten so ein, dass ohne Druck gegessen werden kann. Hastiges Essen führt bei Kindern nicht nur häufig zu Bauchweh, sondern auch dazu, dass sie sich »stopfen«. Zur Essenskultur in der Familie gehört auch, dass die Mahlzeiten einen gemeinsamen Rahmen haben (mehr dazu ab S. 83).

▶ Wenn Sie als Vater oder Mutter selbst ebenfalls unter Übergewicht leiden, *müssen* Sie mit gutem Beispiel vorangehen. Hängen Sie Ihre aktuellen »Gewichts-Charts« an die Badezimmertür und fragen Sie, ob Ihr (älteres) Kind nicht mitmachen will: Das schafft Transparenz und sportliche Motivation.

▶ Last but not least: Arbeiten Sie mit *Belohnungen*. Gerade weil der Weg lang ist, muss es Meilensteine geben, die dann auch dick – aber natürlich ohne Kalorien – belohnt werden: mit einem Spielzeug, einem Wunschausflug – was auch immer Ihrem Kind am Herzen liegt. So merkt das Kind, »der Weg lohnt sich«. Mit Ihrem Kinderarzt können Sie solche Meilensteine, die realistisch, aber anspruchsvoll sind, individuell für Ihr Kind besprechen.

»Rein ins Leben« – das Bewegungsprogramm

▶ Beginnen Sie dort, wo Ihr Kind »den Rahmen sprengt«. Drei Stunden am Computer – das ist für jedes Kind zu viel. Das »Ab nach draußen!« sollte Ihnen deshalb leicht von den Lippen gehen. Dasselbe gilt für die anderen Medien (Tipps zum Medienkonsum siehe S. 42 und 69).

▶ Nach den morgendlichen Verkehrsstaus vor den Schulparkplätzen zu urteilen ist der Schulweg eine erhebliche Bewegungsfalle – überlegen Sie z. B. mit anderen Eltern, wie die Schule gemeinsam zu Fuß oder mit dem Fahrrad erreicht werden kann. Beenden Sie auch für die Freizeitaktivitäten Ihres Kindes den Taxiservice, der für viele Kinder zum »Muss« geworden ist. Bringen Sie Ihr Kind dazu, das Fahrrad oder öffentliche Verkehrsmittel zu benutzen, auch wenn es (zunächst) unbequem ist und Zeit kostet.

▶ Viele Kinder haben praktisch keine Zeit mehr für Bewegung. Überlegen Sie gemeinsam mit Ihrem Kind, wo die schwarzen Löcher sind – vielleicht kann eine Hohlstunde zu einem Skateboard-Event umfunktioniert werden?

▶ Und vergessen Sie nicht: Mehr Bewegung braucht ausreichend Schlaf (siehe Kasten S. 61). Auch hier gilt: Wenn Ihr Kind »den Rahmen sprengt«, sollten Sie erbarmungslos vorgehen. Ein Kind, das z. B. regelmäßig bis Mitternacht aufbleibt, wird nicht zu einem bewegteren Leben zu motivieren sein.

▶ Dasselbe gilt für die »psychische Energie« – ein Kind, das sich nicht wohl fühlt, bleibt auch körperlich träge. Überlegen Sie, wodurch Ihr Kind auf die Sprünge kommen könnte. Orientieren Sie sich vielleicht zunächst an dem TASSE-Schema zur häuslichen Psychotherapie (siehe S. 473) oder suchen Sie den fachlichen Rat des Kinderarztes oder Psychologen.

 Untergewicht und Gedeihstörungen

Während **Untergewicht** und **Gedeihstörungen** früher (und auch heute noch in den Entwicklungsländern) Zeichen unzureichender Ernährung waren, weisen sie heute meist auf eine chronische Erkrankung hin.

Leitbeschwerden

- Körpergewicht unter 80% des Sollwertes oder BMI unterhalb der 3%-Kurve entsprechender Schaubilder (siehe Kurven auf S. 71/72)
- Bei längerem Bestehen Zurückbleiben des Wachstums
- Je nach Ursache weitere Beschwerden, z. B. geblähter Bauch

Wann zum Arzt

Bei Gelegenheit, wenn
- Ihnen Ihr Kind sehr mager erscheint, aber keine weiteren Beschwerden hat.

In den nächsten Tagen, wenn
- Sie feststellen, dass Ihr Kind nicht nur zu dünn für seine Größe, sondern auch zu klein für sein Alter ist.
- Das Untergewicht voranschreitet.
- Ihr Kind weitere Krankheitszeichen hat, etwa einen aufgetriebenen Bauch oder Durchfälle.

Das Wichtigste aus der Medizin

Sehr schlanke Kinder, die gut wachsen, beschwerdefrei und leistungsfähig sind, sind *gesund,* auch wenn man noch so viele Rippen zählen kann.
Anders ist es bei »echtem« Untergewicht. Aufmerksam sollten Sie als Eltern immer dann werden, wenn ein früher normalgewichtiges Kind nun im Vergleich zu Altersgenossen immer leichter wird (also z. B. von der 50%-Kurve bei der letzten Vorsorgeuntersuchung zur 25%-Kurve rutscht), wenn das Kind im Wachstum zurückbleibt oder wenn Sie weitere Krankheitszeichen bei Ihrem Kind beobachten. Auch einen Säugling, der nicht zunimmt, sollten Sie baldmöglichst dem Kinderarzt vorstellen (Gedeihstörung beim Säugling siehe S. 202).

Teenager, vor allem Mädchen, probieren nicht selten um die Pubertät teils extreme Kostformen aus, die den Bedürfnissen des Körpers nicht gerecht werden. Im gleichen Alter kann die *Magersucht* beginnen, die ab S. 470 ausführlich dargestellt wird.

Länger dauernde Appetitlosigkeit sollte in jedem Alter zum Nachdenken anregen, ob dem Kind vielleicht *psychische Probleme* »auf den Magen geschlagen« sind.

Chronische Erkrankung als Ursache

Darüber hinaus kann praktisch jede chronische Erkrankung zu Gewichtsverlust und Untergewicht führen. Hier sind nicht nur Darmerkrankungen, wie etwa die *chronischen Darmentzündungen* (siehe S. 328 und S. 329) oder die *Zöliakie* (siehe S. 334), zu nennen, sondern auch die *Mukoviszidose* (siehe S. 218), *Herzfehler,* lang dauernde *Infektionen, Nierenfunktionsstörungen* oder eine *Schilddrüsenüberfunktion.*

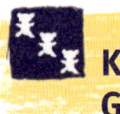 Das macht der Arzt

Der Arzt sucht zunächst nach Hinweisen für eine Erkrankung, die zu dem Untergewicht geführt hat. Hierzu gehören auch Blutuntersuchungen, durch die außerdem festgestellt werden kann, inwieweit Mangelerscheinungen, z. B. an Vitaminen, bestehen. Je nach mutmaßlicher Ursache können weitere Untersuchungen erforderlich sein, z. B. Stuhluntersuchungen und eine Darmspiegelung bei Verdacht auf Darmerkrankungen.
Die Behandlung hängt von der Ursache und dem Ausmaß des Untergewichts ab. Kann eine organische oder auch psychische Ursache für das Untergewicht gefunden werden, was bei »echtem« Untergewicht meist der Fall ist, so ist deren Beseitigung vorrangig.

So helfen Sie Ihrem Kind

Versuchen Sie, »Kämpfe« um das Essen zu vermeiden. Nur allzu oft entstehen um das Essen regelrechte Konflikt- und Druckrituale, die sich dann bis zur Nahrungsverweigerung oder ganz einseitigen Ernährungsgewohnheiten hochschaukeln (Genaueres siehe S. 80).
Bei Kindern, deren Untergewicht durch eine organische Ursache bedingt ist, hängen die zu Hause zu ergreifenden Maßnahmen stark von der jeweiligen Erkrankung ab. Hat das kranke Kind einen schwachen Appetit, so helfen manchmal nur Tricks, um möglichst viel Kalorien und Eiweiß in jeden Happen zu packen. Das fängt mit der Auswahl der Nahrungsmittel an und geht über Zwischenmahlzeiten und Auswahl möglichst »kinderfreundlicher« Darreichungsformen bis hin zu Trinknahrungen, die z. B. nach Erdbeere, Schokolade, Banane oder Vanille schmecken und zusätzlich gegeben werden. Auf jeden Fall sollten Sie sich zu Beginn von einer Diätberaterin helfen lassen.

Klein- und Großwuchs

Auch wenn das Thema »Größe« in den Familien nicht ganz so konfliktbeladen ist wie das Thema »Gewicht«: Wenn das eigene Kind regelmäßig zu den Kleinsten oder zu den Größten in seiner Gruppe gehört, fragen sich die meisten Eltern doch, ob das noch normal ist oder ob nicht vielleicht ein krankhafter **Kleinwuchs** (= *Minderwuchs*) oder **Großwuchs** (= *Hochwuchs*) vorliegt.

Leitbeschwerden

- **Kleinwuchs:** Das Kind gehört zu den kleinsten 3% seiner Altersgruppe. Anders formuliert: Seine Körperlänge liegt unter der 3%-Perzentile (3%-Kurve, siehe S. 71/72)
- **Großwuchs:** Das Kind gehört zu den größten 3% seiner Altersgruppe. Anders formuliert: Seine Körperlänge liegt über der 97%-Perzentile

Wann zum Arzt

In den nächsten Wochen, wenn
- Ihr Kind Ihnen abnorm klein oder groß erscheint, insbesondere wenn es früher gleich groß wie seine Altersgenossen war.

In den nächsten Tagen, wenn
- Ihnen bei Ihrem sehr kleinen oder sehr großen Kind noch Weiteres auffällt, etwa eine abnorm frühe Pubertät.

Das Wichtigste aus der Medizin

Oft aufschlussreich: Ein Blick in den Spiegel

Kommt einem das eigene Kind zu klein oder zu groß vor, so sollte man als Erstes sich selber und den anderen Miterzeuger des Kindes betrachten: Wie groß ein Mensch wird, ist nämlich zu einem Gutteil erblich bedingt. Sind beide Eltern klein, so ist nicht zu erwarten, dass das Kind ein Riese wird, und wenn der Vater auf Fotos mit Kollegen regelmäßig oben herausschaut, so wundert es nicht, dass auch der Sohn seine Klassenkameraden um Haupteslänge überragt. Dieser **familiäre** (= *familienbedingte*) **Klein- oder Großwuchs** zeichnet sich dadurch aus, dass das Kind spätestens ab dem Kindergartenalter zu den eher Kleinen oder den eher Großen zählt, seine Wachstumsgeschwindigkeit dabei aber normal ist. Als Anhaltspunkt kann gelten, dass Kindergarten- und Grundschulkinder etwa 5–7 cm jährlich zulegen (Details siehe S. 71/72).

Auch eine andere, völlig normale Variante des Wachstums zieht sich durch die Familie: die so genannte **konstitutionelle Entwicklungsverzögerung.** Bei diesen Kindern lassen Pubertät und damit auch der damit verbundene Wachstumsschub einfach ein bisschen länger auf sich warten als bei ihren Altersgenossen, so dass die Kinder ab dem Zeitpunkt des durchschnittlichen Pubertätsbeginns gegenüber ihren Altersgenossen im Wachstum zurückfallen. Schlussendlich kommt die Pubertät bei diesen »Spätentwicklern« dann aber doch – und mit ihr der lang ersehnte Wachstumsschub. Das Spiegelbild wird bei der **konstitutionellen Frühentwicklung** beobachtet: Der ebenfalls oft familienbedingte Frühstart in die Pubertät beschert den Kindern ihren Wachstumsschub ein bis mehrere Jahre vor den anderen Kindern. Überlegen Sie daher, ob Sie selbst in puncto Wachstum und Pubertät ein Früh- oder Spätentwickler waren.

Erwähnt sei noch, dass übergewichtige Kinder ebenfalls eher groß sind.

Seltener: krankhafte Ursachen

Krankhafter Klein- oder Großwuchs ist insgesamt selten.

Einige Formen des krankhaften Wachstums sind erblich bedingt. Beispielsweise führen einige *Chromosomenabweichungen*, so wie etwa das *Down-Syndrom* (siehe S. 215) oder das nur bei Mädchen auftretende *Ullrich-Turner-Syndrom* (siehe S. 216), regelmäßig zu Kleinwuchs. Auch einige *Skelettfehlbildungen* gehen mit Kleinwuchs einher. Da die betroffenen Kinder jedoch oft noch weitere Auffälligkeiten zeigen, ist die Diagnose meist schon bekannt – der Kleinwuchs kommt also für die Eltern nicht überraschend.

Wie der krankhafte Kleinwuchs, so kann auch der krankhafte Großwuchs auf Veränderungen der Chromosomen oder erbliche Erkrankungen zurückzuführen sein. Hierzu zählen z. B. das nur bei Knaben auftretende *Klinefelter-Syndrom* (siehe S. 216) oder das **Marfan-Syndrom**, bei dem zusätzlich sehr lange Gliedmaßen auffallen und die Bindegewebsstruktur verändert ist.

Manchmal liegt dem auffälligen Wachstum jedoch tatsächlich eine *Hormonstörung* zugrunde. Am bekanntesten ist hier der **Wachstumshormonmangel.** Wachstumshormon wird normalerweise in einer kleinen Drüse im Gehirn gebildet, der *Hirnanhangsdrüse* oder **Hypophyse.** Beispielsweise bei einem Tumor der Hypophyse, aber auch ohne feststellbare Ursache, kann es sein, dass die Hypophyse zu wenig oder gar kein Wachstumshormon bildet. Auch kann eines der »nachgeschalteten«, ebenfalls am Wachstum beteiligten Hormone oder Hormonempfänger gestört sein. Typischerweise wachsen die Kinder weniger als 4 cm jährlich. Auch eine *Schilddrüsenunterfunktion* (siehe S. 345) oder eine *Nebennierenrindenüberfunktion* (siehe auch S. 338) kann dem Kleinwuchs zugrunde liegen.

Umgekehrt: Produziert die Hypophyse zu viel Wachstumshormon (= **Wachstumshormonüberschuss**), führt dies zum krankhaften Großwuchs. Auch ein krankhaft früher Pubertätsbeginn (siehe S. 343) lässt Kinder zunächst schneller wachsen als ihre Altersgenossen – da das Wachstum hier jedoch vorzeitig aufhört, sind die Betroffenen als Erwachsene zumeist klein.

Zahlreiche *chronische Erkrankungen* können dazu führen, dass ein Kind im Wachstum zurückbleibt. Wie beim Untergewicht kommt dabei praktisch der ganze Reigen der Organerkrankungen in Betracht – *Herz-, Lungen- und Darmerkrankungen* ebenso wie *Nieren- und Leberfunktionsstörungen* sowie *chronische Entzündungen*, wie sie beispielsweise bei rheumatischen Erkrankungen auftreten.

Das macht der Arzt

Durch eine Röntgenuntersuchung der linken Hand kann man recht zuverlässig die Reife des Knochens (sog. **Knochenalter**) eines Kindes bestimmen und anhand dessen schätzen, wie groß ein Kind einmal werden wird. Die Handwurzelknochen sind nämlich zunächst knorpelig angelegt und verknöchern im Verlaufe der Kindheit nach einem festen Schema, d. h. es werden immer mehr Knochenkerne an der Handwurzel sichtbar. Die Knochenreife zeigt damit in etwa das »biologische Alter« des Kindes an – nur dieses ist für das weitere Wachstum entscheidend. Ist das Knochenalter z. B. um

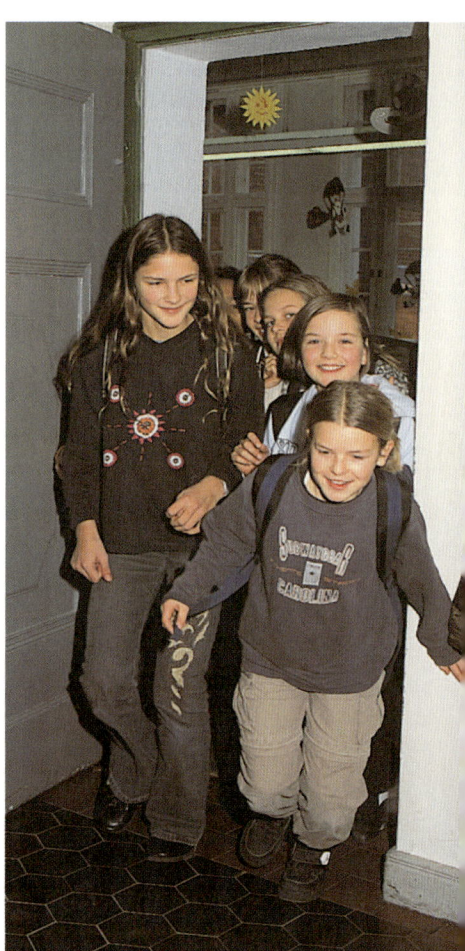

In der 5. bis 7. Klasse sind solche Größenunterschiede normal, vor allem bei Mädchen. Dabei sind die Größen- und Pubertätsentwicklung eng aneinander gekoppelt, und beide folgen einem erblich festgelegten Zeitplan – doch der kann um Jahre verschieden sein. [AM]

zwei Jahre hinter dem »echten« (chronologischen) Alter des Kindes zurück, so hat es noch ein großes Wachstumspotential – das Kind holt damit das bisher fehlende Wachstum wahrscheinlich noch auf.

Auch wird der Arzt die Größe beider Eltern erfragen, um daraus die **Erwachsenen-Zielgröße** des Kindes zu berechnen, also das von der genetischen Veranlagung her in etwa zu erwartende Wachstumspotential. Dieses errechnet er, indem er die Größe von Vater und Mutter addiert, durch zwei teilt und dann 6 cm hinzurechnet (für einen Jungen) bzw. abzieht (für ein Mädchen).

Hat der Arzt den Verdacht auf hormonelle Störungen, kann er die entsprechenden Hormonkonzentrationen im Blut bestimmen lassen und durch spezielle Tests eingrenzen, wo die Störung liegt. Möglicherweise ist hierzu ein kurzer Krankenhausaufenthalt erforderlich.

Liegt dem Klein- oder Großwuchs eine behandelbare Ursache zugrunde, so ist deren Behandlung für das weitere Wachstum entscheidend.

Ist bei einem zu kleinen Kind ein Mangel an Wachstumshormon gesichert, so kann dieses heute durch regelmäßige Spritzen ersetzt und so eine einigermaßen »normale« Endgröße erreicht werden. Da Wachstumshormon mittlerweile gentechnisch hergestellt werden kann, sind keine Infektionsrisiken mehr mit seiner Gabe verbunden. Auch die übrigen Hormone der Hypophyse können und müssen bei einem gesicherten Mangel durch Tabletten oder Spritzen ersetzt werden, um eine normale Gesamtentwicklung des Kindes sicherzustellen.

Umgekehrt kann bei familiärem Großwuchs durch Gabe von Geschlechshormonen eine Verminderung der Endgröße um ca. 10 cm erzielt werden. Mit der Gabe von Geschlechtshormonen setzt allerdings auch die Pubertät (frühzeitig) ein, eine Situation, die ein Kind durchaus überfordern und mehr belasten kann als seine Größe. Während der Behandlung muss das Kind regelmäßig durch entsprechend spezialisierte Kinderärzte kontrolliert werden.

➤ Bundesselbsthilfeverband kleinwüchsiger Menschen e.V.
www.kleinwuchs.de

➤ Bundesverband kleinwüchsige Menschen und ihre Familien e.V.
Hillmannplatz 6, 28195 Bremen
www.bkmf.de

So helfen Sie Ihrem Kind

In den allermeisten Fällen stellt sich heraus, dass das Kind nicht krank ist, sondern einfach nur ein bisschen kleiner oder größer als der Durchschnitt. Damit kommt Ihnen als Eltern eine Schlüsselposition zu: Wenn Sie selbst das Kind so annehmen, wie es ist, und sein Selbstbewusstsein so stärken, dass es selbst sich auch so sehen kann, hat Ihr Kind die besten Aussichten, im Leben gut zurechtzukommen.

Jungen belastet es besonders, wenn sie kleiner sind als ihre Kameraden – groß und stark sein ist bei ihnen nach wie vor wichtig, und kaum etwas verletzt sie mehr als Hänseleien wie »Kleiner« oder »Zwerg«. Es gibt aber durchaus Sportarten, in denen es auf Körpergröße nicht ankommt: Beim Judo etwa haben kleine Leichte eher Vor- als Nachteile, und wenn sich Ihr Sohn für eine solche Sportart begeistern kann, können Erfolge hierin sein geknicktes Selbstbewusstsein durchaus aufrichten. Auch andere Begabungen Ihres Kindes sollten Sie gezielt fördern, um ihm Erfolge zu verschaffen.

Mädchen hingegen leiden meist mehr darunter, zu groß zu sein. Zudem werden sie von ihrer Umgebung nicht selten überfordert, weil sie so groß sind. Zusätzlich zu dem oben Gesagten sollten Sie daher darauf hinwirken, dass auch die Verwandten und Freunde das Kind alters- und nicht größengerecht behandeln.

Oft ist die Pubertät eine besonders schwierige Phase für besonders kleine oder große Jugendliche, da sie zusätzlich zu ihrer neuen biologischen Rolle in einer Außenseiterrolle stehen. Wenn Körper und Geist ohnehin nicht so recht zueinander passen wollen, kann der Hader über die »Figur« ganz schön belasten. Erst wenn der pubertierende Mensch dank anderer Interessen, Erfolge und liebevoller Bestätigung »seinen Platz« findet, kann er auch einen gnädigeren Blick auf sich selbst werfen – was nicht heißt, dass er sich nicht sein Leben lang noch ein paar Zentimeter mehr oder weniger, ein paar Pfunde mehr oder weniger oder ein paar Rundungen mehr oder weniger wünscht.

Zu frühe oder zu späte Pubertät

Von den Jugendlichen manchmal herbeigesehnt, von den Eltern oft gefürchtet: die **Pubertät**, die Jahre, in der das Kind auch äußerlich zum Erwachsenen wird. Hier fühlen sich viele Eltern noch unsicherer als bei Größe oder Gewicht, was denn »noch« normal ist.

Leitbeschwerden

➤ **Zu frühe Pubertät:** Einsetzen der Pubertät bei Mädchen vor dem 9., bei Jungen vor dem 10. Geburtstag

➤ **Zu späte Pubertät:** Fehlen jeglicher Pubertätszeichen bei Mädchen nach dem 14., bei Jungen nach dem 16. Geburtstag

Wann zum Arzt

Bei Gelegenheit, wenn

➤ Sie Zweifel haben, ob die Pubertät bei Ihrem Kind altersgerecht verläuft. Generell gilt: Eine medizinische Abklärung ist dann sinnvoll, wenn ein Mädchen schon vor dem 9. Geburtstag mit der Brustentwicklung beginnt bzw. schon vor dem 11. Geburtstag seine Periode hat – insbesondere wenn es sich um schlanke Mädchen handelt. Auch wenn ein Junge schon vor dem 10. Geburtstag in die Pubertät kommt, sollten Sie mit dem Arzt darüber reden.

In den nächsten Wochen, wenn

➤ Bei Ihrem Kind die Pubertät nicht nur sehr früh, sondern auch sehr schnell eintritt oder es sich auch sonst verändert.

➤ Nach normalem Pubertätsbeginn die Pubertät »stehen bleibt«.

Das Wichtigste aus der Medizin

Die »normale« Pubertät

Normalerweise setzt die Pubertät beim Mädchen ungefähr mit zehn Jahren und beim Jungen etwa zwei Jahre später ein: Brust bzw. Penis und Hoden wachsen und die Schambehaarung beginnt zu sprießen. Etwa mit 13 Jahren (im Durchschnitt etwa

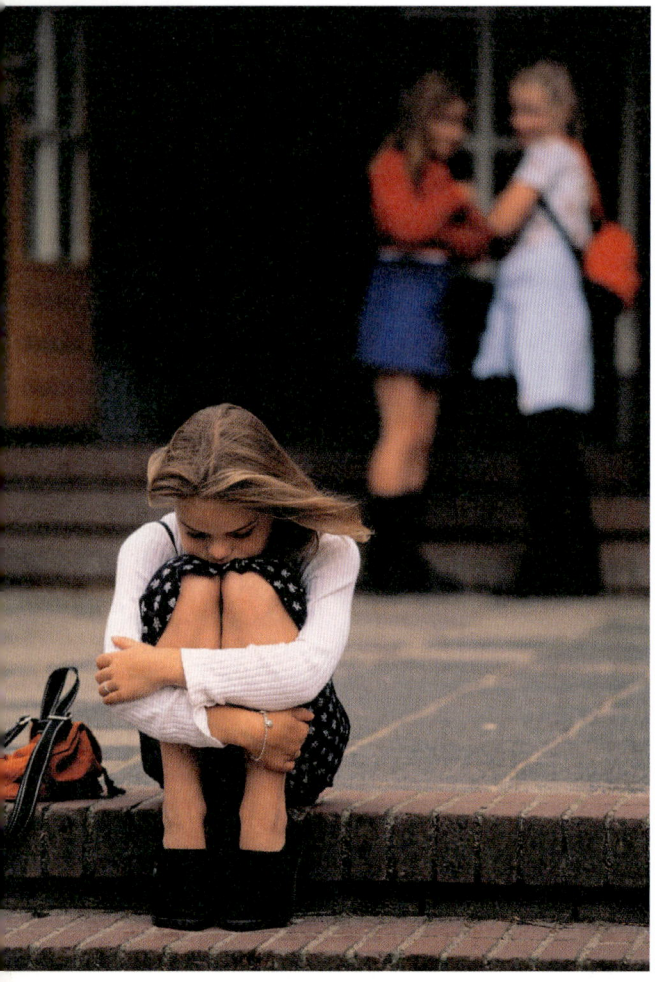

Für viele Kinder ist die Pubertät die erste dicke Lebenskrise. Nicht nur, dass der Körper alle bisherigen Proportionen verliert, nein, er wird auch noch zum Anziehungspunkt (oder nicht!). Hinzu kommen »Makel« wie Hautunreinheiten, die ersten Beziehungen und Beziehungsprobleme und natürlich: eine kritische Distanz zu den Eltern. [MU]

2,5 Jahre nach Beginn der Brustentwicklung) bekommen Mädchen ihre erste Regelblutung (= **Menarche**). Ein Jahr zuvor haben sie ihren größten Wachstumsschub, der dann mit der Menstruation rasch abklingt – mit der Menstruation hat ein Mädchen schon 98 % seiner Endgröße erreicht.

Die ersten nächtlichen Samenergüsse fallen beim Jungen meist in die Zeit zwischen dem 14. und 15. Geburtstag. In dieser Zeit, etwa zwei Jahre nach den Mädchen, beginnt der »Wachstumsspurt« des Jungen.

Doch diese nüchternen Zahlen spiegeln nicht die große Schwankungsbreite des Normalen wider: Ein Mädchen, das mit neun seine erste Regelblutung bekommt, kann genauso »normal« sein wie der Junge, der mit 15 noch immer vergeblich den Bartwuchs »herbeizurasieren« sucht.

Während übergewichtige Mädchen ihre Pubertät eher früher beginnen, sind übergewichtige Jungs eher »spät dran«. Beides hat damit zu tun, dass das Fettgewebe auch kleine Mengen von Östrogenen bilden kann – welche beim Mädchen die Pubertät eher unterstützen, beim Jungen dagegen eher hemmen.

In diesem Zusammenhang wird vermutet, dass der bessere »Ernährungszustand« einer der Gründe ist, weshalb die Pubertät bei Kindern heute deutlich früher einsetzt als noch vor wenigen Generationen (so genannte **Akzeleration**) – in der Tat hat sich die Kindheit über diese Zeit um immerhin 2–3 Jahre verkürzt!

Verfrühte Pubertät

Von einer »zu frühen« Pubertät wird dann gesprochen, wenn ein Mädchen schon vor dem 9. Lebensjahr Brüste entwickelt oder sich die Hoden bei einem Jungen schon vor dem 10. Lebensjahr vergrößern (dabei bilden sich dann in der Regel auch die ersten Schamhaare). Mädchen sind viermal häufiger betroffen als Jungen.

Bei der sog. **echten verfrühten Pubertät** (= *Pubertas praecox vera*) gibt das Gehirn den »Startschuss« für die Pubertätsentwicklung zu früh, insbesondere bei Mädchen – meist ohne dass eine Ursache hierfür feststellbar wäre. Die verschiedenen Pubertätsstadien setzen dabei in ihrer normalen Reihenfolge ein.

Ähnliches gilt für die *familienbedingten Formen* der verfrühten Pubertät (auch **konstitutionelle Frühentwicklung** genannt, siehe auch S. 342). Bei diesen Kindern waren auch die Eltern »Frühentwickler«, eine Ursache ist nicht feststellbar.

Hingegen werden bei der **verfrühten Scheinpubertät** (= *Pseudopubertas praecox*) auch ohne »Startschuss« des Gehirns Geschlechtshormone gebildet, oft in dafür eigentlich gar nicht vorgesehenen Organen: etwa beim *adrenogenitalen Syndrom* (einer angeborenen Störung der Kortisonbildung in der Nebenniere, siehe auch S. 217) oder bei manchen Tumoren. Typisch ist, dass die Hoden (bzw. – nicht von außen sichtbar – die Eierstöcke) klein bleiben.

Verspätete Pubertät

Umgekehrt kann die Pubertät auch (im Vergleich zur überwältigenden Mehrheit) verspätet sein – hiervon sind Jungen häufiger betroffen als Mädchen. Bei diesen Kindern bleibt bis zum 14. bzw. 16. Lebensjahr Brustentwicklung oder Hodenwachstum aus. Die häufigste Ursache sind *familienbedingte Formen,* die so genannte **konstitutionelle Entwicklungsverzögerung** (siehe auch S. 342). Diese »Spätzünder« sind – wie meist ihre Eltern eine Generation vorher – in ihrer allgemeinen körperlichen Reifung hinterher, was sich im Röntgenbild auch an den Knochen nachweisen lässt (vermindertes Knochenalter, siehe S. 342).

Andere Formen sind seltener: Alle *chronischen Organerkrankungen* können nicht nur Untergewicht und Kleinwuchs bedingen, sondern auch die Pubertät hinauszögern. Auch *hormonelle Störungen,* etwa im Rahmen von Chromosomenstörungen, bei Schilddrüsenunterfunktion (siehe S. 345) oder Schäden der Hoden oder Eierstöcke, können zu einem Ausbleiben der Pubertät führen.

Das macht der Arzt

Die Unterscheidung, ob die Pubertät krankhaft früh oder spät ist oder ob es sich nicht doch um (extreme) Varianten der Norm handelt, ist auch für den erfahrenen Arzt nicht immer leicht.

Gründliche Untersuchung, Bestimmung des Knochenalters durch Röntgen der linken Hand, Hormonuntersuchungen des Blutes und bei Mädchen eine gynäkologische Untersuchung zählen zum Basisprogramm. Weitere Untersuchungen können je nach mutmaßlicher Ursache folgen.

Eine zu frühe Pubertät kann durch spezielle »Gegenhormone« gebremst werden, die entweder gespritzt oder als Nasenspray gegeben werden. Umgekehrt kann bei zu später Pubertät die Entwicklung der Geschlechtsmerkmale durch Gabe von Steuerungshormonen des Gehirns oder Geschlechtshormone eingeleitet werden.

Dass die Beeinflussung der Pubertät auch wegen der Auswirkungen auf die Endgröße gut überlegt sein sollte, versteht sich von selbst.

So helfen Sie Ihrem Kind

Auch die Kinder, die einfach nur ein wenig zu früh oder zu spät dran sind, leiden darunter, anders zu sein als ihre Altersgenossen – der Gruppendruck kann gerade während der Pubertät enorm sein. Hier gilt Ähnliches wie für das zu kleine oder große Kind: Stärken Sie das Selbstvertrauen Ihres Kindes, damit es sich so akzeptieren kann, wie es ist.

Hinzu kommt, dass körperliche und psychische Entwicklung nicht unbedingt Hand in Hand gehen. Eine Neunjährige mit deutlichem Brustwachstum kann durchaus noch sehr verspielt sein und ein sehr schmächtiger Vierzehnjähriger gewaltig nach Unabhängigkeit vom Elternhaus streben.

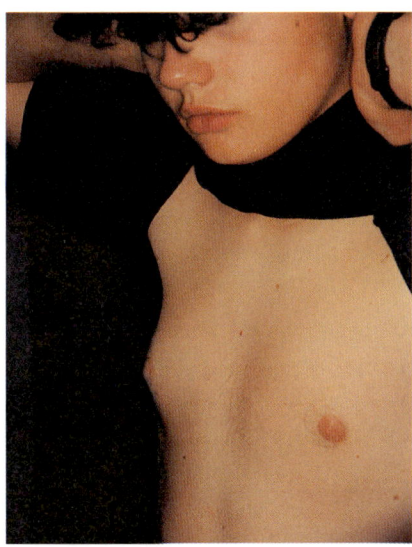

Am Anfang der Pubertät funktioniert das Zusammenspiel der Geschlechtshormone manchmal noch nicht ganz perfekt: Es kann dann bei Jungen vorübergehend zu einer andeutungsweisen ein- oder beidseitigen Entwicklung der Brüste kommen. Nach ein paar Monaten legt sich das – zumindest bei Jungs mit normalem Körpergewicht – dann wieder. [KL]

Schilddrüsenerkrankungen

Der Arzt unterscheidet **Schilddrüsenunterfunktionen** (= *Hypothyreosen*) mit einem Zuwenig an Schilddrüsenhormonen und **Schilddrüsenüberfunktionen** (= *Hyperthyreosen*), bei dem zu viel Schilddrüsenhormone gebildet werden.

Leitbeschwerden

Schilddrüsenunterfunktion
➤ Bei Babys (dank Vorsorge extrem selten): Trinkschwäche, Verstopfung, wenige und langsame Bewegungen, verzögerte körperliche und geistige Entwicklung
➤ Bei älteren Kindern: Schwäche, Müdigkeit, Kälteempfindlichkeit, Verstopfung, Heiserkeit, Übergewicht, verzögerte geistige und körperliche Entwicklung mit Kleinwuchs und Ausbleiben der Pubertät. Möglicherweise deutlich vergrößerte Schilddrüse (Kropf), erkennbar an einem »dicken« Hals

Schilddrüsenüberfunktion
➤ Nervosität, Unruhe, Schlaflosigkeit, Zittern der Hände
➤ Wärmeempfindlichkeit, Schwitzen
➤ Durchfälle, Gewichtsverlust
➤ Möglicherweise »hervorstehende« Augen

Wann zum Arzt

In den nächsten Tagen, wenn
➤ Ihr älteres Kind Beschwerden hat, die zu einer Schilddrüsenstörung passen.

Heute oder morgen, wenn
➤ Ihr Baby eine Schilddrüsenunterfunktion haben könnte (die routinemäßige Untersuchung aller Neugeborenen erfasst nur die häufigsten angeborenen Formen).

Das Wichtigste aus der Medizin

Die **Schilddrüse** ist eine kleine, normalerweise nicht von außen sichtbare Drüse, die knapp unterhalb des Kehlkopfes (»Adamsapfel«) liegt. Mit Hilfe von *Jod* produziert sie die Schilddrüsenhormone **Thyroxin** (kurz T_4) und **Trijodthyronin** (kurz T_3), die für ein normales Gedeihen unabdingbar sind.

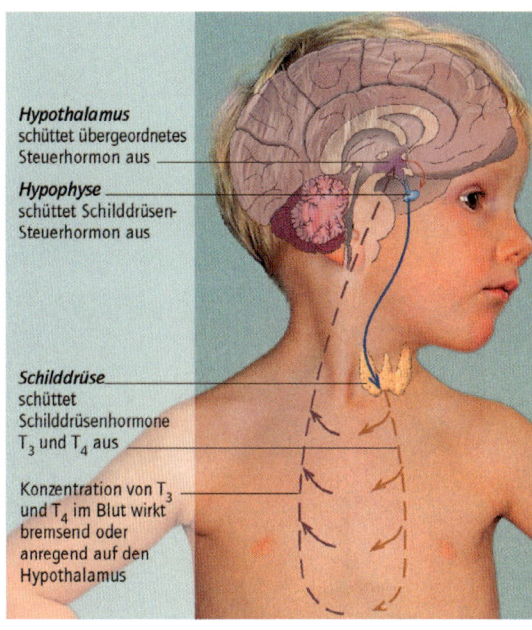

Der Regelkreis der Schilddrüsenhormone. [GX]

Häufiger: Schilddrüsenunterfunktion

Mit einer Häufigkeit von 1:3500 ist die **angeborene Schilddrüsenunterfunktion** die häufigste Hormonstörung. Schon als Neugeborene fallen die Kinder oft durch eine verlängerte Neugeborenengelbsucht (siehe S. 196) auf, sie trinken schlecht, haben oft Verstopfung und bleiben in ihrer körperlichen und geistigen Entwicklung immer mehr hinter den Altersgenossen zurück. Daher werden alle Neugeborenen routinemäßig am 4.–7. Lebenstag auf die häufigste Form der angeborenen Schilddrüsenunterfunktion untersucht (*Guthrie-Test,* siehe S. 123). Bei konsequentem Ersatz der fehlenden Schilddrüsenhormone ab der 2. Lebenswoche entwickeln sich die Kinder normal.

Ursachen einer **erworbenen Schilddrüsenunterfunktion** sind:

➤ Die Schilddrüse braucht genügend Jod, um ausreichend Schilddrüsenhormone produzieren zu können. Größere Teile des deutschsprachigen Raumes sind aber *Jodmangelgebiete*. Die Schilddrüse vergrößert sich zunächst, ein **Kropf** bildet sich aus. So kann die Schilddrüse meist lange Zeit normale Schilddrüsenhormonspiegel im Blut aufrechterhalten, bei höhergradigem Jodmangel kommt es aber auf Dauer dann doch zur Schilddrüsenunterfunktion.

➤ Häufigste Schilddrüsenentzündung bei Kindern ist die **Hashimoto-Schilddrüsenentzündung,** die zu den Autoimmunerkrankun-

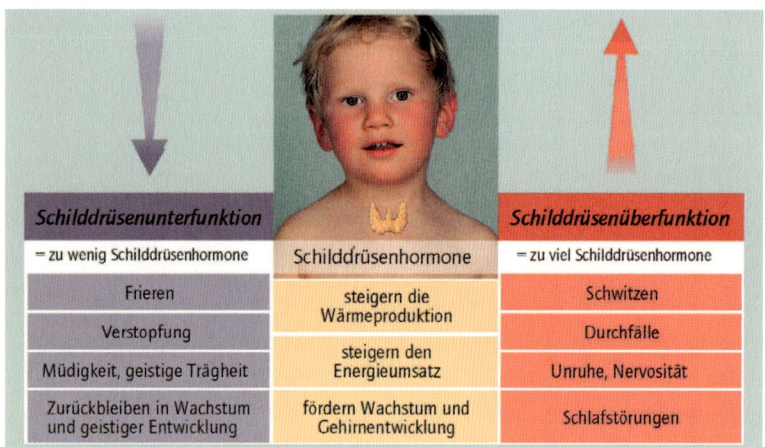

So wirken sich Über- und Unterfunktionen der Schilddrüse aus. [GX]

gen (siehe S. 301) zählt – der Körper bekämpft aus noch unklarer Ursache das eigene Schilddrüsengewebe.
▶ Manche Tumoren im Gehirn beeinträchtigen die Produktion der Steuerhormone, die Schilddrüse wird also nicht mehr ausreichend »angefeuert« (siehe auch Abb. auf S. 336).
Die Folgen sind auch hier wieder eine zunehmende Verzögerung der geistigen und körperlichen Entwicklung, wobei die Beschwerden insbesondere zu Beginn uncharakteristisch sein können.

Selten: Schilddrüsenüberfunktion

Bei Kindern seltener ist die **Schilddrüsenüberfunktion,** bei der mehr Schilddrüsenhormone gebildet werden als der Körper benötigt. Die Kinder sind nervös und unruhig, schlafen schlecht und haben oft Konzentrations- und damit nicht selten Schulschwierigkeiten. Sie schwitzen schnell und nehmen trotz guten Appetits an Gewicht ab. Häufigste Ursache ist die **Basedow-Krankheit,** ebenfalls eine Autoimmunerkrankung (siehe S. 301). Mädchen sind häufiger betroffen als Jungen, insbesondere in der Pubertät. Oftmals stehen die Augen deutlich hervor, und ein Kropf ist sichtbar.

Das macht der Arzt

Erster Schritt der Diagnostik sind Hormonuntersuchungen im Blut, an die sich möglicherweise spezielle Blutuntersuchungen anschließen. Eventuell wird auch eine Ultraschalluntersuchung der Schilddrüse durchgeführt, manchmal mit einer feinen Nadel eine Gewebeprobe entnommen.

Ist die Schilddrüse als Ausdruck eines Jodmangels vergrößert, so reicht es meist aus, das fehlende Jod als Tablette zu geben. Bei einer Schilddrüsenunterfunktion werden die fehlenden Schilddrüsenhormone als Tablette gegeben (z. B. Euthyrox®). Bei der Basedow-Krankheit wird die Schilddrüsenfunktion medikamentös mit »Schilddrüsenblockern« (sog. **Thyreostatika**) unterdrückt.

So helfen Sie Ihrem Kind

Schilddrüsenhormone werden am besten morgens nüchtern eine halbe Stunde vor dem Essen eingenommen. Die regelmäßigen ärztlichen Kontrollen sollen sicherstellen, dass die Schilddrüsenhormongabe genau den Bedürfnissen Ihres Kindes entspricht, damit es sich normal entwickeln kann – der Bedarf steigt, je älter das Kind wird. Bei der Einnahme von Thyreostatika dienen sie außerdem der Erfassung möglicher Nebenwirkungen.

Vorsorge

Vorbeugen können Sie dem häufigen Jodmangel, indem Sie auf ausreichend Jod in der Nahrung achten. Viel Jod ist beispielsweise in Meeresfischen enthalten, auch die Verwendung jodierten Speisesalzes hilft.

▶ **Die Schmetterlinge e.V.** – Selbsthilfeorganisation für Kinder mit Schilddrüsenerkrankungen
Langeoogweg 7, 45149 Essen
www.die-schmetterlinge.de

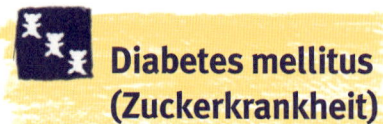

Der **Diabetes mellitus** (= *Zuckerkrankheit*) ist die häufigste Stoffwechselstörung des Kindes- und Jugendalters: Schätzungsweise eines von dreihundert Kindern erkrankt jährlich neu daran. Derzeit steigt die Zahl der Neuerkrankungen jedes Jahr um etwa 3 % an. Warum die Erkrankung in den letzten Jahren und Jahrzehnten häufiger geworden ist, könnte mit den insgesamt »hygienischeren« Lebensbedingungen heutiger Kinder zu tun haben (siehe S. 34). Prinzipiell kann sich der Diabetes mellitus in jedem Alter erstmalig zeigen, besonders häufig ist dies jedoch während der Pubertät der Fall.

Leitbeschwerden

Diabetes mellitus Typ 1

▶ Meist normalgewichtiges Kind, Entwicklung der Beschwerden rasch (in Wochen)
▶ Gewichtsabnahme trotz reichlichen Essens
▶ Großer Durst, Ausscheiden großer Urinmengen mit häufigem Auf-die-Toilette-Gehen (auch nachts, möglicherweise wieder auftretendes Bettnässen als erstes Zeichen)
▶ Müdigkeit, Leistungsminderung
▶ Oft Übelkeit, Erbrechen
▶ Bewusstseinseintrübung bis zur Bewusstlosigkeit (beim diabetischen Koma), dann typischerweise auch schnelle, tiefe, nach Azeton (ähnlich Nagellack, Obst) riechende Atmung, oft auch Bauchweh

Diabetes mellitus Typ 2

▶ Deutlich übergewichtiges Kind
▶ Ansonsten wie Diabetes mellitus Typ 1, jedoch langsamere Beschwerdeausbildung

Wann zum Arzt

Am nächsten Tag, wenn

▶ Ihr Kind Beschwerden hat, die zu einem Diabetes mellitus passen könnten, es ihm aber insgesamt noch gut geht.

Sofort, wenn

▶ Ihr Kind immer mehr »eintrübt« (also teilnahmslos und schläfrig wird).

Das Wichtigste aus der Medizin

Warum steigt der Blutzucker an?

Da die Zellen des Körpers rund um die Uhr arbeiten müssen, sind sie auf eine regelmäßige Zufuhr von Energie, vor allem von *Glukose* (= Traubenzucker), angewiesen. Diese wird größtenteils durch die Verdauung von Kohlenhydraten aus der Nahrung gewonnen. Da wir aber nicht rund um die Uhr essen, muss das schwankende Nahrungsangebot »gestreckt« werden. Dies bewerkstelligt das Stoffwechselhormon **Insulin**: Liegt ein Zuckerüberschuss im Blut vor, so schleust es zum einen den Zucker in Zellen ein, zum anderen sorgt es dafür, dass er entweder in der Leber »abgelagert« wird oder zu dem noch länger haltbaren Fett umgebaut wird.

Um den Stoffwechsel auf diese Art steuern zu können, muss Insulin in immer genau der richtigen Menge vorliegen. Genau dies ist beim Gesunden der Fall: Nehmen wir eine kohlenhydrathaltige Mahlzeit zu uns, so steigt nach der Verdauung der Zuckerspiegel im Blut zunächst rasch an. Dadurch wird unsere *Bauchspeicheldrüse*, in der das Insulin hergestellt wird, zur Insulinausschüttung angeregt – prompt sinkt der Butzuckerspiegel aufgrund der oben beschriebenen Wirkungen wieder ab.

Kann die Bauchspeicheldrüse nicht mehr genug Insulin produzieren oder kann vorhandenes Insulin nicht wirken, so steigt der Blutzuckerspiegel an (dies erklärt z. B. den Durst und das häufige Wasserlassen). Gleichzeitig fehlt der Zucker als Energielieferant in den Körperzellen (dies erklärt die Müdigkeit und den Gewichtsverlust).

Diabetes mellitus Typ 1

Bis vor wenigen Jahren war bei Kindern praktisch nur der **Diabetes mellitus Typ 1** bekannt, der früher auch *als jugendlicher* oder *insulinabhängiger Diabetes mellitus* bezeichnet wurde.

Der Diabetes mellitus Typ 1 wird zu den Autoimmunerkrankungen (siehe S. 301) gezählt. Die Wissenschaftler gehen davon aus, dass auf dem Boden einer erblichen Veranlagung Umweltfaktoren (am ehesten Virusinfektionen) die Erkrankung auslösen. Es gehen immer mehr der Insulin produzierenden Zellen in der Bauchspeicheldrüse zugrunde, bis das Rest-Insulin nicht mehr zur Regulation des Blutzuckerspiegels ausreicht und die Erkrankung ausbricht.

Diabetes mellitus Typ 2

Mit Zunahme des Anteils erheblich übergewichtiger Kinder in den Industriestaaten wird auch bei Kindern immer häufiger die zweite Diabetesform beobachtet, die früher fast ausschließlich bei Erwachsenen auftrat: der **Diabetes mellitus Typ 2**, früher auch *Erwachsenen-*, *Altersdiabetes* oder *nicht-insulinabhängiger Diabetes* genannt.

Im Gegensatz zum Diabetes mellitus Typ 1 ist beim Diabetes mellitus Typ 2 durchaus genug Insulin vorhanden. Durch das Übergewicht kann das Insulin aber an den Körperzellen nicht ausreichend wirken, so dass der Blutzucker ansteigt.

Dem Diabetes mellitus Typ 2 ähnelt der sog. **MODY-Diabetes**, der aber erblich bedingt ist. Er ist jedoch selten.

Akute Gefahren

Ein zu hoher Blutzucker führt im Körper zu Flüssigkeitsverschiebungen, die nicht nur harntreibend wirken (und damit Durst auslösen), sondern vor allem am Gehirn ihre Spuren hinterlassen, das ganz allmählich anschwillt: Das Kind trübt dadurch zunehmend ein, es wird schläfrig und teilnahmslos und kann sogar bewusstlos werden (so genanntes **diabetisches Koma**). Zugleich produziert der Körper ungewohnte Mengen so genannter **Ketone**, die dadurch entstehen, dass der Stoffwechsel nun anstelle von Glukose große Mengen von Fett abbaut. Da die Ketone chemisch wie Säuren wirken, ist der Körper bald übersäuert, was Eltern manchmal an dem apfelartigen Geruch merken (ein solcher Geruch tritt auch bei nichtzuckerkranken Kindern manchmal auf, zum Beispiel wenn sie lange nichts gegessen haben).

Charakteristischerweise atmet das Kind durch die Stoffwechselentgleisung auffällig schnell und tief und klagt auch häufig über Bauchweh.

==Das diabetische Koma ist bei Kindern nicht selten das »Coming out« für einen Diabetes. Aber auch Kindern mit bekanntem Diabetes können ein diabetisches Koma entwickeln, z. B. bei schweren Infekten oder wenn sie ihr Insulin »vergessen«.==

Bedrohlich: die Spätfolgen

Glücklicherweise kann der Diabetes heute gut behandelt werden, und bei guter »Einstellung« des Diabetes mit Blutzuckerwerten möglichst nahe am Normalen ist die Lebenserwartung kaum vermindert.

Dennoch sind die Zuckerspiegel im Blut selbst bei bester Behandlung nicht immer optimal. Hierdurch können Spätschäden an den Gefäßen auftreten (die bei »schlechter Einstellung« entsprechend häufiger vorkommen): Besonders häufig betroffen sind Augen (Sehstörungen durch Netzhautschädigung) und Nieren (Nierenschädigung), aber auch das gesamte Gefäßsystem kann durch eine vorzeitige Arterienverkalkung geschädigt werden.

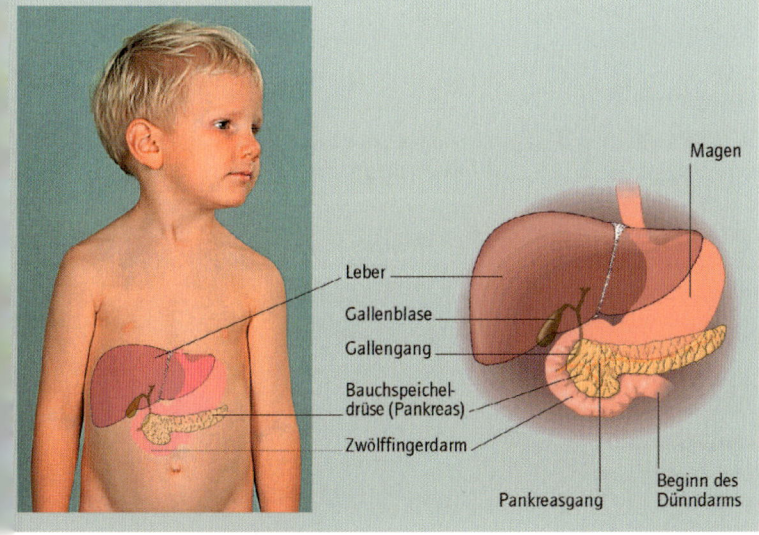

Die Bauchspeicheldrüse produziert das lebenswichtige Insulin. Aber damit nicht genug: Ebenso wie die Leber stellt sie außerdem Verdauungssäfte und -enzyme her, die dem Speisebrei im Zwölffingerdarm beigemischt werden. [GX]

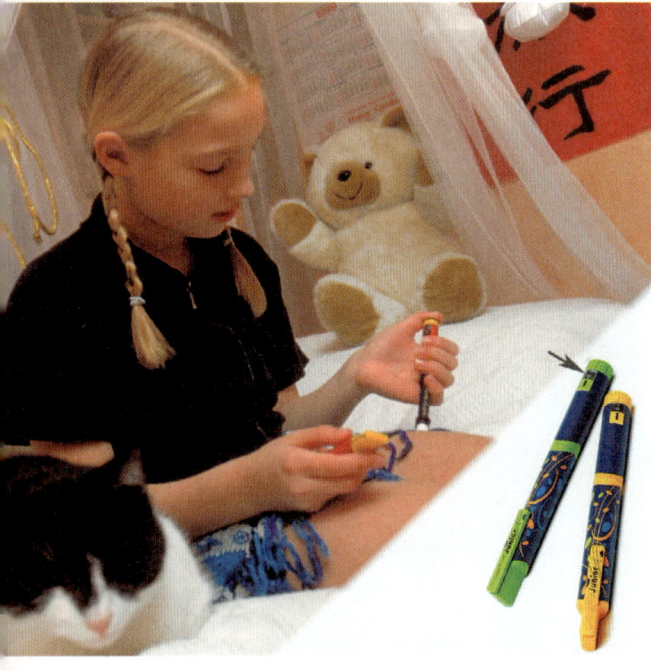

Die Industrie hat sehr praktische Dosierhilfen für Kinder entwickelt, die die Abmessung der richtigen Injektionsmenge (Pfeil in der Abbildung) im wörtlichen Sinne kinderleicht machen. Trotzdem braucht jedes Diabetikerkind neben ausreichender Schulung grundsätzlich Ruhe und Konzentration, wenn es sich selbst mit Insulin versorgen soll. Denn Insulinfehldosierungen – vor allem Überdosierungen – sind lebensgefährlich. [NN]

Diabetes Typ 2: Gewichtsreduktion das A und O

Bei einem Kind mit Diabetes mellitus Typ 2 steht die Gewichtsabnahme im Vordergrund (siehe S. 336). Dadurch bessert sich der Zuckerstoffwechsel dann von selbst. »Zuckertabletten« würden zwar den Blutzuckerspiegel senken, sie erschweren jedoch teilweise die Gewichtsabnahme und sind daher für Kinder keine Lösung.

So helfen Sie Ihrem Kind

Für Sie und Ihr Kind ist zunächst Wissen das A und O: Je mehr Sie und vor allem Ihr Kind über die Erkrankung wissen, desto »normaler« kann Ihr Kind leben. Gut eingestellte Diabetiker müssen sich heute nicht mehr sklavisch an vorgegebene Esszeiten und -mengen halten, sie können ebenso zum Kindergeburtstag, ins Kino oder ins Restaurant gehen wie ihre Freunde auch. Dieses Wissen kann nicht in einem Buchkapitel vermittelt werden. Nehmen Sie und Ihr Kind deshalb die heute angebotenen Schulungsangebote wahr. Auch der Anschluss an eine Selbsthilfegruppe ist empfehlenswert. Das Kind sieht hier, dass es mit seiner Erkrankung alles andere als alleine ist, und Sie als Eltern bekommen Tipps nicht nur zum Medizinischen, sondern auch, wie man die Gratwanderung zwischen Überbehüten und zu wenig Kontrolle am besten schafft.

Der »Hypo«

Früher oder später lernen Diabetiker auch den »Hypo«, also die **Hypoglykämie** (= *Unterzuckerung*) kennen – nämlich dann, wenn sie sich zu viel Insulin spritzen oder nach der Insulinspritze zu wenig essen (etwa wenn sie keinen Appetit haben). Wenn der Blutzucker in den Keller rauscht, merken die Kinder zunächst Heißhunger, Schwitzen, Unruhe und Zittern. Aber bald schon fällt ihr Gehirn aus, da es Zucker als »Brennstoff« braucht – die Kinder werden bewusstlos. Meist können sie noch rechtzeitig etwas Zuckerhaltiges trinken (z. B. Orangensaft oder auch Milch), ansonsten kann ihnen eine spezielle zuckerhaltige Paste unter die Zunge gegeben werden. Für den Notfall halten Diabetiker oder ihre Eltern aber auch eine bestimmte Hormonspritze (Glukagon) bereit, nach der die Kinder rasch wieder zu sich kommen.

Eine Hypoglykämie kann selten auch bei Nicht-Diabetikern auftreten, wie etwa bei seltenen Stoffwechselerkrankungen oder bei Jugendlichen nach Alkoholgenuss.

Diabetes Typ 1: Erstbehandlung im Krankenhaus

Ein Kind mit Diabetes mellitus Typ 1 ist meist so krank, dass es in eine Kinderklinik eingewiesen werden muss, wo zunächst die Stoffwechselentgleisung mit Insulin und Infusionen behandelt wird. Auch danach braucht das Kind lebenslang Insulin. Bislang muss Insulin immer gespritzt werden, da es als Tablette geschluckt im Magen-Darm-Trakt zerlegt und dadurch unwirksam würde, inhalierbare Insuline sind in der Entwicklung. Das Spritzen lernt Ihr Kind rasch. Was es auch lernt: Je häufiger es seinen Blutzuckerspiegel bestimmt und dann gegebenenfalls Insulin spritzt, desto flexibler ist es mit dem, was es essen kann, und desto besser ist sein »Zucker« eingestellt.

Zusätzlich muss das Kind bestimmte Regeln bei der Ernährung beachten – der Ausdruck »Diabetesdiät« ist aber veraltet: Empfohlen wird für das diabetische Kind dieselbe ausgewogene Vollwertkost, die auch für Gesunde wünschenswert ist. Aber es gibt dabei viel zu beachten, vor allem was die Kohlenhydratmenge (die traditionell meist in »Broteinheiten« gemessen wird) und was die Geschwindigkeit der Energieaufnahme anbetrifft. Deshalb sind spezielle Kurse unerlässlich, damit Sie (und je nach Alter auch schon Ihr Kind) mit der Erkrankung weitestgehend selbstständig umgehen können.

Das macht der Arzt

Die Diagnose des Diabetes mellitus ist in der Regel durch ein- oder mehrfache Blutzuckerbestimmungen möglich.

Hecker, W., Bartus, B.: **Diabetes bei Kindern.** Karl F. Haug, 2002

Hürter, P., Lange, K.: **Kinder und Jugendliche mit Diabetes.** Springer, 2002

Vollmer, H.: **Mein Kind hat Diabetes.** Ehrenwirth, 2002

▶ **Bund diabetischer Kinder und Jugendlicher**
Hahnbrunnerstr. 46, 67659 Kaiserslautern
www.bund-diabetischer-kinder.de

▶ **Deutscher Diabetiker-Bund**
Danziger Weg 1, 58511 Lüdenscheid
www.diabetikerbund.de

▶ www.diabetes-kids.de
Website für Kinder mit Diabetes

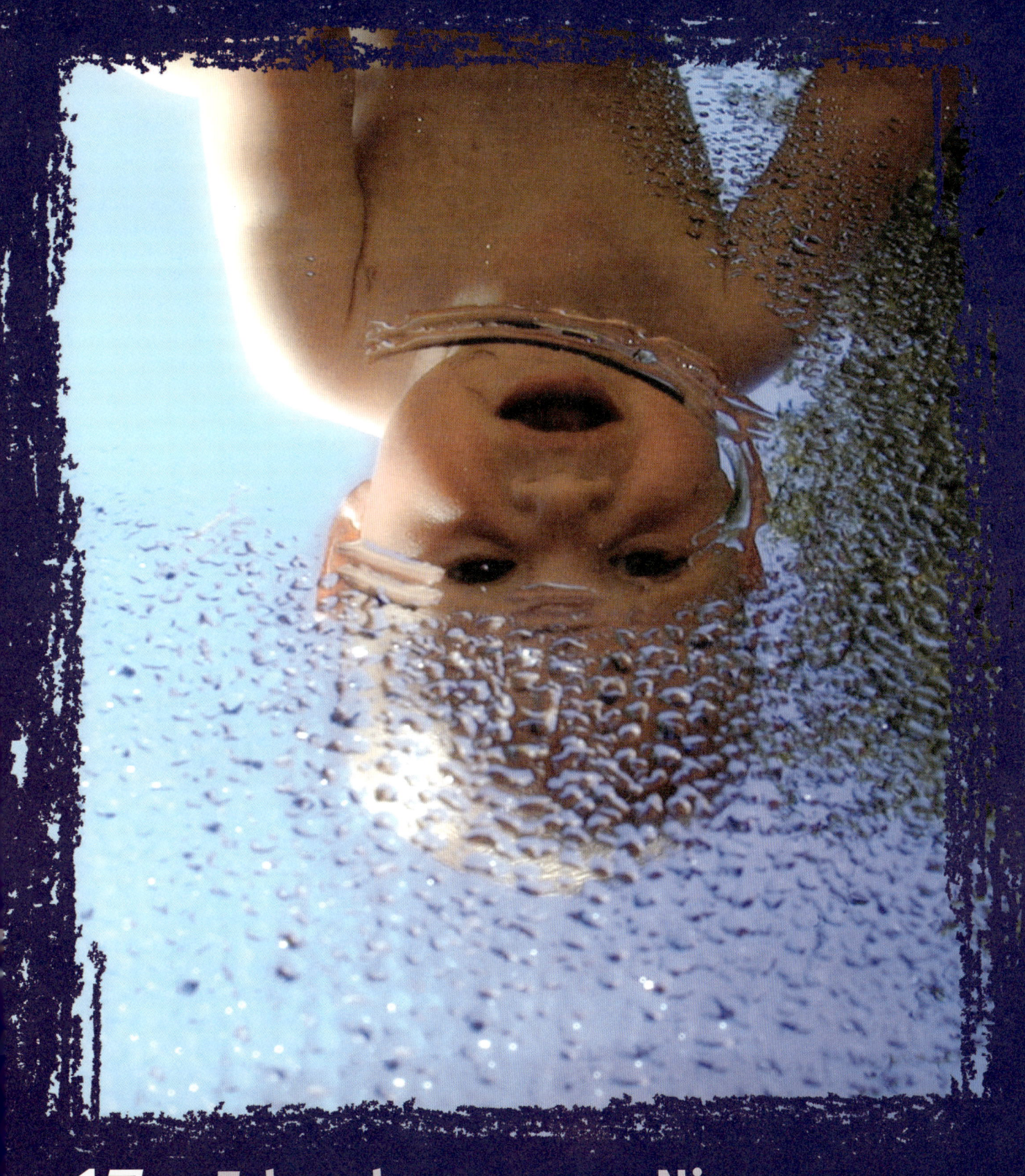

17 Erkrankungen von Nieren, Blase und Geschlechtsorganen

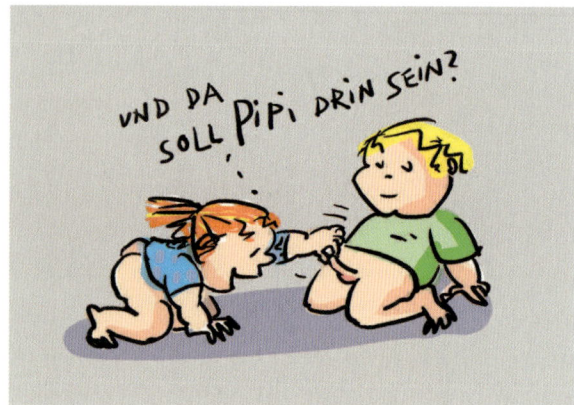

Der kleine Unterschied und seine großen Folgen

Der »kleine Unterschied« ist lange Zeit im Windelpaket verborgen. Wenn er dann im Alter von zwei oder drei Jahren entdeckt wird, gibt es Grund zum Schwärmen: »Meine Scheide«, sagt Kerstin und deutet stolz an sich hinunter. »Judith auch Scheide.« Ja, die Judith hat auch eine Scheide, und die Judith geht immerhin schon in den Kindergarten!

Und dass viele andere Kinder *keine* Scheide haben, sondern ein Glied, das ist natürlich höchst interessant. Da muss man jetzt genau seine Eltern anschauen, wie das bei denen ist, und dazu auch seine Freunde unter die Lupe nehmen. Bis irgendwann klar ist: Ich bin ein Mädchen, du ein Junge.

Und diese Phase ist wichtig. Denn sie schärft nun auch den Blick dafür, was Mädchen anders machen als Jungs und umgekehrt. Auch was die Mutter anders macht als der Vater. Was die Umwelt als »männlich« und »weiblich« vorlebt. Für jedes Kind bildet sich so sein Geschlechtsverständnis – welche Rolle sehe ich für mich als Mädchen (oder Junge) und später als Frau (oder Mann)? Und was als »kleiner Unterschied« beginnt, prägt bald das ganze Leben.

Wissenswert

Die beiden bohnenförmigen **Nieren** liegen etwa auf Höhe der Taille links und rechts neben der Wirbelsäule. Sie produzieren täglich je nach Alter des Kindes ca. 0,3 bis 1,5 Liter **Urin** (= *Harn*). Aus den **Nierenbecken** fließt der Urin über die **Harnleiter** in die *Harnblase* oder kurz **Blase**, wo er gespeichert und dann über die **Harnröhre** entleert wird. Beim Baby und Kleinkind ist diese Speicherzeit kurz, und die Blase entleert sich unwillkürlich, wenn sie eine gewisse Füllung erreicht hat. Etwa bis zum dritten Geburtstag aber lernen fast alle Kinder, die Blasenentleerung einigermaßen zu kontrollieren – die Zeit der Windeln ist, meist zur großen Erleichterung der Eltern, dann zumindest tagsüber vorbei.

Nieren und **ableitende Harnwege** bilden auf Grund ihrer Nachbarschaft zu den Geschlechtsorganen (siehe Abb. S. 356 und S. 358) mit diesen zusammen das **Urogenitalsystem.**

Die Urinbildung (und damit letztlich auch der Feinbau der Niere) ist zwar außerordentlich kompliziert, folgt aber doch einem einfachen Prinzip: Aus hunderttausenden von ganz feinen, zu diesem Zweck vielfach aufgebauschten Blutgefäßen wird ein Teil des im Blut mitgeführten Wassers abgepresst. Diese Gefäßknäuel heißen **Glomeruli,** mit einer sie umgebenden Hülle bilden sie die **Nierenkörperchen.** Das abgepresste Wasser – **Primärharn** genannt – enthält nicht nur alle Salze des Blutes, sondern auch die gelösten Abfallstoffe des Stoffwechsels, wie etwa Harnstoff. Nun werden schon beim Dreijährigen pro Tag etwa 35 Liter Primärharn abgepresst, beim Zehnjährigen bereits mehr als 80 Liter! Keine Frage: Die Ausscheidung des kompletten Primärharns könnte sich unser Körper gar nicht leisten – wir würden innerhalb kürzester Zeit austrocknen. Zudem enthält der Primärharn ja nicht nur schädliche Stoffe, von denen die Nieren den Organismus reinigen sollen, sondern auch wertvolle Substanzen wie die Salze. Die Natur hat deshalb mit einem Recyclingapparat vorgesorgt: Der abgepresste Primärharn fließt dazu durch ein System ganz feiner, aber langer Kanälchen, den **Tubulusapparat.** Im Tubulusapparat werden der größte Teil der »nützlichen« Substanzen und über 98 % des Wassers in die Blutbahn zurückgewonnen. Gleichzeitig hat der Organismus durch dieses Röhrensystem die Möglichkeit, etliche bisher noch gar nicht abgepresste Gifte oder andere »unerwünschte« Stoffe nachträglich in die Kanälchen auszuscheiden. Erst der dergestalt aufkonzentrierte und veränderte Sekundärharn ist der »eigentliche« Urin.

Die Nieren sind jedoch mehr als ein *Reinigungs- und Entgiftungsorgan*:
► Die Rückgewinnung von Körperwasser im Tubulusapparat kann nämlich über Hormone mengenmäßig fein gesteuert werden; dadurch spielt die Niere eine ganz wesentliche Rolle in der Regulation des Wasser- und Salzhaushaltes und damit des Blutdrucks.
► Die Nieren erfüllen auch wichtige Aufgaben im Hormonhaushalt: Sie bilden das Hormon **Renin,** welches den Blutdruck steigert, das Hormon **Erythropoetin,** das die Bildung roter Blutkörperchen (siehe S. 292) ankurbelt, und wandeln eine Vorstufe des für den Knochenstoffwechsel wichtigen **Vitamin D** in seine Wirkform um.

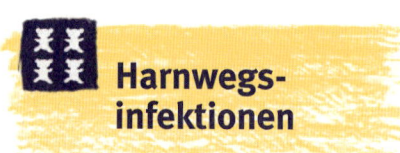

Harnwegsinfektionen

Harnwegsinfektionen sind die häufigste Erkrankung von Nieren und Harnwegen im Kindesalter: Schätzungsweise 5 % aller Mädchen und 1 % aller Jungen hat bis zur Pubertät mindestens eine Harnwegsinfektion, meist im Vorschulalter. Im Babyalter sind Jungen häufiger betroffen als Mädchen, danach kehrt sich das Verhältnis um. Rechtzeitige Diagnostik und Behandlung vorausgesetzt, bleiben Harnwegsinfektionen in aller Regel ohne bleibende Folgen für das Kind.

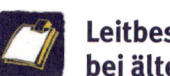

Leitbeschwerden bei älteren Kindern

► **Harnblasenentzündung:** Häufiges Wasserlassen mit nur geringen Urinmengen, dadurch möglicherweise Einnässen bei zuvor schon »trockenen« Kindern. Brennen und

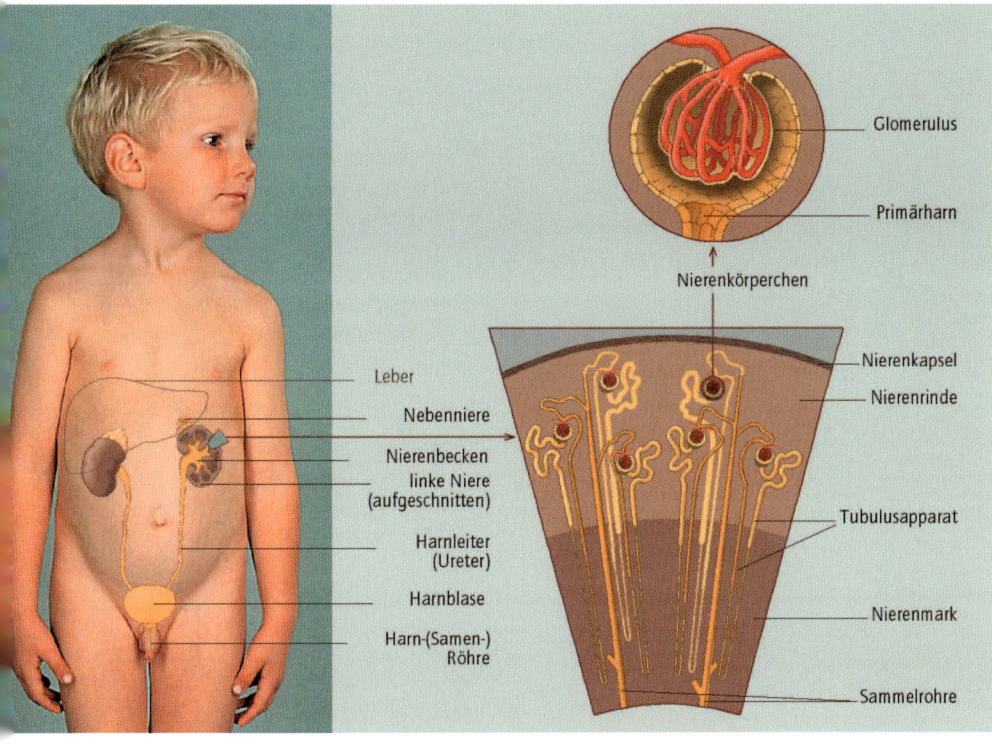

Die Nieren liegen – von den Rippen gut geschützt – im »rückenwärtigen« Teil des Bauches. Im Grunde enthalten sie ein kompliziertes Filtersystem, das rechts in der Detailansicht gezeigt wird. Hier wird aus dem Blut schlackenhaltige Flüssigkeit abgepresst (dies passiert in den so genannten Nierenkörperchen) und dann in einem Röhrensystem weiter konzentriert und bearbeitet. Der so entstehende Urin wird dann über die Harnleiter, Harnblase und Harnröhre ausgeschieden. [GX]

Schmerzen beim Wasserlassen. Häufig veränderter Uringeruch, möglicherweise trüber Urin
➤ **Nierenbeckenentzündung:** Fieber, möglicherweise Schmerzen in der Flanke und im Rücken. Beschwerden einer Harnblasenentzündung können dabei vorhanden sein oder fehlen

Leitbeschwerden bei Babys

Je jünger das Kind ist, desto häufiger sind uncharakteristische Krankheitszeichen:
➤ (Ansonsten unerklärtes) Fieber
➤ Möglicherweise veränderter Uringeruch (»streng« riechend), trüber Urin oder sichtbares Blut im Urin
➤ Möglicherweise Apathie, Trinkschwäche oder Erbrechen

Wann zum Arzt

Am nächsten Tag, wenn
➤ Ihr Kind zwar nicht über Beschwerden klagt, aber sehr häufig zur Toilette geht (ohne vorher viel getrunken zu haben) oder wiederholt einnässt, nachdem es vorher für längere Zeit »trocken« war.

Noch heute, wenn
➤ Ihr Kind Beschwerden hat, die zu einer Harnwegsinfektion passen.
➤ Ihr Kind hohes Fieber hat, ohne dass Sie eine Ursache (wie etwa Schnupfen) feststellen können.
➤ Ihr Kind mehrfach unklares Fieber hat, auch wenn das Fieber nach 1–2 Tagen von selbst wieder weggeht – es könnte sich um wiederholte Harnwegsinfektionen handeln.

Das Wichtigste aus der Medizin

Harnwegsinfektionen werden ganz überwiegend durch Bakterien hervorgerufen. Bei Babys können die Bakterien aus anderen Körpergegenden mit dem Blutstrom in die Harnwege verschleppt werden. Beim älteren Kind sind dagegen meist Darmkeime die Ursache einer Harnwegsinfektion. Darmkeime besiedeln selbst beim noch so sauberen Kind die Genitalregion und können unter ungünstigen Bedingungen über die Harnröhre in die Blase einwandern und von dort bis in die Nieren weiterziehen – der Mediziner spricht von einer **aufsteigenden Harnwegsinfektion.**
Dies erklärt, warum jenseits des Babyalters Mädchen zehnmal häufiger betroffen sind als Jungen: Ihre Harnröhre ist wesentlich kürzer, so dass die Bakterien erheblich schneller »am Ziel« sind.

==Begünstigt werden Harnwegsinfektionen durch Entzündungen im Bereich der Geschlechtsorgane sowie vorbestehende Erkrankungen, Fehlbildungen und Abflussstörungen der Harnwege.==

Ein besonders wichtiger Risikofaktor für Harnwegsinfektionen ist der **vesikoureterale Reflux** (= *Blasen-Harnleiter-Rückfluss*): Normalerweise münden die beiden Harnleiter so in die Harnblase, dass Urin zwar von der Niere zur Harnblase, aber nicht in die umgekehrte Richtung (d.h. zurück in die Niere) fließen kann. Diese sinnvolle Ventilfunktion kann aufgrund einer Fehleinmündung des Harnleiters in die Harnblase gestört sein. Steigt der Blasendruck nun beim Wasserlassen an, wird Urin und mit ihm möglicherweise Bakterien nicht nur in die Harnröhre, sondern auch in einen oder beide Harnleiter und damit zur Niere hochgepresst.

Bei Jungen sind außerdem **Harnröhrenklappen** verhältnismäßig häufig, eine an sich harmlose Fehlbildung, die aber die Harnröhre einengt und dadurch zu einer Abflussstörung führt.

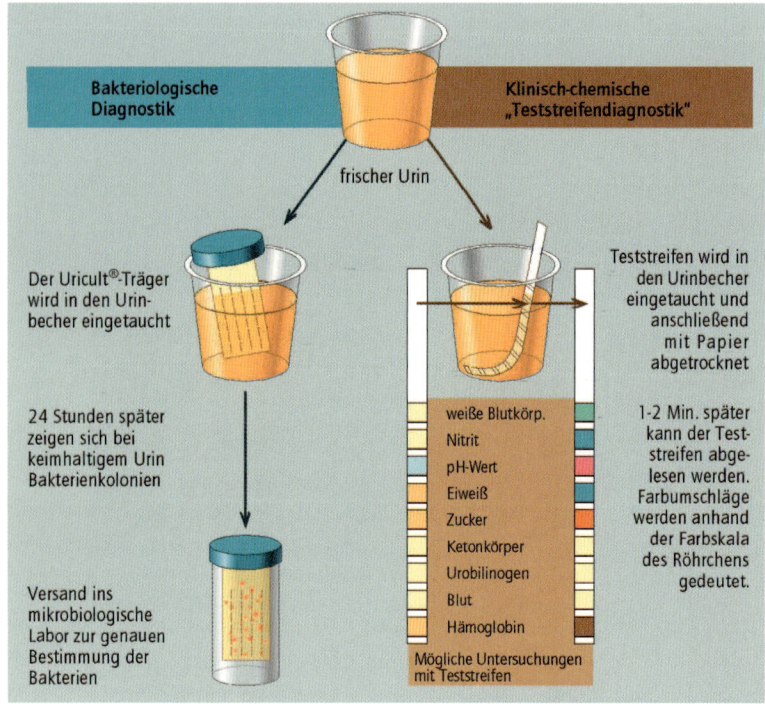

Aus ein paar Tropfen Urin lassen sich eine große Zahl von diagnostischen Informationen gewinnen, nicht nur ob eine Harnwegsinfektion vorliegt, sondern auch Stoffwechselkrankheiten, Hormone und Medikamente lassen sich im Urin nachweisen. [GR]

Gefahr: Aufsteigen der Infektion

Erste »Station« eindringender Bakterien bei den allermeisten Harnwegsinfektionen ist die Harnblase. Gelingt es den Bakterien, sich hier festzusetzen, entwickelt sich eine **Harnblasenentzündung** oder *Zystitis.* Manche Mediziner sprechen auch von einer **unteren Harnwegsinfektion.** Sie ruft zwar häufigen Harndrang, Brennen und Schmerzen beim Wasserlassen sowie möglicherweise krampfartige Schmerzen in der Schambeinregion hervor, in aller Regel aber keine Allgemeinbeschwerden und meist auch kein Fieber. Manche Kinder merken (fast) gar nichts.

Steigen die Bakterien weiter auf, kann eine Entzündung von Nierenbecken und benachbartem Nierengewebe entstehen, die **Nierenbeckenentzündung** (= *Pyelonephritis*). Das Kind bekommt Fieber und fühlt sich schlecht, gerade bei kleinen Kindern sind Übelkeit und Erbrechen häufig. Manche Kinder haben Schmerzen in Flanke oder Rücken. Dabei müssen nicht gleichzeitig die Beschwerden einer Harnblasenentzündung bestehen, das Bild kann völlig uncharakteristisch sein. Solche Harnwegsinfektionen, bei denen das Beschwerdebild eine Beteiligung der Nieren vermuten lässt, werden oft auch als **obere Harnwegsinfektionen** bezeichnet.

Das macht der Arzt

Erster Schritt zur Diagnose ist die Urinuntersuchung in der Praxis. Heute werden hierzu fast immer vorgefertigte **Teststreifen** verwendet, die in den Urin getaucht werden und sich dann je nach Urinzusammensetzung innerhalb von etwa einer Minute verfärben. Die typischen Zeichen einer Harnwegsinfektion sind der Nachweis von Nitrit (wird von Bakterien produziert) sowie von roten und weißen Blutkörperchen. Dann wird als Nächstes eine **Urinkultur** angelegt, um die Erreger zu identifizieren und auszutesten, gegen welche Antibiotika sie empfindlich sind. Bis dieses Ergebnis vorliegt, dauert es jedoch einige Tage.
Bei einer Nierenbeckenentzündung nimmt der Arzt möglicherweise Blut ab, um das Ausmaß der Entzündung abzuschätzen und eine Nierenfunktionsstörung auszuschließen.

Uringewinnung

Die Uringewinnung ist umso schwieriger, je jünger das Kind ist. Für Babys und Kleinkinder gibt es spezielle Beutelchen mit Kleberand, die um die Harnröhrenmündung bzw. den Penis aufgeklebt werden. Danach heißt es Geduld haben und regelmäßig nachschauen, da der Urin zur Untersuchung möglichst frisch sein muss. Etwas ältere Kinder können in einen Urinprobenbehälter Wasser lassen.

Optimal ist die Gewinnung von **Mittelstrahlurin,** die jedoch erst ab dem Kindergartenalter möglich ist: Nach Reinigen der äußeren Geschlechtsorgane mit Wasser soll das Kind zunächst etwas Urin in die Toilette lassen (dies spült Verunreinigungen aus den Harnwegen) und dann den Harnstrahl unterbrechen. Eine zweite, mittlere Portion wird in einem Urinprobenbehälter aufgefangen, der restliche Urin wiederum verworfen. So ist die Urinprobe am ehesten frei von Verunreinigungen, wie etwa Hautkeimen. Ergeben selbst mehrere Urinproben keinen eindeutigen Befund, kann der Arzt Urin über eine Spritze direkt aus der Blase gewinnen.

Weitere Diagnostik

Wiederholte Harnwegsinfektionen sind nicht selten Anzeichen einer Fehlbildung im Bereich von Nieren und Harnblase. Viele Mediziner sind heute dazu übergegangen, bei Jungen bereits bei der ersten, bei Mädchen bei der zweiten Harnblasenentzündung sowie bei jeder Nierenbeckenentzündung Nieren und Harnwege mit Ultraschall zu untersuchen.

Bei auffälligem Ultraschallbefund oder wiederholten Harnwegsinfektionen schließt sich eine Röntgenuntersuchung der Harnwege mit Kontrastmittel an, um so beispielsweise den oben erwähnten vesikoureteralen Reflux zu erfassen. Die Strahlenbelastung durch das Röntgen ist hier als weniger gefährlich einzuschätzen als die möglichen Folgen von immer wiederkehrenden Nierenbeckenentzündungen.

Behandlung

Fast alle Mediziner befürworten eine Antibiotikabehandlung bei jeder Harnblaseninfektion, beispielsweise mit Co-Trimoxazol (etwa Bactrim®-Saft), Amoxicillin (etwa Clamoxyl®) oder Cefalosporinen (etwa Panoral®). Insbesondere bei Babys müssen die Antibiotika möglicherweise als Infusion gegeben werden, dann ist eine Krankenhausaufnahme notwendig. Urinkontrollen (meist eine und sechs Wochen nach Behandlungsende) sollen sicherstellen, dass die Infektion wirklich ausgeheilt ist.
Wurde durch Ultraschall oder Röntgen eine Anomalie an Nieren oder Harnwegen festgestellt, wird diese in vielen Fällen operativ

beseitigt, da die Kinder sonst immer wieder Nierenbeckenentzündungen bekommen. Bei leichten Fällen eines vesikoureteralen Refluxes reicht manchmal eine niedrig dosierte Antibiotikagabe über Monate *(Rezidivprophylaxe)*. Nicht selten wächst sich das Problem dann von alleine aus. Ein solch abwartendes Vorgehen erfordert aber regelmäßige Urinkontrollen.

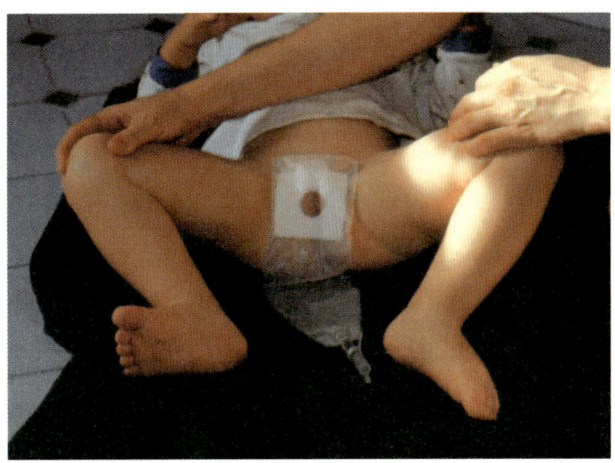

Die Uringewinnung ist bei Kleinkindern nicht ganz unkompliziert, da ein willkürliches Wasserlassen noch nicht möglich ist. Hier bekommt ein zweijähriges Mädchen ein Beutelchen zur Uringewinnung aufgeklebt.
[AS]

 ### So helfen Sie Ihrem Kind

Ein Kind mit einer Harnwegsinfektion sollte stets reichlich trinken, um Bakterien aus den Harnwegen »herauszuspülen«. Prinzipiell können Sie Ihrem Kind alle auch für gesunde Tage geeigneten Getränke anbieten, am besten sind jedoch warme oder heiße Getränke geeignet.

Gegen Krämpfe in der Schambeinregion helfen oft Wärmeanwendungen, beispielsweise durch eine Heublumenauflage, Kamillen-Heublumen-Wickel oder einfach eine Wärmflasche.

 ### Möglichkeiten der Naturheilkunde

Spezielle Blasen- und Nierentees aus der Apotheke sind besonders vorteilhaft, da sie harntreibend, schwach desinfizierend und krampflösend wirken und dadurch die Beschwerden lindern können. Sie müssen allerdings regelmäßig getrunken werden, was meist erst Kinder ab etwa vier Jahren schaffen. Vor allem Bärentraubenblätter wirken desinfizierend – da sie reichlich bittere Gerbstoffe enthalten, werden sie am besten mit anderen Kräutern kombiniert. Zur Steigerung des Harnflusses werden Hauhechelwurzel und Goldrutenkraut verwendet. Sie können einen Blasentee aus Bärentraubenblättern auch selbst herstellen:

> **Rezept: Nieren- und Blasentee**
>
> Vier Teelöffel Bärentraubenblätter mit einem Liter kaltem Wasser übergießen. Etwa einen halben Tag stehen lassen und mit einem feinen Sieb abseihen. Den Tee vor dem Trinken anwärmen und mit Kamillentee mischen.
>
> Die Kinder können bis zu fünf Tassen dieses Tees täglich trinken.

Die genannten Heilkräuter sind auch in diversen Fertigarzneimitteln enthalten, beispielsweise in Angocin®-Anti-Infekt N Filmtabletten.

Sehr wirksam ist auch Saft aus der Kranichbeere (cranberry), einer mit der europäischen Preiselbeere verwandten Frucht aus Amerika, die dort schon seit rund 100 Jahren nicht nur als Lebensmittel verwendet, sondern auch bei Harnwegsinfektionen eingesetzt wird. Wirkstoffe der Kranichbeere verändern die Schleimhaut der Harnwege so, dass Bakterien sich dort schlechter festsetzen können. Zudem ist der Saft sehr Vitamin-C-reich. Über die Apotheke bezogen ist der Saft sehr teuer, eine preiswertere Alternative ist der Cranberry-Saft von Ocean Spray (ein Händlerverzeichnis finden Sie im Internet unter www.cranberries.de).

Die Erreger von Harnwegsinfekten stammen oft aus dem Darmtrakt, so dass bei häufigen Harnwegsinfekten eine Umstimmung der Darmflora, z. B. mit Laktobazillen oder probiotischen Joghurts (siehe Kasten S. 36), sinnvoll sein kann.

Aus der Homöopathie wird je nach Beschwerdebild z. B. Aconit D6, Belladonna D6 sowie Cantharis D6 empfohlen. Die homöopathische Behandlung sollte aber nur unterstützend und nicht anstelle einer Antibiotikabehandlung eingesetzt werden.

 ### Vorsorge

Eine sinnvolle Maßnahme, um Harnwegsinfektionen bei Mädchen vorzubeugen, ist das »richtige Wischen«: Sei es beim Wickeln oder später nach dem Toilettengang, es sollte immer von vorne nach hinten gewischt werden, damit keine Darmkeime zur Harnröhrenmündung verschleppt werden.

Kinder, die zu Harnwegsinfektionen neigen, sollten immer reichlich trinken, um die Bakterien aus der Blase zu spülen, bevor sie sich festsetzen können. Ungünstig sind oft auch Nässe und Unterkühlung, etwa durch Anbehalten nasser Badekleidung oder Sitzen auf kalten Steinen. Ein generelles Schwimmverbot ist dabei aber nicht sinnvoll – bei vielen Kindern besteht kein zeitlicher Zusammenhang zwischen Schwimmbadbesuch und Harnwegsinfekt. Auch warme Unterwäsche, die nicht »reibt« (also nicht zu eng ist), macht Sinn, da Hautreizungen das Eindringen von Bakterien erleichtern können.

Außerdem sollten Sie mit Ihrem Arzt absprechen, ob eine regelmäßige Selbstkontrolle des Urins mit Streifentests sinnvoll ist, denn diese können problemlos auch zu Hause angewandt werden.

Aussichten

Rechtzeitige und konsequente Behandlung vorausgesetzt, heilen Harnwegsinfekte in aller Regel aus. Auf die leichte Schulter nehmen sollte man sie aber dennoch nicht:

▶ Zum einen besteht bei jeder Nierenbeckenentzündung die Gefahr, dass die Keime in die Blutbahn durchbrechen und zur *Sepsis* (= Blutvergiftung, siehe auch S. 227) führen.

▶ Zum anderen können wiederholte oder **chronische** (d. h. lang dauernde bzw. nicht ausgeheilte) **Nierenbeckenentzündungen** durch Narbenbildung und die daraus resultierende Zerstörung von Nierengewebe zu einer Einschränkung der Nierenfunktion führen.

Glomerulonephritis (Nierenentzündung)

Unter dem Begriff *Nierenentzündung* oder **Glomerulonephritis** (nicht zu verwechseln mit der Nierenbeckenentzündung, siehe S. 352) werden die Entzündungen der Nieren zusammengefasst, die nicht von Bakterien verursacht werden und von den Nierenkörperchen (siehe S. 350) ausgehen. Glomerulonephritiden sind insgesamt selten. Am häufigsten sind heute Zwei- bis Zwölfjährige betroffen.

Leitbeschwerden

- Beeinträchtigung des Allgemeinbefindens, oft mit Fieber, Kopfschmerzen und Übelkeit
- Häufig Veränderungen des Urins, vor allem eine »schmutzig-braune« Farbe oder eine Verminderung der Urinmenge
- Häufig Wassereinlagerungen (= *Ödeme*) im Gesicht (aufgedunsenes Gesicht, »verquollenes« Aussehen)
- Oft Streptokokkeninfekt vor 2–4 Wochen

Wann zum Arzt

Noch heute, wenn
- Die Beschwerden Ihres Kindes zu einer Glomerulonephritis passen.

Das Wichtigste aus der Medizin

Bei fast allen Glomerulonephritiden sind *Autoimmunvorgänge* (siehe S. 301) beteiligt. Als Folge werden die Nierenkörperchen *beider* Nieren geschädigt und »undicht«, so dass vermehrt Eiweiße und Blutkörperchen in den Urin übertreten können. Möglicherweise sinkt die Urinproduktion so stark ab, dass die Nieren ihre Reinigungs- und Entgiftungsfunktion nicht mehr erfüllen können – das so entstehende *Nierenversagen* ist aber glücklicherweise selten.

Bei manchen Formen kann der Eiweißverlust über den Urin so stark sein, dass ein Mangel an Wasser bindenden Eiweißen im Blut entsteht. Das Wasser wandert nun aus den Blutgefäßen in die Körpergewebe ab und führt so zu oft schweren Wassereinlagerungen (= **Ödemen**). Besonders typisch sind Gesichtsödeme – das Gesicht des Kindes sieht verschwollen und aufgequollen aus. Diese Form der Nierenentzündung wird auch **nephrotisches Syndrom** genannt und kommt vor allem im Kleinkind- oder Kindergartenalter vor.

Ursachen von Nierenentzündungen

Oft bleibt die Ursache unbekannt. Manche Formen haben aber klare Ursachen:
- Die **akute Poststreptokokken-Glomerulonephritis.** Sie gehört zu den sog. Streptokokkenzweitkrankheiten (siehe S. 238) und tritt 2–4 Wochen nach einer unzureichend behandelten eitrigen Angina, einem Scharlach oder (selten) einer eitrigen Hautentzündung auf. Sie entsteht dadurch, dass das Immunsystem nicht nur die Streptokokken bekämpft, sondern auch die (den Streptokokken teils ähnlichen) Nierenstrukturen.
- Eine **chronische** (= lang andauernde) Glomerulonephritis entsteht z. B. im Rahmen einer *Purpura Schönlein-Henoch* (siehe S. 295) oder einiger *rheumatischer Erkrankungen* (siehe S. 374).

Komplikationen

Besonders die akuten Nierenentzündungen nach Streptokokken-Infektionen verlaufen meist leicht und hinterlassen keine Spuren. Auch das zunächst oft dramatisch erscheinende nephrotische Syndrom heilt unter Behandlung über kurz oder lang meist aus. Andere Formen der Nierenentzündung jedoch können rasch zu einem (akuten) *Nierenversagen* führen. Auch bei der chronischen Glomerulonephritis kann sich in ungünstigen Fällen über Monate oder Jahre ein Nierenversagen entwickeln.

Das macht der Arzt

In der Kinderarztpraxis fällt oft ein zu hoher Blutdruck auf, der durch die Nierenerkrankung bedingt ist. Der Urin enthält zu viel Eiweiß und zu viele rote Blutkörperchen.

In aller Regel weist der Kinderarzt ein Kind mit möglicher Glomerulonephritis in eine Kinderklinik ein, schon allein deshalb, weil hier die Diagnostik rascher möglich ist. Blut- und Urinuntersuchungen, ein Rachenabstrich auf Streptokokken sowie Ultraschalluntersuchungen sollen zum einen die Ursache und zum anderen den Schweregrad klären. Verschlechtert sich der Zustand des Kindes, kann eine **Nierenbiopsie** (Entnahme einer Gewebeprobe aus der Niere mittels einer speziellen Hohlnadel durch die Haut hindurch) notwendig sein.

Ob eine medikamentöse Behandlung erfolgversprechend ist, hängt von der Form der Glomerulonephritis ab. Bei einer *Poststreptokokken-Glomerulonephritis* soll Penicillin möglicherweise noch vorhandene Streptokokken abtöten, auch wenn dies auf die Glomerulonephritis selbst keinen Einfluss mehr hat. Bei einem *nephrotischen Syndrom* wird Kortison gegeben. Bei manchen Formen der chronischen Glomerulonephritis kann versucht werden, durch Kortison oder andere *Immunsuppressiva* (= die Abwehr unter-

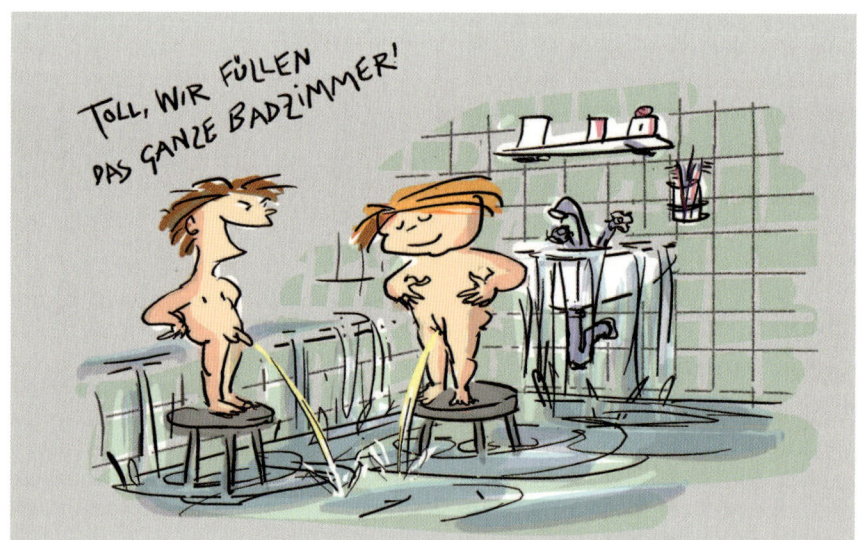

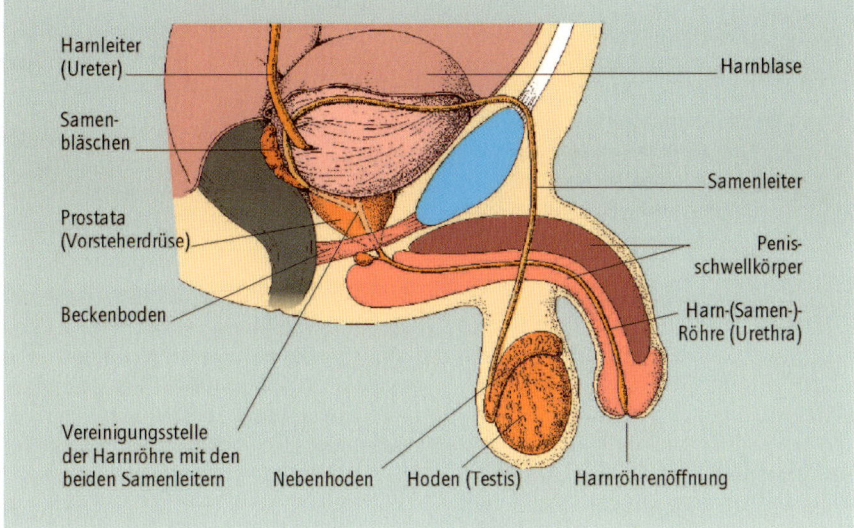

Schnitt durch das Becken beim erwachsenen Mann. Medizinisch bedeutsam im Kindesalter ist neben den Hoden auch der Samenstrang mit Hodengefäßen und Samenwegen. Er tritt im Leistenbereich durch die Bauchwand hindurch. Da der Bauchraum – etwa beim Stuhlgang – auch beim Säugling schon ganz erheblichen Druck aushalten muss, können an dieser »Schwachstelle« der Bauchwand bei entsprechend veranlagten Kindern Darmschlingen hinausgedrückt werden (siehe S. 323). [GR]

drückende Medikamente, siehe auch S. 301) die wahrscheinlich zugrunde liegenden Autoimmunvorgänge zu stoppen.

Hinzu tritt die medikamentöse Behandlung der Krankheitszeichen, etwa die Blutdrucksenkung oder die Gabe von Eiweißkonzentraten oder harntreibender Mittel gegen die Ödeme.

Selbsthilfe und Naturheilkunde

Bei stärkerer Beeinträchtigung des Allgemeinbefindens ist Bettruhe erforderlich, und auch bei leichteren Verläufen sollte sich das Kind eine Weile körperlich schonen.

Von der früher üblichen »Pauschaldiät« ist man heute abgekommen. Was das Kind essen und trinken darf, richtet sich nach seinem Wasser- und Flüssigkeitshaushalt.

Naturheilkundliche Verfahren sind ohne nachweisbaren Erfolg. Um zusätzliche Nierenschädigungen zu vermeiden, sollten Sie Ihrem Kind keine Medikamente ohne Arztrücksprache geben.

Vorsorge

Vorbeugen kann man nur der Poststreptokokken-Glomerulonephritis durch rechtzeitige antibiotische Behandlung von Streptokokken-Infektionen (siehe unsere Empfehlungen etwa bei der Angina auf S. 239 und 243). Bei den übrigen Formen ist eine Vorbeugung nicht möglich.

Akutes und chronisches Nierenversagen

Beim **Nierenversagen** ist die Funktion der Nieren so stark eingeschränkt, dass diese ihre Aufgaben nicht mehr erfüllen können.

Akutes Nierenversagen

Ein **akutes Nierenversagen** entsteht plötzlich, etwa bei einem hämolytisch-urämischen Syndrom (siehe S. 317), einer akuten Nierenentzündung (siehe oben), bei schwerer Austrocknung oder Kreislaufversagen, etwa durch hohe Blutverluste. Das Kind kann meist kaum oder gar keinen Urin mehr lassen, Wasser- und Mineralienhaushalt entgleisen rasch. Zudem steigt der Blutdruck an, oft so stark, dass er medikamentös gesenkt werden muss.

Vorübergehend kann es notwendig sein, dass die **Dialyse** (= *künstliche Blutwäsche*) die Reinigungs- und Entgiftungsfunktion der Niere übernimmt. Kann die Ursache des akuten Nierenversagens aber rechtzeitig beseitigt werden, erholt sich die Nierenfunktion über Wochen bis Monate meist wieder. Schäden bleiben dann glücklicherweise keine zurück.

Chronisches Nierenversagen

Anders beim **chronischen Nierenversagen**: Hier geht die Nierenfunktion langsam, aber unwiderruflich immer weiter zurück. Betroffen sind sowohl die Reinigungs- und Entgiftungsfunktion der Nieren als auch ihre Funktionen im Hormonhaushalt. Bei Kindern sind in 50–60% angeborene Erkrankungen bzw. Fehlbildungen verantwortlich, in etwa 20% Nierenentzündungen.

Da die Reserven der Nieren groß sind, bleibt die Erkrankung oft lange Zeit unbemerkt. Die ersten Zeichen dafür, dass »etwas nicht in Ordnung ist«, sind meist uncharakteristisch: Das Kind ist oft müde und schlapp und kann mit seinen Altersgenossen nicht so recht mithalten. In der Folge werden so die Beschwerden immer eindrücklicher und betreffen schließlich den gesamten Organismus.

Fortschreiten verlangsamen

Durch geeignete Lebensführung lässt sich das Fortschreiten der Erkrankung verlangsamen, oft über Jahre. Dies verlangt jedoch Kind wie Eltern erhebliche Einschränkungen ab: So muss sich die erlaubte Flüssigkeitszufuhr nach der Menge des noch produzierten Urins richten und das strikte Einhalten einer Diät ist notwendig.

Dialyse und Nierentransplantation

Letztendlich lässt aber die Nierenfunktion doch so stark nach, dass eine regelmäßige **Dialyse** erforderlich wird, die teilweise auch zu Hause durchgeführt werden kann. Langfristig ist dann das Einpflanzen einer fremden Niere (= **Nierentransplantation**) unumgänglich.

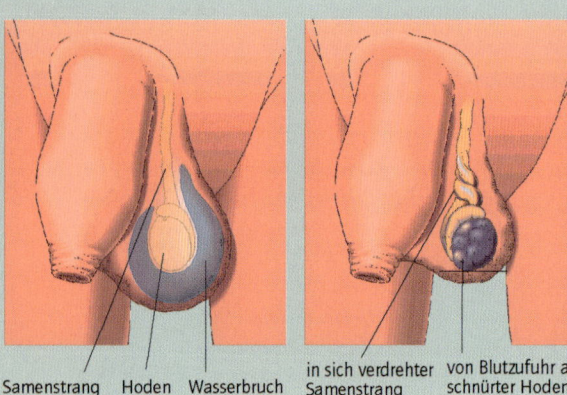

Samenstrang   Hoden   Wasserbruch   in sich verdrehter   von Blutzufuhr abge-
                                            Samenstrang   schnürter Hoden

Bei der Hydrozele sammelt sich Flüssigkeit aus dem Bauchraum im Hodensack an (Bild links). Sie ist nicht schmerzhaft und meist verschwindet sie von selbst wieder. Die Hodendrehung dagegen ist ein Notfall, weil hier der Hoden seine eigene Blutzufuhr abzuschnüren droht (rechtes Bild). Sie muss unverzüglich operativ beseitigt werden. [GR]

Erkrankungen des Hodens

Erkrankungen des Hodens sind nicht allzu häufig, jedoch für Eltern oftmals schwierig von anderen Erkrankungen abzugrenzen.

Leitbeschwerden

➤ Hodenschwellung
➤ Häufig Schmerzen
➤ Möglicherweise Verfärbung des Hodens

Wann zum Arzt

Am nächsten Tag, wenn
➤ Sie oder Ihr Sohn eine schmerzlose Schwellung des Hodens bemerken.

Sofort, wenn
➤ Ihr Sohn über anhaltende Schmerzen im Hoden klagt. Ausnahme sind leichte Schmerzen nach einem Stoß in die Hodenregion, die innerhalb weniger Minuten oder einer Viertelstunde wieder abklingen – hier können Sie unter Beobachtung zuwarten.
➤ Sich der Hodensack (bläulich) verfärbt.

Das Wichtigste aus der Medizin

Die wichtigsten Hodenerkrankungen sind die folgenden:

Die **Hydrozele** (= *Hodenwasserbruch*) tritt vor allem bei Babys und Kleinkindern auf. Sie entsteht auf ähnliche Art und Weise wie ein kindlicher Leistenbruch (siehe S. 323), weshalb beide nicht selten gleichzeitig vorliegen: Verschließt sich der Leistenkanal nicht ganz oder öffnet sich der gerade verklebte Leistenkanal durch kräftiges Schreien wieder, kann Flüssigkeit aus dem Bauchraum zwischen die Hodenhüllen wandern und den Hodensack anschwellen lassen. Die Schwellung ist prall-elastisch und leuchtet rot auf, wenn man eine Taschenlampe im abgedunkelten Raum von hinten auf den Hoden setzt.

Meist bildet sich eine Hydrozele langsam, das Kind hat keine Schmerzen, und der Hodensack ist auch nicht gerötet. Selten sammelt sich die Flüssigkeit binnen weniger Tage an, die Hydrozele kann dann durch die rasche Dehnung durchaus etwas schmerzen.

Hodenentzündungen sind meist eine Folge von Virusinfektionen, etwa bei Mumps, beim Pfeiffer-Drüsenfieber oder bei Windpocken. Das Kind fühlt sich schlecht, oft hat es Fieber. Der Hoden ist geschwollen und gerötet und tut weh.

Im Bild der Hodenentzündung ähnlich ist die **Hodendrehung** (= *Hodentorsion*), die vor allem im Babyalter und bei Jugendlichen vorkommt: Ein anlagebedingt zu beweglicher Hoden hat sich hier mit dem Samenstrang um seine Längsachse gedreht, wodurch die Blutzufuhr eingeschränkt oder abgeschnitten ist. Das Kind hat starke Schmerzen in Hoden und Leiste, oft ist ihm schlecht. Der Hoden ist druckempfindlich, manchmal ist der Hodensack rot oder bläulich verfärbt. Der betroffene Hoden steht meist etwas höher als der andere.

Ganz ähnlich, aber ohne die schwerwiegenden Folgen, verläuft die **Drehung des Hodenfortsatzes,** eines kleinen auf dem Hoden sitzenden Gewebeanhangs, der sich manchmal um seine eigene Achse »verschlingt«.

==Die Hodendrehung ist ein Notfall: Da die Blutzufuhr zum gedrehten Hoden unterbrochen ist, stirbt das Hodengewebe schon nach wenigen Stunden bis Tagen ab, wenn nicht zuvor operiert wird.==

Selten sind gut- oder bösartige **Hodentumoren** die Ursache einer Hodenschwellung. Da die Hodenschwellung in aller Regel nicht wehtut, langsam entsteht und keine Allgemeinbeschwerden bereitet, wird die (im Gegensatz zur Hydrozele oft derbe) Schwellung häufig nur zufällig entdeckt.

Eine gutartige und ebenfalls schmerzlose Schwellung meist etwas oberhalb des Hodens entsteht manchmal im Jugendalter durch eine krampfaderähnliche Erweiterung der Hodenvenen (= **Varikozele**).

Auf den bei Babys nicht seltenen Hodenhochstand sind wir auf Seite 207 eingegangen.

Das macht der Arzt

Alle Versuche mit Selbsthilfe oder Naturheilkunde gefährden den Hoden nur, falls eine Hodendrehung vorliegt. Auf dem Weg zum Arzt ist Kühlung z. B. durch einen feucht-kalten Umschlag am besten (kein Eis direkt auf den Hoden legen!).

Hauptmittel zur Diagnostik ist heute die Ultraschalluntersuchung, durch die sich die Ursache der Schwellung häufig darstellen lässt.

Bei einer Hydrozele kann meist zugewartet werden – gerade bei Babys erledigt sich das Problem im Laufe der Zeit von selbst. Ansonsten ist eine kleine, meist ambulant durchgeführte Operation nötig.

Bei einer Hodenentzündung gibt der Arzt entzündungs- und schmerzhemmende Medikamente. Das Kind soll Bettruhe einhalten, wobei der Hoden am besten hochgelagert und gekühlt wird.

Bei einer Hodendrehung muss sofort operiert werden, um die Durchblutung wiederherzustellen und den Hoden zu retten. Gleichzeitig wird der andere, meist ebenfalls zu bewegliche Hoden fixiert, um einer Drehung vorzubeugen.

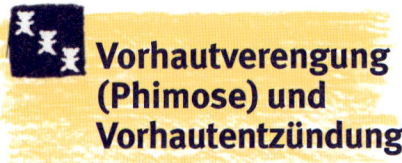
Vorhautverengung (Phimose) und Vorhautentzündung

Der *Penis* wird in seinem vorderen Anteil (der *Eichel*) von einer dehnbaren, gedoppelten Haut überzogen, der **Vorhaut**. Bei schätzungsweise 3% aller Jungen ist diese Vorhaut so eng, dass dadurch Beschwerden entstehen. Die **Vorhautverengung** (= *Phimose*) ist gleichzeitig die häufigste Ursache von **Vorhautentzündungen** im Kindesalter.

Leitbeschwerden

▶ **Vorhautverengung:** Beschwerden beim Wasserlassen (ballonartige Aufdehnung der Vorhaut beim Wasserlassen, dünner Harnstrahl)
▶ **Vorhautentzündung:** Rötung, Brennen, Juckreiz und Schmerzen an Eichel und Vorhaut, oft mit Eiterbildung. Die Schmerzen können so stark sein, dass das Kind sich weigert, Wasser zu lassen

Wann zum Arzt

Bei Gelegenheit, wenn
▶ Sie den Eindruck haben, die Vorhaut Ihres Sohnes sei zu eng.

In den nächsten Tagen, wenn
▶ Die Vorhaut Ihres Sohnes sich beim Wasserlassen ballonartig aufbläst oder Ihnen der Harnstrahl sehr dünn vorkommt.

Beschneidung – sinnvolle Maßnahme?

In vielen Kulturkreisen ist die **routinemäßige Beschneidung** von Knaben im Säuglingsalter, meist schon in den ersten Lebenstagen, üblich – bei uns werden besonders Kinder aus türkischen und anderen muslimischen Familien sowie von jüdischen und US-amerikanischen Eltern dem Kinderarzt bzw. dem Kinderchirurgen mit der Bitte um Beschneidung vorgestellt. Die regelmäßige Beschneidung wird auch mit »Hygienevorteilen« im späteren Leben begründet. Und in der Tat: Studien belegen, dass Geschlechtspartnerinnen von beschnittenen Männern seltener unter Gebärmutterhalskrebs leiden als solche von unbeschnittenen Männern. Auch kommen Harnwegsinfekte bei beschnittenen Jungen insgesamt seltener vor. Deshalb erwägen auch immer wieder Eltern aus unserem Kulturkreis die Beschneidung für ihren Sohn und wollen diese möglichst früh durchgeführt haben, bevor ihr Kleiner die Operation bewusst »mitkriegt«.

Man sollte sich aber klar machen, dass *jede* Operation ein Risiko für das Kind darstellt. Narkose- oder Operationskomplikationen sind zwar selten, kommen aber vor. Zudem muss der medizinische Nutzen in Relation zum Aufwand gesehen werden: So müssten mehrere hundert Jungs beschnitten werden, um einen Fall eines Harnwegsinfektes zu verhindern. Und der Nutzen der Beschneidung für zukünftige Sexualpartnerinnen lässt sich zu gegebener Zeit auch mit Wasser und Seife, d.h. mit vernünftiger Genitalhygiene, erreichen.

Noch heute, wenn
▶ Sie vermuten, dass Ihr Sohn eine Vorhautentzündung hat.

Das Wichtigste aus der Medizin

Wie weit ist die Vorhaut normalerweise?

Wie weit die Vorhaut normalerweise ist, hängt vom Alter des Jungen ab. Bei Babys ist die Vorhaut mit der darunter liegenden Eichel verklebt und kann (und soll) nicht zurückgezogen werden. Durch diesen Trick schützt die Natur die empfindliche Eichel während der »Windelphase« vor der Einwirkung des doch recht aggressiven Urins. Etwa bis zum dritten Geburtstag löst sich diese Verklebung dann langsam, aber nicht unbedingt ganz. Im Einzelfall kann dies aber auch erheblich länger dauern, und manche Jungs können erst dann, wenn die ersten Geschlechtshormone zu Beginn der Pubertät die Vorhaut auflockern, die Vorhaut ohne Probleme hinter die Eichel zurückschieben.

Selten: »Echte« Vorhautverengung

Manchmal aber ist die Vorhaut wirklich zu eng. Sie lässt sich dann auch beim pubertierenden Jungen kaum oder gar nicht hinter die Eichel zurückstreifen oder führt zu

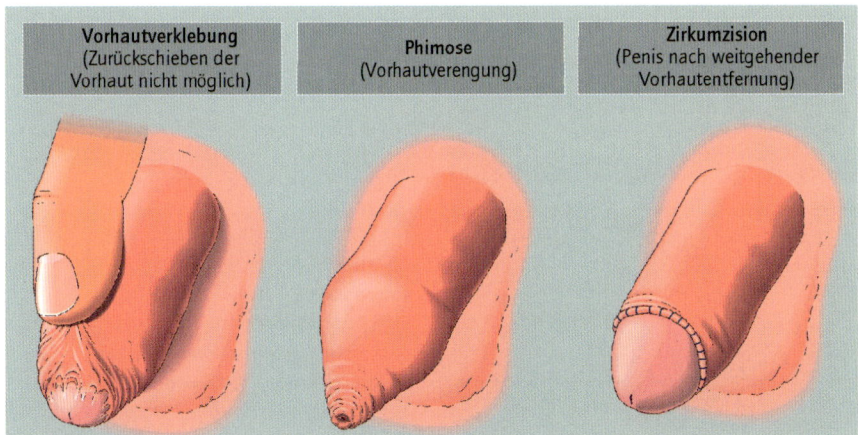

Vorhautverklebung (Zurückschieben der Vorhaut nicht möglich) · **Phimose** (Vorhautverengung) · **Zirkumzision** (Penis nach weitgehender Vorhautentfernung)

Die Vorhaut ist beim Säugling und Kleinkind nicht frei verschieblich, sondern mit der Eichel verklebt. Diese Verklebungen lockern sich normalerweise von selbst auf, wenn auch manchmal erst kurz vor der Pubertät. Auch die bei kleinen Kindern normalerweise sehr enge Vorhaut weitet sich dann allmählich auf. Nur in wenigen Fällen ist eine Zirkumzision (rechts) erforderlich, dann nämlich, wenn Komplikationen, wie etwa immer wiederkehrende Vorhautentzündungen oder Probleme beim Wasserlassen, auftreten. [GR]

Schmerzen oder Schwierigkeiten beim Wasserlassen, erkennbar daran, dass sich die Vorhaut beim »Pinkeln« ballonartig aufbläst. Die Vorhautverengung begünstigt auch die Entstehung einer sehr schmerzhaften Entzündung der Vorhaut und der Eichel (= **Balanitis**), meist durch Bakterien.

Man sollte auf keinen Fall versuchen, bei einem kleinen Jungen die Vorhaut gewaltsam zurückzuschieben, um den Lösungsprozess zu beschleunigen oder die Eichel zu waschen (dies ist bei Kindern nicht nötig). Dies führt nur zu Einrissen und in der Folge zu narbigen Verengungen der Vorhaut.

Ist die Vorhaut wirklich zu eng, besteht außerdem die Gefahr, dass sie sich zwar gerade so hinter die Eichel schieben lässt, aber nicht mehr zurück nach vorne. Diese **Paraphimose** muss sofort ärztlich behandelt werden, da der so entstandene Schnürring die Blutversorgung der Eichel unterbricht!

Das macht der Arzt

Hat das Kind keine Beschwerden, sollte abgewartet werden. Das Kind hat dadurch keine Nachteile, und in aller Regel löst sich das Ganze im wahrsten Sinne des Wortes von selbst. Die früher öfter genannte Regel, gewartet werden solle bis zum dritten Geburtstag, ist nicht wissenschaftlich abgesichert: Meist löst sich eine danach noch bestehende Vorhautenge bis zur Pubertät von selbst. Zu Recht rät aber die Mehrzahl der Ärzte bei Behinderung des Harnflusses, blutigem Urin oder bei häufigen Schmerzen zu einer Operation. Diese besteht in einer **Beschneidung** oder *Zirkumzision,* d. h. Entfernung der Vorhaut. Die Beschneidung kann vollständig (d. h. unter Entfernung der kompletten Vorhaut) oder teilweise (d. h. unter Verbleiben eines Vorhautrestes) erfolgen.

Eine Vorhautentzündung wird zunächst mit Medikamenten behandelt. In Anfangsstadien reichen Bäder mit antiseptischen Lösungen (z. B. Betaisodona®) und das Auftragen etwa von Panthenol-Salbe (z. B. Bepanthen®). Bei stärkeren Beschwerden helfen Antibiotikasalben. Antibiotikasäfte sind nur selten notwendig. Gut geeignet zum Durchführen der »Bäder« sind z. B. Eierbecher, Schnapsgläschen oder auch Joghurtbecher (ohne scharfen Rand). Eine einmalige Vorhautentzündung ist kein Grund zur Operation. Erst wenn sich die Entzündungen häufen (und ihrerseits zu narbigen Verengungen führen), sollte operiert werden.

Manche Ärzte empfehlen bei einer hartnäckigen Vorhautverengung auch einen Versuch mit Kortisoncreme dreimal täglich über mehrere Wochen: Sie ziehen die Vorhaut so weit zurück, wie dies leicht geht, und geben dann ein bisschen Kortisoncreme auf die erreichbaren Teile der Eichel.

Selbsthilfe und Naturheilkunde

Meist hilft Geduld am besten. Naturheilkundliche Verfahren sind ansonsten wenig erfolgversprechend. Eine Vorhautentzündung kann zu Hause z. B. durch Bäder mit Kamillen- oder Calendulalösung behandelt werden (Vorgehen siehe oben).

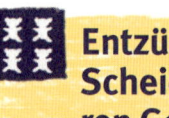

Entzündung von Scheide und äußeren Geschlechtsorganen

Entzündungen von Scheide und äußeren Geschlechtsorganen (= *Kolpitis* bzw. *Vulvitis*) treten gehäuft nach der Pubertät auf, sind aber prinzipiell in jedem Alter möglich. Rechtzeitig behandelt, sind sie in aller Regel nach ein paar Tagen wieder vorbei.

Zur Verklebung der Schamlippen siehe S. 186.

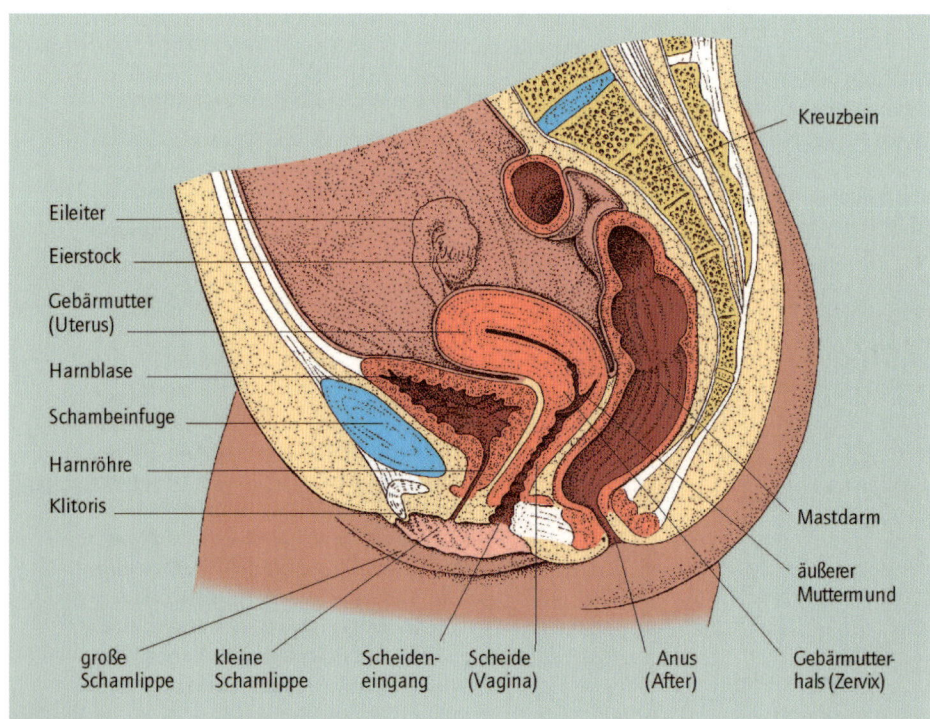

Das Bild zeigt einen Schnitt durch das weibliche Becken bei der erwachsenen Frau. Beim Kind sind Gebärmutter, Eierstöcke und Scheide noch so klein, dass sie auf einer maßstabsgerechten Zeichnung kaum zu erkennen wären. Erst mit der Pubertät bilden sich dann die gezeigten Proportionen heraus. [GR]

Leitbeschwerden

➤ Jucken, Brennen und »Wundgefühl« im Bereich von Scheide und den äußeren Geschlechtsorganen
➤ Brennen beim Wasserlassen
➤ Haut im Genitalbereich gerötet und geschwollen, möglicherweise nässend, möglicherweise mit Pusteln oder Bläschen
➤ Gelblicher, grünlicher oder blutiger Scheidenausfluss, möglicherweise übel riechend

Wann zum Arzt

Heute oder morgen, wenn
➤ Ihre Tochter über Scheidenjucken oder »Wundsein« klagt.
➤ Sie bei Ihrer Tochter eine Rötung der äußeren Geschlechtsorgane, möglicherweise mit Bläschen, oder abnormen Scheidenausfluss (siehe unten) beobachten.

Das Wichtigste aus der Medizin

Ist Ausfluss bei kleinen Mädchen immer Zeichen einer Erkrankung?

Wie bei erwachsenen Frauen so ist auch bei Mädchen nicht jeder Scheidenausfluss krankhaft.
Bei neugeborenen Mädchen wirken die mütterlichen Hormone noch nach. Deshalb ist in den ersten 2–3 Lebenswochen ein weißlicher, geruchloser Ausfluss bis hin zu einer leichten Blutung normal. Danach nimmt die Sekretmenge deutlich ab und bleibt bis zum Beginn der Pubertät minimal. Mit etwa 9–10 Jahren macht sich dann die nun steigende Hormonproduktion bemerkbar und führt zu einem glasig-weißlichen, geruchlosen Ausfluss, der oftmals erstes Zeichen der nahenden Pubertät ist.

Wie können sich Scheide und äußere Geschlechtsorgane entzünden?

Manche Ursachen sind altersunabhängig. Eine recht häufige Ursache von Infektionen der Scheide und der äußeren Geschlechtsorgane ist die falsche Säuberung nach dem »großen Geschäft«. Wischen von vorn nach hinten ist hier das A und O. Durch Wischen von hinten nach vorn werden Darmkeime zum Scheideneingang verschleppt und können dort zu einer Entzündung führen. Zu häufiges Waschen, zu lange (Schaum-)Bäder und zu viel Seife tun der Haut in der Genitalregion ebenfalls nicht gut. Auch die verschiedensten Unverträglichkeiten, wie etwa gegen zu enge Synthetikhöschen, Weichspüler oder Duschbäder, können sich durch eine Reizung der Genitalhaut zeigen.

Andere Ursachen sind altersabhängig. Bei Babys kann sich eine *Windeldermatitis* (siehe S. 396) weit nach vorne ausbreiten und so zur Entzündung der äußeren Geschlechtsorgane führen. Auch *Pilzinfektionen* sind in diesem Alter verhältnismäßig häufig.

Ab dem Kleinkind- bis ins Schulalter hinein treten diese Ursachen in den Hintergrund. Pilzinfektionen kommen dann besonders nach Antibiotikabehandlung vor und sind ansonsten selten. Häufiger ist die Entzündung nun durch *mechanische Reizung* bedingt – bezeichnend ist der Begriff *Sandkastenvulvitis*. Fremdkörper in der Scheide, von Toilettenpapierresten bis zur aus Forscherdrang in die Scheide gesteckten Murmel, sind ebenfalls häufig. Auch *Madenwurmbefall* (siehe S. 257) kann das Jucken erklären, denn die Weibchen verlassen nachts den Darm, um ihre Eier abzulegen und können dabei nach vorne bis zur Scheide wandern.

In der Pubertät gehen dann Pilze wieder besser »an«, aber ebenso Bakterien. Mit Aufnahme sexueller Kontakte kommen schließlich auch solche Keime vor, die nur durch Geschlechtsverkehr übertragen werden, etwa *Trichomonaden, Herpes-Viren (Typ 2)* oder *Chlamydien*.

Das macht der Arzt

Der Arzt wird das Mädchen vorsichtig untersuchen (es gibt ganz kleine Instrumente speziell für die gynäkologische Untersuchung bei Kindern), um Fremdkörper in der Scheide festzustellen und ggf. zu entfernen. Möglicherweise entnimmt er einen Abstrich, um den Krankheitserreger genau bestimmen zu können.

Oft reichen die Behebung der Ursache und die unten beschriebenen naturheilkundlichen Verfahren oder desinfizierende Medikamente (z. B. Betaisodona®) aus, um die Entzündung zum Abheilen zu bringen. Ansonsten verschreibt der Arzt antibiotikahaltige Salben oder Scheidenzäpfchen oder ein entsprechendes Mittel gegen Pilze (siehe S. 256 und S. 410). Manchmal können Hormonsalben oder Milchsäurepräparate sinnvoll sein, um die Scheidenschleimhaut widerstandsfähiger zu machen. Antibiotikasäfte oder -tabletten sind nur selten notwendig.

So helfen Sie Ihrem Kind

Viel Luft, wenig Feuchtigkeit und wenig Reibung tun der Haut gut – also kleine Kinder wenn möglich mal ohne Windeln laufen lassen oder, wenn dies noch nicht geht, die Windeln häufiger als sonst wechseln. Auch die Kleidung sollte unter diesem Aspekt ausgewählt werden, wobei sich das Mädchen meist melden wird, da scheuernde Kleidung auf entzündeter Haut sehr unangenehm ist. Waschlappen und Handtuch sollten Sie täglich wechseln.

Möglichkeiten der Naturheilkunde

Beschleunigt werden kann die Heilung durch Sitzbäder mit einem Zusatz aus Eichenrinde, Hamamelis, Ringelblumen oder Kamille, die 2- bis 3-mal täglich über zehn Minuten durchgeführt werden. Sie können hier auch auf entsprechende Extrakte aus der Apotheke zurückgreifen. Nach dem Sitzbad tupfen Sie die Haut vorsichtig, aber sorgfältig trocken.

Vorsorge

Die beste Vorbeugung besteht in richtiger, aber nicht übertriebener Hygiene. Sie sollten Ihrer Tochter also früh zeigen, wie sie sich nach dem Toilettengang richtig abwischt. Ältere Mädchen sollten wissen, dass Intimdeos zwar vielleicht gut riechen, aber der Haut eher schaden. Auch Slipeinlagen vermitteln zwar ein Gefühl der Sauberkeit, können aber Unverträglichkeitsreaktionen hervorrufen und eine feuchte Kammer bilden (insbesondere solche mit Plastikfolie). Um die Haut möglichst trocken zu halten, empfiehlt sich lockere Baumwollunterwäsche.
Prinzipiell sollte die Kleidung (inklusive Jeans) nicht zu eng sein und nicht scheuern – auch wenn dies manchmal einen Kompromiss in punkto Mode erfordert.

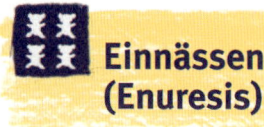
Einnässen (Enuresis)

Beim **Einnässen** (= *Enuresis*) ist ein Kind auch nach seinem fünften Geburtstag noch nicht trocken, entweder bei Tag (**Enuresis diurna,** im Volksmund auch als *Hosennässen* bezeichnet) und/oder während der Nacht (**Enuresis nocturna,** im Volksmund auch *Bettnässen* genannt).
Bei einer **primären Enuresis** war das Kind noch nie zuvor über längere Zeit trocken, bei einer **sekundären Enuresis** handelt es sich um ein Wiedereinnässen nach einer »Trockenperiode« von mindestens einem halben Jahr.
Einnässen ist häufiger, als man zunächst annehmen mag, wobei das isolierte nächtliche Einnässen mit rund 80 % aller Fälle am verbreitetsten ist. Schätzungen zufolge sind etwa 10 % aller Siebenjährigen und immerhin noch rund 1–2 % der Jugendlichen nachts noch nicht trocken! Nächtliches Einnässen kommt bei Jungen fast doppelt so oft vor wie bei Mädchen, wohingegen Einnässen über Tag bei Mädchen häufiger zu beobachten ist.

Das **Einkoten** (= *Enkopresis*) – also die fehlende Kontrolle über die Darmentleerung – tritt im Vergleich zum Einnässen viel seltener auf und hat auch ganz andere Ursachen (siehe S. 153).

 ## Leitbeschwerden

➤ Unwillkürliches Einnässen nach dem fünften Geburtstag über länger als drei Monate, bei unter Siebenjährigen mindestens zweimal, bei über Siebenjährigen mindestens einmal pro Monat
➤ Kein Nachweis organischer Erkrankungen

 ## Wann zum Arzt

Bei Gelegenheit, wenn
➤ Ihr Kind im Sinne obiger Definition einnässt.

In den nächsten 2–4 Wochen, wenn
➤ Ihr Kind wieder regelmäßig einnässt, obwohl es vorher schon trocken war und Sie sich dies nicht durch besondere Belastungen oder veränderte Lebensumstände erklären können.

Morgen, wenn
➤ Ihr Kind große Mengen Urin lässt, auffällig viel trinkt (siehe auch S. 153) und sich sein Allgemeinbefinden in letzter Zeit verschlechtert hat – dies weist auf eine Stoffwechselerkrankung als Ursache hin.

Heute noch, wenn
➤ Ihr Kind wieder einnässt, nachdem es vorher schon trocken war und es gleichzeitig Fieber oder neu aufgetretene Beschwerden beim Wasserlassen hat (Hinweis auf einen Harnwegsinfekt, siehe S. 350).

 ## Das Wichtigste aus der Medizin

Was ist überhaupt Einnässen?

Das Wichtigste vorab: Wenn Ihre Vierjährige gelegentlich so in ihr Spiel versunken ist, dass sie »vergisst« auf die Toilette zu gehen, oder Ihrem Fünfjährigen ab und an ein nächtliches »Malheur« passiert, ist dies absolut normal und kein Grund zur Besorgnis – auch wenn die Großmutter oder die Nachbarin dies vielleicht anders sieht! Auch können vor allem bei Mädchen äußere Faktoren eine Rolle spielen, etwa ungepflegte Toiletten im Kindergarten.

Die meisten Mediziner sprechen von Einnässen, wenn ein Kind nach dem fünften Geburtstag noch nicht trocken ist. Diese Altersgrenze orientiert sich an der statistischen Norm und ist damit letztlich willkürlich gewählt – einige setzen die Grenze für das Sauberwerden über Tag eher um den vierten und für die Nacht eher um den sechsten Geburtstag an.

Gelegentliche »Unfälle« kommen auch bei Älteren immer mal wieder vor und sind ebenfalls kein Grund zur Besorgnis. Praktisch alle Eltern kennen solche Missgeschicke – besonders »riskant« ist beispielsweise die Nacht nach einem Kindergeburtstag mit allzu reichlichem Genuss süßer Getränke zum Abendessen oder die erste Nacht nach einer aufregenden Fahrt in den Urlaub. Zweites Kriterium neben der Altersgrenze ist also die Regelmäßigkeit, wobei bei unter Siebenjährigen mindestens zweimal, bei über Siebenjährigen mindestens einmal pro Monat als »regelmäßig« gilt.

Ähnlich wie bei anderen kindlichen Entwicklungsschritten ist die Spannbreite des Normalen auch beim Sauberwerden groß. Die meisten Kinder sind mit drei Jahren über Tag und mit etwa vier Jahren auch über Nacht trocken, Jungen durchschnittlich etwas später als Mädchen. Es gibt aber auch Kinder, die ein bisschen später dran sind (und dafür vielleicht sofort tags wie nachts auf die Windel verzichten), und Kinder, die mit zweieinhalb Jahren über Tag trocken sind, aber nachts noch weitere zwei Jahre eine Windel brauchen. Ruhe und Gelassenheit sind daher beim Thema Sauberkeitserziehung unverzichtbare Zutaten (siehe auch S. 66)!

Häufiges ist häufig ...

Die häufigste Form des Einnässens überhaupt ist das isolierte nächtliche Einnässen ohne weitere krankhafte Befunde, die sog. *monosymptomatische (primäre) Enuresis nocturna.* Das Kind – meist handelt es sich um einen Jungen – »wird einfach nicht trocken«, ist aber ansonsten völlig unauffällig. Typischerweise lässt sich das Kind nur sehr schwer aufwecken.

Die Mediziner gehen heute davon aus, dass hier mehrere ungünstige Faktoren zusammentreffen:

➤ Während ein Säugling tags wie nachts in etwa gleiche Urinmengen produziert, verschiebt sich die Urinproduktion beim Klein- und Kindergartenkind immer mehr zum Tag hin. Dies hängt mit einer abends und nachts erhöhten Produktion des Hormons **ADH** (= *antidiuretisches Hormon*) zusammen, das den Urin konzentriert und so die Urinmenge über Nacht vermindert. Bei einigen Kindern nun dauert es ein wenig länger, bis sich dieser neue Tagesrhythmus herausgebildet hat. Die nächtliche Urinmenge bleibt also länger hoch – mit entsprechend gesteigertem Risiko nächtlichen Einnässens.

➤ Auch sind genetische Einflüsse von Bedeutung: Hatte ein Elternteil Probleme mit dem nächtlichen Trockenwerden, so ist dies mit über 40 % Wahrscheinlichkeit auch für Kinder zu erwarten, und bei zwei betroffenen Elternteilen steigt diese Wahrscheinlichkeit sogar auf über 70 %.

➤ Begünstigend wirken eine zu frühe oder zu rigide Sauberkeitserziehung sowie weitere Belastungen aller Art (Umzug, Geburt eines Geschwisterchens).

... und Seltenes ist selten

Nur bei wenigen Kindern spielen andere Faktoren eine Rolle:

➤ Bei manchen Kindern, vor allem solchen, die vorzugsweise am Tag einnässen, ist die *Blasenkontrolle* unzureichend (der Mediziner spricht auch von einer **funktionellen Blasenfunktionsstörung**). Die betroffenen Kinder haben, vielleicht aufgrund eines unzureichenden Zusammenspiels der an der Blasenentleerung beteiligten Muskeln, einen häufigen, schnell einsetzenden Harndrang. Entsprechend fallen den Eltern oft »Haltemanöver« wie Zusammenpressen der Beine oder In-die-Hocke-Gehen auf.

➤ Das Einnässen eines vormals »trockenen Kindes« ist oft die Folge psychischer Belastungen. Das Spektrum möglicher Auslöser ist weit und reicht von der Geburt eines Geschwisterkindes über Partnerprobleme der Eltern bis zur schulischen Überforderung oder sexuellem Missbrauch.

Abzugrenzen: organische Störung

Vom Einnässen, dem wie oben dargestellt in der Regel eine Reifungsverzögerung zugrunde liegt, sind organische *Störungen* abzugrenzen, die zu einem unwillkürlichen Urinabgang führen und ganz anders behandelt werden:

➤ *Fehlbildungen der ableitenden Harnwege* sind oftmals von außen nicht sichtbar und werden erst spät entdeckt. Mündet beispielsweise ein Harnleiter nicht in die Blase, sondern »hinter« dem Blasenschließmuskel in die Harnröhre, so führt dies zu ständigem Harnträufeln. Auch *Harnwegsinfektionen* zeigen sich nicht selten durch (Wieder-)Einnässen.

➤ Beim *Diabetes mellitus* (= Zuckerkrankheit) werden typischerweise große Mengen Urin produziert, um die überschüssige Blutglukose (siehe S. 346) auszuscheiden. Auch beim **Diabetes insipidus,** bei dem das den Harn konzentrierende ADH nicht ausreichend hergestellt wird oder die Nieren nicht darauf ansprechen, ist die Urinmenge viel zu hoch. Je höher die Urinmenge aber ist, desto wahrscheinlicher wird Einnässen. In beiden Fällen fallen die Kinder durch weitere Beschwerden auf, insbesondere durch großen Durst.

➤ Auch *Störungen des Rückenmarks* können zu einer fehlenden Blasenkontrolle führen. Verdächtig hierauf sind etwa Fehlstellungen der Füße oder auch abnorme Flecken/Behaarung in der Kreuzbein-Steißbein-Region.

➤ Nächtliches »Einnässen« kann ganz selten einmal auf eine *Epilepsie* mit vorwiegend nächtlichen Anfällen hinweisen (siehe S. 445).

➤ Auch bei Kindern mit einer *geistigen Behinderung* spricht man nicht von Einnässen. Ebenso wie sie andere Entwicklungsschritte später vollziehen, erlernen sie auch die Blasenkontrolle später.

Das macht der Arzt

Die meisten Mediziner raten heute dazu, nach dem fünften Geburtstag nicht mehr weiter abzuwarten, sondern durch eine gründliche körperliche, Urin- und Ultraschalluntersuchung sowie ein sog. **Miktionsprotokoll** organische Ursachen auszuschließen oder eben zu entdecken. Bei einem Miktionsprotokoll schreiben Sie mindestens über 24 Stunden, besser länger, genau auf, wann Ihr Kind wie viel getrunken, wann es Wasser gelassen und wann es eingenässt hat. Weiterführende Untersuchungen schließen sich je nach Verdacht an.

Die (eher seltenen) Störungen der Blasenkontrolle sollten auf jeden Fall angegangen werden. Die entsprechenden Behandlungsverfahren stellen letztlich alle Verhaltenstherapien dar, durch die die Wahrnehmungsfähigkeit des Kindes z. B. für Blasenfüllung und Beckenbodenspannung verbessert werden soll. Manchmal kann eine zusätzliche medikamentöse »Beruhigung« der Blase sinnvoll sein (beispielsweise mit Oxybutynin, in Dridase®).

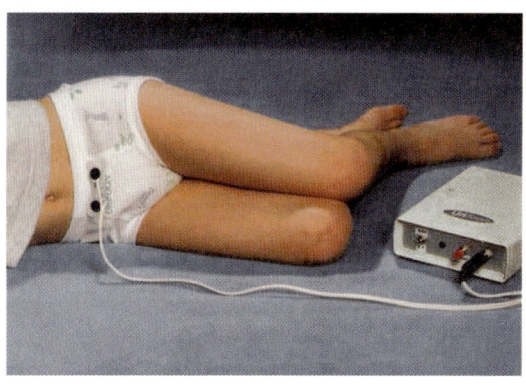

Die Klingelhose wird an einen Alarmgeber angeschlossen und meldet ankommende Nässe in der Unterhose unüberhörbar. [UR]

Bei dem sehr häufigen nächtlichen Einnässen ohne weitere krankhaften Befunde hat sich mittlerweile eine Art »Stufenplan« etabliert, der von einfachen Allgemeinmaßnahmen über spezielle Verhaltenstherapien bis zu Medikamenten reicht und im Folgenden zusammenhängend dargestellt werden soll.

So helfen Sie Ihrem Kind

Stufentherapie bei Einnässen

Zu allererst: Durch Schimpfen, Bloßstellen, Aufziehen oder Bestrafen helfen Sie Ihrem Kind nicht – die meisten Kinder leiden unter dem Einnässen ebenso sehr wie ihre Eltern. Auch das viel geübte ein- oder zweimalige Wecken in der Nacht hat sich als eine überwiegend unwirksame Tortur erwiesen.

Bei Kindern an der »Altersgrenze«, die nur nachts einnässen und bei denen die ärztliche Untersuchung keine krankhaften Befunde ergeben hat, ist es oft das Beste, eine waschbare wasserdichte Unterlage ins Bett zu legen, bügelfreie Bettwäsche zu benutzen und ansonsten einfach gelassen abzuwarten. Wieder Windeln zu benutzen ist in aller Regel nicht empfehlenswert, da dem Kind dadurch vermittelt wird, dass man es noch für zu klein hält, was weder motivierend wirkt noch die Körperwahrnehmung fördert. Unterstützen Sie das Selbstwertgefühl des Kindes, indem Sie offen über das Einnässen reden und ihm dabei vermitteln, dass es nichts »falsch« macht oder »krank« ist. Natürlich sind jetzt auch Erfolgserlebnisse auf anderen Gebieten umso wichtiger.

Bei einem Teil der Kinder hilft ein sog. **Sonne-und-Wolken-Kalender,** bei dem »trockene« Nächte mit einer Sonne und »nasse« mit einer Wolke gekennzeichnet werden. Kleine Belohnungen wie ein Gummibärchen oder Sticker können die Motivation des Kindes unterstützen. Umgekehrt ist es durchaus legitim, das Kind am Wechsel der Bettwäsche und damit an der Verantwortung zu beteiligen, dies darf aber nicht mit Schuldzuweisungen verbunden und als Strafe empfunden werden. Eine gewisse »Routine« am Abend mit einem Toilettengang unmittelbar vor dem Zu-Bett-Gehen schadet ebenfalls nicht, hat jedoch allein keinen nennenswerten Effekt. »Trinkstöße« nach dem Abendessen sollten vermieden werden. Ein radikales Trinkverbot ab 16 oder 17 Uhr bringt jedoch weder nennenswerte Erfolge noch ist es eine dauerhafte Lösung.

Löst sich das Problem bis zum sechsten Geburtstag doch nicht von selbst oder ist ein Fünfjähriger sehr motiviert, kann als nächster Schritt die **Klingelhose** oder **-matte** versucht werden. Ein in der Hose oder im Bett angebrachter Sensor löst bei Feuchtigkeit einen Klingelalarm aus und weckt das Kind dadurch. Verschläft das Kind die Klingel zu Beginn, sollten Sie so nah bei ihm schlafen, dass Sie wach werden und dann Ihr Kind wecken können. Mit der Zeit soll das Kind lernen, die volle Blase selbst wahrzunehmen und rechtzeitig aufzustehen. Voraussetzung für einen Erfolg ist aber, dass Kind wie Eltern den Versuch mit der Klingelhose/-matte wünschen und dass das Gerät über mehrere Monate wirklich jede Nacht verwendet wird.

Hilft auch die Klingelhose oder -matte nicht oder besteht z. B. Termindruck durch eine bevorstehende Klassenfahrt, kann abends DDAVP (= Desmopressin, Minirin®), ein Abkömmling des natürlichen Hormons ADH, gegeben werden. Es steht als Tablette oder Nasenspray zur Verfügung und reduziert die Urinmenge. Die Anwendungsvorschriften müssen aber genau eingehalten werden, da der Wasser- und Mineralstoffhaushalt sonst entgleisen kann, außerdem sind Rückfälle nach Absetzen des Medikaments häufig.

Möglichkeiten der Naturheilkunde

Angeboten werden Akupunktur sowie homöopathische Arzneimittel, die je nach Begleitsymptomen ausgewählt werden. Die Wirkungen sind unsicher. Dasselbe gilt für das in der Pflanzenheilkunde verwendete Johanniskraut, das als Tinktur oder Tee vorbeugend wirken soll.

Aussichten

Wenn Sie und Ihr Kind im Moment auch sehr leiden – vielleicht hilft es Ihnen zu wissen, dass sich das Problem im Laufe der Jahre doch in aller Regel »verwächst«.

Das wichtigste Ziel in diesen Jahren sollte sein, dass aus dem Problem »Einnässen« nicht noch größere Probleme wie ein geknicktes Selbstwertgefühl, Familienärger oder seelischer Rückzug entstehen.

Pro Jahr werden 10–15 % der Kinder auch ohne weitere Maßnahmen beschwerdefrei.

von Gontard, A.: **Einnässen im Kindesalter.** Thieme, 2001

Bettnässen. Ursachen und Behandlung. Ein kleiner Ratgeber für Eltern. Deutsches Grünes Kreuz, www.dgk.de

➤ www.bettnaessen.de
Informationsseite für Eltern vom Deutschen Grünen Kreuz

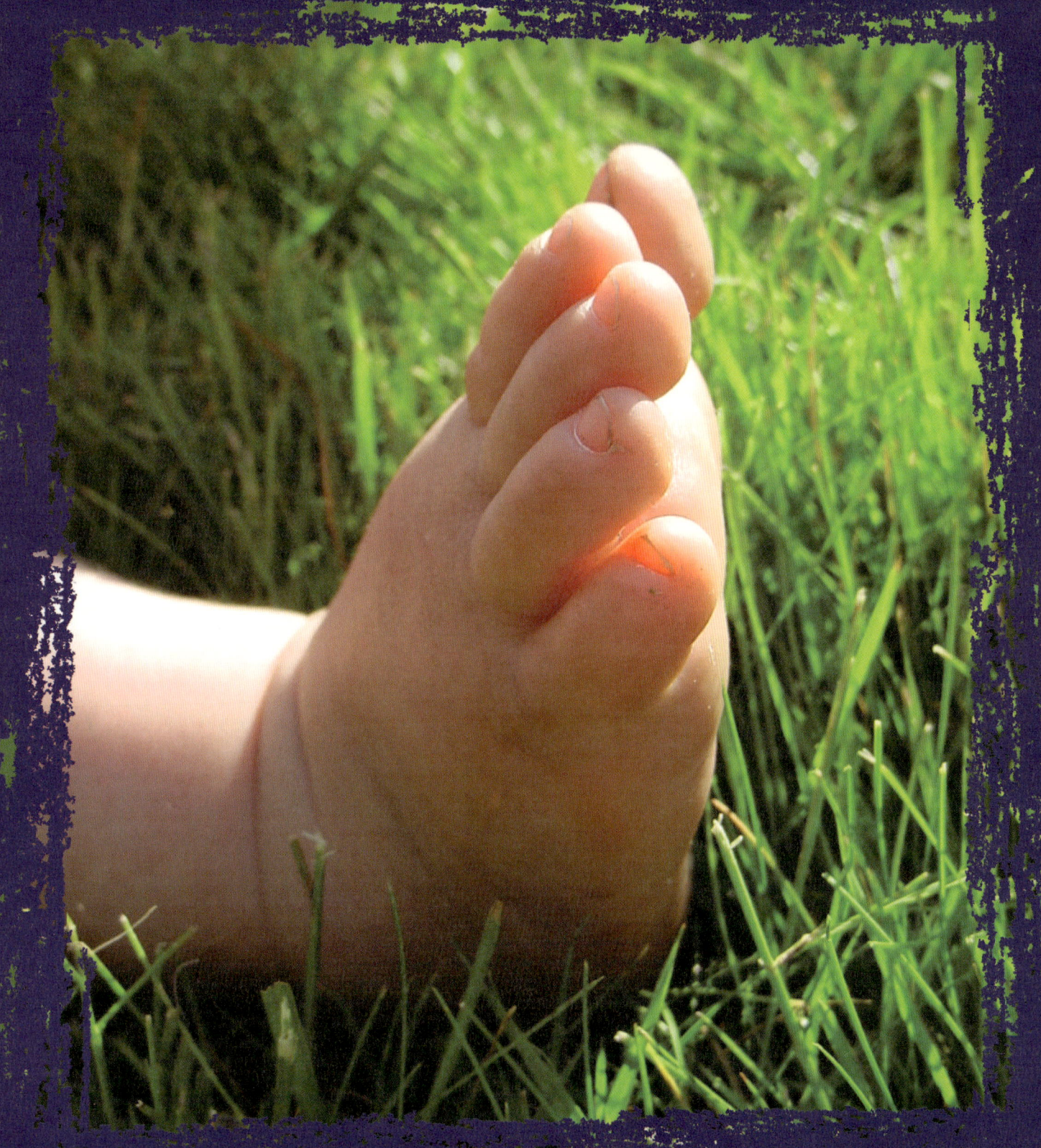

18 Erkrankungen von Knochen und Muskeln

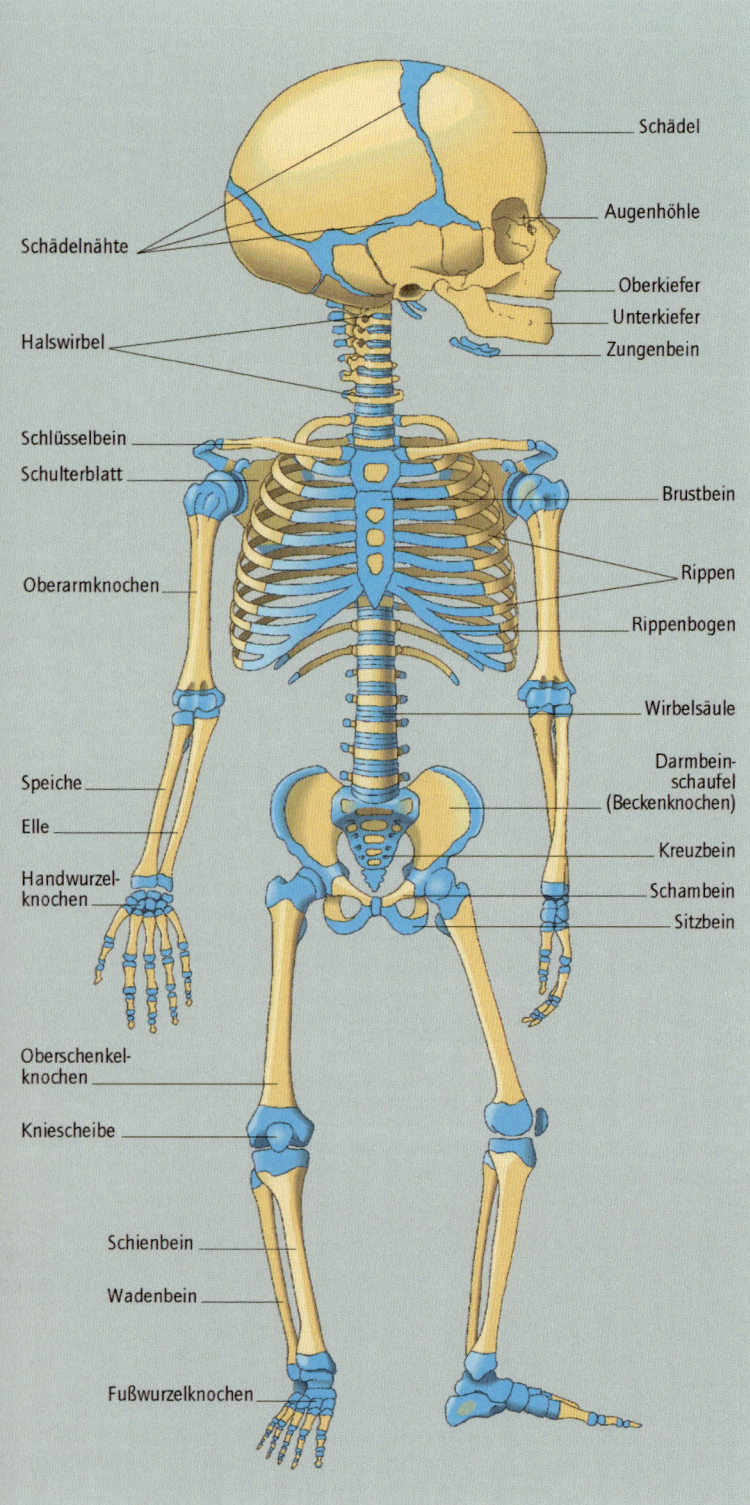

Das kindliche Skelett – hier im dritten Lebensjahr – enthält noch viel mehr knorpelige Anteile und weniger Knochen als beim Erwachsenen. Auch sind die Knochenenden meist noch vollständig von Knorpelstrukturen gebildet, deren Elastizität der Grund dafür ist, warum Kinder sich trotz abenteuerlicher Stürze eher selten die Knochen brechen. [GR]

Hart, aber biegsam

Wenn von Kinderknochen die Rede ist, bekommen Ingenieure große Augen. Denn auch wenn sie nach außen wie bloße Stützpfeiler erscheinen, sind die Knochen unserer Kinder ungemein biegsam – und können sich noch dazu an wechselnde Belastungen anpassen. Lernt das Kind etwa zu laufen, so richten sich auch seine Knochen auf die neue Lastverteilung ein.

Knochen sind aber nicht nur Meisterwerke der Statik, sie haben auch ein langes Gedächtnis. Mit dem Satz »Osteoporose ist eine pädiatrische Erkrankung« sorgte ein amerikanischer Forscher noch vor zehn Jahren für Aufhorchen. Heute zweifelt niemand mehr daran, dass die Ursachen des Knochenschwundes letztlich schon in der Kindheit zu suchen sind.

Denn das Knochenwachstum lässt sich mit einer Rentenversicherung vergleichen: Je mehr in den »Arbeitszeiten« eingezahlt wird, desto mehr ist für die »Ruhezeiten« verfügbar. Lediglich in den ersten 20 Lebensjahren kann der Knochen Masse ansetzen. Und das macht er nur, wenn er durch häufige Bewegung belastet und gleichzeitig gut »ernährt« wird: Denn zur »Knochennahrung« gehört dabei nicht nur eine gesunde, kalziumreiche Ernährung, sondern auch Sonnenlicht, das die Haut zur Bildung des knochenaufbauenden Vitamin D anregt.

Kurz nach der Pubertät hat die Knochenmasse ihren Gipfel erreicht und der langsame, aber unaufhaltsame Abbau beginnt. Ein Knochen, der entsprechende Reserven angelegt hat, hält dann Jahrzehnte länger.

Auch bei den Knochen gilt also wieder das Bild vom »Lebensbaum«, dessen Wurzeln in der Kindheit stehen (siehe dazu auch S. 28).

Wissenswert

Der Mensch hat mehrere Hundert Knorpel und Knochen, die den Körper von innen stützen sowie innere Organe und Gehirn vor Verletzungen schützen. In ihrer Gesamtheit werden sie als **Skelett** bezeichnet. Das Skelett bildet zusammen mit den **Skelettmuskeln** den **Bewegungsapparat** und ermöglicht uns aktive Bewegungen.

Die Knochen

Unsere Knochen sehen ganz unterschiedlich aus. Die *Röhrenknochen* sind lang und dünn mit aufgetriebenen Enden, andere hingegen eher kurz oder platt. Ganz außen werden die Knochen von der **Knochenhaut** (= *Periost*) überzogen – sie tut uns bei dem bekannten Tritt vors Schienbein weh. Die äußere Knochenschicht (**Knochenrinde** oder *Kortikalis*) ist massiv, im Innern des Knochens hingegen bilden zarte Knochenbälkchen das **Knochengebälk** (= *Spongiosa*). Die Bälkchen sind in Abhängigkeit von der einwirkenden Belastung genau so angeordnet, dass sie dem Knochen die erforderliche Stabilität verleihen. Dadurch ist unser Skelettsystem trotz seiner Stabilität enorm leicht. Der Hohlraum zwischen den Knochenbälkchen heißt **Knochenmarkhöhle** – dort werden in den größeren Knochen unsere Blutzellen vom Knochenmark gebildet (siehe S. 292).

Eine Besonderheit des kindlichen Knochens sind die **Epiphysenfugen**. Von dieser knorpeligen Schicht am »dicken« Ende der Knochen geht das Längenwachstum aus. Knochenbrüche in diesem Bereich sind daher bei Kindern problematisch, wenn sie zu einer Schädigung der Epiphysenfuge führen, da der Knochen dann seinen »Wachstumsmotor« verliert. Mit

Die drei hell unterlegten Bilder zeigen den Röhrenknochen eines Kindes. In der Vergrößerung links unten wird sichtbar, wie Blutgefäße von außen in den Knochen eindringen und ihn ernähren. Die obere Vergrößerung stellt das kolbig aufgetriebene Ende des Röhrenknochens dar. Der dort vorhandene Knorpel (blau) verleiht dem Knochen nicht nur Elastizität, sondern ermöglicht auch das weitere Knochenwachstum. Zum Vergleich im dunkel unterlegten Bild der Röhrenknochen eines Erwachsenen. Hier ist die Epiphysenfuge verknöchert und der Knorpelanteil bis auf den Knorpelüberzug an der Gelenkfläche verschwunden – das Wachstum ist beendet. [GR]

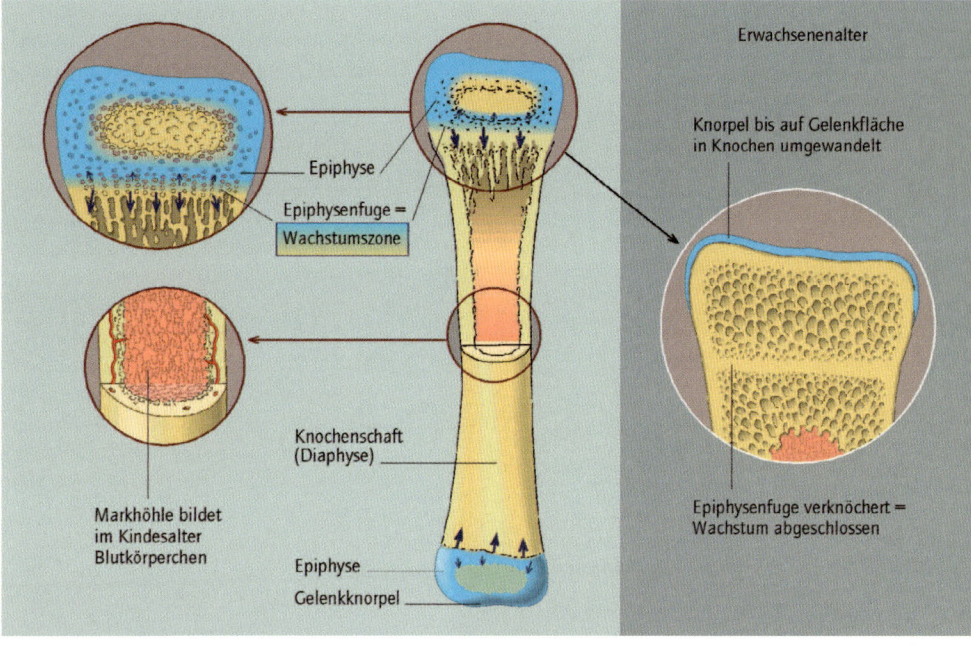

Verknöcherung der Epiphysenfuge im Laufe der Pubertät ist das Wachstum dann unwiderruflich beendet.

Die verschiedenen Knochen sind durch **Gelenke** miteinander verbunden, die je nach ihrem Aufbau sehr unterschiedlich beweglich sind. Zwischen den beiden knorpeligen **Gelenkflächen** verbessert die sog. **Gelenkflüssigkeit** die Verschiebbarkeit. Die **Gelenkkapsel** umhüllt das Gelenk und gibt ihm zusammen mit den **Bändern** Halt.

Die Muskeln

Die Knochen allein würden den Menschen zwar stabil, aber nicht beweglich machen. Erst unsere **Skelettmuskeln** ermöglichen durch ihr Zusammenziehen *(Kontraktion)* die aktive Beweglichkeit. Über **Sehnen** sind die Muskeln an den Knochen befestigt und können so an ihm »ziehen«. Den Befehl zum Zusammenziehen bekommen die Skelettmuskeln über die Nerven vom Gehirn.

==Kinder sind von Natur aus bewegungsfreudig. Laufen und Toben gehören für sie zum Leben einfach dazu. Jede Erkrankung von Knochen und Muskeln, welche die Beweglichkeit einschränkt, beeinträchtigt sie also weit mehr als einen Erwachsenen. Außerdem sind Bewegung und Entwicklung bei Kindern unmittelbar miteinander verknüpft – auch im Bewegen entwickeln sich Kinder weiter.==

Was alles normal ist

Mit dem Wachstum ist das Skelett ständig in Bewegung. Dabei entstehen vor allem an Beinen und Füßen immer wieder Knochenstellungen, bei denen sich Eltern zu Recht fragen, ob das denn »noch normal« sei.

Wir wollen deshalb im Folgenden kurz die normalen Erscheinungen zusammenfassen:

O-Beine

O-Beine sind bis zum zweiten Geburtstag völlig normal und werden oft durch den Babyspeck an den äußeren Waden noch betont.
Ob die O-Beine vielleicht doch einmal vom Kinderarzt begutachtet gehören, können Sie selbst einfach feststellen: Legen Sie Ihr Kind auf den Rücken und strecken Sie die Beine gerade aus, und zwar so, dass sich die Fußknöchel innen berühren. Nur wenn der Spalt zwischen den Knien (von Innenseite zu Innenseite gemessen) mehr als 5 cm beträgt, könnte etwas Krankhaftes (etwa eine Rachitis oder bestimmte Skelettfehlbildungen) dahinterstehen. Auch wenn nur ein Bein gebogen ist oder O-Beine nach dem zweiten Lebensjahr noch vorhanden sind, sollten Sie den Kinderarzt befragen.

X-Beine

So normal O-Beine für den Säugling sind, so normal sind **X-Beine** für das Kleinkind. Sie verschwinden von selbst spätestens bis zum zehnten Lebensjahr.
Legen Sie Ihr Kind auf den Rücken und strecken Sie seine Beine gerade aus, und zwar so, dass sich die Innenknöchel der Knie in der Mitte berühren. Wenn der Spalt zwischen den Innenknöcheln des Fußes über 5 cm breit ist, sollte der Kinderarzt etwa alle vier Monate den Befund kontrollieren. Ist er größer als 10 cm, wird der Arzt die Beine möglicherweise röntgen lassen. Dasselbe gilt, wenn X-Beine außerhalb des »typischen« Alters auftreten.

Plattfüße

Auch **Plattfüße** sind bei Säuglingen und Kleinkindern normal, da in diesem Alter ein Fettpolster im inneren Fußgewölbe sitzt und es »platt« erscheinen lässt. Mit dem Laufenlernen verschwindet das Fettpolster allmählich, der Fuß wird zudem von den stärker werdenden Muskeln »aufgerichtet«.
Mit dem Stehen werden die Füße des Kleinkindes auseinander gedrückt und der Druck dann an der Seite »aufgefangen«. Die Sohlen der ersten Schuhe sind deshalb typischerweise an den *Fersen außen* abgelaufen. Ist der Schuh innen abgelaufen oder klagt das Kind über Schmerzen beim Gehen, so sollte der Fuß vom Kinderarzt untersucht werden. Beobachtet er im Zehenstand kein ausreichend entwickeltes Fußgewölbe, so verordnet er möglicherweise Einlagen oder überweist Sie zu einem Kinderorthopäden. Auch

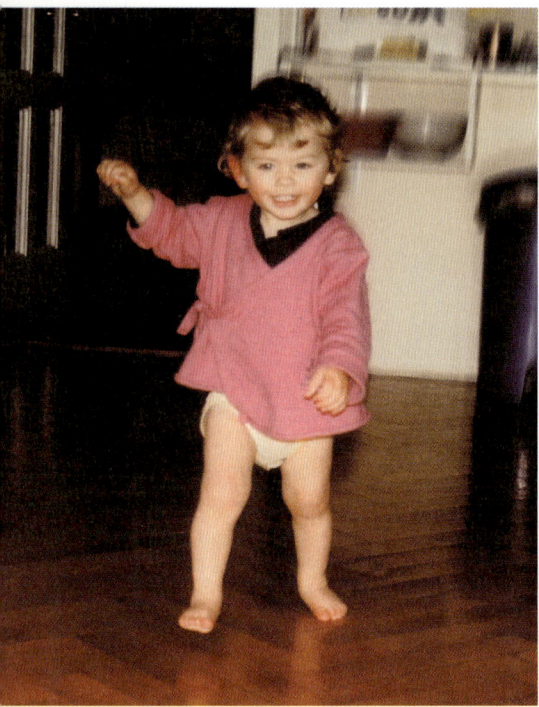

Mäßig ausgeprägte X-Beine und Auswärtsgang bei einem zweijährigen Mädchen. [AS]

Barfußlaufen?

Knochen sind in einem ständigen Umbau begriffen: Neues Knochenmaterial bildet sich dort, wo der Knochen belastet wird, unbelastete Stellen hingegen werden allmählich abgebaut. Für diesen Umbau braucht der Körper vor allem Kalzium und Vitamin D (siehe Einleitung S. 364). Entscheidend ist aber die Belastung – wird das Skelett nicht belastet, können der Knochen nicht aufgebaut und die um die Gelenke herum angelegten Stützbänder nicht gefestigt werden.

Dies erklärt z. B., weshalb Barfußlaufen für die Ausbildung des Fußskeletts besser ist als das frühe Schuhetragen. Denn Schuhe stützen die Knochen von außen, so dass die Muskeln, die für das Fußgewölbe zuständig sind, nichts zu tun haben.

Mit den ersten Schuhen können Sie deshalb getrost warten, bis Ihr Kind auf Asphalt läuft. Für den Winter bieten sich rutschfeste Socken an. Und wenn Schuhe, dann am besten nicht zu enge, das Muskelspiel nicht behindernde Schuhe mit einer flexiblen Sohle.

wenn er eine Bewegungseinschränkung, eine Muskelschwäche oder eine Überstreckbarkeit im Fußgelenk beobachtet, wird er Sie zum Orthopäden überweisen.

Einwärtsgang

Bein **Einwärtsgang,** auch als *Zeheninnengang* oder in der Fachsprache als *Innenrotationsgang* bezeichnet, sind die Füße »einwärts gedreht«, die Zehen zeigen also etwas nach innen. Ein solches Gangbild ist beim Kleinkind recht häufig und meist nicht krankhaft. Der Grund dafür ist überwiegend oberhalb der Knie zu finden: Der Oberschenkel ist bei Kleinkindern nämlich oft nach innen gedreht, so dass die Knie nicht genau nach vorne, sondern ein bisschen aufeinander zu weisen. Praktisch immer verliert sich dies mit 7–8 Jahren. Solange die Fußknöchel voll beweglich sind und keine Fehlbildung der Hüfte (siehe S. 208) vorliegt, ist keine Behandlung erforderlich.

Sichelfüße

Die Zehen können auch bei **Sichelfüßen** nach innen weisen. Die Knie stehen hier in normaler Position, zeigen vielleicht sogar etwas nach außen, aber der Vorfuß ist in sich nach innen gedreht. Nur bei zugrunde liegenden Muskelproblemen (z. B. bei einer Spastik) oder angeborenen Sichelfüßen ist eine Therapie erforderlich.

Auswärtsgang

Der **Auswärtsgang** (= *Zehenaußengang, Außenrotationsgang*) ist eher selten, aber meist ebenfalls nicht krankhaft. Die Füße sind hier etwas »auswärts gedreht«, die Zehen zeigen entsprechend nach außen. Ursache des Auswärtsganges sind meist insgesamt nach außen gedrehte Beine. In jedem Fall wird der Kinderarzt die Hüfte untersuchen, um angeborene Fehlstellungen auszuschließen. Ansonsten erfolgen weitere Untersuchungen nur bei einseitigem Auftreten oder wenn die Füße noch nach dem achten Lebensjahr nach außen gedreht sind.

Zehenspitzengang

Beim **Zehenspitzengang** handelt es sich um eine Gewohnheit kleiner Kinder, die kurz zuvor laufen gelernt haben. Solange das Kind auch normal auf der Ferse stehen kann, das Fußgelenk normal beweglich ist und keine Zeichen einer Muskelerkrankung (Spastik, siehe S. 219) vorliegen, ist er kein Anlass zur Sorge.

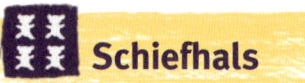

Schiefhals

Beim **Schiefhals** (= *Torticollis*) ist der Hals des Kindes, wie der Name schon sagt, schief: Der Kopf wird zur betroffenen Seite geneigt und oft auch (zur gesunden Seite) gedreht.

Leitbeschwerden

➤ Kopf zur einen Seite geneigt und oft zur anderen Seite gedreht

Wann zum Arzt

In den nächsten Tagen, wenn
➤ Ihnen bei Ihrem Baby eine einseitige Kopfhaltung auffällt.

Heute, wenn
➤ Ihr Kind den Kopf schief hält, ihn gar nicht oder kaum bewegen kann und das Bild durch Selbsthilfemaßnahmen nicht besser wird.

Das Wichtigste aus der Medizin

Die Bezeichnung Schiefhals ist rein beschreibend – über die Ursache sagt sie gar nichts.

Angeborener Schiefhals

Häufigste Ursache des **angeborenen Schiefhalses** ist eine einseitige bindegewebige Verkürzung des seitlich am Hals gelegenen **Kopfnickermuskels** (= *M. sternocleidomastoideus*). Die Ursache dieses **muskulären Schiefhalses** ist unbekannt, möglicherweise liegen ungünstige äußere Faktoren wie wenig Platz in der Gebärmutter oder Verletzungen des Muskels unter der Geburt zugrunde. Das Baby neigt den Kopf zur kranken Seite und dreht ihn gleichzeitig zur gesunden. Auffällig ist, dass die Kinder nicht selten auch eine Hüftdysplasie haben (siehe S. 208). Sehr viel seltener liegen einem angeborenen Schiefhals Fehlbildungen der Halswirbelsäule oder anderer Knochen zugrunde (= **knöcherner Schiefhals**).

Erworbener Schiefhals

Der **erworbene Schiefhals** ist am häufigsten durch Muskelverspannungen bedingt, z. B. erwacht das Kind morgens und kann den Hals nur noch unter Schmerzen bewegen.

Sehr seltene Ursachen des erworbenen Schiefhalses sind rheumatische Erkrankungen mit Befall der Halswirbelsäule, Entzündungen im Bereich von Rachen, Ohr oder Hals oder Augenmuskellähmungen (die Kopfschiefhaltung soll hier Doppelbilder vermeiden). Auch Verletzungen der Halswirbelsäule können zu einem Schiefhals führen.

Das macht der Arzt

Beim muskulären Schiefhals kann der Arzt den erkrankten, geschwollenen Muskel oft tasten, möglicherweise ist aber eine Röntgenaufnahme zum sicheren Ausschluss knöcherner Fehlbildungen notwendig. Auch beim erworbenen Schiefhals können weitergehende Untersuchungen erforderlich sein.

Bei einem angeborenen muskulären Schiefhals hilft in über 80% konsequente Krankengymnastik. Bleibt diese erfolglos, wird im Kleinkindalter operiert, da sich das Gesicht sonst asymmetrisch entwickelt.
Die Behandlung des erworbenen Schiefhalses ist ursachenabhängig: Falls bei den verhältnismäßig häufigen Muskelverspannungen überhaupt eine Behandlung notwendig ist, reicht meist die Gabe schmerzstillender und entzündungshemmender Medikamente über wenige Tage aus.

So helfen Sie Ihrem Kind

Beim angeborenen muskulären Schiefhals führen Sie zu Hause regelmäßig die verordneten Muskeldehnungsübungen durch. Unterstützen können Sie die Krankengymnastik dadurch, dass Sie Ihrem Baby durch geeignete Raumgestaltung und Umgang möglichst viele Anreize bieten, sich zur »unbeliebten« Seite zu drehen: Das Bettchen so stellen, dass das Kind in seiner »Normalhaltung« zur Wand schaut, oder das Mobile so aufhängen, dass sich das Kind hierfür drehen muss. Auch wenn Sie sich Ihrem Kind nähern, sollten Sie dies möglichst von der »unbeliebten« Seite her tun.
Vermuten Sie, dass Ihr Kind einen Schiefhals durch Muskelverspannungen hat, hilft meist Wärme, also z. B. als Wärmflasche. Das anfänglich mitunter dramatische Bild bessert sich oft deutlich innerhalb weniger Stunden.

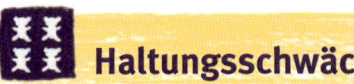

Haltungsschwäche

Immer wieder liest man in der Presse, dass **Haltungsschwächen** (= *Haltungsschäden*) bei unseren Kindern bedenklich zugenommen haben und mittlerweile bereits bei fast einem Drittel der Erstklässler zu beobachten sind. Was steckt dahinter?

Leitbeschwerden

➤ Keine Beschwerden des Kindes, jedoch
➤ »Schlaffe« Haltung, zumeist mit einem Hohlrundrücken einhergehend

Wann zum Arzt

Bei Gelegenheit, wenn
➤ Ihr Kind Ihnen im Vergleich zu anderen Kindern »schlaff« erscheint.

Möglichst bald, wenn
➤ Sie beobachten, dass die Haltung Ihres Kindes rasch schlechter wird.

Das Wichtigste aus der Medizin

Dass wir aufrecht durchs Leben gehen, verdanken wir einer ständigen, fein abgestimmten Muskelarbeit – nur durch die Tätigkeit unserer Rücken-, Bauch- und Beinmuskulatur halten wir uns gegen die Schwerkraft in der Senkrechten.
Durch dieses Muskelspiel entwickelt sich aus der fast geraden Wirbelsäule des Neugeborenen die für das Schulkind normale, S-förmige Biegung der Wirbelsäule mit ihrer im Lendenbereich vorherrschenden leichten Krümmung nach vorn (= **Lendenlordose**) und der im Brustkorbbereich überwiegenden Krümmung nach hinten (= **Brustkyphose**). Diese »S-Spannung« federt Belastungen optimal ab.

Und bei einer Haltungsschwäche?

Bei einer Haltungsschwäche kann das Kind diese »S-Spannung« nur unter verstärkter Anstrengung und kurze Zeit aufrechterhalten. Meist ist das Becken des Kindes eher nach vorn gekippt und die Lendenlordose verstärkt (**Hohlkreuz** mit nach vorne vorge-

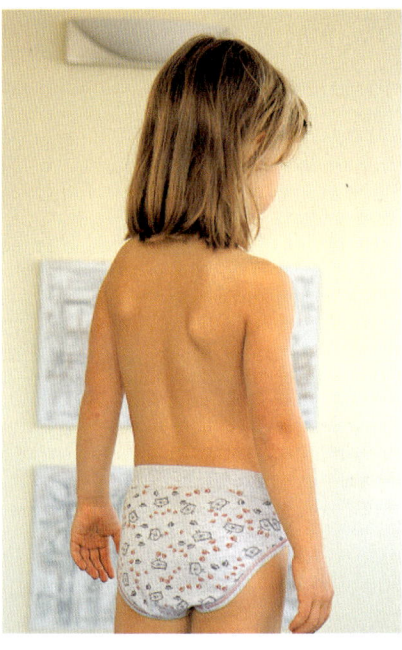

Haltungsschäden lassen sich am besten am unbekleideten Rücken feststellen.
Dieses fünfjährige Mädchen hat eine Haltungsschwäche und auch eine Skoliose. [AM]

wölbtem Bauch). Die Schultern des Kindes hängen nach vorne, wobei die Schulterblätter teils deutlich abstehen. Meist ist auch die Brustkyphose deutlich verstärkt (= **Rundrücken**), so dass sich insgesamt das Bild eines **Hohlrundrückens** ergibt.

Woher kommen Haltungsschwächen?

Hauptursache der Haltungsschwäche ist Bewegungsmangel, der oft schon im Kindergartenalter einsetzt. Schmächtige, von Natur aus muskelschwächere Kinder sind vermehrt betroffen. Oft nimmt die Haltungsschwäche im Schulalter und insbesondere in der Pubertät durch das vermehrte Sitzen noch zu. Auch das seelische Befinden beeinflusst unsere Haltung: Seelischer Kummer drückt nicht nur die Stimmung, sondern auch die (Brust-)Wirbelsäule nieder und begünstigt eine Haltungsschwäche.

Das macht der Arzt

Aufgabe des Arztes ist es vor allem, organische Veränderungen (wie etwa Fehlbildungen der Wirbelsäule) als Ursache der »schlechten« Haltung auszuschließen. Hierzu können Röntgenaufnahmen erforderlich sein.

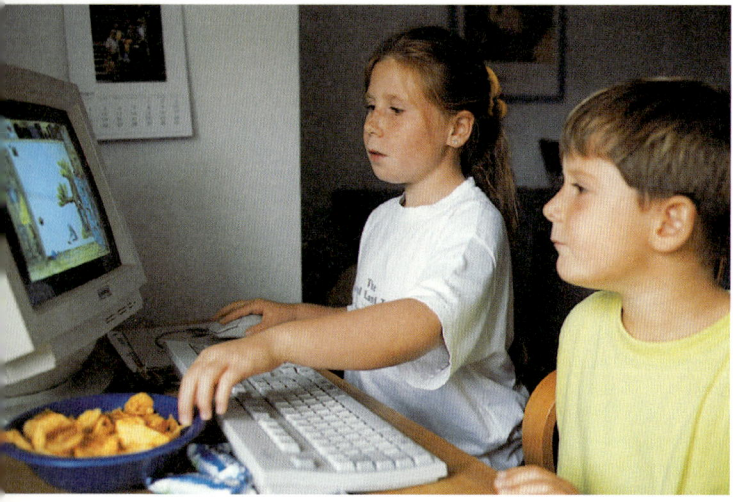

Gute Unterhaltung für die Kinder – aber die meisten wollen mehr davon, als ihnen gut tut. Die Zeit fliegt dahin, und die aktive Bewegung kommt zu kurz. Zusammen mit den vielen Stunden in der Schule und in Verkehrsmitteln kann das Haltungsschäden Vorschub leisten. Wenn dann noch – wie hier – Chips dazukommen, ist Übergewicht für viele vorprogrammiert. [AM]

Wann zum Arzt

In den nächsten 2–4 Wochen, wenn
➤ Sie eines der oben aufgeführten Merkmale bei Ihrem Kind beobachten.

Das Wichtigste aus der Medizin

Woher kommt eine Skoliose?

Bei ungefähr 90 % der Kinder kann der Arzt keine Ursache für die Skoliose feststellen. Bei ungefähr 10 % ist eine Grunderkrankung nachweisbar, z. B. Wirbelfehlbildungen, Lähmungen, Entzündungen, ein Morbus Scheuermann (siehe S. 369) oder ein Muskelschwund (siehe S. 376).

Abzugrenzen: Skoliotische Fehlhaltung

Von einer Skoliose spricht der Mediziner nur dann, wenn die Seitverbiegung der Wirbelsäule »fixiert« ist, das heißt wenn die Wirbelsäule weder durch aktive Bewegung des Kindes noch durch passive Krafteinwirkung von außen in die normale Lage zurückzubringen ist. Ist die Seitverbiegung hingegen (noch) korrigierbar, liegt eine **skoliotische Fehlhaltung** vor.

Eine skoliotische Fehlhaltung ist beispielsweise Folge einer **Beinlängendifferenz.** Bei gar nicht so wenigen Menschen sind die Beine ungleich lang, wobei auch hier meist keine Ursache nachweisbar ist. Um den daraus resultierenden Beckenschiefstand auszugleichen, verbiegt sich die Wirbelsäule etwas zur Seite. Wird die Beinlängendifferenz durch eine Absatzerhöhung ausgeglichen, kehrt die Wirbelsäule von selbst zur Mitte zurück.

Warum behandeln?

Eine Skoliose bereitet dem Kind zunächst keine Beschwerden. Behandlungs- oder zumindest kontrollbedürftig ist sie aber trotzdem, denn Skoliosen verschlechtern sich typischerweise während des weiteren Wachstums, und zwar besonders drastisch während der Pubertät. Hierdurch können ästhetische und damit psychische Probleme entstehen, in Extremfällen kann auch der Brustkorb so zusammengedrückt werden, dass sich im Erwachsenenalter Lungen- und Herzprobleme entwickeln.

Bei einer leichten Haltungsschwäche ist außer einer allgemeinen Bewegungsförderung keine weitere Behandlung erforderlich. Krankengymnastik wird zwar manchmal verordnet, eine Haltungsschwäche lässt sich aber nicht durch zweimal wöchentliche, halbstündige Übungen überwinden.

So helfen Sie Ihrem Kind

Das A und O bei Haltungsschwäche ist die tägliche Bewegung: Jagen Sie Ihr Kind raus, ziehen Sie den Stecker aus dem Computer und der Spielkonsole – mehr (und familienpolitisch ausgeglichenere) Tipps siehe S. 39. Optimal sind Bewegungsarten mit möglichst natürlichen Bewegungsmustern – also die »alten« Kinderspiele Verstecken, Fangen, Klettern sowie, für die älteren Kinder, Laufsportarten wie Fußball, Handball und Leichtathletik. Auch Schwimmen ist gut für die Rückenmuskulatur.

Ob das Tragen schwerer Schultaschen Haltungsschäden begünstigt, ist umstritten. Auf jeden Fall sollten Sie darauf achten, dass Ihr Kind seinen Schulranzen in »Hochformat« immer verhältnismäßig eng am Körper trägt. Auch die zurzeit bei Jugendlichen modischen Schulrucksäcke sind rückenfreundlich, wenn sie auf dem Rücken und nicht über der Schulter getragen werden. Sog. Bodybags, die nur über *einer* Schulter hängen, sind schädlich, weil sie die Last völlig ungleich auf die Wirbelsäule verteilen.

Schreibtisch und Schreibtischstuhl des Kindes sollten höhenverstellbar sein und in regelmäßigen Abständen der Größe des Kindes angepasst werden – der Tisch darf nicht zu niedrig sein. Das Thema Schulmöbel können Sie möglicherweise am Elternabend ansprechen.

Ansonsten sollten Sie Ihr Kind nicht allzu oft wegen seiner »schlechten« Haltung kritisieren, da wie oben erwähnt eine niedergedrückte Stimmung die Haltung verschlechtern kann.

Skoliose

Bei der **Skoliose** (= *Wirbelsäulenverkrümmung*) ist die Wirbelsäule zur Seite hin gebogen und gleichzeitig verdreht. Skoliosen können in jedem Alter entstehen, am häufigsten werden sie aber in der frühen Pubertät erstmalig entdeckt. Mädchen sind dreimal häufiger betroffen als Jungen.

Leitbeschwerden

➤ Meist (zunächst) keine Beschwerden des Kindes
➤ Beim Blick von vorne und aufrecht stehendem Kind Schultern verschieden hoch, Taillendreiecke (d. h. der Raum zwischen herabhängenden Armen und Körper) asymmetrisch
➤ Beim Blick von hinten auf das vornübergebeugte Kind rechte und linke Brustkorbhälfte ungleich hoch (sog. Rippenbuckel)

Erkrankungen von Knochen und Muskeln

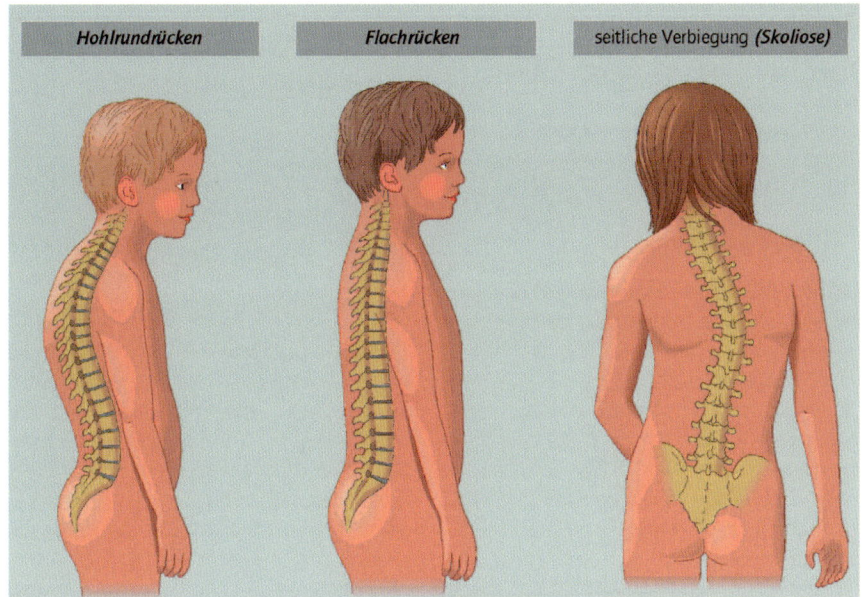

Die gesunde Wirbelsäule ist von der Seite betrachtet leicht S-förmig gebogen. Dabei gibt es wie bei praktisch allem am Menschen eine gewisse Spannbreite – ab wann genau also eine Haltungsschwäche bzw. Fehlhaltung und später vielleicht sogar eine Wirbelsäulenfehlform vorliegt (links und Mitte) ist nicht immer klar zu entscheiden. Hingegen ist die Wirbelsäule beim Blick von hinten normalerweise gerade, jede Seitendifferenz sollte hier Anlass zur Vorstellung beim Arzt sein. [GR]

Das macht der Arzt

Hat Ihr Kind eine Skoliose, ermöglicht eine Röntgenaufnahme der Wirbelsäule die genaue Einschätzung des Schweregrades. Die Röntgenaufnahme muss je nach Wachstum des Kindes halbjährlich bis jährlich, in der Pubertät möglicherweise noch häufiger, wiederholt werden, um ein Fortschreiten möglichst früh zu entdecken.

Bei einer leichten Skoliose reichen regelmäßige krankengymnastische Übungen meist aus, um das Fortschreiten der Skoliose mit dem Wachstum zu verhindern. Ist die Skoliose jedoch stärker ausgeprägt oder nimmt sie trotz konsequenter Krankengymnastik zu, wird zusätzlich ein Korsett angefertigt, welches das Kind 23 Stunden am Tag tragen soll. Erst gegen Ende des Wachstums wird das Korsett langsam »abtrainiert«. In schweren Fällen muss die Wirbelsäule operativ begradigt werden.

So helfen Sie Ihrem Kind

Motivieren Sie Ihr Kind so gut es geht zum Durchhalten der jahrelangen Behandlung.

Die Skoliose tut dem Kind zunächst nicht weh, hingegen sind die regelmäßigen Übungen und insbesondere das Tragen des Korsetts mehr als lästig – entsprechend schwer ist die Behandlung zu ertragen. Ein möglichst aktives Leben mit viel Bewegung ist nicht nur möglich, sondern auch sinnvoll, damit die muskuläre Stabilisierung der Wirbelsäule optimal ist – die beste Vorsorge gegen das weitere Voranschreiten der Erkrankung.

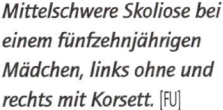

Mittelschwere Skoliose bei einem fünfzehnjährigen Mädchen, links ohne und rechts mit Korsett. [FU]

Morbus Scheuermann

Beim **Morbus Scheuermann** (= *Scheuermann-Krankheit,* auch *Adoleszentenkyphose*) kommt es typischerweise in der Pubertät durch Veränderungen der Wirbel zu einer *Kyphose* (hier: verstärkte Wölbung der Wirbelsäule nach hinten). Betroffen ist meist die Brustwirbelsäule mit der Folge eines *Hohlrundrückens.*

Der Morbus Scheuermann ist die häufigste Wirbelsäulenveränderung bei Jugendlichen überhaupt. Schätzungen reichen – Minimalformen eingeschlossen – bis zu 20%. Jungen sind ungefähr doppelt so häufig betroffen wie Mädchen.

Leitbeschwerden

- Meist keine Beschwerden des Kindes
- Sichtbar »nach hinten krummer Rücken«, besonders auffällig bei gestrecktem Rücken (z. B. im Vierfüßlerstand) oder beim Vornüberneigen

Wann zum Arzt

In den nächsten 2–4 Wochen, wenn
- Sie bei Ihrem Kind eine Formveränderung der Wirbelsäule beobachten.

Möglichst bald, wenn
- Ihr Kind zusätzlich häufiger Rückenschmerzen hat.

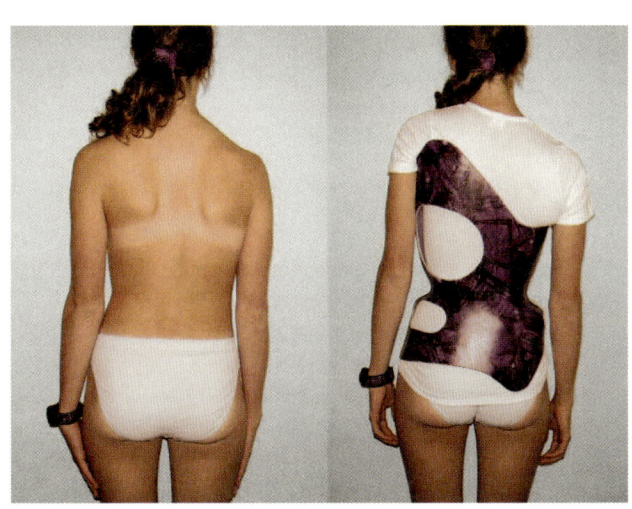

Das Wichtigste aus der Medizin

Was ist die Ursache des Morbus Scheuermann?

Die Ursache des Morbus Scheuermann ist bis heute unklar. Das schnelle Wachstum in der Pubertät könnte im Zusammenspiel mit einer erblichen Veranlagung eine Rolle spielen.

Die Wachstumsstörung der Wirbelsäule entsteht dadurch, dass Bandscheibengewebe (die Bandscheiben liegen als »Puffer« zwischen den Wirbeln) in den Knochen der Wirbel einbricht. Durch die daraus resultierende Wachstumsstörung werden die Wirbel wie Keile verformt (vorne niedriger als hinten). Damit rundet sich die Wirbelsäule stärker. Am Anfang ist die Beweglichkeit der Wirbelsäule noch erhalten, später kann die Wirbelsäule im erkrankten Abschnitt versteifen.

Macht ein Morbus Scheuermann immer Beschwerden?

Gerade bei einem Morbus Scheuermann der Brustwirbelsäule haben die Kinder oft keine Beschwerden. Bei einem Morbus Scheuermann der Lendenwirbelsäule hingegen sind Rückenschmerzen nicht selten.

 ### Das macht der Arzt

Die Diagnose erfordert neben einer gründlichen Untersuchung meist auch eine Röntgenuntersuchung der Wirbelsäule.
In leichten Fällen reicht Krankengymnastik aus. In sehr ausgeprägten Fällen verordnet der Arzt zusätzlich ein Korsett, welches die Wirbelsäulenfehlhaltung korrigieren soll (siehe auch S. 369). Eine Operation ist nur ganz selten nötig.

 ### So helfen Sie Ihrem Kind

Der Morbus Scheuermann trifft Ihr Kind in einer Lebensphase, während der Disziplin und Kooperativität meist nicht leicht fallen. Entsprechend schwierig kann es sein, das Kind zum Durchhalten der krankengymnastischen Übungen (es muss auch regelmäßig zu Hause geübt werden) zu motivieren.

Schul- und Freizeitsport sind nicht nur möglich, sondern in aller Regel auch günstig, besonders Schwimmen. Ungünstig sind aber Sportarten, welche die Wirbelsäule stark beanspruchen, wie etwa Gewichtheben. Ist bei einem Jugendlichen ein Morbus Scheuermann bekannt, sollten keine Berufe mit ständigem schweren Tragen gewählt werden.

Folgen

Die Aussichten für das Kind sind in aller Regel gut. Meist kommt die Veränderung mit Beendigung des Wachstums von selbst zum Stillstand. Ein einmal versteifter Wirbelsäulenabschnitt bleibt zwar lebenslang steif, bereitet aber bei kräftiger Rückenmuskulatur oft keine Beschwerden. Die Betroffenen neigen allerdings als Erwachsene vermehrt zu Rückenschmerzen und Bandscheibenproblemen.

Hüftschnupfen

Beim sog. **Hüftschnupfen** (= *Coxitis fugax*) kommt es, wahrscheinlich ausgelöst durch einen Virusinfekt, zu einer kurzzeitigen Entzündung der Hüftgelenkskapsel.
Der Hüftschnupfen ist die häufigste kindliche Hüfterkrankung überhaupt. Er tritt vor allem im Kindergarten- und frühen Grundschulalter auf, bei Jungen häufiger als bei Mädchen.

 ### Leitbeschwerden

- Plötzlich einsetzende Schmerzen in Hüfte oder Knie mit schmerzbedingtem Hinken
- Keine Allgemeinbeschwerden, kein Fieber
- Möglicherweise Infekt bis zu ca. 3 Wochen zuvor

 ### Wann zum Arzt

Am nächsten Tag, wenn
➤ Ihr Kind Schmerzen in Hüfte oder Knie hat, sich aber ansonsten wohl fühlt (bis zum Arzttermin keinen Sport treiben, sondern schonen lassen).

Heute noch, wenn
➤ Ihr Kind zusätzlich zu den Hüftschmerzen Fieber hat, aber keine weiteren Zeichen eines Virusinfektes wie etwa Husten oder Schnupfen – dies ist ein möglicher Hinweis auf eine Hüftentzündung durch Bakterien.

Sofort, wenn
➤ Ihr Kind das betroffene Bein gar nicht mehr belasten kann.

 ### Das Wichtigste aus der Medizin

Wie entsteht ein Hüftschnupfen?

Die genaue Ursache des Hüftschnupfen ist bis heute unbekannt. Wahrscheinlich führt ein Virusinfekt, möglicherweise durch Immunprozesse, zu einer kurzzeitigen Entzündung der Hüftgelenkskapsel. Bei dem Infekt handelt es sich meist um einen Luftwegs- oder Magen-Darm-Infekt, über die Hälfte der Kinder hat sich aber in den Wochen vorher völlig wohl gefühlt und keinerlei Infektzeichen gehabt.

Die typischen Zeichen

Typischerweise klagt das Kind von einem Tag auf den anderen über Hüft- oder Leistenschmerzen (seltener Knieschmerzen – Hüftbeschwerden können ins Knie ausstrahlen) oder beginnt zu hinken. In der Regel ist nur eine Seite betroffen. Ansonsten ist es völlig fit und macht überhaupt keinen kranken Eindruck.

 ### Das macht der Arzt

Der Arzt stellt bei der Untersuchung eine eingeschränkte Beweglichkeit der betroffenen Hüfte fest. Meist führt er auch eine Ultraschalluntersuchung der Hüfte durch, bei der sich typischerweise eine kleine, nichteitrige Flüssigkeitsansammlung im Gelenk zeigt (= **Gelenkerguss**).

In aller Regel empfiehlt der Art dann Schonung der Hüfte für wenige Tage und verordnet möglicherweise entzündungshemmende Medikamente. Der Hüftschnupfen heilt dann meist binnen weniger Tage aus, ohne Folgen zu hinterlassen.

Bei einem sehr ausgeprägten Gelenkerguss, Allgemeinbeschwerden oder ausbleibender Beschwerdebesserung sind weitergehende Untersuchungen notwendig, um andere Erkrankungen des Hüftgelenks, etwa einen Morbus Perthes (siehe S. 371), nicht zu übersehen.

Erkrankungen von Knochen und Muskeln

So helfen Sie Ihrem Kind

Sich zu schonen fällt Kindern bei Wohlbefinden trotz Schmerzen nicht immer leicht. Daher kann es einige Phantasie erfordern, »ruhige« Beschäftigungen zu finden. Auch nach Abklingen der Beschwerden sollte das Kind noch ein paar Tage »ein bisschen langsamer machen«.

Morbus Perthes

Beim **Morbus Perthes** (= *Perthes-Krankheit, jugendliche Hüftkopfnekrose*) stirbt aus noch unklaren Gründen Gewebe im Hüftkopf (= oberes Ende des Oberschenkelknochens) ab. Am häufigsten zeigt sich der Morbus Perthes bei Kindern im Kindergarten- und Grundschulalter, Jungen erkranken viermal häufiger als Mädchen.

Insbesondere bei jüngeren Kindern kann der Morbus Perthes ohne Folgeschäden abheilen. Bleibende Veränderungen des Hüftgelenks sind aber vor allem bei ausgeprägten Formen und spätem Krankheitsbeginn nicht selten.

Leitbeschwerden

- Rasche Ermüdbarkeit (bei Tätigkeiten der unteren Extremität)
- Leichte Schmerzen in Hüfte oder Knie, leichtes Hinken. Beide nehmen bei Belastung zu
- Möglicherweise eingeschränkte Hüftbeweglichkeit
- Ungestörtes Allgemeinbefinden

Wann zum Arzt

Am nächsten Tag, wenn
- Ihr Kind leichte, aber konstante Schmerzen in Hüfte oder Knie hat oder hinkt.

Heute noch, wenn
- Ihr Kind zusätzlich Fieber ohne weitere Infektzeichen hat.

Sofort, wenn
- Ihr Kind im Hüftgelenk förmlich »einbricht«.

Das Wichtigste aus der Medizin

Was passiert beim Morbus Perthes?

Beim Morbus Perthes sterben infolge einer Durchblutungsstörung mehr oder minder große Bezirke des Hüftkopfes (also des oberen Ende des Oberschenkelknochens) ab. Wie es zu dieser Durchblutungsstörung kommt, ist unklar, das familiär gehäufte Auftreten weist aber auf eine erbliche Veranlagung hin.

Der betroffene Hüftkopf verändert seine Form und kann sogar förmlich zerfallen. Zunächst wird der abgestorbene Knochen durch Bindegewebe ersetzt. Im letzten Stadium der Erkrankung wird wieder neuer Knochen und damit wieder ein neuer Hüftkopf aufgebaut, der allerdings in seiner Form verändert und weniger belastbar ist. Die Erkrankung ist langwierig – meist dauert sie insgesamt zwei bis vier Jahre.

Bei rund 10% der erkrankten Kinder ist die Erkrankung beidseits zu beobachten.

Mögliche Folge: Arthrose

Das Hüftgelenk ist durch seine tragende Funktion im Laufe des Lebens ganz massiven mechanischen Belastungen ausgesetzt. Selbst geringe Formveränderungen können daher zu einem vorzeitigen Verschleiß des Hüftgelenks mit einer **Hüftgelenksarthrose** und Beschwerden schon im mittleren Erwachsenenalter führen.

Oft wenig Beschwerden

Die Beschwerden beim Morbus Perthes sind anfangs nur leicht und treten nur bei Belastung auf, so dass sie vom Kind möglicherweise nicht sofort geäußert werden. Klagt ein Kind immer wieder über Schmerzen in Hüfte, Leiste, Oberschenkel oder Knie oder fällt Ihnen ein Hinken auf, sollten Sie dies vom Arzt abklären lassen. Gerade beim Morbus Perthes sind die Beschwerden trotz ausgeprägten Befundes oft nur gering.

Das macht der Arzt

Diagnose, Schweregrad und Stadium eines Morbus Perthes können nur durch technische Untersuchungen erkannt werden. In aller Regel sind nicht nur Röntgenaufnahmen, sondern auch eine Kernspintomographie (siehe S. 26) erforderlich. Sie zeigt oft schon Veränderungen, wenn Röntgenaufnahmen noch unauffällig sind.

Der Krankheitsprozess als solcher lässt sich bis heute nicht beeinflussen. Ziel der Behandlung ist es, die Beweglichkeit des Hüftgelenks zu erhalten und den während des Umbaus nur vermindert belastbaren Hüftkopf zu entlasten, um die bleibenden Formveränderungen möglichst gering zu halten. Wie dieses Ziel jedoch zu erreichen ist, darüber besteht Uneinigkeit.

In leichten Fällen kann zugewartet werden, möglicherweise verordnet der Arzt Krankengymnastik. Das Kind sollte aber solche Sportarten vermeiden, welche die Hüfte besonders belasten (z. B. kein Hüpfen, Springen, Geräteturnen).

In ausgeprägten Fällen wird das Gelenk durch kurzzeitige Bettruhe und Benutzen eines Gehstockes entlastet. Orthopädische Apparate zur Entlastung und Schienen werden heute wegen der zwangsläufigen Bewegungseinschränkung selten eingesetzt. Manchmal ist eine Operation sinnvoll, um eine größtmögliche »Passgenauigkeit« des Hüftgelenks zu erreichen.

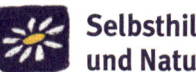

Selbsthilfe und Naturheilkunde

Auch beim Morbus Perthes ist eine Heilung durch Selbsthilfe oder Naturheilkunde nicht möglich.

Wichtigste Aufgabe für Sie als Eltern ist es, das Kind während der mehrjährigen Behandlung so zu begleiten, dass es weitestmöglich am »normalen« Leben seiner Altersgenossen teilnehmen kann. Sprechen Sie den Arzt auf erlaubte und weniger günstige Tätigkeiten und Bewegungsformen an, da Bewegung für die gesamte kindliche Entwicklung wichtig ist. Aus diesem Grunde lehnen die meisten Mediziner heute ein absolutes Sportverbot über Jahre ab.

- **Deutsche Morbus Perthes Initiative**
Wolfgang Strömich
Postfach 190 111, 40111 Düsseldorf
www.morbus-perthes.de

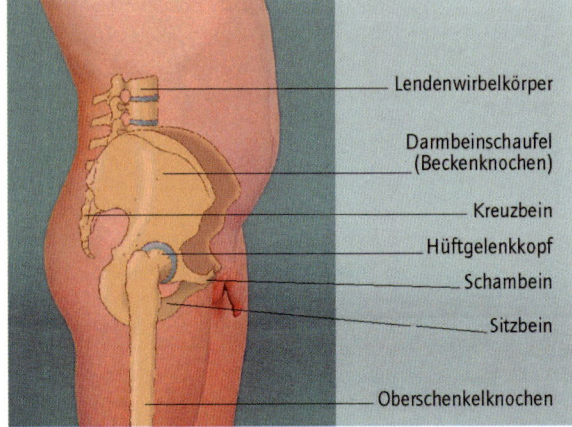

Beim Hüftkopfgleiten wird der Hüftgelenkkopf entlang der Wachstumsfuge »abgeschert«, so dass der Oberschenkelknochen langsam nach oben abrutscht. [GX]

Hüftkopfgleiten

Beim sog. **Hüftkopfgleiten** (= *Epiphysiolysis capitis femoris*) rutscht der Hüftkopf vom übrigen Oberschenkelknochen ab, ohne dass eine Verletzung vorliegt.

Das Hüftkopfgleiten tritt bei Jugendlichen in der Pubertät auf, bei Jungen doppelt so häufig wie bei Mädchen. In rund einem Drittel der Fälle sind beide Seiten betroffen.

Leitbeschwerden

➤ **Akute Form** (= rasch entstehend): Schmerzen in Hüfte, Oberschenkel oder Knie bis hin zur völligen Belastungsunfähigkeit des Beines (»Einbrechen« des Beines)
➤ **Lenta-Form** (= langsam entstehend): bei Belastung zunehmende Ermüdbarkeit, Schmerzen in Hüfte, Leiste oder Knie und Hinken

Wann zum Arzt

Am nächsten Tag, wenn
➤ Ihr Kind Beschwerden hat, die zu einer Lenta-Form des Hüftkopfgleitens passen.

Heute noch, wenn
➤ Ihr Kind Hüftschmerzen und Fieber hat (möglicherweise steckt eine bakterielle Hüftentzündung dahinter).

Sofort, wenn
➤ Ihr Kind ein Bein gar nicht mehr belasten kann.

Das Wichtigste aus der Medizin

Vor Ende des Wachstums sind die langen Röhrenknochen nicht wie beim Erwachsenen »aus einem Stück«. Vielmehr trennt die Epiphysenfuge (von der auch das Wachstum ausgeht) die kolbenförmigen Verbreiterungen an den Enden vom Schaft (siehe S. 364). Beim Hüftkopfgleiten rutscht nun der oben gelegene Hüftkopf in der Epiphysenfuge vom übrigen Oberschenkelknochen ab. Dies kann sowohl langsam als auch plötzlich passieren, wobei die langsame Lenta-Form weitaus häufiger ist als die akute Form. Die Ursache des Hüftkopfgleitens ist im Detail ungeklärt. Es scheinen hormonelle Faktoren (Pubertät) und mechanische Belastungen (häufig bei sportlich sehr aktiven oder übergewichtigen Jugendlichen) eine Rolle zu spielen. Durch das Abrutschen des Hüftkopfes kann dessen Durchblutung so stark gestört werden, dass Gewebe abstirbt. Wie beim Morbus Perthes droht dann eine frühzeitige Hüftgelenksarthrose.

Das macht der Arzt

Die Diagnose eines Hüftkopfgleitens erfordert technische Untersuchungen wie z. B. Ultraschall, Röntgen, Kernspintomographie. Die Behandlung besteht immer in einer Operation. Bei der akuten Form muss das Kind sofort ins Krankenhaus und rasch operiert werden, da der abgerutschte Hüftkopf sonst unwiderruflich geschädigt werden kann. Wegen des häufigen beidseitigen Auftretens wird die Gegenseite meist ebenfalls operiert.

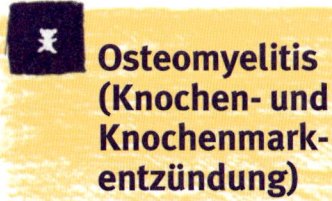

Osteomyelitis (Knochen- und Knochenmarkentzündung)

Die **Osteomyelitis,** d. h. die *Entzündung von Knochen und Knochenmark,* ist eine seltene, aber ernste Erkrankung. Sie wird in der Regel durch Bakterien ausgelöst.

Prinzipiell kann eine Osteomyelitis in jedem Alter auftreten, am häufigsten ist sie aber im Säuglings- und Grundschulalter. Jungen erkranken häufiger als Mädchen.

Leitbeschwerden

➤ Fieber, oft hoch und mit Schüttelfrost
➤ (Erheblich) beeinträchtigtes Allgemeinbefinden
➤ Bei der häufigen Entzündung eines Extremitätenknochens meist Rötung, Schwellung und (klopfende) Schmerzen am erkrankten Knochen, die Kinder vermeiden jede Bewegung, und der Bereich fühlt sich von außen überwärmt an
➤ Bei kleinen Kindern möglicherweise uncharakteristisches Bild mit unklarem Fieber und schlechtem Gedeihen

Wann zum Arzt

Noch heute, wenn
➤ Ihr Säugling hohes Fieber hat.
➤ Ihr Kind jeglichen Alters die oben dargestellten Beschwerden zeigt.

Das Wichtigste aus der Medizin

Wie entsteht eine Osteomyelitis?

Bei Kindern entsteht eine Osteomyelitis ganz überwiegend auf dem Blutweg: Aus einem Entzündungsherd irgendwo im Körper, beispielsweise einer Haut-, Mittelohr- oder Lungenentzündung, dringen Bakterien, allen voran *Staphylokokken,* in die Blutbahn ein und gelangen mit dem Blut in den Knochen. Die Bakterien besiedeln zunächst die Knochenmarkhöhle, in der Folge aber auch die kompakte Knochenrinde.

Meist entwickelt sich eine Osteomyelitis rasch mit einem eindrücklichen Beschwerdebild – der Mediziner spricht dann von einer **akuten Osteomyelitis.**
Seltener vermag die körpereigene Abwehr die Bakterien zwar einigermaßen zu begrenzen, aber nicht zu vernichten, dann entsteht das Beschwerdebild langsamer mit uncharakteristischen Beschwerden. Eine solche **chronische Osteomyelitis** kann auch als Folge einer nicht ausgeheilten akuten Osteomyelitis entstehen.
Seltener entsteht die Osteomyelitis bei Kindern durch Einschleppen von Bakterien von außen bei einer Verletzung oder nach einer Operation.

Komplikationen: Gelenkbeteiligung und Knochenzerstörung

Eine Osteomyelitis kann vor allem bei Kindern bis etwa 1 1/2 Jahren und dann wieder nach Abschluss des Längenwachstums nicht nur den Knochen, sondern gleichzeitig auch das Gelenk betreffen. Dies liegt daran, dass Teile des Gelenks bei diesen Altersgruppen häufig durch die gleichen Blutgefäße versorgt werden wie der übrige Knochen. Entsprechend ist das Risiko einer Gelenkbeteiligung mit daraus resultierenden Gelenkschäden bei ganz kleinen oder fast erwachsenen Kindern besonders groß.

Je aggressiver die Bakterien sind und je länger die Entzündung besteht, desto größere Anteile des Knochens werden zerstört. Dabei kann Knochengewebe ganz absterben (= **Knochennekrose**), oder es können sich Eiteransammlungen im Knochen bilden (= **Knochenabszesse**). Auch **Fisteln** (krankhafte Gänge z. B. zwischen einem Herd im Knochen und der Haut) sind mögliche Komplikationen.

Das macht der Arzt

Diagnose

Bei Verdacht auf eine akute Osteomyelitis weist der Arzt das Kind unverzüglich ins Krankenhaus ein.
Die Diagnose wird hier durch Blut- und Ultraschalluntersuchungen sowie häufig eine Kernspintomographie (siehe S. 26) gesichert. Röntgenaufnahmen oder eine Knochenszintigraphie (siehe S. 26) können manchmal die Diagnostik ergänzen.

Behandlung langwierig

Hat sich Eiter im Gelenk gebildet, wird dieser oft mit einer Spritze abgezogen, um die Belastung für das Gelenk zu vermindern und den Erreger festzustellen. Möglicherweise muss auch eine kleine Gewebeprobe aus dem Knochen entnommen werden, um einen Knochenkrebs sicher auszuschließen (siehe Tab. S. 304). Wird die Diagnose in den ersten zwei Tagen nach Beschwerdebeginn gestellt, reicht die alleinige Antibiotikabehandlung meist aus. Die Antibiotika werden in den ersten Wochen als Infusion gegeben, danach weitere 2–3 Monate als Saft oder Tabletten. Gleichzeitig wird die betroffene Extremität ruhig gestellt.

Wird die Diagnose später gestellt, bestehen größere Knochenzerstörungen oder ein Abszess oder spricht die Entzündung nicht sofort auf die Antibiotika an, muss operiert werden, um die Entzündung zum Abheilen zu bringen. Möglicherweise muss der Knochen dann später operativ stabilisiert und wiederaufgebaut werden.

Nach Abklingen der akuten Entzündung soll konsequente Krankengymnastik die Beweglichkeit wiederherstellen.

Selbsthilfe und Naturheilkunde

Selbstbehandlung oder Naturheilverfahren haben bei der Osteomyelitis keinen Platz – die Zeitverzögerung würde nur zu einer weiteren Knochenzerstörung führen.

==Eine Osteomyelitis bedeutet praktisch immer einen mehrmonatigen Krankenhausaufenthalt mit teils schmerzhaften Prozeduren und einer erheblichen Bewegungseinschränkung des Kindes. Ihr Kind braucht jeden Tag von neuem Ihre Unterstützung, um mit dieser Situation fertig zu werden.==

Aussichten

Die Osteomyelitis ist zwar eine ernsthafte Erkrankung, sie heilt aber dennoch bei frühzeitiger Behandlung in rund 80 % ohne Folgeschäden aus.
Häufigste Dauerfolgen sind Längenunterschiede oder eine Achsenabweichung der betroffenen Extremität, die dann später möglicherweise operativ korrigiert werden müssen.

Rheumatische Erkrankungen

Der Begriff der **rheumatischen Erkrankungen** ist bis heute nicht einheitlich definiert. Die meisten Ärzte verstehen darunter entzündliche Gelenk-, Gefäß- und Bindegewebserkrankungen, die nicht durch infektiöse Krankheitserreger wie Bakterien oder Viren verursacht werden (siehe hierzu S. 226). Bei vielen dieser Erkrankungen sind nach heutigem Kenntnisstand (Auto-)Immunprozesse ursächlich beteiligt (siehe dazu auch S. 301). Die häufigste rheumatische Erkrankung bei Kindern ist die **juvenile** (= *jugendliche*) **rheumatoide Arthritis** (= *juvenile chronische Arthritis, juvenile idiopathische Arthritis*, **Arthritis** = Gelenkentzündung). Sie kann in jedem Alter auftreten, Mädchen erkranken häufiger als Jungen.

Leitbeschwerden der juvenilen rheumatoiden Arthritis

▶ Gelenkschmerzen, -schwellung und -steife über mindestens sechs Wochen, besonders häufig an Knie-, Fuß-, Ellenbogen- und Handgelenken
▶ Häufig stärkste Ausprägung der Beschwerden am Morgen
▶ Beginn der Beschwerden sowohl langsam als auch plötzlich
▶ Möglicherweise Fieber
▶ Möglicherweise Hautausschläge
▶ Möglicherweise Lymphknotenschwellung (siehe S. 176)
▶ Möglicherweise Sehverschlechterung

Die **Leitbeschwerden weiterer rheumatischer Erkrankungen** finden Sie in der Tabelle auf der nächste Seite.

Wann zum Arzt

In den nächsten Tagen, wenn
▶ Ihr Kind immer wieder über schmerzende oder steife Gelenke klagt, sich aber ansonsten wohl fühlt.

Heute noch, wenn
▶ Ihr Kind Gelenkschmerzen und dazu Allgemeinbeschwerden, Fieber oder Ausschlag hat oder über schlechtes Sehen oder Lichtscheu klagt.

Das Wichtigste aus der Medizin

Am häufigsten: juvenile rheumatoide Arthritis

Häufigste rheumatische Erkrankung bei Kindern ist die juvenile rheumatoide Arthritis. Ihre Ursache ist bis heute unklar. Vermutet wird, dass Umweltfaktoren, beispielsweise Bakterien- oder Virusinfekte, auf dem Boden einer erblichen Veranlagung zu einer fehlgeleiteten Immunreaktion führen – das Immunsystem bekämpft nun die eigenen Gelenkstrukturen, manchmal auch Strukturen innerer Organe. Die **Gelenkinnenhaut** (= *Synovia*, innere Schicht der Gelenkkapsel) verdickt sich, und das entzündete Gewebe schädigt den Gelenkknorpel.

Die Beschwerden der juvenilen rheumatoiden Arthritis sind sehr unterschiedlich und teilweise ganz anders als bei Erwachsenen. Drei große Gruppen werden bei Kindern unterschieden:

➤ Am häufigsten ist die Beteiligung nur *eines* oder *weniger* großer Gelenke (**Mono-** bzw. **Oligoarthritis**). Am häufigsten betroffen sind Fuß-, Knie-, Hand- und Ellenbogengelenke. Der Befall hält sich nicht an Körperseiten (es kann also das rechte Knie- und das linke Fußgelenk betroffen sein). Oft sind auch die Augen beteiligt, dies wird aber vom Kind meist nicht bemerkt.

➤ Auch der oft schleichend beginnende Befall *vieler* Gelenke (= **Polyarthritis**) ist möglich. Typischerweise sind bei dieser Verlaufsform rechts und links die gleichen Gelenke betroffen.

➤ Die dritte, akute (= rasch entstehende) Verlaufsform heißt **Morbus Still**. Hier sind auch die inneren Organe betroffen. Das Kind (meist im Kleinkindalter) bekommt hohes Fieber, Hautausschlag, möglicherweise Bauchschmerzen und vergrößerte Lymphknoten. Herz-, Lungen- und Leberentzündungen sind möglich. Die Gelenkbeschwerden sind dagegen anfangs oft nur flüchtig und entwickeln sich erst später.

Weitere rheumatische Erkrankungen

Andere rheumatische Erkrankungen zeichnen sich durch Entzündungsprozesse an den Blutgefäßen aus. Sie heißen **Vaskulitiden**. Im Kindesalter treten vor allem zwei Formen auf, die **Purpura Schönlein-Henoch** (siehe auch S. 295) und das **Kawasaki-Syndrom**, an dem in Deutschland pro Jahr mehr als 300 Kinder erkranken. Letzteres zeichnet sich vor allem durch anhaltendes, hohes Fieber aus und wird deshalb zunächst oft mit einer schweren Infektionskrankheit verwechselt. Im Kindesalter selten sind die **Kollagenosen**, bei denen das Bindegewebe entzündet ist. Da Blutgefäße und Bindegewebe überall im Körper vorkommen, können diese Erkrankungen zu vielfältigen Beschwerden führen – wann Sie aufmerksam werden sollten, zeigt die folgende Tabelle. Gelenkbeschwerden sind bei diesen Erkrankungen zwar möglich, führen aber nicht zu bleibenden Gelenkschäden. Zur Diagnosesicherung sind teils sehr komplizierte Blutuntersuchungen erforderlich.

Erkrankung	Kurzcharakterisierung	Behandlung
Vaskulitiden = Erkrankungen mit vornehmlicher Entzündung der Blutgefäße		
Purpura Schönlein-Henoch (→ S. 295)	**Ursache:** immunologische Reaktion auf eine Infektionskrankheit (meist »Erkältung«) **Hauptsächlich betroffen:** Kinder von 2–8 Jahren **Leitbeschwerden:** Ausschlag, stecknadelkopfgroße Hautblutungen, Bauchschmerzen, möglicherweise blutiger Urin, Gelenkschmerzen (v.a. der Sprunggelenke), Allgemeinbeschwerden (Fieber)	In milden Fällen gar keine Behandlung, sondern nur regelmäßige ärztliche Kontrollen. In ausgeprägten Fällen Kortisongabe
Kawasaki-Syndrom	**Ursache:** unklar, möglicherweise durch ein – bisher unbekanntes – Virus ausgelöst **Hauptsächlich betroffen:** Klein- und Kindergartenkinder (selten auch Säuglinge) **Leitbeschwerden:** hohes, über fünf Tage anhaltendes Fieber, Augenbindehautentzündung (→ S. 425), hochrote, rissige Lippen, rote Zunge (»Himbeerzunge«), Lymphknotenschwellung vor allem am Hals, Rötung und möglicherweise auch (harte) Schwellung der Handflächen und Fußsohlen (diese können nach 2–3 Wochen »abschuppen«), masernähnlicher Ausschlag vor allem am Rumpf Gefürchtet ist eine Beteiligung des Herzens und der Herzkranzgefäße	Einweisung ins Krankenhaus, dort Gabe von Acetylsalicylsäure und Immunglobulinen. Unter dieser Behandlung deutlich bessere Aussichten als früher, vor allem auch bei Herzbeteiligung. Trotzdem ist das Kawasaki-Syndrom die häufigste erworbene Herzerkrankung bei Kindern!
Kollagenosen = Erkrankungen mit vornehmlicher Entzündung des Bindegewebes		
Systemischer Lupus erythematodes	**Ursache:** Autoimmunprozess **Hauptsächlich betroffen:** ältere Kinder, Mädchen häufiger als Jungen **Leitbeschwerden:** Fieber, Gelenkschmerzen, schmetterlingsförmige Rötung des Gesichts (Wangen und Nasenwurzel gerötet, übrige Nasenregion nicht)	Wegen der Gefahr der Beteiligung innerer Organe Unterdrückung des zugrunde liegenden Autoimmunprozesses v.a. durch Gabe von Kortison und anderer das Immunsystem unterdrückender Medikamente (Immunsuppressiva, → S. 301)
Dermatomyositis	**Ursache:** Autoimmunprozess **Hauptsächlich betroffen:** ältere Kinder (Gipfel um das 10. Lebensjahr), Mädchen häufiger als Jungen **Leitbeschwerden:** lilafarbene Hautschwellung um die Augen, an den Wangen und am Oberkörper, Muskelschmerzen und -schwäche v.a. an Oberarmen und Oberschenkeln	

Überblick über die neben der juvenilen rheumatoiden Arthritis häufigen rheumatischen Erkrankungen bei Kindern.

Das macht der Arzt

Die Diagnose einer rheumatischen Erkrankung bei Kindern ist oft schwierig – sie sind manchmal wahre »Chamäleons«: Ihre Erscheinungen überlappen sich dementsprechend mit einer ganzen Reihe weiterer Erkrankungen, von den flüchtigen Gelenkmitreaktionen bei Virusinfekten (»Gelenkschnupfen«, siehe S. 370) über die seltenen bakteriellen Gelenk- und Knochenentzündungen (siehe S. 372), die Borreliose (siehe S. 249), eine Gelenkbeteiligung bei den chronischen Darmentzündungen (siehe S. 328 und S. 329) oder der Schuppenflechte (siehe S. 400) bis hin zum Rheumatischen Fieber (siehe S. 239).

Entsprechend groß ist das Spektrum der möglicherweise erforderlichen Untersuchungen, immer jedoch sind Blutuntersuchungen mit dabei. Der aus der Erwachsenenmedizin bekannte sog. *Rheumafaktor* ist dabei nur wenig hilfreich, nicht selten können aber andere Antikörper (= Abwehrstoffe) gegen körpereigene Strukturen nachgewiesen werden (= **Autoantikörper**). Wegen der möglichen Augenbeteiligung sollte ein Kind mit Verdacht auf eine rheumatische Erkrankung immer auch dem Augenarzt vorgestellt werden.

Die Behandlung wird meist von speziellen kinderrheumatologischen Zentren koordiniert. Sie fußt auf mehreren Säulen:

▶ **Nichtsteroidale Antirheumatika**, wie etwa Indometacin (z. B. Amuno®), Ibuprofen (z. B. Anco®) oder Diclofenac (z. B. Voltaren®) hemmen schnell die Entzündung und lindern die Schmerzen, greifen aber nicht in den eigentlichen Krankheitsprozess ein. Leider sind sie manchmal schlecht magenverträglich bis hin zu Magenblutungen (schwarzer Stuhl!). Eine neuere Präparategruppe, die sog. **COX-2-Hemmer**, ist besser magenverträglich, es liegen aber noch keine Langzeiterfahrungen vor.

▶ Sind diese Medikamente nicht ausreichend wirksam, wird heute als Nächstes meist Methotrexat gegeben, ein immunsuppressiv wirkendes Zytostatikum (siehe S. 301 und S. 302), das jedoch bei den in der Rheumabehandlung recht niedrigen Dosierungen meist gut vertragen wird. Kortison wird nur bei schweren Verläufen eingesetzt, etwa dem Morbus Still.

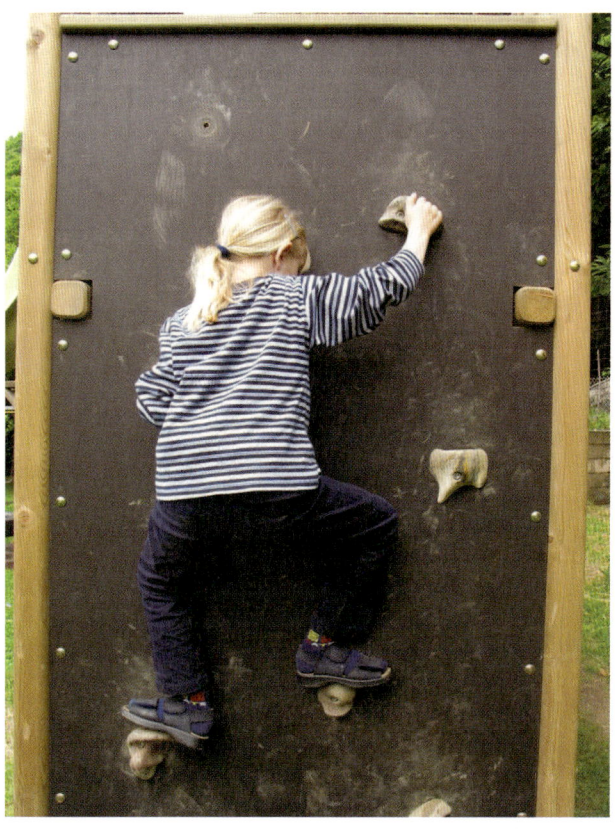

Für rheumatisch erkrankte Kinder im Akutstadium meist eine Utopie, aber außerhalb davon genau so wichtig wie für gesunde Kinder: bewegen, bewegen, bewegen. Und gerade bei Kindern, die phasenweise bewegungseingeschränkt sind oder gar Bettruhe einhalten müssen, ist es umso wichtiger, dass die Knochen in den übrigen Zeiten belastet und gefordert werden – sonst drohen Einschränkungen im Wachstum und im späteren Erwachsenenleben ein früher Knochenschwund. [ISP]

▶ Insbesondere bei einem Befall nur eines oder weniger Gelenke kann Kortison in das betroffene Gelenk gespritzt werden.

▶ Manchmal können Operationen an den Gelenken erforderlich sein.

▶ Die ärztliche Behandlung wird immer begleitet von Krankengymnastik, Wärme- oder Kälteanwendungen und bei Bedarf Hilfsmitteln, etwa Schienen zur Verhütung von Fehlstellungen.

 ## So helfen Sie Ihrem Kind

Durch die Bewegungseinschränkung ist ein rheumakrankes Kind in seinem Alltag erheblich beeinträchtigt, körperliche Bewegung spielt für Kinder aber noch eine weit größere Rolle als bei Erwachsenen. Fragen Sie den behandelnden Arzt unbedingt, welche Sportarten Ihr Kind ausüben darf und welche nicht (Springen oder Hüpfen etwa belastet die Gelenke sehr und ist deshalb nicht gut). Möglicherweise sind Anpassungen/Spezialanfertigungen beispielsweise für Dreirad oder Roller sinnvoll, damit Ihr Kind an möglichst vielen Freizeitbetätigungen Gleichaltriger teilnehmen kann.

Immer wieder diskutiert wird auch die Frage, ob es eine Ernährungsform gibt, die Rheuma bessern kann. Fasten hat zwar – wie bei allen Autoimmunerkrankungen (siehe dazu S. 301) meist einen positiven Effekt, dieser ist aber nicht von Dauer. Außerdem verbietet sich länger dauerndes Fasten bei Kindern von selbst.

Einen Versuch wert scheint am ehesten die *vegetarische Ernährung*. Sie enthält wenig *Arachidonsäure*, aus welcher der Körper entzündliche Botenstoffe herstellt. In die gleiche Richtung zielt die vermehrte Zufuhr ungesättigter *Omega-3-Fettsäuren*, die ebenfalls die Produktion von Entzündungsstoffen hemmen und so die Beschwerden lindern sollen. Solche Fettsäuren sind reichlich in Fisch und bestimmten Ölsorten wie Weizenkeim-, Walnuss-, Raps- und Sojaöl enthalten. Die Ernährungsumstellung braucht aber Wochen bis Monate, bis Effekte sichtbar werden.

Wie bei anderen Erkrankungen lautet die Devise auch beim kindlichen Rheuma, Wissen und Erfahrungsaustausch zu suchen.

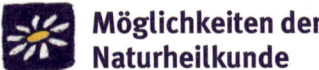 ## Möglichkeiten der Naturheilkunde

Verfahren der Naturheilkunde haben bei rheumatischen Erkrankungen lediglich eine ergänzende Wirkung. Methoden, die eine »Heilung« versprechen, sind deshalb kritisch zu sehen.

Zur Durchblutungsförderung werden vornehmlich Wärme-, Kälte- und Elektrotherapien eingesetzt.

Zur Schmerzlinderung werden zudem Heilpflanzen verwendet. Empfehlenswert sind beispielsweise ein warmes Bad mit Heublumenzusatz oder ein Heublumensack, falls das Kind Wärme als angenehm empfindet. Homöopathie und Akupunktur können vereinzelt hilfreich sein, ob sie jedoch nachhaltige Effekte haben, ist umstritten.

 # Muskelschwund

Die verschiedenen Formen des **Muskelschwunds** sind seltene, erbliche Erkrankungen mit einem fortschreitenden Untergang der Muskulatur. Die meisten Formen zeigen sich im Kleinkind- bis Grundschulalter erstmalig. Insgesamt sind Jungen häufiger betroffen als Mädchen.

 ## Leitbeschwerden

➤ Meist als Erstzeichen leichte Muskelermüdbarkeit, vor allem mit Schwierigkeiten beim Treppensteigen und beim Aufstehen aus dem Sitzen oder Liegen (die Kinder »klettern an sich selbst hoch«)
➤ Vermehrte Gangunsicherheit mit Stolpern und Fallen
➤ Seltener verzögertes Laufenlernen

Dahinter verbergen sich verschiedene Erkrankungen

Bei der häufigsten Form, der **Muskeldystrophie Typ Duchenne,** beginnen die Beschwerden im Kleinkind- oder Kindergartenalter. Es sind aufgrund des Erbganges nur Jungen betroffen. Die Kinder verlieren immer mehr motorische Fähigkeiten, und sie werden meist nur etwa 25 Jahre alt, da auch die Atem- und Herzmuskulatur betroffen sind. Durch die heute auch zu Hause mögliche künstliche Beatmung hat sich die Lebenserwartung für einzelne Kinder verlängert.

Gutartiger verläuft die **Muskeldystrophie Typ Becker,** die erst im Schulalter beginnt und zudem wesentlich langsamer fortschreitet.

Beide müssen abgegrenzt werden gegen die **spinalen Muskelatrophien,** bei der nicht die Muskeln selbst, sondern die sie versorgenden Nervenzellen zugrunde gehen. Sie zeigen sich teilweise schon im Säuglingsalter durch häufiges »Verschlucken« von Nahrung in die Atemwege (so genannte *Aspiration*) und durch Atemnot.

Zur Diagnose sind Blutuntersuchungen sowie Muskel- und Nervengewebsentnahmen erforderlich.

Die Behandlung hat zum Ziel, die Mobilität des Kindes durch Krankengymnastik, Bereitstellung von Hilfsmitteln und möglicherweise auch Operationen möglichst lange zu erhalten. Weder schulmedizinische noch naturheilkundliche Verfahren vermögen aber bislang den Krankheitsprozess aufzuhalten.

Sowohl für Sie als Eltern als auch für Ihr Kind ist die Belastung wegen des letzten Endes unaufhaltsamen Verlaufs enorm. Rat und Hilfe finden Sie auch bei Selbsthilfeorganisationen:

➤ **Aktion Benni & Co e.V.**
(Thema: Muskeldystrophie Duchenne)
Neuerburgstr. 17, 56589 Niederbreitbach
www.abc-online.org

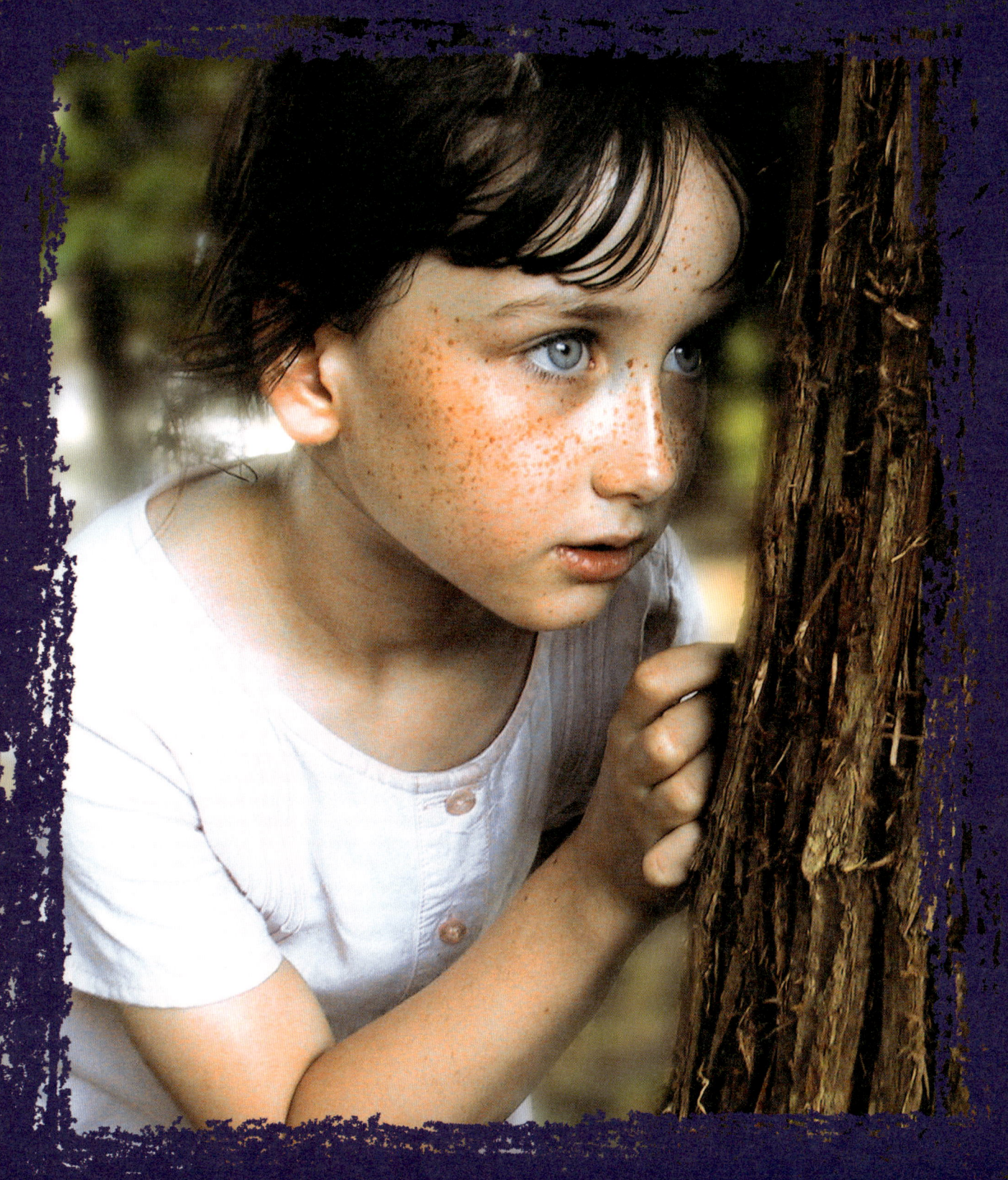

19 Erkrankungen der Haut

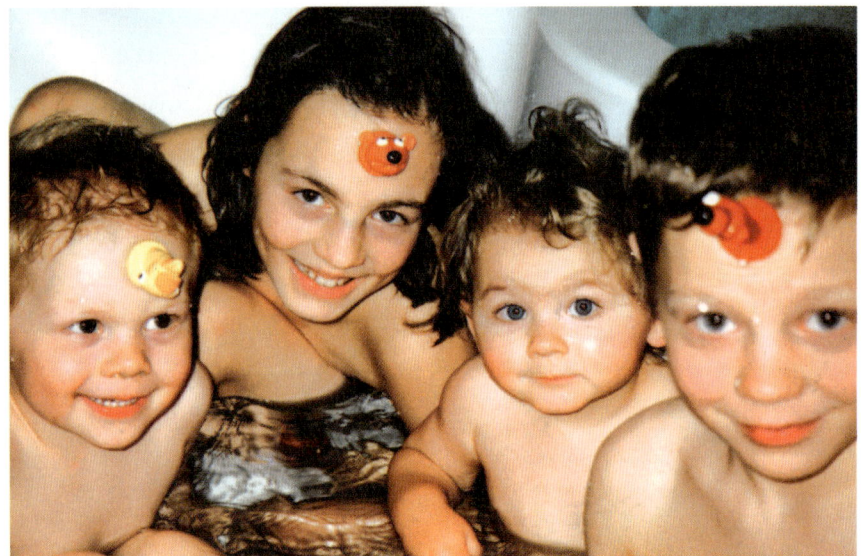

Die Haut: Sie ist die wichtigste Schutzhülle unserer Kinder, aber mehr noch ist sie ein Kommunikationsorgan, mit dem die Kinder ihre Umwelt erfühlen und erleben und ihr manchmal auch etwas mitteilen. [AS]

Mehr als eine »Hülle« um den Körper herum

Unsere Kinder »fühlen sich wohl in ihrer Haut« oder sie »fahren leicht aus der Haut« – je nach ihrer Gemütslage. Das ist lange bekannt.

Aber erst in den letzten Jahren wurde entschlüsselt, wie diese Wechselwirkung mit der Psyche zustande kommt. Demnach ist die Haut ein hart arbeitendes Organ, das Dutzende von Botenstoffen produziert und so beständig mit dem Rest des Körpers – und mit der Seele – kommuniziert. Frühgeborene, die häufig berührt oder gestreichelt werden, wachsen schneller und legen ein Drittel mehr an Gewicht zu als die allein dem Brutkasten überlassenen Frühgeborenen. Die durch Berührung der Haut freigesetzten Signalstoffe lassen nämlich auch die Wachstumshormone des Körpers ansteigen.

Berührungen lassen Babys aber nicht nur wachsen, sie heben auch die Stimmung. Die auf streichelnde Berührungen abgegebenen *Zytokine* (eine Art der oben genannten Botenstoffe) wirken auf die gleichen Gehirnteile wie die gegen Depressionen wirkenden Medikamente. Kein Wunder, dass sich da die Seele freut!

Wer ein Baby beobachtet, wie es sich unter den streichelnden Bewegungen seiner Eltern räkelt, wird zustimmen, dass die Haut unserer Kleinen viel zu oft unter einem Strampler weggepackt wird.

Emotionale Verbindung

Über die Haut erfährt das Kind aber nicht nur das liebevolle Eingebundensein in die Welt, auch sein Immunsystem ist mit dieser wundersamen Oberfläche verschaltet. Wenn Sonne die Haut bescheint, kommt nicht nur die Produktion des knochenstärkenden *Vitamin D* in Gang, sondern es werden auch große Mengen an *Interleukin 10* gebildet, einem entzündungshemmenden Botenstoff mit vielfältigen regulierenden Wirkungen im Immunsystem.

Kein Wunder also, dass Eltern – ohne sich all dieser Zusammenhänge unbedingt bewusst zu sein – seit jeher über makellose Babyhaut ins Schwärmen geraten und umgekehrt jedes Pickelchen mit Argwohn betrachten. Eine schöne Haut ist nun einmal wie eine schöne Verpackung – sie lockt an, macht neugierig, welcher Mensch sich darin verbirgt.

Umso schwerer haben es Kinder mit Ekzemen – nicht nur hat die Verpackung einige Knitterstellen, sie versagt auch ihren Dienst, Wohlbefinden zu vermitteln. Denn selbst wenn nur wenige Stellen betroffen sind – für das Kind juckt die ganze Haut, und Berührungen werden als unangenehm empfunden.

Daher umso willkommener sind die inzwischen weit fortentwickelten Medikamente, mit deren Hilfe sich heute etwa eine Neurodermitis meist gut unter Kontrolle bringen lässt (siehe S. 382).

Wissenswert

Meist machen wir uns die Tatsache gar nicht bewusst, aber die Haut ist mit einer Fläche von gut einem Viertel Quadratmeter beim Neugeborenen und immerhin 1 1/2 Quadratmetern beim Jugendlichen unser größtes Organ mit umfassenden Aufgaben:

➤ Die Haut grenzt den Körper von der Außenwelt ab und schützt ihn nicht nur vor Wind und Wetter, sondern auch vor mechanischer Belastung (man denke etwa an die dicke Hornschicht an den Fußsohlen).

➤ Mikroben (= Mikroorganismen, siehe S. 226), die trotz allem die Barriere der Hautoberfläche überwinden konnten, werden durch die in der Haut reichlich vorhandenen Abwehrzellen abgefangen, bevor sie größeren Schaden anrichten können – die Haut ist also auch für die Immunabwehr bedeutsam.

➤ Die Haut ist aber auch von Billionen von gutartigen Bakterien besiedelt, die nicht nur potentielle Krankheitserreger in Schach halten, sondern auch helfen, den Säureschutzmantel aufrecht zu erhalten, der unsere Haut widerstandsfähig macht.

➤ Die Haut ist gleichzeitig ein riesiges Sinnesorgan: Sie informiert uns über die Außentemperatur, empfindet Berührung, Druck und Vibration und warnt uns durch Schmerzen vor Schäden.

➤ Durch die Abgabe von Schweiß reguliert die Haut die Körpertemperatur sowie den Wasser- und Salzhaushalt.

➤ Selbst Stoffwechselfunktionen erfüllt die Haut – sie kann z. B. bei ausreichend Sonnenlicht Vitamin D aus Vorstufen herstellen (siehe dazu S. 124).

➤ Und nicht zuletzt ist die Haut, insbesondere die des Gesichtes, auch ein Kommunikationsorgan – das schuldbewusste Kind wird rot und zeigt so, dass es etwas zu verbergen hat.

Die Haut besteht aus drei Schichten: der Oberhaut, die an ihrer Oberfläche aus bereits abgestorbenen und deshalb recht unempfindlichen Zellen besteht, der Lederhaut, welche Nervenzellen, Talgdrüsen, Haarbälge und auch die Schweißdrüsen beherbergt, sowie der Unterhaut mit Nerven und Blutgefäßen. [GR]

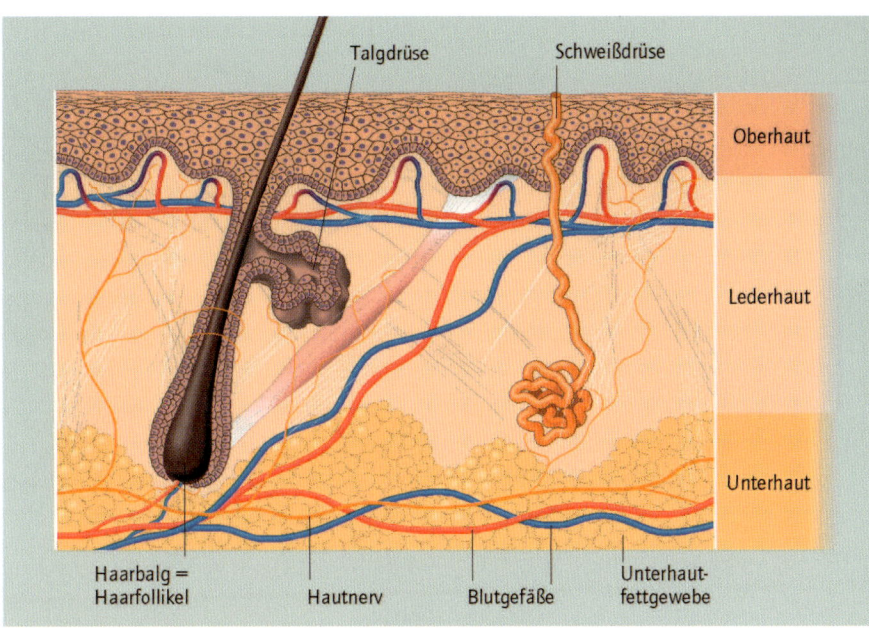

Wie die Haut gebaut ist

Wie ist nun dieses Organ beschaffen, das so vieles auf einmal kann? Die Haut hat beim Kind wie beim Erwachsenen drei Schichten:

➤ Die äußerste Schicht ist die **Oberhaut** (= *Epidermis*). Sie hat keine Blutgefäße. Die Oberhaut regeneriert sich ständig: Frische Zellen aus tieferen Schichten wandern zur Oberfläche und wandeln sich dabei in eine »strapazierfähige« Hornschicht um.

➤ In der Mitte liegt die **Lederhaut** (= *Korium*). Sie sorgt für die Verformbarkeit unserer Haut und ernährt die Oberhaut.

➤ Unterste Hautschicht ist die **Unterhaut** (= *Subkutis*). Das Unterhautfettgewebe bildet eine wärmende und temperaturisolierende Schicht und ist gleichzeitig ein (manchmal gar nicht so erwünschter) Fettspeicher.

In Leder- und Unterhaut haben außerdem die **Hautanhangsgebilde** ihren Ursprung:

➤ Die **Haare** haben beim Menschen ihre Schutzfunktion weitgehend verloren und sind heute in erster Linie von ästhetischer Bedeutung.

➤ Die **Nägel** sind dicke, schützende Hornplatten. Die Fingernägel sind außerdem als fester Widerstand für die Fingerkuppe beim Greifen wichtig.

➤ Die unterschiedlichen **Hautdrüsen** (**Schweiß-**, **Talg-** und **Duftdrüsen**) halten die Haut durch ihre Sekrete geschmeidig und bilden den *Säureschutzmantel* der Haut, der sie gegenüber Umwelteinflüssen widerstandsfähig macht.

Zwar ist die Haut eines Kindes prinzipiell gleich aufgebaut wie die eines Erwachsenen, die Oberhaut ist jedoch deutlich dünner und die Haut insgesamt empfindlicher (insbesondere gegen Sonnenlicht), andererseits aber auch regenerationsfähiger.

Hautmale

Fast alle Kinder haben **Hautmale** (= *Muttermale, Naevi*), also umschriebene (begrenzte) Stellen der Haut, die sich durch ihre Farbe von der Umgebung abheben. Ein Teil ist bereits bei der Geburt vorhanden, andere treten erst im Laufe der Kindheit zu Tage. Die meisten Hautmale bei Kindern sind zwar möglicherweise kosmetisch störend, jedoch harmlos und kein Grund zur Besorgnis.

Leitbeschwerden

➤ Meist rote oder braune, möglicherweise erhabene Hautverfärbung, die nicht binnen kurzer Zeit von selbst abblasst

Wann zum Arzt

Bei Gelegenheit, wenn
➤ Sie sich Sorgen um ein Hautmal Ihres Kindes machen.
➤ Neue Hautmale auftreten.

In den nächsten Tagen, wenn
➤ Ein Hautmal Ihres Kindes (mehrfach) blutet.
➤ Ein Hautmal Ihres Kindes sich verfärbt oder (rasch) größer wird.

Das Wichtigste aus der Medizin

Rote Hautmale

Mit einem Auftreten bei bis zu 50 % aller Neugeborenen das häufigste rote Hautmal und immer harmlos ist der **Storchenbiss**, eine Erweiterungen der feinsten Blutgefäße in der Haut. Drücken Sie mit einem durchsichtigen Lineal darauf, verschwindet die Verfärbung, da die Blutgefäße zusammengedrückt werden. Typischerweise sitzt der Storchenbiss im Nacken, was ihm seinen Namen eingebracht hat, seltener auf der Stirn, über der Augenbraue oder der Nasenwurzel. Storchenbisse im Nacken verschwinden zwar nicht, stören aber auch nicht, da sie bei älteren Kindern in aller Regel durch Haare bedeckt werden. Storchenbisse an der Stirn gehen oft im Laufe der Kindheit so weit zurück, dass auch sie kein nennenswertes kosmetisches Problem darstellen.

Der Storchenbiss ist eine Sonderform des **Feuermals** (= *Portweinfleck, Naevus flammeus*). Feuermale, die seitlich im Gesicht auftreten, sind zwar ebenfalls meist harmlos, bleiben aber in der Regel bestehen. Selten gehen sie mit weiteren Gefäßfehlbildungen einher, vor allem des Auges und des Gehirns. Diese Formen tragen die Namen ihrer »Entdecker« (**Sturge-Weber-Syndrom** und **Von-Hippel-Lindau-Syndrom**) und treten typischerweise familiär gehäuft auf.

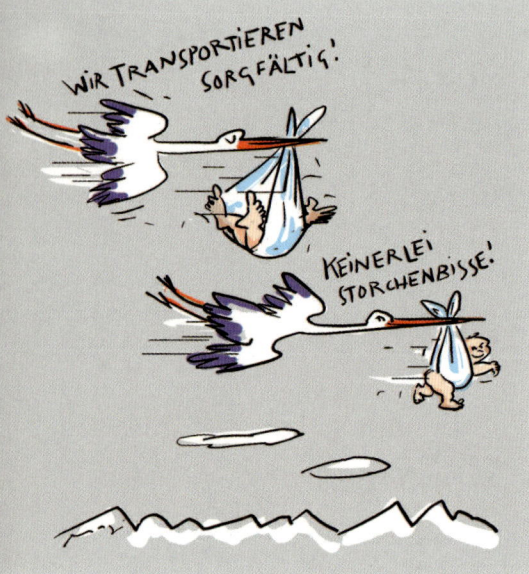

Mit einer Häufigkeit von ca. 1–3 % wesentlich seltener sind sog. **Blutschwämme** (= *Hämangiome*). Sie kommen häufiger bei Mädchen vor und sehen aus wie blau-rote Kissen oder Schwämme – daher ihr Name. Ganz überwiegend zeigen sich Hämangiome bereits in den ersten zwei Lebensmonaten, wachsen anschließend eine Zeit lang für die Eltern teils beängstigend rasch und bilden sich dann etwa bis zum Ende des Grundschulalters wieder zurück. Oft werden sie dabei heller oder auch dunkler. Restveränderungen sind häufig und können kosmetisch stören. Selten sind Blutschwämme mit weiteren Erkrankungen verbunden, meist handelt es sich dann um besonders ausgedehnte oder zahlreiche Blutschwämme.

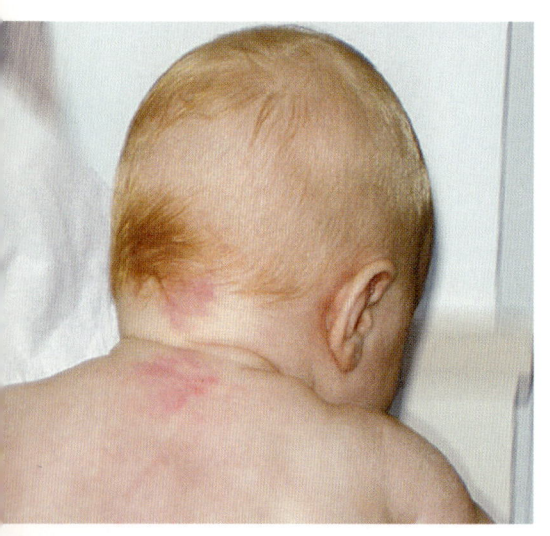

Braune Hautmale

Braun gefärbte Hautmale gehen von Pigment bildenden Zellen in der Haut aus. Praktisch jeder kennt von sich selbst die mittelbraunen bis braun-schwarzen sog. **Muttermale** oder *Leberflecken,* die in der Fachsprache als *Naevuszellnaevi* bezeichnet werden. Die meisten Muttermale bilden sich erst während Kindheit und Jugend aus, nur wenige Neugeborene haben bereits Muttermale. Medizinisch bedeutsam sind insbesondere größere Muttermale über ca. 2 cm Durchmesser, da sie im späteren Leben zu bösartigen Tumoren (»Hautkrebs«, Melanom) entarten können.

Heller sind die **Milchkaffee-Flecken** (= *Café-au-lait-Flecken*). Einzelne und kleine Milchkaffee-Flecken sind medizinisch bedeutungslos. Mehr als fünf Milchkaffee-Flecken von über 2 cm Durchmesser sind jedoch ein Anzeichen der **Neurofibromatose,** die durch viele kleine gutartige Tumoren an Nerven, Gehirn und Rückenmark gekennzeichnet ist und oft mit entsprechenden Ausfällen oder einer Epilepsie einhergeht.

Muttermale – Grund zur Sorge?

Sprechen Sie Ihren Kinderarzt auf ein Muttermal an, wenn es blutet, juckt oder folgende Zeichen zeigt (= **ABCDE-Regel**):

A: **A**symmetrie

B: unscharfe bzw. unregelmäßige **B**egrenzung

C: unterschiedliche **C**oloration, also Färbung – z. B. eingesprenkelte hellbraune, rötliche, weiße, dunkle oder schwarze Anteile

D: zunehmender **D**urchmesser

E: Erhabenheit. Für sich allein ist sie kein Grund zur Sorge, zeigt ein Muttermal jedoch andere Zeichen der ABCDE-Regel, so sollte ein erhabenes Muttermal abgeklärt werden.

Daneben sollten alle großflächigen (über etwa 2 cm) sowie größere behaarte Male vom Fachmann beurteilt werden. Der Grund: Diese Muttermale müssen manchmal vorbeugend entfernt werden.

Harmloses Mitbringsel: Storchenbiss bei einem zwei Monate alten Säugling. [KA]

Blaue Hautmale

Auch blaue Hautmale kommen vor. Bei mitteleuropäischen Neugeborenen selten, bei türkischen, asiatischen oder afrikanischen Kindern aber wesentlich häufiger ist der **Mongolenfleck,** eine blau-schwarze Hautverfärbung im unteren Rücken- und Pobereich. Er wird oft mit einem Bluterguss verwechselt, ist aber harmlos, bildet sich von selbst zurück und bedarf keiner Behandlung.

 ### Das macht der Arzt

Falls Sie sich nicht sicher sind, ob ein Hautmal Ihres Kindes harmlos ist oder nicht, sollten Sie Ihren Kinderarzt darauf ansprechen. Er wird sich die gesamte Haut des Kindes anschauen und das Hautmal möglicherweise mit einem Maßstab fotografieren, um den Verlauf besser beobachten zu können. Manchmal sind weitergehende Untersuchungen erforderlich, um tiefer liegende Störungen der Gefäße oder die Kombination mit anderen Fehlbildungen auszuschließen.

Kosmetisch störende Feuermale im seitlichen Gesichtsbereich können heute durch eine Laserbehandlung oft weitgehend gebessert werden. Begleitende Fehlbildungen tiefer Gefäße können möglicherweise operativ angegangen werden.

Wegen der guten Rückbildungstendenz bei Blutschwämmen hat man früher mit einer Behandlung eher abgewartet. Durch die neuen Behandlungsverfahren, vor allem die Laserbehandlung, ist das Vorgehen individueller geworden. Eine frühzeitige Behandlung wird etwa bei ausgedehnten Blutschwämmen im Gesicht je nach Lokalisation empfohlen. Auch solche Hämangiome, die sich während der Wachstumsphase geschwürig verändern, werden oft behandelt. Neben Laserbehandlungen kommt – heute seltener – auch die medikamentöse Behandlung mit Interferonen oder Kortison in Betracht. Zurückgebildete Reste eines Blutschwamms werden manchmal operativ entfernt.

Nur »auffällige« Muttermale müssen entfernt werden (siehe Kasten links). Bei sehr großen Muttermalen empfiehlt sich eine Vorstellung in einem speziellen Zentrum bereits kurz nach der Geburt, da eine Behandlung durch Abschleifen der Haut nur ganz früh möglich ist.

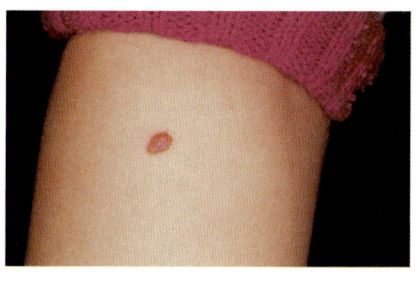

Bei Kindern verhältnismäßig häufig ist der Spitz-Naevus, ein hautfarbener, rötlicher oder auch brauner Knoten auf der Haut. [KL]

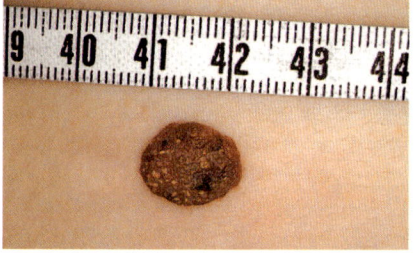

Muttermale kommen in vielen Formen vor – diese Sorte heißt wegen ihres Aussehens auch »gekörnter Naevus«. [KL]

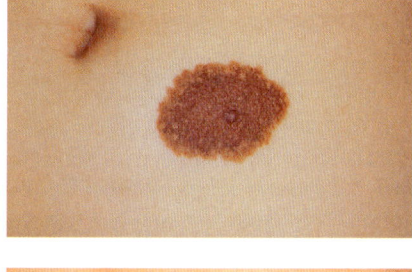

Dieser Leberfleck eines Kindes hat einen unregelmäßigen Rand, ist aber dennoch scharf begrenzt, wenig erhaben, einheitlich gefärbt und damit eindeutig gutartig. [KL]

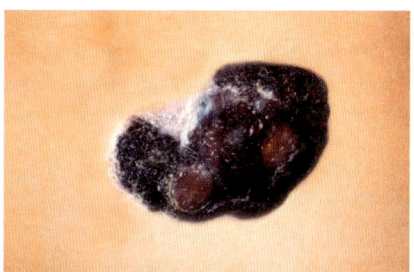

Zum Vergleich: Ein bösartiges Melanom (Hautkrebs). Die Ausbreitung ist unregelmäßig, das Innere von verschiedenen, unregelmäßigen, teils dunklen, teils blassen, teils nässenden Zellhaufen durchsetzt. Die Ränder sind unregelmäßig, so dass man den Eindruck hat, der Tumor wächst in den unteren Hautschichten weiter. [TD]

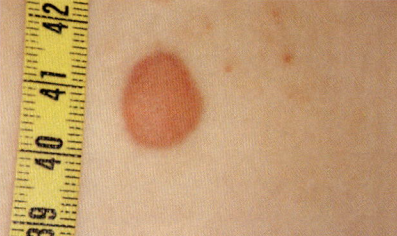

Glücklicherweise eine Seltenheit: Hier handelt es sich nicht um ein »normales« Hautmal, sondern um eine Hautbeteiligung bei Leukämie: Bösartige Blutzellen (siehe S. 304) haben sich in die Haut ausgebreitet und dort vermehrt. [KL]

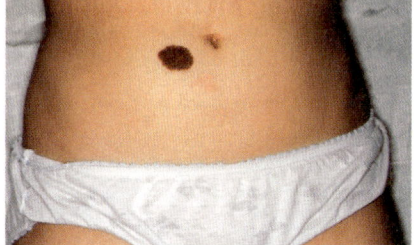

Ein solch großes Muttermal sollten Sie sicherheitshalber durch Ihren Kinderarzt beobachten und ggf. entfernen lassen. [KL]

So helfen Sie Ihrem Kind

Gegen die verschiedenen Hautmale ist leider kein Kraut gewachsen. Ihre Hauptrolle als Eltern besteht meist darin, das Kind psychisch so zu stärken, dass das Hautmal für das Kind nicht »schwer wiegt«. Leidet das Kind dennoch sehr, können bei einigen Hautmalen spezielle Schminken (etwa Dermacolor®) helfen, das Hautmal so zu kaschieren, dass es weitgehend unauffällig wird.

Blutet ein Blutschwämmchen, was immer wieder einmal vorkommen kann, so drücken Sie ein sauberes Taschentuch darauf, die Blutung hört nach 1–2 Minuten von selbst auf. Bemerken Sie Zeichen der Entzündung, wie etwa eine Schwellung oder Rötung um das Mal herum, sollten Sie mit dem Kind zum Kinderarzt gehen.

Ekzem

Der Begriff **Ekzem** (= *Juckflechte*) ist seit der Antike bekannt und jeder kann sich darunter etwas vorstellen, doch den Begriff zu erklären, fällt nicht nur Laien ausgesprochen schwer. Selbst in der medizinischen Fachsprache wird der Begriff »Ekzem« unterschiedlich gebraucht. Am häufigsten bezeichnet er heute mit Juckreiz einhergehende, nicht ansteckende Hautentzündungen unterschiedlichster Ursache.

Man kann es drehen und wenden, wie man will – der Begriff »Ekzem« ist ein Sammeltopf für ganz unterschiedliche Hauterkrankungen. Die meisten davon sind recht häufig, so dass insgesamt wohl niemand sein Leben lang von einem »Ekzem« verschont bleibt.

Bei Kindern werden am häufigsten folgende Hauterkrankungen mit dem Begriff »Ekzem« belegt:

➤ Die Neurodermitis (siehe unten)
➤ Das allergische Kontaktekzem, eine Hautallergie (siehe S. 382)
➤ Das seborrhoische Ekzem des Säuglings (siehe S. 392)
➤ Die Windeldermatitis (siehe S. 396)
➤ Das toxische Kontaktekzem (siehe S. 393)

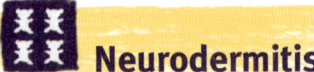# Neurodermitis

Die **Neurodermitis** (= *atopisches Ekzem, endogenes Ekzem, atopische Dermatitis*) ist eine chronische (= lang dauernde), häufig schubweise auftretende Hautentzündung mit oft quälendem Juckreiz, von der vornehmlich Kinder betroffen sind. Die Neurodermitis gehört zum Formenkreis der *atopischen Erkrankungen* (siehe S. 298).

In den Industrieländern nimmt die Neurodermitis seit mehreren Jahrzehnten kontinuierlich an Häufigkeit zu und ist mittlerweile eine der häufigsten kindlichen chronischen Erkrankungen überhaupt (zu den Gründen dieses Anstiegs siehe S. 34). Rechnet man ganz leichte Formen mit ein, so sind 15 % aller Kinder betroffen, ausgeprägte Formen plagen rund 2–4 % aller Kinder, im Erwachsenenalter sind nur noch 1 % betroffen.

In 85 % der Fälle fängt die Erkrankung bereits im ersten Lebensjahr an, bei der Hälfte dieser Kinder lassen die Symptome ab dem vierten Lebensjahr deutlich nach oder verschwinden ganz. Dennoch haben die meisten Betroffenen auch noch im Erwachsenenalter eine »Problemhaut«.

Die Wissenschaft geht von vielfältigen Faktoren aus, welche die Ausprägung einer Neurodermitis beim Kind bestimmen. [GR; Foto: AS]

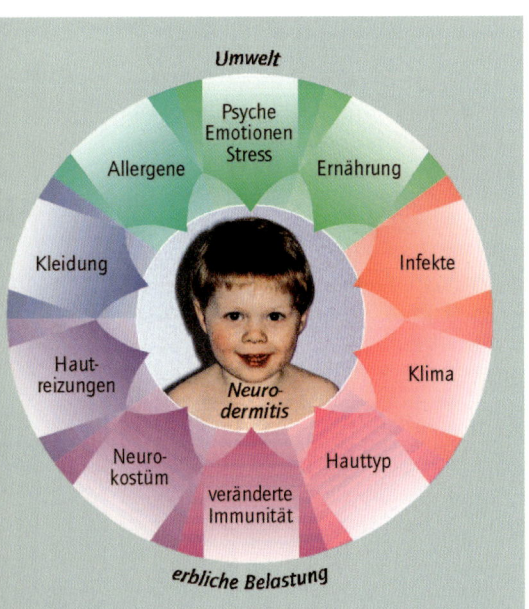

Leitbeschwerden bei Babys und Kleinkindern

➤ Unscharf begrenzte, gerötete, nässende Herde mit Bläschen, Schuppen und zum Teil Krusten
➤ Beginn oft um den dritten Monat im Gesichtsbereich (Wangen), am behaarten Kopf und an den Streckseiten von Armen und Beinen
➤ Häufig zusätzliche bakterielle Infektion der Herde mit Nässen und gelben Krusten

Leitbeschwerden bei älteren Kindern

➤ Unscharf begrenzte, bräunlich-rote Herde mit Knötchen und Schuppen
➤ Herde jetzt charakteristischerweise an den Ellenbeugen, Kniekehlen und an den Hand- und Sprunggelenken sowie am Hals
➤ Zunehmende Vergröberung der Hautfalten, trockener und »dicker« werdende Haut (»Elefantenhaut«)
➤ Sog. **weißer Dermographismus:** Während die Haut bei einem Kratzer normalerweise mit einer strichförmigen Rötung reagiert, antwortet die Haut des Neurodermitikers innerhalb von etwa zehn Sekunden mit einer weißen Spur. Dies können Sie leicht überprüfen, wenn Sie z. B. mit einem Bleistift oder Schraubenzieher auf dem Rücken Ihres Kindes einen Strich ziehen. Eine solche Reaktion kommt jedoch auch bei 5 % der Kinder ohne Neurodermitis vor

In allen Altersgruppen

➤ Oft quälender Juckreiz, vor allem nachts und nach Schwitzen. Dadurch Aufkratzen der Herde
➤ Symmetrische Ausprägung der Hauterscheinungen

Wann zum Arzt

In den nächsten Tagen, wenn
➤ Ihr Kind einen Ausschlag entwickelt, der zu einer Neurodermitis passen könnte.

Am nächsten Tag, wenn
➤ Der Ausschlag entzündet erscheint und stärker juckt.
➤ Gelbe Krusten sichtbar sind (dies könnte Zeichen einer bakteriellen »Aufpropf-Entzündung« sein, siehe auch S. 402).

Das Wichtigste aus der Medizin

Woher kommt die Neurodermitis?

Die Veranlagung zur Neurodermitis ist eindeutig erblich bedingt – darauf deuten etwa Familienstudien: Bei einem erkrankten Elternteil steigt das Erkrankungsrisiko für die Kinder auf 40 %, sind beide Eltern erkrankt, auf etwa 70 %. Auch Kinder von an Heuschnupfen oder Asthma erkrankten Eltern entwickeln häufiger eine Neurodermitis.

Dass die Neurodermitis seit etwa drei Jahrzehnten immer häufiger wird, ist jedoch nicht auf Erbfaktoren zurückzuführen. Vielmehr wird vermutet, dass das Immunsystem unserer Kinder durch die westliche Lebenskultur ungenügend »trainiert« wird (siehe S. 33). Warum ein Kind Neurodermitis bekommt, liegt also sowohl an erblichen Einflüssen als auch an bestimmten – meist unvermeidbaren – Lebensbedingungen in seiner frühen Kindheit.

Hat ein Kind die Veranlagung zur Neurodermitis, so bricht die Erkrankung dann aus, wenn das Kind bestimmten *Auslösern* begegnet. Diese bringen dann sozusagen die Lawine ins Rollen. Die Auslöser sind für jedes Kind individuell verschieden.

Häufige Auslöser bei Neurodermitis

➤ **Allergene,** am häufigsten Ei, Milch, Nüsse, Fisch und Schokolade, seltener Weizen. Bei größeren Kindern auch Hausstaubmilben, Schimmelpilzsporen, Haut- und Haarschuppen von Haustieren und Pollen. Allergene spielen bei 50 % der schweren und 25 % der leichteren Formen eine Rolle

➤ **Infektionen,** z. B. Erkältungen oder Grippe

➤ **Stress,** etwa körperliche Erschöpfung (auch der wegen des Juckreizes vor dem Einschlafen entstehende Schlafmangel), Zahndurchbruch und seelische Belastungen

➤ **Reizstoffe,** z. B. Schweiß, »kratzige« Kleidung (Wolle oder andere raue Fasern), Kosmetika, Waschmittel, Weichspüler, Tabakrauch, Lösungsmittel (etwa in Wandfarbe)

➤ **Reizstoffe** in sauren und scharfen Lebensmitteln wie Tomaten, Erdbeeren, Zitrusfrüchte

➤ **Klimafaktoren**

Neurodermitis: Was im Körper abläuft

Welche Vorgänge bei der Neurodermitis genau im Körper ablaufen, ist bis heute nicht in allen Einzelheiten geklärt. Einige Puzzleteile konnten die Wissenschaftler aber zusammentragen:

➤ Es gibt bei der Neurodermitis Auffälligkeiten im Immunsystem. Zu erwähnen sind insbesondere ein geändertes Verhalten bestimmter Abwehrzellen (der T-Lymphozyten, siehe S. 296) und ein erhöhter Spiegel an IgE (siehe S. 298) im Blut.

➤ Diese Auffälligkeiten fallen jedoch nicht in das normale Raster einer »Allergie« und sind auch anders als bei den anderen »allergischen« (= atopischen) Erkrankungen wie etwa Heuschnupfen oder allergischem Asthma. Forscher der Immunologie stellen immer wieder fest, dass die Neurodermitis in mancher Hinsicht eher Ähnlichkeit mit der Psoriasis oder sogar mit Autoimmunerkrankungen hat. Insofern ist die Neurodermitis sicherlich mehr als nur eine »bloße Allergie«. Verwirrend dabei: Bei vielen Kindern wird die Neurodermitis von typischen allergischen Erkrankungen begleitet, wie Heuschnupfen, Lebensmittelallergien oder Asthma, und gerade die Lebensmittelallergien können die Krankheit verschlimmern – ein selbst für Forscher kompliziertes Gemenge!

➤ Diesen Erkenntnissen der Forscher entspricht auch die Beobachtung vieler Eltern, dass das Immunsystem von Neurodermitikern anders »tickt«: So reagiert das Kind öfters mit Ausschlägen, wenn nach dem Abstillen neue Nahrungsmittel eingeführt werden, auch wenn später gar keine Allergie nachgewiesen werden kann, oder es treten gehäuft Hautausschläge nach Impfungen auf. Am ehesten könnte man vielleicht sagen, dass bei einem Kind mit Neurodermitis das Immunsystem insgesamt eine geringere »Entzündungsschwelle« hat.

➤ Bei der Neurodermitis ist aber nicht nur das Immunsystem verändert. Auch eine andere Zusammensetzung der *Fettsäuren* wird beobachtet, und zwar im Blut, dem Fettgewebe und der Haut.

➤ Zudem ist die Haut insgesamt in ihrer Barrierefunktion gestört, d.h. sie kann ihre Schutzfunktion schlechter ausüben. So ist z.B. der normale Säureschutzmantel der Haut beeinträchtigt, und die Haut ist durch eine Unterfunktion der Talgdrüsen (*Sebostase*) und der Schweißdrüsen (*Hypohidrose*) trockener, empfindlicher und reizbarer als beim Gesunden und juckt leicht.

➤ Auch das vegetative (d.h. das nicht bewusst kontrollierte) Nervensystem reagiert anders. Beispielsweise reagieren die Blutgefäße auf Kälte mit einer stärkeren Verengung als normal (erkennbar an kalten Händen). Neurodermitiskinder schwitzen auch oft auffällig wenig oder auffällig stark.

➤ Dass die Neurodermitis mehr ist als nur eine Hautkrankheit, zeigen auch die häufig zu beobachtenden Ernährungsprobleme, die möglicherweise durch Störungen im Magen-Darm-Bereich bedingt sind – nach Ansicht einiger Selbsthilfegruppen ist der Darm sogar das zentral betroffene Organ und der Hautbefall lediglich Ausdruck einer komplexen Störung im Magen-Darm-System. Bekannt ist auch, dass Neurodermitiker häufiger einen grauen Star entwickeln als andere Menschen.

➤ Und ganz falsch ist auch nicht, wenn viele – nicht nur Ärzte – Neurodermitiker als »dünnhäutige« Seelen beschreiben. Zu viel Nähe oder etwa falsch platzierte Zärtlichkeiten der Großmutter auf Familienbesuch können Wutausfälle auslösen. Ob ein Charakterzug der Erkrankung selbst oder ob »nur« eine ihrer Folgeerscheinungen: Neurodermitiskinder scheinen leichter als andere aus dem Gleichgewicht zu geraten, und sie stecken vieles schwerer weg.

➤ Widerlegt ist jedoch (auch wenn viele Therapeuten es immer noch verbreiten), dass Kinder mit Neurodermitis *ursächlich* psychische Probleme hätten, etwa mit den Eltern oder in der Familie, die sich »über die Haut« äußern. Allerdings: Psychische Belastungen können als *Folge* der Hauterkrankung auftreten, und größere psychische Belastungen verstärken das Krankheitsbild zumeist.

Die Neurodermitis ist damit weder eine »Nervenerkrankung« (wie ihr Name suggeriert) noch eine psychosomatische Erkrankung. Aber was genau sie ist, das ist noch immer Stoff für die Forschung.

Auslöser: doppeltes Gesicht

Ob durch das konsequente Vermeiden von Auslösern die Entstehung einer Neurodermitis bei einem bisher nicht erkrankten Kind verhindert werden kann, wird heiß debattiert. Wahrscheinlich ist dies jedoch nicht möglich. So zeigen Vergleichsstudien, dass durch ein späteres Einführen der Beikost eine Neurodermitis nicht weniger wahrscheinlich wird. Auch die Vermeidung von Hausstaubmilben durch spezielle Matratzenbezüge hatte keinen Schutzeffekt.

Das Vermeiden bekannter Auslöser kann jedoch bei *bereits an Neurodermitis erkrankten* Kindern sehr wohl die Häufigkeit von Schüben vermindern und den Verlauf der Neurodermitis abschwächen!

Typisches vielfältiges Bild

Schon Neugeborene können durch eine trockene Haut auffallen und zeigen dann oft auch gerötete, nässende Stellen in den Hautfalten (Ellenbeuge und Kniebeuge). Klassischerweise beginnt die Neurodermitis aber etwa im 2.–4. Lebensmonat, und zwar am Kopf: Die Wangenhaut ist gerötet, schuppig, rau, einzelne Stellen können nässen. Auch die Stirn ist oft betroffen. Der behaarte Kopf kann jucken und von trockenen Schuppen überzogen sein. In schweren Fällen breitet sich der Ausschlag auf den übrigen Körper aus, wobei vor allem die Streckseiten der Arme und Beine (also die Seite, an der sich Ellenbogen bzw. Knie befinden) sowie die Waden betroffen sind. Der Windelbereich bleibt bei der Neurodermitis aber meist ausgespart.

Bei der Neurodermitis werden häufig schuppige, juckende Veränderungen der Kopfhaut beobachtet, die dabei oft auch entzündet aussieht und nässt (die Schuppen selbst sind zunächst trocken). Eine ähnliche Schuppung am Kopf tritt bei der *seborrhoischen Säuglingsdermatitis* (siehe S. 397) auf, außerdem können bei dieser Hauterkrankung die Halsfalten, der Windelbereich und alle Gelenkbeugen mitsamt der Achseln befallen sein. Die Hautschuppen sind hier im Gegensatz zur Neurodermitis aber gelblich-fettig, der Juckreiz fehlt, und die Säuglinge sind nicht beeinträchtigt. Kompliziert wird die Lage dadurch, dass eine seborrhoische Säuglingsdermatitis manchmal einer Neurodermitis vorausgeht, so dass die Abgrenzung im Einzelfall schwierig ist.

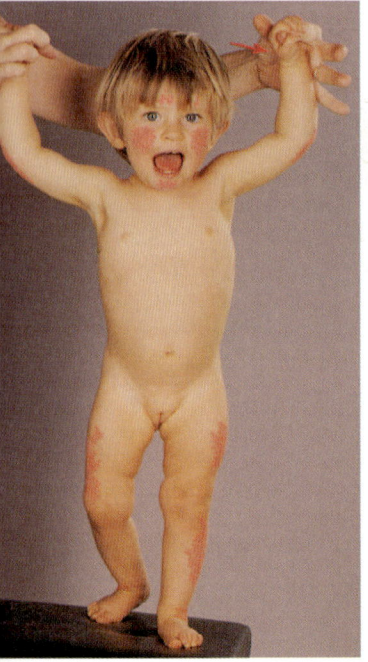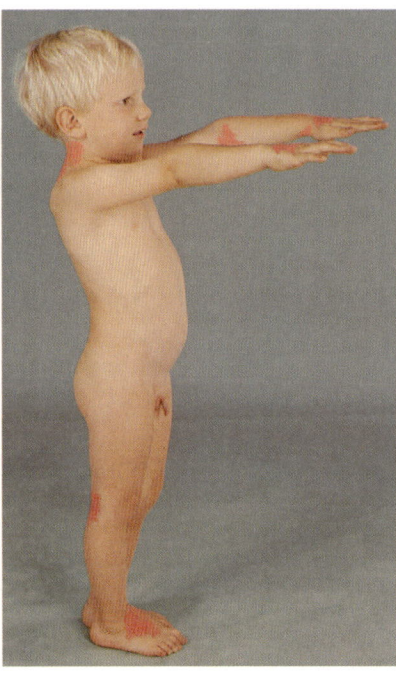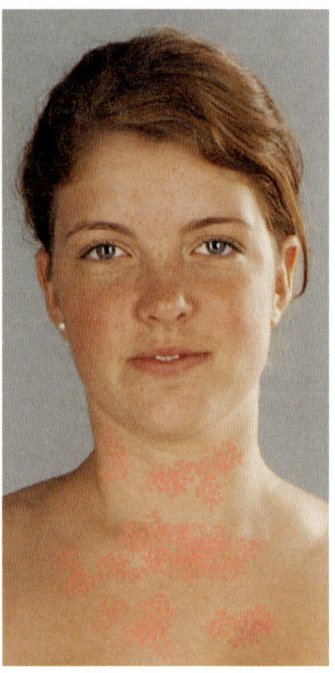

Die Neurodermitis bevorzugt in jedem Alter andere Hautstellen: Während beim Säugling vor allem das Gesicht und die Außenseiten von Armen und Beinen betroffen sind, hat das ältere Kleinkind den Ausschlag eher in den Gelenkbeugen. Bei Jugendlichen sind oft auch Hals und Brust betroffen. [GX]

Altersabhängiges Bild

Im späten Kleinkindalter – bei manchen früher, bei manchen später – verändert sich das Bild. Der Ausschlag nässt nicht mehr so sehr, und die Bläschen werden von Knötchen abgelöst. Bei vielen verschwindet der Hautausschlag, oder das Kind leidet nicht mehr sichtlich darunter. Die Haut wird trockener und erscheint verdickt, die Hautfalten sind vergröbert. Außerdem wandern die Erscheinungen von den Streck- zu den Beugeseiten, vor allem Kniekehlen, Ellenbeugen und Handgelenksinnenseiten sind nun betroffen.

Einen erneuten »Szenenwechsel« bringt die Pubertät: Auch hier bilden sich die Krankheitserscheinungen oft zurück, oder aber sie wechseln erneut die Stellen, es wird etwa der Hals oder eine andere Gesichtspartie befallen. Viele Erwachsenen, die als Kinder eine Neurodermitis hatten, haben zwar nach wie vor eine trockene und erhöht pflegebedürftige Haut, die sie aber im Alltag bei etwas Vorsicht nur wenig einschränkt.

Besonders quälend: der Juckreiz

Am schlimmsten in allen Altergruppen ist der Juckreiz. Er ist oft so stark, dass sich die Kinder blutig kratzen: Der Schmerz ist leichter zu ertragen als der Juckreiz – wenn die Kratzstelle blutet, empfinden viele Kinder das sogar als Erleichterung. Die Kinder können sich tags nicht konzentrieren und nachts nicht schlafen. Die Müdigkeit verstärkt die juckreizbedingte Reizbarkeit noch. Die aufgekratzten Stellen sind eine willkommene Eintrittspforte für Bakterien, die dann zu einer zusätzlichen bakteriellen Hautentzündung führen (siehe Kasten auf S. 385). Zudem unterhält das Jucken die Neurodermitis. Denn die mechanische Reizung sorgt dafür, dass die Immunzellen der Haut ihre entzündlichen Botenstoffe freisetzen und dadurch den Immunprozess »anfeuern«. Neurodermitis ist also kein »Ausschlag, der juckt«, sondern ein »Juckreiz, der ausschlägt«!

Minimalformen

Ausgeprägte Formen der Neurodermitis sind ohne Mühe als solche erkennbar. Die Neurodermitis verläuft aber auch sehr häufig ohne gravierende Zeichen. Bei leichten Formen haben die Kinder nur eine trockene Haut, und erst wenn zusätzliche Hautbelastungen hinzukommen, wie etwa winterliche Kälte oder sehr häufiges Händewaschen, treten Beschwerden auf. Die Grenzen zum Normalen sind dabei fließend. So haben viele Säuglinge im Winter raue Backen, ohne dass sie gleich unter einer Neurodermitis leiden.

Dasselbe gilt für das **Lippenleckekzem,** das völlig normal oder aber eine Minimalform der Neurodermitis sein kann. Im Winter trocknen die Lippen des Kindes jahreszeitlich bedingt aus. Das Belecken der Lippen bringt zwar kurzzeitig Besserung, trocknet jedoch gleichzeitig Lippen und umgebende Haut noch mehr aus und verstärkt das Spannen und Jucken. Um sich selbst zu helfen, leckt das Kind immer wieder, bis schließlich die Haut um den Mund rot und entzündet und noch leichter reizbar ist.

Auch die häufigen »Faulecken« (= **Perlèche**), d. h. rote, nässende, krustenbildende Herde an den Mundwinkeln, Ohrläppchen sowie in den Finger- oder Zehenspalten könnten minimale Zeichen einer Neurodermitis sein.

Ähnliches gilt für das **atopische Handekzem,** bei dem länger dauernde leichte Hautreizungen, z. B. durch häufigen Wasserkontakt oder Klimafaktoren, kleine Bläschen oder eine Schuppung an den Handflächen und den Seitenflächen der Finger auslösen. Auch ständig trockene, schuppende Haut an den Fingerkuppen kann eine Minimalform der Neurodermitis sein.

Was den Händen recht ist, ist den Füßen billig: Nicht wenige **kindliche Fußekzeme** sind als Ausdruck einer Neurodermitis zu betrachten. Begünstigt werden die Erscheinungen durch luftundurchlässiges Schuhwerk wie die derzeit modischen Turnschuhe oder auch Winterstiefel – daher auch der Name **atopische Winterfüße.**

Nicht selten: zusätzlich andere atopische Erkrankungen

Wie bereits erwähnt, gehört die Neurodermitis zu den *atopischen Erkrankungen* (wir sind auf diesen Begriff auf S. 298 eingegangen). Das Kind hat also nicht nur die Veranlagung zur Neurodermitis geerbt, sondern die für die gesamte Krankheitsgruppe.

So erklärt es sich, dass 30% der Kinder mit einer Neurodermitis später einen allergischen Schnupfen (siehe S. 277) oder ein allergisches Asthma (siehe S. 278) entwickeln.

Komplikationen

Die vorgeschädigte Haut eines Kindes mit Neurodermitis ist außerdem anfälliger für Hautinfektionen, sowohl durch Bakterien als auch durch Viren oder Pilze:

➤ Bei den bakteriellen Infektionen sind diejenigen durch *Staphylokokken* besonders häufig, insbesondere an aufgekratzten Hautstellen. Sie verschlimmern dann in einem Teufelskreis die Neurodermitis (Genaueres siehe Kasten rechts).

➤ Während die erste Infektion mit dem *Herpes-simplex-Virus* bei fast allen Kindern unbemerkt verläuft (siehe S. 247), kann sich bei Kindern mit Neurodermitis die Haut mit dem Virus infizieren – es entsteht ein schweres Krankheitsbild mit hohem Fieber und Hautbläschen, das im Krankenhaus behandelt werden muss (*herpetisiertes Ekzem* oder *Eczema herpeticatum*). Leider können auch wiederholte Hautinfektionen mit diesem Virus vorkommen.

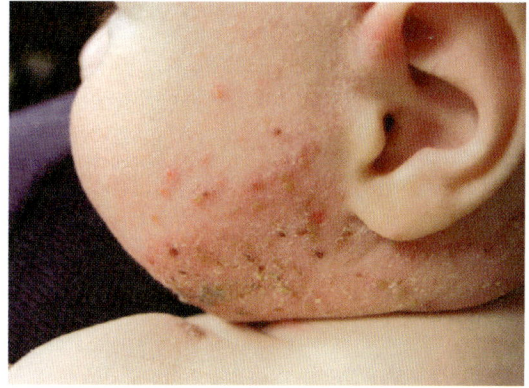

Bei älteren Babys zeigt sich die Neurodermitis häufig durch Bläschen, Schuppen und Krusten auf geröteter Haut. Der starke Juckreiz quält die Kinder oft so sehr, dass sie sich die entzündeten Hautstellen blutig kratzen. [li: TE; re: KL]

Häufiges Problem: Hautinfektionen

Die Haut eines Neurodermitiskindes kann sich schlecht gegen eindringende Bakterien wehren – der Säureschutzmantel fehlt, und offene Stellen bzw. Kratzspuren sind ideale Einstiegsstellen für Hautkeime. Die meisten Kinder mit Neurodermitis leiden deshalb von Zeit zu Zeit an Hautinfektionen, auch wenn die Haut optimal gepflegt wird.

Für eine Hautinfektion spricht:
➤ Die Haut ist röter und wunder, sie fühlt sich warm an.
➤ Es entwickeln sich Bläschen, die eine klare, gelbliche Flüssigkeit absondern und später verkrusten. Manchmal entsteht auch ein unangenehmer Geruch.

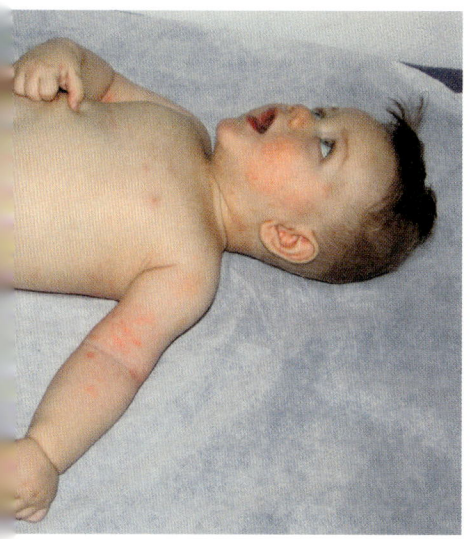

Neurodermitis in der Ellenbeuge. Bei dem sechs Monate alten Baby ist die Neurodermitis in beiden Ellenbeugen an roten Herden deutlich zu erkennen, auch die seitlichen Halspartien sind zum Nacken hin betroffen. Das Gesicht des Kindes ist hingegen frei. Dieses Verteilungsmuster ist zwar eher typisch für das Kleinkindalter, doch das Bild zeigt, wie unterschiedlich die Neurodermitis im Einzelfall verlaufen kann. [KL]

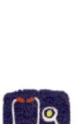 Das macht der Arzt

Für die Diagnose

Oft kann der Arzt die Diagnose einer Neurodermitis allein anhand der typischen Hautveränderungen stellen. Bei Zweifeln sprechen das Vorhandensein von Neurodermitis oder anderer atopischer Erkrankungen in der Familie oder das Bestehen bestimmter, an sich bedeutungsloser Auffälligkeiten im Gesicht für eine Neurodermitis, wie etwa eine doppelte Lidfalte am Unterlid, zur Schläfe hin ausgedünnte Augenbrauen, ein tiefer Haaransatz, kleine Hautrisse am Ohrläppchenansatz oder auch charakteristische »Schatten« unter den Augen.

Zweiter Schritt in der Diagnostik ist das Herausfinden der Auslöser (= **Provokationsfaktoren**), d. h. solcher Einflüsse, welche die Erkrankung verschlimmern bzw. neue Schübe auslösen (siehe Kasten auf S. 282). Während einige der Auslöser bei *allen* Neurodermitiskindern eine Rolle spielen (vor allem Reizstoffe und Infektionen), betreffen manche Auslöser nur besonders veranlagte Kinder. Dies gilt insbesondere für die Allergene. Dazu muss sich der Kinderarzt ein wenig Zeit nehmen, um sorgfältig zu erfragen, welche Faktoren die Symptome verschlimmern.

Bei entsprechendem Verdacht (etwa Verschlimmerung der Haut nach Kontakt mit Katzen) macht der Arzt deshalb Allergietests (siehe S. 299).

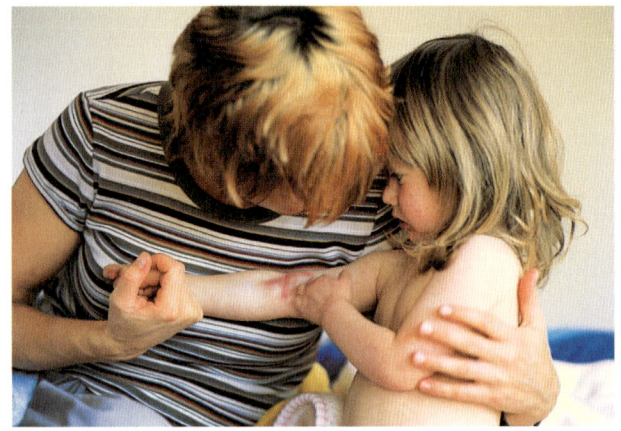

Für Kind und Eltern gleichermaßen belastend: eine Juck- bzw. Kratzattacke. Auch verständnisvolles Zureden oder Festhalten kann oft nicht verhindern, dass sich das Kind kratzt, oft sogar bis es blutet. [AM]

Allergietests – nicht ins Blaue hinein

Eine Allergietestung »ins Blaue hinein«, also ohne entsprechenden Anfangsverdacht, ist jedoch wenig hilfreich – viele Kinder mit oder ohne Neurodermitis zeigen im Test eine allergische Reaktion, die aber »im echten Leben« keine Rolle spielt. Nach dem Motto »Endlich haben wir etwas gefunden« wird dann oft unnötigerweise die Ernährung oder die Umwelt des Kindes umgestellt, und die Neurodermitis nimmt davon unbeeindruckt ihren Lauf.

Auch weiß man, dass bei Neurodermitikern Allergietests häufig falsch-positiv ausfallen, d. h. die Tests bejahen eine bestimmte Allergie, die aber gar nicht tatsächlich besteht oder die zumindest die Gesundheit im täglichen Leben nicht beeinträchtigt.

Ganzheitliche Behandlung

Entsprechend den zahlreichen Einflussfaktoren einer Neurodermitis setzt auch ihre Behandlung heute immer an mehreren Stellen an. Schulmedizin, Selbsthilfe und Naturheilkunde sind dabei kaum zu trennen.

Die Behandlung ausgeprägter Neurodermitisformen ist schwierig – nicht wenige Eltern und Kinder können ein leidvolles Lied davon singen. Das »Patentrezept« gibt es dabei nicht, weder was die Hautpflege noch was die weiteren Einflussfaktoren angeht. Schon gesunde Menschen haben die unterschiedlichsten »Hauttypen«, und dies gilt auch bei Neurodermitiskindern. Nichtsdestotrotz: Lassen Sie sich und Ihr Kind nicht entmutigen. Werden die verschiedenen Behandlungsansätze konsequent über längere Zeit verfolgt, sind oft gute Erfolge zu erzielen.

Dogmen vermeiden

Die Neurodermitis ist nicht einfach zu behandeln. Was für Isabelle Wunder wirkt, tut bei Nicole womöglich gar nichts – oder macht die Haut schlimmer. Geben Sie deshalb auch »Versuch und Irrtum« seinen Raum. Dogmatische Ansätze (z. B. »nur diese Diät« oder »grundsätzlich kein Kortison«) sind kontraproduktiv.

Unsere Erfahrung: Erschreckend viele Kinder leiden tagtäglich unter einer schlecht kontrollierten Neurodermitis, weil ihre Eltern sich auf bestimmte Glaubenssätze festgelegt haben.

Die Grundlage: Basisbehandlung

Die Haut eines Kindes mit Neurodermitis ist immer trocken und reizbar, selbst wenn gerade nicht viel zu sehen ist. Die wohl wichtigste Säule der Neurodermitisbehandlung ist daher die Basisbehandlung der Haut mit rückfettenden Produkten. Diese haben wir im Kasten auf S. 387 besprochen.

Allergie-Behandlung?

Zu den wichtigsten durch den Arzt behandelbaren Auslösern gehören die Allergien. Ist eine Allergie bei einem Kind als auslösender oder verstärkender Faktor bekannt, so wird diese entsprechend der auf S. 299 dargestellten Grundsätze angegangen.

UV-Licht

Eine Phototherapie, d. h. eine Bestrahlung mit UV-Licht, kann die Haut beruhigen, sie wird bei Kindern unter zwölf Jahren wegen ihrer möglichen Langzeitfolgen für die Haut jedoch möglichst vermieden.

Behandlung bei Verschlechterungen

Bei Verschlechterungen des Hautzustandes (»Neurodermitis-Schub«) ist die Basisbehandlung nicht mehr ausreichend. Hier muss vor allem die Entzündung rasch unter Kontrolle gebracht werden. Dazu dienen Kortisoncremes sowie neuerdings die sog. *topischen Immunmodulatoren* (siehe unten). Außerdem wird der Juckreiz behandelt und eine eventuelle Hautinfektion bekämpft.

Entzündungshemmende Medikamente:

▶ Kortisoncremes (etwa Alfason® oder Dermatop®) unterdrücken sehr wirkungsvoll die Entzündung, ihre Nebenwirkungen werden oft überschätzt. Die Haut wird bei *regelmäßiger, längerer Anwendung* dünner und leichter verletzbar. Die Cremes werden deshalb über einen befristeten Zeitraum gegeben und dann langsam abgesetzt (z. B. zunächst jeden Tag, dann jeden zweiten Tag, dann zweimal die Woche und schließlich einmal die Woche). Die einmal wöchentliche Gabe einer Kortisoncreme ist im Vergleich zu häufigen Verschlechterungen das geringere Übel! Kortisoncremes werden nur auf die »außer Kontrolle geratenen« Hautpartien aufgetragen, und zwar am besten nach einem Bad, da die feuchte Haut die Wirkstoffe besser aufnimmt.

▶ Kortisonpräparate zum Schlucken kommen nur bei sehr ausgeprägten Bildern und nur kurzzeitig zum Einsatz. Auch das Immunsuppressivum Cyclosporin (siehe auch S. 301) wird nur bei extrem schweren Formen für höchstens ein halbes Jahr gegeben.

▶ Neuere, wirksame (und leider teure) Substanzen zum Auftragen auf die Haut sind die **topischen Immunmodulatoren** Tacrolimus (Protopic®) und Pimecrolimus (Elidel®), die vornehmlich auf die erwähnten T-Lymphozyten und damit gezielter auf das Immunsystem wirken als Kortison und seine Abkömmlinge. Nach heutigem Kenntnisstand sind die Nebenwirkungen gering, da der Wirkstoff praktisch nicht durch die Haut ins Blut aufgenommen wird. Ein Brennen und Jucken nach dem Auftragen kommen vor. Langzeiterfahrungen stehen aber noch aus, weshalb diese Präparate vor allem bei schwereren Verläufen anstelle von Kortisonsalben eingesetzt werden. Zugelassen sind diese Wirkstoffe zurzeit für Kinder ab zwei Jahren (Pimecrolimus wurde auch schon bei jüngeren Kindern eingesetzt).

➤ Vergleichsweise schwächer wirken Bufexamac (z. B. Parfenac®) und Natriumbituminosulfonat (z. B. Ichthyol®), die beide auf die Haut aufgetragen werden können. Allerdings treten Allergien gegen diese Substanzen verhältnismäßig häufig auf, und das Präparat muss dann abgesetzt werden.

Medikamente gegen den Juckreiz:

Plagt der Juckreiz das Kind zu arg, können vor allem abends Antihistaminika (siehe S. 299) zum Schlucken gegeben werden. Sie lindern den Juckreiz und machen teilweise etwas müde, was zur Nacht durchaus erwünscht sein kann. Gegen den Juckreiz wirkt z.B. auch Polidocanol, das auch als Zusatz zum Ölbad erhältlich ist (z. B. Balneum Hermal® Plus). Bei vielen Kindern ist aber die zugelassene Dosis nicht ausreichend, um den Juckreiz zu unterdrücken.

Medikamente gegen die Hautinfektionen:

Infizierte Haut sollte möglichst rasch behandelt werden, da sie stark juckt und so ein Teufelskreis aus Jucken, Kratzen und Infektion entsteht. Der Arzt wählt bestimmte antibiotische Salben, bei stärkeren Infektionen auch Tabletten. Die Antibiotika müssen mindestens so lange genommen werden, bis die Haut völlig ausgeheilt ist. Antibiotische Salben können gleichzeitig mit den anderen Hautmedikamenten aufgetragen werden.

So helfen Sie Ihrem Kind

Das Wichtigste: Ihr Kind als Partner

Die Neurodermititis in den Griff zu bekommen, gleicht oft einem Kampf gegen Windmühlen – und das Wichtigste ist, dass Ihr Kind nicht zwischen die Flügel gerät (siehe auch »Aus Elternsicht«, S. 389)

Weiteres zur Hautpflege

Nicht nur die Wahl des Basispräparates, sondern auch die übrige Hautpflege ist bei Kindern mit einer Neurodermitis entscheidend. Dreh- und Angelpunkt ist wiederum die zu trockene Haut und dementsprechend das Meiden aller Einflüsse, welche der Haut zusätzlich Wasser entziehen:

➤ Das Kind sollte nur selten baden, und wenn, dann genügen 5–10 Minuten. Das gilt auch für Babys: Die Vorstellung bei-

Tipps zur Basispflege

Die Basispflege soll die Schutzfunktion der Haut verbessern und ihre Anfälligkeit gegenüber Reizen vermindern. Was die Haut selbst nicht schafft, muss bei der Neurodermitis von außen unterstützt werden!

Von den verschiedenen Herstellern sind dabei zig Präparate mit unterschiedlichem Fettgehalt auf dem Markt, oftmals am Zusatz »Basis« erkennbar (z. B. Eucerin c. aqua®, Dermatop® Basiscreme, Laceran®, Decoderm® Basiscreme). Lotionen enthalten viel Wasser und können die Haut wegen der nachfolgenden Verdunstung austrocknen. Sie werden deshalb nur an nässenden Hautpartien eingesetzt, wenn Fettsalben nicht haften. Alternativ kommen auf nässenden Stellen Gel-Präparate zum Einsatz; sie können die Haut aber wegen des Gehalts an Propylenglykol austrocknen. Cremes werden gut vertragen, da sie die Schweißdrüsen nicht verstopfen, versorgen die Haut aber mit weniger Feuchtigkeit als Salben. Letztere verschließen die Haut gut und halten die Feuchtigkeit am besten in der Haut, werden aber im Sommer oft nicht gut vertragen.

Zur Basisbehandlung gehören außerdem rückfettende Ölbäder (z. B. Balmandol®). Da die meisten Kinder jenseits des Neugeborenenalters gerne baden, bereitet ihre Durchführung in aller Regel keine Probleme. Nach dem Ölbad wird das Basisprodukt auf die feuchte, aber nicht nasse (abgetupfte) Haut aufgetragen.

➤ Das Kind wird mindestens 2-mal, besser 3- bis 4-mal am Tag mit dem Basisprodukt eingecremt. Ältere Kinder ab 4–5 Jahren sollen dies zunehmend selbst übernehmen, damit sie aktiv werden können im Umgang mit ihrer Krankheit und von der Opferrolle loskommen (»Meine Haut quält mich, und ihr Eltern sagt mir immer, was ich nicht essen darf«). Ganz wesentlich ist es, die Behandlung auch dann durchzuhalten, wenn die Haut »relativ gut« ist.

➤ Es muss nicht immer das neueste oder teuerste Präparat sein: Viele Eltern haben z. B. vor allem bei Babys mit Olivenöl gute Erfahrungen gemacht, das entweder pur oder mit Milch gemischt eingerieben wird.

➤ Bei sehr trockener Haut und im Winter sind eher fette Salben zu bevorzugen, bei

feuchter Haut und im Sommer eher feuchte Cremes.

➤ Zu fette Salben allerdings führen zu Schwitzen und können dadurch vor allem bei kleineren Kindern den Hautzustand verschlechtern.

➤ Immer steht die individuelle Verträglichkeit im Vordergrund. Wenn ein Kind also mit einem Produkt gut zurechtkommt, obwohl vielleicht ein anderes besser geeignet wäre, wechselt man das Produkt nicht.

➤ Sinnvoll ist es, immer mehrere Produkte mit unterschiedlichem Fettgehalt im Haus zu haben, die Ihr Kind gut verträgt. Dann können Sie die Hautpflege dem jeweiligen Hautzustand anpassen.

➤ Außer bei stabilem Hautzustand profitieren die meisten Neurodermitiskinder davon, die Hautpflegeprodukte ab und zu zu wechseln – immer wieder beobachten Eltern, dass »neue Besen erst mal gut kehren«. Und fragen Sie Ihr Kind, was ihm gut tut – die meisten können schon mit drei Jahren recht sorgfältig Auskunft geben, was sie mögen.

➤ Gerade viele ältere Kinder mögen im Gesicht über Tag keine allzu fettigen Präparate, weshalb hier manchmal Kompromisse nötig sein können.

➤ Insbesondere bei sehr trockener, »dicker« Haut kann ein Basispflegeprodukt mit Harnstoffzusatz sinnvoll sein. Lehnt das Kind diese aber ab (Harnstoff kann zu Beginn brennen und sollte aus diesem Grund auch grundsätzlich nie auf akut entzündete Stellen aufgetragen werden), so ist es oft sinnvoller, auf Machtkämpfe zu verzichten.

Pflanzliche Zusätze sind skeptisch zu beurteilen. Die Kamille beispielsweise wirkt antientzündlich, kann aber die Haut reizen. Keinesfalls sollten Sie ein gut verträgliches Basisprodukt wechseln, nur weil jemand anders Ihnen über gute Erfahrungen mit Pflanzenzusätzen berichtet.

Bestimmte Omega-6-Fettsäuren (z. B. die Gamma-Linolensäure aus der Nachtkerze, siehe S. 391) als Zusatz verstärken die rückfettende Wirkung und haben evtl. entzündungshemmende Eigenschaften, sie werden aber nicht von allen Kindern vertragen.

spielsweise, dass ein Baby täglich gebadet werden muss, ist überholt – einmal in der Woche reicht. Dabei sind zwei Minuten im Waschbecken ausreichend. Warmes oder lauwarmes Wasser ist für die Haut besser als heißes, Letzteres trocknet die Haut besonders aus. Nach jeder Dusche bzw. jedem Bad wird die Haut sorgfältig eingecremt, um die Feuchtigkeit in der Haut »einzuschließen«: Die Haut also nicht »abrubbeln«, sondern abtupfen, und dann die Basispflege auf die noch leicht feuchte Haut auftragen.

➤ Auf Schaumbadezusätze oder Seife sollten Sie ganz verzichten, da sie der Haut ihre natürlichen Fette entzieht. Verwenden Sie lieber rückfettende Waschzusätze.

➤ Auch um Parfumzusätze in Hautpflegeprodukten sollten Sie wegen des Allergierisikos einen Bogen machen.

Händewaschen

Beim Händewaschen soll das Kind die Seifenreste *sorgfältig* abwaschen, da Seife die Haut stark angreift, und dann die Hände gleich eincremen. Sind die Handflächen stärker befallen, sollte nur an Stellen großer Verschmutzung Flüssigseife eingesetzt werden. Es ist auch sinnvoll, die Hände *vorher* einzucremen, wenn's in den Sandkasten oder an hautangreifende Basteleien geht: Dann haften Sand- und Tonpartikel oder Klebstoffreste nicht so stark an den Händen und lassen sich viel leichter entfernen.

Schwimmen und Baden

Gechlortes Schwimmbadwasser ist schlecht für die Neurodermitishaut. In jedem Fall gilt es, nach dem Verlassen des Bades gründlich zu duschen. Hat Ihr Kind größere offene Stellen, so sollte das Hallen- oder Freibad tabu sein (im Sommer lieber an einen Badesee fahren).

Haarpflege

Die Haare werden mit einem milden Shampoo gewaschen, und zwar am besten über dem Waschbecken und nicht in der Wanne, um zu verhindern, dass die gesamte Haut das Shampoo abbekommt. Einmal in der Woche reicht meistens. Sind die Haare so lang geworden, dass die Haarspitzen den Nacken oder andere juckreizgefährdete Stellen berühren, sollten Sie darauf achten, dass hier keine neuen Herde entstehen (und im Zweifelsfall die Haare kürzen oder das Kind entsprechend frisieren).

Sport

Bewegung ist für jedes Kind sinnvoll. Neurodermitiskindern tut sie dreifach gut. Sie stimuliert das Schwitzen (wovon die Haut profitiert), verbessert die Schlafqualität, weil sie durch die stärkere Ermüdung die schlimme Einschlafphase abkürzt, und hat zudem weitere positive Effekte auf das Immunsystem (siehe S. 32). Aber nicht jeder Sport ist gleich empfehlenswert – Schwitzen ist zwar gut, der Effekt wird aber zunichte gemacht, wenn der Schweiß nicht verdunstet, sondern auf der Haut kleben bleibt und den Juckreiz verstärkt. Und Sportarten mit viel Körperkontakt verbieten sich von selbst. Deshalb sind Judo oder Geräteturnen weniger geeignet, Fußball, Leichtathletik oder andere Sportarten an der frischen Luft besser.

Raumklima

Die meisten Kinder mit Neurodermitis bevorzugen eher kühle Räume. Die Luft sollte dabei nicht zu trocken sein (Luftfeuchtigkeit über 50%). Große Zimmerpflanzen können die Luftfeuchtigkeit erhöhen, die früher üblichen *Verdunstergefäße* sind hingegen nutzlos, wenn sie nicht im Zehnerpack aufgestellt werden.

Zigarettenrauch gehört grundsätzlich nicht in die Wohnung.

Stress

Ein häufiger Auslöser für Verschlechterungen der Haut ist Stress. Dann können bei älteren Kindern *Entspannungsübungen* helfen. Solche Kurse etwa im Autogenen Training bieten Volkshochschule oder Krankenkassen in größeren Städten speziell für Kinder an. Ob die oft empfohlene Psychotherapie bei der Krankheitsbewältigung hilft, hängt vom Einzelfall (und vom Therapeuten) ab. In jedem Fall wichtig ist es, dass sich Ihr Kind wegen seiner Hauterkrankung nicht isoliert – auch nicht innerhalb der Familie.

Achten Sie deshalb auf die richtige Balance im Familienkreis: Nicht selten entwickeln Geschwisterkinder Aggressionen wegen der ständigen »Extrawürste« des neurodermitischen Geschwisters. Helfen Sie deshalb allen Familienmitgliedern – und natürlich Ihrem betroffenen Kind auch –, die Krankheit verstehen zu lernen. Ermutigen Sie Ihr Kind zu Kontakten mit anderen Kindern und verhelfen Sie ihm zu Erfolgserlebnissen.

Winter

Die meisten Neurodermitiker haben im Winter größere Probleme als im Sommer. Daran sind die vielen Kleiderschichten, die oft trockene Luft in geheizten Räumen, aber auch die Kälte draußen schuld. Auch frieren viele Neurodermitiskinder stark. Da ist guter Rat teuer: Lassen Sie Ihr Kind Winterbekleidung am besten schichtweise ablegen, wenn es im Warmen ist. Drücken Sie auch ein Auge zu, wenn Ihr größeres Kind sich Ihrer Meinung nach »viel zu leicht« oder »viel zu dick« angezogen hat, an einem Schnupfen geht die Welt nicht zu Grunde. Und bestehen Sie trotz alledem auf ausreichend Bewegung draußen.

Kleidung und Schuhe

Viele Kinder mit Neurodermitis reagieren ausgeprägt auf die verschiedenen Kleidungsmaterialien. Erfahrungsgemäß verschlechtert Wolle oder Leinen den Hautzustand – Ihr Kind wird aber auch von sich aus alles, was kratzt, ablehnen. Unabhängig vom Material sollte die Kleidung nicht zu eng sein und nicht scheuern, da dies die empfindliche Haut reizt (also Kleidung mit rauen Innennähten oder Besatzbändern vermeiden). Da das Kind unter der Kleidung nicht schwitzen sollte, empfehlen sich gerade in der Übergangszeit mehrere »Lagen«, die je nach Bedarf an- und wieder ausgezogen werden können.

Ebenfalls ungünstig ist Kleidung aus Synthetik (Polyester, Nylon, Acryl), da sie das Schwitzen fördert und der Schweiß auf der Haut bleibt. Günstig sind Baumwolle sowie Seide oder Mischgewebe. Von der Verarbeitung her sind glatte, weiche Stoffe gegenüber groben, rauen zu bevorzugen. Letztendlich hilft aber auch hier nur Ausprobieren.

Neue Kleidungsstücke grundsätzlich vor dem Tragen waschen, das macht sie weicher und entfernt die bei der Herstellung verwendeten Chemikalien. Beim Waschen verzichten Sie am besten auf Weichspüler und nehmen nur Waschmittel ohne Farbstoffe und ohne Parfum. Die Wäsche dabei am besten zweimal durch den Spülgang schicken, um Waschmittelreste zu entfernen.

Für Schuhe gilt Ähnliches. Gummistiefel sind ungünstig, da sich in ihnen Wärme und Feuchtigkeit stauen. Am besten sind Lederschuhe oder weiche Sandalen. Im Sommer sollten geschlossene Schuhe nur bei Regen getragen werden.

Aus Elternsicht: Neurodermitis

Ich habe zwei Kinder, und beide sind Neurodermitiker. Der Große fiel mir schon mit drei Monaten durch komische »Hautgeschichten« im Gesicht auf. Als sich dann morgens feine blutige Kratzer am Gesicht fanden, war der Fall klar. Der Kinderarzt verordnete Salben und empfahl langes Stillen, was ich dann zehn Monate durchhielt.

Bei der jüngeren Tochter, die 19 Monate später kam, hatten wir fast das ganze erste Jahr komplette Ruhe. Aber nach dem Abstillen, als Sarah sich mal an Tomatensoße vergriffen hatte, ging es los: ein fast unstillbares Kratzbedürfnis, das uns vor ganz neue Herausforderungen stellte.

So nähte ich den Schlafanzug-Body an den Beinen wie auch an den Ärmeln zu (siehe auch Abb. S. 390), um die nächtlichen Kratzattacken zu verhindern.

Und tagsüber ließen wir das Kind nicht mehr aus den Augen, damit nicht 30 Sekunden Kratzen die Erfolge von drei Wochen Salben wieder zunichte machen. Aber die kleine Sarah hatte ihren Willen: So drehte sie sich in unbeobachteten Momenten geschickt auf den Rücken, um sich mit aller Kraft an einem rauen Fußboden derart »effektiv« zu reiben, dass der Body voller Blutstränen war. Da war ich als Mutter rasch am Ende mit den Nerven, und bald schrie ich Sarah an (und sie mich dann auch).

Als Nächstes hat sie sich dann mit zwei Jahren massiv gegen die Hautpflege gewehrt. Alles war ihr offenbar zu viel, übrigens auch die Kleider, am liebsten war sie nackt. Das war nicht schlecht für die Haut – eine halbe Stunde im Sandkasten war aber »Gift« für die Haut; das hat sie sogar selber eingesehen. Das größte Problem war jedoch das Essen. Am schlimmsten waren Südfrüchte und die schon erwähnten Tomaten, aber auch alle Süßigkeiten und selbst Schweinefleisch »schlugen an«. Am besten war blasses Hühnerfleisch mit Kartoffelbrei oder Reis – aber das wollte Sarah überhaupt nicht mehr, wenn sie das »bessere« Essen der anderen auf dem Tisch sah.

Mit der Zeit verstand ich, dass die Haut von Sarah (die des größeren Bruders hatte sich mit Eintritt in den Kindergarten beruhigt) zum Familienmittelpunkt wurde und dass Sarah ihre Haut auch als Mittel einsetzte, permanent im Mittelpunkt zu stehen. Und aller Salben zum Trotz wurde die Haut nicht besser, sondern eher schlimmer.

Wir mussten etwas tun, weil wir Sarah so, wie ihre Haut zu diesem Zeitpunkt war, nicht in den Kindergarten lassen wollten. Da empfahl der Kinderarzt eine Kur an der Nordsee. Ich war da ziemlich skeptisch – und es passierte dann auch tatsächlich herzlich wenig. Aber die Ärztin hat viel mit mir geredet – und mit Sarah ebenfalls.

Ich habe verstanden, dass Sarah für ihre Haut Verantwortung übernehmen muss und kann. So hat sie gelernt, sich zu salben, hat mal beim Essen »gesündigt« und danach gemerkt, wie das Jucken bei zuträglichem Essen in zwei Tagen wieder abklang. Ich konnte mich zurücknehmen. Und dazu kamen die viele Bewegung und ausreichend Schlaf, die Sarah und ihrer Haut sehr gut getan haben. Der goldene Moment kam schließlich, als sie eines Abends, als ich sie – ohne die Hautpflege anzusprechen – ins Bett stecken wollte, nach der »grünen Tube« mit der Basiscreme fragte. Das war zuvor undenkbar.

Jetzt – wieder zu Hause – ist die Haut zwar nicht mehr ganz so gut wie am Ende der Kur. Doch gleichzeitig ist die Stimmung eine ganz andere: Sarahs Haut und ihr Gekratze sind bei uns zu Hause praktisch kein Gesprächsthema mehr – und erstaunlicherweise kann sie auch jetzt viel mehr Sachen essen, ohne gleich mit der Haut zu reagieren.

Diät – ja oder nein?

Hier lässt sich wenig verallgemeinern: Leidet Ihr Kind an einer Allergie, so müssen Sie das Lebensmittel meiden. Das ist einfach. Die Erfahrung zeigt aber, dass, auch wenn keine Allergie vorliegt, die übliche Batterie heutiger »Kinderkost«, von Mandarinen über Himbeereis und Milchschnitte bis zum Fruchtzwerg, der Haut eher schadet. Besonders »potente« Juckreizverstärker sind dabei Zitrusfrüchte, Schokolade, Nüsse, Tomaten und Fruchtsäfte.

Viele Eltern würden auf dieser Liste auch noch alle anderen Süßigkeiten wie Kaugummis oder Gummibärchen, Eiscremes sowie Gewürze aufführen. Ob dies an den enthaltenen Fruchtsäuren oder an den vielen Reiz-, Fremd-, Hilfs- und Konservierungsstoffen oder anderen Faktoren liegt, ist unbekannt.

Die meisten Neurodermitiker haben zumindest zeitweise Probleme mit der »normalen« Ernährung, darauf muss man Rücksicht nehmen. Als Grundsatz gilt: Weniger (an Vielfalt) ist mehr (an Hautwohlbefinden)! Andererseits gilt aber auch: Ein Lebensmittel, auf das Ihr Neurodermitiskind heute erkennbar negativ reagiert, kann möglicherweise in zwölf Monaten mühelos vertragen werden.

Stillen und Zufüttern

Schon hautgesunde Säuglinge reagieren auf das Beifüttern oft mit Hautreizungen (siehe S. 330). Bei Neurodermitissäuglingen ist dieses Problem noch potenziert. Auf neu eingeführte Nahrungsmittel reagieren sie mit einer Verschlimmerung der Haut.

Lassen Sie sich aber nicht zu früh ins Boxhorn jagen: Oft normalisiert sich die Haut nach ein paar Tagen wieder von selbst. Bleiben Sie deshalb bei dem neu eingeführten Nahrungsmittel – verringern Sie lediglich die Menge und entscheiden erst nach 1–2 Wochen, ob das Nahrungsmittel dem Kind gut tut oder nicht.

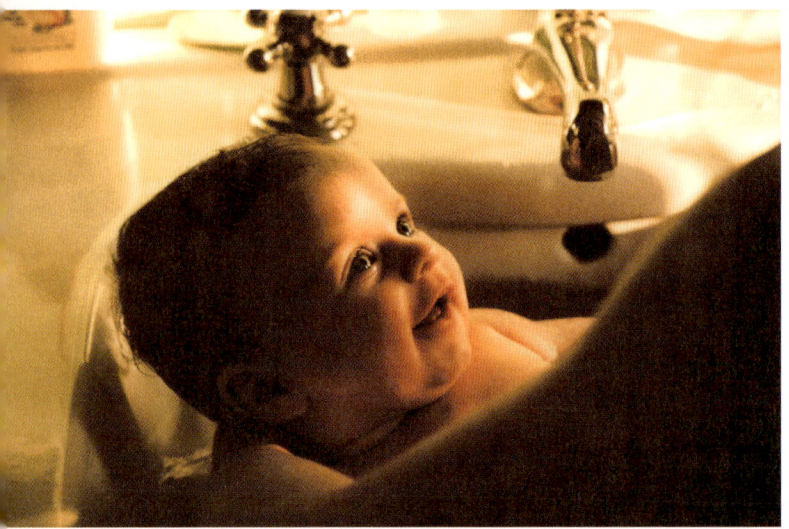

»Vollbad im Waschbecken«, wie es für Neurodermitiskinder zweckmäßig ist. Allzu viel Wasserkontakt schadet eher, und hier ist in zwei Minuten alles getan: Die eine Hand umgreift den Nacken und stützt dabei den Kopf, und die andere Hand reinigt Achselhöhlen, Hals und das Genitale. [AS]

Verhältnismäßigkeit der Mittel

Auch bei der Ernährung des an Neurodermitis erkrankten Kindes gilt: Die Wahl der Mittel sollte sich immer nach der Stärke der Erkrankung richten! Die meisten Formen der Neurodermitis sind leicht. Tief greifende Ernährungsumstellungen, die bei einem schwer betroffenen Säugling einen Versuch wert sein können, sind bei einem lediglich durch ein Wangenekzem betroffenen Säugling fragwürdig.

Ein großes Problem: der Juckreiz

Viele Kinder kratzen sich, wenn sie sich langweilen oder bei bestimmten Beschäftigungen, etwa beim Fernsehen. Hier kann es helfen, die Fingernägel immer möglichst kurz zu halten (die Nagelränder dabei sehr glatt feilen) und die Haut möglichst weitgehend abzudecken, etwa durch ein langärmeliges Hemd und lange Hosen.

Das Problem vieler Kinder ist aber der Juckreiz nachts – die Nacht entscheidet oft, wie gut oder schlecht der nächste Tag läuft. Generell sollte das Schlafzimmer zur Nacht noch einmal gelüftet werden (Ausnahme: Pollenallergie) und die Raumtemperatur kühl sein, da nächtliches Schwitzen den Hautzustand verschlechtert (der Schweiß bleibt ja die ganze Nacht auf der Haut). Aus dem gleichen Grunde sollte die Bettwäsche aus Seide oder Baumwolle und das Deckbett nicht zu warm sein.

Gemüse – ein guter Anfang. In jedem Fall sind Milch- oder Sojamilchprodukte als Anfangslebensmittel zu meiden. Besser sind Gemüse. Zu Beginn und als Hauptnahrungsmittel für die ersten sechs Monate nach der Stillperiode bieten sich etwa Kartoffeln als Basis an. Allergien gegen Kartoffeln sind sehr selten, Kartoffelbreie werden meist gerne gemocht und machen der Haut keine Probleme. Durch diese Gemüsebasis kann auf die teuren »hypoallergenen« Milchprodukte (HA-Milchen, siehe auch S. 37) sogar oft verzichtet werden.

Rezept Kartoffelbrei. Empfehlenswert ist etwa folgender Kartoffelbrei: Kartoffeln schälen und klein schneiden, dann lange kochen lassen, so dass sie fast zerfallen und dabei viel Wasser aufnehmen. Dann pro Pfund Brei einen Esslöffel eines Distel- oder anderen hochwertigen Öls dazugeben und eine Prise Salz, anschließend fein pürieren und so lange weiteres Wasser zugeben, bis sich eine halbflüssige Konsistenz ähnlich einem Rührkuchenteig ergibt. Dieser »angereicherte« Kartoffelbrei lässt sich bequem acht Tage im Kühlschrank und noch viel länger in der Tiefkühltruhe lagern und kann dann portionsweise verbraucht werden. Hat sich das Kind an den Brei gewöhnt, kann als Nächstes ein Kartoffel-Möhren-Gemisch zu Brei verarbeitet und noch ein paar Wochen später Hackfleisch hinzugegeben werden.

Das erste Obst. Als erstes Obst empfehlen sich Bananen, weil sie keine Säure enthalten und sehr mineralstoff- und vitaminreich sind. Mit allen weiteren Obstsorten sollte man warten.

Speisezettel langsam erweitern

Kann ein »normales« Kind mit 12 Monaten im Prinzip alles mitessen, was Erwachsene zu sich nehmen, sollte man einem Neurodermitiskind 6–12 Monate mehr Zeit dafür gönnen. Folgende Lebensmittel sollten besonders spät auf den Speisezettel kommen: Kuhmilch, Soja, Eier, Schokolade, Fisch und Nüsse, evtl. auch Brot und andere Produkte mit Weizenmehl.

Diese Nahrungsmittel sollten erst gefüttert werden, wenn die Neurodermitis abgeklungen ist oder das Kind zwei Jahre alt ist. Das Immunsystem reagiert in diesem Alter weitaus weniger gegen Nahrungsmittel.

Der langsame Nahrungsaufbau zielt vor allem darauf, der empfindlichen Haut in dem für die meisten Neurodermitiskinder kritischen zweiten Lebensjahr viel Ruhe zu gönnen. Ob diese Strategie das Fortschreiten der Erkrankung verhindern kann, ist bisher nicht bewiesen (aber auch nicht widerlegt).

Abzulehnen sind Radikaldiäten jeglicher Couleur, bei dem ganze Lebensmittelgattungen wie Fleisch vom Speisezettel verschwinden: Bei fast jeder Diät zeigt sich am Anfang eine kurzfristige Besserung, dies ist jedoch kein Beweis für eine Nahrungsmittelallergie (eher schon dafür, dass das Immunsystem durch ein Weniger an Nahrungsmitteln zunächst einmal »aufatmet«)! Und der Preis im Hinblick auf das Ausschließen des Kindes vom normalen Sozialverhalten – etwa bei Kindergeburtstagen oder auch nur im Kindergarten – ist hoch, von Mangelerscheinungen ganz zu schweigen.

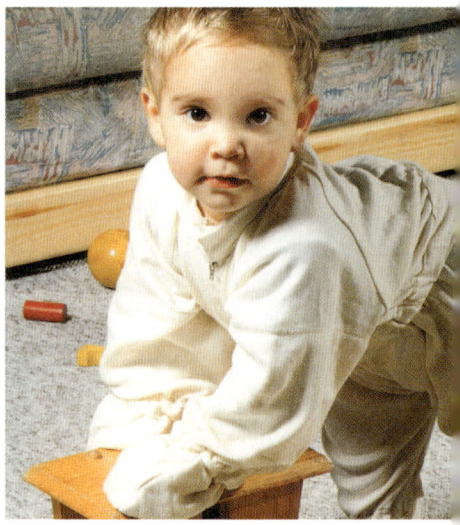

Kann vor allem bei Kindern mit nächtlichem Juckreiz sinnvoll sein: der Neurodermitis-Overall mit eingearbeiteten Handschuhen. [LR]

Um zu verhindern, dass sich das Kind nachts aufkratzt, reichen kurze Fingernägel nicht aus. Sinnvoll sind das Tragen von leichten Baumwollhandschuhen oder – bei Babys und Kleinkindern – das Tragen eines **Neurodermitis-Overalls:** Spezialnähte verhindern Scheuern, und da die Handschuhe direkt in den Overall eingearbeitet sind, kann das Kind sie nicht abstreifen.

Manche Kinder finden leichter in den Schlaf, wenn man ihren Pyjama vor dem Anziehen eine Weile in den Kühlschrank legt. Kühle Duschen werden zwar manchmal empfohlen, kaum ein Kind aber mag das und außerdem trocknet die Haut dadurch zusätzlich aus. Eher praktikabel ist es, das Schlafzimmer so kühl wie möglich zu halten und im Winter so wenig wie möglich zu beheizen.

Wenn das Jucken Ihr Kind wach hält, kann ein kalter, nasser Waschlappen oder noch besser ein Eis-Pack aus der Tiefkühltruhe auf die Haut gelegt werden. Vor dem Auflegen die Haut einfetten, am besten mit einer im Kühlschrank aufbewahrten Hautcreme.

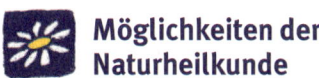

Möglichkeiten der Naturheilkunde

Gamma-Linolensäure

Viele Eltern versuchen die Gabe von **Gamma-Linolensäure** (einer ungesättigten *Omega-6-Fettsäure*), die auch im *Nachtkerzensamenöl* enthalten ist. Die Anwendung des Samenöls geht auf Untersuchungen zurück, nach denen in der Haut von Neurodermitikern praktisch immer ein Ungleichgewicht bestimmter Fettsäuren mit einem Mangel an Gamma-Linolensäure besteht. Die Einnahme von Nachtkerzensamenöl, selbst in hoher Dosis, hat jedoch in Vergleichsstudien enttäuscht, so dass wir diese Therapieform nicht empfehlen können.

Ein positiver Effekt lässt sich möglicherweise erzielen, wenn die Fettsäuren *äußerlich* als Ölbäder an die Haut gebracht werden: Dazu 15 ml Nachtkerzen-, Mandel-, Lein- oder Borretschsamenöl ins Badewasser geben und das Kind alle drei Tage 15 Minuten lang in einem solchen Ölbad baden. Alternativ kann auch eine Gamma-Linolensäure-haltige Creme (Linola Gamma Creme®) auf die trockenen und rauen Hautstellen aufgetragen werden, sie wird aber nicht von allen Kindern vertragen.

Homöopathie

Manche Eltern berichten eine deutliche Besserung durch ein- oder mehrmalige Therapien mit klassisch-homöopathischen Arzneimitteln. Eingesetzt werden z. B. Mezereum D6 (nässendes Ekzem mit Krustenbildung) und Oleander D6 (Ekzem im Kopfbereich). Wie immer ist hier jedoch auch die individuelle Konstitution zu berücksichtigen.

Da es heutzutage praktisch alle Eltern mit einem länger erkrankten Neurodermitiskind zu alternativmedizinischen Therapeuten zieht, sind Neurodermitiker für Heilpraktiker und Naturheilärzte mit die wichtigste Klientel geworden. Wenn Sie dies für Ihr Kind beabsichtigen, hören Sie sich deshalb sorgfältig um – denn Erfolge wird Ihnen jeder versprechen.

Und lassen Sie sich nicht durch Anfangserfolge in Ihrem Urteil täuschen – bei Neurodermitis wirkt sich fast jede (!) Änderung der Lebensumgebung oder der Ernährung des Kindes zunächst verbessernd oder verschlimmernd aus.

Nicht einlösbare Versprechungen

Besonders kritisch sollten Sie bei »alternativmedizinischer Diagnostik« wie zytotoxischen Tests sowie teuren Haar- oder Mineralstoffanalysen sein. Auch wenn sich der Mensch immer wieder bemüht, kausale Zusammenhänge zu knüpfen – die Neurodermitis ist keine durch Giftstoffe oder Amalgamfüllung (oder Scheidung der Eltern …) verursachte Erkrankung.

Eigenbluttherapie

Unter der Vorstellung, dass die Rückinjektion von zuvor entnommenem Blut chronische Krankheiten positiv beeinflussen kann, wird die Eigenbluttherapie auch bei Kindern angewendet. Allerdings in modifizierter Form, bei der das Eigenblut nicht in die Blutbahn eingespritzt, sondern ähnlich homöopathischen Medikamenten durch Verdünnen und Schütteln potenziert (siehe S. 115) und dann als sog. *Eigenblutnosode* geschluckt wird. Einen Wirksamkeitsnachweis gibt es bislang nicht.

Akupunktur

Akupunktur soll nach Einzelberichten helfen, ob die Effekte nachhaltig sind, ist ungewiss.

Pflanzenheilkunde

Zur lokalen, entzündungsdämpfenden Behandlung stehen Weizenkleiebäder (siehe S. 100), Stiefmütterchentee als Auflage (siehe Tabelle S. 98) sowie Eichenrindenbäder (siehe S. 100) zur Verfügung. Die Verträglichkeit ist jedoch sehr unterschiedlich und muss genau beobachtet werden. Bei trockenen Ekzemen helfen eher Ölbäder und Stiefmütterchentee als Auflage, bei nässendem Ekzem eher Eichenrindenbäder oder Kompressen mit Abkochungen aus Eichenrinde. Chinesischen Pflanzentees wird eine gute Wirkung nachgesagt, die jedoch in Studien nicht gesehen wurde. Da diese Präparate oft bis zu zehn verschiedene Kräuter enthalten, die auf unterschiedliche Organe wirken, ist Vorsicht geboten. Schwere Nebenwirkungen (z. B. Leberschäden) sind vorgekommen.

Klimakur?

Bei vielen Kindern bessert sich die Neurodermitis bei einem längeren Aufenthalt (über sechs Wochen) an der Nordsee oder im Gebirge (über 1500 Meter Höhe). Die Wirkung wird dabei sowohl auf die »Luftveränderung« als solche als auch auf das Sonnenlicht und das weitgehende Fehlen von Allergenen wie etwa Hausstaubmilben zurückgeführt.

Eine Nachfrage bei der Krankenkasse nach einer solchen Kur lohnt sich auf jeden Fall, auch wenn die Klimawirkung nach der Rückkehr oft nur kurze Zeit vorhält. Manchmal aber hilft eine Klimakur auch erstmalig aus dem Teufelskreis heraus, und die gebesserte Haut bleibt bei konsequenter Basisbehandlung zumindest einigermaßen stabil.

Vorsorge

Vor allem selbst von einer atopischen Erkrankung (siehe S. 298) betroffene Eltern fragen immer wieder, was sie tun können, um die Entwicklung einer Neurodermitis bei ihrem Kind zu verhindern. Wir haben hierzu schon generell auf Seite 35 Stellung genommen.

Ob längeres Stillen bei erblich belasteten Kindern die Entwicklung einer Neurodermitis verhindern kann, ist plausibel, aber wissenschaftlich entgegen landläufiger Meinung umstritten. In manchen Studien zeigt sich ein Schutzeffekt, in anderen haben gerade »Risikokinder«, also Kinder atopischer Eltern, vom Stillen keine Schutzwirkung. Letzteres könnte mit der bei atopischen Müttern veränderten Zusammensetzung der Muttermilch zusammenhängen (die Milch enthält weniger entzündungshemmende Eiweißstoffe, wie etwa TGF-beta$_2$). Neue Forschungsergebnisse zeigen jedoch, dass sich diese Veränderungen der Muttermilch durch die Einnahme von Lactobacillus GG (siehe Kasten rechts) ausgleichen lassen und die gestillten Kinder dann ein deutlich geringeres Neurodermitisrisiko haben als nichtgestillte Kinder.

Aber Laktobazillen hin oder her: Stillen hat so viele Vorteile, dass wir es auch bei Kindern mit einem erblichen Neurodermitisrisiko empfehlen, mindestens so lange, bis Sie direkt mit dem Kostaufbau auf Gemüsebasis beginnen können (ab dem 7. Monat).

Inwieweit bestimmte *hypoallergene Milchen* bei familiär belasteten »Risikokindern« vorbeugend wirken, ist umstritten (siehe S. 37). Das *Hinauszögern der Beifütterung* hat eher keinen Schutzeffekt.

Einiges deutet darauf hin, dass Kinder, die im Säuglingsalter mit Antibiotika behandelt werden, öfter eine Neurodermitis entwickeln. Da die meisten Antibiotika in diesem Alter nur aufgrund schwer wiegender Erkrankungen gegeben werden, sind der Vorbeugung hier allerdings Grenzen gesetzt.

Der derzeit hoffnungsvollste Ansatz ist die Einnahme bestimmter probiotischer Darmbakterien (Lactobacillus GG) während der letzten Wochen der Schwangerschaft. Es hat sich gezeigt, dass dies bei familiär belasteten »Risikokindern« (also solchen, deren Vater oder Mutter an einer atopischen Erkrankung leiden) das Neurodermitisrisiko vermindert oder die Entwicklung einer Neurodermitis hinauszögert. Obwohl dieser vorbeugende Ansatz noch nicht in allen Details erforscht ist, halten wir diese Strategie für vielversprechend und auch heute schon (etwa für weitere Schwangerschaften) empfehlenswert (siehe Kasten rechts).

Berufswahl

Wegen der oft lebenslang empfindlicheren Haut sind Berufe mit reichlich Wasser- oder Desinfektionsmittelkontakt – etwa medizinische Berufe – ebenso ungünstig wie solche, in denen man es mit Stoffen zu tun hat, die besonders häufig Allergien auslösen (etwa Bäcker oder Tierpfleger).

Vorbeugung durch Probiotika?

Nach Studien aus Finnland kann durch die Einnahme bestimmter Laktobazillen das Neurodermitisrisiko bei Kindern atopischer Eltern um etwa 40% gesenkt werden.

In den letzten vier Wochen der Schwangerschaft (also beginnend in der 36. Woche) nimmt die Schwangere zweimal täglich (also z. B. morgens und abends) je eine Kapsel (oder Päckchen) des probiotischen Keims Lactobacillus rhamnosus GG (einfach »Lactobazillus GG« genannt) ein. Stillende Mütter führen die Einnahme sechs Monate lang fort; wenn die Mutter nicht stillt, wird der Kapsel- oder Päckcheninhalt auf einen Teelöffel gegeben, mit Wasser gemischt und dem Baby ebenfalls zweimal täglich sechs Monate lang gefüttert.

In Deutschland derzeit verfügbare Präparate sind z. B. die LGG® Kapseln. Auch andere Präparate enthalten Lactobacillus GG, allerdings teilweise in niedrigerer Konzentration (eine Dosis sollte 10^{10} koloniebildende Einheiten enthalten) oder als Gemisch mit anderen Keimen. Fragen Sie Ihren Apotheker. Ähnliche Laktobazillen kommen auch in Naturjoghurts vor, wir raten dennoch zu dem (leider teureren) pharmazeutischen Präparat, da bisher nur die Wirkung des Lactobacillus GG erforscht wurde und nicht alle probiotischen Keime im Darm dieselbe Wirkung haben (mehr zur Darmflora S. 36).

Prognose und Verlauf

Auch wenn das Licht am Ende des Tunnels oft schwer zu sehen ist – der natürliche Verlauf der Neurodermitis zielt auf Besserung. Leichte Fälle verlieren sich meist zum Ende des dritten Lebensjahrs. Etwa die Hälfte der schwereren Fälle bessert sich oder verschwindet ebenfalls im Lauf der Kindheit oder der Pubertät. Bei welchem Kind sich die Neurodermitis »auswächst«, lässt sich im Einzelfall aber nicht vorhersagen. Auch halten Besserungen nicht in jedem Fall an. So haben manche Kinder z. B. im Schulalter weniger Probleme, um dann mit der Pubertät wieder mit neuen Schüben anzufangen.

Bei den meisten Kindern dauert die Krankheit in »Miniaturform« jedoch auch im Erwachsenenalter fort, sie zeigt sich dann durch eine erhöhte Empfindlichkeit und Pflegebedürftigkeit der Haut.

Szczepanski, R., Schon, M., Lob-Corzilius, Th.: **Neurodermitis: Das juckt uns nicht.** Trias, 2001

➤ **Bundesverband Neurodermitiskranker**
Oberstraße 171, 56154 Boppard
www.neurodermitis.net

➤ **Deutscher Neurodermitis Bund e.V.**
Spaldingstr. 210, 20097 Hamburg
www.dnb-ev.de

➤ www.dermis.net/neurodermis/
Website verschiedener Universitäten und Ärzteorganisationen über Neurodermitis

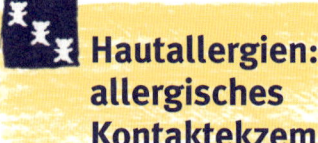

Hautallergien: allergisches Kontaktekzem

Bei vielen allergischen Erkrankungen ist die Haut neben anderen Organen beteiligt. Bei manchen allergischen Erkrankungen aber stehen die Hauterscheinungen so im Vordergrund, dass sie als **Hautallergien** bezeichnet werden.

Hautallergien sind vor allem:

➤ Das im Folgenden besprochene **allergische Kontaktekzem**
➤ Die **allergisch bedingte Nesselsucht**, die auf S. 394 behandelt wird

Allergische Kontaktekzeme sind bei kleinen Kindern selten. Mit zunehmendem Alter nehmen sie dann immer mehr zu, bis sie schließlich bei Erwachsenen die häufigste Ekzemform und *die* Hautallergie schlechthin darstellen.

Leitbeschwerden

➤ Im akuten Stadium geschwollene, gerötete Haut mit Knötchen und Bläschen, die aufplatzen, nässen und Krusten bilden. Meist starker Juckreiz
➤ Bei längerem Einwirken des Allergens gerötete, schuppende, verdickte Haut mit Rissen

Wann zum Arzt

In den nächsten Tagen, wenn
➤ Ihr Kind einen hartnäckigen Ausschlag hat, den Sie sich nicht erklären können und der auf die üblichen Hautpflegemaßnahmen nicht verschwindet.
➤ Ihr Kind wiederholt Hautausschläge hat, auch wenn sie zwischendurch wieder weggehen.

Heute noch, wenn
➤ Ihr Kind einen Hautausschlag hat, dessen Juckreiz Sie nicht in den Griff bekommen.

Sofort, wenn
➤ Ihr Kind mit einem (meist plötzlich entstandenen) Hautausschlag Atemnot bekommt, seine Lippen anschwellen oder es unruhig wird.

Das Wichtigste aus der Medizin

Wie entsteht eine Kontaktallergie?

Die Kontaktallergie entsteht wie andere Allergien auch: Beim ersten Kontakt mit dem auslösenden Stoff, dem *Allergen*, passiert nach außen hin zunächst nichts. Das Allergen setzt bei empfänglichen Menschen lediglich eine »stumme« Reaktion in Gang, durch die sich viele genau auf dieses Allergen »spezialisierte« Abwehrzellen bilden.

Die Reaktion hat es aber in sich: Denn die Abwehrzellen haben zum einen ein unbestechliches, oft lebenslang anhaltendes Gedächtnis, und sie bringen das Immunsystem in »Hab-Acht-Stellung«. Kommt es dann zum erneuten Kontakt mit dem Allergen, so setzen die gebildeten Abwehrzellen in einer gut abgestimmten Reaktion Botenstoffe frei, welche wiederum die Haut entzünden – die Allergie tritt nun zutage.

Diese entzündliche Reaktion tritt jedoch nicht sofort, sondern erst nach 12–24 Stunden auf. Deshalb spricht der Mediziner bei der Kontaktallergie auch von einer *allergischen Reaktion vom verzögerten Typ* (siehe Abb. S. 297).

Begünstigt wird eine Kontaktallergie durch Neurodermitisherde, Verletzungen oder andere Schädigungen der Haut, da das Allergen dann leichter in die Haut eindringen kann.

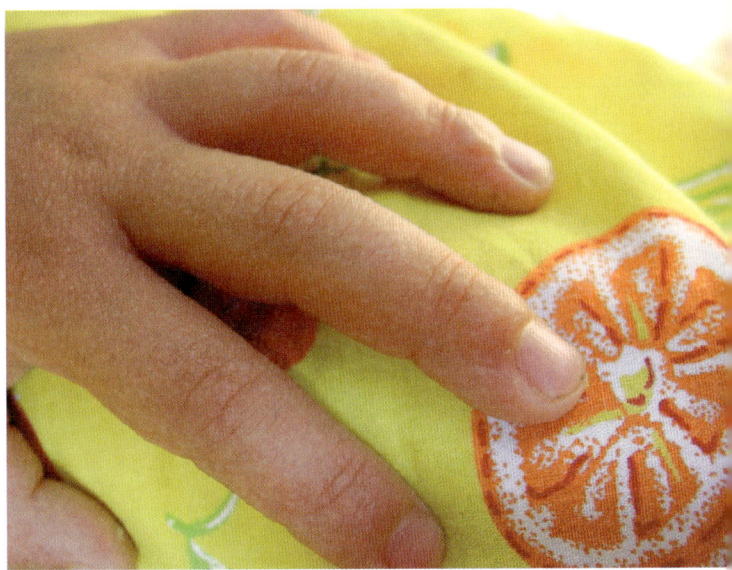

Das Kontaktekzem entsteht nach direktem Kontakt der Haut mit bestimmten Allergie-Auslösern. Oft jedoch ist der genaue Auslöser im Nachhinein nicht herauszubekommen, wie bei diesem zweijährigen Kind. [TE]

Die Hitliste der Kontaktallergene

Es gibt unzählige Substanzen, die eine Kontaktallergie hervorrufen können. Trotzdem gibt es einige, die besonders *allergen* wirken. Bei Kindern am wichtigsten sind:

➤ Metalle, wobei bei Kindern *Nickel* als häufiger Bestandteil von Jeansknöpfen und Modeschmuck am bedeutsamsten ist. *Chromate* als Bestandteile von Leder oder Baustoffen spielen erst bei Jugendlichen eine Rolle
➤ Bekleidungsmaterialien (auch z. B. Farben und Appreturen in Textilien)
➤ Hautpflegemittel und – bei Jugendlichen – Kosmetika, wobei Allergien auf alle Bestandteile (Wirkstoff, Duftstoff, Konservierungsmittel) möglich sind. Es kommen alle Pflegemittel von Seifen über Shampoos und Cremes bis hin zu Deos, Rasierwasser oder Parfum in Betracht
➤ Pflanzenbestandteile, vor allem von Korbblütlern (etwa *Kamille, Arnika-* und *Ringelblumen = Calendula*), die oft als Zusatz zu Lösungen oder Salben äußerlich angewendet werden
➤ Einige Salbengrundlagen (wie z. B. Wollwachs) und Desinfektionsmittel

Das Erscheinungsbild

Ein allergisches Kontaktekzem zeigt sich vor allem und am heftigsten dort, wo das Kontaktallergen die Haut berührt hat. Da die Substanz aber mit den Händen auf andere Körperstellen verteilt wird und ein allergisches Kontaktekzem auch *streuen* kann (d. h. auch an unberührten Hautbezirken Reaktionen auslösen kann), ist das Bild oft nicht so eindeutig, dass der »Übeltäter« sofort identifiziert werden kann.

Für das **akute allergische Kontaktekzem** typisch sind unscharf begrenzte Herde mit Bläschen auf geröteter und geschwollener Haut, die dann platzen und nässende, oft verkrustete offene Stellen hinterlassen. Der Ausschlag juckt oft stark. Kommt das Kind nicht wieder mit der auslösenden Substanz in Kontakt, heilt der Ausschlag unter Schuppenbildung ab.

Kommt das Kind jedoch immer wieder mit der Substanz in Berührung, so bildet sich ein **chronisches allergisches Kontaktekzem** aus: Die Haut ist immer noch gerötet, aber nicht mehr so geschwollen, sondern erscheint verdickt, trocken-rissig und schuppt – die Veränderungen ähneln denen einer Neurodermitis.

Abzugrenzen: toxische Kontaktdermatitis

Insbesondere wenn der Zusammenhang zwischen Allergen und Ekzem nicht auf Anhieb ersichtlich ist, fällt die Abgrenzung zu anderen Erkrankungen der Ekzemgruppe schwer. Neben der Neurodermitis (siehe S. 382) ist insbesondere eine **toxische Kontaktdermatitis** (= *toxisches Kontaktekzem*) in Betracht zu ziehen: Hier führen hautschädigende Stoffe *direkt*, also nicht auf allergischem Wege, zu einer entzündlichen Reaktion der Haut. Da keine allergischen Mechanismen beteiligt sind, erkranken beim toxischen Kontaktekzem prinzipiell *alle* Menschen, die mit der Substanz in Berührung kommen (die Erscheinungen können dennoch je nach Hautbeschaffenheit des Einzelnen unterschiedlich sein). Auch wenn das toxische Kontaktekzem dem allergischen Kontaktekzem ähnlich sieht, ist es doch eher scharf begrenzt und streut nicht. Manche Substanzen führen jedoch nur bei gleichzeitiger Lichteinwirkung zu einer Hautreaktion – der Mediziner nennt diese Formen **phototoxische Kontaktdermatitis.** Typisches Beispiel: Das Kind spielt tagsüber im Freien, abends erschreckt ein teils sehr heftiger Ausschlag an unbekleideten Körperstellen Kind wie Eltern. Vielfach sind Pflanzen hier die Ursache (»Wiesengräserdermatitis«).

Eine Sonderform des toxischen Kontaktekzems ist die Windeldermatitis (siehe S. 396).

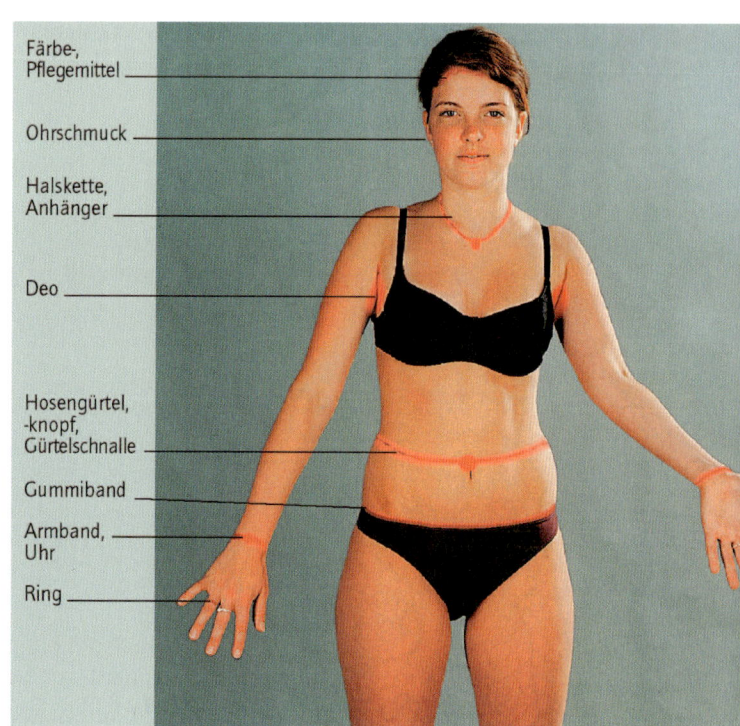

Typische Stellen für Kontaktekzeme. Betroffen sind vor allem Jugendliche, die entsprechende Gegenstände, oft mit nickelhaltigen Metalllegierungen hergestellt, am Körper tragen. [GX]

Färbe-, Pflegemittel
Ohrschmuck
Halskette, Anhänger
Deo
Hosengürtel, -knopf, Gürtelschnalle
Gummiband
Armband, Uhr
Ring

Das macht der Arzt

Ein allergisches Kontaktekzem wird durch einen *Epikutantest* (eine Art des Allergietests, siehe S. 299) gesichert. Zwar gibt es standardisierte Testsubstanzen, die die häufigsten Allergene berücksichtigen, doch kann die Identifizierung – wie bei vielen anderen Allergien – manchmal ein richtiges Detektivspiel sein.

Ein allergisches Kontaktekzem spricht sehr gut auf kortisonhaltige Präparate an, die bei kurzzeitiger Anwendung auch keine Nebenwirkungen haben. Bei akuten Ekzemen sind Lotionen, bei chronischen Fettsalben die beste Grundlage.

==Letztendlich kann das Kontaktekzem nur abheilen, wenn das Allergen herausgefunden und konsequent gemieden wird. Dies kann ganz einfach sein, aber auch eine grundlegende Lebensumstellung bedeuten, etwa wenn ein Jugendlicher in der Ausbildung zum Friseur eine Allergie auf Haarfärbemittel entwickelt.==

Möglichkeiten der Naturheilkunde

Es gibt keine naturheilkundlichen Verfahren, welche ein Kontaktekzem trotz weiteren Kontakts mit dem Allergen ausheilen lassen. A und O ist das Weglassen des Auslösers.

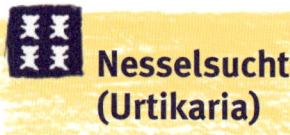

Nesselsucht (Urtikaria)

Die **Nesselsucht** (= *Urtikaria, Quaddelsucht*) trägt ihren Namen nicht umsonst: Ihr Erscheinungsbild entspricht nämlich weitgehend den Hautveränderungen, die jeder von einem unbeabsichtigten Brennnesselkontakt her kennt.

Die Nesselsucht bleibt meist auf die Haut beschränkt und ist dann unangenehm, aber letztendlich harmlos. Gelegentlich kann es jedoch zu Atem- und Kreislaufproblemen kommen, die das Kind gefährden können. Bei zusätzlichem Fieber spricht man von **Nesselfieber.**

Gerade im Kindesalter ist die Nesselsucht verhältnismäßig häufig, Schätzungen gehen davon aus, dass jedes vierte bis fünfte Kind mindestens einmal in seiner Kindheit eine Nesselsucht hat.

Insbesondere bei jüngeren Kindern bleibt die Nesselsucht meist ein Einzelereignis (= **akute Nesselsucht**). Die **chronische Nesselsucht** mit einer Dauer von über sechs Monaten tritt eher bei älteren Kindern auf. Mädchen erkranken aus noch unbekanntem Grunde häufiger als Jungen.

Leitbeschwerden

➤ Meist schubweises Aufschießen stark juckender Hautquaddeln. Diese können sehr unterschiedlich groß sein, und es sind nur wenige, aber auch ganz viele möglich. Die einzelnen Quaddeln verschwinden nach Minuten bis Stunden wieder, sie können dann aber wieder erneut aufschießen

➤ Möglicherweise Allgemeinbeschwerden: Fieber, Kopfschmerzen, Gelenkschmerzen, Bauchschmerzen, Übelkeit, Atmungs- und Kreislaufprobleme

Wann zum Arzt

In den nächsten Tagen, wenn
➤ Immer wieder Hautquaddeln auftreten.

Heute noch, wenn
➤ Ihr Kind zusätzlich Fieber hat.
➤ Der Juckreiz nicht zu stillen ist.
➤ Die Nesselsucht nach der Einnahme von Medikamenten auftritt – der Arzt kann dann ein Ersatzpräparat empfehlen.

Sofort, wenn
➤ Ihr Kind zusätzlich erbricht, es Atemprobleme oder Kreislaufstörungen bekommt (siehe auch S. 494).

Das Wichtigste aus der Medizin

Wie kommt es zu den Beschwerden bei Nesselsucht?

Die Erscheinungen bei der Nesselsucht werden fast immer durch die (örtlich begrenzte) Freisetzung von *Histamin* verursacht, einem Botenstoff, der vor allem in bestimmten Blut- und Abwehrzellen vorkommt und auch bei Allergien eine entscheidende Rolle spielt (siehe S. 299). Das Histamin führt dabei sowohl zu den Quaddeln als auch zum Juckreiz.

Welche Faktoren können eine Nesselsucht auslösen?

Die Histaminfreisetzung ist die gemeinsame Endstrecke unzähliger Auslöser. Oft lässt sich der »Schuldige« trotz gründlicher Suche nicht feststellen.

Bei Kindern sind die häufigsten Auslöser *Infektionen,* vor allem die ganz normalen »Erkältungen«. Selten spielen Leberentzündungen oder Wurmerkrankungen eine Rolle. *Nahrungs- und Arzneimittel* konkurrieren um die Plätze zwei und drei der Rangliste. Diese können die Nesselsucht entweder auf allergischem Wege bedingen oder das Histamin in der Haut direkt freisetzen. Auf welchem Wege auch immer – besonders verdächtige Nahrungsmittel sind Erdbeeren, Gewürze und Fisch, bei Medikamenten sind häufig die Penicilline verantwortlich (Genaueres siehe S. 330).

Manche *tierischen und pflanzlichen Stoffe* lösen bei direktem Kontakt Quaddeln aus – das Kind spielt beispielsweise den Nachmittag über im Gebüsch und hat abends juckende Quaddeln auf den Hautbezirken, die nicht von Kleidung bedeckt waren. Auch nach Quallen- und Raupenkontakt ist eine Nesselsucht nicht selten.

Im Gegensatz zu Erwachsenen sind *physikalische Faktoren* wie Druck, Wärme oder Kälte im Kindesalter nur selten Ursache der Nesselsucht.

Oft genug kann jedoch, vor allem bei der chronischen Nesselsucht, gar kein Auslöser dingfest gemacht werden. Der Mediziner umschreibt dies mit dem wohlklingenden Fremdwort *idiopathisch* (= ursächlich ungeklärt). Auch fehlendes Wissen hört sich manchmal gut an.

Gefährliche Extrem- und Sonderformen

Bleiben die Erscheinungen auf die Haut beschränkt, so sind sie zwar aufgrund des Juckreizes lästig oder sogar quälend, aber nicht bedrohlich. Anders sieht es aus, wenn es zu Schwellungen im Bereich der Atemwege oder zu Allgemeinbeschwerden kommt, die am Anfang oft harmlos aussehen, sich aber binnen kurzer Zeit massiv steigern können.

Besonders häufig ist dies beim **Angioödem** (= *Quincke-Ödem*) der Fall. Es wird durch die gleichen Faktoren ausgelöst wie die Nesselsucht, es sind aber nicht die oberen Hautschichten, sondern die Unterhaut angeschwollen. Einige (sehr seltene) Formen des Angioödems sind erblich und beruhen auf einem Defekt in der Immunabwehr. Bei diesen Formen fehlt typischerweise der Juckreiz. Sie werden durch spezielle, nur an wenigen Kliniken verfügbare Medikamente behandelt.

Rufen Sie bei den geringsten Anzeichen von Atem- oder Kreislaufproblemen sofort den Notarzt – die Beschwerden können sich innerhalb kürzester Zeit bis hin zum anaphylaktischen Schock steigern (Erste Hilfe siehe S. 494).

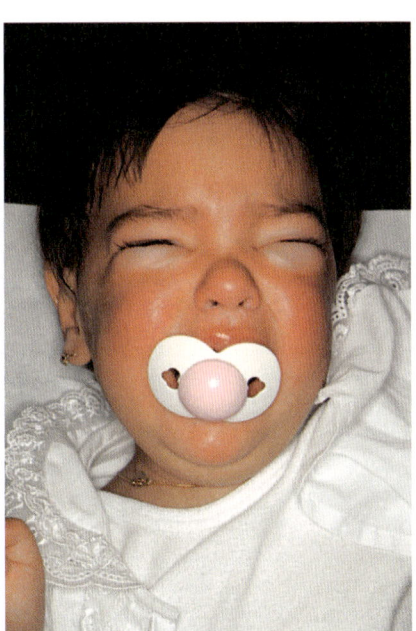

Eine seltene Allergieform: das Angioödem – hier im Gesicht eines einjährigen Mädchens. [KL]

Das macht der Arzt

Die Diagnose einer Nesselsucht kann der Arzt allein aufgrund der Untersuchung stellen. Bei erstmaligem Auftreten einer Nesselsucht wird er versuchen, die Auslöser zu erfragen und nach Anzeichen eines Infektes suchen. Mehr ist nicht erforderlich, denn in über 95 % bleibt die Nesselsucht ein einmaliges Ereignis.

Bleiben die Quaddeln jedoch oder kommen sie immer wieder, stehen weitergehende Untersuchungen an, wie etwa Allergietests sowie Stuhl-, Blut- und Urinuntersuchungen, durch die Infektionen und auch bestimmte rheumatische Erkrankungen erkannt werden können, die manchmal mit einer chronischen Nesselsucht in Verbindung stehen.

Leichte Formen der Nesselsucht verschwinden ohne jedes Zutun von selbst. Bei starkem Juckreiz verschreibt der Arzt Antihistaminika, wie etwa Loratadin (Lisino®), sowie juckreizstillende Präparate zum Auftragen auf die Haut, z. B. Lotio alba oder Tannosynth®.

Bei Atem- oder Kreislaufproblemen werden mit Kortison und bei Bedarf Adrenalin die gleichen Medikamente eingesetzt wie beim anaphylaktischen Schock (siehe S. 494).

Selbsthilfe und Naturheilkunde

Die Maßnahmen der Selbsthilfe und Naturheilkunde entsprechen denen gegen den Juckreiz z. B. bei Windpocken (siehe S. 240) bzw. denjenigen bei Allergien.

Am wichtigsten ist es jedoch die Spurensuche. Fragen Sie sich, ob vor dem Auftreten der Quaddeln irgendetwas anders war als sonst. Um den Auslösern auf die Schliche zu kommen, kann auch das Führen eines Beschwerdetagebuches (siehe auch S. 298) hilfreich sein.

Aber seien Sie unbesorgt, wenn Sie nichts finden – häufig reagiert der Körper dann z. B. auf eine »banale Infektion«, die nach außen gar nicht in Erscheinung tritt. Praktisch alle Kinder haben einmal einen Ausschlag mit Hautquaddeln, und solange die Kinder (außer durch Juckreiz) nicht beeinträchtigt sind, ist weitere Sorge überflüssig.

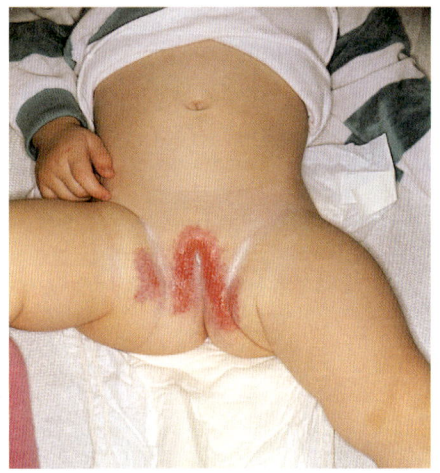
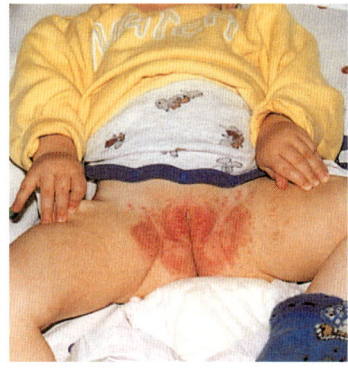
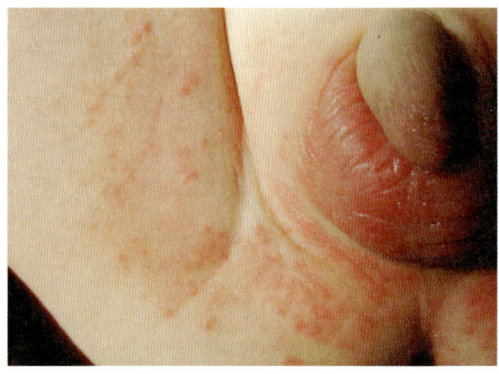

Links die »normale« Windeldermatitis, das heißt ohne Pilzinfektion. In der Mitte ein Windelsoor durch Infektion einer entzündeten Haut mit Hefepilzen. Ganz rechts die Streupusteln bei einem anderen Kind im Detail. [li u. Mitte: KL; re: TE]

Windeldermatitis

Alle Eltern kennen die **Windeldermatitis**, wenn auch vielleicht unter dem Begriff *wunder Po* oder *Wundsein*. Rechtzeitig bemerkt, löst sich das Problem durch eine intensivierte Popflege binnen weniger Tage von selbst.

Leitbeschwerden

➤ Hautrötung, in der Regel beginnend in der Analregion
➤ Möglicherweise Ausbildung kleiner Knötchen und Schuppungen
➤ Möglicherweise offene, nässende Stellen in dem geröteten Bezirk
➤ Bei zusätzlicher Pilzinfektion Pusteln und Knötchen, die in die Umgebung streuen
➤ Bei zusätzlicher bakterieller Infektion Bildung einzelner größerer, von einem roten Hof umgebener Knötchen oder Pusteln. Gelbliche Krusten können aufgelagert sein

Wann zum Arzt

Am nächsten Tag, wenn
➤ Sich der wunde Po trotz konsequenter Popflege nach einer halben Woche nicht gebessert hat.
➤ Die Rötung nicht mehr scharf begrenzt ist, sondern sich die Knötchen auch in der Umgebung bilden oder sich gelbe Krusten oder Bläschen entwickeln (Hinweis auf eine zusätzliche Infektion durch Hefepilze oder Bakterien).

Das Wichtigste aus der Medizin

Warum sind Kinder so oft wund?

Unter dem Windelpaket ist die zarte Kinderhaut immer stark belastet: Die dort zwangsläufig vorhandene Feuchtigkeit weicht die Haut auf und schwächt ihre Schutzfunktion. Urin und Stuhl tun ein Übriges, um die Haut zu reizen. Kein Wunder, dass schon eine geringe Verschlechterung der Hautbeschaffenheit, etwa durch Durchfall oder versäumten Windelwechsel, ausreichen kann, um das labile Gleichgewicht aus dem Lot zu bringen und zu sichtbaren Hautveränderungen zu führen.

Erfahrungsgemäß tritt eine Windeldermatitis besonders häufig nach Nahrungsumstellungen (erstes Zufüttern von Karotten, reichlicher Genuss von Fruchtsäften oder Zitrusfrüchten), bei Durchfall oder bei Infektionen an anderen Stellen des Körpers auf.

Infektion »pfropft sich auf«

Auf der durch die Windeldermatitis vorgeschädigten Haut haben auch Pilze oder Bakterien leichtes Spiel: An erster Stelle steht eine zusätzliche Besiedlung durch den Hefepilz *Candida albicans* (**Windelsoor**, siehe auch S. 255). Die Hefepilzinfektion ist typischerweise daran zu erkennen, dass die Hautveränderungen nun nicht mehr scharf begrenzt sind, sondern sich *Streuherde* (einzelne Knötchen und Pusteln) in der Umgebung, z. B. dem Bauch oder den Oberschenkeln finden. Typisch ist hier auch die Schuppung am Rand des Ausschlags.

Erst mit deutlichem Abstand folgen die ernster zu nehmenden bakteriellen Infektionen, vor allem durch *Staphylokokken*. Sie sind durch einzelne, von einem deutlichen roten Hof umrandete Pusteln oder Knötchen zu erkennen (die beim Windelsoor gesehenen Pusteln sind viel kleiner, zahlreicher und haben keinen so ausgeprägten »zornig roten« Hof).

Das macht der Arzt

Eine einfache Windeldermatitis ist in aller Regel mit den rechts dargestellten Selbsthilfemaßnahmen in den Griff zu bekommen. Bei offenen Stellen verordnet der Arzt evtl. desinfizierende oder gerbstoffhaltige Präparate (z. B. Farbstoffe, Chlorhexidin, Tannosynth®) zum Auftragen oder Aufpinseln, seltener auch für Bäder oder feuchte Umschläge. Hierdurch wird die Haut »trockengelegt« und einer Infektion vorgebeugt.

Ist es bereits zu einer zusätzlichen Hautinfektion durch Pilze oder Bakterien gekommen, verordnet der Arzt *antimykotische* (= gegen Pilze wirksame) Lotionen oder Cremes. In sehr ausgeprägten Fällen können antimykotische Medikamente zum Schlucken notwendig sein, damit Pilze aus dem Darm nicht immer wieder zu einem erneuten Befall der Windelregion führen (siehe auch S. 256).

Bei bakteriellen Hautinfektionen sind gegen Bakterien wirksame Cremes notwendig. Vor allem junge Säuglinge müssen manchmal aber auch antibiotische Tabletten einnehmen, bei Fieber ist unter Umständen sogar eine intravenöse Behandlung im Krankenhaus unumgänglich.

Erkrankungen der Haut

So helfen Sie Ihrem Kind

Wundsein kommt bei der besten Popflege vor, ein schlechtes Gewissen ist daher nicht angebracht. Sobald Sie beim Wickeln merken, dass Ihr Kind wund wird, intensivieren Sie einfach die normale Popflege: Wickeln Sie Ihr Kind jetzt nach jeder Mahlzeit und zusätzlich bei »positivem Riechtest«, damit Urin und Stuhl möglichst wenig Gelegenheit haben, die zarte Haut zu reizen. Besser noch ist Wickeln ungefähr alle zwei Stunden, also noch jeweils einmal zwischen den Mahlzeiten. Nichts geht jedoch über die Heilwirkung frischer Luft: Lassen Sie Ihr Kind möglichst oft mit nacktem Po auf einer Decke strampeln.

Zur Säuberung bieten sich ölgetränkte Tücher oder ein weicher Waschlappen und Wasser an, danach wird die Haut vorsichtig trockengetupft (nicht reiben!). Tut auch vorsichtiges Tupfen dem Kind noch sehr weh, können Sie den Po auch mit lauwarmer Luft trockenfönen. Verbrennungen verhindern Sie, indem Sie immer wieder zwischendurch mit der Hand die Temperatur überprüfen. Für die Zeit des Wundseins sollten Sie außerdem statt der normalen Babycreme eine zinkhaltige Salbe verwenden (z. B. Desitin®), welche die Haut schützt. Puder sind ungünstig, da sie verklumpen und dann die Haut eher aufscheuern als pflegen.

Entgegen früherer Ansicht bieten Stoffwindeln keine Vorteile; die heute handelsüblichen Einmalwindeln saugen Feuchtigkeit sehr gut auf. Es kann allerdings sein, dass Ihr Kind auf einen Wechsel der Windelmarke oder bei Stoffwindeln auf ein anderes Waschmittel mit einer Hautreizung reagiert. Dann sollten Sie besser wieder zur vorher verträglichen Windel- bzw. Waschmittelmarke zurückkehren.

Ist die Windeldermatitis nach einer Nahrungsumstellung aufgetreten, besteht kein Grund zur Panik. Es handelt sich in aller Regel nicht um eine Allergie, sondern um eine natürliche Reaktion auf die neue Nahrung, die den Stuhlgang eine Zeit lang verändert. Durch intensivierte Popflege gewöhnt sich die Haut bald an die neue Nahrung. Nur selten ist es erforderlich, das neu gefütterte Nahrungsmittel vorerst wieder wegzulassen und dann nach Abklingen der Hauterscheinungen ganz langsam wieder einzuführen.

 ## Möglichkeiten der Naturheilkunde

Gerbstoffhaltige Pflanzenextrakte als Zusatz zu einem (Sitz-)Bad können die Abheilung der Windeldermatitis beschleunigen. Zur Basispflege bei Windeldermatitis hat sich die Calendula-Heilsalbe bewährt. Der Apotheker kann Ihnen auch eine individuelle Salbe mit Zinkanteil und Pflanzenextrakt mischen. In beiden Fällen kommen z. B. Calendula, Eichenrinde, Hamamelis oder Kamille in Betracht.

Die empfindliche Haut wird am besten mit warmem Schafgarbentee gereinigt (1 TL mit 1 Tasse kochendem Wasser überbrühen, 10 Minuten ziehen lassen).

Seborrhoisches Säuglingsekzem

Das **seborrhoische Säuglingsekzem** (= *seborrhoische Säuglingsdermatitis*) ist eine nach wie vor ursächlich unklare, aber in aller Regel harmlose und vorübergehende Hautveränderung des jungen Säuglings. Das Ekzem geht innerhalb von Wochen bis Monaten von selbst zurück.

 ## Leitbeschwerden

➤ Am Kopf: gelbliche, fettige, fest haftende Schuppenkrusten auf ansonsten unauffälliger Haut, meist im Bereich der großen Fontanelle (siehe S. 193). Häufigste Form
➤ Am übrigen Körper, vor allem Windelregion und Hautfalten: feuchte Hautschuppen auf geröteter Haut

 ## Wann zum Arzt

In den nächsten Tagen, wenn
➤ Sie den Ausschlag oder erhebliche Krusten nicht durch Selbsthilfemaßnahmen in den Griff bekommen.

Am nächsten Tag, wenn
➤ Das Ekzem Ihr Kind durch Jucken stört.

Heute noch, wenn
➤ Sich die Hautrötung auf den ganzen Körper ausbreitet.

 ## Das Wichtigste aus der Medizin

Die Ursache des seborrhoischen Säuglingsekzems ist bis heute unbekannt.

Diskutiert wird, dass es Ausdruck einer Talgdrüsenüberfunktion oder Folge einer immunologischen Auseinandersetzung mit bestimmten natürlicherweise vorkommenden Hautpilzen ist, sicher ist jedoch keines von beiden. Die Ernährung des Kindes spielt keine Rolle.

Typisch: fettige Schuppen am Kopf

Am häufigsten treten beim seborrhoischen Säuglingsekzem fettige, gelbe, recht fest haftende Schuppen in kleineren oder größeren Flecken auf der behaarten Kopfhaut auf, oft im Bereich der großen Fontanelle, aber auch an den Augenbrauen und hinter den Ohren. Manchmal ist der ganze behaarte Kopf von dem Ausschlag überzogen, und auch das Gesicht kann betroffen sein. Da der Ausschlag nicht juckt, sind die Säuglinge oft weniger beeinträchtigt als ihre Eltern, die der Anblick nun einmal stört.

Am Körper zeigt sich das seborrhoische Säuglingsekzem durch gerötete Herde mit feuchten Schuppen, wobei vor allem die Windelregion, die Halsfalten und die großen Hautfalten (besonders Achsel- und Kniebeugen) befallen sind.

Je nachdem, wo die Hautveränderungen zu finden sind, kann das Bild dem einer Neurodermitis sehr ähnlich sein. Zusätzlich verwirrend ist die Tatsache, dass das seborrhoische Säuglingsekzem bei manchen Kindern einer Neurodermitis vorausgeht (siehe hierzu auch rechte Spalte auf S. 383). Im Vergleich zur Neurodermitis treten die Hautveränderungen bei einem seborrhoischen Säuglingsekzem jedoch früher auf (oft schon in den ersten vier Wochen), jucken nicht und befallen auch die von der Neurodermitis meist verschonte Windelregion sowie die Achselhöhlen.

Auch die Unterscheidung von einer Windeldermatitis kann manchmal schwierig sein. Die Windeldermatitis beginnt jedoch meist in der Analregion, das seborrhoische Säuglingsekzem eher in den Leistenbeugen. Auch der Blick in die Achseln kann helfen: Finden sich hier ebenfalls Hautveränderungen, so spricht dies für ein seborrhoisches Säuglingsekzem.

Gneis oder Milchschorf – Verwirrspiel der Namen

Fast jeder kennt den Begriff »Milchschorf«. Der Name leitet sich von der Ähnlichkeit des Ausschlags mit übergekochter Milch auf einer Herdplatte ab. Dass er nichts mit einer Milchallergie zu tun hat, ist inzwischen sicher.

Ansonsten herrscht Verwirrung. Denn mit dem Begriff »Milchschorf« können drei unterschiedliche Hauterscheinungen gemeint sein. Zum einen wird der bei der Neurodermitis gesehene Ausschlag am Kopf oft als Milchschorf bezeichnet (siehe S. 382). Zum Zweiten heißen die gelben Kopfschuppen bei der seborrhoischen Säuglingsdermatitis im Volksmund sowohl Gneis als auch Milchschorf.

Und um das Verwirrspiel komplett zu machen, wird der Begriff Milchschorf ebenso wie die Bezeichnung Gneis manchmal auch für ganz normale Erscheinungen angewendet: Am behaarten Kopf des Säuglings setzen sich nämlich zwischen den Haaren gelegentlich Hautschuppen fest und bilden dann nach und nach eine feste, bräunliche Auflage, die sich nur schwer entfernen oder abkratzen lässt.

Doch hier sind die Namen wirklich nur Schall und Rauch. Schauen Sie sich die Hautveränderungen am Kopf Ihres Babys genau an. Jucken diese und beeinträchtigen sie das Wohlbefinden des Säuglings, so spricht dies für eine Neurodermitis. Die anderen Formen sind harmlos – egal wie man's nennt.

Nicht schuld: die Ernährung

Wenigstens eine Sorge sind Sie bei einem seborrhoischen Säuglingsekzem los: Dass Sie die Ernährung Ihres Babys umstellen müssen. Im Gegensatz zur Neurodermitis haben Nahrungsmittel auf den Verlauf keinen Einfluss.

Selten: Ausbreitung

Ganz selten einmal breitet sich ein seborrhoisches Säuglingsekzem weiter aus und führt zu einer Hautrötung am ganzen Körper. Hierfür wird eine Anomalie bei Botenstoffen des Immunsystems verantwortlich gemacht; diese Kinder sollten unverzüglich einem Arzt vorgestellt werden.

Das macht der Arzt

Meist kann der Arzt die Diagnose allein aufgrund der Untersuchung stellen.

Das seborrhoische Säuglingsekzem verschwindet meist nach wenigen Wochen, spätestens Monaten auch ohne Behandlung. Daher wird Ihnen der Arzt erst Medikamente verordnen, wenn die Selbsthilfemaßnahmen (siehe unten) nicht ausreichen. Dann verschreibt er ein salicylsäurehaltiges Öl oder eine harnstoffhaltige Babycreme zum Ablösen hartnäckiger Kopfschuppen. Wenn das Ekzem gerötet ist, nässt und juckt, muss manchmal mit einer Kortisoncreme oder auch mit Antimykotika (= gegen Pilze gerichtete Medikamente), wie etwa Nizoral®, zum Auftragen behandelt werden.

So helfen Sie Ihrem Kind

Erfahrungsgemäß wirken sich frische Luft und leichte, luftdurchlässige Kleidung günstig auf das seborrhoische Ekzem aus.
Für das Babybad eignen sich neutrale Waschzusätze, Ölbader (z. B. Balmandol®) oder Bäder mit Weizenkleie (siehe S. 101). Im Gegensatz zu den üblichen Regeln der Babypflege kann das Baby anfangs alle 1–2 Tage gebadet werden. Auf Kopfschuppen können Sie einige Stunden Olivenöl zum Aufweichen auftragen und diese dann beim Bad vorsichtig mit einem Babyshampoo abwaschen, soweit dies geht (nicht kratzen!). Für hartnäckige Fälle können Sie dem Olivenöl in der Apotheke 0,25%ige Salicylsäure zumischen lassen, die dem Wirkstoff des Aspirin® eng verwandt ist und in dieser geringen Konzentration schuppenlösend wirkt.

Möglichkeiten der Naturheilkunde

Einen Versuch wert ist das zweimal tägliche Auftragen geringer Mengen Borretschsamenöl. Borretschsamenöl enthält wie Nachtkerzensamenöl reichlich ungesättigte Fettsäuren, der Wirkmechanismus ist aber nicht bekannt. Da Borretschsamenöl leicht verderblich ist, ist es in Kapseln »verpackt«.

Die Homöopathie empfiehlt je nach Erscheinungsbild Hepar sulfuris D4 oder Natrium muriaticum D6.

Akne

Eine **Akne** kann zwar in jedem Lebensalter auftreten, von Bedeutung ist sie jedoch vor allem in der Pubertät: Die Akne ist die häufigste Hauterkrankung des Jugendlichen, und rechnet man milde Formen mit, so bleibt kaum einer von ihr verschont. Jungen sind meist schwerer betroffen als Mädchen.

Zu einem Problem wird die Akne meist aus psychischen Gründen. Die Jugendlichen, ohnehin mit sich selbst und der Welt uneins, leiden oft sehr unter den Hautveränderungen – und müssen in ihrem Leid ernst genommen werden, auch wenn dieses von außen nicht immer ganz nachvollziehbar ist.

Leitbeschwerden

▶ Mitesser (Komedonen), die sich zu Pickeln (Papulopusteln) entzünden können
▶ Auftreten vor allem im Gesicht (besonders an Stirn, Wangen und Kinn), im Dekolleté und am oberen Rücken

Wann zum Arzt

In den nächsten 1–2 Wochen, wenn
▶ Die Akne Ihres Teenagers unter Selbsthilfemaßnahmen nicht innerhalb von 2–3 Monaten besser wird.

In den nächsten Tagen, wenn
▶ Ihr Kind außerhalb der Pubertät Akne bekommt.

Das Wichtigste aus der Medizin

Wieso plagt die Akne so viele Jugendliche?

In der Pubertät steigt insbesondere bei Jungen, geringer aber auch bei Mädchen, die Produktion *männlicher Geschlechtshormone* (= **Androgene**).
Dadurch werden die Talgdrüsen, die an den Haaren sitzen und durch ihr Sekret die Haut geschmeidig halten, zu verstärkter Talgsekretion angeregt (= **Seborrhö**). Wie stark die Talgdrüsen auf die männlichen Geschlechtshormone »ansprechen«, ist dabei von

Mensch zu Mensch unterschiedlich. Gleichzeitig kommt es, ebenfalls anlagebedingt, zu einer stärkeren Verhornung der Talgdrüsenausführungsgänge, so dass sich der reichlich produzierte Talg und Horn anstauen – ein *weißer Mitesser* ist entstanden.

Durch Pigmenteinlagerungen (nicht durch Dreck) verwandelt sich dieser dann zu einem Mitesser mit schwarzem Punkt in der Mitte *(schwarzer Mitesser)*. Schließlich besiedeln Bakterien (vor allem *Propionibacterium acnes*) die Talgdrüse, der Mitesser entzündet sich und wird zum Pickel oder Eiterpickel (**Papel** bzw. **Papulopustel**).

Welche Schweregrade gibt es?

Bei den meisten Jugendlichen bestehen nur Mitesser (= **Acne comedonica**) oder Mitesser und Pickel nebeneinander (= **Acne papulopustulosa**). Diese Formen heilen in aller Regel im jungen Erwachsenenalter aus.

Glücklicherweise selten ist die Schwerstform, die **Acne conglobata**, bei der sich zahlreiche Riesenmitesser und Abszesse bilden und die auffällige Narben hinterlässt. Betroffen sind vor allem Jungen.

Auch außerhalb der Pubertät?

Zweithäufigste Form nach der Pubertätsakne ist die **Neugeborenenakne**, die durch die mütterlichen Hormone bedingt ist und innerhalb weniger Wochen von selbst abklingt (Näheres siehe S. 195).

Außerhalb dieser Phasen ist eine Akne selten und sollte daher vom Arzt abgeklärt werden. Beispielsweise können kindliche Hormonstörungen, Chemikalien, aber auch bestimmte Medikamente, wie etwa Kortison oder Vitamin-B-Präparate, zu einer Akne führen.

 ### Das macht der Arzt

Die typische Akne bei einem Jugendlichen ist eine »Blickdiagnose« und erfordert keine weiteren Untersuchungen.
Entsprechend der Akneentstehung greift die ärztliche Behandlung an mehreren Punkten an, wobei sie bei leichteren Akneformen kaum von der Selbsthilfe zu trennen ist, da die dabei angewendeten Präparate auch frei verkäuflich in der Apotheke erhältlich sind.

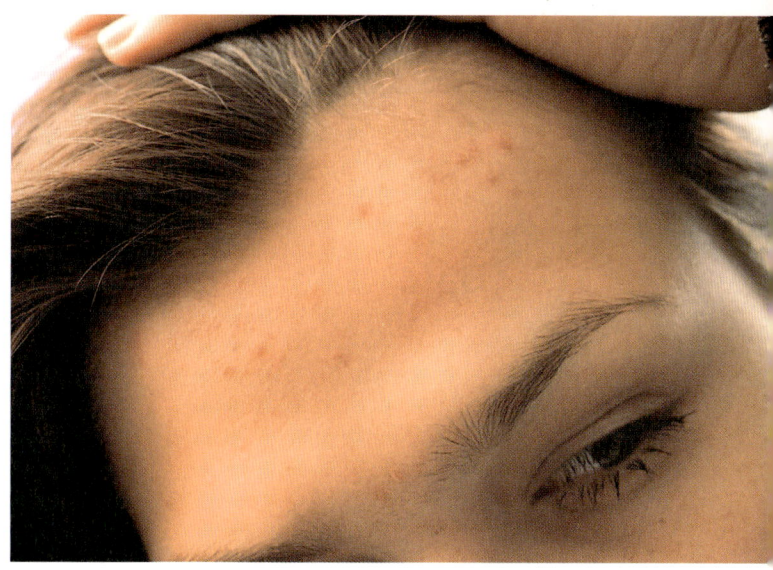

In der Pubertät kann schon eine leichte Akne wie hier bei einem 16-jährigen Mädchen zu erheblichen Selbstzweifeln und Identitätskrisen führen. Auch wenn Sie die Hautprobleme Ihres Kindes nicht als störend empfinden – erinnern Sie sich an Ihre eigene Pubertät und helfen Sie Ihrem Kind, sein Hautproblem aktiv anzugehen und selbstbewusst durchzustehen. [MU]

Behandlung je nach Schweregrad

➤ In ganz leichten Fällen reichen »Rubbelcremes« zur Abschilferung der verhornten Talgdrüsenausführungsgänge aus, wie etwa Brasivil® Paste.

➤ Meist empfiehlt sich jedoch eine Basisbehandlung mit dem frei verkäuflichen Benzoylperoxid, ein chemisch wirkendes *Schälmittel*, das gleichzeitig gegen Mitesser, Bakterien und Entzündung wirkt. Im empfindlichen Gesicht sollten nur niedrig konzentrierte Präparate eingesetzt werden, etwa Aknederm® Oxid Gel 3 %, PanOxyl® mild 2,5 Creme oder Sanoxit® 2,5 % Gel. Ähnlich wirkt die verschreibungspflichtige Azelainsäure (etwa Skinoren®).

➤ Alternative und bei schwereren Akneformen mit vielen Mitessern bei vielen Medizinern zur ersten Wahl aufgerückt sind die verschreibungspflichtigen Präparate mit Vitamin-A-Säure oder ihren Abkömmlingen, z. B. Airol®. Sie haben allerdings den Nachteil, dass sie die Haut lichtempfindlich machen, weshalb sie abends aufgetragen werden sollten und zusätzlich in der Sonne auf ausreichenden Sonnenschutz geachtet werden muss. Außerdem muss eine Schwangerschaft ausgeschlossen sein, da Fehlbildungen beim Ungeborenen auch bei äußerlicher Anwendung nicht auszuschließen sind. Daher ist es durchaus eine Überlegung wert, zuvor dem schwächer wirksamen Adapalen (Differin®) eine Chance zu geben, das diese Nachteile nach heutigem Kenntnisstand nicht hat.

➤ Zeigt diese Behandlung trotz drei Monate Konsequenz keine Wirkung, können zusätzlich befristet auf 2–3 Monate antibiotikahaltige Cremes aufgetragen werden, vor allem mit Erythromycin (z. B. Aknemycin®) oder Clindamycin (z. B. Basocin®).

➤ In schweren Fällen kann der Arzt zusätzlich Antibiotika zum Schlucken verschreiben. Bei jungen Mädchen, die einen Empfängnisschutz benötigen, kann die »Pille« die Akne bessern. Wegen ihrer möglichen Nebenwirkungen schwersten Formen vorbehalten ist die Einnahme von Vitamin-A-Säure-Abkömmlingen (Roaccutan®, unbedingt sichere Empfängisverhütung erforderlich!).

Verschlechterung möglich

Zu Beginn der Behandlung kann es zu einem »Aufblühen« der Akne kommen – ohne Warnung schmeißt Ihr Teenager mit einem wütenden »Jetzt seh ich noch schlimmer aus als vorher« alles in den Müll und nimmt von da an keine Ratschläge mehr an.

Daher sollten Sie Ihren Sprössling diesbezüglich vorwarnen und ihn darauf vorbereiten, dass es Wochen, manchmal sogar Monate dauert, bis eine Besserung sichtbar wird, dass aber Geduld schließlich (fast) immer belohnt wird. Die Verschlechterung zu Beginn kann oftmals durch anfängliche Anwendung des Präparates nur alle zwei Tage weitgehend abgefangen werden. Manche Jugendliche beginnen die Behandlung auch lieber mit den nächsten Ferien.

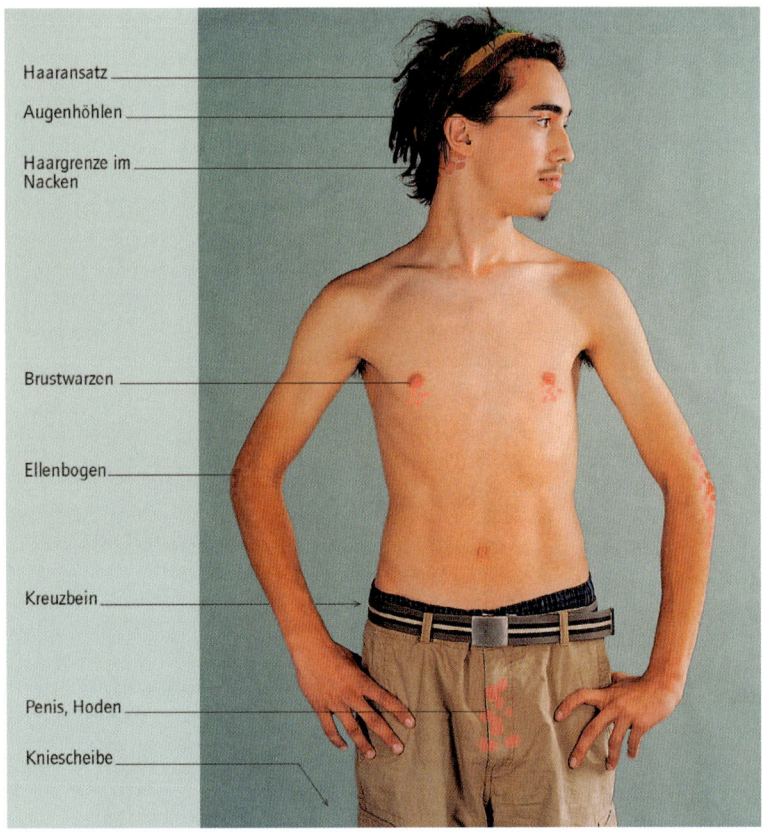

Typische Stellen, an denen sich die Psoriasis zeigen kann. [GX]

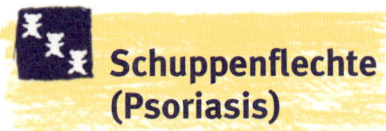

Schuppenflechte (Psoriasis)

Auch die **Schuppenflechte** (= *Psoriasis*) gehört mit einer Erkrankungshäufigkeit von 1–2 % zu den häufigen chronischen Hauterkrankungen bei Kindern.

Die Krankheit ist durch eine überschießende und überstürzte Bildung von Oberhautzellen charakterisiert, die mit einer Überproduktion von Hornvorstufen einhergeht. Es kommt dann zur Bildung der namengebenden Schuppen, die oft erstmalig in der Pubertät bemerkt wird.

Leitbeschwerden

➤ Scharf begrenzte, gerötete Herde mit silbrig-grauen Schuppen
➤ Stärkste Ausprägung der Hautveränderungen an den Streckseiten der Arme und Beine (Ellenbogen, Knie), den Handinnenflächen und Fußsohlen, den Nägeln, im Kreuzbeinbereich sowie am behaarten Kopf
➤ »Krank aussehende« Nägel

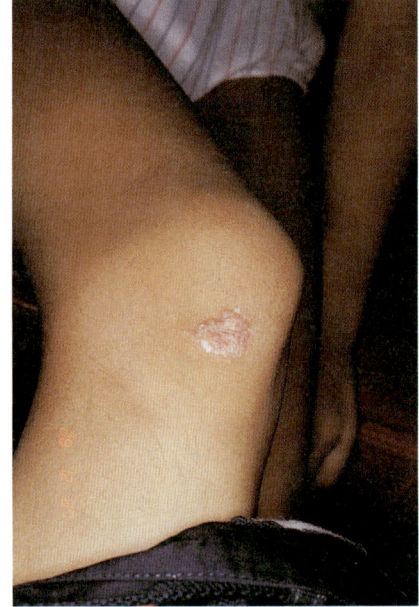

Ein solcher etwa münzgroßer Herd am Knie stört ein Kind kaum jemals, ist aber mit seinen charakteristischen silbrigen Schuppen eindeutiges Zeichen einer Schuppenflechte. [KL]

So helfen Sie Ihrem Kind

Ihnen selbst mag es ein Trost sein, dass Akne sich irgendwann auswächst – Ihr Teenager wird diesem Argument nichts abgewinnen können. Und vermeiden Sie Begriffe wie »unreine Haut« – mit »Reinheit« oder »Unreinheit« hat Akne nichts zu tun.

Für die tägliche Hautpflege am besten geeignet sind entfettende Syndets, wie etwa Eubos®. Möchte Ihr Teenager die Mitesser und Pickel tags abdecken oder Make-up verwenden will, sollten Sie eine Kosmetikerin nach geeigneten Präparaten fragen, da fettige Kosmetika die Mitesser fördern.

Das bei vielen Teenagern beliebte »Ausdrücken« schadet eher, denn die entzündungsverursachenden Substanzen werden durch unsachgemäßes Quetschen nur tiefer ins Gewebe gepresst – das Risiko von Entzündungen und damit Narbenbildungen steigt. Eine Entfernung der Mitesser durch eine Kosmetikerin kann aber sinnvoll sein.

Ein altes Hausmittel gegen Akne ist Hefe, entweder als frische Bäckerhefe (die heute leider auch viele Zusatzstoffe enthält) oder als Fertigpräparat (z. B. Levurinetten®).

Zum Thema Ernährung: Die Behauptung, dass Akne durch fetthaltige oder zuckerhaltige Nahrungsmittel gefördert wird, entbehrt jeder wissenschaftlichen Grundlage. Dass Schokolade und Chips nicht gesund sind, ist bekannt, die Akne hat auf diesem Schlachtfeld jedoch nichts zu tun.

Sonnenlicht wirkt erfahrungsgemäß günstig, was sich auch daran zeigt, dass Akne im Sommer oft besser und im Winter eher schlechter wird.

Möglichkeiten der Naturheilkunde

Auch die Naturheilkunde bietet kein Patentrezept gegen Akne – die Empfehlungen reichen von A-Vitaminen über Blutreinigungstees (Schachtelhalm und Brennnessel), Kamille und Salbei bis hin zu Zink, innerlich wie äußerlich. Kleiebäder, Kamilledampfbäder und Heilerdeanwendungen können am ehesten die schulmedizinische Behandlung unterstützen.

Wann zum Arzt

In den nächsten Tagen, wenn
➤ Sie vermuten, dass Ihr Kind eine Schuppenflechte hat.

Das Wichtigste aus der Medizin

Was ist die Ursache?

Die Schuppenflechte entsteht auf dem Boden einer erblichen Veranlagung – bei mehr als der Hälfte der betroffenen Kinder hat mindestens ein Elternteil ebenfalls eine Schuppenflechte.
Infekte, Hautverletzungen und die verschiedensten Belastungen (auch psychischer Art) lösen dann die Erkrankung aus – die Haut entzündet sich, ihre Zellen teilen sich viel zu schnell und verhornen viel zu rasch, aber gleichzeitig unvollständig.

Wie zeigt sich eine Schuppenflechte?

Typisches Kennzeichen der Schuppenflechte sind scharf begrenzte, gerötete Herde mit fest aufgelagerten, silbrigen Schuppen, die manchmal jucken. Versucht man, die Schuppen zu entfernen, kommt es zu punktförmigen Blutungen. Die Herde können dabei winzig klein, aber auch flächenhaft groß sein. Am häufigsten sind die in der Abbildung auf S. 400 oben gezeigten Stellen betroffen, manchmal aber auch gerade umgekehrt die Ellenbeugen und Kniekehlen.
Manche Kinder haben zusätzliche Nagelveränderungen: Die Nägel haben viele kleine Trichter wie Abdrücke eines stumpfen Nadelendes (= **Tüpfelnägel**), sind gelblich verfärbt (= **Ölflecke**) oder verdickt (= **Krümelnägel**).
Die übrigen Formen der Schuppenflechte, etwa mit Pustelbildung oder Gelenkbeteiligung, sind im Kindesalter extrem selten.

Behält man die Schuppenflechte ein Leben lang?

Die Schuppenflechte bleibt letztlich ein Leben lang bestehen. Das heißt aber nicht, dass Ihr Kind ständig Beschwerden hat. Bei vielen Betroffenen wechseln Phasen schlechteren Hautzustandes mit teils jahrelangen Phasen der Beschwerdearmut oder sogar Beschwerdefreiheit.

Das macht der Arzt

Meistens braucht der Arzt keine weitergehenden Untersuchungen, um die Diagnose einer Schuppenflechte zu stellen.

Behandelt wird die Schuppenflechte im Kindesalter fast ausschließlich von außen, am häufigsten wie folgt:

➤ Auch scheinbar nicht erkrankte Hautbezirke werden – wie bei der Neurodermitis – sorgfältig mit rückfettenden Cremes und Ölbädern gepflegt (siehe S. 387).

➤ Zur Entfernung der Schuppen wird bei Kleinkindern Harnstoff, bei älteren Kindern vor allem Salicylsäure in Creme, Salbe oder Öl verwendet.

➤ Um die überschießende Teilung der Hautzellen zu hemmen, wird bei Kindern am ehesten *Dithranol* (z. B. Cignolin®) eingesetzt. Da es anfänglich oft zu einer Hautreizung kommt, wird die Behandlung möglicherweise während eines kurzen Krankenhausaufenthaltes begonnen. Dies hat auch den Vorteil, dass Sie als Eltern vom Krankenhauspersonal in der praktischen Durchführung »angelernt« werden können (Dithranol verfärbt z. B. die Wäsche).

➤ Auch Cremes mit Furmarsäure haben sich als wirkungsvoll erwiesen.

➤ Cremes mit Vitamin D sowie Bestrahlungen mit einem bestimmten Ultraviolettlicht (*PUVA-Bestrahlungen*) sind ebenfalls wirksam, werden aber bei Kindern wegen ihrer möglichen Nebenwirkungen nur selten eingesetzt. Auch die früher üblichen *Teerpräparate* werden heute eher selten angewendet. Kortisoncremes sind zwar wirkungsvoll, haben aber den Nachteil, dass sich die Schuppenflechte nach ihrem Absetzen oft verschlechtert. Neuerdings werden anstelle von Kortisoncremes auch topische Immunmodulatoren (siehe S. 386) mit Erfolg eingesetzt.

➤ Medikamente zum Einnehmen sind nur ganz selten erforderlich.

==Heilen lässt sich die Schuppenflechte nicht. Sie lässt sich aber durch die äußerliche Behandlung bei der überwiegenden Mehrzahl der Kinder gut beherrschen. Auch wenn Ihnen der Aufwand manchmal lästig ist – wie bei vielen Hautkrankheiten führt nur Geduld zum Ziel.==

So helfen Sie Ihrem Kind

Diäten sind bei der Schuppenflechte wirkungslos – legen Sie Ihrem Kind also keine unnötigen Beschränkungen auf. Manchmal kann aber ein bestimmtes Nahrungsmittel die Haut »verschlimmern« (z.B. Gewürze), dieses (aber nicht mehr) gilt es dann zu meiden.

Typischerweise treten Herde von Schuppenflechte auch an scheinbar normaler Haut auf, wenn diese auf irgendeine Art gereizt wird. Deshalb sollten Sie z. B. darauf achten, dass die Kleidung nicht scheuert und Ihr Kind keinen Sonnenbrand bekommt.

Charakteristischerweise wird die Schuppenflechte im Sommer von selbst besser, um dann im Winter wieder mehr zu plagen. Sonne in Maßen tut Ihrem Kind also gut. Die Sommerbesserung kann durch einen längeren Urlaub am Meer (der hohe Salzgehalt wirkt günstig) verstärkt werden, und nachfolgende Bäder mit Meersalz (ca. 150 g auf eine Badewannenfüllung) retten die Besserung oft noch eine Weile in den Herbst.

Möglichkeiten der Naturheilkunde

Aus der Naturheilkunde kommen außerdem Kleiebäder (bei Juckreiz) sowie Heilerdeauflagen in Betracht. Als Heilpflanze ist Mahonia aquifolium, etwa in Rubisan®, erwähnenswert, die auch in der Schulmedizin bei leichteren Formen der Schuppenflechte eingesetzt wird.

Immer wieder diskutiert wird, ob Psychotherapie oder Entspannungsübungen nutzen. Die Psoriasis ist ganz sicher nicht psychisch bedingt, und der Nutzen liegt deshalb allenfalls darin, dass das Kind lernt, selbstsicherer mit seiner Erkrankung umzugehen.

➤ **Deutscher Psoriasis-Bund**
Seewartenstr. 10, 20459 Hamburg
www.psoriasis-bund.de

➤ **Psoriasis Selbsthilfe Arbeitsgem. e.V.**
Schmitzweg 64, 13437 Berlin
www.psoriasis-selbsthilfe.org

Bakterielle Hautentzündungen

Bakterielle Hautentzündungen sind bei Kindern häufig. Rechtzeitig behandelt, heilen sie in aller Regel innerhalb von 1–2 Wochen aus. Gefährlich werden bakterielle Hautentzündungen vor allem Neugeborenen und abwehrgeschwächten Kindern.

Leitbeschwerden

➤ Sichtbare Eiterbläschen auf der Haut, die bei manchen Formen platzen, so dass honiggelbe Krusten auf der Haut entstehen
➤ Flächenhafte Hautrötung mit überwärmter, oft glänzend-gespannter Haut
➤ Möglicherweise beeinträchtigtes Allgemeinbefinden und Fieber

Wann zum Arzt

Am nächsten Tag, wenn
➤ Sie eine Hautentzündung bei Ihrem Kind vermuten, es dem Kind aber dabei gut geht.

Heute noch, wenn
➤ Ihr Kind mit Eiterbläschen oder Hautrötung sich beeinträchtigt fühlt oder fiebert.
➤ Ihr Kind viele gelbe Krusten im Gesicht hat (Hinweis auf Impetigo contagiosa).

Sofort, wenn
➤ Es Ihrem Kind mit Fieber und flächenhafter Hautrötung oder Eiterbläschen zunehmend schlechter geht.

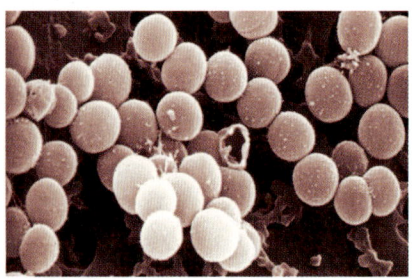

Staphylokokken, einer der Erreger der Impetigo contagiosa, zeigen sich im Mikroskop als Kugelbakterien. Staphylokokken kommen auch bei vielen gesunden Kindern in den Nasenschleimhäuten vor, so dass sich Ansteckungen (durch Händekontakt) nicht so einfach vermeiden lassen. [MKK]

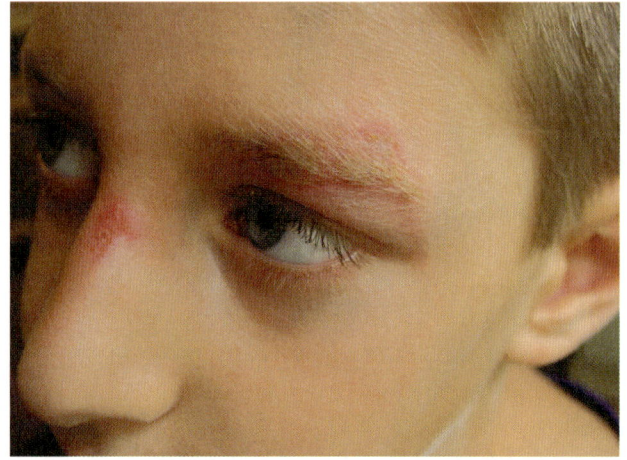

Die Impetigo contagiosa ist die wohl häufigste bakterielle Hautentzündung bei Kindern. Mit den Fingern werden die Bakterien in noch nicht befallene Hautregionen verschleppt, wo sie zu neuen Entzündungsherden führen. [TE]

Das Wichtigste aus der Medizin

Unsere Haut ist natürlicherweise von unzähligen gutartigen Bakterien besiedelt. Wirkungsvolle Schutzmechanismen (siehe S. 378) sorgen dafür, dass die Bakterien nicht in tiefere Hautschichten vordringen können. Anders bei verletzter oder durch Erkrankungen vorgeschädigter Haut: Hier können sich auch infektionsauslösende Bakterien halten, die dann leicht in die Haut eindringen und zu einer bakteriellen Hautentzündung führen. Wird dabei Eiter gebildet, spricht der Mediziner von einer **Pyodermie.**

Gelingt es den Bakterien tiefer einzudringen, ist nicht mehr nur die Haut, sondern der ganze Organismus betroffen – erkennbar an einem beeinträchtigten Allgemeinbefinden und Fieber.

Am häufigsten: Impetigo contagiosa

Bei Kindern wohl die häufigste bakterielle Hautentzündung ist die ansteckende **Impetigo contagiosa** (= *Grindflechte, Grind*). Sie tritt vornehmlich bei Klein- und Kindergartenkindern auf, meist im Gesicht oder an den Händen.

Die Impetigo contagiosa ist eine Entzündung der Oberhaut (siehe Abb. S. 379), hervorgerufen in aller Regel von *Staphylokokken-* oder *Streptokokken-Bakterien,* die z. B. aus dem Rachen (oder einem anderen Kind mit Impetigo) verschleppt werden. Es bilden sich Hautbläschen unterschiedlicher Größe, die von einem geröteten Saum umgeben werden und eitrig eintrüben. Insbesondere kleine Bläschen platzen rasch, es entstehen die typischen honiggelben Krusten, und die Herde breiten sich aus. Durch die Finger werden die Bakterien in weitere Hautregionen, aber auch auf andere Kinder getragen und führen zu immer neuen Herden. Vor allem Kinder mit ausgedehnten Entzündungen können sich in ihrem Allgemeinbefinden beeinträchtigt fühlen.

Kinder mit vorbestehenden Hauterkrankungen, wie beispielsweise der Neurodermitis, oder einer Abwehrschwäche erkranken besonders schwer.

Komplikationen der Impetigo contagiosa sind bei rechtzeitiger Behandlung selten. Bei Streptokokken können die auf S. 239 dargestellten Streptokokken-Zweiterkrankungen auftreten, bei Staphylokokken das Lyell-Syndrom (siehe rechts).

==Die Impetigo contagiosa ist ansteckend. Erkrankte Kinder sollten möglichst wenig Kontakt zu anderen Kindern haben und dürfen weder den Kindergarten noch die Schule besuchen.==

Nagelumlauf

Ebenfalls häufig ist der **Nagelumlauf** (= *Paronychie*).
Eine kleine Verletzung am Nagelfalz dient den Bakterien als Eintrittspforte. Zu Beginn beschränkt sich die Entzündung auf eine kleine Stelle am Nagelfalz. Von dort aus breitet sie sich aus und umgibt schließlich halbkreisförmig die hintere Nagelhälfte – sie ist um den Nagel »herumgelaufen«. Der Nagelfalz ist wulstartig geschwollen, gerötet und druckschmerzhaft, das Kind aber ansonsten nicht beeinträchtigt.

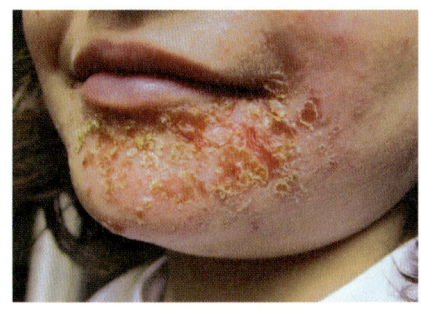

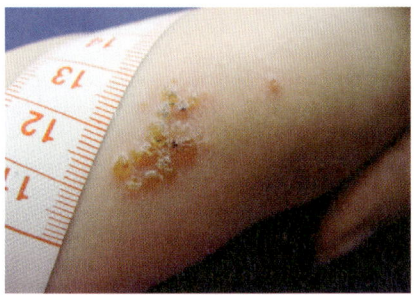

So sehen Impetigo-contagiosa-Herde aus der Nähe aus: Die charakteristischen gelben Bläschen und Krusten sind deutlich zu sehen. Die Impetigo neigt dazu sich auszubreiten, im unteren Bild bildet sich gerade oben rechts ein neues Bläschen. [TE; KL]

Abszess, Follikulitis und Furunkel

Manche Bakterien, etwa Staphylokokken, neigen dazu, das Gewebe einzuschmelzen, so dass eine recht gut abgrenzbare »Eiterhöhle« entsteht – ein **Abszess**. Die Haut wölbt sich vor, ist rot und oft warm, und beim (vorsichtigen!) Betasten spürt man, dass sich unter der Hautoberfläche Flüssigkeit befindet.

Wenn Bakterien entlang des Haarfollikels in tiefere Hautschichten einwandern, entstehen besondere Hautinfektionen:

▶ Eine oberflächliche Entzündung des Haarfollikels heißt **Follikulitis**. Bei vereinzeltem Auftreten werden die etwa stecknadelkopfgroßen gelben Pustelchen oft gar nicht bemerkt.

▶ Dringen die Bakterien in die Tiefe des Haarfollikels und seine Umgebung vor und schmilzt das Gewebe dabei wie ein Abszess eitrig ein, handelt es sich um einen **Furunkel**. Es entsteht ein schmerzhafter, geröteter Knoten, möglicherweise fühlt sich das Kind krank und hat Fieber. Furunkel entwickeln sich gehäuft bei Kindern mit einer Neurodermitis oder allgemeiner Abwehrschwäche.

Furunkel im Gesichtsbereich sind insbesondere bei Jugendlichen gar nicht so selten. Sie müssen unbedingt ärztlich behandelt werden, um eine Ausbreitung der Entzündung ins Gehirn zu vermeiden (Erreger können über die Blutgefäße ins Gehirn gelangen und sich dort weiter vermehren).

Bis zum Arztbesuch auf keinen Fall am Furunkel drücken oder quetschen! Dadurch werden die Bakterien in die Tiefe gedrückt.

Erysipel

Andere Bakterien dringen weniger in die Tiefe vor, sondern breiten sich mehr flächenhaft aus. Bei einem **Erysipel** findet diese Ausbreitung im Unterhautfettgewebe statt, bevorzugt im Gesicht, an Arm oder Bein. Verursacher sind meist *Streptokokken,* die über winzige Hautverletzungen eingedrungen sind.

Innerhalb weniger Stunden wird die Haut flammend rot (mit scharfer Grenze), geschwollen und überwärmt, das Kind hat Fieber und fühlt sich in aller Regel auch sehr krank.

Selten, aber gefährlich: Lyell-Syndrom

Glücklicherweise selten ist das bedrohliche, durch Staphylokokken verursachte (staphylogene) **Lyell-Syndrom.** Es ist keine Hautinfektion, sondern eine übersteigerte Reaktion des Immunsystems auf Staphylokokken-Infektionen an anderen Körperstellen, die sich vor allem an der Haut abspielt. Das Lyell-Syndrom tritt meist als Komplikation einer Impetigo, Rachen- oder Mittelohrentzündung auf, manchmal aber auch (scheinbar) aus heiterem Himmel.

Das Kind – meist ein Baby oder Kleinkind – bekommt zuerst hohes Fieber und einen scharlachähnlichen Ausschlag, bevor sich nach 1–2 Tagen am ganzen Körper große Hautblasen bilden, die platzen und offene Hautstellen hinterlassen.

Das staphylogene Lyell-Syndrom muss auf jeden Fall im Krankenhaus mit Antibiotikainfusionen behandelt werden.

Das macht der Arzt

Die meisten Hautentzündungen bei Kindern kann der Arzt allein aufgrund des typischen Bildes diagnostizieren. Er macht möglicherweise einen Hautabstrich, um den Erreger genau festzustellen, und entnimmt Blut, um besser einschätzen zu können, ob bereits der ganze Körper von der Entzündung betroffen ist. Treten wiederholt Hautentzündungen auf, sucht der Arzt z. B. durch Blutuntersuchungen außerdem nach einer begünstigenden Grunderkrankung, etwa Störungen des Immunsystems.

Örtlich begrenzte Hautentzündungen lassen sich bei ansonsten gesunden Kindern in aller Regel durch äußerliche Maßnahmen in den Griff bekommen.

Eine Follikulitis bedarf oft gar keiner Behandlung. Bei einem Nagelumlauf reichen meist Bäder oder feuchte Umschläge mit desinfizierenden Substanzen (z. B. Farbstofflösungen, Chinosol®) oder desinfizierende Salben oder Salbegazen, z. B. auf Jodbasis (Betaisodona®, Braunovidon®). Das Kind sollte den erkrankten Finger oder Zeh möglichst wenig bewegen. In leichten Fällen können Sie dies auch in »Eigenregie« machen, müssen aber auf jeden Fall zum Arzt, wenn sich die Entzündung nicht innerhalb weniger Tage bessert oder gar verschlechtert oder das Kind über dauernde oder klopfende Schmerzen klagt.

Entleert sich ein Abszess nicht von selbst, muss er in aller Regel vom Arzt geöffnet werden, damit er abheilen kann.

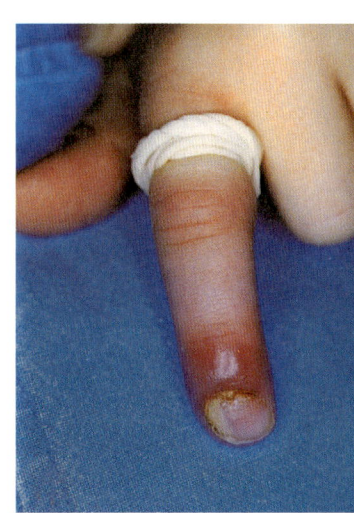

Bei diesem fünfjährigen Kind haben Bakterien zu einem ausgeprägten Nagelumlauf geführt: Nicht nur der Nagelfalz, sondern das gesamte Fingerendglied ist entzündet, am Übergang von Nagelfalz und Nagelplatte sind Eiterkrusten sichtbar, und im Bild links löst sich bereits der Nagel. Mit einem solchen Finger sollten Sie Ihr Kind unbedingt dem Kinderarzt vorstellen, schon allein um es baldmöglichst von den klopfenden Schmerzen zu erlösen. [KL]

Behandlung bei Impetigo

Hat Ihr Kind eine Impetigo, verordnet der Arzt ebenfalls desinfizierende Lösungen sowie häufig Antibiotikasalben, wie etwa Fucidine®. Krusten werden zuvor aufgeweicht (in leichten Fällen mit lauwarmem Wasser, ansonsten etwa mit Salicylvaseline) und dann vorsichtig entfernt.

Bei einer ausgedehnten Impetigo und allen tiefen Hautentzündungen muss das Kind Antibiotika einnehmen. Bei einer Impetigo wird dadurch gleichzeitig der Herd z. B. im Rachen saniert, damit das Kind nicht immer wieder die Bakterien von dort verschleppt und sich selbst infiziert.

So helfen Sie Ihrem Kind

Da die Blasen und Krusten einer Impetigo Bakterien enthalten, die mit den Händen verschleppt werden und zu immer neuen Eiterherden führen können, empfiehlt es sich, die Herde z. B. mit Wundgaze abzudecken, um eine Weiterverbreitung zu vermeiden. Das Kind sollte nicht die gleichen Handtücher benutzen wie die übrigen Familienmitglieder, und seine Handtücher sollten täglich gewechselt werden.
Auch bei den übrigen bakteriellen Hautentzündungen gilt es, die entzündete Stelle nicht mit den Fingern zu berühren.

Möglichkeiten der Naturheilkunde

Bei einem Nagelumlauf kann ein Fingerbad (etwa in einem Eierbecher) mit lauwarmem Wasser und Kamillezusatz (z. B. Kamillosan®) zweimal täglich die Entzündung schneller zum Abklingen bringen.
Gut bewährt hat sich bei allen Hautinfektionen, vor allem bei offenen oder eitrigen Formen, die Behandlung mit Calendula-Essenz. Zum einen können Sie mit der Essenz (1 : 10 mit Wasser verdünnt) ein Fingerbad machen. Zum anderen können Sie die 1 zu 10 verdünnte Essenz auch als Umschlag (etwa mit einem Tuch oder Wattebausch – mehrmals täglich!) auflegen – auch bei Impetigo (Näheres siehe Kasten S. 96). Allerdings: Die Heilung dauert oft viele Tage – und bei einer Impetigo darf das Kind so lange nicht in Schule oder Kindergarten!

Bei Hautinfektionen gilt generell, dass Wärme nur im Anfangsstadium gut tut, während heftige Entzündungen besser auf Kühlung reagieren. Entsprechend können bei Abszessen und Furunkeln warme Auflagen mit pflanzlichen Zusätzen, wie etwa Heublumen, Kamille oder Arnika, die Reifung beschleunigen. Bei fortgeschrittenen Abszessen und Infektionen wirken eher kühle Umschläge oder die Auflage alkoholischer Auszüge (Letztere wirken immer kühlend) wie etwa Calendula-Essenz.

Furunkel heilen unter Auflage einer Mercurialis-perennis-Salbe 10% schneller ab.

Die Homöopathie empfiehlt bei bakteriellen Hautentzündungen je nach Begleitsymptomen z. B. Apis und Antimonium (bei Impetigo), Belladonna (bei Follikulitis und Furunkel), Apis (beim Erysipel) oder Silicea (bei Nagelumlauf), alle in den Potenzen D6, D12 und D30. Die homöopathische Behandlung darf aber nur unterstützend eingesetzt werden.

Herpesbläschen

Herpesbläschen, im Volksmund auch als *Fieberbläschen* bezeichnet, sind für viele Kinder ein unerwünschter, aber treuer Begleiter: In aller Regel harmlos, aber immer störend, treten sie mit Vorliebe dann auf, wenn man sie am wenigsten braucht.

Besonders schwere und dann möglicherweise gefährliche Formen treten allerdings bei Neugeborenen sowie bei Kindern mit einer Neurodermitis oder einer allgemeinen Abwehrschwäche auf. Herpesbläschen plagen vor allem Kinder ab dem Schulalter.

Leitbeschwerden

▶ Jucken und Spannen der betroffenen Hautregion (meist Lippenrand oder Nasenflügel)
▶ Nach wenigen Stunden, selten Tagen Aufschießen gruppiert stehender Bläschen. Sie sind erst klar, trüben dann ein, fließen zusammen und platzen, bevor sie unter Krustenbildung abheilen
▶ Bei ausgedehntem Befall Allgemeinbeschwerden

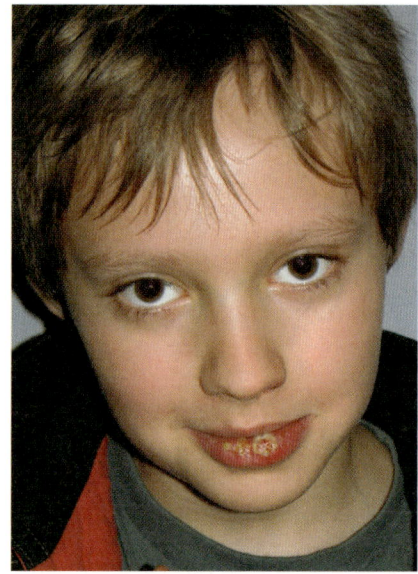

Herpesbläschen sind für ein ansonsten gesundes Kind nicht gefährlich, sie können aber unangenehm und ganz schön lästig sein. Hier sind die Bläschen schon zusammengeflossen und geplatzt, bis zu ihrer Abheilung wird der Junge aber noch ein paar Tage Geduld brauchen. [KL]

Wann zum Arzt

In den nächsten Tagen, wenn
▶ Ihr Kind über einen längeren Zeitraum häufiger als einmal alle zwei Monate Herpesbläschen bekommt.

Am nächsten Tag, wenn
▶ Die Bläschen nach zwei Wochen immer noch nicht weg sind.

Heute noch, wenn
▶ Sich Herpesbläschen bei einem Säugling entwickeln.
▶ Herpesbläschen in Augennähe auftreten (Gefahr der Hornhautbeteiligung mit bleibenden Sehstörungen).
▶ Sich die Bläschen immer weiter ausdehnen.
▶ Sich Ihr Kind mit Herpesbläschen »richtig« krank fühlt.

Sofort, wenn
▶ Es Ihrem Kind mit schwerem Herpes zunehmend schlechter geht, insbesondere wenn es teilnahmslos wird (Hinweis auf eine Gehirnentzündung, siehe S. 247).

Das Wichtigste aus der Medizin

Der Verursacher der Herpesbläschen im Gesicht ist fast immer das weit verbreitete **Herpes-simplex-Virus Typ 1** – schon 80 % aller Zweijährigen haben mit ihm Bekanntschaft gemacht. Dieses Virus führt in aller Regel nur einmal im Leben zu einer »echten« Erkrankung, und das auch nur bei einer Minderheit der Kinder. Solche »echten« Herpesinfektionen nach erstmaligem Herpes-Kontakt sind die – recht häufige – Mundfäule (= **Stomatitis aphtosa,** siehe S. 246) sowie die sehr seltene Herpes-Gehirnentzündung (siehe S. 451) oder Herpes-Lungenentzündung. Die Letzteren treten praktisch nur bei Neugeborenen und abwehrgeschwächten Kindern auf. Bei einem Kind mit Neurodermitis kann die Herpes-Erstinfektion eine schwere Hautinfektion bedingen, das *herpetisierte Ekzem* (siehe S. 385).

So harmlos sie meist sind – Herpes-Viren haben eine unangenehme Eigenschaft: Unabhängig davon, ob der erste Kontakt mit ihnen überhaupt bemerkt wurde, ziehen sie sich nach der ersten Infektion oft entlang der Nervenbahnen – meist des Gesichtes – zu einer Art Winterschlaf zurück. So versteckt entgehen sie den Antikörpern im Blut (siehe S. 296). Aus ihrem Schlaf können sie aber immer dann geweckt werden, wenn das Immunsystem belastet ist, etwa bei Fieber oder Erkältungen, zu viel Sonne, bei Klimawechseln, aber auch bei körperlichen oder seelischen Belastungen, bei älteren Mädchen auch im Zuge der Menstruation.

Nur Kindern mit schweren Erkrankungen des Immunsystems sowie Kindern mit einer schweren Neurodermitis kann das Virus auch nach dem Erstkontakt noch gefährlich werden, etwa durch ausgedehnte Hautinfektionen oder Gehirnentzündungen.

Seltener: Herpes simplex Typ 2

Neben dem Herpes-Virus Typ 1 gibt es noch das – weniger verbreitete – **Herpes-simplex-Virus Typ 2.** Zum ersten Kontakt kommt es meist erst im Jugendalter, denn die Bläschen bevorzugen die Genitalregion und werden vor allem durch Geschlechtsverkehr übertragen. Allerdings: Wenn eine schwangere Frau kurz vor der Geburt eine frische Infektion mit dem Virus hat, kann sich das Kind unter der Geburt anstecken und eine Herpes-Gehirnentzündung bekommen.

Der Erreger von Herpesbläschen, das Herpes-simplex-Virus, ist eng mit dem Erreger der Windpocken, dem Varizella-Zoster-Virus, verwandt – beide gehören zur Herpes-Gruppe. Die Viren in dieser »Familie« haben eine besondere Eigenschaft: Sie können sich nach dem ersten Kontakt lebenslang im Körper halten (oben im Bild sind zwei Viren in eine Nervenzelle eingedrungen, wo sie vom Immunsystem nicht verfolgt werden können). Deshalb können Infektionen mit Viren aus der Herpes-Gruppe – oft nach Jahren – wieder aufflackern. Die dann entstehenden Krankheiten bleiben allerdings in aller Regel örtlich begrenzt (Herpesbläschen beim Herpes-simplex Virus, Gürtelrose beim Varizella-Zoster-Virus).
[GR; Foto: MU]

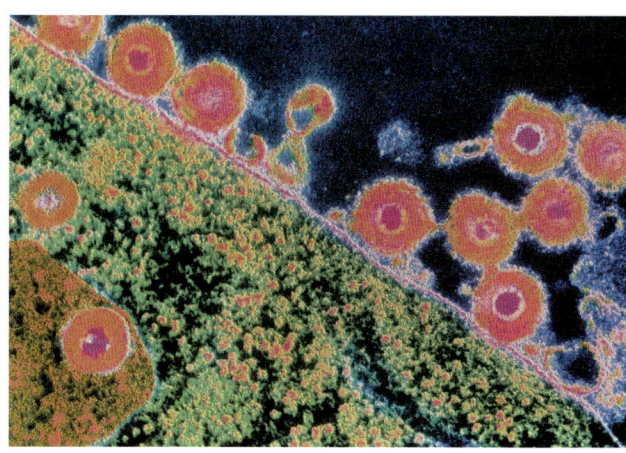

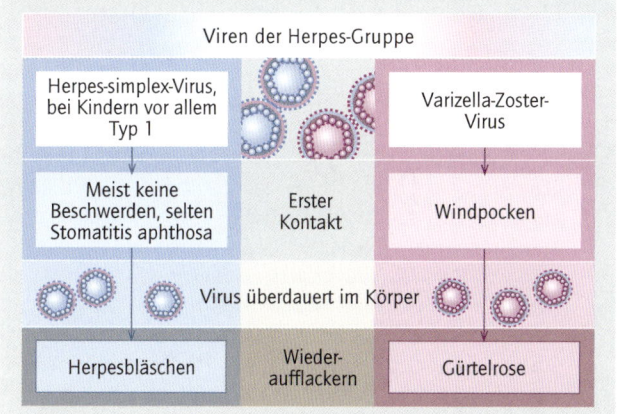

Das macht der Arzt

Herpesbläschen sehen so typisch aus, dass der Arzt sie in aller Regel auf den ersten Blick erkennen kann und keine weiteren Untersuchungen nötig sind. Bei begrenzten Herpesbläschen ist auch keine Behandlung erforderlich.

Es gibt zwar virushemmende Medikamente zum Auftragen auf die Haut (z. B. Aciclovir, etwa in Herpetad® Creme oder Zovirax® Creme), trotz des hohen Preises ist ihre Wirksamkeit aber begrenzt. Effektiv wirken sie nur dann, wenn sie vor dem Erscheinen der Bläschen aufgetragen werden. Möglicherweise fördern sie auch eine Resistenzbildung (d. h. das Unempfindlichwerden) der Viren. Meist ist also die berühmte »tincture of time«, das Abwarten, die beste Wahl.

Anders sieht es dann aus, wenn ein Neugeborenes Herpesbläschen entwickelt: Wegen der viel höheren Gefahr einer ernsten Erkrankung werden die Hautbläschen dieser Kinder durch spezielle Labortests untersucht. Oft müssen die betroffenen Kinder zu weiteren Untersuchungen in die Klinik und müssen dort häufig mit einem antiviralen Medikament behandelt werden, um eine weitere Ausbreitung zu verhindern.

Auch bei Bläschen im Auge, einem herpetisierten Ekzem oder bei der Beteiligung innerer Organe (etwa bei einem abwehrgeschwächten Kind) muss möglichst schnell ein virushemmendes Medikament als Infusion gegeben werden.

Vorbeugung möglich?

Wer einmal Herpesbläschen hatte, kann diese immer wieder bekommen, und dagegen lässt sich nicht viel unternehmen. Allenfalls lässt sich z.B. starke Sonneneinstrahlung meiden. Ob dabei das Auftragen eines besonders starken Lichtschutzes auf die Lippen ausreicht, ist ungewiss, da der Herpes eher durch eine hohe »Gesamtkörper-Lichtdosis« aktiviert wird.

So helfen Sie Ihrem Kind

Bei einfachen Herpesbläschen außerhalb der Säuglingszeit brauchen Sie nicht mit Ihrem Kind zum Arzt zu gehen. Fühlt sich das Kind durch das Jucken und Brennen arg gestört, können gerbstoff- oder zinkhaltige Präparate (etwa Tannosynth®-Creme oder -Lotio oder Virudermin®) kühlend wirken und das Eintrocknen der Bläschen beschleunigen. Werden sie nicht aufgekratzt, heilen die Bläschen in 1–2 Wochen ohne Narben oder sonstige Komplikationen ab.

Haben kleine Kinder einen Lippenherpes, kann es sein, dass sie Nahrung ablehnen. Hier reicht es in aller Regel aus, die schmerzenden Stellen für ein paar Tage z. B. mit einem Strohhalm zu »umgehen«.

Verbreitung vermeiden?

Der Bläscheninhalt enthält lebende Viren und ist somit ansteckend. Die Weiterverbreitung des Virus ist aber meist unproblematisch, da fast alle älteren Kinder das Virus bereits »durchgemacht haben«. Kleinkinder können sich an den Lippenbläschen zwar mit einer Mundfäule anstecken, aber da das Virus so häufig vorkommt und zudem sehr ansteckend ist, ist es weder praktikabel noch sinnvoll, die Übertragung vermeiden zu wollen. Kinder mit Herpesbläschen dürfen also in den Kindergarten, und um die Schule kommen sie auch nicht herum.

Allerdings sollten Kinder mit einem »blühenden« Herpes Neugeborenen und Kindern mit einer schweren Neurodermitis fern bleiben, da hier komplizierte Verläufe vorkommen können.

Möglichkeiten der Naturheilkunde

Aus der Pflanzenapotheke ist vor allem die Melisse empfehlenswert. Das Auftragen einer Melissentinktur oder einer fertigen Salbe (Lomaherpan®) beschleunigt durch ihren Gerbstoffgehalt das Austrocknen der Bläschen.

Homöopathisch kommt je nach Begleitsymptomen eine ganze Reihe von Mitteln in Betracht, z. B. Natrium muriaticum, Rhus toxicodendron oder Sulfur (alle D6, D12 oder D30).

Gürtelrose

Ebenfalls durch ein Mitglied der Herpes-Familie bedingt ist die **Gürtelrose** (= *Herpes zoster, Zoster*): Hier handelt es sich um ein Wiedererwachen schlafender Viren nach *Windpocken* in der Kindheit. Die Gürtelrose ist vornehmlich eine Erkrankung des älteren Erwachsenen, prinzipiell können aber auch schon Kinder erkranken.

Leitbeschwerden

▶ Manchmal Vorstadium mit uncharakteristischen Beschwerden über einige Tage
▶ Im betroffenen Hautbezirk zunächst Brennen, Schmerzen und Hautrötung. Dann Aufschießen gruppiert stehender, stark juckender Bläschen im Zeitraum von bis zu einer halben Woche. Am Rumpf typischerweise gürtelförmig vom Rücken nach vorne reichend, dabei auf eine Körperseite beschränkt bleibend. Am Gesicht ebenfalls einseitig
▶ Möglicherweise Unwohlsein und Fieber

Wann zum Arzt

Am nächsten Tag, wenn
▶ Sie annehmen, dass Ihr Kind eine Gürtelrose am Rumpf hat, die Beschwerden aber nur gering sind.

Heute noch, wenn
▶ Sie vermuten, dass Ihr Kind eine Gürtelrose im Gesicht hat oder es bei einer Gürtelrose am Rumpf über starke Beschwerden klagt (z. B. heftige Schmerzen, Fieber).

Das Wichtigste aus der Medizin

Was haben Windpocken und Gürtelrose miteinander zu tun?

Windpocken und Gürtelrose werden durch dasselbe Virus hervorgerufen: durch das zur Gruppe der Herpes-Viren zählende **Varizella-Zoster-Virus** (= *Humanes Herpes-Virus 3*). Nach einer Windpockenerkrankung in der Kindheit überdauern die Viren in Nervenknoten nahe dem Rückenmark. Jahre später wandern sie dann entlang der Nerven in die Haut und führen dort zu den charakteristischen Hauterscheinungen. Dabei bleiben sie im Wesentlichen an das Versorgungsgebiet »ihres« Nervs gebunden – ein meist gürtelbreites, auf eine Körperhälfte beschränktes Hautareal.

==Manchmal ist im Gesichtsbereich die Unterscheidung zwischen Herpes- und Gürtelrosenbläschen nicht ganz einfach. Die betroffenen Hautbezirke sind aber bei der Gürtelrose größer, und das Kind ist meist mehr beeinträchtigt als bei Herpesbläschen.==

Häufiger Komplikationen bei Gesichtsbeteiligung

Eine Gürtelrose im Gesicht verläuft nicht immer ohne Komplikationen:

▶ Bei einem Befall des Stirnastes des sensorischen Gesichtsnerves (der die Empfindungen vom Gesicht zum Gehirn leitet) kann die Augenhornhaut mitbefallen werden – es drohen bleibende Sehstörungen.
▶ Bei einem Befall des Oberkieferastes können das Ohr oder der motorische Gesichtsnerv (der alle Bewegungsimpulse vom Gehirn zum Gesicht übermittelt) leiden – erkennbar an Hörstorungen bzw. einer Gesichtslähmung.

Manchmal langwierig

Wird eine Gürtelrose rechtzeitig behandelt, ist meist nach 2–3 Wochen alles vorbei. Die bei Erwachsenen nach einem Herpes zoster recht häufigen Nervenschmerzen (= **postzosterische Neuralgie**) im betroffenen Hautgebiet sind bei Kindern glücklicherweise selten. Eine Ausbreitung mit dem Befall innerer Organe oder des Gehirns kommt nur bei Kindern mit erheblicher Abwehrschwäche vor.

Das macht der Arzt

Die Gürtelrose ist eine »Blickdiagnose«. Ob eine unkomplizierte Gürtelrose durch virushemmende Medikamente wie etwa Aciclovir-Tabletten (z. B. Zovirax®) behandelt werden soll oder nicht, ist Ansichtssache. Unabdingbar sind sie aber bei einer Gürtelrose im Augen- oder Ohrbereich sowie bei Kindern mit bekannter Abwehrschwäche, wobei das Medikament dann häufig als Infusion gegeben wird. Je früher der Virushemmer gegeben wird, desto besser wirkt er!

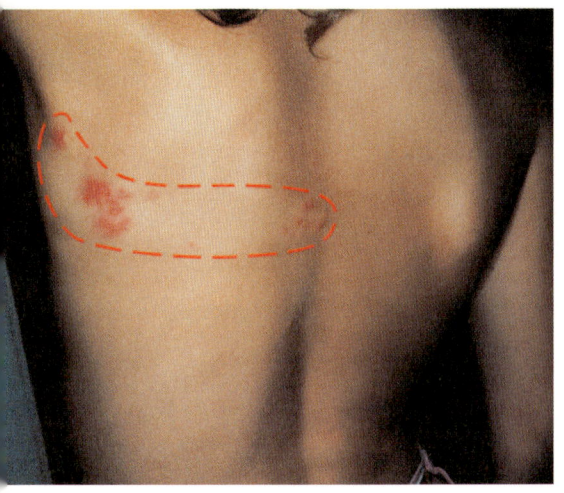

Die gruppiert stehenden Bläschen der Gürtelrose beschränken sich auf das Versorgungsgebiet eines Nervs (hier rot markiert). Am Rumpf zieht ein solches Versorgungsgebiet wie ein Gürtel bandförmig von der Wirbelsäule nach vorne – daher rührt der Name Gürtelrose. Dass das Band auf diesem Foto mehr einem Bumerang ähnelt, liegt daran, dass das Kind den Arm hebt. [KL]

Die Hauterscheinungen bereiten Kindern durchschnittlich weniger Beschwerden als Erwachsenen. Die äußerliche Behandlung und die Juckreizbehandlung entsprechen derjenigen bei Windpocken (siehe S. 240). Hat das Kind starke Schmerzen, kann ein Schmerzmittel, z. B. Paracetamol oder Ibuprofen (siehe Kasten S. 157) sinnvoll sein.

So helfen Sie Ihrem Kind

Die Bläschen bei Gürtelrose jucken oft stark. Hier helfen die gleichen Maßnahmen wie bei den Windpocken. Die betroffenen Hautbezirke sollten trocken gehalten (also auch nicht gewaschen) werden. Sind einmal Verbände nötig, etwa um ein Aufkratzen zu verhindern, sollten diese auf jeden Fall leicht und luftdurchlässig sein.

Der Bläscheninhalt bei Gürtelrose ist hoch ansteckend. Menschen, die noch keinen Kontakt mit dem Virus hatten, können dadurch Windpocken bekommen.

Möglichkeiten der Naturheilkunde

Eine Reihe von Pflanzen enthält Gerbstoffe, welche als Zusatz zu einem kühlenden Umschlag dessen lindernde Wirkung verstärken; als Beispiele seien die Eichenrinde (siehe S. 101) und die Schafgarbe genannt.
In der Homöopathie werden je nach Beschwerdebild z. B. Apis, Arsenicum album oder Mezereum empfohlen (jeweils D6, D12, D30).

Warzen

Auch wenn es zunächst merkwürdig anmuten mag: Warzen (= *Verruccae*) sind keine kleinen Tumoren, sondern eine Hautinfektion durch Viren. Warzen sind sehr häufig, fast jedes Kind bekommt sie früher oder später, oft im späten Grundschulalter. Warzen sind zwar kosmetisch störend, ansonsten aber harmlos und gehen über Monate oder Jahre meist von selbst wieder weg.

Leitbeschwerden

▶ **Gewöhnliche Warzen:** hautfarbene, mit zunehmender Größe rauer werdende Hautwucherungen vor allem an den Fingern und Zehen. Nicht schmerzhaft
▶ **Fußsohlenwarzen:** flache, raue, weißliche, Knoten, meist umgeben von dicker Hornhaut. An druckbelasteten Stellen oft sehr schmerzhaft
▶ **Flachwarzen:** schmerzlose, winzige runde Knötchen im Gesicht
▶ **Dellwarzen:** hautfarbene rundliche Erhebungen mit einer Delle in der Mitte, meist an Gesicht, Hals oder Oberkörper

Wann zum Arzt

Bei Gelegenheit, wenn
▶ Gewöhnliche Warzen auch nach langer Zeit (etwa nach zwei Jahren) noch nicht weg sind.

In den nächsten Tagen, wenn
▶ Sie sich nicht sicher sind, ob Ihr Kind Warzen hat oder nicht doch etwas anderes.
▶ Die Warzen im praktischen Alltag sehr stören, weil sie ungünstig lokalisiert sind – etwa unter dem Fußballen – oder häufig bluten.
▶ Ihr Kind mit Hauterkrankungen (z. B. Neurodermitis) Dellwarzen hat.
▶ Dellwarzen sich ausbreiten.

Das Wichtigste aus der Medizin

Woher kommen Warzen?

So verschieden die Warzen auch aussehen, eins haben alle gemein: Es handelt sich immer um Virusinfektionen der Haut. Die Viren führen zu einer überschießenden Zellvermehrung in den obersten Hautschichten und damit zu den typischen Hautwucherungen.

»Gewöhnliche« Warzen

Die *Familie der gewöhnlichen Warzen (vulgäre Warzen)* wird durch verschiedene **humane Papilloma-Viren** hervorgerufen. Übertragen werden die Viren entweder direkt von Mensch zu Mensch oder indirekt z. B. über Fußböden in Schwimmbädern. Das »Angehen« der Viren wird begünstigt durch eine gestörte Barrierefunktion der Haut (z. B. bei ständig feuchter Haut, Verletzungen oder Vorerkrankungen der Haut), feuchtkalte Hände oder Füße oder eine allgemeine Abwehrschwäche. Oftmals ist aber keine Ursache feststellbar.

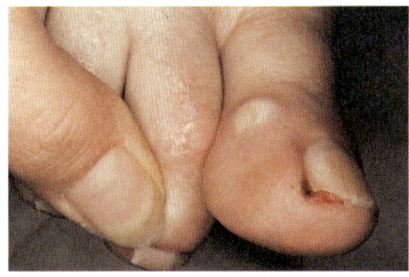

Warzen werden in Märchen zwar meist alten Hexen angedichtet, in Wirklichkeit sind sie aber harmlose, virusbedingte Hautwucherungen und im Grundschulalter besonders häufig. Gerade die hier im Bild gezeigte gewöhnliche Warze geht mit ein bisschen Geduld oft von alleine weg. Das Kind hier hat sich außerdem beim Nägelschneiden verletzt – solche Verletzungen sind manchmal die »Eintrittspforte« für weitere Infektionserreger. [KL]

Gewöhnliche Warzen: viele Gesichter

An den Streckseiten der Finger und Zehen (gerade bei Fingern oft um den Nagel herum) bilden sich die für die **gewöhnlichen Warzen** typischen hautfarbenen Wucherungen. Anfangs nur ein stecknadelkopfgroßes Knötchen, können sie später zusammenfließen, werden mit zunehmender Größe immer rauer und bluten möglicherweise.

Ein etwas anderes Bild zeigt sich an der Fußsohle, da die Warzen durch die Druckbelastung nicht nach außen wachsen können. **Fußsohlenwarzen** (= *Dornwarzen, Plantarwarzen*) sind daher flach oder allenfalls leicht erhaben und oft von dicker Hornhaut umgeben. Kleine schwarze Punkte oder Streifen sind durch winzige Blutungen bedingt. Fußsohlenwarzen können beetartig zusammenfließen und heißen dann *Mosaikwarzen*. Wegen der nicht zu vermeidenden Druckbelastung sind Fußsohlenwarzen oft schmerzhaft – eben wie ein Dorn.

Ebenfalls durch Papilloma-Viren verursacht werden die **Flachwarzen** (= *plane Warzen*). Diese flachen, rötlichen Gebilde sind vor allem im Gesicht und an den Händen oft zahlreich zu finden.

Sämtliche Vertreter der gewöhnlichen Warzen zeichnen sich dadurch aus, dass sie in aller Regel nach 1–2 Jahren, manchmal auch erst nach 10 Jahren, von selbst ohne Narben abheilen, wenn sich der Körper ausreichend mit dem Virus auseinander gesetzt hat. Erwachsene sind vor einer erneuten Infektion nur teilweise geschützt, da es mehrere Stämme der Papilloma-Viren gibt.

Feigwarzen

Die durch bestimmte Papilloma-Viren hervorgerufenen **Feigwarzen** (= *Feuchtwarzen, spitze Kondylome*) sind im Gegensatz zu den vorgenannten Warzen bei Kindern selten.

Der Grund: Sie werden in erster Linie durch sexuellen Kontakt übertragen – entsprechend finden sich die Warzen vor allem im Geschlechts- und Analbereich. Feigwarzen bei einem Kind sollten daher auch (aber nicht nur!) an einen sexuellen Missbrauch denken lassen und müssen stets vom Arzt behandelt werden, da sie nicht von selbst weggehen.

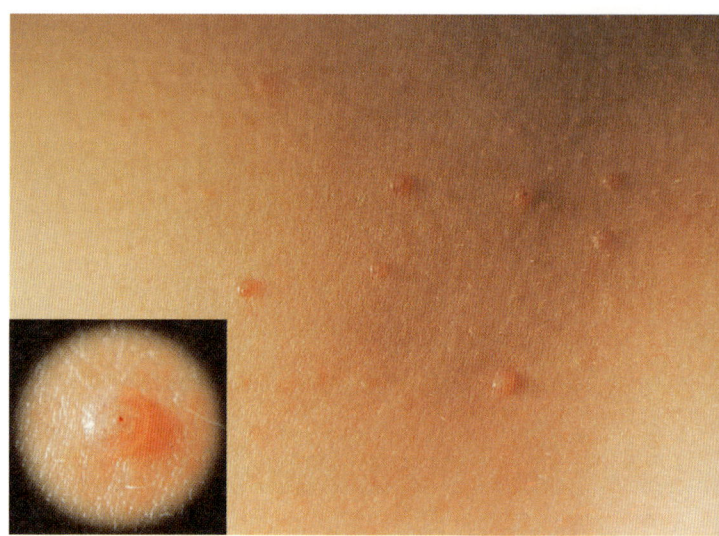

Dellwarzen haben ihren Namen von der kleinen Delle in der Mitte. Auch Dellwarzen sind keine ernsthafte Erkrankung, da sie aber recht ansteckend sind und zur Ausbreitung neigen, sollten sie vom Kinderarzt behandelt werden. [KL]

Dellwarzen

Durch ein (harmloses!) **Virus der Pockengruppe** hervorgerufen werden die **Dellwarzen** (= *Mollusca contagiosa*). Die hautfarbenen Knötchen sehen aus wie kleine Perlen mit einer Delle in der Mitte und treten vor allem an Gesicht, Hals und Oberkörper auf. Bei Druck entleert sich ein Sekret, das hoch virushaltig und damit ansteckend ist.

Der Krankheitsverlauf bei Dellwarzen ist variabler als bei den gewöhnlichen Warzen, in der Regel aber ebenso gutartig. Sie gehen meist nach gut einem halben Jahr von selbst wieder weg. Nur selten besteht dabei die *einzelne* Dellwarze länger als zwei Monate. Bei manchen Kindern können sich die Dellwarzen aber erheblich ausbreiten. Insbesondere bei Kindern mit Neurodermitis werden oft Hunderte von Warzen beobachtet.

Das macht der Arzt

Die Diagnose bei Warzen ist unproblematisch – Hinschauen reicht dem Arzt meist. Da alle Vertreter der gewöhnlichen Warzen irgendwann von selbst abheilen, ist konsequentes Zuwarten fast immer die beste Behandlung. Falls das Kind sich aber psychisch beeinträchtigt fühlt, die Warze durch ungünstigen Sitz Probleme bereitet oder wenn gleichzeitig eine Hauterkrankung besteht, die die weitere Aussaat begünstigt (z. B. eine Neurodermitis), stehen mehrere Behandlungsmöglichkeiten zur Verfügung:

➤ Salicylsäure zum Auftragen (wie z. B. Verrucid®, in Kombination mit Milchsäure z. B. Duofilm®) oder als Pflaster (z. B. Guttaplast®) löst die Hornschicht auf.

➤ Sehr wirksam ist das Auftragen des Zytostatikums 5-Fluorouracil (etwa Verrumal®), das die Virusvermehrung hemmt und bei korrekter Anwendung keine ernsten Nebenwirkungen hat.

➤ Bei Flachwarzen kann ein Vitamin-A-Säure-Präparat (z. B. Airol®, siehe auch S. 399) aufgetragen werden.

➤ Sehr hartnäckige Warzen können z. B. durch Kälte- oder Laserbehandlung oder operativ entfernt werden. Diese Behandlungen sind allerdings auch bei örtlicher Betäubung zumindest unangenehm und können Narben hinterlassen, weshalb sie bei Kindern nur angewendet werden, wenn sanftere Verfahren ohne Wirkung geblieben sind.

Sonderfall Dellwarzen

Da Dellwarzen ansteckender sind und sich leichter ausbreiten als gewöhnliche Warzen, rät der Arzt dann zu einer Behandlung, wenn sich die Warzen erkennbar ausbreiten. Vereinzelt auftretende, sich nicht rasch ausbreitende Dellwarzen werden aber am besten in Ruhe gelassen. Zur Behandlung in Betracht kommen das Auftragen von Airol®, Verrumal® oder die Entfernung durch Laser, Vereisung oder das Abtragen mit einer scharfen Nadel oder Kürette. Auch das Zusammendrücken mit einer Pinzette ist wirksam.

So helfen Sie Ihrem Kind

Da alle Warzen z. B. durch Kratzen weiter verbreitet werden können (erkennbar manchmal an der strichförmigen Gruppierung der Warzen), sollte sich Ihr Kind möglichst nicht an den Warzen kratzen. Kinder mit Fußsohlenwarzen tragen im Schwimmbad am besten Plastiksandalen und beim Sportunterricht Turnschuhe oder -schläppchen.

Dellwarzen werden durch direkten Kontakt übertragen, Kinder mit Dellwarzen sollten deshalb nicht nackt mit anderen Kindern raufen. Sie dürfen jedoch ins Schwimmbad gehen. Bei Jugendlichen werden Dellwarzen auch beim intimen Körperkontakt übertragen.

Dellwarzen entzünden sich leicht, wenn man sie mechanisch reizt, danach bilden sie sich oft von selbst innerhalb von 1–2 Wochen zurück. Dies kann man sich zur Selbsthilfe zunutze machen: Mit Hilfe einer sauberen Nadel oder auch eines Zahnstochers wird der harte, weiße Kern der Warze angestochen oder auch »herausgepuhlt« und so eine Entzündung provoziert. Dabei sollten jedoch keine gesunden Hautpartien berührt werden, da die Warzen sonst dort »angehen«.

Viele Kinder lassen sich durch die Versicherung beruhigen, dass die Warze an ihrem Finger mit Sicherheit harmlos ist und man deshalb ruhig zuwarten kann. Andere hingegen möchten die Warze auf jeden Fall loswerden. Dann sollten Sie es zunächst mit »sanften« Methoden probieren – versprechen Sie Ihrem Kind dabei aber nicht, dass die Warze sofort verschwindet. Erklären Sie ihm, dass zuerst der »Panzer« der Warze, die Hornschicht, langsam aufgelöst werden muss. Salicylsäurehaltige Warzenmittel können Sie sich auch ohne Rezept in der Apotheke besorgen.

Neu auf dem Markt ist eine Art Vereisungsstift zur Selbstbehandlung von Warzen. Er kommt aber nur für Kinder über vier Jahren in Betracht, und es dürfen immer nur einzelne Warzen am Finger vereist werden (nicht im Gesicht anwenden!).

An allgemeinen Maßnahmen ist alles empfehlenswert, was die Durchblutung der Finger und Zehen verbessert. Zu nennen sind insbesondere Trockenbürsten, Wechselduschen, kalt-warme Güsse oder auch Sauna.

 ### Möglichkeiten der Naturheilkunde

»Das« Heilmittel gegen Warzen aus der Homöopathie ist Thuja occidentalis – sowohl als homöopathische Tinktur zum Auftragen als auch als Globuli zum Einnehmen.

Aus der Pflanzenheilkunde kommen Knoblauch und Schöllkraut in Frage. Das Auflegen von Knoblauchscheibchen hat dabei den Vorteil, nebenwirkungsfrei zu sein. Schöllkrautsaft (auch fertig in der Apotheke erhältlich) wird ebenfalls auf die Warze aufgetragen: Stängel abbrechen und den austretenden gelben Saft auftragen. Da er giftig ist, darf aber nichts auf die Schleimhaut oder in die Augen gelangen.

Auch Zitronensaft, zweimal täglich aufgetragen, soll Warzen zum Abheilen bringen. Dasselbe gilt für selbst hergestellte Apfelessig-Tinktur: In einem Teelöffel Apfelessig so viel Kochsalz auflösen wie möglich, dann drei Tropfen Lavendelöl dazugeben und diese Lösung zweimal täglich auf die Warze aufträufeln.

Zudem werden Ihnen Freunde und Bekannte bestimmt noch weitere Warzenmittel empfehlen, vom Besprechen bis zum Vergraben einer toten Katze auf dem Friedhof, das schon Tom Sawyers Warzen geheilt hat. Denn egal was gegen Warzen unternommen wird, es wirkt: 40% der Warzen verschwinden z. B. durch Besprechen, dasselbe gilt für Hypnose, Auftragen von Spucke – und auch fürs einfache Nichtstun. Bei den Warzen scheint sich somit zu bestätigen, was der Medizin von Spöttern nachgesagt wird und auf den französischen Dichter Voltaire zurückgeht: Ihre vornehmste Aufgabe bestehe darin, den Patienten abzulenken, damit die Zeit ihre heilende Kraft entfalten kann.

Pilzerkrankungen der Haut sind zwar lästig und manchmal auch langwierig, aber für ansonsten gesunde Kinder harmlos. Der Hautpilz beginnt mit einem Herd aus kleinen roten Knötchen, der langsam größer wird und dabei in der Mitte abblasst, so dass er später eine Ringform annimmt. Charakteristisch ist die Schuppenkrause am Rand des Herdes. Die Herde jucken meist sehr, so dass ein Hautpilz manchmal erst dadurch auffällt, dass sich das Kind ständig kratzt. [TE]

 ## Haut- und Nagelpilz

Bedenkt man, dass Pilze in unserer Umwelt allgegenwärtig sind, so sind Erkrankungen durch Pilze verhältnismäßig selten. Am häufigsten von allen Organen ist die Haut von Pilzinfektionen betroffen. Es sind vor allem zwei Gruppen von Pilzen, die zu Pilzinfektionen der Haut und Schleimhäute führen:

▶ **Fadenpilze** (= *Dermatophyten*) – sie sind die typischen Erreger des **Haut- und Nagelpilzes,** der in diesem Abschnitt besprochen werden soll. Hautpilzerkrankungen durch Fadenpilze werden nach dem lateinischen Begriff auch *Tinea* genannt.

▶ **Hefepilze** (= *Sprosspilze*) – sie verursachen den *Soor,* der gerade bei Babys und Kleinkindern sehr häufig ist und daher gesondert dargestellt wird (siehe S. 255).

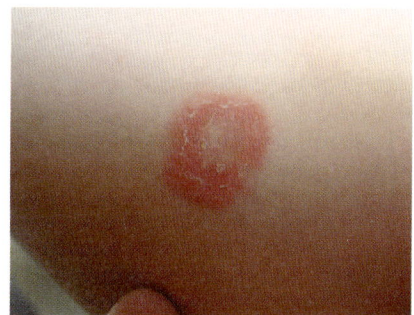

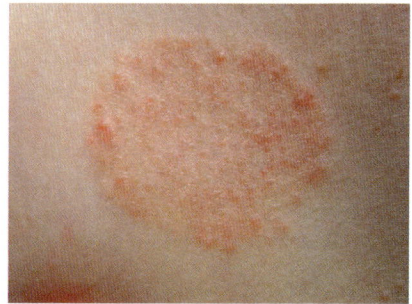

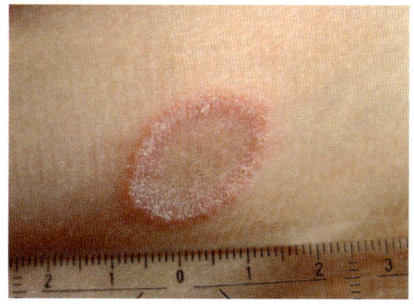

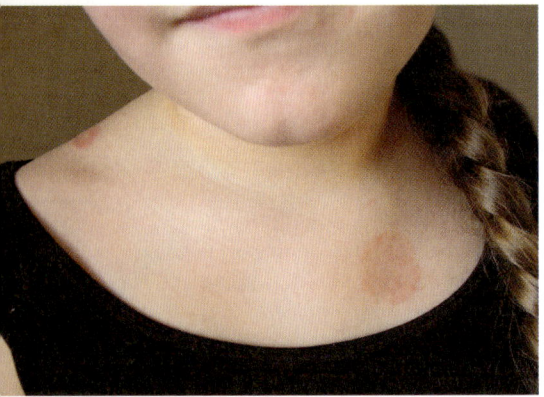

Links: Nicht selten hat ein Kind mehrere Hautpilzherde: Dieses siebenjährige Mädchen hat einen verhältnismäßig neuen Herd am linken Schlüsselbein zum Brustbein hin und einen älteren Herd an der rechten Schulter. [TE]

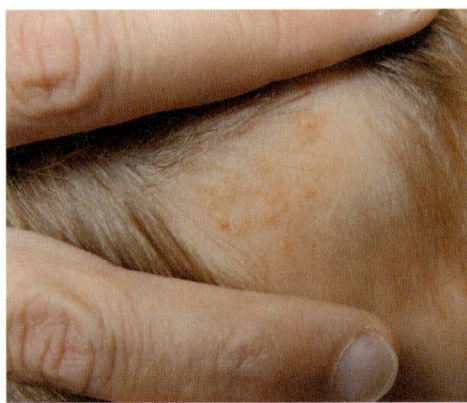

Rechts: Typisch für den Kopfpilz: der Haarausfall. Gut zu sehen sind hier auch die Knötchen und die Vergröberung der Haut, die später oft in eine Schuppung übergeht. [TE]

Leitbeschwerden

▶ **Fußpilz:** meist Beginn mit kleinen Hautrissen in den Zwischenzehenräumen, umgeben von weißlicher oder geröteter Haut. Starker Juckreiz. Möglicherweise Übergreifen auf die übrige Fußhaut mit Ausbildung geröteter, schuppender Herde oder Eindringen in den Fußnagel

▶ **Nagelpilz:** gelbliche Verfärbung, Verdickung und Brüchigwerden des Nagels, beginnend meist am freien Ende des Nagels. Bei ausgeprägtem Nagelpilz Rötung der umgebenden Haut

▶ **Hautpilz am übrigen Körper:** rundliche, leicht erhabene Hautrötung, die langsam größer wird und gleichzeitig innen abblasst, so dass eine Ringform entsteht. Meist stark juckend

▶ **Pilzinfektion des behaarten Kopfes:** typischerweise Haarausfall oder Abbrechen der Haare knapp oberhalb der Kopfhaut (»gemähte Wiese«, »wie mit Mehl bestäubt«). Möglicherweise ekzemartige Hautveränderungen mit Schuppungen auf geröteter Haut, möglicherweise auch Pusteln, Abszesse, nässende Haut und Hautvereiterungen

Wann zum Arzt

In den nächsten Tagen, wenn
▶ Sie vermuten, dass Ihr Kind einen Haut- oder Nagelpilz hat.

Am nächsten Tag, wenn
▶ Sie denken, dass Ihr Kind eine Pilzinfektion am behaarten Kopf hat.

Das Wichtigste aus der Medizin

Wie entstehen Pilzerkrankungen?

Von den Fadenpilzen – den Hauptverursachern des Haut- und Nagelpilzes – gibt es zahlreiche Arten; einige leben in der unbelebten Umwelt (vor allem in der Erde) und gelangen von dort auf den Menschen, andere haben ihre Dauerlagerstätte auf Haustieren (vor allem Katzen), und eine dritte Gruppe besiedelt vorzugsweise den Menschen.
Der Fuß- und der Nagelpilz – Letzterer befällt zu 80 % die Zehennägel – wird meist durch Barfußlaufen auf Teppichböden oder feuchten Fußböden z. B. in Schwimmbädern übertragen. Die Ansteckungskraft dieser Pilze ist aber gering – um sich »anzustecken«, müssen deshalb begünstigende Faktoren vorliegen, etwa ständig feuchte Füße z. B. durch schlechtes Abtrocknen, vermehrtes Schwitzen, luftundurchlässiges Schuhwerk oder kleine Hautverletzungen.

Anders sieht es bei Pilzerkrankungen der übrigen Haut oder des behaarten Kopfes aus, die gerade bei Kindern deutlich häufiger sind als bei Erwachsenen. Wie ansteckend sie sind, hängt von der genauen Pilzart ab, die jedoch aus der Art der Hautveränderungen nicht ersichtlich ist. Gerade hinter einem Kopfhautpilz steckt oft der ansteckende **Microsporum canis,** der immer wieder zu kleinen Epidemien – als so genannte **Microsporie** – in Kindergärten oder Schulen führt. Hier sollten Sie also schnell einen Arzt aufsuchen, zumal ein unbehandelter Kopfhautpilz auch zu bleibendem Haarausfall führen kann.

Vom typischen Soor (siehe S. 255) abgesehen, sind Hefepilze eher selten die Ursache eines Hautpilzes.

Das macht der Arzt

Zur Diagnosesicherung entnimmt der Arzt möglicherweise Hautschuppen oder einzelne Haare, untersucht sie unter dem Mikroskop und legt eine Kultur an. Zeigt die Untersuchung unter dem Mikroskop Pilze, braucht aber das erst 2–3 Wochen später vorliegende Ergebnis der Kultur nicht abgewartet werden, die Behandlung kann sofort beginnen und wird dann je nach Kulturergebnis möglicherweise modifiziert.

Ist nur die Haut betroffen, reicht in aller Regel ein *Antimykotikum* (= gegen Pilze gerichtetes Medikament) zum Auftragen auf die Haut aus. Zunehmend gelangen dabei sog. *Breitbandantimykotika* zum Einsatz, die gegen Fadenpilze und Hefen wirken. Wichtig ist, dass Sie die Behandlung über den gesamten vom Arzt verordneten Zeitraum durchführen. Typischerweise verschwinden die Beschwerden früher als der Pilz, so dass es bei vorzeitigem Behandlungsende zu einem Rückfall kommen kann.

Ein gering ausgeprägter Nagelpilz kann heute vielfach ohne Entfernung des Nagels durch längeres Auftragen spezieller Nagellacke behandelt werden. Die Behandlung mit einem Nagellack hat nur Sinn, wenn sie *konsequent* erfolgt: Der Nagel muss vor dem Lackieren möglichst heiß gebadet und dann die verdickten Nagelpartien so weit wie möglich abgeschabt oder anderswie abgetragen werden, damit der Lack an die noch lebenden Stellen gelangen kann. Bei ausgeprägtem Nagelpilz (bei Kindern sehr selten) muss das Kind ein Pilzmittel schlucken, da der Wirkstoff »von innen« am besten in den befallenen Nagel gelangt. Manchmal muss der Nagel auch keilförmig oder in Gänze entfernt werden.

Sonderfall Kopfpilz

Etwas langwieriger ist die Behandlung eines Kopfhautpilzes. Hier muss der Pilz von außen und von innen bekämpft werden, meist über mehrere Wochen.
Kinder »holen« sich die Erreger des Kopfhautpilzes nicht selten von Haustieren, insbesondere von Katzen. Hat Ihr Kind Probleme mit einem Kopfpilz, sollten Haustiere daher vom Tierarzt auf Pilzbefall untersucht und ggf. behandelt werden, damit Ihr Kind nicht immer wieder Pilzerkrankungen bekommt.

Häufig verwendete Antimykotika

Zur äußerlichen Anwendung:
- Amorolfin, z. B. Loceryl®
- Clotrimazol, z. B. Canesten®
- Cyclopirox, z. B. Batrafen®
- Econazol, z. B. Epi-Pevaryl®
- Ketoconazol, z.B. Nizoral®, Terzolin®
- Terbinafin, z. B. Lamisil®
- Nystatin (nur gegen Hefen), z. B. Candio-Hermal®

Zum Schlucken:
- Griseofulvin, z. B. Likuden®
- Itraconazol, z. B. Sempera® (in Deutschland noch nicht für die Behandlung von Kindern zugelassen)
- Terbinafin, z. B. Lamisil® (in Deutschland noch nicht für die Behandlung von Kindern zugelassen)

So helfen Sie Ihrem Kind

Das Einhalten bestimmter Hygieneregeln hilft, eine Erkrankung weiterer Familienmitglieder und Rückfälle zu vermeiden:

➤ Da Pilze besonders gut auf feuchter Haut gedeihen, sollten Kleidung bzw. Schuhwerk luftdurchlässig sein und keine feuchte Kammern schaffen. Machen Sie Ihr Kind darauf aufmerksam, dass es die Haut nach dem Duschen oder Baden gut abtrocknen soll, insbesondere in den Zehenzwischenräumen.

➤ Bei allen Formen des Hautpilzes sollte das Kind eigene Handtücher haben, die möglichst heiß gewaschen werden.

➤ Bei Fußpilz sollte das Kind nicht barfuß in der Wohnung herumlaufen, nach dem Duschen oder Baden kann es beispielsweise ein Handtuch unter seine Füße auf den Boden legen, das danach gewaschen wird. Die Socken sollten täglich gewechselt werden und aus Baumwolle sein, damit sie heiß gewaschen werden können. Schuhe können mit entsprechenden Präparaten (z. B. Sagrotan®) aus Drogerie oder Apotheke behandelt werden, Turnschuhe z.T. auch heiß in der Maschine gewaschen werden.

➤ Bei Kopfhautpilz werden die Haare zusätzlich regelmäßig mit einem speziellen Shampoo gewaschen, das Ihnen der Arzt empfiehlt (z. B. Ellsurex®, Selsun®, Terzolin®). Kämme und Bürsten sollten Sie auswechseln.

Ihr Kind kann weiter in Schule oder Kindergarten gehen – mit Beginn einer wirksamen Behandlung lässt die Ansteckungsfähigkeit auch bei dem ansteckenden Kopfhautpilz schnell nach. Bei massivem oder nässendem Befall sollten Sie vorher den Arzt fragen.

Möglichkeiten der Naturheilkunde

Unterstützend wirkt bei Fußpilz eine Salbe mit Ringelblumenextrakt. Ist die Haut zwischen den Zehen aufgeweicht, kann ein Fußbad mit Zusatz von Eichenrindenextrakt durch seinen Gerbstoffgehalt das Austrocknen beschleunigen.
Gut gegen Hautpilze wirken die Öl-Essenzen von Lavendel, Rosmarin und Thymian. Die entsprechenden Öle werden 1:1 mit Olivenöl verdünnt und auf die betroffenen Hautstellen aufgetragen.
Auch Knoblauchöl hat antimykotische Wirkungen. Es kann selbst hergestellt werden, indem eine Knolle fein geschnitten und mit einer halben Tasse Olivenöl übergossen wird. Man lässt das Ganze drei Tage mit einer Untertasse bedeckt an einem warmen, sonnigen Ort stehen und seiht das Öl dann ab.

Bei (noch) geringem Lausbefall mit nur wenigen Nissen braucht man neben gutem Licht und Lupe eine ganze Menge Geduld, um die Nissen zu finden und so den Lausbefall zu sichern. Am besten geht es, wenn man die Haare in dünne Strähnen teilt und dann, beginnend an der Kopfhaut, Zentimeter für Zentimeter absucht. [KL]

Kopfläuse

Kopfläuse (= *Pediculi capitis*) sind ein Dauerbrenner. Ein- bis zweimal im Jahr verjagt der Zettel »Wir haben Läuse« an der Kindergartentür jede Morgenmüdigkeit, und etwa ebenso häufig zieht man zerkrumpelte Empfehlungen zu Läusemitteln aus dem Schulranzen der Älteren.

Erzieherinnen im Kindergarten wissen ein Lied davon zu singen: Nach Jahren bis Jahrzehnten relativer Ruhe sind die Kopfläuse wieder auf dem Vormarsch. Vor allem Kinder im Kindergarten- und Grundschulalter und ihre Familien werden von den Plagegeistern heimgesucht, insbesondere in den Herbst- und Wintermonaten.

Es gibt jedoch einen Trost: Auch wenn die Abwehrschlacht gegen die Läuse ganz schön anstrengend ist (und auch so manches Gefecht sieglos endet) – gefährlich sind Läuse nicht.

Leitbeschwerden

➤ Juckreiz am Kopf, vor allem hinter den Ohren und am Übergang zwischen Hinterkopf und Nacken

➤ Möglicherweise entzündete, offene Hautstellen (diese sind durch das Kratzen bedingt)

➤ Bei genauer Betrachtung weißliche, schuppenähnliche Nissen an den Haaren, vor allem nahe der Kopfhaut

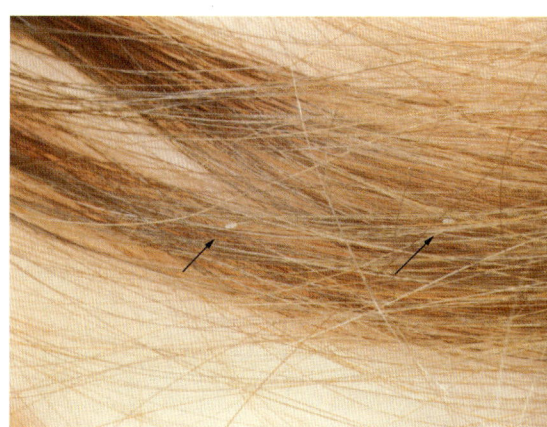

Wann zum Arzt

Am nächsten Tag, wenn
➤ Eine erste Lausbehandlung in »Eigenregie« erfolglos war.
➤ Ihr Kind unter drei Jahren Läuse hat.

Heute noch, wenn
➤ Sie sich nicht sicher sind, ob Ihr Kind Läuse hat (jeder Tag Warten bringt mehr Läuse).
➤ Ihr älteres Kind sehr viele Läuse hat oder die Kopfhaut schon ganz aufgekratzt und entzündet ist.
➤ Sie selbst Läuse haben und entweder schwanger sind oder stillen.

Das Wichtigste aus der Medizin

Was sind Kopfläuse und wie zeigen sie sich?

Kopfläuse sind 1–4 mm große, flügellose Insekten, die praktisch nur im menschlichen Kopfhaar leben und sich vom Blut der Kopfhaut ernähren. Am wohlsten fühlen sie sich im Haar hinter den Ohren und im Nacken, wo es schön warm ist. Das ist auch der Grund, weshalb Läuse Kinder mit langen und dichten Haaren bevorzugen und sich dort besonders intensiv vermehren. Eine hungrige Laus ist blass-grau, eine satte eher rötlich-braun. Die Weibchen legen ungefähr einen Monat lang 3–9 Eier täglich und kleben diese samt der sie umgebenden Eihülle mit Hilfe eines wasserunlöslichen »Klebstoffs« an das Haar, etwa 3–4 mm von der Kopfhaut entfernt. Nach ungefähr neun Tagen schlüpfen die Larven, die nach weiteren zehn Tagen selbst wieder Eier ablegen.

Ei und Eihülle werden üblicherweise als **Nisse** bezeichnet. Nissen ähneln Schuppen, sind aber oval und kleben im Gegensatz zu diesen fest am Haar, so dass sie sich nicht einfach mit den Fingern abstreifen lassen. Man kann sie aber vom Haar abziehen, wenn man sie pinzettenartig zwischen zwei Fingernägel zu fassen bekommt.

Läuse brauchen regelmäßige Mahlzeiten, um zu überleben: Alle 4–6 Stunden saugen sie mit ihrem Stechrüssel Blut aus der Kopfhaut. Dabei spritzen sie auch etwas Speichel mit einer betäubenden Substanz in den Stich hinein, so dass dieser zunächst nicht wehtut. Der Speichel ruft dann auch den für Lausbefall typischen Juckreiz hervor. Hat Ihr Kind zum ersten Mal Läuse, so kann es sein, dass es nicht juckt, denn der Juckreiz ist Folge nicht des Speichels selbst, sondern der Reaktion des menschlichen Immunsystems auf den Speichel. Diese Reaktion braucht aber bis zu einigen Wochen Zeit. Beim zweiten Lausbefall »erinnert« sich das Immunsystem schnell an den Speichel (siehe S. 297), und schon nach wenigen Stunden fängt das Kind an sich zu kratzen.

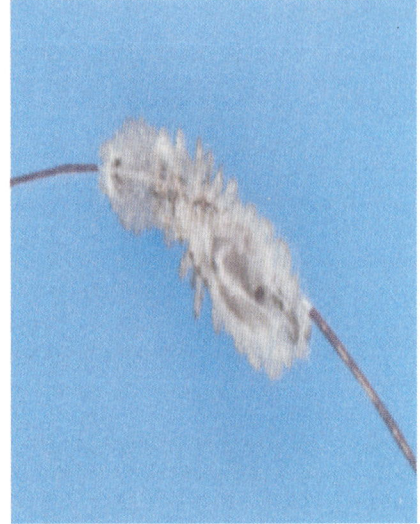

So sehen die ungebetenen Gäste aus: eine Laus in der Lupenvergrößerung auf einem Achselhaar. Im Kopfhaar sind die Quälgeister oft kaum zu finden, am ehesten noch, wenn sie vor dem Läusemittel zu fliehen versuchen. [KL]

Durch das Kratzen entstehen nässende Hautwunden, die sich nicht selten entzünden und dann gelbliche Krusten zeigen (= **Kopfläuseekzem**). Durch die Entzündung können auch die Lymphknoten hinter den Ohren und im Nacken anschwellen. Dass die Haare durch massiven Kopflausbefall verkleben oder gar ausfallen, ist heute selten.

Im Gegensatz zu den hierzulande nur in sozialen Brennpunkten gesehenen Kleiderläusen übertragen Kopfläuse keine Krankheiten.

Wie holt man sich Kopfläuse?

Kopfläuse holt man sich schneller, als man denkt, denn die Tierchen können zwar weder fliegen noch springen, sind aber schnelle Läufer. Stecken also die lieben Kleinen die Köpfe zusammen – und dies tun eben vor allem Kindergarten- und Grundschulkinder – so können die Läuse mühelos und unbemerkt von Kopf zu Kopf gelangen. Diese Übertragung von Mensch zu Mensch bei engem Kontakt ist am häufigsten.

Seltener, aber zweifelsfrei möglich ist die indirekte Übertragung z.B. über Mützen, Kapuzen, Kuscheltiere, Nackenstützen oder Kämme. Auch durch heftiges Haareschütteln werden gelegentlich einmal Läuse in der Umgebung verteilt.

Die Nissen sitzen so fest am Haar, dass sie nicht auf andere übertragen werden.

Eines ist sicher: Kopfläuse haben nichts mit Schmutz oder ungewaschenen Haaren zu tun – jeder kann sie bekommen, und zwar Kinder wie Erwachsene!

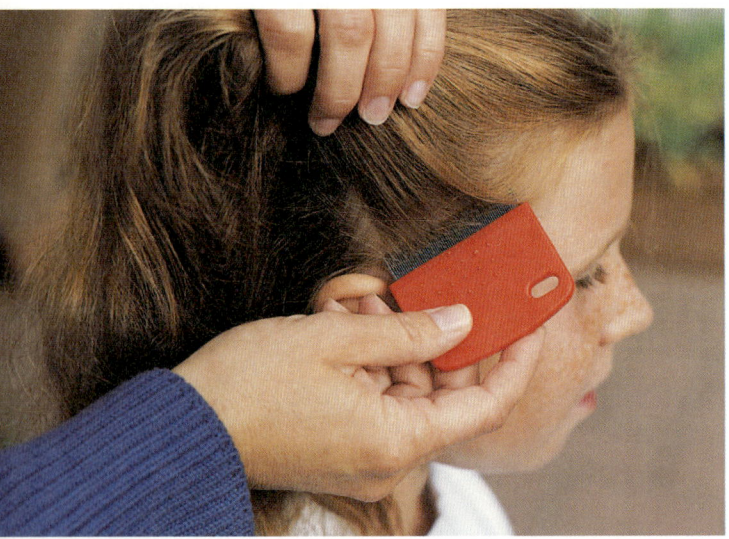

Vielfaches sorgfältiges Auskämmen mit dem Läusekamm ist unentbehrlich für die erfolgreiche Kopflaustherapie. Man sollte dabei nahe einer guten Lichtquelle oder draußen bei Tageslicht arbeiten. [AM]

Erkrankungen der Haut

Das macht der Arzt

Der Arzt tut zunächst einmal das Gleiche wie Sie selbst, nämlich suchen. Am besten geht dies bei hellem Licht und mit einer Lupe. Das Haar wird dann in Nähe der Kopfhaut strähnchenweise auf die weißlichen Nissen abgesucht. Die Läuse selbst sind zwar auch mit bloßem Auge sichtbar, aber deutlich schwerer zu finden.

Ist der Arzt fündig, verschreibt er ein Präparat zur Läuseabtötung (siehe rechts). Bei stark gereizter Kopfhaut kann danach ein Präparat zur Hautpflege, etwa Dermatop® Basiscreme, eingerieben werden, da die durch Laus und Kratzen strapazierte Haut durch die Behandlung zusätzlich angegriffen wird. In ausgeprägten Fällen verschreibt der Arzt eine kortisonhaltige Hautcreme, um die Entzündungsreaktion zurückzudrängen.

Ist das Kind durch das Kratzen arg beeinträchtigt, kann ein Antihistaminikum (siehe S. 299) zur Nacht gegeben werden. Haben Bakterien zu schweren Hautentzündungen geführt, können Antibiotika nötig werden.

Kinder mit Kopfläusen dürfen in vielen Einrichtungen so lange nicht in Kindergarten oder Schule, bis der Arzt oder das Gesundheitsamt bescheinigt hat, dass die Läuse wieder weg sind. Diese Meldepflicht ist allerdings umstritten, weil sie manchmal zur Folge hat, dass Eltern ihre Kinder heimlich behandeln und der Betreuungseinrichtung keine Meldung erstatten.

So helfen Sie Ihrem Kind

Wenn Ihr Kind Läuse hat, kommt einige Arbeit auf Sie zu, denn Kind, Familie, Wäsche und Stofftiere – alle müssen »entlaust« werden. Bei Kindern, die älter sind als drei Jahre, können Sie sich auch in »Eigenregie« an die Arbeit machen. Am besten behandeln Sie gleich alle Familienmitglieder, um eine Wiederansteckung durch einige wenige übersehene Läuse zu verhindern. Sinnvoll ist es außerdem, die Fingernägel Ihres Kindes gleich zu Beginn zu schneiden, damit es juckende Hautstellen nicht weiter aufkratzt. Ist es zumutbar oder gar sowieso fällig, die Haare zu kürzen, so sollten Sie dies gleich tun, denn es erleichtert Ihnen die Arbeit.

»Läusemittel« und ihre Anwendung

Pyrethrum-Extrakt

Empfehlenswert ist auch heute noch das seit Jahrzehnten gebräuchliche Goldgeist® forte, das vor allem den aus bestimmten Chrysanthemenarten hergestellten *Pyrethrum-Extrakt* enthält, der auf Läuse wie ein Muskel- und Nervengift wirkt. Die Hauptnebenwirkung ist, wenn überhaupt, meist nur eine leichte Hautreizung, so dass es nach wie vor das beste Mittel für den ersten Versuch der Läuseausrottung ist. Ausnahme sind Kinder mit Allergien gegen Korbblütler.

Das Shampoo wird Strähne für Strähne sorgfältig in die ausgekämmten und trockenen Haare einmassiert (bei langen Haaren eine kleine Flasche = 75 ml, bei kurzen Haaren $1/2$ Flasche, bei Kleinkindern $1/3$ Flasche) und muss dann 30–60 Minuten einwirken. Auch bei größeren Kindern sollte man das die Kinder nicht selber machen lassen, da es darauf ankommt, wirklich jedes Haar mit dem öligen Extrakt zu erreichen. Da die Nissen nicht zuverlässig abgetötet werden (obwohl dies in den Packungsbeilagen z. T. behauptet wird, z. B. bei Goldgeist), muss die Behandlung nach 7–10 Tagen wiederholt werden, um eventuell noch geschlüpfte Larven zu töten. Der Kreislauf beginnt sonst durch einzelne überlebende Eier von vorne.

Pyrethroide

Leider sind die Läuse in vielen deutschen Städten inzwischen resistent gegen Pyrethrum-Extrakte – dann wird Ihnen Ihr Arzt chemisch hergestellte Verwandte des »natürlichen« Pyrethrum-Extraktes empfehlen, das sind die *Pyrethroide*. Das in InfectoPedicul® enthaltene *Permethrin* wird nicht so schnell abgebaut wie Pyrethrum-Extrakt – Vor- und Nachteil zugleich. Der Wirkstoff bleibt an den Haaren hängen und tötet somit etwa drei Tage lang auch noch ausschlüpfende Larven, diese lange Wirkdauer bedeutet aber auch ein höheres Risiko von Nebenwirkungen. Von Sprays ist generell abzuraten. Sie hören sich zwar in der Anwendung einfach an, das Problem besteht aber darin, die Atemwege aller Beteiligten frei davon zu halten (Läusemittel dürfen nicht auf die Schleimhäute geraten). Die Behandlung muss auch bei diesem Medikament nach 7–10 Tagen wiederholt werden.

Lindan

Nur zweite Wahl ist die verschreibungspflichtige »chemische Keule« *Lindan* (z. B. Jacutin® Gel). Nebenwirkungen, etwa Kopfschmerzen, Übelkeit oder Bauchschmerzen, treten häufiger auf (bei stark aufgekratzter Haut, Schwangeren, Stillenden oder Kleinkindern darf es gar nicht eingesetzt werden), und es tötet die Eier nicht ab. Es ist aber dann angezeigt, wenn eine Resistenz der Läuse gegen Pyrethrum-Präparate vermutet wird. Es gibt jedoch lindanhaltige Shampoos, die auch bei Kleinkindern angewendet werden können, da sie im Gegensatz zu Jacutin®, das man drei Tage im Haar lässt, rasch wieder ausgewaschen werden.

Achtung: Apotheker verwechseln Jacutin® manchmal mit Jacutin® N, ein ebenfalls gegen Läuse gerichtetes Präparat, jedoch mit völlig anderen, in ihrer Wirkung weniger gut dokumentierten Inhaltsstoffen.

»Alternative« Läusemittel

Es gibt eine Reihe von »alternativen« Läusemitteln. Das Problem ist, dass sie allesamt deutlich weniger zuverlässig wirken als die oben genannten Präparate. Zudem ist »alternativ« nicht gleich »harmlos« – und bei den meisten »alternativen« Präparaten liegen keine Untersuchungen über eventuelle Nebenwirkungen vor.

So bieten die Präparate aus dem indischen *Neembaum* einen interessanten Ansatz: Sie hemmen die Bildung des Chitinpanzers und das klingt somit zunächst für den Menschen ungefährlich. Allerdings sind Erkrankungen im Zusammenhang mit Neembaum-Extrakten beschrieben, wobei es unklar ist, ob diese durch die Herstellung oder durch eine der rund zwei Dutzend Substanzen der Neembaum-Extrakte bedingt sind. Neembaum-Extrakte sind in Deutschland zwar als Pflanzenschutzmittel zugelassen, aber nicht als Medikament.

Auch manche ätherischen Öle, etwa Lavendel- oder Teebaumöl, besitzen eine gewisse Anti-Laus-Wirkung, die aber nicht ausreichend zuverlässig ist. Auch das »Ersticken« der Läuse durch Überziehen mit einem Ölfilm überleben fast immer einige Läuse, so dass die Krabbelei und Juckerei nach ein paar Tagen von neuem beginnt.

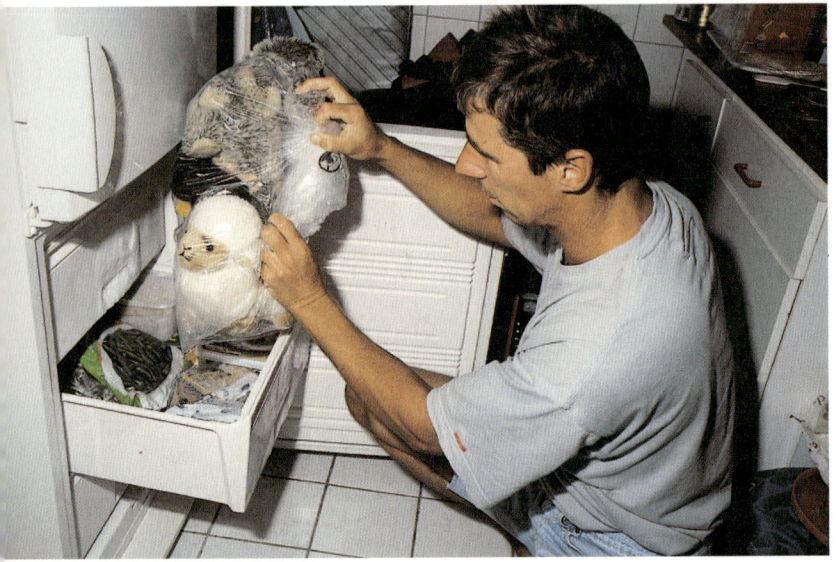

Stofftiere muss man nicht unbedingt waschen – Einfrieren für zwei Tage tut es auch. [AM]

Läusemittel

Ohne medikamentöse »Nachhilfe« gelingt die Läuseausrottung nicht. Sobald also Lausbefall festgestellt wird, steht ein Gang in die Apotheke an. Welche Mittel es gibt und wie sie erfolgreich angewendet werden, steht im Kasten auf S. 413.

Noch immer aktuell: Nissenkamm

Nach der Anwendung des Läusemittels befinden sich immer noch die fest klebenden Nissen in den Haaren. Ob tot oder lebendig, ist von außen nicht eindeutig feststellbar, so dass es am sichersten ist, alle Nissen zu entfernen.

Ein normaler Kamm taugt hier nicht. Besorgen Sie sich in der Apotheke einen speziellen Nissenkamm, er ist zumindest einen Versuch wert (manchmal sind die Kinderhaare auch für ihn zu dünn). Die Haare werden strähnchenweise durchgekämmt, der Kamm immer wieder z. B. mit Küchenpapier gesäubert und immer noch übrig gebliebene Nissen mit den Fingern vom Haar gezogen. Geht dies nicht, sollte man die befallenen Haare herausschneiden.

Die Nissen gehen leichter ab, wenn man die Haare vorher in Essiglösung spült (handelsüblicher 5%iger Haushaltsessig 1:1 mit Wasser verdünnt). Die Angelegenheit bleibt trotzdem mühsam.

Läuseerfahrene Eltern wollen trotzdem auf das »Lausen« entweder mit dem Nissenkamm oder direkt mit den Fingern nicht verzichten – so haben Sie den besten Überblick, wann der Nissenbefall vorbei ist: Erst sind es 100, dann 10 und dann eben keine Nisse mehr, die man in einer Sitzung findet. Notwendig dazu ist gutes Licht.

Für das ultimative Mittel, nämlich das radikale Abschneiden der Haare, wird sich kaum einer erwärmen können. Es ist heute nur noch bei massivstem Lausbefall notwendig.

Die Umgebung nicht vergessen

Aber um eines kommt niemand herum: das Entlausen der Umgebung. Tipps dazu im Kasten rechts.

Und wenn sie wiederkommen?

Versagt die Läuse-Ausrottungs-Kampagne, so ist dies meist bedingt durch:

▶ Anwendungsfehler, etwa Anwendung der Läusemittel auf nassem Haar oder Einwickeln der behandelten Haare in ein Handtuch, das das Shampoo aufsaugt. Daher immer die Gebrauchsanweisung gründlich lesen und genau beachten

▶ Wiederansteckung, z. B. durch überlebende Läuse in Plüschtieren oder bei anderen Kindern in der Kindergartengruppe oder der Schulklasse

Wenn die Läuse aber zwei Behandlungsmaßnahmen überlebt haben und Sie sicher sind, nichts falsch gemacht zu haben, ist der Wechsel auf eine andere Substanzgruppe sinnvoll – möglicherweise sind »Ihre« Läuse resistent gegen das eingesetzte Mittel.

Entlausen der Umgebung

Leider sind das Entlausen des betroffenen Kindes und die prophylaktische Behandlung der übrigen Familienmitglieder nur der erste Schritt. Sucht Ihr Kind nämlich nach durchstandener Prozedur Trost bei seinem Lieblingskuscheltier, kann es schon passiert sein: Eine seit dem Morgen dort darbende Laus nutzt die Gelegenheit, und der Kreislauf beginnt aufs Neue. Am besten verwenden Sie daher die Einwirkzeit der Mittel, um alle Gegenstände erst einmal in Müllsäcke zu füllen und sie später nach und nach zu entlausen. Konkret bedeutet dies:

▶ Alle Wäsche, die Ihr Kind in der letzten Zeit anhatte, ebenso wie Handtücher, Bettwäsche und waschbare Stofftiere werden bei mindestens 60 °C in der Waschmaschine gewaschen oder in den Trockner gegeben (möglichst heiß). Das überlebt keine Laus.

▶ Kämme, Bürsten und andere Gegenstände legen Sie zehn Minuten in mindestens 60 °C heißes Seifenwasser und reinigen sie gründlich.

▶ Gegenstände, die diese Hitze nicht vertragen, kann man in einem dicht verschlossenen Plastiksack zwei Tage tiefgefrieren.

▶ Bei ganz empfindlichen Teilen, die weder Hitze noch Kälte vertragen, kann man die Läuse aushungern. Den Gegenstand in einen Plastiksack geben, gut verschließen und vier Wochen bei Zimmertemperatur stehen lassen, ohne sie zu öffnen.

▶ Für die Wohnung (z. B. Sofas) reicht gründliches Saugen.

Freunde nicht vergessen

Auch wenn es Ihnen unangenehm ist: Sagen Sie auf jeden Fall nicht nur im Kindergarten oder in der Schule, sondern auch bei den Freunden Ihres Kindes Bescheid. So lässt sich die Plage am schnellsten eindämmen, denn ein einziges durch die Maschen geschlüpftes Kind reicht aus, um den Zirkus wieder von vorne beginnen zu lassen. Die Läusebehandlung ist deshalb eine Gemeinschaftsangelegenheit. Ziehen einzelne Eltern im Kindergarten nicht mit, spielen die Kinder mit den Läusen letzten Endes Ping-Pong. Leider sind in vielen Kindereinrichtungen Wiederansteckungen eher die Regel als die Ausnahme.

Nachkontrollen

Um »Behandlungsversager« und Wiederansteckung möglichst früh zu entdecken, sollten Sie bis zum Ende der »Lausgefahr« in Kindergarten oder Schule regelmäßig die Häupter Ihrer Lieben auf Läuse checken.
Tipp: »Neue«, also potentiell lebendige Nissen lassen sich von »alten« Nissen, d. h. abgestorbenen oder leeren Eiern, dadurch unterscheiden, dass sie nahe der Kopfhaut sitzen, während die alten Nissen mit dem Haarwachstum (ca. 1 cm pro Monat) weiter von der Kopfhaut weg befördert werden.

Vorsorge

Normales Haarewaschen nützt leider nichts gegen Läuse. Nicht wenige Eltern haben aber gute Erfahrungen mit Weidenteershampoo gemacht, sowohl wenn wieder einmal Läuse »umgehen« als auch als Nachsorge nach einer Läusekur.

Kerckhoff, A., Reiche, P.: **Die Läusefibel.** Hirzel-Verlag, 2002

Krätze

Die zweite in unseren Breiten bedeutsame parasitäre Hauterkrankung ist die **Krätze** (= *Scabies*), hervorgerufen durch die **Krätzmilbe** (= *Sarcoptes scabiei*). Sie ist zwar insgesamt deutlich rarer als Erkrankungen durch Kopfläuse, aber gerade unter Kindern nach wie vor nicht selten und in den letzten Jahren sogar wieder häufiger geworden.

Leitbeschwerden

➤ Juckreiz, bei Wärme (nachts im Bett!) zunehmend
➤ Kleine gerötete Knötchen, die bei älteren Kindern v.a. in den Hautfalten (z. B. zwischen den Fingern), an Handgelenken und Ellenbeugen sowie am inneren Fußrand sitzen, bei Säuglingen und Kleinkindern aber überall am Körper möglich sind
➤ Bei genauer Betrachtung winzige gerötete Linien (= Milbengänge) ausgehend von den Knötchen sichtbar
➤ Wegen des starken Juckreizes meist aufgekratzte und dann nicht selten entzündete, auch eitrige oder nässende Hautstellen

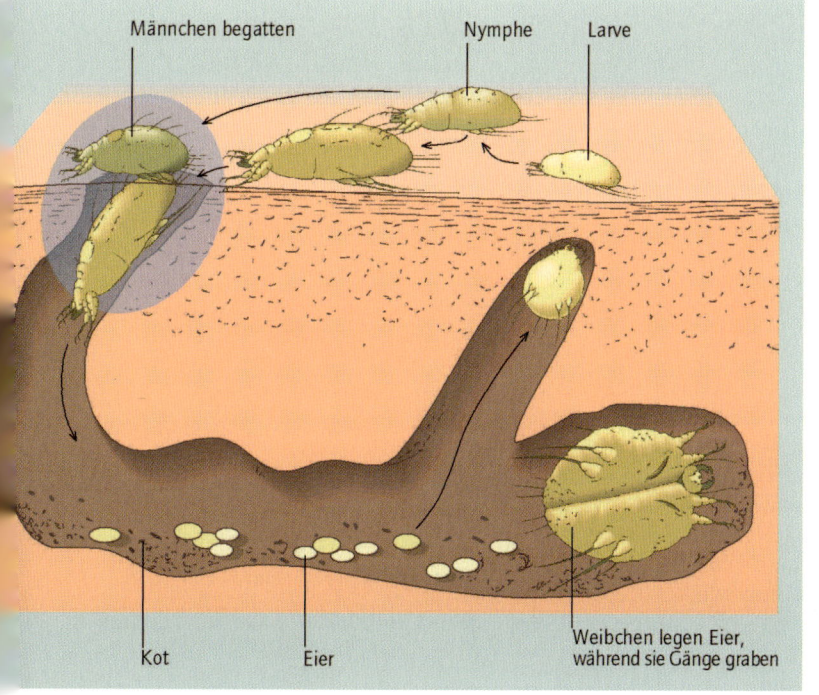

Entwicklung der Krätzmilbe: Das befruchtete Weibchen gräbt sich in die Hornschicht der Oberhaut ein und legt dort täglich 2–3 Eier, bis es nach wenigen Wochen stirbt. Aus den Eiern schlüpfen nach wenigen Tagen Larven, die sich durch die Hautoberfläche hindurchbohren. Dort entwickeln sie sich über mehrere Zwischenstadien (»Nymphen«) zu den erwachsenen Krätzmilben, und der Kreislauf beginnt aufs Neue. [GR]

Wann zum Arzt

Heute noch, wenn
➤ Sie bei Ihrem Kind eine Krätze vermuten.

Das Wichtigste aus der Medizin

Woher kommt die Krätze?

Hervorgerufen wird die Scabies durch eine kleine Milbe, die Krätzmilbe. Die Weibchen sind mit fast einem halben Millimeter doppelt so groß wie die Männchen. Übertragen werden die Krätzmilben vor allem durch engen Kontakt, insbesondere wenn viele Personen auf engem Raum zusammenleben. Seltener werden die Milben über gemeinsam benutzte Gegenstände übertragen.

Wie macht sich die Krätze bemerkbar?

Bei der Erstinfektion macht sich die Krätze durchschnittlich vier Wochen lang kaum bemerkbar, denn der Juckreiz und die Knötchen sind vornehmlich Folge einer allergischen Reaktion vom verzögerten Typ (siehe S. 297) gegen die Milben und ihre Ausscheidungen. Leider, muss man sagen, denn dadurch haben die Krätzmilben erst einmal vier Wochen Zeit, um sich ungestört zu vermehren und über in die Haut gebohrte Milbengänge zu verbreiten.

Erst dann treten dort, wo die Milben sitzen, juckende, rote Flecken, Bläschen und Knötchen auf, die schnell aufgekratzt werden und sich dann nicht selten eitrig entzünden. Mit Zunahme der allergischen Reaktion gegen die Milben werden auch die Hautveränderungen stärker – ein richtiges »Ekzem« bildet sich aus. Wenn man genau hinschaut, kann man vielleicht die Milbengänge als feine, rötlich-braune Linien entdecken, diese werden aber oft durch die Hautentzündung überdeckt.

Die Milben sitzen und graben besonders gerne dort, wo die Haut zart ist. Bei älteren Kin-

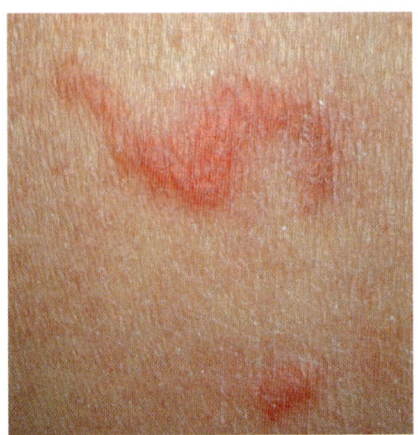

Mit der Lupe vergrößerte Haut bei Krätze: Die entzündeten, von den Milben in der Haut angelegten Gänge zeichnen sich hier deutlich auf der Hautoberfläche ab. [TD]

dern (und Erwachsenen) sind dies die Hautfalten (z. B. zwischen den Fingern und in den Achseln), Handgelenkinnenseiten, Ellenbeugen, die Region um den Nabel, Brustwarzenregion, Leisten und Genitalregion sowie die inneren Fußkanten. Bei Kleinkindern und Säuglingen kann der gesamte Körper einschließlich des Gesichts befallen sein.

Infiziert man sich später im Leben noch einmal mit Krätzmilben, so »erinnert« sich das Immunsystem an die Fremdlinge (siehe S. 297) – der typische Juckreiz tritt bereits nach wenigen Stunden ein.

Vorübergehend: Beschwerden durch andere Milben

Gar nicht so selten verirren sich andere Milben auf den Menschen, etwa Tiermilben oder Milben von Gräsern und Getreiden. Die daraus entstehenden Beschwerden ähneln denen bei Krätze, sind aber typischerweise an anderen Hautstellen lokalisiert (z. B. bei der Erntekrätze an den Unterschenkeln der Kinder, wenn diese mit kurzen Hosen gespielt haben). Sie werden mit einer Vielzahl teils regional unterschiedlicher Eigennamen belegt (z. B. **Erntekrätze, Getreidekrätze, Herbstkrätze, Vogelmilbenkrätze**). Da diese Milben sich aber auf dem Menschen eigentlich gar nicht wohl fühlen, wandern sie von selbst wieder ab, und die Beschwerden sind dann spätestens nach einer Woche vorbei.

Das macht der Arzt

Der Milbennachweis ist oft ausgesprochen schwierig. Am ehesten sind Milben in den kleinen Knötchen am Gangende zu finden: Der Arzt versucht sie dort durch Aufkleben und Abreißen eines Tesafilmstreifens oder mit Hilfe einer kleinen Nadel zu »erwischen«. Nicht selten sind aber mehrere Versuche nötig. Gelingt es trotz allen Bemühens nicht, Milben nachzuweisen, sind aber die Milbengänge sichtbar und hat das Kind starken, vor allem nächtlichen Juckreiz, wird dennoch auf eine Krätze behandelt.

Zur Behandlung kommen ähnliche Mittel in Betracht wie bei den Kopfläusen, und auch hier muss immer die ganze Familie behandelt werden. Erste Wahl ist mittlerweile eine 5%ige Permethrin-Creme, die der Apotheker auf Rezept herstellt. Häufig verwendet werden außerdem Crotamiton (z. B. Euraxil®), Benzylbenzoat (z. B. Antiscabiosum Mago®) und Lindan (Jacutin® Emulsion oder Gel). Die Mittel werden nach einem Vollbad (um die Aufnahme des Mittels über die Haut zu verringern) vom Hals abwärts auf den ganzen Körper aufgetragen. Die Einwirkzeit und die Zahl der Wiederholungen ist präparat- und altersabhängig und den Beipackzetteln zu entnehmen. Je nach Wahl des Mittels werden Säuglinge und Kleinkinder für die Behandlung möglicherweise ins Krankenhaus eingewiesen, da die nicht unschädlichen Mittel ihre zarte Haut besser durchdringen können, so dass die Gefahr von Nebenwirkungen größer ist.

Es gibt zwar ein Mittel gegen Krätze, das geschluckt werden kann (Ivermectin, z. B. in Stromectol®). Dieses ist aber in Deutschland nicht zugelassen.

Auch wenn die Milben abgestorben sind, können die Hauterscheinungen noch bis zu einigen Wochen anhalten. Außerdem greift die Behandlung selbst die Haut an. Deshalb empfiehlt der Arzt Ihnen geeignete Hautpflegemittel und Ölbäder. Quält der Juckreiz das Kind arg, kann für einige Tage abends ein Antihistaminikum, wie etwa Fenistil®, gegeben werden, das den Juckreiz lindert und gleichzeitig etwas müde macht. Hilft dies nichts, verschreibt der Arzt möglicherweise eine kortisonhaltige Salbe, damit die Hautentzündung möglichst schnell abklingt. Bei eitrigen Hautentzündungen können Antibiotika nötig sein.

So helfen Sie Ihrem Kind

Das Hauptproblem für Eltern ist oft, die Krätze überhaupt zu erkennen. Und das ist leider nicht leicht, da das Erscheinungsbild der Krätze so variabel ist. Gerade bei guter Hautpflege oder wenn unter Annahme eines »Ekzems« kortisonhaltige Hautcremes verwendet wurden, sind die Hautveränderungen nur leicht und wenig charakteristisch. Bleiben Sie also bei juckenden Hautveränderungen, die einfach nicht besser werden, am Ball.

Steht die Diagnose einmal, so bleiben Sie auch bei der Krätze vom Wäschewaschen nicht verschont. Alle Wäsche mit direktem Körperkontakt wird täglich gewechselt und mindestens bei 60 °C gewaschen. Die Teppiche und Polstermöbel werden abgesaugt, Plüschtiere, Kissen und andere nicht waschbare Gegenstände entweder zwei Wochen in einen verschlossenen Plastiksack gegeben oder zwei Tage in der Kühltruhe tiefgefroren.

Kinder, die unter Krätze leiden oder bei denen auch nur der Verdacht einer Krätze besteht, dürfen Kindergarten oder Schule so lange nicht besuchen, bis der Arzt das Ausheilen der Erkrankung attestiert hat.

Möglichkeiten der Naturheilkunde

Einen Versuch wert kann eine gegen Parasiten wirksame Hautwaschung sein. Wie gut sie im Einzelfall wirkt, ist aber nicht getestet:

➤ 75 ml Apfelessig mit 2 Teelöffeln Calendulaöl, 2 Teelöffeln Goldensiegel-Tinktur und 1 Teelöffel Lavendelöl sowie je ½ Teelöffel Thymianöl und Myrrhe-Pulver vermischen.

➤ Großzügig mehrmals täglich auf die befallene Haut auftragen und trocknen lassen.

➤ Vorher die Haut am besten mit Gallseife einweichen und dann mit einer harten Bürste reiben, damit die Wirkstoffe tief in die Haut eindringen können.

➤ Einmal am Tag zusätzlich die ganze Haut nach einem Ganzkörperbad mit der Lösung einreiben.

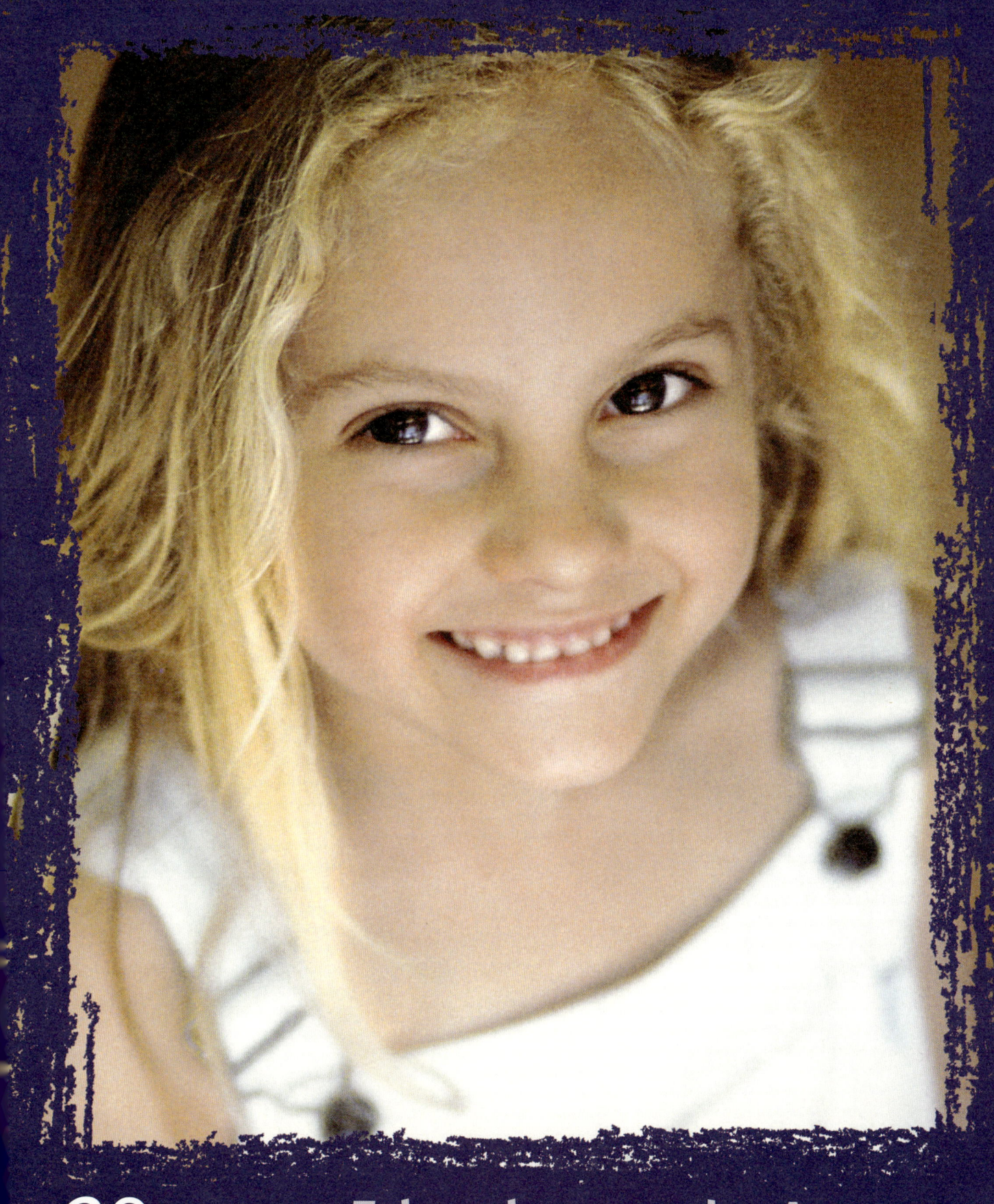

20 Erkrankungen der Augen

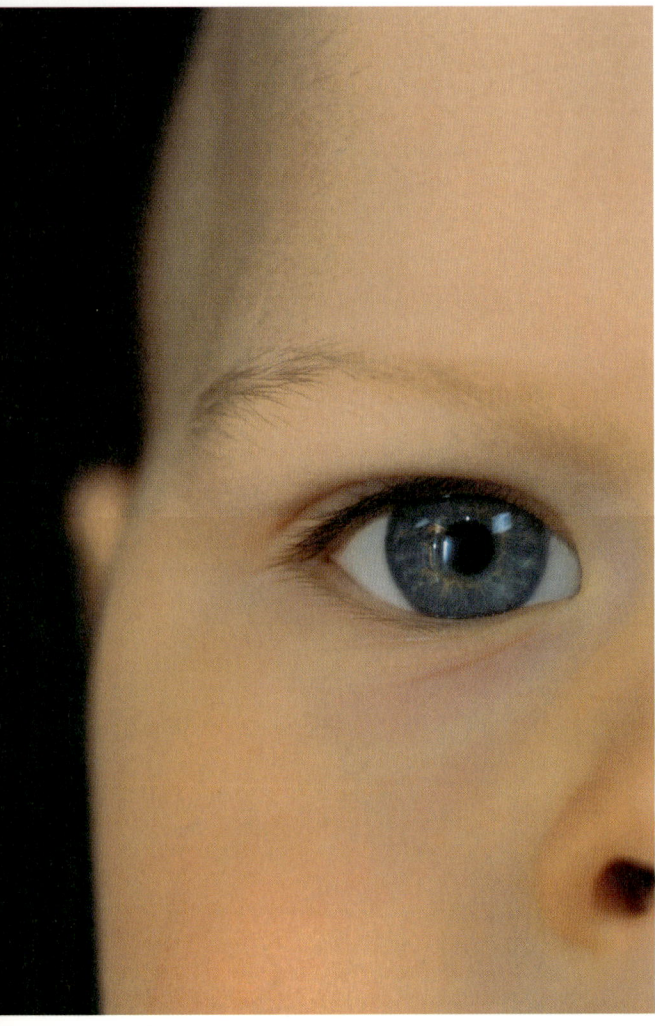

Das kindliche Auge – damit kann zwar schon das Neugeborene seine Eltern in Verzückung bringen, als Sinnesorgan spielt es jedoch in den ersten Lebensmonaten eine eher ergänzende Rolle. Riechen und Hören stehen in dieser Zeit zur Erkundung der Umwelt noch im Vordergrund. Aber spätestens mit neun Monaten, wenn der Fernbereich systematisch ins Visier genommen und erforscht wird, ist das kindliche Auge praktisch genauso leistungsfähig wie das des Erwachsenen.
[ISP]

Die Augen: rasch das wichtigste Sinnesorgan

Der kindliche Sehsinn entwickelt sich früher, als viele annehmen. Schon in den ersten Lebenswochen kann ein Kind nicht nur Farben wahrnehmen, sondern auch grobe Strukturen wie etwa Mund, Nase und Augen eines Gesichts. Dennoch erkennt es seine Eltern, vor allem seine »Milchquelle«, in dieser Zeit nicht am Gesicht, sondern am Geruch.

Doch dies ändert sich in den Folgemonaten rasch: Bereits mit rund einem Vierteljahr folgt das Baby bewegten Gegenständen mit dem Blick, wenige Monate später beherrscht es auch weitgehend die Nah- und Ferneinstellung des Auges.

Dass zum Erkennen jedoch mehr gehört als das Sehen, zeigt sich dann, wenn ein Säugling in den Spiegel schaut. Was er da vor sich sieht, ist für ihn ein fremdes Gesicht – was sich spätestens dann bestätigt, wenn er das fremde Baby anfassen will: Es ist glatt und kalt.

Das ändert sich mit dem Ende des zweiten Lebensjahres. Auf einmal ist das Kind dort drin jemand ganz Bekanntes: »Da Kerstin!«, ruft das kleine Mädchen ganz begeistert. Weil es sich jetzt bereits »kennt«, kann es sich auch aus der Außenperspektive erkennen: Da bin ich, und da sind die anderen!

Wissenswert

Schauen wir von außen auf ein Auge, so sehen wir verschiedene Strukturen:
Das Weiße des Auges ist die **Lederhaut** oder *Sklera*, die den Augapfel ganz umgibt und dadurch formt und schützt.

Die feinen roten Äderchen darauf gehören jedoch zu der durchsichtigen **Bindehaut** (= *Konjunktiva*), die als feines Häutchen den vorderen Teil des Auges und auch den unter dem Lidrand verborgenen Teil der Augenlider überzieht.

Aber selbst wenn die Bindehaut noch so sehr gerötet ist (etwa vom Weinen), sehen Sie keine Äderchen auf dem vorderen, durchsichtigen Teil des Auges. Die Bindehaut spart nämlich diesen kuppelartig gewölbten, als **Hornhaut** (= *Kornea*) bezeichneten Anteil aus.

Unter der durchsichtigen Hornhaut sehen Sie die »Schmuckschicht« des Auges, die farbige **Iris** oder *Regenbogenhaut*. Sie ist nicht nur das Traumland der Liebenden, sondern hat auch eine ganz banale Funktion: Zieht sie sich zusammen, so wird das Loch in der Mitte der Iris, die **Pupille,** größer, so dass mehr Licht ins Auge fällt. Dies erleichtert insbesondere das Sehen in der Nacht.

Unter der Pupille, im Inneren des Auges, sitzt die **Augenlinse.** Im Gegensatz zu den Linsen des Optikers ist sie leicht verformbar, eher ein runder Gallertklumpen als ein Stück Glas. Ziehen nun die feinen, in den Rand der Linse eingelassenen Aufhängefasern an der Linse, so wird sie flacher und ermöglicht dadurch eine bessere Sicht in die Ferne. Diese Fähigkeit des Auges, sich an unterschiedliche Entfernungen anzupassen, heißt **Akkomodation.**

Wir können aber nicht nur in die Ferne und in die Nähe blicken, sondern auch nach rechts und links, oben und unten. Hierzu wird der Augapfel mit Hilfe von sechs **äußeren Augenmuskeln** innerhalb der Augenhöhle bewegt.

Innen ist der Augapfel ausgekleidet mit der **Netzhaut** (= *Retina*). Damit diese sich nicht ablösen kann und damit der Augapfel nicht »in sich zusammenfällt«, ist das Innere des Auges mit einer geleeartigen, durchsichtigen Masse angefüllt, dem **Glaskörper.**

Die Netzhaut enthält die lichtempfindlichen **Sinneszellen,** in denen die Lichtreize in elektrische Impulse umgewandelt werden, die über den am hinteren Pol des Auges austretenden **Sehnerv** und die **Sehbahn** in die **Sehzentren** im Gehirn weitergeleitet werden. Erst dort wird aus dem »Sehen« ein »Erkennen«.

Bei den Sinneszellen werden die **Zapfen** von den **Stäbchen** unterschieden: Die Zapfen sind für das Farbensehen verantwortlich, aber verhältnismäßig wenig lichtempfindlich. In der Dämmerung springen die lichtempfindlicheren Stäbchen ein, die jedoch keine Farben unterscheiden können – deshalb sind nachts auch alle Katzen grau.

Das empfindliche Auge wird nicht nur durch die Augenhöhle geschützt – **Augenbrauen, Augenlider** und **Augenwimpern** schützen es z. B. vor Schweiß und Fremdkörpern. Die Augenlider verteilen außerdem durch einen regelmäßigen Lidschlag die **Tränenflüssigkeit** (siehe auch S. 425) und schützen so die Hornhaut vor Austrocknung.

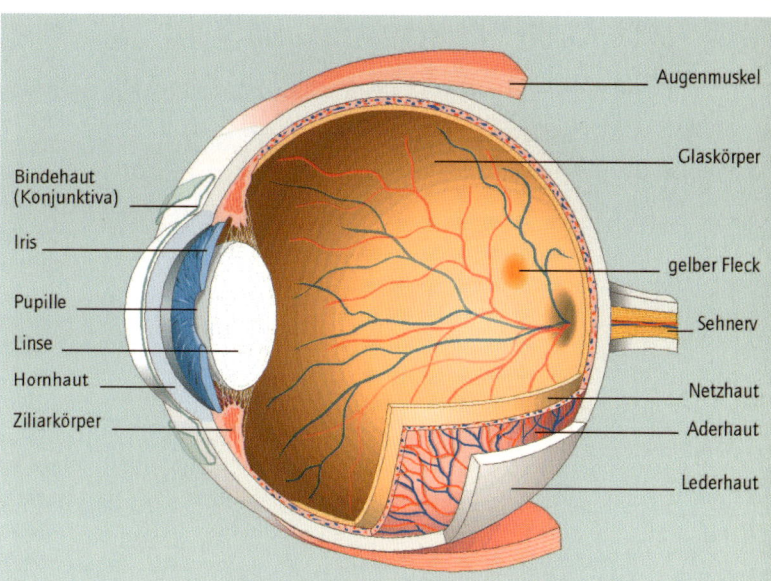

Das Auge im Modell. Lichtstrahlen dringen von außen (im Bild links) durch Hornhaut, Pupille und Linse ins Augeninnere. Dieses ist vom Glaskörper ausgefüllt, eine durchsichtige und deshalb im Bild nicht sichtbare, gallertartige Masse. Am Rand des Glaskörpers sitzt die entscheidende Schicht lichtempfindlicher Sensoren, die Netzhaut. Die Netzhaut wird nach außen, also zur Lederhaut hin, von einem weiteren Gewebeblatt überzogen, der Aderhaut. Sie ist das am stärksten durchblutete Gewebe des menschlichen Körpers und versorgt die Netzhaut mit Sauerstoff und Nährstoffen. Die Informationen der Sinneszellen der Netzhaut gelangen über den Sehnerv (im Bild außen rechts) zu den Sehzentren des Gehirns. [GR]

Brechungsfehler

Brechungsfehler, also *Kurzsichtigkeit, Weitsichtigkeit* sowie *Astigmatismus,* sind sehr häufig. Vor allem die Kurzsichtigkeit scheint ein nicht wegzudenkender Wegbegleiter der Zivilisation des Menschen zu sein: Über die Hälfte der Menschen, die ihre Augen häufig und über längere Zeiten auf den Nahbereich fixieren (indem sie sich z. B. solch »unnatürlichen« Dingen wie Lesen und Schreiben hingeben), entwickeln eine Kurzsichtigkeit. Unser optischer Apparat ist nun einmal für die Erfordernisse der Wildnis optimiert, in der es relativ uninteressant war, seinen Nahbereich stundenlang anzustarren. Entsprechend bekommen mindestens ein Drittel aller Kinder früher oder später eine Sehhilfe. Da Brechungsfehler aber durch eine Brille meist gut korrigiert werden können, haben die meisten betroffenen Kinder im Alltag keine Nachteile.

Leitbeschwerden

➤ Oft keine Beschwerden
➤ Möglicherweise auffällige motorische Ungeschicklichkeit
➤ Möglicherweise Schielen (siehe S. 423)
➤ Möglicherweise frühes Ermüden, abendliche Kopfschmerzen
➤ Möglicherweise häufiges Blinzeln, Lesen und Schreiben »mit der Nase«, d. h. Gegenstände werden sehr nah an die Augen gehalten, um scharf zu sehen
➤ Bei Babys und Kleinkindern und großem Sehkraftunterschied der Augen: Wenn man das bessere Auge mit einer Hand abdeckt, schreit das Kind möglicherweise oder versucht die Hand wegzuschieben, um wieder besser zu sehen
➤ Möglicherweise Schulprobleme

Wann zum Arzt

Einen Termin beim Augenarzt ausmachen, wenn
➤ Sie das Gefühl haben, dass Ihr Kind nicht richtig sieht, Ihr Baby Sie z. B. nicht richtig anschaut.

Das Wichtigste aus der Medizin

Beim Gesunden werden die Lichtstrahlen beim Blick auf einen Gegenstand durch die Linse immer so gebündelt (»gebrochen«), dass ein scharfes Bild des Gegenstandes *auf* der Netzhaut entsteht. Ist der Linse diese Bündelung nicht möglich, so befindet sich das scharfe Bild eines Gegenstandes *vor* oder *hinter* der Netzhaut. Der Betroffene sieht unscharf und braucht eine Brille, die das scharfe Bild auf die Netzhaut verlegt.

Kurzsichtigkeit

Häufigste Ursache der **Kurzsichtigkeit** (= *Myopie*) ist ein zu langer Augapfel, seltener eine zu starke Brechkraft der Hornhaut oder der Linse. Die Folge ist dieselbe: Das Kind sieht in der Ferne schlecht, in der Nähe aber gut. Oder, etwas technischer: Das Bild weit entfernter Gegenstände entsteht nicht *auf,* sondern *vor* der Netzhaut, das Bild auf der Netzhaut ist hingegen unscharf.

Entsprechend fallen kurzsichtige Kinder dadurch auf, dass sie z. B. Wörter auf der Schultafel schlecht lesen können. Allerdings: Vielen Kindern ist ihr Sehproblem lange gar nicht bewusst, sie mogeln sich durch Augenzusammenkneifen oder Abschreiben beim Nebensitzer durch. Denken Sie deshalb bei Schulproblemen auch an die Augen!

==Die Kurzsichtigkeit ist heute viel häufiger als noch vor wenigen Generationen. Es wird vermutet, dass die »zivilisationsbedingte« Kurzsichtigkeit dadurch entsteht, dass der Augapfel durch die häufige Naheinstellung (Lesen, Schreiben, Computerarbeit) Monat für Monat um Bruchteile eines Millimeters in die Länge wächst. Dies könnte mit dem bei Naheinstellung immer wieder auf den Augapfel ausgeübten Zug durch die sich zusammenziehenden Ziliarmuskeln zusammenhängen, bewiesen ist dies jedoch nicht. In jedem Fall reicht schon eine Längung um nur die Dicke eines Fingernagels aus, um eine Kurzsichtigkeit auszulösen.==

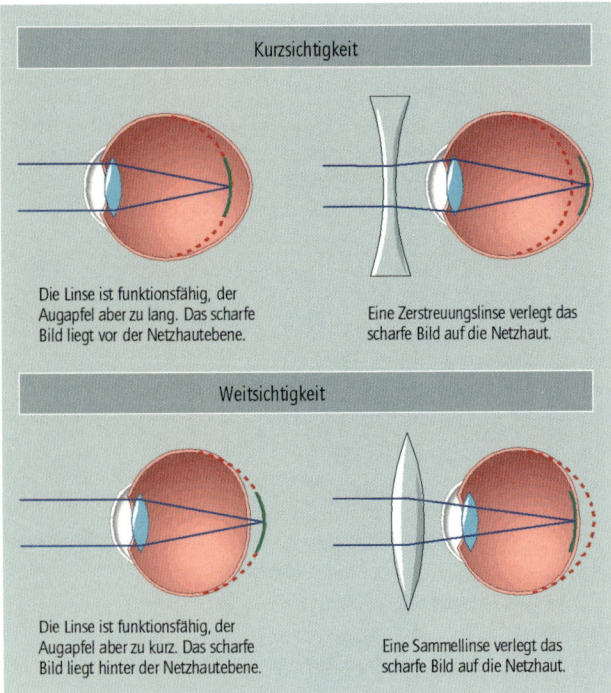

Die Linse ist funktionsfähig, der Augapfel aber zu lang. Das scharfe Bild liegt vor der Netzhautebene.

Eine Zerstreuungslinse verlegt das scharfe Bild auf die Netzhaut.

Die Linse ist funktionsfähig, der Augapfel aber zu kurz. Das scharfe Bild liegt hinter der Netzhautebene.

Eine Sammellinse verlegt das scharfe Bild auf die Netzhaut.

Die auf das Auge treffenden Lichtstrahlen (in der Abbildung als parallele blaue Linien gezeichnet) werden von der Hornhaut und der Linse gebündelt und treffen beim normalsichtigen Auge an genau einem Punkt auf der Netzhaut zusammen. Bei kurz- und weitsichtigen Kindern ist das anders: Hier werden die Lichtstrahlen nicht genau auf die Netzhaut gebündelt, so dass dort kein scharfes Bild entsteht. Durch eine Zerstreuungslinse bei Kurzsichtigkeit bzw. eine Sammellinse bei Weitsichtigkeit lässt sich dies korrigieren. [GR]

Bei Kurzsichtigkeit verordnet der Augenarzt eine **Zerstreuungslinse,** die das scharfe Bild weiter nach hinten verlegt. Die Brillengläser eines Kurzsichtigen sind kon*kav*, also außen am Rand dicker als in der Mitte (Merkspruch: in kon*kave* Gläser kann man *Kaffee* hineingießen). Der Optiker nennt sie auch *Minusgläser* – auf der Brillenglasverordnung steht ein Minus vor der Dioptrienzahl.

Nicht wenige kurzsichtige Kinder brauchen mehr oder minder regelmäßig – etwa alle 6–12 Monate – eine neue, stärkere Brille. Manche von ihnen klagen zudem darüber, dass sich die Sehkraft schon 6–8 Wochen nach der Anpassung der neuen Brille wieder verschlechtert und das Lesen an der Schultafel erneut Probleme bereitet. Die Ursache einer dergestalt voranschreitenden Kurzsichtigkeit ist nicht klar, sie ist aber so lange nicht tragisch, wie die Dioptrienzahl im moderaten Bereich, d. h. unter –8 dpt., verbleibt und mit Ende der Pubertät »Ruhe einkehrt«.

Bei stärker fehlsichtigen Kindern ist das Risiko späterer Netzhautrisse erhöht. Außerdem korrigieren die Brillen nicht mehr optimal, es entstehen störende Farbränder und das Bild wird zu stark verkleinert. Schreitet die Kurzsichtigkeit auch nach der Pubertät noch (deutlich) fort, kann daraus eine extrem starke sog. **maligne Myopie** mit Erblindungsgefahr erwachsen.

Weitsichtigkeit

Bei der weniger häufigen **Weitsichtigkeit** (= *Übersichtigkeit, Hyperopie*) ist der Augapfel des Kindes zu kurz, selten liegt eine zu geringe Brechkraft der Linse zugrunde. Das Kind sieht nahe Gegenstände unscharf, weil das scharfe Bild eines aus der Nähe betrachteten Gegenstandes *hinter* der Netzhaut liegt. Da das kindliche Auge viel besser in die Nähe sieht als das des Erwachsenen (ein Kleinkind kann sogar seine Nasenspitze scharf sehen), fällt Weitsichtigkeit bei Kindern oft lange nicht auf – das Kind »schaut einfach schärfer hin«. Das Auge muss sich dabei aber ständig mehr anstrengen, weshalb die Kinder nicht selten über abendliche *Kopfschmerzen* klagen. Manche Kinder fallen durch Ungeschicklichkeit vor allem beim Arbeiten in der Nähe auf. Außerdem begünstigt eine erhebliche Weitsichtigkeit die Entwicklung eines *Schielens,* da die Naheinstellung immer mit einer Bewegung der Augäpfel nach innen (zur Nase hin) gekoppelt ist. Korrigiert wird die Weitsichtigkeit durch eine **Sammellinse,** die das Licht bündelt, so dass das scharfe Bild weiter vorne und damit auf der Netzhaut entsteht. Sammellinsen sind dadurch zu erkennen, dass sie *konvex* (innen dick und außen dünn) sind – auf der Brillenglasverordnung steht ein Plus vor der Dioptrienzahl *(Plusgläser).*

Bei vielen weitsichtigen Kindern schwächt sich die Weitsichtigkeit im Verlauf der Wachstumsperiode ab oder kann sogar in eine Kurzsichtigkeit übergehen; bei anderen bleibt sie lebenslang relativ konstant.

Astigmatismus

Der **Astigmatismus** (= *Stabsichtigkeit,* sog. *Hornhautverkrümmung*) ist in der Mehrheit der Fälle durch eine »falsche« Krümmung der Hornhaut verursacht, deren Innen- und Außenflächen nicht mehr »sphärisch« wie eine Kugeloberfläche aussehen, sondern »zylindrisch« wie die eines Eies oder Zylinders. Ein Kreis wird demzufolge auf der Netzhaut nicht mehr als Kreis, sondern als Oval abgebildet – das Kind sieht verzerrt und kann schlechter lesen. Das klingt allerdings schlimmer, als es ist: Keine Hornhaut der Welt ist mathematisch ideal ausgeformt, weshalb ein schwächerer Astigmatismus alleine problemlos toleriert wird.

Der Astigmatismus tritt aber meist in Kombination mit Kurz- oder Weitsichtigkeit auf

Orientierend kann auch der Kinderarzt an Hand von Tafeln feststellen, ob eine behandlungsbedürftige Kurzsichtigkeit vorliegt. Dazu wird jeweils ein Auge abgedeckt und das Kind muss Buchstaben oder Symbole verschiedener Größe erkennen. Für kleinere Kinder gibt es hierfür Sehtesttafeln mit eingängigen Bilderbuchmotiven. [AM]

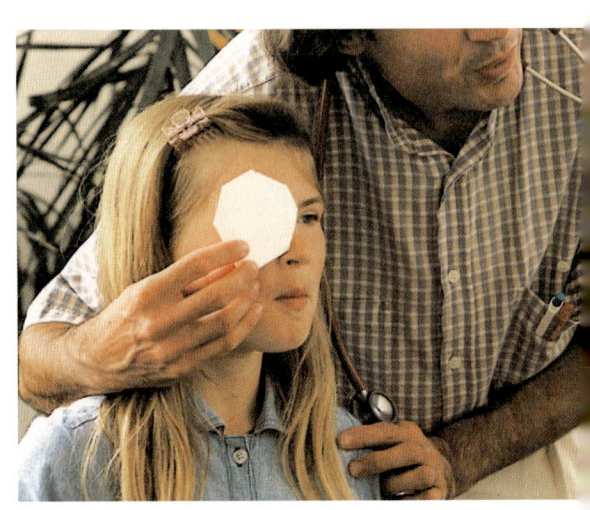

und wird dann durch kombinierte Brillengläser korrigiert. Die Verordnung enthält hier neben der Dioptrienzahl für die Kurz- oder Weitsichtigkeit eine zweite Dioptrienzahl verbunden mit einer Gradzahl zwischen –180° und +180°. In ausgeprägten Fällen helfen allerdings nur spezielle harte Kontaktlinsen.

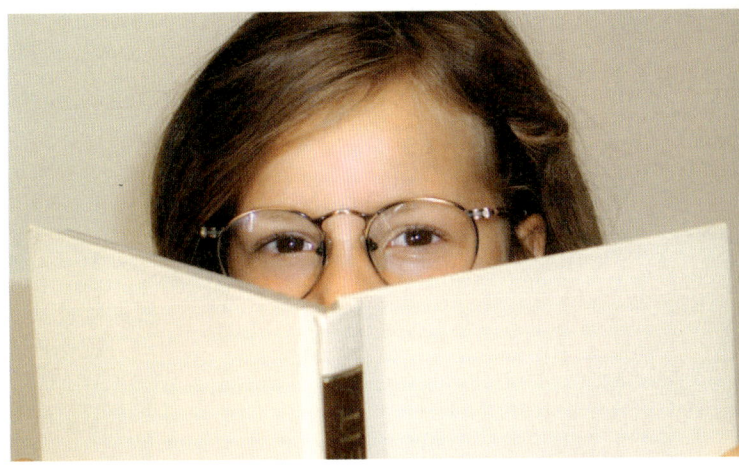

Eine Brille ist heute ein normaler Anblick auf den Nasen von Kindern, und die Gestelle halten in Verbindung mit Kunststoffgläsern auch so manchen Stoß aus. Dennoch bleibt den Eltern gelegentlicher »Brillenärger« nicht erspart, wenn das geliebte Gestell verlegt, verloren oder im Schwimmbad versenkt wird. [ISP]

 ### Das macht der Arzt

Wenn Sie sich nicht sicher sind, ob Ihr Kind einwandfrei sieht, lassen Sie sich einen Termin beim Augenarzt geben. Viele Untersuchungen sind auch schon bei kleinen Kindern möglich, die noch nicht mithelfen können (etwa ab 12–15 Monaten). Meist wird die Pupille des Kindes mit Augentropfen erweitert, damit die Naheinstellung ausgeschaltet wird und der Augenarzt Brechungsfehler besser feststellen kann. Die Wirkung der Tropfen hält meist nur wenige Stunden an. In dieser Zeit sieht Ihr Kind nicht gut und ist durch die weiten Pupillen lichtempfindlicher als sonst, die meisten Kinder fühlen sich jedoch erheblich weniger beeinträchtigt als Erwachsene. Sie sollten aber z. B. auf dem Nachhauseweg besonders gut aufpassen, da Ihr Kind z. B. Gefahren im Verkehr nicht so gut wahrnimmt.

Leichte Brechungsfehler bedürfen oft keiner Korrektur. Höhergradige Kurz- oder Weitsichtigkeit sowie Astigmatismus müssen jedoch durch eine Brille ausgeglichen werden. Auch wenn die Kostenübernahme von Kunststoffgläsern in Deutschland zukünftig entfallen soll, empfehlen wir diese, so dass Sie keine Angst vor Augenverletzungen durch gebrochene Gläser zu haben brauchen.

Die Verordnung der richtigen Brille beim jüngeren Kind erfordert dem Augenarzt oder Optiker einiges an Geschick ab, zumindest wenn die üblichen Tests eingesetzt werden, bei dem das Kind sagen muss, mit welcher von zwei testweise aufgesetzten Linsen es besser sieht. Viele Augenärzte verwenden zum Anpassen von Brillen bei Kleinkindern ein besonderes Handgerät (= Skiaskop), mit dem sie einen Lichtstrich über die (vorher erweiterte) Pupille bewegen. Aus der Beobachtung des Lichtstrichs können sie die Brechkraft des Auges bestimmen. Als weitere Hilfe können zudem Präzisionsgeräte benutzt werden, die ein Fadenkreuz auf die Netzhaut projizieren und bei denen das Kind nur wenig mitarbeiten muss.

Aber stets gilt: Wenn Ihr Kind nicht zufrieden ist mit der neuen Brille, bitten Sie Ihren Augenarzt um eine Kontrolluntersuchung.

Ob Kontaktlinsen bei schwerer Kurzsichtigkeit vielleicht das Fortschreiten der Sehschwäche verhindern können, wird derzeit in wissenschaftlichen Studien untersucht (Näheres zum Thema Kontaktlinsen siehe nächste Seite).

Die bei Erwachsenen immer beliebter werdenden Hornhautlaserungen kommen für Kinder nicht in Betracht, da sich die Sehstärke bis übers 20. Lebensjahr hinaus noch ändern kann.

 ### So helfen Sie Ihrem Kind

Die früher gefürchteten Hänseleien (»Brillenschlange«) sind heute angesichts der großen Zahl von Brillenträgern und top-modischen Brillengestellen kein Thema mehr – manche Kinder erwarten sogar sehnsüchtig den Tag, an dem sie wie die großen Geschwister eine Brille bekommen. Dennoch: Sparen Sie bei Ihren eigenen und bei anderen Kindern nicht mit Anerkennung à la »Du hast aber eine schöne Brille auf«.

Lassen Sie das Kind beim Kauf der Brille mitreden. Um Streit zu vermeiden, hat sich bewährt, zunächst beim Optiker ohne das Kind eine Vorauswahl mehrerer Brillen zu treffen, die stabil sind, Ihrem Geschmack entsprechen und das Portemonnaie nicht allzu sehr belasten. Wenn Sie dann mit dem Optiker absprechen, dass er Ihnen nur diese Brillen zeigt, wenn Sie mit dem Kind wiederkommen, kann sich das Kind aussuchen, welche Brille es am liebsten möchte, ohne dass Sie unzufrieden mit seiner Wahl sein werden.

Möglicherweise wird das Kind die Brille leid, wenn der Reiz des Neuen vorbei ist. Dann

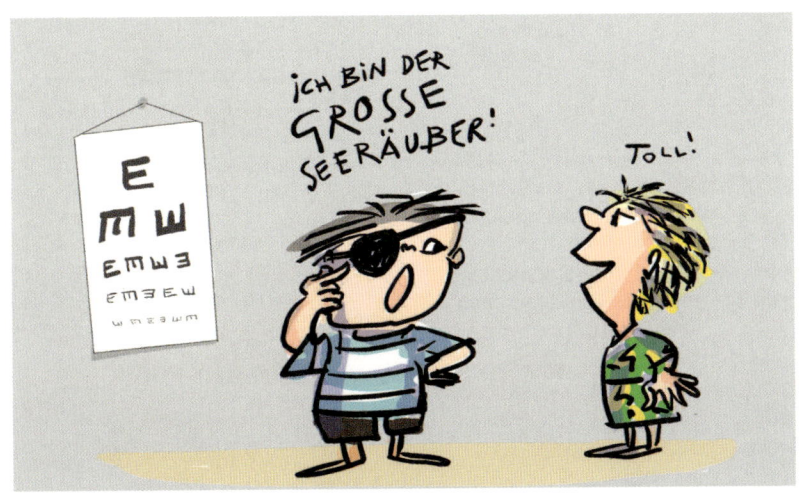

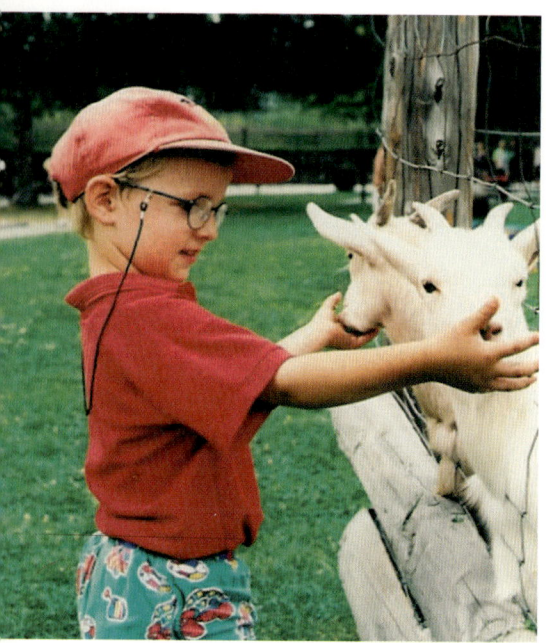

Schlaufen an der Brille sind vielleicht modisch nicht der letzte Schrei – aber sie verhindern das Verlieren der Brille beim Herumtollen und Vornüberneigen. [NM]

müssen Sie ein paar Tage fest bleiben und freundlich, aber immer wieder darauf bestehen, dass es die Brille trägt. Meist gibt sich das Problem dann innerhalb weniger Tage. Lassen Sie sich auch nicht verunsichern, wenn Ihnen Nachbarn erzählen, es sei nicht gut, immer die Brille zu tragen, das verwöhne die Augen nur und mache sie schwach. Das ist ein Märchen!

Außerdem müssen Sie damit rechnen, mit Kindergarten- und jüngeren Grundschulkindern Stammkunde beim Optiker zu werden. Schimpfen Sie nicht (oder nur wenn das Kind wirklich erhebliche Schuld am Bruch der Brille trifft) – verbogene oder kaputte Brillen sind bei Kindern naturgemäß häufiger als bei Erwachsenen. Geht die Brille nicht beim eigentlichen Unfall kaputt, sondern beim Fall zu Boden, helfen flexible, weit bis hinter das Ohr reichende Bügel oder ein preiswertes, an den Bügeln befestigtes Bändchen – die Brille baumelt dann um den Hals und fällt nicht hin.

Ist Ihr Kind vom häufigen Wechsel zu immer stärkeren Brillen betroffen, so sprechen Sie mit Ihrem Augenarzt darüber, was zu tun ist. Viele Augenärzte empfehlen in solchen Fällen, die Brillenstärke nicht 100%ig »auszukorrigieren«, d. h. schwächer als eigentlich notwendig zu verordnen, damit der Wachstumsreiz auf den Augapfel so klein wie möglich bleibt. Ihr Kind sollte dann in der Schule darum bitten (oft müssen die Eltern dabei kräftig »nachhelfen«), in den ersten Reihen Platz zu nehmen – ansonsten ist die »Unterkorrektur« im Alltagsleben kein Hindernis. Alternativ empfehlen Ärzte auch, zwei verschiedene Brillen zu verwenden und das stärkere Modell für den Schulbesuch zu reservieren. Nur wenige Augenärzte sind vom Nutzen von Augenübungen überzeugt (siehe Literaturtipp) – sie erfordern Disziplin und sind für jüngere Kinder wenig praktikabel. Älteren betroffenen Kindern werden schließlich auch *harte* Kontaktlinsen nahe gelegt. Möglicherweise kann nämlich das Tragen harter Kontaktlinsen das Augapfelwachstum verlangsamen.

Die Frage »Brille oder Kontaktlinse« wird in aller Regel erst bei Jugendlichen zum Thema, wenn die Brille kosmetisch als störend empfunden wird. Werden Kontaktlinsen bei Kindern ärztlich verordnet, hat dies in aller Regel keine kosmetischen, sondern medizinische Gründe – Beispiele sind Kinder, die am **grauen Star** (= *Linsentrübung*) operiert wurden oder die Hornhautnarben haben. Zwar können Grundschulkinder oft schon zuverlässig mit Kontaktlinsen umgehen, der Pflegeaufwand von Kontaktlinsen ist aber doch erheblich größer als der einer Brille. Zudem muss das Kind zusätzlich eine Brille haben, da die tägliche Tragezeit von Kontaktlinsen begrenzt ist und es Situationen gibt, in denen Kontaktlinsen unpraktisch sind (etwa im Freibad). Somit ist für die überwiegende Mehrzahl der Kinder die Brille die bessere – und preiswertere – Wahl.

Vorsorge

Vorbeugen kann man Brechungsfehlern nur in einem gewissen Ausmaß: gute Beleuchtung bei Naharbeit (Lesen und Schreiben), lesefreundliche Schrift, gute Monitore am Computer (Flachbildschirme statt Röhrenbildschirme), wenig Fernsehkonsum – all das reduziert die Belastung des Auges und kann so einer Längung des Augapfels vorbeugen. Ob Sehübungen vorbeugend wirken, ist umstritten, es ist jedoch plausibel, dass sie vor allem dann einen günstigen Einfluss haben, wenn dadurch die Naharbeit immer wieder »aufgelockert« wird.

Zudem können Sie durch den rechtzeitigen Gang zum Augenarzt und konsequentes Tragenlassen der Brille in aller Regel verhindern, dass die Fehlsichtigkeit zu einer Einschränkung im Alltag führt. Ob Brillen eine Fehlsichtigkeit weiter verschlechtern, hängt von der Art des Problems ab: Bei weitsichtigen und astigmatischen Kindern ist dies mit Sicherheit nicht so, bei Kurzsichtigen dagegen im Einzelfall durchaus möglich, da die optimal auskorrigierte Brille gleichzeitig den stärksten Wachstumsreiz auf den Augapfel ausübt.

Scholl, L., Selby, J.: **Das Augenübungsbuch.** Besser sehen ohne Brille. Rowohlt, 2001

Farbfehlsichtigkeiten

Farbfehlsichtigkeiten bis hin zur **Farbenblindheit** haben verschiedenste Störungen des Zusammenspielens der drei »Farbsensoren« für Rot, Grün und Blau in unserer Netzhaut zur Ursache. Sie sind ganz überwiegend erblich bedingt und angeboren. Aufgrund des Erbganges sind viel mehr Jungen als Mädchen betroffen, nämlich 8% der Jungen gegenüber knapp 1% der Mädchen. Mit 50% am häufigsten ist die **Grünschwäche** – der Betroffene mischt, wenn er einen vorgegebenen Farbton herstellen soll, mehr Grün zu als der Farbgesunde. Fällt eine der Farbempfindungen ganz aus, so kommt es zur **partiellen Farbenblindheit.** Fallen die Rot-Sensoren aus, spricht man von **Rotblindheit**, fällt Grün aus, spricht man von **Grünblindheit.** In der Praxis wird aber beide Male meist nur von **Rot-Grün-Blindheit** gesprochen, da die Betroffenen diese Farben regelmäßig verwechseln. Glücklicherweise sehr selten ist der Ausfall von zwei (= **Monochromasie**) oder gar aller drei Farbempfindungen (= **vollständige Farbenblindheit**).

Leitbeschwerden

▶ Meist keine Beschwerden
▶ Gelegentlich »Schwertun« beim Farbenlernen, Malen mit Farben o. Ä.

Das macht der Arzt

Eine Farbfehlsichtigkeit kann der Augenarzt schon bei Dreijährigen leicht durch spezielle Tafeln feststellen, bei denen ein farbschwaches bzw. -blindes Kind andere Tiere oder Gegenstände erkennt als ein farbgesundes. Korrigierbar sind Farbfehlsichtigkeiten nicht, die Kinder lernen mit der Zeit die Farben der meisten Gegenstände auswendig.

So helfen Sie Ihrem Kind

Im Alltag fallen die meisten Farbfehlsichtigkeiten nicht auf, allerdings haben z. B. betroffene Kinder mit Rot-Grün-Blindheit Schwierigkeiten, die Ampel zu lernen. Dann muss die Ampel mit »oben = stehen« und »unten = gehen« eingeübt werden.
Im Leben hat Ihr Kind keine größere Nachteile, solange Berufe gemieden werden, bei denen intaktes Farbensehen wesentlich ist, wie z. B. bei Designern, Künstlern, einigen Berufen in Handwerk und Baubereich, Architekten, Zugführern oder Piloten.

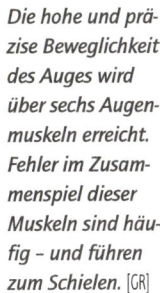
Die hohe und präzise Beweglichkeit des Auges wird über sechs Augenmuskeln erreicht. Fehler im Zusammenspiel dieser Muskeln sind häufig – und führen zum Schielen. [GR]

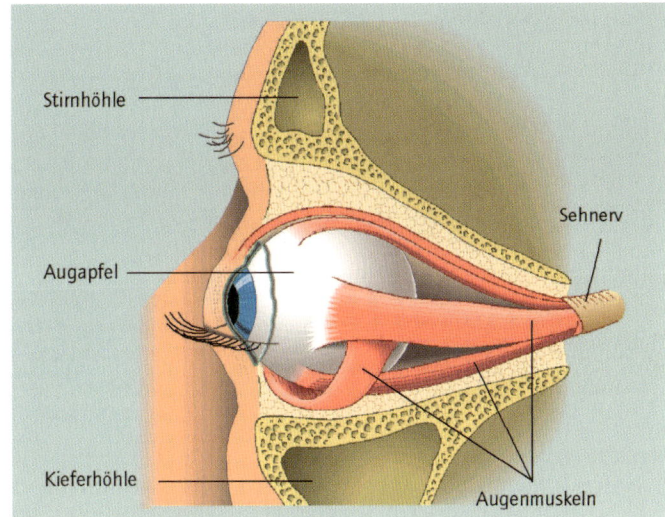

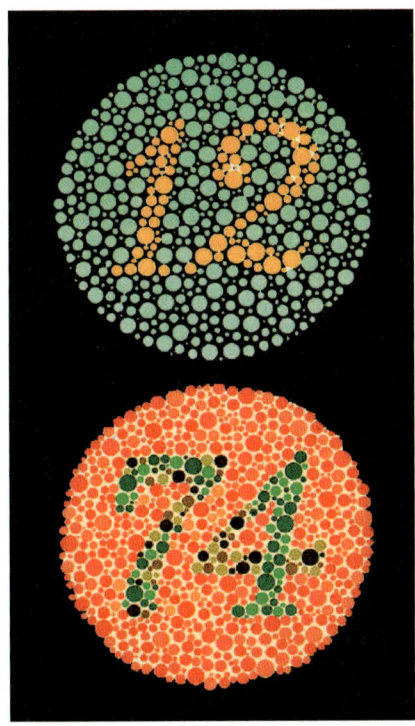
Eine der zahlreichen Punktabbildungen, bei denen der Farbfehlsichtige eine andere Zahl liest als der Farbtüchtige. [AS]

Schielen

Normalerweise »blicken« unsere Augen entlang derselben Achse. Beim **Schielen** ist dies nicht mehr der Fall – ein Auge weicht ab, am häufigsten nach innen. Schielen ist mit einer Häufigkeit von über 5 % einer der häufigsten Sehfehler bei Kindern.
Das Problem beim Schielen ist nicht nur das verminderte Sehvermögen, sondern auch, dass die Augen das räumliche Sehen dadurch schlechter oder auch gar nicht erlernen können – und da »richtiges Sehen« nur in den ersten Lebensjahren erlernt werden kann, hat das lebenslange Konsequenzen.

Leitbeschwerden

➤ Abweichen eines Auges, am häufigsten nach innen. Die Abweichung muss nicht immer sichtbar sein, oft schielt ein Kind nur, wenn es müde ist. Manchmal weicht immer das gleiche Auge ab, manchmal beide abwechselnd
➤ Möglicherweise Kopfschiefhaltung, Zukneifen eines Auges
➤ Möglicherweise »bloß« unerklärliche Ungeschicklichkeit

Wann zum Arzt

In den nächsten Tagen, wenn
➤ Sie den Eindruck haben, dass Ihr über drei Monate altes Kind schielt.

Das Wichtigste aus der Medizin

Wie kommt es zum Schielen?

Meist begleitet das Schielen einen anderen Augenfehler und wird deshalb **Begleitschielen** genannt. Ein nicht korrigierter Sehfehler zum Beispiel (insbesondere eine höhergradige Weitsichtigkeit) führt häufig zum Schielen, vor allem dann, wenn ein Auge einen stärkeren Sehfehler hat als das andere. Es wird angenommen, dass das stärker sehbehinderte Auge versucht, die Sehschwäche durch verstärkte Nah- oder Ferneinstellung auszugleichen und dadurch dann auch die Balance der äußeren Augenmuskeln aus den Fugen gerät. Genetische Faktoren spielen dabei sicher eine Rolle, denn das Risiko des Schielens ist deutlich erhöht, wenn ein Elternteil als Kind geschielt hat.
Auch Lähmungen der Augenmuskeln führen zum Schielen (= **Lähmungsschielen**).

Bei manchen Kindern jedoch lässt sich überhaupt keine Ursache finden. Die Sehkraft beider Augen ist hundertprozentig, und dennoch steht ein Auge eine (von Laien allenfalls auf Fotos bemerkte) Winzigkeit »daneben«. Wegen des kleinen Schielwinkels spricht man dann auch vom **Minimalschielen** (= *Mikrostrabismus*).

Besonders gefährdet zu schielen sind Kinder, bei denen ein oder beide Elternteile geschielt haben, Frühgeborene oder Kinder, bei denen es unter der Geburt zu einem Sauerstoffmangel gekommen ist.

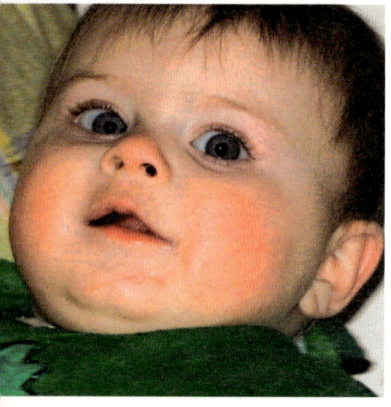

Beispiel für ein fünf Monate altes Mädchen mit Minimalschielen. Schielt das Kind nur ab und zu, so geben sich solche kleinsten Schielwinkel fast immer mit der Zeit. Dennoch sollte der Augenarzt in solchen Fällen zu Rate gezogen werden. [AS]

Welche Folgen kann Schielen haben?

Normalerweise unterscheiden sich die Bilder, welche die Augen zum Gehirn »senden«, aufgrund des Augenabstandes ein ganz klein wenig voneinander (das linke Auge sieht ein bisschen mehr vom linken Teil der Flasche, das rechte Auge mehr vom rechten Teil). Das Gehirn setzt die Bilder dann zu einem *dreidimensionalen (räumlichen) Bild* zusammen. Beim Schielen aber sind die beiden Bilder so unterschiedlich, dass sie als störende Doppelbilder erscheinen. Das Gehirn unterdrückt deshalb das »nicht passende« Bild des schielenden Auges. Obwohl das Kind mit zwei Augen »sieht«, akzeptiert das Gehirn trotzdem nur die Bilder eines Auges, das Kind kann deshalb nicht räumlich sehen! Wie sehr das fehlende räumliche Sehen die praktischen Fähigkeiten einschränkt, kann nur verstehen, wer einmal eine Zeit lang ein Auge zuhält und damit versucht, etwas Kaffee in eine Tasse zu gießen oder die Treppe hinunterzulaufen.

Auf Dauer wird das schielende Auge immer mehr »abgeschaltet«, es wird **schwachsichtig** *(amblyop)*.

Das macht der Arzt

Für den Laien kann es sehr schwer sein zu beurteilen, ob ein Kind schielt oder nicht. Das liegt auch daran, dass das Schielen manchmal nur bei besonderen Belastungen (etwa Müdigkeit) auftritt oder aber, wie beim Minimalschielen, extrem gering und ohne Hilfsmittel oft nicht zu entdecken ist (aber deshalb leider nicht weniger folgenschwer). Hilfreich sind manchmal Fotos. Vielen Eltern fällt eine Schielstellung auf Fotos mehr auf als im Alltag. Noch besser sind Fotos mit den sonst unbeliebten »rotgeblitzten Augen«: Normalerweise sind beide Augen rot, beim Schielen jedoch nur eines. Schaut Ihr Kind auf eine Kerze, sollten die Reflexe auf der Hornhaut an gleicher Stelle sein.

Viele Babys scheinen in den ersten Lebensmonaten zu schielen, was aber eher daran liegt, dass die Dinge noch nicht so exakt fokussiert werden. Auch kann z. B. ein breiter Nasenrücken oder eine Lidfalte Schielen vortäuschen.

Gehört Ihr Kind zu einer Risikogruppe (siehe Kasten vorige Seite), sollten Sie es auf jeden Fall kurz vor dem ersten Geburtstag einem Augenarzt vorstellen, auch wenn Ihnen nichts auffällt.

Auch beim geringsten Verdacht auf ein Schielen bei Ihrem über drei Monate alten Säugling oder Kleinkind gehen Sie am besten zum Augenarzt. In Österreich erhält jedes Kind sogar routinemäßig im Rahmen der Vorsorgeuntersuchungen (siehe S. 122) im zweiten Lebensjahr einen Termin beim Augenarzt.

Die Untersuchung beim Augenarzt entspricht zunächst einmal derjenigen bei den Brechungsfehlern. Zusätzlich bestimmt der Augenarzt durch verschiedene schmerzlose Tests den eventuellen **Schielwinkel** des Kindes.

Ist das Schielen durch nicht korrigierte Brechungsfehler bedingt, reicht es oft, diese durch eine Brille auszugleichen. Bei Weitsichtigkeit muss dies oft bereits im ersten Lebensjahr erfolgen, bei Kurzsichtigkeit kann damit – je nach Schwere – bis ins zweite oder dritte Lebensjahr abgewartet werden. In das Brillenglas zur Korrektur der Kurz- oder Weitsichtigkeit kann zusätzlich ein optisches Prisma eingearbeitet werden, das die Lichtstrahlen um einige Winkelgrade ablenkt und so dem kindlichen Gehirn hilft, die beiden Bilder von rechtem und linkem Auge wieder zur Deckung zu bringen.

Stellt der Augenarzt durch Reaktionstests fest, dass das schwächere Auge vom Gehirn »ausgeblendet« zu werden droht, muss das schwächere Auge trainiert werden – die entsprechende Behandlung wird von aufs Schielen spezialisierten »Sehschulen« durchgeführt. Zum Training wird das stärkere Auge für eine bestimmte Zeit durch ein spezielles Pflaster zugeklebt. Diese **Okklusionsbehandlung** ist oft über längere Zeit und wechselseitig nach einem bestimmten Schema erforderlich, um ein gutes und in etwa gleiches Sehvermögen beider Augen zu erzielen.

Ist die Abweichung des Blickwinkels so groß, dass durch Übungen kein Geradstand erzielt werden kann, kommt eine **Schieloperation** in Betracht, bei der die Augenmuskeln am Augapfel verkürzt und/oder umgesetzt werden. Dadurch wird der Schielwinkel kleiner. Das Auge ist nach der Operation leicht gereizt und der anfänglich zu tragende Verband stört zwar, das Kind hat aber keine Schmerzen.

So helfen Sie Ihrem Kind

Die Schielbehandlung dauert meist mehrere Jahre und ist für Sie wie für Ihr Kind mit Unannehmlichkeiten verbunden. Da aber nur bei früher und konsequenter Behandlung ein gutes Sehvermögen beider Augen erhalten und vielleicht sogar räumliches Sehen erzielt werden kann – halten Sie beide durch!

Recht häufig wehren sich die Kinder gegen das Pflasteraufkleben, weil die Haut darunter gereizt ist und wehtut. Hier helfen zum einen spezielle Gels, die unter dem Klebestreifen des Pflasters aufgetragen werden, zum anderen sollten Sie die Pflaster nicht häufiger wechseln als unbedingt nötig, da jeder Wechsel die Haut belastet. Oftmals reicht es schon, das Pflaster immer nur nach dem Duschen abzuziehen, wenn es aufgeweicht ist.

Manche Kinder lassen sich das Pflaster lieber aufkleben, wenn Sie einen Piraten oder sonst ein Bildchen darauf malen, andere hingegen möchten es so unauffällig wie möglich. Hier können Sie flexibel sein, lassen Sie aber nicht mit sich diskutieren, *ob* das Pflaster aufgeklebt wird oder nicht.

Vorsorge

Dem Schielen können Sie nicht vorbeugen – Sie können nur dafür sorgen, dass es frühestmöglich erkannt und behandelt wird.

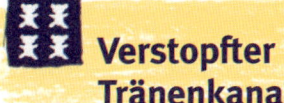
Verstopfter Tränenkanal

Ein **verstopfter Tränenkanal** ist ein sehr häufiges Problem bei Neugeborenen und Säuglingen – fast ein Drittel ist betroffen. Nur selten ist aber eine Behandlung erforderlich, häufig öffnet sich der Tränenkanal in den ersten Lebensmonaten von alleine.

Leitbeschwerden

- Ständig tränendes Auge
- Bei Entzündung Eiterbildung, dadurch vor allem nach dem Aufwachen gelbe Krusten an den Lidrändern, insbesondere am inneren Augenwinkel

Wann zum Arzt

Bei Gelegenheit, wenn
- Ihr Baby ständig Tränen in einem Auge stehen hat, vor allem nach dem Neugeborenenalter.

In den nächsten Tagen, wenn
- Ihr Baby öfter verklebte Augen hat.

Heute noch, wenn
- Ein Auge Ihres Babys sichtlich entzündet (gerötet, geschwollen) ist oder Sie den Eindruck haben, dass Ihrem Baby ein Auge wehtut.

Das Wichtigste aus der Medizin

Wie laufen die Tränen normalerweise ab?

Haben Sie sich schon einmal überlegt, warum man sich beim Weinen die Nase putzen muss? Die seitlich oberhalb des Augapfels gelegene **Tränendrüse** produziert ständig Tränen, die vom äußeren Augenwinkel ins Auge fließen, wo sie kleine Fremdkörper von der Bindehaut spülen und die Hornhaut feucht halten.

Die Tränenflüssigkeit sammelt sich dann am inneren Augenwinkel, wo sie über zwei ganz kleine Öffnungen, die **Tränenpünktchen**, abgeleitet wird, und zwar in den zur Nase ziehenden **Tränennasengang**.

Häufig: Membran als Hindernis

Bei fast einem Drittel aller Neugeborenen ist die Einmündung des Tränennasengangs in die Nase von einer dünnen Membran verlegt. Infolgedessen können die Tränen nicht richtig abfließen und stauen sich zurück bis auf die Bindehaut – das Baby hat ständig eine Träne im Auge stehen.

Der Tränenstau begünstigt das Wachstum von Bakterien, die in der Folge zu einer eitrigen Entzündung führen können. »Verklebte« Augen und gelbe Krusten an den Lidrändern sind Anzeichen einer solchen Entzündung.

Das macht der Arzt

Der Arzt schaut sich die Augen des Kindes gründlich an, um eine schwerwiegende Bindehautentzündung auszuschließen. Liegt nichts dergleichen vor, so rät er oft, zunächst einmal gar nichts zu tun und einfach abzuwarten. In den meisten Fällen gibt sich das Problem nämlich innerhalb der ersten Lebensmonate von selbst. Möglicherweise zeigt er Ihnen, wie Sie den Tränensack massieren können, um den verstopften Tränenkanal zu öffnen. Eventuell verschreibt er auch abschwellende Augentropfen.

Hat das Kind eine Augenentzündung, verschreibt der Arzt Ihnen antibiotikahaltige Augentropfen zum Einträufeln. Gibt sich die Verstopfung nicht im ersten Lebensjahr oder treten oft eitrige Augenentzündungen auf, so überweist Sie der Kinderarzt oft an den Augenarzt. Dieser kann nach Abklingen der Entzündung – meist in Vollnarkose – eine winzige Sonde in ein Tränenkanälchen einführen und sodann den Tränennasengang spülen. Meist reicht dies bereits aus, um die Membran zu eröffnen. Ansonsten schiebt der Arzt die Sonde behutsam durch den ganzen Tränennasenkanal vor. Damit ist das Problem in aller Regel behoben; richtige Operationen sind nur selten notwendig.

So helfen Sie Ihrem Kind

Einen verstopften Tränenkanal können Sie nicht verhindern. Die gelben Krusten im Auge lassen sich am besten mit einem fusselfreien Tuch entfernen, das in lauwarmem Wasser getränkt wurde (Hände vorher waschen, um keine Bakterien in das Auge zu verschleppen). Auswaschen mit Kamillentee, wie manchmal empfohlen, reizt die Augen und sollte daher nicht gemacht werden.

Ein gutes Hausmittel ist auch Muttermilch, die eine entzündungshemmende und reinigende Wirkung hat. Sie kann mehrmals täglich frisch von der Quelle ins Auge getröpfelt werden.

Oft nicht ganz einfach: Augentropfen bei Kindern

Kindern Augentropfen zu geben, gestaltet sich oft als ausgesprochen schwierig. Am besten geht es, wenn das kleine Kind liegt (möglichst Haltung wie beim Stillen). Das Kind an die Decke schauen lassen und irgendwie ablenken, jemand anderes lässt den Tropfen dann einfach ins geöffnete Auge hineinfallen.

Bei Säuglingen und Kleinkindern muss das Auge oft von der Seite her aufgehalten werden.

Ältere Kinder sitzen am besten auf einem niedrigen Stuhl oder Hocker und schauen mit zurückgeneigtem Kopf zu Ihrer Stirn hin. Sie ziehen dann das Unterlid etwas nach unten und versuchen, das äußere Weiß und nicht das Farbige des Auges zu treffen (die Hornhaut ist deutlich empfindlicher als die Bindehaut).

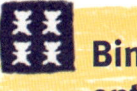
Bindehautentzündung

Eine **Bindehautentzündung** (= *Konjunktivitis*) ist bei Kindern verhältnismäßig häufig und ausgesprochen unangenehm, da die Bindehaut reichlich Nerven enthält. Richtig behandelt, ist sie jedoch in aller Regel harmlos und nach wenigen Tagen wieder vorbei.

Leitbeschwerden

- Fremdkörpergefühl (»Sand im Auge«), Brennen, Jucken und Tränen der Augen
- Gerötetes, geschwollenes Auge
- Lichtscheu
- Möglicherweise Eiterbildung, dann vor allem morgens verklebte Augen und Krusten am Auge

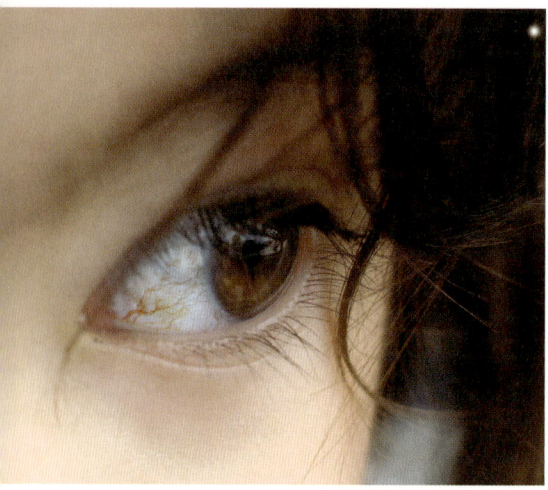

Bindehautentzündungen sind manchmal trotz deutlicher Schmerzempfindungen am betroffenen Auge nur schwer zu erkennen. Eine leichte Gefäßerweiterung der Bindehautäderchen kann das Einzige sein, was man sieht. Im Zweifelsfall ist der Seitenvergleich hilfreich. [ISP]

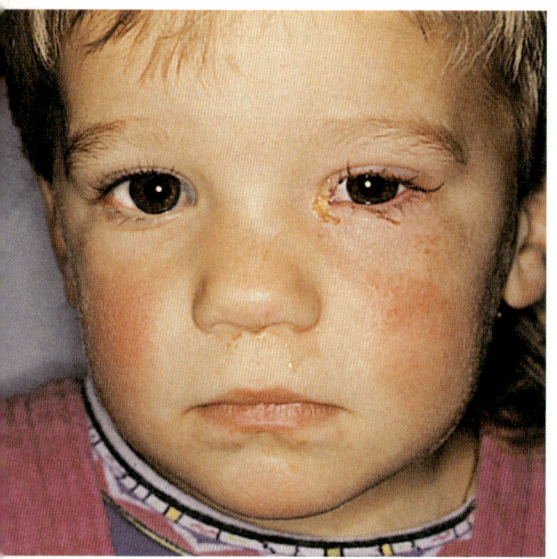

Zweijähriges Mädchen mit ausgeprägter eitriger Bindehautentzündung links (im Bild auf der rechten Seite). Oft ist bei kleinen Kindern die Ursache ein verstopfter Tränen-Nasen-Gang, etwa während einer Erkältung, die Bindehautentzündung muss dann nicht immer antibiotisch behandelt werden. Schwerere Formen werden jedoch durch antibiotische Augentropfen behandelt – auch wegen der Ansteckungsgefahr für andere Kinder. [KL]

 ### Wann zum Arzt

Am nächsten Tag, wenn
➤ Ihr Kind seit 1–2 Tagen über juckende Augen klagt und die Beschwerden nicht besser werden. Ausnahme: Die Ursache liegt offensichtlich im Bereich von Schwimmbadwasser, Wind und/oder Sonne – besonders im Urlaub – und das Auge eitert nicht.

Noch heute, wenn
➤ Ihr Kind eine eitrige Augenentzündung hat.

Sofort, wenn
➤ Sie einen Fremdkörper oder eine Verletzung hinter den Beschwerden vermuten (meist sehr rasche Beschwerdeentwicklung über wenige Stunden, Beschwerden oft nur einseitig).
➤ Ihr Kind zusätzlich über Sehstörungen klagt oder das Bewegen der Augen wehtut.

 ### Das Wichtigste aus der Medizin

Was sind die Ursachen einer Bindehautentzündung?

Der Übergang zwischen einer leichten Bindehautreizung und einer »richtigen« Bindehautentzündung ist fließend. Beide können viele Ursachen haben. Grob werden erregerbedingte (infektiöse) von nicht-erregerbedingten Formen unterschieden:

Bei den durch Erreger bedingten **infektiösen Bindehautentzündungen** stehen wohl die *Bakterien* als Übeltäter an erster Stelle. Diese können mit den Händen in die Augen verschleppt werden und dort eine Entzündung verursachen. Bei bakteriellen Bindehautentzündungen bildet sich typischerweise Eiter, der zu morgendlich verklebten Augen und gelblichen Krusten führt. Sekret und Krusten am Augen bilden sich allerdings auch bei durch Viren bedingten Formen der Bindehautentzündung, so dass dies kein zuverlässiges Unterscheidungsmerkmal ist. Bei Säuglingen entstehen durch Bakterien bedingte Bindehautentzündungen oft als Folge eines verstopften Tränen-Nasen-Ganges (siehe S. 425). Recht bekannt ist auch die sog. **Schwimmbad-Konjunktivitis** durch *Chlamydien*, die sowohl durch Badewasser als auch durch direkten Kontakt übertragen werden kann.

Auch *Viren* können eine Bindehautentzündung bedingen, die leider von außen oft nicht von den bakteriell bedingten Formen zu unterscheiden ist. Bei Kindergartenkindern häufig ist die **epidemische Binde- und Hornhautentzündung** (= *Keratokonjunktivitis epidemica*) durch *Adeno-Viren*. Die Kinder klagen zwar hauptsächlich über die Augenbeschwerden (oft hochrote, unter den Lidern auch höckrige Bindehaut), es handelt sich jedoch um eine (ansteckende) Allgemeinerkrankung. Nicht wenige Kinder haben leichte grippeartige Beschwerden, und die Lymphknoten im Ohrbereich sind oft vergrößert. Die Inkubationszeit (siehe S. 227) liegt bei ungefähr zehn Tagen. Auch andere Viruserkrankungen können zu einer begleitenden Bindehautentzündung führen, besonders typisch ist dies für die Masern (siehe S. 232).

Die zweite große Gruppe sind die **nicht infektiösen Bindehautentzündungen.** Manchmal reichen bereits *Rauch*, *Chlorwasser* (im Schwimmbad) oder sehr grelles *Licht* aus, um die Bindehaut zu reizen. Gerade bei Kindern sind *Fremdkörper* recht häufig die Ursache, etwa nach einer »Sanddusche« im Kindergarten. Auch bei *Allergien* reagieren die Augenbindehäute oft mit *(allergische Bindehautentzündung)*, wobei dann in aller Regel weitere Beschwerden wie etwa eine laufende Nase bestehen (»Heuschnupfen«, siehe S. 277). Alle anderen Ursachen sind extrem selten.

 ### Das macht der Arzt

Der Arzt untersucht die Augen des Kindes, um eine Beteiligung der Hornhaut oder der tiefer gelegenen Augenabschnitte auszuschließen. Dabei klappt er meist die Lider mit einem kleinen Stäbchen um, was etwas unangenehm sein kann. Möglicherweise macht er auch einen Abstrich.
Sind Fremdkörper die Ursache, werden diese entfernt. Ansonsten besteht die Behandlung in aller Regel in der Gabe von Augentropfen, z. B. antibiotikahaltigen Augentropfen bei bakteriellen Entzündungen.

==Augentropfen sind nur begrenzt haltbar. Machen Sie sich deshalb eine Notiz (z. B. auf das Etikett), wann Sie das Fläschchen erstmalig geöffnet haben, und werfen Sie die angebrochene Packung spätestens nach sechs Wochen weg.==

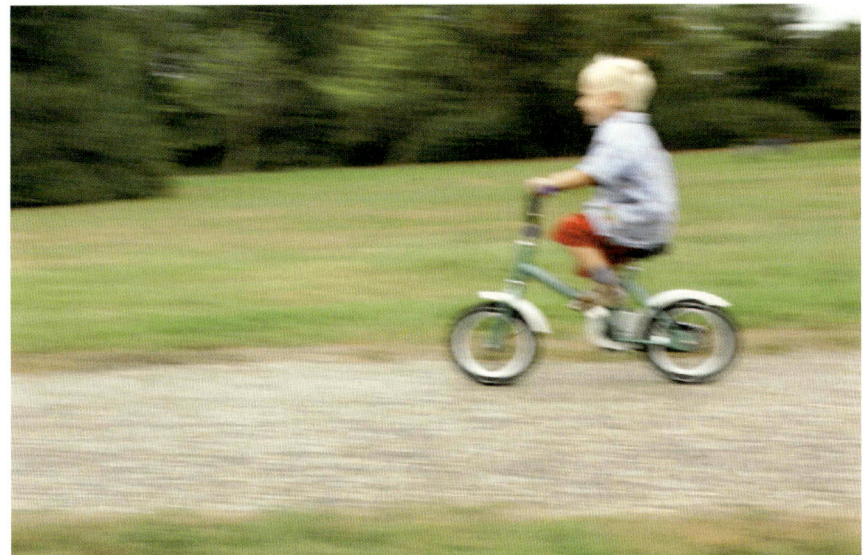

Viel frische Luft tut auch den Augen gut. Wenn – wie beim Fahrradfahren – auch Wind und jede Menge Staub- und Abgaspartikel dazukommen, reagieren empfindliche Kinderaugen allerdings manchmal mit einer Bindehautreizung oder sogar -entzündung. Bei manchen Kinderaugen reicht auch schon das schiere Sonnenlicht, etwa in den ersten Urlaubstagen am Strand. Gefährdet sind vor allem hellhäutige Kinder.

Das ist nicht schlimm – aber wer das Problem kennt, sollte nicht zögern, dem Kind in entsprechenden Situationen eine Sonnenbrille aufzusetzen (und beim Radeln den Fahrradhelm natürlich auch). Beim Kauf der Kindersonnenbrille sollte man auf eine tatsächlich vorhandene UV-Schutzwirkung achten. [li: ISP; unten: AS]

Da Bindehautentzündungen ziemlich ansteckend sind, sollte Ihr Kind erst dann wieder in Kindergarten oder Schule, wenn die Behandlung anschlägt. Dies ist bei bakteriell bedingten Formen meist schon nach einem Tag der Fall, viral bedingte Formen brauchen oft mehrere Tage zum Ausheilen.

Ist nur ein Auge betroffen, so wird das gesund erscheinende Auge wegen der leicht möglichen wechselseitigen Ansteckung mitbehandelt.

Wie die allergische Bindehautentzündung behandelt wird, finden Sie bei »Heuschnupfen« auf S. 277.

So helfen Sie Ihrem Kind

Eine Bindehautentzündung ist zwar meist harmlos, aber recht schmerzhaft. Jucken und Brennen lassen häufig durch Abwaschen mit kaltem Wasser (siehe S. 425) oder durch kühle Kompressen nach. Viele pflanzliche Zusätze reizen die Bindehaut, das gilt insbesondere für Kamillentee, der eine sehr schmerzhafte Augenreizung auslösen kann. Letzteren also am Auge – egal wie verdünnt – keinesfalls anwenden.

Um der auftretenden Blendempfindlichkeit zu begegnen, tragen auch kleinere Kinder nach einem solchen »Zwischenfall« beim Spielen meist leidlich gerne für ein paar Tage eine Sonnenbrille. Drinnen wird das Verdunkeln des Zimmers oft als angenehm empfunden.

Sind Fremdkörper wie etwa Wimpern oder Fliegen die Ursache einer Bindehautreizung, so können Sie diese, solange sie lose sitzen, leicht mit einem sauberen Taschentuch entfernen. Dazu das Lid etwas nach unten ziehen und das Kind die Augen z. B. nach oben drehen lassen – haben Sie Geduld, die Tränen schieben Ihnen den Fremdkörper irgendwann ins Blickfeld. Gelingt dies nicht, weil der Fremdkörper am Auge geradezu festzukleben scheint, so bringen Sie Ihr Kind dazu, das Gesicht in ein gefülltes Waschbecken zu halten und das betroffene Auge »unter Wasser« auf und zu zu machen. Dazu hilft es, wenn man das Kind bittet, im Waschbecken zu blinzeln oder nach einem Gummibärchen oder Ähnlichem zu »tauchen«. Fällt der Fremdkörper nicht von selber bereits heraus, so ist er anschließend doch leichter zu entfernen, weil er nicht mehr am Auge klebt.

Auch wenn es schwer fällt, sollte das Kind nicht in den Augen reiben, da dies die Bindehaut nur noch weiter reizt und zudem die Ausbreitung von Bakterien fördert. Besser sind kühlende Umschläge oder Kältepacks aus der Tiefkühltruhe.

Möglichkeiten der Naturheilkunde

Aus der Homöopathie kommen je nach Konstitution und Begleitsymptomen am ehesten Apis mellifica D4 oder Euphrasia D4 (auch als Zusatz zu Kompressen und als Augentropfen erhältlich) in Betracht.

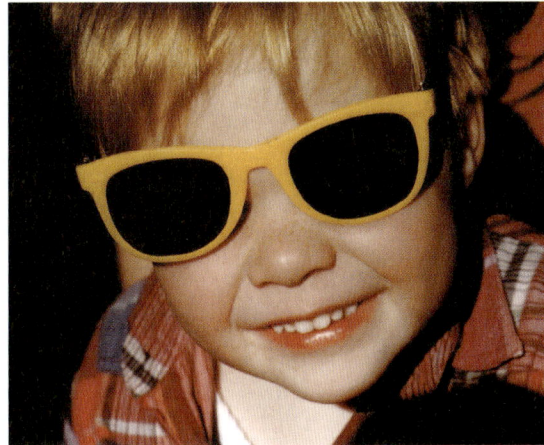

Lidrandentzündung

Die **Lidrandentzündung** (= *Blepharitis*) ist eine unangenehme und oft lang dauernde Entzündung der Augenlider, die in jedem Alter auftreten kann.

Leitbeschwerden

➤ Jucken und Brennen der Augen
➤ Gerötete und geschwollene, evtl. verklebte Lidränder, besonders nach dem Aufwachen
➤ Schuppen auf den Augenlidern und zwischen den Wimpern
➤ Möglicherweise gelbe Krusten und kleine Geschwüre auf den Lidern

Wann zum Arzt

Am nächsten Tag, wenn
➤ Sie viele Schüppchen zwischen den Wimpern Ihres Kindes sehen.

Noch heute, wenn
➤ Ihr Kind gelbe Krusten oder Eiterpünktchen auf den Lidern hat.

 ### Das Wichtigste aus der Medizin

Lidrandentzündung – wodurch?
Es gibt zwei Formen der Lidrandentzündung. Die häufigere ist die **schuppige Lidrandentzündung,** die oft im Gefolge von Erkältungskrankheiten oder bei Neurodermitis auftritt. Die Kinder haben oft gleichzeitig Schuppen der Kopfhaut oder als Babys sog. Kopfgneis (siehe Kasten S. 398) gehabt. Auch Allergien oder Sandkörner können Lidrandreizungen hervorrufen.

Die **geschwürige Lidrandentzündung** ist selten, aber schwerwiegender. Hier sind Bakterien, oft Streptokokken, die Ursache. Die geschwürige Lidrandentzündung ist an den honiggelben Krusten sowie punktförmigen Entzündungen und Geschwürchen auf den Lidern zu erkennen.

Das Problem: Besonders bei der geschwürigen Lidrandentzündung können Wimpern ausfallen, die nicht mehr nachwachsen.

 ### Das macht der Arzt

Die Untersuchung beim Arzt entspricht im Wesentlichen derjenigen bei einer Bindehautentzündung (siehe S. 426). Vermutet der Arzt eine durch Bakterien bedingte Entzündung, so verordnet er antibiotische Augentropfen oder -salben.

 ### So helfen Sie Ihrem Kind

In den meisten Fällen reicht es aus, die Augen ein paar Mal am Tag mit Hilfe eines Baumwoll- oder Leinentuchs mit lauwarmem Wasser auszuwaschen (keine Watte verwenden, da diese »fusselt«). Falls vom Arzt Augentropfen oder -salbe verordnet wurden, geben Sie diese erst nach der Waschung.

In ausgeprägteren Fällen kann man das Sekret durch warme Kompressen auf die geschlossenen Augenlider zunächst etwas lösen und anschließend auswaschen.

Da sich die durch den Hauttyp bedingte Neigung zur (schuppigen) Lidrandentzündung nicht ändern lässt, sind Rückfälle nicht selten. Deshalb sollten zusätzliche Reizungen der Augen (etwa durch Staub, zu viel Sonne, Rauch oder im Winter zu niedrige Luftfeuchtigkeit) wenn möglich vermieden werden.

 ### Möglichkeiten der Naturheilkunde

Nach homöopathischer Auffassung kommen je nach Begleitsymptomatik und Konstitution des Kindes zum Beispiel Euphrasia D3 (Globuli) oder Euphrasia Augentropfen in Betracht.

Gerstenkorn

Bei einem **Gerstenkorn** (= *Hordeolum*) handelt es sich um eine bakterielle Entzündung der Liddrüsen. Es ist in aller Regel harmlos, aber schmerzhaft.

 ### Leitbeschwerden

➤ Schwellung und Rötung des Lides
➤ Oft starkes Fremdkörpergefühl
➤ Schmerzhafter Knoten und später Eiterpünktchen innen oder außen am Lid
➤ Möglicherweise begleitende Bindehautentzündung (siehe S. 425)

 ### Wann zum Arzt

In den nächsten Tagen wenn
➤ Sie ein Gerstenkorn bei Ihrem Kind vermuten, das trotz Behandlung nicht besser wird.

Noch heute, wenn
➤ Sich die Entzündung immer weiter ausbreitet, Ihr Kind Fieber bekommt oder bei den Bewegungen des Augapfels Schmerzen angibt.

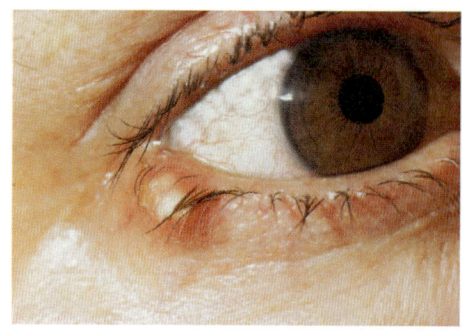

Das Gerstenkorn ist leicht zu erkennen als dicker Eiterpunkt an Ober- oder Unterlid. Auf keinen Fall darf man den Eiter ausdrücken. [MU]

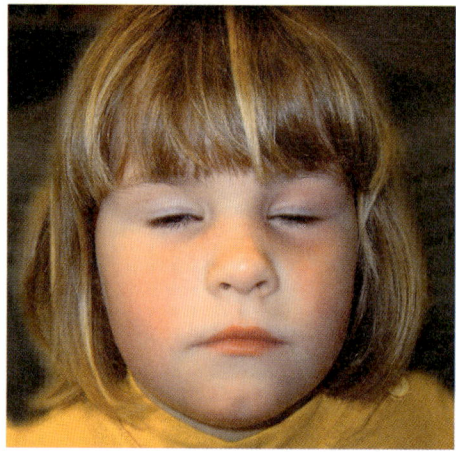

Oben beginnende und unten ausgeprägte Orbitalphlegmone. Ausgangsherd können Insektenstiche oder auch Gerstenkörner sein. [KL]

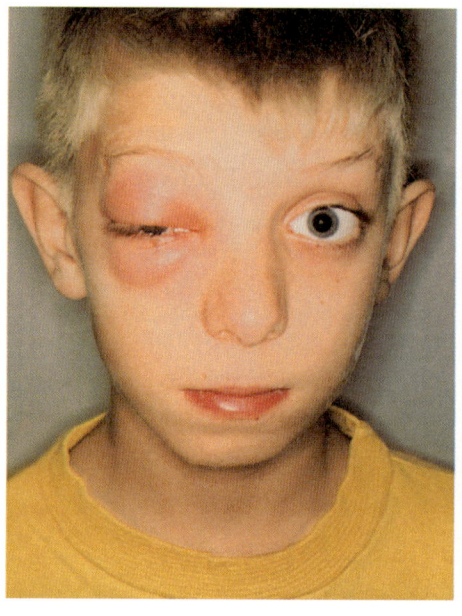

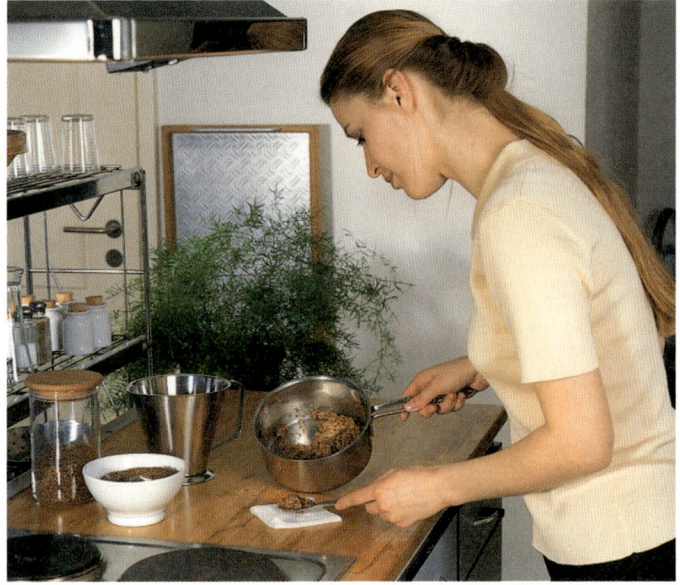

Bringt ein Gerstenkorn zum »Aufblühen«: selbst gemachter Leinsamenbrei. Er wirkt sowohl durch die im Leinsamen enthaltenen Inhaltsstoffe als auch durch die Wärme (Rezept siehe Text). [VH]

mem Leinsamenbrei (siehe Foto) kann das Gerstenkorn zum »Aufblühen« bringen. Hierzu wird Leinsamen (zwei Teile Wasser, ein Teil Leinsamen) so lange aufgekocht, bis er aufquillt, und dann in ein kleines Leinensäckchen gegeben, das nun so warm wie möglich auf das Auge gelegt wird. 2- bis 4-mal am Tag anwenden.

Ist einmal der Eiter sichtbar, so empfinden die meisten Kinder eher kühl-feuchte Kompressen als lindernd. Von Kamillentee ist auch hier abzuraten (siehe S. 427).

In der Regel öffnet sich das Gerstenkorn nach wenigen Tagen und heilt dann vollständig ab. Nicht selten hat ein Kind mehrere eng beieinander stehende Gerstenkörner, die dann jeweils zu unterschiedlichen Zeiten abheilen.

Wenn das Kind ständig die Augen reibt, kann ein Augenverband erforderlich sein.

==Drücken Sie ein Gerstenkorn nie aus, da die Bakterien dadurch ins umliegende Gewebe gedrückt werden und sich die Entzündung so ausbreiten kann.==

 ### Das Wichtigste aus der Medizin

Wie entsteht ein Gerstenkorn?

Bei einem Gerstenkorn führen Bakterien, meist Staphylokokken, zu einer Entzündung von Schweißdrüsen oder Haarbälgen im Lid. Zunächst bildet sich ein schmerzhafter roter Knoten. Innerhalb weniger Tage schmilzt die Entzündung eitrig ein, und ein kleiner Eiterpunkt wird am Lidrand sichtbar. Meist öffnet sich der Eiterherd von selbst, die Schmerzen lassen nun schlagartig nach.

Selten: Erregerausbreitung

Das Gerstenkorn ist zwar ausgesprochen unangenehm. Gefährlich wird es dem Kind aber nur dann, wenn sich die Entzündung immer weiter ausbreitet, etwa auf die Tränendrüsen, den Tränensack oder den Bereich der vorderen Augenhöhle (= **Orbitalphlegmone**). Die betroffenen Bereiche laufen dann rot, oft auch lila-rot an, schmerzen und schwellen an.

Mögliche Variante: Hagelkorn

Manchmal hinterlässt die Entzündung am Lid eine Art Zyste, das so genannte **Hagelkorn** (= *Chalazion*). Es zeigt sich als nicht schmerzhafter, hautfarbener oder weißlicher Knoten im Lidrand. Die Heilung kann Monate dauern, nicht selten muss das Hagelkorn auch durch einen kleinen Schnitt eröffnet werden (bei Kindern in Vollnarkose).

 ### Das macht der Arzt

Die meisten Gerstenkörner öffnen sich nach ein paar Tagen von selbst. Tun sie das nicht, so verschreibt der Arzt Ihrem Kind zunächst antibiotikahaltige Augensalben bzw. -tropfen, in sehr schweren Fällen auch Antibiotika zum Einnehmen. Haben sich die Erreger schon weit ausgebreitet (etwa in die Augenhöhle, wie auf den Fotos links zu sehen), so können nur noch intravenös verabreichte Antibiotika helfen. Nur sehr selten muss der Augenarzt das Gerstenkorn mit einem kleinen Schnitt eröffnen, um die Entzündung zum Abheilen zu bringen (dies geschieht bei Kindern in Vollnarkose).

 ### So helfen Sie Ihrem Kind

Bekommt Ihr Kind eine antibiotische Augensalbe verordnet, so sorgen Sie dafür, dass die Augensalbe regelmäßig – z. B. alle zwei Stunden – aufgetragen wird.

Sowohl trockene als auch feuchte Wärme fördern die »Reifung« des Gerstenkorns. Trockene Wärme wird durch Rotlicht appliziert – das Kind muss dabei die Augen schließen und der Abstand zur Lichtquelle muss mindestens 50 cm betragen. Einfacher sind meist warme Kompressen mit Wasser. Sie sollten so warm sein, wie es das Kind ertragen kann. Auch die Auflage von war-

 ### Möglichkeiten der Naturheilkunde

Als Heilpflanzen kommen am ehesten die Ringelblume, Augentrost und Hamamelis in Betracht. Sie werden mehrmals täglich äußerlich angewendet. Dazu werden Kompressen mit möglichst warmem Tee getränkt und auf das Auge gelegt.
Homöopathisch werden je nach Stadium und Begleitsituation Staphisagria D30 (zu Beginn der Infektion) und Pulsatilla D4 (im Eiterstadium) sowie zusätzlich evtl. Apis mellifica D4 (bei starken Schmerzen) empfohlen.

 ### Vorsorge

Auch wenn das Gerstenkorn für die meisten Kinder ein einmaliges Ereignis bleibt: In vielen Fällen kommen die Gerstenkörner immer wieder – die Gründe hierfür sind nicht bekannt.
Da Gerstenkörner im Vergleich zur Bindehautentzündung kaum ansteckend sind, dürfen die Kinder in den Kindergarten und die Schule.

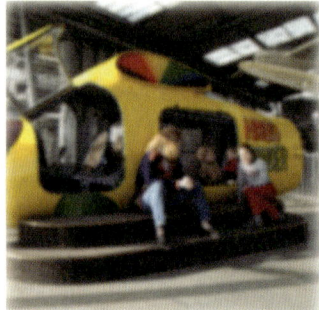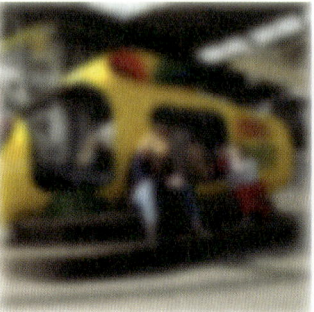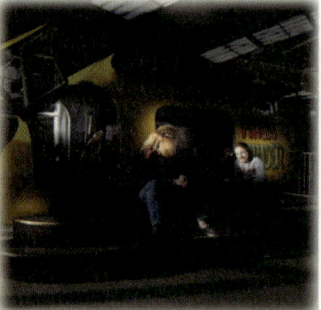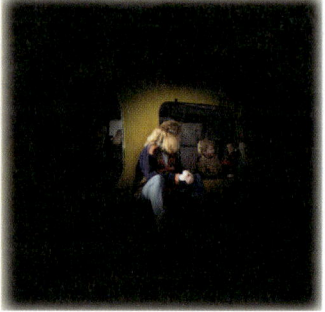

So sehen hochgradig sehbehinderte Kinder die Welt: Links außen eine höhergradige Kurzsichtigkeit mit noch 10 % Sehvermögen, links mittig bei noch 1 % Sehvermögen, rechts mittig bei Netzhautschädigung und rechts außen bei Gesichtsfeldeinschränkung (Tunnelblick). [Idee: SON; Bild: AS]

Sehbehinderung und Blindheit

Pro Jahr werden in Deutschland rund 150–200 Kinder mit einer angeborenen **Blindheit** und rund fünfmal so viele mit einer **hochgradigen Sehbehinderung** geboren. Über die Hälfte dieser Kinder ist dabei mehrfach behindert. Hinzu kommen die Kinder, die z. B. aufgrund von Unfällen früh ihr Augenlicht verlieren.

Als blind gilt, wer weniger als 1/50 (= 2 %) des Sehvermögens eines Gesunden hat, als hochgradig sehbehindert der, dessen Sehvermögen zwischen 1/50 und 1/20 (= 2–5 %) des Normalen liegt.

40 % der Bahnen im Gehirn können dem Sehsinn im weitesten Sinne zugeordnet werden – der Sehsinn ist beim Menschen der überragende Sinn für die Orientierung im Raum. Sehen ist beim Kind außerdem untrennbar mit Entwicklung verknüpft: Wer das Gesicht der Mutter nicht erkennt, kann es nicht anlächeln, wer das Spielzeug nicht sieht, kann nicht danach greifen, wer den Löffel in Papas Hand nicht wahrnimmt, kann nicht nachahmen, wie man ihn benutzt.

Die hochgradige Sehbehinderung oder gar Blindheit eines Säugling oder Kleinkindes zu erkennen ist nicht immer leicht, zumal das Kind sich ja nicht über schlechtes Sehen beklagt – es kennt es schließlich nicht anders.

Warnzeichen

➤ Wenn ein Kind graue oder auffällig große Pupillen hat oder seine Augen zu zittern scheinen
➤ Wenn ein über zwei Monate altes Baby enge Bezugspersonen nicht anlächelt
➤ Wenn ein Baby auf ein Geräuschspielzeug reagiert, aber z. B. nicht nach »stummem« Spielzeug greift
➤ Wenn das Baby Sie »nicht richtig anschaut« und Ihren Bewegungen nicht folgt
➤ Wenn Babys immer wieder die Augen reiben
➤ Wenn Kinder oft den Kopf schief halten, ein Auge zusammenkneifen, blinzeln, schielen oder Sie ein »Zittern« der Pupillen beobachten

Mit einem einfachem Test können Sie einen möglichen Verdacht überprüfen: Halten Sie in einem abgedunkelten Raum eine Taschenlampe in die Augen Ihres Säuglings. Verengen sich nicht beide Pupillen rasch und deutlich, sollten Sie Ihren Kinderarzt aufsuchen.

Da die Entwicklung des Gehirns auch durch Seheindrücke angetrieben wird, zeigen hochgradig sehbehinderte und blinde Kinder im Vergleich zu gesunden Kindern zunächst eine teils erhebliche Entwicklungsverzögerung, die bei optimaler Förderung aber (weitgehend) aufgeholt werden kann. Glücklicherweise existieren in allen deutschsprachigen Ländern umfangreiche Förderprogramme für Kleinkinder und alle Arten spezialisierter Schulen für die größeren Kinder. Auch werden die hohen Kosten dieser und anderer Fördereinrichtungen vom Staat getragen.

Die Förderung verlangt aber von den Eltern des Kindes eine ständige Mitarbeit, die viel Wissen erfordert. Wer weiß denn schon, wie das Restsehvermögen optimal gefördert werden kann, welches Spielzeug für ein blindes Kind geeignet ist, welche Situationen einem blinden Kind Angst einflößen oder es anderweitig psychisch belasten, welche Schule die beste ist?

Die im Kasten genannten Adressen helfen weiter.

➤ **Bundesvereinigung der Eltern blinder und sehbehinderter Kinder e.V. (BEBSK)**
Carl-Diem-Str. 20, 58809 Neuenrade
www.bebsk.org

➤ **Deutscher Blinden- und Sehbehindertenverband e.V.**
Rungestr. 19, 10179 Berlin
www.dbsv.org

➤ **Bund zur Förderung Sehbehinderter e.V.**
Hannelore Loskill
Ehrenstr. 19, 40479 Düsseldorf
www.medizinforum.de/bfs//

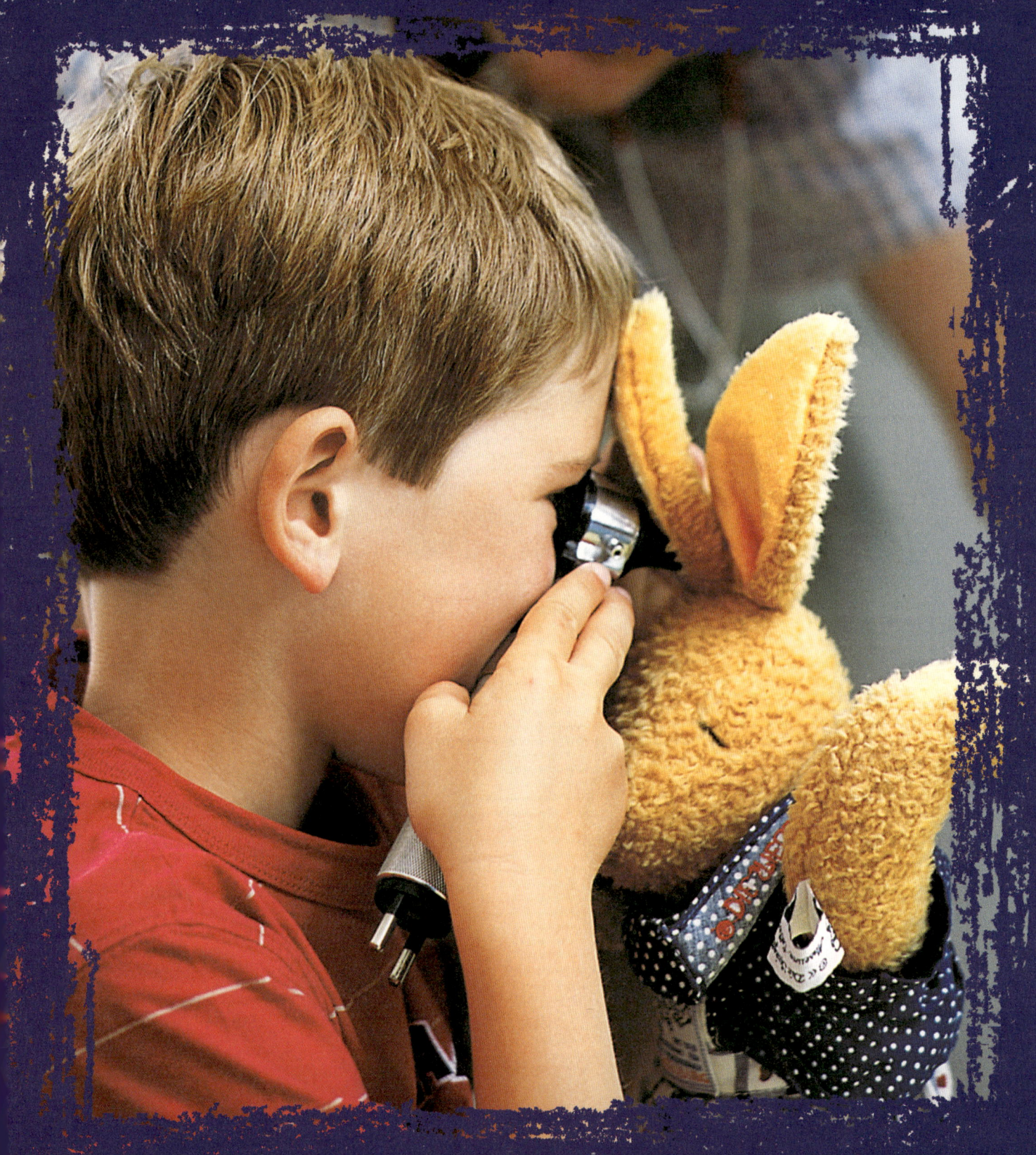

21 Erkrankungen von Hals, Nase und Ohren

Hören verbindet

Dass Kinder »nicht hören«, ist eine häufige Klage der Eltern. Tatsächlich besitzen kleine (und manche große) Menschen eine oft erstaunliche Fähigkeit, störende Geräusche einfach abzublocken.

Und das ist gut so. Denn selbst im ruhigsten Zimmer einer Wohnung geht es keineswegs lautlos zu, überall hinterlässt das Leben seine akustischen Spuren, und wenn es nur das Grummeln des Heizkörpers ist.

Die Welt tauber Kinder dagegen ist wirklich lautlos. Was ihnen fehlt, sind aber nicht nur Geräusche. Geräusche nämlich sind für Kinder auch die Eintrittskarte in die Welt der Sprache, und nicht nur das: Auf dem Weg vom Hören zum Sprechen macht das Kind prägende seelische Erfahrungen. Da ist die Stimme der Mutter, die Geborgenheit vermittelt, oder eben das Grummeln des Heizkörpers, das Gemütlichkeit ausstrahlt. Hören heißt also auch Gefühle aufnehmen, Resonanz entwickeln, in Verbindung treten.

Kein Wunder also, dass nicht nur Taubheit, sondern auch schon Schwerhörigkeit einen tiefen Einschnitt in die Entwicklung eines Kindes bedeutet. Manches angeblich »zurückgebliebene« oder verhaltensgestörte Kind ist in Wirklichkeit »bloß« schwerhörig (siehe auch S. 51 sowie S. 440).

Wissenswert

Hör- und Gleichgewichtsorgan liegen gut geschützt seitlich in den Schädelknochen. Während Erkrankungen des Gleichgewichtsorganes im Kindesalter relativ selten sind, sind Erkrankungen des Ohres – vor allem Entzündungen – häufig.

Am Hören sind viele Strukturen beteiligt:

Ohrmuschel (das »Ohr« des Volksmunds), **äußerer Gehörgang** und das **Trommelfell** gehören zum **äußeren Ohr**. Ihre Aufgabe ist es, die Schallwellen wie ein Trichter aufzunehmen und in Trommelfellschwingungen zu »übersetzen«.

Zum **Mittelohr** zählen **Paukenhöhle, Gehörknöchelchen, Ohrtrompete** (= *Eustachische Röhre*) und die Hohlräume des **Warzenfortsatzes** (= *Mastoid*, unten hinter dem Ohr tastbarer Knochen). Sie leiten die Trommelfellschwingungen und damit die Schallwellen zum Innenohr weiter und verstärken sie dabei.

Im **Innenohr** liegt das »eigentliche« Hörorgan in der sog. **knöchernen Schnecke**, einem spiralig gewundenen Hohlraum im Knochen. Hier werden die mechanischen Schwingungen in Nervenimpulse umgewandelt.

Diese Nervenimpulse werden dann über den **Hörnerven** zum Gehirn geleitet – erst hier wird uns das »Gehörte« bewusst.

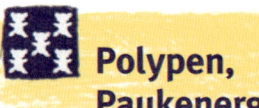

Polypen, Paukenerguss

Bei **Polypen** oder *Adenoiden* sind die Rachenmandeln (siehe S. 242) so stark vergrößert, dass sie zu Folgeproblemen führen, am häufigsten zu **Paukenergüssen** (Flüssigkeitsansammlung in der Paukenhöhle) oder **Mittelohrentzündungen** (siehe S. 435). Polypen kommen praktisch nur bei jüngeren Kindern bis zur Einschulung vor. Oft sind gleichzeitig auch die Gaumenmandeln vergrößert (siehe S. 242).

 ### Leitbeschwerden

- Ständiges Atmen durch den Mund
- Über längere Zeit »verstopfte« Nase, schleimig-eitriger Schnupfen, Sprechen »durch die Nase« und häufig Husten (»wie eine Erkältung, die nicht weggeht«)
- Nachts lautes Schnarchen
- Oft Schwerhörigkeit
- Evtl. Appetitlosigkeit, tagsüber Müdigkeit durch unruhigen Nachtschlaf

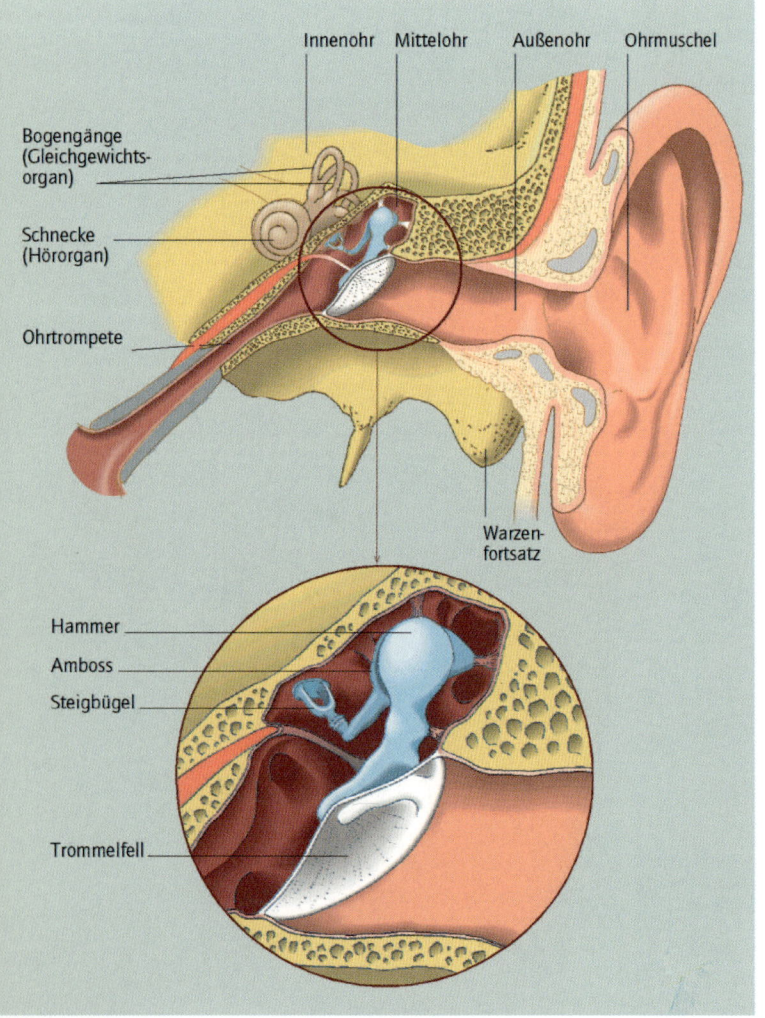

Das Ohr – das wohl komplizierteste Sinnesorgan. Es besteht aus äußerem Ohr, Mittelohr und dem mikroskopisch kleinen, aber entscheidenden Innenohr. Beim Kind ist vor allem das Mittelohr durch Entzündungen gefährdet – das untere Detailfoto zeigt die Strukturen sehr stark vergrößert. Besonders wichtig ist die Ohrtrompete: Dieser Schleimhautschlauch stellt nämlich eine Verbindung vom Mittelohr zum Rachen dar – mit jedem Schlucken wird so das Mittelohr belüftet. Das sorgt nicht nur für den nötigen Druckausgleich, sondern verhindert auch, dass sich Sekret im Mittelohr anstaut. [GR]

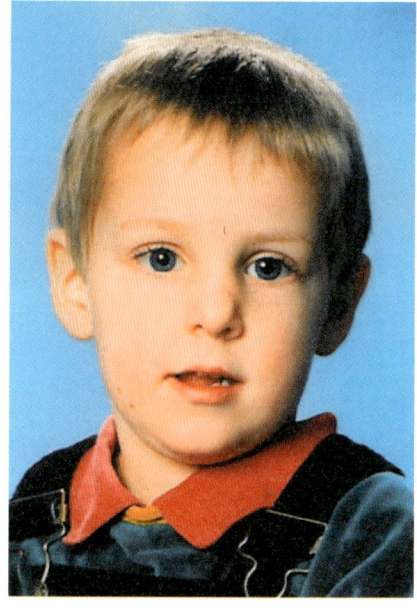

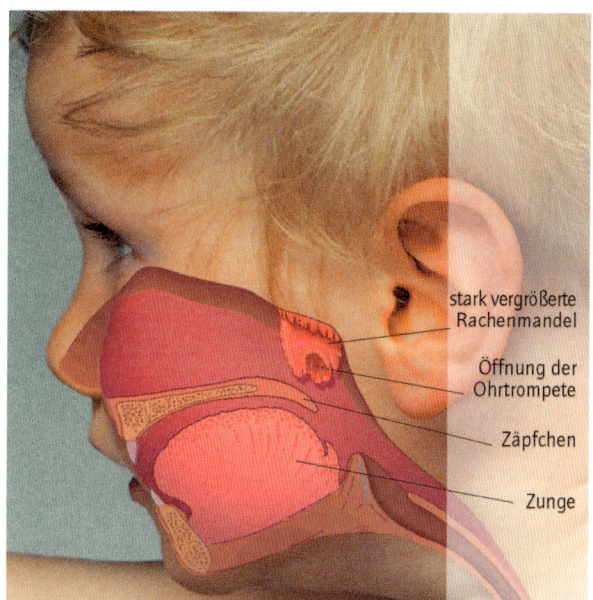

Ein Kind mit Polypen klagt in aller Regel selbst nicht über Beschwerden. Nicht selten fällt erst beim Betrachten der letzten Fotos auf, dass das Kind immer den Mund offen hat (Bild links). [NM]

Die Zeichnung rechts zeigt die Lagebeziehungen im Rachenraum beim Kind mit Polypen – der vergrößerte Polyp engt die Nasenatmung ein. Zudem verlegt der Polyp manchmal auch die Öffnung der Ohrtrompete seitlich im oberen Rachen – ein Mittelohrerguss ist die Folge. [GX]

Wann zum Arzt

Innerhalb von 1–2 Wochen, wenn
➤ Sie die obigen Zeichen bei Ihrem Kind über mehr als einen Monat beobachten.

Heute noch, wenn
➤ Zu den oben aufgeführten Beschwerden Fieber oder Ohrenschmerzen hinzukommen, da sich dann möglicherweise eine akute Mittelohrentzündung (siehe S. 435) entwickelt hat.

Das Wichtigste aus der Medizin

Weshalb haben so viele kleine Kinder Polypen?

Mit jedem Atemzug atmen wir eine Vielzahl von Keimen ein. Im Nasen-Rachen-Raum fangen Gewebeinseln des Immunsystems, darunter die zwischen den beiden Ohrtrompeten gelegene **Rachenmandel** (siehe Abbildung oben), die meisten dieser Keime ab und schützen so die tiefen Luftwege vor Infektionen. Während für einen Erwachsenen die Mehrzahl der Keime »alte Bekannte« sind, kennt das Immunsystem eines Kleinkindes viele davon nicht und muss sich erst mit ihnen auseinander setzen. Entsprechend stark entwickelt ist während dieser Lernphase das Abwehrgewebe im Nasen-Rachen-Raum.

Große Rachenmandeln sind bei Kleinkindern also völlig normal. Krankhaft sind vergrößerte Rachenmandeln erst dann, wenn sie dem Kind durch ihre Größe oder wiederholte Entzündungen Beschwerden wie etwa eine behinderte Atmung bereiten. Der Volksmund nennt sie dann »Polypen«.

Häufig: Mittelohrprobleme und Schwerhörigkeit

Verlegen die **Polypen** die Öffnung der Ohrtrompete (deren Funktion ist in der Abbildung auf der linken Seite erklärt), wird das Mittelohr nicht mehr ausreichend belüftet. Dadurch entwickelt sich ein Unterdruck und auf die Dauer ein **Tuben-Mittelohr-Katarrh** mit einer schmerzlosen Ansammlung von Flüssigkeit und Schleim im Mittelohr – der Arzt spricht von einem **Paukenerguss.**

Ist der Erguss länger als drei Monate nachzuweisen, wird er als *chronisch* bezeichnet. Unterdruck und Schleim behindern die Beweglichkeit des Trommelfells, und das Kind hört schlecht. Eventuell bleibt es dadurch in seiner Sprachentwicklung zurück.

Damit nicht genug: Insbesondere wenn die Rachenmandel chronisch entzündet ist, können Bakterien leichter ins Mittelohr gelangen und wiederkehrende Mittelohrentzündungen bedingen. Nur selten ist dies jedoch die *alleinige* Ursache von häufigen Mittelohrentzündungen – jedenfalls bringt die Entfernung der Polypen oft wenig Besserung.

Seltener: Schlaf- und Gedeihstörungen

Große Polypen engen den Luftstrom bei der Atmung oft stark ein, vor allem dann, wenn gleichzeitig die Gaumenmandeln vergrößert sind (siehe S. 242). An das daraus folgende nächtliche **Schnarchen** gewöhnen sich die Eltern oder Geschwister oft schnell.

Gesellen sich zum Schnarchen jedoch Zeichen der **Schlaf-Apnoe** (siehe S. 439), wie etwa ein unruhiger Schlaf mit längeren Atempausen, so sollten die Polypen, möglicherweise zusammen mit den Gaumenmandeln, entfernt werden.

Nach der Operation berichten viele Eltern von einem Wachstumsschub – kein Wunder, denn Schlaf-Apnoen gleich welcher Ursache rauben den Kindern den gesunden, wachstums- und entwicklungsfördernden Schlaf (siehe auch S. 58).

Auf lange Sicht

Da sich Polypen meist von selbst zurückbilden, sind Langzeitfolgen selten. Bleibt jedoch ein Paukenerguss über Monate unbemerkt und ist das Kind dadurch beidseits schwerhörig, kann sich insbesondere bei Kindern vor dem Kindergartenalter die Sprache nicht richtig entwickeln (S. 440).
Durch die ständige Mundatmung drohen bei lange Zeit bestehenden Polypen außerdem eine Verformung des Oberkiefers und Fehlstellungen der Zähne.

Das macht der Arzt

Der Arzt kann durch Spiegelung des Rachens sehen, wie stark die Rachenmandeln vergrößert sind. Außerdem schaut er dem Kind in die Ohren, ob ein Paukenerguss vorliegt.

Bei Atemnot, dauerhaft verlegter Nasenatmung, Schlaf-Apnoe oder andauernden Paukenergüssen mit Schwerhörigkeit, die durch das Einlegen von Paukenröhrchen nicht besser werden, sollten die Polypen entfernt werden. Ob auch Kinder mit häufig wiederkehrenden Mittelohrentzündungen von diesem Eingriff profitieren, ist umstritten, besonders bei Kindern unter vier Jahren scheint das nach mehreren Studien nicht der Fall zu sein.

Der Eingriff wird unter Vollnarkose in aller Regel ambulant durchgeführt, und bis auf körperliche Schonung für wenige Tage sind keinerlei besondere Vorsichtsmaßnahmen nötig. Wurde zusätzlich ein **Trommelfellschnitt** (= *Parazentese*) gemacht, um einen Paukenerguss abzulassen, darf das Kind eine Woche lang nicht duschen oder baden. Ungünstige Folgen für die Immunabwehr hat die Entfernung der Rachenmandel nicht, das Abwehrgewebe wächst teilweise nach (damit allerdings evtl. auch die Polypen).

Paukenerguss ohne Polypen

Viele Kinder aber haben auch ohne Polypen ständige Belüftungsstörungen des Mittelohres mit (oft chronischem) Paukenerguss. Oft leiden diese Kinder auch unter gehäuften Mittelohrentzündungen.

Die Ursache eines chronischen Paukenergusses bei Kindern ohne Polypen ist nach wie vor umstritten. Bekannt ist, dass Kinder von rauchenden Eltern sowie nicht gestillte Kinder häufiger mit diesem Problem zu tun haben (siehe auch S. 435). Zudem spielen wahrscheinlich anatomische Gründe eine Rolle, z. B. eine abnorm kurze oder enge Ohrtrompete. Immunfaktoren und Allergien werden zwar oft vermutet, sind aber nur sehr selten von Bedeutung.

Glücklicherweise verschwindet der Paukenerguss bei den meisten betroffenen Kinder innerhalb von 3–6 Monaten von selbst. Bei einem chronischen, also über drei Monate anhaltenden Paukenerguss sollte jedoch stets das Gehör des Kindes untersucht werden. Besteht der Paukenerguss länger als 4–6 Monate, betrifft er beide Ohren und hat er bereits zu einer deutlicheren Schwerhörigkeit geführt, empfehlen die meisten Ärzte die Einlage eines **Paukenröhrchens**, um die Belüftung des Mittelohres sicherzustellen. Ob dies für die Sprachentwicklung langfristig einen Nutzen bringt, ist jedoch noch immer umstritten. Die Behandlung mit Ohrentropfen, Antibiotika oder mit antiallergischen Medikamenten bringt keinen Langzeitnutzen. Auch abschwellende Nasentropfen konnten in wissenschaftlichen Studien nicht überzeugen.

Im Alltag merkt das Kind das winzige Röhrchen überhaupt nicht. Beim Baden kann allerdings Wasser durch das Röhrchen ins Mittelohr eindringen. Zur Gehörgangsabdichtung beim Duschen oder Baden nehmen Sie einfach etwas handelsübliche Hautcreme (z. B. Nivea®) zwischen Daumen und Zeigefinger und rollen damit ein bisschen Watte so, dass sie gut in den Gehörgang passt. Eine Alternative sind vorgefertigte oder vom Hörgeräteakustiker individuell angepasste »Ohrenstöpsel«, deren Kosten die Krankenkassen jedoch nicht tragen.

Meist kippt das Paukenröhrchen nach 6–8 Monaten von selbst in den äußeren Gehörgang ab und kann im Rahmen der regelmäßigen Kontrolluntersuchungen problemlos entfernt werden. Das Trommelfell verschließt sich von selber wieder.

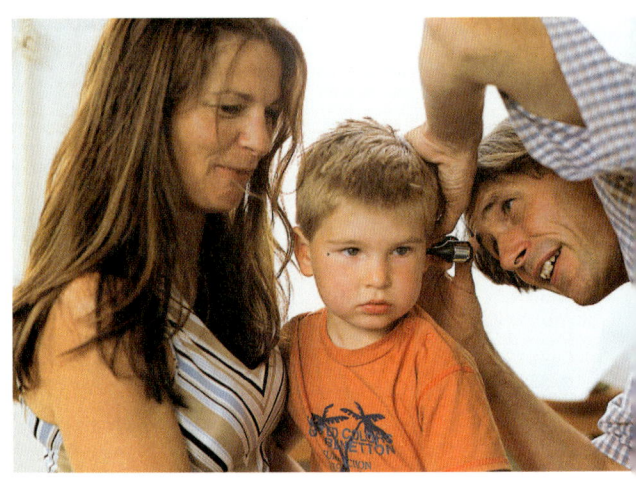

Der Kinderarzt kann, wenn das Kind einigermaßen mitspielt, Trommelfell und äußeren Gehörgang mit einer speziellen Lichtlupe, dem Otoskop, beurteilen. Schwierig wird die Untersuchung dann, wenn sich Ohrschmalz angesammelt hat. Zu Letzterem neigen manche Kinder mehr als andere – mit mangelnder Hygiene hat das nichts zu tun! [AM]

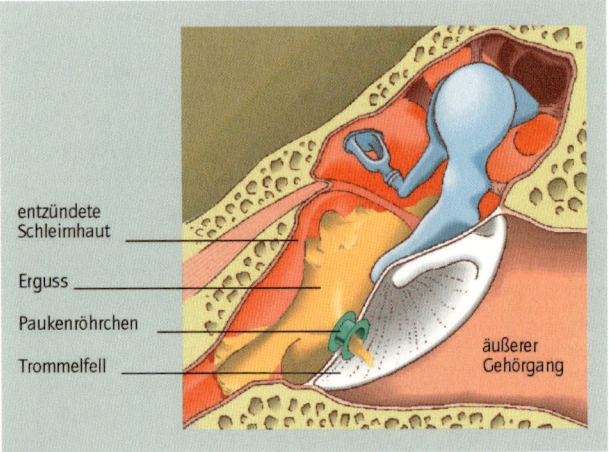

Links: Wenn Paukenergüsse chronisch werden, hilft oft nur ein Paukenröhrchen (im Bild blaugrün), durch das der Erguss abfließen kann und die Paukenhöhle beständig belüftet wird. [GR]

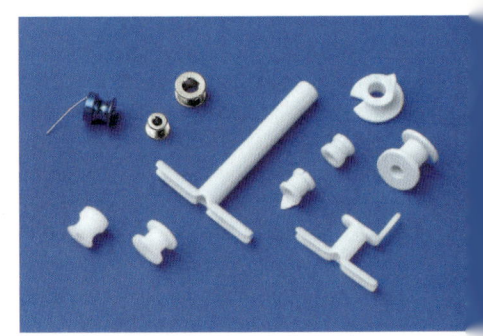

Rechts: Einige gebräuchliche Modelle für Paukenröhrchen – in der Realität nur wenige Millimeter groß. [ST]

Erkrankungen von Hals, Nase und Ohren

So helfen Sie Ihrem Kind

Die Möglichkeiten der Selbsthilfe und Naturheilkunde zielen allesamt auf eine Stärkung des Immunsystems und eine bessere Belüftung des Mittelohres.

Zigarettenrauchen in der Wohnung ist ein dem Kind gegenüber unfaires Verhalten, auch wenn es bestimmt nicht so gemeint ist. So wenig der Urin in der Babybucht des Freibads bleibt, so wenig verschont Zigarettenrauch das Kinderzimmer. Spätestens jetzt sollten Sie dieser Gewohnheit die rote Karte zeigen.

Das Kind sollte so oft wie möglich draußen an der frischen Luft spielen, diese Form der Abhärtung ist allen anderen überlegen. Eine ebenfalls effektive, aber wohl weniger beliebte Alternative sind aufsteigende Fußbäder (siehe S. 101) sowie **Wechselduschen:** Am Ende einer warmen Dusche wird das Wasser zunächst möglichst warm gestellt, danach werden erst Füße und Beine, dann Hände und Arme und zuletzt Brust und Rücken mit kaltem Wasser kurz abgeduscht. Überheizte Räume, insbesondere überheizte Schlafzimmer, gilt es zu vermeiden.

Speziell auf die Nase wirken **Inhalationen und Kopfdampfbäder** (Durchführung siehe S. 105). Hierzu können Sie entweder heißes Salzwasser (9 g Salz, entsprechend knapp zwei gestrichenen Teelöffeln auf einen Liter) oder Kamillelösung (1–2 Esslöffel Kamillenblüten mit heißem Wasser übergießen) verwenden.

Ob die immer wieder gegen verstopfte Nasen empfohlenen **Nasenspülungen** mit in Apotheken erhältlichen Nasenduschen etwas bringen, ist fraglich und Aktivitäten vom Kaliber eines Purzelbaums oder einer guten Rauferei sicher unterlegen.

Für die zur Belüftung des Mittelohres angebotenen Übungen mit dem **Nasenrüssel** oder **Nasenballon** mag das eine oder andere Kind zu gewinnen sein, wie wirksam sie sind, ist umstritten. Das Kind soll dabei handelsübliche Luftrüssel oder spezielle Nasenballons nicht mit dem Mund, sondern mit der Nase aufblasen und dabei das andere Nasenloch zuhalten. Bei Infekten herrscht Übungspause, da leicht Keime ins Mittelohr gedrückt werden und die Übungen somit mehr schaden als nützen würden.

Akute Mittelohrentzündung

Bei einer **Mittelohrentzündung** *(Otitis media)* ist die Schleimhaut des Mittelohres ein- oder beidseits entzündet. Die **akute** (d. h. rasch entstehende) **Mittelohrentzündung** ist vor allem bei jüngeren Kindern sehr häufig: Schätzungsweise zwei Drittel aller Kinder hat vor dem sechsten Geburtstag eine akute Mittelohrentzündung gehabt, drei Viertel davon sogar mehrere. Oder anders ausgedrückt: Nur rund 10 % aller Eltern mit zwei Kindern bleiben von ihr verschont. Am häufigsten betroffen sind Kinder zwischen sechs und 18 Monaten. Mit dem Schuleintritt wird die Erkrankung seltener. Mehr als drei Viertel der Mittelohrentzündungen sind nach drei Tagen auch ohne Behandlung abgeklungen.

Leitbeschwerden

➤ Infekt der oberen Luftwege und Schnupfen seit ein paar Tagen
➤ Stechende oder klopfende, oft heftige Ohrenschmerzen
➤ Oft Fieber, schlechtes Allgemeinbefinden
➤ Bei Säuglingen und Kleinkindern häufig uncharakteristische Beschwerden: Kleinkinder empfinden die Schmerzen oft stärker im Bauch als im Ohr; Säuglinge trinken schlecht, schreien viel, bekommen oft hohes Fieber und nicht selten Durchfall. Manche Kinder greifen sich immer wieder ans Ohr (was aber auch müde Kinder gerne tun)

Wann zum Arzt

Noch heute, wenn
➤ Sie bei Ihrem Kind aufgrund seiner Beschwerden eine akute Mittelohrentzündung vermuten.
➤ Eine bereits bekannte und behandelte Mittelohrentzündung schlimmer wird.

Sofort, wenn
➤ Das Kind zusätzlich starke Kopfschmerzen und einen »steifen« Nacken bekommt oder schläfrig und teilnahmslos wird.

Das Wichtigste aus der Medizin

Woher kommt die Mittelohrentzündung?

Meist folgt die akute Mittelohrentzündung einer Erkältung, bei der Bakterien oder Viren über die bei Kindern noch sehr kurze Ohrtrompete ins Mittelohr wandern und dort eine Entzündung verursachen. Ist die Ohrtrompete durch den Infekt zugeschwollen oder durch eine vergrößerte Rachenmandel (siehe S. 432) verlegt, so kann sich die Infektion wegen der fehlenden Belüftung des Mittelohrs besser festsetzen. Die Mittelohrentzündung ist somit in vielen Fällen ein unvermeidlicher Begleiter der im Kindesalter allgegenwärtigen Luftwegsinfekte.

Infolge der Infektion bilden die Schleimhäute des Mittelohrs nun fortlaufend entzündliches Sekret – ein *Paukenerguss* (siehe auch S. 432) entsteht. Da dieser Erguss, anders als in der Nase, nicht abfließen kann, staut

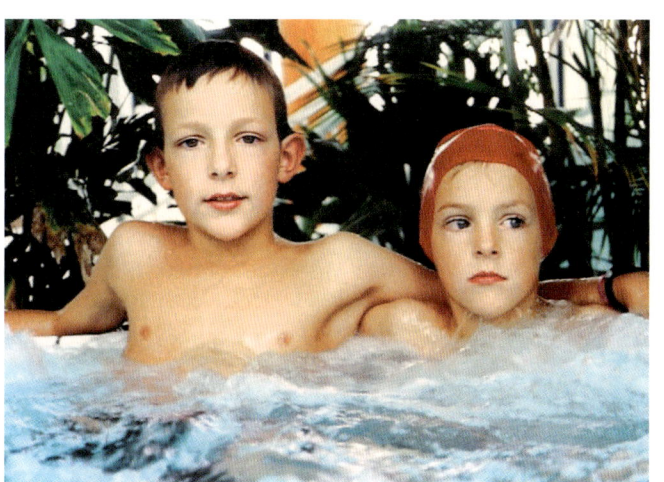

Ein Verzicht auf Strandurlaub ist entgegen früherer Ansichten bei liegendem Paukenröhrchen nicht nötig: Das Risiko einer Entzündung ist sehr gering, wenn das Kind zusätzlich zu einer Gehörgangsabdichtung am Strand ein Stirnband und im Wasser eine eng anliegende Badekappe trägt und nicht ins Wasser springt oder taucht. [NM]

er sich hinter dem Trommelfell an und übt einen schmerzhaften Druck auf das Trommelfell aus. Je nach Erreger, Abwehrlage und Stadium der Erkrankung kann der Erguss klar oder eitrig sein.

Schreitet die Mittelohrentzündung fort, so kann das Trommelfell platzen (= **Trommelfellperforation**) und eitrig-blutiges Sekret aus dem Ohr fließen. Die Ohrenschmerzen lassen dann schlagartig nach, da der Druck im Mittelohr nun abklingt. In aller Regel heilt die Mittelohrentzündung danach rasch und folgenlos aus. Das geplatzte Trommelfell schließt sich innerhalb von Tagen von selbst.

Weitere Ursachen

Die meisten Mittelohrentzündungen sind infektionsbedingt. Daneben werden aber drei weitere Ursachen diskutiert, die entweder Infektionen begünstigen können oder eine eigenständige Rolle spielen:

Passives Rauchen. Säuglinge und Kleinkinder von Rauchern haben 50 % häufiger Mittelohrentzündungen als »nichtrauchende« Kinder. Es könnte sein, dass der Zigarettenrauch die feinen Flimmerhärchen am Eingang der Ohrtrompete lähmt und so ein »Aufsteigen« von Bakterien begünstigt.

Reflux (Zurücklaufen) von Mageninhalt. Bei manchen Kindern mit Mittelohrentzündungen oder einem Paukenerguss (siehe S. 432) kann im Mittelohrsekret Pepsin, ein im Magensaft vorkommendes Verdauungsenzym, nachgewiesen werden. Dies wurde vor allem bei Kindern mit einer Refluxerkrankung (siehe S. 324) beobachtet. Es könnte also sein, dass der bei solchen Kindern immer wieder in den Rachenraum aufsteigende Magensaft die Schleimhäute reizt und so eine Mittelohrentzündung begünstigt, sicher ist dies jedoch (noch) nicht.

Allergien. Kinder mit Heuschnupfen haben häufiger Mittelohrentzündungen als nichtallergische Kinder. Andererseits kann selbst durch eine konsequente Therapie des Heuschnupfens den Mittelohrinfektionen nicht vorgebeugt werden. Die Rolle der Allergien bleibt also umstritten.

Sonderform Paukenerguss

Nach Abheilung der akuten Infektion verbleibt bei der Mittelohrentzündung oft noch wochenlang ein nicht-eitriger Erguss hinter dem Trommelfell. Der Arzt spricht dann von einer *Mittelohrentzündung mit Erguss* oder einfach *Paukenerguss*. Diese Flüssigkeitsansammlung verursacht zwar meist keine akuten Symptome, kann aber bei längerem Bestehen zu Schwerhörigkeit und möglicherweise zu immer wiederkehrenden Ohrenschmerzen, manchmal auch zu Ohrgeräuschen führen. Der Paukenerguss wird anders behandelt als die akute Mittelohrentzündung (siehe S. 432).

Selten, aber gefährlich: Fortschreiten der Entzündung

Greift die akute Mittelohrentzündung auf den Warzenfortsatz des Schläfenbeinknochens über (= **Mastoiditis**), zeigt sich dies durch wieder zunehmendes Fieber, Schmerzen und Schwerhörigkeit in der Heilungsphase der Mittelohrentzündung. Oftmals kann man hinter dem Ohrläppchen eine Rötung und Schwellung sehen, möglicherweise steht das Ohr ab. Eine Mastoiditis macht zusätzlich zur Antibiotikabehandlung eine Operation erforderlich.

Glücklicherweise extrem selten ist eine **Hirnhautentzündung** (siehe S. 449), wenn die Entzündung bis zu den Hirnhäuten fortschreitet. Sie zeigt sich durch eine zunehmende Bewusstseinstrübung, Nackensteife und anhaltend hohes Fieber.

Das macht der Arzt

Mit Hilfe eines **Ohrenspiegels** (= *Otoskop*) kann der Arzt die oft schon aufgrund der typischen Beschwerden vermutete Diagnose einer akuten Mittelohrentzündung häufig innerhalb weniger Minuten bestätigen: Er sieht ein »zornig rotes«, durch einen eitrigen Erguss vorgewölbtes Trommelfell.

Dennoch ist die Diagnose nicht immer einfach: Da schreit das Kind, und schon läuft das Trommelfell (wie auch der übrige Kopf des Kindes) rot an. Und immer wenn es darauf ankommt, scheint der Gehörgang von Ohrschmalz verstopft zu sein, so dass der Arzt allenfalls einen kleinen Bereich des Geschehens sieht.

Erschwerend kommt hinzu, dass die Trommelfellveränderungen eines Paukenergusses denen einer akuten Mittelohrentzündung durchaus ähneln und nur bei freier Sicht und oft nur durch eine zusätzliche Untersuchung mit einem an den Ohrenspiegel angeschlossenen Druckballon abzugrenzen sind.

Schulmedizinische Therapie

Bei leichten Beschwerden (z. B. Schnupfen und Unleidlichkeit, aber kein hohes Fieber oder Nahrungsverweigerung) verzichten heute viele Ärzte auf die Verordnung von Antibiotika, da die meisten Mittelohrentzündungen auch ohne Medikamente nach 2–3 Tagen von selbst abklingen. Eltern müssen sich dann aber auf ein paar »schlechte Nächte« mit ihren von Ohrenschmerzen und Fieber geplagten Kindern gefasst machen. Und

Antibiotisch behandeln?

Die Mittelohrentzündung ist nach der »oberen Luftwegsinfektion« die häufigste Diagnose des Kinderarztes überhaupt. Dennoch wird sie von Kinderarzt zu Kinderarzt oft ganz verschieden behandelt, und selbst die Empfehlungen der wissenschaftlichen Gremien zur Behandlung der Mittelohrentzündung unterscheiden sich von Land zu Land. Besonders umstritten ist die Rolle der Antibiotika: Viele Studien zeigen, dass sie den Verlauf der unkomplizierten Mittelohrentzündung nur wenig beeinflussen. Dafür handeln sich viele Kinder durch Antibiotika messbare Nachteile ein. Auch ist die durch Übertherapie mit Antibiotika steigende Zahl von resistenten Keimen Grund zur Sorge (siehe S. 227).

Unsere Empfehlung

Die meisten Kinder mit akuter Mittelohrentzündung haben von einer Antibiotikatherapie keinen Nutzen, entweder weil die Mittelohrentzündung durch Viren bedingt ist (Viruserkrankungen sprechen nicht auf Antibiotika an) oder weil ihr Immunsystem von selbst mit der Infektion genauso gut fertig wird. Leider lässt sich im Einzelfall nicht voraussagen, ob ein Kind zu dieser Gruppe gehört. Deshalb empfehlen wir folgendes Vorgehen:

▶ Bei unkomplizierten Verläufen (Kind noch relativ »gut drauf«, trinkt noch gut, nur mäßige Schmerzen) kann 2–3 Tage abgewartet werden. Bessert sich der Zustand des Kindes, so kann auf Antibiotika verzichtet werden.

▶ Kleine Kinder unter drei Jahren mit hohem Fieber oder schwerem Krankheitsbild dagegen sollten sicherheitshalber mit Antibiotika behandelt werden.

natürlich müssen Sie bei einem solchen abwartenden Vorgehen bereit sein, mit Ihrem Kind bei Verschlechterung wieder in die Praxis zu kommen.

Nasentropfen oder -sprays werden in der Hoffnung gegeben, dass sie die Schleimhaut abschwellen und sich die Belüftung des Mittelohres dadurch verbessert. In Therapiestudien enttäuschen diese Mittel aber regelmäßig.

Ist die Entzündung schon fortgeschritten (etwa wenn das Fieber bereits seit 2–3 Tagen besteht) oder werden die Beschwerden schlimmer, setzt der Arzt Antibiotika ein, bei Kindern vor allem Amoxicillinsäfte. Auch hoch fiebernde Kinder (Temperatur über 39 °C) unter drei Jahren bekommen wegen der hier höheren Komplikationsgefahr in aller Regel Antibiotika.

Hat Ihr Kind große Schmerzen, können Sie ihm zur Schmerzlinderung Paracetamol-Saft oder -Zäpfchen geben.

Meist sind die Schmerzen nach zwei Tagen vorbei, und nach 2–3 Wochen ist die akute Mittelohrentzündung ausgeheilt.

Kontrolluntersuchungen

Ob die akute Entzündung vorüber ist, zeigt vor allem das Allgemeinbefinden des Kindes: Das Kind ist wieder wohlauf und das Fieber abgeklungen. Viele Kinderärzte raten den Eltern deshalb, dass sie ihr Kind erneut vorstellen, wenn sich das Krankheitsbild nicht wie erwartet bessert, verzichten aber insbesondere bei älteren Kindern auf starre Kontrolltermine. Ein Paukenerguss im Rahmen einer akuten Mittelohrentzündung sollte nach ungefähr einem Monat wieder vergangen sein. Hört das Kind dann noch immer schlecht, ist spätestens jetzt eine Kontrolle beim Kinderarzt angesagt.

Rückfälle

Einige wenige Kinder werden ihre Mittelohrentzündungen einfach nicht los: Entweder bekommen sie ständig neue Mittelohrentzündungen oder aber die bestehende Mittelohrentzündung will nicht abheilen (= **chronische Mittelohrentzündung**). Häufig laufen bei diesen Kindern die Ohren, d. h. der aufgestaute Eiter bricht sich immer wieder durch das Trommelfell seine Bahn. Diese Kinder brauchen einen HNO-Arzt, der ihr Hörvermögen testet und sie auf seltene, evtl. zugrunde liegende Erkrankungen untersucht. In der Regel versucht der HNO-Arzt solche chronischen Fälle zunächst mit Antibiotika unter Kontrolle zu bringen. Falls dies nicht gelingt, setzt er Paukenröhrchen ein, die durch die Belüftung des Mittelohrs den Spuk meist beenden.

So helfen Sie Ihrem Kind

Insbesondere im Frühstadium einer Mittelohrentzündung können Selbsthilfe und naturheilkundliche Verfahren oftmals schwere Verläufe »abfangen« und so eine Antibiotikagabe unnötig machen.

Viele Kinder empfinden *Wärme* am Ohr als angenehm, z. B. durch Rotlichtbestrahlung 2- bis 3-mal täglich über 5–10 Minuten (Abstand zur Lampe etwa 50 cm). Noch einfacher ist es, eine mit warmem (nicht heißem) Wasser gefüllte und mit einem Handtuch umwickelte Wärmflasche gegen das Ohr zu halten.

Bewährte Mittel der Pflanzenheilkunde sind *Zwiebel-* oder *Kamillesäckchen* bzw. *-auflagen* auf das Ohr, die entzündungshemmend, abschwellend und schmerzlindernd wirken (Durchführung siehe S. 104).

Aus Elternsicht: Schnupfen des Ohres

Man müsse sich die Mittelohrentzündung wie einen »Schnupfen des Ohres« vorstellen, hatte uns der Kinderarzt gesagt, als er Nela mit 13 Monaten mit ihrer ersten Mittelohrentzündung sah: »Die Schleimhaut im Mittelohr ist entzündet, und sie produziert Schleim. Anders als bei der Nase kann der Schleim im Ohr nicht ablaufen. Der Rotz sitzt nun dort und drückt gegen das Trommelfell.« Eine Fehlkonstruktion, wenn man mich fragt.

Schon sechs Wochen später hatte Nela wieder eine Mittelohrentzündung, und seit der Kinderarzt mir das mit dem »gefangenen Rotz« erklärt hat, litt ich noch mehr mit, wenn sie ihr Ohr rieb und weinte. Der Druck da drin, der muss wehtun!

Am Anfang hatte der Arzt gar nichts verordnet. Nicht einmal Nasentropfen: »Bringt nichts.« Irgendwas um das Immunsystem in Schwung zu bringen? »Nein, Ihr Kind hat kein schwaches Immunsystem.« Immerhin hat er mir Schmerzzäpfchen aufgeschrieben, und die haben Nela auch Erleichterung verschafft. Antibiotika hat er nicht empfohlen: »Bei einer unkomplizierten Mittelohrentzündung halte ich Antibiotika für überzogen. Langfristig hat Ihr Kind davon mehr Nachteile als Vorteile. Meist wird der Körper selber mit den Keimen fertig.«

Nach der dritten Mittelohrentzündung, im Alter von nicht einmal 18 Monaten, schlug der Kinderarzt vor, Nela gegen einen der Erreger der Mittelohrentzündung, die Pneumokokken, zu impfen; diese Impfung ist nicht Teil des Routineprogramms, kann aber nach Angaben des Kinderarztes »die eine oder andere« Mittelohrentzündung verhindern. Auch machte er nach Abheilung der Entzündung einen Hörtest, und der war in Ordnung.

Nach der vierten Mittelohrentzündung dann die Frage: »Raucht denn bei Ihnen jemand in der Familie?«

Klar, und wie: mein Mann. Ich schleppte ihn zum nächsten Termin gleich mit, und wenn ich bisher dachte, ein Kinderarzt könne nur mit Kindern umgehen, hatte ich mich getäuscht. Eindrücklich schilderte er, wie Zigarettenrauch die mikroskopisch kleinen Härchen der Schleimhaut lähme und wie die delikaten Luftwege durch den Rauch gereizt würden, wie sie anschwellen und die Belüftung des Mittelohrs behindern. »Wenn Sie Ihrem Kind etwas Wertvolles für sein ganzes Leben mitgeben wollen, dann hören Sie mit dem Rauchen auf, und zwar jetzt. Ich kann Ihnen einen Kollegen empfehlen, der Sie beim Ausstieg kompetent berät.« Es hat mich dann noch einiges an Überzeugungsarbeit zu Hause gekostet, aber mein Mann hielt sechs Monate durch, ohne eine einzige Zigarette. Gut, heute raucht er wieder, aber immer nur auf dem Balkon, da ist er konsequent.

Heute ist Nela vier Jahre alt, und ja, sie hatte noch zwei weitere Mittelohrentzündungen, aber seit über einem Jahr ist Ruhe. Ich denke, wir haben das Gröbste geschafft. Was mir im Nachhinein auffällt, ist auch, dass sie überhaupt leichter mit Infektionen fertig wird und bei Erkältungen nicht mehr so viel hustet. Die reine Luft im Haus, glaube ich, die tut ihr gut.

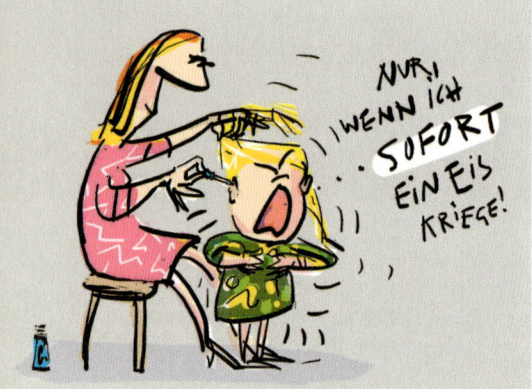

Eine Alternative sind *Kamille-* oder *Zitronenkompressen* auf das Ohr: Ein Taschentuch wird mit möglichst warmem Kamillentee oder Zitronensaft-Wasser-Gemisch (knapp ein Esslöffel Zitronensaft auf ein Glas Wasser) getränkt, mit einem Handtuch fixiert und eine Viertelstunde belassen. Die Kompressen können durch eine ans Ohr gehaltene Wärmflasche warm gehalten werden.

Auch als Zusatz zu einem *Kopfdampfbad* wirkt die Kamille heilungsfördernd, vor allem bei gleichzeitigem Schnupfen.

 ## Möglichkeiten der Naturheilkunde

Homöopathisch orientierte Ärzte setzen je nach Begleitsymptomatik Belladonna D6, Chamomilla D6, Ferrum phosphoricum D6 oder das Komplexmittel Otovowen® ein.

 ## Vorsorge

Akute Mittelohrentzündungen bei Kindern entstehen ganz überwiegend im Rahmen von Erkältungen. Es wundert deshalb nicht, dass Einzelkinder weniger Mittelohrentzündungen haben als Kinder aus größeren Familien, dasselbe gilt für Kinder in Krabbelgruppen, die ebenfalls häufiger an Mittelohrentzündungen leiden. Ob hier allerdings eine »Vorbeugung« infrage kommt, sei dahingestellt, zumal Infektionserkrankungen in anderer Hinsicht einen positiven Effekt auf das sich entwickelnde Immunsystem haben (siehe S. 35).

Viele Eltern haben die Erfahrung gemacht, dass ihre Kinder umso weniger Probleme mit den Ohren haben, je mehr sie draußen spielen – das Kind daher also bitte nicht »in Watte packen«, sondern darauf achten, dass es immer wieder an die frische Luft kommt. Ganz von selbst versteht sich, dass Kinder keinem Zigarettenrauch ausgesetzt werden, der zwar in den Augen vieler Raucher flüchtig ist (»Ich rauche selbstverständlich nur bei offenem Fenster«), aber nachgewiesenermaßen Mittelohrentzündungen begünstigt.

Es konnte zudem gezeigt werden, dass Kinder, die mindestens 3–6 Monate lang ausschließlich gestillt werden, um etwa 10–15 % seltener an Mittelohrentzündungen erkranken als nichtgestillte Kinder. Einige Studien sprechen zudem dafür, dass Kinder, die regelmäßig mit der Nuckelflasche im Mund einschlafen, häufiger an Mittelohrerkrankungen leiden.

Ein kleiner Trost: Bei fast allen Kindern hören die Probleme mit den Ohren spätestens im Verlauf des Grundschulalters von selbst auf.

Entzündung des äußeren Gehörganges

Eine **Entzündung des äußeren Gehörganges** (= *Otitis externa*) ist eine häufige und bisweilen schmerzhafte, glücklicherweise aber in aller Regel kurz dauernde und harmlose Angelegenheit.

 ## Leitbeschwerden

➤ Heftiger Juckreiz (das Kind kann dem Drang zu kratzen kaum widerstehen), gefolgt von
➤ Schmerzen, die bei Druck auf den Tragus (Knorpel vorne am Ohr) oder Zug am Ohrläppchen zunehmen
➤ Oft sichtbare Schwellung und Rötung des äußeren Gehörganges
➤ Möglicherweise (übel riechendes) Ohrenlaufen
➤ Möglicherweise Schwerhörigkeit (durch Zuschwellen des äußeren Gehörganges)

 ## Wann zum Arzt

Am folgenden Tag, wenn
➤ Ein Ohr Ihres Kindes zunehmend und andauernd juckt.

 ## Das Wichtigste aus der Medizin

Bei Kindern wird eine Entzündung des äußeren Gehörganges am häufigsten durch Bakterien hervorgerufen. Kleine Verletzungen, wie sie etwa bei einer »Ohrreinigung« mit Wattestäbchen oder Fremdkörpern im Ohr vorkommen, reichen als Eintrittspforte aus. Im Sommer spielt Baden eine große Rolle, weshalb der Volksmund hier vom *Schwimmerohr* spricht. Das Wasser weicht dabei die Gehörgangshaut auf und erleichtert Bakterien so das Eindringen, und insbesondere unsauberes Wasser enthält auch reichlich Krankheitskeime.

Übermäßige Produktion von Ohrenschmalz begünstigt ebenfalls die Entstehung einer Gehörgangsentzündung.

Pilze spielen als Erreger vor allem dann eine Rolle, wenn der Gehörgang ständig feucht ist (z. B. bei Ohrenlaufen) oder die Haut durch bestimmte Hauterkrankungen (etwa ein Ekzem oder eine Allergie) vorgeschädigt ist.

Viren sind im Kindesalter selten Ursache einer Gehörgangsentzündung. Am ehesten kommt noch bei älteren, oft abwehrgeschwächten Kindern eine »Gürtelrose« des Ohres (= **Zoster oticus**) in Betracht, wobei die typischen Bläschen meist von außen sichtbar sind. Das Kind fühlt sich krank und klagt mehr über Schmerzen als über Juckreiz. Aufgrund der Krankheitsentstehung (siehe S. 406) ist ein Zoster oticus nur bei solchen Kindern möglich, die vorher irgendwann einmal Windpocken gehabt haben.

Auch Allergien oder nicht-allergische Unverträglichkeitsreaktionen können zu einer Gehörgangsentzündung führen, etwa auf Seife, Haarspray, andere Kosmetika oder die Passstücke von Kopfhörern oder Hörgeräten. Allergien auf Ohrschmuck hingegen nehmen ihren Ursprung von der Ohrmuschel und breiten sich von dort auf den Gehörgangseingang aus.

Selten: Übergreifen auf die Nachbarschaft

Eine Gehörgangsentzündung kann sowohl auf die Ohrmuschel als auch auf das Mittelohr übergreifen, im letzteren Fall also eine eitrige Mittelohrentzündung auslösen. Eine weitere Ausbreitung der Entzündung ist bei Kindern sehr selten.

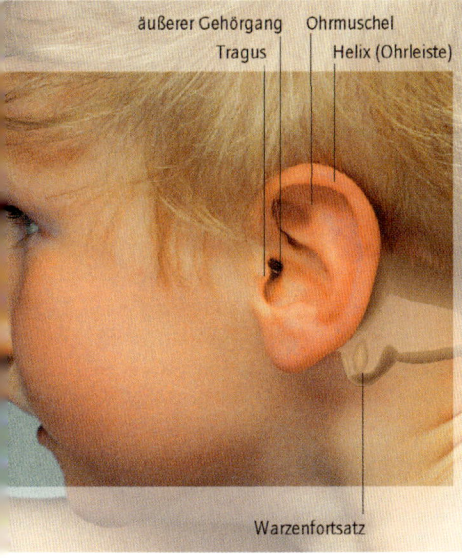

Das äußere Ohr beim Kleinkind. Der Tragus ist normalerweise nicht druckempfindlich. Dies ändert sich bei einer Mittelohrentzündung oder bei einer Entzündung des Gehörgangs: Drückt man jetzt mit dem Finger darauf (versucht also den Gehörgang damit zu verschließen), so zeigt das Kind deutliche Schmerzen. [GX]

Das macht der Arzt

Der Arzt reinigt das Ohr und macht möglicherweise einen Abstrich, um den Erreger festzustellen. Je nach mutmaßlicher Ursache verschreibt er Ohrentropfen mit abschwellenden Medikamenten, Antibiotika oder pilzhemmenden Medikamenten.

So helfen Sie Ihrem Kind

Stehen die Schmerzen im Vordergrund, empfindet das Kind oft Wärme als angenehm. Bei Juckreiz helfen eher kühlende, z. B. alkoholische, Umschläge. Bei starken Schmerzen können Sie für 1–2 Tage für Kinder geeignete Schmerzmittel (z. B. Paracetamol, siehe S. 157) geben, bis die Behandlung anschlägt.

Vorsorge

Alle Vorsorgemaßnahmen zielen darauf ab, Verletzungen des Gehörgangs zu vermeiden und das Ohr trocken zu halten:
➤ Keine Wattestäbchen etc. zur »Ohrreinigung« benutzen – das Ohr reinigt sich selbst.
➤ Nach dem Schwimmen Ohren gut abtrocknen: Kopf erst zur einen, dann zur anderen Seite neigen, dabei leicht schütteln und herauslaufendes Wasser mit einem Handtuch aufnehmen.
➤ Bei Kindern, die schon einmal Probleme mit einer übermäßigen Produktion von Ohrenschmalz hatten, Ohrenschmalz regelmäßig durch den Arzt entfernen lassen, insbesondere vor einem Badeurlaub am Meer, da die Mischung aus Ohrenschmalz und Salz die Gehörgangshaut besonders reizt.
➤ Neigt das Kind zu Gehörgangsentzündungen nach dem Schwimmen, für die Dauer des Schwimmens »Ohrenstöpsel« z. B. aus mit Creme gedrehter Watte benutzen, damit kein Wasser ins Ohr eindringen kann (siehe auch Polypen, S. 434).
➤ Keine feuchte Kammer entstehen lassen, also z. B. bei Ohrenlaufen keine Watte in die Ohren stecken.

Schnarchen und Schlaf-Apnoe

Schnarchen tritt bei den meisten Kindern immer einmal wieder auf, z. B. im Rahmen von Erkältungen. 7 % der 2- bis 6-jährigen Kinder schnarchen allerdings *regelmäßig*. Bei einem Viertel dieser Kinder ist das Schnarchen mehr als nur eine Lärmbelästigung: Bei ihnen sind die oberen Luftwege nachts so stark eingeengt, dass sie nicht genug Luft bekommen – diese nächtliche Atemstörung wird als *obstruktive* (= einengende) *Schlaf-Apnoe* oder auch als **Schlaf-Apnoe-Syndrom** (kurz *SAS*) bezeichnet.

Leitbeschwerden

➤ Nächtliches lautes Schnarchen mit immer wieder auftretenden längeren Atempausen
➤ Oft unruhiger Schlaf mit viel Bewegung, Alpträumen, evtl. auch Einnässen
➤ Oft morgendliche »Anlaufschwierigkeiten«: Die Kinder sind schwer erweckbar, müde oder haben Kopfschmerzen
➤ Häufige Verhaltensprobleme: Die Kinder sind tagsüber unkonzentriert oder hyperaktiv und haben nicht selten Schulprobleme
➤ Selten begleitende Wachstumsverzögerung oder Gedeihstörung

Das Wichtigste aus der Medizin

Die Muskulatur des Körpers erschlafft im Schlaf. Auch der Rachen sackt nachts etwas »in sich zusammen«. Die so entstehende Enge muss nun durch stärkere Atemanstrengungen überwunden werden, man hört sie als **Schnarchen.** Dies erklärt auch, dass Kinder vor allem im Kindergartenalter schnarchen, in dem die lymphatischen Gewebe des Halses (Rachen- und Gaumenmandeln) besonders groß sind (siehe S. 242).

Während die meisten Kinder einfach etwas tiefer durchatmen, um mit der nächtlichen Engstelle fertig zu werden, werden bei manchen Kindern die oberen Atemwege im Schlaf so eng, dass sie im wahrsten Sinne des Wortes nicht genug Luft bekommen: Bei ihnen treten immer wieder **Atempausen** auf, in denen sie vergeblich gegen das Hindernis anatmen. Erst nach 5–15 Sekunden kommt ihnen der Körper durch eine *Aufwachreaktion* zu Hilfe. Diese kurzen Aufwachreaktionen sind nach außen nicht sichtbar und dem Kind nicht bewusst und heißen im Fachjargon daher auch *micro arousals.* Durch diese Notreaktion strafft sich die Muskulatur kurz – jetzt strömt wieder Luft durch den Rachen. Schon nach kurzer Zeit erschlafft der Rachen aber erneut, und der Kampf mit der Engstelle beginnt von vorn!

Kein Wunder, dass diese Kinder keinen erholsamen Schlaf haben und tagsüber »wie gerädert« sind. Nachts werfen sie sich im Bett umher, wachen oft auf, schlafen in ungewöhnlichen Stellungen wieder ein, haben Alpträume, schwitzen viel oder nässen ein. Morgens kommen sie nicht in die Gänge und klagen eventuell über Kopfweh. Viele Kinder sind auch tagsüber entweder müde und unkonzentriert oder aber paradoxerweise aufgedreht bis hyperaktiv. Kein Wunder, dass diese Kinder gar nicht so selten mit einem ADHS (siehe S. 462) (fehl-)diagnostiziert werden.

Dazu kommt, dass während der Atempausen der Sauerstoff im Blut absinkt und sich das eigentlich durch die Lungen auszuscheidende Kohlendioxid im Blut ansammelt. Auch langfristig tut das dem Kind nicht gut – es wächst langsamer, gedeiht schlechter, und manchmal entwickelt sich sogar ein Bluthochdruck in den Lungenarterien, der wiederum das Herz belasten kann.

Ursachen

Meist ist ein Schlaf-Apnoe-Syndrom durch vergrößerte Gaumenmandeln oder Polypen (siehe S. 432) bedingt. Dicke Kinder haben mehr Fettgewebe im Halsbereich und neigen deshalb ebenfalls zum Schlaf-Apnoe-Syndrom. Selten sind bestimmte Erkrankungen verantwortlich, z. B. ein Down-Syndrom (die große Zunge fällt im Schlaf leicht nach hinten), eine Muskelschwäche (siehe S. 376) oder angeborene Schädelveränderungen.

Das macht der Arzt

Ob ein Kind »bloß schnarcht« oder an einem Schlaf-Apnoe-Syndrom leidet, ist oft ohne ausgefeilte Diagnostik nicht zu entscheiden. Wenn Ihr Kind regelmäßig schnarcht, Sie dabei längere (über zehn Sekunden andauernde) Atempausen beobachten und Ihr Kind dazu noch eine der oben beschriebenen Beschwerden eines Schlaf-Apnoe-Syndroms zeigt, so wird der Kinderarzt eine spezielle Diagnostik in einem Schlaflabor einleiten. Bei einer solchen **Polysomnographie** werden Schlaf und Atmung Ihres Kindes durch verschiedene Apparate untersucht.
Zudem wird der Kinderarzt Gewicht und Länge Ihres Kindes messen, um eine eventuelle Wachstumsstörung zu erkennen. Zudem untersucht er den Rachen auf vergrößerte Mandeln oder Polypen (siehe S. 432).

Behandlung

Sind die Mandeln und/oder Polypen vergrößert, werden diese chirurgisch entfernt (siehe S. 434). Die meisten Kinder sind dadurch dauerhaft geheilt.
Bei Kindern mit starkem Übergewicht oder Kindern mit angeborenen Fehlbildungen des Schädels reicht diese Maßnahme jedoch oft nicht aus. Sie müssen meist zusätzlich durch eine nächtliche Überdruckbeatmung behandelt werden. Die Luft wird dabei über eine besonders angepasste Maske (so genannte **CPAP-Maske**) in die Atemwege »eingeblasen«.

So helfen Sie Ihrem Kind

Ein Schlaf-Apnoe-Syndrom kann nur schulmedizinisch behandelt werden. Sie können allerdings durch eine gesunde Schlafumgebung für einen möglichst ungestörten Schlaf sorgen. Dazu gehört der Verzicht auf Zigarettenrauch in der Wohnung sowie ein gut gelüftetes, nicht überheiztes Schlafzimmer.

Schwerhörigkeit

Schätzungsweise eine halbe Million Kinder in Deutschland ist beidseitig schwerhörig, ein Teil davon seit der Geburt. Leider ist Schwerhörigkeit nicht immer leicht zu bemerken, selbst die Reaktion des Babys auf laute Geräusche zu beobachten ist unzuverlässig. So kommt es, dass Eltern und Arzt oft lange Zeit nichts auffällt. Oft erst nach dem zweiten Geburtstag wird die Schwerhörigkeit dann entdeckt, weil das Kind auffallend schlecht spricht oder vielleicht sogar Verhaltensauffälligkeiten zeigt – wer würde auf Dauer nicht aggressiv, wenn er alles zehnmal sagen muss oder gar bestraft wird, weil er nicht »gehört« hat?
Grundsätzlich gilt: Je früher sich die Schwerhörigkeit entwickelt, desto größer ist die Gefahr von Sprach- und anderen Entwicklungsstörungen.
Das müsste nicht sein – heute kann z. B. durch Messung der *otoakustischen Emissionen* (= **OAE**) oder mit Hilfe der *Hirnstammaudiometrie* (= **BERA**) eine Schwerhörigkeit unabhängig von der Mitarbeit des Kindes schon bei Neugeborenen sicher festgestellt werden (siehe S. 123).
Lässt sich die Ursache der Schwerhörigkeit nicht beseitigen, können bereits Säuglinge ab 3–6 Monaten mit einem **Hörgerät** versorgt werden, welches den Schall verstärkt. Hat das Kind keinerlei Hörreste, kommt bei intakten Hörnerven ein **Cochleaimplantat** in Betracht, das die Schallschwingungen in elektrische Signale umwandelt und auf den Hörnerven überträgt. Immer unterstützen weitere Therapien, wie etwa die Logopädie, die Sprachentwicklung.
Da es eine Reihenuntersuchung aller Babys auf Hörstörungen in Deutschland bisher nur im Rahmen einzelner Projekte gibt, aber ein frühestmöglicher Behandlungsbeginn entscheidend ist für die gesamte Entwicklung des Kindes, sollten Sie bereits beim geringsten Verdacht auf eine Hörstörung einen Hals-Nasen-Ohren-Arzt aufsuchen.

Warnzeichen

► Wenn ein Kind mit 3–6 Monaten nicht auf die Stimme der Mutter reagiert, nicht nach Schallquellen sucht, die es nicht sieht, oder nicht an Rasseln interessiert ist.

► Wenn ein Kind mit 6–9 Monaten nicht auf laute Geräusche oder Telefonklingeln bei gleichzeitigen Hintergrundgeräuschen reagiert, nicht auf Singen aufmerksam wird oder beim »Brabbeln« nicht seine Stimme verändert.

► Wenn ein Kind von 10–12 Monaten nicht einzelne Worte versteht und Silben nachahmt.

► Wenn ein Kind von 15–18 Monaten keine einfachen Aufforderungen oder Fragen versteht (»Wo ist der Papa?«) und nicht zu sprechen beginnt (z. B. Mama).

► Wenn ein Kind ganz allgemein in der Sprachentwicklung zurückbleibt.

► Bundesgemeinschaft der Eltern und Freunde hörgeschädigter Kinder e.V.
Pirolkamp 18, 22397 Hamburg
www.bundesgemeinschaft.de

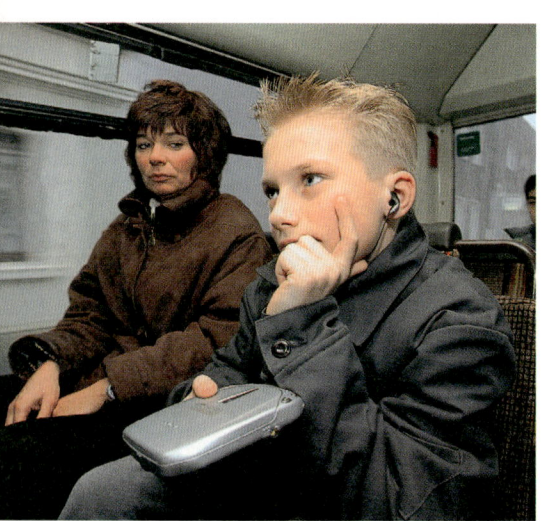

Rasch nehmen bei Jugendlichen – z. T. unumkehrbare – Fälle von Schwerhörigkeit als Folge intensiven Lärms zu. Ursachen sind jedoch nicht der Arbeitsplatz oder Schießübungen bei der Bundeswehr, sondern Diskotheken und Walkmen. Viele größere Kinder scheinen grundsätzlich nicht mehr ohne Musik auskommen zu können. [AOK]

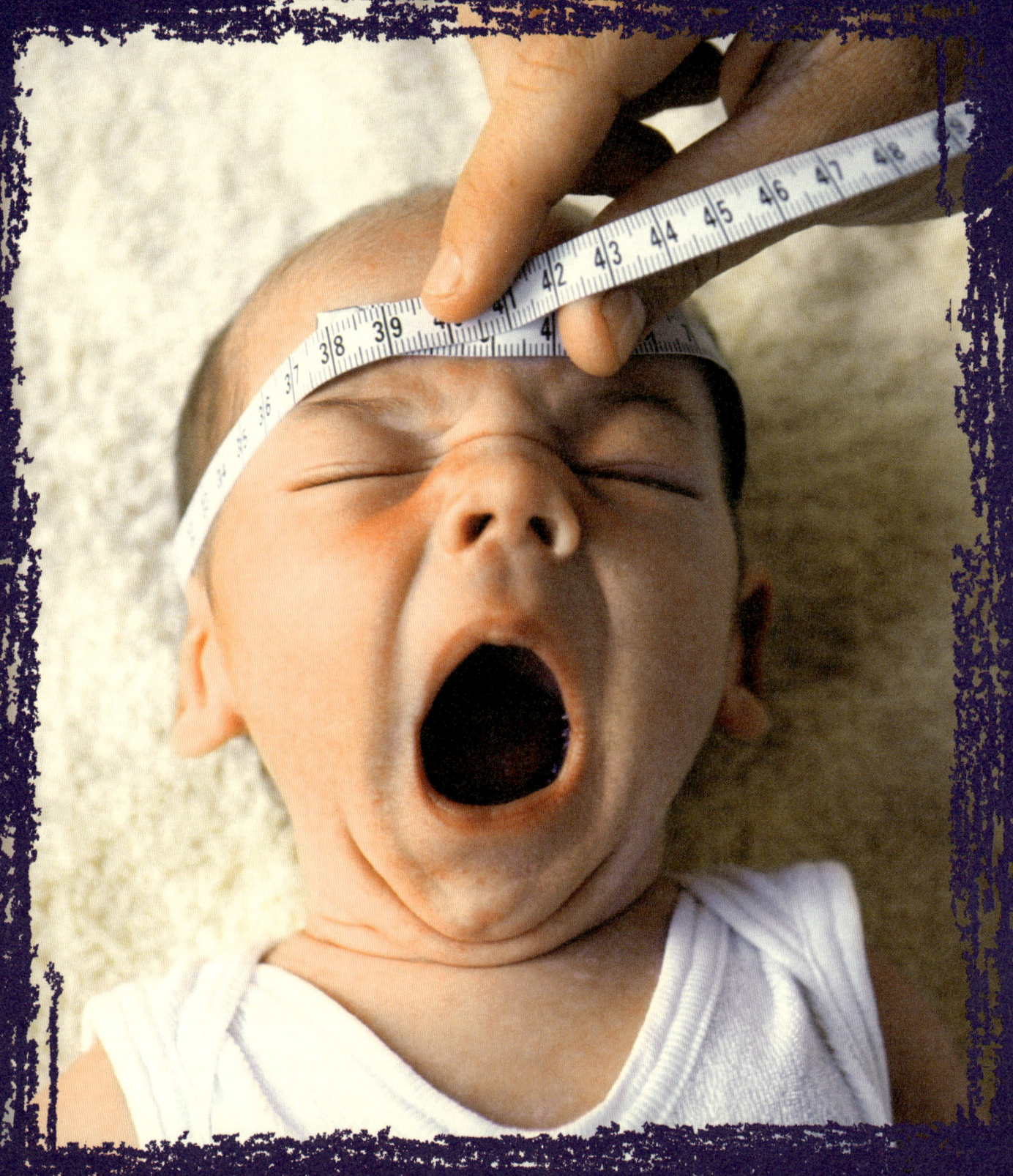

22 Erkrankungen von Gehirn und Nervensystem

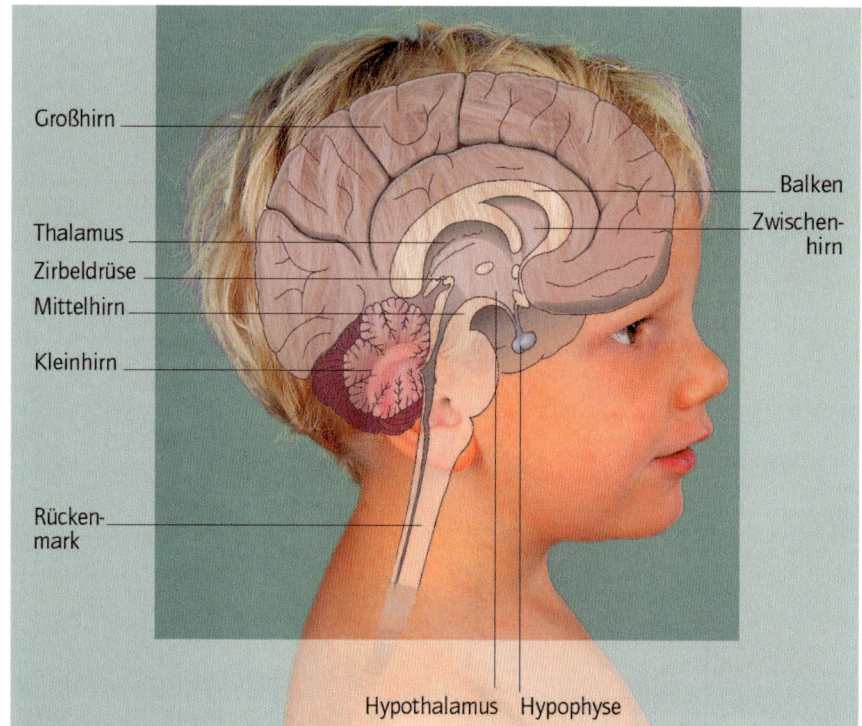

Das Gehirn füllt fast die gesamte obere Hälfte des Kopfes aus. Es ist mit dem ganzen Körper vernetzt. Der wichtigste Strang bei dieser Vernetzung ist das Rückenmark, die größte »Datenautobahn« unseres Körpers, mit den davon abgehenden Nerven. Der andere Strang sind hunderte Hormone und andere Botenstoffe, die durch das Blut ihren Weg zum Gehirn finden oder umgekehrt in bestimmten Teilen des Gehirns ins Blut freigesetzt werden, um die übrigen Hormondrüsen des Körpers zu steuern. Wichtigstes Bindeglied zwischen Nerven- und Hormonsystem ist dabei der unterhalb des Thalamus gelegene Hypothalamus. [GX]

Warum haben kleine Kinder so große Köpfe?

Bis vor wenigen Generationen stellte die Geburt ein nicht unerhebliches Risiko dar. Mit ein Grund dafür: Der relativ große Kopf des Ungeborenen, der immer einmal wieder im Geburtskanal stecken bleibt (solche Probleme sind bei wild lebenden Säugetieren unbekannt, deren Geburten nicht nur komplikationsärmer, sondern auch leichter verlaufen).

Die Geburtsschmerzen sind der Preis dafür, dass der Mensch eindeutig aufs Gehirn setzt. Wir Menschen »leben davon«, dass wir uns verstehen, unsere Umwelt erforschen, uns mitteilen und austauschen. Und die Voraussetzungen dafür werden schon im Mutterleib geschaffen, wo im kindlichen Gehirn bis zu 250 000 Nervenzellen pro Minute gebildet werden – und die beanspruchen Raum.

Bei aller Größe braucht das Gehirn zu seinen Leistungen aber auch den Rest des Körpers. Wie wir denken und empfinden, hängt nämlich nicht nur von den Impulsen der Nervenzellen, sondern auch von Einflüssen des Immunsystems und der Drüsengewebe ab. Die höheren Leistungen, zu denen wir Menschen (manchmal) fähig sind, sind somit ein Gemeinschaftsprojekt des *ganzen Körpers*.

Wissenswert

Das **Gehirn** des Menschen ist aus sehr unterschiedlichen Anteilen aufgebaut und gliedert sich in folgende Abschnitte:

▶ Das **Großhirn**, der größte Hirnabschnitt, liegt unmittelbar unter dem (Hirn-)Schädel. Hier werden unsere Empfindungen einschließlich der Signale aus den Sinnesorganen registriert sowie unsere Handlungen und Bewegungen geplant und vorbereitet. Nur die wenigsten Sinneseindrücke und auch die wenigsten Bewegungen, die wir in Gang setzen, werden uns dabei bewusst!

▶ Das unter dem Großhirn liegende **Zwischenhirn** sammelt viele Sinneseindrücke und ist damit gewissermaßen das Tor zum Bewusstsein: Nur Sinneseindrücke, die dieses Tor passieren, werden uns bewusst. Der Rest wirkt auf unbewusstem, instinkthaftem Niveau. Außerdem ist das Zwischenhirn an der Steuerung zahlreicher lebenswichtiger Körperfunktionen (wie etwa der Körpertemperatur) beteiligt.

▶ Das **Kleinhirn** ist zuständig für die Feinabstimmung unserer Bewegungen.

▶ Der **Hirnstamm**, bestehend aus **Mittelhirn, Brücke** und **verlängertem Mark**, besteht v. a. aus großen Leitungsbahnen und lebenswichtigen Nervenzellgruppen (»Zentren«) zur Steuerung z. B. von Wachsein, Atmung, Herz- und Kreislauftätigkeit.

Nach unten setzt sich das Gehirn in das **Rückenmark** fort. Dieses leitet nicht nur Nervenimpulse vom Gehirn weg und zum Gehirn hin, sondern es ist auch ein (dem Gehirn untergeordnetes) Koordinationszentrum, z. B. für **Reflexe**. Letztere sind unwillkürliche Reaktionen, die oft dem Schutz des Organismus dienen, etwa wenn wir die Hand von der heißen Herdplatte zurückziehen, noch bevor der Schmerz ins Bewusstsein vorgedrungen ist.

Vom Rückenmark gehen die **peripheren** (*weiterführenden*) **Nerven** ab und ziehen zur Muskulatur und den inneren Organen.

Gehirn und Rückenmark sind durch die Schädelknochen bzw. die Wirbelsäule gut geschützt. Schützend wirken aber auch:

▶ Die **Hirnhäute** (= *Meningen*). Diese bedecken in einer Doppellage Gehirn und Rückenmark rundum.

▶ Zwischen den Hirnhäuten und in den Gehirnhohlräumen befindet sich eine wässrige Flüssigkeit, der **Liquor** (= *Nervenwasser*). Er umspült ständig das Rückenmark und das Gehirn und »puffert« z. B. Bewegungen ab.

Spannungskopfschmerzen und Migräne

Spannungskopfschmerzen und **Migräne** werden oft ganz automatisch mit dem stressgeplagten Manager oder der Frau mittleren Alters verbunden. Doch weit gefehlt: Schätzungsweise 5 % aller Kinder leiden unter Migräne. Vor der Pubertät sind Jungen ebenso oft betroffen wie Mädchen, danach überwiegen die Mädchen. Eine Migräne zeigt sich oft erstmalig im Grundschulalter, kann aber auch schon bei Kleinkindern auftreten. Spannungskopfschmerzen sind noch häufiger, sie plagen vor allem das Schulkind.

Leitbeschwerden bei Spannungskopfschmerzen

- Dumpf-drückender Kopfschmerz im ganzen Kopf, manchmal mit Verspannung im Nacken oder Schulterbereich
- Meist keine weiteren Beschwerden, insbesondere kein Erbrechen
- Alltagstätigkeiten sind trotz Kopfschmerz möglich, keine Verstärkung der Kopfschmerzen durch körperliche Betätigung

Leitbeschwerden bei Migräne

- Wiederkehrende, oft plötzlich einsetzende Kopfschmerzanfälle. Kopfschmerzen bei jüngeren Kindern meist im ganzen Kopf, ab dem Grundschulalter zunehmend halbseitig und pochend
- Übelkeit, Erbrechen, Licht- und Geräuschempfindlichkeit, eventuell auch Durchfall
- Häufig Blässe
- Möglicherweise Sehstörungen oder Missempfindungen kurz vor dem Schmerz
- Alltagstätigkeiten durch die Kopfschmerzen erheblich eingeschränkt oder nicht möglich, Verstärkung der Kopfschmerzen durch körperliche Betätigung
- Dauer der Beschwerden oft bis zum nächsten Morgen
- Im Kleinkindalter oft uncharakteristisches Bild mit Schwindel, Müdigkeit, Übelkeit und Erbrechen, Blässe und dunklen Augenringen. Die Augen können tränen. Kopfschmerzen können ganz fehlen.

Wann zum Arzt

In den nächsten 1–2 Wochen, wenn
- Ihr Kind gehäuft Kopfschmerzen hat, die zwischenzeitlich wieder ganz weggehen.

In den nächsten Tagen, wenn
- Ihr Kind immer wieder über Kopfschmerzen klagt und diese zwischenzeitlich zwar besser werden, aber nicht verschwinden.
- Sie in der letzten Zeit neben Kopfschmerzen auch Verhaltensänderungen bemerkt haben oder das Kopfweh immer morgens beim Aufwachen besteht.

Sofort, wenn
- Der Kopfschmerz extrem ist und gar nichts hilft.
- Ihr Kind zusätzlich zu den Kopfschmerzen Fieber und einen steifen Nacken hat.
- Ihr Kind mit Kopfschmerzen einen Krampfanfall hat (siehe S. 445), es ihm zunehmend schlechter geht oder wenn es z. B. Lähmungen bekommt.

Das Wichtigste aus der Medizin

Was unterscheidet Spannungskopfschmerz und Migräne von »anderen« Kopfschmerzen?

Wohl jeder von uns kennt Kopfschmerzen bei einer Erkältung, einer Nebenhöhlenentzündung, einer Gehirnerschütterung oder nach zu viel Sonneneinstrahlung. Der Auslöser ist hier auch für den Laien offensichtlich. Selten können Kopfschmerzen auch Zeichen ernster und nicht immer sofort zu erkennender Erkrankungen sein, etwa einer Hirnhautentzündung oder eines Gehirntumors. Allen diesen Formen von Kopfschmerzen ist gemeinsam, dass eine andere Erkrankung dahinter steckt, die sich dem Arzt oder auch den Eltern anhand der weiteren begleitenden Krankheitszeichen verrät (siehe dazu den Abschnitt »Kopfschmerzen« auf S. 173).

Dagegen ist das Kind bei Spannungskopfschmerzen und Migräne ansonsten nicht krank, auch wenn bei einem Migräneanfall der ganze Körper mitreagieren kann und auch manchmal Faktoren wie Stress, Sorgen oder schlechte Augen als Auslöser eine Rolle spielen. Ist der Kopfschmerz-Anfall vorüber, so ist Ihr Kind jedoch fit und verhält sich normal.

Was sind die Ursachen?

Bis heute sind diese nicht genau bekannt. Die Medizin geht aber vor allem bei der Migräne von einer erblichen Veranlagung aus, auf deren Boden bestimmte (bekannte und unbekannte) Auslöser dann die einzelnen Kopfschmerzepisoden hervorrufen.

Für den Spannungskopfschmerz wird angenommen, dass er durch erhöhte Muskelanspannung, aber auch durch psychische Anspannung entsteht. Das erklärt, warum er bei »gestressten« Kindern häufiger auftritt, typischerweise nach einem langen Schultag. Auch Augenanspannung bei Kurzsichtigkeit oder ungünstig beleuchtete Klassenzimmer können die Verspannung begünstigen.

Bei der Migräne könnte die Durchblutung bestimmter Gehirnbereiche »falsch gesteuert« sein. Dies ruft dann im Anfall den Schmerz und die manchmal begleitenden Funktionsstörungen des Gehirns (etwa Sehstörungen) hervor.

Beide Kopfwehformen können bei älteren Mädchen durch die Periode ausgelöst sein.

Das macht der Arzt

Immer sinnvoll ist ein Augenarztbesuch zum Ausschluss von Sehfehlern (siehe S. 419). Bei Kopfschmerzen, die nicht in das typische »Muster« von Migräne oder Spannungskopfschmerz passen, ist eine Untersuchung durch einen Neurologen anzuraten, der evtl. eine Computer- oder Kernspintomographie des Kopfes und evtl. auch ein EEG (Aufzeichnung der Hirnströme) veranlasst.

Medikamentös kommen beim Spannungskopfschmerz wie bei der Migräne im Anfall am ehesten Paracetamol, Ibuprofen und Naproxen als Schmerzmittel in Betracht (siehe S. 157). Helfen diese nicht, sollte über die weitere Behandlung womöglich ein Kopfschmerzspezialist entscheiden, da die bei Erwachsenen erprobten Migränemittel (z. B. Sumatriptan) bei Jugendlichen oft weniger gut wirken und bei Kindern unter zehn Jahren nur begrenzte Erfahrungen mit diesen Mitteln vorliegen.

Hat das Kind sehr häufige, schwere oder lang dauernde Migräneanfälle, kann eine vorbeugende Behandlung mit speziellen Medikamenten (z. B. Beta-Blockern) hilfreich sein. Dadurch lässt sich die Zahl der Anfälle um bis zu 50 % verringern, die Dauertherapie schlägt aber erst nach mehreren Wochen an.

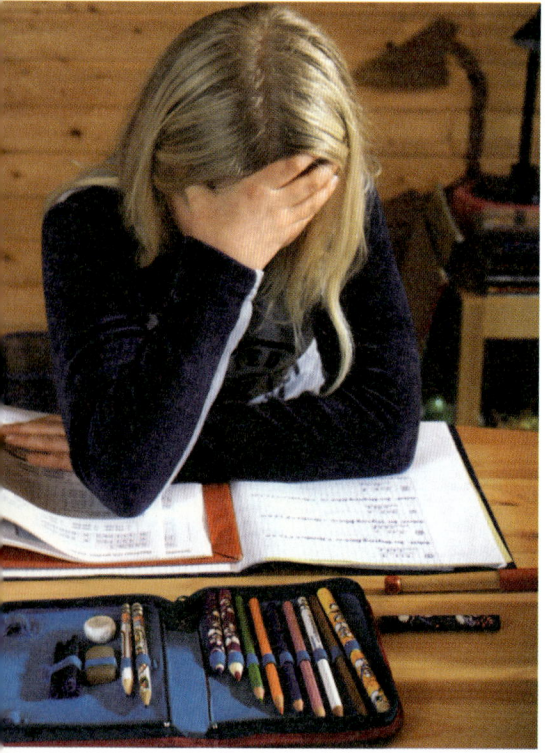

In einem gewissen Sinn hat jeder Kopfschmerzpatient »sein Kopfweh« – doch leider lassen sich trotz intensiver Suche (etwa mit Hilfe eines Kopfschmerzkalenders) nur bei etwa der Hälfte greifbare Auslöser dingfest machen. Und diese können dann so verschieden sein wie Speiseeis, starkes Parfüm, abrupte Temperaturwechsel, helles bzw. flackerndes Licht (auch am Computerbildschirm), körperliche Anstrengung, Autoreisen oder bestimmte Nahrungsmittel wie Schokolade, fermentierte Milchprodukte (von Buttermilch bis Hartkäse), Nitrate (in konservierten Fleischprodukten) oder Zitrusfrüchte. [KP]

Selbsthilfe und Naturheilkunde

Bei leichten bis mäßigen Kopfschmerzen sind Selbsthilfeverfahren oft besser als Kopfschmerztabletten. Auch aufwändige Entspannungstherapien lohnen sich erst, wenn einfachere Methoden nicht greifen.

Wenn Ihr Kind schon Kopfschmerzen hat

Schlaf ist das wirksamste Kopfwehmittel, vor allem bei jüngeren Kindern mit Migräne. Hat Ihr Kind Kopfschmerzen, lassen Sie es am besten in einem ruhigen, abgedunkelten Raum ruhen. Meist mag ein Kind mit Migränekopfschmerzen weder essen noch trinken. Zwingen Sie ihm nichts ein, seine »Brechschwelle« ist sowieso schon niedrig.
Viele Kinder empfinden Kälteanwendungen (z. B. kalte Kompressen, siehe S. 104) auf die am meisten schmerzenden Kopfpartien als lindernd. Andere Kinder bevorzugen warme oder gar heiße Waschlappen. Auf den Nacken aufgelegte Umschläge mit Quark oder Zwiebeln (siehe S. 104) wirken krampflösend und schmerzlindernd. Der Wickel wird so lange belassen, wie er dem Kind wohltut. Auch Zwiebelwickel an den Fußsohlen (halbe Zwiebel auf den Ballen binden) können den Schmerz bessern.
Älteren Kindern ab dem Kindergartenalter können Sie wenige Tropfen Pfefferminzöl (z. B. Euminz®), auch in Kombination mit Eukalyptusöl (z. B. Nervencreme Fides S®), im Schläfen- oder Nackenbereich einmassieren (nicht in die Augen bringen). Das Massieren des Nackens wirkt auch schon bei jüngeren Kindern gut (dann aber besser mit Wasser verdünntes Lavendelöl verwenden). Kamillenduft, z. B. als Füllung in einem kleinen Kissen (siehe S. 104), wird ebenfalls als wohltuend empfunden und fördert den Schlaf.

Als pflanzliches Medikament zum Einnehmen hat sich die Heilpflanze Chrysanthemum parthenium (auch Tanacetum oder Fieberkraut genannt) bewährt. Es ist in den in der Schweiz zugelassenen Partenelle®-Kapseln enthalten. In 1–2 Monate langen Kuren gegeben, wird dieses Heilkraut heute vor allem zur Vorbeugung eingesetzt.

Als Tee empfiehlt sich bei Kopfschmerzen mit Kandiszucker oder Honig gesüßter Johanniskrauttee (Zubereitung siehe S. 98).

Aus der Homöopathie sind Belladonna D6 (bei pulsierenden Kopfschmerzen) und Gelsemium D6 (bei Kopfschmerzen mit Nackenschmerzen) bekannt. Schulkopfschmerzen durch Erschöpfung werden auch mit Acidum phosphoricum D12 angegangen.

➤ **Deutsche Migräne- und Kopfschmerzgesellschaft**
Neurologische Universitätsklinik
Universitätsstr. 84, 93053 Regensburg
www.dmkg.org

Vorsorge

Kehren die Kopfschmerzen immer wieder, sollten Sie zunächst versuchen, mit Hilfe eines **Kopfschmerzkalenders** herauszufinden, in welchen Situationen Ihr Kind Kopfschmerzen bekommt. Wenn Sie über 4–8 Wochen notieren, wie der Tag Ihres Kindes verlaufen ist (Schlafzeit, Sport, Klassenarbeiten oder andere Belastungen, Kindergeburtstag, Nahrungsmittel, extreme Wetterbedingungen, aber auch längere Zeiten am Computer, evtl. auch Periode), werden Sie mögliche auslösende Faktoren am ehesten herausfinden (siehe dazu die Legende zu dem Foto links). Auch Situationen, in denen sich Ihr Kind überfordert fühlt, erkennen Sie so (kopfwehfreie Wochenenden deuten z. B. auf ein mit der Schule verbundenes Problem hin, von Stress bis zur Augenbelastung).

Praktisch alle Kinder mit Kopfschmerzen profitieren von einem geregelten Tagesablauf mit ausreichend Schlaf und genügend Bewegung. Langfristig sollte (vor allem bei Spannungskopfschmerzen) auch der Kreislauf auf Trab gebracht werden – also raus in die freie Wildbahn! Da Hunger allein schon Kopfschmerzen auslösen kann, sollten Sie für ein ausreichendes Pausenbrot sorgen. Termindruck und ein leerer Magen sind Gift für »Kopfwehkinder«.

Entspannungstechniken können bei manchen älteren Kindern hilfreich sein, z. B. **Progressive Muskelrelaxation nach Jacobson, Biofeedback, autogenes Training** oder **TENS** (= *transkutane elektrische Nervenstimulation*). Bei letzterem Verfahren wird die Schmerzleitung zum Gehirn durch elektrische Nervenreizung mittels eines kleinen Gerätes von außen gehemmt.

Spezielle Diäten sind nur sinnvoll, wenn man bestimmte Nahrungsmittel als Kopfschmerzauslöser in Verdacht hat (z. B. Käse). Generell tun ältere Migränepatienten gut daran, mit Alkohol (vor allem Rotwein) vorsichtig zu sein. Auch der gerne bei Migräne getrunkene (und oft auch wirksame) Kaffee oder andere koffeinhaltige Getränke haben ihre Tücken: Koffein in größeren Mengen kann nämlich zum »Entzugskopfweh« führen, da sich die Blutgefäße im Gehirn beim Abfall des Koffeinspiegels zusammenziehen. Als Grundregel deshalb: nicht mehr als zwei Tassen Kaffee pro Tag.

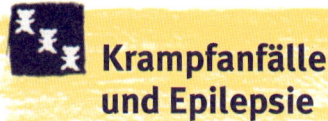
Krampfanfälle und Epilepsie

Bei **Krampfanfällen** (= *zerebralen Anfällen, epileptischen Anfällen*) handelt es sich um *kurzzeitige* Funktionsstörungen des Gehirns. Mehr als 5% aller Menschen erleiden mindestens einmal in ihrem Leben einen zerebralen Anfall. Krampfanfälle kommen in zwei Formen vor: als *Gelegenheitskrämpfe* und als *Epilepsie*.

Gelegenheitskrämpfe sind Krampfanfälle, die sich nur unter außergewöhnlichen Belastungen ereignen. Ihre Häufigkeit wird auf ca. 5% geschätzt. Wichtigster Auslöser bei Kindern ist Fieber.

Die **Epilepsie** (*zerebrales Anfalls-* oder *Krampfleiden*, früher *Fallsucht*) ist dagegen eine *chronische* Erkrankung mit *wiederholten* Krampfanfällen. In Mitteleuropa leiden 0,5–1% aller Kinder unter einer Epilepsie – damit ist die Epilepsie eine der häufigeren chronischen Erkrankungen im Kindesalter.

Der Epilepsie haftet seit Jahrhunderten ein Stigma an: Da manche Formen der Epilepsie vor allem bei geistig behinderten Kindern vorkommen, wurde die Epilepsie generell als Ausdruck geistiger Behinderung (miss)verstanden. Die meisten Kinder mit Epilepsie sind jedoch geistig völlig normal entwickelt.

Leitbeschwerden

➤ Anfallsweise auftretende, unwillkürliche Muskelzuckungen und -krämpfe, die das Kind nicht unterdrücken kann, von kurzen Zuckungen einzelner Körperteile über wiederholte Bewegungen bis zum Steifwerden und Krämpfen des ganzen Körpers
➤ Unerklärliches, plötzliches Zusammensinken, Stürze
➤ Merkwürdige Wahrnehmungen oder Gefühle, die von außen nicht nachvollziehbar sind und die das Kind meist nicht erklären kann
➤ Wiederholte »Abwesenheitsphasen« des Kindes, bei denen es unaufmerksam und »nicht ganz da« scheint, seine bisherige Tätigkeit unterbricht, starr blickt oder die Augen verdreht
➤ Plötzlicher Bewusstseinsverlust

Wann zum Arzt

Am nächsten Tag, wenn
➤ Ihr Kind immer wieder Aufmerksamkeitspausen hat oder für kurze Augenblicke »weggetreten« scheint.
➤ Ihr Kind wiederholt über merkwürdige Empfindungen oder Gefühle berichtet.

Heute noch, wenn
➤ Ihr Kind deutliche, nicht unterdrückbare Zuckungen hat, die zwar von selbst wieder aufhören, die Sie sich aber nicht erklären können (siehe auch S. 174).

Sofort, wenn
➤ Ihr Kind erstmalig einen Grand-mal-Anfall (siehe S. 446) hat. Kennzeichen sind plötzlicher Sturz, Bewusstseinsverlust, Steifwerden, dann Zuckungen am ganzen Körper.
➤ Ihr Kind bewusstlos wird oder unerklärbar stürzt.
➤ Ihr Kind mit bekannter Epilepsie einen Krampfanfall von über zehn Minuten Dauer oder mehrere rasch aufeinander folgende Anfälle hat.

Das Wichtigste aus der Medizin

Was geschieht beim Krampfanfall?

Unser Gehirn ist ständig aktiv – nicht nur, wenn wir uns bewegen, sondern auch, wenn wir ein Kitzeln auf der Haut spüren oder einen Duft riechen. Diese ununterbrochene Gehirnaktivität beruht auf beständigen elektrischen Entladungen an der Oberfläche der jeweils »angesprochenen« Nervenzellen. Hierdurch fließen winzige Ströme entlang der Nervenbahnen. Normalerweise sind diese Ströme zielgerichtet und lokal begrenzt, d.h. der Strom kann nicht unkoordiniert von Hirngebiet zu Hirngebiet »springen«.

Bei überschießenden Entladungen kommt es zu einer massiven, gleichzeitigen Erregung großer Nervenzellgruppen oder gar des gesamten Gehirns. Dadurch entstehen **zerebrale** (= vom Gehirn ausgehende) **Anfälle**, die etwas unglücklich auch als *epileptische Anfälle* oder *Krampfanfälle* bezeichnet werden (»epileptisch« bedeutet eigentlich »mit einem Sturz verbunden«, was jedoch oft nicht zutrifft, und auch Muskelkrämpfe fehlen bei vielen Anfallsformen).

Zerebraler Anfall oder Epilepsie?

Meist ist ein Krampfanfall ein einmaliges Ereignis unter besonderen Belastungen – der Mediziner spricht von *Gelegenheitskrämpfen*. Hauptbelastungsfaktor bei Kindern ist Fieber (die dadurch entstehenden **Fieberkrämpfe** sind gesondert auf S. 448 besprochen). Gelegenheitskrämpfe können auch bei Gehirn- oder Hirnhautentzündungen, Vergiftungen und Stoffwechselentgleisungen (wie etwa einer Unterzuckerung oder einer Entgleisung der Blutsalze) auftreten.

Hiervon abzugrenzen ist die *Epilepsie*: Von ihr spricht man, wenn das Kind wiederholt zerebrale Krampfanfälle bekommt, ohne dass bestimmte Belastungsfaktoren dabei eine Rolle spielen.

Woher kommt eine Epilepsie?

Eine Epilepsie kann die Folge einer angeborenen oder erworbenen *Hirnschädigung* sein und somit bei bestimmten angeborenen Stoffwechselstörungen, Gehirnfehlbildungen, bei Zerebralparese, Gehirntumoren oder nach Gehirnverletzungen vorkommen.
Bei drei von vier Kindern ist aber keinerlei Ursache zu finden. Der Arzt spricht dann von einer **idiopathischen** (= *genuinen*) Epilepsie; Letztere kann, muss aber nicht durch eine genetische Veranlagung begünstigt werden.

Epilepsie hat viele Gesichter

Wie sich ein Krampfanfall nach außen hin zeigt, hängt davon ab, wie groß der abnorm erregte Gehirnbezirk ist und welche Funktion er normalerweise hat. Entsprechend vielfältig sind die Erscheinungsformen.

Bei dem örtlich begrenzten oder **fokalen Anfall** (= *Herdanfall, Partialanfall*) geht der Krampfanfall von einem umschriebenen Bereich des Gehirns aus. Typisch sind Steifwerden oder Zuckungen bestimmter Körperregionen, Drehbewegungen von Augen, Kopf oder Rumpf sowie Wahrnehmungsstörungen, wie etwa Kribbeln eines Körperteiles, Sehen von Lichtblitzen oder verfremdete Wahrnehmung der Umgebung. Ist das Bewusstsein beeinträchtigt (der Arzt spricht dann von einem **komplexen** Anfall), so sind stereotype Bewegungen (z. B. Schmatzen, nestelnde Bewegungen) häufig. Meist hört ein fokaler Anfall nach wenigen Minuten von selbst wieder auf, er kann sich aber auch auf den ganzen Körper ausbreiten.

Häufiger: generalisierte Anfälle

Im Gegensatz zum fokalen Anfall sind bei den häufigeren **generalisierten Anfällen** größere Teile des Gehirns betroffen, so dass die Anfälle zum einen meist symmetrisch sind und das betroffene Kind fast immer bewusstlos wird. Zu dieser Gruppe gehört der mit Muskelzuckungen einhergehende **Grand-mal-Anfall** (= *großer Krampfanfall*), der von vielen Laien fälschlicherweise mit der Epilepsie schlechthin gleichgesetzt wird: Das Kind stürzt – möglicherweise mit einem Schrei – zu Boden, wird für 10–20 Sekunden am ganzen Körper steif und bekommt dann für wenige Minuten »schüttelnde« (tonisch-klonische) Muskelkrämpfe am ganzen Körper. Seine Haut kann bläulich sein, möglicherweise beißt es sich auf die Zunge und verliert Urin. Nach dem Anfall schläft das Kind ein und braucht eine Zeit lang, bis es wieder »voll da« ist. An den Anfall selbst kann es sich später nicht erinnern.

Auch die meisten Gelegenheitskrämpfe verlaufen übrigens nach diesem Muster.

»Krampfanfälle« ohne Zuckungen

Viele generalisierte Anfälle verlaufen aber ohne regelmäßige, »schüttelnde« Muskelzuckungen:

▶ **Absencen** beispielsweise sind ganz kurze Bewusstseinsausfälle, die vor allem bei Mädchen im Schulalter auftreten und nicht selten zunächst als Unaufmerksamkeit fehlgedeutet werden (sie wurden wegen ihrer unscheinbaren Äußerungen früher auch als *petit mal*, d. h. »kleines Übel« bezeichnet).

▶ Bei Babys ab drei Monaten kommen als typische Epilepsieform die leider sehr schwer wiegenden **BNS-Krämpfe** vor, mit plötzlichem Zusammenzucken des Körpers (»**B**litz«), Nicken des Kopfes (»**N**ick«) und Nach-vorne-Führen der Arme (»**S**alaam«).

▶ Bei Schulkindern vor der Pubertät gar nicht so selten ist die gutartige **Rolando-Epilepsie,** bei der die Kinder nachts durch Gesichtszuckungen und Sprechschwierigkeiten auffallen.

Gefährlich: Status epilepticus

Dauert ein zerebraler Anfall länger als 20 Minuten, so kann der Anfall selbst zu Hirnschäden führen. Ein solcher **Status epilepticus** muss vom Arzt mit Medikamenten unterbrochen werden.

Nicht jede Zuckung ist ein Anfall!

Muskelzuckungen können aber nicht nur bei zerebralen Anfällen auftreten. Auch die »einfache« Ohnmacht (siehe S. 148, S. 286) kann mit Muskelzuckungen einhergehen. Diese sind aber überwiegend leicht und kurz, und meist ermöglichen zusätzliche Merkmale, wie etwa das Schwarzwerden vor den Augen, die Unterscheidung.

Ebenfalls nichts mit Epilepsie zu tun haben die bei Kleinkindern häufigen **Affektkrämpfe** (= *Wutkrämpfe, Wegbleiben*): Ein aus Zorn, Frustration oder Schreck schreiendes Kleinkind steigert sich immer mehr in seine Erregung hinein, bis es plötzlich eine Atempause bekommt und bewusstlos wird. Die Haut ist meist anfangs blass und später bläulich, leichte Muskelzuckungen sind möglich. Nach wenigen Sekunden kommt das Kind von selbst wieder zu sich (und bekommt dann hoffentlich *nicht* den Lolli, dessentwegen der ganze Zauber begann).

Bei älteren Kindern sind manchmal die seelisch bedingten **psychogenen Anfälle** nur schwer von einem zerebralen Anfall abzugrenzen. Auch wenn sie oft nicht bewusst »gespielt« werden, zielen diese doch auf einen Effekt und ereignen sich ganz überwiegend vor Publikum.

Zuckungen beim Einschlafen sind in allen Altersgruppen normal.

Weiteres zum Thema »Krämpfe und Muskelzuckungen« siehe S. 174

Das macht der Arzt

Hat ein Kind einen ersten zerebralen Anfall, ohne dass die Ursache sofort klar ist, so nimmt der Arzt Blut ab, um vor allem den Zuckerspiegel und die Blutsalze zu bestimmen. Vermutet er eine Gehirn- oder Hirnhautentzündung, so führt er eine Lumbalpunktion (siehe Abb. S. 450) durch.

Später lässt er ein EEG (= *Elektroenzephalogramm,* Aufzeichnung der Hirnströme) aufzeichnen, das dann eventuell durch ein typisches Kurvenmuster auf eine bestimmte Epilepsieform hinweisen kann. Allerdings zeigen sich auch bei 10 % der gesunden Kindern im EEG Auffälligkeiten, so dass die Diagnose oft mehrere EEG-Untersuchungen erfordert und selbst dann nicht immer klar ist. Da die Hirnstromkurven nach einem Anfall eine Zeit lang ungewöhnlich sein können, wird das EEG vor allem bei Grand-mal-Anfällen 1–2 Wochen aufgeschoben.

Eine Computer- oder Kernspintomographie kann in unklaren Fällen hilfreich sein, um strukturelle Veränderungen des Gehirns (etwa einen Hirntumor) als Ursache auszuschließen. Sie sind insbesondere dann wichtig, wenn das Kind wiederholte oder fokale (also z. B. einseitige) Anfälle oder aber Nerven-Ausfälle hat.

Behandlung

Ein einmaliger zerebraler Anfall bedarf meist keiner medikamentösen Behandlung. Die Entscheidung für eine Dauerbehandlung mit **Antiepileptika** (= *Antikonvulsiva,* Medikamente zur Unterdrückung epileptischer Anfälle) hängt vor allem vom »Wiederholungsrisiko« ab und fällt damit (von Ausnahmen wie etwa den Absencen abgesehen) meist erst nach dem zweiten zerebralen Anfall. Wegen des sich noch entwickelnden Gehirns und der oft nicht unerheblichen Nebenwirkungen sind Kinderneurologen mit Dauerverordnungen von Antiepileptika eher zurückhaltend. Wenn immer möglich, versuchen sie auch, mit einem einzigen Medikament auszukommen.

Bei den meisten Kindern mit Epilepsie sind die Anfälle medikamentös gut zu beherrschen. Das ideale Medikament gibt es dabei nicht – alle können Nebenwirkungen nach sich ziehen und erfordern regelmäßige ärztliche Kontrollen und Blutuntersuchungen. Ist das Kind anfallsfrei, kann frühestens nach 1–2 Jahren versucht werden, das Medikament ganz langsam abzusetzen.

Weitere Therapieformen

Ist mit Medikamenten keine Besserung zu erzielen, kommt für einen Teil der Kinder die operative Ausschaltung des Herdes in Betracht, von dem die unkontrollierten Entladungen ausgehen (= **Epilepsiechirurgie**). Ein neueres Verfahren ist die **Vagusnerv-Stimulation.** Der N. vagus verbindet das Gehirn mit zahlreichen inneren Organen. Durch elektrische Reizung des Nerven mittels eines Herzschrittmacher-ähnlichen Gerätes soll die Erregbarkeit des Gehirns beeinflusst werden.

Ein Anfallskalender kann helfen, die typischen Auslöser für einen epileptischen Anfall herauszufinden. [KK]

So helfen Sie Ihrem Kind

Einen Krampfanfall (wie etwa einen Fieberkrampf) ihres Kindes miterleben zu müssen, bringt Eltern an die Grenze ihrer psychischen Belastbarkeit, und viele Eltern fürchten (insbesondere beim ersten Anfall), ihr Kind müsse sterben. Doch so beängstigend ein Grand-mal-Anfall aussieht – lebensbedrohlich ist er in aller Regel nicht, da die wichtigsten Lebensfunktionen automatisch, also auch bei fehlendem Bewusstsein, ablaufen. Die meisten Grand-mal-Anfälle hören nach wenigen Minuten von selbst wieder auf.

Am besten helfen Sie Ihrem Kind, wenn Sie Ruhe bewahren:
- Das Kind von Treppen, Öfen, Bordsteinkanten und Ähnlichem wegziehen.
- Gegenstände, an denen das Kind sich verletzen könnte (z. B. Stühle), aus seiner Umgebung entfernen. Ist dies nicht möglich, ein Kissen zwischen den Kopf des Kindes und die scharfe Kante legen.
- Beengende Kleidung am Hals möglichst öffnen.
- Beim ersten Grand-mal-Anfall den Notarzt rufen oder rufen lassen.
- Bei bekannter Epilepsie nach Anweisung des behandelnden Arztes vorgehen.
- Das Kind nach dem Anfall auf die Seite legen (am besten in die stabile Seitenlage, siehe S. 490), nach Verletzungen schauen, bei ihm bleiben und es beruhigen, bis es wieder völlig wach ist.
- Während der ganzen Zeit den Anfall genau beobachten und das Bemerkte möglichst aufschreiben, um dem Arzt die Einordnung zu erleichtern.

Halten Sie das Kind nicht fest und schieben Sie ihm nichts in den Mund – dies nützt nichts und erhöht nur das Verletzungsrisiko. Flößen Sie ihm auch keine Medikamente ein, die Gefahr, dass sie in die Luftwege geraten, ist zu groß. Eine Beatmung ist trotz bläulicher Haut und Atmungsveränderungen fast nie nötig.

»Alternative« Behandlungsverfahren

Bei manchen Anfallsformen wird in letzter Zeit zunehmend die **ketogene Diät** eingesetzt. Durch eine erhebliche Erhöhung des Fett- und Verminderung des Kohlenhydratanteils der Nahrung kommt es zu verschiedenen Stoffwechselveränderungen im Gehirn, die bei einem Teil der Kinder auf noch nicht genau bekanntem Wege die Anfälle reduzieren.

Die Diät muss allerdings im Krankenhaus begonnen werden, ist wegen ihres schlechten Geschmacks und hohen Aufwandes sehr schwierig durchzuhalten und bedarf ärztlicher Kontrollen. Zudem ist über ihre Langzeitnebenwirkungen bislang wenig bekannt.

Die Erste Hilfe beim Grand-Mal-Anfall besteht im Schutz vor Verletzungen. Die hier gezeigte Mund-zu-Mund-Beatmung ist glücklicherweise nur äußerst selten notwendig, da die Atmung auch bei fehlendem Bewusstsein fast immer ausreicht, um den Körper mit genug Sauerstoff zu versorgen. Deshalb gilt grundsätzlich: Solange das Kind sich bewegt, keine Mund-zu-Mund-Beatmung machen, selbst wenn die Haut blau anläuft. [MU]

Das Kind begleiten

Ein Kind mit Epilepsie kann grundsätzlich denselben Beschäftigungen nachgehen wie andere Kinder auch, allerdings muss dabei seine Sicherheit berücksichtigt werden: Beim Schwimmen etwa sollte ein Erwachsener dabei sein, und im Bad sollte es lieber duschen als (alleine) zu baden. Andere Aktivitäten wie z. B. Klettern oder Fahrradfahren erfordern jeweils auf die Anfallsart- und -häufigkeit abgestimmte Begleitung.

Hier und bei den anderen unzähligen Fragen des Alltags können Selbsthilfegruppen entscheidende Impulse geben.

Die Aussichten eines Kindes mit Epilepsie sind nicht so schlecht, wie viele glauben – den meisten Betroffenen gelingt ein selbstbestimmtes Leben, 30% der Kinder haben jedoch trotz Therapie auch im Erwachsenenalter immer wieder Krampfanfälle. Ist die Epilepsie Folge eines Hirnschadens, so sind die Aussichten naturgemäß schlechter.

Krämer, G.: **Epilepsie: Antworten auf die häufigsten Fragen.** Trias, 2000
- Deutsche Epilepsievereinigung
Zillestr. 102, 10585 Berlin
www.epilepsie.sh
- Epilepsie Bundes-Elternverband e.V.
Susanne Fey, Am Eickhof 23, 42111 Wuppertal
www.epilepsie-elternverband.de

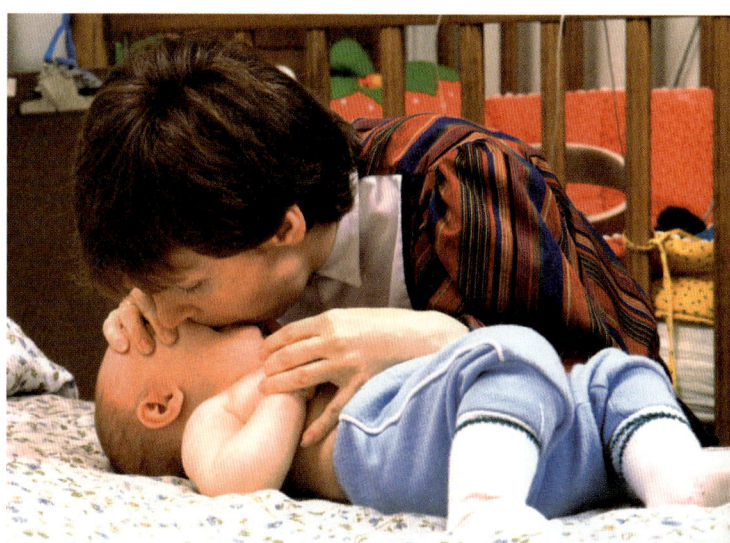

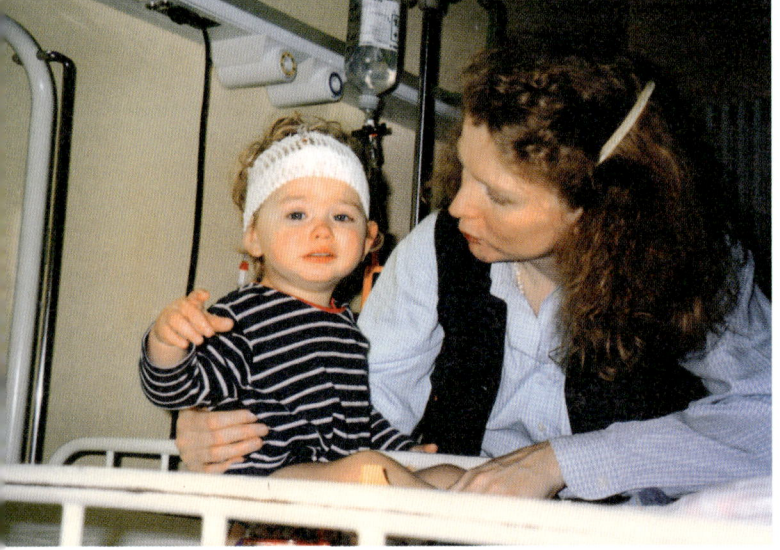

Neigt ein Kleinkind zu Fieberkrämpfen (wie dieses danach ins Krankenhaus aufgenommene Mädchen), sind Eltern naturgemäß besorgt. Die Aussichten sind jedoch sehr gut: Fast immer hören die Krämpfe bis zum Schulalter von selbst auf, und Schäden verbleiben nur in seltenen Ausnahmefällen. [AS]

Das Wichtigste aus der Medizin

Alle Funktionen des Gehirns sind an das Fließen elektrischer Ströme gekoppelt. Es wird angenommen, dass bei Fieber die »Isolierung« der Nervenzellen weniger gut funktioniert und es so leichter zur Erregungen ganzer Hirnregionen kommt – dies aber bringt die Gefahr einer unkoordinierten Entladung und damit eines *zerebralen Anfalls* mit sich (siehe S. 445). Betroffen sind aus unklaren Gründen meist Kleinkinder.

Der Krampfanfall selber ist in aller Regel harmlos und hinterlässt keinerlei Schäden. Nur wenn ein Fieberkrampf länger als 20 Minuten anhält, können dadurch Gehirnstörungen verbleiben.

Einfach oder kompliziert?

Der typische (»einfache«) Fieberkrampf betrifft Kinder ab dem sechsten Monat bis zum sechsten Lebensjahr, passiert während der fieberhaften Erkrankung nur einmal, dauert 2–10 Minuten und verläuft als »symmetrischer« Grand-mal Anfall des ganzen Körpers (siehe S. 446).

25% der Fieberkrämpfe verlaufen jedoch außergewöhnlich, d.h. sie:

➤ Betreffen Kinder unter sechs Monaten oder nach dem fünften Geburtstag
➤ Dauern länger als 15 Minuten
➤ Wiederholen sich innerhalb von 24 Stunden ein- oder mehrmals oder
➤ Beginnen einseitig oder betreffen nur ein bestimmtes Körperteil (die abnormen Bewegungen können z.B. nur in Schmatzen oder Augenblinzeln bestehen)

Da dieser Art von Fieberkrämpfen häufiger (aber keineswegs immer) eine organische Ursache zugrunde liegt und auch das Risiko einer späteren Epilepsie erhöht ist, werden solche Verläufe auch als »komplizierte« Fieberkrämpfe bezeichnet.

Fieberkrämpfe

Fieberkrämpfe sind die häufigsten *Gelegenheitskrämpfe* bei Kindern (siehe S. 445): Schätzungsweise 4% aller Kinder erleiden mindestens einmal einen Fieberkrampf, meist im Alter zwischen sechs Monaten und vier Jahren.

Warum manche Kinder Fieberkrämpfe bekommen und andere nicht, ist nicht klar. Ein erhöhtes Risiko haben aber Kinder mit Verwandten (besonders Brüdern und Schwestern), die bereits einen Fieberkrampf hatten. Etwa 25% der Kinder mit einem Fieberkrampf haben einen erstgradigen Verwandten, der früher auch schon einen Fieberkrampf hatte.

Auch Kinder mit Entwicklungsstörungen sowie Kinder, die als Neugeborene längere Zeit krank waren (etwa wegen einer zu frühen Geburt), haben häufiger Fieberkrämpfe.

==Fieberkrämpfe treten meist bei Fieber über 38,9 °C auf, können aber auch schon bei erhöhter Temperatur vorkommen. Entscheidender als die Höhe des Fiebers scheint die *Geschwindigkeit des Fieberanstiegs* zu sein. Dies erklärt, warum Kinder einen Fieberkrampf haben können, noch bevor die Eltern überhaupt merken, dass ihr Kind krank ist. Besonders häufig kommen Fieberkrämpfe beim Dreitagefieber (siehe S. 230) vor.==

Leitbeschwerden

➤ Anfall oft während des ersten Fieberanstiegs bei einem Infekt, oft noch bevor das Kind sichtlich krank ist
➤ Meist Grand-mal-Anfall (siehe S. 446) mit Steifwerden, Muskelkrämpfen am ganzen Körper und Bewusstseinsverlust. Prinzipiell sind jedoch alle Anfallsformen möglich (siehe S. 445)
➤ Nach wenigen Minuten hört der Krampf meist von selbst auf. Das Kind ist danach noch schläfrig, nach 15–30 Minuten reagiert es aber normalerweise wieder wie gewohnt

Wann zum Arzt

Sofort, wenn
➤ Ihr Kind erstmalig einen Fieberkrampf hat.
➤ Etwas »anders ist« als bei vorangegangenen Fieberkrämpfen, insbesondere wenn das Kind starke Kopfschmerzen hat, den Kopf nicht nach vorne beugen kann oder lichtscheu ist (Hinweise auf eine Hirnhautentzündung, siehe S. 449).
➤ Der Fieberkrampf länger als 15 Minuten dauert oder sich innerhalb derselben fieberhaften Erkrankung wiederholt.

In aller Regel ist in diesen Fällen das nächstgelegene Kinderkrankenhaus die richtige Adresse. Am sichersten ist der Transport durch den Notarzt (siehe S. 488).

So helfen Sie Ihrem Kind

Die Erste-Hilfe-Maßnahmen bei einem Fieberkrampf entsprechen denen bei einem Grand-mal-Anfall anderer Ursache (siehe S. 447).

Naturheilkundliche Verfahren sind im Anfall ohne Erfolg.

Das macht der Arzt

Das wichtigste Ziel des Arztes ist es, eine Gehirn- oder Hirnhautentzündung auszuschließen, da sich diese ebenfalls durch Krampfanfälle zeigen können und mit Fieber einhergehen. Das Risiko, dass sich ein vermeintlicher Fieberkrampf als eine Gehirn- oder Hirnhautentzündung herausstellt, liegt aber unter 1%.

In Zweifelsfällen, vor allem wenn das Kind unter 18 Monate alt ist, wenn es sich um einen komplizierten Fieberkrampf handelt oder wenn das Kind bereits mit Antibiotika vorbehandelt ist, wird der Arzt zu einer Lumbalpunktion (siehe S. 450) raten, denn nur so lässt sich eine Hirnhautentzündung sicher ausschließen.

Ein Computer- oder Kernspintomogramm ist dagegen nur in Ausnahmefällen nötig, etwa wenn ein Kind nach dem Anfall längere Zeit nicht zu sich kommt.

Natürlich untersucht der Arzt das Kind auch gründlich – nicht zuletzt um die Ursache des Fiebers zu finden. Hierzu muss manchmal auch der Urin untersucht werden oder die Lunge geröntgt werden.

Meist wird ungefähr zwei Wochen später auch ein **EEG** (= *Elektroenzephalogramm*, Aufzeichnung der Hirnströme) abgeleitet, das nach Fieberkrämpfen typischerweise normal ist. Nur bei fokalen Anfällen (siehe S. 445) wird das EEG schon im Krankenhaus gemacht.

Eine medikamentöse Unterdrückung des Anfalles ist meist nicht erforderlich, in aller Regel ist er bei Eintreffen des Arztes sowieso schon vorbei.

Vorsorge

Nach dem ersten Fieberkrampf liegt das Risiko eines abermaligen Fieberkrampfs bei gut 30% (wenn er passiert, dann meist innerhalb eines Jahres). Von den Kindern mit einem zweiten Fieberkrampf haben dann etwa die Hälfte auch noch einen dritten.

Die Frage, wie weiteren Fieberkrämpfen am besten vorzubeugen ist, ist umstritten. Auf jeden Fall sollte man schon beim geringsten Verdacht, dass das Kind etwas »ausbrütet«, Fieber messen und bereits Temperaturen über 38,5 °C durch Wadenwickel (siehe S. 103) senken. Die Fiebersenkung mit Medikamenten (siehe S. 157) wird von den meisten Medizinern befürwortet. Ihr Wert zur Vorbeugung eines Anfalls macht von der Logik her Sinn, ist aber nicht erwiesen.

Die vorbeugende Gabe von krampfunterdrückenden Medikamenten während eines Infekts für ein paar Tage ist nur bei hohem Wiederholungsrisiko sinnvoll. Empfehlenswert ist es aber, ein solches Medikament als *Mikroklistier* zur rektalen Gabe im Haus zu haben (z. B. Diazepam Desitin® rectal tube, rezeptpflichtig), um einen erneuten Fieberkrampf selbst behandeln zu können.

Wie hoch ist das Epilepsierisiko?

Fast alle Kinder mit Fieberkrämpfen entwickeln sich absolut normal. Das statistische Risiko, später mit einer Epilepsie diagnostiziert zu werden, steigt nach einem Fieberkrampf jedoch leicht an, und zwar von 0,5% für gesunde Kinder ohne Fieberkrämpfe auf 1%. Es gibt jedoch keinen Anhaltspunkt dafür, dass der Fieberkrampf selbst die Ursache hierfür ist.

Höher (und doch nur bei etwa 2%) ist das Epilepsierisiko bei Kindern mit zusätzlichen Risikofaktoren, etwa Vorschäden des Gehirns, nahen Verwandten mit Epilepsie, EEG-Veränderungen oder komplizierten Fieberkrämpfen.

Die Behandlung eines Kindes nach einem Fieberkrampf mit antiepileptischen Medikamenten verhindert eine Epilepsie nicht.

Um eine Meningitis (Hirnhautentzündung) auszuschließen, legt man die Hände unter den Kopf des liegenden Kleinkindes und versucht ihn anzuheben. Gelingt dies ohne Schmerzreaktion, ist eine Meningitis unwahrscheinlich. [AM]

Hirnhautentzündung

Bei einer **Hirnhautentzündung** (= *Meningitis*) haben Erreger die unmittelbar an Gehirn und Rückenmark grenzenden Hirnhäute befallen und zu einer Entzündung geführt. Insgesamt erkranken in Deutschland schätzungsweise 2 000 Kinder pro Jahr, am häufigsten im Winter und Frühjahr. Betroffen sind vor allem Kinder bis zum fünften Lebensjahr, die Hälfte der Fälle passiert bei Säuglingen.

Während die **virale Hirnhautentzündung** bei Kindern meist mild verläuft, ist die **bakterielle Hirnhautentzündung** eine zwar seltene, aber lebensbedrohliche Erkrankung mit hohem Risiko bleibender Schäden.

Leitbeschwerden bei Babys

Je jünger das Kind ist, desto uncharakteristischer sind die Beschwerden! Bei Babys zeigen sich oft:

- Schläfrigkeit oder Schreckhaftigkeit mit schrillem Schreien
- Trinkschwäche (Baby trinkt »schlecht«)
- Schlaffe Muskeln
- Hautverfärbung (wächsern oder bläulich), möglicherweise rote Hautflecken
- Gestörte Atmung bis zu Atempausen
- Evtl. vorgewölbte Fontanellen (Lücken am Kopf zwischen den Schädelknochen)
- Möglicherweise Krampfanfall
- Oft kein Fieber und keine Nackensteife

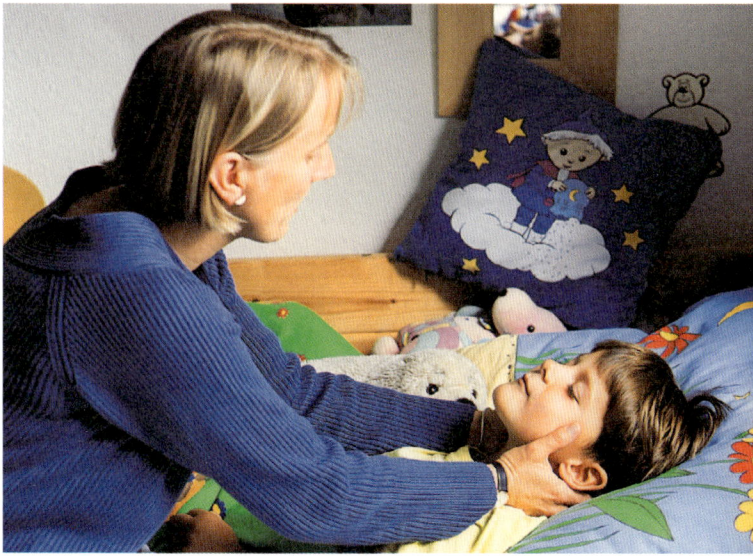

Leitbeschwerden bei älteren Kindern

- Fieber, schlechtes Allgemeinbefinden
- Kopfschmerzen bis zur Unerträglichkeit
- Übelkeit, Erbrechen
- Licht- und Geräuschüberempfindlichkeit
- Möglicherweise rote Hautflecken, die auch dann bleiben, wenn man mit einem durchsichtigen Lineal daraufdrückt
- Evtl. Teilnahmslosigkeit oder Reizbarkeit
- Evtl. zerebrale Anfälle (siehe S. 445), Schläfrigkeit bis zur Bewusstlosigkeit

Meningitis-Zeichen

Zusätzlich zu den aufgeführten (oft auch bei anderen Infektionskrankheiten vorkommenden) Leitbeschwerden sind einige Zeichen *typisch für die Hirnhautentzündung.* Diese Zeichen beruhen darauf, dass die entzündeten Hirnhäute so schmerzhaft sind, dass jeder Zug daran dem Kind wehtut. Folgende Zeichen sprechen für Meningitis:

- **Nackensteife:** Wenn das Kind auf dem Rücken liegt, kann es den Kopf nicht auf die Brust beugen. Legt man die eigene Hand unter den Kopf des Kindes und versucht, ihn anzuheben, tut es dem Kind weh und man spürt, dass der Nacken steifer ist als normal.

- Wenn Sie beim auf dem Rücken liegenden Kind den Kopf des Kindes auf die Brust beugen, zieht es automatisch die Beine an, d.h. beugt die Knie, um Schmerzen zu vermeiden (dieses Zeichen heißt **Brudzinski-Zeichen**).

- Wenn Sie bei dem auf dem Rücken liegenden Kind ein Bein gestreckt anheben, so lässt es das nicht zu, sondern winkelt das Knie automatisch an (auch dies macht das Kind, um zu vermeiden, dass die Hirnhäute »gezogen« werden). Dieses Zeichen heißt **Kernig-Zeichen**.

- Kann Ihr Kind sich dagegen aus der Rückenlage problemlos aufrichten und sein angewinkeltes Knie küssen, so ist eine Hirnhautentzündung unwahrscheinlich.

Wann zum Arzt

Sofort, wenn
- Sie den Verdacht haben, dass Ihr Kind eine Hirnhautentzündung haben könnte.

Das Wichtigste aus der Medizin

Eine Hirnhautentzündung wird fast immer durch Bakterien oder Viren hervorgerufen. Übertragen werden die Erreger durch Einatmen erregerhaltiger Tröpfchen oder über die Hände. Die Erreger gelangen jedoch nicht direkt zu den Hirnhäuten, sondern vermehren sich zunächst im Blut und gelangen dann über die Blutbahn zu den Hirnhäuten. Normalerweise sind Gehirn und Hirnhäute gegenüber Erregern und Giftstoffen aus dem Blut durch die so genannte *Blut-Hirn-Schranke* geschützt. Diese kann bei manchen Kindern aber versagen und bestimmte Erreger »durchlassen«. Dies erklärt, warum längst nicht alle mit einem bestimmten Erreger angesteckte Kinder auch eine Hirnhautentzündung bekommen.

Milder: durch Viren bedingte Formen

Häufiger, aber bei Kindern meist milde, ist die **virale Hirnhautentzündung** (oft auch als *aseptische Meningitis* bezeichnet). Mindestens zwei Dutzend Erreger kommen als Ursache in Betracht, z. B. *Coxsackie-, ECHO-* oder *Mumps-Viren*. Charakteristisch ist, dass das Kind schon mehrere Tage einen Infekt hat (oft mit grippeähnlichen Beschwerden), bevor sich langsam die Zeichen einer Hirnhautentzündung entwickeln. Virale Hirnhautentzündungen treten im Sommer öfter auf.

Gefährlichste Verursacher: Bakterien

Seltener, aber deutlich gefährlicher, ist die **bakterielle Hirnhautentzündung**. Die Erkrankung entwickelt sich innerhalb von 1–3 Tagen, manchmal auch schlagartig. Ausnahmen sind die bakterielle Hirnhautentzündung durch *Borrelien* (siehe S. 249) und die hierzulande sehr seltene Hirnhautentzündung durch *Tuberkulose* (siehe S. 254), die sich langsam über Wochen entwickeln und bei denen meist noch andere wegweisende Beschwerden bestehen.

Welche Bakterien Hauptverursacher sind, hängt vom Alter des Kindes ab. Bei Neugeborenen stehen Erreger aus dem Vaginaltrakt der Mutter, nämlich *Streptokokken der Gruppe B* und *Escherichia coli* an erster Stelle, bei älteren Kindern sind es in erster Linie *Meningokokken* und *Pneumokokken,* die bei vielen gesunden Kindern auf den Schleimhäuten des Nasen-Rachen-Raums leben, ohne ihnen selbst Probleme zu bereiten. Gerade Meningokokken sind so ansteckend, dass sie immer wieder zu kleinen Epidemien in Kindergärten und Schulen führen.

Bakterielle Hirnhautentzündungen können – selten – auch Folge einer unzureichend behandelten, schweren Entzündung im Kopfbereich sein (z. B. einer Mittelohr- oder einer Nasennebenhöhlenentzündung oder auch einer Wundinfektion im Gesichtsbereich), die sich in die Nachbarschaft ausbreitet und

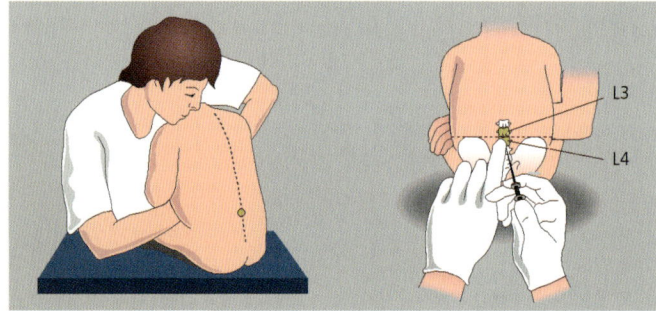
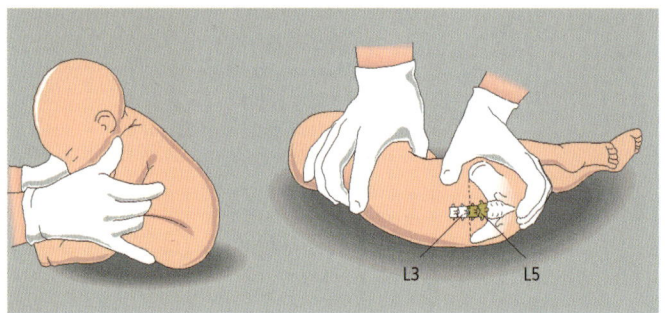

Bei Verdacht auf eine Hirnhautentzündung wird eine Lumbalpunktion durchgeführt: Der Arzt sticht ganz unten an der Wirbelsäule (etwa zwischen dem 4. und 5. Lendenwirbel, hier mit L4 und L5 bezeichnet) in den Wirbelkanal ein und entnimmt ein wenig Liquor. Die häufigen Befürchtungen, dass das Rückenmark geschädigt werden könnte, sind unbegründet – es hört bereits ein Stück weiter oben auf! [SA]

so die Hirnhäute erreicht. Bei Säuglingen kann eine oft schwer erkennbare **Steißbeinfistel** (= *Pilonidalsinus*) das Entstehen von Hirnhautentzündungen begünstigen. Die Bakterien wandern hier aus der Steißbeinregion über die Fistel zum Rückenmark und seinen Häuten ein und breiten sich nach oben zu den Hirnhäuten aus.

Einige Erreger ziehen neben den Hirnhäuten auch das Gehirn selbst in Mitleidenschaft – der Arzt spricht dann von einer **Meningoenzephalitis** (z. B. *Frühsommermeningoenzephalitis* durch *FSME-Viren,* siehe S. 251).

Komplikationen

Insbesondere die bakterielle Hirnhautentzündung kann innerhalb kürzester Zeit zu Blutgerinnungsstörungen und Schock (siehe S. 494) führen. Durch entzündungsbedingtes Anschwellen des Gehirns kann der Druck im Gehirn schnell ansteigen und Schädigungen verursachen. Schwere Krampfanfälle können vorkommen. Manchmal entstehen im Gehirn auch Eiteransammlungen (Abszesse).

Bei einem Drittel der Kinder bleiben nach überstandener Hirnhautentzündung Dauerschäden zurück, am häufigsten Hörschäden, Entwicklungsstörungen oder eine Epilepsie. Verkleben die Hirnhäute als Folge der Entzündung, kann der Liquor (siehe S. 442) nicht mehr abfließen, staut sich an und führt unbehandelt zu Schäden am Gehirn sowie bei kleinen Kindern zu einer Vergrößerung des Schädels (= **Hydrozephalus**, siehe S. 220).

Das macht der Arzt

Vermuten Sie aufgrund der vorne geschilderten Leitbeschwerden eine Hirnhautentzündung, so bringen Sie Ihr Kind am besten direkt in die nächstgelegene Kinderklinik oder rufen den Notarzt. Der niedergelassene Kinderarzt kann nämlich den entscheidenden Test zur Diagnose einer Meningitis, die Lumbalpunktion, nicht in der Praxis durchführen.

Im Krankenhaus wird beim geringsten Verdacht auf eine Hirnhautentzündung gleich eine **Lumbalpunktion** durchgeführt und Liquor entnommen, der bei einer Hirnhautentzündung in typischer Weise verändert ist und meist auch die Unterscheidung zwischen bakterieller und viraler Hirnhautentzündung ermöglicht. Blut- und Liquoruntersuchungen decken oft auch den Erreger auf. Bestätigt sich der Verdacht einer Hirnhautentzündung, muss das Kind im Krankenhaus bleiben.

Zur Behandlung werden bei einer bakteriellen Hirnhautentzündung schnellstmöglich Antibiotikainfusionen gegeben. Ob in manchen Fällen (etwa wenn die Meningitis durch Pneumokokken bedingt ist) zusätzlich das Medikament Dexamethason, ein Abkömmling des Kortison, nützt, ist unter Experten umstritten, aber eher unwahrscheinlich.

Die meisten Erreger viraler Hirnhautentzündungen können nicht mit Medikamenten bekämpft werden. Hier steht die lindernde (symptomatische) Therapie im Vordergrund.

Möglichkeiten der Naturheilkunde

Naturheilkundliche Verfahren sind bei einer Hirnhautentzündung erfolglos. Jedes Zuwarten gefährdet das Kind.

Vorsorge

Da Hirnhautentzündungen durch zahlreiche Erreger verursacht werden, gibt es keine »Impfung gegen Hirnhautentzündung«. Sehr wohl kann aber gegen einzelne Erreger geimpft werden. Beispielsweise war die Hirnhautentzündung durch Haemophilus-Bakterien bis zur Einführung der HiB-Impfung (siehe S. 132, S. 270) die häufigste Hirnhautentzündung bei Kleinkindern. Durch die Impfung ist sie heute sehr selten geworden.

Auch gegen einen weiteren Erreger von schweren Hirnhautentzündungen, die Pneumokokken, kann heute geimpft werden, allerdings ist diese Impfung hierzulande bisher nicht als Regelimpfung (also als Impfung für alle gesunden Kinder) vorgesehen. Eine Impfung gegen Meningokokken gibt es zwar, sie umfasst jedoch nicht alle Typen; bei manchen örtlichen Epidemien kann sie jedoch zur Eindämmung helfen. Der Arzt kann aber in jedem Fall Menschen, die mit einem an Meningokokken erkrankten Kind engen Kontakt hatten, vorbeugend Antibiotika verordnen, um die Krankheit bei ihnen zu verhindern.

Gehirnentzündung

Bei einer **Gehirnentzündung** (= *Enzephalitis*) haben Viren, sehr selten auch Bakterien, zu einer Entzündung des Gehirns geführt. Meist sind die Hirnhäute mitbefallen, so dass es sich streng genommen um eine **Meningoenzephalitis** handelt, die Hirnbeteiligung steht jedoch ganz im Vordergrund.

Leitbeschwerden

➤ Verhaltens- und Bewusstseinsveränderungen, z.B. Reizbarkeit, Verwirrtheit, zunehmende Schläfrigkeit bis zur Bewusstlosigkeit
➤ Neurologische Ausfälle, z. B. Lähmungen
➤ Zerebrale Anfälle (siehe S. 445)
➤ Möglicherweise vorbestehender Infekt (grippale Beschwerden, Fieber)

Wann zum Arzt

Sofort, wenn
➤ Sie eines oder mehrere der oben aufgeführten Zeichen bei Ihrem Kind beobachten.

Das Wichtigste aus der Medizin

Wie entsteht die Gehirnentzündung?

Häufigste Ursache einer Gehirnentzündung sind Virusinfektionen, etwa durch *Herpes-*, *Masern-*, *Mumps-*, *Grippe-*, *FSME-* oder *Coxsackie-Viren*. Bei den meisten Menschen machen diese Erreger nur harmlose, grippeähnliche Beschwerden. Nur bei eine Minderzahl befallen die Erreger auch das Gehirn. Besonders gefährlich ist die Enzephalitis durch *Herpes-Viren,* mit denen sich ein Kind im Geburtskanal anstecken kann. Die Mutter merkt dabei den Befall nicht immer (dies ist der Grund, weshalb Schwangere auf dieses Virus getestet werden).

Die Viren können zum einen mit dem Blutstrom ins Gehirn gelangen und die Nervenzellen direkt schädigen. Bei anderen Viren schädigen nicht die Viren selbst, sondern »fehlgeleitete« Abwehrreaktionen des Körpers das Gehirn (**para-** oder **postinfektiöse Enzephalitis**).

Unterschiedliche Verläufe

Eine Gehirnentzündung verläuft je nach Erreger und Abwehrlage des Kindes sehr unterschiedlich. Sehr milde Verläufe können sich allein durch Schläfrigkeit zeigen. Sie werden wahrscheinlich oftmals gar nicht erkannt und heilen von selbst ohne Folgen aus. Andere Formen hingegen, etwa die **Herpes-Enzephalitis,** verlaufen sehr ernst und hinterlassen oft Dauerschäden wie Entwicklungsstörungen, Lähmungen oder eine Epilepsie.

Das macht der Arzt

Bei Verdacht auf eine Gehirnentzündung wird das Kind ins Krankenhaus eingewiesen. Dort werden Blutuntersuchungen, Liquoruntersuchung (siehe S. 451 und Abb. S. 450), EEG (= *Elektroenzephalogramm,* Aufzeichnung der Hirnströme) und oft auch Kernspin- oder Computertomographie durchgeführt, um die Diagnose zu sichern und nach dem ursächlichen Erreger zu suchen. Oftmals kann der genaue Erreger jedoch nicht ermittelt werden.

Da zu Beginn oft noch unklar ist, ob vielleicht Bakterien die Verursacher sind, werden sicherheitshalber Antibiotika gegeben. Wird eine Herpes-Enzephalitis vermutet (oder kann sie nicht sicher ausgeschlossen werden), wird Acicolovir (z. B. Zovirax®) als Infusion verabreicht, da diese Infektionen ohne Behandlung oft sehr schwer verlaufen. Viele Viren können aber auch heute noch nicht medikamentös bekämpft werden. Dann zielt die Behandlung in erster Linie darauf, die Beschwerden zu lindern und Komplikationen, wie etwa zerebrale Anfälle oder eine Hirnschwellung, zu bekämpfen.

Naturheilkundliche Verfahren können bei einer Gehirnentzündung nicht helfen.

Vorsorge

Gegen einige Gehirnentzündungen stehen Impfungen zur Verfügung, die teilweise für alle Kinder (z. B. Masern, siehe S. 130 und S. 235), teilweise nur für besonders Gefährdete (z. B. FSME, siehe S. 131 und S. 251) empfohlen werden.
Eine spezielle Vorbeugung ist ansonsten nicht möglich.

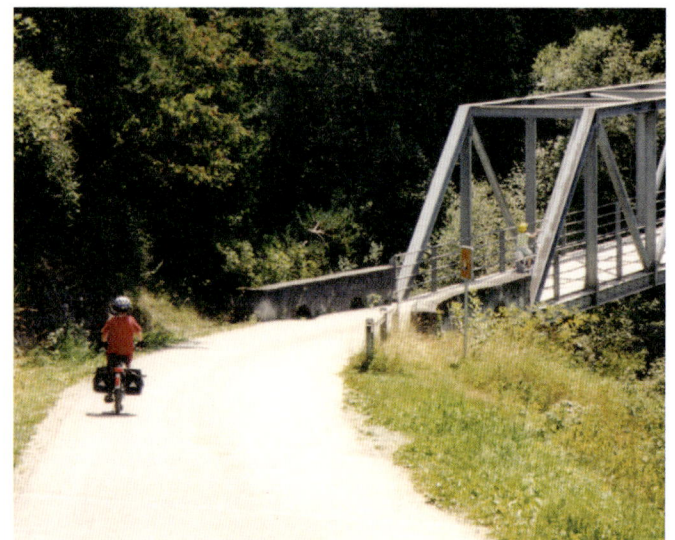

Fahrradstürze sind häufige Gründe für Gehirnerschütterungen im Kindesalter. Helme sollten deshalb genauso Pflicht sein wie das Meiden allzu stark befahrener Straßen. Besondere Vorsicht ist bei Gefälle geboten, unerfahrene Kinder sollten hier noch nicht alleine, sondern nur in der Kolonne fahren dürfen. [AS]

Gehirnerschütterung

Bei einer **Gehirnerschütterung** (= *Commotio cerebri*) wird die Gehirnfunktion durch einen Unfall für kurze Zeit gestört – erkennbar z. B. an einer kurzen Bewusstlosigkeit.

Leitbeschwerden

▶ Unfall, z. B. Sturz vom Klettergerüst
▶ Kurzzeitige Bewusstlosigkeit
▶ Erinnerungsverlust (= **Amnesie**) für den Unfall und die Zeit unmittelbar davor
▶ Evtl. Übelkeit bis zum Erbrechen
▶ Möglicherweise Schwindel oder verschwommenes Sehen
▶ Gedankliches »Festhaken« (das Kind stellt z. B. immer wieder dieselbe Frage, obwohl man ihm die Antwort gibt)
▶ Evtl. leichte bis mäßige Kopfschmerzen

Wann zum Arzt

Sofort, wenn Ihr verunfalltes Kind
▶ Bewusstlos oder über längere Zeit verwirrt oder verhaltensverändert ist.
▶ Mehr als einmal erbricht.
▶ Sich nicht an den Unfall erinnert.
▶ Zunehmende Kopfschmerzen hat.
▶ Aus Nase, Mund oder Ohr blutet.
▶ Seine Pupillen (das Schwarze im Auge) verschieden groß sind.
▶ Ausfälle hat, z. B. Lähmungen.

Das Wichtigste aus der Medizin

Man spricht von einer Gehirnerschütterung, wenn ein Kind nach einem Unfall zwar Zeichen einer gestörten Gehirnfunktion zeigt, sich durch technische Untersuchungen aber keine Schäden am Gehirn wie etwa Blutungen oder eine Hirnprellung feststellen lassen (mehr dazu siehe S. 509).

Dennoch kann auch eine Gehirnerschütterung, vor allem wenn sie schwer war, Folgen haben: Etwa 10% der Kinder haben noch 1–2 Wochen lang bis zu mehrere Monate Kopfweh und klagen evtl. auch über Übelkeit, Licht- und Lärmempfindlichkeit, Schwindel und Konzentrationsstörungen.

Was der Arzt im Akutfall macht, haben wir im Notfallkapitel (S. 510) besprochen.

So helfen Sie Ihrem Kind

Jede Gehirnerschütterung destabilisiert das Gehirn und sorgt dafür, dass die nächste Gehirnerschütterung schwerer verläuft. Und: Wiederholte Gehirnerschütterungen können zu langfristigen Gedächtnisproblemen, Lernschwierigkeiten und psychischen Problemen führen.

Deshalb: Lassen Sie Ihr Kind bei Kontaktsportarten (z. B. Fußball) erst wieder aufs Feld oder ins Training, wenn es *komplett* wiederhergestellt ist, also kein Kopfweh (auch nicht beim Rennen!), keinen Schwindel und keine Stimmungsschwankungen mehr hat!

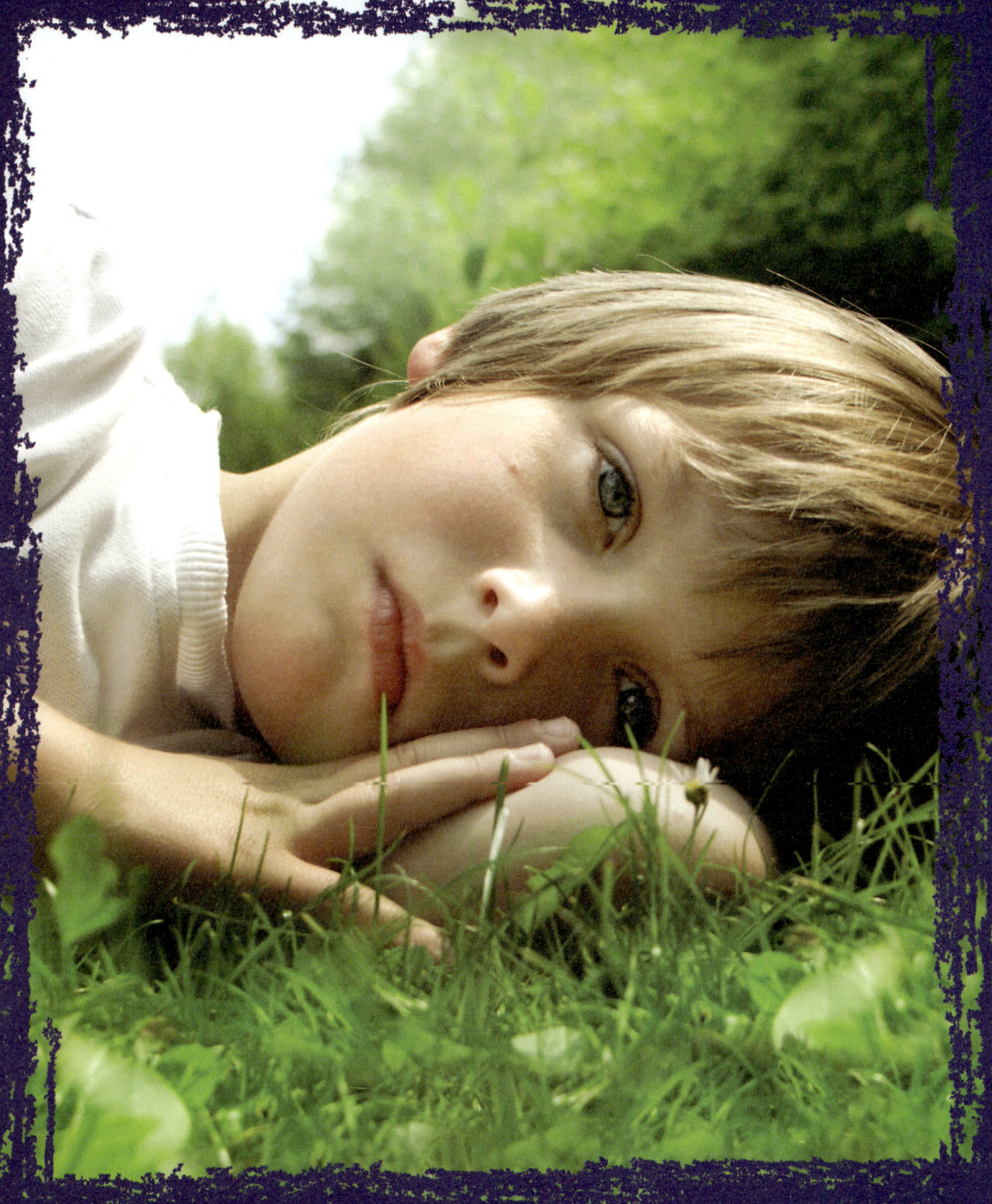

23 Seelische Störungen

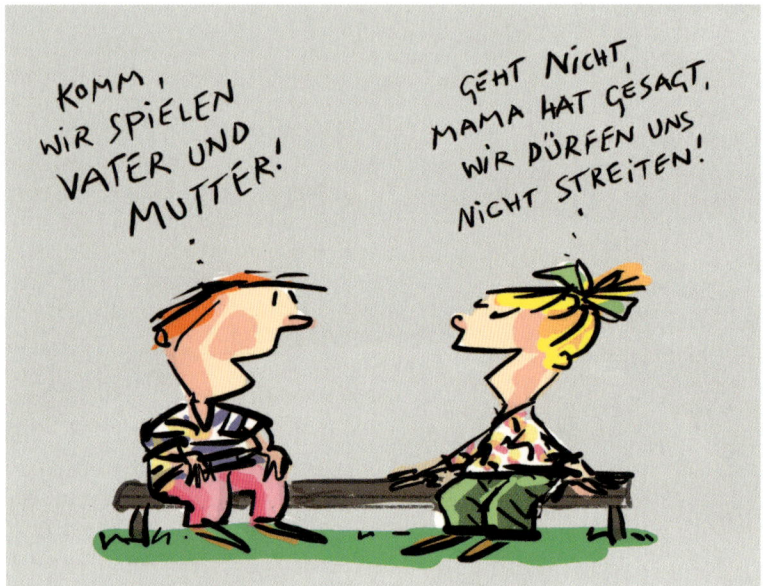

Einige wichtige Begriffe

▶ **Psychische Störung:** Störung, die sich vor allem durch Auffälligkeiten im Denken, Empfinden oder Verhalten eines Menschen zeigt. Überwiegen die Einflüsse auf das Verhalten, so spricht man von einer **Verhaltensstörung** (bei Kindern z. B. Aufmerksamkeitsdefizit-Syndrom oder Aggressionen)

▶ **Psychosomatische Störungen:** Solche Störungen, die seelisch (= psychisch) bedingt oder mitbedingt sind, sich aber in körperlichen (= somatischen) Erscheinungen äußern

▶ **Psychotherapie:** Behandlung mit »seelischen« Mitteln, bei jüngeren Kindern vornehmlich als **Spieltherapie** auf spielerische Art und Weise, bei älteren Kindern zunehmend durch Gespräche (= **Gesprächspsychotherapie**)

▶ **Geistige Behinderung:** Das Denken ist so weit beeinträchtigt, dass das Kind im Leben nur unzureichend zurechtkommt (eben behindert ist). Die anderen seelischen Funktionen (z. B. Empfinden und Verhalten) können dabei durchaus normal sein

Gestört, oder was?

Kinder sind verschieden: Da gibt es Draufgänger und Schüchterne, solche, die sich gut konzentrieren können, und solche, die gerne »rumzappeln«. Manche haben Schwierigkeiten mit dem Schreiben, andere mit dem Rechnen und wieder andere mit dem Gleichgewicht. Man könnte sagen: Menschen sind »unterschiedlich normal« – jeder vertritt ein anderes Spektrum der menschlichen Eigenschaften (mehr zum Thema »Was ist normal« siehe Kapitel 3).

Andererseits: Manche Kinder sind so anders, dass sie im »normalen Leben« nicht zurechtkommen. Oder dass sie an dem *leiden,* was sie nicht können. Starke Abweichungen von der Normalität können also durchaus als *Störung* empfunden und gesehen werden. Was ein Mensch als Störung empfindet, hat aber auch damit zu tun, in welcher Umwelt er lebt. Das Leiden des Schüchternen beginnt erst, wenn man Geselligkeit von ihm erwartet, und unkonzentrierte Kinder bekommen erst dann Probleme, wenn sie ein paar Stunden still sitzen müssen. Die Störung ergibt sich also oft aus der mangelnden »Passung« zwischen der Persönlichkeit des Kindes und seiner Umwelt.

Wer entscheidet nun, was normal ist und was als Störung gilt? Glauben wir den Medizinern, diversen Elternvereinigungen oder gar der Arzneimittelindustrie, so geht die Zahl der »normalen« Kinder unaufhaltsam gegen Null. Da ist die Aufmerksamkeitsstörung (an der angeblich bis zu 15 % der Kinder leiden), die »Wahrnehmungsstörung« (noch mal 15 %), die Zwangsstörung und so weiter. Selbst die Schüchternheit wird auf Drängen der pharmazeutischen Industrie inzwischen als Sozialangststörung bezeichnet. Ausgefeilte Therapien und Medikamente sind rasch entwickelt, denn wer gestört ist, braucht Hilfe, und das schnell, oder? Ganze Familien werden so zu Mini-Therapiezentren: Hier wird dem Bewegungsapparat mit einer speziellen Krankengymnastik eingeheizt, dort die Trommel geschlagen, um der Wahrnehmungsstörung Herr zu werden, und hier ein schüchternes Kind mit der roten Pille behandelt.

Solche Therapien können vielen betroffenen Kindern neuen Schwung bringen und die Familie entlasten. Manche Kinder werden durch eine erfolgreiche Therapie geradezu »neu geboren«. Bei anderen Kindern überwiegen die Nebenwirkungen, und die beständige Konfrontation mit der »Krankheit« macht sie *verletzlich.* Denn mit jeder Diagnose verabschiedet sich auch ein Stückchen von dem Gefühl, intakt, vollständig und leistungsfähig – eben »normal« zu sein wie die anderen Kinder.

Wir sollten deshalb äußerst behutsam sein, wenn wir das Etikett »gestört« auf Verhaltensunterschiede kleben. Wer lange genug sucht, findet bei jedem Kind etwas, in dem es sich von der Norm unterscheidet.

Seelisch bedingt?

Psychische Störungen sind Störungen, die sich durch psychische Auffälligkeiten *zeigen.* Aber sind sie alle auch psychisch *bedingt?* Sicherlich nicht. Schon lange ist bekannt, dass körperliche Störungen zu psychischen Problemen führen können, etwa bei der Multiplen Sklerose oder der Parkinson-Erkrankung. Umgekehrt gilt dasselbe: Seelische Probleme können früher oder später auch im Körper »Fuß fassen« – so leiden seelisch gestresste Menschen z. B. häufiger an Bluthochdruck und haben ein höheres Risiko für einen Herzinfarkt.

In den letzten Jahren ist immer klarer geworden, dass das alte Konzept »hier Körper, dort Seele« nicht aufgeht.

Denn inzwischen steht außer Zweifel, dass auch die Seele – in einem gewissen Sinne – einen Stoffwechsel hat: Ihre vielfältigen Funktionen beruhen auf der Übertragung elektrischer Signale, wofür wiederum chemische Überträgerstoffe (= **Transmitter**) vonnöten sind, die am richtigen Ort zur richtigen Zeit in der richtigen Konzentration vorliegen müssen. Diese Transmitter wiederum werden stark durch andere chemische Signalstoffe beeinflusst, etwa durch *Hormone* und die vielfältigen Stoffe des *Immunsystems* (wie etwa *Zytokine*). Auf diese Weise können Signale aus den verstecktesten Winkeln des Körpers auf die Seele wirken. Dieses Ineinanderwirken verschiedener Orts- und Fernsprechnetze wird heute von einem speziellen Forschungszweig der Medizin untersucht, der **Psychoneuroimmunologie.**

Diese Verzahnung erklärt auch, dass sich bei *jeder* seelischen Krankheit auch Veränderungen von Nervenfunktionen, Überträgerstoffen, Hormonen oder gar des Immunsystems nachweisen lassen. Entsprechende Forschungsergebnisse werden dann oft als Beweis angesehen, es handle sich bei dieser oder jener psychischen Störung *im Grunde* um eine organische Störung.

Wenn es jedoch im Orts- oder im Fernsprechnetz des Körpers knackt und rauscht, so heißt dies nach den Erkenntnissen der Psychoneuroimmunologie nicht viel – denn ob das Rauschen nun die *Ursache* oder die *Folge* der seelischen Störung ist, ist derzeit noch immer schwer zu untersuchen. Körper und Seele sind nun einmal untrennbar miteinander verbunden.

Autismus

Autismus bezeichnet eine tief greifende kindliche Entwicklungsstörung, in deren Vordergrund eine Kontaktstörung steht mit der Unfähigkeit, normale zwischenmenschliche Beziehungen einzugehen.

Es gibt zwei Formen des Autismus – beide sind nach ihren Erstbeschreibern benannt: das schwerer wiegende **Kanner-Syndrom**, auch als *frühkindlicher Autismus* bezeichnet, und das **Asperger-Syndrom** (= *autistische Persönlichkeitsstörung*). Ob es sich dabei um zwei Varianten bzw. »Pole« der gleichen Störung oder zwei verschiedene Krankheiten handelt, ist noch immer offen.

Von Autismus betroffen sind etwa zwei von tausend Kindern. Dass die Erkrankung in den letzten 20 Jahren häufiger wurde, liegt vor allem an der heute besseren Erkennung. Die Erkrankung zeigt sich im späten Baby- oder frühen Kindesalter, Jungen sind viermal häufiger betroffen als Mädchen. Ein (zumindest teilweiser) erblicher Hintergrund gilt als sicher. Geschwister von autistischen Kindern haben etwa ein 5%iges Risiko, selbst autistisch zu sein.

Leitbeschwerden

➤ **Kanner-Syndrom:** bei Babys kein Blickkontakt zu den Bezugspersonen, kein soziales Lächeln, wenig Imitation (z. B. Mitklatschen). Abwehrbewegungen beim Auf-den-Arm-Nehmen. Wenig emotionale Resonanz, keine vom Kind ausgehende Aufforderung zum Spiel, es bevorzugt das Alleinsein. Gestörte Sprachentwicklung, ständiges Wiederholen bestimmter Bewegungen (= **Stereotypien**), häufig sehr intensives Interesse an bestimmten Gegenständen (z. B. einem Spielzeugauto). Häufig Intelligenzminderung

➤ **Asperger-Syndrom:** bezüglich der Kontaktstörung ähnliche Zeichen wie beim Kanner-Syndrom, Symptome jedoch insgesamt leichter und später auftretend. Normale Sprachentwicklung und Intelligenz, oft mit einer besonderen Begabung in Spezialbereichen (wie etwa Mathematik)

Wann zum Arzt

In den nächsten Tagen, wenn
➤ Sie mehrere der im Kasten genannten Merkmale bei Ihrem Kind beobachten.

Das Wichtigste aus der Medizin

Woher kommt Autismus?

Die genaue Ursache des Autismus ist bis heute ungeklärt, bei beiden Formen werden jedoch neurologische Auffälligkeiten beobachtet, die für eine gestörte Entwicklung und Verkabelung des Gehirns (siehe auch S. 44) schon im Mutterleib sprechen. Eine erbliche Veranlagung spielt dabei mit Sicherheit eine Rolle.

Manche Gehirnforscher vermuten, dass Autismus der Ausdruck eines »extrem männlich geprägten«, über-systematisierenden Gehirns sei. Sie stützen sich dabei auf Erkenntnisse, nach denen sich schon im Mutterleib unter dem Einfluss kindlicher Geschlechtshormone verschiedene »Hirntypen« mit unterschiedlichen Denk- und Empfindungsweisen ausbilden. Diese Theorie wird vor allem von Simon Baron-Cohen vertreten (siehe Buchtipp auf der nächsten Seite).

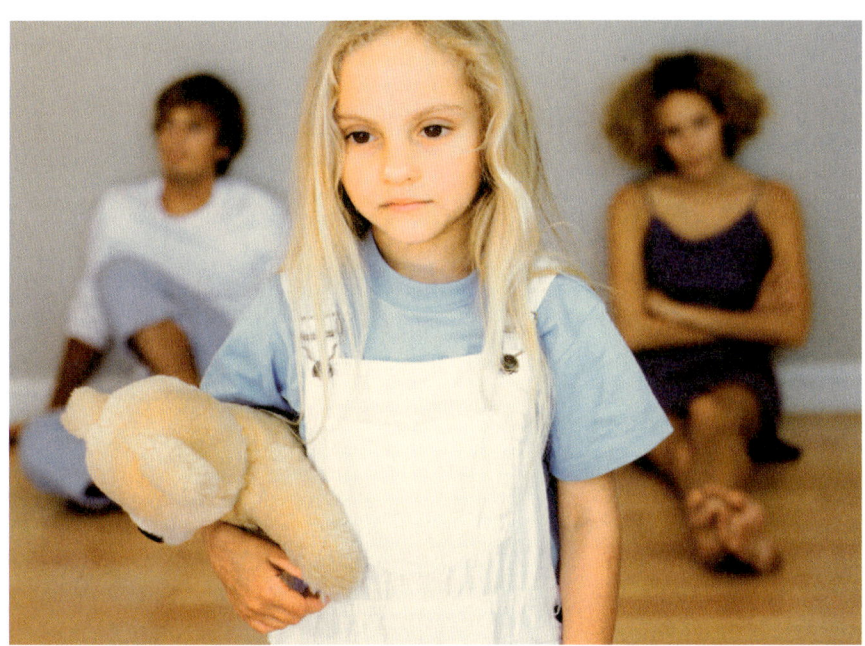

Scheidung der Eltern – nicht selten der Auslöser für psychische Störungen bei den Kindern. Je nach Alter und Veranlagung können sie sich als Schulprobleme, emotionaler Rückzug oder gar als Depressionen äußern. Aber auch der Körper wird in den inneren Konflikt hineingezogen: Bettnässen, Kopfschmerzen und Magen-Darm-Probleme sind in und nach der Scheidungsphase häufig. [IS]

Zwei Dinge gelten heute als sicher:

Zum einen: Der Autismus ist nicht, wie früher angenommen, darauf zurückzuführen, dass die Eltern ihrem Baby im ersten Lebensjahr zu wenig Liebe geschenkt haben. Vorwürfe diesbezüglich entbehren jeder Grundlage! Der Autismus ist keine Reaktion auf frühkindliche Erlebnisse, sondern eine kinderneurologische Erkrankung.

Zum Zweiten: Es gibt keinen Zusammenhang mit Impfungen, auch wenn das immer wieder behauptet wird. Untersuchungen haben diesen Verdacht – unseres Erachtens zweifelsfrei – ausgeräumt.

Früh und schwer: das Kanner-Syndrom

Babys mit einem Kanner-Syndrom fallen dadurch auf, dass sie nicht wie normale Babys den Blickkontakt zu ihren Eltern suchen (siehe auch S. 56). Oftmals wehren sie sich, wenn ihre Eltern sie auf den Arm nehmen und mit ihnen schmusen möchten. Später ahmen die Kinder ihre Bezugspersonen nicht nach und bleiben in ihrer Sprachentwicklung zurück, etwa die Hälfte lernt gar nicht sprechen. Die Kinder wiederholen bestimmte Bewegung zigmal, drehen etwa einen Bauklotz immer hin und her, ohne aber etwas zu bauen. Sie zeigen oft eine außergewöhnliche Bindung an bestimmte Gegenstände oder Räume und reagieren auf Veränderungen nicht selten panisch.

Später und leichter: das Asperger-Syndrom

Auch beim Asperger-Syndrom ist die Beziehungsfähigkeit des Kindes gestört und sein »Interessenhorizont« eingeengt, jedoch insgesamt weniger stark, so dass diese Form meist erst später festgestellt wird. Im Gegensatz zum Kanner-Syndrom ist bei Kindern mit einem Asperger-Syndrom die Sprachentwicklung nicht gestört, die Kinder lernen typischerweise erst sprechen und dann laufen. Die Intelligenz ist normal, in Teilbereichen zeigen die Kinder teils sogar extreme Fähigkeiten (so wird z. B. vermutet, dass Albert Einstein autistisch veranlagt war).

Begleitend bestehen überdurchschnittlich oft Zwänge (siehe S. 458), Tics (siehe S. 459) oder eine auffällige Unruhe (siehe auch S. 462), die das Zusammenleben mit dem Kind zusätzlich erschweren.

Das macht der Arzt

Es gibt keinen sicheren »Test« für Autismus, die Diagnose beruht auf den Beobachtungen und Einschätzungen von Eltern, Kinderarzt, Neurologen, Psychiatern oder Psychologen. Laboruntersuchungen und Kernspinuntersuchungen des Gehirns können aber notwendig sein, um andere Erkrankungen auszuschließen. Die Diagnose eines Autismus ist etwa ab dem zweiten Lebensjahr möglich.

Die Behandlung ist schwierig. Durch regelmäßige Verhaltenstherapie wird versucht, die Beziehungsfähigkeit des Kindes zu verbessern und seine allgemeine Entwicklung zu fördern. Medikamente können in schwereren Fällen nötig sein, um besonders belastende und möglicherweise schädliche Krankheitszeichen, etwa Selbstverletzungen oder Krampfanfälle, zu unterdrücken, die die Krankheit manchmal begleiten.

So helfen Sie Ihrem Kind

Das Leben mit einem autistischen Kind ist eine Herausforderung, alle Lebensbereiche der Familie sind von der Erkrankung betroffen. Schlafstörungen, Essstörungen und Wutanfälle sind gerade bei älteren Kindern häufige Probleme.

Da die Erkrankung relativ selten ist, ist es nicht leicht, einen Arzt mit speziellen Kenntnissen in Autismus zu finden. Der Anschluss an eine Selbsthilfegruppe kann hier weiterhelfen, auch um der drohenden sozialen Isolation entgegenzuwirken:

Attwood, T.: **Das Asperger-Syndrom: Ein Ratgeber für Eltern.** Trias Verlag, 2000

Baron-Cohen, S.: **Vom ersten Tag an anders: Das weibliche und das männliche Gehirn.** Walter, 2004

▶ »Hilfe für das autistische Kind« e.V.
Bebelallee 141, 22297 Hamburg
www.autismus.de

▶ www.autismconnect.org
Große Website zum Thema (in Englisch)

Ängste und Angststörungen

Ängste sind im Grunde ein Schutzmechanismus, der uns vor Gefahren bewahrt, und insofern ein normales Warnsignal. Angst zu haben schützt uns davor, eine Autobahn zu überqueren oder an einem Abgrund entlangzuschlendern – in bestimmten Situationen wäre es krankhaft, *keine* Angst zu empfinden.

Bei Kindern, die ja aufgrund ihres »Entwicklungsrückstandes« durch ihre Umwelt mehr gefährdet sind als Erwachsene, sind »normale« Ängste wesentlich häufiger als bei Erwachsenen. Sie gehören zu der seelischen Entwicklung genauso wie Allmachtsfantasien oder Wutanfälle.

Manchmal aber verselbstständigen sich Ängste. Sie haben dann keine schützende Funktion mehr und sind als krankhaft anzusehen. Man spricht dann von einer **Angststörung**.

Leitbeschwerden

▶ Sehr häufige oder besonders intensive Ängste oder Panikattacken
▶ Einschränkung des kindlichen Alltagslebens durch die Ängste
▶ Möglicherweise körperliche Beschwerden durch die Ängste, z. B. Herzklopfen, Zittern, aber auch Bauchweh, Kopfweh, Durchfälle sowie Schlafstörungen

Wann zum Arzt

In den nächsten 1–2 Wochen, wenn

▶ Sie über einen Zeitraum von mindestens 4–6 Wochen den Eindruck haben, Ihr Kind sei im Vergleich zu früher und im Vergleich zu seinen Altersgenossen wesentlich ängstlicher.
▶ Ihr Kind in seinem Alltag durch Ängste (erheblich) beeinträchtigt wird.

Heute noch, wenn

▶ Ihr Kind einen unerklärlichen Angstanfall hat und es Ihnen nicht gelingt, Ihr Kind zu beruhigen.

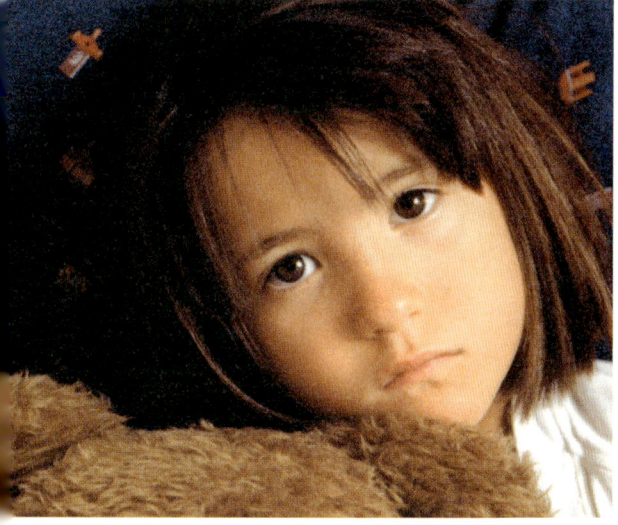

Chronische schulische Überforderung, Einsamkeitsgefühle oder gar Gewalterlebnisse mit Gleichaltrigen während der Schulpausen oder auf dem Schulweg können zu Angststörungen führen. Wichtig ist das behutsame Gespräch ohne Zeit- und Ergebnisdruck, wenn ein entsprechender Verdacht besteht. [MU]

Das macht der Arzt

Der Arzt wird zusammen mit Ihnen und Ihrem Kind versuchen herauszufinden, was hinter der Angst steckt, z. B. ein schulisches oder familiäres Problem oder eine Depression. In Zweifelsfällen wird er Sie mit Ihrem Kind zu einem Kinder- und Jugendpsychiater überweisen.

Die Behandlung krankhafter Ängste besteht in aller Regel in einer kindgerechten Psychotherapie. Welches Verfahren dabei zum Einsatz kommt, hängt von der Art der Ängste und von Alter und Persönlichkeit des Kindes ab. In Ausnahmefällen werden auch angstlösende Medikamente eingesetzt.

Das Wichtigste aus der Medizin

In seiner Entwicklung muss das Kind einen ganzen Urwald voller Ängste zähmen:
Da ist zunächst das *Fremdeln* des älteren Babys (siehe S. 62), von dem auch nach dem Säuglingsalter noch die **Trennungsangst** übrig bleibt, die z. B. den Eintritt in den Kindergarten oft zu einem tränenreichen Familienereignis macht.

Viele Kindergartenkinder haben auch *Angst vor der Dunkelheit, vor Gespenstern* oder *vor einem Gewitter* oder trauen sich Dinge nicht mehr, die sie früher teilweise ohne mit der Wimper zu zucken gewagt haben. Hier ist die Angst Ausdruck eines mit den geistigen Fähigkeiten gewachsenen Gefahrenbewusstseins.

Krankhafte Ängste: Angststörungen

Manchmal sind Ängste aber wirklich krankhaft. Bei der Entstehung solcher krankhaften Ängste spielen eine Reihe von Faktoren eine Rolle – ein anlagebedingt ängstliches Gemüt, besonders belastende Ereignisse oder anderswie ungünstige Umstände in der Familie, aber auch Überbehütung oder Überängstlichkeit der Eltern. Insbesondere bei Jugendlichen können Angstzustände auch durch Drogen bedingt sein. Auch manche psychiatrischen Erkrankungen wie etwa Depressionen (siehe S. 473) äußern sich durch Ängste, die Angst ist dann nur eine (Verhaltens-)Auffälligkeit unter mehreren.

Die Grenze zwischen normalen und krankhaften Ängsten ist oft fließend. Generell gilt, dass Sie als Eltern immer dann aufmerksam werden sollten, wenn an sich »normale« Ängste Ihr Kind im Alltag über längere Zeit erheblich einschränken, die Angst gar nicht mehr weggeht oder Sie die Inhalte der Ängste gar nicht nachvollziehen können.

Die Mediziner unterscheiden mehrere Arten von Ängsten:

▶ Bei einer **Phobie** hat ein Kind Angst vor einem ganz konkreten Gegenstand oder einer ganz konkreten Situation. Obwohl es weiß, dass diese Angst unbegründet ist, kann es sich nicht gegen sie wehren. Dieses Wissen setzt gewisse geistige Fähigkeiten voraus – Phobien sind also erst ungefähr ab dem Grundschulalter möglich. Bei Kindern am häufigsten sind **Tierphobien** (z. B. vor Spinnen) und die **Schulphobie,** die als Trennungsangst von der Bezugsperson gedeutet wird.

▶ Kinder (meist Jugendliche) mit **generalisierten Angststörungen** plagen eine unbestimmte, starke Angst und übermäßige Sorgen, z. B. in der Schule zu versagen. Im Gegensatz zur Phobie wechseln die Angstinhalte oft.

▶ Bei **Panikstörungen** ist die Angst unbestimmt – scheinbar ohne Grund treten Angstanfälle auf, verbunden mit teils heftigen körperlichen Beschwerden wie Herzklopfen, Zittern, Schwitzen, aber auch Übelkeit oder Luftnot.

Unabhängig von der Art der Angst kann mit zunehmender Dauer die *Angst vor der Angst* in den Vordergrund treten.

So helfen Sie Ihrem Kind

So banal Ihnen die Angst auslösende Situation scheint – nehmen Sie die Angst Ihres Kindes ernst, sie zu leugnen oder gar lächerlich zu machen hilft Ihrem Kind nicht.

Das weitere Vorgehen hängt davon ab, welche Angst Ihr Kind plagt. Einem kleinen Kind, das Angst vor Dunkelheit hat, kann man anbieten, mit ihm zusammen in den dunklen Keller zu gehen, um einmal alles »gründlich zu checken«, oder in der Nacht die Kinderzimmertür offen zu lassen. Monster werden mit der Sprühdose bekämpft (siehe S. 66), bei Alpträumen kommt vielleicht ein Traumfänger zum Einsatz (siehe S. 67). Bei Furcht vor Gewittern helfen Auf-den-Arm-Nehmen, gemeinsames Betrachten der Blitze und kindgerechte Erklärungen.

Hat ein älteres Kind etwa Angst vor Hunden, kann man z. B. gemeinsam aus der Ferne Nachbars Hund anschauen und ihm dann in den Folgewochen immer etwas näher kommen. Zwang sollte dabei nicht ausgeübt werden. Ungünstig wäre es dagegen, das Vermeidungsverhalten des Kindes zu unterstützen, denn so bekommt es keine Gelegenheit, seine Angst zu überwinden. Dass die Drohung mit Angst einflößenden Situationen kein Erziehungsmittel ist, das braucht wohl nicht extra gesagt zu werden.

Handelt es sich nicht um eine alterstypische »Kinderangst«, sollte man sich fragen, ob irgendetwas dem Kind Kummer bereitet, ob es vielleicht Probleme in Kindergarten oder Schule hat oder ob sich in der Familie etwas verändert hat. Nicht selten hilft hier ein Gespräch mit den Erzieherinnen oder Lehrerinnen des Kindes weiter. Je nach ihrer Persönlichkeit erzählen viele Kinder auch, was sie bedrückt, wenn man sie auf einfühlsame Weise danach fragt, etwa als Teil des »Zu-Bett-Geh-Rituals« (siehe S. 67). Und nicht zuletzt sollten Sie sich auch fragen, wie Sie selbst mit Ihrer Angst umgehen, denn manchmal »lernen« Kinder Ängste auch aus ihrer Umgebung.

Die meisten Kinder überwinden ihre Ängste bei verständnisvollem Umgang innerhalb von Wochen bis Monaten und gehen dann letztlich gestärkt aus dieser Phase hervor: Sie haben wieder so ein wildes Tier in den Zoo gebracht.

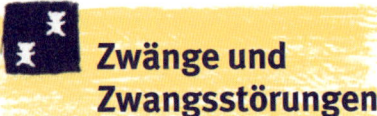

Zwänge und Zwangsstörungen

Mit den **Zwängen** verhält es sich ähnlich wie mit den Ängsten: Leichte, vorübergehende Zwänge sind eher Rituale und als normal anzusehen.

Schwere Zwänge hingegen schränken die Bewegungsfreiheit des Betroffenen ein und machen ihm Angst, wenn dem Zwang einmal nicht nachgegeben werden kann. Man spricht dann von **Zwangsstörungen.** Letztere sind im Kindesalter eher selten. Sie treten vor allem ab dem späten Grundschulalter auf und sind aus ungeklärter Ursache bei Jungen häufiger als bei Mädchen.

Leitbeschwerden

➤ Bei Kindern am häufigsten als **Zwangsrituale** oder **Zwangshandlungen** auftretend, d. h. die Kinder müssen wiederholt bestimmte Handlungen auf eine ganz bestimmte, immer gleiche Art und Weise vollziehen

Wann zum Arzt

In den nächsten Tagen, wenn

➤ Sie beobachten, dass Ihr Kind immer und immer wieder bestimmte Handlungen vollzieht und diese nicht unterbrechen kann.

Das Wichtigste aus der Medizin

Harmlos oder krankhaft?

Wer kennt das Gefühl nicht – man kann erst aus dem Haus gehen, wenn man noch einmal in die Küche gegangen ist und nachgeschaut hat, ob der Herd auch wirklich aus ist. Ähnlich geht es Kindern: Viele kleine Kinder können erst dann beruhigt einschlafen, wenn sie ihre Kuscheltiere auf eine bestimmte Art und Weise sortiert haben. Oder unter das Bett geguckt haben, ob da wirklich kein Krokodil lauert. Etwas Ältere gehen auf dem Schulweg nur auf den Platten und nicht auf den Linien, damit ein Wunsch in Erfüllung geht oder »alles wieder gut wird«.

Ob man hier nun von einem Ritual oder von einem Zwang spricht, ist egal – ein solches Verhalten gehört zur kindlichen Entwicklung dazu. Es ist ein Teil des Bemühens, die chaotische Welt unter Kontrolle und in ein geordnetes Gefüge zu bringen. Mit dem Schuleintritt verliert sich das Ritualverhalten meist von selbst.

Anders bei **Zwangsstörungen:** Hier ist ein normaler Alltag nicht mehr möglich. Das Kind *muss* sich immer wieder die Hände waschen oder die Zähne putzen. Es wird durch seine selbst gesetzten Regeln also in seiner Bewegungsfreiheit eingeschränkt. Da ein Unterlassen der Zwangshandlung eine starke Angst auslöst, rechnen Mediziner die Zwangsstörungen auch zu den Angststörungen.

Die Ursache der Zwangsstörungen ist unbekannt, es handelt sich aber sicherlich nicht um eine Reaktion auf frühkindliche psychische Belastungen oder Konflikte. Genetische Faktoren und/oder Störungen der Gehirnentwicklung spielen wahrscheinlich eine Rolle. Etwa 2 % der Kinder sind betroffen, oft haben diese Kinder gleichzeitig auch andere Verhaltensauffälligkeiten.

Leider werden Zwangsstörungen noch immer viel zu spät erkannt (sie werden oft lange etwa als ADHS, siehe S. 462, angesehen) und oft inadäquat behandelt. So sind z. B. die »konfliktorientierten« Formen der Psychotherapie komplett nutzlos.

Abzugrenzen von den Zwangsstörungen sind die so genannten **Tics:** plötzliche, unwillkürliche, wiederholte Bewegungen oder Lautäußerungen, die das Kind nur eine Weile und unter wachsender Spannung unterdrücken kann. Bei Kindern besonders häufig sind Blinzeln, Kopfschütteln oder Die-Nase-Rümpfen. Aber auch komplexe Bewegungsmuster wie plötzliches Hüpfen oder Mit-den-Armen-Rudern sowie Sprachäußerungen (Hüsteln, Räuspern, unartikulierte Laute, aber auch obszöne oder unflätige Ausdrücke) kommen vor. Teilweise werden auch gehörte Sätze automatisch wiederholt (mehr dazu siehe Kasten rechts).

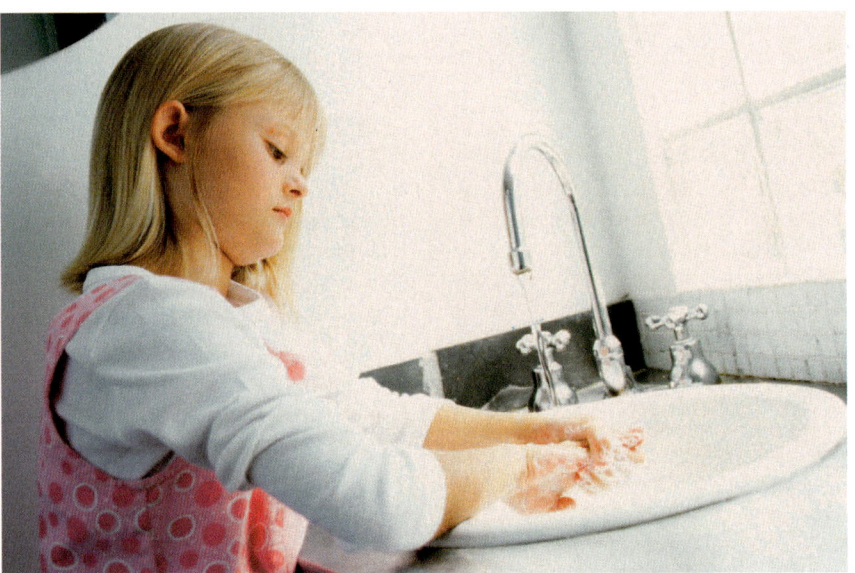

Das fällt allen Eltern auf: wenn ein Kind freiwillig, gründlich und vor allem ständig die Hände wäscht – ein »Waschzwang« ist eine mögliche Ursache. [IS]

Tics

Tics sind wesentlich häufiger als Zwangsstörungen. Etwa 20 % aller Kinder haben irgendwann einmal einen Tic, Jungen viermal häufiger als Mädchen. Nur ein Prozent von ihnen behält den Tic bis ins Erwachsenenalter. Ist ein Tic chronisch (d.h. hält er über ein Jahr an) und zeigen sich bei einem Kind mehrere Tics, die sowohl den motorischen Bereich als auch die Stimme betreffen, so spricht man von einem **Tourette-Syndrom.** Letzteres wird oft von »echten« Zwangsstörungen oder einem ADHS begleitet. Ein Teil dieser Fälle hat einen erblichen Hintergrund, und neuere Forschungen zeigen bei den betroffenen Kindern bestimmte Auffälligkeiten im Gehirn, wie etwa vergrößerte Basalganglien, die an der Steuerung von Bewegungsmustern beteiligt sind. Auch eine übersteigerte Immunreaktion gegen bestimmte Bakterien, die bei Kindern häufigen Streptokokken, könnte eine auslösende Rolle spielen, jedenfalls finden sich im Blut von Kindern mit chronischen Tics häufiger Antikörper gegen Streptokokken.

Die betroffenen Kinder bekommen in der Schule und zu Hause wegen ihres bizarren und oft störenden Verhaltens nicht selten Probleme, der daraus resultierende Stress verstärkt die Störung. Nicht selten werden sie mit einem ADHS diagnostiziert, landen wegen des Hüstelns beim HNO-Arzt oder wegen des Augenblinzelns beim Augenarzt.

Behandlung

Weder gutes Zureden noch Bestrafung helfen. Leichte Tics gehen am ehesten weg, wenn man sie ignoriert, dabei aber darauf achtet, übermäßige Belastungen abzubauen und dem Kind insgesamt positiv zu begegnen. Es kann aber mehrere Monate dauern, bis der Tic wieder weg ist.

Beeinträchtigt der Tic allerdings das Zusammenleben in Schule und Familie, ist fachliche Hilfe angezeigt. »Feld-Wald-Wiesen«-Psychotherapien sind dabei ziemlich nutzlos, denn psychische Probleme sind meist eher die Folge als die Ursache der Störung. Bei chronischen Tics sind Medikamente wie Tiaprid oder Risperidon eine Stütze der Therapie. Die Auswahl ist sehr individuell und sollte von Ärzten getroffen werden, die sich mit Tics und Tourette-Syndrom auskennen.

Infos im Internet: www.tourette.de

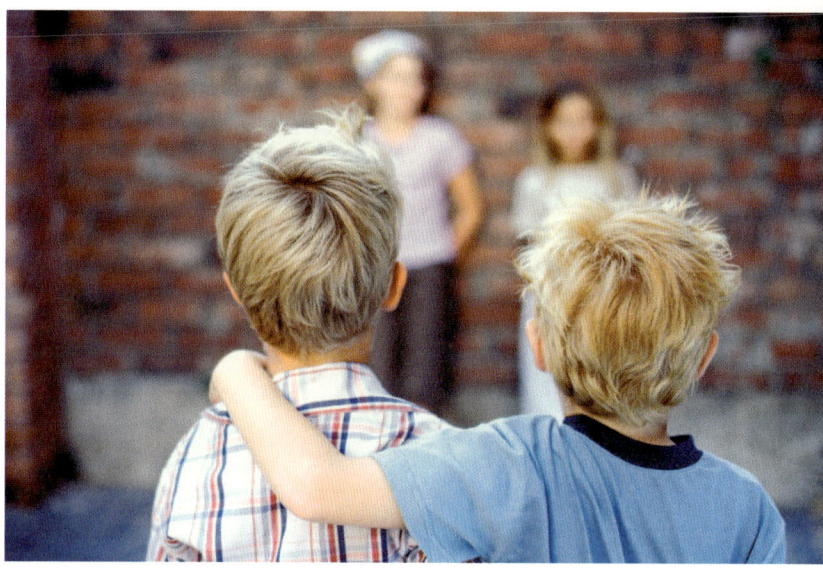

Ein gewisses Maß an Aggression ist normal und wird auch spielerisch eingesetzt, um sich etwa von dem anderen Geschlecht »abzugrenzen«. [IS]

Das macht der Arzt

Vermutet der Kinderarzt, dass es sich nicht um ein normales Ritualverhalten, sondern um eine Zwangsstörung handelt, so überweist er Ihr Kind zu einem Spezialisten, der sich mit Zwangsstörungen auskennt – das kann ein Kinderneurologe oder ein Kinder- und Jugendpsychiater sein.

Zwangsstörungen werden meist durch eine spezielle Klasse von Medikamenten behandelt, den oft auch gegen Depressionen eingesetzten Serotonin-Wiederaufnahmehemmern. Begleitend wirkt eine bestimmte Form der kognitiven Verhaltenstherapie.

So helfen Sie Ihrem Kind

Das normale Ritualverhalten beginnt oft mit 18 Monaten, erreicht mit 4 bis 5 Jahren seinen Höhepunkt und klingt dann mit den ersten Schuljahren ab. Sorgen brauchen Sie sich nur dann zu machen, wenn die Zwänge den Alltag Ihres Kindes zu beherrschen beginnen.

Und dann sollten Sie zum einen nach besonderen Belastungen in der Familie, in Kindergarten oder Schule suchen – vielleicht versucht das Kind auf seine Art und Weise, ein Problem zu »ordnen«. Zum anderen aber ist es jetzt wichtig, dass Ihr Kind zu einem Spezialisten kommt, der eine eventuelle Zwangsstörung erkennen und kompetent behandeln kann.

Aggressionen

Aggressionen gehören zum naturgegebenen Verhaltensrepertoire des Menschen. Was als aggressives Verhalten gilt, ist dabei Ansichtssache: Während die einen Eltern eine Rauferei als »Aggression« ansehen, ist sie für andere Ausdruck »gesunden Durchsetzungswillens«. Zudem nehmen Aggressionen bei Jungen und Mädchen oft unterschiedliche Formen an: Jungen neigen eher zu körperlicher Aggression, Mädchen benutzen eher sprachliche Mittel, etwa um Beziehungen »anzugreifen«.

Abnorme Aggressionen haben für die Gruppe oder Gemeinschaft schädigende »Fernwirkungen« und werden dann als **Aggressionsstörungen** bezeichnet. Sie kommen bei etwa 5 % der Jungs eines Jahrgangs vor. Etwa ein Drittel davon sind später auch als Erwachsene nicht »gemeinschaftsfähig« (Psychologen sprechen von einer **antisozialen Persönlichkeitsstörung**).

Aggressionsstörung und Einfühlung

Die Forschung zeigt: Aggressionsgestörte Kinder können nicht nur ihre Impulse schlecht kontrollieren. Sie haben auch ein »Einfühlungsdefizit«: Sie nehmen die Befindlichkeit ihres Gegenübers schlecht wahr. »Sympathiesignale« werden dadurch leichter übersehen. Die Folge: Sie unterstellen dem Gegenüber rasch negative Motive und Feindseligkeit.

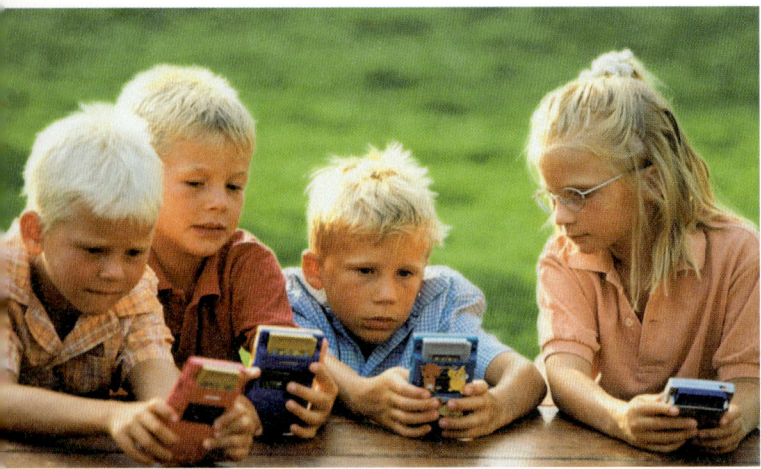

Medienkonsum mit Gewaltelementen macht Kinder auch im tatsächlichen Leben aggressiv. Das haben Studien zwar nicht für alle Kinder nachweisen können – aber für Risikokinder, die egal aus welchen Gründen zu aggressiven Verhaltensweisen neigen, stimmt es. [KP]

Das Wichtigste aus der Medizin

Teil der Entwicklung

Kinder agieren körperbetonter als Erwachsene. Bereits Kleinkinder versuchen, auf körperlichem Wege Bedürfnisse anzumelden und durchzusetzen. Ab dem Kindergartenalter verlassen sich zudem vor allem Jungs gerne auch auf »körperlichen Einsatz«, um ihre Position in der Gruppe festzulegen.

Grund zur Sorge?

Ab wann sich Eltern Sorgen machen sollten – die Antwort auf diese Frage hängt auch vom Temperament und der Entwicklungsphase des Kindes ab. Hinweise auf Aggressionsprobleme können sein:

➤ Wenn Ihr Kind nicht nur gelegentlich in Raufereien verwickelt ist oder anderen etwas wegnimmt, sondern dies ein durchgehendes Verhaltensmuster über längere Zeit ist.

➤ Wenn Ihr Kind sich selbst oder andere verletzt.

➤ Wenn sich Ihr Kind auffällig gefühllos gegenüber anderen Kindern oder auch Tieren verhält und Sie merken, dass es die »Befindlichkeitssignale« von Kindern nicht einordnen kann, etwa: »Ich bin traurig«, »Ich brauche Hilfe« oder »Ich will dir nichts Böses tun.«

➤ Wenn Ihr Kind in seiner Aggressivität die Kontrolle über sich selbst verliert, wenn es z. B. nicht aufhören kann zu schlagen, obwohl der andere schon aufgegeben hat oder am Boden liegt.

Ursachen liegen oft tief

»Echte« Aggressionsstörungen reichen tief. Oft fallen die Kinder schon als Säuglinge durch ein »schwieriges Temperament« auf. Als Kleinkinder sind sie reizbar und zeigen mangelndes Einfühlungsvermögen in ihre Mitmenschen. Es wird angenommen, dass die Probleme dieser Kinder teilweise schon seit Geburt bestehen: Zum einen spielen genetische Faktoren eine gewisse Rolle, zum anderen auch ungünstige Einflüsse in der Schwangerschaft. Bekannt ist z.B., dass ein niedriges Geburtsgewicht und Mit-Rauchen in der Schwangerschaft das Risiko für eine Aggressionsstörung erhöhen.

Aggressivität kann – selten – auch Zeichen einer Hirnkrankheit, etwa eines Hirntumors, sein. Kinder mit einer unterdurchschnittlichen Intelligenz reagieren ebenfalls häufiger aggressiv – ihr Leben in der Leistungsgesellschaft ist nun einmal oft frustrierend.

Raues Spiel oder Gewalt? Bedenklich ist vor allem, wenn sich Aggressionen oder auch ausgrenzendes Verhalten immer wieder gegen das gleiche Kind richten oder wenn Angst vor dem Schulweg oder der Schule entsteht. Hier sind dann alle Eltern und Lehrer gefordert, um die Spielregeln immer wieder aufs Neue zu erklären und durchzusetzen. [AM]

Das macht der Arzt

Wenn Kinder eine Phase mit verstärkten Aggressionen durchlaufen, so stehen dahinter oft »nur« Unsicherheit und Frustrationen. Entsprechend breit angelegt muss die Suche nach den möglichen Ursachen sein: Ablehnung in der Familie oder in der Schule, Überforderung (siehe S. 467), Ängste (siehe S. 456), familiäre Probleme, Misserfolge, zu viel Stress (siehe S. 41).

Echte Aggressionsstörungen bei Kindern sind jedoch meist Ausdruck eines tieferen Problems, und es betrifft oft die ganze Familie. Dieses Problem wird der Arzt versuchen, mit Ihnen einzukreisen. Dazu wird er Ihr Kind evtl. an einen Kinder- und Jugendpsychiater oder -psychologen überweisen.

Bei einer echten Aggressionsstörung ist es mit Beratung meist nicht getan. Ärzte empfehlen gerade Eltern von jüngeren Kindern, selbst ein spezielles Konfliktbewältigungstraining zu absolvieren. Hier lernen Eltern, Konflikte in der Familie möglichst aggressionsfrei zu lösen. Älteren Kindern und Jugendlichen wird oft eine spezielle Verhaltenstherapie bzw. Kindertraining empfohlen.

So helfen Sie Ihrem Kind

Die Grundlagen

Müdigkeit, Hunger, Langeweile. Die normalen »Explosionen« des Alltags sind – bei Kindern wie auch Erwachsenen – oft ein Resultat von Müdigkeit, Hunger und/oder Langeweile. Versuchen Sie alle drei zu ent-

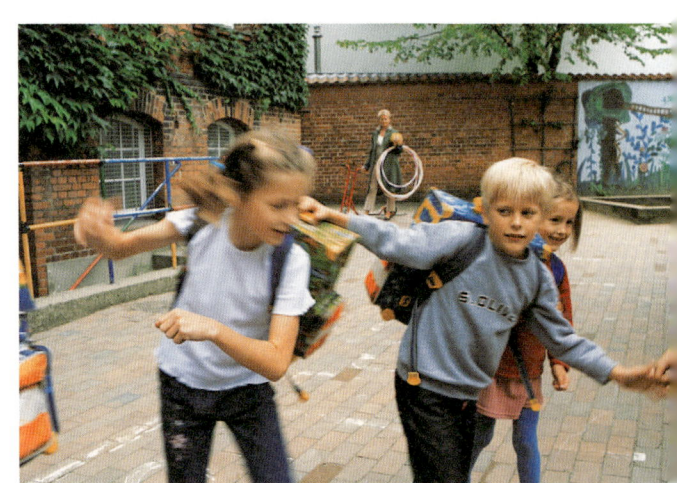

Jungs – das gefährdete Geschlecht?

Aggressives Problemverhalten ist bei Jungs etwa 10-mal häufiger als bei Mädchen. Wenn Jungs erwachsen sind, sind sie 5-mal häufiger in schwere Verkehrsunfälle verwickelt und sitzen 8-mal häufiger im Gefängnis als Frauen. Auch bei vielen anderen Verhaltensproblemen – vor allem dem ADHS – sind Jungs vorn. Und als wäre das nicht genug: Jungs sind auch weitaus häufiger von Schulversagen betroffen und bleiben, zumindest in vielen westlichen Ländern, in ihren schulischen Leistungen immer weiter hinter den Mädchen zurück – das gilt von der ersten bis zur dreizehnten Klasse.

Dies sind ernst zu nehmende Befunde. Was läuft schief?

Eine Rolle spielen könnten schwächere Rollenvorbilder. Väter hierzulande zeichnen sich in der Tat durch eine hartnäckige Abwesenheit aus: In manchen Fällen verschwinden sie schon vor der Geburt von der Bildfläche, in anderen mit der nächsten Beförderung. Während berufstätige Mütter weiterhin »die Familie schmeißen«, mischen berufstätige Väter eher selten im echten Leben mit. Während Mädchen also in ihre Rolle am lebenden Beispiel hineinwachsen, müssen Jungen oft auf Ersatzfiguren ohne Fleisch und Blut ausweichen, z. B. in den Medien.

Das ist jedoch nicht alles. Selbst unter den »vaterlos« aufwachsenden Jungen hat nur eine Minderheit Probleme. Hinzu kommen muss also noch mehr. Und hier häufen sich die Hinweise, dass das insgesamt problematischere Sozialverhalten von Jungen teilweise auch eine Folge ihrer geschlechtstypischen *Anlagen* ist, die immer weniger in die Welt passen, die Jungs heute vorfinden.

Jungs – biologisch anders?

Schon die Frage, ob Jungs und Mädchen von ihren Anlagen her anders »gebaut« sein könnten, war lange Zeit verpönt. Die Suche nach fest verankerten Unterschieden schien dem Ziel entgegenzulaufen, die über Jahrhunderte zementierten schlechteren Chancen von Mädchen durch eine faire, möglichst geschlechtsneutrale Erziehung auszugleichen. Die Hoffnung war: Wenn Jungs von ihren Spielzeugautos abgebracht werden und Mädchen nicht immer »nur« ihre Puppen versorgen, dann würden die Kinder automatisch in entspanntere Geschlechterrollen hineinwachsen. Diese Hoffnung schien auch deshalb begründet, weil viele Pädagogen annahmen, Kinder kämen als mehr oder weniger »unbeschriebene Blätter« auf die Welt. Durch Erziehung ließe sich also auf das Blatt eines Mädchens auch eine »männliche« Rolle schreiben, und umgekehrt.

Heute ist unumstritten, dass Erziehung sehr vieles ausrichten kann und unsere Kinder sehr wohl auf ein zufriedenes Leben vorbereiten kann. Allerdings ist auch klar geworden, dass Erziehung keine »freie Kunst« ist und nur »wirkt«, wenn sie die individuellen Gaben und Eigenheiten des Kindes berücksichtigt.

Und es besteht kein Zweifel, dass diese Eigenheiten von Geschlecht zu Geschlecht verschieden sind – und dass diese Unterschiede teilweise von Anfang an bestehen. Die Hirnforschung überrascht seit einigen Jahren mit immer neuen Hinweisen, dass das Gehirn des durchschnittlichen Jungen schon im Neugeborenenalter anders aufgebaut ist und anders »tickt« als das des durchschnittlichen Mädchens (siehe Buchtipp auf S. 456). So schauen schon neugeborene Mädchen im Durchschnitt Gesichter länger an als Jungs (übrigens auch, wenn die Person nicht weiß, ob das Kind in der Wiege nun ein Junge oder ein Mädchen ist). Jungs dagegen schauen länger auf ein Mobile, das man über ihre Köpfe hält.

Die Befunde

Was die Experimente der Hirnforscher und Kinderpsychologen recht verlässlich zeigen, sind folgende Unterschiede:

▶ Mädchen können sich im Schnitt besser in andere Menschen einfühlen – sie haben einen Empathie- und damit Sozialvorteil.

▶ Jungs dagegen sind bessere »Systematisierer« – es gelingt ihnen, Beobachtungen in ein System zu bringen und dieses zu verstehen.

▶ Während Jungs grobmotorisch besser sind, sind Mädchen in der Feinmotorik überlegen.

▶ Mädchen sind sprachlich geschickter, Jungs dagegen haben ein besseres räumliches Vorstellungsvermögen.

Bei diesen Experimenten wurde aber auch klar: Das beobachtete Verhalten trennt sich nicht »sauber« nach Geschlechtern – auch wenn Jungs und Mädchen *im Durchschnitt* unterschiedlich sind, verhalten sich manche Mädchen wie »typische Jungs« und umgekehrt. Zudem zeigen viele Kinder in Tests ein sowohl »typisch männliches« als auch ein »typisch weibliches« Verhalten.

Doch zurück zur Ausgangsfrage: Warum haben Jungs heute häufiger Probleme? Hierüber wurde viel geschrieben, eine Patentantwort, die für jeden passt, gibt es trotzdem nicht. Die folgenden Aspekte sind zumindest eine Grundlage, um im Einzelfall tiefer zu schürfen:

▶ Zum Ersten: Die Anforderungen in Schule, Ausbildung und Berufswelt haben sich geändert. Gefragt sind zunehmend Kommunikations- und Teamfähigkeit und damit sprachliche und Sozialkompetenzen. Die neue Durchsetzungsstrategie heißt Einfühlung. Mädchen haben hier Startvorteile.

▶ Zum Zweiten: Die Welt der Kinder ist weniger »körperlich« geworden. Schon Kleinkinder bewegen sich heute weniger, und in der Schule wird gar von einer »Epidemie des Bewegungsmangels« gesprochen. Wie stark dies auch die psychische Regulationsfähigkeit belastet, haben wir in Kapitel 2 geschildert. Es gibt Hinweise, dass Jungs hierunter stärker leiden als Mädchen.

▶ Zum Dritten: Die heute vorherrschende, wenig »grenzziehende« Erziehung scheinen Mädchen besser zu tolerieren. Durch ihren Empathie-Vorsprung fällt ihnen als Kleinkinder der »Schritt in die Gruppe« leichter. Sie können sich ohne große Konflikte eine befriedigende Rolle in der Gemeinschaft sichern und machen dadurch positive Entwicklungserfahrungen. Anders bei Jungs. Sie brauchen eine »starke«, entwicklungsgerechte Erziehung (siehe dazu S. 45), um den Weg aus dem natürlichen Egoismus des Kleinkindes zu finden und den Schritt vom »allmächtigen Einzelkämpfer« zum »Teamspieler« zu schaffen. Gelingt dieser Übergang nicht – und schon der Blick in den Kindergarten zeigt, dass er oft nicht gelingt –, so bleiben Jungs befriedigende Rollen verschlossen, und Frustration und Stagnation in der Entwicklung sind vorprogrammiert.

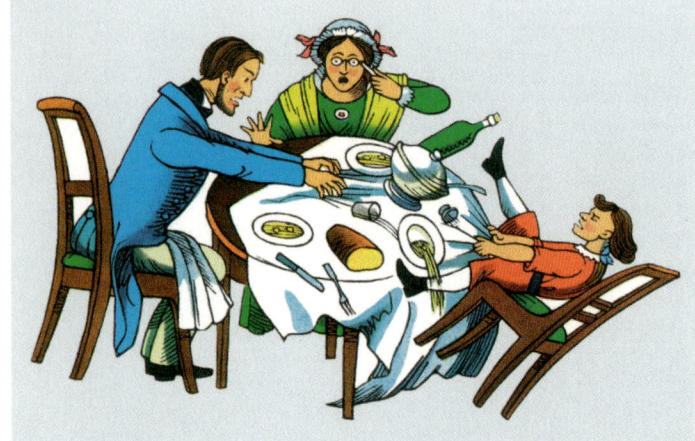

Früher als Unart und Nichtgehorchen angesehen, nach heutigem Kenntnisstand kann aber auch eine eine Krankheit dahinter stehen: das Zappelphillip-Syndrom oder, medizinisch, Aufmerksamkeitsstörung mit Hyperaktivität. [EV]

schärfen. Besonders Kinder, die zu wenig schlafen, werden rasch unausstehlich (siehe Kasten auf S. 61).

Bewegung. Aggressionslindernd wirkt auch ausreichend körperliche Bewegung – der früher übliche lange Schulweg hat einiges an Kraft geraubt, die heute auf nicht immer erquickliche Weise eingesetzt wird. Viele Jungen profitieren auch von Sportarten, die ihrem Bedürfnis nach Balgen und Kräftemessen entgegenkommen, gleichzeitig aber klare Regeln vermitteln.

Medienkonsum. Auch wenn Aggressionen nicht »aus dem Fernseher kommen«: Gewaltvorbilder in den Medien erleichtern den Umgang mit Aggressionen sicherlich nicht – ein weiterer Grund für einen kindgerechten Medienkonsum (siehe S. 42).

Erziehung gegen Aggression

Keine »Gewalt-Signale«. Selbst als Erziehungsperson aggressiv zu werden, um immer wiederkehrendes aggressives Verhalten eines Kindes zu stoppen, ist kontraproduktiv und auch nicht nötig. Viele Kinder kommen aus ihrem aggressiven Fahrwasser heraus, beruhigen sich rasch und werden für Gespräche zugänglich, nachdem sie mindestens zehn Minuten allein in einem Raum ohne Ablenkung (ohne Bücher, Spielsachen oder Fernsehen) verbracht haben.

Frustration »ableiten«. Schon Kleinkinder können lernen, dass es »super uncool« ist, die normalen Frustrationen des Alltags an anderen abzulassen. Schaffen Sie lieber Gelegenheiten, um belastende Erlebnisse »loszuwerden«, etwa durch ein gemeinsames Mittagessen nach der Schule.

Strafen lernen. Aggressives Verhalten lässt sich nicht einfach verbieten – an einem erträglichen Miteinander muss gearbeitet werden. Dazu gehören klare Grenzen und die Festlegung verbindlicher Regeln (siehe S. 65), die dann auch durchgesetzt werden. Sehen Sie als Eltern das aggressive Verhalten Ihres Kindes als Problem an, so sollten Sie dafür sorgen, dass Ihr Kind mit aggressivem Verhalten nicht »durchkommt«.

Aggressionsgestörte Kinder werden zu Hause oft »falsch« bestraft, nämlich unangemessen, willkürlich oder demütigend. Die Konflikte werden so nur schlimmer. Damit Strafen »wirken«: Erklären Sie die Regeln, handeln Sie sinnvolle Strafen aus, kündigen Sie diese an und führen Sie sie dann konsequent durch. Bedenken Sie dabei: Strafen erreichen nur ihr Ziel, wenn sie vorhersehbar sind, wenn sie angemessen, also nicht zu hart oder gar demütigend sind, wenn das Kind den Zusammenhang mit seinem Verhalten sehen kann und wenn sie konsequent, d. h. nicht willkürlich sind. Ziel muss stets die Versöhnung sein.

Eigenes Beispiel. Und nicht zuletzt: Auch die eigenen Verhaltensweisen gehören auf den Prüfstand. Wer mit dem erhobenen Stinkefinger hinterm Steuer durch die Stadt rast, wird seine Kinder nur schwer für einen moderaten Umgang mit den eigenen Aggressionen gewinnen können.

Petermann, F.: **Training mit aggressiven Kindern.** Beltz, 2001

Aufmerksamkeitsdefizit-(Hyperaktivitäts-)Syndrom

Das **Aufmerksamkeitsdefizit-(Hyperaktivitäts-)Syndrom** (kurz *ADS* oder *ADHS*, auch *hyperkinetisches Syndrom*) ist eine der häufigsten – und leider auch schwierigsten – Diagnosen bei Kindern. Etwa 5 %, nach manchen Schätzungen bis 15 %, der Kinder sollen betroffen sein, Jungen wesentlich häufiger als Mädchen (Verhältnis 4 : 1). Die Erkrankung nimmt seit Jahren an Häufigkeit zu – dabei ist jedoch unklar, ob die Zahl der Krankheitsfälle ansteigt oder nur die Zahl der gestellten Diagnosen.

Die ersten Zeichen treten z. T. schon bei Babys auf, die Erkrankung wird aber meist erst ab dem Kindergartenalter festgestellt, da die Kinder nun länger still sitzen müssen.

Leitbeschwerden

➤ **Aufmerksamkeitsstörung:** kurze Aufmerksamkeitsspanne (Spiele/Arbeiten werden nicht zu Ende gebracht), leichte Ablenkbarkeit, häufiges Dazwischenreden
➤ **Überaktivität:** auffällige körperliche Unruhe (z. B. ständiges Zappeln, Aufspringen vom Stuhl). Insbesondere bei Mädchen aber nicht selten fehlend
➤ **Impulsivität:** fehlende Kontrolle über die eigenen Gefühle mit Stimmungsschwankungen, leichter Erregbarkeit, Wutausbrüchen und nicht selten Aggressivität

Dieser Beschwerden müssen über einen längeren Zeitraum *und* in verschiedenen Umgebungen (wie z. B. Kindergarten *und* Familie, Schule *und* Freundeskreis) vorliegen!
Alle Zeichen des ADHS können vorübergehend auch bei gesunden Kindern auftreten, etwa nach besonderen Belastungen wie Scheidung der Eltern.

Wann zum Arzt

In den nächsten 1–2 Wochen, wenn

➤ Nicht nur Sie, sondern auch andere (z. B. Erzieherinnen, Lehrerinnen) bei Ihrem Kind die oben genannten Verhaltensweisen über einen längeren Zeitraum beobachtet haben.

Das Wichtigste aus der Medizin

Aktiv oder überaktiv?

Wie aktiv Kinder sind, ist stark von ihrem Naturell geprägt – manche Kinder sind »Motoriker« und ständig in Bewegung, andere nehmen es eher »gemütlich«.

Dazu kommt: Kinder reagieren weitaus mehr mit dem Körper als Erwachsene. Jede Belastung und jeder Konflikt wird auch körperlich ausgetragen: Die Konzentration leidet oder das Kind wird ziellos aktiv. Nicht wenige Eltern berichten, dass die vier Wochen vor Weihnachten zu den anstrengendsten des Jahres zählen.

Die Körperbetontheit der Kinder zeigt sich auch in einem anderen Phänomen: Kinder brauchen körperlichen Auslauf, um seelisch in Schwung zu bleiben (wir sind darauf auf S. 38 eingegangen). Insofern ist es nicht verwunderlich, dass sich die zunehmende »Bewegungsstörung der Umwelt« auch durch Probleme in der Aufmerksamkeitssteuerung zeigt (siehe S. 39).

Auch eine Frage der Umwelt

Zudem ist ganz klar: Ob ein Kind mit einem bestimmten Naturell oder Verhalten »aneckt« (d. h. andere stört), hängt auch von den Rahmenbedingungen ab. So haben es Kinder mit einer geringeren Aufmerksamkeitsspanne in einer lauten, hektischen Umgebung besonders schwer.

Mangelnde Konzentrationsfähigkeit und Überaktivität müssen also nicht gleich auf eine Krankheit hinweisen. Sie können normale Reaktionen auf Konflikte, besondere Lebensumstände oder »mangelnden Auslauf« sein.

Ist ein Kind sehr unruhig, scheint es wenig konzentriert und sehr reizbar, fragen Sie sich also zuerst, ob Ihr Kind genügend Bewegungsmöglichkeiten hat (bzw. diese auch wahrnimmt) und ob diese Erscheinungen in Zusammenhang mit einer besonderen Lebenssituation aufgetreten sind. Nur wenn beides verneint werden kann, die Erscheinungen über einen längeren Zeitraum zu beobachten sind und nicht nur Sie, sondern auch andere stören, besteht der Verdacht auf ein ADHS.

Wann ist Überaktivität eine »Störung«?

Nicht jedes überaktive Kind fühlt sich »gestört«. Dennoch kann überaktives Verhalten zu einem Problem werden:

➤ Zum einen für die Umwelt des Kindes – mit seinem Verhalten stört das betroffene Kind Mitschüler, Lehrer und Eltern teils erheblich.
➤ Zum anderen für das Kind selbst – z. B. weil es die Schule trotz guter Begabung nicht schafft, weil es ständige Konflikte mit Freunden, Eltern und Lehrern gibt oder weil es aufgrund der schlechten Erfahrungen mit Aggressionen oder Depressionen reagiert.

Ist die Überaktivität eines Kindes so stark ausgeprägt, dass es durch sein Verhalten sowohl seiner Umwelt als auch sich selbst »im Weg steht«, wird zu Recht von einer Überaktivitäts*störung* gesprochen.

Ganz so einfach und unproblematisch sind diese Kriterien in der Praxis allerdings nicht:

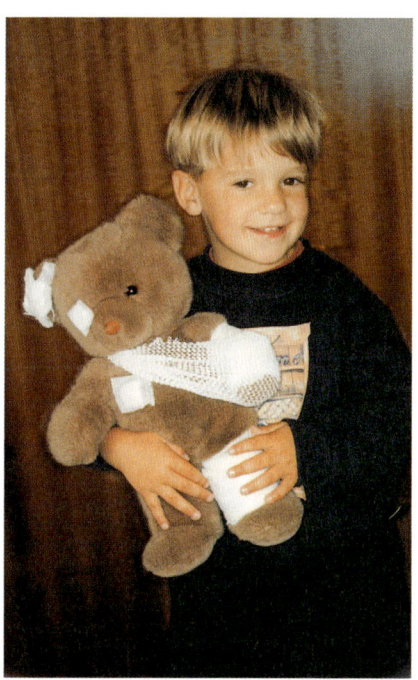

Neunjähriger Junge mit ADHS, der im Rahmen einer Therapie dazu ermutigt wurde, sein krankes »Herz«, wie er es nannte, an seinem Lieblingsteddy zum Ausdruck zu bringen. Heraus kam dieser sorgfältig verbundene Teddy – wieder einmal ein Hinweis darauf, dass Konzentration und die Fähigkeit, an Sachen »dran zu bleiben«, sehr wohl vorhanden sein können. [KL]

Subjektive Kriterien

Denn zum einen beruhen sie zu einem großen Teil auf kaum objektivierbaren Angaben der Beziehungspersonen. Das Verhalten des Kindes wird aber von Ärzten, Eltern und Lehrern oft verschieden ausgelegt.
Es ist deshalb kein Wunder, dass Studien zu dem Thema immer wieder zeigen, dass die Diagnose eines ADHS oder ADS häufig nicht reproduzierbar ist – d. h. das Kind wird von anderen Ärzten oder anderen Lehrern, etwa nach einem Umzug, oft anders eingeschätzt.

Zum anderen lässt sich zu Recht einwenden, dass die oben genannten Kriterien dem Kind nicht gerecht werden. Denn sie besagen im Grunde ja nur, dass das Kind in der *heute für es vorgesehenen* Umgebung nicht störungsfrei funktioniert. Unter anderen Bedingungen (z. B. in einer anderen Art von Schule oder vor hundert Jahren auf dem Bauernhof) wäre derselbe Zappelphilipp vielleicht ein »normales« oder gar besonders erfolgreiches Kind (gewesen).

Solche Überlegungen sind im konkreten Fall allerdings nur bedingt hilfreich. Denn das reale Hier und Jetzt, in dem Kinder leben (und mit dem sie vielleicht Probleme haben), lässt sich nicht immer radikal umgestalten. Zudem bedeutet die Diagnose eines ADS oder ADHS für viele Kinder tatsächlich eine gewisse Änderung der Umgebung: Eltern und Lehrer lernen anders auf das Kind einzugehen und ermöglichen ihm dadurch vielleicht, aus dem Teufelskreis der »Fehlanpassung« auszubrechen.

Keine einheitliche Ursache

Die Ursache des ADHS gibt es nicht. Wahrscheinlich sind die gestörte Aufmerksamkeit sowie die Überaktivität die *gemeinsame Endstrecke verschiedener Ursachen*. Das ADHS ist also am besten als »multifaktoriell bedingt« anzusehen. Jedes Kind hat somit ein Stück weit auch »sein« ADHS mit einer jeweils »eigenen« Mischung von Ursachen.

➤ Als sicher gilt heute, dass bei manchen Kindern eine *erbliche* Veranlagung eine Rolle spielt. 25 % der Kinder mit ADHS haben einen Elternteil mit ADHS (das es übrigens auch bei Erwachsenen als Erkrankung gibt).

➤ Bei einigen Kindern sind wahrscheinlich organische Veränderungen des Gehirns

Organisch bedingt oder erlernt?

Liest man die lange Liste der möglichen Ursachen eines ADHS, so wird klar, dass das ADHS, so wie es heute diagnostiziert wird, keine einheitliche Erkrankung ist.

Denn einerseits ist nicht von der Hand zu weisen, dass eine Kerngruppe von Kindern »ihr« ADHS aufgrund von *organischen Veränderungen* des Gehirns entwickelt (vergleichbar wie andere Kinder einen Autismus entwickeln). Hierzu passt, dass bei etwa 30 bis 50 % der ADHS-Kinder auch andere neurologische oder kognitive Auffälligkeiten gefunden werden, etwa Störungen der Feinmotorik, Teilleistungsstörungen (siehe S. 468), Tics (siehe S. 459) oder Probleme im Bereich der sinnlichen Wahrnehmung. Es wundert deshalb nicht, dass bei einem Teil der betroffenen Kinder durch moderne bildgebende Verfahren tatsächlich Veränderungen in bestimmten Gehirngebieten nachgewiesen werden können.

Auch die Tatsache, dass Frühgeborene sowie Kinder von Müttern, die während der Schwangerschaft getrunken oder geraucht haben, ein erhöhtes ADHS-Risiko aufweisen, spricht für die Theorie der gestörten Gehirnreifung.

Andererseits hängt die Aufmerksamkeits- und Bewegungssteuerung bei Kindern eindeutig auch von ihrer *inneren Befindlichkeit* ab. Diese kann durch innere Konflikte und ein unrealistisches Selbstbild erheblich beeinflusst werden. Somit könnte bei manchen Formen des ADHS auch eine inadäquate psychische »Selbststeuerung« eine Rolle spielen. Am Aufbau dieser Selbststeuerung aber hat die Erziehung – gerade des Kleinkindes – einen ganz entscheidenden Anteil.

Tatsächlich sind bei vielen ADHS-Kindern keine organischen Veränderungen oder Entwicklungsrisiken zu beobachten. Sie sind »einfach ungesteuert«, kennen keine Grenzen und schießen mit ihren Impulsen ständig »über sich hinaus«. Dass dies die Folge einer »grenzenlosen Erziehung« und damit ein *erlerntes Verhalten* ist, wie etwa Dr. Jirina Prekop annimmt (siehe mittlere Spalte), ist möglich, aber nicht bewiesen. Die entsprechenden Hinweise sind jedoch plausibel genug, als dass sie ernst genommen werden müssen.

beteiligt. Für diese Veränderungen könnte etwa eine unzureichende Reifung bzw. »Verschaltung« von bestimmten Hirnbereichen während der Entwicklung verantwortlich sein. Dadurch könnte eine Störung der Reizaufnahme und -verarbeitung entstehen. Je mehr Informationen gleichzeitig das Kind erreichen, desto weniger kann es wichtige von unwichtigen Reizen trennen und wird förmlich von ihnen überflutet.

▶ Inwieweit diese neurologischen Auffälligkeiten auf Geburtsschädigungen zurückzuführen sind, ist umstritten – nur bei einer kleinen Minderheit dürfte dies eine Rolle spielen.

▶ Wissenschaftlich gut abgesichert ist dagegen der Einfluss von Nikotin in der Schwangerschaft. Kinder in Raucherhaushalten haben statistisch ein eindeutig höheres Risiko mit ADHS diagnostiziert zu werden. Dies könnte mit dem hemmenden Einfluss von Nikotin auf die Gehirnreifung zusammenhängen.

▶ Nahrungsmittelallergien und Nahrungsmittelunverträglichkeiten (siehe S. 330) werden oft als Ursache angenommen. Trotz erheblicher Forschungsanstrengungen ließ sich ein Zusammenhang mit bestimmten Nahrungsmitteln, Nahrungsmittelzusätzen, Konservierungsstoffen (etwa Phosphate) oder Zucker nicht erhärten. Zucker macht kein ADHS!

Einfluss der Erziehung?

Viele Ärzte machen die Beobachtung, dass sich unter dem Etikett ADHS auch ein überproportionaler Anteil von Kindern sammelt, die einer nicht entwicklungsgerechten Erziehung ausgesetzt sind (zum Thema entwicklungsgerechte Erziehung siehe S. 45).

Mehrere Forscher konnten überzeugend darlegen, dass der Erziehungsstil tatsächlich einen Einfluss auf die Entwicklung eines hyperaktiven Verhaltens hat. So gehen etwa Dr. Prekop und Dr. Schweizer (siehe Buchtipp auf S. 466) aufgrund von Fallstudien davon aus, dass Hyperaktivität in der frühen Kindheit erlernt wird und Ausdruck einer »Überladung« des Kindes mit nicht mehr zu verarbeitendem Stress ist.

Auch wenn die ursächliche Rolle der Erziehung umstritten ist, so ist klar, dass sie bei der Ausprägung und bei der Aufrechterhaltung des ADHS einen Anteil hat.

Kein einheitliches Erscheinungsbild: Verschiedene Typen

So uneinheitlich die Definition und die Ursachen des ADHS sind, so wenig einheitlich sind seine Erscheinungsformen. Je nach Fall werden nämlich die drei Hauptmerkmale des ADS oder ADHS, also **Unaufmerksamkeit**, **Hyperaktivität** und **Impulsivität**, in unterschiedlicher Ausprägung beobachtet. Die drei Hauptmerkmale müssen keineswegs gleichzeitig vorliegen! Folgende typischen Erscheinungsbilder sind zu sehen:

▶ Der **vorherrschend unaufmerksame Typ** (»Hans Guck-in-die-Luft«): Diese Kinder sind leicht abzulenken, ohne unbedingt hyperaktiv zu sein. Oft handelt es sich um Mädchen.

▶ Der **vorherrschend hyperaktiv-impulsive Typ** (»Zappelphillip«): Diese Kinder haben Probleme mit ihrem ständigen Bewegungsdrang und ihrer Impulsivität. Wenn sie einmal zur Ruhe kommen, können sie sich teilweise gut konzentrieren.

▶ Der **Mischtyp**: Hier sind alle drei Hauptmerkmale vertreten. Die meisten Kinder sowie fast alle schweren Formen fallen in diese Kategorie.

Einfluss des Alters

Außerdem verändert sich das Bild mit dem Alter des Kindes.

Säuglingsalter. Schon als *Babys* sind manche Betroffene sehr unruhig, schreien viel und schlafen wenig. Wenn sie mal im Krabbel- und Laufalter sind, ist nichts vor ihnen sicher. Wie aufgedreht untersuchen sie ihre Umgebung, können sich dabei aber nie länger mit einer Sache beschäftigen.

Kleinkindalter. In dieser Zeit ist das ADHS oft nur schwer zu erkennen, da auch gesunde Kleinkinder ständig in Bewegung sind. Die Kinder fallen aber z. B. im Kindergarten dadurch auf, dass sie im Stuhlkreis zappeln und nicht zuhören können, sich nicht an Regeln halten, wenig Konstruktives spielen (etwa keine Türme bauen oder keine Puzzles legen) und es zwischen ihnen und den anderen Kindern sehr häufig zu Auseinandersetzungen kommt. Vielfach werden diese Erscheinungen als Unarten oder Ausdruck falscher Erziehung angesehen – was sie durchaus sein *können,* aber nicht *müssen.*

Schulalter. Hier treten die Probleme wesentlich deutlicher zutage, da nun vom dem

Kind längeres Konzentrieren verlangt wird – auch nach der normalen »Eingewöhnungszeit« von 1–2 Monaten springen diese Kinder noch unvermittelt von ihrem Stuhl auf, ärgern den Nachbarn, sprechen, bevor sie aufgerufen werden, können Misserfolge nur sehr schlecht ertragen und reagieren oft aggressiv und mit Wutanfällen. Insbesondere in größeren Gruppen können sie kaum Regeln einhalten. Den Eltern fällt bei den Hausaufgaben auf, dass diese endlos dauern, da das Kind ständig etwas anderes macht (Buntstifte sortieren, ein Blatt falten ...). Meist dauert es nicht allzu lange, bis die Schulleistungen zu wünschen übrig lassen und weitere Probleme wie Aggressivität, Depressionen und Familienstress dazukommen.

Pubertät. Die *Pubertät* ist nicht selten besonders schwierig. Dabei verkehrt sich die Hyperaktivität nicht selten in ihr Gegenteil, d. h. die motorische Unruhe nimmt zwar ab, die Jugendlichen werden aber inaktiv und haben zu nichts Lust.

In allen Altersgruppen ist die Unfallgefährdung erhöht.

Bedeutsam: die Folgeprobleme

Es liegt auf der Hand, dass das oben aufgeführte Verhalten in der Umgebung meist bald zu sozialen Problemen führt, die das Bild weiter verschlimmern. Das Kind gerät im Freundeskreis und in der Familie immer mehr ins Abseits, und seine schulischen Leistungen werden trotz ausreichender Intelligenz immer schlechter. Für manche Kinder ist das ADHS damit der »Einstieg« in weitere Probleme und Verhaltensstörungen.

Das macht der Arzt

Die Diagnosefindung

Die Diagnose eines ADHS erfordert viel Erfahrung und ist ausgesprochen aufwändig. Sie umfasst neben einer gründlichen allgemeinen und neurologischen Untersuchung psychologische Tests und eine Beurteilung des Kindes durch weitere Personen, z. B. Erzieherinnen oder Lehrer (etwa über die sog. **Conners-Bögen**). Andere Erkrankungen, etwa eine Schilddrüsenüberfunktion, besondere Formen der Epilepsie sowie Minderbegabung und viele Formen von Verhaltensstörungen müssen ausgeschlossen werden.

Dabei ist auch zu beachten, dass das ADHS in manchen Schulen zu einer *Modediagnose* geworden ist – alle möglichen Probleme und alle möglichen »schwierigen Kinder« bekommen die Diagnose ins Heft geschrieben, so dass es für den Arzt oft nahe liegt, die entsprechende »Schublade« aufzuziehen, auch um des lieben Friedens willen.

Der erste Ansprechpartner bei einem entsprechenden Verdacht ist der Kinderarzt. Viele Kinderärzte überweisen Ihr Kind dann allerdings an einen Facharzt für Kinder- und Jugendpsychiatrie oder einen Kinderpsychologen weiter.

Die Behandlungsansätze

Die Behandlung setzt grundsätzlich auf mehreren Ebenen an:

In einer **Familientherapie** lernen Sie, wie Sie am besten mit einem von ADHS betroffenen Kind umgehen. Kinder mit einem ADHS sind sehr anstrengend und bringen ihre Eltern nicht selten an ihre Grenzen. Ältere Kinder können in einem **Selbstinstruktionstraining** lernen, sich gewissermaßen selbst zu kontrollieren. Bei beiden werden vor allem *verhaltenstherapeutische Verfahren* eingesetzt, bei denen Sie wie Ihr Kind systematisch günstigere Verhaltensweisen erlernen sollen. *Spiel- und Ergotherapie* sowie *Entspannungstechniken* können ergänzend empfehlenswert sein.

Medikamentös behandeln?

Kaum eine Frage wird kontroverser und emotionsgeladener diskutiert.

Die Fakten: Zur Behandlung eines ADHS werden nicht etwa beruhigende Substanzen eingesetzt, sondern – scheinbar widersprüchlich – stimulierende. Es wird also nicht die Hyperaktivität gedämpft, vielmehr werden steuernde Einflüsse des Gehirns (sowohl auf Bewegungen als auch auf die Aufmerksamkeit) verstärkt. Auf Gesunde wirken diese Präparate aufputschend und stimmungsaufhellend (daher fallen sie auch unter das Betäubungsmittelgesetz). Bei Kindern mit ADHS ist es jedoch umgekehrt: Die Kinder werden nach Medikamenteneinnahme für etwa vier Stunden ruhiger, weniger impulsiv und können sich besser konzentrieren.

In den deutschsprachigen Ländern wird hauptsächlich **Methylphenidat** eingesetzt, besser bekannt unter dem Handelsnamen Ritalin®. 3–5 % der US-amerikanischen Schulkinder nehmen diesen Wirkstoff regelmäßig ein, in Deutschland dürften es weit unter 1 % sein.

Umstritten sind die Medikamente weniger wegen ihrer kurzfristigen Nebenwirkungen (manchmal Appetitmangel, Gewichtsverlust oder Schlaflosigkeit) als vielmehr wegen möglicher Langzeitfolgen, etwa einer dadurch entstehenden Suchtgefährdung (von der Tabletten- bis zur Alkoholsucht). Hierfür gibt es bisher jedoch keine schlüssigen wissenschaftlichen Hinweise.

Natürlich sollten Medikamente nur nach sorgfältiger Diagnostik eingesetzt werden und nur bei solchen Kindern, bei denen die nicht-medikamentösen Maßnahmen nicht ausgereicht haben. Gezielt eingesetzt, können die Medikamente durch ihre ausgleichende Wirkung aber bis dahin unmögliche (nicht-medikamentöse) Behandlungen überhaupt möglich machen, d. h. den Teufelskreis aus Verhaltensauffälligkeiten und sozialen Folgeproblemen unterbrechen und so eine soziale Integration des Kindes bewirken. Die medikamentöse Behandlung bedarf ständiger ärztlicher Kontrollen.

Viele Kinder nehmen die Medikamente während ihrer gesamten Schulzeit ein. Macht das Kind jedoch gute Fortschritte, so kann durch einen Auslassversuch geklärt werden, ob die (medikamentöse) Behandlung weiterhin erforderlich ist.

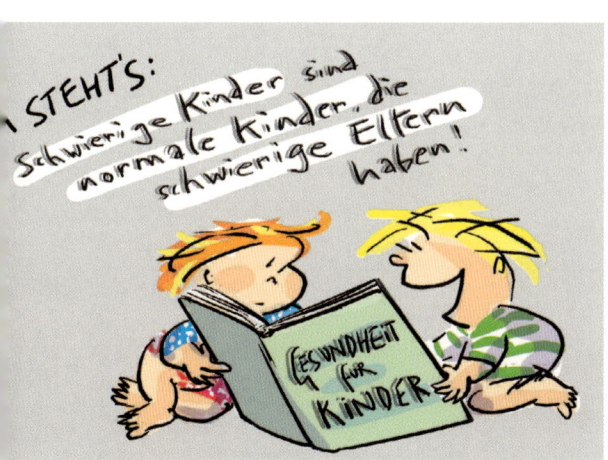

So steht's: Schwierige Kinder sind normale Kinder, die schwierige Eltern haben!

> Unsere Meinung: Richtig eingesetzt, ist Methylphenidat ein wirksames Medikament mit vertretbaren Nebenwirkungen. Bei schwer betroffenen Kindern kann es ein Segen sein. Wer Medikamente gegen ADHS in Bausch und Bogen ablehnt, hat noch nie ein schwer betroffenes Kind vor und nach Einleitung der Behandlung beobachtet!

Wurden bei Ihrem Kind zusätzliche Auffälligkeiten wie etwa Teilleistungsstörungen (siehe S. 468) festgestellt, sollten diese konsequent behandelt werden.

So helfen Sie Ihrem Kind

Auch wenn jedes Kind anders ist, einige Grundsätze gelten immer.

Ihr Kind ist schwierig – halten Sie zu ihm! Ein Kind mit ADHS leidet selbst darunter, dass es so oft »aneckt«. Nehmen Sie ihm das – nur allzu naheliegende – Gefühl »schlecht« oder »böse« zu sein.

Klare Grenzen und Strukturen. Kinder mit einem ADHS brauchen verhältnismäßig enge und vor allem klare Grenzen. Es beginnt mit einem geregelten Tagesablauf, der den Tagen eine vorhersehbare Struktur verleiht. Ausnahmen davon müssen geduldig, plausibel und mehrfach angekündigt werden, wie z. B. »Heute bringt dich der Papa ins Bett, weil ich zum Elternabend muss«. Wichtig sind dabei ausreichend Schlaf und geregelte Mahlzeiten. Regeln sollten möglichst klar sein und mit Konsequenz durchgesetzt werden (siehe S. 65), und zwar von allen Betreuern gleich.

Inkonsistenz vermeiden. Uneinheitlichkeit bei den Erziehungsregeln und ihrer Durchsetzung ist immer unglücklich für ein Kind – bei Kindern mit ADHS ist sie fatal.

Schimpfen und Diskussionen vermeiden. Sie vergeuden Energie und bringen nichts. Statt dessen angekündigte Konsequenzen wahr machen, ohne viel Diskutiererei.

Möglichst viel Lob. Umgekehrt sollte das Kind, wenn es etwas gut gemacht hat, konsequent gelobt werden. Die Kinder leiden selbst unter ihrem Anderssein, sie brauchen eher noch mehr als gesunde Kinder Liebe, Sicherheit und Geborgenheit. Keiner kann es ertragen, immer nur kritisiert zu werden. Als vorteilhaft hat es sich auch erwiesen, wenn im Tagesplan regelmäßig Zeiten vorgesehen sind, in denen Sie nur für das betroffene Kind Zeit haben.

Ruhige Umgebung. Kinder mit ADHS können Informationen besonders schlecht verarbeiten, wenn viele Reize gleichzeitig auf sie einwirken. Hausaufgaben sollten deshalb in einem ruhigen Raum gemacht werden (ohne Radio, Geschwister usw.). Fernseh- und Computerzeit sollte maßvoll zugeteilt werden. Der freie Zugang zu diesen Medien ist kontraproduktiv. Auch die Mahlzeiten sollten ohne Störquellen wie Radio oder gar Fernsehen stattfinden.

Viele Kinder reagieren auch positiv auf eine strikte »stille Zeit« nach dem Mittagessen ohne Medien oder andere Ablenkungen, entweder im eigenen Zimmer oder, wenn möglich, im Garten – dann, wenn die kleinen Geschwister Mittagschlaf machen und die Eltern die Zeitung lesen oder sich vielleicht auch aufs Ohr legen wollen.

Nicht überfordern, nicht unterfordern. Klären Sie ab, ob Ihr Kind vielleicht hoch- oder minderbegabt ist und wählen Sie eine seiner Begabung entsprechende Schule. Lange Arbeiten überfordern die meisten Kinder, während sie bei begrenzten kurzen Aufgaben eher Erfolgserlebnisse haben.

Ausreichend Bewegung. Sie sollten Ihrem Kind auf jeden Fall genug »Auslauf« verschaffen, nicht nur einmal am Tag, sondern auch zwischendurch (siehe S. 38 und Kasten S. 340). Sehr günstig sind auch kreative Freizeitbeschäftigungen so wie etwa Malen oder Tanzen.

Ernährung bzw. Diät. Ob Diäten etwas ausrichten, ist Glaubenssache. Beweise gibt es dafür nicht. Viele Eltern sind nicht davon zurückzuhalten, eine der »beschworenen« Diäten auszuprobieren, etwa den Verzicht auf Phosphate, Farb- und Konservierungsmittel, Salicylate, Zucker oder eine allergenarme Diät wegen einer vermuteten Nahrungsmittelallergie (siehe S. 330). Da eine Diät die soziale Isolation des Kindes verstärken kann, sollte sie nur beibehalten werden, wenn wirklich eine positive Reaktion beobachtet wurde.

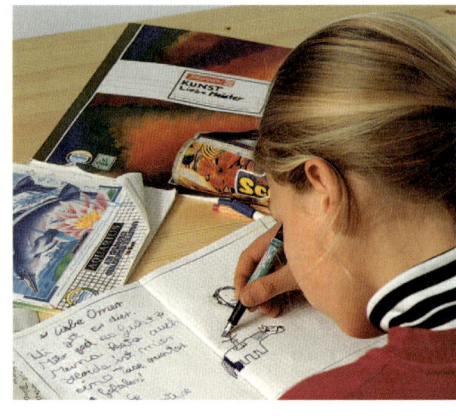

Legasthenie bringt dem Kind nicht nur schlechtere Schulnoten ein, sondern es verliert oft genug auch den Spaß am Lernen und die positive Einstellung zu sich selbst. Das wichtigste Ziel ist deshalb die Unterstützung der Persönlichkeit des Kindes und nicht das »Üben wie blöd«, das oft genug gar nichts ausrichtet. [NHP]

Kontakt zu Erzieherinnen und Lehrern. Weitere Betreuer Ihres Kindes sollten Sie unbedingt informieren, damit die Auffälligkeiten Ihres Kindes nicht als Unart, sondern als Erkrankung gesehen und die Erwartungen an das Kind entsprechend angepasst werden.

Auch in der Schule kann ein Teil der oben genannten Regeln umgesetzt werden, z. B. kann das Kind einen möglichst ruhigen Sitzplatz innerhalb des Klassenraumes bekommen. Leider besteht aber in deutschen Schulen im Umgang mit ADHS (und anderen »schwierigen« Kindern) ein ausgesprochenes »Aufmerksamkeitsdefizit«.

Schweizer, C., Prekop, J.: **Was unsere Kinder unruhig macht.** Trias Verlag, 1997

Aust-Claus, E., Hammer, P.-M.: **Das ADS-Buch.** Oberstebrink, 1999

▶ **Arbeitskreis Überaktives Kind e.V.**
Poschingerstr. 16, 12157 Berlin
www.auek.de

▶ **Bundesverband Aufmerksamkeitsstörung/Hyperaktivität e.V.**
Postfach 60, 91291 Forchheim
www.bvah.de

 ## Möglichkeiten der Naturheilkunde

Aus der Naturheilkunde können die »klassischen« beruhigenden Pflanzen Baldrian und Melisse eingesetzt werden, die bei ADHS-Kindern ausgleichend wirken. Sie können sowohl als Tee getrunken (Rezepte siehe Tabelle auf S. 97) als auch z. B. als Badezusatz verwendet werden.

Bei Baldrian wirkt oft ein Kaltauszug besser ($\frac{1}{4}$ Liter kaltes Wasser auf einen Teelöffel getrocknete Baldrianwurzeln geben, über Tag stehen lassen, vor dem Schlafengehen absieben und trinken lassen). Zur länger dauernden Anwendung geeigneter ist die Baldrian-Tinktur aus der Apotheke: Geben Sie drei Monate lang dreimal täglich nach dem Essen zehn Tropfen auf ein Stückchen Würfelzucker.

Zur dauernden Anwendung ist Baldrian jedoch nicht geeignet. Zur allgemeinen Nervenstärkung und inneren Umstimmung bietet sich eher Johanniskraut an (Rezept siehe Kasten). Auch regelmäßige Einreibungen mit Johanniskrautöl können ausgleichend wirken – entweder 1- bis 2-mal wöchentlich den ganzen Körper oder morgens und abends nur Brust und Rücken mit Johanniskrautöl (Herstellung siehe S. 96) einreiben.

Wenn Ihr Kind über längere Zeit schlecht schläft, was bei ADHS vorkommen kann, können Sie tagsüber einen zu gleichen Teilen aus Melisse und Johanniskraut gebrauten Tee (je einen Teelöffel auf $\frac{1}{4}$ Liter Wasser, zehn Minuten stehen lassen) geben. Auch Hopfen kann manche Kinder zur Ruhe bringen (siehe Tabelle auf S. 97).

Die aufgeraute Seele kann auch durch Düfte geglättet werden: In Frage kommen die Duftöle aus Orangenblüte, Lavendel, Jasmin und Melisse.

Rezept: Nervenstärkende Kräutermischung

Zwei Teile Johanniskraut, zwei Teile Zitronenmelisse, zwei Teile Lavendelblüten. Von dieser Mischung einen Esslöffel zwischen den Händen verreiben und mit einem halben Liter kochendem Wasser übergießen. Zehn Minuten ziehen lassen und abseihen. Einmal am Tag trinken, z. B. nach der Schule.

 ## Schul- und Lernprobleme

Am ersten Schultag ist in aller Regel die Welt noch in Ordnung. Doch das bleibt leider nicht immer so. Bei rund 2 % aller Erstklässler entwickeln sich bereits innerhalb der ersten Monate so große Probleme, dass die Kinder entweder ein Jahr zurückgestuft werden oder auf eine andere Schulform wechseln müssen.

Erfahrene Grundschullehrer schätzen außerdem, dass rund 10 % der Viertklässler nur unter optimalen Bedingungen einen Schulabschluss erreichen werden. Diese Kinder sind vom *Schulversagen* bedroht.

Diesem liegen nicht selten Verhaltensprobleme oder eine unzureichende Förderung durch Eltern, soziales Umfeld oder auch die Schule selbst zugrunde. Andere Kinder haben wegen so genannter **Teilleistungsstörungen** erhebliche Nachteile in der Schule – und leider hat sich unser Schulsystem bisher als wenig hilfreich erwiesen, wenn es darum geht, diese Nachteile auszugleichen.

 ### Leitbeschwerden

➤ Schlechte Schulleistungen
➤ Durch die ständigen Misserfolge in der Schule möglicherweise Verhaltensauffälligkeiten, die den Schulerfolg weiter gefährden, sowie psychosomatische Beschwerden (etwa Bauch- oder Kopfschmerzen und Schulangst)

 ### Wann zum Arzt

In den nächsten 2–4 Wochen, wenn

➤ Ihr (Grundschul-)Kind schlechte Leistungen erbringt und weder Sie noch die Lehrerin Rat wissen.

Schulprobleme haben viele Ursachen. Wenn das Lernen nicht klappt, die Hausaufgaben ewig dauern oder die Freude an der Schule nachlässt, ist deshalb eine Beratung mit den Lehrern, Schulpsychologen oder einer Fachberatungsstelle beim Jugendamt die richtige Antwort. [AM]

 ## Das Wichtigste aus der Medizin

Viele Ursachen von Schulproblemen

Wenn Kinder Probleme in der Schule haben, kann dem vieles zugrunde liegen:

➤ Ein Kind ist den Anforderungen der Schule (oder einer bestimmten Schulform) von seiner geistigen Entwicklung oder Begabung her nicht gewachsen. So beeinträchtigt etwa eine deutlichere Intelligenzminderung die Abstraktionsfähigkeit, Auffassungsgabe, Konzentrations- und Merkfähigkeit erheblich – manchmal so sehr, dass die Kinder in der Regelschule hierzulande überfordert sind.

➤ Bei wieder anderen Kindern spielt eine zu hohe Leistungserwartung eine Rolle, wodurch viele Kinder heute die für sie falsche Schulform, insbesondere das Gymnasium, besuchen. Früher oder später zeigen sich Schulprobleme als Audruck der chronischen Überforderung und Überlastung.

➤ Schulprobleme ergeben sich – unabhängig von der Intelligenz oder Reife des Kindes – weiter durch psychische Störungen oder

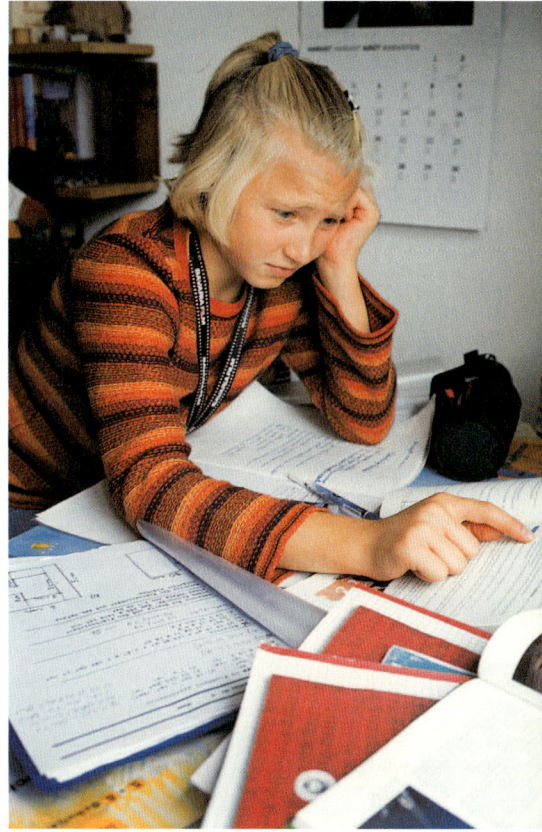

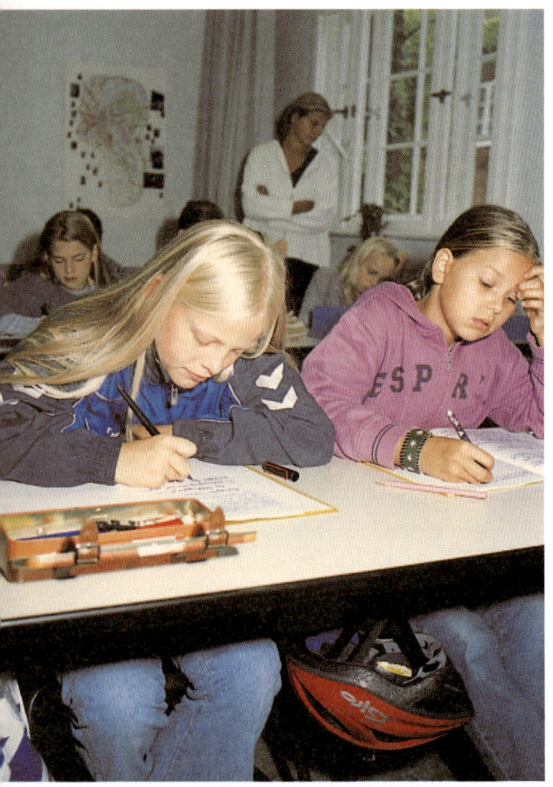

Klassenarbeiten – für viele Schüler angstbesetzt. Besonders stressbesetzt ist in vielen Bundesländern die vierte Klasse, wenn die Entscheidung über die weiterführende Schule ansteht. [AM]

Verhaltensprobleme. So sind Kinder mit Angststörungen (siehe S. 456), mit ADHS (siehe S. 462), Aggressionsstörungen (siehe S. 459) oder Störungen des Sozialverhaltens allesamt von Schulproblemen bis hin zum Schulversagen bedroht.

➤ Auch chronische Krankheiten, aber auch Lebenskrisen, wie die Scheidung der Eltern, unglückliche Beziehungen in der Pubertät oder heftige Probleme mit einem oder beiden Elternteilen können sich in Schulproblemen äußern.

➤ Viel häufiger aber sind Kinder mit besonderen Teilleistungsschwächen. Diese Kinder verfügen über alles, was man eigentlich für den Erfolg in der Schule braucht, sind also normal intelligent, erfahren oft tolle Förderung durch das Elternhaus und sind – zumindest anfänglich – von ihrer Psyche und ihrem Verhalten her »gut gestimmt« – und haben trotzdem schulische Probleme. Die Teilleistungsschwächen werden im Folgenden ausführlicher behandelt.

Teilleistungsschwächen

Bei **Teilleistungsschwächen** (= *umschriebenen Entwicklungsstörungen*) bestehen Funktionsschwächen in bestimmten Teilbereichen des Denkens, Fühlens oder Sprechens. Bei stärker ausgeprägten Formen wird auch von einer **Teilleistungsstörung** gesprochen. Trotz normaler Intelligenz können diese Kinder das Lerntempo der Klasse auf Dauer nicht mithalten.

Die genauen Ursache sind bis heute unklar, eine ganz entscheidende Rolle spielen sicherlich erbliche Anlagen: Hat ein Kind etwa einen Elternteil oder ein Geschwisterkind z. B. mit einer Lese-Rechtschreib-Schwäche, so hat es eine Wahrscheinlichkeit von etwa 40–50 %, selbst davon betroffen zu sein.

Lese- und Rechtschreibstörung

Bei der **Lese- und Rechtschreibstörung** (kurz *LRS*), auch als *Dyslexie* oder *Legasthenie* bezeichnet, besteht eine Teilleistungsstörung des Lesens und Schreibens. In der Folge können aber die Noten in fast allen Schulfächern absinken, da Lesen und Schreiben praktisch überall gebraucht werden (beispielsweise in der Mathematik bei Textaufgaben).

Die Häufigkeit einer Lese- und Rechtschreibstörung wird auf rund 5 % geschätzt (das sind immerhin 40 000 Kinder jedes Jahrgangs!), wobei Jungen dreimal häufiger betroffen sind als Mädchen.

In leichten Fällen oder bei hoher Intelligenz kann das Kind seine Störung z. B. durch Auswendiglernen oder rasches Kombinieren kaschieren, so dass die Störung erst im dritten oder gar vierten Grundschuljahr »richtig« auffällt.

Warnzeichen einer LRS

➤ Eine auffällig große Diskrepanz zwischen den Lese- und Schreibfertigkeiten eines Kindes und seinen übrigen geistigen und schulischen Fähigkeiten.

➤ Im sprachlichen Bereich vor allem die Verwechslung ähnlich klingender Laute (z. B. d/t) oder ähnlich aussehender Buchstaben (d/b), das Auslassen und »Verdrehen« von Buchstaben (»nud« statt »und«). Das Kind erkennt zudem nicht, wenn das »Gelesene« keinen Sinn ergibt.

LRS und Wahrnehmungsstörungen

Die Forschung hat in den letzten Jahren herausgearbeitet, dass die LRS lediglich die Spitze eines Eisbergs ist und dass der LRS *Erkennungs- und Wahrnehmungsstörungen* auf verschiedenen Ebenen zugrunde liegen, die schon im Säuglings- und Kleinkindalter z. B. den Spracherwerb erschweren:

➤ Die betroffenen Kinder zeigen Auffälligkeiten bei Wahrnehmung und Verarbeitung der gehörten Sprache (= **auditive Wahrnehmungsstörung**). Obwohl das Ohr selbst gut hört, können sie Laute nur schwer mit einer Bedeutung verbinden. Auch Tonhöhen können nur schwer unterschieden werden. Diese verminderte »phonologische Bewusstheit« zeigt sich auch daran, dass die Kinder Silben, Reime oder einzelne Laute nur schwer aus Wörtern heraushören.

➤ Zum anderen können auch **optische Wahrnehmungsstörungen** nachgewiesen werden: Nicht nur können die Blicke schlechter gesteuert werden, das Gesehene kann auch nur schlecht mit dem fotografischen Gedächtnis »abgeglichen« werden. Dadurch lassen sich z. B. Buchstabenkombinationen nicht so leicht als sinnvolle Wörter erkennen.

➤ Auch im Bereich der Motorik zeigen von LRS betroffene Kinder häufiger Koordinations- und Wahrnehmungsdefizite.

Diese Wahrnehmungsdefizite sind wahrscheinlich erblich veranlagt und finden ihren Niederschlag auch darin, dass bei LRS-Kindern die für das Sprachverständnis wichtigen Regionen in der linken Hirnhälfte weniger leicht aktivierbar sind und zudem die Koordination der beiden Gehirnhälften schlechter ist.

Ähnliche Auffälligkeiten in der Wahrnehmung können auch bei vielen später *nicht* von LRS betroffenen Kindergartenkindern nachgewiesen werden. Leider werden auch diese Formen oft als »Wahrnehmungsstörung« bezeichnet, obwohl sie sich bei drei von vier Kindern wieder von selbst verlieren. Eine Frühförderung dieser Kinder (etwa nach dem »*Würzburger Trainingsprogramm Hören, Lauschen, Lernen*«) ist dennoch sinnvoll, da im Einzelfall nicht vorausgesagt werden kann, welches dieser Kinder eine LRS entwickeln wird.

Auffällig sind schon Kleinkinder

Aber auch schon bei Kleinkindern gibt es eine Reihe von Warnsignalen, die auf eine spätere Lese-Rechtschreibschwäche hindeuten können:

➤ Das Kind hat womöglich Schwierigkeiten beim Zuhören.
➤ Es zeigt kaum Bereitschaft Wörter nachzusprechen.
➤ Das Kind kann Informationen nur aufnehmen, wenn es direkt angesprochen wird.
➤ Das Kind hat ein schlechtes Gedächtnis für Wochentage, Farben und Namen (»Sieb im Kopf«).
➤ Das Kind kann sich auch kürzeste Gedichte und Reime nicht merken.

Heute kann der Verdacht ggf. durch einfache und »spielerische« Test-Verfahren wie etwa das »Bielefelder Screening zur Früherkennung von Lese-Rechtschreibschwierigkeiten« erhärtet werden, die auch in immer mehr Kindergärten routinemäßig durchgeführt werden. Leider sind diese Tests nicht 100 % zielgenau: Fast jedes fünfte Kindergartenkind zeigt auffällige Ergebnisse, wobei dann nur ein Fünftel davon später tatsächlich eine Lese-Rechtschreibstörung entwickelt.

Rechenstörung

Die **Rechenstörung** (= *Dyskalkulie, Arithmasthenie*) ist eine umschriebene Störung im mathematischen Bereich. Sie ist seltener als die LRS, Mädchen sind etwas häufiger betroffen als Jungen.

Die Fehler bei einer Rechenstörung sind weniger charakteristisch als bei einer Lese- und Rechtschreibstörung, oft sind sie mit Problemen im abstrakten Denken verbunden. Aufmerksam werden sollten Sie:

➤ Wenn ein jüngeres Kind »irgendwie gar kein Verständnis« für Zeit-, Größen- oder Mengenangaben hat und sich in Kindergarten oder Grundschule extrem schwer mit dem Erlernen der Uhr tut.
➤ Wenn ein Schulkind nach der ersten Klasse noch die Finger zum Rechnen benutzt, die Reihenfolge der Ziffern vertauscht, die Grundrechenarten falsch benutzt (z. B. plus statt mal), ständig bei Einer-, Zehner- und Hunderterstellen Fehler macht oder nicht einschätzen kann, ob sein Ergebnis ungefähr richtig ist.

Folgen von Teilleistungsstörungen

Nicht wenige Kinder mit einer Teilleistungsstörung haben Verhaltensprobleme, z.B. Aggressionsstörungen oder Hyperaktivität. Sie können eine Folge der Teilleistungsstörung sein oder auch unabhängig von dieser bestehen.

Das gemeinsame Auftreten dieser letzteren Störungen war einer der Gründe, weshalb diese Erscheinungen früher gemeinsam als **minimale zerebrale Dysfunktion** bezeichnet wurden. Da die genannten Störungen jedoch keine einheitlichen Ursachen haben und heute unterschiedlich behandelt werden, wurde der Begriff inzwischen verlassen.

Auch der heute zunehmend für alle Verhaltensauffälligkeiten bei Kindern (vom Autismus über ADHS bis zu den Teilleistungsstörungen) pauschal verwendete Begriff der **Wahrnehmungsstörung** oder »Wahrnehmungsverarbeitungsstörung« ist medizinisch gesehen Unsinn. Auch wenn Störungen im Bereich der Wahrnehmung bei einzelnen dieser Erkrankungen eine Rolle spielen, so sind diese Verhaltensprobleme viel zu komplex und auch zu wenig erforscht, als dass dieser pauschale Begriff wirklich Sinn machen würde.

Das macht der Arzt

Bei jedem Kind, das trotz guter allgemeiner Bedingungen und ausreichenden Fleißes Schulprobleme entwickelt, sollten zunächst Seh- und Hörstörungen sowie eine Intelligenzminderung ausgeschlossen werden.
Zum Ausschluss bzw. Feststellung der Teilleistungsstörung gibt es standardisierte Testbögen, die ab dem Ende der ersten Klasse durchgeführt werden können. Eine zuverlässige Diagnose ist aber meist erst Ende der zweiten Klasse möglich.

Wird eine Teilleistungsschwäche entdeckt, so helfen langfristig nur spezielle Übungsbehandlungen bei geschulten Pädagogen. Die außerhäusliche Hilfe glättet im Idealfall auch die Wogen der durch die Schulprobleme oft schwer strapazierten Kinderseele und hilft der Familie, ihr Kind besser zu verstehen. Allerdings: Welche Methode die beste ist, daran scheiden sich die Geister (siehe Kasten rechts).

LRS – welche Förderung?

»Üben wie blöd« oder reguläre Nachhilfe taugen bei Teilleistungsstörungen nichts. In vielen Städten wird eine spezielle *außerschulische Förderung* angeboten, sie folgt aber oft sehr unterschiedlichen Konzepten.
Die meisten Programme (wie etwa das »Marburger Rechtschreibtraining«) bauen auf Übungen mit der Schriftsprache auf. Leider ist aber das traditionelle »Nachhilfs«-Konzept nach dem Motto »Lesen lernt man durch Lesen, Schreiben durch Schreiben« bei Kindern mit LRS oft nicht sehr erfolgreich und erfordert zudem ein fast schon extraterrestrisches Durchhaltevermögen – messbare Erfolge stellen sich oft erst nach zwei Jahren Dauerförderung ein.
Neuere Konzepte zielen auf die Förderung grundlegender Wahrnehmungsfunktionen und beruhen auf Übungsspielen mit Walkman-ähnlichen Geräten, wie etwa dem Brain-Boy. Teilweise werden dabei auch so genannte Lateraltrainings-Programme eingesetzt, die auf eine Verbesserung der Kommunikation der beiden Gehirnhälften zielen. Das Problem bisher: Während der (mäßige) Erfolg schriftsprachennaher Programme durch Studien recht gut belegt ist, sind wahrnehmungsorientierte Programme bisher wissenschaftlich weniger solide untermauert. Erste Studien zeigen jedoch überraschende Erfolge.

Kinder mit LRS haben immer Anspruch auf gezielte *schulische Förderung*. Diese sollte idealerweise zweimal wöchentlich in Kleingruppen bis maximal fünf Kindern (auf ähnlichem Leistungsniveau!) stattfinden. Wie gut das örtliche Angebot ist, hängt ganz entscheidend von der Schule und vor allem dem Bundesland ab, da die rechtlichen Bedingungen unterschiedlich sind (Selbsthilfegruppen, Schulbehörde und Jugendamt geben entsprechende Auskünfte). Das Jugendamt ist auch deshalb eine gute Anlaufadresse, weil alle Fördermaßnahmen bei LRS nicht über die Krankenkasse, sondern nach dem Kinder- und Jugendhilfegesetz abgewickelt werden.

Generell gilt: Durch früh einsetzende Förderung lassen sich Schulprobleme zwar besser meistern, die Legasthenie wächst sich jedoch nicht ganz aus, wie erhofft wird, sondern begleitet das Kind oft auch noch in seinem Berufsleben.

So helfen Sie Ihrem Kind

Vorschulkinder lassen sich mit gezielten Sprach-Spiel-Programmen wirksam in ihrer Sprachentwicklung fördern. Erstaunlicherweise haben sich dabei manche altmodische »Fördermaßnahmen« auch im Lichte moderner Forschung als zweckmäßig erwiesen: Singen, Klatschen und Reimen machen den Kindern z. B. die Gliederung der Sprache in Silben bewusst, richten ihre Aufmerksamkeit auf die genaue Aussprache und schulen so die phonologische Bewusstheit.

Als Eltern können wir außerdem die Bedingungen für das Lernen verbessern, indem:

➤ Die Hausaufgaben von Anfang an fest in den Tagesablauf integriert werden.

➤ Die Hausaufgaben zwar nach einer kleinen Erholungspause, aber bald nach der Heimkehr oder dem Mittagessen gemacht werden. Das bei vielen Erwachsenen vorhandene Tief zwischen 13 und 15 Uhr ist bei Kindern oft weit weniger ausgeprägt.

➤ Die Hausaufgaben an einem ruhigen Ort ohne Ablenkung erledigt werden, möglichst immer am gleichen.

➤ Die Hausaufgaben selbstständig erledigt werden und auch als eigene Angelegenheit verstanden werden. Das schließt eine Durchsicht natürlich nicht aus.

Unter der Vielzahl an der auf dem Markt angebotenen Fördermaterialien und Programme wurden nur wenige wirklich wissenschaftlich überprüft und als erfolgreich befunden. Empfehlenswert sind etwa:

Küspert, P.: **Hören, lauschen, lernen.** Vandenhöck & Ruprecht, 2001 (für das Vorschulalter)

Reuter-Liehr, C.: **Lautgetreue Lese-Rechtschreibförderung.** Verlag Dr. Winkler, 2000 (Lesealter)

Schulte-Körne, G.: **Das Marburger Rechtschreibtraining.** Verlag Dr. Winkler, 2001 (Schulalter)

➤ www.brainboy.de Infos zum Brain-Boy

➤ Bundesverband Legasthenie e.V.
Königstr. 31, 30175 Hannover
www.legasthenie.net

➤ Initiative zur Förderung rechenschwacher Kinder (IFRK)
Badstr. 25, 73776 Altbach
www.ifrk-ev.de

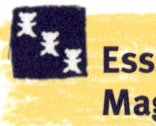

Essstörungen: Magersucht und Bulimie

Unter **Essstörungen** im engeren Sinne versteht man die **Magersucht** (= *Pubertätsmagersucht, Anorexia nervosa*) und die **Bulimie** (= *Ess-Brech-Sucht*). Beide Erkrankungen haben in den letzten Jahren zugenommen. Rund 1 % der jungen Mädchen und 0,1 % aller Jungen etwa ab dem 15. Lebensjahr sind betroffen.

Die Prognose der Betroffenen ist schlecht: Je nachdem, wie weit man den Kreis der Erkrankten wählt, versterben 1–5 % an ihrer Magersucht oder Bulimie. Und über ein Drittel erkrankt an schweren psychiatrischen Erkrankungen im späteren Leben – bis hin zu wiederholten Selbsttötungsversuchen. Entscheidend ist deshalb die rechtzeitige und konsequente Therapie – die notfalls auch gegen den Willen der Kranken durchgesetzt werden muss.

Leitbeschwerden

➤ **Magersucht:** erhebliche Gewichtsabnahme (Body-Mass-Index unter 17,5 kg/m^2 siehe Kasten S. 337), keine Teilnahme an den Familienmahlzeiten oder Essen nur minimaler Mengen, dabei häufig Kochen und Backen für andere. Oft großer Ehrgeiz in der Schule oder im Sport. Ausbleiben der monatlichen Regelblutung

➤ **Bulimie:** oft lange Zeit unbemerkt, Gewicht normal oder reduziert. Heißhungeranfälle, während derer vielfach heimlich riesige Essensmengen verschlungen werden (plötzlich leerer Kühlschrank). Danach absichtliches Auslösen von Erbrechen (auffällig lange »Toilettengänge«)

➤ 30 % der Schülerinnen über zwölf Jahre zeigen Warn- oder Frühzeichen einer Essstörung.

➤ 2 % der jungen Frauen leiden unter einer ausgeprägten Form der Magersucht, die Bulimie ist möglicherweise sogar doppelt so häufig.

➤ Die Zahl der Mädchen, die vor ihrem 15. Geburtstag erkrankt, ist im Steigen begriffen, ebenso die Zahl essgestörter Jungen.

Wann zum Arzt

In den nächsten Tagen, wenn

➤ Sie bei Ihrem Kind die Warnzeichen im Kasten bemerken.

➤ Ihr Kind ein sog. gestörtes **Körperschema** hat: Das Kind erlebt und beschreibt seinen Körper fern von jeder Realität als zu dick, hässlich und/oder unproportioniert.

Heute noch, wenn

➤ Ihr Kind in letzter Zeit erheblich abgenommen hat und nun unübersehbar körperliche Beschwerden (z. B. Kreislaufbeschwerden) bekommt.

Das Wichtigste aus der Medizin

Warum?

Die Frage nach dem Warum ist wie bei vielen psychischen Erkrankungen auch bei den Essstörungen nur schwer zu beantworten. Eine erbliche Veranlagung könnte eine Rolle spielen, ein starker Einfluss ist sicherlich das Schlankheitsideal unserer Gesellschaft, das sich bei manchen Menschen sozusagen »verselbstständigt«.

Auch die psychologischen Theorien zur Krankheitsentstehung haben viele Facetten: Viele Psychologen sehen eine gestörte Identitätsfindung des jungen Mädchens mit problematischer Ablösung vom Elternhaus und Verweigerung der weiblichen Rolle. Durch das Fasten will das Kind ein Mädchen bleiben, um seiner (konfliktbesetzten) Rolle als Frau zu entgehen.

Anorektiker werden von Psychologen oft als leistungsorientierte, perfektionistische Persönlichkeiten beschrieben, die sich schwer tun, negative Gefühle zu äußern, und zudem unter einem schwachen Selbstwertgefühl leiden.

Sicher ist: Das so genannte Körperschema der Betroffenen (also die Wahrnehmung der eigenen Körperproportionen) sind sowohl bei der Magersucht als auch bei der Bulimie schwer gestört: Die jungen Mädchen fühlen sich trotz teilweise erheblichen Untergewichts noch immer »fett« und ihr Selbstwertgefühl hängt stark von ihrem (Unter-)Gewicht ab.

Die Magersucht

Viele pubertierende Mädchen probieren verschiedene Kostformen aus oder beginnen trotz Normalgewichts mit einer Diät, und so beginnt die Magersucht oft wenig dramatisch.

Doch auch wenn das zunächst angegebene Zielgewicht erreicht ist, fasten die Mädchen weiter. Sie verweigern sich die Nahrung immer mehr – manche Betroffene essen nur ein trockenes Brötchen und einen Apfel über den ganzen Tag. Das Körpergewicht nimmt rapide ab (BMI unter 17,5 siehe S. 337), manchmal bis auf die Hälfte des Ausgangsgewichts. Gefährdet sind vor allem Mädchen, in deren Lebensumfeld Schlankheit sehr stark betont wird, also Balletttänzerinnen, Models usw.

Die Gewichtsabnahme fällt oft lange Zeit nur wenig auf, da die Mädchen vielfach zwiebelschalenartig mehrere weite Kleidungsstücke übereinander anziehen. Viele Betroffene kochen und backen häufig für andere, nehmen dann aber unter Ausreden nicht an der Mahlzeit teil oder essen unter »Zerpflücken« der Nahrung nur minimale Mengen. Gelegentlich wird die »Diät« durch Appetitzügler, Abführmittel oder harntreibende Medikamente »unterstützt«.

Gleichzeitig legen die Erkrankten sowohl in der Schule als auch beim Sport großen Ehrgeiz an den Tag (radeln z. B. jeden Tag 10 km zur Schule und treiben zusätzlich noch Sport). Nicht wenige isolieren sich immer mehr von ihren (früheren) Freunden.

Typischerweise setzt die Regelblutung schon früh im Krankheitsverlauf aus (der Grund ist die körperliche Mangelsituation, die dem Körper signalisiert, dass ein Kind jetzt nicht empfangen werden kann), die körperliche Leistungsfähigkeit bleibt hingegen lange erhalten. Die betroffenen Mädchen oder Frauen fühlen sich nicht krank. Wenn sie ihr Gewicht als Problem sehen, dann nur in dem Sinne, dass sie es noch als zu hoch empfinden.

Die Bulimie

Hauptkennzeichen der Bulimie sind Heißhungeranfälle, bei denen die Betroffenen binnen kurzer Zeit Unmengen von Essen in sich hineinstopfen. Diese Anfälle sind mit Scham und Schuldgefühlen verbunden und werden meist gegenüber der Umwelt verheimlicht. Danach führen die jungen Frauen (die Bulimie beginnt durchschnittlich etwas später als die Magersucht) absichtlich Erbrechen herbei, um ihr Gewicht halten zu können. Folge sind manchmal deutlich sichtbare Veränderungen der Schneidezähne. Auch zwischen den Anfällen ist das Essverhalten nicht normal, die Betroffenen sind ständig »auf Diät«, Missbrauch von Abführmitteln oder harntreibenden Medikamenten ist häufig. Das Körpergewicht ist meist in etwa normal.

Im Gegensatz zu Magersüchtigen empfinden Bulimikerinnen sich als krank und leiden sehr.

Fließende Übergänge

Magersucht und Bulimie werden zwar als getrennte Erkrankungen angesehen, die Übergänge sind aber fließend. Ungefähr die Hälfte der magersüchtigen Patientinnen bekommt gelegentlich Heißhungerattacken, und die Magersucht kann in das Vollbild einer Bulimie übergehen. Der umgekehrte Weg ist demgegenüber wesentlich seltener.

Nicht selten: weitere Auffälligkeiten

Häufiger als statistisch zu erwarten, treten die Essstörungen nicht isoliert auf, sondern sind begleitet oder wechseln mit Depressionen (siehe S. 473), Zwängen (siehe S. 458), Ängsten (siehe S. 456) oder Süchten. Dies könnte ein Ausdruck der nicht selten konfliktbeladenen Familiensituation sein.

Das macht der Arzt

Zwar ist die Diagnose einer Magersucht mit einem Blick auf die Waage zu stellen, eine gründliche Abklärung ist jedoch erforderlich, zum einen um andere Erkrankungen mit Gewichtsabnahme sicher auszuschließen und zum Zweiten um die Gefährdung des Mädchens einzuschätzen.

Ausgeprägte Formen der Magersucht mit fortschreitendem Gewichtsabfall oder Störungen des Salz- und Wasserhaushaltes sind lebensbedrohlich. Die Mädchen müssen dann in ein Krankenhaus eingewiesen und häufig für eine gewisse Zeit künstlich ernährt werden.

Immer ist eine Psychotherapie erforderlich, meist eine Verhaltenstherapie, bei der das Mädchen günstigere Verhaltensweisen erlernen soll. Oft wird in einer Familientherapie die ganze Familie mit einbezogen. Mangels Krankheitseinsicht sind die Betroffenen oft nur vordergründig kooperativ und entziehen sich der Therapie mit Nachdruck. Entsprechend wichtig ist rigorose Konsequenz: Die medizinisch notwendigen Gewichtsziele müssen (am besten in einem schriftlichen Dokument) zwischen Eltern, Arzt und Kind vereinbart werden. Fällt das Gewicht darunter, erfolgt eine automatische Krankenhauseinweisung. Leider scheitert die Therapie nicht selten – besonders unglücklich sind Koalitionsbildungen mit der Kranken innerhalb der Familie.

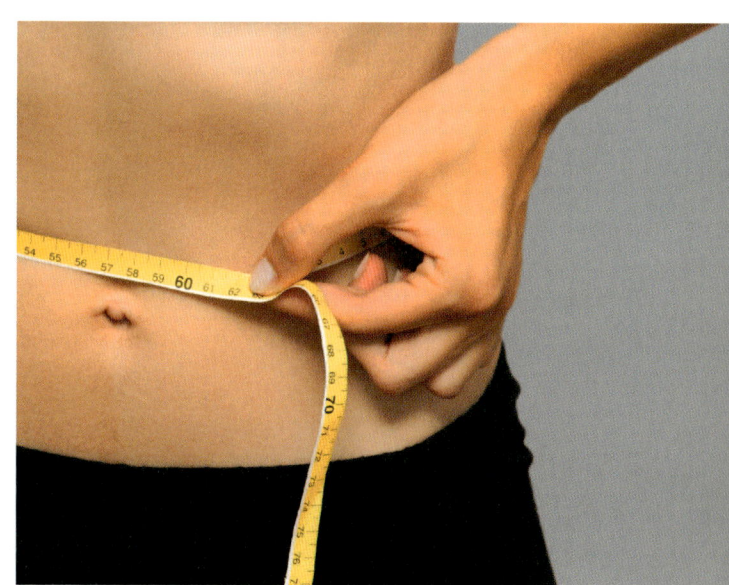

Schlank und trotzdem nicht zufrieden – die von Magersucht betroffenen Jugendlichen sitzen in einer »Wahrnehmungsfalle«, so als schauten sie durch einen gekrümmten Spiegel, der ihnen ein in die Breite verzogenes Bild vorgaukelt. Die Therapie muss deshalb oft ohne die »Einsicht« des Betroffenen erfolgen. [ISP]

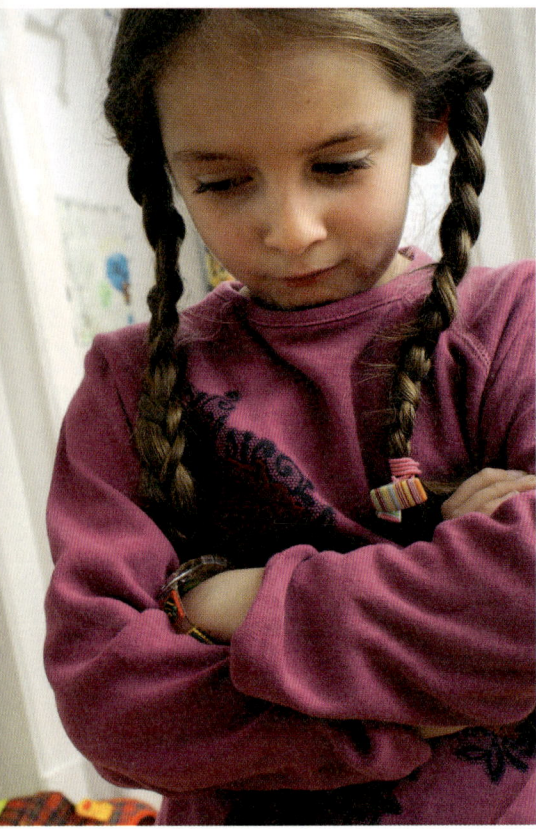

Bei Kindern zeigen sich Depressionen nicht nur durch Rückzug oder Traurigkeit. Oft stehen Trotz, Aggressionen oder vielmehr Erschöpfung im Vordergrund. [DAK-W]

in der Regel einen erfahrenen Kinder- und Jugendpsychiater nennt), bevor sich die »Fronten verhärten«.

Und dies passiert nur allzu schnell: Mädchen mit Magersucht sehen ihr Gewicht ja keineswegs als Problem an und sind Interventionen gegenüber entsprechend wenig aufgeschlossen.

Wichtig: Einigkeit in der Familie

Das Wichtigste für die Eltern: Wenn die Alarmglocken läuten, nehmen Sie die Erkrankung ernst – Ihr Kind wird es nämlich nicht tun. Und stellen Sie in der Familie – unter Einschluss eventueller weiterer Geschwister Ihres Kindes – absolute Einigkeit über mit dem Arzt vereinbarte Maßnahmen oder Therapieschritte her. Dies betrifft auch Großeltern oder andere Personen, zu denen Ihr Kind regelmäßig Kontakt hat. Das Kind darf – in Bezug auf seine Erkrankung – im eigenen Interesse keine Bündnispartner haben.

Es kann auch hilfreich sein, das Kind aus ungünstigen Umgebungen herauszunehmen: Ein Schulwechsel, ein neuer Verein, all das mag sinnvoll sein – muss aber sorgfältig bedacht und vorüberlegt werden.

Zeigen Sie aber trotz aller Konsequenz, dass Sie Ihr Kind lieben, und machen Sie diese Liebe in gemeinsamen Aktivitäten nachvollziehbar.

So helfen Sie Ihrem Kind

Viele Jugendliche experimentieren in der Pubertät mit dem Essen, hören aber mit Extremdiäten meist nach kurzer Zeit wieder auf. Generell empfiehlt es sich, Extremdiäten keine allzu große Beachtung zu schenken und keine Kämpfe ums Essen entstehen zu lassen.

Gleichzeitig sollte der Kontakt mit dem Jugendlichen auf anderen Gebieten gepflegt und z. B. gemeinsame Ausflüge unternommen werden.

Falls sich die Situation jedoch nicht stabilisiert oder Sie z. B. Reste von Erbrochenem in der Toilette finden, sollten Sie mit Ihrem Kind reden und dann – möglichst in Absprache mit Ihrem Kind – fachliche Hilfe suchen (zunächst beim Kinderarzt, der Ihnen dann

---

Gerlinghoff, M.: **Magersucht und Bulimie – Innenansichten.** Klett-Cotta, 1998

Seyfahrt, K.: **SuperSchlank? Zwischen Traumfigur und Essstörungen.** Kösel, 2000

Wardetzki, B.: **»Iß doch endlich mal normal.« Hilfen für Angehörige von eßgestörten Mädchen und Frauen.** Kösel, 2001

▶ **Cinderella – Aktionskreis Ess- und Magersucht**
Westendstraße 35, 80339 München
www.cinderella-rat-bei-essstoerungen.de

▶ www.bzga-essstoerungen.de
Gute Website der Bundeszentrale für gesundheitliche Aufklärung

---

Hyperventilation

Die **Hyperventilation** ist eine psychosomatische Störung, die vor allem bei älteren Schulkindern, oft Mädchen, auftritt. Die Beschwerden muten zwar dramatisch an, sind aber in aller Regel harmlos.

Leitbeschwerden

▶ Zu schnelles Atmen
▶ Luftnot, »Herzschmerzen«, Angst, Schwindel
▶ Möglicherweise Verkrampfungen der Hände (Pfötchenstellung der Hände)

Wann zum Arzt

In den nächsten Tagen, wenn
▶ Ihr Kind immer wieder eine Hyperventilation hat.

Sofort, wenn
▶ Eigenmaßnahmen nicht helfen oder Ihr Kind bewusstlos wird.

Das Wichtigste aus der Medizin

Woher kommt die Hyperventilation?

Meist ausgelöst durch Wut, Angst, Schreck oder andere heftige Gefühle, manchmal aber auch »aus heiterem Himmel«, beginnt das Kind zu schnell und zu tief zu atmen – ohne dass ihm dies aber bewusst ist. Durch das vermehrte Abatmen von (saurem) Kohlendioxid verändert sich der Säuregehalt des Blutes und dadurch die Erregbarkeit von Muskeln und Nerven.

Das typische Bild

Die Betroffenen haben – trotz ihres »zu vielen« Atmens – das Gefühl, keine Luft zu bekommen, viele klagen über einen Druck in der Brust und Herzschmerzen. Um den Mund und an den Händen kribbelt es wie bei »Ameisenlaufen«. Die daraus resultierende Angst verschlimmert die Beschwerden, die Atmung wird noch schneller und die Beschwerden noch heftiger.

Im Gegensatz zur »echten« Atemnot, etwa bei Asthma, ist die Atmung jedoch unbehindert. Es besteht kein Husten, keine Einziehungen am Brustkorb (siehe Kasten S. 142), und Sie hören keine pfeifenden Atemgeräusche. Eine Blauverfärbung der Haut (Zyanose) tritt ebenfalls nicht auf.

In ausgeprägten Fällen verkrampfen sich die Muskeln, was zu einer typischen »Pfötchenstellung« der Hände führt. Der Mediziner spricht dann von einer **Hyperventilationstetanie**. Möglicherweise wird das Kind kurzzeitig bewusstlos.

Das macht der Arzt

Bringen die unten dargestellten Maßnahmen keinen Erfolg, kann der Arzt als letzte Möglichkeit ein Beruhigungsmittel spritzen. Hierdurch verschwinden die Beschwerden rasch, das Kind kann jedoch noch längere Zeit benommen sein.

So helfen Sie Ihrem Kind

Als Erstes beruhigen Sie Ihr Kind und halten es zu einem entspannteren Atmen an. Hilft das nicht, halten Sie eine Plastiktüte von unten vor Mund und Nase, so dass das Kind seine eigene ausgeatmete Luft wieder einatmet. Da die verbrauchte Luft mehr Kohlendioxid enthält, steigt dessen Gehalt im Blut trotz des schnellen Atmens wieder an, und die Beschwerden gehen weg.

Auf Dauer hilft das natürlich nicht. Das Kind sollte darüber aufgeklärt werden, dass seine Beschwerden nicht durch zu wenig, sondern zu viel Luft bedingt sind, denn oft kann bewusst ruhiges Atmen bei Beschwerdebeginn eine Verschlimmerung vermeiden. Auch das Erlernen von Entspannungstechniken, etwa dem Autogenen Training, kann helfen. Dabei wird auch die Bauchatmung gefördert, die eine entspanntere Form der Atmung darstellt als die Brustatmung.

Tritt die Hyperventilation nicht nur bei »nachvollziehbarem« heftigen Schreck auf, sondern wiederholt, sollten Sie sich gemeinsam mit dem Arzt fragen, ob das Kind möglicherweise tiefer gehende Probleme, wie etwa eine Angststörung (siehe S. 456), hat. Dann kann möglicherweise eine Psychotherapie sinnvoll sein.

Depression

Viele Menschen können sich kaum vorstellen, dass eine **Depression** schon bei Kindern möglich ist. Doch auch Kinder können schon an den verschiedenen Formen der Depression erkranken, wobei Mädchen häufiger betroffen sind als Jungen.

Leitbeschwerden

➤ Lust- und Antriebslosigkeit, Traurigkeit, bei kleineren Kindern Spielunlust
➤ Ständige Erschöpfung
➤ Minderwertigkeitsgefühle
➤ Rückzug von den Freunden
➤ Häufig Veränderungen des Ess- und Schlafverhaltens, wobei sowohl ein Zuviel als auch ein Zuwenig möglich ist

Dass ein Kind gelegentlich einmal lustlos, niedergeschlagen oder traurig ist, ist völlig normal. Solche **Stimmungsschwankungen** machen noch keine Depression aus.

Auch dass bestimmte Ereignisse ein Kind traurig werden lassen, beispielsweise ein Todesfall in der Familie oder ein Umzug, ist als **depressive Reaktion** Teil des normalen Verhaltens.

Manchmal kommt es aber vor, dass ein Kind »ohne Grund« über einen längeren Zeitraum ständig niedergeschlagen ist, sich immer müde und erschöpft fühlt und keine Lust zum Spielen oder zum Verabreden mit Freunden hat. Auch bei Schlafstörungen jeglicher Art, zu wenig Appetit oder umgekehrt übermäßigem Essen sollten Sie aufmerksam werden – es könnte eine **Depression** hinter den uncharakteristischen Beschwerden stecken.

In einem solchen Fall sollten Sie den Arzt aufsuchen. Er wird zunächst ausschließen, dass es nicht eine organische Erkrankung ist, die Ihr Kind »fertig macht«, und Ihr Kind dann an einen Kinder- und Jugendpsychiater oder einen Psychologen überweisen.

Käsler-Heide, H.: **Bitte hört, was ich nicht sage. Signale von suizidgefährdeten Kindern und Jugendlichen verstehen.** Kösel, 2001

So helfen Sie Ihrem Kind

Echte Depressionen müssen oft medikamentös sowie durch eine Psychotherapie behandelt werden, die Möglichkeiten der Selbsthilfe sind begrenzt. Auch naturheilkundliche Verfahren, wie etwa Johanniskraut (siehe S. 96), haben allenfalls einen unterstützenden Stellenwert.

Bei häufigen Stimmungsschwankungen oder depressiven Reaktionen jedoch kann im häuslichen Umfeld einiges bewegt werden. Wir stellen Ihnen hier eine Form der zu Hause anwendbaren »Mini-Psychotherapie« vor, die ursprünglich von dem Amerikaner J. F. Christensen entwickelt wurde.

Das TASSE-Programm bei depressiven Verstimmungen

Bei depressiven Verstimmungen können nach dem folgenden Schema oft nachhaltige Erfolge erzielt werden:

➤ **T**agesplan. Sorgen Sie für einen strukturierten Tagesablauf, und das auch an den Wochenenden.
➤ **A**ngenehme Tätigkeiten. Jeder Tag sollte etwas enthalten, auf das sich Ihr Kind freuen kann, und sei es nur ein abendliches Boccia-Spiel im Garten.
➤ **S**port. Bewegung wirkt psychisch ausgleichend – oder wie der Amerikaner sagt: »Move your butt and your mind will follow« (»Bewege deinen Hintern und deine Seele wird folgen«).
➤ **S**elbstbild. Fördern Sie ein positives Selbstbild durch Lob und indem Sie gut von Ihrem Kind denken und reden. Eine solche »Fernhypnose« kommt an!
➤ **E**nergische Durchsetzung. Ihr Kind soll lernen, dass das, was ihm wichtig ist, auch verdient, durchgesetzt zu werden.

Äußert ein älteres Kind indirekt oder direkt Selbsttötungsabsichten, sollten Sie es darauf ansprechen (erfahrungsgemäß bringt direktes Ansprechen eher Entlastung als Belastung) und noch am gleichen Tage zum Arzt gehen – diese Verantwortung ist für Sie selbst zu viel. Aufmerksam werden sollten Sie auch, wenn ein bis dahin lange niedergeschlagener Jugendlicher plötzlich sehr gut gelaunt wird und/oder seine Sachen verschenkt. Möglicherweise hat er den Entschluss zur Selbsttötung gefasst und fühlt sich durch das Ende der Zweifel erleichtert!

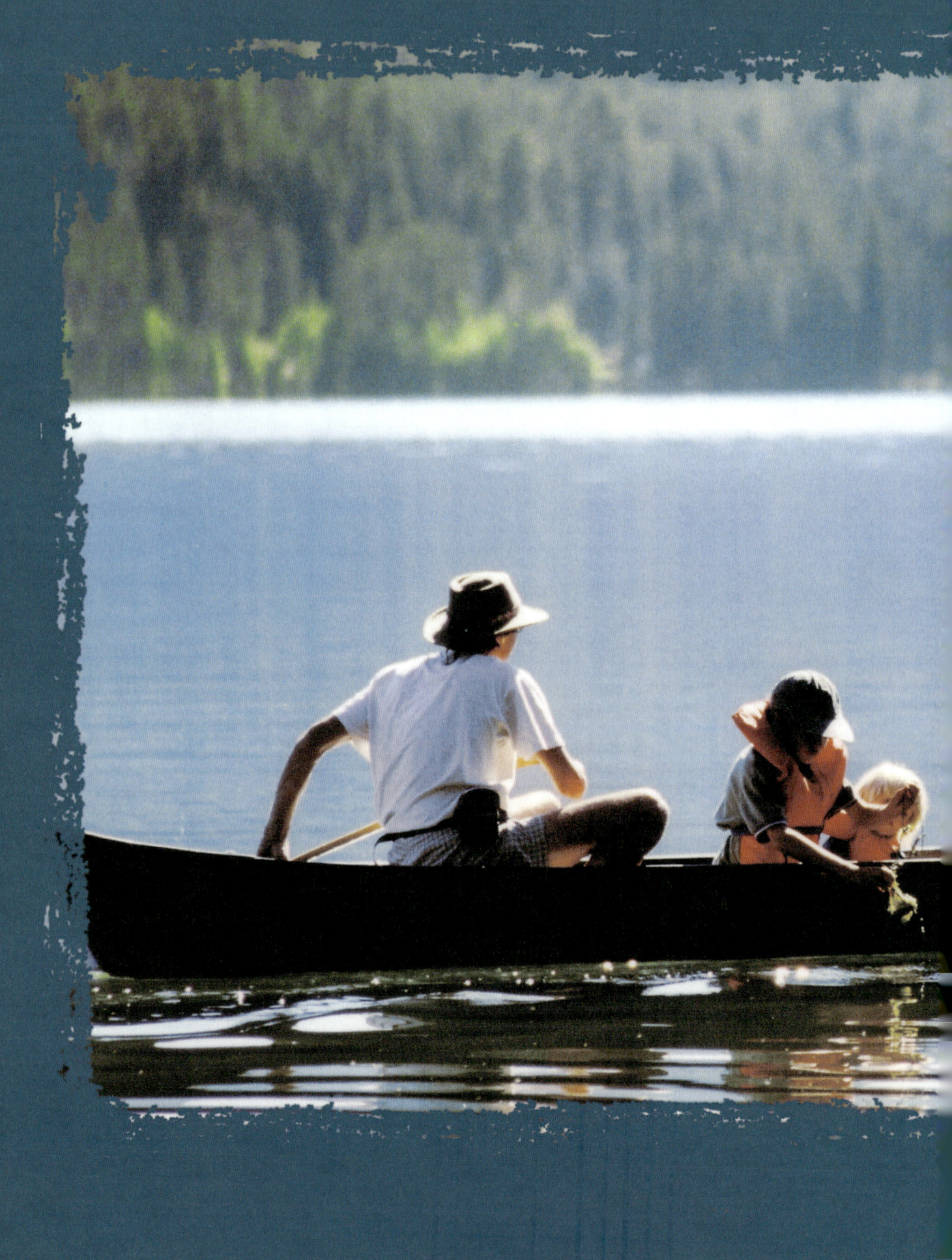

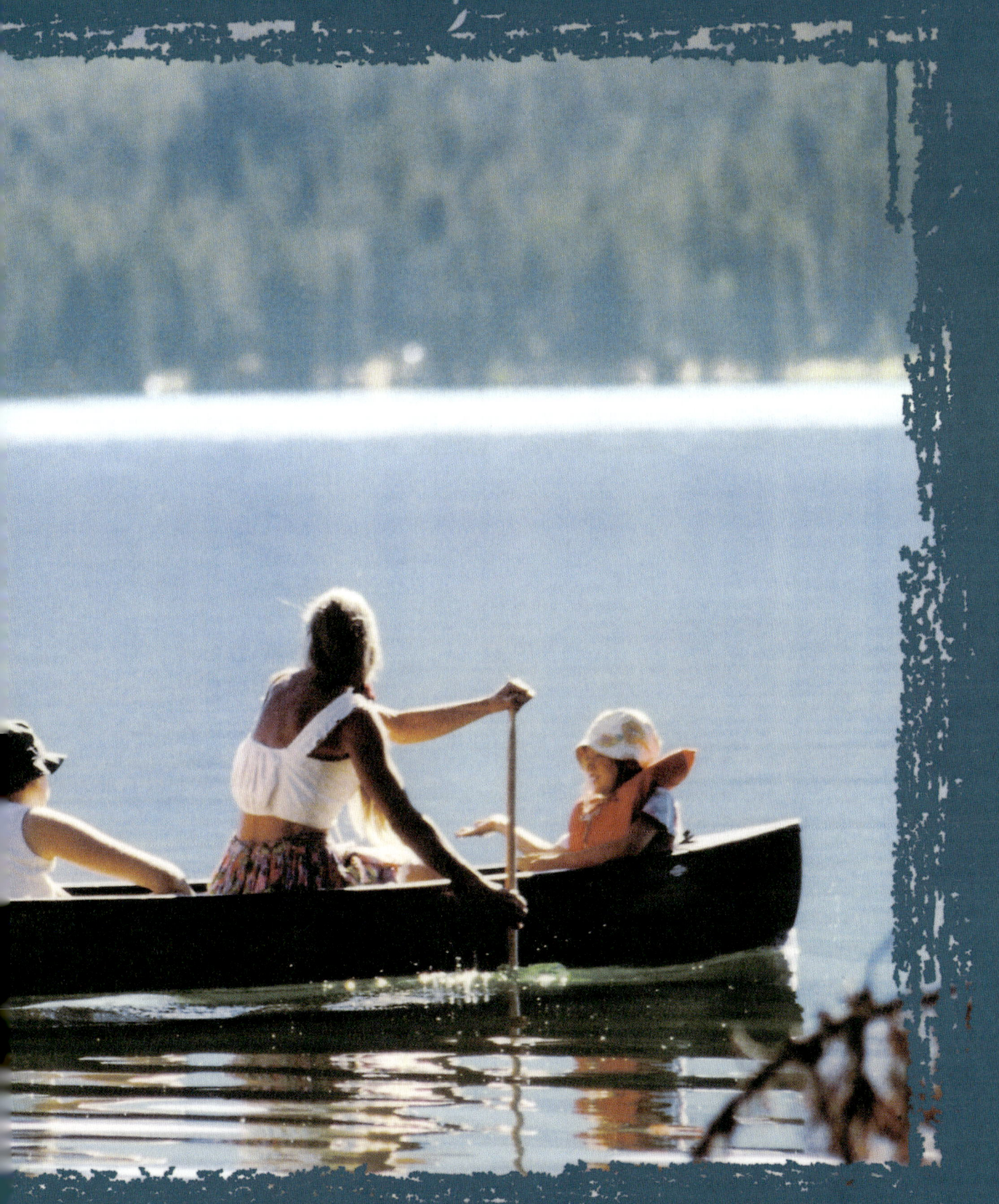

Mit Kindern reisen

Der »ideale« Eltern-Kind-Urlaub kann viele Gesichter haben – was für Familie X der ultimative Spaß ist, ist für Familie Y eine Tortur. So auch das »Nomadenleben« mit dem Zelt: für die eine Familie allenfalls als Wochenendprojekt denkbar, für die andere ein unvergesslicher Sommerurlaub. [ISP]

Mal was ganz anderes

»Das Tollste an unserem Urlaub war, wo draußen so ein Sturm war, dass bei uns das Zelt zusammengebrochen ist«, berichtet die kleine Maike. »Da waren wir plötzlich ganz vom Zelt eingewickelt.« Der fünfjährige Lars dagegen steht aufs Wohnmobil, denn »Da kann man oben drin eine Burg aus Matratzen bauen und Ritter spielen. So wie zu Hause in meinem Zimmer auf dem Hochbett.«

Was einen Urlaub für Kinder zum gelungenen Ereignis macht, ist nicht leicht vorauszusehen. Ob das Zelt nun im Garten von Tante Erna zusammenbricht oder an einem einsamen Strand in Kerala – für die Kinder ist das womöglich nebensächlich.

Aber auch die Großen sind unberechenbar. Manche Eltern schwören aufs Familienhotel, anderen sind Unterkünfte mit abwaschbaren Tischtüchern und Micky-Maus-Tapeten ein Graus.

Wenn wir in diesem Kapitel also Rat zum Thema Verreisen geben, so wollen wir eines *nicht* tun: Ihnen den »idealen« Eltern-Kind-Urlaub verkaufen. Den nämlich gibt es allenfalls in den Prospekten der Reiseveranstalter. Für die eine Familie funktioniert das Kinderhotel, für die andere der Extremurlaub mit dem Husky-Pack in Alaska.

Sie kennen Ihr Kind am besten, und was die Nachbarskinder so toll fanden, kann mit den eigenen Kindern die Hölle sein.

Eine Frage der Perspektive

Für welche Art von Urlaub Sie sich entscheiden, hängt nicht nur vom Zeitbudget, dem Geldbeutel und geografischen Vorlieben ab, sondern ist auch eine Frage der persönlichen Perspektive:

➤ Manche Eltern planen den Urlaub aus der Kinder-Perspektive: »Ich will meinen Kindern einen tollen Urlaub bieten. Wenn die Kinder zufrieden sind, dann ist der Urlaub auch für uns Große stressfrei und vergnüglich.«

➤ Andere bevorzugen die Erwachsenen-Perspektive: »Klar gilt es, auf die Kinder Rücksicht zu nehmen, aber es ist zunächst einmal Urlaub für uns Eltern. Wir halten den Karren das ganze Jahr über am Laufen – wenn wir unsere Batterien im Urlaub nicht voll aufladen können, funktioniert das Familienleben nicht.«

Hauptsache keine »Verlierer«

Egal ob Sie sich mehr an den Wünschen Ihrer Kinder oder Ihren eigenen Vorstellungen orientieren (und das wechselt bei vielen Eltern auch mit dem Alter der Kinder) – was Sie sicher nicht wollen, ist, dass es nacher »Gewinner« und »Verlierer« gibt.

Ein paar Tipps können die gemeinsame Unternehmung aufwerten und dafür sorgen, dass jeder sich gern an den Urlaub erinnert. Wir haben unsere Anregungen zum Urlaub auf der nächsten Seite zusammengestellt.

Mit Kindern in die Tropen?

Reisemediziner empfehlen, Kinder unter fünf Jahren nicht in die Tropen mitzunehmen. Wir halten dies, auch aus eigenen Erfahrungen, für richtig.

Kleinere Kinder sind zum einen »klimaanfälliger« als Erwachsene – sie schwitzen nämlich weniger und neigen dadurch zum Wärmestau. Für die Anpassung an das neue Klima brauchen sie deshalb viel Energie, die ihnen zum Erleben und Genießen des fremden Landes fehlt.

Zum anderen sind sie aber auch infektanfälliger und bekommen in der neuen Umgebung häufig Durchfall oder Erkältungen. Auch die Zeitumstellung (»Jetlag«) kann manche Kinder länger beschäftigen, als einem lieb ist.

Letztlich kommt es aber darauf an, was man im Urlaub macht:

➤ Ein Badeurlaub auf einer Seychellen-Insel (wenn das Portemonnaie so etwas überhaupt zulässt) ist keine große Umstellung, da die dortigen Ferienressorts praktisch alles fernhalten, was Herz und Magen von Kindern wie Erwachsenen verstimmen könnte. Ob der Aufwand einer zehnstündigen Flugreise lohnt, ist eine andere Frage.

➤ Dagegen kann eine Rundreise ins Innere von Tunesien oder Marokko, obwohl noch gar nicht zu den Tropen zählend, schon für Erwachsene äußerst strapaziös sein und Kinder schnell krank werden lassen.

Drei Leitfragen, ob Ihr Urlaubsreiseziel für Kinder geeignet ist

1. Klima: Hohe Temperaturen – wie sie auch die Balearen oder Kanaren bieten – sind per se nicht so schlimm. Viele Kinder können sich an *trockene* Hitze gut gewöhnen. Aber hohe Luftfeuchtigkeit und fehlende Abkühlung in der Nacht, wie sie für die Tropen typisch sind, sollten in Bezug auf Kinder die Warnlampen angehen lassen.

2. Essen: Kinder sind nicht so sehr darauf erpicht, ständig Sachen essen zu müssen, die sie und ihr Magen nicht kennen. Vor allem aber: Wenn die Hygiene nicht unter Kontrolle ist, sollten Sie Kinder vor der Pubertät lieber zu Hause lassen.

3. Tagesablauf: Können Sie Ihren Kindern Rückzugsmöglichkeiten zum Mittagsschlaf und Ausschlafen usw. bieten? Wenn nicht, ist Ihr Urlaubsziel zumindest für Kinder unter fünf Jahren fragwürdig.

Frühwein, N.: **Mit Kindern auf Reisen. Ein Urlaubsratgeber für Familien.**
Verlagsgruppe J. Fink, 1998

➤ www.bzga-reisegesundheit.de
Website der Bundeszentrale für Gesundheitliche Aufklärung zum Thema Reisen, mit guten Informationen zu den häufigsten Reiseerkrankungen

Kann man mit einem kranken Kind verreisen?

Wenn Ihr Kind kurz vor Reisebeginn erkrankt, ist ein Besuch beim Kinderarzt angesagt. Er kann Ihnen bei der Entscheidung helfen, ob es vielleicht besser ist, die lang geplante Reise abzusagen (in einem solchen, gerade bei Kleinkindern nicht seltenen Fall kann sich übrigens eine Reiserücktrittversicherung bezahlt machen). Wenn der Kinderarzt Sie »springen« lässt, wird er Ihnen vielleicht Medikamente für den Fall einer Verschlechterung mitgeben.

Ob Ihr Kind mit einer ansteckenden Erkrankung (etwa Windpocken) verreisen kann, hängt auch vom benutzten Verkehrsmittel ab – im Privatauto ist das zu verantworten, in öffentlichen Verkehrsmitteln dagegen nicht erlaubt.

Chronische Krankheiten

Leidet Ihr Kind unter einer chronischen Krankheit wie Asthma oder Diabetes, ist Verreisen in der Regel kein Problem. Nehmen Sie ausreichend Medikamente mit (beachten Sie dabei eventuelle Kühlvorschriften) und erkundigen Sie sich schon vorher für den Notfall nach einem Kinderarzt bzw. einer Kinderklinik am Urlaubsort. Solche Informationen erhalten Sie über den Reiseveranstalter, die Konsulate des Reiselandes sowie den ADAC.

Besonders bei selteneren Erkrankungen empfiehlt es sich, die wichtigsten Informationen zu der Erkrankung, den verwendeten Medikamenten und den bei Verschlechterung zu ergreifenden Maßnahmen in Form eines Arztbriefes mitzuführen, den Ihnen der Kinderarzt sicher gerne schreibt (möglichst auf Englisch).

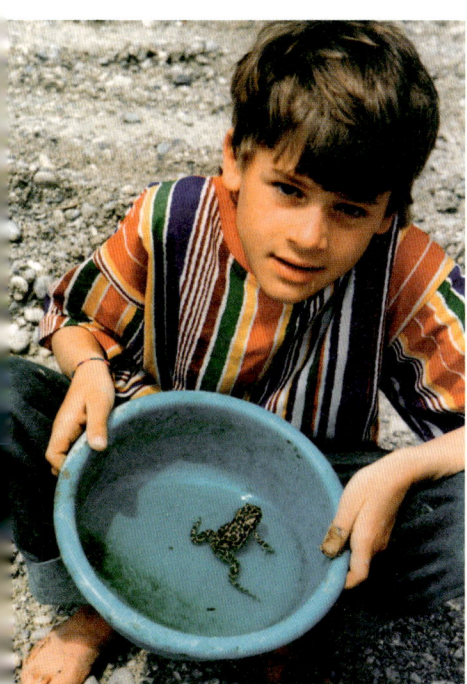

Auch für den Urlaub gilt: Kinder haben eher den Nahbereich im Blick. Was einen Urlaub für Kinder unvergesslich macht, sind deshalb oft die kleinen Dinge am Wegrand – wie hier die ausgiebig erforschte Kröte. [RZ]

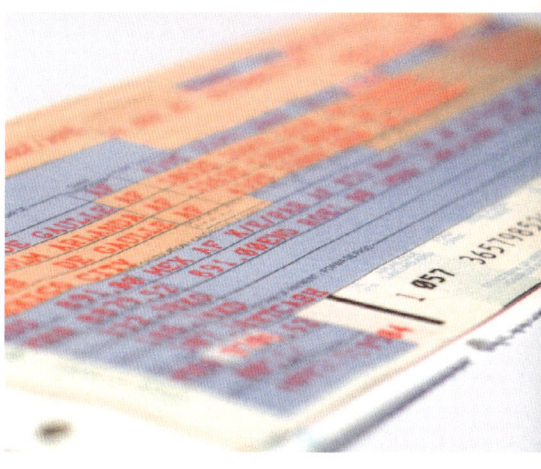

Fernreisen mit Kindern müssen gut geplant sein. Ob Kinder von einer Fernreise etwas haben, hängt von vielen Dingen ab: ihrem Alter, dem Klima, den Hygienebedingungen und nicht zuletzt davon, wie der Urlaub verbracht wird. [ISP]

Tipps zum Urlaub

➤ **Kinder »schwingen mit«:** Solange Sie selbst »gut drauf« sind, sind die Kinder für die verschiedensten Unternehmungen und Urlaubsformen zu haben.

➤ **Falls Sie einen Aktivurlaub vorhaben:** Planen Sie »mit Luft«. Die Leistungsgrenzen Ihrer Kinder verschieben sich von Jahr zu Jahr enorm. Lernen Sie die Grenzen Ihrer Kinder (und Ihre eigenen Grenzen) in den ersten Urlaubstagen zunächst einmal kennen. Nichts stresst mehr, als immer im roten Bereich zu agieren.

➤ **Lassen Sie sich auf Kompromisse ein:** Ihr Kind wird vielleicht weniger als Sie an der Andacht der Natur interessiert sein und einen lebhaften Campingplatz der stillen Bucht vorziehen. Zelten Sie an einem Tag an der Bucht, am anderen auf dem Campingplatz.

➤ **Lassen Sie sich überraschen:** Je klarer umrissen die Vorstellungen sind, mit denen Sie in den Urlaub starten, desto eher geht er schief.

➤ **Für Aktive:** Informieren Sie sich über die neuesten Eltern-Kind-Technologien. Sie werden Erstaunliches entdecken: rückenschonende Tragegestelle fürs Wandern, leichte und dennoch stabile Fahrradanhänger, ans Erwachsenenrad anzukoppelnde Kinderräder (trailer bikes), Erwachsenen-Kinder-Tandems und und und …

Die Anreise

Es ruhig angehen zu lassen, bleibt meist ein frommer Wunsch. So sind zum Beispiel mit Säuglingen und Kleinkindern Nachtfahrten manchmal die bessere Lösung – wenigstens die Kinder kommen dann ausgeruht am Urlaubsziel an.

Egal wann oder wie Sie fahren, checken Sie noch einmal, ob Sie die »Gesundheitssachen« dabei haben: Auslandskrankenscheine, Impfpass, Reiseapotheke.

Reisekrankheit vermeiden

Kindern kann die **Reisekrankheit** (= *Kinetose, Bewegungskrankheit*) übel mitspielen, jedes achte Kind hat damit regelmäßig zu kämpfen. Vor allem bei häufigem Beschleunigen oder Abbremsen leiden sie unter Übelkeit und Erbrechen. Säuglinge sind davon verschont – je toller es schaukelt, desto zufriedener sind sie.

Die richtige Wahl des Sitzplatzes in einem Fahrzeug kann helfen. Anfällige (ältere) Kinder sitzen im Auto möglichst vorne, im Bus ebenfalls (damit sie die Straße beobachten, allerdings nicht direkt auf der Vorderachse, sondern ein paar Reihen dahinter), im Schiff im Mittelteil und im Flugzeug auf Höhe der Tragflächen.

Plätze gegen die Fahrtrichtung sowie konzentriertes Schauen auf den Nahbereich (also Lesen, Bilderbücher anschauen oder Gameboy spielen) gilt es zu vermeiden. Besser ist es, Musik oder Hörspiele zu hören, gemeinsam zu singen oder Rätselspiele zu spielen. Die Sicht durch die Frontscheibe im Bus sowie gute Frischluftzufuhr und häufige Fahrtpausen sind ebenfalls günstig.

Auch wenn alle möglichen Mittelchen propagiert werden: Bei anfälligen Kindern können sie allenfalls die Beschwerden lindern. Erwarten Sie nicht, ganz auf die »Tüte« verzichten zu können. Der Kinderarzt kann etwa vorbeugende Zäpfchen oder Tropfen verordnen. Diese gegen den Brechreiz wirkenden Medikamente (so genannte *Antiemetika*, etwa Vomex A®) machen das Kind auch müde. Da letztere Nebenwirkung oft schwer voraussehbar ist, sind sie für Säuglinge und Kleinkinder nicht geeignet.

Im Flugzeug

Der Bewegungsmangel und die ungünstig klimatisierte Luft im Flugzeug setzen auch Kindern zu. Gehen Sie am besten ganz zum Schluss in den Flieger – Sie sitzen nachher noch lange genug.

Bei Start und Landung kann schon bei Säuglingen starker Ohrendruck auftreten. Stillen Sie Ihr Kind deshalb bei Start und Landung oder geben Sie ein Fläschchen oder zumindest einen Schnuller. Das Saugen hilft den Druck im Mittelohr auszugleichen. Bei älteren Kindern sind Kaugummis beliebt.

Hat Ihr Kind Schnupfen, so können abschwellende Nasentropfen den Druckausgleich erleichtern (eine halbe Stunde vor Start bzw. Landung geben).

Trägt Ihr Kind Kontaktlinsen, so sollte es während des Fluges besser eine Brille tragen – die Klimatisierung im Flugzeug und die Müdigkeit können die Augen reizen.

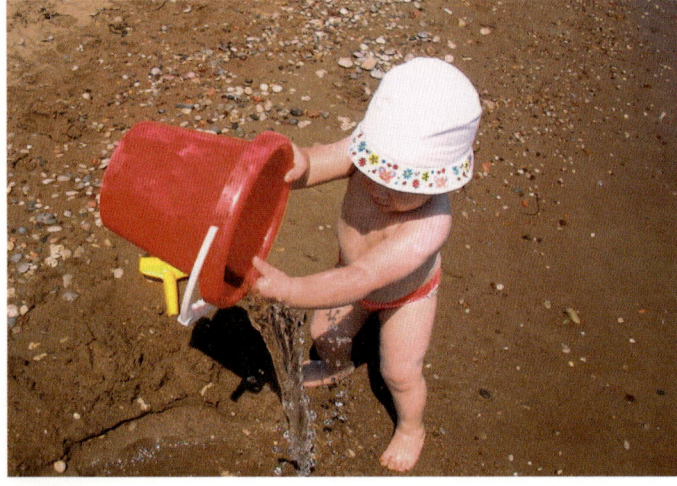

Das Leben und Spielen am Strand kann Kinder so richtig glücklich machen, und das Reiseziel muss dabei nicht unbedingt weit in der Ferne liegen.
[ISP]

Selbsthilfe bei Reisekrankheit

▶ Als Getränk für die Fahrt hat sich Wasser oder Fencheltee bewährt. Zu meiden sind kohlensäure- oder koffeinhaltige Getränke.

▶ Zum Essen am günstigsten sind fettarme Mahlzeiten und nicht zu viele Süßigkeiten. Im Autobahnrestaurant bieten sich also Nudeln an.

▶ Manchen Kindern hilft das Kaugummikauen.

▶ Eine gute Wirkung gegen Reisekrankheit hat der Ingwer. Ältere Kinder können z. B. eine getrocknete Ingwer-Wurzel knabbern. Dazu einzelne Flocken oder dünne Scheibchen von der Ingwerwurzel abziehen und an einem luftigen Platz trocknen.

▶ Jüngere Kinder lehnen getrockneten Ingwer häufig wegen seines scharfen Geschmacks ab. Für sie sind Ingwerbonbons oft gut geeignet, die Sie sowohl fertig kaufen als auch selbst herstellen können: 125 g Butter, 125 g Zucker und 75 g Honig in einen Topf geben, etwa 3 cm einer Ingwerwurzel fein gerieben hinzufügen und alles auf mittlerer Hitze schmelzen und karamelisieren lassen. Die Masse dann abkühlen lassen und vor dem Erhärten zu Bonbons formen (sind die Bonbons zu weich, das nächste Mal weniger Honig nehmen).

▶ Ingwer kann auch als Getränk verwendet werden: Eine Ingwerwurzel schälen, fein reiben und mit einem Liter kochendem Wasser übergießen. Zehn Minuten ziehen lassen, abseihen und etwas Zitronensaft zugeben. Lassen Sie Ihr Kind dieses Getränk während der Fahrt schluckweise kühl trinken.

▶ Eine weitere Alternative: Verreiben Sie einfach eine frische, mit dem Messer angeritzte Wurzel über den Unterarminnenseiten Ihres Kindes.

▶ Die Homöopathie empfiehlt je nach Konstitution z. B. Cocculus D6, Colchicum autumnale D6 oder Petroleum rectificatum D6 – jeweils vor Reisebeginn einzunehmen.

▶ Ob eine Akupunkturbehandlung in den Tagen vor Reiseantritt vorbeugend wirkt, ist umstritten. Dasselbe gilt für das Tragen bestimmter Armbänder oder Amulette, die wohl eher durch die Macht der Suggestion wirken dürften.

Kampf mit der Zeitverschiebung

Das Überqueren mehrerer Zeitzonen bringt unsere innere Uhr durcheinander, die uns hilft, uns an den ständigen Wechsel von Licht und Dunkel anzupassen. Und dieses innere Programm (wir haben es auf S. 39 genauer beschrieben) ist älter als unsere Glühbirnen, älter als das Feuer, ja, älter als die Menschheit.

Transatlantikflüge sind da also nicht einprogrammiert. Die Folgen sind bekannt: Mehrere Tage lang laufen wir »neben der Spur« und geben sicherlich nicht die abenteuerlichen Touristen ab, die wir gerne sein wollen. Das gilt auch für Kinder.

Die Anpassung erleichtern

Sie können die Anpassung beschleunigen, indem Sie Ihr Kind so heftig bespielen und beschäftigen, dass es bis zum Abend durchhält. Lassen Sie Ihr älteres Kind also möglichst keinen Mittagschlaf halten, um die »Reisemüdigkeit« wegzuschlafen. Nehmen Sie Ihr Kind lieber raus an die frische Luft.

Bei kleineren Kindern stehen Sie mit der Schlafverzögerungsstrategie allerdings oft auf verlorenem Posten, das Schlafbedürfnis des Kleinkindes ist nun einmal »imperativ« – d. h. es hat Vorrang vor allen anderen Bedürfnissen.

Alles, was Sie hier tun können, ist, den zweiten Feind einer raschen Umstellung in Schach zu halten, den Hunger. Gerade kleine Kinder wachen in den ersten Tagen am Urlaubsort nachts mit einem Bärenhunger auf – der Körper will sein Frühstück (oder Abendessen) haben. Bevor Ihr Kind einschläft, sollte es also noch einmal gut »vollgetankt« werden, und auch ältere Kinder sollten so spät wie möglich noch einmal tüchtig essen.

Apropos Essen: Leicht verdauliche kohlenhydratreiche Speisen stimulieren eher den Schlaf, eiweißreiche Nahrung dagegen fördert eher den Wachzustand.

Das immer häufiger gegen die Zeitverschiebung angepriesene (und wohl auch wirksame) Melatonin sollte bei Kindern außen vor bleiben. Schließlich handelt es sich um ein körpereigenes Hormon und damit einen Eingriff in das Hormongefüge des Körpers, dessen langfristige Auswirkungen auf Kinder nicht ausreichend erforscht sind.

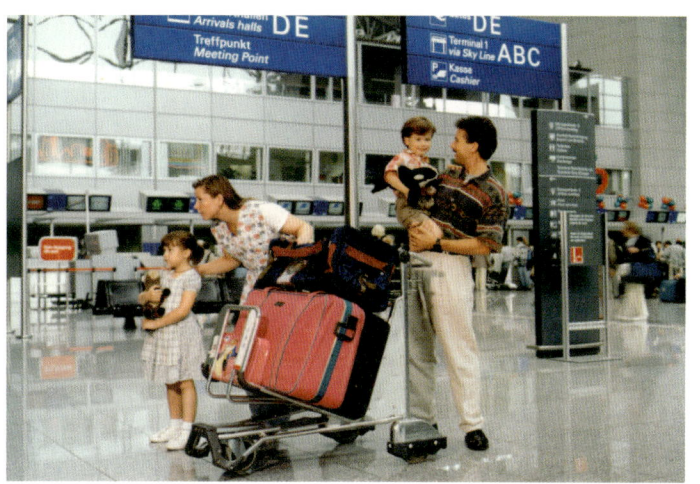

So aufregend es für alle ist, weit zu verreisen: Fernreisen mit Kindern erfordern intensive Vorbereitung. Besondere Aufmerksamkeit ist dem Impfschutz zu widmen. [ABDA]

Fernreisen

Ferne Regionen stehen für manche Familien hoch im Kurs: Sie bieten berechenbares Klima, jede Menge Exotik und den totalen »Tapetenwechsel«. Aber die meisten dieser Regionen sind nicht nur warm, sondern, in aller Regel, auch arm. Zu den klimatischen Umstellungsproblemen treten deshalb oft zusätzliche Herausforderungen wie geringe Hygienestandards und eine meist schlechtere medizinische Versorgung. Fernreisen mit Kindern wollen deshalb gut geplant sein. Informieren Sie sich – frühzeitig – über:
- Klima und Kleidung
- Gesundheitsrisiken, insbesondere ansteckende Krankheiten vor Ort, empfohlene Impfungen bzw. Malaria-Prophylaxe
- Ansprechpartner für den Notfall

Hierzu stehen Ihnen die Tropeninstitute sowie verschiedene Internet-Portale zur Verfügung, die Ihnen für jedes Land dieser Erde umfassende Informationen, insbesondere zur Vorbeugung von Krankheiten, geben können (siehe Kasten S. 481). Die Adressen von Ärzten vor Ort erfahren Sie beim ADAC und den jeweiligen Botschaften.

Impfungen

Sobald Sie Ihre Reise ins Auge fassen, überprüfen Sie den Impfschutz der ganzen Familie. Am wichtigsten sind dabei die auch hierzulande empfohlenen *Standardimpfungen:* Insbesondere der Schutz gegen Tetanus, Diphtherie, Masern, Hepatitis B und Polio sind im südlichen Ausland dringend anzuraten (siehe S. 128).

Zusätzlich kommen je nach Land weitere Impfungen in Betracht. Welche dies sind, erfahren Sie über das Reisebüro, die Paul-Ehrlich-Gesellschaft (www.p-e-g.de) und die tropenmedizinischen Institute (siehe Adresskasten auf S. 481).

Dabei gilt es, Impfvorschriften und Impfempfehlungen zu unterscheiden.

Eine **Impfvorschrift** (z. B. gegen Gelbfieber) ist eine von den Behörden des Reiselandes vorgeschriebene Voraussetzung für die Einreise (aktuelle Informationen unter www.fit-for-travel.de sowie bei den jeweiligen Länderinformationen unter www.crm.de). Solche Vorschriften dienen vor allem dem Schutz der dortigen Bevölkerung gegen die Einschleppung von Erregern, sie gelten nur für wenige Länder (z. B. Impfung gegen Gelbfieber bei Reisen ins tropische Afrika und Südamerika).

Im Unterschied dazu sprechen die Gesundheitsämter hierzulande für jedes Land **Impfempfehlungen** aus. Sie dienen dem Schutz des einzelnen Reisenden und sind deshalb freiwillig.

Die Impfungen kann der Kinderarzt durchführen. Lediglich die Gelbfieberimpfung wird nur von speziellen Impfstellen vorgenommen (diese nennt Ihnen der Kinderarzt oder sind unter www.fit-for-travel.de abzufragen).

Nehmen Sie die Impfausweise mit in den Urlaub. Falls Sie noch keinen Impfausweis haben oder falls Ihr Kind mehrere Impfpässe hat, so lassen Sie sich die Impfbescheinigungen am besten in *einen* gelben internationalen Impfpass übertragen.

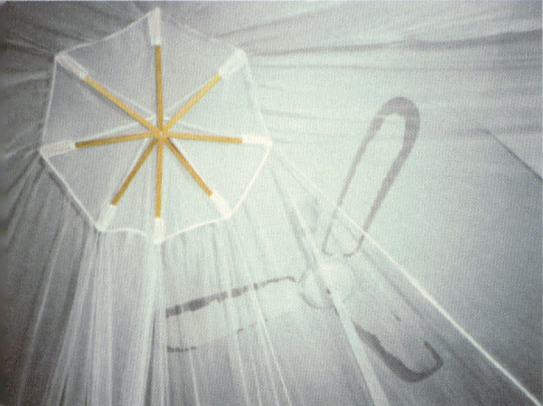

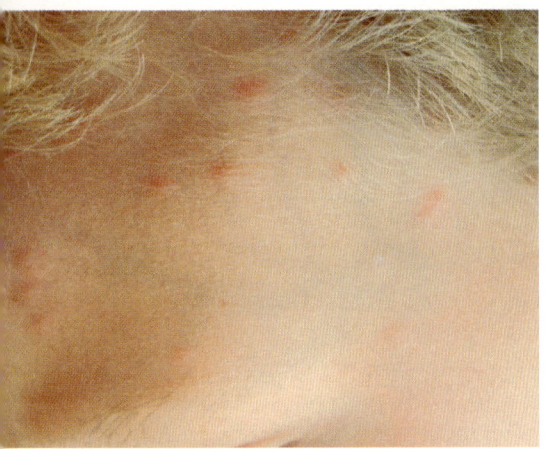

Oben:
Unter einem »Moskitozelt« zu schlafen, kann für Kinder eine aufregende Erfahrung sein. Allerdings sollte das Moskitonetz mit möglichst weitem Abstand zum Kinderbett übergeworfen sein, denn das Kind darf im Schlaf nicht das Netz berühren – sonst können die Stechmücken trotzdem zustechen, sogar durch den Schlafanzug hindurch. [DGK]

Unten:
Repellents schützen nicht nur vor Malaria-Überträgern, sondern auch vor anderen Stechfliegen, die manche Kinder anzuziehen scheinen wie Honig die Wespen. [TE]

Denken Sie daran: Einige Impfungen müssen mehrfach verabreicht und im Abstand von einer oder mehreren Wochen vor der Reise vorgenommen werden! Nur so kann Ihr Kind noch vor der Abreise genügend Abwehrstoffe bilden. Idealerweise sollten manche Impfungen (etwa gegen Hepatitis A) schon sechs Monate vor Reisebeginn begonnen werden!

Mögliche Impfungen vor Fernreisen

Die Hepatitis A verläuft bei Kindern meist mild. Durch die Impfung von Kindern soll vor allem die Ansteckung anderer Menschen nach der Rückkehr vermieden werden. Für den vollen Schutz muss dreimal geimpft werden (vier Wochen Abstand zwischen den ersten Impfungen und ein halbes Jahr bis zur dritten Impfung).

Die Impfungen gegen Cholera und Typhus spielen bei Kindern eine geringere Rolle. Zum einen ist der erreichte Impfschutz bei Kindern geringer als bei Erwachsenen, zum anderen können beide Krankheiten durch Einhalten der Hygieneregeln vor Ort (siehe S. 482) fast immer vermieden werden. Die Typhusimpfung ist zudem nicht für Kinder unter zwei Jahren zugelassen.

Malaria-Vorbeugung

Das gefährlichste Tier in Afrika ist nicht der Löwe, sondern die *Anopheles-Mücke,* die Überträgerin der Malaria. Die Vorbeugung vor Malaria gehört nach wie vor zu den wichtigsten Schutzmaßnahmen auf Fernreisen nach Afrika und Asien. Eine Impfung gibt es bisher nicht.

Schutz vor Stichen

Am wichtigsten ist der *Schutz vor Stichen* der Anopheles-Mücke, die vor allem in der Dämmerung anzutreffen ist, durch:

Kleidung: helle, nicht zu leichte, die Knöchel bedeckende Kleidung (von Sonnenuntergang bis Sonnenaufgang tragen!)

Moskitonetze: Maschengröße 1,2 x 1,2 mm, möglichst mit Pyrethrum-Präparaten imprägniert, auch bei Säuglingen!

Repellents: Die Kleidung wird am besten mit mückenabweisenden Mitteln besprüht, und zwar bevor sie angezogen wird. Hierzu kommt Zedernöl für Kleinkinder, ab 2 Jahre die besser wirksamen Pyrethrum-Präparate oder Bayrepel und ab 8 Jahre auch DEET in Betracht. Solche *Repellents* werden zudem noch auf die unbedeckten Hautstellen aufgetragen. Am besten wirken DEET (ab 8 Jahre) und Bayrepel (ab 2 Jahre).
Eine Bewertung der derzeit angebotenen Repellents bietet das Mikrobiologische Institut der Universität Mannheim auf seiner Website an (www.ma.uni-heidelberg.de/inst/imh/reisemd2/n_reisemedizin.html).

Reiseapotheke

Auf vielen Reisen hat sich die folgende Reiseapotheke bewährt. Sie wird möglichst wasserdicht verpackt und natürlich von Kindern fern gehalten. Am besten besprechen Sie die einzelnen Medikamente rechtzeitig vor Reisebeginn (mehrere Wochen vorher) mit dem Kinderarzt und lassen sich die entsprechenden Rezepte ausstellen. Vor Reisebeginn noch einmal das Verfallsdatum überprüfen!

- Material zur Wundversorgung: Kompressen, Mullbinden, elastische Binden, Pflaster (sowohl als einzelnes Wundpflaster als auch als Rolle), Desinfektionsmittel, z. B. reiner Alkohol
- Wund-Heilsalbe (z.B. Polyvidon-Salbe®, alternativ Calendula-Salbe), antiseptische Lösung (z. B. Polyvidon-Lösung®, alternativ Calendula-Essenz)
- »Kleinwerkzeug«: kleine, gut schneidende Schere, Splitterpinzette, spitze Nähnadel (zur Splitterentfernung, siehe S. 504), Zeckenzange
- Durchfallmittel: Anis-Fenchel-Kümmel-Tee, Elektrolytlösungen (etwa Oral-Pädon®); evtl. Lactobacillus-Präparat (etwa LGG®)
- Mittel gegen Erbrechen und Reisekrankheit (z. B. Vomex A-Zäpfchen®)
- Fieberthermometer
- Fiebersenkende Mittel als Zäpfchen oder Saft (gleichzeitig Schmerzmittel): Paracetamol oder Ibuprofen (Details siehe S. 157)
- Augentropfen gegen Bindehautentzündung (in warmen Länder häufiger), etwa Kanamytrex® Augentropfen
- Antiallergisches Gel gegen Insektenstich-Reaktionen (Antihistaminikum, z. B. Fenistil®)
- Mittel zur Insektenabwehr (Repellent)
- Sonnenschutzmittel (wasserfest und mit hohem Lichtschutzfaktor)

Je nach Reiseland oder Reiseart:

- Malariamittel
- Moskitonetz
- Wasserentkeimungsmittel
- Einmalspritzen und -kanülen
- Antibiotika zur Behandlung schwerer Darminfektionen (Beratung durch Kinderarzt)

Die beschriebenen Schutzmaßnahmen wirken auch gegen andere von Stechmücken übertragene tropische Erkrankungen, wie *Dengue-Fieber, Japanische Enzephalitis* und *Leishmaniasis*.

In vielen Regionen ist das Malariarisiko in der Trockenzeit viel geringer als in der Regenzeit und den Wochen danach. Wenn immer möglich, sollten Sie dies in der Reiseplanung berücksichtigen.

Medikamente gegen Malaria

Vorbeugende *Antimalariamittel* werden bei Reisen in Hochrisikogebiete *zusätzlich* eingenommen. Die Einnahme beginnt einige Tage vor Anreise und wird noch einige Zeit nach der Rückkehr fortgesetzt. Auch wenn in vielen Gegenden kein Weg daran vorbeiführt: Leider sind die modernen und effektivsten Malariamittel auch die nebenwirkungsreichsten – und so mancher Urlaub war allein wegen dieser Nebenwirkungen ein Schlag ins Wasser.

In Gegenden mit niedrigem Risiko kann auf die medikamentöse Malaria-Prophylaxe verzichtet werden, es sollte aber ein Notfallmedikament gegen Malaria mitgenommen werden, das dann in fraglichen Fällen (etwa bei Fieber) nach genauer Anordnung eingenommen wird. Nähere Informationen zu dieser so genannten **Stand-by-Prophylaxe** erhalten Sie bei allen Tropeninstituten und unter www.fit-for-travel.de.

Kein perfekter Schutz

Leider wirken Medikamente gegen Malaria nicht 100-prozentig, zudem breiten sich Resistenzen aus. In einem Malariagebiet muss deshalb jedes Fieber (auch dann, wenn die Antimalariamittel zuverlässig genommen wurden) bis zum Beweis des Gegenteils als Malariaerkrankung angesehen werden. Sie müssen dann mit Ihrem Kind unverzüglich einen Arzt oder ein Krankenhaus aufsuchen – dies gilt auch bis zu einem Jahr nach Rückkehr, da die Inkubationszeit bei Malaria (normalerweise bis sechs Wochen) bei gleichzeitiger Malaria-Prophylaxe deutlich länger sein kann.

Die Empfehlungen zur Vorbeugung und Behandlung der Malaria unterscheiden sich selbst innerhalb eines Landes und werden stetig an die aktuelle Resistenzlage angepasst. Aktuelle Informationen sind über die rechts genannten Stellen zu erfragen.

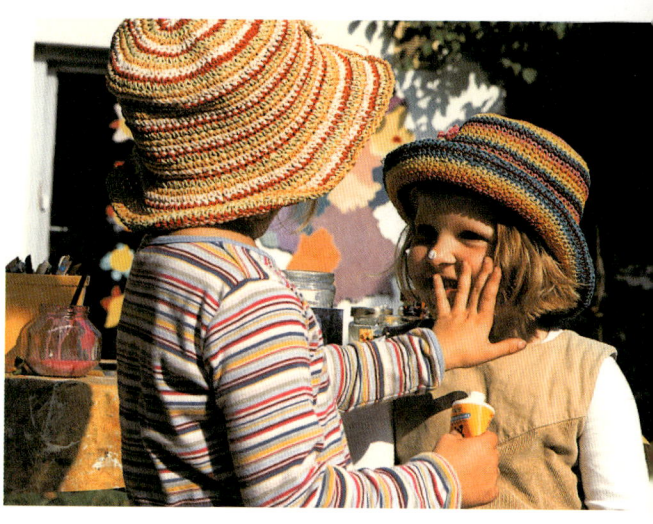

Muss sorgfältig gemacht werden und kann trotzdem lustig sein: das Auftragen der Sonnenschutzcreme 15–30 Minuten vor dem Sonnenbad. Auch an die Kopfbedeckung sollte man denken. [AM]

Malaria – so äußert sie sich

Wegen der ein- bis sechswöchigen Inkubationszeit ist frühestens sieben Tage nach Einreise mit einer Malariaerkrankung zu rechnen. Wegweisendes Symptom ist Fieber, typische (aber bei Kleinkindern nicht immer vorhandene) Begleitzeichen sind Krankheitsgefühl, Kopf- und Gliederschmerzen sowie Schüttelfrost.

Gehen Sie in Zweifelsfällen zu einem Arzt vor Ort, der eine Malaria durch einen Bluttest nachweisen (oder ausschließen) kann. Dies gilt insbesondere für Säuglinge und kleine Kinder, bei denen die Malaria oft untypisch verläuft. Erscheint Ihnen Ihr Kind »komisch«, handeln Sie rasch. Und denken Sie daran: Malaria kann trotz Malaria-Prophylaxe auftreten!

Bücher und Info-Zentren zum Thema Fernreisen mit Kindern

Huss, G.: **Mit Kindern in die Tropen.** Verlag im Kilian, 1998

Reisehandbuch des Bernhard-Nocht-Instituts für Tropenmedizin. Schutzgebühr 10 Euro, zu beziehen beim Bernhard-Nocht-Institut Hamburg (www.gesundes-reisen.de)

▶ www.fit-for-travel.de Website des Tropeninstituts München. Bietet Gesundheitsempfehlungen zu über 300 Reisezielen und unter der Rubrik »Vor Reisebeginn« zahlreiche Tipps für den Familienurlaub. Berät über mögliche Impfungen im Kindesalter

Tropeninstitute und Beratungsstellen für Deutschland stets aktualisierte Liste unter www.rki.de/INFEKT/STECKBRF/ANHANG.HTM

▶ **Berlin:** Institut für Tropenmedizin Spandauer Damm 130, 14050 Berlin

▶ **Dresden:** Städtisches Klinikum, Institut für Tropen- und Reisemedizin Friedrichstr. 41, 01067 Dresden

▶ **Düsseldorf:** Tropenmedizinische Ambulanz Universität Düsseldorf Moorenstr. 5, 40225 Düsseldorf

▶ **Hamburg:** Bernhard-Nocht-Institut für Tropenmedizin Bernhard-Nocht-Str. 74, 20359 Hamburg

▶ **Heidelberg:** Abteilung für Tropenhygiene und Öffentliches Gesundheitswesen der Universität Heidelberg Im Neuenheimer Feld 324, 69120 Heidelberg

▶ **Leipzig:** Städtisches Klinikum St. Georg Delitzscher Str. 141, 04129 Leipzig, oder

▶ Universitätsklinikum, Abteilung für Infektions- und Tropenmedizin Härtelstr. 16–18, 04107 Leipzig

▶ **München:** Abteilung für Infektions- und Tropenmedizin Leopoldstr. 5, 80802 München

▶ **Tübingen:** Institut für Tropenmedizin Keplerstr. 15, 72074 Tübingen

▶ **Würzburg:** Tropenmedizinische Abteilung der Missionsärztlichen Klinik Salvatorstr. 7, 97074 Würzburg

▶ **Wien:** Tropeninstitut Lenaugasse 19, 1080 Wien www.tropeninstitut.at

▶ **Schweiz:** Schweizerisches Tropeninstitut, Socinstr. 57, 4051 Basel, www.sti.ch

Vorbeugendes Verhalten gegen andere »Tropenkrankheiten«

Die meisten Erkrankungen können am Reiseziel durch gesundheitsbewusstes Verhalten vermieden werden:

▶ Lassen Sie Ihr Kind häufig trinken. Der tägliche Wasserumsatz beim Kind beträgt 10 % des Körpergewichtes (beim Erwachsenen nur 3 %), Kinder müssen also deutlich öfter »auftanken«.

▶ Nicht krabbeln und nicht barfuß gehen. Dies schützt vor Verletzungen, Würmern und den Bissen von Sandflöhen, Spinnen, Schlangen und Skorpionen. Auch im Meer möglichst Badeschuhe tragen, um Verletzungen zu vermeiden.

▶ Meiden Sie Seen und Flüsse. Hier sammeln sich nicht nur krankheitsübertragende Stechmücken, Ihr Kind kann sich auch im Wasser leicht mit dem *Pärchenegel* infizieren, der sich in kürzester Zeit durch die intakte Haut bohrt und Erreger der Bilharziose (= *Schistosomiasis*) ist. Baden Sie daher möglichst nur in gechlorten Schwimmbecken und im Meer.

▶ Trinken Sie nur abgekochtes oder fabrikversiegeltes Wasser. Auf Leitungswasser (auch in guten Hotels), Eiswürfel, nicht verpacktes Speiseeis und Kaltgetränke, die nicht aus Originalflaschen kommen, verzichten Sie am besten ganz.

▶ Bei Früchten und Gemüse gilt: kochen, schälen oder weglassen! Auch auf aufgeschnittenes Obst, Salat vom Hotelbuffet und unpasteurisierte Milchprodukte sollten Sie verzichten. Fleisch muss durchgebraten (»well done«) sein.

▶ In Schlangengegenden vor dem Einsteigen ins Auto einen Blick auf und unter die Sitze werfen, ebenso vor dem Zubettgehen unter die Decke. In der Dunkelheit Taschenlampe verwenden.

▶ Viele arme Länder sind Tollwutgebiete. Lassen Sie Ihr Kind keine streunenden Tiere streicheln, Vorsicht vor Wildtieren versteht sich von selbst.

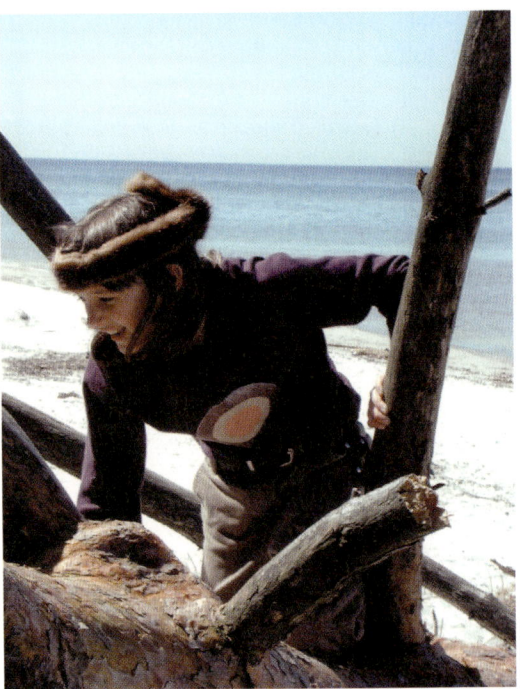

Klettern, eigene Entdeckungen machen und die Welt der Eltern und des Alltags zu Hause möglichst weit unter sich lassen – das ist für viele Kinder (und nicht nur Jungs) das Allergrößte. Die Eltern sollten allerdings ein Auge drauf haben, ob die Kinder Gefahren einigermaßen realistisch einschätzen können, und gegebenenfalls auch eingreifen. Gummistiefel etwa sind für das Spielen am Strand Spitze, für Kletteraktionen aber fast noch schlechter als gar kein Schuhwerk. [RZ]

Größte Gefahren sind Verkehr und Baden

Bei aller berechtigten Vorsorge vor Tropenkrankheiten: Zehnmal mehr Reisende kommen bei Fernreisen durch Unfälle zu Schaden, am häufigsten im Verkehr und beim Baden.

Autofahren ist in fremden Regionen mit oft rauen Sitten im Verkehrsgeschehen Unfallgefahr Nummer 1! Leihfahrzeuge, auch solche, die neuwertig erscheinen, haben oft technische Mängel, und gefährliche Straßenabschnitte sind oft nicht gekennzeichnet oder durch Leitplanken abgesichert. Aber auch als Fußgänger sind Kinder besonders gefährdet, da in vielen Ländern Rücksichtnahme auf Kinder im Verkehr nicht bekannt ist.

Kinder gefährden sich selbst am meisten durch **Badeunfälle**. Die Kräfte von Wasserströmungen werden fast immer unterschätzt, auch von älteren Kindern. Besonders gefährlich ist das unbeaufsichtigte Spielen in und mit der Meeresströmung.

Sowohl im Verkehr als auch beim Spielen oder Baden: Stellen Sie klare Regeln auf, wie weit welches Kind seine Umgebung auf eigene Faust erkunden darf. Und lagern Sie möglichst in der Nähe von kindgerechten Orientierungspunkten, damit Ihr Kind Sie im Falle eines Falles schnell findet.

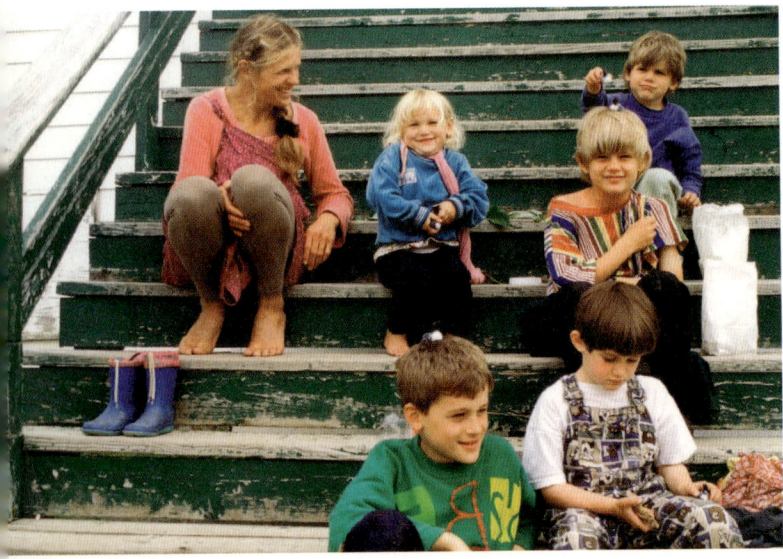

Solche Plätzchen am Strand bieten mehr Wind und Kühle als die von »den Erwachsenen« so begehrten Strandkörbe. [RZ]

Sonnenschutz

Dass Weiße von indischen Kindern gelegentlich als »red monkeys« verspottet werden, liegt an der Sonne. Die »weiße« Haut ist nun einmal schlecht auf die erheblich stärkere Sonneneinstrahlung in südlichen Ländern vorbereitet. Was die Natur versäumt hat, muss der reisende Mensch also durch kluges Verhalten wettmachen.

Dass Sonne gut für unser Wohlbefinden ist und die Stimmung hebt, daran gibt es keine Zweifel. So werden etwa die – gerade bei Frauen gar nicht seltenen – Frühjahrsdepressionen heute auch als Folge winterlichen Lichtmangels erklärt und entsprechend mit künstlichem Sonnenlicht behandelt. Sonnenlicht regt unsere Haut zudem zur Produktion von entzündungshemmenden Immunstoffen (etwa Interleukin 10) sowie zur Bildung von Vitamin D an. Allerdings: Übertriebene Sonneneinstrahlung kann Hautkrebs fördern, und damit ist nicht zu spaßen.

Ab wann zu viel?

Was ist aber »übertriebene Sonneneinstrahlung«? Als Faustregel kann gelten: Immer dann, wenn ein Sonnenbrand entsteht, war's mit Sicherheit zu viel.

Denn Studien zeigen, dass das Risiko, später im Leben an Hautkrebs zu erkranken, weniger von der gesamten im Laufe des Lebens einwirkenden Sonneneinstrahlung abhängt, sondern vor allem von der *Anzahl der Sonnenbrände in der Kindheit*.

Die Schädlichkeit ist also nicht nur eine Frage der Gesamtdosis, sondern auch eine Frage der Spitzenbelastungen.

Strategien gegen den Sonnenbrand

Haut abhärten. Die Vorbeugung gegen den Sonnenbrand beginnt lange vor dem Sommer – Kinder, die das ganze Jahr draußen sind, können der starken Sommersonne eine vorgebräunte, dickere Haut entgegensetzen.

Spitzeneinstrahlung vermeiden. 50% der UV-Einstrahlung wirkt in den zwei Mittagsstunden ein, an denen die Sonne am höchsten steht. Ein Sandstrand reflektiert bis zu 80% des eingestrahlten UV-Lichts, Wasser bis zu 50%! Gehen Sie mit Ihren Kindern deshalb morgens oder am Abend an den Strand, wenn die Sonneneinstrahlung schwächer ist. In den Mittagsstunden unbedingt in den (Voll-)Schatten gehen. Auch bei bedecktem Himmel ist die UV-Einstrahlung in den Mittagsstunden enorm!

Bewegung. Bewegungslos daliegen und die Sonne auf sich knallen lassen ist ein sicheres Rezept für eine Überdosis Sonne (und ein schlechtes Beispiel für die Kinder). Blonde und rothaarige Kinder mit hellen Augen und heller Haut dürfen in den ersten Urlaubstagen nur kurze Zeit nackt sein (mit 20–30 Minuten beginnen, solche Kinder müssen sich *langsam* an die Sonne gewöhnen!)

Kleidung ist der beste Sonnenschutz: Am Strand empfiehlt sich in den ersten Tagen luftige, leichte Kleidung, zumindest aber ein T-Shirt, evtl. auch Bermuda-Shorts. Säuglinge und Kleinkinder nur im Schatten ganz ausgezogen lassen! Feuchte Kleidungsstücke lassen immerhin 50 % des UV-Lichts durch!

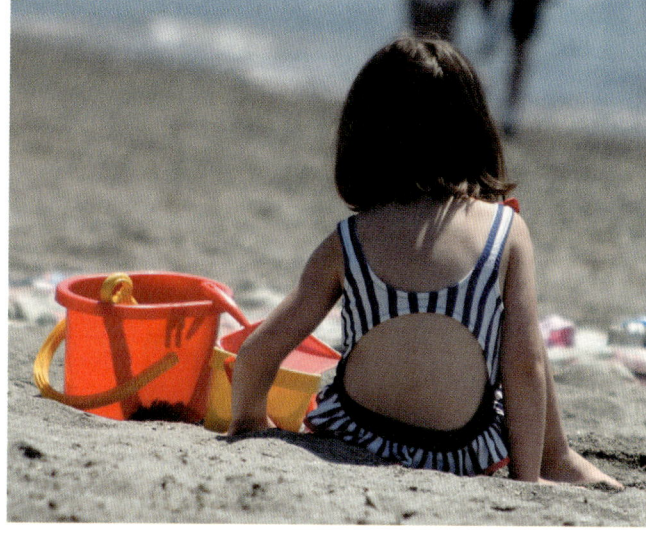

Nur bedingt empfehlenswert:
An heißen Tagen ohne Kopfschutz und hellhäutig am Strand spielen. Wenn es – wie auf dem Foto – am Spätnachmittag oder in den Morgenstunden stattfindet, vertragen es Kleinkinder oft ganz gut. Aber in den heißen Stunden des Tages drohen sowohl Hitzschlag als auch Sonnenbrand. [ISP]

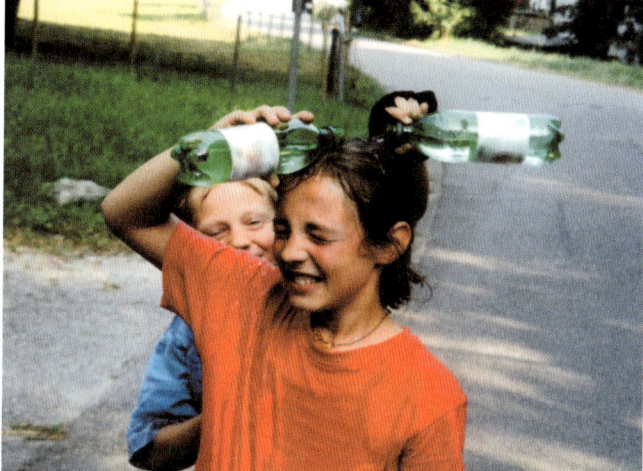

Empfehlenswert:
An heißen Tagen, wenn kein Schwimmbad oder See in der Nähe ist, den Kopf mit Wasser kühlen. Wenn sie es das erste Mal machen (sollen), erschrecken viele Kinder, aber nach spätestens 30 Sekunden merken selbst Kleinkinder, wie gut ihnen die Kühlung tut. [AS]

Sonnenbrille? Dunkle Brillengläser gehören entgegen landläufiger Meinung nicht zum Sonnenschutz: Bei Verdunklung erweitern sich nämlich die Pupillen, so dass mehr UV-Strahlung ins Auge gelangt. Dies ist deshalb ungünstig, weil direkte UV-Einstrahlung (diese wird von normalen Sonnenbrillen nicht abgefangen) ins Auge langfristig den grauen Star fördern kann.

Es gibt aber UV-absorbierende Sonnenbrillen für Kinder, die dann auch der gerade bei hellhäutigen Kindern nicht selten auftretenden licht- und windbedingten Bindehautentzündung (siehe S. 425) vorbeugen können.

Sonnencremes. Verwenden Sie möglichst wasserfeste Produkte mit hohem Lichtschutzfaktor (20-30) und tragen Sie die Creme rechtzeitig, ca. 30 Minuten vor dem Sonnenbad, auf. Vergessen Sie dabei nicht die Waden, Füße und die Ohrläppchen. Cremen Sie Ihr Kind nach jedem Baden – auch bei Verwendung wasserabweisender Mittel – wieder neu ein. Für Kleinkinder und Säuglinge werden am besten spezielle Cremes mit Schutzfaktoren gegen UV-A und UV-B, ohne chemische UV-Filter (stattdessen sind mineralische Mikropigmente wie Zinkoxid oder Titandioxid enthalten) und ohne Parfümierung verwendet.

Was Sie tun können, wenn einmal ein Sonnenbrand entstanden ist, siehe S. 497.

Schutz vor Hitze

Besonders hellhäutige Kinder brauchen nicht nur Schutz vor dem Sonnenbrand, sondern auch vor der mit dem Sonnenschein verbundenen Wärmeeinstrahlung. Sonst drohen Sonnenstich und Hitzekollaps (»Hitzschlag«, siehe Seite 496). Aber auch wenn es nicht so weit kommt: Kleine Kinder reagieren oft mit Appetit- und Lustlosigkeit oder anderen vieldeutigen Beschwerden, wenn ihnen die Hitze zu Kopfe steigt.

Zur Vorbeugung gibt es zwei Strategien:

Wärmeaufnahme reduzieren. Dazu gilt es vor allem, den Kopf zu schützen. Eine Kopfbedeckung mit breiter Krempe hilft am besten und schützt zudem Gesicht, Ohren und Nacken vor einem Sonnenbrand.

Hitzeabgabe steigern. Dazu können wir die Natur zu Hilfe nehmen: zunächst einmal den Wind. Selbst ein laues Lüftchen kann Erhebliches an Körperwärme abtransportieren. Suchen Sie deshalb am Strand einen schattigen, aber nicht unbedingt einen windstillen Platz.

Beim Autofahren heißt die Devise: Fenster auf, auch wenn es zieht. Reicht das nicht, haben wir Autoren mit einem simplem Trick beste Erfahrungen gemacht: den Kopf bzw. die Haare nass machen. Trägt das Kind einen Hut, so kann man den Hut einfach tief in einen Brunnen oder Waschbecken tauchen und anschließend tropfnass wieder aufsetzen. Ist man auf Tour, so leert man eine Wasserflasche mit Leitungs- oder Brunnenwasser über den »Hitzkopf« oder den Hut. Beim ersten Mal sind die Kleinen vielleicht noch skeptisch, aber nach 30 Sekunden merken sie, wie gut es ihnen tut. Und wenn eine Bademöglichkeit am Wegesrand liegt, ist ein Vollbad natürlich noch besser.

Krank unterwegs

Nicht jede Erkrankung in einem exotischen Land ist gleich eine exotische Krankheit. Im Gegenteil: Wenn Ihr Kind unterwegs krank wird, so hat es sich in aller Regel eine »Allerweltskrankheit« zugezogen, die unter Palmen genauso behandelt wird wie unter Tannenbäumen: eine Erkältung (siehe S. 261), eine Bronchitis (siehe S. 272) oder einen infektionsbedingten Durchfall (siehe S. 316).

Bei Letzterem gilt es allerdings einige Besonderheiten zu berücksichtigen, die rechts zusammengestellt sind. In warmen Gegenden häufiger als hierzulande sind Bindehautentzündungen (siehe S. 425) und eitrige Hautentzündungen (siehe S. 402), da mit dem Kratzen von Mückenstichen leicht Bakterien in die Haut gelangen.

Durchfall auf Reisen

Vor allem am Anfang einer Reise – statistisch am häufigsten am dritten Urlaubstag – schlägt sie zu: *Montezumas Rache*, wie der *Reisedurchfall* in Südamerika genannt wird. Sie befällt immerhin die Hälfte der etwa 30 Millionen Menschen, die jedes Jahr aus den Industriestaaten in Entwicklungsländer reisen. Übertragen werden die Erreger oft über Blattgemüse, falsch gelagertes Fleisch oder über Milchprodukte und Wasser (zur Vorbeugung siehe S. 317). Die Erreger sind meist auch hierzulande bekannte Bakterien (etwa E. coli) und Viren (etwa Rota-Viren), manchmal auch die einzelligen Parasiten (Protozoen) Amöben oder Lamblien.

In der Regel verschwindet der Durchfall (bzw. Brechdurchfall) nach 2-3 Tagen von selbst. Alles, was Sie tun können, ist, für eine ausreichende Flüssigkeitszufuhr zu sorgen, damit Ihr Kind nicht austrocknet (siehe S. 318). Verläuft der Durchfall mit Fieber oder bemerken Sie Blut im Stuhl, sollten Sie einen Arzt aufsuchen, da diese Formen mit Antibiotika behandelt werden müssen. Auch wenn Durchfälle über Wochen immer wieder auftreten und von krampfartigen Bauchschmerzen begleitet sind, sollte ein Arzt Ihr Kind (und auch dessen Stuhl) untersuchen, manchmal steckt der Befall mit Lamblien dahinter.

Medikamente zur Unterdrückung des Durchfalls (z. B. Loperamid, etwa in Imodium®) sollten bei Kinder nicht verwendet werden, da sie die »Ausspülung« der Erreger bzw. ihrer Giftstoffe möglicherweise behindern.

Typhus

Erreger sind Bakterien der Salmonellen-Familie, die v.a. den Darm befallen. Allerdings stehen Darmbeschwerden nicht unbedingt im Vordergrund dieser oft schwer verlaufenden Erkrankung: Typische Anfangsbeschwerden sind hohes Fieber und Kopfschmerzen. Erst dann treten wässrige Durchfälle oder aber Verstopfung (!) auf. Husten und ein Hautausschlag können hinzutreten.

Bei entsprechendem Verdacht suchen Sie auf jeden Fall vor Ort einen Arzt auf, damit rasch behandelt werden kann.

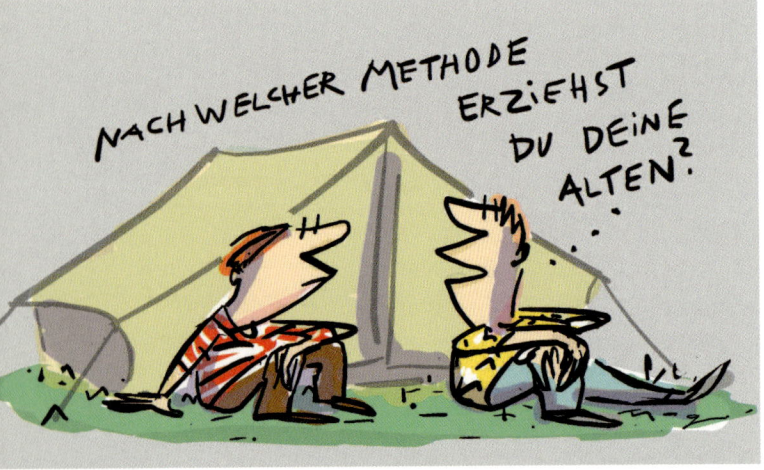

Kinder machen im Urlaub oft tolle Bekanntschaften und tauschen sich dann über die entscheidenden Tricks im »normalen« Leben zu Hause aus. Besonders gilt das natürlich, wenn Kinder ohne ihre Eltern auf Reisen gehen, etwa im Zeltlager oder auf Gruppenfreizeiten.

Wieder zu Hause

Die Hepatitis A (siehe S. 252) und die Malaria (siehe S. 480) sowie infektiöse Durchfallerkrankungen (siehe auch S. 316) zählen zu den häufigsten unerwünschten Urlaubsmitbringseln.

Bei der Malaria können über sechs Monate vergehen, ehe sich die Infektion durch Krankheitszeichen bemerkbar macht, selbst bei manchen Durchfallerkrankungen (wie etwa der Infektion mit Lamblien) können zwei Wochen verstreichen.

Sagen Sie dem Kinderarzt also, wenn Ihr Kind nach Rückkehr krank wird, dass Sie im Ausland waren, so dass dieser gezielt nach einer Tropenerkrankung suchen kann. Besonders wichtig ist dieser Hinweis, wenn Ihr Kind Fieber entwickelt, das Sie (oder Ihr Kinderarzt) sich nicht recht erklären können.

Bei ungewöhnlichen Krankheitszeichen wird er Ihr Kind sogar vielleicht an ein Tropeninstitut überweisen, da manche Tests nur dort verfügbar sind.

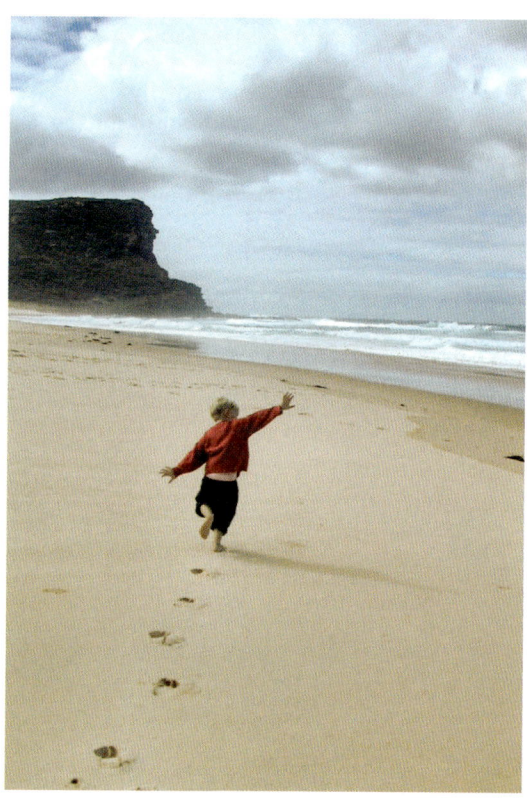

Dass Kinder im Urlaub genug Wind in den Segeln haben – dazu helfen ein paar einfache Maßnahmen: sanfte Akklimatisierung am Anfang der Reise, Vermeidung von Hitzestress und Vorbeugung von Durchfall und anderen Reisekrankheiten. Werden Kinder trotz dieser Maßnahmen dennoch einmal krank, so sind das dann meist dieselben Krankheiten wie zu Hause auch – beispielsweise Schnupfen und Erkältungen. [ISP]

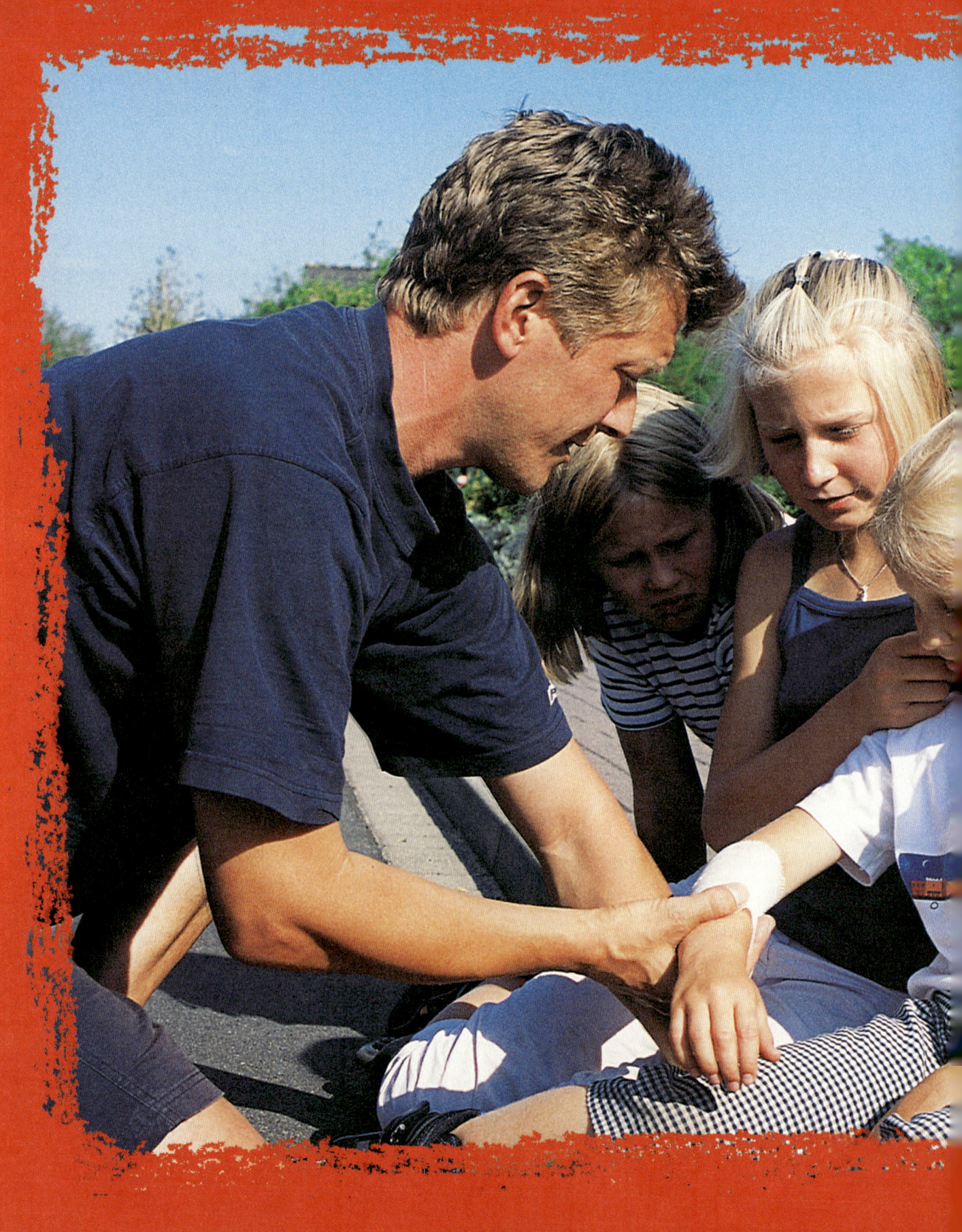

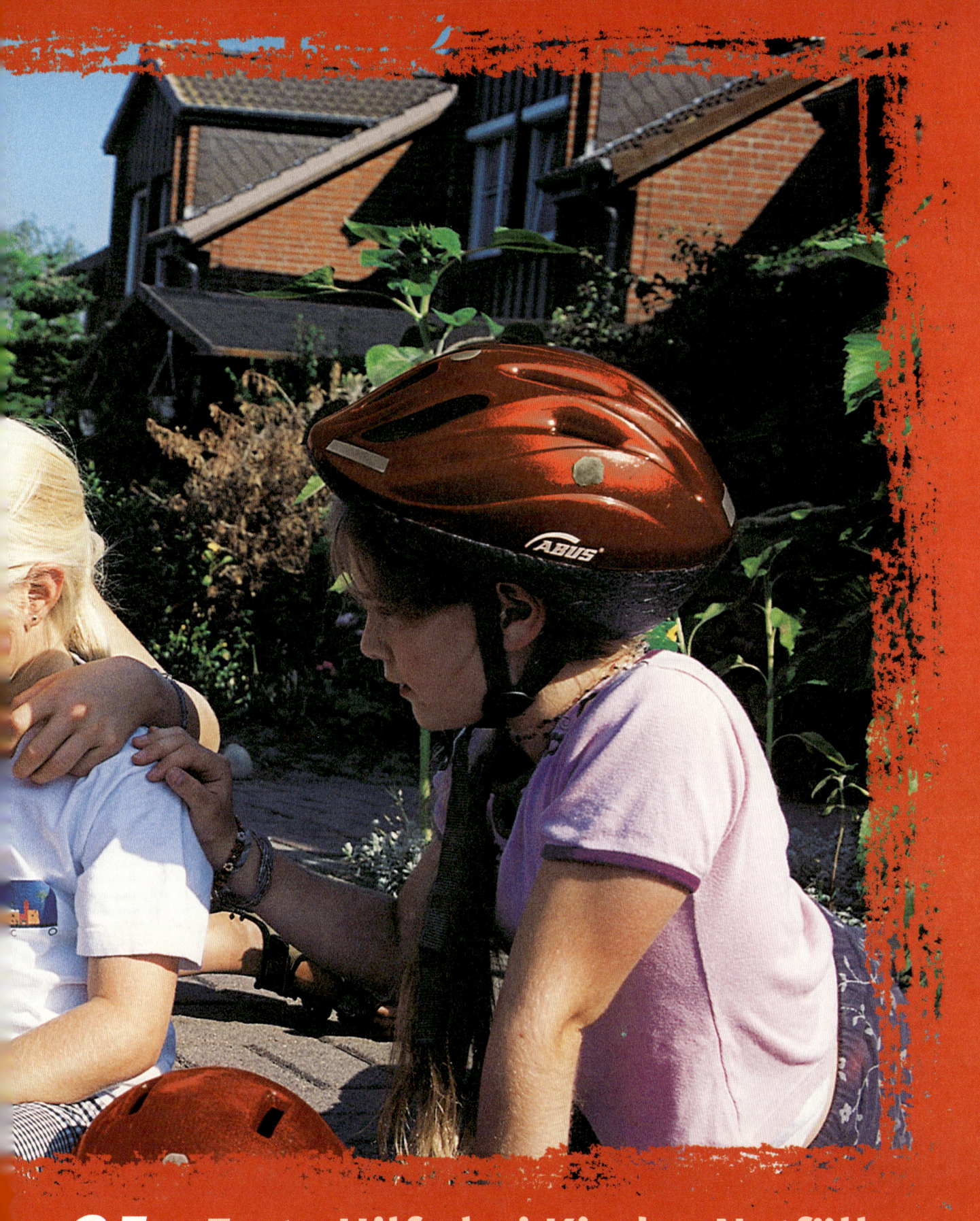

25 Erste Hilfe bei Kinder-Notfällen

Selbst wenn der Schutzengel Überstunden macht – bei so viel Mut muss irgendwann mal etwas schief gehen. Einige wenige Grundregeln zur Ersten Hilfe zu beherrschen gibt Ihnen Sicherheit und lässt Sie im Notfall das Richtige tun. [KIS]

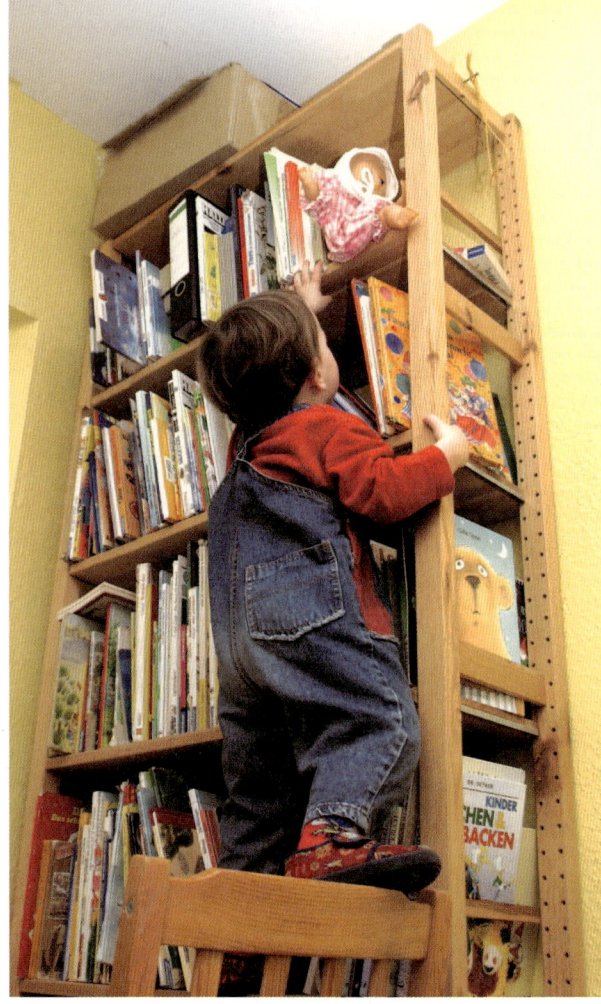

Vorbereitet sein

Um im Notfall nicht lange suchen zu müssen, halten Sie am besten direkt beim Telefon die wichtigsten *Telefonnummern* bereit: Rettungsdienst/Notarzt, Feuerwehr, Polizei, Vergiftungszentralen (siehe Kasten auf S. 494), Kinderarzt und die Notrufnummer des nächstgelegenen Krankenhauses. Am wichtigsten ist die Telefonnummer für Rettungsdienst und Notarzt (ohne Vorwahl):

➤ Deutschland: 112
➤ Österreich: 144
➤ Schweiz: 144

Auch mit dem Handy rufen Sie *ohne Vorwahl* an – Ihr Ruf wird automatisch auf die nächstgelegene Leitstelle umgeleitet. Das kann bis zu 20 Sekunden dauern – dranbleiben, nicht auflegen!

Und schauen Sie immer einmal wieder nach Ihrem Erste-Hilfe-Kasten, ob Ihre Vorräte noch ausreichend sind. Folgendes sollte vorhanden sein:

➤ Einmalhandschuhe
➤ Pflaster: verschiedene Größen, zusätzlich Klammerpflaster für Schnitte, Heftpflaster (eine Rolle schmal, eine Rolle breit)
➤ Sterile Kompressen (10 x 10 cm)
➤ Verbandpäckchen
➤ Rettungsdecke aus Alufolie (verhindert Wärmeverluste)
➤ Elastische Mullbinden und elastische Binden
➤ Verbandschere
➤ Dreiecktuch und Sicherheitsnadeln
➤ Gut schließende breite Pinzette, Splitterpinzette, spitze Nähnadel (zur Splitterentfernung), Zeckenzange
➤ Fieberthermometer
➤ Wunddesinfektionsmittel (z. B. Betaisodona®), Calendula-Essenz, Kernseife
➤ Juckreizstillendes Gel
➤ Gel-Kühlkompresse (im Gefrierfach lagern)
➤ Brechwurzsaft (Ipekakuanha-Saft, Verwendung siehe S. 94)

Meist sieht es dramatischer aus, als es ist: ein aufgeschlagenes Knie, eine blutende Nase oder ein eingequetschter Finger. Wenn Sie in solchen Situationen in etwa wissen, was zu tun ist, können Sie sich viel ruhiger um Ihr Kind kümmern. Lesen Sie dieses Kapitel deshalb immer wieder einmal durch. Falls Sie zu den Eltern gehören, die nach ein paar Seiten die Panik bekommen und sich fragen »Wie soll ich das nur packen, wenn es tatsächlich mal passiert?«, dann kann Sie vielleicht Folgendes beruhigen:

➤ Nur ganz wenige Notfälle betreffen die lebenswichtigen Körperfunktionen wie Atmung, Kreislauf und Bewusstsein.

➤ Zudem leben wir in einem Land, das uns einen oft unterschätzten Dienst leistet: Rund um die Uhr sind Notärzte und Sanitäter verfügbar, die dafür sorgen, dass praktisch jedes bedrohlich erkrankte Kind innerhalb von Minuten in fachlich geschulte Hände gelangt!

Und was viele Eltern überraschen wird: Bis zum Schulalter überwiegen die Unfälle *zu Hause*, also in Küche, Bad oder Wohnzimmer. Viele davon können durch vorbeugende Maßnahmen vermieden werden (wir sind darauf in Kapitel 7 eingegangen).

von Ribbeck, J.: **Schnelle Hilfe für Kinder.** Beust, 2003. Das beste Buch zum Thema »Erste Hilfe für Kinder«

➤ www.erste-hilfe-fuer-Kinder.de Wertvolle Tipps zur Ersten Hilfe, manche Informationen (etwa zum Thema Homöopathie in Notfällen) sind allerdings mit Vorsicht zu genießen

➤ www.kinderaerzteimnetz.de Unter der Rubrik »Erste Hilfe« sind die wichtigsten Erstmaßnahmen bei Notfällen dargestellt

Hat der Kinderarzt Ihrem Kind bereits etwas für den Notfall verordnet (etwa Kortisonzäpfchen gegen Pseudokrupp oder eine Notfallspritze für Allergiker), so prüfen Sie regelmäßig, ob die Medikamente noch nicht verfallen sind. Dies gilt selbstverständlich auch für die anderen Medikamente im Erste-Hilfe-Kasten.

Der erste Schreck

Die meisten Notfälle verlaufen glimpflich. Ihr Kind schreit jämmerlich, zeigt auf sein Aua, rennt zu Ihnen – alles Verhaltensweisen, die Ihnen zeigen, dass seine Körperfunktionen intakt sind und es normal reagiert. Ein schreiendes Kind übermittelt Ihnen eine wichtige Nachricht: Ich bin bei Bewusstsein, habe noch einiges an Kraft und ich kann Luft holen!

Selten ist ein Notfall so schlimm, dass er die lebenswichtigen Funktionen des Körpers bedroht, also Atmung, Kreislauf und Bewusstsein. Das erkennen Sie daran, dass Ihr Kind »komisch« aussieht oder anders reagiert, als Sie es erwarten: Es ist vielleicht bleich, benommen oder auch auffällig ruhig. Vor allem: Es macht *nicht* das Drama, das ein Kind normalerweise veranstaltet, wenn es bedroht ist. Denn das Weinen beruht ja auf einem seit Jahrtausenden eingeschliffenen, bewährten Instinkt: Wenn's wehtut, setze Himmel und Hölle in Bewegung und dir wird geholfen!

Ein Kind, das nach einem Unfall nicht schreit, sondern still ist, könnte also gefährdet sein – vielleicht ist es schon zu schwach, um zu protestieren, oder kann zum Schreien nicht gut genug atmen. Im Extremfall ist es gar bewusstlos. Letzteres erkennen Sie daran, dass Ihr Kind nicht auf Ansprache und Anfassen reagiert.

Höchste Priorität: der Notruf

Erscheint Ihnen der Zustand Ihres Kindes lebensbedrohlich, so ist Ihr erster Reflex bestimmt, ihm rasch zu helfen. Das ist richtig und in manchen Situationen auch lebensrettend, etwa beim Ersticken.
Genauso wichtig ist aber, dass Sie rasch *Hilfe organisieren*. Denn in den meisten lebensbedrohlichen Situationen kann nur der Rettungsdienst das Notwendige tun. Glücklicherweise sind meist mehrere Erwachsene zur Stelle oder lassen sich leicht herbeirufen. Einer verständigt dann gleich den Rettungsdienst, während sich der andere um das Kind kümmert und mit der Ersten Hilfe beginnt.

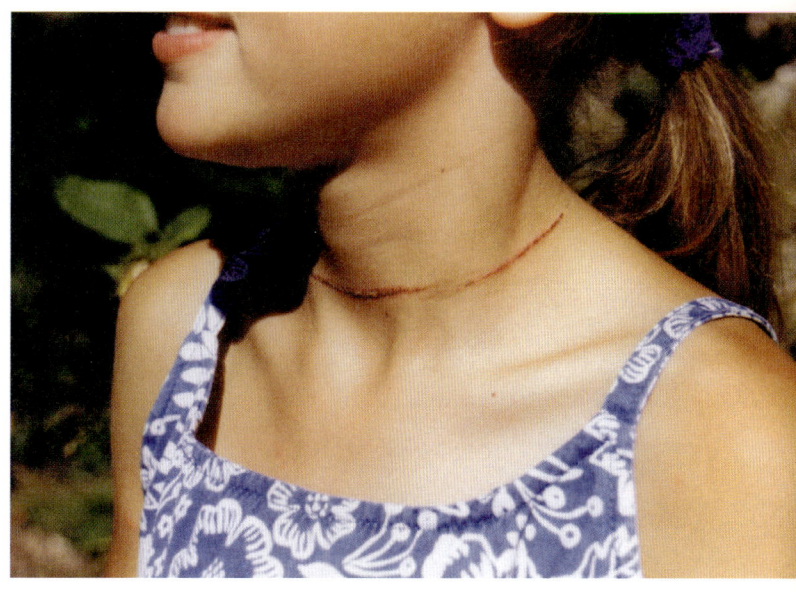

Die meisten Unfälle bis zum Schulalter passieren zu Hause, verlaufen meistens glimpflich – und könnten oft vermieden werden. Ein Beispiel ist dieses Mädchen, das seinen Hausschlüssel an einer Kordel um den Hals trug und damit beim Spielen am Türgriff im Kinderzimmer hängen blieb. [RP]

Wen rufen?

In Frage kommen der Notruf von Polizei oder Feuerwehr, der Haus- bzw. Kinderarzt und, außerhalb der Sprechzeiten, der hausärztliche Notdienst. Wen Sie rufen, hängt von der Art des Notfalls ab.

Bei allen Notfällen, die Ihnen bedrohlich erscheinen, bei denen Ihr Kind nicht richtig atmet oder nicht bei klarem Bewusstsein ist, rufen Sie stets die Rettungsleitstelle (Notruf 112). Diese entscheidet dann, ob ein Rettungswagen oder zusätzlich auch ein Notarzt geschickt wird. Die Rettungsleitstelle sorgt auch dafür, dass Ihr Kind gleich in die Klinik kommt, die ihm am besten und schnellsten helfen kann. Kosten entstehen Ihnen durch den Transport keine.

Durch einen Notruf bei der Rettungsleitstelle wird Ihrem Kind am schnellsten geholfen. Dies auch deshalb, weil die weitere Hilfe im Krankenhaus schon im Voraus koordiniert werden kann – und das kann in manchen Fällen, etwa bei Verbrennungen, entscheidend sein! Auch kann Ihnen die Leitstelle Tipps geben, was Sie bis zum Eintreffen des Rettungswagens tun sollen. Scheuen Sie sich nie, den Rettungsdienst zu rufen!

Die kinderärztliche Praxis ist für Notfälle nur bedingt vorbereitet. Die wenigsten Kinderärzte etwa können chirurgische Eingriffe durchführen, wie das Nähen von Platzwunden. Röntgen ist nicht verfügbar, und das Praxisteam hat zudem mit einem vollen Sprechzimmer zu kämpfen.

Im Zweifelsfall: die 112

Der hausärztliche Bereitschaftsdienst ist auf pädiatrische Notfälle *nicht* eingestellt. Der Arzt kommt zwar auch ins Haus, Wartezeiten von mehreren Stunden sind aber möglich, und dann ist es nicht gewiss, ob sich der Dienst habende Arzt mit Kindern auskennt. Steht in größeren Städten ein Notdienst für Kinder zur Verfügung, so gilt das Gleiche wie für den regulären Kinderarzt: für weniger akute Fälle die richtige Adresse, für bedrohliche Notfälle oder Verletzungen sollten Sie lieber den Rettungsdienst rufen.

Selbst ins Krankenhaus fahren?

Dies ist nur dann sinnvoll, wenn Ihr Kind *nicht bedrohlich verunglückt* ist, also wenn es normal atmet, bei klarem Bewusstsein ist und keine Verschlimmerung droht (etwa nach einer Vergiftung, bei der es dem Kind zunächst gut geht).
Bedenken Sie auch: Wenn Sie allein sind, können Sie sich während der Fahrt nicht um Ihr Kind kümmern – fahren Sie deshalb möglichst mit einem Erwachsenen als Helfer.
Bringen Sie Ihr Kind auch nur dann selbst ins Krankenhaus, wenn Sie wissen, dass man dort Ihrem Kind helfen kann – manche Verletzungen (etwa Verbrennungen, abgetrennte Finger oder herausgeschlagene Zähne) können nur in bestimmten Abteilungen behandelt werden, die nicht an jedem Krankenhaus verfügbar sind. Rufen Sie deshalb am besten vorher in dem Krankenhaus an.

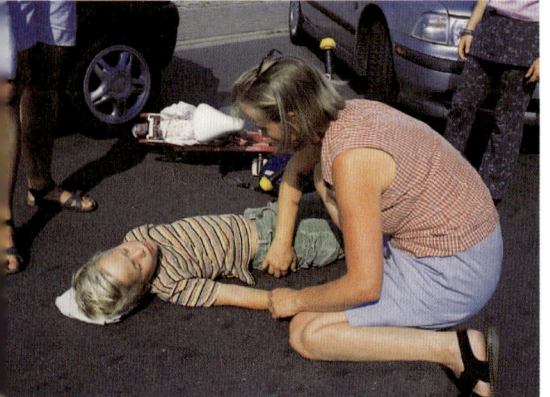

So bringen Sie ein bewusstloses, aber normal atmendes Kind in die stabile Seitenlage: Das Kind liegt zunächst auf dem Rücken, Sie knien neben ihm. Schieben Sie den Arm auf der Ihnen zugewandten Seite unter die Hüfte und winkeln das Bein auf dieser Seite an. Jetzt fassen Sie Schulter und Hüfte auf der Gegenseite und drehen das ganze Kind vorsichtig zu sich herüber. Den Arm, der nun unter dem Kind liegt, ziehen Sie etwas nach hinten. Beugen Sie den Kopf jetzt etwas nackenwärts und schieben Sie die Hand des Kindes unter seine Wange. [AM]

Wiederbelebung, Atemspende und

1. Schritt: Wirklich bewusstlos?

Fassen Sie das Kind an, sagen Sie seinen Namen, rütteln Sie es sanft. Reagiert es nicht, so ist es bewusstlos.

2. Schritt: Bewusstlos oder mehr?

Prüfen Sie jetzt schnell, ob auch die Atmung und der Kreislauf ausgefallen sind. Dazu beugen Sie den Kopf des Kindes leicht nach hinten (nackenwärts) und bringen Ihre Wange dicht über Mund und Nase des Kindes. Atmet das Kind, so hören Sie jetzt sein Atemgeräusch und fühlen den Luftstrom an der Wange. Gleichzeitig zeigt Ihnen ein Blick auf den Brustkorb, dass sich seine Brust immer wieder hebt.

Atmet das Kind, so lagern Sie es am besten in der stabilen Seitenlage (siehe links) und rufen den Rettungsdienst.

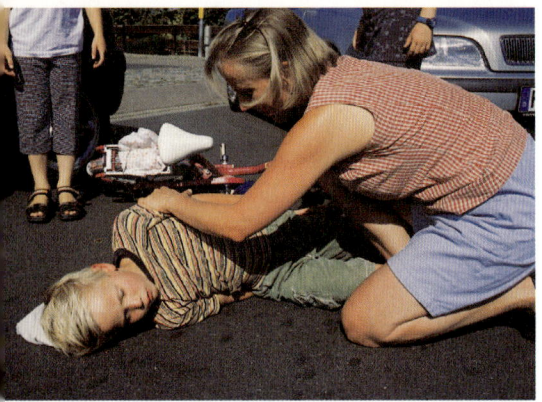

Wenn Sie allein sind

Sind Sie bei einem schweren Notfall mit Ihrem Kind allein, so können Sie vielleicht nicht den Rettungsdienst rufen, ohne Ihr verunglücktes Kind kurz allein zu lassen. Ob Sie gleich Erste Hilfe leisten oder zuerst den Rettungsdienst rufen, hängt jetzt davon ab, wie gut Sie sich in Erster Hilfe auskennen. Die meisten Laien, die Eltern nun einmal sind, rufen am besten als Erstes den Rettungsdienst – auch wenn das heißt, das Kind kurz allein zu lassen. Stellen Sie aber sicher, dass Ihrem Kind keine Gefahr mehr droht (dass es also z. B. nicht ins Wasser fallen kann).

Wer sich aber in Erster Hilfe auskennt, dem empfiehlt das Rote Kreuz, zunächst die lebensrettenden Sofortmaßnahmen (also Mund-zu-Mund-Beatmung und falls erforderlich auch Herzmassage) durchzuführen – allerdings *nur eine Minute lang*. Dann wird der Rettungsdienst gerufen und die Bemühungen danach fortgesetzt.

3. Schritt: Mund-zu-Mund-Beatmung

Atmet das Kind nicht, so schauen Sie kurz, ob es vielleicht etwas im Mund hat. Dann geben Sie ihm zwei Atemspenden (wie das geht, siehe unten). Reagiert es darauf (fängt es also von selbst zu atmen an, hustet es oder bewegt es sich), so rufen Sie jetzt den Rettungsdienst und beobachten das Kind weiter.

4. Schritt: Herzmassage

Reagiert das Kind nicht auf Ihre Atemspenden (atmet oder hustet es also nicht oder bewegt sich nicht), so hat es wahrscheinlich einen Herz-Kreislauf-Stillstand. Das Tasten des Pulses ist dann überflüssig und wird heute nur noch für Fachkräfte empfohlen.

Jetzt müssen Sie zusätzlich zur Mund-zu-Mund-Beatmung auch sein Herz massieren (wie Sie das tun, siehe unten). Beatmung und Herzmassage wechseln Sie dabei stets ab: Beim älteren Kind folgen nach zwei Beatmungen 15 Brustkompressionen, dann wieder zwei Beatmungen und 15 Brustkompressionen usw. (2:15-Rhythmus). Beim jüngeren Kind (unter acht Jahren) geben Sie immer nur eine Atemspende, gefolgt von fünf Brustkompressionen (1:5-Rhythmus).

Atemspende: Mund-zu-Mund-Beatmung

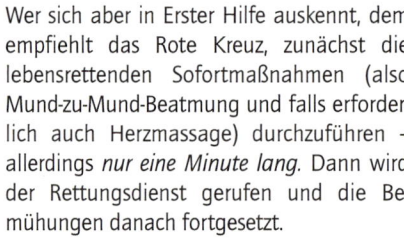

Wiederbelebung

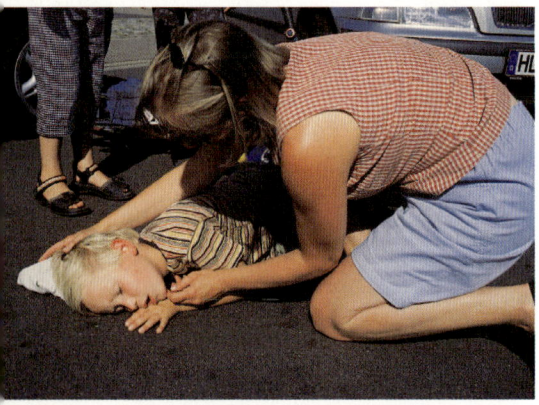

Ein Kind bewusstlos aufzufinden – diese Erfahrung ist niemandem zu wünschen. Dahinter kann eine Vergiftung, eine Schädel-Hirn-Verletzung oder ein Krampfanfall stehen (Näheres siehe S. 148). Die Bewusstlosigkeit kann aber auch durch ein Versagen des Kreislaufs (Herz-Kreislauf-Schock, siehe S. 494) oder der Atmung (etwa durch einen verschluckten Fremdkörper) bedingt sein. Der hierdurch entstehende Sauerstoffmangel lässt das Kind sein Bewusstsein verlieren. Alles Weitere siehe nebenstehender Kasten.

Lagern Sie das Kind auf einer festen Unterlage auf dem Rücken. Da beim bewusstlosen Kind alle Muskeln des Körpers erschlaffen, besteht die Gefahr, dass die Zunge so weit nach hinten sackt, dass sie die Luftwege »verstopft«. Um dieses »Ersticken an der eigenen Zunge« zu verhin-

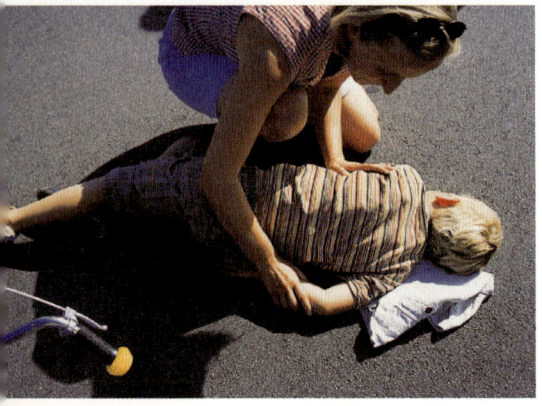

Herzmassage Schritt für Schritt

dern, beugen Sie den Kopf des Kindes ein bisschen nach hinten (also in den Nacken, aber nur sachte!). Gleichzeitig heben Sie sein Kinn an, indem Sie mit der flachen Hand unter das Kinn fassen und es nach oben »ziehen«.

Jetzt holen Sie Luft und umschließen den Mund des Kindes mit Ihren Lippen. Die Nase klemmen Sie mit Daumen und Zeigefingern zu, damit die eingeblasene Luft nicht durch die Nase entweichen kann. Besonderheit beim Säugling: Hier umschließen Sie Mund *und* Nase mit Ihren Lippen! Blasen Sie dann vorsichtig Luft ein – das sollte etwa eine Sekunde (beim Säugling) bzw. zwei Sekunden (ab dem Schulkindalter) dauern. Lassen Sie dem Kind dann genauso lange Zeit zum Ausatmen.

Wichtig ist, dass Sie nicht zu stark »pusten« – geben Sie nur so viel Atem, dass sich der Brustkorb hebt – bei einem Säugling kann dazu eine »Mundfüllung« ausreichen!

Herzmassage

Die Herz»massage« wird durch ein kräftiges Zusammendrücken des Brustkorbs erreicht (so genannte Brustkompressionen). Der Brustkorb sollte dabei um etwa ein Drittel der Brustkorbhöhe eingedrückt werden. Das Kind muss dazu immer auf einer *festen Unterlage* liegen, sonst verpuffern die Kompressionen. Machen Sie dann die Brust des Kindes frei.

▶ Beim älteren Kind (über acht Jahre) legen Sie den Handballen der linken Hand auf den unteren Teil des Brustbeins. Legen Sie die andere Hand darüber und drücken Sie dann mit gestreckten Armen stoßartig nach unten. Diese Kompressionen wiederholen Sie etwas öfter als einmal pro Sekunde. Nach jeweils 15 Kompressionen geben Sie zwei Beatmungen, danach nehmen Sie die Kompressionen wieder auf.

▶ Beim kleineren Kind (unter acht Jahren) reicht es, wenn Sie nur mit einer Hand drücken (der Handballen liegt dabei ebenfalls auf dem unteren Teil des Brustbeins). Geben Sie nach jeweils fünf Kompressionen eine Atemspende.

▶ Beim Säugling setzen Sie nur Zeige- und Mittelfinger einer Hand auf den unteren Teil des Brustbeins auf und drücken damit. Nach jeweils fünf Kompressionen geben Sie ihm eine Atemspende.

Last but not least: Die Wiederbelebung ist aus einem Buch kaum zu lernen. Wollen Sie auf Nummer sicher gehen, so hilft nur ein Erste-Hilfe-Kurs.

Verschlucken und Ersticken

Jeder kennt das: Ein Bissen landet versehentlich im »falschen Hals« – also in den Luftwegen. Anstatt wie vorgesehen in die Speiseröhre zu rutschen, hat der Bissen sich in den Kehlkopf gemogelt oder noch tiefer in die Luftröhre oder die Bronchien.

Warum wir uns so leicht verschlucken

Dass wir uns so leicht verschlucken, verdanken wir einem längst ausgestorbenen Urtier, dem Lungenfisch. Das Neue und Ungewöhnliche an diesem Tier war – wie der Name nahelegt – die Lunge: Zum ersten Mal konnten jetzt die Tiere des Urmeers den Sauerstoff aus der Luft nutzen und waren damit für die Landbesiedelung gerüstet. Die Neuerung brachte aber auch Nachteile mit sich. Denn der Lungenfisch trug seine Nasenöffnungen nämlich verständlicherweise oberhalb des Mundes – nur so konnte er gleichzeitig atmen und jagen. Das aber hatte – beim Lungenfisch und allen seinen landgängigen Nachfolgemodellen – zur Folge, dass die Nahrung jetzt die Luftwege »überkreuzen« muss, um in die hinter der Luftröhre verlaufende Speiseröhre zu gelangen.

Und auf dieser Kreuzung passiert so mancher Unfall – wie jeder weiß, der sich schon einmal »verschluckt« hat, d.h. etwas Nahrung in den Kehlkopf oder die Luftröhre bekommen hat.

Kräftiges Husten ist glücklicherweise meist alles, was es braucht, um das Problem zu lösen. Manchmal aber sitzt der »verschluckte« Gegenstand so fest in den Luftwegen, dass er nicht ausgehustet werden kann und die Atmung blockiert. Betroffen sind vor allem ältere Säuglinge und junge Kleinkinder, die mit Vorliebe gerade solche Gegenstände in den Mund nehmen, die leicht in die Luftwege rutschen: kleine Murmeln, glatte Perlen, Münzen, Erdnüsse oder Luftballons.

Löst der Husten den Fremdkörper nicht, so droht ein Erstickungsanfall: Das Kind schnappt nach Luft, wird immer unruhiger, seine Augen treten hervor und es wird zunehmend blau. Wird ihm jetzt nicht geholfen, so wird es wegen des Sauerstoffmangels ohnmächtig.

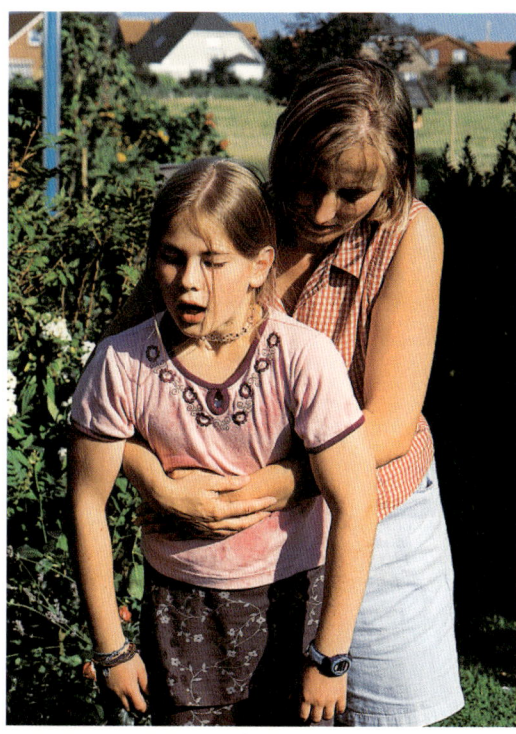

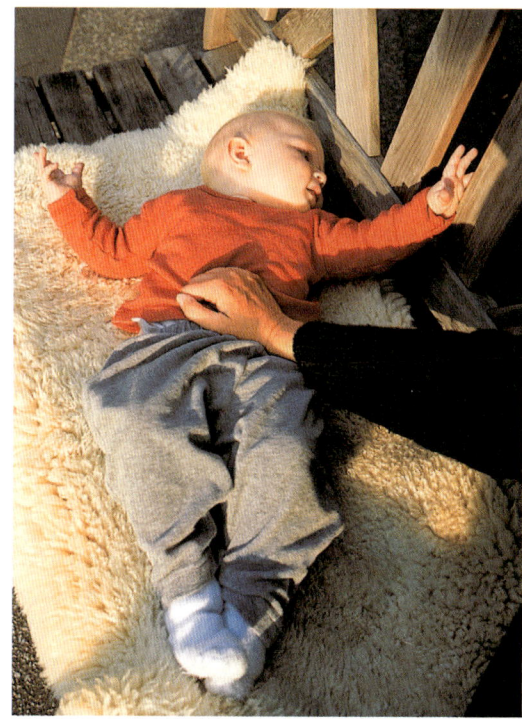

Der Heimlich-Handgriff: Ein fester Stoß mit der unter den Rippenbogen aufgesetzten Hand zwingt das Zwerchfell nach oben. Der so in die Luftwege übertragene Druck kann festsitzende Fremdkörper lösen. Ist das Kind noch bei Bewusstsein, so steht es am besten, ist es schon ohnmächtig, wenden Sie den Griff im Liegen an. [AM]

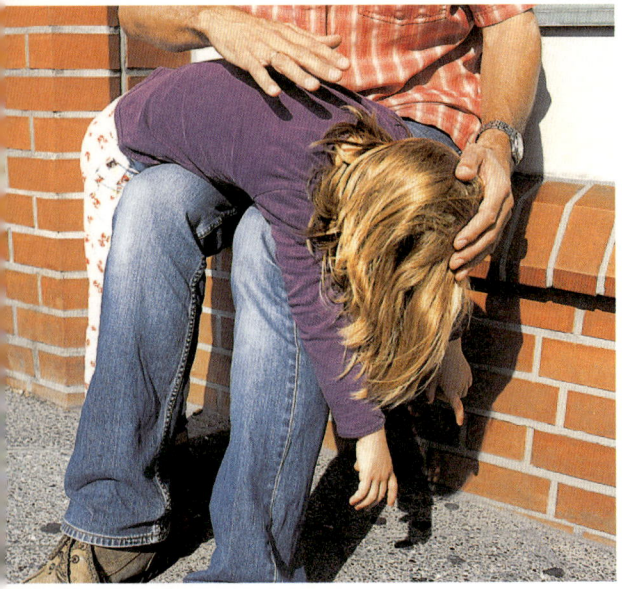
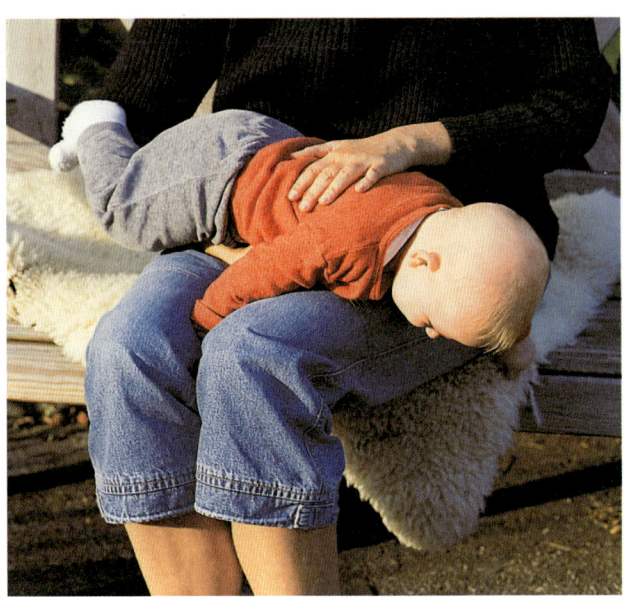

In dieser Position – der Körper ist leicht nach unten geneigt – lassen sich Fremdkörper durch kräftige Schläge zwischen die Schulterblätter am ehesten lösen. [AM]

So helfen Sie Ihrem Kind

Lassen Sie Ihr Kind husten, so stark es kann. Versuchen Sie nicht, den Fremdkörper mit dem Finger zu erreichen, Sie könnten ihn dabei noch weiter in den Hals drücken und dadurch die Lage verschlimmern! Ein paar kräftige Schläge zwischen die Schulterblätter können helfen, den Fremdkörper besser zu lösen.

Bekommt das Kind keine Luft mehr, so kann es bald schon nicht mehr husten. Es schnappt nach Luft und läuft blau an. Jetzt ist rasches, systematisches Handeln angezeigt:

Vorgehen beim Klein- und Schulkind

➤ Ist ein weiterer Erwachsener zugegen, alarmiert dieser den Rettungsdienst (was Sie tun, wenn Sie allein sind, ist auf Seite 490 beschrieben).

➤ Legen Sie das Kind so über Ihre Knie, dass sein Kopf mit den Armen nach unten hängt (siehe Foto oben). Klopfen Sie ihm jetzt fünfmal kräftig mit der flachen Hand zwischen die Schulterblätter.

➤ Kann Ihr Kind danach noch immer nicht atmen, so wenden Sie den – nach seinem Erfinder so benannten – **Heimlich-Handgriff** an: Sie umfassen das vor Ihnen stehende Kind von hinten. Ihre geballte Faust legen Sie dabei unterhalb des Brustkorbs in die Magengrube (siehe Foto auf Seite 491 unten). Drücken Sie jetzt mit den Händen ruckartig nach innen und etwas nach oben. Dadurch wird das Zwerchfell nach oben gestoßen – der entstehende Druck kann den festsitzenden Fremdkörper lösen. Wiederholen Sie den Heimlich-Handgriff so lange, bis der Fremdkörper ausgehustet wird oder Ihr Kind ohnmächtig wird.

➤ Legen Sie das ohnmächtige Kind mit dem Rücken auf den Boden und geben Sie ihm zwei Atemspenden (wie Sie das tun, siehe Kasten S. 490). Schauen Sie jetzt auch in seinen Mund. Wenn Sie einen Fremdkörper sehen – beispielsweise den Zipfel eines Luftballons – so entfernen Sie ihn mit dem Finger.

➤ Atmet das Kind noch immer nicht, so versuchen Sie nochmals den Heimlich-Handgriff, allerdings im Liegen. Was Sie dazu tun müssen, zeigt das Foto auf S. 491 – auf die Faust der einen Hand setzen Sie beim älteren Kind aber noch die andere Hand, damit Sie beim Eindrücken mehr Kraft aufbringen können. Drücken Sie jetzt ruckartig schräg in den Brustkorb hinein (also in Richtung Boden und Schulterblätter). Wiederholen Sie dies in kurzen Abständen fünfmal.

➤ Atmet Ihr Kind noch immer nicht, so geben Sie ihm so lange Atemspenden, bis der Rettungsdienst da ist. Erscheint Ihr Kind leblos, d.h. macht es keine Atemanstrengungen mehr, so wechseln Sie die Atemspenden mit Herzmassage ab, wie auf S. 490 beschrieben.

Vorgehen beim Säugling

➤ Klopfen Sie ihm zunächst ebenfalls fünfmal kräftig zwischen die Schulterblätter. Dazu platzieren Sie Ihr Baby über Ihren Knien (siehe Foto oben) oder im »umgekehrten Fliegergriff«, also der Länge nach mit dem Bauch nach unten auf Ihrem Unterarm, mit dem Kopf von Ihnen weg (Brust und Kinn ruhen also auf Ihrer geöffneten Hand und Ihre Ellenbeuge liegt zwischen seinen Beinchen). Halten Sie das Kind mit dem Kopf leicht nach unten und geben Sie ihm fünf Schläge zwischen die Schulterblätter. Halten Sie dabei den Kopf mit der Hand von unten gut fest!

➤ Kann das Baby danach noch immer nicht atmen, so drehen Sie es auf Ihrem Unterarm um seine eigene Achse, so dass es auf dem Rücken liegt. Nun drücken Sie ihm fünfmal mit dem gestreckten Daumen und Zeigefinger kräftig die Brust ein – die Finger sitzen dabei – wie bei der Herzmassage – auf dem unteren Teil des Brustbeins.

➤ Wechseln Sie so lange jeweils fünf Rückenschläge und fünf Brustkompressionen ab, bis der Fremdkörper ausgehustet wird oder das Kind bewusstlos ist.

➤ Ist es ohnmächtig, so legen Sie das Baby mit dem Rücken auf den Boden und geben ihm zwei Atemspenden (siehe Kasten auf S. 490). Schauen Sie jetzt auch in den Mund. Wenn Sie einen Fremdkörper sehen, so entfernen Sie ihn mit dem Finger.

➤ Atmet das Kind noch immer nicht, so versuchen Sie nochmals den Heimlich-Handgriff im Liegen – beim Baby reicht dazu die in die Magengrube gedrückte Faust *einer* Hand (siehe Foto auf S. 491). Wiederholen Sie dies in kurzen Abständen fünfmal.

➤ Atmet das Baby dann noch immer nicht, so geben Sie ihm so lange Atemspenden, bis der Rettungsdienst da ist. Erscheint Ihr Kind leblos, d.h. macht es keine Atemanstrengungen mehr, so wechseln Sie die Atemspenden mit Herzmassage ab, wie auf S. 490 beschrieben.

Vergiftungen und Verätzungen

Die meisten Vergiftungen bei Kindern sind auf Medikamente zurückzuführen, an zweiter Stelle folgen Haushaltschemikalien. Aber auch Zigarettenstummel, Pflanzenteile, Knopfbatterien, Kosmetika und Alkohol sind beliebte Ziele kindlichen Entdeckergeistes.

Es ist nicht überraschend, dass Vergiftungen vor allem bei den Zwei- bis Vierjährigen vorkommen – wer kann in diesem Alter auch verstehen, dass die bunten Bonbons, die Großmutter immer morgens lutschen darf, nichts für Kinder sind?

Meist entpuppt sich die Situation aber Gott sei Dank als harmlos – die meisten Substanzaufnahmen können nach Rücksprache mit der Giftinformationszentrale zu Hause behandelt werden. Dabei spielt die Dosis eine ganz entscheidende Rolle. Isst ein Kind beispielsweise weniger als ein Drittel einer ungerauchten Zigarette, so ist das harmlos, ab einer halben Zigarette ist aber schon mit Vergiftungserscheinungen zu rechnen.

Bei fast 90 % der Anfragen an einem Giftinformationszentrum stellt sich heraus, dass keine akute Vergiftungsgefahr besteht. Ungiftig sind z. B. die meisten Kosmetika (etwa Lippenstift, Seife, Sonnenmilch), Blumenerde, Knetgummi, Styropor, Tinte, Malfarben und Stifte. Eine Liste ungiftiger Chemikalien sowie weniger gefährlicher Medikamente ist unter www.meb.uni-bonn.de/giftzentrale/usubsidx.html einsehbar. Rufen Sie dennoch vorsichtshalber bei der Giftinformationszentrale an!

Erstmaßnahmen

Mund

Schauen Sie Ihrem Kind in den Mund – falls es noch etwas im Mund hat, etwa Beeren oder Tablettenreste, so »fischen« Sie es mit den Fingern oder einem feuchten Tuch heraus. Geben Sie ihm *nichts zu trinken,* auch wenn es danach verlangt (das gilt auch für Schaum bildende Substanzen wie z. B. Spülmittel).

Eine *Ausnahme* sind Verätzungen durch Säuren oder Laugen (etwa in Abflussreinigern oder in Reinigungsmitteln für die Geschirrspülmaschine). Hier ist ein Nachtrinken – in Maßen – sinnvoll (siehe Kasten rechts oben).

Augen

Hat Ihr Kind den Stoff in die Augen bekommen, so spülen Sie die Augen unter dem laufenden Wasserhahn (oder mit einem Krug Wasser) etwa 15 Minuten mit lauwarmem Wasser aus (am besten auf die Uhr schauen). Dazu können Sie Ihr Kind auch in die leere Badewanne legen oder unter die Dusche bringen.
Lassen Sie das Wasser sachte, nicht »volle Pulle« laufen. Wichtig ist, dass die Augenlider offen bleiben. Oft kann das Kind dies wegen der Reizung nicht. Sie müssen dann die Augenlider mit den Fingern auseinander zwingen, auch wenn Ihr Kind dagegen protestiert! Wenn möglich lassen Sie jemand anderen das Lid aufhalten.

Haut

Falls Gift auf die Haut gekommen ist (etwa Schädlingsbekämpfungsmittel oder ätzende Chemikalien), waschen Sie die Haut mit lauwarmem Wasser gut ab.

Atemwege

Hat Ihr Kind eine Sprühdose betätigt, so bringen Sie es in ein gelüftetes Zimmer oder an die frische Luft.

Geht es Ihrem Kind schlecht (atmet es etwa schwer oder »trübt ein«, d.h. wird schläfrig), so rufen Sie gleich den Rettungsdienst, ansonsten eine Giftinformationszentrale (siehe Adressbox auf der nächsten Seite). Dieser Anruf ist deshalb wichtig, weil bei Vergiftungen falsche Maßnahmen den Schaden verschlimmern können.

Nachtrinken – nur bei Verätzungen!

Dass Ihr Kind etwas Ätzendes zu sich genommen hat, erkennen Sie an den starken Schmerzen im Mund, dem Speichelfluss und den weiß bzw. blutig angeschwollenen Schleimhäuten. Lassen Sie Ihr Kind sofort Wasser oder Tee in kleinen Schlucken trinken.

Allerdings: nur Wasser, Tee oder reichlich verdünnte Säfte! Und nicht so viel, dass das Kind erbrechen muss, dies würde die verätzte Speiseröhre zusätzlich schädigen.

Die früher empfohlene Milch ist zwar theoretisch sinnvoll, da sie Säuren zu einem gewissen Grad abpuffern (neutralisieren) kann – das im Magen ausgeflockte Eiweiß erschwert aber die Sicht bei der später oft notwendigen Magenspiegelung. Auch das Neutralisieren mit Zitronensaft wird heute nicht mehr empfohlen.

Erbrechen auslösen?

Brechwurzsaft (Ipekakuanha-Saft) löst bei den meisten Kindern innerhalb von 10–20 Minuten Erbrechen aus – sie geben dann einen Teil des aufgenommenen Giftes wieder von sich. Manche Ärzte empfehlen deshalb, Ipekakuanha-Saft im Erste-Hilfe-Kasten vorrätig zu halten. Der Saft ist allerdings nicht als Fertigpräparat erhältlich, sondern muss vom Apotheker auf Rezept individuell hergestellt werden.

Allerdings: Erbrechen kann in manchen Situationen gefährlich sein – dann nämlich, wenn Ihr Kind benommen oder ohnmächtig ist oder wenn es ein Lösungsmittel oder auch ölige, ätzende oder schäumende Chemikalien geschluckt hat – wie etwa Wasch-, Putz- oder Spülmittel, Lampenöl, Spiritus, Benzin oder Petroleum.

Deshalb: Geben Sie Brechwurzsaft nie eigenmächtig, sondern *nur auf Rat der Giftnotrufzentrale* – diese sagt Ihnen dann auch die Dosis und wie Sie den Saft am besten geben.

Erbrechen kann auch durch das bekannte Finger-in-den-Mund-Stecken ausgelöst werden, aber auch hier gilt: nur dann, wenn die Giftinformationszentrale dazu rät!

Verwenden Sie *niemals* konzentrierte Salzlösung, um Ihr Kind zum Brechen zu bringen, sie kann für Kinder gefährlich sein!

Kohletabletten, Abführmittel, Entschäumer

Auch das wird manchmal empfohlen: Kohletabletten oder Abführmittel schon zu Hause zu geben – das soll die Giftaufnahme im Darm verlangsamen. Das wirkt aber nur bei wenigen Giften und dann auch nur mäßig. Zudem müssen die Kohletabletten in rauen Mengen genommen werden, wozu die wenigsten Kinder in der Lage sind. Überlassen Sie die Gabe dieser Medikamente lieber dem Klinikpersonal.

Hat Ihr Kind schäumendes Waschmittel oder Spülmittel aufgenommen, so kann die Schaumbildung im Magen durch die Gabe eines »Entschäumers« wie Lefax® oder Sab simplex® reduziert werden. Haben Sie dieses zufällig im Haus (etwa gegen Blähungen), so geben Sie dem Kind eine halbe bis eine Flasche – das Medikament selbst ist unbedenklich, es wird nicht in den Körper aufgenommen.

Giftige Pflanzen

Nur die wenigsten Eltern sind Botaniker und wissen, ob die Pflanze giftig ist, die ihr Kind da gerade genüsslich zerkaut. Hier hilft nur eins: Fischen Sie Ihrem Kind alles aus dem Mund, was Sie erwischen können, und sammeln Sie einen möglichst großen Teil der Pflanze (oder des Pilzes) ein. Rufen Sie dann ein Giftinformationszentrum an.

Wie Sie Vergiftungen mit Pflanzen vorbeugen können, haben wir in Kapitel 7 auf Seite 218 beschrieben.

Zur Identifizierung helfen auch folgende Bücher und von der Universität Bonn unterhaltene Adressen im Internet:

Alberts, A., Mullen, P.: **Giftpflanzen in Natur und Garten.** Kosmos, 2003

➤ www.giftnotruf.de/pflanzen.htm
Gute Übersicht über giftige und ungiftige heimische Pflanzen

➤ www.meb.uni-bonn.de/giftzentrale/pflanidx.html Die heimischen Giftpflanzen mit Fotos – gut zum Bestimmen!

➤ www.meb.uni-bonn.de/giftzentrale/pilzidx.html Dasselbe für Pilze

➤ www.meb.uni-bonn.de/giftzentrale/tieridx.html Dasselbe für Gifttiere

Notrufnummern von Giftinformationszentralen (stets aktualisiert unter www.giftnotruf.de/d-zentr.htm):

➤ Berlin 030/19240 (www.giftnotruf.de)
➤ Bonn 0228/19240
➤ Erfurt 0361/730730
➤ Freiburg 0761/19240
➤ Göttingen 0551/19240
➤ Mainz 06131/19240
➤ München 089/19240
➤ Wien 01/4064343
(www.akh-wien.ac.at/viz)
➤ Zürich (Schweizerisches Toxikologisches Informationszentrum »Tox«): über Giftnotruf 145 (ohne Vorwahl) oder 044/2515151 (www.toxi.ch)

Schock und schwere allergische Reaktionen

Wenn es der Kreislauf nicht mehr schafft, den Körper ausreichend zu durchbluten, so sprechen Mediziner vom **Schock**. Das hat mit dem landläufigen (seelischen) Schock, den wir bei emotional belastenden Situationen bekommen, nichts zu tun.

Ursachen des Schocks

Ein Schock kann durch folgende Krankheiten oder Störungen entstehen:

Blutungen oder schwere Flüssigkeitsverluste. Der Kreislauf wird durch Blutverluste immer schwächer und bricht schließlich zusammen. Auch schwere Flüssigkeitsverluste (etwa bei tagelangem Durchfall und Erbrechen) können den Kreislauf beeinträchtigen und einen **Herz-Kreislauf-Schock** auslösen.

Herzschwäche bzw. Herzversagen. Hierdurch fällt die »Pumpe« des Kreislaufs aus. Man spricht auch hier vom Herz-Kreislauf Schock.

Schwere Allergien. Als Teil der allergischen (Über-)Reaktion erweitern sich die Blutgefäße schlagartig. Dadurch »versackt« das Blut und der Kreislauf bricht zusammen (**allergischer** oder *anaphylaktischer* **Schock**).

Schwere Infektionen. Auch hier erweitern sich die Blutgefäße und zwar als Reaktion auf eine erregerbedingte Blutvergiftung (= **septischer Schock**).

So äußert sich der Schock

Einen Schock erkennen Sie an der blassen, kaltschweißigen Haut. Der Puls geht rasch und ist kaum tastbar. Die Atmung ist schnell. Das Kind ist benommen, nach und nach verliert es das Bewusstsein.

Beim allergischen Schock kann zusätzlich Atemnot bestehen. Dies ist durch die allergiebedingte Schwellung der Schleimhäute im Bereich der Atemwege bedingt. Auch eine Nesselsucht (Quaddeln auf der Haut) oder Schwellungen im Gesichtsbereich können vorhanden sein.

So helfen Sie Ihrem Kind

Vermuten Sie einen Schock, so rufen Sie als Erstes den Notarzt. Die weiteren Maßnahmen hängen von der Art des Schocks ab:

➤ Ist bei Ihrem Kind eine Allergie bekannt, geben Sie ihm die dafür verordneten Notfallmedikamente.

➤ Blutungen stillen Sie wie auf S. 507 beschrieben.

➤ Ist Ihr Kind bei Bewusstsein und atmet es normal, so lagern Sie es auf den Rücken, mit den Beinen gestreckt nach oben (nicht mehr als 45 Grad). Durch diese **Schock-Lagerung** strömt Blut aus den Venen der Beine in den Körper und unterstützt den Kreislauf. Decken Sie Ihr Kind zu, es könnte sonst auskühlen.

➤ Ist das Kind bewusstlos, atmet es aber, so bringen Sie es in die stabile Seitenlage, wie auf S. 490 beschrieben.

➤ Atmet es nicht, so beginnen Sie mit der Wiederbelebung (siehe S. 490).

In der Schock-Lagerung (siehe Abbildung auf S. 287) werden die Beine um etwa 45 Grad angewinkelt. Sie erreichen dies, indem Sie etwa einen Hocker oder Matratzenstücke unter die Beine schieben (die Beine sollten dabei aber im Knie nicht rechtwinklig gebeugt sein). Dadurch fließt das Blut aus den Venen der Beine zum Herz zurück. Auf diese Weise wird der Kreislauf stabilisiert und die Durchblutung der Organe, vor allem des Gehirns, verbessert. Sie merken das daran, dass das Kind wieder mehr Farbe bekommt und weniger apathisch wirkt.

Ertrinken

Leider ertrinken jeden Sommer in Deutschland mehrere hundert Kinder, vor allem an Badeseen. Sehen Sie ein im Wasser in Not geratenes Kind, so:

➤ Ziehen Sie es aus dem Wasser, möglichst von einem festen Standort aus. Die Rettung ist für Ungeübte erheblich schwerer, wenn man selbst im Wasser ist.

➤ Organisieren Sie durch Zuruf Hilfe – lassen Sie also andere Erwachsene den Rettungsdienst rufen.

➤ Ist das Kind bewusstlos und atmet es nicht, so versuchen Sie nicht durch irgendwelche Manöver, »das Wasser aus der Lunge zu schütteln« (etwa indem Sie das Kind auf den Kopf stellen). Das funktioniert nicht, und Sie verlieren dadurch nur wertvolle Zeit! Beginnen Sie vielmehr sofort mit der Mund-zu-Mund-Beatmung (siehe S. 490). Reagiert das Kind darauf nicht (das heißt, regt es sich nicht, hustet es nicht und zeigt es auch keine Atemanstrengungen), so hat sein Herz womöglich aufgehört zu schlagen. Vergeuden Sie jetzt nicht Zeit mit dem Pulstasten, sondern beginnen Sie gleich mit der Herzmassage, die Sie dann, wie unter »Wiederbelebung« beschrieben, im Wechsel mit der Beatmung fortführen (siehe S. 490).

➤ Ist das Kind bewusstlos, aber atmet es, so bringen Sie es in die stabile Seitenlage (siehe S. 490) und decken es warm zu. In dieser Lage kann es das verschluckte Wasser am besten erbrechen.

➤ Ist das Kind bei Bewusstsein, so ziehen Sie ihm die nassen Kleider aus und wärmen es an Ihrem Körper oder mit einer dicken Decke auf.

➤ Setzen Sie die Wiederbelebung so lange fort, bis der Notarzt zur Stelle ist. Die Wiederbelebung kann bei Ertrinkungsopfern wegen der meist erniedrigten Körpertemperatur auch noch nach längerer Zeit erfolgreich sein!

Auch nach dem Beinahe-Ertrinken muss das Kind ins Krankenhaus, selbst wenn es Ihnen ganz normal erscheint. Das häufig in die Lunge eingelaufene Wasser kann nämlich die Atmung mit einiger Verzögerung verschlechtern!

Stromunfälle

Wenn ein Kind Haushaltsstrom berührt, sei es an einem defekten Gerät oder bei der Untersuchung einer ungesicherten Steckdose, bekommt es im günstigsten Fall einen schmerzhaften Stromschlag ohne große Folgen. Es kann aber auch zu Verbrennungen an den Ein- und Austrittstellen des Stroms und im schlimmsten Fall zu einem durch eine schwere Rhythmusstörung oder gar Stillstand des Herzens bedingten Herz-Kreislauf-Schock kommen.

So helfen Sie Ihrem Kind

Manchmal »hängt« das Kind an der Stromquelle fest. Das rührt daher, dass der Strom Muskelverkrampfungen auslöst – selbst wenn es will, kann es nicht loslassen. Berühren Sie Ihr Kind jetzt nicht direkt, Sie könnten sonst auch in den Stromkreis geraten.

➤ Unterbrechen Sie sofort die Stromzufuhr durch Herausziehen des Netzsteckers oder Ausschalten der Sicherung.

➤ Ist das nicht möglich, so nehmen Sie einen nicht leitenden Gegenstand (Holzbesen oder Stuhl) und schieben Sie das Kind von der Stromquelle weg. Sie erhöhen Ihre Sicherheit, indem Sie Schuhe mit einer dicken Gummisohle tragen oder sich dabei auf ein paar Bücher oder einen Packen Zeitungen stellen.

➤ Ist Ihr Kind bei Bewusstsein, so untersuchen Sie seinen Körper auf Verbrennungsmarken. Kühlen Sie diese mit kaltem Wasser (siehe rechts).

➤ Ist Ihr Kind bewusstlos, atmet es aber, so bringen Sie es in die stabile Seitenlage (siehe S. 490).

➤ Ist Ihr Kind bewusstlos und atmet es nicht, so beginnen Sie sofort mit der Wiederbelebung (siehe S. 490).

Auch wenn Ihr Kind glimpflich davongekommen ist und Ihnen munter und ganz normal erscheint, sollten Sie es zur Untersuchung ins Krankenhaus bringen. Nur so können Sie sicher sein, dass es von dem Stromunfall keine Herzrhythmusstörungen davongetragen hat.

Verbrennungen

Verbrennungen oder **Verbrühungen** kommen bei allen Kindern früher oder später vor. Wie gefährlich sie sind, hängt zum einen von der Ausdehnung ab und zum anderen davon, wie tief die Schädigung ist. Hier unterscheidet der Arzt drei Schweregrade:

Erstgradige Verbrennung. Ist die Haut lediglich gerötet, so liegt eine erstgradige Verbrennung vor (ähnlich einem Sonnenbrand).

Zweitgradige Verbrennung. Bilden sich zusätzlich Blasen, so spricht man von einer zweitgradigen Verbrennung. Allerdings: Blasen bilden sich oft erst nach mehreren Stunden!

Drittgradige Verbrennungen. Diese besonders tiefen Verbrennungen zeigen sich durch weiße und gefühllose oder schwarze Haut.

Die Folgen

Erstgradige Verbrennungen heilen ohne Folgen ab, zweitgradige Verbrennungen meistens ebenfalls. Drittgradige Verbrennungen hinterlassen oft schwere Narben, die dann die Beweglichkeit des betroffenen Körperteils einschränken.

Verbrennungen sind aber nicht nur wegen der entstehenden Narben gefährlich – sind mehr als 10 % der Hautoberfläche betroffen (bei Babys reichen schon 5 %), so kann der Körper so viel Flüssigkeit verlieren, dass ein Schock droht (siehe S. 494).

So helfen Sie Ihrem Kind

➤ Brennen die Kleider, müssen Sie das Kind, das meist in Panik davonläuft, in jedem Fall aufhalten.

➤ Gießen Sie Wasser über das Kind oder tauchen Sie es in Wasser ein.

➤ Steht kein Wasser zur Verfügung, so ersticken Sie die Flammen mit Tüchern oder hüllen das Kind in Wolldecken ein. Sind keine Decken greifbar, so zwingen Sie das Kind auf den Boden und wälzen es hin und her. Auch Feuerlöscher können eingesetzt werden, dabei aber nicht ins Gesicht spritzen.

› Nach dem Löschen kühlen Sie die Verbrennungen. Das verhindert, dass sich die Verbrennung in tiefere Hautschichten ausbreitet. Dazu übergießen Sie die betroffenen Stellen 10–20 Minuten lang mit kaltem (aber nicht eiskaltem) Wasser oder legen Sie nasse Tücher darauf. Sind die Hände oder Füße betroffen, kann das Kind die Verbrennung auch in eine Schüssel mit kaltem Wasser tauchen. Gekühlt werden soll mindestens 15 Minuten lang. Ist die Verbrennung allerdings sehr ausgedehnt (über etwa 10 % der Hautfläche), so soll lieber nicht gekühlt werden, da das Kind sonst vielleicht unterkühlt würde.

› Sehen Sie Blasen oder Brandwunden, so decken Sie diese einfach mit einem sauberen Tuch oder einem Gazestück ab. Die Blasen nicht öffnen oder irgendwelche Salben, Puder oder Sprays verwenden! Auch in die Haut eingebrannte Materialien wie etwa Schmuck oder Schmutz werden einfach belassen.

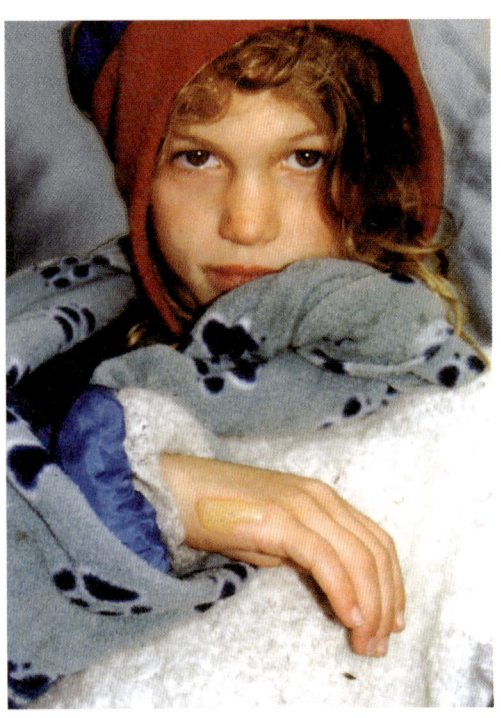

Ein Griff auf die heiße Herdplatte hat bei diesem neunjährigen Mädchen eine zweitgradige Verbrennung verursacht. Die Brandblase wird am besten so lange in Ruhe gelassen, bis sie von selbst platzt, und dann lediglich mit einer sauberen Auflage abgedeckt – zumindest beim Spielen. [RP]

 ## Wann zum Arzt

Kleinere erstgradige Verbrennungen (Faustregel: Wenn sie kleiner sind als fünfmal der Handteller des betroffenen Kindes) und auch einzelne Brandblasen können problemlos zu Hause behandelt werden, sofern die Verbrennungen nicht das Gesicht oder die Genitalien betreffen. Bilden sich jedoch an mehreren Stellen Blasen, so sollten Sie mit dem Kind zum Arzt, da sich hier Narben entwickeln können, die später die Beweglichkeit des betroffenen Körperteils einschränken können.

Alle drittgradigen Verbrennungen (also wenn die verbrannte Stelle schwarz oder aber weiß und gefühllos ist) müssen sofort vom Arzt behandelt werden.

Rufen Sie immer den Notarzt, wenn mehr als 10 % der Körperfläche des Kindes betroffen sind. Hier könnte sich nämlich wegen der bei Verbrennungen unvermeidlichen Flüssigkeitsverluste über die Haut ein Herz-Kreislauf-Schock entwickeln.

Wie groß der verbrannte Hautanteil ist, können Sie so abschätzen: Der Handteller des Kindes entspricht etwa 1 % seiner Körperoberfläche.

Brandwunden zu Hause behandeln

Die »Behandlung« der verbrannten Stelle ist einfach: Ist der Bezirk nur gerötet, lassen Sie ihn nach der anfänglichen Kühlung (siehe oben) offen, also ohne Verband heilen.

Eine Blase braucht ebenfalls nicht speziell behandelt zu werden, sie heilt an der Luft am besten. Allerdings: Spielt Ihr Kind draußen, insbesondere im Sand oder Dreck, so decken Sie die Blase (ob intakt oder bereits aufgegangen) am besten mit einem Gazestück locker ab, damit kein Schmutz eindringen kann.

Wenn die Blase platzt, ziehen Sie die Haut nicht ab, sondern lassen Sie die Fetzen einfach auf der Wunde liegen. Auch jetzt können Sie die Wunde offen (also ohne Verband) behandeln. Bei Kleinkindern oder beim Spielen ist aber eine schützende Gaze-Abdeckung sinnvoll, die Sie dann ein- bis zweimal am Tag erneuern. Verwenden Sie keine Salben oder Gels, die Wunde heilt von selbst!

Sonnenbrand, Sonnenstich und Hitzschlag

Sonne und Wärme können ein großer Spaß sein, manchmal aber wird es zu viel. Kinder können nämlich noch nicht so effektiv schwitzen und die Wärme ableiten wie Erwachsene. Wegen des großen Kopfes und der empfindlicheren (dünneren und weniger verhornten) Haut sind sie zudem gegenüber direkter Sonneneinstrahlung empfindlicher. Und als ob das noch nicht genug Nachteile wären, wendet sich im Sommer auch noch ihr »Aktivitätsvorteil« gegen sie: Weil sie auch bei größter Hitze nicht Nein zu ihrem Spiel- und Bewegungsdrang sagen können, heizen sie sich auch von innen auf.

Die »Nebenwirkungen« des Sommers können somit sein:

Sonnenbrand
Die schmerzhafte Rötung setzt oft erst mit einer zeitlichen Verzögerung von ein paar Stunden ein. In ganz schweren Fällen bilden sich Blasen (die feinen, reizlosen Bläschen, die manche Kinder auch ohne Sonnenbrand in der Sonne entwickeln, sind harmlos).

Sonnenstich
Durch intensive Sonneneinstrahlung auf Kopf und Nacken werden die Hirnhäute gereizt. Der Kopf tut weh, ist bewegungsempfindlich und die Kinder müssen manchmal auch erbrechen. In schweren Fällen sind sie zudem verwirrt und bewusstseinsgetrübt.

Hitzeerschöpfung
Durch Flüssigkeitsverluste und Wärmestau kommt es bei feucht-heißem Wetter zu einer allgemeinen Erschöpfung (= **Hitzeerschöpfung**). Die Körpertemperatur steigt über den Normalwert hinaus an. Die Haut ist oft blass und kaltschweißig.

Hitzschlag
In schweren Fällen, etwa wenn kleine Kinder im heißen Auto zurückgelassen werden, bricht die Hitzeregulation des Körpers komplett zusammen. Die Schweißdrüsen stellen ihre Arbeit ein und der Körper heizt sich immer mehr auf, oft über 40 °C. Die Haut ist jetzt hochrot und ganz trocken.

Dieser **Hitzschlag** (auch *Hitzeschock* genannt) ist lebensgefährlich. Die Kinder sind verwirrt, können Krampfanfälle bekommen und trüben bis zur Bewusstlosigkeit ein.

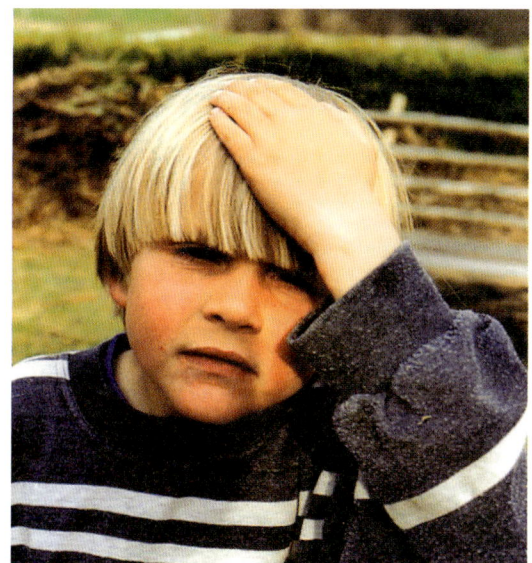

Dieser fünfjährige Junge klagt nach einem Vormittag in der Sonne über intensives Kopfweh. Später erbricht er. Jetzt ist es höchste Zeit, ihn in ein kühles Zimmer zu legen und ihm gegen den Sonnenstich kühle Umschläge auf die Stirn zu legen. [RP]

Erfrierungen

Erfrierungen kommen an extrem kalten Wintertagen gerade bei kleinen Kindern schon einmal vor, vor allem an den Fingern, Zehen, Backen (besonders bei pausbäckigen Säuglingen), Ohren und Nase. Auch rutscht bei Kleinkindern manchmal die warme Hose oder der Overall beim Spielen im Schnee über die Fußknöchel, so dass dort Erfrierungen entstehen.

Durch die Kälteeinwirkung kommt die Durchblutung zum Stillstand, bei längeren Erfrierungen wird die Haut auch geschädigt, so dass eine Blase, später eine Wunde und noch später eine Narbe entsteht. Durch schnelles Eingreifen lässt sich das aber in der Regel verhindern.

Die erfrorenen Stellen tun dem Kind meist erst beim »Auftauen« weh. Sie sehen bei leichteren Formen an den exponierten Stellen rote bis blaurote Verfärbungen, bei schwereren Formen ist die Mitte der Stelle weiß und fühlt sich beim Anfassen »teigig« an. Hier bildet sich später oft eine Blase.

So helfen Sie Ihrem Kind

Gegen alle Hitzeschäden ist Vorbeugung die halbe Miete. Wir haben dieses Thema im Reisekapitel besprochen (siehe S. 483).

Erste Hilfe bei Sonnenbrand

Wenn aber bereits ein *Sonnenbrand* entstanden ist: Kühlen Sie die Haut mit kalten Umschlägen. Ein juckreizstillendes Gel (etwa Fenistil®-Gel) oder eine in Drogerien oder Apotheken erhältliche After-Sun-Lotion kann die Haut beruhigen und gleichzeitig kühlen.

Sie können eine After-Sun-Lotion auch selbst herstellen (siehe Kasten). Ähnlich wie diese Lotion wirkt kühle Buttermilch. Auch Johanniskrautöl (in der Apotheke erhältlich) kann die entzündete Haut beruhigen, es muss aber ganz vorsichtig eingerieben werden.

Rezept: After-Sun-Lotion
Ein Stück Gurke fein raspeln, den Saft durch ein Tuch pressen und mit einem vollfetten Naturjoghurt gut verrühren. Die Lotion auf die gereizten Stellen auftragen und mindestens 20 Minuten trocknen lassen, danach lauwarm abduschen oder abwaschen. Die Haut erhält so wieder Fett und Feuchtigkeit zurück. Die in dem Joghurt enthaltene Milchsäure regeneriert zudem den Säureschutzmantel der Haut.

Erste Hilfe bei Sonnenstich

Vermuten Sie einen (leichten) *Sonnenstich*, so bringen Sie das Kind in den Schatten oder ein kühles Zimmer. Es soll sich ausruhen, viel trinken und den Kopf am besten hoch lagern. Viele Kinder bevorzugen ein abgedunkeltes Zimmer. Ziehen Sie ihm leichte Kleider an und kühlen Sie ihm Stirn und Nacken mit lauwarmen, feuchten Tüchern.

Geben Sie ihm am besten etwas Salziges zu essen oder zu trinken, also Salzstängel oder eine Gemüsebrühe. Das stärkt den angeschlagenen Kreislauf. Klagt das Kind über Kopfweh, so können Sie ihm ein Schmerzzäpfchen geben (das ist wegen der manchmal auch bestehenden Übelkeit gegenüber Tabletten oder Tropfen die bessere Wahl). Allerdings: Fühlt sich Ihr Kind nach dem Zäpfchen wieder fit, so darf es nicht gleich wieder weitertoben, der (nun medikamentös unterdrückte) Schmerz ist ja auch ein Signal an den Körper, jetzt langsam zu tun.

Bei Hitzschlag: Notarzt rufen

Ist Ihr Kind apathisch oder sonstwie nicht bei klarem Bewusstsein, so könnte es einen schweren Sonnenstich oder sogar einen *Hitzschlag* haben – rufen Sie gleich den Notarzt! Kühlen Sie Ihr Kind so stark wie möglich ab, am besten indem Sie es in ein kühles Wasserbad legen. Sie können es auch mit kalten Tüchern und Eispackungen abreiben. Wenn es trinken will und kann, geben Sie ihm kühle (nicht eiskalte) Getränke.

So helfen Sie Ihrem Kind

Bei lokalen Erfrierungen gilt: Weniger ist mehr. Ziehen Sie dem Kind lediglich eventuell nass gewordene Kleider aus. Lassen Sie die betroffenen Stellen *von selbst* wieder bei Zimmertemperatur aufwärmen. Das Massieren der erfrorenen Stellen kann nämlich die Haut schädigen. Dasselbe gilt für direkt auf die Erfrierung gelegte warme Kompressen, Wärmflaschen oder das oft empfohlene warme Wasserbad. Auch Salben sind nicht geeignet.

Wenn die Durchblutung wieder in Gang kommt, spürt das Kind ein oft sehr schmerzhaftes Kribbeln, Jucken und Pochen. Die betroffene Stelle wird jetzt ganz rot und schwillt etwas an. Entstehen Blasen, so gehen Sie mit dem Kind am besten zum Kinderarzt, ansonsten heilen die Stellen von selbst aus.

Bei Erfrierungen der Wangen sind manchmal noch Wochen lang derbe Verdickungen in der Haut zu tasten. Hier kann es sinnvoll sein, die jetzt überempfindliche Haut vor dem Spazierengehen mit Vaseline dick einzucremen.

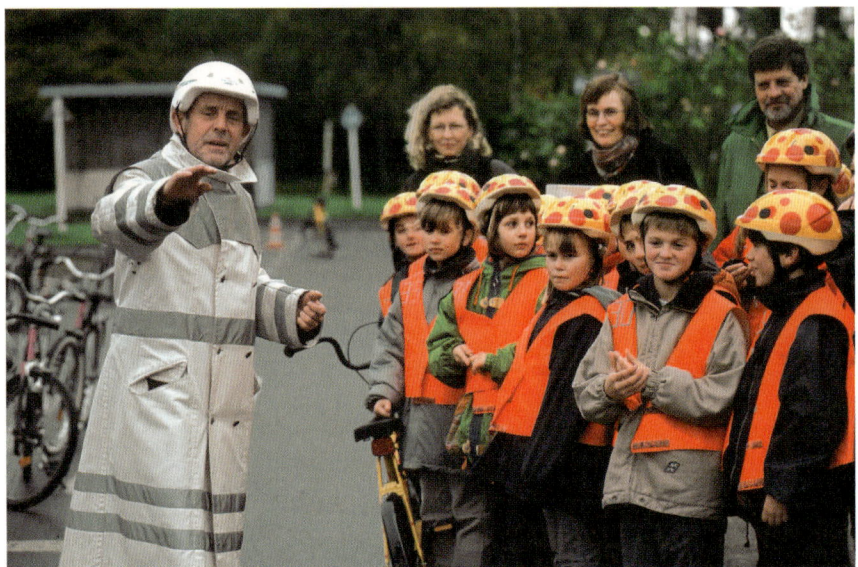

Dass Erste Hilfe nicht nötig wird, dafür können Erwachsene einiges tun: gute Vorbilder sein, Unfallgefahren in der Umgebung des Kindes erkennen und ausräumen (und wenn es nur ein lockerer Fahrradlenker ist) und dem Kind immer wieder Gelegenheit geben, sicheres Verhalten einzuüben. [AOK]

Verletzungen und Wunden

Stumpfe Verletzungen

Beim Toben passiert das schnell: Ein Muskel bekommt einen Schlag ab oder wird zusammengequetscht. Er tut eine Weile weh, die betroffene Stelle ist druckschmerzhaft und schwillt etwas an. Durch den Schmerz ist auch die Beweglichkeit vermindert.

Bei einer solchen **Prellung** oder **Quetschung** können manchmal auch die feinen Blutgefäße im Muskel oder in der Haut platzen – ein Bluterguss ist die Folge.

Eine **Zerrung,** also die übermäßige Dehnung eines Muskels oder einzelner Muskelfasern, zeigt sich durch einen ziehenden Schmerz bzw. Spannungsgefühl bei jeder Bewegung. Der Muskel wird automatisch geschont. Nach außen ist meist gar nichts zu sehen.

Bei der **Verstauchung** ist ein Gelenk so ungünstig verknickt oder überlastet worden, dass der Halteapparat des Gelenkes, also die Gelenkkapsel und die Bänder, gedehnt werden (= **Bänderdehnung**). Die Knochen des Gelenks sind jedoch nicht verschoben (das wäre dann eine **Verrenkung**). Das verstauchte Gelenk tut weh (der Schmerz »pulsiert« dabei oft) und schwillt an. Jede Belastung bzw. jedes Auftreten verstärkt den Schmerz. Zunächst ist das verstauchte Gelenk rot und warm, später (häufig erst nach 1 bis 3 Tagen) zeigt sich oft auch ein Bluterguss. Da schwere Verstauchungen extrem schmerzhaft sind und die ganze Gegend um das Gelenk stark anschwillt, sind sie von Verrenkungen oder gar einem Knochenbruch von außen oft nicht leicht zu unterscheiden. Klarheit bringt da erst das Röntgenbild.

Ob die Bänder nur gedehnt sind oder aber ein **Bänderriss** passiert ist, auch das lässt sich am Anfang oft nicht sagen. Häufig kann bei einem Bänderriss das Gelenk aber überhaupt nicht mehr bewegt werden, und die Schwellung ist massiv.

Wann zum Arzt

Bringen Sie Ihr Kind zum Arzt, wenn:
- Das Gelenk stark anschwillt und verfärbt ist.
- Ihr Kind das Gelenk nicht mehr bewegen kann oder nicht darauf auftreten kann.
- Die Schmerzen auch noch nach einer Stunde unverändert sind.
- Schwellung und Schmerz nach wenigen Tagen nicht zurückgehen.

So helfen Sie Ihrem Kind

Bei allen stumpfen Verletzungen hilft im Akutstadium *Kühlung,* etwa durch einen Eispack oder eine mit Eiswürfeln gefüllte Plastiktüte. Legen Sie das Eis aber nicht direkt auf die Haut – schützen Sie die Haut mit einem Tuch oder einer Binde und lassen Sie das Eis nicht länger als zehn Minuten dran! Ausnahme: Wenn Sie das Eis über der Verletzung auf und ab reiben, können Sie auch direkt auf der Haut kühlen (das Foto auf S. 499 zeigt, wie Sie ein »Eis am Stil« mit einfachen Mitteln selbst herstellen können). Besser als Eis (oder auch Eissprays) ist eiskaltes Wasser – dabei wird der Stoffwechsel der Haut nicht komplett gestoppt und die Wärme schießt nach dem Abnehmen nicht so stark ins Gewebe zurück. Tauchen Sie einfach ein Tuch in geschmolzenes Eiswasser und legen es locker über die Verletzung. Lassen Sie den Verband etwa 20 Minuten liegen und nässen Sie ihn immer wieder mit kaltem Wasser. Dann machen Sie 5–10 Minuten Pause. Die Kühlung kann mehrmals wiederholt werden.

Lagern Sie die betroffene Stelle sofort nach der Verletzung hoch, dies wirkt der Schwellung entgegen. Die Schwellung geht in der Regel nach 1–2 Tagen wieder zurück, kann bei schweren Verstauchungen aber mehrere Wochen anhalten.

Später können Sie die Stelle mit einer *durchblutungsfördernden Salbe* (z. B. eine Heparin-Salbe, Mobilat®, Hirudin® oder auch Arnika-Salbe) einreiben oder – etwa über Nacht – einen Salbenverband anlegen: Eine Binde messerrückendick mit der Salbe bestreichen, auflegen und mit einer Binde fixieren. Eine heilungsfördernde Alternative, die gleichzeitig auch kühlt, ist Arnika-Essenz bzw. -Tinktur: Die Essenz (aus der Apotheke) mit Wasser im Verhältnis 1:9 verdünnen, ein Tuch darin eintauchen und auf die Verletzung legen. Regelmäßig erneuern.

Bei Verstauchungen kann es sinnvoll sein, das Gelenk mit einer elastischen Binde einzuwickeln und dadurch ruhig zu stellen – allerdings nicht so stramm, dass die Gliedmaße hinter der Binde sich kalt anfühlt oder blau anläuft! Bei Bänderverletzungen sind zur besseren Ruhigstellung eventuell Schienen oder spezielle Verbände erforderlich, die der Arzt dann anpasst bzw. anlegt.

Erste Hilfe bei Kinder-Notfällen

Eingeklemmter Finger

Von außen ist der betroffene Finger oder die Hand blass oder bläulich verfärbt und oft stark zusammengequetscht. Die Verletzung ist sehr schmerzhaft, das Kind außer sich. Halten Sie die Hand als Erstes unter fließendes kaltes Wasser. Kann Ihr Kind dann die Hand und Finger gut bewegen und spürt es mit den Fingerspitzen alles gut, so können Sie weiter zu Hause behandeln. Machen Sie immer wieder kalte Umschläge (kein Eis direkt auf die Haut!) und lagern Sie die betroffene Extremität möglichst nach oben, dies wirkt der Schwellung entgegen, die bald einsetzt. Ein Umschlag mit Arnika-Essenz (siehe S. 498 unten) fördert die Durchblutung.

Ist der eingeklemmte Finger aber stark deformiert (abgeflacht) oder lässt er sich nicht ohne weiteres bewegen, sollten Sie das Kind rasch zum Arzt bringen. Oft ist dann ein Knochen angebrochen. Ist das Fingerendglied betroffen, fällt später oft auch der Fingernagel ab. Ist das Nagelbett erhalten, wird er sich regenerieren, ansonsten wird er zeitlebens fehlen.

Häufig: Fuß »umgeknickt«

Generell können die oben aufgeführten Verletzungen praktisch überall am Körper auftreten. Besonders häufig sind aber Muskelprellungen und -zerrungen am Bein sowie das Umknicken im Fußgelenk oder, in der Fachsprache, im oberen Sprunggelenk. Weit überwiegend knickt das Kind dabei mit dem Fuß nach innen um, das heißt, die seitlich am Fuß gelegenen Anteile der Gelenkkapsel und Bänder werden überdehnt. Entsprechend schwillt die seitliche Knöchelregion an und tut weh. Das Kind kann nur unter Schmerzen auf den Fuß auftreten.

In einem solchen Fall gehen Sie zunächst wie oben beschrieben vor, also kühlen Sie das Gelenk und lagern es hoch. In der Mehrzahl der Fälle dauert das Ganze zwar ein paar Tage, die Beschwerden lassen aber kontinuierlich nach. Kann das Kind gar nicht auftreten oder werden die Beschwerden nicht besser, ist ein Arztbesuch fällig.

Hat der Arzt knöcherne Verletzungen mit Hilfe einer Röntgenaufnahme ausgeschlossen, verordnet er in aller Regel eine durchblutungsfördernde oder entzündungshemmende Salbe sowie einen elastischen Verband, Tape-Verband oder eine spezielle Schiene, die das Gelenk zwar stützen, aber »ungefährliche« Bewegungen zulassen, so dass die Muskelkraft erhalten bleibt. Bis das Kind wieder Fußball spielen darf, dauert es allerdings ein paar Wochen.

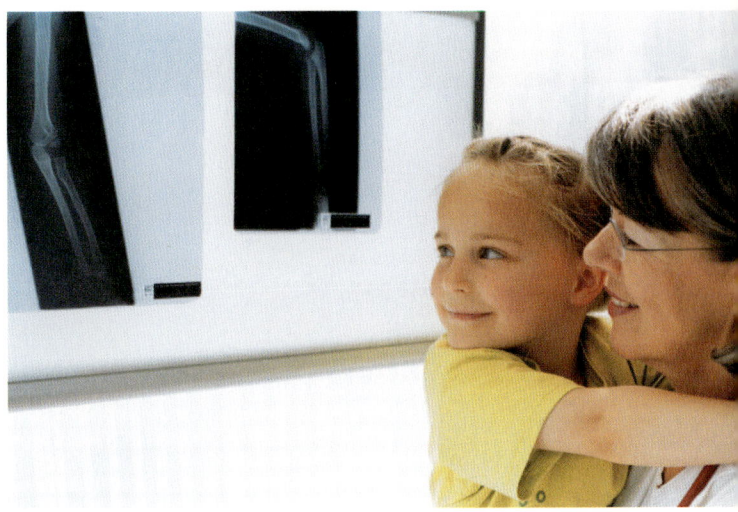

Die meisten stumpfen Verletzung heilen von selbst. Andererseits können schwere Formen wie Verrenkungen, Brüche oder Bänderrisse von außen oft nicht von den harmloseren Verstauchungen und Prellungen unterschieden werden. Klarheit bringt dann erst ein Röntgenbild – das hier, zur Freude der kleinen Patientin, normal ist. [IS]

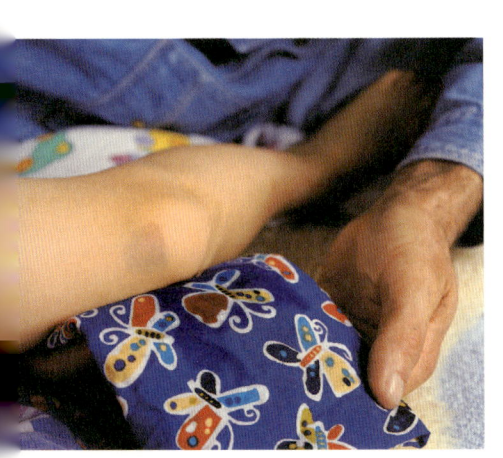

Links: Für Verstauchungen hat sich Arnika-Tinktur hervorragend bewährt: Die 1:9 mit Wasser verdünnte Tinktur wird einfach auf ein Baumwolltuch gesprenkelt und das nasse Tuch auf das verstauchte Gelenk gelegt. [AM]

Rechts: Ein »Eis am Stiel« ist leicht gemacht: Wasser in einen Joghurtbecher geben, ein Loch in den Deckel pieksen, um den Stiel festzuhalten, Deckel wieder am Becherrand festklemmen und das Ganze ins Eisfach stellen. Alternative sind fertige Plastikförmchen für Stieleis, sie haben einen stabilen Stiel, sind preiswert und halten jahrelang. [AM]

Erste Hilfe bei stumpfen Verletzungen: das Pech-Schema

▶ **P**ause: Bei einer (mutmaßlichen) Verletzung nicht heroisch weitermachen, sondern sofort mit Spiel oder Sport aufhören und Extremität ruhig stellen.
▶ **E**is: Unverzüglich kühlen.
▶ **C**(K)ompression: Festen Verband anlegen, die (trockenen) Eispacks kommen dann auf den Verband.
▶ **H**ochlagern: Verletzte Extremität weiter ruhig stellen und hochlagern.

Pause steht bei allen stumpfen Verletzungen (außer bei leichteren Prellungen, wo Bewegung heilungsfördernd sein kann) an erster Stelle. Also: Solange es wehtut – schonen. Nur so können sich die gedehnten Strukturen wieder festigen. Massagen sind aus demselben Grund ungeeignet. Erst wenn die Bewegungen schmerzfrei möglich sind, darf das Kind die verletzte Stelle wieder in der freien Wildbahn erproben.

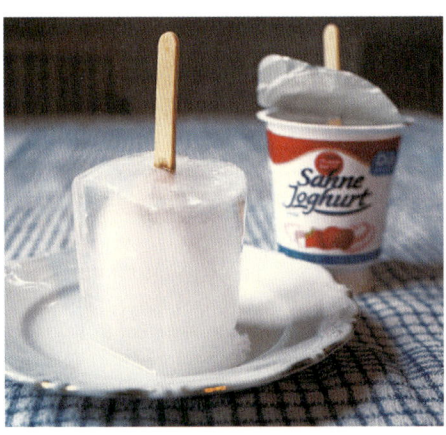

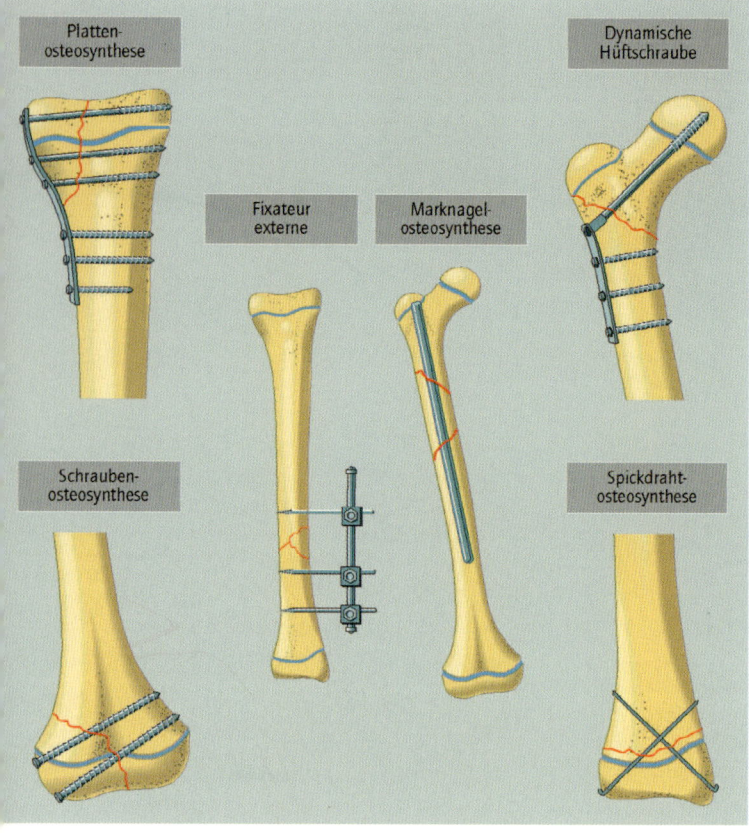

Nur bei komplizierten Brüchen erforderlich: Operationen, um die Bruchstücke zusammenzuhalten (sog. Osteosynthese). Hierzu werden Schrauben, Drähte und spezielle Fixiergestelle eingesetzt. [GR]

Knochenbrüche

Manchmal hört oder fühlt das Kind schon während des Unfalls ein »Schnappen« oder »Krachen«, wenn der Knochen bricht. Die gebrochene Gliedmaße kann nicht mehr oder nur unter starken Schmerzen bewegt werden. Die gebrochene Stelle schwillt an, oft zeigt sich auch ein Bluterguss.

In schwereren Fällen steht die betroffene Gliedmaße schief (*verschobener* oder **dislozierter Bruch**) oder der gebrochene Knochen piekst durch die Haut (= **offener Bruch**).

Viele Brüche sind jedoch nicht sicher von einer bloßen Prellung oder Verstauchung zu unterscheiden und erst das Röntgenbild bringt Klarheit. Das liegt daran, dass die beiden gebrochenen Teile oft noch »passend« aufeinander liegen oder der Knochen manchmal nur leicht angebrochen ist.

Hinzu kommt, dass viele Knochenbrüche bei Kindern in scheinbar banalen Situationen passieren, z. B. beim Sturz auf die ausgestreckte Hand oder von der Schaukel (die vorher schon x-mal glimpflich verlaufen sind).

Besonderheiten bei Kindern

Kindliche Knochen sind einerseits biegsamer als Erwachsenenknochen, zum anderen wachsen sie noch, und zwar an bestimmten Zonen in Gelenknähe, den so genannten Wachstumsfugen (siehe Abbildung auf S. 365). Knochenbrüche bei Kindern zeichnen sich deshalb durch zwei Besonderheiten aus:

▶ Typisch für Kinder ist zum einen die so genannte **Grünholzfraktur**: Wie bei einem jungen Zweig bricht der Knochen nur auf der einen Seite, die andere Seite und die ganze Umhüllung des Knochens (die derbe Knochenhaut) bleiben aber intakt und halten ihn weiter zusammen.

▶ Zum anderen wachsen Kinder noch, und dies kann bei Knochenbrüchen gut oder schlecht sein. Gut deshalb, weil man weiß, dass sich manche Fehlstellungen durch das spätere Wachstum von selbst korrigieren, schlecht deshalb, weil Knochenbrüche im Bereich der Wachstumsfuge zu Wachstumsstörungen führen können. Besteht diesbezüglich ein erhöhtes Risiko, wird der Arzt Sie darauf aufmerksam machen.

So helfen Sie Ihrem Kind

Kann Ihr Kind nach einem Unfall oder Sturz ein Gelenk nicht oder nur unter Schmerzen bewegen und wird das auch nach einer Stunde nicht besser, so bringen Sie das Kind zum Arzt. Es sollte jetzt das womöglich gebrochene Körperteil möglichst wenig bewegen. Betten Sie deshalb die verletzte Gliedmaße z. B. auf einem Kissen oder einem zusammengefalteten Kleidungsstück. Sind Sie weit von einem Krankenhaus entfernt, etwa auf einer Wanderung, so legen Sie eine improvisierte Schiene an, etwa mit stabilen Ästen. Bei einem offenen Bruch bedecken Sie die Wunde mit einem sterilen oder zumindest sauberen Tuch.

Geben Sie dem Kind nichts zu essen oder trinken, da der Bruch möglicherweise operiert werden muss.

Und so geht es weiter

Ob der Knochen eingegipst, ob er in Vollnarkose eingerichtet oder gar durch eine Operation stabilisiert werden muss, hängt davon ab, welcher Knochen gebrochen ist und wie kompliziert der Bruch ist. Insgesamt sind Operationen bei Kindern nur in ca. 10 % aller Fälle und damit weit seltener erforderlich als bei Erwachsenen.

In 90 % endet der Knochenbruch also mit einer Schiene, einem Gips oder auch einer speziellen Bandage zur Ruhigstellung des gebrochenen Knochens. Meist können Sie das Kind nach dem »Eingipsen« nach Hause nehmen, in anderen Fällen wird es ein oder zwei Tage im Krankenhaus beobachtet.

Schienen und Gips – was beachten?

Bevor der Arzt Sie und Ihr Kind wieder ziehen lässt, sagt er Ihnen noch, auf was Sie achten müssen, prinzipiell gelten aber folgende Grundregeln:

▶ In den ersten 1–2 Tagen kann der gebrochene Knochen noch anschwellen oder wehtun. In dieser Zeit sollte die betroffene Extremität möglichst hochgelagert und geschont werden, bei einem Armbruch also z. B. eine Schlinge getragen werden.

▶ Klagt Ihr Kind über Schmerzen unter dem Gips oder verändern sich die unter dem Gips herausschauenden Finger oder Zehen (werden sie kalt, blass oder blau, fühlen sie sich taub an oder kann das Kind sie nicht bewegen), gehen Sie unverzüglich mit dem Kind zum Arzt bzw. ins Krankenhaus.

➤ Abgesehen von den üblichen Unterschriften aller Freunde auf dem Gips – lassen Sie den Gips in Ruhe. Falls die Gipsränder Ihr Kind scheuern, können Sie sie mit etwas Pflaster abpolstern. Versuchen Sie aber nicht, den Gips aufzubiegen und legen Sie auch nichts zwischen Gips und Haut, was dann in den Gips hineinrutschen und Ihr Kind drücken könnte.

➤ Ob ein Gips nass werden darf oder nicht, hängt davon ab, ob er aus Kunststoff oder aus »klassischem« Gipspulver ist. Bei den bei Kindern häufigen Armbrüchen kann man sich beim Duschen damit behelfen, dass man den Gipsarm möglichst wasserdicht in Plastiktüten verpackt und die Handbrause benutzt.

In den Folgewochen ist oft Geduld gefragt. Viele Eltern sagen, schlimmer als die notwendigen Hilfestellungen z. B. beim Anziehen seien die Einschränkungen bei Spiel und Sport gewesen – es ist also wieder einmal Flexibilität und Fantasie gefragt. Die Abbildung rechts gibt die ungefähren Heilungszeiten für verschiedene Knochenbrüche an.

Verrenkungen

Normalerweise stehen sich die Gelenkflächen eines Gelenks genau gegenüber und passen exakt ineinander. Bei einer **Verrenkung** haben sich die Gelenkflächen gegeneinander verschoben und haben nur noch teilweise oder gar keinen Kontakt mehr.

Verrenkungen sind bei Kindern recht selten und von außen oft nicht zu erkennen. Das Gelenk ist angeschwollen, tut weh und kann nicht richtig bewegt werden – dies kann aber auch bei »harmlosen« Verletzungen zumindest kurzzeitig der Fall sein. Nur manchmal ist der verschobene Knochenteil von außen sichtbar oder steht der Arm oder das Bein deutlich erkennbar »schief«.

Wenn Sie eine Verrenkung bei Ihrem Kind vermuten, stellen Sie die betroffene Extremität ruhig und bringen Sie es am besten direkt ins Krankenhaus. Versuchen Sie auf keinen Fall, das Gelenk selbst wieder einzurenken, da dies nicht nur zu Schmerzen, sondern auch zu Gelenk-, Gefäß- und Nervenschäden führen kann.

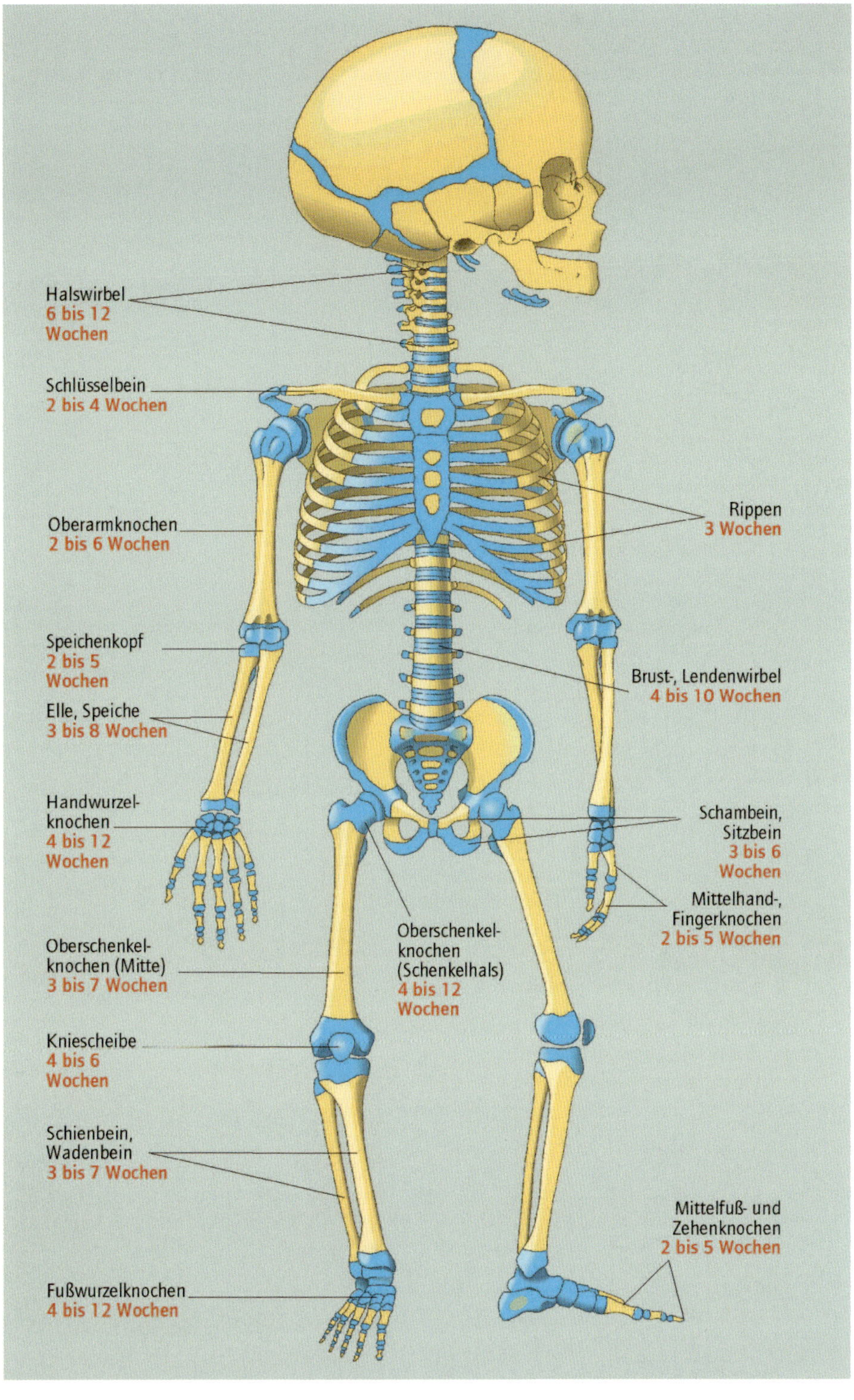

Auch wenn Knochenbrüche bei Kindern durchschnittlich schneller heilen als bei Erwachsenen, meist brauchen Sie und Ihr Kind trotzdem einige Wochen Geduld. Die niedrigeren Zahlen in dieser Abbildung geben die ungefähre Heilungsdauer des jeweiligen Bruches bei Kindergartenkindern an, die höheren die bei über Zehnjährigen. Allerdings hängt die genaue Heilungsdauer eines Bruches nicht nur vom Alter, sondern auch von anderen Faktoren ab, so dass diese Zahlen nur Anhaltspunkte sein können. [GR]

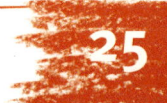

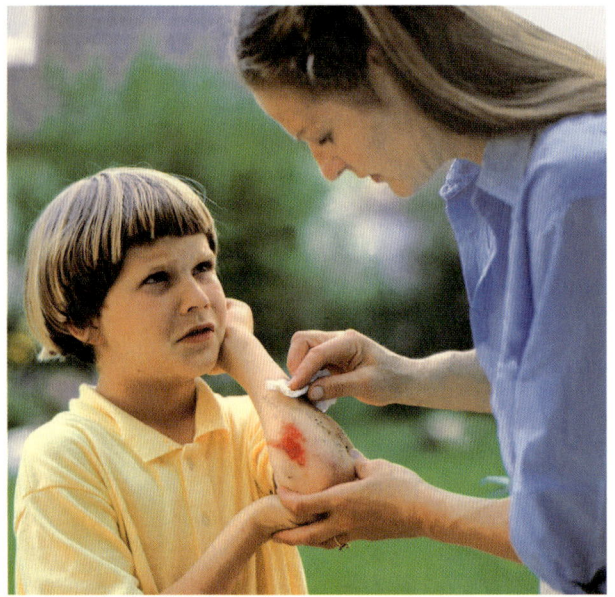

Dieser sieben Jahre alte Junge hat sich beim Klettern den Unterarm aufgeschürft. Die Mutter macht genau das Richtige – sie säubert die Wunde mit einem feuchten Tuch. Glücklicherweise ist die Schürfung nicht tief, sonst wäre mehr Blut zu sehen. [MU]

Schürfwunden

Jedes Kind kommt immer einmal wieder mit einem aufgeschlagenen Knie heim. Das Kind schreit – wegen der vielen Nerven in der Haut tun Schürfwunden ziemlich weh.

Bei oberflächlichen Schürfwunden ist lediglich die obere Hautschicht abgeschabt und die Wunde blutet nur wenig. Es tritt vor allem Gewebewasser aus, eine klare, klebrige, strohgelbe Flüssigkeit. Tiefere Schürfwunden gehen bis auf die Unterhaut und bluten stärker.

Trösten Sie Ihr Kind und schauen Sie sich dann ohne große Hektik den Schaden an. Ist die Wunde ganz von Blut bedeckt, so gießen Sie dazu am besten etwas lauwarmes Wasser aus einem sauberen Gefäß darüber oder tupfen das Blut sorgfältig ab.

Sonderform bei Kleinkindern

Recht häufig ist aber eine Sonderform der Verrenkung, die **Speichenköpfchensubluxation.** Sie betrifft ganz überwiegend Kleinkinder von etwa 1 bis 3 Jahren.

Klassischerweise stolpert das Kind und wird von einem Erwachsenen an der Hand festgehalten, damit es nicht fällt, oder ein (vielleicht trotzendes) Kleinkind wird am Arm über die Straße gezogen. Durch den Zug rutscht das nahe dem Ellenbogengelenk gelegene Speichenköpfchen aus dem ringförmigen Band, das es normalerweise führt, und verklemmt sich darin.

Das Kind jammert und bewegt den Arm nicht mehr, wobei der Unterarm nach innen gedreht ist (der Handrücken zeigt nach vorne). Es will jetzt die Hand nicht mehr nach außen drehen (also so, wie man Wasser aus der Hand trinkt), sondern hält die Hand lieber nach innen gedreht (also wie ein Klavierspieler). Am besten gehen Sie in einem solchen Fall sofort zum Arzt. Da diese Verletzung so typisch ist, bedarf es zur Diagnose oft nicht einmal eines Röntgenbildes.

Der Kinderarzt kann das Speichenköpfchen mit wenigen Handgriffen oft wieder in seine normale Lage bringen. Das Kind ist Minuten später schmerzfrei und kann wieder richtig zugreifen – gut zu beobachten beim Hinhalten eines Belohnungsgummibärchens. Weitere Maßnahmen sind nur notwendig bei atypischem Hergang, bei wiederholten Ereignissen oder aber, wenn das Kind danach nicht beschwerdefrei ist.

Solange eine Schürfwunde noch nicht verschorft ist, brennt sie bei jeder Berührung. Zudem gibt sie klares, klebriges Sekret ab, das zwar die Verschorfung und Heilung fördert, nachts aber oft stört – die Wunde verklebt nur allzu leicht mit dem Schlafanzug oder der Bettdecke. Sowohl die unangenehme Berührung als auch das Verkleben verhindert ein über die Wunde gestellter Schemel, der die Bettdecke zurückhält – zumindest so lange, bis das Kind eingeschlafen ist. [AM]

 ### Wann zum Arzt

Ist die Wunde tief oder zerklüftet oder stecken Fremdkörper wie Steinchen fest, die sich nicht lösen, ist es besser, das Kind zum Arzt zu bringen – die Wunde muss vielleicht gezielt gesäubert und genäht werden.

Dasselbe gilt, wenn Ihr Kind die betroffene Gliedmaße nicht mehr bewegen kann oder wenn Sie sich nicht sicher sind, ob der Tetanusschutz Ihres Kindes vielleicht abgelaufen ist (welche Impfungen für einen kompletten Schutz nötig sind siehe S. 132).

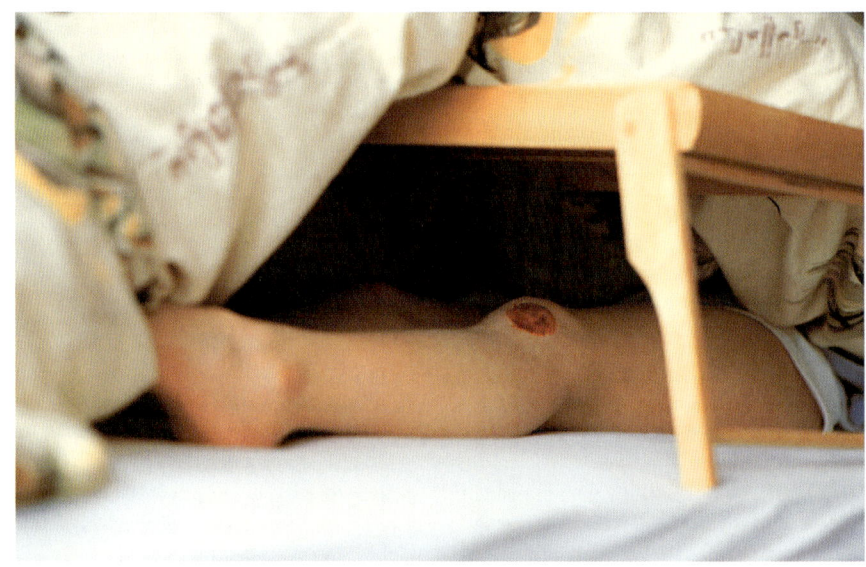

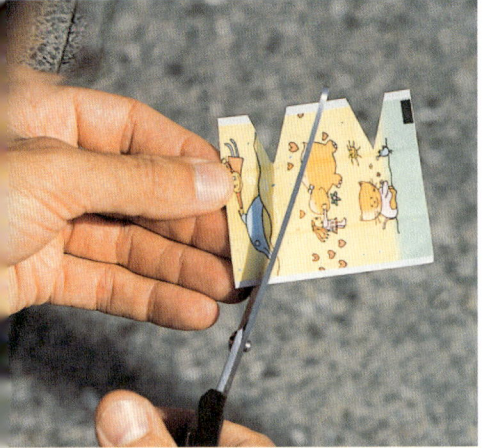

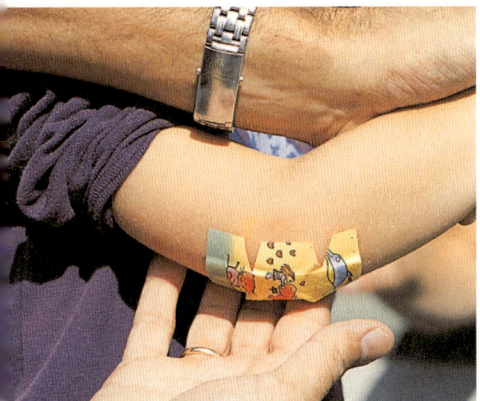

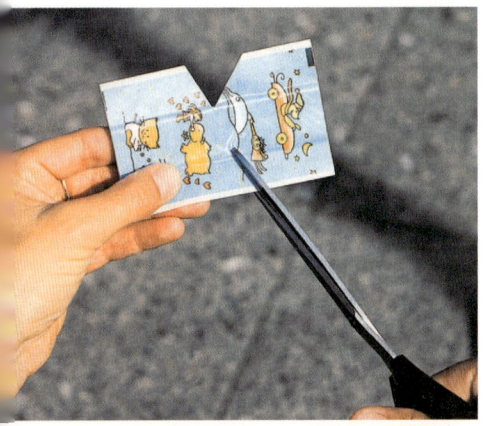

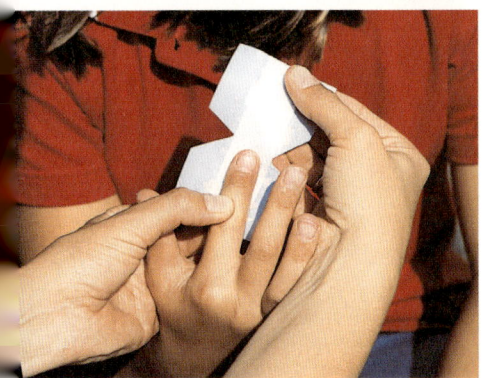

Sie können Pflaster so beschneiden, dass sie auf praktisch jedes verletzte Körperteil passen. Die oberen beiden Fotos zeigen, wie ein Pflaster für eine Ellenbogenwunde beschnitten und angepasst wird. Unten wird ein Pflaster so eingeschnitten, dass es die Fingerkuppe gut abdeckt. [AM]

So helfen Sie Ihrem Kind

Reinigen Sie die Wunde zunächst so gut es geht. Am besten nehmen Sie dazu lauwarmes Leitungswasser (oder auch Mineralwasser), das Sie aus einem sauberen Gefäß in die Wunde gießen. Sorgen Sie dafür, dass insbesondere lose in der Wunde sitzender Dreck oder Steinchen fortgespült werden (hierzu müssen Sie die Wunde evtl. mit einem feuchten Tuch abtupfen). Auch Holzsplitter müssen raus – Sie können diese mit der Pinzette herausziehen.

Desinfektionsmittel werden zwar in vielen Formen angeboten, sie sind bei Wunden jedoch ein zweischneidiges Schwert – einerseits töten sie Bakterien ab, andererseits aber auch die weißen Blutkörperchen, welche die Heilung beschleunigen. Sie sollten deshalb nur bei stark verunreinigten Wunden eingesetzt werden. Geeignet ist dann z. B. eine 1:9 verdünnte Calendula-Essenz.

Blutet die Wunde stark, so drücken Sie mit einem sauberen Tuch darauf (mehr zum Thema Blutstillung siehe S. 507). Kommt die Blutung nicht innerhalb von einer halben Stunde von selbst zum Stillstand, bringen Sie das Kind zum Arzt.

Ist die Wunde sauber und hat mit Bluten aufgehört, so legen Sie lose eine Gaze darüber und kleben diese unter- und oberhalb der Wunde mit Leukoplast® oder ähnlichen Klebestreifen fest. Auf eine kleine Schürfwunde kleben Sie einfach ein Pflaster (je lockerer desto besser).

Die Wundbedeckung sollten Sie dann mindestens einmal täglich wechseln. Klebt die Gaze fest auf der Wunde, so lösen Sie sie am besten vorsichtig mit lauwarmem Wasser ab, das Sie langsam über die Wunde gießen.

Gegen Tetanus geschützt?

Alle Wunden, die sich ein Kind draußen zuzieht, ob Schürf-, Platz- oder Bisswunden, können theoretisch den Erreger des Wundstarrkrampfes (siehe S. 254) übertragen, der in Erde, Geröll und alten Pflanzenteilen (etwa Dornen) lebt. Deshalb sind alle routinemäßig vorgesehenen Tetanusimpfungen ein Muss, also die Grundimpfungen (heute Teil der 6-fach-Impfungen) und die alle 5–10 Jahre fälligen Auffrischimpfungen (siehe S. 130). Der Tetanusschutz muss nach Verletzungen dann aufgefrischt werden, wenn:
➤ Ihr Kind bisher nur drei (oder weniger) Tetanusimpfungen hatte.
➤ Es sich um eine schwere Verletzung oder eine verschmutzte Wunde (auch tiefe Dornenstiche) handelt und die letzte Auffrischimpfung mehr als fünf Jahre zurückliegt.
➤ Bei leichten Verletzungen oder sauberen Wunden die letzte Auffrischimpfung mehr als zehn Jahre zurückliegt.
➤ In besonderen Fällen gibt der Arzt nicht nur eine Auffrischimpfung, sondern spritzt zusätzlich auch noch Tetanus-Antikörper – etwa wenn Impfungen nicht erinnerlich sind oder wenn das Kind bisher nur eine Tetanusimpfung (bei stark verschmutzten oder älteren Wunden auch zwei Impfungen) hatte.

Platzwunden

Stößt sich das Kind an einem harten Gegenstand, so kann die Haut an dieser Stelle regelrecht aufplatzen. Eine solche **Platzwunde** blutet besonders an der Kopfhaut recht stark und klafft weit auseinander.
Kleinere Wunden (etwa unter einem halben Zentimeter breit) heilen meist problemlos von selbst, auch im Haarbereich. Sie tupfen sie einfach mit einem sauberen Tuch oder Gazestück ab und kleben, wie bei einer Schnittwunde, ein Klammerpflaster, Steristrip oder ein selbst gemachtes Zugpflaster darüber (siehe S. 504). Das bringt die Wundränder näher zusammen, so dass sich weniger Narbengewebe bildet.
Bei Platzwunden im Gesicht, auch wenn diese nur klein sind, sollten Sie das Kind zum Arzt bringen. Denn Platzwunden hinterlassen leicht Narben – im Gesichtsbereich werden sie deshalb besser genäht oder geklebt (dies sollte innerhalb von sechs Stunden über die Bühne laufen, später versorgte Wunden heilen schlechter).

Schnittwunden

Obwohl sie meist tiefer sind, heilen **Schnittwunden** besser als Schürfwunden – in der Regel sind sie nämlich sauberer und die Wundränder sind nicht zerklüftet. Damit sich bei der Heilung möglichst wenig wildes Fleisch und damit Narbengewebe bildet, müssen die Wundränder schon in den ersten Stunden nach dem Unfall möglichst nahe zusammengebracht werden – durch Pflaster, Nähen, Klammern oder durch spezielle Klebstoffe (Fibrinkleber).

 ### So helfen Sie Ihrem Kind

Kleine, saubere Schnitte, die nicht im Gesicht oder an den Genitalien passiert sind, lassen sich auch zu Hause versorgen: Hierzu sind Klammerpflaster oder Steristrips (dünne, gut haftende Pflasterzügel) aus der Apotheke geeignet. Sie können ähnliche Pflaster auch selbst zurechtschneiden (siehe Fotos links). Egal, mit welchem Pflaster: Überkleben Sie den Schnitt so, dass sich die Wundränder ohne Spannung gerade berühren. Wenn Sie ein Klammerpflaster verwenden, so kommen die Lochstreifen direkt über dem Schnitt zu liegen.

Schnitte, die stark bluten, verunreinigt oder über 1 cm breit sind oder bei denen Ihr Kind das betroffene Körperglied nicht mehr richtig bewegen kann, müssen vom Arzt versorgt werden.

Bisswunden

Dass kleine Kinder und große Hunde keine natürlichen Partner sind, zeigen folgende Zahlen: Pro Jahr werden in Deutschland 20 000 Kinder von Hunden so schlimm gebissen, dass sie ins Krankenhaus müssen, drei Viertel der Verletzungen betreffen Kopf und Gesicht. Meist werden die Kinder dabei vom Hund der Familie gebissen und zwar in aller Regel im eigenen Haus oder Garten. 40 % der Bisse gehen auf das Konto des Deutschen Schäferhundes, aber auch Pitbull, Rottweiler und Dackel sind fürs Zupacken bekannt.

Das ist weder die Schuld der Kinder noch die der Hunde. Kleine Kinder sind in ihrem Verhalten unvorhersehbar und geben Hunden deshalb oft missverständliche Signale. Große Hunde, besonders nicht kastrierte Rüden, schalten dann instinktiv auf Verteidigung und beißen zu.

Auch Katzen können manchmal recht heftig zubeißen, dasselbe gilt für manche Kinder, die im Streit die Zähne zu Hilfe nehmen.

 ### So helfen Sie Ihrem Kind

Da Bisswunden von den natürlichen Mundbakterien verunreinigt sind, heilen tiefe Bisswunden oft schlecht. Das gilt insbesondere für Katzenbisse – die spitzen, langen Zähne bohren sich tief ins Fleisch.

Tiefe Bisswunden und solche im Gesicht sollten deshalb immer vom Arzt versorgt werden – dies ist auch aus rechtlichen Gründen sinnvoll (Frage Schadenersatz). Auch wenn es sich um ein tollwütiges Tier handeln könnte (siehe Kasten rechts), sollten Tierbisse von einem Arzt behandelt werden.

Kleinere Bisswunden heilen meist problemlos. Waschen Sie die Wunde mit lauwarmem Wasser und Seife (am besten Kernseife, keine Flüssigseife!) aus und bedecken Sie die Wunde dann mit einer sterilen Auflage oder einem Pflaster.

Achten Sie beim täglichen (!) Pflasterwechsel auf Zeichen einer Wundinfektion (siehe S. 505). Infiziert sich die Wunde, bringen Sie das Kind noch am selben Tag zum Arzt – oft muss das Kind dann Antibiotika einnehmen.

Vorsicht Tollwut!

An Tollwut erkrankte Tiere können den Erreger auf das gebissene Kind übertragen. Besteht ein solcher Verdacht, so muss das Kind schnell – innerhalb von 72 Stunden – gegen die Tollwut geimpft werden. Dies ist die einzige Möglichkeit, um die Infektion zuverlässig zu verhindern. Ärzte empfehlen eine Impfung:

▶ Bei jedem Biss durch ein Wildtier.

▶ Wenn das beißende Tier nicht eingefangen werden konnte.

▶ Wenn ein Haustier sich tollwutverdächtig (also ungewöhnlich zutraulich oder aggressiv) verhält; dazu muss es mindestens zehn Tage lang genau beobachtet werden.

▶ Das Kind wird dabei sowohl aktiv als auch passiv (also durch die Gabe von Antikörpern) geimpft, die aktiven Impfungen müssen innerhalb von 90 Tagen fünfmal wiederholt werden.

Splitter

Splitter können gemein sein. Kann man sie von außen nicht erwischen, so fangen die meisten irgendwann an zu eitern und werden dann mit dem Eiter ausgestoßen. Damit es nicht so weit kommt, ziehen Sie den Splitter am besten sofort raus:

▶ Ragt ein Ende heraus, so ziehen Sie den Splitter mit einer gut schließenden Pinzette (am besten einer spitz zulaufenden Splitterpinzette) heraus.

▶ Ansonsten arbeiten Sie am günstigsten mit einer desinfizierten Nähnadel. Waschen Sie zuerst Ihre Hände mit Seife, dann tauchen Sie die Spitze der Nadel entweder in 70%igen Alkohol oder halten sie in eine Flamme (danach mit einem sauberen Tuch abwischen). Versuchen Sie zuerst, ob Sie den Splitter so aufrichten können, dass Sie ihn mit der Pinzette greifen können. Gelingt dies nicht, müssen Sie den Stichkanal erweitern:

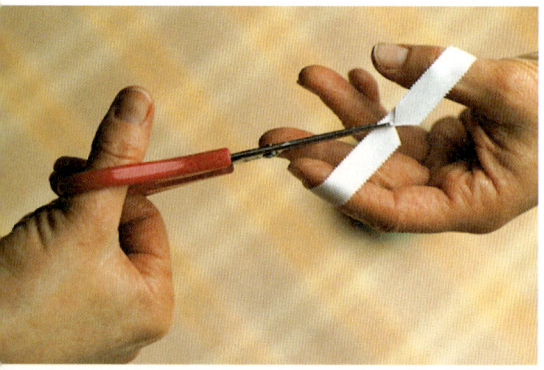

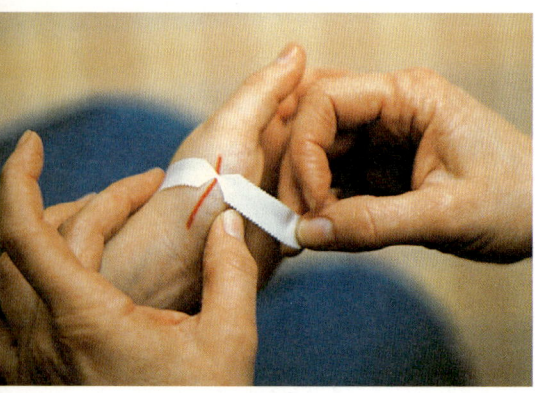

Zugpflaster selbst hergestellt: Der eingekerbte Teil kommt direkt über der Schnittwunde zu liegen. Idealerweise sollten sich die beiden Wundränder ohne viel Druck gerade berühren, also nicht »zusammengequetscht« werden. [AM]

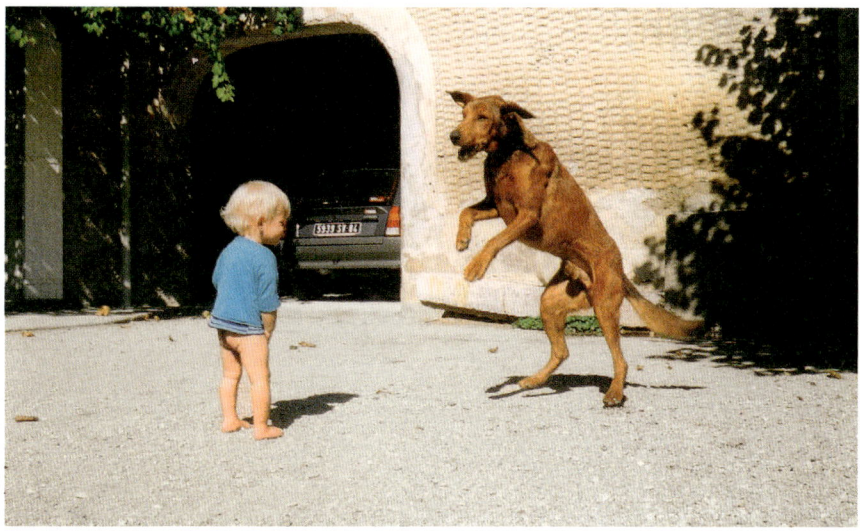

Vor Doggen und anderen großen Hunden haben die meisten Erwachsenen Respekt – Kinder aber oft nicht. Gefährdet sind da vor allem Kleinkinder, die wohlerzogene Hunde aus dem eigenen Haushalt gewohnt sind und sich mit einer entsprechend freudigen Erwartungshaltung fremden Tieren nähern. Und da können auch kleine Hunde schwere Bisswunden zufügen. Aber selbst die Hunde im eigenen Haus können (wie hier im Bild) das Kind aus Freude anspringen und Stürze und Verletzungen verursachen. Am besten ist es, wenn grundsätzlich ein Erwachsener in der Nähe ist. Absolut keine Ausnahme von dieser Regel darf es bei Säuglingen geben – hier sind zu viele tödliche Bissverletzungen, etwa aus Hunde-Eifersucht, vorgekommen, als dass ein unbeaufsichtigtes Zusammensein von Baby und Hund zu rechtfertigen wäre. [RP]

Schieben Sie die Nadel flach in den Stichkanal und ziehen Sie sie dann nach oben, um die Haut einzuritzen. Drücken, schieben oder ziehen Sie den Splitter dann ans Tageslicht.

➤ Als Alternative, besonders wenn sich die Haut schon entzündet hat, können Sie ein Seifenbad versuchen: Weichen Sie den Splitter zehn Minuten ein und versuchen ihn dann mit sauberen Fingern herauszudrücken.

➤ Erwischen Sie den Splitter mit keiner Methode und stört er nicht besonders, so können Sie ihn auch »kontrolliert rauseitern« lassen. Kleben Sie ein Pflaster auf die Stelle und warten Sie so lange, bis sich ein kleiner Eiterpfropf bildet. Dann drücken Sie den Eiter mitsamt dem Splitter mit sauberen Händen heraus. Beobachten Sie aber die Stelle jeden Tag. Bildet sich mehr als nur eine kleine Schwellung und Rötung direkt an der Einstichstelle, sollten Sie mit dem Kind zum Arzt.

Große und tief sitzende Splitter müssen oft unter lokaler Betäubung vom Arzt entfernt werden. Dabei wird er immer auch den Tetanus-Impfschutz überprüfen (siehe S. 503).

Blasen an den Füßen

Sobald das Kind über eine wunde Stelle klagt, ziehen Sie ein Blasenpflaster oder auch einfach ein Stück Klebeband (etwa Leukosilk® oder Leukoplast®) großzügig über die betroffene Stelle, das schafft sozusagen eine schützende zweite Haut.

Hat sich schon eine pralle Blase gebildet und ist die Wanderung noch nicht zu Ende, dann stört die Blase oft so, dass sie am besten eröffnet wird, und zwar mit einem ganz feinen Schnitt mit einer sauberen Nagelschere. Ziehen Sie keinesfalls die Blase ab! Kleben Sie jetzt ebenfalls ein Stück Klebeband darüber. Das gilt auch, wenn die Haut an der Blase schon ab- oder angerissen ist. Am Ende der Wanderung ersetzen Sie das Klebeband durch ein normales Wundpflaster, die Blase heilt dann von selbst.

Infizierte Wunden

Wenn sich Wunden entzünden, dann erkennen Sie das an der Schwellung und der Rötung, die sich immer mehr um die Wunde herum ausbreitet. Die Wunde selbst beginnt zu eitern. Oft schwillt auch ein Lymphknoten in der Nähe an und wird druckempfindlich (bei einer Wunde am Bein kann das z. B. ein Lymphknoten in der Leiste sein). Bildet sich ein von der Wunde ausgehender Streifen oder kommt Fieber hinzu, so hat sich die Infektion weiter ausgebreitet – eine erregerbedingte Blutvergiftung (Sepsis) droht.

Bemerken Sie, dass sich eine Wunde rötet oder die Umgebung anschwillt, baden Sie die Wunde mit Betaisodona®-Lösung und verbinden Sie sie dann mit einer desinfizierenden Salbe (z. B. Betaisodona®-Salbe, siehe Fotos auf S. 506). Hervorragend bewährt hat sich auch Calendula-Essenz: Verdünnen Sie die Essenz im Verhältnis 1:9 mit Leitungswasser. Befeuchten Sie ein sauberes Taschentuch damit und legen Sie es zehn Minuten auf die Wunde. Erneuern Sie dann den Umschlag und behandeln noch einmal zehn Minuten. Sie können dies mehrmals täglich wiederholen. Wird die Entzündung nach 2-3 Tagen nicht besser, breitet sie sich sogar aus oder bekommt das Kind Fieber, ist in jedem Fall ein Arztbesuch angesagt.

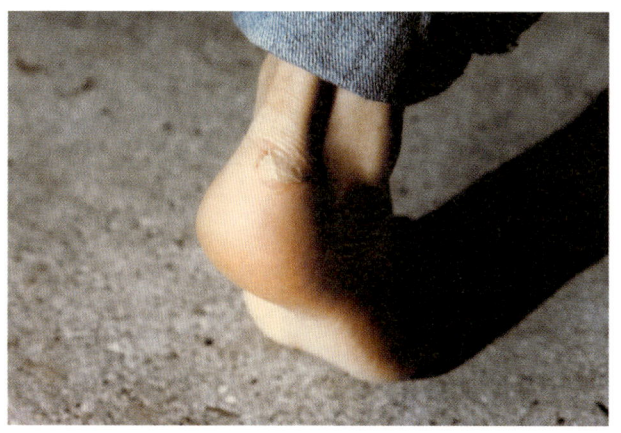

Ist die Wanderung noch nicht zu Ende, so kleben Sie einfach ein breites Stück Leukoplast® oder ein anderes Klebeband über die Blase, auch wenn sie schon geplatzt ist. Ziehen Sie die Haut nicht ab, sie schützt die Wunde! [AS]

So behandeln Sie eine infizierte Wunde: Bereiten Sie zuerst ein lauwarmes Bad, dem Sie einige Spritzer Desinfektionsmittel (etwa Betaisodona®) zugeben – so viel, dass das Wasser gut »durchgefärbt« erscheint.
Falls ein alter Verband sich nicht lösen lässt, halten Sie ihn kurzzeitig mit ins Badewasser, um ihn dann besser abziehen zu können.

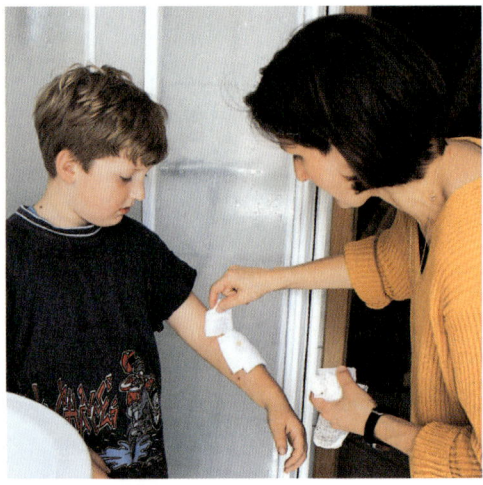

Nach zehn Minuten tupfen Sie die Wunde mit einem sauberen Tuch ab und legen dann einen desinfizierenden Salbenverband an. Wickeln Sie den Verband nur locker – er darf die Durchblutung nicht einschränken. [AM]

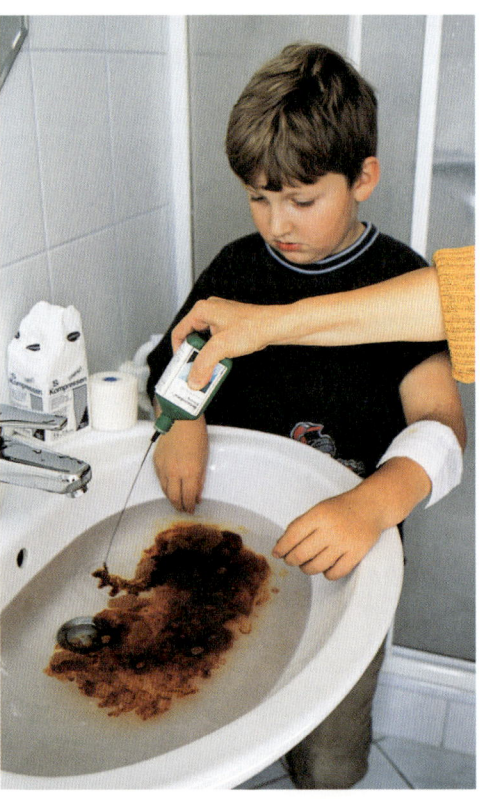
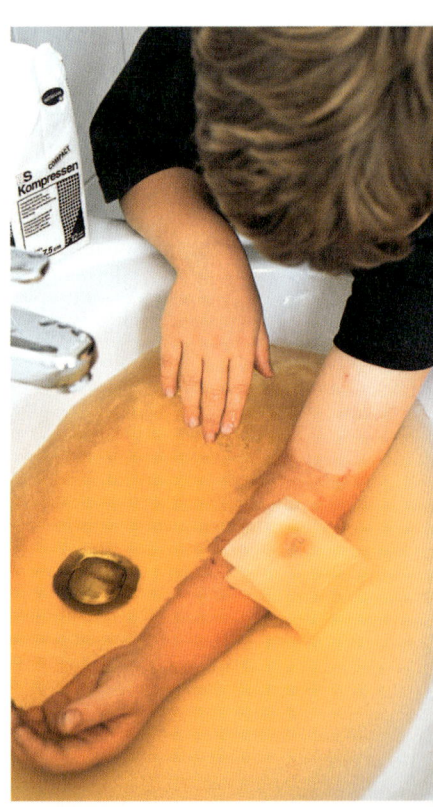
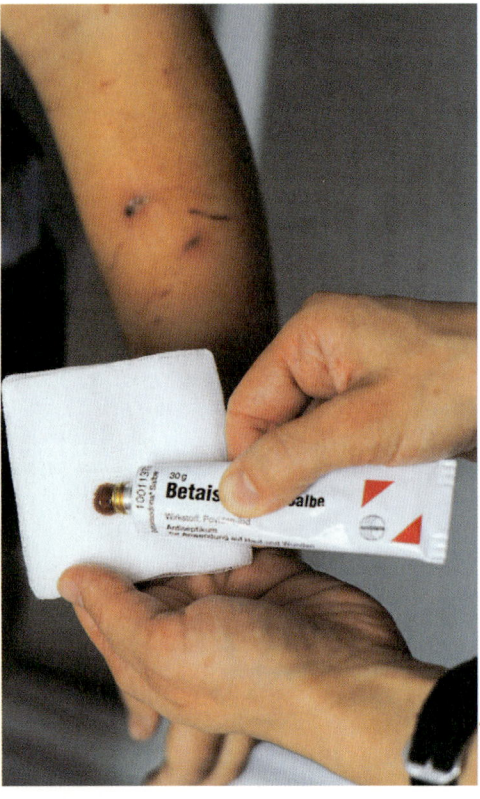
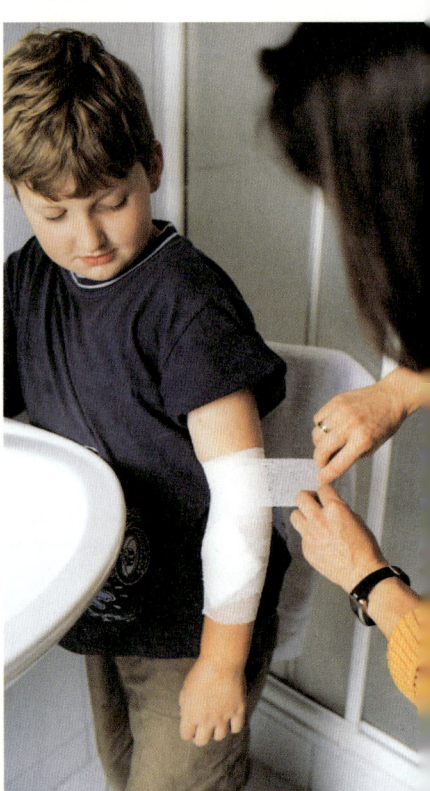

Erste Hilfe bei Kinder-Notfällen

Blutungen

Da jedes Gewebe von Blutgefäßen durchzogen ist, verlaufen Verletzungen oft blutig: Die Blutung ist meist nach außen sichtbar *(äußere Blutung)*, etwa bei Schnitt-, Biss- oder Schürfwunden, manchmal aber platzen nach starker Gewalteinwirkung auch Blutgefäße im Inneren des Körpers *(innere Blutung)*, etwa im Bauchraum nach einem Schlag in die Bauchhöhle oder im Gehirn bei einer schweren Schädelverletzung.
Bei schweren Blutverlusten zeigt das Kind Zeichen des Kreislaufschocks (siehe S. 494).

So helfen Sie Ihrem Kind

Leichte Blutungen hören innerhalb von etwa 5–10 Minuten von selbst auf. So lange braucht es, bis die Blutgerinnung abgeschlossen ist und die blutenden Blutgefäße von innen verschlossen sind. Blutet die Wunde nach zehn Minuten noch immer, so drücken Sie eine sterile Gaze oder ein frisch gewaschenes Taschentuch auf die Wunde. Sobald die Blutung aufgehört hat, decken Sie die Wunde mit einem Pflaster ab.

Stärkere Blutungen erkennen Sie daran, dass sie die Kleider durchnässen. Entfernen Sie als Erstes die Kleidung. Spritzt Blut aus der Wunde oder »pulsiert« die Blutung, so ist eine Schlagader (Arterie) eröffnet. Bei einer langsam »sickernden« Blutung ist eher eine Vene verletzt. Zur Ersten Hilfe nehmen Sie ein Verbandspäckchen oder ein sauberes Taschentuch und drücken Sie es auf die blutende Stelle, am besten mit dem Handteller. Der Druck muss fest und vor allem stetig sein. Blutet es durch die verwendete Auflage, so legen Sie einfach eine weitere Lage darüber. Es ist besser, die durchgeblutete Auflage zu belassen, da sich darunter oft schon Gerinnsel geformt haben, die Sie mit der Auflage abziehen würden. Ein Druckverband ist übrigens weniger geeignet als das »Selberdrücken« – um einen wirksamen Druck aufzubauen, muss der Verband nämlich so stramm festgebunden werden, dass oft die Durchblutung der ganzen Gliedmaße eingeschränkt wird.

Bei ganz starken Blutungen lagern Sie das blutende Körperteil am besten zusätzlich hoch, also über das Niveau des Herzens. Dadurch nimmt der Druck in den Gefäßen etwas ab. Manchmal wird bei starken Blutungen auch empfohlen, die Gliedmaße »abzubinden«, um so das Blut zurückzustauen. Dies ist ein zweischneidiges Schwert – eine zu eng liegende Stauung lässt nämlich überhaupt kein Blut mehr durch, so dass die ganze Gliedmaße geschädigt werden kann. Das Abbinden ist deshalb nur beim Verlust einer ganzen Gliedmaße mit ganz starker Blutung gerechtfertigt.

Innere Blutungen zeigen sich durch Bauchschmerzen (Blutungen in den Bauchraum), blutigen Urin (Blutungen im Bereich der Nieren und Harnwege) oder Blutungen aus den Ohren, dem Mund und der Nase (das Nasenbluten ohne sonstige begleitende Beschwerden ist aber kein Grund zur Sorge, siehe rechts). Wenn Ihr Kind nach einer Kopfverletzung einen ringförmigen Bluterguss um die Augen entwickelt, könnte das auf einen Schädelbasisbruch hinweisen.

Wann zum Arzt

Bringen Sie Ihr Kind zum Arzt, wenn:
➤ Sie eine Blutung nicht innerhalb von 20 Minuten zum Stillstand bringen können.
➤ Die Blutung aus einer tiefen Schnitt- oder Platzwunde stammt – hier muss meist genäht werden.
➤ Die Blutung spritzt oder pulsiert.
➤ Sie eine innere Blutung vermuten.

Nasenbluten

Dass Nasenbluten so häufig ist, hängt mit einer der wichtigen Aufgaben der Nase zusammen – der Vorwärmung der Atemluft. Um dies nämlich effektiv tun zu können, unterhält die Nase dicht unter der Schleimhaut (vor allem an der Nasenscheidewand) regelrechte, schwammartige Blutpolster, die stetig von frischem, warmem Blut durchflutet werden. Wenn nun die Schleimhaut an der Nasenscheidewand durch die trockene Luft im Winter austrocknet oder sich bei einem Schnupfen entzündet, dann platzt sie schnell einmal auf – besonders, wenn dann noch ein neugieriger nasebohrender Finger nachhilft.
Alle anderen Ursachen für Nasenbluten sind extrem selten: Infrage kommen Bluthochdruck, Gerinnungsstörungen sowie in der Nase eingeklemmte Spielzeuge oder sonstige Fremdkörper.

Nasenbluten sieht zwar schlimm aus, nach wenigen Minuten ist in der Regel aber alles wieder vorbei. Die verlorene Blutmenge wird meist überschätzt – schon fünf Tausendstel Liter (also 5 Milliliter, so viel wie auf einem Teelöffel Platz haben), können ein Taschentuch durchnässen.

Hat ein Kind einmal Nasenbluten gehabt, kommt es in den nächsten Wochen leider gar nicht so selten wieder – der Schorf, der sich bildet, stört und wird dann nur allzu leicht abgekratzt.

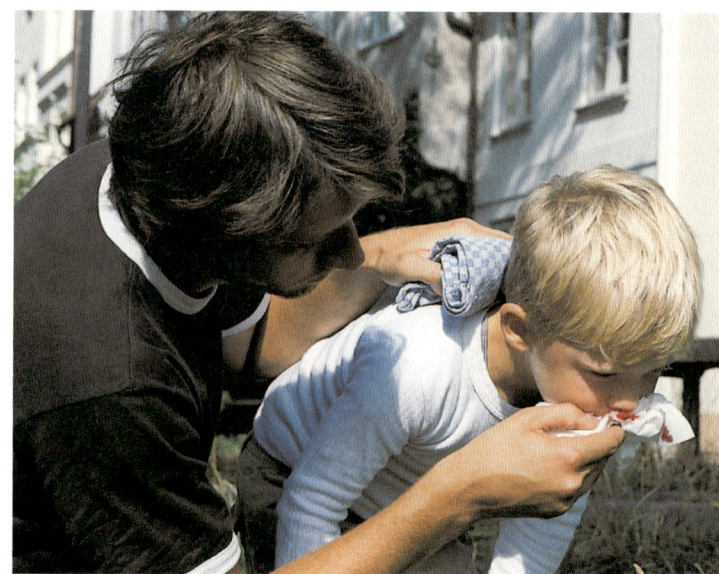

Nachdem Sie die Nase zehn Minuten zusammengedrückt haben, prüfen Sie, ob die Blutung jetzt zum Stillstand gekommen ist – was bei diesem Jungen noch nicht der Fall zu sein scheint. [AM]

So helfen Sie Ihrem Kind

Lassen Sie das Kind hinsitzen oder hinstehen, und zwar so, dass es den Kopf etwas nach vorne beugt – als würde es an einer Blume riechen. Das Blut tropft jetzt aus der Nase, nicht den Rachen hinunter (verschlucktes Blut macht oft übel). Drücken Sie nun die Nasenlöcher mit Daumen und Zeigefinger zusammen und halten Sie diesen Druck zehn Minuten lang. Blutet die Nase noch immer, wenn Sie loslassen, halten Sie die Nase noch einmal zehn Minuten lang zu.

Ein kalter Waschlappen oder Eisbeutel im Nacken soll helfen, die Blutgefäße zu verengen und dadurch die Blutzufuhr in die Nase drosseln. Ob dies tatsächlich wirkt, ist weder erwiesen noch widerlegt.

Manche Kinder wollen partout nicht die Nase zusammengeklemmt bekommen. Lassen Sie das Kind dann ausnahmsweise den Kopf in den Nacken legen und langsam durch die Nase einatmen. Der Nachteil dieser Position ist, dass Blut in den Magen läuft und es dem Kind davon übel werden kann.

Das sollten Sie *nicht* tun:
➤ Das Kind hinlegen lassen – der Druck in den Blutgefäßen der Nase ist dann höher.
➤ Etwas in die Nase stopfen – das verhindert leicht die Gerinnung (dass der HNO-Arzt diese Technik mit Erfolg anwendet, liegt daran, dass er über spezielle Druckverbände oder Schaumpolster verfügt).
➤ Das Kind die Nase putzen lassen – auch das hindert die Gerinnung.

 ### Wann zum Arzt

Mit Nasenbluten sollten Sie immer dann zum Arzt, wenn:
➤ Ein Schlag auf den Kopf vorausgegangen ist – das Nasenbluten könnte hier Zeichen eines Schädelbasisbruchs sein.
➤ Die Nase selbst zuvor einen Schlag abbekommen hat – die Blutung könnte in diesem Fall auf einen Nasenbeinbruch oder sonstige innere Verletzungen an der Nase hinweisen.
➤ Die Blutung nach 30 Minuten nicht aufgehört hat. Der HNO-Arzt muss dann manchmal die Blutung durch eine in die Nase eingebrachte Gazepackung oder einen Gel-Schaum stillen.

➤ Ihr Kind immer wieder starkes Nasenbluten hat. Oft wird dahinter eine Gerinnungsstörung vermutet, die sich aber glücklicherweise praktisch nie bestätigt. Gerinnungsstörungen zeigen sich nämlich meist auch an anderen Organen, also etwa durch Haut- oder Gelenkblutungen. Was der Arzt bei häufig wiederkehrendem Nasenbluten allerdings manchmal empfiehlt, ist eine Verödung der blutenden Stelle durch den HNO-Arzt.

Vorbeugung

Bei häufigem Nasenbluten kann es helfen, trockene Luft (etwa durch überhitzte Räume) zu vermeiden. Verlässlicher wirkt Vaseline. Beschmieren Sie mit einer kleinen Menge davon vorsichtig mehrmals täglich das Naseninnere – besonders bevor Ihr Kind im Winter ins Freie geht. Und bringen Sie Ihrem Kind bei, das Popeln zu unterlassen – oft leider ein frommer Wunsch.

Verluste von Fingern oder Gliedmaßen

Am häufigsten gehen Fingerspitzen verloren. Rufen Sie bei jeder solchen **Amputationsverletzung** (und auch dann, wenn das Glied noch teilweise dranhängt) den Notarzt, das hat den Vorteil, dass das Krankenhaus schon im Voraus alarmiert wird und Sie nicht an die falsche Stelle gelangen. Denn nur Spezialisten können in diesem Fall etwas ausrichten.

 ### So helfen Sie Ihrem Kind

Rufen Sie den Notarzt und stillen Sie die Blutung wie auf S. 507 beschrieben. Bei starker spritzender Blutung binden Sie den Stumpf so weit ab, bis die Blutung nachlässt, etwa mit einem eingeschlagenen Tuch. Verwenden Sie keine Schnüre! Für den Fall, dass Sie weitab von fachlicher Hilfe sind: Der Stumpf darf nicht länger als zwei Stunden abgebunden sein, danach muss die Stauung wieder eine Weile geöffnet werden.

Wickeln Sie das abgetrennte Teil in ein sauberes, trockenes Tuch, das Sie dann in eine Plastiktüte geben, die Sie gut zubinden und in kaltes Wasser legen (nicht auf Eis, das abgetrennte Teil könnte dadurch geschädigt werden).

Augenverletzungen

Am häufigsten entstehen **Augenverletzungen**:

➤ Durch einen Schlag gegen den Augapfel
➤ Durch Fremdkörper, die sich am Äußeren des Auges festsetzen
➤ Durch Chemikalien, die versehentlich ins Auge spritzen

 ### Wann zum Arzt

Gehen Sie immer zum Arzt, wenn:
➤ Ihr Kind Chemikalien, insbesondere Säuren oder Laugen, ins Auge bekommen hat.
➤ Sie einen im Auge festsitzenden Fremdkörper oder einen Riss bzw. Schnitt im Auge oder am Augenlid sehen. Versuchen Sie nicht, einen im Auge feststeckenden Fremdkörper zu entfernen!
➤ Das Kind nur noch verschwommen sieht oder die Augenbewegungen wehtun.
➤ Das Auge nach einer Verletzung länger als 2–3 Stunden wehtut.
➤ Die Pupillen (das Schwarze im Auge) nach einer Augenverletzung ungleich groß oder nicht mehr rund sind.

 ### So helfen Sie Ihrem Kind

Sind Chemikalien ins Auge gekommen, so waschen Sie zunächst das Auge wie auf S. 493 beschrieben aus. Die meisten im Haushalt verwendeten Chemikalien wie Haushaltsalkohol, Seife oder Öle bzw. Terpentin reizen das Auge zwar kräftig, aber nur kurzzeitig. Gefährlich sind vor allem Säuren und Laugen (etwa WC-Reiniger oder Kalk).

Wenn die Gegend um das Auge und die Augenlider nach einem Schlag aufs Auge anschwellen, das Auge selbst aber nicht wehtut, normal aussieht und das Kind gut sieht, machen Sie eine kühle Kompresse und lassen das Kind ausruhen.

Tut das Auge weh, ist gerötet, tränt oder juckt es, so schauen Sie, ob Sie etwas Auffälliges sehen. Meist ist ein Fremdkörper, wie etwa eine Wimper, ein Sandkorn oder eine Fliege, ins Auge gekommen und hat sich auf der Bindehaut festgesetzt. Sehen Sie den Fremdkörper im Augenwinkel, so entfernen Sie ihn mit dem Zipfel eines sauberen

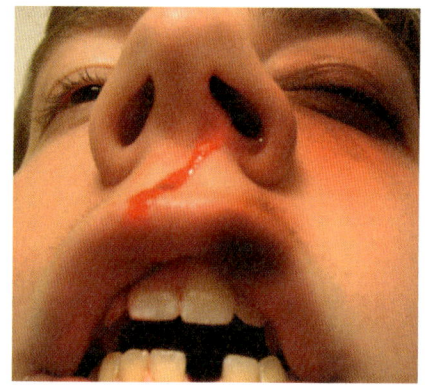

Raufereien, die ins Auge gehen, sind unter Jugendlichen leider keine Seltenheit. Blutende Nase, blaues Auge – schmerzhaft, aber alles wieder heilend. Irreparabel aber sind ausgeschlagene Zähne, wenn nicht rasch gehandelt wird. Deshalb sollten Kind und ausgeschlagener Zahn innerhalb von 30 Minuten bei einem Zahnarzt sein – dann nämlich wächst er in den meisten Fällen wieder ein. [ISP]

Kopfverletzungen und Gehirnerschütterung

Kinder, vor allem Babys, haben im Vergleich zu ihrem Körper einen relativ schweren Kopf. Fallen sie hin (etwa bei einem Sturz vom Wickeltisch), so landen sie oft auf dem Kopf (was etwa einer Katze mit ihrem relativ schweren Körper nie passieren würde!). Schwere Gehirnerschütterungen oder gar Blutungen ins Schädelinnere können die Folge sein – manchmal mit bleibenden Folgen.

Taschentuches. Verbirgt sich der Fremdkörper unter den Lidern, so lassen Sie Ihr Kind weit nach oben und nach unten schauen. Während das Kind nach oben schaut, ziehen Sie das Unterlid nach unten, so haben Sie einen guten Blick auf das Unterlid. Schaut es nach unten, machen Sie dasselbe mit dem Oberlid. Sehen Sie den Fremdkörper, so entfernen Sie ihn mit dem Zipfel eines Taschentuchs.
Gelingt dies nicht, so waschen Sie das Auge mit lauwarmem Wasser aus, Ihr Kind soll dabei das Auge ein paarmal auf und zu machen.

Sitzt ein Fremdkörper im Auge fest, etwa im Bereich der Pupille oder der Iris, so rühren Sie ihn nicht an, er muss vom Augenarzt entfernt werden.

ein Glas Milch und bringen ihn mit dem Kind möglichst schnell zum Zahnarzt. Ist keine Milch verfügbar, wickeln Sie ihn einfach in ein sauberes Tuch ein. Ist bei einem bleibenden Zahn die Wurzel erhalten, so wächst er in über 90 % wieder ein – die Voraussetzung allerdings ist, dass Ihr Kind innerhalb von 30 Minuten beim Zahnarzt ist! Sitzt der Zahn noch im Zahnfleisch, so drücken Sie ihn fest an seinen Platz zurück und gehen mit dem Kind gleich zum Zahnarzt.

▶ Blutet das Zahnfleisch stark, so drücken Sie mit einem sauberen Taschentuch dagegen, bis die Blutung aufhört. Den Zahnarzt aufsuchen müssen Sie, wenn die Blutung nach 10–15 Minuten immer noch nicht steht oder Ihnen nach Aufhören der Blutung an den Zähnen etwas auffällt (z. B. Wackeln).

Schlägt ein Kind seinen Kopf an oder zieht sich sonstwie eine Kopfverletzung zu, beobachten Sie es genau. Schreit es gleich, erbricht es nicht und benimmt sich danach wieder normal, so ist in fast allen Fällen nichts zu befürchten. Beobachten Sie Ihr Kind jetzt aber trotzdem mindestens zwei Stunden, besser aber sechs Stunden lang weiter, da eine Gehirnverletzung sich nämlich manchmal erst mit Verzögerung zeigt.

Das gilt auch dann, wenn es Zeit für den Mittag- oder Nachtschlaf ist. Sie sollten dann sicherstellen, dass Ihr Kind nicht erbricht, normal atmet und weckbar ist, indem Sie es alle halbe Stunde kurz ansprechen bzw. anfassen (es reicht schon, wenn Sie merken, dass Ihr Kind normal reagiert, also beim Wecken zu sich kommt).

Zahnverletzungen

Bei **Zahnverletzungen** kann nur der Zahnarzt helfen. Passiert der Unfall außerhalb der Sprechzeiten, so müssen Sie zum zahnärztlichen Notdienst. Welcher Zahnarzt Dienst hat, erfahren Sie über den Anrufbeantworter des Zahnarztes, beim Roten Kreuz oder im Krankenhaus bzw. bei der Rettungsleitstelle (Rufnummer 112).

▶ Fällt Ihr Kind und schlägt sich dabei einen bleibenden Zahn ab, versuchen Sie, das abgesprungene Stück zu finden und nehmen es mit zum Zahnarzt – handelt es sich um einen sauberen Bruch, so kann das Stück leicht wieder angeklebt werden.

▶ Ist ein ganzer Zahn ausgeschlagen, so berühren Sie den Zahn möglichst wenig, putzen ihn auch nicht ab, sondern legen ihn in

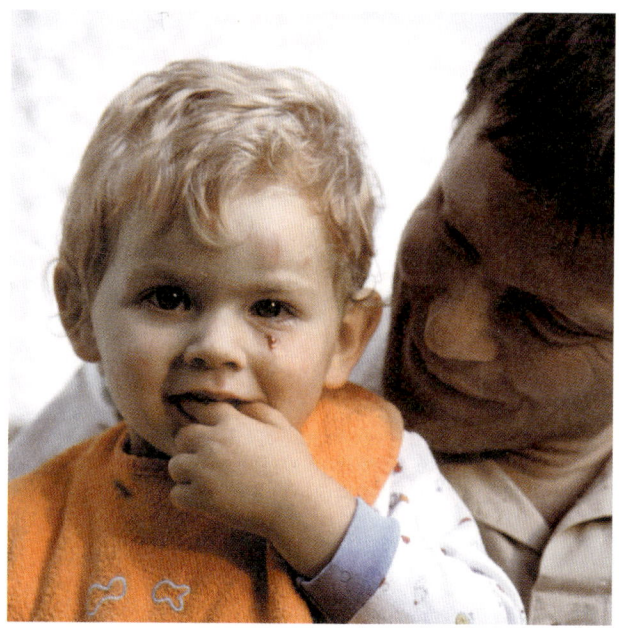

Dieses 18 Monate alte Kind ist zehn Minuten zuvor die Treppe hinuntergefallen und hat sich dabei den Kopf angeschlagen. Zur Erleichterung der Eltern sind aber keine Warnzeichen zu sehen, die auf eine Hirnverletzung hindeuten: Die Kleine hat nicht erbrochen, sie hat nach wenigen Minuten mit dem Weinen aufgehört, sie bewegt sich normal, ist an ihrer Umgebung wie immer interessiert und bemüht sich sogar, der Mutter als Fotografin ein Lächeln zu schenken. Trotzdem muss sie jetzt noch einige Stunden beobachtet werden, um sicher zu sein, dass sie weiterhin bei klarem Bewusstsein bleibt. [AS]

Wann zum Arzt

Bei folgenden Zeichen gehört das Kind möglichst rasch ins Krankenhaus. Bemerken Sie auch nur eines davon, so rufen Sie den Notarzt und geben Sie dem Kind nichts mehr zu essen oder zu trinken!

➤ Wenn Ihr Kind länger als 15 Minuten nach der Kopfverletzung schreit – dies könnte auf einen Schädelbruch oder eine Blutung im Schädelinneren hinweisen
➤ Wenn es einen Krampfanfall bekommt (siehe S. 445)
➤ Wenn es eintrübt oder bewusstlos wird
➤ Wenn es mehrmals brechen muss (einmaliges Erbrechen gleich nach der Verletzung ist oft schreck- oder schmerzbedingt)
➤ Wenn Blut oder eine klare Flüssigkeit aus dem Ohr, Nase oder Mund laufen
➤ Wenn es beim Sitzen, Gehen oder Krabbeln die Balance nicht halten kann
➤ Wenn es sich nicht an die Verletzung oder die Ereignisse davor erinnern kann
➤ Wenn es starkes Kopfweh hat
➤ Wenn die Pupillen (das Schwarz des Auges) ungleich groß sind

Im Krankenhaus

Im Krankenhaus wird Ihr Kind untersucht und möglicherweise ein Computertomogramm (CT) des Schädels gemacht. Ist dieses normal, zeigt das Kind aber trotzdem Auffälligkeiten wie Erinnerungslücken oder war es bewusstlos, so spricht man von einer *Gehirnerschütterung*. Selbst wenn es Ihrem Kind inzwischen gut geht, wird es zur Sicherheit noch 12–24 Stunden, bei Auffälligkeiten auch länger, beobachtet.
Zeigen sich im CT Veränderungen, wie etwa eine Gewebeschwellung, so spricht der Arzt von einer *Gehirnprellung* (= *Hirnkontusion*). Bei schweren Blutungen muss operiert werden.
Gar nicht so selten zeigt das CT einen *Schädelbruch*. Solange der Schädel dabei nicht eingedrückt ist und der Bruch nicht entlang der Schädelbasis verläuft, hat der Bruch meist keine besondere Bedeutung und erfordert keine spezielle Therapie.
Nach einer Gehirnerschütterung muss sich ein Kind längere Zeit schonen und alles tun, um weitere Hirnerschütterungen zu vermeiden, die dann leicht zu chronischem Kopfweh und anderen bleibenden Störungen führen.

Insektenstiche

Alles, was da fleucht und kreucht, wird auch irgendwann auf der Haut Ihres Kindes landen und seinen Stachel in die Haut setzen oder beißen: Bienen, Wespen, Ameisen, Mücken, Bremsen, Wanzen, Zecken, Flöhe und andere. Ein kleines juckendes Knötchen ist meist alles, was zurückbleibt, selten können aber auch:
➤ *Krankheiten übertragen* werden – vor allem die FSME (siehe S. 251) und die Borreliose (siehe S. 249) bei Zeckenbissen.
➤ Hautbereiche *infiziert* werden, denn mit dem nachfolgenden Kratzen bringen Kinder leicht Erreger in die Haut.
➤ Die Kinder *allergisch reagieren,* besonders gegen Wespen und Bienen. Meist bleibt die Reaktion auf die Gegend des Stichs begrenzt (Lokalreaktion mit Schwellung, Rötung und Überwärmung), manchmal jedoch setzt eine allgemeine allergische Reaktion mit Übelkeit und Kreislaufkollaps ein (allergischer Schock, siehe S. 494).

 ## So helfen Sie Ihrem Kind

Wird das Kind von einer Biene oder Wespe gestochen: Schauen Sie, ob der Stachel noch steckt. Wenn ja, dann ziehen Sie ihn mit der Pinzette oder den Fingernägeln heraus – und zwar möglichst vorsichtig, denn manchmal ist die Giftblase an dem Stachel noch intakt und entleert sich erst beim Zusammenquetschen des Stachels.

Der Schmerz lässt schnell nach, wenn Sie den Stich kühlen (kühle Umschläge oder Eispack auf den Stich halten). Danach können Sie zur Linderung des Juckreizes eine

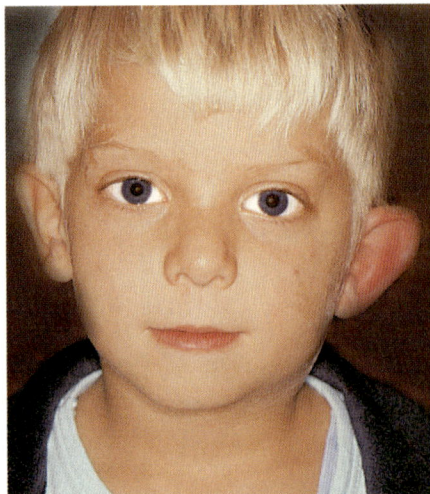

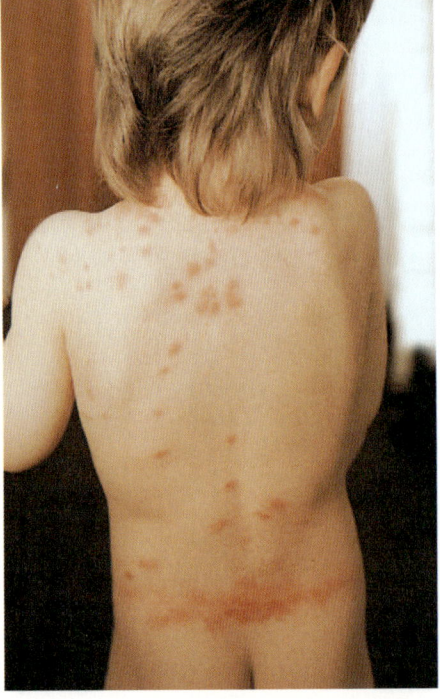

Floh- und Insektenstiche werden oft erst durch das Kratzen zum Problem – die Haut wird nämlich regelrecht abgeschabt, wie in der Detailaufnahme eines Mückenstichs (unten) gut zu sehen ist. Jetzt können sich alle möglichen Erreger einnisten und die Haut infizieren. Wenn allerdings empfindliche Weichteile wie etwa das Ohr betroffen sind, können die Stiche erhebliche Schmerzen und Schwellungen zur Folge haben (siehe oberes Foto). Hier ist Kühlung die beste Therapie – etwa durch einen auf den Stich gelegten feuchten, kalten Waschlappen. [alle: KL]

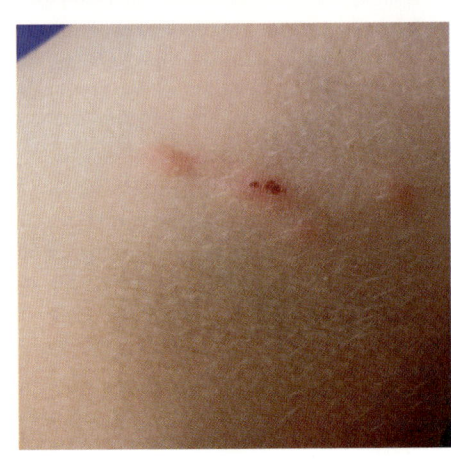

Paste aus Haushaltsnatron und Wasser oder aus Heilerde auftragen oder eine Scheibe Zwiebel draufbinden – der Zwiebelsaft dämpft die Schwellung. Auch die kommerziellen Insektengels wirken kühlend und abschwellend.

Die Homöopathie empfiehlt Apis mellifica D30 Tropfen (sofort auf den Stich auftragen), danach dreimal täglich fünf Globuli Apis mellifica D30. Zur Behandlung eines allergischen Notfalls ist Apis mellifica aber nicht geeignet.

Entsteht eine lokal begrenzte allergische Reaktion mit Rötung, Schwellung und Überwärmung um den Stich herum, so lagern Sie die Stelle mit dem Stich zusätzlich hoch.

Bei einem Bienen-, Wespen oder Hornissenstich im Mundraum soll Ihr Kind sofort Eiswürfel lutschen. Hat die Wespe oder Biene tief in den Rachenraum gestochen oder bemerken Sie Zeichen der Atemnot (erschwerte, röchelnde oder pfeifende Atmung), rufen Sie sofort den Notarzt.

Jucken Stiche stark, so können Sie ein juckreizstillendes Gel aus der Apotheke auftragen. Bei Mückenstichen helfen auch auf den Stich gelegte, zerriebene Melissenblätter. Die (zerriebenen) Blätter des Hauswurzes und des Spitzwegerichs wirken ebenfalls lindernd.

Infiziert sich ein Stich, so behandeln Sie am besten mit Calendula-Essenz (siehe Kasten S. 96). Wirkt das nicht, so muss Ihr Kind zum Arzt.

Der Biss der giftigsten Spinne im deutschsprachigen Raum, der Kreuzspinne, dringt nur bei Kleinkindern oder zarter Haut in tiefere Hautschichten – er wirkt dann etwa wie ein Wespenstich, eine spezielle Behandlung ist nicht erforderlich.

Wann zum Arzt

Rufen Sie den Rettungsdienst, wenn:
➤ Eine schwere Bienenstichallergie bekannt ist und Ihr Kind von einer Biene gestochen wurde – selbst dann, wenn (noch) keine Reaktion aufgetreten ist.
➤ Ihr Kind nach einem Stich Atembeschwerden hat oder andere Zeichen einer allgemeinen allergischen Reaktion zeigt wie blasse, kaltschweißige Haut, Übelkeit und Schwindelgefühle (mehr siehe S. 494).

Zeckenbisse

Zeckenbisse bereiten keine Schmerzen, deshalb werden sie oft zufällig oder beim abendlichen Absuchen (immer empfohlen!) nach einem Tag im Freien gefunden. Sonst saugen sie etwa sechs Tage lang, bevor sie voll von Blut sind und abfallen.

Zeckenentfernung

Am besten verwenden Sie eine spezielle Zeckenzange. Sie hat den Vorteil, dass sie direkt am Kopf der Zecke ansetzt und der Körper der Zecke nicht zusammengequetscht wird (dadurch könnte erregerhaltiges Sekret in die Bissstelle gedrückt werden). Ziehen Sie die Zecke langsam heraus, und zwar ohne Drehung – bei dem oft empfohlenen Herausdrehen (ob links oder rechts herum) laufen Sie Gefahr, dass der Körper vom Kopf abgedreht wird. Es mag zwar stimmen, dass die Zecke ihren Bissapparat in die Haut »eindreht«, zur sicheren Entfernung ist das »gerade« Herausziehen jedoch besser.

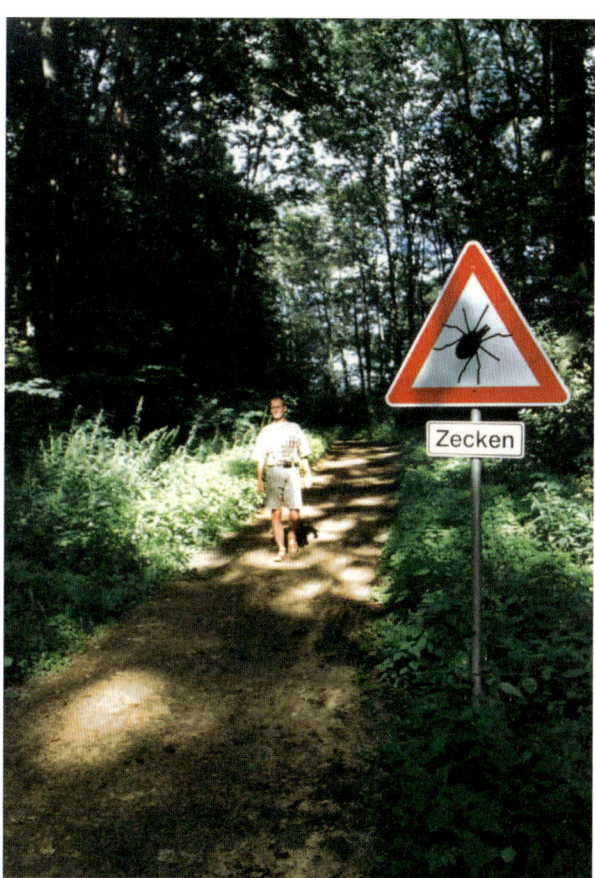

Das Minimalprogramm für Gegenden mit vielen erregertragenden Zecken: Kopfbedeckung, lange Kleidung und ein abendlicher »Zeckencheck« am ganzen Körper (inklusive Ohren und Pofalte!). [BAX]

Verbleibt der Kopf einmal: Versuchen Sie mit dem Rand einer Scheckkarte (vorher mit Seife und Wasser abwischen) den Kopf »abzukratzen« (so können übrigens auch ganz kleine Zecken entfernt werden). Funktioniert das nicht, so ist es vertretbar, den Kopf stecken zu lassen, es entsteht eine leichte Entzündung und der Kopf wird dann von selbst abgestoßen. Waschen Sie die Stelle einfach mit warmem Wasser und Seife ab. Die Alternative ist der Gang zum Arzt, der den Kopf dann mit einer Kanüle oder Ähnlichem heraushebelt.

Was Sie nicht tun sollen, weil es nicht so gut wirkt und Entzündungen begünstigt: die Zecke mit einem glühenden Streichholzkopf abtöten oder sie in Vaseline, Alkohol, Öl oder Nagellack einpacken, damit sie erstickt. Zudem sondert die Zecke dann möglicherweise mehr Speichel in die Bissstelle ab, so dass Erreger eher übertragen werden.

Beobachten Sie die Stelle noch etwa drei Wochen: Bildet sich eine Wanderröte (sich ausbreitender roter Ring, siehe S. 249), bringen Sie Ihr Kind zum Arzt.

Fremdkörper in Körperöffnungen

Im Magen-Darm-Trakt

Wird ein Fremdkörper, etwa ein kleines Spielzeug oder eine Murmel, geschluckt, so hilft sich der Körper in aller Regel selbst: 95 % werden innerhalb von drei Tagen mit dem Stuhl ausgeschieden. Nur in bestimmten Fällen ist ärztliche Hilfe erforderlich: dann nämlich, wenn der Fremdkörper in der Speiseröhre festsitzt (zu erkennen an dem Würgereiz und den Schmerzen beim Schlucken) oder wenn eine Knopfbatterie verschluckt wird.

Der Arzt macht dann eine Röntgenaufnahme. Sitzt die Batterie nach sechs Stunden noch immer im Magen, so wird sie durch eine Magenspiegelung entfernt, da sie durch den Magensaft korrodieren könnte. Auch sehr scharfe Gegenstände, wie etwa Nadeln, werden durch eine Magenspiegelung entfernt (gelingt dies nicht, so werden sie meist trotzdem problemlos ausgeschieden).

In der Nase

Fremdkörper wie Perlen oder kleine Murmeln lassen sich in der Nase ganz gut verstecken. Oft merken Sie es erst nach ein paar Tagen, wenn Ihr Kind »näselnd« spricht und seine Nase zu laufen beginnt wie bei einem einseitigen Schnupfen. Der Schleim riecht oft ziemlich übel, manchmal tritt Nasenbluten auf.

Mit Hilfe einer Taschenlampe sehen Sie vielleicht schon den Verursacher. Kann sich Ihr Kind schon schneuzen, so halten Sie das offene Nasenloch zu und lassen es mehrmals so stark wie möglich ausschneuzen. Sonst müssen Sie mit ihm zum HNO-Arzt, der den Fremdkörper mit speziellen Instrumenten entfernt.

In der Scheide

Auch in der Scheide können Fremdkörper festsitzen. Das Mädchen bekommt Ausfluss, der manchmal auch blutig sein kann, und klagt über Schmerzen. Ziehen Sie den Kinderarzt zu Rate (er überweist das Kind oft zu einem Frauenarzt weiter).

In der Harnröhre

Selbst die Harnröhre kann als Versteck für kleine Fremdkörper dienen. Das Kind klagt über Schmerzen, oft beim Wasserlassen, manchmal gibt es aber nur »Bauchweh« an. Später entzündet sich die Harnröhre, was zu Ausfluss und noch stärkeren Schmerzen führt. Bringen Sie Ihr Kind zur genaueren Untersuchung (oft mit Ultraschall) zum Kinderarzt. Zur Entfernung muss das Kind manchmal zum Urologen weiter überwiesen werden.

Im Ohr

Fremdkörper im Ohr machen bald schon Schmerzen, das Kind hört auf dieser Seite vielleicht weniger, später fließt Sekret aus dem Ohr.

Holen Sie den Fremdkörper nur dann heraus, wenn er ganz außen sitzt und mit einer Pinzette oder Ähnlichem leicht zu greifen ist. Ansonsten bringen Sie Ihr Kind zum HNO-Arzt – die Gefahr ist zu groß, dass Ihnen der Fremdkörper abrutscht und an Trommelfell und Mittelohr Schaden anrichtet.

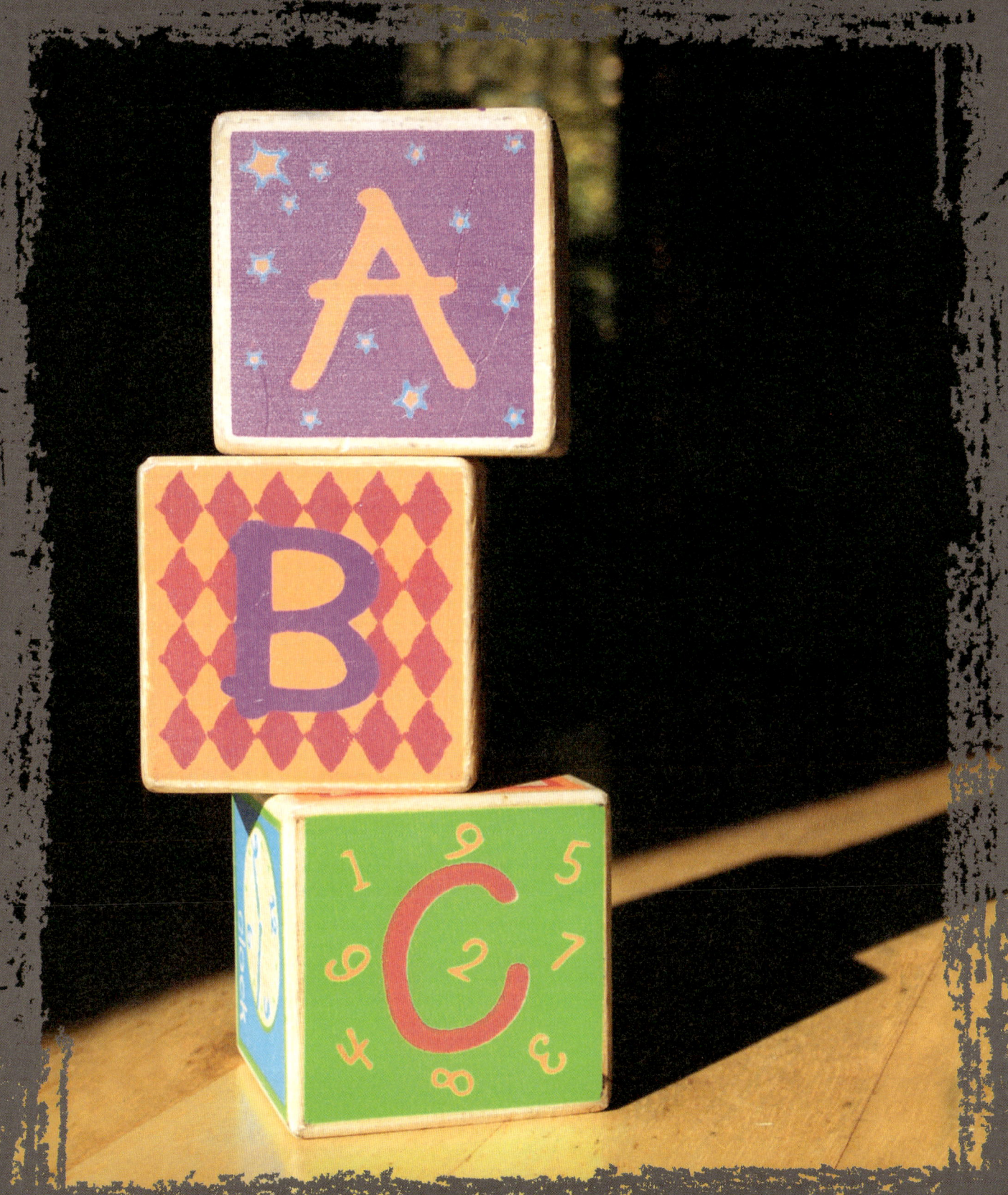

Register

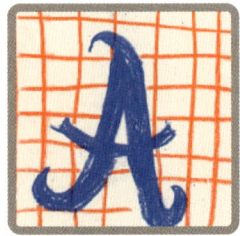

A

AA (Arachidonsäure) 76 *375*
ABCDE-Regel
 – Muttermal **380**
Abführmittel **188**
Abgeschlagenheit 139 **139**
Abkochung (Kräutertee) **99**
Ableitende Harnwege 350 *351*
Abnehmen **339**
Absence **446**
Abszess 239 **243** 403
 – Bauchraum (Morbus Crohn) 330
 – Haut 403
 – Knochen- 373
 – Lungen- 276
 – Peritonsillar- 243
 – perityphlitischer 321
 – Retropharyngeal- 243
Abwaschung 99 **100** 157
Abwehrsystem **296**
 – spezifisches 296
 – unspezifisches 296
ACE-Hemmer **288**
Acetaminophen 158
Acetylcystein 274
Acetylsalicylsäure 158 374
Achsellymphknoten, vergrößerter *306*
Aciclovir 241 247 405 452
Acidum
 – hydrochloricum 256
 – nitricum 248
 – phosphoricum 444
Ackerschachtelhalmkraut 98
Acne
 – comedonica 399
 – conglobata 399
 – papulopustulosa 399
Aconit 158 **353**
Aconitum 245 **266**
 – napellus **234**
Acquired immune deficiency syndrome (AIDS) **255**
Adalat® **288**
Adeno-Virus 231 261 317
Aderhaut *419*
ADH (antidiuretisches Hormon) **360**
ADHS (Aufmerksamkeitsdefizit-Hyperaktivitäts-Syndrom) 199 459 461 **462**
Adipositas **337**

Adoleszentenkyphose 369
Adrenalin 269 299
Adrenogenitales Syndrom (AGS) 217 344
ADS (Aufmerksamkeitsdefizit-Syndrom) 462
After *358*
 – Blutung **149**
After-Sun-Lotion, Rezept 497
 – bei Sonnenbrand 497
Aggressionen **459**
Aggressionsstörungen 459
AGS (adrenogenitales Syndrom) **217**
Ähnlichkeitsregel (Homöopathie) **115**
Ahornsirupkrankheit 123 217
AIDS (acquired immune deficiency syndrome) **255** 257 295
Airol® **399** 408
Akkomodation 418
Akne 398 *399*
Aknederm® Oxid Gel **399**
Aknemycin® 399
Akupressur **117**
Akupunktur **116** *117* 282 362 391
Alfason® **386**
Alkohol **135**
 – in Arzneimitteltropfen **94**
 – in der Schwangerschaft **218**
Alkoholembryopathie **218**
Allergen 37 198 278 **297** 393
Allergenkarenz 300
Allergien 34 35 **296** 333 **436**
 – Typ I-IV *297*
Allergiepass 299
Allergiesuchdiät 332
Allergietest 278 280 *298* 299 386
Allergische Erkrankungen **296**
Allergische Reaktion **297**
Allergischer Schock 297 298 299 **494**
Alpha-Linolensäure **76**
Alpträume **67**
ALTE (apparent life threatening events) **206**
Alternativmedizin 20 **21** 108
Altersdiabetes 28 347
Alveolen 261
Amalgam **312**
Amblyopie **424**
Amboss (Mittelohr) *432*
Ambroxol 274
Amnesie 452
Amöben 317
Amorolfin 411

Amoxicillin **229** 246 352 437
 – Ausschlag **246** *246*
Amoxypen® **229**
Ampicillin 246
Amputationsverletzung **508**
Amuno® 375
Analblutungen 149 **149**
Analfissur 149
Anämie 292
 – hämolytische 293
Anaphylaktischer Schock 298 395 **494**
Anco® 375
Androgene 398
Anfälle **445**
 – epileptische **445**
 – fokale 445
 – generalisierte 446
 – Grand-Mal-Anfall 446
 – zerebrale **445**
Anfallskalender 447
Anfallsleiden, zerebrales 445
Angina **242** *244*
 – tonsillaris 242
Angioödem **395**
Angocin® **245**
Angocin®-Anti-Infekt N Filmtabletten **353**
Ängste **456**
Angststörung **456**
 – generalisierte 457
Anis-Fenchel-Kümmel-Tee **480**
 – bei Durchfall 480
Anissamen 97
Anopheles-Mücke 480
Anorexia nervosa 470
Antazida **325**
Anthelmintika **227** 258
Anthroposophie **114**
Antibiocin® **229**
Antibiotika **36** 227 **387** **436**
 – Breitspektrum- **227**
 – bei Mittelohrentzündung 436
 – Resistenz 92 **228**
Antidiarrhoika **318**
Antidiuretisches Hormon **360**
Antiemetika **478**
Antiepileptika **446**
Antigen 296 *297*
Antigen-Antikörper-Komplex 296 *297*
Antihistaminika **241** **299** **387** **395** **480**
Antihypertensiva **287**
Antiinfektiva **227**
Antikonvulsiva **446**
Antikörper 129 226 250 **296**
Antimalariamittel **481**
Antimonium **404**

Antimykotikum **227** 257 410 **411**
 – Breitband- **410**
Antiretrovirale Substanzen 255
Antirheumatika, nichtsteroidale **375**
Antiscabiosum Mago® **416**
»Anti-Schrei-Strategien« **199**
Antitoxin 229
 – Diphterie 229
Antitussiva **171** **274**
Antra® **325**
Anus *358*
Anus, Blutungen 149 **149**
Anwendungen, äußerliche 99 **99**
Aorta **221** 284 *284* *285*
Aortenisthmusstenose **221**
Aortenklappen *221*
 – Verengung *221*
Aortenstenose **221** *221*
Apfel **96** 312
Apfelessig-Tinktur, Rezepte 409 416
 – bei Warzen 409
 – bei Krätze 416
Apfeltee, Rezept **96**
 – bei Nervosität 96
 – bei Bronchialbeschwerden 96
Aphthen **247** **315**
 – habituelle 316
Apis **269** **404** **407**
 – mellifica **427** **429**
Apparent life threatening events (ALTE) **206**
Appendektomie 321
Appendix vermiformis 320
Appendizitis 320
Appetit, kindlicher **83**
Appetitlosigkeit **140** *140*
Arachidonsäure (AA) 76 375
Arithmasthenie 469
Armbäder **102**
Arnika **95**
 – Salbe bei Prellungen/ Verstauchungen 94
 – Tinktur bei Verstauchung 499
Aromatherapie **111**
Arsenicum album **407**
Arterielle Hypertonie **287**
Arterielle Hypotonie **285**
Arterienverkalkung 28 31 287 347
Arteriosklerose 31 287
Arthritis, juvenile rheumatoide **373**
 – juvenile chronische 373
 – juvenile idiopathische 373
Arthrose **371**

Erklärung

Haupteintrag	**Seite**
Abbildung	*Seite*
Übersichtstabelle	Seite
Medikament	Seite

Arzneimittelunverträglichkeit (→ Medikamentenallergie)
Arztbesuch (Vorbereitung) **19**
Askariden 257
Aspecton® **275**
Asperger-Syndrom **455**
Aspiration 376
Aspirationspneumonie 276
Aspirin® 158 **374**
Asthma (bronchiale) 204 261 276 **278**
Asthmaschulung 282
Astigmatismus 419 **420**
Astralleib (Anthroposophie) 114
Astronautenkost 329
Astrozytom 306
Atemgeräusche 141 *141*
Atemnot **142** *142*
 – bei Asthma bronchiale 278
Atempause
 – Frühgeborenes 214
 – Säugling 206
 – Schnarch-Apnoe 439
Atemspende **490**
 – Mund-zu-Mund-Beatmung 447 **490**
Atemwege 260 *260*
Ätherische Öle 105 265
 – Säuglinge **265**
Ätherleib (Anthroposophie) 114
Atmung 260 *260*
Atopie 298
Atopische Dermatitis 382
Atopische Erkrankungen 298 382
Auffrischimpfungen 129
Aufguss (Kräutertee) **99**
Auflagen 99 **102**
Auflösungsanämie 293
Aufmerksamkeitsdefizit(-Hyperaktivitäts)-Syndrom (ADHS) 199 459 461 **462**
Aufmerksamkeitsstörung 462
Aufwachreaktion 439
 – bei Schlaf-Apnoe 439
Augapfel **419**
Auge 418 *419* *423*
 – brennendes 144 277
 – gelbliches 144 252
 – gerötetes 144
 – hervorstehendes 145
 – schmerzendes 145
 – tränendes 425
 – verklebtes 425
Augenbrauen 419
Augenhöhle *364*

Augenlider 419
Augenlinse 418 *419*
Augenmuskel 418 *419 423*
Augenmuskellähmung 367
 – Lähmungsschielen 423
Augenprobleme, -erkrankungen 144 *144*
Augentropfen
 – abschwellende 425
 – Gabe 94 **95** 425
 – Haltbarkeit 426
 – Pupillen erweiternde 421
Augenverletzungen **508**
Augenweiß (-Bindehaut), gelbes 144 252
Augenwimpern 419
Ausatmung 260
 – Atemgeräusche 141
Ausfluss (Scheide) **194** 359
 – Neugeborene 194
 – Scheidenentzündung 359
Auslassdiät 332
Ausschlag (→ Hautausschlag)
Außenohr *432*
Außenrotationsgang 366
Austrocknung 152 *167* **317**
 – Frühzeichen 318 *318*
 – Spätzeichen 318
Auswärtsgang 366 *366*
Auswurf 170
Autismus **455**
Autogenes Training 282 288 444
Autoimmunerkrankung 35 **301** 328 329 345 346
Autoimmunprozess 374
Autoimmunvorgänge 354
Ayurveda 111

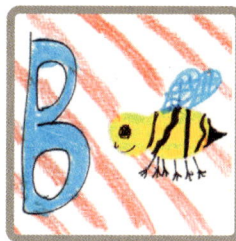

Babix® 265
Baby (→ Säugling)
Babynahrung **79**
 – Babybreie, Rezepte **81**
Babyshampoo 398
»Babyspeck« 337
Bach-Blütentherapie 111 **118**
Backenzähne 308
 – Fissurversiegelung 312
Bactrim® 229 352
Bäder 99 **100** *100*
 – mit Meersalz bei Schuppenflechte 401

Badezusätze 100 101
Bakterien 33 **226** *226 266*
Balantitis 358
Baldrian **95** 467
 – -wurzel 97
Balken (Gehirn) *442*
Ballaststoffe **75**
Balmandol® 387 *398*
Balneum Hermal® Plus 387
Bänder (Gelenk) 365
Bänderdehnung 498
Bandscheiben 370
Bandwürmer 257
Bärentraubenblätter 97
 – bei Harnwegsinfektion 353
Barfußlaufen 366
Basedow-Krankheit **346**
Basocin® 399
Batrafen® 411
Bauch, harter 147
Bauchfell 309
 – Entzündung 146 321 329
Bauchhoden 207
Bauchkrämpfe 146 *146*
Bauchschmerzen 146 *146*
 – kolikartige bei Darmeinstülpung 325
Bauchspeicheldrüse 31 309 **347** *347*
Bauchspeicheldrüsenentzündung
 – bei Mumps 234
Bauchwickel **105**
 – bei Hepatitis 253
 – bei Nabelkolik 322
Bauernwetzel 234
BCG-Impfung 254
Becken
 – männliches *355*
 – weibliches *358*
Beckenknochen *364 372*
Beckenschlagader *284*
Beckenvene *284*
Begleitschielen 423
Behinderung 51 **210** 454
Beikost 79
Beinlängendifferenz *168* 368
Beinwell *113*
Beipackzettel
 – Umgang mit **93**
Belladonna 239 241 245 266 353 404 438 158
Beloc® 288
Ben-u-ron® 158
Benzoylperoxid 399
Bepanthen® 358
 – Lösung 249
BERA (Hirnstammaudiometrie) 440
Berotec® 280

Beschneidung, Vorhaut **357** 358
Bestrahlung 302 304 306
Beta-(Rezeptoren)-Blocker 288 443
Beta$_2$-Sympathomimetika 274 280
Betaisodona® 358 359 403 488 505
Bettnässen 360
Bettruhe (im Krankheitsfall) **17**
Bewegung 29 30 **32** 38 339 375
Bewegungsapparat **364**
Bewegungskrankheit 478
Bewegungsmangel 31 336 337
Bewusstlosigkeit 148 *148*
 – Erste-Hilfe-Maßnahmen 490
 – Krampfanfälle 445
Bienenstich 510
 – im Mundraum 511
Bilharziose 482
Bilirubin 196
Bindehaut 418 *419*
Bindehautentzündung **425**
 – allergische 277 426
 – eitrige 425 *426*
 – infektiöse 426
 – nichtinfektiöse 426
 – bei Masern 232 233
Bindehaut-/Hornhautentzündung, epidemische 426
Biofeedback 444
Biologische Kost (Bio-Kost) **86**
Bioresonanztherapie 111
Biorhythmen **39**
Birkenkohle comp.® 320
Birnensaft
 – zur Stuhlregulierung 188
Bisolvon® 274
Bisswunden **504**
Bittersalz 258
Blähungen 147 151
Bläschen, Haut
 – bei Gürtelrose 406
 – bei Windpocken 240
Blase (→ Harnblase)
Blasen
 – an den Füßen **505**
Blasen- und Nierentee, Rezept 353
Blasenentzündung **350** 352
Blasenfunktionsstörung, funktionelle 361
Blasen-Harnleiter-Rückfluss 351
Blasenkontrolle, unzureichende 361
Blässe 292 **293**
Blasen 304

Blendempfindlichkeit (Augen) 427
Blepharitis 427
Blinddarm 309 320
 – Entzündung 309 **320**
 – Durchbruch 321
Blinddarmentfernung 321
Blindheit **430**
Blut 292 *292*
 – im Stuhl 149
 – im Urin 351 *352*
 – Sauerstoffgehalt (Pulsoximetrie) **25**
Blutarmut 292 *293*
Blutaustauschtransfusion 197
Blutbild 305
 – Normalwerte 292
Blutdruck 285
 – hoher 287
 – niedriger 285
 – Normalwerte *286*
Blutdruckprotokoll 288
Bluterkrankheit 295
Blutfarbstoff, roter 196 292
Blutgefäße 284 *284*
 – Entzündungsprozesse 374
Blutgerinnung 125
Blutgerinnungsfaktoren **294**
Blutgerinnungsstörungen **294**
Blutgruppenunverträglichkeit **196**
Blut-Hirn-Schranke 450
Bluthochdruck 28 **287**
 – essentieller (primärer) 287
 – sekundärer 287
Bluthochdruckkrise 167 287
Bluthusten 170
Blutkalziumspiegel 124
Blutkörperchen, rote 292 *292* 304 305
 – Mangel 304 *305*
Blutkörperchen, weiße 292 296 *352*
 – unreife 304 *305*
 – Pfeiffer-Zellen 246
Blutkrebs 304
Blutkreislauf, vorgeburtlicher 222 *222*
Blutplasma 292
Blutplättchen *292* 294 304
Blutschwamm 380
Blutungen 494 **507**
 – äußere 507
 – innere 507
Blutungen, Anus 149 *149*
Blutungen, Erste Hilfe 507
Blutungsneigung **294**
Blutvergiftung 196 227 353 505

Blutwäsche, künstliche 355
Blutzellen 292 *292 293*
 – Blutplättchen 292 *292* 294 304
 – rote Blutkörperchen 292 *292* 304 305
 – weiße Blutkörperchen 292 *292* 296 *352*
Blutzuckerspiegel 31 347
B-Lymphozyten 296
BMI (Body-Mass-Index) 71 337 341 470
BNS-Krämpfe 446
Bobath (krankengymnastische Technik) 52 219
Bodybags 368
Body-Mass-Index (BMI) 71 337 341 470
Bogengänge (Gleichgewichtsorgan) *432*
Booster-Impfungen 129
Bordetella pertussis 231
Borrelia burgdorferi 249 *226*
Borreliose **249**
Bösartige Erkrankungen **301 304**
Botenstoffe 296 *297*
BPD (bronchopulmonale Dysplasie) 204 214
Bradykardie 289
Brasivil® Paste 399
Braunovidon® 403
Brechungsfehler (des Auges) **419** 421
Brechwurzsaft 94 488 493
Breitbandantimykotika 410
Breitspektrumantibiotika **227 228**
Brennnessel 97
Bricanyl® Elixier 280
Brille 419 **421**
Brombeerblätter 97
 – -tee (Rezept) bei Durchfall 319
Bromhexin 274
Bronchien 260 *260*
Bronchiolen 203
Bronchiolitis **203** 262 273
Bronchitis **272**
 – akute 272
 – chronische 273
 – obstruktive **203 204** 272
Bronchoforton® 275
Bronchoretard® 280
Bronchoskopie 325
Bronchus *279*
Broteinheit 348
Bruchoperation
 – bei Nabelbruch 323
 – bei Leistenbruch 323
Bruchpforte 323
Brücke (Hirnstamm) *442*
Brudzinski-Zeichen 450

Brustbein 364
Brustfell 276
Brustfellentzündung 276
Brustkyphose 367
Brustschmerzen 150
Brustschwellung
 – Neugeborene 194
Brustwickel 104
 – bei Bronchitis 275
 – bei Keuchhusten 232
Brustwirbel
 – Heilungsdauer nach Bruch 501
Bryonia 275
Bufexamac 387
Bulimie 470

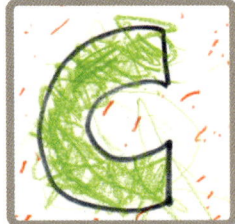

Café-au-lait-Flecken 380
Calendula 96 97
 – -Badezusatz 100
 – -Heilsalbe bei Windeldermatitis 397
 – -Lösung (Bad) bei Vorhautverengung 358
 – -Salbe zur Wundheilung 94 480
Calendula-Essenz, Rezept 505
 – zur Säuberung von Wunden 488 505
 – zur Säuberung von Insektenstichen 511
Candida albicans 255 257 396
Candida-Pilze 255 257
Candidose 255
Candio Hermal® 256 411
Canesten® 256 411
Cannabis 135
Cantharis 353
Captopril® 288
Capval® 171
Carbo Betulae comp.® 320
Cefalosporine 229 272
Centesimal-Potenzierung 115
CF (zystische Fibrose, → Mukoviszidose) 218
Chalazion 429
Chamomilla 202 322 438
 – comp-Zäpfchen 202
Chelidonium comp.® 234

Chemotherapie 302 304 306
Chinosol® 403
Chiropraktik 120
Chlamydien 359 426
Cholera
 – Impfung 480
Chromate 393
Chromosomen 216
Chromosomenabweichungen 342
Chrysanthemum parthenium 444
Cignolin® 401
Cinnabaris 272
Clamoxyl® 352
Clindamycin 399
Clobutinol 171
Clont® 330
Clotrimazol 256 411
Cocculus 478
Cochleaimplantat 440
Codein 171
Codipront® 171
Colchicum autumnale 478
Colitis ulcerosa 301 328
Colo Pleon® 329
Commotio cerebri 452
Compomere 312
Computerspiele (→ Medienkonsum)
Computertomographie (CT) 26 306 510
Conners-Bögen 465
Convenience Food 77
Corynebacterium diphtheriae 229
Co-trimoxazol 229 352
COX-2-Hemmer 375
Coxitis fugax 370
Coxsackie-Virus 248 261 288 450 451
CP (Zerebralparese) 219
CPAP-Maske 440
C-Potenzierung 115
Cranberry-Saft (Ocean Spray) 353
Craniosacrale Osteopathie 120
Craniosacraltherapie 119
Creme, östrogenhaltige 186
Crohn-Krankheit 329
Cromohexal® 299
Crotamiton 416
CT (Computertomographie) 26 306 510
Cuprum metallicum 232
Cyclopirox 411
Cyclosporin 386

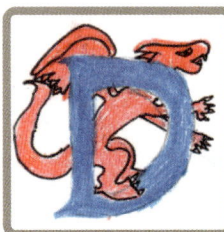

Dampfbäder 105
Dampfinhalation 105 105 265
Darm 146 182 309
Darmbakterien 36 330
Darmbeinschaufel 364 372
Darmblutungen 329
 – Blutungen aus dem Anus 149
Darmdurchbruch 321 329
Darmeinstülpung 325 326
Darmentzündung
 – chronische 328 329 341
 – geschwürige 328 329
Darmflora 37 75
 – Umstimmung 353
Darmlähmung 326
Darmpilze 257
Darmpolypen 149 325
Darmschleimhaut 309
Darmverdrehung 326 326
Darmverschluss 326 326
Darmzotten 309
Dauerstress 41
Daumenlutschen 66
DDAVP (Desmopressin) 362
Decoderm® Basiscreme 387
Decortin H® 281
Decortin® 281
Dehydratation 152 167 317
Dellwarzen 407 408
Dengue-Fieber 481
Dentinox 202
Depression 139 471 473
Dermacolor® 381
Dermatitis, atopische 382
Dermatomyositis 374
Dermatop® 386 413
Dermatop® Basiscreme 387
Dermatophyten 409
Dermographismus, weißer 382
Designerdrogen 135
Desinfektionsmittel 403 480
Desitin® 397
Desmopressin (DDAVP) 362
Dexamethason 281 451
Dextrose 31
Dezimal-Potenzierung 115
DHA (Docosahexaensäure) 76
Diabetes insipidus 361

Diabetes mellitus 346 361
 – Typ 1 (jugendlicher oder insulinabhängiger Diabetes) 34 301 346
 – Typ 2 (Alters-, Erwachsenen oder nicht-insulinabhängiger Diabetes) 28 31 346
Diabetisches Koma 347
Dialyse 355
Diaphyse 365
Diarrheel S.® 320
Diarrhö 316
Diät 87 111 329 334 389
 – Allergiesuchdiät 332
 – Eliminationsdiät (Auslassdiät) 332 334
 – ketogene 447
Diazepam Desitin® rectal tube 449
Dickdarm 309
Dickdarmkrebs 329
Dickdarmspiegelung 329 330
Diclofenac 375
Differin® 399
Digitalthermometer 91 92
Diphtherie 229 243
 – Impfung 132
 – Pseudomembranen 229
Dithranol 401
Diuretika 288
Dociton® 288
Docosahexaensäure (DHA) 76
Dolormin® 158
Doppelbilder 145
 – Gehirntumor 306
Doppelblindstudien 109
Dornwarzen 408
Dosieraerosol 282
Down-Syndrom 215 215 342
D-Potenzierung 115
Drehschwindel 180
Dreimonatskoliken 78 198
Dreitagefieber 228 230 230
Dridase® 361
Drogen 133
 – Missbrauch 183
 – Sucht 133
 – Suchtvorbeugung 133
Drosera oligoplex 232
Drüsen, endokrine 336
Ductus arteriosus 221
 – persistierender 221
Duftdrüsen 379
Dünndarm 309 347
Dünndarmatresie 326
Dünndarmbiopsie 334
Duofilm® 408

Erklärung

Haupteintrag	Seite
Abbildung	*Seite*
Übersichtstabelle	Seite
Medikament	Seite

Durchbruch
 – bei Blinddarmentzündung 321
 – Darm 321 329
Durchfall 151 151
 – akuter 316
 – auf Reisen 484
 – chronischer 317
 – paradoxer 153 188
 – Vorbeugung 320
Durchschlafen
 – Säuglinge (1–6 Monate) 59
 – Säuglinge (7–12 Monate) 61
Durst, starker 153 153
Durstfieber 156
D-Vigantoletten® 125
Dynexan® 247 316
Dyskalkulie 469
Dysfunktion, minimale zerebrale 469
Dyslexie 468
Dysplasie
 – bronchopulmonale (BPD) 204 214
 – der Hüfte 208
Dysstress 41

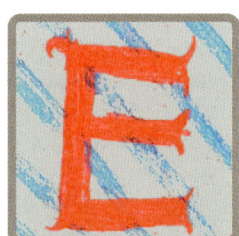

Echokardiographie 290
ECHO-Virus 261 450
Echte Grippe 226 262 266
Eckzähne 308
Econazol 411
Eczema herpeticatum 385
Edelsteintherapie 111
EEG (Elektroenzephalogramm) 443 446 449 452
Efeu(blätter) 97 113 275
EHEC (enterohämorrhagische Escherichia-coli-Bakterien) 317
Eibisch 97
Eichel 357 358

Eichenrindenbad **100**
- bei Neurodermitis 391

Eierstock *336* **344** *358*

Eigenbluttherapie 111 391

Eigenurintherapie 111

Eileiter *358*

Einatmung 260
- Atemgeräusche 141

Einklemmung
- Leistenbruch 323
- Nabelbruch 323

Einkoten 153 360
- Stuhlschmieren 153 **188**
- Verstopfung, chronische 153

Einnässen **360**

Einschlafen
- Säuglinge (1–6 Monate) **59**

Einwärtsgang 366

Eisenmangelanämie 293

Eisentabletten 294

Eisprung, schmerzhafter 146

Eiweiß
- im Urin *352*

Eiweißkonzentrate 355

Eiweißstoffwechsel
- angeborene Störungen **217**
- Phenylketonurie 217

Eiweißverlust
- bei Glomerulonephritis 354

EKG (Elektrokardiogramm) 287 289 **290**

Ekzem **381**
- atopisches 382 *384* 385
- endogenes 382
- herpetisiertes 385 405

Elektroenzephalogramm (EEG) 443 446 449

Elektrokardiogramm (EKG) 287 289 **290**

Elektrolyte 319
- -lösung 480

Elidel® **386**

Eliminationsdiät 299 332 334

Elle *364*
- Heilungsdauer nach Bruch *501*

Ellenschlagader *284*

Ellenvene *284*

Ellsurex® **411**

Emissionen, otoakustische (OAE) *124* 440

Endokarditis **288**

Endokrine Drüsen 336

Endorphine 38

Endoskop 325

Endotoxin **35**

Enelfa® **158**

Enkopresis 153 360

Enteritis-Salmonellen 317

Enterohämorrhagische Escherichia-coli-Bakterien (EHEC) **317**

Entschäumer 200 494

Entspannungstechniken 111

Entwicklung, altersgemäße **44**
- Neugeborenes 53 *58*
- 1–6 Monate 56 *58*
- 7–12 Monate 61 *62*
- Kindergartenkind 67 *68*
- Kleinkind 63 *66*
- Pubertät **70**
- Schulkind **68**

Entwicklung, Sprache 50

Entwicklungsstörungen **51** 51 210
- umschriebene 468

Entwicklungsverzögerung **52** 430
- konstitutionelle **342** 344

Enuresis
- diurna (tagsüber) 360
- nocturna (nachts) 360
- primäre (monosymptomatische) 360
- sekundäre 360

Enzephalitis **451**
- japanische 481
- parainfektiöse 451
- postinfektiöse 451

Epidermis *379* **379**

Epiglottis 261

Epiglottitis **270**

Epikutantest 299 394

Epilepsie 361 380 **445** 448
- idiopathische (genuine) 445
- infolge einer Hirnschädigung 445

Epilepsiechirurgie 446

Epi-Pevaryl® **411**

Epiphyse **365**

Epiphysenfuge 364 *365* 372
- verknöcherte *365*

Epiphysiolysis capitis femoris 372

Epispadie **223**

Epithelperlen **194**

Epstein-Barr-Virus 245

Erbrechen 182 **183**
- azetonämisches 183
- blutiges 182
- galliges 182
- zyklisches 182

Erbrechen auslösen
- bei Vergiftungen 493

Erdbeerzunge *178* 238 *238*

Erfrierungen **497**
- Erste Hilfe 497

Erinnerungsverlust 452

Erkältungskrankheiten 227 **261**

Erkältungsmittel **263**

Erkrankungen
- allergische **296**
- atopische 298 382
- bösartige **301** *304*
- rheumatische 301 316 354 373 **374**

Ernährung
- faserreiche 188
- gesunde 32 **74**
- getreidefreie 88
- im Krankheitsfall **17**
- Kariesprophylaxe 311
- Kleinkinder **80**
- milchfreie 88
- Säuglinge 77 **192**
- Sondenernährung **25**
- vegetarische 88 **375**

Ernährungstherapien 111

Erntekrätze 416

Erregungsbildungssystem (Herz) 289

Erregungsleitungssystem (Herz) 289

Erste Hilfe **488**
- Grand-Mal-Anfall 447 *447*
- Atemnot 142
- Bewusstlosigkeit 148
- Fieberkrampf 447
- Krämpfe 174 447

Erste-Hilfe-Kasten **488**

Ersticken **491**

Ertrinken **495**

Erwachsenendiabetes 28 347

Erwachsenengebiss 308 *309*

Erwachsenen-Zielgröße 343

Erworbenes Immunschwächesyndrom 255

Erysipel **403**

Erythema
- chronicum migrans 164 249
- infectiosum 235
- toxicum 195 *195*

Erythromycin 229 231 244 399

Erythropoetin 293 350

Erythrozyten 292

Erziehung
- entwicklungsgerechte **45** 134
- Grenzen setzen **65**
- Verwöhnen **49**

Escherichia coli 450
- EHEC 317

Esidrix® **288**

Ess-Brech-Sucht 470

Essstörungen **470**

Eubos® **400**

Eucerin C aqua® **387**

Eukalyptus(blätter) 97 235 275
- -öl bei Kopfschmerzen 444

Euminz® **444**

Euphorbium comp® **266**

Euphrasia 427 **428**
- Augentropfen 428

Euraxil® **416**

Eustachische Röhre 432

Eustress 41

Euthyrox® **346**

Evolutionsmedizin 21 42

Ewing-Sarkom 304

Exanthema subitum 230

Extrasystolen 289

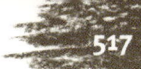

Fadenpilz 409 410

Faktoren-Konzentrate 295

Fallot-Tetralogie **221**

Fallsucht 445

Familientherapie 465

Farbenblindheit **422**
- partielle 422
- vollständige 422

Farbfehlsichtigkeit **422**

Farbstofflösungen 403

Faserstoffe **75**

Faulecken 384

Fehlbildungen **220**
- der großen (Blut-)Gefäße **221**
- des Herzens **221**
- des Mastdarms 153
- Organe **223**

Fehlernährung **337**

Fehlhaltungen, skoliotische 368

Fehlstellungen
- des Kiefers **314**
- der Zähne **314**

Feigwarzen **408**

Feinmotorik, Störungen
- bei ADHS 464

Feiung, stille 226

Fenchel 95 97
- -tee bei Erbrechen 183

Fenistil® 299 **416** 480 **497**

Fenoterol **280**

Fenster, ovales (Herz) 222

Ferber-Methode 59

Fernreisen 477 **479**

Fernsehen (→ Medienkonsum)

Ferrum
- metallicum **320**
- phosphoricum 158 **266** 316 **438**

Fette 74 **76**

Fettkonsum 74

Fettsäuren 76

Fettstoffwechsel 30
- MCAD-Mangel 217
- Störungen, angeborene **217**

Fettzellen 339

Feuchtblattern 240

Feuchtwarzen 408

Feuermal 379

Fibrin 294

Fibrose, zystische (CF) 218

Fichtennadelöl
- bei Erkältung 265
- bei Windpocken 241

Fieber 90 154 **154 156**
- messen 90 *91*
- Säugling **192**

Fieberbläschen 404

Fieberdelirium 155

Fieberkrampf 155 230 267 445 **448**

Fieberkraut 444

Fieber, rheumatisches 239 243 288

Fiebersenkung 156

Fieberthermometer 91 92 94 480

Finger
- Amputationsverletzung **508**
- eingeklemmter **499**

Fingerhut 113

Fingerknochen
- Heilungsdauer nach Bruch *501*

Fingernagel (→ Nägel)

Finnen 258

Fissur
- im Analbereich 149

Fissurenversiegelung 312

Fistel
- Knochen 373
- Morbus Crohn 330

Fixateur externe *500*

Flachrücken *369*

Flachwarzen **407**

Fleck, gelber (Auge) *419*

Fluimucil® **274**

Fluorid 311 **313**

Fluoridtabletten 313 **314**

Flüssigkeit
- Bedarf bei Fieber 156
- Tagesbedarf **320** 320

Follikulitis **403**

Folsäure 220

Folsäuremangel 293

Fontanelle **193**
Fortecortin® **281**
Fremdeln **62** 457
Fremdkörper
 – in den Atemwegen **491**
 – in der Scheide 359
 – in Körperöffnungen **512**
 – im Auge 426 427 509
Fresszellen 296 *297*
Fruchtzucker 31
Frühentwicklung, konstitutionelle 342 *344*
Frühförderung
 – bei Entwicklungsverzögerung 52
Frühgeborene 193 197 **214**
Frühjahrsdepression **40**
Frühsommermeningoenzephalitis (FSME) **251** 510
Fruktose 31 331
 – -intoleranz 331
FSME (Frühsommermeningoenzephalitis) **251** 510
FSME-Virus 251 451
Fuchsbandwurm 258
Fucidine® 404
Füllungsmaterial, Zähne 312
Functional Food **84**
5-Fluorouracil 408
Furosemid **288**
Furunkel **403**
Fuß
 – angeborene Fehlstellung 223 *223*
 – umgeknickter **499**
Fußbad **101**
 – aufsteigendes zur Abwehrsteigerung 101 266
Fußekzem 384
Fußreflexzonen 108
Fußsohlenwarzen **407**
Fußwurzelknochen *364*
 – Heilungsdauer nach Bruch *501*

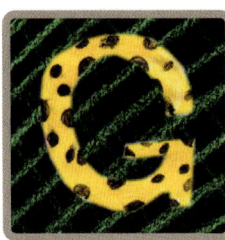

Galaktosämie 123 217
Galaktose **217** 308
Galle(nblase) 309 *347*
Gallengang *347*
Gamma-Linolensäure **391**
Gangstörungen **365**

 – Gehirntumor 306
 – Hinken 168 *168* 371
Ganzheitsmedizin 108
Gastroenteritis, infektiöse 316
Gastroösophagealer Reflux **324**
Gaumenmandeln 243 *243* 262 (→ auch Mandeln)
Gaumenperlen **194**
Gaumensegellähmung 229
Gaviscon® **325**
Gebärdensprache 212
Gebärmutter *358*
Gebärmutterhals *358*
Gebiss
 – Erwachsene 308 *309*
 – Kinder 308 *309*
Gedächtniszellen 129
Gedeihen
 – Säugling **202**
Gedeihstörung 158 **159** 216 *341*
 – Säugling **202** 324
Gefahrenquellen (Unfälle) **127**
Gefäße, große 284
 – angeborene Fehlbildungen 221
Gefäßentzündungen 374
Gegengift 229
 – Diphtherie 229
Gehirn 442 *442*
Gehirnentzündung **451**
Gehirnerschütterung **452** 509
Gehirnprellung 510
Gehirntumor **306**
Gehirnwasser 220
Gehörgang, äußerer 432 *439*
 – Entzündung **438**
Gehörknöchelchen (Mittelohr) 432
Gehörlose *212*
Gelbfärbung
 – Auge(nweiß) 144
 – Haut 252
Gelbsucht **196**
 – infektiöse **252**
 – Neugeborene **196** *196*
 – physiologische 196
Gelegenheitskrämpfe 445 448
Gelenk **365**
 – -flächen 365
 – -flüssigkeit 365
 – -innenhaut 374
 – -kapsel 365
 – -knorpel 365
Gelenkbeteiligung 375
 – Osteomyelitis 373
Gelenkentzündung, begleitende 236

Gelenkerguss 370
Gelenkschmerzen **161** *161*
Gelenkschnupfen 374
Gelomyrtol® 272
Gelsemium 443
Gene 216
Genetische Störungen **215**
Genussdroge 135
Geräuschempfindlichkeit
 – bei Hirnhautentzündung 450
 – bei Migräne 443
Gerbstoffe 407
Gerinnungsfaktoren **294**
Gerinnungsstörungen **294**
Gerstenkorn **428** *428*
 – Erregerausbreitung 429
GES 60® 319
Geschlechtschromosomen 216
Geschlechtshormone
 – männliche *336* 398
 – weibliche *336*
Geschlechtsorgane, äußere (weibliche) *358*
 – Entzündungen 358
Geschlechtsunterschiede 461
Geschmacksverstärker 172
Gesichtsfeldeinschränkung *430*
Gesichtsödem 354
Gesichtsrötung, schmetterlingsförmige
 – bei Lupus erythematodes 374
Gesprächspsychotherapie 454
Gestagene *336*
Gesundheit
 – seelische (psychische) **38**
Getreidekrätze 416
Gewichtsabnahme (-reduktion) 339
 – Diabetes Typ 2 348
Gewichtskurve 71 *72* 159
Gewohnheitsverstopfung 188 189 **327**
Gewürznelke
 – bei Zahnschmerzen 311
Ghrelin 278
Giemen **141** 278
Giftpflanzen 494
Giftstoff, bakterieller 129
 – Diphterie 229
 – Durchfall 317
 – Keuchhusten 231
 – Scharlach-Streptokokken 238
 – Tetanus 254
Gingivitis 313 *313*
Gingivostomatitis herpetica 246

Gips (bei Knochenbruch) **500**
Gläser (Brille)
 – konkave 420
 – konvexe 420
Glaskörper 418 *419*
Glasthermometer 91 *92*
Gleichgewichtsorgan 432 *432*
Gliadin 334
Gliederschmerzen **161** *161*
Glomerulonephritis 239 297 **354**
 – akute **354**
 – chronische **354**
Glomerulus 350 *351*
Glukagon 348
Glukokortikoide 281
Glukose 31 308 319 347
Gluten 334
Glykogenosen **217**
Glykogenspeicherkrankheiten **217**
Glyzerin 76
Gneis **194** 398
Goldgeist®-forte 413
Goldrutenkraut
 – bei Harnwegsinfektion 353
Grand-Mal-Anfall **446** 448
 – Erste Hilfe *447*
Grauer Star 422
Grimmdarm 309
Grind, -flechte 402
Grindelia 282
Grippe, echte 226 262 **266**
 – Impfung 267
 – Virus 451
Griseofulvin 411
Großhirn 442 *442*
Großwuchs **341**
 – familienbedingter 342
 – krankhafter 342
Grünblindheit 422
Grundimmunisierung 129
Grundimpfung 129
Grundstimmung, traurige **139**
Grünholzfraktur 500
Gurgeln
 – bei Halsschmerzen 244 246
 – bei Kehlkopfentzündung 268
Gürtelrose 241 **406** *407*
 – des Ohres 438
Güsse 99
Guthrie-Test 123 345
Guttaplast® 408

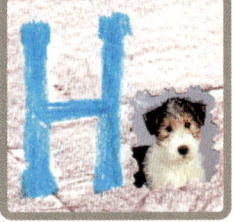

Haarausfall 302
Haare 379
Haemophilus-Bakterien vom Typ B (Hib) 270 451
Hagelkorn **429**
Halsentzündung **242**
Halsschlagader *284*
Halsschmerzen **162** *163*
Halsvene *284*
Halswickel **103**
 – bei Halsentzündung 245
Halswirbel *364*
 – Heilungsdauer nach Bruch *501*
Haltungsschäden 367 *367*
Haltungsschwäche **367** *367*
Hämangiom 380
HA-Milch 36 390
Hammer (Mittelohr) *432*
Hämoglobin (Hb) 196 292
 – im Urin *352*
Hämolyse **187** 297
Hämolytisch-urämisches Syndrom 317 **355**
Hämophilie **295**
Hämophilus influenza (Hib)
 – Impfung 132
Handekzem, atopisches 384
Handicaps **210**
Hand-Mund-Fuß-Krankheit *178* **248** *248* *249* 315
Handwurzelknochen *364*
 – Heilungsdauer nach Bruch *501*
Harn (→ Urin) 350
 – Primärharn 350
Harn(-Samen-)Röhre *351* *355*
Harnblase 350 *351*
 – männliche *355*
 – weibliche *358*
Harnblasenentzündung **350** 352
Harnleiter 350 *351*
 – männliche *355*
Harnröhre 350 *351*
 – männliche 351 *355*

– weibliche 351 *358*
Harnröhrenklappen 351
Harnwege, ableitende 350 *351*
– Abflussstörungen 351
– Fehlbildungen 352 361
Harnwegsinfektion 350 361
– untere **352**
– obere (aufsteigende) 351 **352**
Haschisch 135
Hashimoto-Schilddrüsenentzündung 301 **345**
Hauhechelwurzel
– bei Harnwegsinfektion 353
Hauptbronchus *260*
Hausapotheke 94 **95**
Hausbesuch, ärztlicher *19*
Haushaltszucker 31
Häusliche Krankenpflege 15 **16**
Hausstaubmilben 279 **300**
Haut **378**
– Gelbfärbung 252
– Temperatur 155
Hautallergien **392**
Hautanhangsgebilde 379
Hautausschlag 164 **164** *166*
– bei Neugeborenen *192* **195** *195*
– Kinderkrankheiten **228**
Hautbläschen 166
– Gürtelrose 406
– Herpes 404
– Windpocken 240
Hautblutungen 156 164 *295*
– Leukämie 304
– Purpura Schönlein-Henoch 295 374
Hautdrüsen 379
Hautentzündung, bakterielle **402** *403*
Hautinfektionen **385**
Hautmale 379 *381*
Hautpflege
– Neurodermitis **387**
– Wickelkinder (Durchfall) 319
Hautpilz **409** *409* 410
– Herde *410*
Hautquaddeln, juckende **394**
Hautschuppung 195
– silbrig-graue 400
Hautschwellung, lilafarbene
– Dermatomyositis 374
Hauttests
– Allergie **299**
Hautveränderungen 164 **164**
Hefepilze 243 **255** 409
Heidelbeeren, getrocknete
– -tee (Rezept) bei Durchfall 319

– -tee bei Erbrechen 183
Heilerde 319
Heileurythmie 114
Heilkräuter 95 **97**
– als Badezusatz 100 **101**
– Sammeln und verarbeiten 96
– -tees, Zubereitung 99
Heilpflanzen **97** *113*
Heimlich-Handgriff **491** 492
Helix (Ohrleiste) *439*
Helmex® **258**
Hepar sulfuris 245 **398**
Heparin-Salbe **498**
Hepatitis 252 295 485
– akute 252
– chronische 252
Hepatitis A 252 480
– Impfung 253 480
– Virus 252
Hepatitis B **252**
– Impfung 132 253
– Virus 252
Herbstkrätze **416**
Herdanfall 445
Herdenimmunität 128 133
Heroin 135
Herpangina **248** *248* 315
Herpesbläschen **404** 404
Herpes-Enzephalitis 452
Herpes-Gehirnentzündung 405 452
Herpes-Lungenentzündung 405
Herpes-simplex-Virus (Typ 1 und Typ 2) 247 359 385 **405** *405*
Herpes-Virus 230 240 241 247 451
– humanes Typ 3 406
– humanes Typ 4 245
– humanes Typ 6 230
Herpes zoster 406
Herpetad® Creme **405**
Herviros® **247** **249** 316
Herz **284** 289 284 *284* 285 *290*
Herz- und Kreislaufstörungen **167** *167*
Herzbeutelentzündung **288**
Herzentzündung **288**
Herzfehler **221**
Herzfrequenz 167
Herzgeräusch 284
Herzinfarkt 287
Herzinnenhautentzündung **288**
Herzinsuffizienz **290**
Herzkammern *285*
Herzklappen *221* **288**
– Entzündung 288
– Verengung *221*
Herzkrankheit, koronare 287

Herz-Kreislauf-System *284*
Herzmassage **490 491**
Herzmuskelentzündung **288**
Herzrhythmusstörungen **289**
– Pausen 289
Herzscheidewand 222
Herzschwäche 287 **290**
Herztöne 284
Heublumensack **123**
– bei Hepatitis 253
Heuschnupfen 261 **277** 298
Hiatushernie 324
Hib (Haemophilus-Bakterien vom Typ B) 270
Hib-Impfung 132 270
Himbeerzunge *178* 238 *238*
– bei Kawasaki-Syndrom 374
Hinken 168 **168** 371
Hippel-Lindau-Syndrom 379
Hirnanhangsdrüse 342
Hirnblutungen, Frühgeborene 214
Hirndrucksteigerung 306
Hirnhautbruch 220
Hirnhäute 442
Hirnhautentzündung 132 **449**
Hirnkontusion 510
Hirnschädigung, perinatale 219
Hirnstamm 442
Hirnstammaudiometrie (BERA) 440
Hirudin® **498**
Hismanal® **299**
Histamin *297* 299
Hitze, Schutzmaßnahmen 484
Hitzeerschöpfung 496
Hitzeschock 496
Hitzschlag **496**
HIV-Infektion 160 171 255
H-Milch 81
Hochwuchs **341**
Hoden *336* 344 355 *356*
– Erkrankungen **356**
– Hochstand 297
– Schwellung 356
– Verfärbung 356
Hodendrehung **356** *356*
Hodenentzündung 356
– bei Mumps 235
Hodenfortsatz, Drehung 356
Hodenhochstand **297**
Hodentorsion 356
Hodentumoren 356
Hodenvenen 356
Hodenwasserbruch 323 **356** *356*
Hodgkin-Lymphom 306
Hohlfuß **223** *223*

Hohlkreuz 367
Hohlrundrücken 367 *369* 369
Hohlvene
– obere *284*
– untere *284*
Holunderblüten 97 158
– -tee (Rezept) bei Erkältungen 264
Homöopathie
– klassische 111 **115**
– klinische **116**
Homozystinurie 123 217
Honigmilch, Rezept 275
– bei Husten 275
Honigschnuller-Karies **311**
Hopfen 97
Hörbehinderung 212
Hordeolum 428
Hormon, antidiuretisches **360**
Hormondrüsen **336**
Hormone **336**
Hormonsalben 359
Hormonstörungen **338** 342
– angeborene **216**
Hormonsystem **336** *336*
Hörnerv 432
Hornhaut 418 *419*
Hornhautverkrümmung 420
Hornissenstich
– im Mundraum 511
Hörorgan **432** *432*
Hörscreening **123**
Hüftausrenkung 208
Hüftdysplasie *207* **208** 366
Hüft(gelenk)kopf 371 *372*
Hüftgelenksarthrose 371
Hüftkopfgleiten **372**
– akute Form 372
– Lenta-Form 372
Hüftkopfnekrose, juvenile 371
Hüftluxation **208**
Hüftschmerzen 208 370 371
Hüftschnupfen **370**
Hüftschraube, dynamische
– bei Knochenbruch **500**
Hüftscreening 208
Humanes Immunschwäche-Virus (HIV) 255
Hundebandwurm 258
Hundebiss 504
HUS (hämolytisch-urämisches Syndrom) 317 355
Husten 169 **169**
– bei Asthma bronchiale **278**
– bei Bronchitis 272
– bei Keuchhusten 231
Hustenblocker 171 274
Hustensaft 263 **274**
– Rettichsaft/-honig,

Rezept 274
– Thymian-Salbei, Rezept 274
Hustentee 274
– (Rezept) Husten mit Auswurf 274
– (Rezept) trockener Husten 274
Hydrochlorothiazid **288**
Hydrocortison »Hoechst«® **281**
Hydrokortison **281**
Hydrozele 356 *356*
Hydrozephalus **220** 451
Hygiene
– weibliche Geschlechtsorgane 359
Hygiene-Hypothese **34**
Hyperaktivität **464**
Hyperkinetisches Syndrom **462**
Hyperopie **420**
Hyperreagibilität, bronchiale 278
Hyperthermie **155**
Hyperthyreose **345**
Hypertonie, arterielle 287
Hyperventilation **472**
Hyperventilationstetanie **473**
Hypoglykämie 348
Hypohidrose 379
Hypophyse *336* 342 345 442
Hyposensibilisierung **299** 301
Hypospadie **223**
Hypothalamus *345* 442
Hypothyreose **345**
Hypotonie, arterielle 285

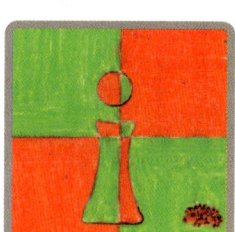

IbuBenuron® **158**
Ibuprofen 94 **157** 375 **443** 480
– Dosierung bei Fieber 158
Ichthyol® **387**
Idiopathische thrombozytopenische Purpura 295 301
IgE-Antikörper *297* 298
IgG-Antikörper *297*
Ikterus **196**
Ileum 309
Ileus **326**
– mechanischer 326
– paralytischer 326
Immunglobulin E (IgE) 298
Immunglobulin G (IgG) *297*
Immunglobuline 129 **296**

Immunität 226 296
Immunmodulatoren, topische 386
Immunschwächesyndrom, erworbenes 255
Immunsuppressiva 301 330 354 386
Immunsystem 35 **226** 279 **296**
 – stärkende Maßnahmen 33
Immuntoleranz 301
Impetigo contagiosa **402** *403*
Impfempfehlungen 130 132 479
Impfkalender *130*
Impf-Kinderlähmung 242
Impfkrankheit 129
Impfmasern 234
Impfmüdigkeit 130
Impf-Polio 129 242
Impfreaktion 129
Impfschutz 129
Impfstoffe 129
Impfung 36 **128** 132 226 227 228 296
 – aktive **129**
 – passive **129**
 – Impfkalender 130
 – (Fern)Reisen 479
Impfvorschrift 479
Imurek® 330
Induktionsbehandlung 304
Infectodiarrhstop® 318
InfectoPedicul® 413
Infektanämie 293
Infektasthma 279
Infekte, grippale 261
Infektionskrankheit 128 **226**
Infektionsneigung 171 **171** 304
Infektiöse Mononukleose 245
Infliximab 330
Influenza 226 262 **266**
 – Impfstoff 130
 – Virus 266 267 *267*
Inhalationen 99 105 **435**
 – bei Bronchitis 275
 – bei Kehlkopfentzündung 268
 – bei Masern-Krupp 233
Inhalationsallergene 298
Inhalationshilfen 282
Inkubationszeit 227 **228**
Innenohr 432 *432*
Innenrotationsgang 366
Insektengifte
 – Allergie 298
Insektenstiche 510
Insulin 31
 – Resistenz (Unempfindlichkeit) 31 347

Interferon 253
Interleukin 10 378
Intrakutantest 299
Inulin 75
Invagination 325
Ipekakuanha-Saft 94 488 493
Iris 418 *419*
Irisdiagnose 111
Isländisches Moos 275
Isoglukose 31
Isotopenuntersuchung 26
Itraconazol 411
Ivermectin 416

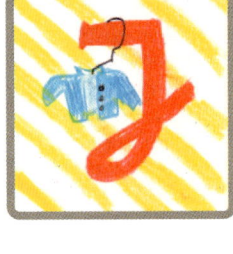

J1 (Jugendgesundheitsberatung) 122 *123*
Jacutin® N 413
Jacutin® Gel 413 416
 – Emulsion 416
Jejunum 309
Jod 125
Jodmangel 125 345
Jodmangelgebiete 345
Joghurt, probiotischer 353
Johanniskraut 96 98 362
Juckflechte 381
Juckreiz
 – am Kopf 411
 – bei Neurodermitis 384 390
Jugendgesundheitsberatung 122
Juvenile rheumatische Arthritis 373

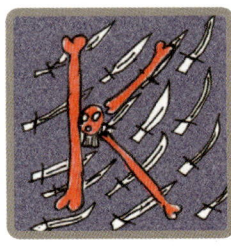

Kalium
 – chloratum 256 316
 – phosphoricum 316
Kaltansatz (Kräutertee) 99
Kälte (äußerliche Anwendung) 99

 – bei Kopfschmerzen 444
Kalzium 366
Kalziumantagonisten 288
Kamille(nblüte) 98 *110*
 – als Badezusatz 100
 – am Auge 425 **427**
Kamillenkompresse
 – bei Mittelohrentzündung 438
Kamillensäckchen **104**
 – bei Mittelohrentzündung 426
Kamillenteebeutel
 – Kompresse bei Zahnschmerzen 311
Kamillosan® 272 404
Kammerscheidewand *221*
Kanamytrex®-Augentropfen 480
Kanner-Syndrom **455**
Kapillaren 284
Kardiomyopathie 289
Karies 310 *311*
Karottensuppe nach Moro
 – bei Durchfall 319
Kartoffelbrei, Rezept (Säuglingskost) 390
Kartoffelwickel **104**
Katzenbiss 504
Kaugummis, zuckerfreie 312
Kavernen 254
Kawasaki-Syndrom 374
Kehldeckel *260* 261
Kehldeckelentzündung 132 270
Kehlkopf *260*
 – Entzündung 268
Keilbeinhöhlenentzündung 270
Keimdrüsen *336*
Keime, probiotische 37
 – bei Durchfall 320
Kepinol® 229
Keratokonjunktivitis epidemica 426
Kernig-Zeichen 450
Kernspintomographie (MRT) 26 306
Ketoconazol 411
Ketone **347**
Ketonkörper (im Urin) *352*
Keuchhusten 228 **231**
 – bei Säuglingen 206
 – Impfung 132
Kieferfehlstellung 314
Kieferhöhle *270*
Kieferhöhlenentzündung 270
Kieferorthopäde 314
Kinderarzt 18
 – Arztbesuch (Vorbereitung) 19
Kindergartenkind 67

 – Entwicklung 67 68
 – Ernährung 80
Kinderkrankenpflegetage 15
Kinderkrankheiten 226 228
Kinderlähmung 228 **241**
 – Impfung 132
Kindspech *189* **195** 218
Kindstod, plötzlicher 60 **205**
Kinesiologie 111
Kinetose 478
Klebestreifenmethode
 – Madenwurmnachweis 258
Kleie
 – als Badezusatz 100
 – bei Gewohnheitsverstopfung 328
 – Extrakt bei Windpocken 241
Kleinhirn 442
Kleinkind 63
 – Entwicklung 63 66
 – Ernährung 80
Kleinwuchs **341**
 – familienbedingter 342
 – krankhafter **342**
Klinefelter-Syndrom 207 **216** 342
Klingelhose, -matte *361* **362**
Klitoris 358
Klo-Tagebuch
 – bei Verstopfung 188
Klumpfuß **223** *223*
Kniescheibe *364*
 – Heilungsdauer nach Bruch *501*
Knoblauch
 – -öl gegen Hautpilz 411
 – -scheibe gegen Warzen 409
Knochen **364**
 – Entzündung 271 **372**
 – Schmerzen 372
 – Schwund 364
 – Wachstum 364 *365*
 – Zerstörung 373
Knochenabszess 373
Knochenalter 342
Knochenbruch **500** *501*
Knochengebälk 364
Knochenhaut 364 500
Knochenmark 292 304 306
 – Entzündung **372**
 – Punktion 305
 – Transplantation 305
Knochenmarkhöhle 364 *365* 372
Knochennekrose 373
Knochenrinde 364
Knochenschaft *365*
Knochentumor *162* 304
Knochen- und Knochenmarkentzündung 372

– Entwicklung 67 68
– Ernährung 80
Kinderkrankenpflegetage 15

Erklärung

Haupteintrag	Seite
Abbildung	*Seite*
Übersichtstabelle	Seite
Medikament	Seite

Kohlenhydratstoffwechsel
 – angeborene Störungen 217
Kohletabletten 494
Kokain 135
Kollagenosen 374
Kolon 309
Koloskopie 329
Kolpitis 358
Koma, diabetisches 347
Komedonen 398
Komplementfaktoren 296
Kondylome, spitze 408
Konjunktiva 418 *419*
Konjunktivitis 425
 – allergische 277
Konstitution (Homöopathie) 115
Kontaktallergen 298 393
Kontaktdermatitis, toxische 393
Kontaktekzem
 – allergisches 297 **392** *394*
 – phototoxisches 394
 – toxisches 393
Kontaktlinsen 421 **422**
Konzentrationsstörungen 462 467
Kopf 442
 – Form **193**
 – Größe **193**
Kopfdampfbad, Rezept 435
Kopfläuse 411 *412*
 – Ekzem 412
Kopfnickermuskel 366
Kopfpilz *410* 411
Kopfschmerzen 172 **173** 443
Kopfschmerzkalender 444
Kopfumfangsmessung *193*
Kopfverletzungen **509**
Koplik-Flecken 232
Koriander 98
Korium 379
Kornea 418
Koronare Herzkrankheit (KHK) 287
Körperakupunktur 117
Körperarterien 284
Körper(kern)temperatur 91 155
Körperschlagader *221* 284
 – Transposition 221
Körpervenen 284
Korsett 370
Kortikalis 364
Kortisol 281

Kortison 280 **281** 282 299 301 329 375 386
– körpereigenes 338
Kortisoncreme
– bei Neurodermitis 386
– bei seborrhoischem Ekzem 398
– bei Vorhautverengung 358
Kortisonzäpfchen
– bei Pseudokrupp 269
Kostaufbau
– nach Durchfall 319
Kotinin 126
Kotstein 321
Krampfanfälle **174** 219 **445**
– große 446
– zerebrale 305
Krämpfe **174** *174*
Krampfleiden 445
Kranichbeersaft
– bei Harnwegsinfektionen 353
Kraniostenose 193
Kraniosynostose 193
Krankengymnastik 368 370 371 373 376
– Bobath 52 219
– Vojta 52 219
Krankenzimmer (zu Hause) 17
Krätze **415** 416
Krätzmilbe 415
– Entwicklung *415*
Kräuter 95
Kräutertees, Zubereitung 99
Krebs 301 *304*
Kreislauf 167
Kreislaufstörungen **167** *167*
Kreislaufschock **494**
Kreuzbein 358 364 *372*
Kropf 125 **345**
Krümelnägel (Schuppenflechte) 401
Krupp, echter 229
Krupphusten **268**
Krypten (Darm) 309
Kryptorchismus 207
Kühlung
– bei stumpfen Verletzungen 498
Kuhmilch 37 **81**
Kuhmilchallergie 331
Kuhmilchproteinintoleranz 331
Kümmel 98
Kunstmilch
– Säuglingsernährung 81
Kunststofffüllung 312
Kupfersalbe 232
Kurzsichtigkeit **419** *420*
Kusskrankheit 245
Kytta-Salbe 94

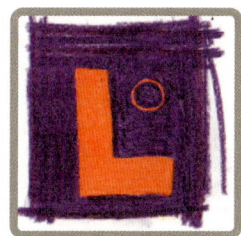

Labiensynechie **186**
Laceran® 387
Lactobacillus GG 229 392
Lähmungsileus 326
Lähmungsschielen 423
Laienmedizin **20**
Lakritzkonsum, übermäßiger 287
Laktase 330
– Mangel **331**
Laktobazillen 75 172 318 320 330 353
Laktose 217 330
Laktoseintoleranz 198 331
Laktulose 188 328
Lamblien 317
Lamisil® 411
Längenwachstum 71 72 159 373
Laryngitis **268**
– subglottische stenosierende 268
Laryngomalazie 141
Laserakupunktur **117**
Lasix® 288
Latschenkiefer 275
Läuse 412 *412*
– Befall *411* 411
Läusekamm *412* 414
Läusemittel 413
Lavendel 275
– als Badezusatz **100**
Lavendelöl
– bei Kopfschmerzen 444
Laxantien 188
LCG® 480
LDL (Low density lipoprotein) 31
Lebendimpfstoff 129
Lebensenergie Qi 116
Lebensmittelinfektion 317
Lebensmittelvergiftung 317
Leber 309 *347* 351 384
Leberentzündung **252**
– akute 252
– chronische 252
Leberflecken 380
Leberschaden 196
Leberversagen 252
Leberzirrhose 252
Lederhaut 379 418 *419*
Lefax® 200 494
Legasthenie 468

Leib, physischer (Anthroposophie) 114
Leihimmunität 227
Leinsamen
– bei Gewohnheitsverstopfung 328
– -brei (Rezept) bei Gerstenkorn 429
Leishmaniasis 481
Leistenbruch 205 **323** *324*
– Einklemmung 323
Leistenhernie 323
Leistenhoden 207
Leistenkanal 323
Leistungsstress **41** 172 467
Lendenlordose 367
Lendenwirbel
– Heilungsdauer nach Bruch *501*
Lendenwirbelkörper *372*
Leptin 339
Lernprobleme 467
Lese- und Rechtschreibstörung (LRS) **468**
Leukämie 160 162 293 **304**
– akute 304
– chronische 305
– Hautbeteiligung *381*
– lymphatische 305
– myeloische 305
Leukoplast® 505
Leukosilk® 505
Leukotrien-Antagonisten 280
Leukozyten 292
Levurinetten® 400
LGG® Kapseln 392
Lichtdecke **197** *197*
Lichtempfindlichkeit
– bei Bindehautentzündung 425
– bei Hirnhautentzündung 450
– bei Migräne 443
Lichttherapie 40
Lider (Augen) 419
– gerötete 145
– geschwollene 145
Lidrand 144 425
– »verklebter« 144
– »verkrusteter« 425
Lidrandentzündung **427**
– geschwürige 428
– schuppige 428
Likuden® 411
Lindan 413 416
Lindenblüten 98 158
– -tee (Rezept) bei Erkältungen 264
Linolensäure 76
Linolsäure, konjugierte 76
Linse **419** 419
Linsentrübung 422
Lippenbläschen 404

Lippen-Kiefer-Gaumenspalte 126 **223** *223*
Lippenleckekzem 384
Liquor *450* 451 220 442
– Untersuchung 250 305
Lisino® 299 395
Lobelia inflata 282
Logopädische Therapie 50
Loceryl® 411
Lopirin® 288
Loratadin 395
Lösung, antiseptische 358
Lotio alba 241 395
LRS (Lese- und Rechtschreibstörung) 468
Luftröhre *260* 261
Luftwege **260** *260*
Lumbalpunktion 250 *450* 451
Lunge **260** *260*
Lungenabszess 276
Lungenbläschen *260* 261
Lungenentzündung **276**
– infektiöse 276
– nicht-infektiöse 276
Lungenflügel *260*
Lungenschlagader 221 284 *284*
– Transposition 221
Lungenvene 284 *284*
Lupus erythematodes, systemischer 374
Lyell-Syndrom **403**
Lyme-Arthritis 249
Lyme-Krankheit 249
Lymphadenitis 177
Lymphdrüsen 176
Lymphknoten 176 *176*
Lymphknotenentzündung, eitrige 177
Lymphknotenschwellung **176** 176 245 306 305
Lymphome **306**
– Hodgkin-Lymphom 306
– Non-Hodgkin-Lymphom 306
Lymphozyten 296 *297*

M(usculus) sternocleidomastoideus 366
Madenwürmer 257
– Scheidenentzündung 359

Magen 308 *347*
Magen-Darm-Infektion (-Grippe) **316**
Magen-Darm-Trakt **308**
Magenpförtner *206* 207
Magenpförtnerenge *206* **207**
Magenschleimhautentzündung 183
Magensonde **25**
Magersucht 341 **470**
Magnesiumhydroxid 188 **328**
Magnetresonanztomographie (MRT) **26**
Mahlzähne 308
– Fissurenversiegelung 312
Maissirup 31
Majoranbutter **264** *264* 265
Makrozephalie 220
Malaria **481** 485
– Vorbeugung (-prophylaxe) 479 **480**
Maldescensus testis 207
Malrotation 326
Malven 275
Mandelentfernung 244
Mandelentzündung **242**
– Belag *244*
Mandeln, eitrige **163** 238 242 *244*
Mandeln, geschwollene **163** 229 *229* 242
Mandeln, vergrößerte 244
Manuelle Medizin 111
Manuelle Therapie **119**
Marfan-Syndrom 342
Mark, verlängertes 442
Marknagelosteosynthese *500*
Masern 228 **232** *233* 276
– Impfung 132
– Virus 233 451
Masernenzephalitis 233
Masern-Krupp 233
Mastdarm 309 *358*
Mastoid 432
Mastoiditis 436
Mastzellen *297*
Mastzellstabilisatoren **299**
Mattigkeit (→ Abgeschlagenheit)
MCAD-Mangel 217
McBurney-Punkt 320
Meckel-Divertikel 149 **325**
Medienkonsum **42** 69 340 460 462 466
Medikament **92**
– Aufbewahrung **94**
– Einnahme 92 93
– Gabe 92 **93** 94
– Nebenwirkungen 183
Medikamente
– antiinfektiöse 227
– anthroposophische 114

- blutdrucksenkende 287 355
- entschäumende 200
- entzündungshemmende 330 386
- harntreibende 288 355
- gegen Malaria 481
- virushemmende 227 229 405

Medikamentenallergie 297 **298**

Meditonsin® 245

Medium-Chain-Acyl-CoA-Dehydrogenase (MCAD) 217

Medizin
- anthroposophische 111
- evidenzbasierte 110
- manuelle 111
- traditionelle chinesische 111

Medulloblastom 306

Megacillin® **229**

Megacolon congenitum 327

Mekonium **195** 218
- Darmverschluss 189

Mekoniumileus 189 218 326 327

Melanom (bösartiges) *381*

Melisse(nblätter) 98
- als Badezusatz **100**
- -tee bei Erbrechen 283

Menarche 344

Meningen 442

Meningeom *305*

Meningitis 449
- aseptische 450
- FSME 251

Meningitis-Zeichen **450**

Meningoenzephalitis 451
- FSME 251

Meningokokken 450

Meningozele 220

Mercurialis-perennis-Salbe 10% 404

Mercurius
- bijodatus 272
- solubilis 256

Metabolisches Syndrom **31**

Metastasen 302

Methotrexat 330 375

Methylphenidat 465

Methylprednisolon 281

Methylzellulose 328

Metoprolol 288

Mezereum 248 *391* 407

Micro arousals 439

Microsporie 410

Microsporum canis 410

Migräne 172 **443**

Mikroben 32 34 378

Mikroklistier 449

Mikroorganismen 226 296 378

Mikrostrabismus 423

Mikrozephalie 220

Miktionsprotokoll
- bei Einnässen 361

Milch **81**
- hypoallergene 392

Milchunverträglichkeit 198

Milchgebiss 308 *309*

Milchkaffee-Flecken **380**

Milchsäurebakterien 75

Milchsäurepräparate 359

Milchschorf **398**

Milchzähne 308 310

Milchzucker 188 217 308 330

Milchzuckerunverträglichkeit 331

Milien 195

Milzriss 245

Milzruptur 245

Milzschwellung 246

Minderwuchs **341**

Mineralstoffe **124**

Minimalschielen 423 *424*

Minirin® 362

Minusgläser (Brille) 420

Mitesser 398

Mittelfußknochen
- Heilungsdauer nach Bruch *501*

Mittelhandknochen
- Heilungsdauer nach Bruch *501*

Mittelhirn 442 *442*

Mittelohr 432 *432*

Mittelohrentzündung 227 432 **435**
- akute **435**
- chronische **437**
- wiederkehrende 433

Mittelschmerz (Eisprung) 146

Mittelstrahlurin 352

Mobilat® 498

MODY-Diabetes **347**

Mollusca contagiosa 408

Mongolenfleck 380

»Mongolismus« 215

Monoarthritis 374

Monochromasie 422

Monomycin® **229**

Mononukleose, infektiöse 245

Monosodiumglutamat 172

Morbilli 232

Morbus Crohn 301 316 **329**

Morbus Hirschsprung 327

Morbus Perthes **371**

Morbus Scheuermann 368 **369**

Morbus Still 374

Moskitonetz 480 *480*

MRT (Magnetresonanztomographie) 26

Mucosolvan® 274

Müdigkeit (→ Abgeschlagenheit)

Mukoviszidose **218** 280 341

Mumps 228 **234**
- Impfung 132
- Ohrspeicheldrüsenentzündung, »dicke Backe« *234 235*
- Virus 234 450 451

Mumpsgehirnentzündung 235

Mundaphthe *247* (→ Aphte)

Mundbeschwerden 177 *177*

Mundfäule 246

Mund(schleimhaut)geschwüre **315**

Mundsoor **255** 281
- Beläge *256*

Mund-zu-Mund-Beatmung *447* **490**

Muskelatrophie, spinale 376

Muskeldystrophie **376**
- Typ Becker 376
- Typ Duchenne 376

Muskelkater 150

Muskeln (Skelett-) 364 **365**

Muskelschwund 368 **376**

Muskelsteife 219

Muskeltonus 51

Muskelverspannungen 367

Muskelzuckungen 174 *174* 446

Muttermal 379 **380** *381*

Muttermilch **78** 192 194

Muttermilch-Gelbsucht 196

Muttermund, äußerer *358*

Myelomeningozele 220

Mykoplasmen-Pneumonie 277

Myokarditis **288**

Myopie 419

Myrrhe
- -salbe bei Bronchitis 275
- -tinktur bei Stomatitis aphthosa (Mundfäule) 248

Myxo-Virus 261

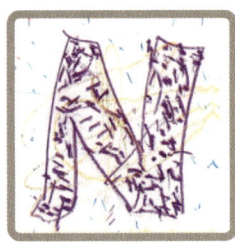

Nabelarterie 222

Nabelbruch **205** 323
- Einklemmung 323

Nabelentzündung, eitrige **204**

Nabelgranulom *204* **205**

Nabelhernie 323

Nabelkolik **322**

Nabelpflege **204**

Nabelpolyp **205**

Nabelprobleme **204** 223

Nabelvene 222

Nachtkerze 387
- -samenöl bei Neurodermitis 391

Nachtschweiß *160*

Nackensteife 449 **450**

Naevus 379
- gekörnter *381*
- Spitz-Naevus *381*

Naevus flammerus 379

Naevuszellnaevi 380

Nägel (Finger)
- Nägelbeißen 379

Nagelfalz 402

Nagelpilz **409**

Nagelumlauf **402** *403*

Nahrungsbestandteile, präbiotische **37**

Nahrungsmittelallergene 298

Nahrungsmittelallergie **330**

Nahrungsmittelunverträglichkeit **330**

Nahrungsmittelzusätze **77**

Nasenatmung, behinderte 278 432 *433*

Nasenballon 435

Nasenbluten 295 **507**
- Erste Hilfe **508**

Nasendusche 265

Nasenhöhle *260* 261

Nasenlaufen
- bei Säuglingen 194

Nasennebenhöhlen 261 *270*

Nasennebenhöhlenentzündung **270**
- akute 271
- chronische 272

Nasenspülung 265 272 435

Nasentropfen
- abschwellende 263 **264** 272 278
- Gabe **95**
- Rezept 264

Nasivin® 263 278

Nasivin sanft® 263

Natrium muriaticum 398

Natriumbituminosulfonat 387

Naturheilverfahren 20 **108** 111

Nebenhoden *355*

Nebenniere *336 351*

Nebennierenrindenüberfunktion 281 338 342

Nebennierenrindenunterfunktion 281

Erklärung

Haupteintrag	**Seite**
Abbildung	*Seite*
Übersichtstabelle	Seite
Medikament	Seite

Neembaum 413

Negativismus (Trotzphase)
- des Kleinkindes **64**

Nelkenöl
- bei Zahnschmerzen 311

Nephroblastom 304

Nephrotisches Syndrom 354

Nerven, periphere 442

Nervenborreliose 249

Nervencreme Fides S® 444

Nervenstimulation, transkutane elektrische (TENS) 444

Nervenwasser 220 442

Nervus vagus 446

Nesselfieber 394

Nesselsucht 297 333 **394**
- allergisch bedingte 392
- akute 394
- chronische 394

Nestschutz 192 **227** 228

Netzhaut 418 *419 420*

Netzhautschädigung 430
- Diabetes mellitus 347

Netzhauttumor 304

Neugeborenenakne 195 399

Neugeborenengelbsucht 196

Neugeborenenscreening 122

Neugeborenes **53** 195 383

Neuralgie, postzosterische 406

Neuraminidasehemmer 267

Neuroblastom 304

Neuroborreliose 249

Neurodermitis 278 298 **382** 384 *385* 398

Neurodermitis-Overall *390 391*

Neurofibromatose 380

Neuropeptid Y 339

Nichtsteroidale Antirheumatika 375

Nickel 393

Nickelallergie 297 **298**

Nieren *284* 350 *351*

Nierenbecken 350 *351*

Nierenbeckenentzündung 351 **352**
- chronische 353

Nierenbiopsie 354

Nierenentzündung 239 243 **354**
- Glomerulonephritis 239 **354**

Nierenkapsel *351*

Nierenkörperchen 350 *351*

Nierenmark *351*

Nierenrinde *351*
Nierenschädigung 347 355
 – Diabetes mellitus 347
Nierensteine 147
Nierentransplantation 355
Nieren- und Blasentee,
 Rezept 353
Nierenversagen 354
 – akutes **355**
 – chronisches **355**
Nifedipin 288
Nikotin (→ Rauchen) 260
Nisse **411**
Nissenkamm 414
Nitrit
 – im Urin *352*
Nivea® 434
Nizoral® 398 411
Nocebo-Effekt 120
Non-Hodgkin-Lymphom
Norwalk-Virus 317
Noscapin 171
Notfallkit
 – Allergie 299
Notruf **489**
Nurofen® 158
Nursing-Bottle-Syndrom
 311
Nystatin 256 411
OAE (otoakustische Emissio-

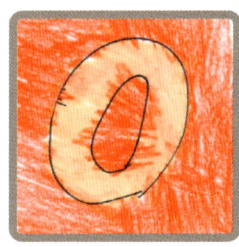

 nen) *124* 440
O-Beine **365**
Oberarmknochen *364*
 – Heilungsdauer nach
  Bruch *501*
Oberarmschlagader *284*
Oberarmvene *284*
Oberhaut 379
Oberkiefer *364*
Oberschenkelknochen *364
 372*
 – Heilungsdauer nach
  Bruch *501*
Oberschenkelschlagader *284*
Oberschenkelvene *284*
Ödem 354
Ohnmacht **148** *148* 285
 287
Ohr **432** *432 439*
Ohrakupunktur 117
Ohrenauflagen, -wickel **104**

Ohrenschmerzen **179** 179
Ohrenspiegel 436
Ohrentropfen 95
Ohrleiste *439*
Ohrmuschel 432 *432* 439
Ohrthermometer **91** *92*
Ohrtrompete 261 432 *433*
Okklusionsbehandlung 424
Okoubaka 320
Öl (Johanniskraut, Ringelblu-
 me), Selbstherstellung **97**
Ölbäder 387
 – bei Neurodermitis 387
Öle, ätherische 265
 – bei Säuglingen **265**
Oleander 391
Ölflecke (Schuppenflechte)
 401
Oligoarthritis 374
Oligofructose **75**
Olivenöl
 – bei seborrhoischem Ekzem
  398
 – zur Stuhlregulierung 188
Olynth® 263 278
Olynth salin® 264
Omega-3-Fettsäure **76** 375
Omega-6-Fettsäure **76** 387
 391
Omnisept® 318 320
Omphalitis 204
Oralpädon® 240 319 480
Orbitalphlegmone 271 *271
 428* **429**
Orthostase-Syndrom 148 **285**
Ösophagitis 324
Ösophagoskopie 325
Ösophagus 324
Ösophagusatresie 223
Osteomyelitis 271 *372*
 – akute **373**
 – chronische **373**
Osteopathie **119** 119
 – craniosacrale **120**
Osteoporose 364
Osteosarkom 304
Östrogencreme 186
Östrogene *336*
Otitis externa 438
Otitis media 435
Otoakustische Emissionen
 (OAE) *124* 440
Otoskop *434* 436
Otovowen® 438
Otrisal® **264**
Ovestin® 186
Oxybutynin 361
Oxytozin 54
Oxyuren 257

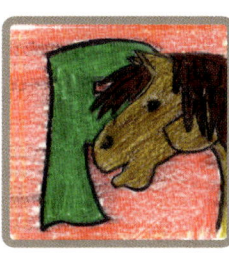

Paediathrocin® 229
Paidoflor® 320
Panenzephalitis, subakute,
 sklerosierende (SSPE) 233
Panikstörung 457
Pankreas *347*
Pankreasgang *347*
Panoral® 229 352
PanOxyl® 399
Papel 399
Papilloma-Viren, humane
 407
Papulopustel 398
Paracetamol 94 **157** 443
 480
 – Dosierung bei Fieber 158
Paracetamol ratiopharm®
 158
Parodontose 313
Paraffinöl 188
Paraffinum subliquidum 328
Parainfluenza-Virus 261 269
Parapertussis-Bakterien 231
Paraphimose 358
Parazentese 434
Parfenac® 387
Paronychie 402
Parotis epidemica 234
Partenelle®-Kapseln 444
Partialanfall 445
Parvo-Virus B19 236
Passivrauchen *126 268* 436
 437
Paukenerguss 432 435 **436**
 – chronischer 434
Paukenhöhle (Mittelohr) 432
Paukenröhrchen **434** *434*
Peak-Flow-Meter 282 *282*
PECH-Schema
 – bei stumpfen Verletzun-
  gen 499
Pediculi capitis 411
Pendelhoden 207
Penicillin 112 228 **229**
Penicillin V® 229
Penis 357 *357*
Penisschwellkörper *355*
Perenterol® 318 320
Perforation 227
Perikarditis **288**
Periost 364
Peritoneum 309
Peritonitis 321

Peritonsillarabszess 243
Perlèche 384
Permethrin 413
Persönlichkeitsstörung
 – antisoziale 459
 – autistische 455
Perthes-Krankheit 371
Pertudoron 232
Pertussis 231
Perzentil **71** 158
 – Kurven *71 72* 202 337
 – Linien beim Säugling 202
Petroleum rectificatum 478
Pfefferminz(blätter) *95* 98
 – -öl bei Kopfschmerzen
  444
Pfefferminztee
 – bei Erbrechen 183
 – bei Colitis ulcerosa 329
Pfeifen (Atmung) 141
Pfeiffer-Drüsenfieber **245**
 245 246
Pfeiffer-Zellen 246
Pflanzen, giftige 494
Pflanzenextrakte, gerbstoff-
 haltige
 – bei Windeldermatitis 397
Pflanzenheilkunde 111 **112**
Pflanzentee, chinesischer
 – bei Neurodermitis 391
Pflanzentherapie **112**
Pflaster 94 480 488 *503
 504*
Pflaumensaft
 – zur Stuhlregulierung 188
Pfortader *284*
Pharyngitis 242
 – vesikuläre 248
Phenylanalin 217
Phenylketonurie (PKU) 123
 217
Phimose 357 *357*
ph-Metrie 324
Phobie 457
Phototherapie **197** 386
pH-Wert
 – Urin *352*
Physikalische Therapie 111
Physischer Leib (Anthropo-
 sophie) 114
Phytotherapie 111 **112**
Pilonidalsinus 451
Pilze **226**
Pilzinfektion 359 409
 – des behaarten Kopfes
  410
 – der Haut **409** *409 410*
 – des Nagels **409**
Pilzmittel 227
Pilzpneumonie 257
Pilzsepsis 257
Pimecrolimus 386
Pinimentol® 265

PKU (Phenylketonurie) 123
 217
Placebo-Effekt 109 120
Plantarwarzen 408
Plaque 310
Plattenosteosynthese **500**
Plattfüße **223** *223* 365
Platzwunden **503**
Pleura 276
Pleuraerguss 276
Pleuritis 276 277
Plötzlicher Kindstod 60 61
 205
Plusgläser (Brille) 420
Pneumokokken 277 450
Pneumonie 277
Pneumothorax 143
Po, wunder 396
Polidocanol 387
Polio 241
 – Impfung 132 242
 – Schluckimpfung 129
Poliomyelitis 241
 – Virus 242
Pollenflug 277
 – Kalender *278*
Polyarthritis 374
Polydaktylie **223**
Polypen 432 *433*
Polysomnographie 440
Polyvidon-Salbe® 480
Portweinfleck 379
Post-Polio-Syndrom 242
Poststreptokokken-Glomeru-
 lonephritis 354 355
Potenzierung (Homöopathie)
 115
Präbiotische Nahrungsbe-
 standteile 37
Prader-Willi-Syndrom 338
Prednisolon 281
Prednison 281
Prellung 498
Pre-Milch **81**
Pricktest *298* 299
Primärharn 350 *351*
Primärkomplex 254
Probiotische Keime 37
Progenie 314
Progressive Muskelrelaxation
 nach Jacobson 444
Propranolol 288
Propionibacterium acnes 399
Propulsin® 325
Prostaglandine 157
Prostata *355*
Protopic® 386
Provokationsfaktoren 385
Provokationstest 299 332
Pseudoallergie 298
 – Nahrungsmittelunverträg-
  lichkeit **331**
Pseudokrupp 267 **268** 281

Pseudomembranen (Diphterie) 229
Pseudopubertas praecox 344
Psoriasis **400** *400*
Psychische Störung **454**
Psychosomatische Störung **454**
Psychotherapie 329 **454** 471
Pubertas praecox vera **344**
Pubertät **70** 341 342 343
– verfrühte **344**
– verspätete **344**
Pubertätsmagersucht 470
Pulmonalstenose **221**
Puls 167 **285**
– Normalwerte 167 286
– messen 90 **92** 167
Pulsatilla **234** *429*
Pulsoximetrie **25**
Pulverinhalator 282
Pupille 418 *419*
Purpura 295
– idiopathische thrombozytopenische 295 301
– Schönlein-Henoch 295 354 374
PUVA-Bestrahlung 401
Pyelonephritis 352
Pylorotomie 207
Pylorus 207
Pylorusstenose 207
Pyodermie 402
Pyrethroid **413**
Pyrethrum-Extrakt **413**

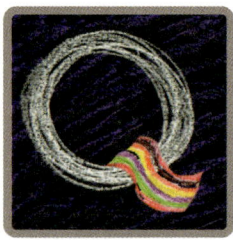

Qi, Lebensenergie 116
Quaddeln *298*
Quaddelsucht 394
Quark 275
– -umschlag bei Kopfschmerzen 444
– -wickel 101 **104**
Quendel 172
Quetschung 498
Quincke-Ödem 395

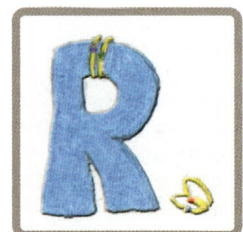

Rachen 261
– Abstrich 229 231 243
– Inspektion 243 *243*
Rachendiphtherie 229 *229*
Rachenmandel 243 *243* 262
– vergrößerte **433** *433*
Rachenring, lymphatischer 243
Rachitis **124**
RAST-Test 299
Ratanhia-Tinktur
– bei Stomatitis aphtosa 248
– bei Zahnen 202
Rauchen
– aktives 133 **134**
– passives **126** *268* 436 437
– Raucherquote 134
Reaktion
– allergische 297
– depressive 473
Rechenstörung **469**
Rectodelt® 269 281
Reflexe 442
Reflexzonentherapie (Fuß) *108*
Reflux
– vesikoureteraler 351
– von Mageninhalt 436
Refluxkrankheit 194 324
– bei Säuglingen 206
Regelkreise, hormonelle *336*
Regenbogenhaut 418
Regression 16
Rehydratationslösung (Rezept) 319
Reiseapotheke **480**
Reisedurchfall, Reisediarrhö 317
Reisekrankheit **478**
Reisen mit Kindern **476**
Reizdarm (Kleinkind) 317
Reizhusten **272**
Reizüberflutung
– bei ADHS 466
– bei Säuglingen 197 198
– durch Medien 42
Rektum 309
Remicade® 330
Remission 305
Renin 350
Repellent 480
Repertorisieren (Homöopathie) 116
Rescue-Tropfen 118
Respiratory-syncytial-Virus 203
Retina 418
Retinoblastom 304
Retropharyngealabszess 243
Rettichsaft, -honig (Rezept)
– bei Husten 274
Reye-Syndrom 158
Rezeptoren
– Hormone 336
Rezidiv
– bösartige Erkrankung 302
Rhachischisis 220
Rhesus-Unverträglichkeit 196
Rheumafaktor 374
Rheumatische Erkrankungen 301 316 354 **373** *374*
Rheumatisches Fieber 239 243 288
Rhinitis allergica 277
Rhinomer® 264
Rhinopharyngitis 262
Rhino-Virus 261
Rhythmus, biologischer **40**
Riesenkolon, angeborenes 327
Rinderbandwurm 258
Ringelblume (→ Calendula)
Ringelröteln 228 **235** *236*
– Ungeborenes 236
Rippen *364*
– Heilungsdauer nach Bruch 501
Rippenbogen *364*
Rippenbruch *143*
Risikofaktoren
– für eine Allergie **34** 36
Ritalin® 465
Roaccutan® 399
Rohmilch 81
Röhrenknochen 364 *365*
Rohrzucker 31 331
Rolando-Epilepsie 446
Röntgenuntersuchung, konventionelle 25 **26**
Röntgenuntersuchung, Kontrastmittel
– der Harnwege 352
Rooibos 98
Rota-Virus 317
Rotblindheit **422**
Rotbusch 98
Rote-Bete-Saft 158
Rote Blutkörperchen **292** 304 305
Röteln 228 **236** *237*
– Impfung 132
– Virus 237
Rötelnembryopathie 131 132 237
Rot-Grün-Blindheit 422
Rotlichtbestrahlung
– bei Mittelohrentzündung 437
– bei Nebenhöhlenentzündung 272
RS-Virus 203 231 261
Rubella 236
Rubisan® 401
Rückenmark 442 *442*
– Störungen 361
Rückenschmerzen **161**
Rumex 275
Rundrücken 367
Rus toxicodendron 241

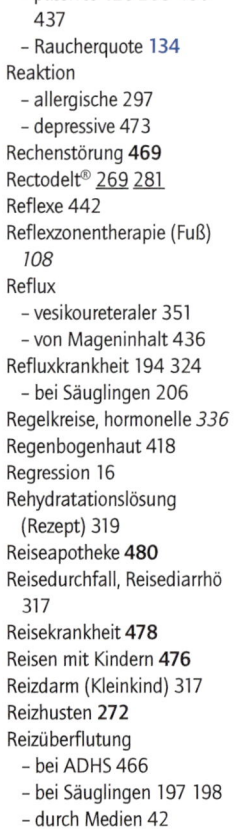

Sab simplex® **200** 494
Saccharomyces-Hefe 318
Saccharose 31 331
Sagrotan® 411
Salazosulfapyridin 329
Salbe
– durchblutungsfördernde 498
– Selbstherstellung (Ringelblume) 97
Salbeiblätter 98
Salbutamol 203 280
Salicylate 158
Salicylsäure 329 398 401 408
Salicylvaseline 404
Salk-Impfstoff 242
Salmeterol 280
Salmonellen
– Enteritis-Salmonellen 317
– Typhus-Salmonellen 484
Salofalk® 329
Sambucus 269
Samenbläschen 355
Samenleiter *355*
Samenröhre 351 *355*
Samenstrang *356*
Sammellinse 420 *420*
Sammelrohre (Nieren) *351*
Sandkastenvulvitis 359
Sanoxit® 399
Sarcoptes scabiei 415
Satellitenpusteln 255
Sauberkeitserziehung **66**
Sauerkraut, rohes

Erklärung

Haupteintrag	**Seite**
Abbildung	*Seite*
Übersichtstabelle	Seite
Medikament	Seite

– zur Abwehrsteigerung 172
– zur Stuhlregulierung 188
Sauerstoffmangel
– unter der Geburt 210
Saugbläschen 194
Säugling
– »Anti-Schrei-Strategien« 199
– Ernährung **77**
– Schreien 56 197 199
– Nabelpflege 204
– Zahnen 201
Säugling
– Entwicklung **53 58 62**
– Gedeihen 202
Säuglingsdermatitis, seborrhoische 383 397
Säuglingsekzem, seborrhoisches *164* 397
Säuglingsmilchen 81
Säureschutzmantel (Haut) 379
Scabies 415
Schachtelhalmkraut 98
Schädelbau, kindlicher **193** *364*
Schädel-Hirn-Verletzung 148 210 **509**
Schädelnähte *364*
Schädigungen
– während der Schwangerschaft 218
Schadstoffbelastung (Muttermilch) 79
Schälmittel, chemisches 399
Schambein 364 *372*
– Heilungsdauer nach Bruch 501
Schambeinfuge 358
Schamlippen *358*
– Verklebung **186**
Scharlach 238
– Ausschlag *165* 228 **238** *238 239*
Scheide *358*
Scheidenausfluss **194** 359
– Entzündungen 359
– Neugeborene 194
Scheideneingang *358*
Scheidenentzündung 358
Scheidenzäpfchen
– antibiotikahaltige 359
– gegen Pilze 359
Scheinallergie
– Nahrungsmittelunverträglichkeit 331

Scheinblutungen (Stuhl) 149
Scheinpubertät, verfrühte 344
Schenkelhals
- Heilungsdauer nach Bruch 501
Scheuermann-Krankheit 369
Schiefhals, angeborener 366
- knöcherner 366
- muskulärer 366
Schiefhals, erworbener 366
Schielen 420 423
Schieloperation 424
Schielwinkel 424
Schienbein 364
- Heilungsdauer nach Bruch 501
Schienbeinschlagader 284
Schienbeinvene 284
Schienen (bei Knochenbruch) 500
Schilddrüse 336 345 345
Schilddrüsenentzündung 345
Schilddrüsenerkrankungen 345
Schilddrüsenhormone 125 345 346
- Regelkreis 345
Schilddrüsenüberfunktion 290 341 345 346 346
Schilddrüsenunterfunktion 123 125 338 341 345 346
- angeborene 345
- erworbene 345
Schimmelpilze 300
Schistosomiasis 482
Schlaf-Apnoe(-Syndrom) 244 433 439
Schlafen 58 61
- Schlafbedarf 61
Schlafprobleme
- des Kleinkinds 66
- des Säuglings 58
- Ferber-Methode 59
Schlafumgebung, gesunde 60
Schleimlöser 170 274
Schluckbeschwerden 162 242
Schluckimpfung 129 242
Schlüsselbein 364
- Heilungsdauer nach Bruch 501
Schnarchen 433 439
Schnecke, knöcherne 432 432
Schneidezähne 308
Schnittwunden 504
Schnullerlutschen 66
Schnupfen 261
- allergischer 277 297

- eitriger 271
Schock, Kreislauf 494
- Lagerung (Erstmaßnahme) 494
Schock
- allergischer 297 298 299 332 494
- anaphylaktischer 298 395 494
- hypoglykämischer 148
Schöllkrautsaft
- gegen Warzen 409
Schraubenosteosynthese 500
»Schreibabys« 199
Schreien (Baby) 56 197 199
- Beruhigungsstrategien («Anti-Schrei-Strategien«) 199
Schreisprechstunde 199
Schulkind
- Entwicklung 68
Schulmedizin 20 21
Schulphobie 457
Schulprobleme 467
Schultasche 368
Schulterblatt 364
Schuppen, fettige
- Kopf des Säuglings 397
Schuppenflechte 400 400
Schürfwunden 502 502
Schwachsichtigkeit 424
Schwangerschaftsdiabetes 219
Schweinebandwurm 258
Schweißdrüsen 379
- Unterfunktion 383
Schwerhörigkeit 123 235 432 433 440
Schwimmbad-Konjunktivitis 426
Schwimmerohr 437
Schwindel 180 181
Schwindsucht 254
Seborrhö 398
Seborrhoische Säuglingsdermatitis 383 397
Seborrhoisches Säuglingsekzem 164 397
Sebostase 383
Seelenzustände (Bach-Blütentherapie) 118
Sehbahn 418
Sehbehinderung 430
Sehnen 365
Sehnerv 418 419
Sehsinn, Entwicklung 418
- bei Migräne 443
Sehtest 420
- Tafeln 420
Sehzentren 418
Seitenlage, stabile 174 175 490
Seitenstechen 150

Sekrethusten 169
Sekretolytika 274
Selbstinstruktionstraining
- bei ADHS 465
Selsun® 411
Sempera® 411
Senfkompresse (Rezept) 272
- bei Nasennebenhöhlenentzündung 272
Sepsis 196 227 353 505
Serevent® 280
Serotonin 38
Shiatsu 111
Shunt
- ventrikulo-peritonealer 220
Sichelfüße 366
Sichelzellenanämie 215 236 293
SIDS (Sudden Infant Death Syndrome) 60 205
Siebbeinzellen 270
- Entzündung 270
Sigmatismus 50
Silicea 404
Silomat® 171 274
Simeticon® 200
Singulair® 280
Sinneszellen, lichtempfindliche (Netzhaut) 418
- Stäbchen 418
- Zäpfchen 418
Sinubronchiales Syndrom 271
Sinubronchitis 271
Sinupret® 272
Sinusitis 270
- ethmoidalis 270
- frontalis 270
- maxillaris 270
- sphenoidalis 270
Sitzbäder 102
- bei Entzündungen der Scheide 359
Sitzbein 364 372
- Heilungsdauer nach Bruch 501
Skelett, kindliches 364 364
- Fehlbildungen 342
Skelettmuskeln 364 365
Skiaskop 421
Skinoren® 399
Sklera 418
Skoliose 367 368 369
Skoliotische Fehlhaltung 368
Soja-Milch 37 81
Solosin® 280
Sondenernährung 25
Sonne-und-Wolken-Kalender 361
Sonnenbrand 483 496
- Erste Hilfe 497
- Vorbeugung 483

Sonnenschutz 483
Sonnenstich 496
- Erste Hilfe 497
Sonnenuntergangszeichen
- bei Hydrozephalus 220
Sonographie 26
Soor 255
Soorösophagitis 256
Spacer 280 282
Spannungskopfschmerzen 172 443
Spastik 219 366
Speiche 364
- Heilungsdauer nach Bruch 501
Speicheldrüsen 234 308
Speicheln (Säugling) 194
Speichenkopf
- Heilungsdauer nach Bruch 501
Speichenköpfchenluxation 162 502
Speichenschlagader 284
Speichenvene 284
Speiseröhre 308 310 324
- angeborener Verschluss 223
Speiseröhrenentzündung 324
Speiseröhrenspiegelung 325
Speisesalz, fluoridiertes 313
Spiegelung
- des Dickdarms 329 330
- der Luftwege 325
- der Speiseröhre 325
Spieltherapie 454
Spina bifida 220
- okkulte 220
Spitz-Naevus 381
Spitzwegerichblätter 98
Splitter 504
Spongiosa 364
Sprachentwicklung 50
Sprachstörungen
- bei Gehirntumor 306
Sprachtherapie 50
Sprachvermögen
- expressives (aktives) 50
- rezeptives (passives) 50
Sprechstörungen 50
Sprechtherapie 50
Sprechvermögen 50
Spreizhose 208
Spritzenhepatitis 252
Sprosspilz 409
Spucken (Säugling) 194
Spulwürmer 257
SSPE (subakute sklerosierende Panenzephalitis) 233
Stabile Seitenlage 174 175 490
Stabsichtigkeit 420
Stammzellen 292
Stand-by-Prophylaxe

(Malaria) 481
Staphisagria 429
Staphylokokken 372 385 396
Star, grauer 422
Status asthmaticus 282
Status epilepticus 446
Steigbügel (Mittelohr) 432
Steißbeinfistel 451
Stenose, subglottische 141
Stereotypien 455
Stickhusten 231
Sticta pulmonaria 275
Stiefmütterchenkraut 98
- -auflage bei Neurodermitis 391
Stille Feiung 226
Stillen 36 54 77 200
- Milchmenge 78
- Probleme 77
- Schadstoffbelastung 79
Stimmbanddysfunktion 280
Stimmbänder 261
Stimmungsschwankungen 473
Stippchen (Mandelentzündung) 244
Stirnhöhle 270
Stirnhöhlenentzündung 270
Stoffwechsel 30 32 347
- Erkrankungen 123
Stoffwechselstörungen, angeborene 216
- MCAD-Mangel 217
- Phenylketonurie 123 217
Stomatitis aphthosa 246 247 315
Storchenbiss 379 380
Stottern 50
Strahlenbelastung 26
Streptococcus-mutans-Bakterien 310
Streptokokken-Bakterien 238 243 402
- Angina 243
- Glomerulonephritis 354
- Hirnhautentzündung 450
- Scharlach 238
- Schnelltest 239 243
Streptokokkenzweitkrankheiten 354
Stress 41 201
- -Antwort 41
Streuherde 396
Stridor 141 268
Stromectol® 416
Stromunfälle 495
Strophantus 290
Studentenfieber 245
Stufentherapie
- bei Einnässen 361
Stuhlgang (Verdauung) 153 188 309
- bei Säuglingen 195 202

Stuhlregulierung 189
Stuhlschmieren **153** 188
Stuhl-Weichmacher 188 328
Sturge-Weber-Syndrom 379
Subakute sklerosierende Panenzephalitis 233
Subkutis 379
Substanzen
– antiretrovirale 255
– desinfizierende 403
Substanzmissbrauch 133
Sucht **133**
Sudden Infant Death Syndrome (SIDS) 60 205
Sultanol® 280
Sumatriptan 443
Süßigkeiten (Süßes) 82 339
Symbioflor I und II **301**
Symbioselenkung 301
Syndaktylie **223**
Syndrom
– adrenogenitales (AGS) 217 344
– hämolytisch-urämisches 317 355
– hyperkinetisches 462
– metabolisches **31**
– nephrotisches **354**
– sinubronchiales 271
Synkope, vagovasale 148 181
Synovia 374
System
– craniosacrales 120
– parietales 120
Szintigraphie 26

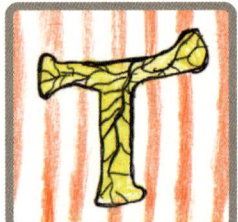

T₃ (Trijodthyronin) **345** *345*
T₄ (Thyroxin) **345** *345*
Tachykardie 167 289
Tachypnoe 143
Tacrolimus 386
Talgdrüsen 379
– Unterfunktion 383
Tanacetum 444
Tandem-Massenspektrometrie 123
Tannosynth® 241 **395** 406
TASSE-Programm **473**
– bei depressiven Verstimmungen 473
Taubheit 212
Tavegil® 299
TCM 116

Teerpräparate 401
Teerstuhl 149
Teilleistungsschwäche **468**
Teilleistungsstörung 464 467 468
Teldane® 299
Temperatur
– erhöhte 155
– erniedrigte 185
– subfebrile 155
Temperaturpflaster **91** *92*
Temperaturzentrum 155
TENS (transkutane elektrische Nervenstimulation) 444
Terbinafin 411
Terzolin® 411
Testis *355*
Testosteron *336*
Teststreifendiagnostik, Urin *352*
Tetanie 124
Tetanus 174 **254** 503
– Bakterien 255
– Impfung **129** 132 255
Thalamus *442*
Thalassämie **293**
Theophyllin 280
Therapie
– Familien- 329 **465** 471
– Gesprächspsycho- 454
– logopädische 50
– manuelle 119
– physikalische 111
– Psycho- 454
– Spiel- 454
– Verhaltens- 471
Thiomersal 130
Thrombozyten 292
Thuja occidentalis 409
Thymian(kraut) 98 232 274 275
– als Badezusatz **100**
– Brustwickel **104**
Thyreostatika 346
Thyroxin (T₄) **345**
Tic 174 **456** 458 464
Tierallergie 35 279 **300**
Tierbiss 504
Tierphobie 457
Tilade® 299
T-Lymphozyten 296
Tochtergeschwülste 302
Tollwut 504
Tomographie 26
Tonsilgon® 245
Tonsillektomie 244
Tonsillitis, akute 242
Topische Immunmodulatoren 386
Torticollis 366
Totimpfstoff 129
Tourette-Syndrom 459

Toxin, bakterielles 129
– Diphterie 229
– Durchfall 317
– Keuchhusten 231
– Scharlach-Streptokokken 238
– Tetanus 254
Toxoid 129
Trachea 261
Traditionelle chinesische Medizin 111 **116**
Tragetuch 55 200
Tragus *439*
Training, autogenes 282 288 444
Tränendrüse *425*
Tränenflüssigkeit **419**
Tränenkanal, verstopfter **425**
Tränennasengang 425
Tränenpünktchen 425
Trans-Fette 31 **75**
Transformationsverfahren (Antroposophie) 114
Transkutane elektrische Nervenstimulation 444
Transmitter 41 454
Transposition der großen Arterien **221**
Traubenzucker 31 308 347
Traurigkeit 473
Trennungsangst 457
Trichomonaden 359
Trijodthyronin (T₃) **345**
Trinkwasser-Fluoridierung 313 314
Trisomie 21 215
Trockenobst
– zur Stuhlregulierung 188
Trommelfell 432 *432*
Trommelfellperforation 436
Trommelfellschnitt 434
Tropenerkrankung 482 485
Trotzphase (→ Negativismus)
TSH-Suchtest 123
Tuben-Mittelohr-Katarrh 433
Tuberkulintest 254
Tuberkulose **254**
Tuberkulostatikum 254
Tubulusapparat 350 *351*
Tumor, bösartiger **301** *302*
– Gehirn 306
– Knochen 304
– Nervengewebe 304
– Netzhaut 304
– Niere 304
Tumor, gutartiger *306*
Tumorerkrankungen **301** 304
Tunnelblick *430*
Tüpfelnägel (Schuppenflechte) 401
Typhus **484**
– Impfung 480
Tyrosinämie 217

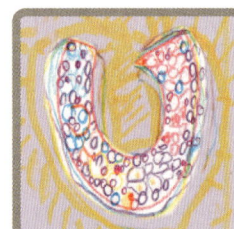

U1–U9 (Vorsorgeuntersuchungen) 122 123
U10 (Jugendgesundheitsberatung) 122 123
Übelkeit **182**
Überaktivität **462**
Überempfindlichkeit, bronchiale 279
Übergewicht 30 *30* **31** 287 288 *336*
Überhitzung 155 *156*
Übersichtigkeit 420
Überträgerstoffe 41
Ullrich-Turner-Syndrom **216** 342
Ultraschall **26** *26*
– Untersuchung der Hüfte 208 370
– Untersuchung der Nieren und Harnwege 352
Ultraschall-Vernebler 269
Umschläge 99
– bei eingeklemmtem Finger 499
– bei Mumps 235
Unfälle, Vorbeugung **126**
Untergewicht **341**
Unterhaut 379
Unterkiefer *364*
Unterkühlung **185**
Untertemperatur **185**
Unterzuckerung **348**
Unterzuckerungsschock 148
Unverträglichkeitsreaktion (Nahrungsmittel) **331**
Urachusgang 204
Ureter *355*
Urethra *355*
Uricult® *352*
Urin 350 *351*
– Ausbleiben 187 355
– Blut 351 *352*
– dunkler 187
– Primärharn 350 *351*
– roter 187
– verminderter 187
Urin, Veränderungen **186** 186 351 354
Uringewinnung **352**
– bei Kleinkindern 352 *353*
– Mittelstrahlurin 352
Urinkultur 352
Urinuntersuchung **352** *352*

Erklärung

Haupteintrag	**Seite**
Abbildung	*Seite*
Übersichtstabelle	Seite
Medikament	Seite

Urobilinogen *352*
Urogenitalsystem 350 *351*
Urtikaria **394**
Uterus *358*

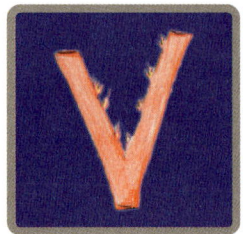

Vagina (→ auch Scheide) *358*
Vaginalsoor 256
Vagovasale Synkope 148 181
Vagusnerv-Stimulation 446
Varikozele 356
Varizella-Zoster-Virus 240 241 406
Varizellen 240
Vaseline 94 258
Vaskulitiden 374
Vegetarische Ernährung **88** 375
Ventrikelseptumdefekt *221*
Ventrikelsystem 220
Veranlagung, erbliche 337
Verätzungen **493**
Verbrennung **495**
– Vorbeugung 128
Verdauung **308**
Verdauungsorgane, -trakt **308** *310*
Vereisungsstift (Warze) 409
Vererbung
– dominante 216
– geschlechtsgebundene 216
– rezessive 216
Vergiftungen **493**
– Vorbeugung 128
Verhaltenstherapie 471
Verklebung
– des Auges 144 425
– der kleinen Schamlippen **186**
Verlängertes Mark 442
Verletzungen **498**
– stumpfe 498
– unter der Geburt 210
Vermox® 258
Verrenkung 498 **501**
Verrucid® 408
Verrumal® 408

Verschlucken **491**
Verstauchung **498**
Verstimmung, depressive 139
Verstopfung 187 189 195 327
 – beim Säugling 195
 – chronische 153 188
 – chronisch habituelle 327
Viren **226** *226*
 – Resistenz 405
Virostatika 227 228 **229** 241
Virudermin® 406
Virushepatitis 183
Virustatika (→ Virostatika)
Vitamin-A-Säure-Abkömmlinge 399
Vitamin-B-Präparate 399
Vitamin-B$_{12}$-Mangel 293
Vitamin C 263 275 294
Vitamin D 124 313 350 364 366 378 401 483
Vitamin-D-Mangel 124
Vitamin-D-Tabletten 124 313
Vitamin K **125**
Vitamin-K-Mangel 125
Vitamine 75 **124**
Vitaminmangel 75
Vitamin-Säure-Präparat 408
VLDL (Very low density lipoprotein) **31**
Vogelmilbenkrätze 416
Vojta (krankengymnastische Technik) 52 219
Voltaren® 375
Vollbäder **100**
Volvulus 326
Vomex® 183 478 480
Vorhaut 357 *357*
 – -Entzündung 357
 – -Verklebung 357
Vorhautverengung 357 *357*
 – »echte« 357
 – Paraphimose 358
Vorhofscheidewand *221*
Vorhofseptumdefekt *221*
Vorsorgeuntersuchungen (U1–U9) **122**
Vorsteherdrüse *355*

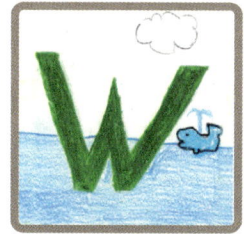

Vulvitis 358
Wachstum
 – invasives *302*
 – körperliches **71** *71 72*

 – des Knochens *365*
Wachstumshormon
 – Mangel 342
 – Überschuss 342
Wachstumskurve *71 72*
Wachstumsschmerzen **161**
Wachstumszone *365*
Wadenbein *364*
 – Heilungsdauer nach Bruch *501*
Wadenwickel **103** 157
Wahrnehmungsstörung **468**
 – auditive 468
 – optische 468
Wanderröte 249
Wärme (äußerliche Anwendung) 99 *99*
Warzen, gewöhnliche **407**
 – plane 408
Warzenfortsatz 432 *432 439*
 – Entzündung 436
Wasser (äußerliche Anwendung) **99**
 – -treten 99
 – Wechselduschen 99
Wassereinlagerungen 354
Wasserkopf **220**
Wasserlassen, Veränderungen **186** *186*
 – Ausbleiben *187* 355
 – Brennen 359
 – vermehrtes 351
 – vermindertes *187*
Wasserpocken 240
Wechselduschen 99
Weidenrinde, Rezept 158
 – bei Fieber 158
Weiße Blutkörperchen 292 296 352
Weitsichtigkeit 419 *420* **420**
Weizengras 172
Weizenkleiebäder
 – bei Neurodermitis 391
 – bei seborrhoischem Ekzem 398
Weleda-Mundwasser 247 256
Wermuttee bei Erbrechen 183
Wesensänderung
 – Gehirntumor 305
Wespenstich 510
 – im Mundraum 511
Wickel 99 *99* 101 **102**
 – bei Mumps 235
 – Grundregeln **101**
Wiederbelebung **490**
Wildgemüse **97**
Willebrand-Jürgens-Syndrom 295
Wilms-Tumor 304

Windelausschlag 255 359 396 *396*
Windeldermatitis 359 **396** *396*
Windelsoor 255 **396** *396*
Windpocken 228 **240** *240* 406
 – Neugeborene 241
 – Impfung 132
Winterfüße, atopische 384
Wirbelfehlbildungen 368
Wirbelkörper, Lende *372*
Wirbelsäule *364 367 369*
 – Wachstumsstörung 370
Wirbelsäulenfehlformen *369*
Wirbelsäulenspaltung 220
Wirbelsäulenverkrümmung 368
Wochenbettölpel 234
Wunden **498**
 – infizierte **505** 506
 – Säuberung, Versorgung 503 **506**
Wunddesinfektionsmittel 94 503 505
Wund-Heilsalbe 94 480
Wundpflaster 480
Wundscharlach 238
Wundsein 396
Wundstarrkrampf *174* 254
Wurmerkrankungen **257**
Wurmfortsatz 320
 – Abszessbildung 321
Würmer 257
Wurmmittel 227 258
Wutanfälle (Kleinkind) **64**

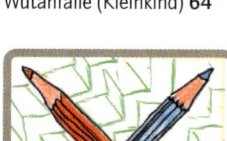

X-Beine 365 *366*
X-Chromosom 216

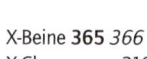

Y-Chromosom 216
Yomesan® 258

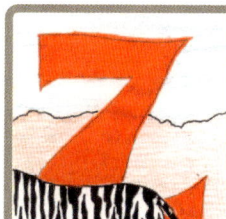

Zahnarzt
 – erster Besuch 312
Zahnbeläge 310
Zähne **308** 309
 – Fehlstellung **314**
 – kariöse 311
 – putzen **311** *313*
 – Schmerzen 310
Zahnen **201**
Zahnfäule 310
Zahnfleisch *313*
 – Entzündung *313*
 – Schädigung *313*
Zahnhöhle *311*
Zahnpasta 313 **314**
Zahnpflege **311** *313*
Zahnpulpa *311*
Zahnspange **315**
Zahnungstropfen Escatitona 202
Zahnverfärbungen
 – Fluorid 313
 – Karies 310
Zahnverletzungen **509**
Zantic® 325
Zäpfchen (Gaumen-) *433*
Zäpfchen
 – Gabe **94**
Zecke 226 250 *250*
 – -biss 249 **511**
 – -entfernung 250 **511**
 – -zange 94 *250* 488 511
Zehenaußengang 366 *366*
Zeheninnengang 366
Zehenknochen
 – Heilungsdauer nach Bruch *501*
Zehennägel, eingewachsene 195
Zehenspitzengang 366
Zeitverschiebung (Reise) 479
Zerebrales Anfallsleiden 445
Zerebralparese (CP) 215 **219**
Zerrung 498
Zerstreuungslinse 420 *420*
Zervix *358*
Zestoden 257
Ziegenpeter 234
Ziliarkörper *419*
Zinnober comp® 245
Zirbeldrüse *442*
Zirkumzision *357* 358
Zitronenkompresse

 – bei Mittelohrentzündung 438
Zitronentrunk, Rezept 264
Zitronenwickel **104**
Zivilisationskrankheiten 42 337
Zöliakie 293 **334**
Zoster 406
 – oticus 438
Zotten (Darm) 309
Zovirax® 405 406 452
Zucker
 – im Urin 352
Zuckerkrankheit 31 **346** 361
Zuckerspiegel, Blut 347
Zuckertee-Karies 311
Zufüttern (Säuglingsernährung) **79**
Zugang, venöser *24* **25**
Zugpflaster **504**
Zunge *433*
 – Pilzbesiedelung *313*
Zungenbein *364*
Zusätze für Bäder **101**
Zwänge **458**
Zwangshandlungen 458
Zwangsrituale 458
Zwangsstörungen **458**
Zwerchfellbruch 324
Zwiebel
 – zur Stärkung der Immunabwehr *265* 266
Zwiebelsäckchen
 – bei Mittelohrentzündung 436
Zwiebelumschlag
 – bei Kopfschmerzen 444
Zwiebelwickel **104**
 – bei Kopfschmerzen 444
Zwischenhirn *336* 442 *442*
Zwischenmahlzeiten, gesunde **84**
Zwölffingerdarm 309 *347*
Zystische Fibrose 218
Zystitis 352
Zytokine *297* 378
Zytostatikum **301 302** 305 330 375 408

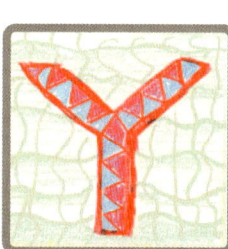

Quellenverzeichnis

Cartoons
Magi Wechsler, Zürich

Aufmacherfotos
Motiv Buchumschlag vorne sowie Kapitelöffner Kap. 2, 8, 16, 22: MU

Kapitelöffner Kap. 1, 6, 10: RP

Kapitelöffner Kap. 3, 5, 7, 12, 21, 25: AM

Kapitelöffner Kap. 4: KP

Kapitelöffner Kap. 9, 17, 18, 19, 22, 26: ISP

Kapitelöffner Kap. 14, 20, 21: IS

Kapitelöffner Kap. 13: RZ

Kapitelöffner Kap. 11: ABDA

Kapitelöffner Kap. 15: AOK

Kapitelöffner Kap. 24: EP

Foto Buchrückseite: SP

Bildstreifen S. 2 [v.l.n.r.]: AM, AS, AS, AM

Alle anderen Abbildungen
Quellennennung gemäß folgendem Mehrbuchstaben-Code an der Legende einer jeden Abbildung. Auf die Nennung akademischer Grade und Titel wurde verzichtet.

ABDA: Bundesvereinigung der Deutschen Apothekerverbände, Berlin

AM: Doehrings Fotographie / Anja Messerschmidt, Lübeck

AMB: Aktion Mensch, Bonn

AOK: AOK Pressedienst des Bundesverbandes der Allgemeinen Ortskrankenkassen, Bonn

AS: Familie Claudia und Arne Schäffler, München

BAX: Baxter Deutschland GmbH, Unterschleißheim

BB: Bildagentur BilderBox, Thening (Österreich)

BCH: Institut für Bach-Blütentherapie, Forschung und Lehre, Mechthild Scheffer, Hamburg

BE: J. Benneck, Leipzig

CDC: Centre for Disease Control / Phil., USA

CHG: Verändert nach: The Children's Hospital Guide to Your Child's Health and Development, 1st ed., Perseus Publishing

DAK: Deutsche Angestellten Krankenkasse, Hamburg

DAK-K: Deutsche Angestellten Krankenkasse/Kohlbacher, Hamburg

DAK-W: Deutsche Angestellten Krankenkasse/Wigger, Hamburg

DGK: Deutsches Grünes Kreuz, Marburg

DHU: Deutsche Homöopathische Union, Karlsruhe

EB: Elvira Bierbach, Bielefeld / mit freundlicher Genehmigung von Urban und Fischer/Elsevier: Naturheilpraxis heute, 2. Aufl., 2002; München

EP: Erhard Pfeiffer, Calw

EV: Esslinger Verlag J. F. Schreiber GmbH, Esslingen

EX: Elmex Fotoarchiv, Lörrach

FU: Fuchs / Universität Heidelberg

GG: Gerhard Grevers, München

GOE: Verlag am Goetheaneum, Dornach (Schweiz)

GR: Gerda Raichle, Ulm

GW: Gerhard Westrich, Berlin

GX: Gerda Raichle, Ulm unter Verwendung von Bildvorlagen von Doehrings Fotografie / Anja Messerschmidt, Lübeck

HDB: H. D. Beyer, Berlin / mit freundlicher Genehmigung von Urban und Fischer/Elsevier: Pflege heute, 2. Aufl., München

IS: Image Source, Berlin

ISP: istockphoto.com, Kanada

KA: Kathrin Henkel, München

KH: Daten nach: K. Kromeyer-Hauschild, M. Wabitsch, D. Kunze et al: Monatsschr. Kinderheilk. 149 (2001)

KIS: Bundesarbeitsgemeinschaft Mehr Sicherheit für Kinder e.V., 53123 Bonn

KK: Karsten Krakow, Frankfurt/M

KL: Reinhold Klein, Pfaffenhofen a.d. Glonn

KLK: Karl-Ludwig Krämer, Offenbach

KP: Keypix, Hamburg

KS: Keystone, Hamburg

LR: Lohmann & Rauscher, Neuwied

MED: Medical Pictures, Köln

MKK: A. Schäffler, N. Menche / Urban und Fischer: Mensch, Körper, Krankheit, 3. Aufl., 1999; München

MM: Milch & Markt, Bonn

MU: Mauritius Bildagentur, Mittenwald

NHP: Urban und Fischer/Elsevier: E. Bierbach (Hrsg.): Naturheilpraxis heute, 2. Aufl., 2001; München

NM: Familie Nicole und Ralf Torsten Menche, Langen

NN: Novo Nordisk Pharma GmbH, Mainz

OT: OutdoorWelt, Berlin

RH: Ruth Hoch, Zürich

PKI: Schäffler, A., Menche, N.: Pflege konkret Innere Medizin, Gustav Fischer, 2. Aufl. 1997; München

RIO: Ratiopharm, Ulm

RP: Familie Dorothea Polster und Herbert Renz-Polster, Vogt

RM: R. Michel, Wolfratshausen

RZ: Rose und Kirsten Boedeker, Solingen und Lübeck

SA: Susanne Adler, Lübeck

SAZ: Sertürner Arzneimittel GmbH, Berlin

SON: Nach einer Idee der Sonnenbergschule für sehgeschädigte Kinder und Jugendliche, Baar (Schweiz)

SP: Spiesz Design, Neu-Ulm

SS: Sabine Schmidt, München

ST: Spiggle & Theis, Medizintechnik-Vertriebs GmbH, Dieburg

TD: Dr. Thomas Dirschka, Wuppertal

TE: Thomas Eppinger, Pfaffenweiler

UR: Uriform@XS4all.NL, Niederlande

VB: Veronika Braig, Tübingen

VGM: Verlag für ganzheitliche Medizin: Erich Wühr, Kötzting

VH: Von Heydenaber / Urban und Fischer: Naturheilpraxis heute, 2. Aufl., 2002; München

WKF: Wirtschaftsvereinigung Kräuter- und Früchtetee, Hamburg

Autoren und Verlag bedanken sich bei allen Beitragenden, Fotografen, Zeichnern und abgebildeten Personen für ihre großzügige Unterstützung zu diesem Werk.

Was tun bei ...

Abgeschlagenheit 139	
Aggressionen 459	
Akne 398	
Alpträumen 67	
Allergien	
lebensbedrohliche .... *Erste Hilfe* 494	
Allergien der Haut 392	
Allergien gegen Nahrungsmittel ... 330	
Allergischer Schnupfen 277	
Übersicht über alle Allergien 296	
Angina 242	
Ängsten 456	
Appetitlosigkeit 140	
Asthmaanfall 278	
Atemgeräuschen 141	
Atemnot 142	
Aufmerksamkeitsdefiziten 462	
Augenproblemen 144	
Augenverletzungen ..... *Erste Hilfe* 508	
Bauchschmerzen und -krämpfen 146	
Bewusstlosigkeit .... *Erste Hilfe* 490	
Ursachen 148	
Bindehautentzündung 425	
Blässe 293	
Blasen an den Füßen 505	
Blutdruck, zu niedrigem 285	
Blutungen	
aus dem Anus, Blut im Stuhl 149	
äußere Verletzung .... *Erste Hilfe* 507	
Bronchitis 272	
Brustschmerzen 150	
Durchfall 151	
Durst, übermäßigem 153	
Einkoten 153	
Einnässen 360	
Einschlafproblemen 58	
Entwicklungsstörungen 51	
Epileptischen Anfällen 175	
Epilepsie 445	
Erbrechen 182	
Erfrierungen .... *Erste Hilfe* 497	
Erkältungen 261	

Ersticken, drohendem .. *Erste Hilfe* 491	
Ertrinken, drohendem .. *Erste Hilfe* 495	
Essproblemen	
während des Zufütterns 79	
bei Kleinkindern 80	
bei Jugendlichen 470	
Fernreisen 479	
Fieber 154	
Fieberkrampf 448	
Finger, eingeklemmtem *Erste Hilfe* 499	
Frakturen (Knochenbrüchen) .. *Erste Hilfe* 500	
Fremdkörpern	
in Nase oder Ohr .... *Erste Hilfe* 512	
in Harnröhre oder Scheide ... *Erste Hilfe* 512	
verschluckte Fremdkörper ... *Erste Hilfe* 512	
Fuß, umgeknicktem .... *Erste Hilfe* 499	
Gedeihstörungen 158	
Gehirnerschütterung ... *Erste Hilfe* 509	
Behandlung 452	
Gelenkschmerzen 161	
Gerstenkorn 428	
Gliederschmerzen 161	
Halsschmerzen 162	
Haltungsschwäche 367	
Harnveränderungen 186	
Hautallergien 392	
Hautausschlag 164	
Herpes 404	
Herzrasen 167	
Herzstolpern 167	
Heuschnupfen 277	
Hinken 168	
Hitzschlag .... *Erste Hilfe* 496	
Husten 169	
Impfproblemen 128	
Infektionsneigung 171	
Infizierten Wunden ..... *Erste Hilfe* 505	
Insektenstichen .... *Erste Hilfe* 510	
Knochenbrüchen .... *Erste Hilfe* 500	
Konzentrationsstörungen ... 462, 467	
Kopfschmerzen 172	